纳米毒理学

张英鸽　主　编
郭树仁　张振中　崔大祥　副主编
王　琛　主　审

中国协和医科大学出版社

图书在版编目（CIP）数据

纳米毒理学 / 张英鸽主编. —北京：中国协和医科大学出版社，2009. 3
ISBN 978-7-81136-150-6

Ⅰ. 纳… Ⅱ. 张… Ⅲ. 纳米材料-应用-毒理学 Ⅳ. R99

中国版本图书馆 CIP 数据核字（2009）第 021754 号

纳米毒理学

主　　编：张英鸽
副 主 编：郭树仁　张振中　崔大祥
责任编辑：陈永生　何海青

出版发行：中国协和医科大学出版社
（北京东单三条九号　邮编 100730　电话 65260378）
网　　址：www. pumcp. com
经　　销：新华书店总店北京发行所
印　　刷：北京丽源印刷厂

开　　本：889×1194 毫米　1/16 开
印　　张：64
字　　数：1800 千字
版　　次：2010 年 1 月第 1 版　　2010 年 1 月第 1 次印刷
印　　数：1—2000
定　　价：220. 00 元

ISBN 978-7-81136-150-6/R·150

研究纳米毒理
安全造福人类

白春礼

在发展纳米技术的同时，同步开展其安全性研究，使纳米技术成为人类第一个在其可能产生负面效应之前，就已经过认真研究，引起广泛重视，并最终能安全造福人类的新技术。

——在第 293 次香山科学会议上的报告

白春礼

作者简介

张英鸽，1958年生，医学博士，北京毒物药物研究所研究员，博士生导师。1990年毕业于河南医科大学，获医学硕士学位；1993年毕业于南京医科大学，获医学博士学位；1995年在军事医学科学院药学博士后流动站完成博士后研究工作。张英鸽研究员从1997年开始探索纳米技术在生物医药学中的应用，2000年开始以纳米药理毒理学为研究方向培养研究生。2004年成立军事医学科学院纳米药理毒理学重点实验室，该实验室2005年成为国家纳米科学中心协作实验室。张英鸽研究员受教育背景为药理学。纳米技术的兴起及其在生物医药学中的应用，使其对纳米材料和纳米粒子的特殊性质可能对疾病所具有的治疗效应产生了浓厚的兴趣。但纳米材料作为一种新的药物载体，其生物安全性是首先需要弄清楚的问题，而且药理效应和毒理效应具有密切的相互联系。他认为，物质毒性可以是治疗效应，药物的药理作用的不正确使用，则可以是毒性作用。纳米材料或纳米粒子也是如此，可以同时具有正负两方面的生物效应，其关键看其用法是否合理。十余年来，张英鸽研究员已完成与纳米技术相关的三项国家自然科学基金课题，一项国家863专项课题，一项军队十五规划科研基金重点课题和一项北京市研发攻关课题；目前承担有两项国家973课题，一项国家863重大专项课题，一项重大新药创制课题。目前已发表相关科研论文120多篇，获得军队科技进步奖两项，获得新药证书和生产批件各两项，申请国家专利4项，已获得授权3项。通过这些课题的实施及深入的潜心研究，张英鸽研究员在纳米材料的药理毒理学方面形成了自己的系统观点和实践方法。

序

“纳米毒理学”一书是张英鸽研究员综合国内外有关纳米材料的生物安全性的研究进展，并结合本人的研究心得所编写的一部专著。

纳米毒理学是毒理学的一个新的分支领域，它涉及到一般毒理学的知识，又因为纳米材料本身的特性而带来若干新的问题。众所周知，在纳米尺度下，由于纳米材料如纳米粒子、纳米线（管）等尺寸在1~100 nm尺度之间，它具有特有的量子尺寸效应、小尺寸效应、表面效应等，从而呈现出既不同于其分子形式，也不同于其宏观大块材料的物理化学性质。随着纳米技术的迅速发展，已经有许多纳米粒子在不断地进入人类赖以生存的空间，人们普遍担心纳米粒子进入生物体内，可表现出特殊的生物学性质，也可能对生物体的功能发生各种各样的影响。因此，研究纳米粒子的生物毒性、发展纳米技术给人类可能带来的负面影响，已经成为全世界科学家、环保主义者、伦理学家、社会学家所关注的重大安全问题。各国政府对纳米材料（纳米粒子）的生物安全性给以高度的重视。在大力推动发展纳米技术造福人类的同时，也专注于纳米材料对人类健康和环境的负面影响，并及早地对其采取防范措施，有效地保证纳米技术的可持续发展。

在我国政府和社会各界在大力支持下，中国的纳米科技取得了令世人瞩目的进展。有关纳米科技的基础研究已达到了世界先进水平，SCI论文的数量已在世界上名列前3名之内；纳米科技的应用研究也取得了长足的进步，有关纳米科技的发明专利的数量有了明显的增长，纳米科技的研究成果正在逐步地向企业转化；与纳米科技密切相关的企业或产品的数量和质量都有了较大的进步。中国政府积极支持我国纳米科技快速发展，但也对纳米科技可能在社会、伦理、环境和人类健康等领域产生的负面影响给于极大的关注。我国政府曾在国际高科技风险论坛庄严地宣布中国政府将负责任地、健康地发展纳米科技。我国科技界和企业界对安全地、可持续地发展纳米科技也付出了巨大的努力。自本世纪以来，科技部在国家重大基础研究计划（973）中，启动了“纳米材料生物安全性”研究项目；在国家重大基础研究计划（纳米计划）中，也启动了有关纳米生物安全性和环境安全性研究的项目，特别是在所有涉及纳米药物、早期诊断技术、医用材料、环境材料等项目中，强制性地要求进行生物安全和环境影响的研究。

总而言之，研究纳米尺度物质与生物体的相互作用（包括有益效应和有害效应）是当前国内外纳米科技研究的重要组成部分。

《纳米毒理学》（nanotoxicology）一书将传统毒理学（toxicology）的多年研究成果和纳米科技研究的近期进展结合起来，一方面研究纳米尺度物质对生物体的有益效应，另一方面强调了研究纳米尺度物质对生物体，主要是人体组织、细胞及生物系统的有害效应，试图全面地评价纳米材料和纳米效应确定其有益性或有害性，对正确地认识、健康地发展纳米科技具有一定的参考价值。正如作者所述“纳米毒理学是伴随纳米技术的发生和发展而出现的一个传统毒理学的一个新的分支。它的任务是研究纳米尺度物质对人体系统、组织和细胞的毒性作用和毒性原理。例如，今的纳米毒理学工作者，专注于纳米材料对人类健康和环境的负面影响，提醒人们及早地对其采取防范措施，以使纳米技术成为第一个在其出现负面效应之前就已经过认真研究，因而能够安全地造福人类的科学技术，并有效地保证纳米技术的可持续发展。”

《纳米毒理学》全书分上、中、下 3 篇，共 26 章。上篇 9 章介绍了为理解纳米毒理学所需要了解的一些预备知识，并将原子、分子及纳米粒子与物质间的相互作用方式及对生物组织损伤的特点进行了详细的比较，使读者对于物质的毒性有一正确的认识。中篇 11 章是对目前为止的对纳米粒子对人体及生物体毒性作用研究资料或观察到的毒理现象的综述和介绍，使读者对于纳米粒子所产生的特殊效应和研究现状有较全面的认识。下篇 6 章则是对纳米生物安全性中目前的热点——粒子对大气环境的污染问题的探讨，较为详细地介绍了大气环境中粒子的毒性及毒理问题，并介绍了经典毒理学中关于气载粒子毒理学的研究成果、对人体的危害及其医疗处理方法。

本书可作为从事纳米科技研究或毒理学研究的科学工作者的参考书，也可作为在这些领域内攻读学位的研究生的参考书。我个人认为它的出版或将有助于学界和社会各界对纳米生物安全性和环境安全性的讨论和不同观点的认识。

解思深

二〇〇九年九月三十日

前 言

纳米粒子是指具有1～100 nm尺度的物质粒子。纳米粒子的组成单位是物质的原子或分子。纳米粒子可以是更大的物质粒子的组成单位，由纳米粒子可以形成更大的和功能更为复杂的物质粒子。在纳米尺度下，由于量子尺寸效应、小尺寸效应、表面效应、量子隧道效应及库仑堵塞效应等，物质会出现既不同于其分子形式，也不同于其宏观形式的物理化学性质，因而在生物体内可表现出特殊的生物学性质，对生物体的功能发生各种各样的影响。随着纳米技术的迅速发展，已经有许多纳米粒子在不断地进入人类赖以生存的空间。当我们在为纳米技术的光辉前景感到振奋的同时，我们还应注意到的是纳米技术给人类所带来的负面影响。2003年3月，有几组科学家在美国化学会举行的年会上报告了纳米颗粒可能对生物有害。其中纽约罗彻斯特大学的研究发现，在含有直径为20 nm的聚四氟乙烯颗粒的空气中生活15分钟的大鼠会在随后的4小时内死亡；而暴露在含有120 nm聚四氟乙烯颗粒的空气中的大鼠则安然无恙。另外，两个由毒理学家组成的研究小组表示，他们发现吸入碳纳米管能导致肉芽肿。美国纽约罗彻斯特大学研究人员古恩特·奥伯多斯特等的实验结果表明，直径为35 nm的碳纳米粒子可经呼吸道进入人体，能够迅速出现在大脑中处理嗅觉的区域，并不断堆积起来。奥伯多斯特相信碳纳米粒子是同“捕捉香味”的信号一道进入大脑的。美国的一项小规模研究结果表明，布基球结构的碳纳米微粒会损害鱼的脑组织。目前世界各国，各种组织都对纳米尺度物质的生物安全性问题表现出极大的反响和密切的关注。发表于《新科学家》2003年8月号的英国帝国理工学院的长达72页的题为《未来的技术，今天的选择》的报告，归纳了近期一些科学家和环保主义者、伦理学家、社会学家对纳米技术的可能的危害的分析，指出纳米粒子和纳米产品可能包含科学家还未充分了解的全新污染物，由于不可生物降解或错误使用可能造成灾难。该报告指出，目前对纳米技术的社会和环境后果研究严重滞后，呼吁政府和纳米产业界对该技术带来的环境、医学和伦理挑战给予足够重视，投入更多的研究经费。2004年6月，加拿大环保组织ETC在布鲁塞尔发起会议，呼吁关注纳米技术安全问题。ETC声称，纳米技术和生物技术结合而成的纳米机器人可能会失控，或胡乱制造某种物质——如土豆泥，或进行自我复制，成为“绿色粘质”，对自然环境和人类健康形成威胁。因此，ETC呼吁全世界暂停纳米研究。面对目前许多有关研究的新发现及社会对纳米技术安全性的关注，我们从事纳米技术的研究人员应该引起充分的重视。有人说，纳米技术将是人类历史上首次能够在技术成熟并形成产业之前，就能清楚的了解其对环境和人类健康影响的一项新的技术。我们认为，新世纪的纳米技术研究人员、医药技术研究人员和毒理学研究人员的密切结合，完全能够使纳米技术成为这样的一种技术，这在人类科研史上，也是一次伟大的创举。目前的问题是，我们需要立即行动起来，开展纳米技术的安全性研究，并将这种研究完成于纳米技术的产品产业化之前，使人类能够充分利用纳米技术有利的一面，而避免其负面影响。为此，我们应对纳米粒子的负面影响有一充分清醒的认识。本书拟对纳米粒子的生物安全性问题做一较为深入的讨论。

纳米毒理学是一门高度综合性的学科。从事纳米毒理学研究，既需要坚实的纳米技术、物理化学、材料科学等基础知识，也需要坚实的生物学、医学、药理学和毒理学方面的基础知识。在纳米毒理学的科研实践中，需要用纳米粒子或纳米材料的特殊的物理化学性质来解释它们的生物学性质和毒理学行为。本书的主要目标是提供一些关于纳米材料毒理学的具有综合性的研究资料，以供纳米毒理学科研工作者及爱好纳米生物安全性研究的科研工作者参考。

纳米毒理学是纳米药物开发和纳米新药研究的组成部分。在传统新药开发及新药研究中，发现某种化合物的药理作用或治疗作用后需要解决的另一个重要问题就是药物的毒理问题。一个化合物在具有药理或治疗作用的同时，必须有相对小的毒性作用，才有可能成为一个有用的药物。对于纳米药物，也具有同样的问题。因此，纳米毒理学在药物药理学和治疗学中具有十分重要的地位。在纳米尺度物质用于疾病诊断方面也必须确认这种物质对人体没有明显的或有相对较小的毒性作用，才能够有希望应用于临床。否则，即使有非常好的诊断作用，也不可能用于人体疾病的诊断。不仅在治疗学和诊断学中，而且在未来的纳米医学中，所有的用于人体的各种纳米医疗设备、纳米器件、纳米机器人等，都必须对人体没有明显的毒性作用。研究各种具有纳米尺度的物质的毒性作用及其作用原理，是纳米毒理学的重要任务。从这一点看来，纳米毒理学在整个纳米医药领域都有着极其重要的地位。

纳米毒理学是毒理学的一个新的分支领域。她既有一般毒理学的共性，又具有其本身的特性。因此，本书将整个传统毒理学和纳米毒理学的形成和发展的历史放在一起进行回顾，首先使我们对于物质的毒性有一正确的认识，然后再对纳米粒子对生物体的有害效应进行讨论。按照传统毒理学的概念，毒物及物质的毒性作用都是一个在一定条件下才成立的概念。毒物在一定条件下可以不是毒物，而是营养物质；营养物质如果剂量过大或使用的时机不当，也会成为毒物。一种物质的有益作用在某些条件下会转化成毒性作用，而有些毒性作用在某些条件下又会成为有益的作用，特别是在药物对疾病的治疗作用中，这一点表现得尤为突出。因此，通过对传统毒理学对毒物的定义或描述的了解，我们就能够对纳米尺度物质对生物体和环境的影响有一个正确的认识。也就是说，我们在讨论纳米技术在给人类带来巨大利益的时候，不能忘记纳米尺度物质也会给环境和健康带来危害；而在讨论纳米尺度物质的有害效应时，又不能因为其对健康和环境的影响感到担心而不敢去发展纳米技术。总的来说，纳米技术像核技术、克隆技术及其他一些工业化技术一样，是一柄双刃剑。我们一方面要大力发展纳米技术，充分利用其对人类有利的一面；另一方面我们又要给予纳米技术的生物安全性问题以充分的重视，并加以认真的研究，使其成为一种能够安全造福人类的先进技术。正确地认识纳米尺度物质的生物安全性，这是本书的主要目的之一。

虽然物质有场、能量和粒子三种基本存在形式，但对于生命活动来讲，就人们对自然界认识的现有水平所知，物质的粒子形式与生命活动相关的密切程度要远远大于物质存在的场和能量的形式。如果从粒子的角度来认识构成自然界的物质，则可以把物质人为地划分成5个层次，即基本粒子、分子原子（化学粒子）、纳米粒子、宏观材料和天体。虽然基本粒子还有可能继续分为更小的粒子，但毕竟是目前人们所能认识的最小粒子。这些最小的粒子按照一定的规律，构成原子分子即化学性粒子。由化学粒子则可形成纳米粒子。由纳米粒子构成宏观材料。最后由宏观材料构成天体。这些粒子不仅在尺度上有着巨大的差别，而且在其功能上也都有质的飞跃。化学粒子虽然是由基本粒子组成的，但在其功能上是基本粒子所不能比拟的。化学性粒子之间的相互作用，构造出成千上万种新的物质与其它物质一起，形成丰富多彩的化学世界。纳米粒子是由化学性粒子构成的，然而纳米水平的粒子所具有的功能又是远非化学性粒子所能够比拟的。在纳米水平上，“粒子”具有了生命活动，纳米尺度的蛋白质是具有生命活动的最基本的结构单位。由蛋白质这些功能性的结构物质与其他物质一起，构成了生物体的细胞，这些细胞具有了执行特定生理功能的“粒子”。由纳米粒子构成了宏观粒子，而宏观粒子的功能达到了惊人的程度。生物体是纳米粒子所构成的最杰出的宏观粒子之一。生物体复杂的生命活动又是纳米粒子所远远不能比拟的，尤其是高级生命体的思维活动，是不可能发生于纳米粒子的，也不可能发生于单个的蛋白质或单个的细胞。天体粒子，是由宏观粒子所构成的，然而天体粒子功能活动还鲜为人知，但通过一些简单的事例可能使我们见其一斑。地球是太阳系里的一颗行星，是一个我们最为熟悉的一颗天体“粒子”。就是在这个“粒子”表面，依赖于太阳系的中心恒星太阳的能量，孕育出了生命这一宇宙中的奇迹，由此可见天体粒子功能的强大和复杂。虽然各层次粒子在功能上存在着质的不同，但在各层次粒子间相互作用的方式上又有着一定的相似性。基本粒子之间的相互作用是依赖于交换媒介粒子而实现的：强相互作用依赖于 π 介子和胶子；弱相互作用依赖于 W 粒子和 Z 粒子；电磁相互作用依赖于光子；引力相互作用可能是依赖于引力子。与基本粒子相似的是，化学性粒子间的相互作用也是依赖于交换媒介粒子实现的。化学性粒子间的相互作用是依赖于电子的交换、转移或共用来实现的，因此，电子可被认为是化学性相互作用的媒介粒子。纳米粒子与其周围物质的相互作用，也是靠交换媒介粒子来实现的。纳米粒子依赖于其表面的原子、分子、光子或电子来与其他物质发生相互作用，与化学性粒子依赖于比它次一级的基本粒子（电子）来实现与其他物质的相互作用是十分类似的。纳米粒子在与其周围物质发生相互作用时对于次级粒子的依赖方式，可以是释放、交换或共用这些次级粒子。从粒子的观点来认识和理解目前人们所能观察到的有形物质，是本书所遵循的基本观点。从粒子间的相互作用方式来认识粒子间的共性及个性是本书所遵循的思想方法。

上面所谈的这些粒子层次的划分及其与周围物质相互作用的方式，是它们对生物体造成危害的原理的基础，也是其损伤特点的基础。基本粒子造成生物体损伤的方式是将其本身的能量传递给生物组织、细胞或生物大分子，造成其结构损伤和功能障碍。化学性粒子则是通过与生物组织构件分子间发生电子的转移、交换或共用造成生物组织、细胞或大分子的结构损伤或功能障碍。纳米粒子则依赖于其粒子性、化学性及物理性质对生物组织、细胞或生物大分子造成结构损伤或功能障碍。基本粒子、化学性粒子及纳米粒子与生物组织间相互作用的相似性及纳米粒子作用的特点，充分说明了将纳米粒子划分为一个独立的粒子层次和将纳米毒理学作为一个相对独立的毒理学分支领域的合理性和必要性。因此，本书详细地介绍了基本粒子和化学性粒子的毒理学，以资与纳米粒子的毒理学相对照，同时也有助于我们对纳米毒理学的理解。

通过与基本粒子和化学性粒子的损伤作用的对比，我们可以更为清晰地感觉到纳米粒子致病作用较这两种粒子的致病作用更为复杂。将能量传递给机体组织是基本粒子造成生物体损伤的最基本方式，当然也并不是说在基本粒子损伤作用中并没有化学性粒子或化学性作用方式的参与，但化学性粒子或化学性作用方式的参与都是继发于能量性损伤，是一种后续作用，因而在对于微观粒子性疾病的起始因素的讨论中，可以较少地论及化学性粒子或化学性作用。化学性粒子主要是以化学性相互作用的方式造成机体的损伤作用，所以在一般的化学性毒物的毒理学中很少论及其原子核或其基本粒子组成成分在其毒理学中的作用。与基本粒子和化学性粒子不同的是，纳米粒子在造成机体损伤的毒理学中，我们不得不考虑其机械性作用及其他一些粒子性质，如形态、粒径、运动及对生物组织、细胞、细胞骨架或重要生命物质所施加的一些微观外力所引起的反应，加之纳米性质在毒理学中的贡献，使得纳米毒理学具有比基本粒子毒理学和化学粒子毒理学丰富得多因而也复杂得多的研究内容。

纳米粒子与基本粒子和化学性粒子在与其周围物质作用方式的不同，使得纳米粒子造成的机体损伤具有一些特点。这些特点包括微观灶性、隐袭性及致病作用的持久性等。微观灶性是指由纳米粒子所造成的病灶与基本粒子和化学性粒子所造成者相比更为微小，而且这些微小病灶较少引起机体的明显反应，可以较为长久地存在，如纳米粒子所造成的肉芽肿或肿瘤病变的早期，是纳米粒子致病特点的代表性病变。不具有化学性相互作用的纳米粒子，也即是一种所谓的惰性纳米粒子。具有惰性的不溶性纳米粒子，则有可能仅靠其机械性作用来引起机体的损伤，其微观灶性、隐袭性和作用的持久性表现得就更为突出。那些依赖于粒子表面化学性粒子或表面化学性相互作用的纳米粒子，则其损伤的范围在微观概念上可能比惰性纳米粒子要大。那些可以释放化学性粒子的纳米粒子，则有可能发生一些远距离作用，或造成一些大范围的损伤。那些本身带有放射性元素的纳米粒子，则是依赖于这些元素所发射的微观粒子造成机体损伤，因此这些纳米粒子实际上是一些微观放射源。研究上述这些纳米粒子与机体的相互作用，及其致病机制，是纳米毒理学最具有特色性的内容。可溶性的纳米粒子，则是在环境中以纳米粒子的形式存在，进入机体后就被溶解，因而在机体内是以其分子形式存在。这类纳米粒子对机体的毒性作用实际上是决定于其化学性质，而其粒子性质在生物体内很少起有作用。这类纳米粒子在纳米毒理学中不具有重要意义，不是纳米毒理学的主要研究内容。很多纳米粒子处于可溶性与不溶性的中间情况，即以纳米粒子形式进入机体，在机体内可以粒子形式存在一段时间，然后再被溶解、代谢，最后被排出体外。这些纳米粒子的致病作用中，其粒子形式起有相当重要的作用，它影响毒物的体内吸收、分布、转运、代谢和排泄。这类纳米粒子的毒理作用也应当是纳米毒理学的重要研究内容之一。

从粒子的观点来认识整个物质世界，你会惊奇地发现，尺度在决定物质的功能方面具有多么重要的作用。在有限的尺度水平上，功能受到严格的限制。如上所述，基本粒子不可能具有化学性粒子的功能；化学性粒子不可能具有微纳米粒子的功能；微纳米粒子不可能具有宏观粒子的功能；宏观粒子又不可能具有天体粒子的功能。从粒子的观点来认识整个物质世界，你会感觉到纳米粒子作为物质的一个层次，会使自然看起来更为和谐，更为合理。

纳米粒子在人类的一些重大的不明原因的疾病中可能具有重要作用，这可能是纳米毒理学所发现的对人类健康最为重要贡献之一。纳米粒子能够突破一些生物屏障，经多种途径侵入人体，包括呼吸道、消化道、皮肤等。进入呼吸道、消化道和通过皮肤的纳米粒子，都可以直接或通过淋巴道进入血液循环，然后随血液分布于全身。纳米粒子在随血液进行循环的过程中获得动能。由于其密度较大，尤其是一些金属纳米粒子，因而具有比体内的天然的生物粒子如蛋白质、脂肪微滴等具有更大的能量，因而可通过碰撞、挤压、穿透等方式造成血细胞、血管内皮细胞或血管壁组织损伤，引起心血管系统病变；纳米粒子带有电荷或由于其纳米性质的特殊作用，有可能引起血液凝固功能障碍；纳米粒子在体内的团聚，形成较大的粒子，当直径大于血管直径时，可引起血管堵塞，导致血液循环障碍或对血管壁产生牵张作用。纳米粒子随血液循环，可以到达各内脏器官，并被这些器官组织所捕获，因而可以在这些器官组织作为异物中长期存在，对机体产生持久性的刺激。已有研究表明，这种纳米粒子在体内器官中的持久存在，可能是肿瘤的发生原因之一。在切除或尸检的肿瘤组织中，几乎都有微纳米尺度的金属粒子的存在。然而，以前的毒理学或病理学，很少注意纳米粒子在这些重大的原因不明的疾病中的病因作用，因此并没有发现微纳米粒子与这些疾病间的关系。研究微纳米尺度物质与重大疾病病因之间的关系，有可能导致动脉硬化或肿瘤等重大疾病病因学新的发现。

从整个人群的角度出发，纳米毒理学的一个重要内容是纳米粒子对人们赖以生存的环境所造成的污染，也就是环境毒理学问题，因此，本书的下篇对纳米粒子的环境毒理学问题进行了专门的讨论。在对纳米粒子的环境毒理学进行讨论时，不可避免地要涉及粉尘粒子的问题。粉尘粒子对人体的损伤作用早已是传统毒理学的研究内容之一。这些粉尘粒子往往具有微米级的尺度，但其中不乏纳米尺度的粒子，只是在纳米技术未出现时，人们没有从纳米粒子的角度去探讨和理解而已。但是在漫长的历史中，人们对于这些粒子与人类健康之间的关系方面所积累的资料，对于今天的纳米毒理学有着非比寻常的意义，因为粉尘粒子与纳米粒子可能存在着某些共性（尽管它们会有完全不同性质）。这些资料能够给我们今天的纳米毒理学研究带来启发，甚至有可能使我们避免许多重复性的描述性工作。本书将粉尘粒子毒理学做了较为详尽的描述，还有另外一个目的，这就是希望读者在了解这些粒子的损伤之后，能够对这些粒子的致病机制从纳米毒理学方面进行重新思考，并运用纳米技术来对其进行深入研究，促进粉尘粒子毒理学的发展。

作为本书的主要内容，尽可能地收录了关于纳米毒理学的研究文献，并且包括那些过去作为粒子来进行研究而没有从纳米角度来认识的研究资料。纳米粒子对生物组织损伤的特点，是其与机体组织的机械性相互作用。另外，纳米粒子对机体的损伤作用中，物理性作用也可能较化学性粒子更为重要。在对机体发生毒理损伤的病理性特点方面，作为异物在局部长期存在，对生物组织造成局部的慢性刺激，引起机体的异物性反应，导致局部肉芽肿的形成和肿瘤等增生性病变，是相对于化学性粒子的病理特点之一，因此，本书将为数不多的有关机体对纳米粒子的增生性反应作为单独一章进行讨论。纳米毒理学目前还是一个刚刚出现的学科，因此，相关的研究资料还很不系统。本书对与纳米粒子损伤作用有关的一些章节的编排基本上是以其损伤作用的方式进行的，如机械性相互作用、物理性相互作用、化学性相互作用等。

纳米粒子生物效应是在生物体内发生的。纳米生物结构对纳米粒子的分布、转运和排泄具有重要的作用，也因此对纳米粒子的毒理作用发生重要影响。加之目前对于纳米粒子的毒理效应并不完全明了，因此在考虑纳米粒子损伤作用时，往往要考虑纳米粒子进入体内后可能会到达的组织部位。为此，有必要了解相关的生物结构。本书用较长的一章介绍了一些重要的纳米生物结构。未来的纳米医药技术的发展，会使更多的纳米粒子进入人体。当然，用可溶解的纳米粒子将是最为理想的技术，但在有些情况下，可能使用不被溶解的纳米粒子或纳米材料更为有利，如用于预防肿瘤发生或对体内微小病变进行监控的纳米粒子。这些纳米粒子在起过作用之后或需要修理或替换时，人们需要使其排出体外或到达一定的部位将其取出。另外，一些通过人类或生物体的生物屏障进入人体的纳米粒子，由于其难以溶解和代谢，因而需要将其排出体外，才能真正避免其对生物体的危害。为使纳米粒子到达正确的机体部位和其从体内排出，需要使纳米粒子沿着正确的途径或路线运动或移行，这实际上是一种对纳米粒子的“导航”作用。这种导航技术，目前并未有明确的文献资料，但有一些可以借鉴的相关资料，因此本书也对这样一些资料进行了详细介绍。

本书全书分上、中、下三篇，共二十六章。上篇九章为纳米毒理学绪论部分，介绍或讨论了为理解纳米毒理学所需要了解的一些预备知识，对本书所遵循的粒子的观点进行了较为详细的论述，并将基本粒子、化学性粒子及纳米粒子与物质间的相互作用方式及对生物组织损伤的特点进行了详细的比较。中篇十一章是对目前为止的对纳米粒子对人体及生物体毒性作用研究资料或观察到的毒理现象的介绍。下篇六章则是对纳米生物安全性中目前的热点-粒子对大气环境的污染问题的探讨，较为详细地介绍了大气环境中粒子的毒性及毒理问题，并介绍了经典毒理学中关于气载粒子毒理学的研究成果、对人体的危害及其医疗处理方法。

本书的撰写是在国家纳米科学中心王琛研究员的启发和指导下及国家纳米科学中心、国家自然科学基金和国家九七三计划的资助下完成的。另外，王琛研究员对本书的出版给予了极大的关心和支持，并在百忙之中给予审阅，在此谨表感谢。

如前面已经提及的那样，纳米毒理学还是一门新生的学科，资料还不是很系统，学科也还很不完备，同时也因为作者的水平有限，加之有相当一部分观点属于作者的主观认识，因此书中章节的编排可能不尽合理，谬误之处在所难免，敬请读者批评指正。

作 者

2009 年 7 月

目 录

上篇 纳米毒理学绪论

中篇 一般纳米毒理学

下篇 纳米粒子环境毒理学

上　篇

纳米毒理学绪论

第一章　纳米毒理学的学科形成

纳米毒理学（nanotoxicology）是随着纳米技术的出现，并与传统毒理学相互渗透和相互结合而形成和发展起来的一门科学。其主要内容是研究纳米尺度物质对生物体，主要是人体组织、细胞及生物系统的有害效应。纳米尺度物质对生物体同时具有有益效应，而且目前对有些效应还很难确定其有益性或有害性，因此目前的纳米毒理学的内容不是限于研究纳米尺度物质对生物体的有害效应，而是将所有关于纳米尺度物质与生物体的相互作用都作为其研究的对象。传统毒理学（toxicology）是研究外源性化学物质对生物体的有害效应的综合学科，是古代毒物学衍化并经多学科渗透而形成的科学[1]。随着科学技术的迅速发展，现代毒理学已经扩展到以毒物为工具来进行分子生物学研究。毒理学在历史上是医疗治疗学和实验医学的基础。自 1975 年始，毒理学领域出现了一个较新的分支，称之为安全性评价和危险性评定。纳米毒理学是在最近几年内才出现的毒理学的一个新的分支，它既具有其本身的特殊性，又具有传统毒理学的一般特征。

纳米毒理学像传统的毒理学一样，在许多学科领域中具有重要作用。例如，纳米毒理学是纳米药物研究的一个重要组成部分。一种纳米尺度物质能否被开发成药物或药物载体，不仅决定于其是否具有治疗疾病的作用，而且还决定于毒性作用。例如，一种纳米材料虽然有良好的治疗作用或载体功能，但如果其毒性作用太强，则就不能用来治疗疾病，因而也就不能成为药物或药物载体。即使是一个可用的药用化合物，也必须明确其毒理作用，才能被安全地用于人类疾病的治疗，若不然，药物治疗就是一类似于挖肉补疮，或是由新疾病代替旧疾病，以新痛苦代替旧痛苦的事件。明确药物毒理作用的另一目的，还在于在用某种物质治疗疾病的同时，可以对其毒性作用采取相应的措施以避免其毒性作用的发生。在生物医学领域，毒理学工作者研究接触化学毒物引起疾病的机制，并以此确定切实有效的治疗方案。食品毒理学工作者专注于识别、鉴定和定量评价化学物质对公众健康的影响。环境毒理学工作者研究空气、水及其他环境中化学物质对人类健康的影响，并以此制订旨在保护人类健康及环境的有关标准和法规。现代的环境毒理学已扩展到化学物质对植物和动物的影响。分子毒理学工作者能够用毒物来调节细胞的生长和分化，从基因水平上研究细胞对毒物的反应。临床毒理学工作者致力于开发解毒剂和治疗方法以改善中毒和外源物的损伤。从事某些或全部毒理学工作的毒理学工作者们，分布在学术界、工业界及政府的有关机构。他们共同或为着共同的目标，搜集有关物质毒性的资料，对这些资料进行归纳整理，获得其所反应出的科学规律，并用这些基本规律来合理地预测这些物质对人类和环境的危害。纳米毒理学是伴随纳米技术的发生和发展而出现的一个传统毒理学的一个新的分支。它的任务是研究纳米尺度物质对人体系统、组织和细胞的毒性作用和毒性原理。如今的纳米毒理学工作者，专注于纳米材料对人类健康和环境的负面影响，提醒人们及早地对其采取防范措施，以使纳米技术成为第一个在其出现负面效应之前就已经过认真研究，因而能够安全地造福人类的科学技术，并有效地保证纳米技术的可持续发展。学术界、工业界和政府相关结构既有分工又密切合作的研究活动，体现了毒理学学科的特点。在纳米毒理学，这一特点显得尤为突出。

与任何一个科学学科相同，纳米毒理学也包含“科学”和“艺术”两个方面。“科学”是指毒理学研究中观察和搜集资料的阶段，而“艺术”则主要是指如何运用这些资料来预测对人群和动物的潜在危害。搜集到的毒理学数据和事实，被用在资料缺乏或不足时的外推，形成说明和解释纳米材料有害影响的假说。在绝大多数情况下，两个方面相互关联。由此作出的预测具有一定的可靠性。若用纳米材料进行实验，发现能够引发大鼠肝细胞肿瘤是科学观察得到的事实，而这种纳米材料可引起人类肝细胞肿瘤就是一种外推性的假说。在实践中，把科学事实和由假说进行的外推性预测区分开来是十分重要的，如果不对科学和艺术进行区分，混淆事实和预测，或者把可靠性不同的两者等同起来，其本身就不是科学的态度。纳米毒理学作为毒理学的一个分支，自然也遵循毒理科学的一般规律。像任何一门学科一样，由纳米毒理学得到的理论的肯定性远高于假说，而假说的可靠性高于推测、见解、巧合和猜想。本章首先回顾毒理学的发展史并将各阶段的毒理学进行简要的比较，以助于理解纳米毒理学的意义和内容，再进一步对纳米毒理学进行讨论。

1.1 经典毒理学

1.1.1 原始时代毒理学

毒理学的起源可以追溯到原始社会。在古老的原始时期，动物的毒液和植物的浆汁就被用于狩猎、捕捞、战争和谋杀。早在有文字记录之前，人类对这些天然毒物有所了解，并且能够区分有害的和安全的植物、毒蛇和无毒蛇及其他一些动物体内的毒性物质。约在公元1500年前，书写在草纸上的埃伯斯（Ebers）就记载有多种毒物，包括中国箭毒乌头（aconite）、希腊国毒毒芹（hemolock）、阿片（opium），以及某些金属毒物，如铅、铜、锑等（这些金属毒物在当时是否会是以纳米粒子的形式发挥毒性作用?）。记载还表明，人们对类似于毛地黄和颠茄的植物当时就已经有所认知。约在公元400年前，旧约圣经中的约伯记就已描述过箭毒。在此前后，希波克拉底也描述过其他几种毒物，并提出过有关治疗和过量的生物利用度（bioavailability）的问题，实际上这就是临床毒理学的萌芽。在古希腊文献中，也有关于毒物及其使用的记载和描述。古希腊双目失明的诗人荷马的著名史诗《奥德赛》中，有将箭毒涂在箭头上的描述。古希腊哲学家西奥弗拉斯底在其所著的《植物史志》（De Historia Plantarumy）中，也多处关于有毒植物的描述。古希腊医生狄奥斯克蒂斯把毒物分成植物、动物和金属三大类。这种分类方法，不仅在其后的16个世纪里被子作为标准分类方法，而且至今仍不失为一种简单方便的毒物分类法[2]。狄奥斯克蒂斯还对治疗学颇有研究，确认用催吐药可用来治疗中毒，用腐蚀剂和杯吸法来治疗毒蛇咬伤。在当时，植物和动物毒素可用于许多用途，甚至作为处决犯人死刑的一种手段，其中最为著名的实例是苏格拉底被用有毒植物毒芹的汁液所毒死。在古希腊和古埃及，有用毒物自杀的记载。在古罗马，曾把植物和动物毒素用于政治谋杀。传说米特拉达悌六世曾用关押的罪犯进行毒物的急性毒性实验，发现了一种可用于任何有毒动物和植物的解毒剂[3]。米特拉达特为防止被谋杀，曾长期服用由36种成分所组成的混合剂以防中毒。被俘后曾服毒自杀，但因体内已存在的解毒剂而失败，不得不用刀剑自刎。自那时起，“mithridatic”一词就被用来表示解毒或抗毒混合剂；“theriac”一词也因此而成为解毒剂的同义语。公元前4世纪，古罗马流行布毒。一些妇女参与布毒谋杀男人。类似的大规模布毒延续到Sula颁布法律，禁止用毒物作为杀人工具。这是历史上第一部禁止布毒的法规。公元37~68年间，罗马暴君尼禄曾用有毒的蘑菇毒死其异母兄弟。在此之前，先让他的奴隶试用，以区分有毒的和可食用的蘑菇。

中国有神农尝百草的传说，这实际上就是对天然植物的一种生物效应研究，其中也包含着毒理学研究内容。我国从古代开始，就知道运用植物毒理进行战争或作战，如用毒物浸泡箭头或刀剑，就是一些杰出的实例。在这一时期，我国对毒物的运用也有了很大的发展，特别是运用毒物进行暗杀。我国运用毒物还有一个明显的特点，即一般都有“解毒药”或治疗方法。三国时期，华佗对关羽实施刮骨疗毒，是对毒物进行治疗的一种外科手段。所用的“麻沸散”，实际上是对植物毒素毒理的麻醉学应用。

1.1.2 中世纪时期毒理学

公元1198年，Mainmonides较为系统地记述了治疗昆虫、毒蛇和狂犬咬伤的方法。Mainmonides也写到了关于生物利用度的问题，注意到牛奶、奶酪和黄油可以延缓毒物的吸收，并对当时不正确的中毒治疗方法提出了质疑。

欧洲文艺复兴早期，带有实用主义特色的施毒艺术提高到了顶峰，意大利的施毒者曾经是政治舞台上不可或缺的组成部分。在佛罗伦萨和威尼斯市政记录中，都有关于用毒物进行政治谋杀的证言，包括受害人的姓名、执行者的报酬、有关的合同及谋杀成功后的付款交易记录。当时有一位妇女，专门兜售称之为Agua Toffanar特制的含砷的有毒化妆品，专门以已婚的富有妇女为目标，并提供详细的使用方法。由含砷化妆品致死的报道，一直延续到20世纪以后[4]。在政治上起到重要作用的例子是，亚历山大四世及其儿子在天主教堂巧妙布毒，巩固和强化了教皇制度及其继承权。

在这一时期，布毒技术还从意大利输出到法国。在法国，妇女们布毒的目标主要是她们的丈夫。与在此之前的布毒不同的是，此时的布毒者主要是依据他们自己的研究发现。他们实验了不少有毒的制剂，详细观察了毒性反应出现的速度（反应出现时间）、化合物的有效程度（效能）、身体各部位的反应差异，包括反应部位及各部位反应的特异性，以及中毒者的主诉，即临床特征和症状。这种做法在法国曾一度盛行，Gathrine Deshayes还把这种业务商业化。人们将其称之为“阴毒邻居”。后来，这一案件由路易斯十四设立的一个特别司法委员会进行审理，并且成为该委员会审理的所有的案件中的一个最著名的案例。法庭确认Gathrine Deshayes毒死许多人，包括2000多名婴儿。Gathrine Deshayes被判处死刑，以布毒为业务的实业被解散。

1.1.3 启蒙时期毒理学

中世纪后期，世界科学史和医学史上出现了一个重要人物。他就是Paracelsus（1493~1541），全名为Philippus Aureolus Theophrastus Bombastus von Hohenhein - Paracelsus。自亚里士多德之后直到Paracelsus时代开始前的这段时间里，生物医学几乎没有任何实质性的进展。Paracelsus对中世纪后期生物医学领域中的一系列进展都做出了许多重要的贡献。他的一生，不论是在当时的哲学与巫术，还是在17和18世纪对哲学和科学做出贡献的诸多重要人物中间，都始终处于中心地位。现代的人们可以发现Paracelsus的方法、观点及其广泛的兴趣，与现在称这为毒理学的这门科学有许多的相似之处。

Paracelsus 是一位医生的儿子。他曾是一位医生，还同时是一位炼金术士，但他的许多革命性的思想和观点至今仍然是毒理学、药理学和治疗体系中不可或缺的重要组成部分[5]。他打破了古希腊人关于毒物是混合物或混成物的概念，倡导注意力集中于“有毒成分”（toxicon），认为毒物的本质是化学物质。Paracelsus 做出了许多不可磨灭的贡献，其中有些至今仍被视为定理：①检测化学物的反应必须进行实验观察和研究；②应注意区别化学物质的治疗特性和毒性作用；③除了剂量之外，有时化学物质的治疗作用和毒性作用不可区分；④人们可以查明化学物特异性程度以及它们的治疗或者毒性效应。Paracelsus 根据这些原理，用汞来治疗梅毒，并且这种方法被沿用了 300 多年。他还预见到了胂凡纳明（arsphenamine）。他首先引入了“治疗指数”这个非常实用、可以清楚地表明，剂量-反应关系及其治疗作用与毒性关系的概念[6]。他指出，所有的物质都是有毒的，没有什么物质没有毒性。药物与毒物的区分在于适当的剂量。

在整个中世纪中，布毒肆疟遍及欧洲，并在当时的政治权利分配中起有重要作用。药理学即起始于中世纪和文艺复兴的早期。药物的治疗作用的剂量-效应关系及药物的毒性作用研究，也起始于同一时期。

15 世纪，与金属制造加工有关的职业性危害开始受到人们的注意。约在 1480 年，Ellenbogjiu 就提醒人们注意金质饰品加工过程中所接触的汞和铅的毒性。最早的关于矿工病的短篇论文是由 Agricola 于 1556 年发表的。Paracelsus 于 1567 年发表《采矿病与矿工的其他疾患》（On the Miners' Sickness and Other Diseases of Miners）的论文。这篇论文远比 Agricola 的短文重要。这篇论文阐述了矿工病的病因、治疗和预防策略。其后，Ramazzini 于 1700 年发表题为《论工人疾病》（Discourse on the Diseases of Workers）的论文，把职业医学毒理学的范围从矿工扩展到印刷、织造及陶瓷工人，乃至助产士。其中的一些内容成为后来直到 19 世纪的职业医学标准，推动了职业毒理学的发展。这些在金质饰品加工过程中由于接触铅所引起的毒性，其致病物质就可能是以纳米粒子的形式进入人体的。

工业革命的发展，不仅给人们带来利益，而且给人们带来危害。工业使许多职业性疾病的发病率不断地上升。1775 年，Percival Pott 发现烟囱清扫工阴囊癌与煤烟接触的关系，最早报道了多环烷烃（PAHs）可以致癌。有关 PAHs 致癌性问题，至今仍然是毒理学家未能解决的问题，但是这些发现使医学实践尤其是阴囊癌的预防措施得以改善。与此同时，Paracelsus 和 Ramazzini 也都曾指出过烟气和煤烟的毒性问题。现在已经认识到这些煤烟或烟气中都含有一定量的无定形碳纳米粒子。

历史进入 19 世纪，工业革命和政治革命都初露端倪，有机化学迅速发展。1800 年的有机化学尚处于摇篮时代，但到 1825 年，光气和芥子气都已能被大量合成，作为战争毒剂而被用于第一次世界大战。至 1880 年，人工合成有机化合物的数量已达万种以上。已开始出现氯仿、四氯化碳、乙醚和碳酸、石油和煤炭气化的副产品的商品贸易[7]。这些新的有机化合物的潜在毒性的确定，构成毒理学的科学基础，是与现代毒理学实践一样的早期毒理学实践。在 19 世纪中期，由于人们的所有的注意力都集中于工业化的发展，没有认识到工业化给环境和健康所带来的危害，在工业和环境毒理学方面没有，也不可能会有任何兴趣。因此，有关工业毒理学方面的一些重要发现，并没有对毒理学的发展起到应有的促进作用。直到 1883 年德国，1897 年英国和 1910 年美国颁布劳工保险法之后，毒理学的意义才受到应有的注意。

伴随着有机化学的发展，实验毒理学在 19 世纪获得了迅速的发展。在 18 世纪后期至 19 世纪，由 Magendie（1783～1885）、Orfila（1787～1853）、Bernard（1813～1878）所进行的一系列实验毒理学研究，为药理学、实验治疗学和职业毒理学奠定了基础。1818 年，西班牙医生在法国的法庭上用尸检材料和化学分析法作为中毒的法律依据。他所采取的如此详尽的分析方法，已成为法医毒理学的基础。1815 年，Orfila 出版了第一本关于天然物质毒性的专著。Magendie 是一位医生和生理学家。他对吐根碱、马钱子碱和“箭毒”的反应机制及体内分布进行实验研究[8]，可称之为毒理学和药理学的经典之作。Bernard 是 Magendie 的著名学生，他继承师志，在从事箭毒药理毒理机制研究的同时，还在一氧化碳中毒机制的研究方面有所建树。Bernard 的论文《实验医学导论》是代表毒理学发展阶段的杰出著作。

19 世纪后期和 20 世纪早期，许多德国科学家对毒理学的发展作出了重要贡献，其中 Schmeideberg（1838 ~ 1921）和 Louis Lewin 的贡献尤其卓越。Schmeideberg 不仅对毒理学科学作出了贡献，而且培养了大约 120 名学生。这些学生后来遍布世界各地最主要的药理学和毒理学研究机构。Schmeideberg 的研究工作主要集中于马尿酸在肝内的合成，以及几个动物种属的肝脏解毒机制。Lewin 最初学的是医学和自然科学，后来在柏林药研究所受毒理学方面的培训。他对毒理学的主要贡献是研究了麻醉剂的慢性毒性及对于生物碱毒性的研究。还有不少有关甲醇、甘油、丙烯醛和氯仿的早期研究，也是由 Louis 发表的。

1.1.4　现代毒理学

历史进入 20 世纪之后，毒理学得到迅速发展。第二次世界大战时期，药物、农药、军火、合成纤维和化学物生产的大量增加，使毒理学也得到迅速的发展。一门科学的发展，都需要经过理论、学说验证和新概念形成的有序的过渡转变过程。但与其他学科的发展相比，毒理学的发展，作为一门综合性的和应用性的学科，其发展是时断时续的。毒理学的学说需要所有的与其相关的基础学科的验证。这个事实，加之 1900 年以来的卫生和职业法规对毒理学研究的推动作用，使毒理学学成为科学发展史中的一个例外。像对待其他学科一样把毒理学分成科学与艺术，有助于表述毒理学历史上的主要事件。

可以认为，现代毒理学是 19 世纪后期和 20 世纪以来生物学和其他自然科学发展的延伸。19 世纪后半叶，世界范围内的革命性巨变，使医学、合成化学、物理学和生物学进入了现代纪元。这些现代学科之间不断地相互渗透，也由于其发展的需要或由于其发展对人类健康所带来的影响，使毒理学渐渐地形成了具有自己相对独立的研究内容及理论体系，并在其本身的领域内，也具有自己特色的多样性。19 世纪 50 年代后期，随着实验药理学的进展，毒理学也开始进入其现代纪元。乙醚、氯仿和碳酸在医学上的应用，导致了数例死亡。这些不幸事件，促使人们为探讨死因而进行关于这些化合物的有害效应的生理机制进行实验研究。

19 世纪后期，有机化合物的应用更加广泛，苯、甲苯和二甲苯开始得到大规模商业化生产。在这段时间，“秘方”药物曾一度风行。这些秘方引起了几次药物中毒事故。这些秘方药的危害及肉食包装工业的欺诈行为，促使美国于 1906 年通过了 Wiley 法案。这部法案是美国关于食品和药物诸多法规中的第一部[9]。

关于毒理学的发展史存在着不同的看法。一种观点认为毒理学的发展是立法所促成的。立法本身是对实际发生的或意外发生的毒性事故所做出的反应。Wiley 法是社会对食品和药物所引起的灾难性事件所做出的第一次反应，而此前的劳工赔偿法则是社会对职业性危害所做出的反应。美国在 1914 年设立国家安全委员会，并在卫生福利部门下设立工业卫生部门。《工业卫生杂志》诞生于 1918 年，在此前后，美国的主要化工企业包括道尔、联合碳化物和杜邦都在其内部建立了毒理学研究机构，以帮助指导企业在职工健康和产品安全方面进行决策。

19 世纪 90 年代和 20 世纪初放射性的发现为物理学、生物学和医学的发展开辟了更为宽阔的探索空间，但在随后的 40 年里并没有对毒理学的发展产生很大的影响。然而，维生素的发现促成了首次对新的化合物对人体究竟是有益还是有害的大规模的生物学实验。许多早期的毒理学实验方法，都是由 Hawk 和他的助手 Bernard L. Oser 所建立的。这些方法后来略经改进，至今还在应用。Oser 还为食品毒理和管理毒理学做出了非常重要的贡献。经过培育和改良的纯种啮齿类实验动物的出现，可以说是毒理学的一个重要的进展。这些动物为早期的生物毒理学的较为精确的测试成为可能[10]。

20 世纪 20 年代的许多事件促进了毒理学这门学科的孕育和形成。使用砷剂治疗梅毒引起急性和慢性毒性。当时，磷酸三磷苯甲酯（TOCP）、甲醇和铅都存在于违禁酒中。这些化合物对神经系统的毒性打开了早期神经毒理学研究的大门。现在用作汽油添加剂的 TOCP 可引起一种痉挛性步态。这种症状最早发现于饮用掺假的“姜酒”所致。Muller 发现 DDT 和其他几种有机卤化合物，如六氯苯和林丹等。这一时期的毒理学与药物学、化学及医学的发展密不可分。有关类固醇激素的研究工作，导致几种实验方法的产生。这些实验方法被用来测试有机萃取和人工合成的化合物的生物活性。Dodds 对雌激素化合物生物活性的研究导致了己烯雌酚（DES）、己烷雌酚和其他的芪类化合物的合成，并发现取代芪类具有较强的生物活性。对这些化合物的研究工作激发了另一位科学家 Golberg 对生物学的兴趣，使他投身于生物化学和医学，并选择毒理学作为其职业。他先后创建英国工业生物研究协会（BIBRA）的实验室和美国化学工业毒理研究所（CIIT）。毒理学的研究实际上还可以促进新药的发现。例如，DES 就是源于用实验致癌剂二甲基苯并蒽（DMBA）对大鼠进行致癌性实验时，发现大鼠的雌性化。

20 世纪 30 年代，美国和德国为了准备第二次世界大战，都把制药工业的主要精力都放在抗生素的生产方面。1930 年，第一个实验毒理学专业杂志《Archiv fur Toxicology》在欧洲问世。同年美国正式成立美国国家卫生研究院（NIH）。

磺胺的发现，是人类与细菌性疾病斗争的重大事件。要使药物发挥疗效，必须要有适当的输送媒介。但是由于磺胺的水溶性很低，故最初所用的溶剂为乙醇酏剂。此后不久，人们又发现磺胺在乙二醇中的溶解度比在乙醇中更好，并销售标签为乙醇，实际上溶剂为乙二醇的磺胺制剂。有几位病人服用这种制剂后因急性肾衰而死亡。造成肾衰的原因是乙二醇在体内代谢成乙二酸和乙二醇酸，这些酸类与活性药物在体内形成结晶。这种灾难性事故使美国于 1938 年通过了第二个主要法律 Copeland Bill，建立了美国食品与药品管理局（FDA）。磺胺事件对毒理学的发展起到了至关重要的作用。Eugene Maximillian Geiling 就磺胺药和乙二醇的毒性机制进行了研究。与此同时，美国 FDA 也对乙二醇进行了一系列的研究工作。在此之后的几十年中，Geilling 和 FDA 的 Lehman 及其周围的科学家们成为毒理学研究领域中的领袖。除了少数例外，美国毒理学的发展与 Geilling 的创新精神及其激励与指导青年科学家的能力，与 Lehman 在公共卫生决策中应用实验毒理学的远见卓识是分不开的。由于 Geilling 的声誉，在二次世界大战期间，美国政府曾要求他的团队予以帮助。在战争期间，Geilling 的团队主要参与了有机磷化合物的药理和毒理、抗疟疾药物及放射性核素的研究。这些团队里的毒理学家都在各自的研究领域成为学术界、工业界和政府机构中的学术带头人。也是在此期间，杀虫剂 DDT 和苯氧除草剂的问世，导致了毒理学的切速发展。第二次世界大战期间，毒理学的发展产生了一次飞跃。

从原子弹铀的应用，直到今天有关金属在 DNA、RNA 和生长因子及其相互作用的研究，芝加哥团队都发挥了相当显著的作用。实际上，“曼哈顿计划”为定量生物学，放射追踪技术及毒理学的诞生创造了一个多产的氛围，使现代生物学、化学、治疗学和毒理学都发生了革命性的变化。

吸入毒理学起始于罗彻斯特大学，是在当时放射学系主任 Stafford Warren 领导的课题。与此同时还有其他一些机构从事放射性核素的研究。放射性的内照射效应研究是在芝加哥，而外照射效应的研究则是在田纳西州。这些研究团队的成果，为早期对大分子与外源物的结合、细胞突变、吸入毒理学、毒物中毒的治疗方法以及微量金属毒理学特点的认识做出了贡献，并对剂量 - 反应曲线的复杂性有了更深刻的了解。

第二次世界大战期间毒理学中发生的另一个重要事件是有机磷酸酯类乙酰胆碱酯酶抑制剂的发现。这类化合物至今仍然是神经生理学和毒理学乃至药理学的重要研究内容。芝加哥的科学家们在阐明这些化合物的反应机制方面进行了大量的工作。Geilling 课题组，尤其是 Kenneth Dubios 成为有机磷酸酯类毒理学和药理学研究的权威。Dubios 的学生，尤其是 Sheldon Murphy 继续处于这个领域研究的前沿。到了 19 世纪 60 年代，用无蓄积性的有机磷农药来代替 DDT 和其他有机氯杀虫剂时，这些有关有机磷酸酯毒理学早期研究，又被赋予了新的特别意义。

20 世纪早期，奎宁抗疟疾作用的发现，导致用于治疗疟疾的奎宁衍生物的开发并形成了化学治疗学的基本原理。在由芝加哥大学药理系所进行的抗疟疾药物的开发研究中，最初的方案是先用啮齿类或犬来进行药效和毒理实验，然后用人来进行药效实验。一位在 Geilling 手下工作的年轻寄生虫学家，Fredrick Coulston 和他的同事们首先要用动物模型进行药效和毒性评价，然后确定是否能够进入临床实验。正是在进行这些实验的过程中，用非灵长类进行毒性测试的研究开始兴起。此时，俄罗斯的科学家们发现，某些抗疟疾化合物可引起人的视网膜病，但在啮齿类动物和犬上却没有这种作用。这个发现促使芝加哥科研组决定在人药效试验之前，用恒河猴进行试验。这一决定不仅防止了无数志愿者及战场上一些官兵的失明，而且发现灵长类是模拟人类的更好的动物模型，建立了灵长类动物基地，为研究药物的毒性作用饲养和繁殖灵长类动物。Coulston 开拓了并至今仍致力于毒理学这一科学领域。

今天的毒理学工作者们应当十分感谢 20 世纪 40 年代从事化学致癌工作的科研人员。今天毒理学研究工作，许多都可以看到 Elizabeth Miller 和 James Miller 的成就的痕迹。Miller 夫妇在一项研究中发现了一些活性中间产物在化学致癌性中的作用和位于内织网中的混合功能氧化酶的作用。1944 年纸层析技术和 1948 年放射性核素标记二苯蒽的应用，是 Miller 夫妇发现的技术基础。这两项重要技术的发明使今天的毒理学工作者也受惠非浅。Miller 的发现，导致了有关细胞色素 P450 蛋白家族的大量研究。1947 年 Bernard Brodie 进行的甲基橙代谢实验，成为血液和尿液中化学物质和药物代谢产物的一种检测方法，并成为研究血液中化学物浓度及其与生物学作用的关系的一种途径。Williams 于 1947 年发表了经典论著《解毒机制》，开创了几个新的研究领域。

1.1.5　第二次世界大战以后的毒理学

与 1935 ~ 1945 年这段时间相比，第二次世界大战之后的 10 年里，相对比较平静，战事较少。1947 年，美国第一部农药方面的法律《杀虫剂、杀菌剂和杀鼠剂法》签署。这在美国历史上是第一次要求证明一种既非药物又非食品的物质是安全而有效的。1951 年，Adrian Albert 的《选择毒理学》出版，其后又多次再版。该著作简明扼要地阐述了化学物质在不同器官和不同部位的特异性作用原理。

20 世纪 50 年代中期，在 Arnold Lehman 的领导下，美国 FDA 进一步强化了对毒理学的投入。Lehman 为了激励人们从事毒理学事业，极力使人们相信毒理学并不是一门艰深而不可着磨的科学。他说，你只要学两门很容易的课程就也能成为毒理学家，每门课程学 10 年。他的这个关于“你也能成为毒理学家”的格言，像经常被引用的 Paracelsus 的“剂量决定毒性”的格言拥有同样的重要性。1955 ~ 1958 年间发生了两个重大事件，对毒理学作为一门科学和一个专业有着巨大而深远的影响。1955 年，Lehman，Fitzhugh 及他们的同事们建立了关于食品、药品和化妆品安全的实验评价程序。1958 年美国国会通过并由总统签署了著名的 Delaney 条款，即在食品、药品和化妆品的法律中增加了关于添加剂的条款，规定任何对于实验动物或人具有致癌性的化学物，都不得用于美国的食品。1982 年，美国 FDA 又对 1955 年关于食品、药品和化妆品的实验评价程序进行了修订和补充；著名的 Gordon 学术组织举办了毒理学和安全评价研讨会，首届会议主席为 Bernard L. Oser。Delaney 条款成为许多维护公众健康的社会团体的战斗口号，也极大程度地唤醒了许多科学工作者对毒理学科研工作的重视，吸引了前所未有的众多的生物统计学家和数学模型方面的专业人士进入毒理学研究领域，促进了定量毒理学的发展，并引起关于“一次击中”致癌学说的广泛争论。1955 和 1958 年所发生的这两个事件，密切了不同团队的毒理学工作者之间的联系，标志着毒理学的发展进入了一个新的阶段。Delaney 条款为理解致癌过程中生物现象的复杂性和开发危险度评价模型起到了良好的促进作用。在 Delaney 条款被通过时，对绝大多数化学物质的检测水平是在 20 ~ 100 ppm，而今的检测分析水平已达 ppq 的水平。面对技术如此巨大的进步，而 Delaney 条款虽然被引用数次，但美国国会也没有对其增加任何内容[9]，可见 Delaney 条款意义之深远。在 Delaney 条款通过不久，成功地举办了三次 Gordon

研讨会之后，美国第一个毒理学专业杂志《毒理学与应用毒理学》由 Coulston，Lehman 和 Hayes 共同创刊，此后美国毒理学会成立，该杂志成为其官方杂志，并成为毒理学领域最优秀的期刊。美国毒理学会的发起人有 Fredrick Coulston、Willianm Deichmann、Kenneth DuBios、Victor Drill、Harry Hayes、Harold Hodge、Paul Larson、Arnold Lehman 和 C. Boyd Shaffer。这些科学家为毒理学的成长做出了重要的贡献。DuBios 和 Geilling 于 1959 年出版了他们所著的《毒理学教科书》。

毒理学的一个显著的特点是与社会状况密切相关。20 世纪 60 年代是社会纷乱的时代，毒理学也随之作波浪式的发展。沙利度胺事件造成了数千例畸形婴儿，Rachael Carson 出版了他名为《寂静的春天》的著作，又激起了毒理学在一个新的高度发展，开始探讨化学物质对胚胎和胎儿及对整个环境的影响。由这一灾难性事件，美国国会又通过了一些新的法规，又有一些团体创办了几种新的与毒理学有关的杂志。毒理学教育从芝加哥大学和罗切斯特大学扩展到哈佛、迈阿密、阿尔巴尼、衣阿华、杰弗逊等许多大学。许多新的领域包括环境科学、水生和鸟类生物学、细胞生物学、分析化学、遗传学等学科，在对毒理学产生重要影响的同时，也被毒理学所吸收、同化，因而使毒理学的研究领域进一步拓宽。

20 世纪 60 年代，毒理学分析方法也发展到一个新的水平，检出组织中化合物的灵敏度提高到 ppb 级。定点突变实验方法的开创性研究，实用、快捷和经济的实验方法的建立，使对致癌的遗传机制有了更为深刻和全面的理解[11]。在致癌过程研究中，Ames 和 Miller 夫妇做出了主要贡献。检出低剂量化合物的能力和定点突变技术的建立，为毒理学家们提供了许多机会，也提出了一些挑战。这些问题是毒理学家和危险度评价工作者如何能够对 Delaney 条款进行解释。细胞毒理学和分子毒理学分支科学的衍生，危险度评价成为毒理学研究的主要成果。这一时期，美国国家毒理研究中心（NC-TR）、美国 EPA 和国家环境卫生科学研究所（NIEHS）相继建立，表现了政府对毒理学研究的密切关注。这一时期还出现了几种新的杂志。有几种新的法规也相继颁布。

20 世纪 60 年代末期，除草剂橙色剂的污染物 TCDD 被发现。TCDD 对毒理学之所以重要，是因为它迫使研究人员、管理机构和法律界用不同的方式来正视毒性反应机制对于人类健康所具有的重要作用。

对 20 世纪 70 年代的立法产生过重要影响的另一个事件是拉夫运河谷事件。这一事件引起了人们对有害废物、化学品废弃场所，以及这些场所的有关信息等方面的关注。这一事件后不久 EPA 公布了美国另外几处具有同样严重污染的场所。EPA 被授权制定危险度评价的方法学，并确定这些排放物对健康的危害及对其进行治理的措施。EPA 的这些工作推动了对单个化合物和复杂混合物毒性或与生物体相互作用机制的研究。拉夫运河谷事件及其他类似事件促成了《毒物控制法》和《污染现场清理储备金法》的出台。这诸多法案，实际上控制着化合物从合成到排放整个过程中的毒性影响和危害。

20 世纪 70 ~ 80 年代，与毒理学有关的立法、学术期刊和社会团体继续成指数增长。目前在美国已有几十个官方和民间学术专业团体，成员有数千名以上，毒理学及相关领域的学术期刊达 120 多种。同时，毒理学学科队伍在世界范围内继续发展，来自欧洲、南美、亚洲、非洲和澳洲的毒理学会共同组建了国际毒理联合会。

原先的 Gordon 研讨会，现已改为“毒性机制”研讨会，另外还有几个其他的毒理学专业学术会议。截止 2001 年，美国毒理学会已有 5000 多名会员，下设有多个专业分会和地区分会。毒理学教科书和参考书随处可见。

毒理学是与其他学科分支的渗透透、嫁接、成长和发展而来的。毒理学富有有趣性和多变性。毒理学的发展史并不是枯燥的历史。作为一门由多学科渗透而成的学科，相对于其他一些学科似乎缺少单一的目标。这有可能影响其学科发展，但它的多样化又使其从高等教育、工业界和政府那里吸取新概念、新思想和新理论来完善自身。毒理学多样化的一个例子是毒理学的研究生教育不仅设在医学院、公共卫生学院和药学院，而且见于工程学院和环境科学。酶教育也是设在不同的学院，甚至有几所文学院也开设了毒理学本科课程，作为必修课题的一部分。这种多样性形成毒理学这一领域的激发性和创造性以及广泛地为社会服务的特征。很少有哪个学科能像毒理学这样既是基础学科同时又是应用学科。毒理学，这门研究外源性化学物质有害效应的科学，在基础科学和应用科学具有密切的关系，毒理学在这一方面可能是独一无二的。

1.2　纳米毒理学

按照定义，纳米尺度物质的几何尺度为1～100 nm（$1\ nm = 10^{-9}\ m$）。1 nm 大约相当于10个氢原子排列起来的直线长度。在这个几何尺度下的颗粒，一般都大于物质的原子，在大部分情况下，也大于物质的分子。许多生物大分子如蛋白质，则既是一种大分子，又是一种纳米尺度的粒子。纵观毒理学的发展历史，可见传统毒理学的研究对象是以外源性化学物质为其主要的研究对象。虽然并没有任何特殊说明，但传统毒理学中所说的化学物质的毒性作用，一般都是指物质的分子形式所具有的毒理作用。所说的化学物质与生物体的相互作用，实际上都是在分子形式下与生物体的相互作用。物质，不管是外源性物质或是生物体的自身组成物质，无一不具有化学性，无一是非化学的。但物质在其纳米尺度粒子形式下，具有既不同于其宏观块体形式，又不同于其分子形式的性质。这些特殊的性质，决定了纳米尺度粒子形式的物质有着不同的生物学性质，因而与生物体也具有特殊的相互作用方式。纳米毒理学研究的是纳米尺度物质的毒性作用及其毒性作用的机制，而纳米尺度物质一般情况下都是化学物质分子所组成的颗粒或纤维。纳米毒理学是随着纳米技术的发展和人们对纳米尺度物质对人体的特殊毒性作用的认识而发展起来的。像对待传统毒理学一样，我们这里也简短地回顾一下纳米毒理学的形成过程。

1.2.1　古代对粒子毒性的认识

纳米粒子并非是在纳米技术出现之后才出现的一种粒子。它对人们健康的影响可以追溯到久远的古代。例如，C_{60}是一种典型的纳米粒子。然而，这种纳米粒子最早发现存在于星际空间。这种纳米粒子在星际空间的存在有多久的历史，是人们无法知道的，但可以肯定，它不会比人类的历史更为短暂。

金刚粉在很早的古代就在被人们使用，一些国家曾认为金刚石具治疗疾病的神奇的力量。在公元23～79年，老 Pliny 写的自然史中对金刚石具有这样的描述："胜过所有的毒物而使其毫无作用，可以驱散魂灵的迷惑和精神的恐慌。"[12]。金刚石粉口服曾经被一度认为可以治疗疾病。虽然这种疗法遇到过不少失败，但中世纪的医生对这个问题还是进行过长时期的争论。直到16世纪的很长时间里，富有的人们还在用金刚石研磨物治疗胃部疾病[13]。例如，Clement Ⅶ沙皇就是在服用14汤勺的珍贵的金刚粉做成的药丸治疗他的疾病，虽然未治愈而逝世[14]。甚至到19世纪末期，印度人还用金刚石粉涂于牙上来治疗龋齿[15]。即使在现代，在传统的西藏草药中还能发现金刚石粉[16]。虽然如此，但金刚石还是慢慢地被普遍地认为是一种毒物。在公元18世纪，有人认为即使是未被粉碎的金刚石也具有毒性作用。有作者认为，在毒理学发展史上有着重要贡献的 Paracelsus 曾有过金刚石中毒[17]。据报道，苏丹 Bejazet Ⅱ，土耳其 Ottoman 帝国的领袖，就是由他的儿子于1512年在他的食物中掺入金刚石粉而被暗杀的[18,19]。有人声称圣罗马帝国的皇帝 Frederick Ⅱ死于吸入致死剂量的金刚石粉[19]。Essex 伯爵夫人用汞和金刚尘毒死了被囚于伦敦塔的 Thomas Overbury 先生[16]。在很长的一段时间内，金刚石碎片在不同的社会中曾被用作暗杀的武器[13]。作为一种致炎性毒剂，玻璃粉常用，但金刚石粉具有更高的声誉。在南印度，人们相信金刚粉的中毒速度更快，痛苦最少，是毒物中活性最强者，用于自杀或谋杀从不失手，并被作为危急时刻的最后求助手段[20]。

在文艺复兴时期，人们已普遍相信金刚石具有毒性性质。金刚石粉中毒成为政治背景中的一个不可或缺的组成部分[21]。据称，Catherine de Medici（1519～1589）曾用金刚石粉来清除那些反对她的人。她的敌人称金刚石粉为“暗杀粉”。但有人认为，金刚粉的毒性作用是因为其中掺有砷化合物[22]。另有解释是 Catherine de Medici 的方法依赖于发现关于用于她的目的的最有效的化合物的最直接的证据。Catherine de Medici 观察过毒剂的调制、毒性发作的时间、毒剂的效能、身体各部位反应程度的不同及中毒者的症状、体征和主诉[21]。金刚石粉在文艺复兴时期成为一种十分流行的暗杀手段。

采矿粉尘是人类最早认识到的与人类疾病有关的粒子。我国大约在4000多年前就有采矿工业。从石器时代和夏、商周时期的铜铸、钟鼎和陶瓷等文物来看，那时即已具有比较发达的铸造业和陶瓷业，从事这些职业的匠人或工人肯定已受到粉尘的影响。我国最早的医书《黄帝内经·素问》中就有关于“金石之物，其燥有毒”的记载，北宋孔仲平的《谈苑》有“贾谷山，采石人，石末伤肺，肺焦多死”之说。

公元前400年，古希腊人希波克拉底就已记述了采矿、粉尘与疾病的关系。公元前131年，盖仑就报道过石膏矿矿工呼吸系统的异常表现。Agricola 在1500年所著的《De Re Metallica》一书中就已指出，吸入采矿粉尘可引起咳嗽、哮喘等矿山痨病症状。最早关于研究职业性肺病的书籍是 Paracelsus 的《Von der Bergsucht und anderen Bergkrankheiten》，书中详细探讨了采矿和工人疾病的关系。18世纪 Ramazzini 在《论手工业者疾病》一书中也谈到粉尘性疾病。然而，在当时相当长的一段时期内，都把矿工肺病、肺痨及煤工肺病都看作为同一疾患，未将由粉尘引起的肺部疾病与一般肺部疾病区分开来。直到1867年，德国学者 Zenker 提出粉尘引起矿工尘肺这一观点。1870年 Visconte 医师正式提出把采矿粉尘引起的肺病命名为矽肺。19世纪初，欧美各国都已普遍承认尘肺为粉尘引起的一种疾病。现在已经知道，在这些采矿粉尘中，含有纳米尺度的粒子。那些早期所发现的疾病与粉尘关系，可以说是人类对粒子性疾病的最初步的认识。

到20世纪30年代，人类对粉尘粒子的化学性质有了进一步的认识。1930年，首次国际尘肺会议在南非约翰内斯堡举行。会议总结世界各国的研究资料，认为尘肺是一种肺部硬化性疾病，只有二氧化硅的作用才能引起。1950年在澳大利亚悉尼召开的国际尘肺会议上，提出不仅仅是石英，能够引起尘肺的还有其他物质的粉尘，包括铍、滑石、石墨、铝粉尘。在尘肺发病机制上，提出尘肺是吸入的粉尘所导致的肺部的一种广泛纤维化性疾病。1971国际劳工组织在布加勒斯特举行的国际尘肺会议上，各国学者从病理学观点将尘肺分成胶原型尘肺和非胶原型尘肺，前者为由致纤维化粉尘引起，后者为非致纤维化粉尘引起。1978年在委内瑞拉的加拉斯加举行的国际尘肺会议上，各国学者对尘肺的定义、概念及病因又进一步进行了争论和探讨。日本学者佐野辰雄等提出，只要粉尘是不溶的或难溶的，一旦滞留于肺内就可以产生尘肺，但这种观点未得到公认。关于矽肺与肿瘤的关系，自1950年以来就一直在争论，流行病调查结果不一致，实验病理、临床观察也未能提供确切依据。1987年国际癌症中心将硅尘列为可能致癌物。

我国自1949年以来，随着工农业的迅速发展，尘肺的防治和研究工作也迅速开展。1959年我国召开第一届全国劳动卫生和职业病学术会议。有关尘肺的致病因素，重点涉及石英、石棉、煤、滑石、水泥等无机粉尘。1979年我国召开第二次全国与劳动卫生与职业病会议。在这次会议上，已经或已在进行研究的尘肺的病因有26种无机粉尘及十数种有机粉尘，包括茶、木、谷物、面粉、烟草、皮毛、蔗渣、棉、麻、干草等。

石棉可说是具有一维超细尺度的材料。1907年英国 Murry 报告第一例石棉肺，1925年美国 Lynch 和 Smith 报道第一例石棉肺并发肺癌。这一病例为一石棉纺织女工，有与石棉的密切接触史，死后病理解剖发现肺部有广泛的纤维化病变，右肺下叶有支气管鳞状上皮癌。1947年英国报告1923～1946年进行过石棉肺尸解病例中有13.2%死于肺癌，引起人们对石棉致癌问题的极大关注。1955年 Doll 首次对英国的一个石棉厂进行职业人群调查，发现接触石棉10年以上工龄的男工，其肺癌死亡相对危险度较一般人群高10倍。此后，吸入石棉粉尘能导致肺癌的观点逐渐得到公认。此后的研究还发现了吸烟与石棉肺癌间的关系：每日吸烟20支以上的石棉工人比不吸烟并不接触石棉的人肺癌发生率高80～90倍。

间皮瘤是一维超细粒子石棉在肺外部位引起的肿瘤，表明石棉不仅在肺脏局部，而且有可能在肺外部位引起病变。1943年Weldler首先报道石棉工人发生胸膜间皮瘤，1954年Leicher发现石棉引起腹膜间皮瘤。1960年Wagner等报道南非青石棉矿区发现33例间皮瘤，引起各国学者的广泛注意。Pott等自1967年开始对石棉的致瘤性进行动物实验研究，证实石棉经气管或胸、腹腔注射，癌瘤的发生率很高，尤以青石棉为著，高达50%。诱发的癌瘤种类有肺癌、间皮瘤、肉瘤等。1977年McDonald总结了1959～1976年间西方22个国家报道的4539例间皮瘤，发现在记录完整的2453例中，有43%在工作中接触过石棉，9%曾有在曾受石棉污染的环境中生活的历史。在众多流行病调查中，以美国Selikoff于1964和1979年对美国和加拿大的石棉绝缘工和McDonald，Becklake等于1979、1980年对加拿大奎内克温石棉矿所进行的调查最具代表性。Selikoff的调查发现在17800名石棉绝缘工中，10年间共死亡2271例，死亡原因以肺癌最常见，约占死亡总数的21%，8%死于胸、腹膜间皮瘤，7%死于石棉肺。

国际癌症研究机构（IARC）对石棉致癌问题十分关注，自20世纪70年代以来，先后曾发表专刊论著十数篇，并将石棉列为人类的确切致癌物。

我国于1982年，由中国预防医学科学院和华西医科大学公共卫生学院共同组织的全国石棉职业肿瘤调查协作组，对9个石棉厂和5个石棉矿进行了10年肿瘤回顾性队列研究，也证实石棉厂矿的癌瘤发生率显著高于对照人群，SMR分别为2.19和1.86（$P < 0.01$），肺癌发病率与工龄、工种有关。患石棉肺死亡病例中肺癌并发率，在矿山工人和工厂工人分别为17.4%和16%，共发现4例间皮瘤。在石棉肺致纤维化的同时，还可以引起胸膜的纤维化，表现为胸膜纤维增厚及胸膜斑块。大量流行病学和组织病理学的研究证实长期接触低浓度石棉，在X线胸片上没有石棉肺征象，其他病理改变都尚轻微时，即可有胸膜纤维增厚反应及胸膜斑。胸膜斑的出现与石棉接触程度不一定有平等关系。国外也有环境污染导致居民胸膜斑形成的报告。

1.2.2 纳米技术的萌芽

人工制备纳米材料的历史至少可以追溯到1000多年前。中国古代就会利用燃烧蜡烛来收集炭黑作为制墨或染色的原料。中国古代铜镜表面的防锈层就是由纳米氧化锡构成的一层薄膜。只是当时人们并不知道这就是纳米材料而已[23]。

19世纪60年代出现的胶体化学，所研究的粒子的尺度是1～100 nm。当时化学家们没有认识到这一尺寸范围是认识世界的一个新的层次。

20世纪50年代，著名物理学家、诺贝尔奖金获得者费曼在他的题为《在底部还有大量余地》的演讲中提出了这样一种设想：人类能够用宏观的机器制造比其本身更小的机器，这些较小的机器可以制造比它本身更小的机器，这样逐级地缩小机器，可以一步步地达到分子限度，以至最后按照人们的意愿排列原子，制造新的物质。费曼的这种设想，可以认为是纳米技术的最初设想。一个原子一个原子地构建物质并不违背物理学原理，但由于科学技术水平的限制，在此后一二十年里，这种设想未引起人们重视。

1.2.3 20世纪60～80年代对纳米粒子性质的认识

久保等1962年提出超微粒子的量子限域理论。1963年，Uyeda等用气体冷凝法，获得清洁表面的超微颗粒，并对单个超微颗粒的形貌和晶体结构进行透射电镜研究。1970年，江畸与朱兆祥提出半导体超晶格概念。随后张立纲和江崎等在实验中实现量子阱和超晶格，观察到丰富的物理效应。1974年，Taniguchi最早使用纳米技术（Nanotechnology）一词来描述精细机械加工。1977年，美国麻省理工学院德雷可斯勒教授将模拟活细胞的生物分子的人工类似物分子装置的研究称为纳米科技（nanoscience and nanotechnology）。这是有关纳米科技首次被提出。

纳米尺度物质的生物学特性像许多生命现象一样，离不开最基本的物理化学元素原理的支配。纳米尺度物质的生物学特性，最终也必将能用最基本的物理化学原理来进行解释。这里我们先回顾一下对于纳米粒子的物理化学性质的研究。

在张立德和牟季美著的纳米材料和纳米结构一书记载，日本学者久保最先研究关于金属粒子电子性质。由久保及其合作者共同提出了久保理论[25,26]。此后久保和其他的研究者又进一步发展了这个理论。1986 年 Halperin 对这一理论进行了较为全面的归纳，并用这一理论对金属超微粒子的量子尺寸效应进行了深入的分析。久保理论的核心是对小颗粒的大集合体的电子能态的两个假设：①简并费米液体假设：超微粒子费米面附近的电子状态是受尺寸限制的间并电子气，它们的能级为准粒子态的不连续能级；②超微粒子电中性假设：超微粒子是电中性的，从超微粒子取走或放入一个粒子都是十分困难的。

在久保理论提出后的 20 年里，有关其正确性一直存在争议。1984 年 Cavicchi 发现，从一个超微金属粒子取走或放入一个电子需要克服库仑力所做的功的绝对值从 0 到 e^2/d 有一个均匀的分布，而不是像久保理论所指出的为一常数（e^2/d）。1986 年，Haperin 经过认真的研究指出，功的变化是由于实验过程中电子由金属粒子向氧化物或支撑试样的基体传输量的变化引起的。实验结果与久保理论的不一致性是由于实验本身的问题，而不是因为久保理论不正确[27]。

在 20 世纪的 70～80 年代，超微粒子的制备和实验技术不断地完善，使超微粒物性研究取得了一些突破性进展。用电子自旋共振、磁化率、磁共振和磁弛豫及比热等测量结果都证实超微粒子存在量子尺寸效应，进一步支持和发展了久保理论。同时，久保理论中不正确的地方及其缺陷也不断地得到修正和补充。

在有关纳米粒子的基本理论中，量子尺寸效应、小尺寸效应、表面效应、宏观量子隧道效应等对于理解纳米粒子的特殊性质颇具意义。

量子尺寸效应是指当粒子尺寸降到某一值时，金属费米能级附近的电子的能级由准连续的变为离散能级，纳米半导体微粒存在不连续的最高被占据分子轨道和最低未被占据分子轨道能级间的能隙变宽的现象[23]。根据能带理论，金属费米能级附近电子能级的连续性，只有在高温或宏观尺寸下才成立。对于只有有限个导电电子的超微粒子，低温下能级是离散的，对于宏观物体，包含有无限个原子（即导电原子数 $N \to \infty$）。由式

$$\delta = \frac{4E_F}{3N} \propto V^{-1}$$

可知 $\delta \to 0$，即对宏观物体或大粒子，能级间距趋于 0。对于纳米微粒，所包含的原子数目较少或者有限，N 值很小，这就使 δ 有一定的数值，并且粒子越小，N 值也越小，因而 δ 值就越大。这种现象也称之为能级间距分裂和能级间距增宽。当能级间距增大到大于热能、磁能、静磁能、静电能、光子能量或超导态的凝聚能时，就会导致磁、光、声、热、电及超导性与宏观特性有明显的不同，具体可表现为比热、磁化率、光谱频移、催化活性、导电性能的改变。有人利用久保关于能级间距公式估计，Ag 微粒在 1 K 时出现量子尺寸效应的临界粒径 Da 为 20 nm。宏观尺寸的 Ag 是优良导体，但在粒径小于这一临界尺寸时则变为绝缘体。金属由导体变为绝缘体需要满足两个条件：一是能隙宽度 $\delta > kBT$，kB 为波尔兹曼常数；二是电子的寿命 $\tau > (h/2\pi)/\delta$。实验表明，纳米 Ag 的确有很高的电阻，类似于绝缘体[23]。

小尺寸效应是指纳米微粒的尺寸与光波波长、德布罗意波长及超导态的相干长度或透射深度等物理特征尺寸相当或更小时，晶体周期性的边界条件被破坏出现的效应；或非晶态纳米微粒表面层附近原子密度减小，导致声、光、电、磁、热力学等性质发生改变。因为这些特征性的物理尺寸都很小，而且上述的效应纯粹是由尺寸的效应，因此被称之为小尺寸效应。小尺寸效应和量子尺寸效应虽然都

与纳米粒子的小尺度有关，但二者间是不同的。量子尺寸效应是由于粒子的减小使所含的原子或分子的数目减少，导致能隙分裂或增宽出现的效应，而小尺寸效应则完全是一种尺寸与物理学特征尺寸相当或更小时的一种效应。两种效应出现的临界尺寸也是不同的[23]。

小尺寸效应可表现为对光的吸收显著增加，并产生吸收峰的等离子共振频移；磁有序态向磁无序态、超导相向正常相的转变及声子改变等。纳米粒子的小尺寸效应为实用技术开拓了新的领域。例如，纳米尺度的强磁性颗粒，包括 Fe－Co 合金，氧化铁等，当颗粒为单磁畴临界尺寸时，具有甚高的矫顽力，可制成磁性信用卡、磁性钥匙及磁性流体等。纳米微粒的熔点可远低于块状金属。2 nm 的金颗粒为600 K，随粒径增加，熔点迅速上升，块状金的熔点为1337 K。纳米银粉熔点可降低到373 K，为粉末冶金工业提供了新工艺。利用等离子共振频率随颗粒尺寸变化的性质，可以用粒径来控制吸收性质，制造具有一定频宽的微波吸收纳米材料[23]。

纳米粒子粒径小，因此具有很大的表面积，表面能高，位于表面的原子占粒子原子总量的比例很高。由于纳米粒子的高比表面积、高比表面能及表面原子数多面引起纳米尺度物质与其宏观形式明显不同的现象，称之为表面效应。由于表面原子数增多，位于粒子表面的原子配位不足及很高的表面能，使表面原子具有很高的活性，因而极不稳定，易于与其他原子结合。金属纳米粒子在空气中就可以燃烧，无机纳米粒子在空气中会吸附气体，并可与气体发生反应。纳米粒子的表面积效应在纳米药理毒理学研究中具有重要意义。由于表面积的增大，可以使原来没有生物活性的物质具有明显的生物活性，使原来无毒的物质具有明显的毒性。

隧道效应是指微观粒子穿透势垒的能力[23]。隧道效应是纳米技术的基本检测工具扫描隧道显微镜的基本原理。按照我国扫描探针显微技术的创始人白春礼院士在他所著的原子和分子的观察与操纵一书中，对隧道效应给出了详尽的分析[24]。在两块导电物体之间加上一层绝缘体，如云母或石英，然后在两个导体间加上电压，一般不会有电流从一个导体穿过绝缘体流向另一个导体。按照物理学概念，两个导体各自都具有一定的电势（或电位），绝缘体的作用是阻碍电流从高电势流向低电势。物理学上称这两个导体间存在着势垒。如果要想使这个导体之间有电流通过，就必须击穿或破坏这一势垒。早在20世纪20年代，量子力学理论已经充分研究过这个问题。量子力学认为，微观粒子（如电子）在空间的运动呈一定的几率密度分布，如果势垒的厚度小到只有几个 Å 时，电子将可能穿过而不是越过这层势垒，从势垒的这一边到达势垒的另一边，从而形成电流。计算表明，有多于90%的电子可以穿过这样的势垒。如果将势垒比作一座山，电子比作人或动物，则对这种穿透势垒的作用可有一个形象的理解。如这座山既高又陡，则人或动物就无法通过，然而可在山的底部凿穿而过。这种现象在量子力学中称为隧道效应。时隔半个世纪之后，宾尼和罗雷尔利用隧道效应制成了扫描隧道显微镜，隧道效应才真正找到了它大放光芒的位置。

还有一个与纳米尺度有关的物理学现象是库仑堵塞[23]。这是20世纪80年代介观领域中的一个极其重要的发现。库仑堵塞效应是指当体系的尺寸进入到纳米级时（一般金属为几个纳米，半导体粒子为几十纳米），体系是电荷量子化的，即充电和放电过程是不连续的，充入一个电子需要能量 Ec $=e^2/2C$，e 为一个电子的电荷，C 为小体系的电容，体系越小，C 越小，Ec 就越大。Ec 被称为库仑堵塞能。实际上，库仑堵塞能是前一个电子对后一个电子的库仑排斥能。库仑堵塞能使在小体系的充放电过程中，电子不能集体传输，而必须是一个一个的单电子传输。由库仑堵塞能所导致的小体系充放电的单电子传输现象被称为库仑堵塞效应。与库仑堵塞效应相联系的另一个重要物理现象为量子隧穿效应。量子隧穿效应是指一个量子点上的电子穿过能垒到达另一个量子点的行为。为使一个量子点上的电子能够隧穿到另一个量子点，在一个量子点上所施加的电压必须克服 Ec，即 $V > e/C$。通常这两种效应都是在极低温的情况下观察到的。有人已作估计，在量子点粒径为1 nm 时，可在室温下观察到库仑堵塞和量子隧穿效应。

当纳米微粒分散在异质递质中时，由于界面的存在可引起介电增强现象，通常称为介电限域，主要来源于微粒表面和内部局域强的增加[23]。当介质的折射率比微粒的折射率相差很大时，便会产生折射率边界，导致微粒表面和内部的场强比入射场强明显增加，这种局域强的增加称为介电限域。纳米粒子的尺寸引起的这种介电限域称为纳米粒子的介电限域效应。过渡族金属氧化物，如 Fe_2O_3、Co_2O_3、Cr_2O_3 和 Mn_2O_3 等纳米粒子分散在十二烷基苯磺酸钠中可出现光学三阶非线性增强效应。Fe_2O_3 粒子测量结果表明，三阶非线性系数达到 90 m^2/V^2，比在水中高两个数量级。这种三阶非线性增强现象归结于介电限域效应。

1.2.4 纳米水平研究工具——扫描探针显微镜的出现

1981 年，Binnig 和 Rohrer 发明扫描隧道显微镜（scanning tunneling microscope，STM）。STM 利用探针与标本表面间的隧道电流进行成像，具有超电子显微镜的空间分辨率，横向达 0.1 nm，纵向优于 0.01 nm。STM 能够直接观察物质表面的原子结构，把人们带进了原子世界[9]。STM 赋予纳米科技以实质性的内容，而不再仅仅是一种设想，对纳米科技的形成和发展具有划时代的意义。STM 不仅可研究物质表面原子和分子的几何结构，而且能够用来研究与电子行为有关的物理化学性质，尤其适用于在纳米尺度上研究物质的特性，为纳米科技的发展提供了方便有效的研究手段。STM 的出现，也为人们按自己的意愿操纵和安排原子成为现实。STM 在物质表面可达到原子级的精确定位，它的探针可以对非常局限的区域产生影响，从而在纳米尺度上将人类的主观意愿施加于自然。1986 年，Binnig 等又发明原子力显微镜（atomic force microscope，AFM）[28]。AFM 利用探针尖端与标本原子间的作用力进行成像，分辨率也达原子水平。AFM 不要求标本具有导电性，在生物医药学研究中具有特殊的优越性，它自问世以后，就迅速应用于生物医学的研究。

在 SPM 出现的同一时期，纳米材料的制备及天然纳米材料的发现也在迅速发展。1984 年，德国萨尔大学的 Gleiter 等首次用惰性气体凝聚法制备了具有清洁表面的纳米粒子，然后在真空室中原位加压成纳米固体，提出纳米材料界面结构的模型。随后发现 CaF_2 纳米离子晶体和 TiO_2 纳米陶瓷在室温下出现良好的韧性，使人们看到了陶瓷增韧的新的战略途径。1985 年，Kroto 等采用激光加热石墨蒸发并在甲苯中形成炭的团簇，质谱分析发现了 C_{60} 和 C_{70}。

在这一时期，医药科学方面，出现了“毫微粒”制剂[29]及其相关性质的研究[30]，这就是现在所说的纳米医药制剂。毫微粒制剂使药物吸收及在体内的转运呈现量子化特征：跨肠壁直接吸收，其吸收的单位是一个毫微粒所携带的所有药物分子，此即吸收的量子化；在血液中，毫微粒制剂中药物的运输也以微粒所协带的所有药物分子为一个运输单位，这可看作是纳米制剂的运输量子化；在透体内屏障（如血脑屏障）转运中，药物也以毫微粒为单位转运，此即转运的量子化。毫微米是纳米的旧称，毫微粒就是纳米粒子。这种医药技术自然就成为现在纳米医药技术的一个重要领域。

1.2.5 20 世纪最后 10 年——纳米科技的正式诞生

SPM 出现及大量纳米材料及这些材料的崭新性质的发现，使纳米科技既具有明确的研究对象，又具有独特有效的研究手段，而物质在纳米尺度上表现出来的新颖性质，又为纳米科技提供了丰富的研究内容，纳米科技终于孕育成熟。1990 年 7 月在美国巴尔的摩召开了国际第一届纳米科学技术学术会议，正式提出纳米材料学、纳米电子学和纳米机械学的概念并同时出版《纳米结构材料学》、《纳米生物学》和《纳米技术》的正式学术刊物，把纳米材料科学作为材料科学的一个新的分支公布于世，标志着纳米材料学以一个相对独立的学科的诞生。从此，纳米材料引起各国材料界和物理界极大兴趣和广泛重视，形成世界性的“纳米热”[24]。

1.2.6 21 世纪——纳米科技的迅速发展

进入 21 世纪之际，纳米技术成为前沿科研领域之一。2001 年 1 月 21 日，美国总统克林顿宣布从当年 10 月 1 日起实施“纳米科学技术计划（NNI）”，并将其作为美国科技研究与开发的第一优先计划，预算拨款4.95亿美元[31]。日本早在1991年就开始了纳米科技研究计划，并将其作为日本政府、企业和大学合作研究的三大重大基础研究课题之一。德国已将纳米技术列为新世纪科研创新的战略领域，政府每年为纳米科技投入的经费约为8500万美元。2001年，我国科学技术部，国家发展计划委员会，教育部，中国科学院和国家自然科学基金委员会也联合颁布了国家纳米科技发展纲要，提出了我国纳米科技的总体目标：通过5~10年的努力，形成若干各具特色的，具有国际一流水平的纳米科技创新基地，基本完成我国纳米科技研究与开发创新体系建设，为长远发展奠定基础；大幅度提高我国纳米科技创新能力，使我国在纳米科技领域的整体水平进入国际先进行列，并在若干方面具有竞争优势：一批纳米科技成果实用化或产业化，造就一批具有市场竞争力的纳米高科技骨干企业，促进经济跨越式发展[32]。

纳米医药技术是纳米科技研究的热点之一。美、日、德等国科学家正在研究纳米结构的植入材料，用于医药、诊断和高效定位的生物导弹。波士顿大学化学家制备出由78个原子构成的分子马达，可用作生物导弹和体内纳米机器的驱动器。按照新理念构造的医用纳米材料不断被制造出来，一些无机纳米材料在生物医药领域中的用途也不断地被发现。一些药物（如胎盘，SOD）经超微化装置制成纳米粒，可全部经皮肤吸收。纳米钙制剂有效吸收率可达98%。纳米金粒子定位治疗可降低副作用。西方科学家设想可以氨基酸为原料制造分子机器人，这些机器人可在血液中循环，对身体各部进行检测、诊断，同时实施特殊治疗：分离病变细胞，疏通血管血栓，清除血管壁上的脂肪沉积，吞噬病毒，猎杀癌细胞。纳米陶瓷不会碎，可切削，用来作牙齿，关节等仿生材料。药物吸附于纳米管中，通过病原酶触发机制释放药物，可实现药物可控释放。

我国对于纳米技术研究起步较晚，但发展相当快，90年代初期步入世界先进行列。纳米技术的研究和应用在信息、微电子、材料科学等领域与先进国家比处在同一起跑线上。化工医药方面也取得不少研究和产业化的成果。华中科技大学徐碧辉等提出了“纳米中药”的概念，递交了国内第一个纳米中药技术的专利申请。华中创业投资公司为此进行风险投资500万元人民币，以建立纳米中药的产业化实体。国家超细粉末工程研究中心是国内非金属纳米技术的产业化单位，产品有碳酸钙特细粉体、纳米生物粉末、超细磁粉、高氯化聚乙烯树脂等，市场前景广阔。上海博纳维来新材料有限公司已开发出纳米功能材料系列产品：抗菌防霉粉体、抗紫外防老化粉体、补强粉体、远红外粉体、抗静电防辐射粉体等，年产2500吨。西安量维生物纳米科技股份公司利用专利技术《一种微胶囊植物素的生产工艺》对植物生理活性成分和有效部位进行提取，并以超音速喷雾干燥制备成纳米级包囊。经JEM-2000电子显微镜检测，微胶囊中药微粒的粒径为22nm。本专利技术可广泛应用于复方中药的提纯、植物有效成分提取、功能食品及酶制剂等行业，具有年加工纳米级中药100吨的设备。

纳米级制造技术和药物原料的纳米技术处理，在制药工业中极有可能成为一种创新手段。例如，环孢菌素纳米胶体、脂质体已制成注射剂，正在临床实验中。抗癌药多柔比星纳米微粒、喜树碱纳米微粒、干扰素纳米胶囊、包埋性胰岛素、透皮吸收胰岛素纳米制剂等一批代表医药界实力的基础研究，产品研究的成果正在各有关研究院形成。

无机纳米材料用于生物医药也已有许多研究。例如，C_{60}富勒烯是发现于星际空间的一种稳定的碳元素的存在方式，自从1990年能够克量级的合成之后，其医药用途也不断得到研究。C_{60}分子尺度与艾滋病病毒活性中心孔道大小相匹配，可以堵住病毒活性中心的洞口，切断病毒赖以生存的营养供给，因而杀死病毒。C_{60}具有良好的光动力学作用。光照下产生$^1O_2$的效率远比血卟啉高，能有效地杀死癌细胞。C_{60}极易与游离基反应吸收游离基，被称之为吸收游离基的海绵。游离基是人体衰老，瘢痕形成以及心脑缺血-再灌注损伤的重要致病因子，因此C_{60}在抗衰老、抗瘢痕形成和抗心脑缺血的治疗中具有研究和开发价值。除C_{60}富勒烯外，SiO_2，TiO_2等无机纳米粒子在杀菌、消毒、抗紫外线方面都已有较多研究，在饮用水灭菌、消毒及皮肤保护等方面具有应用潜力。

纳米技术在医药基础研究中的应用也是一个方兴未艾的领域。STM及AFM为这方面的研究赋予了崭新内容：①单个生物大分子水平研究[33-36]：STM可观察导电或结晶生物大分子的结构及聚合行为；AFM 可测定单个分子对间的作用力，如核酸碱基对间单个氢键力、抗原抗体分子对间粘附力、酶与配体间的作用力及受体与药物分子对间的作用力等；②实验力学：实验性是纳米技术的特征，如 AFM 可以直接测定生物分子间的作用力，其测定范围 0.01 nN ~ 1000 nN[35-36]；③生理条件下的超微观察：扫描探针显微技术能够在生理溶液中对生物标本进行观察，这更接近于这些标本在生物体内的"实际状态"；④"活"生物标本的超微观察：SPM 的标本制备过程简单，可保留生物标本活性，并可"看到"活细胞或蛋白的动态过程[37,38]；⑤动态研究：SPM 能够进行长时间的动态研究，并将其过程以"电影"的形式记录下来，如观察病毒侵入细胞的全过程[39]及心肌细胞随钙离浓度的不同而表现不同的收缩状态[40]等。

1.2.7 纳米毒理学的孕育和形成

纳米技术像工业革命、核技术及生物技术一样，也是一柄双刃剑，在给人类带来巨大利益的同时，也可能同时给人类健康带来危害，给生物赖以生存的环境带来污染，从长远的观点来看，同样有可能给人类带来灾难。已有明显的迹象表明，纳米技术具有负面效应。有幸的是，人类的文明已进入这样的时代，即在一项新的技术对人类及其赖以生存的环境带来危害以前，就能够对这种技术的负面效应进行充分研究，以使这项技术能够安全地造福人类。出现于人类智慧和人类文明高度发展的 20 世纪与 21 世纪之交的纳米技术，有可能是第一个这样的技术。而纳米毒理学就是使纳米技术成为安全造福人类的新技术的重要的科学途径。

1.2.7.1 经典粒子毒理学：纳米粒子，既然是一种粒子，其本身就具有粒子的特性。作为化学物质，构成粒子的材料就具有其特殊的化学性质。因此，粒子与人体及生物体之间的相互作用应当是物质粒子的粒子性与其材料物质的化学性质的综合表现。这一点与传统的毒性概念有所区别。从前面所述的毒理学的整个发展史来看，传统的毒理学往往只注意物质的化学毒性及其毒性机制，而很少涉及物质粒子性质对人体和生物体的危害。与此相对，有关生物材料与人体组织的相互作用则只注重研究材料的粒子性质，而对于其化学性质对这些材料与人体相互作用的影响注意的较少，而且往往认为这些材料与人体的相互作用仅仅是人体对"异物"的反应。纳米技术的出现，使人们对于这种"异物性反应"的实质有了较以前更为深刻的认识。将以往关于植入材料粒子，尤其是体内植入材料的磨损粒子，在大小尺寸上有在纳米尺度范围内者，只是以往的研究者并没有将其分别进行研究，而是把这些磨损粒子都作为"异物"来看待。将对于这些磨损粒子与人体相互作用的研究纳入纳米毒理学的前期研究是合理的。而且，微纳米尺度的粒子有着特殊的致病机制。在纳米技术出现以前，人们不可能将微纳米粒子作为一种特殊的致病因素来对待，更不可能认识到微纳米粒子的特殊致病机制。显然，最早的粒子与人体组织间的相互作用，并没有列入粒子毒理学的范畴。利用纳米毒理学的思维方式来认识这些特殊的致病机制，用纳米技术来研究这些致病机制，有可能为某些原因不明的人类疾病病因研究开辟一条新的道路。

前面所述的人类对金刚石粉或金刚砂毒性的认识是很粗浅的。那时的人类，并不清楚金刚石粉对人类的毒性到底是化学性的或是粒子性的。就那时的人类知识水平而言，也不可能对此会有明确的理解。现代经典毒理学书籍中没有关于金刚石粉作为毒物的记载[41]。在牙科实践中牙钻的磨损粒子与释放入体液中的 Ni^{2+} 相比，金刚石明显是无害的[42-46]。虽然如此，但吸入的金刚石粒子可引起肺部的严重的机械性损伤[47]。

人们很早就知道，磨损性粒子可增加上呼吸道疾病的发病率，能引起纤维化的粉尘可引起肺部慢性疾病。世界卫生组织反污染指导原则中规定，在悬浮粒子性物质含量为 0.23 mg/m^3 的空气中，每年暴露时间不超过 7 天，可能不至于危及健康[48]。瑞士对于空气中悬浮粒子的国家标准为年平均低于 0.07 mg/m^3，但慢性暴露低至 0.014 ~ 0.053 mg/m^3 就可观察到呼吸道症状的增加和肺功能的降低[49]。我国卫生标准对车间各种粉尘的最高允许浓度规定：含有 10% 以上游离二氧化硅或石棉的粉尘为 2 mg/m^3；含有 80% 以上游离二氧化硅粉尘，最高浓度以不超过 1mg/m^3 为宜；含有 10% 以下游离二氧化硅的滑石粉尘、水泥粉尘、和煤尘的分别为 4、6、10 mg/m^3；铝及铝化合物和铝合金粉尘为 4 mg/m^3；玻璃棉和矿渣棉粉尘为 5 mg/m^3；烟草及茶叶粉尘为 3 mg/m^3；对于其他含游离二氧化硅低于 10%，不含有毒物质的矿物性和动植物性粉尘为 10 mg/m^3。对于许多其他金属或金属化合物的粉尘或烟尘的最高允许浓度也已有国家标准。这些金属及金属化合物粉尘包括铅烟、铅尘、铜烟、铜尘、铝粉尘、钒、铊、氧化镁烟、硒、钨、电焊烟尘、大理石（主要含碳酸钙）粉尘、白云母粉尘、呼吸性硅尘、石膏粉尘、烯土粉尘等的空气中的最高允许浓度也已都有国家标准。

传统的职业毒理学已经知道，物质粒子的性质可从几个方面影响物质的毒性。空气中粒子的大小可决定到达呼吸道的粒子数量和沉积数量。传统上所说的细颗粒在微米尺度，鼻腔的鼻毛和吸入气体的涡流可有效地阻止 5 μm 以上的粒子进入下呼吸道；小于 0.5 μm 的尘粒虽然可以进入肺部，但可以像气体一样又被呼出，所以只有 0.5 ~5 μm 大小的粉尘粒子才能进入呼吸道深部的肺泡，并因此将这部分粒子称为可吸入性粒子，其比例不被吸入呼吸道粉尘的 1%。现在知道，这种概念并不一定正确。因为已有较多实验证明，同样物质粒子，在微米尺度时没有毒性而在纳米尺度时则具有毒性[48-60]；分散度是影响物质粒子中各种尺度粒子所占的比例。微小颗粒所占的比例越大，表示分散度越高，分散度高的粉尘，在环境空气中漂浮的时间就会越长，因而被呼吸道吸入的机会就更多。粒子的比重也影响被吸入肺部的机会。当粒子大小相同时，质量小的粒子则比重小，比重小的粉尘在环境空气中速度小，因此被吸入肺部的机会增加。硬度主要影响粒子对呼吸道粘膜的损伤作用，从而与呼吸道粘膜的保护功能相关。形状是影响粒子对呼吸道或肺部的损伤作用也有关系。粒子的外在形状一方面与其在空气中的沉降速度有关：愈近球形其降落时所受的阻力就越小，沉降速度就越快；另一方面，粒子越呈纤维状，吸入后对呼吸道粘膜的损伤作用就越强。粉尘粒子的荷电性也影响粒子在呼吸道的沉积。由于粒子表面分子结构和性质的不同，就会有不同的荷电性。粒子表面电荷五方面影响对肺组织纤维化的作用，另一方面也影响粒子在空气中的飘浮时间。同性电荷相斥，增加粉尘粒子的飘浮时间；反之，异性电荷使粒子相互吸附凝结，体积增大，易于沉降。

粒子的化学性质对肺组织的毒性作用具有重要作用。从前面对传统毒理学的发展史来看，传统毒理学最注重的就是物质的化学性质对人体的毒性作用。因此，作为传统毒理学的一个分支的职业毒理学对粒子的化学性质或化学毒性研究得较多。传统的职业毒理学研究表明，粉尘粒子的溶解度不仅与粉尘粒子的致纤维化作用密切相关，而且还与粉尘粒子的毒性作用直接相关。具有毒性作用的粒子进入机体后由于溶解度高而使其吸收作用增加而毒性作用增强，如铅和砷等；有些毒性低或本身无毒性的粉尘粒子，进入人体后可以被排出，对机体的危害性较小，但有的粒子虽然溶解度小而对机体的危害作用反而较大，如大部分含二氧化硅的无机矿物性粉尘粒子即属此类。很显然，对于这个问题，传统的毒理学没能给出合理的解释。构成粉尘粒子的物质种类不同，对人体组织的毒性也不同。以此来看，很自然地考虑粒子的毒性与其构成物质的化学性质具有密切的关系。无机粉尘对肺的损伤作用主要为导致肺的纤维化，其中作用最强的是游离的二氧化硅粉尘粒子，其次为结合状态的二氧化硅粉尘粒子。结合状态的二氧化硅一般都是硅酸盐，如石棉、滑石云母等粉尘粒子即属此类。其他一些人造的金属粒子如铁、锡、钡、金刚砂、水泥、人造石墨等的致肺纤维化的能力很弱。传统的职业毒理学已经注意到粒子的大小、表面活性与粒子毒理学性持的关系。一般情况下，粒子越小，则表面积越大，表面活性越高，致病力就越强。传统毒理学发现由粒子表面产生的自由基和过氧化氢能直接作用于细胞膜，使不饱和磷脂双键断裂，发生脂质过氧化而使细胞膜遭受破坏。

传统的粒子毒理学的另外还有一大部分研究是在有关体内植入物体领域，针对植入材料的磨损粒子所进行的。来自血管成形材料的磨损粒子可随血流而行直到在毛细胞血管床的动脉端由于动脉直径的减小而被捕获，在肺脏则被捕获于肺动脉[61]。机械性产生的锯齿状的 PMMA 磨损粒子比圆形的平滑的胶乳粒子引起更为严重的炎症反应[62]。机械性产生的具有粗糙表面的粒子[63]、粗糙粒子的表面积[62]及其他相关因子[62]增加吞噬细胞的粘附。轻度锯齿状碎片最终被捕获于淋巴结或其他淋巴器官，或在原位形成肉芽肿性埋藏。牙齿研磨产生的碎片可被吞咽入腹，经消化道排出体外。另外，这些碎片可被嵌入口腔粘膜，继之被包埋于永久性肉芽肿之中或从口腔粘膜中排出，重新回到口腔液体中被吞咽入腹，经消化道排出体外，也有可能被通过肠壁吸收入淋巴或血液。矫形植入设备中的一个重要问题纯粹是与材料相关：磨损和疲劳引起的关节替代品的脱层现象[64]，在这些现象发生的过程中产生磨损粒子，在正常使用关节时，由于它们之间的相对运动，粘附区域的纤维被自聚合物表面拉下，形成亚微米大小的碎片[65]。这种粘附性磨损机制，与聚乙烯疲劳相关性层化反应（在膝关节中最为常见）一起，使无数的细小的多聚体粒子进入人工关节周围的滑液及组织。此后体内组织与这些粒子之间的相互作用就成为生物学效应的关键环节。人体的免疫系统常常是企图将这些粒子像细胞或病毒那样给消化掉，但总是不成功的。对来自无菌性松脱患者样品中磨损粒子的研究发现了关于磨损粒子大小、形态和表面情况的有意义的信息[66]。这些粒子的大小有几百个纳米，可表现为菜花样形态[67]。将这种碎片研究与细胞反应研究结合起来，工程师和生物学家正在试图对植入体失败及再植入中所存在的问题进行进一步的研究[68,69]。目前进行的实验研究是关于植入体表面被覆材料的研究[70]。对植入物磨损粒子[71]、炭粒子[72]或美容用微植入物粒子[73-75]最通常的反应是颗粒状组织与包绕异物体的纤维囊所构成。例如，植入物是置于骨可以形成的部位（如骨髓腔），又不能进行骨整合，那么纤维性囊就被钙化。在这种情况下，肉芽肿被称之为“死骨”。小粒子也可以引起细胞激动素的释放，刺激被称之为破骨细胞的大吞噬细胞吸收骨组织[76]。这些粒子甚至可有抑制骨细胞的成骨过程的作用[77]，引起全面的骨丢失，植入物与骨界面上发生松脱，可能还会伴随有局部组织坏死。由纳米医疗植入物所致的选择性的吸收或适宜因子的释放（如细胞激动素的成骨作用[78-80]或经血管形成的再血管化[81-83]，或骨成形蛋白[84]）可引起或消除这些负面效应。有关植入体磨损粒子与生物体相互作用的研究，文献很多，读者可参阅有关章节及 Freitas 所著的《Nanomedicine》一书。

1.2.7.2 新兴纳米毒理学：促进纳米毒理学形成的因素是多方面的，但主要的因素可能首先是纳米技术及纳米材料产业化的发展，使越来越多的纳米尺度物质或纳米粒子已经或正在不断地进入人类赖以生存的环境空间。这些大量的人造纳米粒子中，有些已表现出明显的生物毒性，虽然尚且未有在人体发现有关纳米粒子中毒的病例，但在动物实验已有确证。例如，小鼠在含有 20 nm 的腾氟龙粒子的空气中呼吸 4 小时后全部死亡，而在含有 120 nm 的腾氟龙粒子中的小鼠则安然无恙；更有许多物质的粒子在微米尺度时并没有毒性，而在纳米尺度却具有明显毒性。这些研究结果引起了国际社会对纳米生物安全性的高度重视。物质粒子在纳米尺度时可具有完全不同于其宏观尺度及其分子形式的性质，使其与生物体的相互作用具有不可预言性。人们不能容忍人们虽然不能确定但可能对人体有危害作用的这种粒子大量地进入人类赖以生存的空间，并进而进入人体。许多国家的政府机构和民间团体都在呼吁重视纳米安全性问题，甚至有人提出，在纳米生物安全性问题弄清楚以前，要暂停有关纳米产品的研究。因此，纳米生物安全性问题，已成为纳米技术能否继续发展下去的一个关键问题。毒理学是解决纳米技术安全性的关键科学。在纳米生物安全性的要求下，纳米毒理学便应运而生。纳米尺度物质具有穿透生物屏障的能力，包括胃肠粘膜屏障、血脑屏障、皮肤屏障、肺泡中气体与血液之间的屏障等。这种对生物屏障的穿透能力使对其进行预防相当困难。纳米粒子进入生物体之后，可以在生物体组织内运动和穿行，而不受目前已知的生理机制的控制。因此，明确纳米粒子在生物体内的转运和排泄方式，就自然地成为纳米毒理学的重要任务之一。

促进纳米毒理学形成因素的第二个方面是有关传统毒理学中的一些问题需要用纳米毒理学来解决。传统毒理学受传统理论思维及研究方法的限制，对于解决许多毒理学方面的问题显得无能为力。例如，传统毒理学不能回答这样的问题：为什么有些物质粒子在小于 0.5 μm 时，可随气流从肺部呼出，在肺部的沉积较少，然而其毒性却较大；为什么有些粒子的溶解度较小，反而毒性作用却较强，这似乎与化学组成决定粒子毒性的概念有矛盾。传统的毒理学显然无法解决这个问题。为了解决有关粒子毒理学方面的问题，需要从纳米水平上或借助于纳米技术进行更为深入的研究；人们需要了解物质粒子的粒子性质与化学性质间的关系；对于一种特定粒子，其粒子性质和化学性质对其毒性作用的贡献等。这些问题的解决，用纳米毒理学的思维方式在纳米水平上考虑问题，并采用纳米技术的研究手段是有可能的。另外，如前所述，毒理学的发展还极大地受着社会力量的影响。

在各种因素的促进下，纳米毒理学在历史进入21世纪后尤其是在近3年内迅速形成。萌芽于20世纪50年代、孕育于20世纪70～80年代、正式诞生于20世纪最后10年的纳米技术，已给人们带来巨大的利益，并且对人类社会发展的促进作用还有巨大的潜力。当我们在为纳米技术的光辉前景感到振奋的同时，我们还应注意到的是纳米技术给人类所带来的负面影响。2003年3月，有几组科学家在美国化学会举行的年会上报告了纳米颗粒可能对生物有害。其中纽约罗彻斯特大学的研究发现，在含有直径为20 nm的聚四氟乙烯颗粒的空气中生活15分钟的大鼠会在随后的4小时内死亡；而暴露在含有120 nm聚四氟乙烯颗粒的空气中的大鼠则安然无恙。另外，两个由毒理学家组成的研究小组表示，他们发现吸入碳纳米管能导致肉芽瘤。2004年，1月9日《自然》杂志网络版介绍，美国纽约罗彻斯特大学研究人员古恩特·奥伯多斯特等的实验结果表明，直径为35 nm的碳纳米粒子可经呼吸道进入人体，能够迅速出现在大脑中处理嗅觉的区域，并不断堆积起来。奥伯多斯特相信碳纳米粒子是同“捕捉香味”的信号一道进入大脑的。新华社华盛顿3月29日电报道，美国的一项小规模研究结果表明，布基球结构的碳纳米微粒会损害鱼的脑组织。3月31日的科技日报转载了这项报道，标题为《碳纳米材料可能损害脑组织》，副标题为《最新研究成果给纳米技术亮出“黄灯”》。目前世界各国，各种组织对此都表现出了极大的反响和密切的关注。发表于《新科学家》2003年8月号的英国帝国理工学院的长达72页的题为《未来的技术，今天的选择》的报告，归纳了近期一些科学家和环保主义者、伦理学家、社会学家对纳米技术的可能的危害的分析，指出纳米粒子和纳米产品可能包含科学家还未充分了解的全新污染物，由于不可生物降解或错误使用可能造成灾难。该报告指出，目前对纳米技术的社会和环境后果研究严重滞后，呼吁政府和纳米产业界对该技术带来的环境、医学和伦理挑战和给予足够重视，投入更多的研究经费。报告警告说，尽管一些组织要求全面禁止纳米技术的研究并不现实，但如果纳米产业界不严肃对待公众关注的负面问题，最终他们将导致全面被禁的命运。同年9月初设在美国纽约的“负责任的纳米技术研究中心（CRN）”发表一份响应报告。对前一报告表示有条件的支持。CRN执行主席麦克特里德说：“我们一直听到的是两个极端的观点，现在是冷静辩论和严肃研究的时候了”。CRN研究部主任克里斯·菲尼克斯指出：“我们承认一些纳米材料和技术可能有危害，但我们一直都在安全地和有利地使用有害材料。我们需要重视和见识，而不是恐慌或否认。”2003年6月，加拿大环保组织ETC在布鲁塞尔发起会议，呼吁关注纳米技术安全问题。ETC声称，纳米技术和生物技术结合而成的纳米机器人可能会失控，或胡乱制造某种物质——如土豆泥，或进行自我复制，成为“绿色粘质”，对自然环境和人类健康形成威胁。因此，ETC呼吁全世界暂停纳米研究。面对目前许多有关研究的新发现及社会对纳米技术安全性的关注，我们从事纳米技术的研究人员应该引起充分的重视。有人说，纳米技术将是人类历史上首次能够在技术成熟并形成产业之前，就能清楚的了解其对环境和人类健康影响的一项新的技术。我们认为，新世纪的纳米技术研究人员、医药技术研究人员和毒理学研究人员的密切结合，完全能够使纳米技术成为这样的一种技术，这在人类科研史上，也是一次伟大的创举。目前的问题是，我们需要立即行动起来，开展纳米技术的安全性研究，并将这种研究完成于纳米技术的产品产业化之前，使人类能够充分利用纳米技术有利的一面，而避免其负面影响。

近一段时期以来，欧美等发达国家政府或科学管理部门对纳米技术的安全问题表示十分关注，纳米技术对人类健康和自然环境的潜在危害成了新的谈论对象和研究课题，发达国家都对此做出反应，开展相应的研究和评估工作。美国参众两院在2003年起草了一系列议案，要求政府提供资金就民用纳米技术对社会、经济以及环境造成的影响展开研究，即要求政府对纳米技术的实际意义进行评估。据统计，2005年美国用于纳米技术与健康、安全和环境研究的经费达到2亿美元，有24个部委参加了相应的工作，并在2005年底提出了调研报告。

2003年6月份英国政府指示英国的科学技术机构——皇家学会和皇家工程院对纳米技术的伦理

以及社会意义进行审查。目前，英国政府正在加紧考察纳米技术的优点和潜在的危险，目标在于“确定我们在哪里需要这些技术，我们想从中得到些什么，以及我们需要何种保护”。欧盟对此也极为关注，在2005年9月提出了纳米技术安全性的评估报告。发达国家对于纳米技术对健康、安全和环境的重视是他们对自己国家的生态环境和贸易保护有密切的关系。11月9～11日，在英国伦敦召开了国际标准化组织纳米技术委员会（ISO/TC229）第一次会议，受国家标准化管理委员会的委托，纳米技术标准化委员会派代表出席了会议。在会议上介绍了我国对于纳米技术和健康、安全和环境等方面的标准化工作的看法和立场，并同意参加由美国负责的纳米技术安全标准化工作小组。

《Occup Environ Med》2004年第61卷发表编者文章指出，纳米粒子比其他物质或较大粒子具有通过生物体运动的更大潜力。各种纳米粒子与体液、细胞及组织的相互作用都应当被考虑在内。要研究它们进入机体的门户及由之到达靶器官的可能途径，研究它们在靶部位产生明显生物学反应的潜力。纳米粒子在靶器官内的最终潴留部位可能触发介导因子，依次再由这些因子激活炎症或免疫反应。重要的是纳米粒子还可以进入血液或中枢神经系统。在血液或中枢神经系统内，它们可能直接影响心脏和脑功能。因此，编者文章建议将纳米毒理学，这个毒理学的新的分支领域定义为研究我们在纳米粒子毒性方面的知识缺陷，特别是研究纳米粒子可能引起的特殊问题。在纳米毒理学的命题下，可以考虑在可能会有接触纳米粒子的场所，对所有纳米尺度物质测试方案的开发研究。这些方案已经存在，如由美国OPPTS和欧洲OECD中规定的对吸入粒子的急性、亚急性和慢性测试方案。这些方案需要改进以适应不同纳米粒子毒性评估的需要，特别要注意纳米粒子的肺外转运和侵入点远隔部位的粒子负荷。此外，还强烈需要集中研究计划以能够充分理解粒子大小和表面积部与粒子的沉积、转运及小粒子毒性间的关系。为促进这一多学科专业研究领域的技能，建议通过有效的网站将测试结果相互之间进行交流。这种交流将把毒理学家、材料科学家、化学家、物理学家和医学家结合起来。文章作者相信，对于弄清关于来自纳米技术的危险性是科学还是科学幻想是非常必要的而且现在就集中于研究纳米粒子的潜在有害效应也是非常必要的和非常及时的。纳米技术对于经济发展和造福未来的重要性是无可争辩的，但其潜在的不良影响应同时进行研究。纳米毒理学科对于一个可持续发展的和安全的纳米技术必将做出重要贡献[85]。

同在2004年，Freitas所著的《Nanomedicine》一书的第二卷出版，比较系统地介绍和阐述了纳米尺度物质的生物相容性问题。所谓的生物相容性，就是当纳米粒子在体内存在的过程中与生物大分子、细胞和组织之间的相互作用。因此，这本书中的内容，可以认为是比较完整的纳米毒理学。这本书的内容相当丰富。它将整个生物相容性问题分作经典生物相容性和纳米粒子生物相容性两个部分。在经典生物相容性部分，主要研究各种有可能进入人体的粒子形式的物质所引起的生物组织反应，包括植入材料（如植入器官、植入关节、植入心脏瓣膜、动脉支加等及与这些材料相关的磨损粒子等）与人体的相互作用；在纳米粒子生物相容性部分，主要总结了一些人造纳米粒子与人体组织的生物相容性问题相关的近期研究文献。所涉及的纳米粒子包括C_{60}、石墨、炭黑、铝、腾氟龙等纳米粒子。本书所阐述的内容，实际上都与纳米毒理学密切相关，但由于作者可能不是毒理学工作者，所以并没有冠以《纳米毒理学》的书名。

2005年3月，G. Oberdörster，E. Oberdörster，J. Oberdörster发表了他们合著的《纳米毒理学：由超细粒子研究展开的一个正在形成的领域》（Nanotoxicology：An Emerging Discipline Evolving from Studies of Ultrafine Particles）的文章，正式提出纳米毒理学作为一个学科正在形成，试图以目前已经发表的文献为例来说明纳米毒理学的概念、内容及一些实践方法[86]。同年12月，美国环保局（EPA）发表纳米技术白皮书，系统地阐述纳米尺度物质对人类健康的影响。对这些影响的研究可分为工程或人工制造的纳米尺度物质的毒性和有害效应的认识或确证；现有测试方法的检测能力；人工制造的纳米材料的剂量和命运；易感人群；应用纳米材料的环境技术对健康的影响；纳米材料对生态的影响，包括纳米材料的摄取和积累、水生态效应、高原生态效应等。

在我国，中国科学院高能物理所在2001年11月就提出了《关于纳米尺度物质生物毒性的研究报告》。中国科学院从“科学发展观”出发，对开展纳米材料的安全性研究有明确的意见，并从多方面进行了部署。国家科技部、国家自然科学基金委员会也支持这方面的研究工作。在中国科学院、中国医学科学院、军事医学科学院、中国医科大学、北京大学、东南大学、国家纳米科学中心等单位开展了纳米材料的生物效应和毒理的研究。纳米技术和健康、安全和环境的标准化工作已列入国家标准化管理委员会的“十一五”规划。

我国纳米毒理学较明确的起步标志是于2004年召开的第243次香山科学会议。这次会议的主题为纳米尺度物质的生物效应（生物安全性），将来自中国科学院、国家纳米科学中心、北京大学、中科院高能物理所、军事医学科学院、中国医学科学院、中国协和医科大学、南京医科大学、中科院生态环境研究中心、东南大学、上海交通大学的物理学、化学、材料学、生物学、毒理学等学科领域的科学家召集在一起，共同研讨有关纳米尺度物质生物安全性问题，把纳米安全性提高到一个战略高度。中国科学院副院长白春礼院士在会议上指出：“先发展后治理”的模式给人类的生存和生活环境带来了众多灾难和教训，如生态破坏、环境污染、温室效应、空气污染、水的污染，不断增加种种新的疾病，等等。正是由于20世纪的“先发展后治理”的模式使我们付出了沉重的代价，所以在新世纪我们需要科学发展观的思想：‘在发展纳米技术的同时，同步开展其安全性研究，使纳米技术有可能成为人类第一个在其可能产生负面效应之前，就已经过认真研究，引起广泛重视，并最终安全造福人类的新技术。他还指出，对纳米技术安全性的研究，不仅是科学家的社会责任，同时对这一领域进行研究，会更有效地促进纳米科技的健康发展。通过对这一领域的研究，不仅会对纳米技术产品的安全应用提供指导，消除由于不知道是否安全而导致的恐慌，而且在这个过程中发展起来的新技术，还会用于更有效的监测、分析，乃至减少业已存在于我们生活中的纳米物质，微米物质可能造成的污染，如空气污染或水污染的消除与防治，造福于人类。这次会议有5个中心议题：纳米物质与细胞及分子的相互作用及其对生命过程的影响；纳米材料的一般生物效应与异常生物效应；尺寸效应对纳米生物效应的影响；纳米生物效应实验技术；纳米材料的生物安全性评估与纳米标准。

我国纳米标委会非常重视与其他国家和组织在纳米安全性研究工作的交流与合作。去年纳米标委会秘书长王琛委员和赵宇亮研究员分别出席了欧盟在布鲁塞尔召集的“负责地从事纳米科技研究开发和利用”国际对话会议和美国政府以“经济合作与发展组织”（Organization for Economic Cooperation & Development）的名义在Washington DC召开的“Workshop on the Safety of Manufactured Nanomaterials”会议并在会上介绍了我国的工作。纳米标委会还陪同到访的国际标准化组织纳米技术委员会（ISO/TC229）主席Dr. Peter Hatto参观了与纳米生物医学相关的一些单位并进行了讨论。2006年，我国纳米技术标准委员会成立了纳米生物安全性标准工作组，提出了条关于纳米技术生物安全性的建议：建议由科技部和国家自然科学基金委员会，组织有关部门建立相应的研究基金。统一协调进行纳米技术对生物的安全性和环境的影响研究，加强和纳米安全性有关的纳米监测研究，建立纳米技术安全性和环境影响的评价体系，开展纳米材料的防护研究；在目前没有充分检测数据和生物医学资料，还不能制定标准的情况下，应由国家环保和职业病防治部门对我国生产纳米材料的企业进行登记，要求企业对从事相关工作的人群每年进行体检，以方便流行病学调查，为后续的标准和法规建立积累大量的原始数据；加强对易爆、易燃的纳米尺度的粉体安全的研究和标准制定；在条件成熟时，制定相应的标准或法规。对涉及纳米技术安全性的问题进行立法，建立纳米技术在环保以及劳动保护方面的专门法规，这是由于纳米材料具有一些不寻常的特性，目前有关的法规都不适用于纳米材料。所以我国应考虑制定一些关于纳米技术的、有针对性的法规。通过法律的手段来对相应的行为进行约束，因为只有国家才具有强制力，才可以对纳米技术可能带来的负面效应进行立法和规范；制定相应的技术标准。将纳米技术的安全性和环境影响列入到有关制造和废弃纳米材料的行业标准中，对使用和废弃纳米材料进行约束，这一点是非常重要的，甚至可以作为将来纳米技术国际竞争的绿色壁垒，具有重要的国家战略意义；落实纳米技术的健康、安全和环境标准化工作组的组织建设。

纳米毒理学具有相对独立的理论体系，纳米粒子既不同于其分子形式，又不同于其宏观粒子形式的物理化学性质，是其理论体系的基石。物质粒子与其所处环境中的物质存在着相互作用。这种相互作用依赖于其表面原子（虽然粒子内部的原子可以影响表面原子的性质而间接地影响粒子的化学性质）。粒子的粒径和形态决定着粒子表面积的大小，因而也决定着其表面原子的多少。因此，粒子的粒径越小，其与环境物质的相互作用强度就越大，在纳米毒理学中，表现为其生物学效应更为明显。这是纳米粒子作用强度与其粒径大小成反比原理或具有更为复杂函数关系，因而具有更为复杂的负相关原理。粒子的粒径不仅可以决定粒子与环境物质的作用强度，而且有可能改变粒子与环境物质间相互作用的性质。如果从宏观粒子开始，以自上至下（up - bottom）的方式使粒径逐步缩小，达到纳米尺度时，就可以使费米能级附近的准连续电子能级变为离散能级，最高被占据分子轨道和最低未被占据分子轨道间的能隙就会变宽。这种具有离散电子能级或能隙变宽的纳米粒子，在物理学上表现为磁、光、声、热、电性质的改变。这些物理性质的改变，尤其是磁和电学性质的改变，将十分有可能引起生物体内生物电性质的改变，影响细胞的静息电位和动作电位。对静息电位的影响可进一步影响可兴奋细胞对刺激信号的敏感性。对动作电位的影响则可以影响信号在细胞表面或细胞之间的传播，进而影响细胞的生物学功能，如神经纤维的传导速度及有效性，肌肉收缩的强度，腺体分泌的多少等。这将是纳米粒子生物学效应的量子尺度原理。如果从物质的分子形式开始，使粒子逐渐增大（bottom - up），并考察它们的性质，则可能发现纳米粒子与同种物质的分子形式具有不同的物理化学性质。两个或多个分子聚合在一起时，它们之间的相互作用会影响每个分子的化学性质，如其氧化－还原性质及表面基团的活性等。在医学上，曾有一种现象在原理上很难解释，如糖精引起膀胱癌，只有在其能够形成结晶时才有可能。传统毒理学将其解释为是浓度的原因，但从纳米毒理学的角度来看，糖精的这种致癌作用有可能是一种粒子效应。纳米粒子对生物屏障的穿透作用，也是既不同于其宏观粒子形式及同种物质的分子形式的粒子效应之一。在穿透生物屏障方面，纳米粒子与宏观粒子之间的能力的差异，很容易被人们所理解，因为物体越小，就越容易穿透较小的孔隙。但人们会有疑问，一些小分子物质都不能穿透的生物屏障，为什么纳米粒子能够穿透？例如钠、钾等金属粒子或氯等非金属离子，都不能随意进出细胞膜。但许多纳米粒子如 C_{60} 及一些量子点，却能容易地跨过细胞膜，进入细胞内。这是因为分子组成纳米粒子后，其表面电荷可以发生改变，尤其是表面电荷的减弱可以增强粒子的脂溶性，因而更容易进入穿过细胞膜而进入细胞内。在科研实践中，人们为了使药物进入某一预想的部位，可以将纳米粒子制备得具有某一种适宜的性质。这些例子都在于用不同于传统毒理学的思维方式来考虑粒子的生物学效应。这种独特的思维方式已正在形成一种独立的理论体系。

纳米毒理学之所以能够成为一个独立的学科领域，还与其本身的几个方面的特点有关。其一，我们知道，传统毒理学的研究对象主要是化学性物质，也即以分子形式存在的物质对生物体，主要是人体的危害性。纳米毒理学的研究对象则主要是颗粒性物质。一些最具特征性的颗粒性物质，是一些金属单质粒子。这些金属单质粒子在自然界不能以单分子形式存在，而只能以多个同种金属单质分子或异种金属单质分子（合金）以非化学键聚合在一起所形成的粒子形式存在。这种聚合体中的金属单质分子不同于它们在其化合物中的存在形式。在化合物中，金属并不是以其分子形式存在，而是以离子的形式或被络合的状态存在。与化学性物质相比，可以认为纳米毒理学的特征是较多研究以非化学键结合在一起所形成的颗粒性物质对生物体，主要是人体的危害作用及其危害作用的原理。其二，由金属或非金属的化合物所形成的粒子，可以是可溶性的，也可以是不溶性的。可溶性的化合物粒子，进入体内后可以溶解为化合物的分子形式，而不溶性的化合物粒子则可以始终以其粒子的形式存在于体内。传统毒理学往往以前一种形式的物质作为其研究对象，而纳米毒理学往往也将不溶性粒子对生物体的危害作用作为其主要研究对象。其三，物质对人体或生物体的危害作用，可以通过物理性的、化学性的或机械性的作用方式。物质粒子的粒径对粒子这三种作用方式都会发生影响。传统毒理学由于受技术水平及其思维方式的限制，较少研究粒径对物质毒性的影响。相对于传统毒理学，纳米毒理学将粒子的粒径对其生物毒性的影响作为其主要研究内容之一。其四，自然界中有许多粒子难以以其分子间作用方式是化学键或非化学键来区分它们是化学性粒子或纳米粒子。例如，聚合物分子、蛋白质分子、DNA 分子、病毒及生物毒素等都是其构件分子间以化学键连接形成的大分子。这些粒子既可以认为是化学性粒子，也可以认为是纳米粒子。对于聚合物类的大分子粒子，传统毒理学主要从化学的角度对其毒理进行研究，而纳米毒理学则主要从粒子的角度对其进行研究，虽然也研究其毒性的化学原理，但更为着重于其粒子性质对其毒性作用的影响。对于生物毒素，如革兰氏阳性菌的外毒素、革兰氏阴性菌的内毒素、一些动物体内的毒素如河豚毒素、一些植物体内的毒素如双香豆素等则分别由不同的相关学科来进行研究，而一般的传统毒理学书籍中则很少介绍这些毒素的毒理及其防治。随着纳米技术的发展，纳米毒理学将采用纳米技术对它们的毒理进行系统的研究。蛋白质、DNA 则属于生物体的结构物质，传统毒理学很少对其毒性进行研究。纳米毒理学将从粒子的角度对这些生物体结构物质的毒性原理进行深入的研究。病毒为更为复杂的纳米粒子。对病毒的毒性及植物毒素的致病原理进行研究，属于病毒学及相关的医学学科，而也不属于传统毒理学的范畴。未来的纳米毒理学，将使用纳米技术，在病毒的生物毒性及其防治的研究中大显身手。其五，纳米毒理学使用许多传统毒理学中很少使用的工具，包括扫描探针显微镜（AFM）、X 线衍射、纳米粒度仪等纳米水平的检测工具。虽然可以说这些工具也可以成为传统毒理学的研究工具，但在传统毒理学中对这些工具的使用远不及纳米毒理学对这些工具的依赖性更强。

如上所述，纳米毒理学已具有自成一体的理论体系，明确的研究对象，丰富的研究内容及独特的研究工具，充分表明，毒理学中的一个崭新的分支——纳米毒理学已经形成。它的主要任务是研究纳米尺度物质与人体的相互作用或对人体的毒性作用和作用机制，为纳米生物安全性提供理论和实验基础，保证纳米技术的可持续发展，使纳米技术成为安全造福人类的新技术。

参 考 文 献

1. MA Gallo. 毒理学学科范畴与历史. In：C D Claassen ed. Casarett & Doull's Toxicology：The Basic Science of Poisons. NY：The McGraw – Hill Companies，Inc，2001，1 – 10.
2. RT Gunther. The Greek Herbal Dioscorides. New York：Oxford University Press，1934.
3. DA Guthrie. A History of Medicine. Philadelphia：Lippincott，1946.
4. A Kallet FJ. 100，000，000 Guinea Pigs：Dangers in Everyday Foods，Drugs and Cosmetics. New York：Vangard，1933.
5. W Pagel. Paracelsus：An Introduction to Philosophical Medicine in the Era of the Renainssance. New York：Karger，1958.
6. HM Pachter. Paracelsus：Magic into Science. New York：Collier，1961.
7. JA Zapp J. Doull. Industrial toxicology：Retrospect and prospect，In：Clayton GD，Clayton FE（eds）. Patty's Industrial Hygiene and Toxicology. 4th ed，Willey Interscience. 1993，1 – 23.
8. JMD Olmsted. Francois Magendie：Pioneer in Experimental Physiology and Scientific Medicine in XiX Century France. New York：Schuman，1944.
9. PB Hutt. Hutt PB II. A history of government regulation of adulteration and misbranding of food. Food Drug Cosmet J. 1984，39：2 – 73.
10. HH Donaldson. The history and zoological position of the albino rat. Natl Acad Sci，1912，15：365 – 369.
11. BN Ames. Ditarycarcinogens and anticarcinogens. Science，1983，22：1249 – 1264.
12. Pliny E. Diamonds：Myth，Magic，and Reality. Crown Publishers，NY，1980.
13. Gordon Davies. Diamond. Adam Hilger Ltd. Bristol，England，1984.
14. E Bruton. Diamonds. NAG Press，London，1978.
15. Christopher Cavey. Germs and Jewels，Fact and Fablestudio Editions Ltd.，London，1992.
16. Peter Fenton. "interview with Dr. Sonam Wangdu Changbhar，Tibetan Harbal Clinic，Calcutta" Ayur Vijinana5（Autumn 1998）.
17. Benjamin Mark. That Poisonous Thing Called Diamond；httt://www.Tyleradam.Com/175.html.
18. Stanley D Korfmacher. "The Lure and Lore of Gemstones" lecture to The Fortnightly Club，Redlands CA，14 May 1998，

Meeting #1604.

19. Thomas Browne. "Compendiously of sundry other common tenents, concerning Mineral and Tereous Bodies, which examined, prove either false or dubious" Pseudodoxia Epidemica, Book II, Chapter V, 1646; 6th Edition, 1672.
20. W Crooke. Things Indian, Oriental Books Reprint Corp. New Delhi, 1973.
21. MO Amdur, J Doull CD. Klaassen (eds). Carsarett and Doull's Toxicology: The Basic Science of poisons, 4th Edition, McGrraw－Hill, NY, 1993.
22. C Cavey. Gems and Jewels, Fact and Fable, Studio Edition Ltd., London, 1992.
23. 张立德，牟季美. 纳米材料和纳米结构. 北京：科学出版社，2001.
24. 白春礼. 纳米科学与技术. 昆明：云南科技出版社. 1995.
25. R Cubo. J Phys Soc Jpn, 1962, 17:975.
26. A. Kawabata, R Cubo. J Phys Soc Jpn, 1966, 2:1765.
27. W P Halperin. Rev Modern Phys, 1986, 58:532.
28. Binnig G, Quate CF and Gerber C. Atomic force microscopy. Phys Rev Lett, 1986, 56:930.
29. Mezei M, Gulasekharam V. Liposomes－a selective drug delivery system for the topical route of administration. I. Lotion dosage form. Life Sci, 1980, 26:1473－1477.
30. Ulmius J, Lindblom G, Wennerstrom H, et al. Molecular organization in the lipid－crystalline phases of lecithin－sodium cholatewater systems studied by nuclear magnetic resonance. Biochemistry, 1982, 2:1553.
31. USA National Science and Technology Council, Committee on Technology, Interagency Working group on Nanoscience, Engineering and Technology, USA. National Nanotechnology Initiative leading to the next industrial revolution. Supplement to the Precident's FY 2001 Budget.
32. 科学技术部、国家发展计划委员会、教育部、中国科学院、国家自然科学基金委员会. 国家纳米科技发展纲要 (2001－2010).
33. Qian H and Shapiro BE. Graphical method for force analysis: macromolecular mechanics with atomic force microscopy. Proteins, 1999, 37 (4):576－81.
34. Muler C, Allen M, Elings V, et al. Tapping－mode atomic force microscopy produces faithful high－resolution images of protein surfaces. Biophys J, 1999, 77 (2):1150.
35. Florin EL, Moy VT, Gaub HE. Adhesion forces between individual ligand－receptor pairs. Science, 1994, 264:415.
36. Leckband D. Force as a probe of membrane protein structure and function. Current opinion in Structural Biology, 2001, 1:433－439.
37. Ushiki T, Hitomi J, Umemoto T, et al. Imaging of living cultured cells of an epithelial nature by atomic force microscopy. Arch Histol Cytol, 1999, 62 (1):47－55.
38. Lin H, Clegg DO, Lal R. Imaging real－time proteolysis of single collagen I molecules with an atomic force microscope. Biochemistry, 1999, 38 (31):9956.
39. Horber JKH, Haberle W. Investigation of living cells in the nanometer regime measured by atomic force microscopescanning. Microsc, 1992, 6 (4):919.
40. Shroff SG, Saner DR, Lal R. Dynamic micromechnical properties of cultured rat myocytes measured by atomic force microscope. Am J Physiol, 1995, 269 (1 pt 1):C286.
41. CD Claassen. Casarett & Doull's Toxicology: The Basic Science of Poisons. 6th Edition, NY: McGrraw－Hill, 2001.
42. WB Eames. Broken diamonds. J Am Dent Assoc, 1978, 97:781－782.
43. AL Comte, RM Frank. Comparative SEM study of the effects of burs and diamond instruments on dentall tissues. SSO Schweiz. Monarsschr. Zahnheilkd, 1983, 93:463－474.
44. JP Schwarz, R Guggenheim, M Duggelin, et al. The effectiveness of root debridement in open flap procedures by means of a comparison between hand instruments and diamond burs. A SEM study. J Clin Periodotol, 1989, 16:510－518.
45. SC Siegel, JA. Von Frauhofer. Dental cutting: the historical development of diamond burs. J Am Dent Assoc, 1998, 129:740－745.
46. CS Borges, P Magne, E Pfender, et al. Dental diamond burs made with a new technology. J Prosthet Dent, 1999, 82:73－79.

47. RA Freitas Jr. Nanomedicine Volume II: Biocompatibility. First edition. Landes Bioscience, Austi, Texas, USA, 2004.
48. World Resources Institute, World Resources 1994 -95, Oxford University Press, New York, 1994, 198.
49. O Brandli. Are inhaled dust particles harmful for our lungs? Schweiz Med Wochenschr, 1996, 126:2165 -2174.
50. KE Driscoll, JM Carter, BW, Howard, et al. Pulmonary inflammatory, chemokine, and mutagenic responses in rats after subchronic inhalation of carbon black. Toxicol Appl Pharmacol, 1996, 136:372 -380.
51. XY Li, D Brown, S Smith, et al. Donaldson, "Shorr - ierm inflammatory responses following intratracheal instillation of fine and ultrafine carbon black in rats," Inhal Toxicol, 1999, ll:709 -731.
52. G Oberdorster, J Ferin, R Gelein, et al. Role of the alveolar macrophage in lung injury: Studies with ultrafine particles. Environ Health Perspect, 1992, 97:193 -199.
53. J Ferin, G. Oberdorster, DP Penney. Pulmonary retention of ultrafine and fine particles in rats. Am J Respir Cell Mol Biol, 1992, 6:535 -542.
54. J Ferin G. Oberdorster. Polymer degradation and ultrafine particles: potential inhalation hazards for astronauts. Acta Astronaut, 1992, 27:257 -259.
55. XY Li, PS Gilmour, K Donaldson, et al. Free radical activity and proinflammatory effects of particulate air pollution (PM_{10}) in vivo and in vitro. Thorax, 1996, 5:1216 -1222.
56. G Oberdorster. Significance of particle parameters in the evaluation of exposure - dose - response relationships of inhaled particles. Inhal Toxicol, 1996, 8:73 -89 (Suppl).
57. K Donaldson, XY Li W. MacNee. Ultrafine (nanometer) particle mediated lung injury. A Aerosol Sci, 1998, 29: 553 -560.
58. G Oberdorster, JN Finkelstein, C Johnston, et al. Acute pulmonary effects of ultrafine particles in rats and mice. Res. Rep. Health Eff Inst, 2000, 96:5 -74, 75 -86 (discussion).
59. CJ Johnston, JN Finkelstein, P Mercer, et al. Oberdorster. Pulmonary effects induced by ultrafine PTEE particles. Toxicol Appl Pharmacol, 2000, 168:208 -215.
60. CR Timblin, A Shukia, I Berlanger, et al. Mossman, "Ultrafine airborne particles cause increases in protooncogene expression and proliferation in alveolar epithelial cells," Taxicpl. Appl Pharmacol, 2002, 179:98 -104.
61. Jonathan Black, Biological Performance of Materials: Fundamentals of Biocompatibility, Third Edition, Marcel Dekker, New York, 1999.
62. H Cielb, HR Schumacher, J Cruckler, et al. "In vivo inflammatory response to polymethylmethacrylate particulate debris—effect of size, morphology, and surface area," J Orthopaed Res, 1994, 12:83 -92.
63. Sydney Ross, Ian Douglas Morrison. "Size and surface area" Colloid Systems and Interfaces, John Wiley and Sons, New York, 1988, 31 -43.
64. SR Goldring, CR Clark, TM. Wright. "The problem in total joint arthroplasty: aseptic loosening," J Bone Joint Surg. Am, 1993, 75:799 -801; see also, 802 -S79.
65. Kenneth R St John ed. Inarticulate Debris from Medical Implants: Mechanisms of Formation and Biological Consequences, ASTM Special Technical Publication No 1144. American Society for Testing, 1992.
66. A Kobayashi, W Bonfield, Y Kadoya, et al. Revell, "The size and shape of particulate polyethylene wear debris in total joint replacements," Proc Inst Mech Eng H, 1997, 211:11 -15.
67. MA Wirrh, CM Agrawal, JD Mabrey, et al. "Isolation and characceriz Ation of polyethylene wear debris associated with osteolysis following total shoulder arthroplasty." J Bone Joint Surg Am, 1999, 81:29 -37.
68. C Peterson, JB Benjamin, JA Szivek, et al. "Polyethylene particle morphology in synovial fluid of failed knee arrhroplasry." Clin Orthop, 1999, 359:167 -175.
69. JD Mabrey, A Afsar - Keshmiri, GA McClung 2nd, et al. "Comparison of UHMWPE particles in synovial fluid and tissues from failed THA." J Biomed Mater Res, 2001, 58:196 -202.
70. Cheryl R. Btanchard, "Biomaterials: Body Parts of the Future," Technology Today (Fall 1995); http://www.swri.org/3pubs/ttoday/fall/implarit.htm.
71. H McKellop, FW Shen, B Lu, et al. "Development of an extremely wear - resistant ultra high molecular weight polyethy-

lene for total hip replacements." J Orthop Res, 1999, 17:157 – 167.

72. RM Streicher, M Semlitsch, R Schon, et al. Metal – on – metal articulation for artificial hip joints: laboratory study and clinical results. Proc Inst Mech Eng, 1996, 210:223 – 232.

73. R Lappalainen, A Anttila, H Heinonen. "Diamond coated total hip replacements." Clin Orthop, 1998, 352:118 – 127.

74. PM Urban, J J Jacobs, MJ Tomlinson, et al. "Dissemination of wear parricles to the liver, spleen, and abdominal lymph nodes of patients with hip or knee replacement." J Bone Joint Surg Am, 2000, 82:457 – 476.

75. G Helbing, C Burri, W Mohr, et al. "Chapter 38. The Reaction of Tissue to Carbon Particles," In: George D, Winter, Jean L. Leray, Klaas de Groot. eds. Evaluation of Biomarerials, John Wiley & Sons, New York, 1977, 373 – 380.

76. G Lemperle, H Ott, LJ Charrier, et al. "PMMA microspheres for intradermal implantation: Part 1. Animal research," Ann Plast Surg, 1991, 26:57 – 63.

77. G Lemperle, N Gauthier – Ha/an, MI Emperle. "PMMA – microspheres (Artecoll) for skin and soft – tissue augmentation. Part II: Clinical investigations," Plast. Reconstr Surg, 1995, 96:n27 – 634.

78. GI Emperle, N Gauthier'Hazan, MI Emperle. "PMMA – microspheres (Artecoll) for long – lasting correction of wrinkles: refinements and statistical results." Aesthetic Plast. Surg, 1998, 22:356 – 365.

79. G Lempcrlr, P Kind. "Biocomparibility of Artecoll." Plast Recon Str Surg:338 – 340.

80. CM Rudolph, HP Soyer, S Schullcr – Petrovic, et al. "Bioplastique granuioma," Hautarzt. 1997, 48:749 – 752. In German.

81. CM Rudolph, HP Soyer, S Schulter – Petrovic. et al. "Foreign body granulomas due to inJectable aesthetic mkroim plants." Am J Surg Pathol, 1999, 23:13 – 117.

82. I Tanaka. "Particle size distributions in lungs and bronchopulmonary lymph nodes due to long – term exposure to coal fly ash aerosol in rats." J UOEH, 1987, 9:361 – 367.

83. DD Dean. Z Schwartz, CR Blanchard, et al. "Ulirahigh molecular weight polyethylene particles have direct effects on proliferation, differentiation, and local factor production of MC63 osteoblasi – like cells." J Orthop Res, 1999, 17:9 – 17.

84. Y Taguchi, M Yamamoto, T Yamate, et al. "Interleukin – 6 – type cytokines stimulate mesenchymal progenitor differentiation toward the osteoblastic lineage." Proc Assoc Am Physicians, 1998, 110:559 – 574.

85. DS Wang, K Sato, H Demura, et al. "Osteo – anabolic effects of human growth hormone with 22K – and 20K Daltons on human osteoblasr – like cells." Endocr J 1999, 46:125 – 132.

86. LC Yeh, MC Zavala, JC Lee. "Osteogenic protein – 1 and interleukin – 6 with its soluble receptor synergistically stimulate rat osteoblastic cell differentiation." J Cell Physiol, 2002, 190:322 – 331.

87. BL Eppley, M Doucet, DT Connolly, et al. "Enhancement of angiogenesis by bFGF in mandibular bone graft healing in the rabbit." J Oral Maxillofac Surg, 1998, 46:391 – 398.

88. KM Dickson, JJ Bergeron, A Philip, et al. "Localization of specific binding sites for 1251 – TGF – betal to fenestrated endothelium in bone and anastomosing capillary networks in enamel organ suggests a role for TGF – betal in angiogenesis." Calcif Tissue Int, 2001, 68:304 – 315.

89. J Street, M Bao, L deGuzman, et al. "Vascular endothelial growth factor stimulates bone repair by promoting angiogenesis and bone turnover." Proc Natl Acad Sci USA, 2002, 99:9656 – 9661.

90. MM Deckers, RL. van Bezooijen, G van der Horst, et al. "Bone morphogenetic proteins stimulate angiogenesis through osteoblast – derived vascular endothelial growth factor A." Endocrinology, 2002, 143:1545 – 1553.

91. K Donaldson, V Stone, CL Tran, et al. Nanotoxicology Occupational and Environmental Medicine, 2004, 6:727 – 728.

92. Günter Oberdörster, Eva Oberdörster, and Jan Oberdörster Nanotoxicology: An Emerging Discipline Evolving from Studies of Ultrafine Particles. Environ Health Perspect, 2005, 113:823 – 839.

93. 白春礼. 原子和分子的观察与操纵. 长沙. 湖南教育出版社. 1994.

第二章　纳米毒理学相关概念

2.1　纳米技术与纳米材料
　2.1.1　一般术语
　　2.1.1.1　纳米材料
　　2.1.1.2　纳米尺度
　　2.1.1.3　纳米粒子
　　2.1.1.4　纳米科学
　　2.1.1.5　纳米结构
　　2.1.1.6　纳米技术
　2.1.2　一般粒子名称
　　2.1.2.1　针状粒子
　　2.1.2.2　团聚体
　　2.1.2.3　强结合聚合体
　　2.1.2.4　聚合体
　　2.1.2.5　树枝状体
　　2.1.2.6　树枝状粒子
　　2.1.2.7　工程纳米粒子
　　2.1.2.8　凝聚体
　　2.1.2.9　烟
　　2.1.2.10　烟粉
　　2.1.2.11　副产品纳米粒子
　　2.1.2.12　磨坊粉末
　　2.1.2.13　纳米团簇
　　2.1.2.14　纳米核或纳米中心
　　2.1.2.15　纳米晶
　　2.1.2.16　纳米粉末
　　2.1.2.17　纳米纤维
　　2.1.2.18　纳米角
　　2.1.2.19　纳米葱
　　2.1.2.20　纳米带
　　2.1.2.21　纳米棒
　　2.1.2.22　纳米绳
　　2.1.2.23　纳米管
　　2.1.2.24　纳米导线
　　2.1.2.25　初级粒子
　　2.1.2.26　量子点
　　2.1.2.27　次级粒子
　　2.1.2.28　超细粒子
　2.1.3　粒子或材料的化学名称
　　2.1.3.1　富勒烯样无机材料
　　2.1.3.2　无机纳米管
　2.1.4　纳米粒子体系
　　2.1.4.1　气溶胶
　　2.1.4.2　胶体
　　2.1.4.3　异分散系统
　　2.1.4.4　均一悬浮
　　2.1.4.5　水溶胶
　　2.1.4.6　单分散系统
　　2.1.4.7　纳米复合材料
　　2.1.4.8　纳米相
　　2.1.4.9　有机溶胶
　　2.1.4.10　溶胶
　　2.1.4.11　超细气溶胶
　2.1.5　粒子特征
　　2.1.5.1　表面吸附面积
　　2.1.5.2　纵横比
　　2.1.5.3　平均团聚数
　　2.1.5.4　BET 表面积
　　2.1.5.5　有效粒子大小
　　2.1.5.6　双电层
　　2.1.5.7　形状延伸因数
　　2.1.5.8　Fuchs　表面积
　　2.1.5.9　Hamaker　常数
　　2.1.5.10　零电荷点
　　2.1.5.11　比表面积
　2.1.6　粒子容积和直径
　　2.1.6.1　气体动力学直径
　　2.1.6.2　包封体积
　　2.1.6.3　等效直径
　　2.1.6.4　Feret's　直径
　　2.1.6.5　水动力学直径
　　2.1.6.6　等径粒子
　　2.1.6.7　运动性直径

虽然纳米毒理学目前还是一个十分新颖的毒理学分支，其思维方法、研究内容、研究方法和研究工具都具有明显的有别于其他毒理学分支领域的特征。纳米尺度物质与分子形式的物质一样，所有的纳米粒子具有普遍存在的共性，同时，每种纳米粒子又有其本身的独特个性。纳米粒子的共性与个性之间是辨证的统一。纳米粒子的共性是有别于其他毒理学分支学科的特征，而每种纳米粒子的个性既是组成纳米粒子共性的分子之一，又是这种纳米粒子作为一种独特的粒子形式物质的特征和标志。在阅读纳米毒理学的相关书籍或文献时，常常会遇到一些新颖的概念。熟悉这些新概念对于更好地理解纳米毒理学是有益的。关于与各章内容有关的概念，一般会在各有关章节中述及，本章就有关纳米毒理学中的有普遍性意义，也就是有关其共性的问题，在阅读有关纳米毒理学方面文献时可能碰到的一些概念作一介绍。

2.1 纳米技术与纳米材料

有关纳米毒理学方面的术语目前尚不统一。为了叙述及交流的方便，本书建议对一些术语使用下述的定义。这些定义参考了 UK 工商业部（DTI）所通过的公众已基本认可的定义。这些定义的目的是为了在纳米粒子技术中发展和使用共同语言。因为纳米毒理学将来与这些粒子的安全性密切相关，因此这里就对这些定义作一介绍。

2.1.1 一般术语

2.1.1.1 纳米材料（nanomaterial）：具有一维或多维纳米尺度的外部尺寸或内部结构的材料，是纳米科学技术研究的对象。纳米材料的尺寸至少在一个方向上是纳米级。如果在三维方向上都是纳米级，称为0 D纳米微晶（即通常所称的纳米晶体材料）；如果在二维方向上是纳米级，称为1 D纳米材料或量子线，如丝状纳米材料和纳米炭管；如果在一维方向上是纳米级，称为2 D纳米材料，如具有纳米厚度的薄膜、层片结构或一定宽度的纤维。

2.1.1.2 纳米尺度（nanoscale）：按照标准定义，纳米尺度为1～100 nm[1]。但在实际应用中，不同学科关于纳米尺度的概念尚不统一，有3种不同认识：①0.1 nm～100 nm[2-3]，几乎函盖了所有具有纳米性质的粒子；②1～100 nm[4-5]，大多数粒子在这个尺度范围内出现典型的纳米性质；③1～1000 nm[6-9]，一般医药学文献中常常出现的纳米尺度，因为在这个范围内的物质的线度都可用纳米表示。原子的大小尺度在Å量级。1 nm为10Å，约为4～6个氢原子排列起来的直线长度。为将原子水平研究包括在纳米尺度范围，应取第一种定义。1～100 nm是美国科技顾问委员会、技术委员会和纳米科学、工程和技术委员会给出的定义，并为我国国家纳米科技发展纲要中所采取的纳米尺度，也是标准化的定义，但它未将所有具有纳米性质的粒子完全包括在内，如原子团簇；与纳米技术的最终目标－即直接以原子、分子及物质在纳米尺度上表现出来的特性制造产品也不一致。在生物医学文献中所述及的纳米尺度多为1～1000 nm，这与生物医药学的特殊性有关，在毒理学中，物质粒子的尺度性质可以影响粒子的毒性靶器官、靶组织乃至毒理性质。这里我们不妨将1～100 nm认为是典型的或基本的纳米尺度，而0.1～1000 nm为具有合理外延的纳米尺度。前者以其尺度精确性为核心，而后者以其更广的适用范围为特点。

将尺度与性质结合起来考虑，可以认为纳米尺度使材料或物质表现与没有这种尺度的同种材料所不具有的新性质的处于1～999 nm之间的尺度。这些新的性质是由于量子尺寸效应、表面积效应、小尺寸效应或量子隧道效应等纳米性质所决定的，可表现为物理性质强度、化学反应性或导电性的增加。在生物医学领域或毒理学领域，还应当包括生物学性质的改变，如穿越生物屏障的能力、对不同的体内器官的靶向能力、特殊的生物学活性等。关于纳米粒子尺度的问题，在生物医药领域和与材料科学及物理化学等基础学科中的概念有所不同。在非医药学科领域，强调的是出现特殊的物理化学性质的尺度，而这些性质一般是出现在100 nm以下。在生物医药领域，强调的是粒子的生物效应，为了达到一定的生物效应，往往要求具有一定的粒径，如小于150 nm的纳米粒则聚集于骨髓，小于250 nm纳米粒靶向体循环；大于250 nm的纳米粒则靶向脾组织。对于亲水性药物脂质体，200 nm以上时粒径的大小对渗透性无明显影响，而粒径小于200 nm时，则渗透性受粒子尺度的明显影响。纳米粒子的这些生物学性质，不是由于它们的化学性质引起的而仅仅是由于它们的粒径不同而决定的。从这些事实看来，250 nm对于靶向脾组织和体循环是一个临界尺度，200 nm对于亲水性纳米粒子的透皮吸收效应是一个临界尺度，而150 nm则是对骨髓组织靶向性的一个临界尺度。因此，本书认为在生物医药学领域，除了考虑一般物理学和材料学的定义外，纳米尺度还应当以其生物学性质来衡量，把纳米尺度定义为出现某种不同于没有这种尺度的同种物质的新的生物学性质的尺度。

2.1.1.3 纳米粒子（nanoparticle）：具有一维或多维纳米尺度的粒子，也称为纳米颗粒（nanoparticulate）。纳米颗粒区别于宏观物体的特征是出现不同于宏观物体的性质，这种特征性的性质往往出现于100 nm以下。纳米粒子和纳米材料是纳米科学研究的对象。

2.1.1.4 纳米科学（nanoscience）：纳米科学利用纳米技术来认识物质在纳米尺度上的运动及其相互作用的规律的科学，是对于在原子、分子和大分子水平上所发生的现象及对原子、分子和大分子进行操作控制原理进行研究的科学。在原子、分子和大分子水平上，物质的性质明显不同于较大尺度形式的物质[10]。

2.1.1.5 纳米结构（nanostructured）：具有纳米尺度的结构。纳米粒子的团聚体或聚集体就是典型的纳米结构粒子。

2.1.1.6 纳米技术（nanotechnology）：与在纳米尺度上控制大小和形状有关的结构、装置和系统的设计、表征、制备和应用[10]，也就是说，纳米技术利用纳米精度的仪器或工具来对纳米尺度上的物体的性质进行研究或制备具有特定功能的纳米材料，并利用其纳米性质的一种技术。

纳米医药技术是纳米技术在医药领域的具体应用。纳米技术使医药研究的手段和能力延伸到原子和分子。纳米医药科学技术是在纳米尺度上研究生命物质及这些物质所组成的生命体系的性质及其相互作用规律，或研究纳米尺度的非生命物质的生物学性质及其与生命物质或生命体系相互作用的规律，并利用这些性质或规律，防治人类疾病、提高人类健康水平的科学与技术. 简单地说，纳米医药技术就是利用纳米技术进行医药研究。纳米医药科学技术的三个基本特征：①研究对象是纳米尺度物质，包括生命物质和非生命物质；②研究方法：使用纳米技术的基本工具［如扫描隧道显微镜（STM）和原子力显微镜（AFM）］或应用纳米材料；③研究内容：纳米尺度物质的医药学性质或生命物质及其体系在纳米尺度上所表现出的生命原理。

具体地说，纳米医药技术，当然也包括纳米毒理学技术，与传统的分子生物技术存在有如下的区别：①研究对象不同：纳米医药技术在单个细胞或生物大分子水平上进行操作和动态观察，而分子生物技术则是以细胞或分子群体为研究对象；②使用工具不同：纳米医药技术利用纳米技术工具如 STM 和 AFM，利用纳米粒子的特殊性质，如跨生物屏障性质、组织或细胞的靶向性质等。而这些纳米技术工具在分子生物医药技术中不占主要地位，分子医药技术也很少考虑生物大分子的纳米性质，虽然也可以解决分子生物技术问题；③技术原理不同：纳米医药技术和分子医药技术都可以将某一原子和分子精确地置于较大的生物结构中的某一位置，但纳米技术可以通过原子或分子搬运的机械方法对其进行定位，而分子生物技术则是通过基因工程或生物化学的方法对其进行定位；④基本医药材料不同：传统的分子医药技术强调医药材料的可溶解性、可降解性及可代谢性，而纳米医药技术将突破这种限制，它将使许多不溶性的、不可降解的和不可代谢的物质成为良好的医药材料；⑤药用物质活性形式不同：传统的分子医药技术中，药物的活性形式是分子，而纳米技术中，药物的活性形式可以是分子、原子、原子团簇、分子团簇或具有纳米尺度的粒子；⑥作用方式不同：传统的分子医药技术中，药物均是以化学的方式发挥防治作用，而成熟的纳米医药技术可以直接的机械方式发挥防治作用，如动脉硬化瘢块及肿瘤细胞的清除等；⑦思维体系或方式不同：纳米医药科研要求用纳米科技的基本原理，纳米尺度物质的纳米特性与生物医药学性质之间的关系，来提出问题，思考问题和解决问题。而分子生物技术则认为这种技术的本身能够解决一切问题，即使有些问题需要用纳米技术来解决，也只有修修补补的意义；⑧最终的研究目标不同：相对来讲，分子生物技术较为偏重于静态结构及这些结构与功能间关系的研究。纳米医药技术则不满足于此，而是同时注重某种结构是如何实现其特定功能的，并根据这些原理来设计具有特定功能的新的结构。用 Freitas 的话说，就是纳米医学不仅仅是“分子医学”的延伸……它将利用分子机器和纳米粒子所组成的系统解决医学问题。Fahy 提出：“纳米技术专家与生物技术专家的区别在于，前者不让自己受到生物学局限性的制约，对获得各种成果具有更大的抱负”。

纳米毒理技术是纳米医药技术的一个重要方面。纳米毒理技术与传统的分子毒理技术之间，也存在着类似于上述的纳米生物技术与传统的分子生物技术之间的区别。

2.1.2 一般粒子名称[13]

2.1.2.1 针状粒子（acicular particles）：具有针样形态的粒子。

2.1.2.2 团聚体（agglomerate）：由相对较弱的力维系在一起的一团粒子。这些较弱的力包括范德华力、静电力和表面张力[11]。

2.1.2.3　强结合聚合体（strongly bonded aggregate）[12]：紧紧缔合在一起的粒子，用机械的方法不易使其重新分散。在用“团聚体”时，意味着不管结合是强（组成成分需要用化学及物理的方法进行分离）或弱（只需要用物理方法进行分离）。注意这个术语的定义尚有分歧，反映不同的行业对这一术语的理解和使用的角度有所不同。

2.1.2.4　聚合体（aggregate）：为异源性粒子的聚集体，其中的各种成分不易被分开[10]；初级粒子装配体（assemblage of primary particles）：显示可确认的集体行为，如聚合的初级粒子的化学性质、聚合体的质地、在研磨时对机械性分离作用的抵抗力等。

2.1.2.5　树枝状体（dendrimer）：也可称为树枝状分子，是指合成的由单聚体构建的具有三维尺度的大分子，可一步步地添加新的分支，直到获得对称的分支结构。有时将分支完整的树枝状体称为树状体，而分支不完整时称作超分支结构。

2.1.2.6　树枝状粒子（dendritic particle）：是指具有高度分支结构的粒子。与纳米结构材料相似，也会有团聚体或聚集体，有时也称为支链聚集体。

2.1.2.7　工程纳米粒子（engineered nanoparticles）：人工制造的具有特殊性质或特殊成分的纳米粒子。

2.1.2.8　凝聚体（floc）：是指溶液中的粒子的自组装体，溶液中的粒子起初是分散的，由于在溶液中的不稳定性而形成一种疏松的聚合体。

2.1.2.9　烟（fume）：由空气携带粒子形成的烟雾，包括由化学反应或特理反应所产生的蒸气凝聚形成的低挥发性的纳米粒子。

2.1.2.10　烟粉（fumed powder）：由烟而形成或恢复形成的粉。

2.1.2.11　副产品纳米粒子（incidental nanoparticles）：指非有意制造的纳米粒子，或在某些生产过程或自然过程中所产生的副产品，如在焊接、碾米、研磨或燃烧过程中产生的纳米粒子。

2.1.2.12　磨坊粉末（milled powder）：在磨坊粉碎加工过程中产生的粉尘。

2.1.2.13　纳米团簇（nanocluster）：由原子或分子构成的粒子团，其最大的整体尺度具有典型的纳米尺度。

2.1.2.14　纳米核或纳米中心（nanocore）：由不同的纳米材料包囊或包被的纳米粒子的中心部分。

2.1.2.15　纳米晶（nanocrystal）：具有由原子、离子或分子形成的周期性晶格结构的纳米尺度固体。

2.1.2.16　纳米粉末（nanopowder）：指干燥的纳米粒子。

2.1.2.17　纳米纤维（nanofibre）：具有二维纳米尺度的纳米粒子，其纵横比大于3∶1，包括纳米须、纳米棒和纳米线。

2.1.2.18　纳米角（nanohorn）：具有弯曲轴线的纳米尺度锥体。

2.1.2.19　纳米葱（nano - onion）：由同心壳层分子结构组成的纳米粒子，有时也称之为巢状纳米粒子。

2.1.2.20　纳米带（nanoribbon）：具有近直角横切面的纳米纤维。在其横切面上的长宽比大于2∶1，有时也被称作纳米带。

2.1.2.21　纳米棒（nanorod）：径直的固体纳米纤维。

2.1.2.22　纳米绳（nanorope）：具有扭曲构形的纳米纤维。

2.1.2.23　纳米管（nanotube）：中空的纳米纤维。

2.1.2.24　纳米导线（nanowire）：具有导体或半导体性质的纳米纤维

2.1.2.25　初级粒子（primary particle）：一个粒子系统中的最小可识别的组成部分[4,5]，固体或液体以粒子的形式进入空气或由蒸汽相核化形成的粒子[2]。注意这个术语对于不同的行业角度存在有不一致的解释。

2.1.2.26 量子点（quantum dot）：由于量子限域效应而表现特殊的尺度依赖性的电学和光学性质的纳米尺度粒子[11]。

2.1.2.27 次级粒子（secondary particle）：公众可接受的定义为由初级粒子通过聚合或团聚形成的较大粒子。在职业超细气溶胶暴露表征和评估行业定义是在汽相中通过化学反应形成的粒子[11]。在使用这个术语时应注意不同的行业角度。

2.1.2.28 超细粒子（ultrafine particle）：一般情况下与纳米粒子同义，这是处理工业产品和空气污染时的不同。一般在涉及工业产品问题时称为纳米粒子，而在空气污染测定时称为超细粒子。

2.1.3 粒子或材料的化学名称

2.1.3.1 富勒烯样无机材料（inorganic fullerene－like material，IFLM）：由非碳原子组成的具有分层的富勒烯样的结构[14]。

2.1.3.2 无机纳米管（inorganic nanotube）：由非碳原子组成的纳米管。

2.1.4 纳米粒子体系（nanoparticle systems）[13]

2.1.4.1 气溶胶（aerosol）：空气中的准稳定态的固体或液体悬浮粒子，粒子的尺度一般在 1 nm～100 μm 之间[11]；积聚气溶胶，胶伴随核化尺度内粒子聚结或凝聚成较大粒子的过程而积聚产生，典型的扩散形式的粒径为 50 nm～1 μm，但不限于这个尺度；核化气溶胶，是由汽相形成粒子所支配的核化气溶胶，如通过过饱和蒸汽核化形成的气溶胶的典型分布形式的粒径为小于 1 nm～50 nm，但粒径不限于这样的尺度范围[11]。

2.1.4.2 胶体（colloid）：指分散于液体中的不超过 1 μm 的粒子组成的物质。

2.1.4.3 异分散系统（heterodisperse system）：含有粒径不等的粒子的宏观粉末或悬浮体系。

2.1.4.4 均一悬浮（homogenous suspension）：悬浮体系中的粒子呈均一分布。

2.1.4.5 水溶胶（hydrosol）：以水为分散递质的溶胶。

2.1.4.6 单分散系统（monodisperse system）：含有很狭窄的分布范围的初级粒子的宏观粉末或悬浮体系[2]。

2.1.4.7 纳米复合材料（nanocomposite）：至少含有一种至少具有一维纳米尺度的组成成分。

2.1.4.8 纳米相（nanophase）：在一种材料中具有纳米尺度的不连续相。

2.1.4.9 有机溶胶（organosol）：以有机液体为分散递质的溶胶。

2.1.4.10 溶胶：指含有胶体尺度的气体或液体分散系统。

2.1.4.11 超细气溶胶（ultrafine aerosol）：主要由超细粒子组成的气溶胶，也称为纳米气溶胶[11]。

2.1.5 粒子特征（particle characteristics）[13]

2.1.5.1 表面吸附面积（adsorption surface area）：由吸附法计算出的表面积，如用 BET 法测定的表面积。

2.1.5.2 纵横比（aspect ratio）：一个粒子的最长 Feret's 直径与粒子最短且与 Feret's 直径垂直径的比值。

2.1.5.3 平均团聚数（Average Agglomeration Number，AAN）：悬浮体系中团聚程度的估计值。

2.1.5.4 BET 表面积（BET surface area）：用 BET 分析法计算的表面积。

2.1.5.5 有效粒子大小（effective particle size）：表示其在一个特殊系统中的特征性质或行为的特征大小。

2.1.5.6 双电层（electrical double layer，EDL）：固液界面间的离子层，包括由于表面电荷所产生的朝向介面的离子对间的引力所形成的具有相反电荷的离子层。

2.1.5.7 形状延伸因数（elongation shape factor）：两边与粒子的最长尺度平行的直角长与其宽度的比值。

2.1.5.8 Fuchs 表面积（Fuchs surface area）：与载体气相互作用的气溶胶粒子的表面积，这被用来测定粒子在空气中的行为。

2.1.5.9 Hamaker 常数（Hamaker constant）：衡量两表面间范德华引力相对强度的一个材料学常数。

2.1.5.10 零电荷点（point of zero charge，PZC）：正负电荷达到平衡，因而胶体粒子呈电中性的pH。

2.1.5.11 比表面积（specific surface area）：纳米粉粒子表面积与其质量的比。

2.1.6 粒子的容积和直径（particle volume and diameter）[13]

2.1.6.1 气体动力学直径（aerodynamic diameter）：密度为 1 000 kg/m^3 的圆形颗粒的直径，具有与所考虑粒子同样的沉降速度，并与气溶胶粒子惰性性质相关[11]，一般用于描述大于 300 ~ 500 nm 的粒子或团聚体，其实际大少则依赖于粒子和递质的密度。

2.1.6.2 包封体积（envelope volume）：指用一层薄膜将一个粒子包裹，并紧紧收缩后的体积。

2.1.6.3 等效直径（equivalent diameter）：具有与观察粒子与某种选择的性质相关或由某种性质推算的直径。不同的性质包括气动力学、扩散、水动力学、运动性、周长、表面积和体积等。

2.1.6.4 Feret's 直径（Feret's diameter）：与一个粒子的相对两边相切的平行线之间的距离，常用于计算一个粒子的纵横比。

2.1.6.5 水动力学直径（hydrodynamic diameter，cumulants mean）：一个粒子在液体环境中的有效直径。用动态光散射测量的水动力学直径表示为 Z－平均均数，可参考“等效直径”。

2.1.6.6 等径粒子（isometric particle）：在三维方向具有相等测量值的粒子。

2.1.6.7 运动性直径（mobility diameter）：与相关粒子相等的一个圆形粒子的直径。粒子的直径一般小于 300 ~ 500 nm，其实际大小依赖于粒子和递质的密度，也请参考“等效直径”。

2.1.6.8 粒子大小（particle size）：由某种特定方法测出的粒子的大小。一般情况下，粒子的大小多用粒子的直径来表示，如我们说 100 nm 的粒子，即是指直径为 100 nm 的粒子。很显然，这种说法对于球形的粒子是恰当的，然而对于那些非球形的粒子，就不太准确了，但是由于对纳米尺度粒子形态表征方法的困难，往往只是求出其“等效直径”。目前关于粒子的大小有各种各样的测定方法，主要的有电子显微镜、原子力显微镜、激光粒度散射仪、X 线衍射等。这些方法各有利弊，其中以激光粒度散射仪较为常用。

2.2 毒理学（toxicology）术语

纳米技术的出现，在不断地改变着人们的思维方式。一方面新的概念不断地出现，另一方面有些传统的概念需要从新的角度重新进行考虑。在毒理学研究中也是如此，有些以前认为是非常普通的一些概念，现在看起来不那么简单了。许多被认为是理所当然的事，现在可以感到却有丰富的内含。

2.2.1 化学性物质（chemical mass）

化学性物质[15]或化学物[16]是毒理学中经常提到的一个概念。但在传统的毒理学著作中，都没有明确指出化学性物质的准确定义，没有明确指出究竟什么是“化学性物质”或“化学物”。在纳米技术出现以后，“化学性物质”的概念似乎有所明确了。本书为了能够较好地对纳米毒理学进行阐述，这里有必要明确一下“化学性物质”的概念。在不进行明确说明的情况下，本书所说的“化学性物质”是指与物质的原子或分子形式相联系的概念，也即“化学性物质”是指以原子或分子形式存在或以分子形式发生某种作用的物质，以区别于以纳米粒子形式存在的“粒子性物质”。

2.2.2 粒子性物质（particulate mass）

这是本书为能够对纳米毒理学进行准确的表述而引进的一个概念，是相对于“化学性物质”而提出的。从粒子的观点看自然科学，从最小到最大，似乎能够将其分为5个层次。第一个层次是关于基本粒子的科学（亚微观）；第二个层次是关于物质分子和原子的科学（微观）；第三个层次应当是关于纳米粒子的科学（介观）；第四个层次是关于宏观物体的科学（宏观）；第五个层次是关于天体及宇宙的科学（宇观）。第一和第五两个层次与其他层次的分界及其研究内容都比较明确，比如研究基本粒子间的相互作用时，很少或不用考虑物质的化学变化；研究天体物理时，也很少考虑物质的宏观性质或运动规律。对于无机的宏观物体，与微观及介观层次的分界也比较明确，比如在飞机、汽车及机器的设计及基本原理研究中，也很少考虑化学性质及其纳米尺度的性质。在微观与介观之间，联系十分密切，如纳米粒子的粒子性质对其化学效应可发生明确的影响，而物质材料的化学性质也有可能影响其粒子的性质。生命科学则更为复杂，她横跨微观、介观和宏观三个层次。在生命科学中，微观与介观，介观与宏观之间相互相互影响、相互交叉，很难将其明确分开。比如蛋白质，它既是分子，而其尺度又表现为明确的纳米粒子。这些纳米粒子构成细胞并决定着细胞的功能，细胞又组成组织和器官，再进一步构成生物体。在这三个层次中，介观中的纳米粒子是一关键环节，她将化学性的分子运动规律与整个生命现象联系起来。生命科学中的微纳米尺度物质的运动规律的研究，为基础学科及生物学科的共同协作，提供了一个巨大领域。在这个领域中，具有丰富多彩的内容。

纳米粒子是由许多物质分子或化学粒子所组成的微小“物体”，是物质的一种存在形式。虽然组成纳米粒子的物质都是化学性的，但因为这些化学物质的集合体，对生物体的作用有与它们分散存在时不同的性质，包括物理的和化学的性质。纳米尺度物质所具有的许多性质，是以分子形式存在的“化学性物质”所不具有的，尤其是其生物学性质，如“粒子性物质”不像“化学性物质”那样在体内具有均匀分布，而是具有聚集于体内特殊器官、组织、细胞或特殊部位的性质，因而相对来说，“化学性物质”对生物体的损伤作用具有弥漫性的特点，而大多“粒子性物质”对生物体毒性作用具有点状或局灶性的特点。

2.2.3 毒理学（toxicology）

传统毒理学定义为研究化学性物质对人体的有害效应的科学。为能够涵盖纳米粒子对人体的毒性，毒理学应当定义为“研究物质毒性，入体途径，中毒机制，毒物解毒剂，为毒物中毒的预防、诊断和治疗及制订有关卫生标准提供依据的一门科学”。传统的毒理学定义是研究化学物质对机体的有害作用的科学。在纳米科学技术迅速发展的今天，这种定义已不能概括毒理学的学科内容。毒物不仅包括化学性物质，应当还有粒子性物质。在毒物的损伤机制方面，不仅要考虑物质的化学毒性，而且还要考虑物质的机械性损伤、物理性损伤及物质的粒子特性在对人体或生物体造成危害中的作用。因此，这里将原来毒理学定义中的“化学物质毒性”中的化学二字去掉，并将毒性二字也需要改变为“损伤”，因此毒理学定义可以考虑改变为“研究物质对生物体损伤作用，入体途径，中毒机制，毒物解毒剂，为毒物中毒的预防、诊断和治疗及制订有关卫生标准提供依据的一门科学”。

2.2.4 经典毒理学（classical toxicology）

也称为传统毒理学，指在纳米毒理学出现之前的毒理学。经典毒理学主要研究化学物质或化学性粒子的毒性作用。其基本的思想方法是建立在物质的毒性都是由于其化学性质所引起的基础之上的。

虽然也发现物质粒子特性如粒子的大小、粉尘分散度、粉尘比重、颗粒硬度、颗粒形状、机械性刺激等在化学物质对人体或生物体的毒性中也有贡献，但不把这些方面作为重要的或主要的研究内容。

2.2.5　纳米毒理学（nanotoxicology）

指以纳米尺度物质为主要研究对象，研究纳米尺度物质的入体途径、中毒机制、解毒药物，为纳米尺度物质危害性的预防、诊断和治疗及制订有关卫生标准提供依据的一门科学。物质在纳米尺度上，具有不同于其同样物质的分子形式及微米粒子的毒性作用、毒性原理、毒性强度、吸收途径、转运机制、靶组织、靶器官或毒性部位。这就要纳米毒理学有其独特的研究方法。纳米尺度物质颗粒小，用一般的显微手段难以观察，因此纳米毒理学往往需要借助于一些不同于传统毒理学的研究手段，如扫描探针显微镜、X 线衍射、透射电镜等高分辨显微手段。纳米毒理学仍把物质的化学毒性视为纳米粒子毒性的一个重要方面，但纳米毒理学同时也重视粒子特性对物质毒性的贡献及其对化学毒性的影响，也就是说，纳米毒理学更为重视物质的粒子性与化学毒性间的相互影响所造成的物质的综合毒性。当然，纳米毒理学也研究那些化学性质或生物化学性质不十分明显或所谓的“生物惰性物质”粒子与人体的相互作用或“毒性”。

2.2.6　物质的粒子性质（particular properties）

区别于化学特性的纳米粒子的基本属性及与这些基本属性相关的一些性质。粒子性的基本内容可能包括如形状、大小、比重、比表面积、硬度、分散度、沉降率等。严格来说物质的粒子性可能归属于物质的物理性质的范畴，但为了叙述的方便，将这些属性称之为“粒子性”。物质的粒子性可能具有决定其在生物体内的生物学行为的作用，如颗粒的大小不同，即可被捕获于机体的不同部位，因而决定其靶部位；粒子形状的不同，也可使其在生物体内具有不同的生物学行为，如针状粒子很容易受生物体肌肉运动的影响在体内穿行，相对来讲，圆形的粒子就不太容易。

2.2.7　物质的物理性质（physical properties）

这里指光、电、磁、热、声等方面的性质。这些性质既有别物质的化学性质，又与前述的物质的粒子性有一定的区别。物理性质与粒子性质具有密切的联系。例如，粒子在纳米尺度时的特殊光学性质，就是由于尺度的改变而产生的：在粒径大于光波波长时，光可在粒子的表面发生反射或散射而在粒径小于光波波长时，光可在粒子的附近发生绕射。

2.2.8　物质的化学性质（chemical properties）

物质在参与化学反应时所表现的性质。物质的粒子性可影响物质的化学性质，如纳米粒子比表面积增加，因而增强物质的化学性质；纳米粒子表面原子配位不全，易产生自由基等。

2.2.9　毒物（toxicant，poison）

传统毒理学认为“凡少量物质进入机体后，能与机体发生化学或物理化学作用，并能引起机体暂时的或永久的病理状态者，称为毒物”。目前人们对毒物的定义的认识很不一致。总的来说，一个是剂量的概念，通常指相对小量。如果不对毒物的量加以限制，那么一切物质都是毒物，正像中世纪后期 Paracelsus 的名言所说的那样[15]：所有的物质都是毒物，没有什么物质没有毒性，药物与毒物的区分也就是因为剂量的不同；相反，如果对毒物的量进行限制那么一切物质都不是毒物，即“物质不是毒物，但在剂量上可以使一种物质成为毒物[16]”。综合两方面的意见，可以认为，毒物是在非特意加大剂量的情况下，即能表现出明显毒性的物质。按照此定义，环境中的纳米粒子很少有能够成为“毒物”者。与剂量概念不同的是从与生物体的作用方式，并且要排除单纯的物理作用所造成的危害，提出凡一种物质在使用中可致有害作用的，均可称为毒物。以这种观点看来，有许多纳米粒子又都属于“毒物”。这里应当指出的是，纳米粒子是不是“毒物”并不重要，而且纳米毒理学也并不是将纳米尺度物质作为“毒物”来进行研究的。纳米毒理学是将纳米尺度物质作为一种新的有用物质来进行研究，目的是确认其生物学效应，以发现和利用其有益作用，而避免其负面效应。

2.2.10 毒性（toxicity）

传统毒理学中，毒性的概念是指化学物质对生物结构造成损伤和生理功能造成障碍的能力。实际上，纳米粒子生物安全性的关键并不是物质的固有毒性，而是使用时所伴发的危险性或危害性。危险性系指在使用的特定条件下所致危害的可能性的大小。安全性与危险性相反，是在特定条件下不产生危害的可能性。物质的毒性作用也是相对的。物质的某一种性质是否为毒性作用，是在一定的条件下，才可以成立的，而且在一定条件下的毒性作用，在另一特定条件下就有可能是一种有益效应，特别是在药物治疗学上，这一点表现得尤其突出。例如，苯海拉明在用作抗过敏药时，其中枢抑制作用就是一种副作用，过量时也可以说是一种毒性作用，但是苯海拉明又可以与镇痛药联用，作为催眠治疗的非处方药物，这时它的中枢抑制作用就是一种有益的治疗作用。有些物质的“毒性”作用，可被用来治疗疾病。例如，阿托品的 M－胆碱能受体阻断作用，可利用于有机磷中毒的治疗。对于纳米粒子的生物效应，同样也应以辩证的态度对待。一种纳米粒子如果具有某种生物效应，那么这种生物效应有可能是有害的，也可能是有益的。某种生物效应在某些情况下是有害的而在另一些情况下则有可能是有益的。某种效应在恰当剂量下是有益的，而在剂量过大时则成为毒性作用。研究纳米粒子的生物效应在何种条件下是有益的，何种条件下是有害的，因而能对这种生物效应正确地进行运用，是纳米毒理学的重要任务之一。

2.3 测量和分析技术（measurement and analysis techniques）[13]

2.3.1 气溶胶扩散电荷（aerosol diffusion charging）

使电中性的粒子通过一单极的电子云，直接测定气溶胶粒子的表面积，并测定所引起的气溶胶电荷。在荷电率不高时，气溶胶电荷正比于 Fuchs 表面积。

2.3.2 原子力显微技术（atomic force microscopy，AFM）

用微制备技术制备的探针，通过对粒子表面轮廓的机械性扫描得到粒子表面成像的技术。AFM 的探针安装于具有良好的纵向柔性和横向刚性的悬臂上，依靠悬臂的偏曲感测探针与样品表面之间的力。在探针对样品进行扫描时，对这种力进行监测，并转换成电信号。参见“扫描探针显微镜”。

2.3.3 螺旋电子能谱技术（auger electron spectroscopy，AES）

用电子能谱用测量由一个表面发射的螺旋电子的能量分布的一种技术，可实现 5 nm 以下的侧向分辨率。

2.3.4 BET 分析（BET analysis）

基于 Brunauer，Emmet and Teller 设计的用气体吸附法测定粉末表面积模型的一种表征技术。放到气体体系中的样品，在低温下将对气体发生物理性吸附。当吸附达到平衡时，测量平衡吸附压力和吸附的气体量。根据 BET 议程求出试样单分子层吸附量，从而计算出试样的比表面积：

$$\frac{P/P_0}{V\ (1-P/P_0)}=\frac{C-1}{VmC}\times P/P_0+\frac{1}{VmC}$$

P/P_0 为 X，(P/P_0) / $[V\ (1-P/P_0)]$ 为 Y，$(C-1)$ /VmC 为 A，1/VmC 为 B，便可得到一条斜率为 A，截距为 B 的直线方程，通过对相对压力 P/P_0 和吸附气体量的测量一系列，可求出参数 C，并计算出质量比表面积和体积比表面积。

2.3.5　叠合（coincidence）

将两个或更多个粒子测定为单个粒子。

2.3.6　冷凝粒子计数（condensation particle counter，CPC）

检测和计数纳米粒气溶胶的最普遍应用的仪器类型。其原理是将蒸气次序凝到样品粒子表面，并使其成长到一定大小，因而能够用一种标准的光学计数器进行探测。

2.3.7　微分运动性分析（differential mobility analysis，DMA）

基于电场中荷电粒子运动性原理测量气溶胶粒子大小分布的一种方法。

2.3.8　电子能量损耗能谱测定（electron energy loss spectroscopy，EELS）

利用电子束与样品中的原子间的非弹性相互作用，产生含有组成成分和化学键信息的能量分布谱的一种测定粒子表面化学组成及化学键的技术。

2.3.9　电子探针微分析（electron probe microanalysis，EPMA）

基于用电子激发具有空间分辨率的元素分析技术。电子激发是用聚焦电子探针及微米至亚微米尺度电子相互作用容积来进行，包括波长散射谱（wavelength dispersion spectrometry，WDS）和能量散射谱（energy dispersion spectrometry，EDS）。

2.3.10　同位素表面积测定仪（epiphaniometer）

用于直接测定气溶胶 Fuchs 表面积的仪器。原理是使气溶胶通过一个充电室，其中由 Ac 衰变生成的放射性铅同位素附着于粒子的表面。携带有放射性核素铅的粒子通过一个毛细管被转运到滤过收集器。在粒子上测到的放射量与粒子的表面积成正比[17]。

2.3.11　场流动分离（field flow fractionation，FFF）

对流体施加一个垂直场，对在一个通道中流动的液体中的粒子进行分离的方法，如一个横向流动或热场。

2.3.12　弧光放电质谱（glow discharge mass spectrometry，GDMS）

用质谱仪测定弧光放电在一个表面所产生的质量/电荷商和离子的丰度的方法。

2.3.13　弧光放电光发射谱（glow discharge optical emission spectrometry，GDOES）

一种用光发射谱测量由弧光放电在一个表面激发的光波长和光强的方法。

2.3.14　弧光放电谱（glow discharge spectrometry，GDS）

用光谱仪测定由弧光放电在一个表面激发的光的相关强度。

2.3.15 光晕（halo）

环绕粒子成像周围黑暗或明亮的光环。

2.3.16 离子束分析（ion beam analysis，IBA）

探测一种固体物质最表面原子层成分和结构的一种方法。主要是将由表面散射的单能态、单电荷探针离子作为它们散射的能量和/或角度的函数进行检测和记录的一种方法。LEISS，MEISS and RBS 都是 IBA 的一种形式。在这些形式中，探针离子能量具有典型的范围，分别为 0，1 keV ~ 10 keV，100 keV ~200 keV 和 1 MeV ~ 2 MeV。这些分类代表 3 种根本不同的物理学范围。

2.3.17 等电点（isoelectric point，IEP）

使溶液中的分散粒子在电泳场中不移动及 ξ 电位为 0 的 pH 值，与蛋白质的等电点类似。

2.3.18 等离子点（isoionic point）

使溶液中一个粒子或分子带有相等数量的负电荷和阳电荷的溶液 pH 值。

2.3.19 近场扫描光学显微技术（near field scanning optical microscopy，NSOM）

使一波长远小于可见光波长的光探针在物质表面进行机械性的扫描，同时监测光的透射和反射，对样品进行成像的一种技术。这种显微技术家族的一部分也属于扫描探针显微镜（SPM）。

2.3.20 光发射电子显微术（photoEmission electron microscopy，PEEM）

用极性 X 线线形或环形照射样品表面，对表面发射的电子分布进行成像的一种技术。

2.3.21 光子对比谱技术（photon correlation spectroscopy，PCS）

测定布朗运动所产生的扩散直径的一种技术。也称作动态光散射（DLS）和准电性或自波光散射。

2.3.22 拉曼效应（Raman effect）

散射物质具有变频特征的光散射，代表物质的振动、转动或电子能量的改变，可用于产生化学键或机械紧张状态的信息。

2.3.23 拉曼光谱（Raman spectroscopy）

拉曼效应用于研究分子能量的一种光谱分析技术。

2.3.24 选择性表面电子衍射（selective area electron diffraction，SAED）

用一个裂隙对样品表面电子的衍射进行选择。

2.3.25 扫描电子显微镜（scanning electron microscopy，SEM）

用电子束在样品表面进行扫描，获得样品表面放大成像的一种技术。SEM 具有 10 nm 的典型的分辨率，可用于获得粒子单体或集合体的大小、形态、结构等信息，某些情况下，还有可能得到其组成方面的信息。

2.3.26 运动粒子尺度扫描（scanning mobility particle sizing，SMPS）

探测和计数纳米粒子的一种技术，可以给出粒子大小和数量的信息，可以测定气溶胶中 3～800 nm 粒子的大小分布。基本原理是对粒子进行充电，然后根据当粒子通过电极之间的运动性进行分离。粒子的直径分布以运动直径表示[17]。

2.3.27 扫描探针显微镜（scanning probe microscopy，SPM）

是一类表面成像技术家族的总称，成像的基本原理是用一个物理性探针与表面间的相互作用作为成像的初始信号。SPM 家族成员中目前在生物医药领域用途最广的是原子力显微镜（AFM）、扫描隧道显微镜（STM）和近场光学显微镜。

2.3.28 扫描隧道显微技术（scanning tunnelling microscopy，STM）

利用置于被观察物体附近的一个针状探针揭示与电子密度相关表面原子结构的一种技术。通过改变探针尖端的电势，可在针尖与样品之间产生隧道电流并对这种隧道电流进行测量。探针在对被观察物体的表面进行扫描，在样品的各点绘制保持恒定电流水平的距离图谱，就可以得到样品表面的三维图像。

2.3.29 次级离子质谱（secondary ion mass spectrometry，SIMS）

用高能离子轰击样品，用质谱仪测定由于轰击而从样品表面发射的次级离子质/荷比及丰度的一种技术。SIMS 按照约定，一般分为动态的和静态的。在动态模式中，物质的表面层在测试过程中不断地被清除；在静态模式中，在测定期限间的表面离子剂量被限制于 10^{16} ions/m^2 以下以基本保持表面的化学组成不至于发生改变。

2.3.30 小角中子散射（small angle neutron scattering，SANS）

测量与落射光相关的中子的小角度散射的一种技术，用于测定粒子表面吸附物质的空间分布。

2.3.31 全反射 X 线荧光光谱技术（total reflection XRay fluorescence spectroscopy，TXRF）

用 X 线光谱仪在全反射情况下测定受初级 X 线照射的表面发射的荧光 X 线的能量分布的一种方法。

2.3.32 透射电子显微（transmission electron microscopy，TEM）

使用电子束透过方式对非常薄的样品成像的一种技术。在样品较厚的情况下，用投射光获得样品的轮廓像。例如，要观察样品的内部细节，TEM 要求样品的厚度至少要薄至 100～200 nm。对于较厚的样品，需使用 200～300 keV 的高能电子束。TEM 可以优于 0.2 nm 的分辨率进行晶格和单点成像。

2.3.33 紧外光子谱技术（ultra－violet photoelectron spectroscopy，UPS）

用电子谱仪测定受紧外光子照射的表面发射的光电子的能量妥布的一种技术。

2.3.34 线性增宽 X 线衍射（Xray diffraction line broadening，XRDLB）

用于测定约 100 nm 的单晶的大小和结晶应变的一种技术，其中由这种技术所产生的 X 线的 Debye 环被增宽。材料的应变也会引起 X 线的线性增宽。

2.3.35 X线光电子谱（Xray photoelectron spectroscopy，XPS）

用电子谱仪测定受X线电子照射表面发射的Auger或光电子能量分布的一种方法。仪器的侧向分辨率可优于5 μm。

参 考 文 献

1. 中华人民共和国国家质量监督检验检疫总局、中国国家标准化管理委员会．中华人民共和国标准：纳米材料术语．北京：中国标准出版社．
2. 白春礼．纳米科学与技术．昆明：云南科技出版社，1995．
3. 张立德，牟季美．纳米材料和纳米结构．北京：科学出版社，2001．
4. National Science and Technology Council，Committee on Technology，Interagency Working group on Nanoscience，Engineering and Technology，USA. National Nanotechnology Initiative leading to the next industrial revolution. Supplement to the Precident's FY，2001 Budget.
5. 科学技术部、国家发展计划委员会、教育部、中国科学院、国家自然科学基金委员会．国家纳米科技发展纲要（2001－2010）．
6. Muller RH，Dorte R，Stephan AR. Biodegradation of solid lipid nanoparticles as a function of lipase incubation time. Int J Pharm，1996，144（11）：123.
7. Heiasta H，Rashad T，Richard RS，et al. Solid lipid nanoparticles as drug carriers T. Incorporation and retention of the lipophilic prodrug 3'－azido－3'－deoxythymidine palmitate. Int J Pharm，1997，146（1）：123.
8. Moghimi SM，Hunter AC，and Murray JC. Long circulating and target－specific nanoparticles：Theory to practice. Pharamcol Rev，2001，53：283.
9. Florence AT and Hussain N. Transcytosis of nanoparticle and dendrimer delivery systems：evolving vistas. Adv Drug Delv Rev，2001，50：S69－S89.
10. Nanoscience and nanotechnologies：opportunities and uncertainties，The Royal Society and the Royal Academy of Engineering，2004.
11. Occupational Ultrafine Aerosol Exposure Characterization and Assessment，Particle Size Selective Sampling and Analysis（Workplace Air Quality）Draft Technical Report，ISO/TC146/SC2/WG1ISO 18115.
12. IUPAC Compendium of Chemical Terminology，2nd ed.，Royal Society of Chemistry，1997.
13. British Standards Institution. Publicly available specification：Vocabulary－Nanoparticles. PAS 7 2005.
14. A. E. P. York. Inorganic Fullerenes，Onions and Tubes，J. Chem. Edu，2004.
15. CD Claassen. Casarett & Doull's Toxicology：The Basic Science of Poisons. 6th Edition，NY：McGrraw－Hill，2001.
16. 吕伯钦．工业毒理学概论．见：何风生主编：中国职业医学第一篇总论：9职业中毒总论．北京．第一版．人民出版社．1999，pp171－193.
17. RJ Aitken，KS Creeley，CL Tran，Nanoparticles：An occupational hygiene review，prepared by the Institute of Occupational Medicine for the Health and Safety Executive. Research Report 274. London：HSE Books，2004.

第三章　纳米毒理学原理

纳米毒理学（nanotoxicology，NT）是研究纳米尺度物质（也即纳米粒子）对生物体有害效应的一门科学。纳米毒理学工作者从事对这种有害效应的性质，包括有害效应的细胞、分子以及生化作用机制及其发生机会的调查评价工作。接触各种含有纳米粒子的环境后对人体健康影响的定量评估过程，通常称为危险性评价（risk assessment）。在危险性评价过程中，毒理学原理是不可或缺的。纳米粒子的有害效应可以有各种各样的表现，环境中的纳米粒子也是千差万别的。这使纳米毒理学成为一个研究领域十分广泛的一门科学。

3.1　纳米毒理学的3个主要研究领域

纳米毒理学的专业工作可分为3个方面，即描述性研究、机制性研究和管理性研究。虽然这3个方面都有自己的独特性，但它们之间是相互影响，相互为用的，在对纳米粒子的危险性评估方面都是极为重要的。目前，在纳米毒理学领域还没有这么明确的分工，但实际上是存在的。

3.1.1　纳米机制毒理学（mechnistic nanotoxicology，MNT）

MNT研究的目的是了解纳米粒子对生物体毒性的细胞、分子以及生化机制。机制毒理学的研究成果对于应用毒理学是非常重要的。在对纳米粒子的危险性评价中，如要通过实验动物观察到的一种不良后果，如癌症、畸形或死亡等，是和人类有关联的，因而是十分有价值的。例如，大鼠吸含有20 nm的腾氟龙粒子的空气中可导致死亡，就表明，这种纳米粒子可能也能引起人类的死亡。如果未来的机制研究能够弄清楚腾氟龙纳米粒子的毒性机制，再根据啮齿类与人类之间生物学特性之间的种属差异，那么就有可能判断对人体究竟有没有同样的毒性作用。如果只对大鼠有毒性而对人没有毒性或毒性很小，那么就有可能将其作为一种灭鼠药。人类对于有机磷农药的研究为此提供了一个良好的实例。依据对有机磷杀虫剂抑制乙酰胆碱酯酶共同机制，及其在人、啮齿类及昆虫等物种生物转化之间的差异的了解，就可以对有机磷对不同物种的毒性作用的相对强度做出准确的预测。例如，要排除纳米粒子对实验动物有害反应发生于人类的可能性，机制毒理学的研究资料同样是重要的。曾被人类广泛食用的糖精有诱发大鼠膀胱癌的倾向，但对食入糖精的人类却并不适用。因为机制毒理学研究表明，糖精诱发大鼠膀胱癌，只有其在大鼠尿液中的浓度达到可以结晶的水平时，才有可能[32]。而在人类即使在饮食中大量摄入，也不会达到这样高的浓度。关于糖精实验的结果，还提示我们这样一个问题：即为什么必须达到结晶浓度才有致癌效应？这种致癌效应会不会与物质的粒子性有关？这应当从纳米机制毒理学的角度来加以证实。

纳米机制毒理学还有助于设计制造安全的纳米产品、纳米治疗药物。传统的机制毒理学关于反应停的研究是一个极好的例证。反应停最初被用作抑制妊娠反应的药物，后来发现其有严重的致畸胎作用而被禁止应用。后来的机制研究发现，反应停能够以独特的分子机制干扰某些血管发生基因的表达。这种机制使它可用于某些传染性疾病（例如麻风、艾滋病等）、多种炎症性疾病以及某些类型的癌症等具有很好的疗效。因此，反应停又被作为一种有价值的治疗药物而被“重新发现”。2004年Rice大学发现某种纳米粒子具有很强的毒性，机制研究表明，这种毒性是由于这种纳米粒子的表面基团所导致的。对这种纳米粒子进行表面修饰，使其带上无毒的表面基团，就可以使其生物毒性减小10 000倍。纳米粒子生物毒性机制的阐明，不仅直接有助于纳米粒子有害效应的预防、诊断和治疗，而且还有可能对一些医学基础学科如生理学、药物药理学、病理学及治疗学等做出贡献。例如，研究生物体对纳米粒子的排泄作用，实际上是一种生物体的生理功能；研究纳米粒子的对吸附物质的载体作用，靶向毒性作用，一方面是关于其毒理机制的研究，另一方面就是药物药理及纳米治疗学机制研究。同时纳米机制毒理学研究所发现的纳米粒子的生物效应，其本身就很有可能是针对某种疾病的治疗效应。当前不断涌现的分子生物学、基因组学、蛋白质组学、毒理组学、代谢组学等新技术及纳米技术为机制毒理学提供了大量有效的研究手段，可以准确地了解人类与实验动物间毒性反应的差异。这种方法还可以用来鉴别对环境中的纳米粒子敏感个体，并且有可能依据个体的遗传特征，对特异性的个体制订针对性的治疗方案。

3.1.2　描述纳米毒理学（descriptive nanotoxicology，DNT）

DNT直接参与纳米粒子对生物体的毒性实验，为安全性评价和管理法规的制定提供资料。设计合理的动物毒性实验，可提供与特定的纳米粒子接触相关的危险性评价资料。这些评价资料可能仅涉及对人类的影响，如对药品和食品中的纳米载体或者添加剂的研究即属此类资料。描述毒理学对于证实机制毒理学的研究结果具有重要意义。因为机制毒理学实验大多为体外实验。生物体是一个复杂的整体。体内各个系统、各个器官、各种组织和各种细胞、各种组成成分间具有密切的相互协调和相互作用机制，远非是任何一个体外的实验所能够模拟的。因此，体外的实验必须由整体实验来证实，机制毒理学的结果也应当由描述毒理学来证实。描述毒理学还可以为机制毒理学提供重要的研究线索或相对准确的研究目标。有时描述纳米毒理学可提出毒理机制假说，从而促进机制纳米毒理学的发展。因为机制毒理学的研究对于那些有可能发生于整体动物的毒性作用才具有意义，而且通过观察某种物质或药物对某种可描述的毒性作用的影响，其本身就是一种机制性研究。纳米毒理学不仅关心某一个公司或某一种纳米产品对人发生危害的可能性，而且要考虑对鱼类、鸟类和植物的可能影响，以及可能干扰生态平衡的其他因素的影响。

3.1.3　管理纳米毒理学（regulatory nanotoxicology，RNT）

RNT依据描述纳米毒理学和机制纳米毒理学所提供的资料，判断一种纳米产品或含有纳米载体的药品按规定的使用目的上市销售后，是否具有危及人体健康的风险性及这种危险性的程度，并根据这种危险性的程度决定这种产品或药品是否能够上市。在美国，食品药品管理局（FDA）有按照联邦食品、药品和化妆品法（FDCA），决定这三类产品是否可以上市的职责。美国环保局（EPA）的职责是执行联邦杀虫剂、杀菌剂和灭鼠剂法（FIFRA）、有毒物质管理法（TSCA）、资源保护与回收法（RCRA）、安全饮水法、清洁空气法等来管理其他大部分种类的化学品。EPA还负责执行环境污染经济赔偿综合法（CERCLA）（后来改为非常储备金授权法修正案，一般称为非常储备金法）。消费品安全委员会（CPSC）的工作职责在于保护消费者不受家用化学品的危害。过去的管理毒理学工作者还参与大气、车间空气以及饮用水中化学物允许标准的制订。这些工作需要结合描述毒理学与基础毒理学的基础研究资料与危险性评价的原则与方法进行综合分析。在纳米毒理学方面，目前还缺乏相关方面的法律。这主要是因为纳米毒理学还未达到可以建立这些法律的发展阶段，纳米描述毒理学和纳米机制毒理学还没有拿出足够的研究资料以供管理纳米毒理学进行综合分析，以能够制订出相关的法律。为制订出纳米生物安全性方面的相应法律，还有大量的工作来做，这是摆在三个纳米毒理学领域的共同任务。目前，EPA已对纳米生物安全性方面开始进行关注，于2005年12月发表了《纳米技术白皮书》，提出EPA必须保证纳米技术所引起的环境保护所带来的社会利益并弄清楚对纳米材料对环境所带来的潜在危害。纳米技术已引起EPA的高度重视，其工作人员正在共同努力工作，为能够建立纳米生物安全性方面的相应措施而提出关于纳米危险性评估和危险性处理的意见。美国疾病控制预防中心的职业安全卫生环境研究所 NIOSH 2005 年 10 月已发出关于《通向安全纳米技术的途径》的文件，收集关于接触纳米材料的潜在安全卫生问题的信息，提出现在和将来对于理解纳米技术对工人的潜在危险性最基本的研究需求。NIOSH 于 2005 年 12 月提出了填补纳米生物安全性方面知识性空白的战略性计划。欧洲委员会健康和消费保护总理事会所属的关于突发和新发现健康危险性的科学委员会（SCENIHR）2005 年 9 月对与纳米技术产品及工程产品的潜在危险性评估方法提出了建议。我国于 2004 年召开的第 243 次香山科学会议，主题就是纳米生物安全性问题，把纳米生物安全性的问题提到了一个战略的高度。国家自然科学基金委员会于 2006 年设立重大研究计划中即已列入纳米生物安全性的内容。国家基础科学研究 973 计划 2006 年也立项资助纳米技术生物安全性的研究。我国纳米技术标准化委员会于 2005 年 10 月和 2006 年 3 月已两次召开会议，讨论关于纳米技术生物安全性标准化问题，与广大毒理学工作者一起呼吁政府支持关于纳米生物安全性的研究。总之，纳米生物安全性已引起国际社会的关注，大家都在期望尽早明确纳米技术及纳米尺度物质对人类健康和环境的危害。这给纳米毒理学的孕育成熟和发展提供了良好的契机，同时社会对建立纳米生物安全性方面的相应法律的迫切要求，对纳米毒理学又是一个巨大的挑战。在管理纳米毒理学的迫切要求下，描述毒理学和机制毒理学科学工作者必须全力以赴以满足社会要求。

3.2 纳米毒理学剂量问题

毒物可以定义为能够使生物体系发生有害反应、严重功能破坏甚或引起死亡的任何物质。然而，以此作为定义并不十分确切。原因很明显，对于目前已知的物质，只要给予足够大的量，都能引起人类或生物体的死亡，但我们并不能说这些物质都是毒物。因此，剂量问题是毒理学中的一个重要问题。

物质引起有害效应、严重损伤或死亡所需要的剂量差别是相当大的。即使在同一类化合物中，引起同一性质的有害效应所需要的量差别也很大。如作为战争性毒剂作用的塔崩和沙林的半数致死量（LD_{50}）只需要零点几个毫克，而作为杀虫剂的有机磷农药马拉硫磷的 LD_{50} 则高达近 1400 mg/kg。在纳米粒子的生物效应方面，不同的纳米粒子也有其独特的量效关系或剂量－反应关系。术语量效关系（dose－effect relationship）一般多用于药理学中的药物效应研究，剂量－反应关系（dose－response relationship）多用于毒理学研究。在本书阐述纳米毒理学时，一般也使用剂量－反应关系。

在毒理学中，剂量－反应关系，是由接触特征和毒效应谱结合形成的相互关联的关系[1]。不论是在对何种毒性反应进行测定，生物体系的反应程度总与毒物的接触量密切相关。剂量－反应关系是毒理学中最普遍的，也是最重要的概念。在纳米毒理学中，剂量－反应关系同样也是一个最基本的、最普遍的和最重要的概念之一。

从实用的角度出发，剂量－反应曲线可分为两种类型：其一是量型关系，描述单独个体对不同剂量的反应，这在毒理学中通常称为量反应，因为在给定的剂量范围内测定的效应为连续性的变量值；其二是质型反应，描述群体对不同剂量的反应，即反应在群体中的分布特征。

3.2.1 量型（个体）剂量－反应特征

量型剂量－反应具有反应的严重程度具有明显的有规律地随剂量的增大而增加的特征。反应的剂量相关性是特定生化过程改变的结果。如图 3－1 所示，有机磷杀虫剂的剂量与乙酰胆碱酯酶和羧酸酯酶两种酶的抑制效应都有剂量－反应关系。如果将剂量转换成常用对数时，一般的剂量－反应曲线就会变成直线，如图 3－2 所示。虽然单位剂量下两种酶的抑制程度有所不同，但是在相当大的剂量范围内，两种酶的抑制率都是剂量相关的。从两条剂量－反应曲线的走势不难看出，乙酰胆碱酯酶较羧酸酯酶更易被抑制，毒理学反应与乙酰胆碱酯酶的抑制直接相关，因而毒死蜱中毒的临床症状和体征有与乙酰胆碱酯酶一致的剂量－反应关系。在剂量－反应关系方面，纳米粒子或纳米尺度物质应当具有与一般毒性物质相似，如图3－3为纳米活性炭对裸鼠人胃癌模型瘤重的抑制作用的剂量－反应曲线，与图3－1中的毒死蜱对乙酰胆碱酯酶的抑制曲线即非常近似。然而，不同的纳米粒子，可能有多个靶组织和靶部位，结果可能具有不同的毒性效应。各种纳米粒子因具有不同的毒性机制，因而会有各自的剂量－反应关系及相应的毒性效应。由于存在着这些复杂因素，往往会使在整体动物观察到的反应也变得错综复杂。相对来说，离体实验的结果观察较为容易。

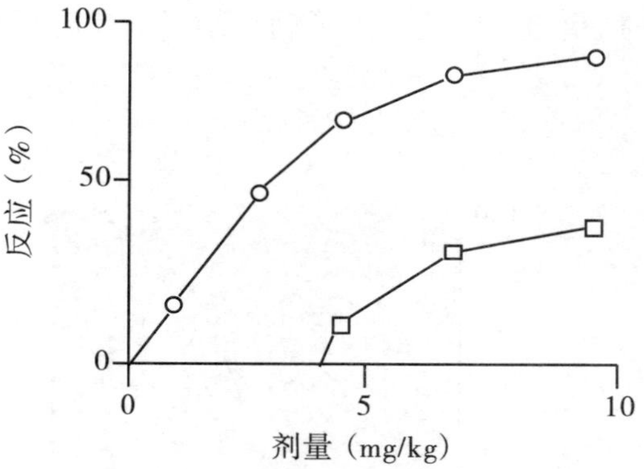

图3－1　以算术尺度表示的敌死蜱对乙酰胆碱酯酶和羧酸酯酶的抑制作用的剂量－反应曲线　－○－乙酰胆碱酯酶；－□－羧酸酯酶

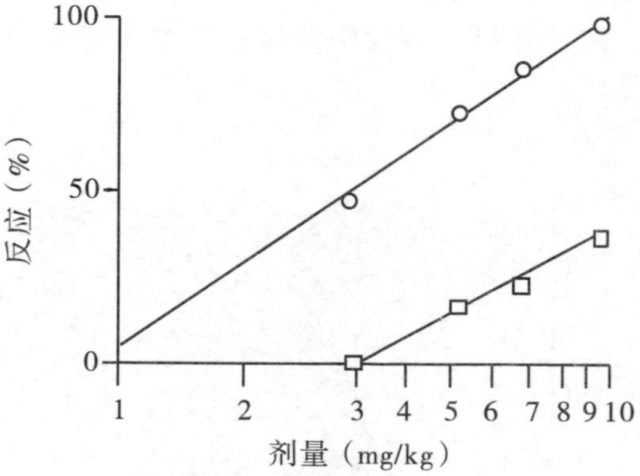

图3－2　以对数尺度表示的敌死蜱对乙酰胆碱酯酶和羧酸酯酶的抑制作用的剂量－反应曲线 ○，乙酰胆碱酯酶；□，羧酸酯酶

3.2.2　质型剂量－反应特征

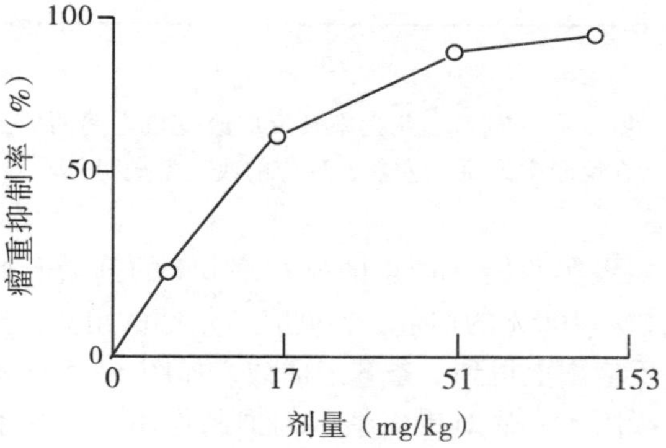

图3－3　纳米活性炭吸附丝裂霉素对裸鼠人胃癌模型瘤重的抑制作用的剂量－反应曲线

群体的剂量－反应关系的特征是质的或者说是“全或无”性的。也就是说，在任一剂量下，群体中的个体将可被区别为“有反应者”和“无反应者”。群体中的任何一个个体都是且只可以是二者之一。在毒理学中，质型剂量－反应关系使用非常广泛，如要对某一化学物的生物毒性进行评价，一般都要先测定其半数致死量（LD_{50}）。LD_{50}是典型的质型剂量－反应。LD50是通过统计学方法得到的预期引起50%动物死亡的单次剂量。一般情况下，以死亡为指标的质型剂量－反应的改变量呈现正态分布或高斯分布（图3－4）。从图3－4中不难观察，在剂量很低的情况下，随着剂量的增加，死亡率的改变并不明显。剂量进一步增加，相邻剂量组之间的改变量表现得非常明显。剂量再进一步增加，死亡率接近100%时，剂量组之间死亡率的改变又越来越小，直至趋于0。整个图形呈典型的钟形曲线。这一钟形曲线，意味着在剂量较低或剂量较高时，剂量的改变对死亡率的影响不明显，而在中间剂量时，剂量的改变对死亡率改变的影响最为明显。曲线的最中央部分，实际上就是LD_{50}附近的区域。这一曲线表明，LD_{50}是反映毒性物质的剂量－反应关系的一个最灵敏、最准确及最容易进行测定的一个指标，这是之所以要用LD_{50}来表示物质毒性的重要原因之一。在同一群体中，所有个体的反应观察值出现的频率都向着观察值的均数集中，即在总体观察值附近的观察值出现的频率最高。例如，某一纳

米粒子在5 mg/kg剂量下，可使总体的90%的动物死亡。现在考虑从这个动物总体中抽出10个组来进行实验时会出现什么样的情况。假定每个组的动物数为10，则每组死亡动物数就会向着9集中，比如在这10个组中有4个组的死亡动物数为9，两个组的死亡动物数为10，两个组的死亡动物数为8，还有两个组的死亡数为6。在实际工作中，总体死亡率是无法找到的，因此就用多组动物的死亡率的均数来代替。所用的每组的动物数越多，所取的组数越多，所得的结果也就越具有代表性，也即偏离总体死亡率的可能性越小。某一剂量下，10个动物中死亡动物数为9意味着每个动物个体死亡的几率为0.9，只是对于死亡这样的质反应指标，无法在一个动物个体上观察到，因此用10只动物的死亡率来作为替代指标。一般的LD_{50}实验，每组动物数可选10～20，并再选若干个剂量组进行实验。在一次LD_{50}实验中，每一剂量水平都只能选一个剂量组。因此，为了确认结果，有时还需要重复。

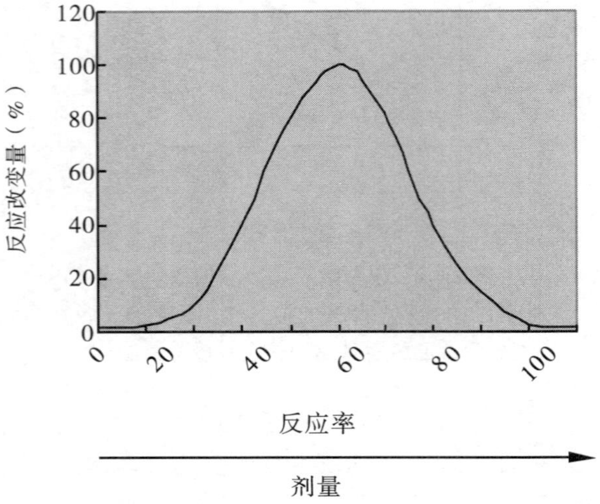

图3-4 剂量、死亡率及反应改变量之间的关系，在反应率为50%左右，反应的改变量最明显

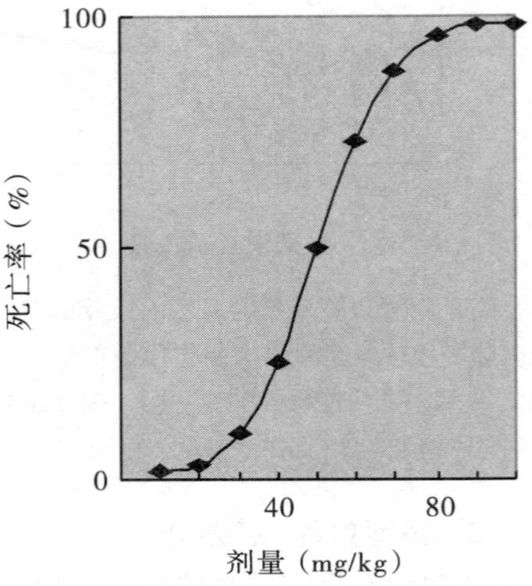

图3-5 剂量-死亡率关系曲线。剂量单位以对数表示

如果实验能从最小的死亡率0%的剂量开始，做到最大死亡率100%的剂量，中间又有足够的组数，则可以在剂量-反应图上得到一条S形曲线，如图3-5所示的纳米活性炭吸附5-Fu对胃癌细胞的抑制作用。在这条S形曲线的中间部分，剂量-反应几乎呈直线关系。曲线中近直线部分的中点所对应的剂量，就是使50%的动物死亡的剂量，即LD_{50}。在曲线的LD_{50}处及其附近，最能反应剂量-反应关系，这就是为什么毒理学中将LD_{50}作为衡量一个化合物毒性的一个最常用指标的原因。用对数剂量作图，可以使具有正态分布的计数资料的S形曲线变为直线（图3-6），但并非在所有的情况下都能做到。例如，对于辐射效应，用算术尺度表示剂量就能比对数尺度能够更好地与概率单位相匹配。在有的情况下使用其他函数可使数据匹配得更好。

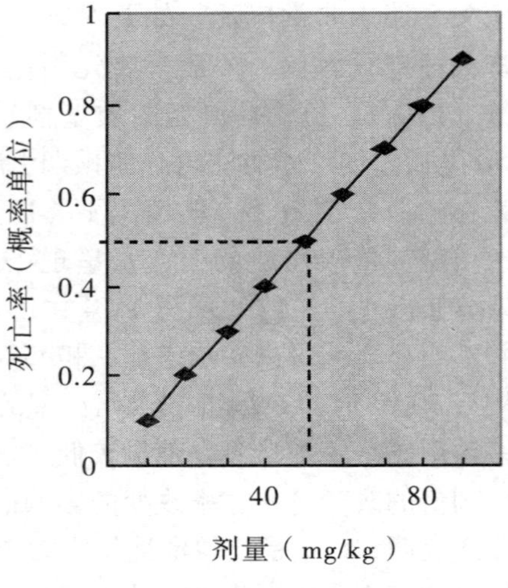

图3-6 剂量-死亡概率关系曲线。剂量单位以对数表示

用死亡率这一质反应所表达的剂量-反应关系，在纳米药物安全性评价及在纳米药理毒理学中具有非常重要的

或不可替代的意义。它最直观地表达了纳米药物的急性毒性的大小，而且对于估计纳米药物生物安全性是不可缺少的指标。在传统药物的安全性评价中的安全系数就是以有效剂量与引起某一死亡率的剂量之比来评估的。安全系数又称为安全范围，常用的有 LD_{50}/ED_{50}，LD_1/ED_{99}等。LD_{50}几乎是每一新药在通过临床报批时都必须提交的材料之一。

质反应，即有或无的反应，并不限于死亡率这一指标。癌症、肝损伤、畸形、细胞的突变等，都可以作为质反应来处理。尤其是在环境纳米毒理学领域中，死亡率的实际意义并不大，因为环境中的纳米粒子远远不会达到使人或动物死亡的浓度。因此，对于环境纳米毒理学使用非死亡性的质反应指标则可能具有更为普遍的实际意义。

3.2.3 纳米粒子的剂量特征

剂量问题对于纳米毒理学是一个需要认真探讨的问题。在传统毒理学中剂量单位习惯上用 mg/kg 表示，但对于化学毒物或物质的毒性来说，起作用的物质形式是分子形式，因此似乎以 mole/kg 来表示剂量更为合理，因为 mole 是表示分子数目的单位。在考虑到人体本身的代谢情况时，又有人提出剂量的单位以毒物的量与人体体表面积的比来表示更为合理，因为生物体的基础代谢率与人体的体表面积具有正比的关系。因此，剂量还可以表示为 mg/m^2 或 $mole/m^2$。然而，对于纳米尺度物质，这些剂量表示方式似乎都欠合理。这主要是因为三方面因素：第一，纳米粒子具有很大的比表面积，而且比表面积随其粒径的改变，比表面积还迅速的增大，因为表面原子活性大而且是与生物体组织、细胞或生物大分子直接接触，因此对于纳米粒子而言，其比表面积对于决定其生物活性是一个极其重要的因素，而对于以游离分子为体内存在形式的化学物质来说，不存在比表面积的问题；第二，单位重量的纳米尺度物质所含的粒子数与粒子半径 r^3 成反比，因此，同样单位质量下直径 10 nm 的纳米粒子数是直径 100 nm 的纳米粒子数的 1 000 倍。因为纳米粒子是以单个粒子为单位发挥生物学效应，因此在同样的质量剂量，粒径小的纳米粒子就具有更强的作用。鉴于上述理由，纳米粒子的生物学效应并不仅仅决定于质量剂量，而与粒子的比表面积和粒子的尺度具有更为密切有关系。这一点已为实验所证明[2-13]；第三，作为粒子特征之一的形态学，也与粒子的生物学毒性相关。例如，石棉的致肺癌作用，细而长的石棉的致癌性可能比粗而短的石棉的致癌性强，裸纤维的石棉可能比包裹纤维的石棉致癌性强；在石棉引起胸膜病变方面，长/径比小者多引起间皮瘤，而长/径比大者则多引起胸膜斑；细且短的纤维易从肺部刺入胸膜等。因此，纳米粒子的毒性效应该是化学因素、表面因素、大小因素、形态因素及吸附因素等多种因素的函数：

$$T_E = f(c) + f(Si) + f(Su) + f(Sh) + f(A)$$

$$T_E = E_C + E_{Si} + E_{Su} + E_{Sh} + E_A$$

其中 T_E 为总效应，C 和 E_C 分别为粒子的化学性质及其化学因素效应，Si 和 E_{Si}分别为尺度因素及其尺度效应，Su 和 E_{Su}分别为表面因素及表面效应，Sh 和 E_{Sh}为形态因素及形态效应。因为纳米粒子可吸附环境中有害物质而产生毒性效应，所以还需要加上吸附物质 A 所带来的吸附效应 E_A。如此看来，纳米粒子的毒性作用远比一般的化学物质的毒性作用复杂得多，因而对其剂量的影响因素也就复杂得多。剂量问题的复杂性是纳米毒理学区别于传统毒理学的最典型特征之一。在实际应用中，根据情况不同，纳米粒子的实验剂量可以质量/体重比（mg/kg）、粒数/体重比（N/kg，N 为粒子数，一般为 10^6）或 表面积体重比（A/kg，A 为表面积，单位为 m^2）来表示，最好同时给出 3 种剂量形式，有助于判断一种特殊粒子的剂量特征，同时也有助于判断这些毒性作用产生的原因。如果一种粒子的毒性只与质量/体重比剂量有关，则其毒性就是纯粹的溶解后的化学性作用；如果毒性作用与其粒子的数目密切相关，可考虑这种毒性作用是一种尺度相关性作用；如果毒性作用与其比表面积密切相关，则反应这些粒子的毒性是其表面物理或化学性质的结果。

在传统毒理学中还有以单位体表面积所用毒剂的量来表示剂量。体表面积与体重的 2/3 次方成正比。下面通过一个实例来说以体表面积为单位表示剂量的意义。假定实验染毒剂量为100 mg/kg，实验若用10只动物，则每只动物接受药物的量是与每只动物的体重呈正比例的关系。然而，体表面积并不与体重呈正比关系。例如，人的体重比小鼠大3 500倍，而人的体表面积仅比小鼠大390倍。当人和小鼠按体重即mg/kg接受同样的剂量时，如果换算成以体表面积表示的剂量，则人的剂量就比小鼠的剂量大10倍。在传统毒理学中，肿瘤化疗药物一般是按体表面积给药的。在纳米毒理学中，目前尚未有明确的公认剂量方案。但若以体表面积表示剂量，结合粒子性特征，可分别表示为N/m^2及M^2/m^2等，其中N为粒子数，m为动物体表面积，M为给药粒子的表面积，面积的单位均为m^2。

3.2.4 剂量-反应曲线的形式

剂量-反应曲线形式形象地反映剂量与其生物效应间的关系。对于体内必需的营养物质，其摄入不足与摄入过量都是有害的。对于非必需的营养物质，在低剂量时可以没有生物效应，但在高剂量时则有毒性效应。有些体内非必需的营养物质或有毒物质在低剂量情况下也会有一些有益的反应。

3.2.4.1 必需营养物质：必需营养物质的剂量-反应关系的形式在毒理学评价中具有许多重要意义。对维持正常生理功能及生命活动所需要的物质如维生素及各种微量元素来说，在低剂量时，有害效应最为显著，实际上，这就是营养不良的一种表现形式。随着剂量的增加，有害效应逐渐减弱。当剂量增大到某一点时，必需元素不再缺乏，有害效应消失，体内呈自我稳定状态。但是当剂量异常升高时，有害效应又重新出现，但其有害效应的表现形式与低剂量时不同，并且其效应程度因剂量的增大而加重，此时，也即在曲线随剂量增加而升高的这一段与其他毒物质的情况是一样的。这方面的例子有高剂量的维生素引起肝毒性和先天性缺陷，大剂量的硒会损伤大脑，高剂量的雌激素会引起乳腺癌等。这些物质都是体内的必需物质，在低剂量时对机体都是有益的。对于由体内必需营养物质所构成的纳米粒子，也具有类似的性质，即低剂量时，这类物质的纳米化促进其吸收，减弱其不足所导致的有害效应，而在剂量过高时则有可能导致其吸收过多而产生有害效应。

3.2.4.2 兴奋效应：具有兴奋效应的一些非营养的有毒物质，在高剂量时产生有害效应，而在低剂量时也可以产生一些有益效应或兴奋效应。“毒物兴奋效应”（homesis）这一概念最初用于对辐射效应的描述，但也适应于某些化学反应的情况[14]。在概念最初形成过程中，毒物兴奋效应是指物质对于生物体系低剂量兴奋，高剂量抑制的能力。此概念同样适用于整个动物毒理学的剂量-反应关系，但是要求剂量-反应曲线的纵轴是剂量依赖性的变量。例如，普遍认为长期大量饮酒会增加患食管癌、肝癌和肝硬化的危险性，且这一反应是剂量相关的（图3-7A）。然而，有不少临床和流行病学资料表明，少量或适量饮酒会降低冠心病和脑卒中的发病率（图3-7B）[15]。根据这种情况，使纵轴包括所有的反应，就会得到一条U型曲线（图3-7C）。在危险性评估的低剂量外推过程中，U-型剂量-反应曲线对评估的结果会有重要的影响。

3.2.4.3 阈剂量：剂量-反应关系曲线涉及低剂量的另一个重要问题是阈剂量的概念。人们很早就意识到毒理学急性反应存在着一个剂量阈值，也就是说存在着这么一个剂量，在低于这个剂量时，个体反应的几率为0。阈值的概念在纳米毒理学中具有同样重要的意义。阈值的确定，与所测定的具体反应、测定方法的灵敏度及所试对象数量的多少都有关系。对于个体差异，剂量改变引起反应方式性质改变的原因对于任一物质，真正的“无效应”阈值都是难以确定的，但对于大多数物质的毒性效应的个体剂量-反应关系，的确存在着阈值。虽然有时难以测定出来，但这个阈值是客观存在的。急性反应的生物学基础已牢固确定，而且往往能够得到作用机制资料的证实[16]。对于“有阈”和“无阈”两种反应，使对毒性物质容许接触剂量的制订方法有根本的不同。慢性反应特别是致癌作用，是否存在阈剂量，至今尚不明确。当然在科学上还无法证明致癌阈剂量是不存在的，正如无法

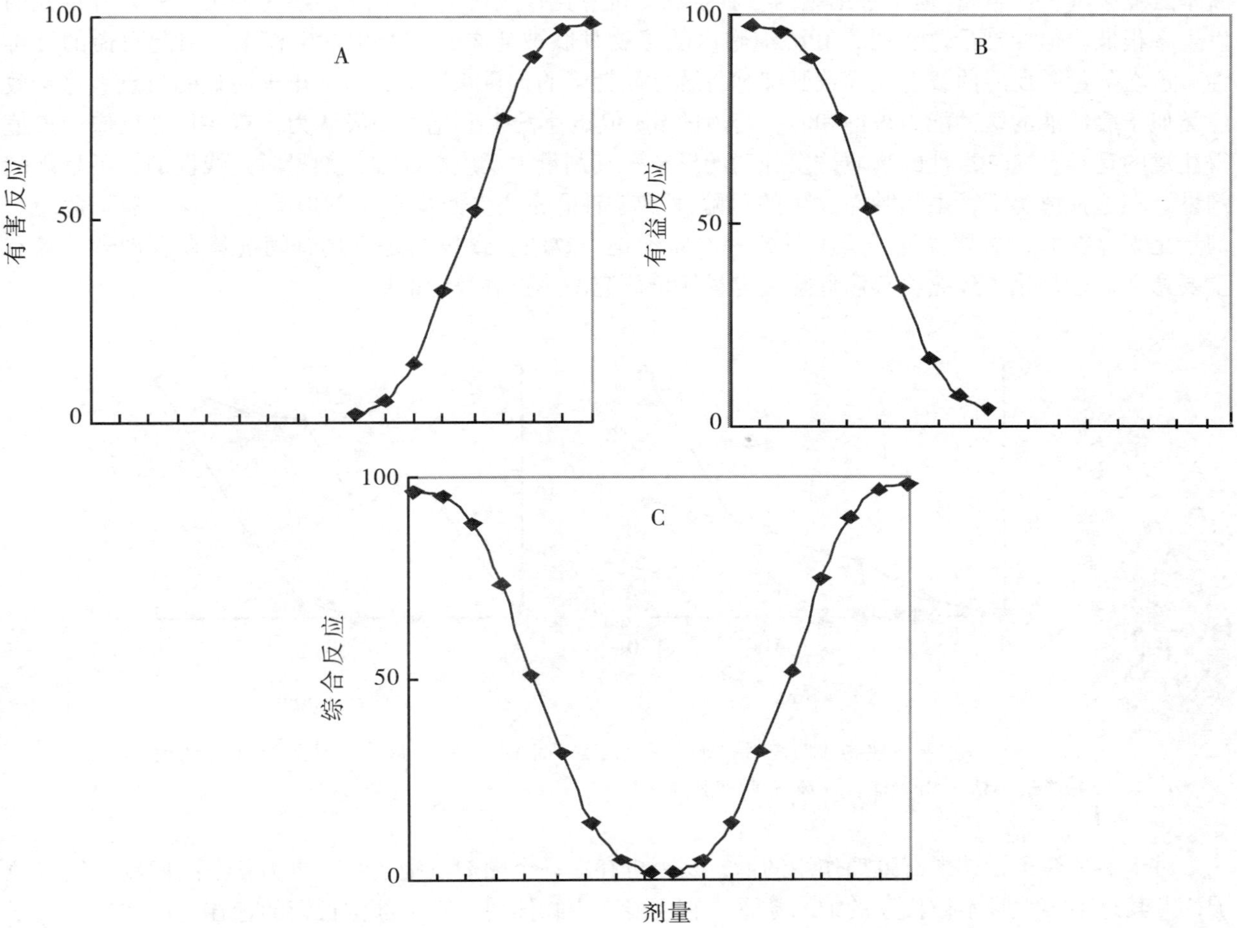

图 3－7　假想的低剂量下具有有益作用，高剂量下有有害作用的物质的剂量－反应曲线 A 为有害反应的剂量－反应曲线；B 为有益反应的剂量－反应曲线；C 为有益与有害反应的综合剂量－反应曲线

证明一个否定的假说一样地困难。然而，从实际的角度出发，为了制订一个物质的“安全”接触剂量水平，有阈和无阈的概念是很重要的。用实验方法确定阈剂量是很困难的，传统毒理学对“最小致癌剂量”的研究就是一个例证。例如，为了确定原型前致癌物 2－乙酰氨基芴（2－AAF）的剂量－反应关系，共用了 81 个剂量组，24 000 多只小鼠。实验设计的目的是获得有显著的统计学意义的 1% 反应率（概率 P 值为 0.01）。在 30～150 ppm 剂量范围内，小鼠分为 7 个染毒剂量组[17]，采用 8 个“处死时间间隔”以确定肿瘤发生的时间，进行了 24 个月和 33 个月两个染毒期实验，获得的 2－AAF 染毒与肝脏与膀胱肿瘤发生率间的剂量－反应关系如图 3－8 所示。两种类型肿瘤的发生率都随着剂量的增加而升高，但是剂量－反应曲线有明显的差别。肝脏肿瘤未能发现明显的阈剂量。但是，膀胱肿瘤的表观阈剂量显然是存在的，而且 33 个月的实验（45 ppm）低于 24 个月的实验（75 ppm）。检出低发生率肿瘤的能力，取决于使用动物数量的多少。因此，虽然膀胱肿瘤有明显的阈剂量，但并不能肯定，若低剂量组动物数增加是否依然没有膀胱肿瘤发生（有关剂量－反应曲线低剂量外推的统计学问题，请参考其后的有关章节）。

在实际情况下，剂量－反应曲线的折点似乎比阈剂量更为有用。通常高剂量与低剂量的剂量－反应曲线的斜率会有明显的不同，也就是说会有折点的出现。生物代谢转化途径、蛋白质结合部位及细胞内辅助因子的耗竭是其中的几个原因，可以解释为什么剂量－反应曲线会出现明显的折点。例如，常用的解热镇痛药对乙酰氨基酚，在通常的治疗剂量范围内，虽然在肝脏可产生有毒代谢产物 N－乙酰苯醌亚胺（NAPQI），但由于细胞内谷胱甘肽的抗氧化作用可使 NAPQI 被迅速解毒，所以肝毒性的发生率很低。但在剂量过大时，肝脏细胞内的谷胱甘肽被耗竭，NAPQI 发生积聚，引起致命的肝毒性。这在剂量－反应曲线上在导致肝细胞谷胱甘肽耗竭的剂量水平上，就会出现明显的折点。这种效应类似于缓冲液的缓冲能力被饱和时，溶液的 pH 值迅速发生变化。一般认为，有些毒性反应中最值得注意的是具有遗传毒性的物质诱发肿瘤的形成，其剂量－反应曲线在低剂量时是线性的，不呈现阈剂量。在这种情况下，虽然肿瘤发生的危险性随着剂量的减少而成正比例地减小，但“零”危险度剂量是不存在的，这与“量子反应”的基本原理是一致的。致癌物是否具有阈剂量在管理学上具有重要意义，也是化学致癌物致癌危险性定量评价研究的热点和争论的要点。

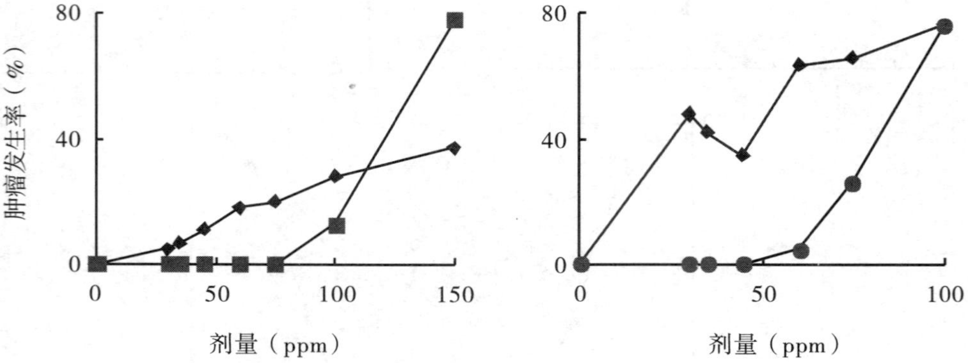

图 3－8　某致癌物致癌作用的剂量－反应关系上图为 24 个月，下图为 33 个月的致瘤率。－◆－ 肝肿瘤；－●－ 膀胱肿瘤

对于纳米粒子，如果有致癌作用的话，是否也存在一个阈剂量则是一个更为复杂的问题。纳米粒子，尤其是不溶性且不被代谢的纳米粒子，它可能在生物体内的某个部位长期的存在。而在这个粒子存在部位，可以说致癌物浓度非常之高，而在其他部位则几乎为 0。对于这种情况，显然局部存在的重要性显然高于整体剂量。虽然整体剂量大的情况下，发生肿瘤的危险性增加，剂量小的情况下，肿瘤发生的危险性减小，但体内只要有一个纳米粒子存在，发生肿瘤的危险性就不为零。这一点有可能是纳米粒子慢性毒性反应的又一剂量特征。与传统毒理学中的剂量－反应关系对比，纳米粒子粒径对剂量－反应关系可能具有明显的影响。例如，大鼠在含有粒径为 20 nm 的腾氟龙粒子的空气中呼吸 15 分钟全部死亡，而在含有 120 nm 的腾氟龙粒子的空气中则安然无恙。显然，这不仅仅是剂量的问题，而是涉及物质性质的问题。

3.2.5　建立剂量－反应曲线的前提

在纳米毒理学中合理利用剂量－反应关系概念，有几个前提问题需要注意。第一，所研究的反应是由于接触纳米粒子所引起的。描述一种纳米粒子与所观测到的毒性反应或效应间的关系，必须是在相当程度上具有把握性肯定与这种纳米粒子的接触与观测到的毒性反应或效应是一种因果关系。有一些资料，其反应就不一定是接触纳米粒子的结果。某些流行病学研究的结果，可能存在着一种反应与一两种变量间的联系。发表的资料往往有类似于药理学和毒理学那样的“剂量－反应关系”。在这种情况下，除非有令人信服的证据表明，估计剂量与观测的终点（反应）之间存在着因果关系，否则剂量－反应关系的使用就是令人怀疑的。令人遗憾的是，过去的传统毒理学，几乎在所有的回顾性研究和病例对照研究，甚至在许多前瞻性研究中，接触的剂量、时间、频率和途径等资料的质量都难以达到要求，并且常有其他致病因素的共存。所以，在进行纳米粒子的毒理学研究中，确认有害效应是由于接触纳米粒子所引起的是十分重要的一个环节。

第二个前提问题是要确定反应的强度与剂量有关。这一前提似乎十分简单明了，但可能正是由于它的简单明了，往往会引起误解。这一前提包含有其他三个前提要素：①存在有与纳米粒子相互作用产生反应的靶组织、靶细胞或靶分子部位；②反应的产生与反应的程度与纳米粒子在该部位存在的数量或浓度相关的；③在靶部位的纳米粒子浓度与接触或给予的纳米粒子剂量是相关的。

第三个前提问题是既要有定量测定毒性的方法，也要有准确表示毒性大小的手段。对于任何剂量－反应关系来说，可以采用的毒性指标都是大量的，但是理想的指标应该是和纳米粒子接触所造成的分子水平的改变密切相关的。任何已知化学毒物都会有许多的毒性作用终点，每一个终点都会有带有其自身特征的剂量－反应关系。例如，某种物质具有遗传毒性，有致癌作用，还可抑制特异的酶而引起肝脏损害，又可通过不同机制产生中枢神经系统的毒性效应。对这三个毒性作用终点，即致癌、肝损伤和中枢神经系统损害，都可以建立一个剂量－反应关系，因此这一物质就有 3 种完全不同的剂量－反应关系。物质，包括化学性物质或粒子性物质，在对其毒性评价的开始阶段，难以获得其毒性作用机制的资料，因此通常无法根据分子机制建立剂量－反应关系。即使是那些熟知的化学毒物，在其毒理学评价的开始阶段也都是行不通的。虽然纳米粒子的毒性与它们引起的分子水平的改变密切相关，但分子水平的毒性指标往往是不理想的，这时需要应用那些与毒性作用明确有关的毫不含糊的毒性指标。这些指标通常被称之为“效应相关性生物标志”。例如，死亡就是一个明确的毫不含糊的指标。对于一个不明机制的新的纳米粒子毒性大小的确定，即可以半数致死量为指标，如某一纳米粒子知其毒性作用是通过活性氧实现的，就可以从其活性氧产量方面着手研究其剂量－反应关系。这正像在传统毒理学中从血液胆碱酯酶活性的测定着手进行有机磷酸酯化合物的毒性进行评价一样。采用这种思路的好处在于只需要使用简便易行的方法，以及足够精确的普通技术，就可确定物质或纳米粒子主要的并往往和毒性作用相关的毒性效应。

毒性反应，也即毒性作用的终点的确定并不一定很容易。例如，即使是上面所举例子也并不一定不具有误导的可能性。一种有机磷化合物可引起血液胆碱酯酶活性降低，但这种酶活性的改变可能和它的毒性并没有直接的联系。如果其他的资料能集中提供某一纳米粒子或化学物质的毒性作用机制的线索，那就需要选择其他的毒性指标。虽然很多终点反应可准确地定量，但往往是一些间接的指标。血液酶的活性可以反映内脏器官的损伤。例如，存在于肝细胞内的谷丙转氨酶和谷草转氨酶在肝细胞受到损伤时可释放入血，因此这两种酶是效应相关性生物标志的又一实例。临床医学诊断在很大程度上依赖于效应相关性生物标志，但是生物标志与疾病关系的建立必须严格缜密才能有效。同工酶谱及酶分布与含量的变化有助于毒性效应靶器官的定位。

许多毒性效应的直接指标并不一定与造成机体损伤的机制有关，但却有助于建立物质与其毒性作用间的因果关系。例如，上述的谷丙转氨酶和谷草转氨酶是由于肝脏细胞破坏或其细胞膜损伤造成通透性增高将其释放入血所造成的，是肝脏损伤有直接的因果关系，但与肝脏损伤的机制却没有必然的联系。对于影响肌肉功能的物质，测定平滑肌与骨骼肌的紧张性改变是毒理学评价的基本技术方法之一。其他类似的以生理功能作为毒性指标的情况还有心率、心律及心肌功能等作为心脏毒性的指标，以神经和脑的生物电改变作为中枢神经系统毒性的指标等。在必要的情况下，还可以采用综合性更强的观察指标，如运动能力强弱及行为改变的程度等。

对于毒性作用观察指标与方法的选择，往往是在已对毒性物质的靶器官、作用部位或主要的毒性效应进行了解的基础上才能有效的进行。这些资料通常只有在完成毒理学筛选或其他毒理性指标的试验之后才能获得。对于一种新的物质的毒性评价，习惯上以致死性作为第一步实验的指标，因为死亡是一个精确的、明确的和定量的指标。因此，如果以说明某种物质毒性效价的大小等级，死亡本身就是一个十分有用的指标。以死亡为指标，还可以在不作用机制与作用部位完全不同的各种物质之间进行毒性的比较。此外，从致死性毒性实验中，通过观察动物的毒性反应症状，得到有关毒性机制、作用部位及其毒性作用的靶系统的线索，为进一步的实验设计奠定基础。这些线索的获得，需要对中毒症状进行周密细致的观察。对于一种新的物质进行致死性实验，仅仅记录死亡数量是不够的。从动物接触毒物到死亡的整个时间内，对动物进行全面的、细致的和规范的观察是致死性实验中的一个十分关键部分。通过充分的观察，一个训练有素的毒理学工作者可以获得大量的有价值的资料。第二个通过致死性实验获得有价值资料的途径是组织病理学检查。致死性毒性实验一般要对异常组织器官进行组织病理学检查。通过这种观察，可以获得有关引起死亡的病变，死亡所涉及的靶器官等特殊资料，提供重要的毒性作用机制的线索。

3.2.6 剂量－反应关系的意义

3.2.6.1 剂量－反应关系比较：图 3－9 是三条假设的量型剂量－反应曲线，所表示的反应分别是物质的期望效应如麻醉作用的有效剂量（ED）、毒性作用如肝损伤的中毒剂量（TD）以及致死剂量（LD）。如图所示，有效剂量曲线和致死剂量曲线显然是平行的。一般很容易将剂量－反应曲线的平行看作是机制相同的象征，也就是说容易做出死亡不过是治疗作用加剧表现的结论。当然，对于某些物质来说，这一结论最终可能会被证实，但仅凭这两条曲线的平行来得出这样的结论是不可靠的。由这样的图像可以推测，LD 可能是物质的治疗作用与毒性作用的综合作用的结果。这一点在对其他任何一对“效应”曲线、毒性曲线或死亡曲线进行比较时，也应给予足够的注意。

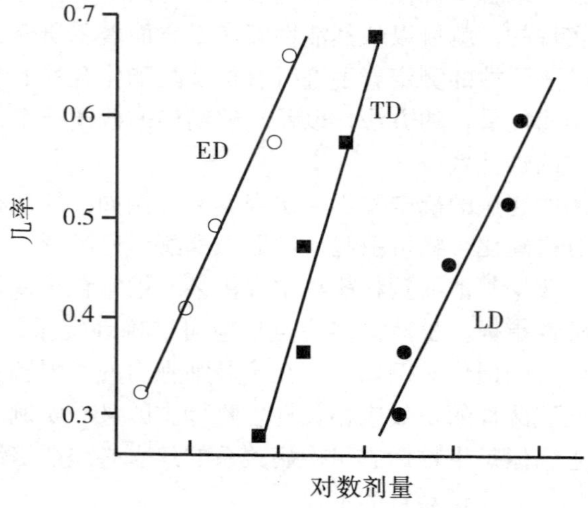

图 3－9 治疗剂量（ED，－○－），中毒剂量（TD，－■－）和致死剂量（LD，－●－）的对比

3.2.6.2 治疗指数：图 3－9 的假设说明了两个相互关联的问题：效应指标的选择和效应结果解释的重要意义。1913 年 Ehrlich 提出的“治疗指数”的概念可以对这种关系给予解释。虽然治疗指数是针对化学物有效治疗剂量和中毒剂量的，但其原理同样适用于纳米粒子有益效应与负面效应强弱的比较。治疗指数（therapeutic index，TI）广义定义是：引起毒性效应所需要的剂量和呈现期望的治疗效应所需要剂量的比值。通过类似的方法，可以得到两种毒性作用之间比较的指数，如产生相同反应的两种不同物质的剂量的比值或同一物质引起不同毒性效应的所需要剂量的比值等。

无论是有益效应还是毒性效应，计算效应比较指数时最常用的剂量是半数剂量，这是因为剂量－反应曲线上在半数剂量附近剂量与反应之间具有最好的线性关系。半数剂量是指群体的 50% 的个体产生反应或呈现最大反应所需要的剂量。治疗指数是粗略地表述药物相对安全性的方法，是致死剂量或中毒剂量与治疗剂量的比值：

$$TI = LD_{50}/ED_{50} 或 TI = TD_{50}/ED_{50}$$

利用图 3－9 给出的剂量可以近似求出 TI。TI 越大，药物或纳米粒子具有的相对安全性系数越高。本例所求得的 ED_{50}和 LD_{50}分别为 20 mg/kg 和 200 mg/kg，因此，TI = 200/20 = 10。采用半数致死量的不足之处，在于它们无法反映各自剂量－反应曲线的斜率。

3.2.6.3　安全界限（margin of safety，MOS）与接触界限（contact limit，CL）：弥补半数致死量不足的办法之一是期望效应采用 ED_{99}，非期望效应采用 LD_1。通过这两个参数计算可得到：

$$MOS = LD_1/ED_{99}$$

这些剂量的比较方法，主要适用于单次接触的情况。对于那些模棱两可的有效或有益剂量，以及接触可能是多次重复性的物质来说，MOS 就没有多大的意义。对于不作为药物使用的化学品，这一概念已被用于危险性评价，作为衡量人群接触量估计值与动物实验中获得的未观察到有毒作用剂量差异大小的指标。在纳米毒理学中，可作为纳米粒子，尤其是不作为药物应用的纳米粒子危险性评价的一个可行的指标。

3.2.6.4　慢性指数（chronicity index，CI）：毒物物质的毒性效应在体内蓄积的程度，可能通过质反应毒性资料进行估算。CI 对于纳米粒子对生物体的有害效应也是一个有用的指标。CI 是以单次染毒的 LD_{50}除以 90 次染毒（90 天毒性实验）的 LD_{50}得到的比值。CI 是无单位的。这里的 LD_{50}若以 mg/kg 为单位，如果毒物无蓄积效应，则慢性指数为 1；如果化合物全部蓄积，则慢性指数为 90。

3.2.6.5　半数致死时间（LT_{50}）：是衡量毒性效应的时间过程的一个指标。半数致死时间（LT_{50}）即半数动物死亡所需要的时间[18]，采用与计算 LD_{50}相似的方法可以计算出来。LT_{50}并不表示一种物质的毒性是否较另一种物质毒性大，不同物质之间毒性大小的比较仍须采用 LD_{50}进行。

3.2.6.6　重复染毒试验：包括亚急性、亚慢性或慢性毒性动物试验，被用来估计人群接触量估计值与动物实验中获得的未观察到有毒作用剂量（NOAEL）差异大小的指标，或其他最小毒性反应的“基准”剂量，如 10% 群体产生反应的估计剂量（TD_{10}）。由质型剂量－反应关系得到这种最小反应剂量，可以在危险性评价中用来求得“接触界限”（margin of exposure，MOE）。每日接触量是指在某种规定环境条件下可能发生接触的剂量，以 mg/（kg・D）表示。MOE 和 MOS 一样，往往以两数值之比来表示。例如，某种物质接触量的估计值是 0.001 mg/（kg・D），而该物质 TD_{10}测定值为 1 mg/（kg・D），则 MOE 值为 1 000。这一 MOE 值的意义在于估计接触量与群体的 10% 发生反应的估计剂量相差 1 000 倍，也就是说，0.001 mg/（kg・D）的接触量是比较安全的。

3.2.6.7　效价与效能：比较两种或两种以上物质的毒性效应，需首先明确毒性效应的剂量－反应关系，然后比较产生该毒性效应的效价和效能。效价与效能是两个重要的概念，借助于图 3－10 可以给予说明。图中 A、B、C、D 是 4 种不同的物质，但具有一种共同的毒性效应，图中所示的是 4 种不同物质毒性效应的剂量－反应曲线。依据曲线在横轴上的投影的剂量相对位置，也就是依据引起相同程度毒性效应所需要剂量，A 物质小于 B 物质，说明 A 物质的毒性效应比 B 物质的毒性效应强，因而我们说 A 物质的毒性效价大于 B 物质。效能则是指物质在充分剂量下所能达到的最大毒性效应，如物质 A 和物质 B 虽然具有不同的效价，但二者的效能却是相同的。在图 3－10 中，物质 C 的效价强于物质 D 的效价，但物质 C 的毒性效应在达到一程度后，不再随剂量的增加而增强，而物质 D 的毒性效应则一直随着剂量的增加而增强，因此，D 物质最后可达到的毒性效应大于 C 物质，因此说 D 物质的效能大于 C 物质。对于物质毒性效应的效价和效能可以简单地理解为：效价是单位剂量下作用强度；效能是充分剂量下的作用强度。在过去的毒物分类中，剧毒、高毒、低毒、微毒，一般都是按效价来划分的。但低毒的物质在剂量达到一定程度后同样可以引起与剧毒物质一样的毒性效应。

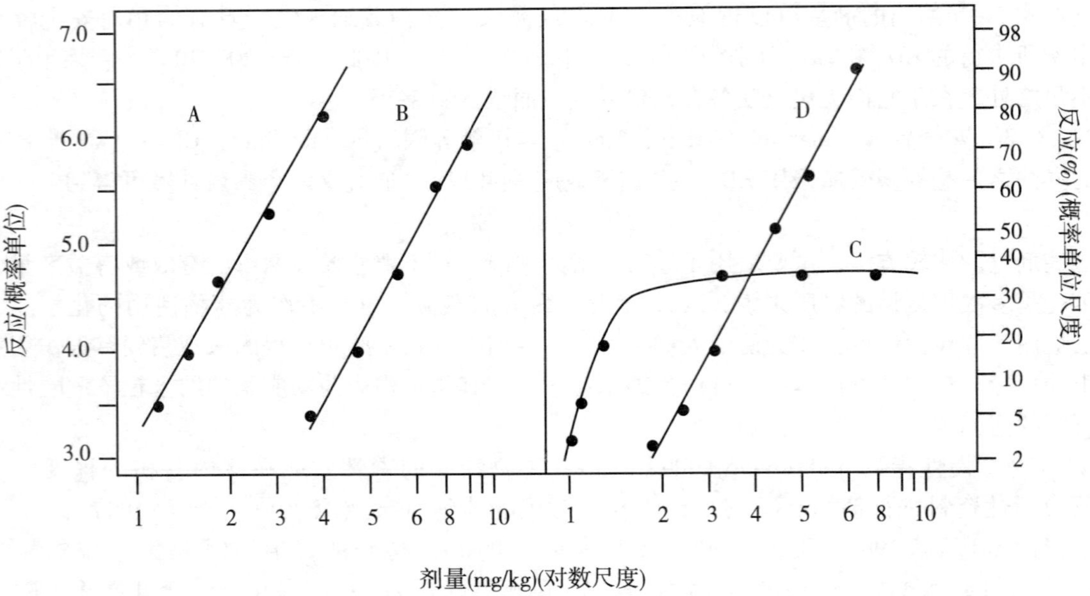

图 3-10 4 种物质的剂量—反应曲线示效价与效能的区别

3.2.7 毒性反应的差异

3.2.7.1 选择毒性（selective toxicity）：选择毒性的含义是毒物物质可对某一特定物种或特定动物产生毒性效应而不危害其他的生物体，即使是不同种类的生物体是紧密相连共存的[19-20]。按照人们愿望的受损害生物一般为非经济型（uneconomic form）或非期望其生存的生物，而不受损害的生物一般为经济型（economic form）或期望其生存的生物。这些生物可以是密切关联或共存的生物体，如寄生虫与宿主或同一生物体中的不同组织。这种物种选择性使毒物的毒性作用复杂化了，使人们难以将对于某一种生物具有的毒性外推至另一种生物，干扰对物质毒性效应的预测。然而，正是由于这种生物选择性，使人们能够开发出有效的抗寄生虫药物，农药杀虫剂和抗微生物的有效药物。这些药物都能选择性地对某些物种发生毒性效应而对其他物种则没有毒性效应。

物质具有选择性毒性的原因主要有两个方面。其一是物质虽然对经济型和非经济型生物具有相同的细胞毒性作用，但在二者细胞中的蓄积程度不同，也就是说这种物质主要蓄积在非经济型生物的细胞内；其二是物质仅对某一细胞结构或某一特征性的生物化学过程具有特殊影响，而这种细胞结构或生物化学特征性过程在经济型生物体细胞不存在或不具有重要的生物学功能，如抗生素青霉素破坏细菌的细胞壁杀死细菌，而人或动物的细胞没有细胞壁，因而青霉素在杀灭细菌的同时，并不对人或动物组织细胞造成损伤；磺胺类药物抑制叶酸的合成，因而能够抑制需要自行合成叶酸的细菌，而不影响可以从环境中摄取叶酸的人体组织细胞的生命活动，因而具有选择性的杀灭细菌作用。物质分布差异所造成的选择毒性，通常是由于物质在吸收、转化或排泄方面的差异所致。喷雾杀虫剂的选择毒性，其部分原因可能是昆虫的比表面积比人或动物的比表面积大得多，因此吸收的剂量比人或动物吸收的剂量要大得多。治疗甲状腺功能亢进的放射性碘制剂，可选择性地聚集于对碘有选择性摄取作用的甲状腺。有时，毒物对组织的选择毒性主要是由于不同组织内终毒物蓄积量的差异而造成的。这种终毒物质蓄积的差异又可能是由于不同组织对同一物质进行生物转化而使其成为终毒物质的能力的差异所造成的。

3.2.7.2 种属差异：传统毒理学信守的一个基本原则是："严格合理设计的动物实验的实验结果可以用于人类"。在纳米毒理学，这个基本原则显然也是一个力求达到的目标。因为如果动物实验的结果不能用于人类，则动物实验就是一些无意义的工作。然而，在实际工作中，绝对不可以忽视毒性反应的种属差异。这种种属差异有可能是性质方面的差异，也有可能是反应程度上的差异。如上所述的物质的选择性毒性作用都可以作为毒性作用的种属差异的良好实例，但这些实例的物种之间的差异相对来说都比较大。在有些物种，比如不同的哺乳动物之间在进货上的差异较小，因此对物质毒性反应的种属差异也可能比较小。种属差异出现的几率可能也较小，但种属差异仍然是毒理学工作中必须考虑的一个因素之一。因为即便是在生物进化上关系密切的物种之间，如大鼠、小鼠、豚鼠和仓鼠之间，在反应上都可能出现很大的差异。例如，高毒物质2，3，7，8－四氯二苯－对－二恶英（TCDD），对豚鼠和仓鼠的LD_{50}相差1 000倍以上。不仅不同物种致死量有很大的差别，而且损害的靶器官也有明显的不同。不同种属动物对物质毒性反应的差异，是管理毒理学中的一个重要问题。由实验动物资料推论到人类的危险性是当前管理决策的核心内容之一。推论的可靠性取决于动物模型与人的关联的性质与程度。在物质的致癌反应方面存在着明显的种属差异。这方面的例子有很多。小鼠对真菌毒素黄曲毒素1的致癌作用极不敏感，而大鼠却非常敏感。在小鼠饲料中含有10 000 ppb的黄曲毒素仍不能诱发小鼠肝癌，而大鼠饲料中仅含有15 ppb时，肝肿瘤的发生率已明显增加[21]。就目前已知，这种种属差异往往与不同物种之间基因表达的差异有关。例如，致癌作用在大鼠和小鼠上所表现的差异，与两个物种在谷胱甘肽转移酶的一种特殊形式mGSTA3 －3的表达方面的差异密切相关。mGSTA3－3对黄曲毒素环氧化物有极强的催化分解能力[22]。小鼠能正常表达mGSTA3－3，大鼠表达的是这种酶的另一种形式，虽然与mGSTA3－3关系密切，但对黄曲毒素的催化解毒能力很低。2，3，5三甲基戊烷和d－柠烯可诱发雌性大鼠肾肿瘤[23]，降血脂药物氯贝丁酯及普通溶剂三氯乙烯等“过氧化物酶体增生剂”可诱发肝肿瘤[24]，甲醛吸入可诱发大鼠鼻癌等都具有种属差异性。

毒理学中的一个重要问题是要确定来自动物的实验资料与人类反应之间的关联的性质及程度。为达到这一目的，必须探明不同物种毒性反应的差异的基本机制和原理。

3.2.7.3 个体差异：即使同一物种，不同动物个体物质的反应也可以出现明显的差异。单基因遗传差异发生率超出1%人群时，称为遗传多态现象（genetic polymorism）。除了急性特异性反应，如葡萄糖6－磷酸脱氢酶缺乏症患者食入蚕豆后出现的溶血现象，遗传多态性可以引起虽然重要但不那么剧烈的反应。例如，大约50%的白种人谷胱甘肽－S转移酶M1基因有缺失。由于该酶没有重要的功能，所以该基因缺失的纯合子在功能和生理上是正常的，但携带无效等位基因纯合子的吸烟者，比那些具有一份或两份正常基因的吸烟者患肺癌的危险性有所增加[25,26]。生物转化酶方面的遗传差异可能是对物质接触产生个体敏感性差异的重要决定因素。具有重要生理功能的遗传多态性现象，在产生个体毒性反应差异性方面的例证，如转基因小鼠研究已证明携带一份突变p53基因的小鼠对某些化学致癌物敏感[27]。对于人类，也已有证据表明，携带一份突变的肿瘤抑制基因者，患某些类型肿瘤的危险性明显增加。例如，视网膜母细胞瘤发病原因在于出现两份有缺陷的肿瘤抑制基因（Rb基因）[28]。携带一份突变和一份正常Rb基因的个体并非一定发生这种肿瘤，但发生这种肿瘤的可能性要比那些两份基因都正常的人要大得多。

随着对人类基因组认识的深入，会发现更多的“敏感基因”。同时将可能证实，许多慢性病菌的病因是遗传因素与环境因素综合作用的结果。最终有可能找到一种简单血液检查方法，可以确定某一具体个体对特殊物质是否特别敏感，避免由于对某种物质的高敏性所致灾难的发生。

3.3 描述性毒性实验

各种描述性毒理学实验基于两个基本原理。第一是通过合理设计、质量合格的实验，物质在实验动物发生的毒性效应，可以用来预测对人类健康的影响。这一原理实际上适用于整个实验生物学和医学。实验动物上所用物质的剂量，虽然与人体剂量不同，但一般是有联系的。若以单位体表面积计算，引起人和实验动物毒性效应所需要的剂量大致相同；若以体重计算，人一般比动物要敏感，大约可以相差10倍。通过已知实验动物和人类之间种属差异的定量资料，可以求出人类的相对安全接触量，或接触界限。这对于纳米生物安全性标准的制订具有十分重要的意义。一般来说，对人有致癌作用的物质，对某些物种（虽然不是全部）的实验动物也具有致癌作用。但却不能反过来说对动物具有致癌作用的物质对人也都有致癌作用[29-31]。但是从管理毒理学和危险性评价的角度出发，若动物致癌实验阳性，则对人类就也具有致癌的危险性。如果致癌作用机制已经搞清，并且证明这种作用机制所涉及的细胞结构或生化反应在人体不存在，那么在人类危险性评价中就可以不用考虑动物试验的阳性结果了。

描述性毒理学所基于的第二个基本原理是实验动物的高剂量染毒的原理。基于这种原理，对于某些毒性作用不明显的毒性物质，在毒理学实验中需要对实验动物进行高剂量染毒。为了发现对人的可能危害，这种高剂量染毒是合理的，也是必要的、可靠的和有效的。该原理的依据是质型剂量－反应关系，即随接触剂量增大，群体中某反应的发生率增高。实验体系的设计必须从实际出发，而在实际情况下实验所用动物的数目总是少于危险人群的数目，而且是少得多。要想通过一群数目非常有限的动物得到统计学上可靠的结果，就得使用较大的剂量使某种毒性效应的发生率足以被检出。但是，这种高剂量染毒的方法会给实验结果的解释带来问题，因为在高剂量下发生的反应在低剂量下不一定发生。对此最明显的实例就是关于糖精的致癌问题。大鼠饲以大剂量糖精会诱发大鼠的膀胱癌。但人的膳食中的糖精含量低得多，在相似于人膳食剂量的糖精不会诱发大鼠的膀胱癌。机制研究表明，在高浓度条件下，糖精可以在大鼠膀胱内形成不溶性的沉淀，随后对大鼠膀胱形成慢性机械性刺激，促进细胞增生，最终形成膀胱肿瘤[32,33]。体外实验已经证实，即使过量摄入这种物质，在人类的尿液中也不会形成沉淀。这个例子说明，毒性反应的分子的、生化的、粒子性的及细胞学机制在将动物实验的结果在物种之间进行推论时，是极其重要的。因此，描述毒理学必须有机制毒理学的支持，才能够更为正确地、更为准确地或更有把握地外推至其他动物种属。

鉴于目前人们对于纳米生物安全性的认识，需要说明的一点是，毒性实验的目的并非是要去证明一种纳米粒子的安全性，而是要描述一种纳米粒子能够在生物体内产生何种特殊的毒性效应。对于一种将要投放市场的纳米产品来说，究竟需要完成哪些毒理学实验，是没有一个普遍适用的整套实验方案的。这些毒理学实验，取决于一种产品的最终用途，纳米粒子本身的材料的化学性质、物理学性质及与其结构类似的金属或化合物的毒性资料等。对于那些已有标准性文件的产品的毒理学评价，就应当遵守文件所规定的准则。

3.3.1 急性致死性毒性试验

急性毒性试验是对新的物质或一种新的纳米粒子进行毒理学评价的第一个实验。急性毒性试验使用一种或一种以上动物，通过一种或一种以上的途径（比如一种可为经口给药的途径，一条经吸入给药的途径，对于纳米毒理学往往更注重吸入给药途径），测定LD_{50}和其他效应的试验。其中最常使用的动物是小鼠和大鼠，有时也使用兔和犬。受试动物包括雌雄两性成年动物，染毒前隔夜禁食。试验主要观察和记录一次染毒后动物的死亡情况。一般要观察两周时间。除死亡和体重改变外，还要观察染毒动物的中毒反应症状、活动情况、行为改变、患病情况及进食情况等。急性毒性试验的基本目的是：①得出急性毒性试验的定量估计值LD_{50}，以便与其他物质毒性进行比较；②确定急性毒性的靶器官及临床中毒表现；③观察反应是否具有可逆性；④为其他毒性实验设计提供剂量线索。

由于对实验动物权益保护的日益增长，LD_{50}的测定已成为一个备受关注的问题。LD_{50}并不是一个生物学常数，在实验中，许多影响物质毒性的因素都有可能影响LD_{50}的测定结果。可以影响物质有害反应的因素目前已知有动物的品系、年龄、体重、饲料、笼具、禁食时间、染毒方法、毒物溶剂、溶液容积、实验观察的时间的长短等。除此之外，由于诸多因素的影响，如实验的地点、季节、一天中的时间、实验动物的个体差异、精神因素、动物状态等，使LD_{50}的观测值在若干次实验中可出现差别，这是一种不可避免的固有现象。现在毒理学界一般认为，对于LD_{50}，大多数场合下只需要测定数量级范围即可，如5～50 mg/kg，50～100 mg/kg等等。测定LD_{50}的方法很多，繁简不一。一般在对毒性初筛时采用简易方法，以便节约动物及时间，常用的有Miller－Tainter二氏法[34]和序贯实验[35]；在正式试验时或最后评价时应选用一种比较精确的方法计算出LD_{50}。改良寇氏法和简化几率单位法是两种不太繁琐而又比较精确的计算方法，可选其中的任意一种。

M－T二氏法是利用概率对数图纸目测作图。在无概率对数纸时可以用普通坐标纸，这时需要将反应百分率查表换成几率单位，把剂量换算成对数剂量即可。实验时可用4～5个剂量组，记录每个剂量组死亡动物数，求出死亡百分率，即可用各个剂量的死亡百分率在概率对数纸上作图，或用各个对数剂量与相应的动物死亡百分率的几率单位在普通坐标纸上作图。将图纸上所标的各点连成直线（注意要使各点平均分布于直线的两侧，并调整直线的位置使其两边各点到直线的距离的和大致相等），在50%反应率处或几率单位为5处作一水平直线与所绘直线相交，自交点向横轴作垂线即可在横坐标上直接读出LD_{50}值。这一方法的优点是简单、快速，不要求剂量呈等比级数或等差级数，也不要求各剂量组的动物数必须相等，在没有概率对数图纸时，用普通坐标纸也可以作图。它不但可以求出LD_{50}，而且任何一个百分效量如LD_5、LD_{95}、LD_{10}、LD_{90}等都可以从图中读出。如今，作图及读出的过程都可以通过计算机来进行，使这一方法更为简捷实用。

序贯法用于测定作用迅速的物质或纳米粒子的毒性效应，对于作用缓慢的物质不太适用。其基本方法是一只一只动物序贯进行。看了前一只动物的反应后，再增减剂量进行下一只动物的试验，凡出现正反应（比如死亡）则下一只动物就用低一级剂量，凡出现负反应（不死亡），则下一只动物就采用高一级剂量。序贯剂量法一般只需要用20余只动物，从预计接近LD_{50}的剂量开始，死亡的记“+”号，不死亡的记“－”号，从第一次反应符号改变开始计数动物，直至用完19只动物为止。统计出每个剂量死亡动物总数S，不死动物总数F，求出S与F的和r，最后一只动物未实验，以“?”表示其反应结果，并列入S与F的总和r内。然后以r乘以相应剂量的对数X，各剂量组rx总和为c，$\log LD_{50}=c/n$，查反对数表即可得出LD_{50}。序贯法最大的优点是可以节省动物，而且计算简便不需作图，但不能很好地估计误差，准确性也较差，适用于毒性作用的初试。

改良寇氏法是一个较好的半数效量的计算方法。这一方法不需要作图，计算结果比较准确，重复性也较好，计算形式简便，易于记忆，且不需将反应率换算为几率单位。但其剂量需要用几何级数进行分组，最大剂量的反应率需大于80%，故需进行预试，先求出剂量上下限，然后再在此范围内进行几何级数分组。改良寇氏法的计算公式如下：

$$LD_{50}=\log^{-1}\{Xm-1/2\ [\Sigma\ (P_1+P_2)\ i1]\}$$

式中X1、X2、……… Xm为依次排列的各剂量的对数，其中Xm是最大剂量的对数（如果两端的剂量组出现一个以上的0%或100%反应率，应把边端的剂量组的记录弃去不用，最多只保留一个0%或100%反应率剂量组参加计算）。P_1、P_2、…… Pm为相邻各剂量组所致的反应率，用小数表示，i是相邻大剂量与小剂量比值的对数。如果剂量按等比级数排列，则公式可简化成：

$$LD_{50}=\log^{-1}1\ [Xm-i\ (\Sigma P-0.5)]$$

式中Xm为最大剂量的对数，i为相邻两剂量之比值的对数，P为各组的反应率，以小数表示。

简化几率单位法在毒理学实验中也是一个常用的方法。本方法准确性高，但公式有些繁琐。在实验设计中应作如下限制：①剂量按等比级数排列；②剂量间比例一般用0.7～0.8，不大于0.6；③通过预试调节剂量，使约一半组数的反应率大于50%，另一半组数的反应率小于50%，最好不出现0%或100%反应率；④各组动物数相等或相差不多。简化几率单位法计算公式因实验分组多少而异，常分5组的计算公式如下：

$$LD_{50}=\log^{-1}\left[\frac{10i\ (y_k-y)}{2\ (y_5-y_1+y_4-y_2)}+2i+X_1\right]$$

式中X为对数剂量，i为相邻两剂量间比值的对数，y为相应的几率单位，足序1、2、3……等由小剂量到大剂量排列。小剂量最多保留一组0%反应率组，大剂量最多保留一组100%反应率组。yk为LDk所对应的反应率的几率单位，求LD_{50}时，yk为5.00。

如果有通过皮肤或呼吸道大量接触纳米粒子的可能，就有必要进行皮肤染毒及吸入染毒急性毒性实验。动物可能通过吸入空气或栖息的水体急性接触纳米粒子，但摄入的粒子量常常很难得知。在这种情况下，一般测定其半数致死浓度LC_{50}，即造成半数动物死亡时空气或水中的纳米粒子的浓度，在报告LC_{50}时，还必须说明接触时间。急性皮肤接触实验一般选用大鼠进行。受试物质粒子用不渗透的塑料类物料覆盖使之与皮肤保持接触24小时，接触结束，除去覆盖物，擦净皮肤，不得残留受试粒子。14天内定期观察，多次观察的时间间隔不等。最后计算LD_{50}。如果剂量至2 g/kg仍未呈现明显毒性，则皮肤急性染毒试验通常不必进行。急性吸入毒性试验除染毒途径与其他急性毒性试验不同外，其他方面没有太大的差异。急性吸入性毒性试验的染毒时间一般为4小时。

虽然LD_{50}和LC_{50}值本身意义有限，但是急性毒性试验却是确定纳米粒子毒性效应及其对人类危害的最基本的方法。急性致死性试验中获得的最有价值的科学研究资料是对动物的临床观察及死后的病理检查，而并非是LD_{50}或LC_{50}的本身。在纳米毒理学中，急性致死性毒性试验，仍是一种基本的方法之一，虽然纳米粒子对生物安全性的威胁主要来自其慢性的或潜在的有害作用。

3.3.2 刺激性试验

传统毒理学中化学物对皮肤和眼睛的刺激性试验一般用家兔进行。纳米粒子的皮肤和眼睛刺激试验完全可仿而效之。进行皮肤刺激试验，需将家兔背部毛去除，将纳米粒子制成膏或糊状涂布于皮肤上，覆盖4层纱布。受试粒子的涂覆面积约6.5 cm^2，每只动物要有1个无损皮肤区，两个擦伤皮肤区。传统毒理学涂覆时间一般为4小时，对于纳米粒子需要多长时间，目前尚无成熟的例子，可以此为参考时间。传统毒理学对覆盖的方式也有一定的要求。全封闭式试验，用塑料薄膜覆盖；半封闭式试验，可用纱布覆盖；而非封闭式试验则无需覆盖。在纳米毒理学，可参考这些要求。皮肤刺激的强度，以红斑、焦痂形成、水肿以及腐蚀作用的积分进行评价。皮肤刺激的表现，需在除去覆盖物后反复记录观察。眼刺激性试验可将纳米粒子的悬液滴入或糊状物涂入兔一侧眼睛内，留另一只眼睛作为对照。滴入或涂入后在不同的时间间隔检查兔眼反应。

除了上述的整体动物上刺激性试验，近来有用体外试验代替皮肤和眼睛刺激实验的方法，其中包括表皮角质细胞和角膜上皮细胞培养模型。但目前仍以整体动物试验为常用刺激性试验的常用方法。

3.3.3 致敏试验

如果某种纳米粒子有经常皮肤接触的可能，那么除了要进行刺激性试验外，还需要了解其是否可以引起皮肤的过敏。有关皮肤过敏试验目前已有多种方法可代纳米粒子的皮肤致敏试验选用。这些方法包括Draize试验、开放式涂皮试验（open epicutaneous test）、局部封闭涂皮试验（Buehler）试验、弗氏完全佐剂试验、最优化试验（optimazation test）、分离佐剂试验（split adjuvant test）和豚鼠最大值试验（guinea pig maximazation test）[36,37]。虽然这些方法在染毒途径和次数上有所不同，但都首选豚鼠作为试验动物，将受试物质局部涂敷于脱毛备好的皮肤。也可以进行皮内注射，或涂皮和皮内注射结合进行，还可以使用免疫佐剂来提高试验的灵敏度。多次染毒时，受试物一般在2~4周内给予。对于一些特殊的试验，要求对皮肤进行封闭式染毒。这种情况下，可在最后一次染毒2~3周后，用非刺激浓度的受试物对动物进行激发处理，然后评价刺激性反应出现的情况。

3.3.4 亚急性毒性试验

对于非药用的纳米粒子，亚急性毒性实验、亚慢性毒性试验及慢性毒性实验可能更具有实际意义。亚急性毒性试验可以获得纳米粒子充分接触的毒性资料，同时为慢性毒性试验剂量设计提供依据。通常的亚急性毒性试验方法是设 3 ~ 4 个剂量组饲喂动物。用大鼠时，每剂量组每种性别一般 10 只动物。若用犬时，一般设 3 个剂量组，每剂量组敏性别 3 ~ 4 只，给予受试物 14 天后，进行临床化学和病理组织学检查。

3.3.5 亚慢性毒性试验

亚急性毒性试验之后，接下来是要进行亚慢性毒性试验。亚慢性毒性试验投用受试物纳米粒子的期限可以不同。但传统毒理学所采纳的期限一般为 90 天。亚慢性试验的最主要目的是确定"未观察到有害作用的最大剂量（NOAEL)"，并进一步确认在重复染毒情况下，受试纳米粒子毒性作用的靶器官。除受试物的 NOAEL 外，还可以获得"观察到有害作用的最小剂量（the lowest observed adverse effect level，LOAEL)"。获得 NOAEL 和 LOAEL 的数目取决于设计的剂量间距的大小以及受试动物数量的多少。NOAEL 和 LONEL 的确定，在管理纳米毒理学中具有重要的意义。例如，EPA 就采用 NOAEL 计算参考剂量（reference dose，RfD)，作为制订法规中"可接受"污染浓度值的依据[38]。一种取代 NOAEL 的方法称为基准剂量（benchmark dose)。基准剂量利用一个或多个剂量 - 反应曲线的全部数据资料进行估算获得，定义为"某特定危险度水平相应剂量的统计学下限值"[39]。确定 NOAEL 和基准剂量两者所需要的试验数据往往主要或仅仅来自亚慢性毒性试验，但是这些概念同样也适用于慢性毒性或发育毒性试验等。在完成慢性毒性试验之后，其所获得的资料可用于确认 NOAEL 和 LOAEL，一般较亚慢性毒性资料更为合适。

亚慢性毒性试验一般选用 2 种动物如鼠和犬，采用与实际接触相一致的投药途径。传统毒理学中多用经口途径。在纳米毒理学中，考虑到纳米粒子的接触特点，应加上吸入投药途径。剂量组一般至少设为 3 个，高剂量组应能引起毒性，但不会造成 10% 以上动物的死亡，低剂量组应不会产生明显的毒性效应，中剂量组介于二者之间。每剂量组每性别大鼠 10 ~ 20 只，犬 4 ~ 6 只。选用动物应有良好的健康状况，并在控制良好的环境条件下进行饲养。试验期间每天应对中毒反应观察 1 ~ 2 次。观察指标包括体重变化、食物消耗、毛色改变、呼吸循环状态、运动或行为现象及有无肿块的发生等。一切非自然性死亡都需作解剖病检并做详细记录。濒死动物都应终止试验，有利于组织的保存。90 天试验结束时，全部存活的动物都要终止试验，采集血液及组织样本以备进一步检查。记录并分析评价大体与组织（约 15 ~ 20 种）检查以及主要脏器（约 10 余种）重量测定的结果。在投用受试物之前、之后及试验过程中，还要进行血液学和血液化学检查。血液学观察指标包括血红蛋白浓度、血细胞比容、红细胞计数、白细胞总数及分类计数、血小板计数、凝血时间、凝血酶原时间等。常用的血液化学指标有糖、钙、钾、尿素氮、谷丙转氨酶、谷草转氨酶、γ - 谷氨酰转肽酶、山梨醇脱氢酶、乳酸脱氢酶、碱性磷酸酶、肌酐、胆红素、甘油三酯、胆固醇、白蛋白、球蛋白和总蛋白等。尿液分析一般在实验中期及试验结束时进行。常用项目包括比重、渗透压、pH 值、蛋白质、糖、酮体、胆红素、尿胆原以及有形成分的镜检等。对于纳米粒子，人类经常有经皮肤和呼吸道接触的可能性，因此有必要进行皮肤和呼吸给药的亚慢性毒性实验。亚慢性毒性试验不仅能确定受试动物在反复染毒情况下的剂量 - 反应关系特征，而且还可为慢性毒性试验的剂量设计提供参考资料。

3.3.6 慢性毒性试验

慢性毒性试验也称之为长期毒性试验，除了试验期限超过 3 个月，之外，其他方面都类似于亚慢性试验。在啮齿类，慢性毒性试验时间一般为 6 个月到 2 年，对非啮齿类通常需要 1 年或更长的时间。染毒持续时间在某种程度上取决于人类实际接触时间。如果纳米粒子是一种药物或药物载体，例如抗生素或脂质体，那么慢性试验 6 个月的时间已足够。而对一种人类有可能终生接触的物质如仪器添加剂，慢性毒性试验的时间就需要在 2 年以上。慢性毒性试验的目的是评价纳米粒子的蓄积毒性。在根据传统毒理学经验，往往也把致癌性考虑进去。这样做就可以不必再单独进行一次终生喂饲染毒的致癌性试验了。慢性试验一般采用大鼠或小鼠，试验期覆盖该种动物的寿命期，在小鼠为1.5～2年，大鼠为2～2.5年。动物数量的选择要保证2年后敏剂量组仍有30只存活。为此试验开始时每组每性别需要有60只大鼠。慢性染毒存活下来的及早死的动物都需要进行大体解剖和病理学检查。

慢性毒性试验中，动物会发生早死，减少存活到正常寿命期动物的数量。为避免或减少早死的动物，剂量的选择起有至关重要的作用。大多数法规性慢性试验准则中，均以估计最大耐受剂量（maximum tolerable dose，MTD）作为高剂量。MTD一般由亚慢性试验确定，但如果90天亚慢性试验呈现迟发性毒性或受试物质具有较强的蓄积毒性，可能需要进行延期染毒试验（如延期到6个月）以获得MTD。法规文件中对MTD值的要求有所不同。一些管理机构界定MTD是90天亚慢性试验中使动物体重增加略有降低（10%）的剂量[40]。但也有的管理机构考虑使用其他适宜指标，如生理的或药物动力学以及尿中代谢产物方面的指标来估测MTD。一般做法是选择一个MTD高剂量组，另外包含两个剂量组。后两个剂量组的剂量通常取MTD的若干分之一，如1/2或1/4，再加一个对照组。

关于致癌试验是否也用MTD作用为高剂量选择的依据，目前还有争论。在致癌试验中必须选择大剂量染毒的根据是慢性生物试验在统计学上和实验设计上存在着许多限制因素。可以设想，如果癌症发病率增0.5%，那么全国每年就有额外的500万人发生癌症。这样的危险性显然高得令人无法接受。然而，以统计学可信性估算，一个实验组若出现0.5%的肿瘤，那么这个实验组至少需要1 000只实验动物，而且这还是在不接触不发生肿瘤的前提之下。如果其中有的动物在不接触受试物质的情况下也发生肿瘤，那么实验动物数就还需要增加。图3－11曲线显示的是最小可检出肿瘤发病率与每组受试动物数目之间的关系。曲线的意义在于一项慢性生物实验中，若每组动物为50只，即使实验组动物不发生肿瘤，而实际的肿瘤发生率仍可达到8%。这个例子是以对照组不发生肿瘤为前提条件。这些统计学分析为什么致癌性动物试验要使用大于人实际接触剂量的原因。因为如果选择人类实际接触剂量来检测化学物质或纳米粒子的致癌性，则由于所需要实验动物的数目巨大而使试验难以进行。解决这一矛盾的变通做法是假定在染毒剂量和肿瘤诱发反应之间存在着剂量－反应关系，给予动物致癌物使其剂量达到足以在数目合理的（如40～50只）每组受试动物中，出现可以检出的诱发肿瘤反应。

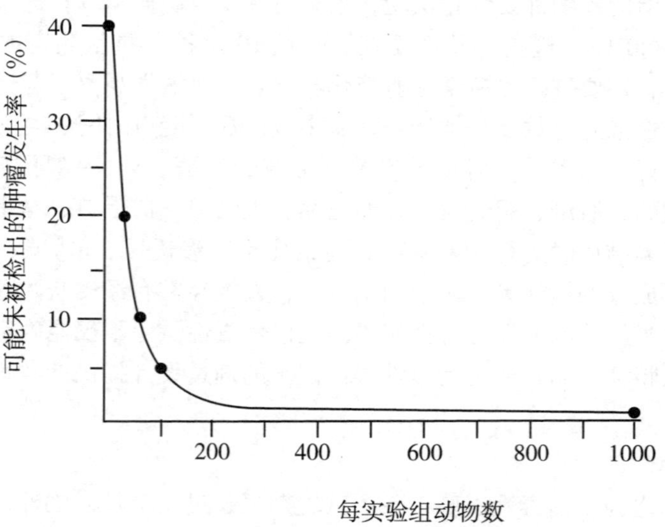

图3－11　动物诱发肿瘤实验效能的统计学限制

对于那些已知人体药物动力学基本资料的物质（例如已完成第Ⅰ阶段临床试验的新药）来说，现在已有新的方法确定慢性毒性动物试验的最大剂量。有人建议慢性毒性试验每日染毒剂量的取值应使染毒动物的药－时曲线下面积（AUC）等于通过每日最大治疗剂量（单次）得到的人类AUC的25

倍。以此剂量可以替代传统慢性毒性试验的 MTD。

慢性毒性试验也用来评价受试物质诱发肿瘤的可能性[41]。大多数法规性文件规定的慢性毒性试验要求对良性和亚性肿瘤都要报告。若实验组肿瘤发生率高于对照组，无论是全部肿瘤或某一特殊肿瘤，则就认为该物质有致癌可能性。但在有些情况下，可以否定受试物质有致癌的可能性。这些情况包括致瘤反应与剂量之间缺乏量效关系或与历史对照相比，对照组肿瘤发生率过低等。肿瘤自发率也是一个需要考虑的重要因素，无论在受试物慢性毒性试验中致癌性的结论是阳性或是阴性。慢性致癌性试验的合理设计要求同期对照试验，必须在动物年龄、饮食、饲养条件等环境因素方面与实验组高度均衡一致。图 3－12 给出了美国国家毒理学规划（NTP）项目中 27 个 2 年致癌试验中，雌雄两性 F344 大鼠各种不同肿瘤的自动发生率。图中所示为对照组也即非接触毒物组于两年后试验结束时发生特殊种类肿瘤动物的百分率。这些实验总共分别使用雌雄动物 1300 只。图 3－13 所示的是近年来 NTP 项目中的 30 个 2 年致癌试验，雌雄性别总计各 1400 只的 B6C3F1 小鼠各种肿瘤的自动发生率。从这些资料可以得出如下几点结论：①即使未接触任何已知的致癌物，动物也会发生肿瘤，无论是良性的或是恶性的都并非罕见；②不论是大鼠或小鼠，雌性或雄性，都具有多种不同类型的多发性肿瘤，虽然其发生率不同；③一种动物的常见自发性肿瘤对另一种动物可能是罕见的，如睾丸间质细胞腺瘤在雄性大鼠常见，在雄性小鼠却属罕见；雌性小鼠肝腺瘤与肝癌是雄性大鼠的 10 倍；④肿瘤自发率的差异可发生于同一物种同一品系而不同性别的动物之间，如雄性 F344 大鼠肾上腺嗜铬细胞瘤患病率是雌性的 7 倍左右，雄性 B6C3F1 小鼠的肺及肝肿瘤患病率是雌性的 2 倍；⑤即使是各种实验条件一致，肿瘤自发率的波动仍然很大。NTP 生物试验项目某些类型肿瘤标准差较大就说明了这一点。例如，30 个不同的非接触组的雄性 B6C3F1 小鼠肝腺瘤或肝癌发生率低者仅 10%，而高者可达 68%。

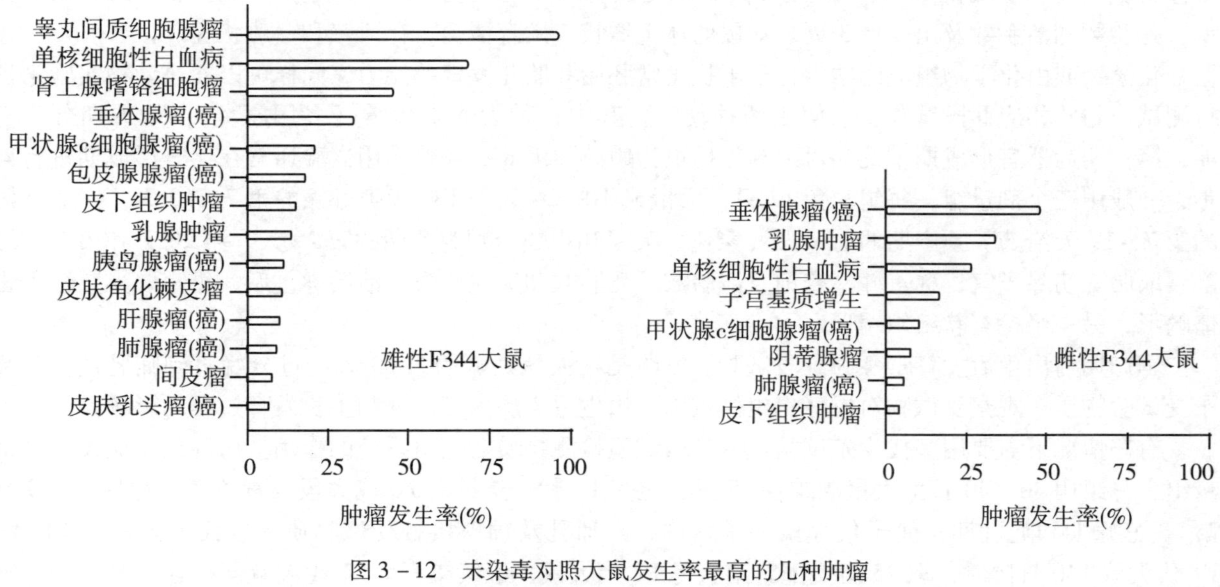

图 3－12　未染毒对照大鼠发生率最高的几种肿瘤

由上述种种例子可以说明，长期致癌试验中设同期对照组是十分重要的。将同期对照与多年积累的“历史”性对照试验结果进行比较，对于识别“假阳性”结果具有十分重要的意义。人群在遗传上是多样性的，膳食、营养、健康状况及所处的环境条件又千差万别，而环境空间中又存在各种可能致癌的天然或人造物质。相比之下，实验动物则是生活在无菌条件下，膳食、营养都是恒定的，其动物品系也都是极纯的健康动物群。可是即使是在这样的条件下，肿瘤自然发生率仍有如此大的差异，这就进一步增加从动物试验结果来推及群肿瘤发生情况的困难。

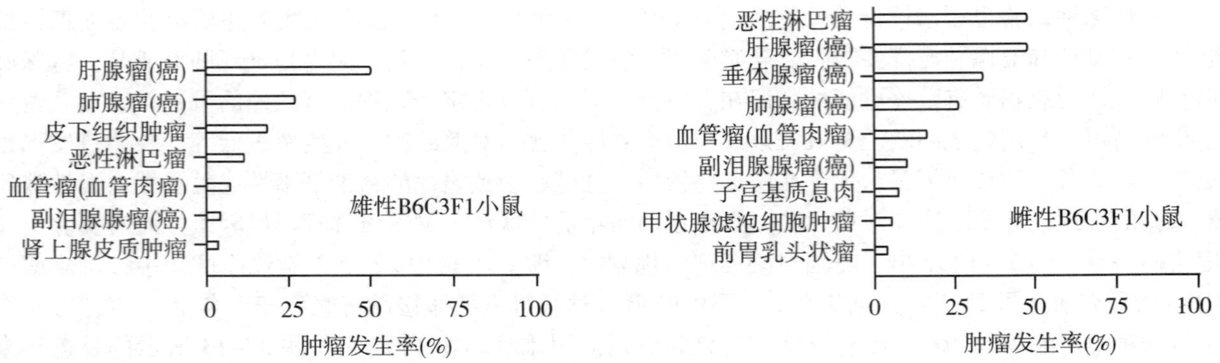

图 3－13 小鼠几种肿瘤的发生率

3.3.7 发育和生殖毒性试验

物质对发育和生殖功能的影响是需要检测的另一种毒性效应。发育毒理学（developmental toxicology）是研究接触理化因素对发育中的机体造成有害效应的科学，涉及受孕前、出生前、出生后、直到青春发育过程中的有毒物质的接触，而有害效应在生命周期的任何时间都有可能发生。畸形学（teratology）是研究从受孕到出生过程中所诱发的各种生物体结构缺陷的科学。生殖毒理学（reproductive toxicology）是研究接触物理或化学因素对雌雄两性生殖系统的有害效应的科学。

一般生育力和生殖过程（Ⅰ段）试验通常选择大鼠，设 2～3 个剂量组，每组每性别 20 只大鼠，雄性大鼠在投用受试物 60 天，雌性大鼠投用受试物后 14 天进行交配。观察指标通常包括妊娠百分率、死胎数和活胎数及出生后 3 周内幼鼠的体重增长、发育情况、存活率和一般状况。

化学物或由化学物组成的纳米粒子干扰正常胚胎和胎儿发育的能力，同样可以通过动物实验来进行测试。与此相应Ⅱ段试验要求使用两种动物，其中一种为非啮齿类（多用家兔）。妊娠期分为三期，第一期为器官形成期，此期对致畸作用最为敏感。因此，致畸作用试验通常在器官形成期进行染毒，一般用三个剂量组，每组家兔 12 只，大鼠或小鼠 24 只，于啮齿类妊娠的第 7～10 天，家兔妊娠的第 7～19 天给药。预产期的前一天（家兔、大鼠和小鼠分别为孕期的第 29 天、第 20 天和第 18 天）剖腹取胎。切除子宫、称重并检查记录活胎数、死胎数和吸收胎数。活胎称重后，每窝取半数检查骨骼畸形，另一半检查软组织畸形。

围产期与出生后发育毒性为Ⅲ段试验。方法是在大鼠妊娠的第 15 天经过分娩直到哺乳期，都给予受试验物质。观察受试物对鼠仔出生体重以及出生后 3 周内存活率和生长发育过程的影响。

有些情况下需要用多代生殖试验代替Ⅲ段试验检测物质对生殖系统的作用。试验至少应设三个剂量组。每组用 30～40 日龄大鼠雌雄各 25 只，定为 F0 代。连续对 F0 代大鼠染毒覆盖繁殖期（140 日龄）、妊娠期和哺乳期，使子代大鼠在子宫内、经哺乳及饲料接触受试物质。这代大鼠称为 F1 代。F1 代大鼠 140 日龄时，取 25 对交配繁殖获得 F2 代大鼠，继续染毒。F2 代大鼠同样在子宫内、经哺乳和经饲料接触受试物质。F1 代和 F2 代分娩后应尽快检查，记录 F0 代和 F1 代雌鼠受孕率、足期妊娠母鼠数、每窝产仔数、死胎数和活胎数，及出生后 4、7、14 和 21 天龄小鼠存活数及体重，并计算生育指数（交配受孕数）、妊娠指数（妊娠活产窝率）、存活指数（4 天存活率）、哺乳指数（4 天存活仔鼠至 21 天哺乳期结束时的存活率）。F0 代和 F1 代亲代鼠取部分进行大体解剖和组织病理学检查，重点是检查生殖器官有无异常变化。全部断乳鼠都要进行尸体解剖检查。国际协调委员会（ICH）提出了一个可以变通的“ICH”阶段发育毒性试验准则，包括阶段 A（交配前到受孕）、阶段 B（受孕到植入）、阶段 C（植入到硬腭闭拢）、阶段 D（硬腭闭拢到妊娠结束）、阶段 E（出生到断乳）和阶段 F（断乳到性成熟）6 个阶段。

为节约时间和能够迅速了解物质的致畸性，目前正在研究短期致畸方法[42]。这类试验利用全胎培养、器官培养、原代和无限细胞系培养技术来检测发育过程、评价物质潜在的致畸危险性。但这些实验体系目前还都不成熟，其在致畸效应筛选方面的作用尚需评价、有待结论。对于确定特定的致畸结果和细胞生长分化干扰过程，这些实验所起的作用并不相同。一般来说，目前应用的试验方法尚不能鉴别功能与行为致癌物质[43]，而这一点对于纳米尺度物质的致畸实验可能尤其重要。

3.3.8　致突变试验

致突变作用是物质引起细胞核遗传物质发生改变的能力。这种改变可通过细胞分裂传给下一代细胞。突变可以发生于两种类型的细胞，产生本质上不同的后果。发生于生殖细胞的突变引起生殖细胞包括精细胞和卵细胞 DNA 损伤并可通过减数分裂将突变遗传到子代细胞。如果受精过程中的精细胞或卵细胞发生突破性变，二者遗传物质的结合可能是致死性的，死亡可发生于胚胎细胞分裂的早期阶段。遗传物质的突变也可能不影响早期胚胎的形成过程，但在晚期发育过程中使胎儿死亡，引起流产。突变也可以引起先天性畸形。发生于体细胞的突变是不遗传的，但可以通过有丝分裂将遗传缺陷传递给同一组织的其他细胞、引起细胞死亡或癌变。致突变试验常作为致癌物的筛选试验来使用。

目前已有大量的体外试验用于物质致突变能力的检测。有些细胞遗传学的改变可在光学显微镜下观察到，因此动物接触受试物质后可制备骨髓涂片进行遗传学分析。某些突破性变可完全中断正常的发育过程。利用这一原理，可以采用显性致死性试验检测物质的诱发突变的能力。具体方法是对雄性动物进行单次染毒，然后与未经处理的雌性动物交配，每周一次，连续 8 周。妊娠期满前处死孕鼠，确定活胎数和黄体数。目前最受注目的致突变试验是 Ames 及其同事于 1975 年建立的沙门菌/微粒体试验[44]。该试验使用的是几个缺乏磷酸核糖 ATP 合成酶的沙门菌突变株。磷酸核糖 ATP 合成酶是合成组氨酸所必需的。只有在这些突变株发生还原为野生株的回复性突变后，才有可能在无组氨酸的培养基上生长。向菌株中导入一些附加突变，可以提高物质致突变作用的灵敏性。有些附加突变可以提高细菌对某些化学物质的通透性，降低细菌细胞对 DNA 损伤的修复能力。考虑到许多物质只有在内织网微粒体酶作用下转化成毒性产物才具有诱变性或致癌性，因此在含有突变株和受试物的培养基中，要加入大鼠肝微粒体。然后记录在无组氨酸培养基上形成的菌落数，对受试物诱发回复突变的能力进行定量评价。

近来还发现有些真菌菌株可以用于直接检测遗传毒性致癌物引起的突变及非遗传性致癌物接触后通过细胞分裂形成的遗传改变。这种方法可以检测细胞分裂重组过程中遗传物质的丢失。这些遗传物质的丢失可能是由于 DNA 氧化损伤、直接突变作用、DNA 修复保真性的改变，和/或细胞周期性调节机制的改变[45]。

3.4　机制毒理学实验

机制毒理学实验用于研究纳米粒子生物毒性的作用机制，回答纳米粒子为什么会具有生物毒性及通过什么样的病理过程来导致毒性结果。目前纳米技术目前还是一门新生的技术，因此除有关纳米粒子肺毒性机制的研究文献较多外，关于其他方面的机制性研究尚少。这里介绍的内容大多与肺组织的损伤机制有关。

3.4.1　肺损害发病机制

纳米粒子对肺组织的损伤机制，是目前机制纳米毒理学中研究最多的一个领域。有许多研究表明，纳米粒子对肺组织的损伤作用机制与氧化负荷、活性氧族及纳米粒子在肺组织中的沉积能力有关。纳米粒子在肺组织中的沉积能力则与粒子的尺度具有密切的关系，而活性氧族的产生则于纳米粒子的比表面积、粒子尺度、化学特性等粒子性质具有更为密切的关系。

3.4.1.1 氧化负荷：过度的氧化性负荷是肺组织损伤的一种重要方式。它常常是由自由基介导的。例如，由 O_3、NO_2、吸烟和一些肺的防御细胞都可产生自由基[46]。目前已有大量的证据表明，暴露于氧、NO_2 及其他毒剂的动物，肺内自由基清除酶的活性升高。使用各种自由基清除剂可防护大鼠由高剂量的硫脲和非致死剂量的射线引起的肺水肿。

肺氧化性毒性理论与活性的不稳定的自由基的形成有关。由自由基所引起的连锁反应导致失调及破坏性的氧化作用。超氧阴离子、一氧化氮、过氧化亚硝基、羟基自由基和可能的单线态氧在介导组织损伤中起有关键的作用。O_2 可被还原成有活性的氧代谢物。这种氧代谢物正常情况下是由微粒体和线粒体电子传递反应期间的细胞代谢产物产生。大量的超氧阴离子是通过 NADPH 细胞色素 P450 还原酶反应产生的。这些氧化性自由基具有潜在的细胞毒性，可介导或促进各种肺毒性作用。在传统的毒理学中百草枯和硝化呋喃妥因的肺损伤机制研究就已提出了这种学说。各种类型细胞的损伤，细胞内容物如微粒体和黄毒蛋白被释放到细胞外间隙，导致细胞外生成有害的活性氧自由基。

在哺乳类动物，中性粒细胞、单核细胞和巨噬细胞为执行其防御功能，都有将分子氧转变为活性氧代谢物的强大能力。在有异物侵入时，由这些细胞所产生的毒性氧自由基，通过细胞膜释放到周围组织中，恰似其防御功能的一种副产品。在大多数中毒性肺水肿时，在肺的微循环和肺实质组织伴有吞噬细胞的积聚。氧化性损害正像这种积聚一样，代表所有类型的肺毒性损伤的重要组成部分，同时又伴有吞噬细胞介导的炎症反应。血小板也有生成活性氧自由基的能力。

3.4.1.2 纳米粒子与 ROS：目前已有许多离体和在体实验研究表明，纳米粒子可以通过各种各样的化学原理产生活性氧化合物（reactive oxygen species，ROS）。C_{60}富勒烯、纳米炭管、量子点、和一些传统所说的超细微粒（UFP）都可以产生 ROS，尤其是在暴露于可见光、紫外光或过渡态金属时。这些 ROS 可以造成生物体组织和细胞损伤[47-53]. 已有研究表明，各种不同化学成分组成的及具有各种不同的纳米尺度的纳米粒子都对线粒体具有特殊的代谢倾向[54-58]. 因为线粒体是细胞内发生氧化还原反应极为活跃的器官，所以，作用于线粒体的纳米粒子就有可能影响 ROS 的产生，并导致机体抗氧化机制的负荷过重，并干扰抗氧化防御机制。

图 3-14 给出了一些生物体内可能由纳米粒子产生氧自由基的部位及机体对 ROS 的一些防御机制。C_{60}富勒烯为一典型的产自由基纳米粒子[59]。由这些各种各样的纳米粒子产生氧自由基的确切机制目前并未完全了解，但研究已经提示这些机制可能包括：①富勒烯和单壁纳米炭管的光激活引起系统内部交扰（inter-system crossing，ISC）产生自由电子；②纳米粒子的代谢产生氧化还原活性的中间产物，尤其是当经细胞色素 P450 代谢时；③生物体内的炎症反应可以使巨噬细胞释放氧自由基。随着对纳米粒子毒性研究的进展，新的产自由基机制也可能会不断地被发现。纳米粒子的微小尺度及由这种小尺度所造成的巨大比表面积，如环境空气中的超细粒子，使它们具有潜在的引起负面效应的特殊性质。当然，粒子的化学成分和其他的一些粒子参数也是它们生物学性质的重要影响因素，如纳米粒子具有通过细胞膜和沿神经通路移行的倾向，这就像我们从超细粒子所获得的结果一样。这些研究结果在未来的纳米毒理学研究领域中，将为理解纳米粒子的生物学特性奠定基础。

肺组织能通过特定的防御机制作出反应。可能需要通过不断地暴露于多种空气传播的微生物以及低、高分子量抗原物质的刺激。免疫系统对这些可吸入抗原可确定是发生细胞或是体液介导的免疫反应。当吸入的异物使呼吸系统过敏而又再次暴露于相同物质时，便可产生直接的免疫反应。哺乳动物具有发育良好的免疫系统和发达的淋巴系统。淋巴细胞定位于肺门或纵隔淋巴结、淋巴样聚集体和淋巴上皮小结内，或像气道内的单层细胞那样分布于呼吸道。吸入有些物质可引起支气管收缩，导致慢性疾病。常见情况是过敏性粉尘或气体中的化学组成引起变态反应。低分子量物质可以作为半抗原，同蛋白质形成复合物而成为能被机体免疫系统识别的抗原。再次暴露于过敏化合物时产生变态反应，释放各种炎性递质，从而产生早发的和/或迟发的支气管收缩反应。这种反应在暴露于甲苯二异氰酸

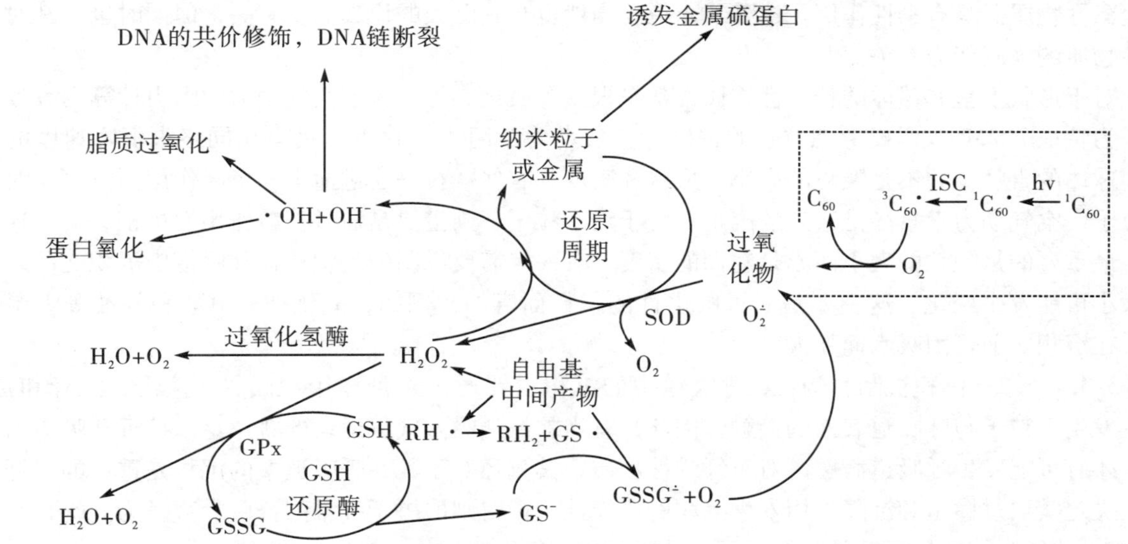

图 3－14　工程制备的纳米粒子释放自由基（Yamakoshi et al.，2003），这些自由基可以与体内的抗自由基系统相互作用[60]．Abbreviations：SOD = superoxide dismutase；GSH = reduced glutathione；GSSG = oxidized glutathione；GPx = glutathione peroxidase；R = any organic molecule

酯（TDI）过敏工人可观察到。TDI 是一种广泛用于生产聚氨基甲酸乙酯塑料的原料[61]。

3.4.1.3　吸入纳米粒子剂量的影响因素：气体在呼吸道沉积的部位决定了粒子毒性作用的形式。在确定气体能在什么样的程度上穿透肺部方面，水溶性是重要的决定因素。高水溶液性气体如 SO_2 连鼻腔都不可能通过，同时这种气体对动物无毒性表现，尤其是对那些只能经鼻呼吸的动物。相对水溶液性较小的气体如 O_3 和 NO_2，能深深地穿透到肺，在肺组织引起毒性反应。仅仅是基于气体水溶液性构建的关于气体进入肺部并在肺部沉积的数学模型，就能够相当准确地预测这些气体在肺组织内造成损伤的部位。这个模型对于将实验动物上的发现外推到人可能是有价值的[62,63]。极度不溶液性气体如 CO 和 H_2S，可有效地流经呼吸道，通过血气屏障进入血液，随血液到达全身各个部位。

3.4.1.3.1　颗粒的沉积和清除：固体颗粒和小滴在呼吸道的沉积部位在决定其损伤部位方面尤其重要。颗粒的大小决定颗粒或汽溶液胶沉积的部位。通过肺的解剖学和呼吸系统的气流模式的综合作用，导致颗粒性物质在肺和气道表面的沉积[64,65]。

吸入气溶胶最常见者为多分散体系。许多气溶胶粒子大小近似对数－常态分布，可用中位数或几何平均数或几何标准差来进行描述。以给定大小粒子的发生频率与大小的对数作图，可得出一钟形的频率曲线。颗粒的数据通常用手在对数－概率图纸上绘图，把小于指定大小的粒子的累积百分数标出，这样可用肉眼或数学的办法配合得出一条直线。几何平均数为 50% 大小，此时均数将曲线一分为二。几何标准差用下式计算：

$$\sigma g = 84.1\%\ 大小/50\%\ 大小$$

颗粒大小分布的几何标准差 σg 是多分散气溶胶的一种度量。在实验室，1.8～3.0 的 σg 值经常遇到。野外 σg 值常常可以达到 4.5。σg 值低于 1.2 者可以认为是单分散气溶胶。

测定的半数直径反映颗粒的数目，以计数半数直径 CMD 表示；半数直径也可以反映质量，以质量中位空气动力学直径 MMAD 表示。传统毒理学认为，穿透肺的颗粒的数目越多，质量越大，则毒性效应就可能越大；但纳米毒理学中，由于纳米粒子具有特殊的表面性质及巨大的比表面积及特殊的量子效应和小尺寸效应，使进入肺的粒子的质量在决定其损伤程度中的作用相对来说不如在传统毒理学中那么重要。对于不溶性的纳米粒子，毒性效应主要发生于粒子的表面，因此，其巨大的比表面积对于其毒性效应的强弱是十分重要的决定因素。对于这种不溶性纳米粒子，有些是靠吸附于其表面的其他毒性物质而具有毒性作用。这种纳米粒子当然也与其巨大的比表面积有关，但同时也与其对其他毒性物质的吸附能力有关。

对于形状上呈非球体的粒子性物质常常是根据等质量、等体积或空气动力学阻力计算的等效球体粒子为特征。MMAD 需要考虑粒子的密度和空气动力学阻力。它表示具有相同终末沉降速度的单位密度球体的直径，并不是颗粒的大小、形状和密度。有些颗粒是通过撞击和沉降作用而沉积。对于这种粒子，空气动力学直径是适宜的测量。对于纳米粒子，则主要是通过扩散作用而沉积。对于这些粒子，最重要的是颗粒的大小而不是它们的密度。有一点需要说明的是颗粒在呼吸道中沉积之前，颗粒的大小可能发生变化。这主要是对可吸水性的颗粒而言的。例如，氯化钠、硫酸和甘油等吸湿性颗粒，在沉积之前可因吸水而变大。

3. 4. 1. 3. 2　沉积机制：颗粒在呼吸道中的沉积主要通过 4 种作用：截留、撞击、沉降和扩散。截留发生于粒子与呼吸道表面的接触，因此只有当颗粒随吸入气流运动的轨道足以接近呼吸道的表面时，才有可能发生呼吸道截留。对于纤维性物质，其直径对于其在呼吸道中的沉积是重要的。纤维的直径决定其通过撞击和沉降作用发生沉积的可能性，截留则取决于纤维的长度。直径为 1 μm，长度为 200 μm 的纤维主要是通过截留作用而不是通过撞击作用沉积于支气管树中。

在惯性的作用下，悬浮于气体中的颗粒将沿原来的运动轨道运行。在呼吸道的弯曲的气流中，如在气道的分叉处，颗粒可撞击到气道的表面上。对于人的肺脏，移动于气道中心的颗粒在相对对称的气道分叉部位具有相对很高的沉积的几率。目前，给出颗粒按给定大小沉积的部位还是有困难的，然而在一般人群中，空气动力学直径大于 10μm 的颗粒绝大多数沉积在鼻咽部，而不能穿透到远于喉部的组织。最近有资料表明，10 nm 以下的纳米粒子也能相对有效地通过扩散作用而被上呼吸道捕获。颗粒越过上呼吸道后沉积在支气管部位和深呼吸道中，小于 5 μm 而大于 3 nm 的粒子在肺泡区有很高的沉积率。

沉降作用可以导致颗粒在小支气管、细支气管和肺泡腔中沉积。在各级小支气管、细支气管和肺泡腔中，气流速度慢。颗粒在空气中，浮力和空气阻力在向上的方向作用于颗粒，重力以向下的方向作用于颗粒。当重力大于浮力和阻力的和时，粒子便获得一个向下的加速度，当通过加速度获得一定的速度，重力与浮力和阻力达到平衡时，颗粒便以恒定的速度而沉降。这个速度被称之为终末沉降速度。当空气动力学直径小于 500 nm 时，沉作用不再是颗粒沉积的重要影响因素。

在亚微米颗粒的沉积中，扩散作用是重要的决定因素。在空气中的亚微米粒子受气体分子的撞击而发生布朗运动，也即扩散运动。这种随机的运动随颗粒的变小而增加，对于粒径小于 500 nm 的亚微米粒子来说，扩散作用是其在呼吸道中沉积的主要机制。

呼吸方式影响颗粒的沉积。安静呼吸时，一次呼吸的容积仅为解剖无效腔容积的 2 ~ 3 倍，大部分被吸入的粒子又被呼出呼吸道外。在运动期间，较大容积的气体以较高的速度吸入呼吸道，在大气道中的撞击作用和在小气道与肺泡中的沉降作用和扩散任凭也随之增加。屏气也能增加沉降作用和扩散作用。能改变导气部直径的一些因素也能影响颗粒的沉积。在患慢性支气管炎的患者，气道中的粘液层明显增厚并向周围扩散，可部分地堵塞一些部位的气道。由于空气流经这些被部分堵塞的气道时形成射流，它潜在地加强了颗粒在小气道中通过撞击和扩散作用发生沉积的可能性。有些具有刺激性的物质能引起支气管的收缩，也有增强颗粒在气管支气管中沉积的倾向。经验表明，吸烟有增强粒子在气管支气管中沉积的倾向。

3. 4. 2　肺毒性机制研究方法

3. 4. 2. 1　吸入毒性试验：目前在纳米毒理学领域研究得最多的就是纳米粒子的吸入毒理学问题，因为许多化学工作者及纳米毒理学工作者认为呼吸道是人们接触纳米粒子的最可能的途径。因此，吸入毒理试验对于纳米毒理学可能具有特殊的重要意义。在传统呼吸道毒理学这一领域中，由流行病学家、研究肺功能的生理学家、毒理学家、细胞和分子生物学家的共同参与，进行紧密而富有成效的协作，是科研协作的典范。流行病学家利用各种肺功能试验对暴露于空气污染物的人群进行肺功能方面的评估。这些试验也同样适用于动物实验，也可用于检验与纳米粒子污染物有关的肺效应的机制。当能从实验动物和人类两方面获得相似的资料时，（例如粘膜纤毛清除颗粒物质的研究，或对支气管收缩剂反应性的研究），这种直接的比较有助于从动物外推到人。在认识肺对毒性物质别是纳米粒子反应的一些机制上已获得一些进展。在对毒剂或纳米粒子的反应中，肺细胞可以释放各种化学性递质。这些递质可以明显地影响肺功能。研究暴露动物的细胞和在体外实验中对培养细胞进行暴露研究所获得的资料，在评估纳米粒子及许多物质的潜在毒性方面也是有用的。分子技术如原位杂交和免疫染色，也应用于分析化学递质的产生和分析在吸入性毒物反应中由特殊细胞类型所产生的其他重要的大分子。目前，人们已广泛应用支气管肺泡灌洗用于检测暴露后呼吸道的内含物，包括细胞组分和非细胞组分。由于肺的结构和生理特点，吸入毒理学试验需要特殊的装置并需要考虑不同的剂量特点。

3.4.2.2　吸入染毒系统：对于气体的吸入染毒相对来说是比较容易的。例如，将高纯度的气体压缩在“罐装气罐”中，产生一定浓度的气溶胶的方法比较简单。其计量和稀释都容易进行，可产生合适的暴露浓度。但调控和计量气体污染物就困难得多，要么需要昂贵的检测仪器，要求进行频繁的标定，要处理大量的数据或资料，要么就是需要很麻烦又很细致的湿式化学分析方法，需要从中毒柜经汽水阀冒泡采集气体样品。颗粒的气溶胶的制备则很困难，需要查阅专门文献[66]。

染毒中毒柜必须能迅速达到希望的毒物浓度或粒子浓度，并在中毒柜中的各个部位维持所希望的均匀水平。对实验动物要有充足的空间，并且在其中不希望聚集有与动物有关的产物如粪便、尿液、皮屑、热、一氧化碳等。现代的中毒柜趋向于用惰性物质做成，其材料一般都是玻璃、不锈钢或聚四氟乙烯。设计为流动式模式，能促进中毒柜环境的混合与均匀性，预防污染物的集结。对于暴露于酸性气溶胶，公认的主要问题是氨的集结，这是动物的排泄物经细菌的作用而产生的。因此，在中毒柜的使用中必须考虑到最大的负荷系数和卫生设备。一般情况下，动物的总体积不应超过整个柜体积的5%。现代新型的中毒柜都是只让动物的鼻暴露于柜内气体，可避免与动物有关的污染问题。为了保证工作人员的安全，必须要慎重对待怎么能使中毒柜排空且不使其中的气体外泄的问题。

对于粒子性物质，气溶胶的制备非常困难。因此，目前在纳米毒理学领域，多采用呼吸道滴入含有一定浓度的受试验粒子的溶液来代替吸入试验。Lam 等研究合成的 SWNT 的肺毒性，采用了将各样品分别以每 50 ml 的小鼠血清中含有 0，0.1 mg，和 0.5 mg 的剂量进行肺气管内持续性灌注，然后在 7 天和 90 天时对各个剂量组的小鼠进行病理学检查[67]。Warheit 等也是通过对大鼠进行气管内持续性灌注来研究 SWNT 的肺毒性[68,69]。Huczko 等将 5 个不同的 MWCNT 样品对几内亚猪进行气管内持续性灌注[70]，Muller 等用持续气管内灌注研究 SWNT 对大鼠肺功能的影响[71]。至今只有 Shvedova 等人研究是从小鼠（C57BL/6，雌性）咽部吸入 SWCNT（通过 HiPco 合成，纯度 >99%）。他们发现，吸入 1 ~3 天后，吸入的 SWCNT（每只 10，20，40 μg）导致剂量依赖性增高的炎性反应及肉芽肿形成。吸入 60 天后出现持续的间质纤维化和肺泡壁增厚。与气管内灌注研究相比，这些作者认为，从咽部吸入（其方法是用镊子将小鼠舌头固定，并使其嘴张开，将一滴 50 μl 的 SWCNT 磷酸缓冲盐悬液置于小鼠舌后部，直到液滴气化分散开为止）取决于两种截然不同的微粒形态学。一种微粒形态学认为，紧密地 SWCNT 聚集体（直径 >500 nm）在其沉积的位置与急性炎症和肉芽肿形成有关。然而，另一种微粒形态学认为，在远离 SWCNT 聚集沉积的区域（最接近肺泡的地方），分散的 SWCNT 结构（像纤细的纤维状结构平均直径 <50 nm）与形成弥漫的间质纤维化且肺泡壁增厚有关，并且局部没有炎症反应。这些对于观察吸入分散的气溶胶的 SWCNT 微粒的引起的纤维增生反应的是独特的和不确定的，暗示接触 SWCNT 的工作人员会造成严重的健康威胁。研究者认为，需要有更多有关吸入性的研究来证实这些观察结果[72]。

在吸入毒理学研究中，最好是选择与人相近的动物。猴的呼吸系统与人的最为相近。动物的可用性和价格，要进行长期染毒所需要的猴舍专项设备，以及伦理学的考虑，包括为长期试验的灵长类在小型染毒柜中的分娩问题等，都限制了灵长类动物在毒理学研究中的使用。大白鼠仍是一种最常用的呼吸毒理学实验动物。尽管大白鼠在呼吸解剖学上缺乏呼吸性细支气管，在功能上主要用鼻呼吸，这些特点与人相比都有明显的差异，但因为大白鼠价格便宜、来源方便，目前仍得到广泛的应用。目前豚鼠和家兔也用于吸入毒理学的研究。

3.4.2.3 肺功能试验：人和动物的肺功能和气体交换作用可用许多方法进行研究。常用的试验项目包括 VC、TLC、功能残气量、TV、气道阻力和最大流量。其他实验可评价换气的分布、肺和肺泡壁的顺应性、扩散容量、动脉和静脉血氧及一氧化碳含量等[73]。

呼吸模型的分析已广泛应用于检测刺激剂的影响。这项技术能使获得感觉刺激剂或上气道刺激剂和肺刺激剂的差别。水溶性大的刺激剂如氨、氯和甲醛引起上呼吸道的刺激作用，而水溶性小的气体如二氧化氮和臭氧，则产生肺的刺激作用。感觉刺激剂模型被描述为缓慢的呼吸频率下降，TV 增加，肺刺激剂则一般表现为呼吸频率增加和分钟呼吸量的减少，结果是浅而快的呼吸。

肺容积 - 压力曲线的分析是肺顺应性的指标。容积 - 压力曲线的斜率反映顺应性，表示肺泡和胸廓的内在弹性。这种试验容易在动物上进行，只需要少量专门的仪器。在肺部进行插管并与注射器和测压计相连，即可测量容积和压力。从填充空气或生理盐水的肺也可以获得容积 - 压力曲线。这种试验对肺实质中的结构变化更为敏感，因为在肺中填充生理盐水消除了表面活性剂的影响。

气体必须经过气 - 血屏障进行扩散，才能实现适当的氧合作用并将二氧化碳排出。由于液体或细胞成分在肺泡中的蓄积、肺泡壁纤维化增厚、肺泡部位换气不足、或因肺泡血流量减少或血中血红蛋白含量减少造成氧的输送不足，均可阻碍气体交换。这些气体交换的障碍可以通过动脉氧和二氧化碳分压的测定来进行评价。在实验动物情况下，可以采用动脉插管的办法收集动脉血。

一般情况下，因为血液的缓冲作用和个体的潴留能力而干扰换气因而使血气分析的灵敏度难以令人满意。目前，血气分析在临床医学中还是一项有用的工具，但在动物中只是在严重的阻塞性或限制性肺改变时才出现气体交换障碍，才进行血气分析。一氧化碳同血红蛋白的亲和力比氧要高 250 倍，所以一氧化碳扩散容量的测定是最敏感的。这项实验在人或动物上都比较容易地进行，因此在毒理学研究中还有应用。

3.4.2.4 形态学技术：通过对呼吸道的大体观察和显微镜观察，可对呼吸道损伤进行病理学描述。形态学评价不应只限于肺组织，而是也应包括鼻道、咽喉和较大的气道。有些病变可发生于上呼吸道，但不一定发生于更深的呼吸道。如甲醛可以诱发鼻肿瘤，但却不诱发深部肺组织的肿瘤。在暴露于香烟烟雾中的仓鼠，喉部发生癌变，但在更末梢的气道却不发生这种恶性病变。

在进行形态学研究时，组织的固定和制备是一项重要的技术。鼻道必须用固定液灌满，脱钙后应在多个水平切出横断面。损伤分布可以随毒剂的不同而异。肺组织的固定最好用固定液经肺动脉进行血管灌注或气管滴注。灌注固定可以使贴附的液体及沉积的颗粒或气道中的细胞保持于原位，并且要保持肺泡的张开。如果要进行定量或半定量研究，就要控制压力条件，一般为 30 cm H_2O。固定液的选择取决于怎么有利于对肺组织的病理学改变进行进一步的分析。福尔马林固定液对于一般的光镜病理学检查来说是满意的，但对于电镜、免疫组化和原位杂交，则对固定液就需要进行认真的选择。

普通石蜡切片适用于呼吸道组织的常规病理组织学分析。一般的病理学改变如炎症和癌组织，都可检测得到。1 μm 厚的塑胶或环氧树脂切片，能够识别贴附于气道或肺泡表面的各种细胞类型和辨别损伤的 Clara 细胞的胞质改变。Ⅰ型上皮细胞或毛细血管内皮细胞的变性或坏死等其他结构上的改变通常用透射电镜（TEM）进行观察。TEM 对于明确地辨别肺泡间质组织中的细胞也是必不可少的。扫描电镜可以观察内部表面的病理学改变。激光共聚焦显微镜可检查较厚的切片，发现深至组织下的一些特殊的细胞类型，对于观察受到损伤的肺的三维重建来说是一种理想的工具。

形态学方法可对结构进行定量描述，属于组织定量分析。在显微镜下做出的二维图像上可测定面积、厚度和数密度。借助适当的数学公式，可计算出在整个肺实质中特定细胞群所占的容积之类的数据，对于检测肺实质中微小的毒性反应特别有用。

研究肺毒性损伤的其他方法还包括免疫组织化学、原位杂交和细胞动力学分析。各种不同的酶、介质和其他蛋白的抗体也可用于吸入毒理学研究。采用特殊的方法，也有可能鉴别含有某些酶类的特殊细胞类型及确定其解剖定位。原位杂交技术可以显现表达牧民的基因产物的特定解剖部位，如在肺纤维化时有胶原蛋白的表达。肺含有40余种不同形态的细胞类型。将某一代谢能力归因于某一特定类型的细胞，需要对特定细胞中的原位基因表达和蛋白的产生进行评价。流式细胞仪可用于对肺的细胞群进行研究。流工细胞仪技术需要把肺实质分散为单个细胞，才能分离和鉴别各种不同的肺细胞。

3.4.2.5　肺灌流：肺水肿和/或肺炎是急性或慢性肺损伤时一种应有的早期变化。各种肺毒剂染毒动物肺灌洗液中的各种参数都已进行量化。一般情况下，对染毒动物和对照动物的肺都要进行多次的灌洗。肺灌流的另一优点是可以对正常志愿者或病人为治疗而进行的支气管灌洗的资料进行对比。目前肺灌洗的检查重点是中性粒细胞、巨噬细胞和单核细胞及这些细胞的吞噬能力，以及测定乳酸脱氢酶、N－乙酰氨基葡萄糖酶、酸性或碱性磷酸酶、其他的溶酶体水解酶、灌洗液总蛋白和/或白蛋白及唾液酸。

定量静脉注射示踪物于肺灌流液中，可以测定气血屏障通透性。气血屏障通透性的表观变化也是肺损伤的指标之一。低分子量示踪物如51CrEDTA通过血气屏障十分迅速。有时也用高分子量示踪物标记的白蛋白。

3.4.2.6　离体实验：体外实验特别适用于研究化学性物质或粒子性物质引起肺损伤的机制。

3.4.2.6.1　肺分离灌流：肺分离灌流方法适用于多咱动物种属如大白鼠、小白鼠、豚鼠等的肺脏。灌流可在在体肺或手术取出的肺上进行。灌流液多用血液替代品。灌流液通过肺动脉床的同时，肺以主动性（通过正压的充气放气周期）或被动性（通过人工肺产生的负压，此时的肺是悬吊着的）方式进行气体交换。毒剂或纳米粒子（如果能制备成气溶胶的话）可加入到灌流液中或吸入的气体中。通过对灌流液的反复采样进行分析，可对肺的生理、病理状态及毒剂或药物粒子在肺内受到代谢的情况进行分析。

3.4.2.6.2　肺外植入和切片：气道组织和肺实质组织可被制备成切片和外植块，用于检测发生于肺实质中的生化和形态学变化。这种实验可以排除由其他部位如血液迁移进入肺组织中的细胞如白细胞所引起的复杂情况。采用琼脂对肺进行灌流的方法，可以使肺泡在外植块中仍然开放。这种肺切片可保存有几周的生存能力，用于研究慢性肺损伤机制。

3.4.2.6.3　显微解剖：许多吸入剂作用于呼吸道中某些限定的部位，如在终末细支气管，特别是在富含高度代谢组分的Clara细胞。取自肺实质的剥脱小气道和终末细支气管以及维持在培养中的离体小气道样品，可用于显微解剖，研究小气道细胞中的特殊生化反应及形态学改变。

3.4.2.6.4　器官型细胞培养系统：有些细胞类型如上皮细胞在体外培养时能够保持它的极性、分化和正常功能，与在体实验中的行为相似。上皮细胞的表面暴露于空气或含有待试物质的空气，上皮的基底部浸于培养递质中。这种方法可用来研究上皮细胞对空气中的待试物质的反应。上皮细胞也可接种于适宜的载体物质上面如胶原或硝化纤维素膜等，间质细胞接种在另一面，这样就可以观察上皮细胞与间质细胞间的相互影响。

3.4.2.6.5　分离肺细胞群：从肺部可分离出许多不同的细胞类型，然后在体外继续进行原代培养。从肺的灌洗液中可以容易地获得肺泡巨噬细胞，在体外实验中采用和不采用暴露于适当的刺激物情况下，都可以对这些细胞的功能进行研究。对肺组织进行消化，可以获得Ⅱ型肺泡上皮细胞。目前已有成功方法对Ⅰ型肺泡细胞进行直接分离。Clara细胞和神经上皮细胞的分离和培养系统也已被用于肺毒理学研究。肺的成纤维细胞容易生长，当其与其他类型细胞共同培养时对其他细胞生长的影响也已有研究。从实验动物和人的肺部肿瘤细胞已有原代培养方法，并已有细胞系的建立。离体细胞培养在分离细胞时有用到消化酶。消化酶会对细胞的活性及功能造成影响，在对结果进行分析时应注意到这一点。

3.4.3 其他试验

前面所述的各种毒性试验大多数在标准毒性试验程序中，是不同的管理部门对传统的毒性物质的毒性研究所要求的。纳米粒子具有特殊的物理化学特性及生物学特性，因此其毒性作用和表现都可能具有纳米尺度物质的特点，因此有些程序中可能要求其他的一些附加试验，以提供有关纳米粒子特殊毒性作用方面的资料。

由于呼吸道是纳米粒子进入人体的最可能的途径，因此目前纳米毒理学的研究热点也在于其肺毒性。关于纳米粒子由其他途径，如胃肠道、皮肤及在疾病条件下的注射等途径所造成的其他内脏器官损伤的研究尚少。其他特殊类型动物性试验有免疫毒理学、毒物动力学即以毒物的吸收、分布、生物转化和排泄、中毒治疗方法及解毒剂的开发、组织及其他生物材料中毒性物质残留量的检测分析技术等，请参考有关的专著。

3.5 毒性发生过程

毒性机制决定毒性的发生过程，机制同时也存在于过程之中，过程即是对机制的阐明，毒性过程了解得越详细，对机制的了解就越彻底。物质对于生物体的毒性表现为细胞、组织或器官结构的破坏及功能的丧失。传统毒理学的一个方面是研究毒性物质自与人体接触到毒性作用的显现其间所经历的过程。这一过程一般包括 3 个阶段：第一阶段是毒物的转运，即自接触部位转运到毒性靶部位的过程；第二阶段是终毒物与靶分子的反应；第三阶段是细胞功能障碍，也即细胞毒性阶段；第四阶段为机体对损伤细胞的修复。这一过程是毒性物质，也是所有的致损伤因素造成生物体损伤的最一般的过程，对于纳米粒子对生物体的损伤作用也具有适用意义。这里将这些基本过程作一简单介绍。

3.5.1 纳米粒子的转运

纳米粒子对生物体所造成的损伤，理论上其强度主要取决于纳米粒子或其释放的终毒物在其作用位点的浓度及持续时间。传统毒理学中，终毒物是指与内源靶分子（如受体、酶、DNA、微丝蛋白、脂质）反应或严重地改变生物学（微）环境、启动结构和（或）功能改变（其结果表现为毒性）的化学性粒子的种类，常为机体所暴露的原化学物（母化合物），但在另外一些情况下，终毒物是母体化合物的代谢产物或毒物转化过程中生成的活性氧或活性氮类，少数情况下终毒物为外源性毒性物质与内源性分子相互作用后由细胞器（如溶酶体等）所释放的对细胞具有破坏作用的内源性分子。在本书中，终毒物可以是纳米粒子本身或由细胞纳米粒子所释放的具有毒性作用的化学性粒子，或由这些化学性粒子所引起的生物反应所生成的对细胞正常结构具有破坏性作用的内源性分子。

靶分子上终毒物的浓度取决于毒物在靶位点浓度增加或减少过程的相对效力。毒物的吸收、作用部位的分布、重吸收以及增毒（代谢活化）过程促进终毒物在其靶部位的蓄积。而毒物进入体循环前的排除、从作用部位分布到其他部位、排泄与解毒，则与上述过程相反，减少终毒物在靶分子的蓄积。

3.5.1.1 吸收与进入体循环前的排除

吸收：吸收是某种纳米粒子或由纳米粒子释放的化学性粒子从暴露部位，即机体的外表面（如皮肤）或内表面（如胃肠道和呼吸道粘膜）转运到体循环的过程。绝大多数化学性毒物或由纳米粒子释放的化学性粒子通过细胞扩散穿越表皮、上皮或粘膜屏障到达毛细血管而进入体循环，纳米粒子本身以其特有的途径（如胃肠道粘膜的 Peyer's 斑）或特有的方式（如依赖其本身的小尺度及其所具有的机械能）进入循环系统。化学物的吸收率与在吸收表面的浓度有关，它取决于暴露速率及化学物的溶解度。吸收率与暴露部位的面积、发生吸收过程的上皮层特征（如皮肤、角质厚度）、上皮下微循环以及毒物的理化特征有关。脂溶性通常是影响吸收的最重要特征。一般而言，脂溶性的化学物比水溶性物质更容易吸收。纳米粒子的吸收则可能与其粒径大小、表面电荷及其他一些物理化学特性有关。

进入体循环前的排除：纳米粒子从暴露部位转运到体循环之前或其过程中可被排除体外，这对于从胃肠道（GI）或呼吸道吸收的化学物或纳米粒子都并不罕见，因为这些化学物或纳米粒子在通过体循环分布到机体其他部位之前，必须首先通过 GI 粘膜细胞、肝脏和肺。GI 粘膜与肝脏在毒物或纳米粒子通过这些组织过程中可排除绝大部分，减少其进入体循环的量，例如，乙醇在胃粘膜被醇脱氢酶氧化[74]；环孢素（cyclosporine）通过 P－糖蛋白（一种 ATP 依赖的外源化学物转运蛋白）从肠细胞返回肠腔，同时在这些细胞中被细胞色素 P450 所羟化。进入呼吸道的纳米粒子可被支气管纤毛柱状上皮的波浪性运动排出一部分，进入胃肠道的纳米粒子则有一部分、大部分或绝大部分可随粪便排出体外，只有那些能够透过胃肠道粘膜屏障的毒物或粒子才有机会进入血液循环。

3.5.1.2 分布及离开靶部位：在分布相，毒物或纳米粒子离开血液进入细胞外间隙，并可能进入细胞，溶解在血浆水中的化学物或纳米粒子可能通过毛细血管内皮经水相细胞间隙和穿细胞孔道（称为细胞窗孔）和（或）穿越细胞膜而扩散。脂溶性化合物迅速通过扩散进入细胞。相反的，高度离子化和亲水性的外源化学物（如筒箭毒碱和氨基糖苷）主要局限于细胞外空间，除非有特定的膜载体系统可用于转运这类毒物。小于细胞间隙和细胞窗孔的纳米粒子也可以由此进入组织。但与窗孔内径相当或略大于窗孔内径的纳米粒子在组织中有较强的蓄积倾向。这是因为对于小分子而言，其进出都很容易，因此其在组织中的浓度与血浆浓度基本一致而不容易在组织中蓄积。对于具有纳米粒子，其尺度与细胞间隙或窗孔接近，因此较易进入组织面较难从组织返回血液循环，对于具有层叠结构的生物屏障，这种现象则更为明显。这种具有层叠结构的生物屏障具有瓣膜作用。

在分布过程中，纳米粒子或其释放的化学性粒子到达其作用部位。这些部位通常是特定类型细胞表面或内部的一些生物大分子，如蛋白和 DNA。这些具有毒性作用的粒子也可能分布到增毒的部位，通常是细胞内的一些酶类，这里是终毒物形成部位。某些机制促进毒物分布到靶部位并在靶部位蓄积，而另外一些机制则推迟毒物在靶部位的分布和蓄积。

促进靶部位分布和蓄积的机制：纳米粒子或其释放的化学性粒子分布到靶部位可受下列因素的影响：毛细血管内皮的多孔性；选择性或专一化的膜转运；细胞器中的捕获或蓄积；与细胞内生物大分子的结合；细胞的吞噬作用等。

毛细血管内皮具有相当多的间隙和窗孔，肝窦和肾小管周围毛细血管具有较大的孔道（直径50～150 nm），可容许蛋白质结合的外源化学粒子或纳米粒子通过。这有助于纳米粒子在肝脏与肾脏的蓄积。

在一些细胞膜上存在着一些称之为“泵”的专一化的穿质膜转运蛋白。专一化的离子通道和膜转运蛋白可将化学性粒子转运到细胞内靶部位，例如，Na^+，K^+－ATPase 促进一价铊离子的蓄积；电压门控的 Ca^{2+} 通道容许阳离子如铅或钡离子进入可兴奋细胞；借助于载体介导的摄取，百草枯粒子可进入肺细胞，α－蕈毒环肽与微囊素进入肝细胞[75]，曲霉素和汞离子的半胱氨酸结合物进入肾小管细胞，以及 MPTP 代谢物（MPP^+）进入锥体束外多巴能神经元等。某些具有纳米尺度的毒物－蛋白质复合物（如镉－金属硫蛋白或结合于雄性大鼠物异的 α_{2u}－球蛋白的烃类）由肾近曲小管细胞的胞吞作用也能发生。此外，脂蛋白受体介导的胞吞作用使脂蛋白结合的毒物进入具有这种转运蛋白的细胞。膜再循环能使与肾小管细胞刷状缘膜上的阴离子磷脂密切联系的阳离子氨基葡萄糖苷内在化[76]。这一过程也导致细胞对重金属的摄取，这样的摄取机制促使毒物进入特定的细胞，使这些细胞成为靶细胞。

具有可质子化的氨基和亲脂特征的两性外源化学物蓄积在溶酶体及线粒体中，并在这两个细胞器引起不良效应。溶酶体中的蓄积是通过捕获（trapping）作用（即非质子化形式的胺扩散进入酸性的细胞器内部，在此胺被质子化，阻止其外流）。胺与溶酶体磷脂的结合削弱了其降解作用，引起磷脂沉着症。线粒体的蓄积过程的发生是通过电离子渗透来实现的，胺在膜间腔（线粒体逐出质子的地方）被质子化，由此形成的阳离子然后将借助于此处强烈的负电势（－220mV）而吸引进基质腔，此时可损害 β－氧化与氧化磷酸化过程。通过这样的机制，重要的抗心律失常药胺碘酮（amiodarone）“被捕获”于肝溶酶体的线粒体中，分别引起磷脂沉着症[77]以及微囊型脂肪变性并伴有其他肝损害[78] MPTP 的阳离子代谢物 MPP^+ 也在多巴能神经元的线粒体中发生电离子渗透型的蓄积，引起线粒体功能失常和细胞死亡。

某些毒物可与细胞内的生物大分子结合。黑色素（melanin）是一种细胞内的多聚阴离子芳香族聚合物，这种色素的结合作用是某些化学物（包括有机和无机阳离子以及多环芳烃）蓄积在含黑色素的细胞中的一种机制[79]。黑色素结合的毒物的释放被认为是引起氯丙嗪和氯喹相关的视网膜毒性、MPTP 和锰的黑质神经元损害以及多环芳香化合物导致黑色素瘤的原因。

妨碍毒物向靶部位分布的机制：下述若干因素妨碍化学性粒子或纳米粒子向特定部位的分布：血浆蛋白结合；特异性的生物屏障；靶部位外的贮存部位如脂肪组织的分布或网状内皮系统的吞噬；与非靶部位细胞内结合蛋白质的结合；从细胞外排输出等。

与血浆蛋白的结合发生于自吸收部位进入血液循环到达其靶部位的运输过程中。一旦外源的化学性粒子如 DDT 和 TCDD 结合于血浆中的高分子时量蛋白质或脂蛋白，就不能通过自由扩散离开毛细血管，即使它们通过孔道离开血流，亦难以渗透过细胞膜。绝大多数外源化学性粒子要离开血液进入细胞，就必须与蛋白质解离。因此，与血浆蛋白的结合可以延缓毒性作用的发生及毒物的排出。

体内不同组织存在着特异性的生物屏障，这是一种生理性的保护机制。血液循环系统与脑组织之间存在着血脑屏障。脑毛细血管具有很低的水渗透性，因为它们的内皮细胞缺乏孔道并通过极其紧密的连接联系在一起。这种血脑屏障防止亲水化学物进入脑组织，除了那些能被主动转的化学物。水溶性的毒物进入生殖细胞也受限制，这类细胞由多层细胞与毛细血管分隔着，卵母细胞由粒膜细胞包围着，而精母细胞由足细胞（Sertoli）包围着，这种细胞紧密联结形成血睾屏障。亲水毒物穿越胎盘也受限制。然而，这些屏障对亲脂性物质往往无效。

有些毒性物质可贮存于非靶部位的组织或细胞中。在这些组织或细胞中却不发生有意义的生物学效应。例如，高亲脂性的物质如氯代烃杀虫剂浓缩在脂肪细胞中，而铅通过取代羟磷灰石中的 Ca^{2+} 而沉积在骨组织中。这些靶外部位的储存减少了毒物在其靶部位的利用度，可被视为一种暂时性的保护机制。当然，这种保护机制并不能从根本上解除毒物的毒性，在一定的条件下，这些毒物可以从这些部位释放出来，再随血液循环到达靶组织或靶细胞，发生毒性作用。如在饥饿或某种疾病状态引起脂肪快速消减时，杀虫剂可返回到循环中，分布到其靶部位——神经组织。据认为，这是暴露于杀虫剂的鸟类迁徙期间和冬季食物受限时死亡的原因。在某些引起骨溶解的疾病或某种生理状态，如妊娠期间，铅可以从骨中释放出来引起毒性。这种可能性也备受相关医疗学科的关注。

与细胞内结合蛋白的结合则可以减少毒物对靶细胞的毒性作用因而具有缓解毒性的作用。与细胞内非靶部位的结合也能减少毒物在靶部位的浓度，在同一细胞中，与非靶蛋白的结合，也可能减少毒物与靶分子的作用，至少是暂时的。已有研究表明金属硫蛋白，一种富含半胱氨酸的胞质蛋白，在急性镉中毒时起有这样的作用[80]。

有一种细胞外排机制可将毒物输出细胞外，毒物可被转运回细胞外间隙。这种现象不仅发生于脑毛细血管内皮细胞，而且也见于卵母细胞。这些细胞在其腔面膜上含有一种 ATP 依赖性的膜转运蛋白，即 P－糖蛋白，因为这种蛋白与多药耐受性有关，因此称之为多种药物耐受（mdr）蛋白。这种蛋白可将化学性粒子逐出细胞外，对血脑屏障有重要作用[81]。与正常小鼠相比较，mdr1a 基因的小鼠的脑中双氢除虫菌素（ivermectin）水平及其对双氢除虫菌素敏感性高 100 倍。这种药物是一种神经毒性杀虫和人类驱虫药，是许多 P－糖蛋白底物中的一种[81]。卵母细胞也具有这种对于作为上述外流泵底物的化学物提供保护作用的 P－糖蛋白[82]。

3.5.1.3 排泄与重吸收：机体具有将毒物排出体外的能力。非靶部位毒物的排泄，引起血浆中毒物浓度的减小，使靶部位的毒物更容易自靶部位释出。排泄是外源化学物或异物从血液中清除并返回到外界环境的过程。排泄是一种物理机制，而生物转化是消除毒物的化学机制。

对于非挥发性的化学物而言，机体的主要排泄结构是肾小球［根据流体静力学原理过滤小分子（分子量 $<60kDa$）］以及肾小管细胞和肝细胞（分别从血液转运化学物到肾小管和胆小管）。这些细胞易于通过大的内皮孔道而暴露于经血液转运的化学物或纳米粒子。它们具有介导某些化学物摄取和从腔内排出的膜转运蛋白。肾转运蛋白对于较小的两性分子（ $<300Da$），而肝转运蛋白对于较大的两性分子（ $>400Da$）具有较强的亲和力。一些较少见的“排泄”机制包括扩散及分泌排泄液，这是基于它们的脂质含量（见下文）或酸性。例如，吗啡转移到乳汁以及苯丙胺转移进胃液都是通过非离子扩散来进行的。这些有机碱在上述体液中通过 pH 捕获（trapping）作用（与血液相比，乳汁和胃液较酸）促进排泄过程。

排泄的途径与速度主要取决于毒物的理化特性。主要的排泄器官（肾和肝）仅能有效地清除高亲水性、通常是离子化的化学性粒子如有机酸和碱。其原因如下：①在肾小球，只有溶解于血浆中的化合物可被滤过；②肝细胞和肾近曲小管细胞的转运蛋白具有特异性排泄高亲水性的有机酸与碱的功能；③只有亲水性的化学物无约束地溶解在水性的尿与胆汁中；④脂溶性的化合物易于通过穿细胞扩散被重吸收。这些排泄过程与物质粒子粒径的大小密切相关。纳米粒子经肾小球基底膜滤过与其粒径关系的研究目前尚无文献报道。

非挥发性的高亲脂的化学物如多卤联苯和氯代烃杀虫剂尚无有效的排泄机制。如果机体不能对它们进行有效的生物转化，这样的化学性粒子的排泄或排除过程就会十分缓慢，在重复暴露时，易于在体内蓄积。有 3 个效率相对不高的过程可用于排除这样的化学物：①化学物溶解在乳汁的脂质后由乳腺排泄；②与胆汁胶团和（或）磷脂囊泡结合在胆汁中排泄；③肠道排泄。一种尚未完全清楚的从血液到肠腔的转运过程。挥发性的非反应性的毒物如气体和挥发性液体从肺毛细血管扩散到肺泡并被呼出。

一些具有高脂溶性的物质被转运到肾小管、肠道后可以被重新摄取，再次进入血液循环，被称之为重吸收。转运到肾小管的毒物可穿越肾小管细胞扩散回小管周毛细血管。小管液的重吸收（通过减慢尿流而增加化学物在小管内浓度和潴留时间）促进这一过程。经扩散重吸收的过程与化学性粒子的脂溶性具有密切关系。对于有机酸和碱而言，扩散与分子的极性及离子化程度呈负相关，因为非极性的或非离子化的分子脂溶性较强。弱有机酸如水杨酸和苯巴比妥以及有机碱如苯丙胺、普鲁卡因胺和奎尼丁（quinibine）的离子化过程在生理范围内是强烈依赖于 pH 的。因此，它们的重吸收明显地受小管液 pH 的影响。尿液的酸化，有利于弱有机碱的排泄，而碱化有利于弱有机酸的排除。生理性的氧阴离子（oxyanions）载体介导某些有毒金属氧阴离子在肾脏的重吸收。砷酸盐通过磷酸盐转运蛋白重吸收。临床上利用这一原理，可以采用碱化尿液的方法，促进毒物排泄。

经胆汁、胃和肠排泄以及涎腺和外分泌胰腺分泌而转运到胃肠道的毒物可以通过穿越小肠粘膜扩散而重吸收。这一过程仅仅在这些化合物有足够的亲脂性或在腺腔或肠腔中能被转变为脂溶性较强的形式时才有可能。例如：诸如己烯雌酚这样的毒物的葡萄糖苷酸结合物以及多环芳烃、十氯酮和卤代联苯羟化代谢物的葡萄糖苷酸结合物被肠道微生物中的 β-葡萄糖苷酸酶水解，释放出的糖苷酸基而被重吸收[83]。六氯丁二烯和三氯乙烯的谷胱甘肽结合物被肠道和胰腺肽酶所水解，产生半胱氨酸结合物这种结合物可被重吸收并成为另一种具有肾毒性特征代谢物的前体[84]。

3.5.1.4 增毒与解毒：另一影响终毒物在靶部位的毒性作用的体内机制是毒物的生物转化，这是一种化学过程。这一过程使一些无毒的化学性粒子转化成有毒的或毒性较大的化学性粒子，因而产生毒性或使毒性增强。在传统毒理学中这一过程被称之为增毒或代谢活化。许多外源化学物（如强酸与强碱、烟碱、氨基糖苷、环氧乙烷、甲基异氰酸盐、重金属离子、HCN、CO）具有直接毒性作用，而另外一些毒物的毒性主要是通过增毒过程而产生的代谢物引起。对于某些外源化学物，增毒过程赋予了它们的生物学微环境和结构发生不良变化的理化特征。例如，由乙二醇形成的草酸可引起酸中毒和低血钙以及因草酸钙沉淀而导致肾小管堵塞。有时化学物通过生物转化而获得更有效地与特定受体或酶相互作用的结构特征和反应性。例如，有机磷杀虫剂对硫磷可转化为一种高活性的胆碱酯酶抑制剂对氧磷；杀鼠药氟乙酸盐在三羧酸循环中转变为一种抑制顺乌头酸酶的假底物氟柠檬酸；一种因在患者产生致命的肝毒性而已被取消的抗病毒药非阿尿苷（fialuridine）可被磷酸化为三磷酸盐，抑制 DAN 聚合酶 - γ 因而损害线粒体 DNA 的合成[85]。然而，最为多见的情况是，增毒使外源化学物［有时也包括机体的其他分子如氧和氧化氮（·NO）］不加区别地与带有易感功能基团的内源性分子反应。这种反应性的增加是由于它们转变为：①亲电物（electrophiles）；②自由基（free radicals）；③亲核物（nucleophiles）或④氧化还原性反应物（redox - active reductants）。

增毒性生物转化途径之一是亲电物的形成。亲电物是指含有一个缺电子原子的分子，带部分或全部正电荷，这使它能通过与亲核物中的富电子原子共享电子对而发生反应。亲电物的形成涉及许多化学物的增毒作用，这样的反应产物常常通过插入一个氧原子而产生，该氧原子从其附着的原子中抽取一个电子，使其具有亲电性。当醛、酮、环氧化物、芳烃氧化物、亚砜类、亚硝基化合物、磷酸盐和酰基卤类形成时，情况就是如此，另一种情况是共轭双键形成，它通过氧的去电子作用而被极化，使得双键碳之一发生电子缺失（即成为亲电子的），这种情况发生于 α、β - 不饱和醛和酮以及醌亚胺（quinoneimines）形成时，许多这些亲电代谢物的形成是由 P450 催化的。阳离子亲电物是通过键的异裂作用而形成的。而金属汞氧化为 Hg^{2+}，CrO_4^{2-} 还原为 Cr^{3+}，AsO_4^{3-} 还原为 AsO_4^{2-} 或 As^{3+} 则是无机化合物形成亲电毒物的例子。

自由基形成可以增强化学性粒子的毒性。自由基是在其外层轨道中含有一个或更多不成对电子的分子或分子碎片。自由基可通过接受一个电子或丢失一个电子或共价键均裂而形成。外源化学物如百草枯（paraquat）、多柔比星（doxoru - bicin）和呋喃妥因（nitrofurantion）能从还原酶接受一个电子而形成自由基。这些自由基典型地将额外电子转移到分子氧，形成超氧阴离子自由基（O_2^-）并再生为容易重新获得新电子的外源化学物原型[86]。通过这种“氧化还原循环（redox cycling）”，一个电子受体的外源化学物分子能生成许多 O_2^- 分子。同时还有内源形成的 O_2^-，在“呼吸暴发（respiratory burst）”时，这种自由基在活化的巨噬细胞和粒细胞中由 NAD（P）H 氧化酶大量生成，也可由线粒体电子传递链特别是在解耦联状态时产生。O_2^- 的重要性很大程度上是由于 O_2^- 是两种增毒途径的启动物质：一是导致过氧化氢的形成，然后形成羟基自由基（$HO^{\cdot}$）；而另一个则是产生过氧亚硝基［peroxynitrte（$ONOO^-$）］，最终形成二氧化氮（NO_2）和碳酸盐阴离子自由基（CO_3^-）。

亲核外源化学物如酚类、氢醌、氨基酚、胺、肼酚噻嗪类（phenothiazines）和巯基化合物在由过氧化物酶所催化的反应中易丢失一个电子并形成自由基[87]。有的这类化学物如儿茶酚类（catechols）和氢醌可连续发生两次单电子氧化，首先产生半醌自由基，然后形成醌。醌不仅是具有反应活性的亲电物，而且也是具有启动氧化还原循环或使巯基和 NAD（P）H 氧化的电子受体。

自由基也可由电子向分子转移而引起键均裂（还原裂解）形成。通过电子从细胞色素 P450 或线粒体电子传递链转移的过程（还原脱卤）[88]，这种机制参与 CCl_4 转变为三氯甲基自由基（$Cl_3C^{\cdot}$）。$Cl_3C^{\cdot}$ 与 O_2 反应形成反应性更强的三氯甲基过氧自由基（$Cl_3COO^{\cdot}$）。

一种在纳米毒理学中具有重要意义的自由基—羟基自由基（$HO^{\cdot}$）也由均裂生成。在电离辐射这一过程中从水中产生大量 $HO^{\cdot}$。过氧化氢（HOOH）还原均裂为 $HO^{\cdot}$ 和 HO^- 的过程称为 Fenton 反应，这是由过渡金属催化的，典型的有 Fe（Ⅱ）、Cu（Ⅰ）、Cr（Ⅴ）、Ni（Ⅱ）或 Mi（Ⅱ）Mn（Ⅱ），它是 HOOH 及其前体 O_2^- 的主要增毒机制，同时也是过渡金属的增毒机制。此外，能络合过渡金属的化学物如氨三乙酸（nitrilotriacetic acid）、博来霉素（bleonycin）和丝膜蕈毒（orellanin）的毒性也是基于 Fenton 化学反应，因为络合增加了某些过渡金属离子的催化效率[89]。吸入的矿物颗粒如石棉、二氧化硅的肺毒性至少部分是由颗粒表面上的 Fe 离子触发的 $HO^{\cdot}$ 形成所引起的[90]。近来研究表明，C_{60}及纳米炭管的肺毒性也与自由基有关。

亲核物的形成是毒物活化作用较少见的一种机制。例如：苦杏仁经肠道细菌 β－糖苷酶催化形成氰化物；丙烯腈环氧化和随后谷胱甘肽结合后形成的氰化物以及硝钠（sodium mitroprusside）经巯基诱导降解后形成的氰化物；CO 是二卤甲烷经过氧化脱卤的有毒代谢产物；一种强亲核物和还原剂硒化氢是由亚硒酸盐与谷胱甘肽或其他巯基反应形成的。

除了上述那些机制外，还存在着特殊的产生活性氧化还原反应物的机制。例如：硝酸盐通过肠道细菌还原、亚硝酸酯或硝酸酯与谷胱甘肽反应而形成产生高铁血红蛋白的亚硝酸盐；氨苯砜（dap－sone）羟胺和 5－羟伯氨喹啉（分别为氨苯砜和伯氨喹啉的羟化代谢物）通过协同氧化作用而引起高铁血红蛋白的形成[91]；还原剂如抗坏血酸以及还原酶如 NADPH 依赖的黄素酶使 Cr（Ⅵ）还原为 Cr（Ⅴ）。氧化还原循环形成的外源性自由基以及 O_2^- 和 NO 能还原结合于铁蛋白的 Fe（Ⅲ），随后以 Fe（Ⅱ）形式将其释放，由此形成的 Cr（Ⅴ）和 Fe（Ⅱ）催化 $HO^\cdot$ 形成。

总之，大多数反应性代谢物是缺电子的分子或分子片段，如亲电物和中性或阳离子自由基。虽然某些亲核物具有反应性的（例如 HCN、CO），但许多亲核物是通过转变为亲电物而活化。同样，具有多余电子的自由基在 HOOH 形成并接着发生均裂后引起中性 HO 而导致损害。

排除终毒物或阻止其形成的生物转化过程称为解毒。解毒与增毒是一对立的过程。在某些情况下，解毒可与增毒通过竞争某一化学反应物。解毒作用可以几种途径进行，取决于有毒物质的化学特征。

对于无功能基团的毒物如苯、甲苯等，一般情况下以两相方式解毒。首先，功能基团如羟基或羰基被引入到分子中，最为常见的是通过细胞色素 P450 酶，随后一种内源性的酸如葡萄糖醛酸、硫酸或氨基酸通过转移酶加入功能基团中，最终的产物为失活的、高度亲水的、易于排泄的有机酸，但也有某些例外。

亲核物的解毒一般通过在亲核功能基团上的结合反应来解毒。羟化的化合物通过硫酸化作用、葡萄糖醛酸化作用，偶尔也通过甲基化作用来结合，而巯基化合物被甲基化或葡萄糖醛酸化；胺类和肼类则被乙酰基化；这些反应防止由过氧化物酶催化的亲核物转变为自由基，以及酚、氨基酚、儿茶酚和氢醌生物转化为亲电性的醌和醌亚胺。排除巯基化合物和肼类的另一个途径是通过含黄素酶的单加氧酶类的氧化作用[92]。某些醇类如乙醇经醇及醛脱氢酶氧化为羧酸而解毒。一种特殊的解毒机制是氰化物经硫氰酸酶生物转化而形成硫氰酸。

亲电性毒物解毒的一般机制是与巯基亲核物谷胱甘肽结合[93]。这种反应可自发地发生，也可由谷胱甘肽 S－转移酶催化。金属离子如 Ag^+、Cd^{2+}、Hg^{2+} 和 CH_3Hg^+ 离子易于与谷胱甘肽反应并通过谷胱甘肽来解毒。亲电化学物解毒的特殊机制包括：环氧化物水化酶催化的环氧化物与芳烃氧化物分别物生转化为二醇类和二氢二醇类以及羧酸杠费酶催化的有机磷酸杀虫剂的水解。另外一些机制包括醌经 DT－黄递酶双电子还原为氢醌；α、β－不饱和醛由醇脱氢酶还原为醇，或由醛脱氢酶氧化为酸；具有巯基反应活性的金属离子由金属硫蛋白形成复合物；以及氧化还原活性的二价铁由铁蛋白形成复合物。亲电物与蛋白质的共价结合也可看做是解毒过程，倘若这种蛋白质不具有关键性的功能，同时不会成为一种新抗原或其他有害的方式，例如，羧酸酯酶不仅是通过水解使有机磷失活，而且也通过共价结合机制。

有些自由基如 O_2^- 可转变为反应活性更高的化合物，故其排除是一种重要的解毒机制。这一转变是通过定位于胞质（Cu、Zn－SOD）和线粒体（Mn－SOD）的高效力酶－超氧化物歧化酶（SOD）来实施的。这些酶将 O_2^- 转变为 HOOH。随后，HOOH 被胞质中含硒半胱氨酸的谷胱甘肽过氧化物酶或过氧化物酶或过氧化物酶体中的过氧化氢酶还原为水。随后，HOOH 被胞质中含硒半胱氨酸的谷胱甘肽过氧化物酶或过氧化物酶体中的过氧化氢酶还原为水[94]。

$HO^\cdot$ 是一种最难解毒的自由基，因为没有任何的酶能排除 $HO^\cdot$。虽然某些相对稳定的自由基如过氧自由基易于从谷胱甘肽、α－生育酚（维生素 E）或抗坏血酸（维生素 C）抽取一个氢原子，因而变成非自由基，但这些抗氧化剂对于 HO˙ 的解毒通常是无效的[95]，这是由于 HO˙ 的半衰期极短（10^{-9}s），几乎无法提供 HO˙ 到达抗氧化剂并与之反应的时间。因此，对于 HO˙ 的惟一有效的保护是通过排除其前体 HOOH（使其转变为水）来阻止它的形成。

$ONOO^-$（不属于自由基氧化剂）明显比 HO˙ 更稳定（半衰期约 1s）。然后，小的生物抗氧化剂分子如谷胱甘肽、尿酸、抗环血酸、α－生育酚在终止其形成方面仍然是相对无效的。因为 $ONOO^-$ 易于与 CO_2 反应[96]而形成具有反应活性的自由基。比较有效的是含有硒半胱氨酸的谷胱甘肽过氧化物酶，它能通过 HOOH 还原为水相同的方式将 $ONOO^-$ 还原为亚硝酸盐（ONO^-）[97]。

由过氧化物酶催化生成的自由基通过来自谷胱甘肽的电子转移来排除。这就导致谷胱甘肽的氧化，而谷胱甘肽的氧化可被 NADPH 依赖的谷胱甘肽还原酶所逆转。因此，谷胱甘肽在亲电物和自由基的解毒中起重要作用。

解毒过程可因某些体内环境因素而失效而导致解毒过程完全失去作用或不能充分进行，导致毒物在体内的蓄积。这些因素包括：

1．在毒性物质量较大时，可引起解毒酶的耗竭，使共底物（cosubstractes）消耗或细胞抗氧化剂如谷胱甘肽、抗环血酸和 α－生育酚耗竭，而使解毒过程失效，导致终毒物的蓄积。

2．偶尔可见某种具有反应活性的毒物使解毒酶失活。例如，$ONOO^-$ 使 Ms－SOD 失效。这种酶在正常情况下可对抗 $ONOO^-$ 的形成[98]。

3．某些与解毒有关的结合反应在某些条件下可被逆转。例如，α－萘胺 α-β-—种膀胱致癌物在肝脏被 N－羟化并进行葡萄糖醛酸结合，以葡萄糖苷酸式排泄到尿中。而在膀胱中，葡萄糖苷酸被水解，释放的芳基羟胺经质子化过程和脱水过程转变为具有反应性的亲电子芳基硝鎓离子（arylnitronium）[99]。异氰酸盐和异硫氰酸盐形成可被释放的不稳定的谷胱甘肽结合物。于是，甲基异氰酸盐酸在吸入后易于在肺部形成谷胱甘肽结合物。并由此外分布到其他组织，在这些组织中，具有反应活性的亲电子母化合物可被再生[100]。这样的结合物可看做毒物的转运形式。

4．有时解毒过程产生潜在的有害副产物。如谷胱甘肽自由基和谷胱甘肽二硫化物，它们在自由基解毒过程中产生。谷胱甘肽二硫化物能与蛋白巯基形成混合二硫化物，而谷胱甘肽硫基自由基（GS˙）在与硫醇盐（GS^-）反应后形成一种谷胱甘肽一硫化物自由基阴离子（$GSSG^-$），它能使 O_2 还原·为 O_2^-。

3.5.2 终毒物与靶分子的相互作用

从典型意义上讲，毒性是由终毒物与靶分子的相互作用所介导的。这种相互作用导致随后的一系列继发性生化事件发生，最终导致在不同生物学组织结构水平（如靶分子本身细胞器、细胞、组织和器官，甚至整个机体）上的功能失常与结构的破坏。终毒物与靶分子的交互作用触发毒性效应，考虑以下几个方面：①靶分子的属性；②终毒物靶分子之间反应的类型；以及③毒物对靶分子的效应，最后，还必须考虑到，不是由终毒物与靶分子反应所启动，而是由于生物学微环境（关键的内源分子、细胞器、细胞和器官在这样的微环境中运行）改变所引起的毒性。

3.5.2.1 靶分子的属性：构成机体组织细胞的所有的结构物质的破坏都可以造成细胞或组织的损伤，因而可以说内源化合物都是毒物潜在的靶标，参与毒性的靶分子的鉴别及特征的认识构成一个主要的优先研究领域，但要获得一个潜在的靶分子的综合全面的目录清单是不可能的。然而，最为流行的毒理学上相关的靶标是大分子，如核酸（特别是 DNA）和蛋白质。在小分子中，膜脂质常被涉及。在有些情况下也有可能涉及一些辅因子如辅酶 A 和吡哆醛等。

内源性分子作为一个毒物毒性作用的靶分子必须具有合适的反应性和（或）空间构型，以容许终毒物与之发生共价或非共价反应。为了发生这些反应，靶分子必须接触足够高浓度的终毒物，因此，处于反应活性化学物或毒性粒子邻近或接近它们形成部位的内源性分子常常都会成为靶分子。

3.5.2.2　反应的类型：终毒物可能以非共价或共价的形式与靶分子结合，也可能通过去氢反应、电子转移或酶促反应而改变靶分子。非共价结合可能是由于非极性交互作用或氢键与离子键的形成，具有代表性的是毒物与诸如膜受体、细胞内受体、离子通道以及某些酶等靶分子的交互作用。共价结合实际上是一种不可逆性的结合。这种结合使毒性物质分子持久地成为其靶分子结构的一部分或持久改变内源性分子的结构[101]，因此具有重要的毒理学意义。共价加合物的形成常见于亲电性毒物分子，如非离子和阳电子亲电物以及自由基阳离子。这些毒物与生物大分子如蛋白质和核酸中的亲核原子反应，亲电原子对亲核原子表现出某些选择性，取决于它们的电荷/半径比。一般而言，软亲电物较易与软亲核物（二者均具有较低的电荷/半径比）反应，而硬亲电子较易与硬亲核物（二者均具有较高的电荷/半径比）反应。诸如银和汞这样的金属离子被归类为软亲电物，它们优先与软亲核物反应；而诸如锂、钙和钡这样的硬亲电物优先与硬亲核物反应；在这两个极端之间的金属如铬、锌和铅显示出与亲核物的普遍反应性。亲电物的反应性决定了哪种内源性亲核物能与之反应并成为其靶分子。

一般情况下，亲核毒物倾向于与亲电内源化合物反应，但这样的反应不常发生，因为在生物分子中亲电物十分罕见。其实例包括一些胺类和肼类与一种脱羧酶的共底物醛吡哆醛（pyridoxal）的共价反应；一氧化碳、氰化物、硫化氢和叠氮化物与各种血红素蛋白中的铁形成配位共价键。其他亲核物以电子转移反应的方式与血红蛋白反应（见下文）。

去氢反应是自由基反应的一种常见的反应方式。中性自由基反应中形成的那些自由基可迅速从内源化合物去除氢原子，将这些化合物转变为自由基。从巯基化合物（R－SH）去除氢形成硫基自由基（R－S˙），这种自由基是其他巯基氧化产物如次磺酸（R－SOH）和二硫化物（R－S－S－R）的前身。自由基能从游离氨基酸或蛋白质氨基酸残基的 CH_2 基除去氢，转变为羰基化合物，这些羰基化合物与胺类反应，形成与 DNA 或其他蛋白质的交联。从 DNA 分子中的脱氧核糖去除氢产生 C－4′－自由基，这是 DNA 断裂的最初步聚[101]。从脂肪酸去除氢产生脂质自由基并启动脂质过氧化。

电子转移也是一种毒性反应的常见方式。一些化学物能将血红蛋白中的 Fe（Ⅱ）氧化为 Fe（Ⅲ），形成高铁血红蛋白症。亚硝酸盐能氧化血红蛋白，而 N－羟基芳胺（如氨苯砜羟胺），酚类化合物（如 5－羟伯氨喹）和肼类（如苯肼）与氧合血红蛋白共氧化，形成高铁血红蛋白与过氧化所氢[102]。

一些毒性物质与靶分子的反应需要在酶的催化下才能发生。例如，蓖麻蛋白（ricin）诱发核糖体的水解断裂，阻断蛋白质的合成都是通过酶促反应发生的。几种细胞毒素催化 ADP－核糖从 NAD＋转移到特定蛋白质。例如，白喉毒素阻断蛋白质合成过程中延伸因子（elongation factor）的功能，霍乱毒素通过这样一种机制活化一种 G 蛋白，蛇毒含有破坏生物分子的水解酶。

3.5.2.3　对靶分子的影响：终毒物与内源性分子反应可引起功能与结构失常，对蛋白质而言，这种反应可使蛋白质变成免疫系统的外源异蛋白。

毒物分子可以使靶分子的功能失调。某些毒物活化靶蛋白分子，模拟内源性配体，例如：吗啡激活阿片受体，氯贝丁酯（clofibrate）为一种过氧化物酶体增生剂激活性受体的激动剂；佛波酯和铅离子刺激蛋白激酶 C。

通常情况下，化学物可以抑制靶分子的功能。当蛋白质与毒物交互作用而改变其构型结构时，蛋白质的功能即受障碍，许多蛋白质具有催化活性和组装为大分子复合物所必需的关键部分，特别是巯基。对其巯基的共价和（或）氧化修饰敏感的蛋白质包括酶蛋白酪氨酸磷酸酶、甘油醛 3－磷酸脱氢酶和丙酮酸脱氢酶，Ca^{2+} 泵和转录因子 AP－1 等（这里只列举其中少数）。这些蛋白质和许多其他的蛋白质的活性受巯基反应化学物所损害，触发异常的信号转导和（或）损害细胞能量和代谢稳态，蛋白酪氨酸硝化，也可改变蛋白质功能或干扰酪氨酸激酶和磷酸酶参与的信号途径[97]。

毒物可干扰 DNA 的模板功能。与 DNA 共价结合可引起复制期间核苷酸错配。例如，黄曲霉毒素 8，9－氧化物共价结合于鸟嘌呤的 N－7 位使得带有加合物的鸟嘌呤与腺嘌呤配对而不是与胞嘧啶配对，导致不正确密码的形成及不正确的氨基酸插入蛋白质。这样的事件是黄曲霉毒素诱发 ras 原癌基因及 p53 肿瘤抑制基因突变的常见因素[104]。8－羟基鸟嘌呤和 8－羟基腺嘌呤是由 HO˙ 引起的致突变碱基，能引起本身的错配以及与邻近的嘧啶错配[102]。具有抗癌作用的化疗药物如多柔比星插入在双螺旋 DNA 中的重叠碱基对之间，逼使邻近的碱基对分开，通过移动读码框架引起 DNA 的模板功能的较大的错误，造成子代细胞 DNA 的突变。

毒性物质分子不仅引起靶分子的功能障碍，而且可导致其结构破坏。除了加合物形成以外，毒物还可通过交联和断裂而使内源分子的初级结构改变。双功能的亲电物如 2,5－己二酮、二硫化碳、丙烯醛、4－羟壬醛（4－hydroxynonenal）和氮芥烷化剂能交联细胞骨架蛋白、DNA，或使 DNA 与蛋白质交联。羟基自由基通过使上述大分子转变为活性亲电物（如蛋白羰基）或自由基也引起交联，前者可与另一个大分子的亲核部位反应，而后者则可彼此发生反应。交联使被连结的分子发生结构的改变、破坏或功能的抑制。

某些靶分子受到化学攻击后对体内降解过程的敏感性增加。自由基如 $Cl_3COO^{\cdot}$ 和 HO˙ 可使脂肪酸脱去氢而启动脂质过氧化过程[88]。脂质过氧化产生的自由基通过氧固化作用转变为脂质过氧自由基，再通过脂质去氢反应形成脂质氢过氧化物，进一步通过 Fe（Ⅱ）催化的 Fenton 反应形成脂质烷氧自由基，最后使脂质分子发生断裂烃以及活性醛的形成。也就是说，脂质过氧化不仅破坏细胞膜，而且还很容易与邻近的膜结构分子蛋白质发生反应，甚至扩散到更远的生物大分子如 DNA 等。

毒素和辐射引起蛋白质的水解降解。其他毒物是否会引起蛋白质降解尚未完全证实。然而，确实存在着酶辅基被一些毒物分子破坏的实例。例如，细胞色素 P450 将烯丙基异丙基乙酰胺转变为具有反应活性的代谢物，它使酶的血红素部位发生烷基化，导致变化了的血红素丢失及卟啉症的发生[105]。$ONOO^-$ 在乌头酸酶的［$4Fe-4S]^{2+}$ 结构簇攻击乌头酸，这一结构簇上的一个 Fe 原子是十分易变的（合于酶结合的半胱氨酸）。由于 $ONOO^-$ 的氧化作用易变的 Fe 丢失，从而使酶失活[106]，累及乌头酸酶参与催化功能的三羧酸循环。

毒物可引起几种形式的 DNA 断裂。例如，DNA 碱基受 HO˙ 攻击可形成咪唑环开放的嘌呤或环收缩的嘧啶，这将阻断 DNA 复制。在鸟嘌呤 N－7 位置上大块加合物的形成使 N－糖苷链不稳定，诱发脱嘌呤作用，脱嘌呤作用导致具有致突变作用的无嘌呤部位的形成。很具代表性的是，羟基自由通过从 DNA 的核糖提取 H、产生 C－4′自由基、随后发生 O_2^- 加成、（Criegee）重排和磷二酯链的断裂而引起单链断裂[102]。多种羟自由基攻击长度较短的 DNA（这种情况发生在电离辐射后）引起双链断裂，这对于受影响细胞常表现为致死效应。

新抗原形成　虽然外源化学物或其代谢物的共价结合对于免疫系统的功能通常是不重要的。但在某些个体，这些发生变化了的蛋白质常激发免疫应答。某些化学物（如硝基氯苯、青霉素、镍）可能具有足够高的反应性而自发地结合于蛋白质。

3.5.2.4　非靶分子反应：某些外源化学物或纳米粒子不是通过或不完全通过与特定内源性靶分子交互作用而引起毒性，而是通过改变生物学微环境而导致毒性，包括：①能改变生物水相中的 H^+ 离子浓度的化学性粒子或纳米粒子，如酸和能生物转化为酸的物质（如甲醇和乙二醇），以及疏质子解耦联剂（如 2，4－二硝基酚和五氯酚），及具有释放这类化学性粒子及对环境中维持细胞功能和结构必需的物质具有吸附作用的纳米粒子等。它们在线粒体基质中使酚的质子分离，因而使发动 ATP 合成的质子梯度消失；②使细胞膜脂质相发生物理化学改变以及破坏细胞功能所必需的穿膜溶质梯度的溶剂及去垢剂；③仅通过占据位置或空间引起危害的其他外源化学物，如某些化学物（如乙二醇）在肾小管中形成水不深性沉淀物；磺胺类化合物通过占据白蛋白的胆红素结合位点而引起新生儿胆红素毒性（核黄疸 kernicterus）；CO_2 取代肺泡腔的氧而引起窒息。

3.5.3　细胞功能障碍

毒物或纳米粒子与靶分子的反应导致细胞功能障碍和结构损伤，这是毒性发展过程的第三个阶段。多细胞机体的每个细胞都执行着特定的功能程序，某些程序决定细胞的命运，这些程序决定着细胞是发生分裂，分化（即表达专一化功能的蛋白），还是出现凋亡。还有一些程序控制已分化的细胞瞬息活动（ongoing（momentsry）activity），如决定腺细胞或腺体是否分泌或多或少的物质、肌细胞是否收缩或舒张、与代谢相关的细胞是否以较高或较低的速率转运和代谢营养物质。为了调节这些细胞程序，细胞具有能被外部信号分子激活或失活的信号网络。为了执行这些程序，细胞装备有合成的、代谢的、动力的、转运的和产生能量的体系以及结构元件。组装为大分子复合物、细胞膜和细胞器，借此以维持它们自身的完整性（内部功能）和支持其他细胞的维护（外部功能）。

3.5.3.1　细胞调节障碍

毒物所引起的最初细胞功能障碍（但不一定是最终的后果）取决于受影响靶分子的作用。假如靶分子参与细胞调节（发出信号），那么基因表达的调节障碍和（或）细胞瞬息活动调节障碍就会首先发生。然而，假如靶分子主要参与细胞的内部维持，所导致的功能障碍最终会威胁到细胞的存活。毒物与行使外部功能的靶分子反应可能影响其他细胞和整个器官系统的动作。下面的讨论将涉及这些后果。

细胞受信号分子所调节，它激活与信号转导网络所联系的细胞受体，而信号转导网络将信号传递给基因的调节区或和（或）功能蛋白。受体激活最终可导致：改变基因的表达，增加或减少特定蛋白的功能和（或）典型地通过磷酸化使特定蛋白发生化学修饰，从而激活功能抑制蛋白质。控制细胞命运的程序主要影响基因表达，而调节日常活动的那些程序主要影响功能蛋白的活性；然而，由于信号网络的分支和交互联系，一个信号常常触发两类应答。

基因表达调节障碍：第一类应答为基因表达调节障碍。基因表达调节障碍可发生于直接负责遗传信息转录元件上、细胞内信号转导途径的成员以及细胞外信号分子的合成、贮存或释放过程。

基因表达调节障碍可发生于转录调节水平上。遗传信息从 DNA 转录给 mRNA 主要受转录因子（TF）与基因的调节或启动区域间的相互作用所控制。通过与这一区域的核苷酸序列相结合，激活的转录因子促进前起始复合物（preinitiation complex）的形成，促使相毗邻的基因的转录。外源化学物可与基因的启动子区域、转录因子或前起始复合物的其他元件交互作用，然而，转录因子激活作用的改变似乎是最常见的方式。从功能角度看，已知有两种类型的 TF：配激活的 TF 和信号激活的 TF。

许多天然化合物，如激素（如类固醇、甲状腺激素和维生素）和维生素（视黄醇和维生素 D）通过结合与激活而影响基因的表达。外源化学物可模拟天然配体。例如：祛脂酸类（fibric acid）降血脂药和邻苯二甲酸酯替代多不饱和脂肪酸作用为过氧物酶体增生剂激活性受体（PPAR）的配体[107]。而 Cd^{2+} 替代 Zn^{2} – 金属应答元件结合的转录因子（MTF – 1）的内源性配体[108]。天然或外源化学物配体在以极端剂量摄入或在个体发生的关键期摄入时，可通过配体激活的 TF 介导而引起毒性。

信号转导调节障碍：第二类应答为信号转导调节障碍。细胞外信号分子，如生长因子、细胞因子、激素和神经递质最终能利用细胞表面受体和细胞内信号转导网络激活 TF。对这一网络的研究已确认了一些最重要的激活 TF 的信号，这些 TF 控制着基因的转录活性，影响细胞周期进展，因而决定着细胞结局。在这些 TF 中，有 c – Fos 和 c – Jun 蛋白，它们以二聚体的形式（称之为 AP – 1）结合到十四烷酰佛波醇乙酸［tetra – deconoyl phorbol acetate（TPA）］反应元件（TRE），如细胞周期蛋白 D 基因启动子中的 TRE。其他 TF 中，有一个是 c – Myc 蛋白，当它与 Max 蛋白，二聚化并结合于其同源的核苷酸序列时，能激活细胞周期蛋白 D 和 E 基因，接着细胞周期蛋白通过活化细胞周期蛋白依赖的蛋白激酶而加速细胞分裂周期。因此，促有丝分裂的信号分子诱导细胞增生；相反，TGF – 导细胞周期蛋白依赖的蛋白激酶抑制蛋白（如 P27）的表达，这种蛋白介导着抗有丝分裂作用[109]。

化学物可通过多种途径引起信号转导的异常，最常见的是通过改变蛋白磷酸化，偶尔也通过干扰 G 蛋白（如 Ras）的 GTP 酶活性、破坏正常的蛋白质 – 蛋白质交互作用、或通过建立异常的交互作用、或改变信号蛋白的合成与降解。这样的干预最终可影响细胞周期的进展。

具有增殖效应的化学物可以对信号转导发生影响或使之改变。促使信号转导蛋白磷酸化的外源化学物常会促进有丝分裂和肿瘤形成，可激活蛋白激酶 C（PKC）的佛波酯和串珠镰孢霉素 β（fumonisinβ）就是如此。这些化学物模拟一种 PKC 的生理激活剂（3－11）二酰基甘油（DAG），另一种生理 PKC 激活剂 Ca^{2+} 为 Pb^{2+} 所模拟，它对 PKCα 的效应具有浓度依赖性：在皮克分子（10^{-12}分子）浓度，当 Pb^{2+} 仅占据 PKC 的高亲和力部位时表现出刺激作用，而在微克分子（10^{-6}克分子）浓度时，低亲和力的部位被占据，则表现出抑制作用。醋酸铅在大鼠不引起明显的肝细胞增生。活化的 PKC 至少以两种方式促进有丝分裂信号形成：①通过磷酸化 MAPK 途径的第一种蛋白激酶 Raf；②通过磷酸化一种蛋白磷酸酶，这种酶使转录因子 c－Jun 在特定位点（Thr231、Ser234、Ser249）脱磷酸，因而使其能结合于 DNA。蛋白激酶也可通过受外源化学物改变的蛋白质相互作用而激活。

蛋白质磷酸化的变异不仅可由激酶磷酸化作用增加而引起，而且也可能通过磷酸酶的脱磷酸作用而产生。磷酸酶的抑制似乎是各种化学物、氧化应激和紫外（UV）辐射促有丝分裂作用的基本机制。蛋白酪氨酸磷酸酶和双特异性的磷酶（即从磷酸化的酪氨酸以及丝氨酸和苏氨酸残基除去磷酸的酶）含有一个具有催化活性的半胱氨酸。它们对氧化失活和 SH－反应化学物的共价反应是易感的。事实上，外源化学物如碘乙酰胺、有机金属化合物三丁基锡、亚砷酸盐和氧化剂（如 HOOH）通过干扰蛋白酪氨酸磷酶（这种酶会使受体脱磷酸化因而压抑受体的作用）[110]而引起表皮生长因子的磷酸化。亚砷酸盐可能也使双特异性磷酸酶失活［这种酶具有脱磷酸化作用并压抑某些 MAPK（JNK，P38）］。而甲基甲磺酸（MMS）似乎抑制一种使蛋白酪氨酸激酶 Src 失活的蛋白磷酸酶。巯基氧化剂二酰胺（增加 MAPK 的磷酸化）和酚类抗氧化剂（形成苯氧自由基并增加 c－Fos and c－Jun 表达）也可以通过使蛋白酪氨酸磷酸酶，可能至少部分承担着逆转生长因子诱导的 MAPK 刺激，借此保持 MAPK 活性的程度及维持时间在控制范围内[111]。PP2A 也从有丝分裂触发的蛋白激酶（p34 CDC2）中的清除激活的磷酸盐。几种天然毒素是 PP2A 的极强抑制剂，包括蓝绿毒素、微囊藻毒素－LG（microcystm－LG）和双鞭甲藻（dinoflagella）衍生的冈田酸（okadaic acid），在长期低剂量暴露的实验动物，它们是肿瘤促进剂[112]。然而，值得注意的是，微囊藻毒素急性高剂量暴露引起严重的肝损害，而冈田酸的急性高剂量暴露则是腹泻性贝壳类中毒的基本原因。在这些情况下，参与增生信号的蛋白（如微囊藻毒素中毒时的肝细胞微丝）以外的蛋白质的超磷酸化可能是致病主要原因。

化学物可以使抗增生效应信号的转导发生改变。细胞损伤后增加了的细胞信号的衰减可能危及损伤细胞的取代。这样的预测最近在一项培养的 Hepal－6 细胞研究中得到证实。

正常有丝分裂信号的下调是偏离生存、走向凋亡的一个步骤。事实上，一种 PKC 的抑制剂星形孢菌素（stauroporin）和一种 IKB 降解的抑制剂胶霉毒素（gliotoxin）是强有力的凋亡诱导物[113]。TGF－β 和糖皮质激素增加 IKB 合成，随后减少 NF－KB 激活和 c－MYC 表达[113]。这些机制可能是 TGF－β 和糖皮质激素的致凋亡作用的原因，后者在淋巴样细胞中。

细胞外信号产生的调节障碍：化学性粒子和纳米粒子都有可能造成对细胞外信号进行调节的障碍。例如，脑垂体前叶激素通过作用于细胞表面受体而对外周内分泌腺起促进有丝分裂作用。脑垂体激素的产生处于外周腺体激素的负反馈控制下，这样的轮回如发生障碍就会对垂体激素的分泌产生不利的影响，随后对外周腺体产生不良的影响。对甲状腺激素分泌调节系统也存在着类似的情况。抑制甲状腺激素产生（如除草剂 amitrole 和杀真剂的代谢物乙烯基硫脲）或提高甲状腺激素排除（如苯巴比妥）的外源化学物可降低甲状腺激素水平并由于减少反馈抑制而增加促甲状腺激素（TSH）的分泌增加的 TSH 分泌刺激甲状腺细胞的分裂。这是这类毒物引起的甲状腺肿或甲状腺肿瘤的原因。垂体激素分泌的减少引起相反的不良作用，出现细胞凋亡随后引起外周靶腺体的退化。例如：雌激素通过促性腺激素氯酮（chlordecone）中毒的工人精子数的降低可能是由这样的机制引起的。

细胞瞬息活动的调节障碍：对细胞功能的调节障碍还可以表现为对细胞瞬息活动的调节障碍。特定细胞正常运行的控制是通过作用于膜受体的信号分子来实施的，这些受体通过调节 Ca^{2+} 进入胞质或刺激细胞内第二信使的酶促形成而传递信号。Ca^{2+} 或其他第二信息最终改变功能蛋白质的磷酸化，改变其活性，随后几乎立即引起细胞功能的变化。毒物可通过中断信号连接过程中的任何一个步骤而影响细胞的瞬息活动。

细胞电兴奋的调节障碍：毒物可造成可兴奋细胞的调节障碍。许多外源化学物影响可兴奋细胞如神经元、骨骼肌、心肌和平滑肌细胞的细胞活动。细胞的功能如神经递质的释放、肌肉的收缩受邻近神经元合成和释放的递质或介质的控制。控制这些细胞的主要机制是影响细胞的生物电活动。有许多化学毒物可干扰这些机制。

对神经和肌肉细胞生物电活动的调节是许多药物作用的基本机制。药物过量使用、杀虫剂以及微生物、植物和动物毒素对这些细胞的生物电活动产生异常调节，因而产生毒性效应[114]。神经元是信号转换细胞，化学物对神经元的影响不仅见于受毒物影响的神经元，而且也见于受原发靶细胞影响的下游细胞。因此，阻断运动神经元电压门控的 Na^+ 通过的河豚毒素可引起骨骼肌麻痹。相反，阻断中枢神经系统 GABA 受体的环二烯（cyclodiene）杀虫剂诱发神经兴奋和惊厥[115]。

化学物引起的瞬息细胞活动的障碍可以是由于下述几方面的改变：①神经递质浓度；②受体功能；③细胞内信号转导；④信号终止过程。

神经递质水平控制突触后效应细胞的功能活性的水平。化学物可通过干扰神经递质的合成、贮存、释放或从受体附近清除而改变突触间隙内神经递质的浓度。酰肼（hydrazides）的致惊厥作用是由于它们能降低抑制性神经递质 GABA 的合成[116]；利血平（reserpine）通过抑制去甲肾上腺素、5-羟色氨和多巴胺在神经元中的贮存而耗竭这些递质，引起几种严重的不良效应。肉毒杆菌毒素（botulinum toxin）引起的骨骼肌麻痹是由于乙酰胆碱从运动神经元释放的抑制以及神经肌肉接头上乙酰胆碱受体缺乏刺激。

神经递质结合于受体是控制突触后效应细胞功能活动的第二个关键环节。某些化学物直接与神经递质受体交互作用，包括：与受体上的配体结合部位相联系的激动剂以及模拟天然配体的激动剂；占据配体结合部位但不能激活受体的拮抗剂；激活剂以及结合于不直接参与配体结合的受体上某部位的抑制剂。在不存在其他作用时，激动剂和激活剂模拟、而拮抗剂和抑制剂阻断内源性配体特有的生理应答。例如，毒蝇菌胺（muscimol），一种蘑菇毒素是抑制性 $GABA_A$ 受体的激动剂，而巴比妥酸盐、苯（并）二氮䓬类（benzodiazepines）、全身麻醉剂和醇类是活化剂[117]因此，所有这些物质引起中枢神经系统活性的抑制，随着摄入剂量的不同，导致镇静作用、全身麻醉、昏迷，最终导致延髓呼吸中枢的阻断。由激动剂/激活剂在兴奋性受体上所引起的应答及拮抗剂/抑制剂在抑制性部位所诱发的应答也存在着类似问题。因此，谷氨酸受体激动剂和毒蕈碱受体激动剂引起大脑神经元的过高活动性，最终导致惊厥，$GABA_A$ 受体拮抗剂也是如此。在抑制性受体上作为激动剂/抑制剂的化学物显然也起同样的作用。

某些感觉神经元具有可受化学物刺激的受体，如辣椒素（capsaicin）受体，这种受体是一种配体门控的阳离子通道[114]，它介导舌头的烫觉，同时对接触红辣椒和其他刺激物相关的泪腺刺激作用反射。催泪毒气中的催泪物是典型的巯基反应化学物，它们也刺激这些神经元，虽然其准确的作用机制尚不清楚。

毒物与信号转导蛋白的相互作用也对细胞的功能活动造成影响。许多化学物通过作用于信号转导过程而改变神经元和（或）肌肉的活动。电压门控的 Na^+ 通道转换和放大由配体门控的阳离子通道生成的兴奋性信号，它们受许多植物和动物毒素以及合成化学物如 DDT 所激活，导致过度兴奋[115]。相反，阻断电压门控的 Na^+ 通道的毒物（如河豚毒素和石房哈毒素）引起麻痹。Na^+ 通道在感觉神经元信号转导中也很重要。因此，Na^+ 通道激活剂激惹感觉与反射，而 Na^+ 通道抑制剂引起麻醉作用，这就解释了摄入附子后出现的反射性心动过缓和口中烧辣感（因为其中含有 Na^+ 通道激活剂乌头碱）以及应 Na^+ 通道抑制剂如普鲁卡因和利多卡因进行局部麻醉。

毒物、纳米粒子或由其释放的化学性粒子与信号终止蛋白的相互作用可影响细胞的功能活动。由于阳离子内流生成的细胞内信号，可以经离子通道或通过转运蛋白清除而终止。阳离子的抑制可延长兴奋，在 Ca^{+} 活化的 K^{+} 通道被 Ba^{+} 抑制时就出现这种情况，伴有潜在的致死亡神经兴奋和致痉作用，来自毛地黄和其他植物的糖苷抑制 Na^{+}，K^{+} – ATP 酶，因而增加细胞内 Na^{2+} 浓度，随后通过 Ca^{2+}/Na^{+} 交换减少 Ca^{2+} 的输出。由此引起的细胞内 Ca^{2+} 浓度的升高提高了心肌的收缩性和兴奋性。十氯酮对脑 Na^{+}，K^{+} – ATP 酶可能是十氯酮接触者中所见的震颤的重要原因[118]。锂盐虽可应用于治疗，但也具有引起反射亢进、震颤、痉挛、腹泻和心律不齐的可能性[119]。锂也显著地加强胆碱能介导的癫痫发作，这些毒性效应的可能原因是因为 Li^{+} 存在时神经元和肌肉细胞的无效再极化。而 Li^{+} 容易通过 Na^{+} 通道进入这些细胞，引起信号诱导的去极化，它不是 $Na^{+}K^{+}$ 泵的底物，因此，假如一部分细胞内 Na^{+} 被 Li^{+} 所取代，细胞就不能适当地再极化。

Na^{+}，K^{+} 泵的失效也被认为是缺氧、低血糖和氰化物中毒引起的神经损害的原因。鉴于神经元中生成的 70% ATP 用于驱动 Na^{+}，K^{+} 泵，ATP 合成的中断引起细胞去极化并停留在去极化状态。去极化引起的神经递质释放（如谷氨酸从神经元释放）被认为是由谷氨酸的神经毒性作用引起的缺氧性癫痫发作和神经元损害进一步放大的重要原因[120]。

其他细胞活动的调节障碍　虽然很多信号转导机制也在非可兴奋细胞中动作，但这些过程的失调通常没有显著后果。例如，大鼠肝细胞具有 α_1 – 肾上腺素能受体，这些受体的激活引起代谢改变，如葡萄糖水解和谷胱甘肽输出的增加，通过细胞内钙的升高，可能对细胞有毒理学意义。

3.5.3.2　影响细胞自我维持的毒性作用：细胞内环境的稳定是细胞活动的基础，细胞具有维持其本身内环境稳定的功能。许多毒物干扰细胞自我维持功能。在多细胞机体，细胞必须维持基本身的结构与功能完整性，并对其他细胞提供支持功能。这些功能的执行可被化学物所破坏，导致毒性反应。

细胞内部环境紊乱：细胞内部维持的损害是中毒性细胞死亡机制之一。为了生存，所有细胞必须合成内源性分子，组装大分子复合物、生物膜及细胞器，维持细胞内环境的稳定，并产生细胞活动所需要的能量。破坏这些功能的毒物，特别是损害线粒体能量产生功能和控制基因组功能的蛋白质合成的毒物均可危及细胞的生存并可引起中毒性细胞死亡。

使细胞遭受致死性打击的损伤因素可启动 3 种关键性的生化紊乱：即 ATP 耗竭，持续性的细胞内 Ca^{2+} 升高以及 ROS 和 RNS 过量产生。在下文讨论中，这些事件和可能引起这些事件的损伤因素的特征将分别描述。然后指出它们的协同作用是如何导致生物能的突变、并以死亡而告终。最后，讨论细胞可能避免这种紊乱的一些情况，以及它可能如何通过活化使细胞有序的分解和清除的分解代谢而导致死亡的。

原发性代谢紊乱：危害细胞存活的原发性代谢紊乱主要有 ATP 耗竭、Ca^{2+} 蓄积、ROS/RNS 生成。ATP 作为生物合成的化学物质和能量的主要来源在细胞维持中起核心作用。它用于许多生物合成反应、通过磷酸化和腺苷化作用活化内源化合物，掺入到辅因子及核酸中去。它对肌肉收缩和细胞骨架的聚合作用，为细胞运动、细胞分裂、囊泡转运提供能量和维持细胞形态都是必不可少的。ATP 驱动离子转运蛋白，如：质膜的 Na^{+}，K^{+} – ATP 酶、质膜和内质网膜的 Ca^{2+} – ATP 酶、溶酶体膜以及含神经递质的囊泡的 H^{+} – ATP 酶。这些泵维持了各种细胞功能所必需的条件，例如：由 Na^{+}，K^{+} 泵形成的穿质膜 Na^{+} 浓度梯度驱动 Na^{+} – 葡萄糖和 Na^{+} – 氨基酸协同转运蛋白以及 Na^{+}/Ca^{2+} 反向转运蛋白，促使这些营养素的进入和 Ca^{2+} 移动。

ATP 中的化学能可为细胞所利用。储存于 ATP 中的化学能通过 ATP 水解为 ADP 或 AMP 的形式来释放。ADP 在线粒体中由 ATP 合酶重新磷酸化。与氢氧化为水相耦联，这一过程称为氧化磷酸化。除了 ATP 合酶，氧化磷酸化还需要：①氢以 NADH 的形式传递给初始电子转运复合物；②氧传递给终末电子转运复合物；③ADP 和无机磷转运给 ATP 合酶；④电子沿电子传递链流向 O_2，伴有质子从基质腔穿内膜逐出；⑤质子沿电化学梯度下穿越内膜返回到基质腔从而驱动 ATP 合酶的功能活动。

几种化学性粒子阻碍这些过程，干扰线粒体 ATP 合成[121,122]。这些化学物分为 5 组：第一类类物质干扰氢向电子传递链传递，例如，氟乙酸抑制三羧酸循环和还原性辅因子的产生；第二类物质如鱼藤酮和氰化物抑制电子沿电子传递链转移到分子氧；第三类毒物干扰氧传递到终末电子转运蛋白——细胞色素氧化酶；第四类化学物抑制 ATP 合酶（氧化磷酸化的关键酶）的活性。在这一位点上，可能以四种方式中的一种抑制 ATP 合成：①直接抑制 ATP 合酶；②干扰 ADP 的传递；③干扰无机磷的传递；④剥夺 ATP 合酶的驱动力 - 受控的质子向基质间腔内流的力量。疏质子化学物（解耦联剂）如2，4 - 二硝基酚和五氯酚将质子输入到线粒体基质，使驱动质子受控流入基质（随后驱动 ATP 合酶）的质子梯度消散；最后，引起线粒体 DNA 损害、因而损害由线粒体基因组编码的特定蛋白质（如复合物Ⅰ亚单位和 ATP 合酶）合成的化学物列入第五类物质，它们包括用于抗 AIDS 的双脱氧核苷类药物如叠氮胸苷。

氧化磷酸化的损伤可造成对细胞的损伤，因为 ADP 未能重新磷酸化导致 ADP 及其破坏产物的堆积以及 ATP 的耗竭。因此，由于腺苷二磷酸盐和三磷酸盐（以 Mg 盐的形式存在）的水解以及磷酸和 Mg^{2+} 的释放，暴露于 KCN 和碘乙酸的肝细胞的胞质 H^+ 和 Mg^{2+} 迅速升高。丙酮酸转变为乳酸增加也可能引起酸中毒。ATP 的缺乏危及需 ATP 的离子泵的运作，导致离子及细胞容量调节控制的丧失[123]。细胞内的酸中毒及高镁症后不久，暴露于 KCN 和碘乙酸的肝细胞即出现细胞内 Na^+ 的升高，可能是由于 Na^+ 泵的失效，随后质膜出现大疱状结构。细胞内磷酸症是有益的，可能是由于释放的磷酸形成不溶性的磷酸钙，防止有害的胞质 Ca^{2+} 的升高。此外，低 pH 也直接降低了磷脂酶的活性，抑制线粒体渗透转移（见后文）。最终，细胞内 pH 升高，增加酸酯酶活性，这就导致不可逆的膜损伤，不仅是通过磷脂的降解，而且也通过内源性去垢剂如溶血磷脂和游离脂肪酸的生成。由于溶血性磷脂与脂肪酸的再酰化过程受损，ATP 的缺乏加剧了这种变化。

内环境的紊乱可造成细胞内 Ca^{2+} 的异常升高。正常情况下，细胞内 Ca^{2+} 水平是受到严格调控的。细胞外和胞质 Ca^{2+} 浓度之间所存在的 10000 倍差异是通过质膜对 Ca^{2+} 的不渗透和 Ca^{2+} 从胞质清除的转运机制来维持[124]，Ca^{2+} 从胞质穿过质膜被主动泵出，并隔离在内质网和线粒体里。由于线粒体配备的转运蛋白为低亲和力的，故仅当胞质 Ca^{2+} 水平升高到微克分子浓度范围的，线粒体才在 Ca^{2+} 隔离中起有意义的作用。在这种情况下，大量 Ca^{2+} 蓄积于线粒体中，以磷酸钙形式沉积。

可促进 Ca^{2+} 向细胞质内流或抑制 Ca^{2+} 从细胞质外流而诱导胞质 Ca^{2+} 水平的升高的物质对细胞具有毒性作用。配体或电压门控的 Ca^{2+} 通道开放或质膜损伤引起细胞外液与细胞质间 Ca^{2+} 浓度梯度的下移。各种损伤因素也可诱导 Ca^{2+} 从线粒体或内质网漏出而增加胞质 Ca^{2+}。它们也可通过抑制 Ca^{2+} 转运蛋白或耗竭其驱动力而减少的 Ca^{2+} 的外流。化学物能引起胞质 Ca^{2+} 水平持续升高。细胞内 Ca^{2+} 的持续升高是有害的，因为它能导致：①能量储备的耗竭；②微丝功能障碍；③水解酶的活化；④ROS 和 RNS 的生成。

细胞内 Ca^{2+} 持续升高可对细胞能量平衡产生不良的影响，其机制至少有 3 种：首先，胞质 Ca^{2+} 水平升高引起线粒体 Ca^{2+} 由 Ca^{2+} 单转运蛋白（uniporter）摄取增加。这种单转蛋白象 ATP 合酶一样，利用线粒体内膜的负电位（$\Delta\psi m$）作为驱动力。因此线粒体 Ca^{2+} 摄取使 $\Delta\psi m$ 消失，并抑制 ATP 合成。此外，氧化线粒体 NADH 的毒物可激活从线粒体基质间腔逐出 Ca^{2+} 的转运蛋白[124]紧接着发生的 Ca^{2+} 由线粒体继续摄取和外运（"Ca^{2+} 循环"），进一步危害氧化磷酸化过程。其次，Ca^{2+} 也可能通过后文将论述的机制对内膜造成氧化损伤而损害 ATP 合成。其三，胞质 Ca^{2+} 的持续升高不仅损害 ATP 合成，而且也由于 Ca^{2+} - ATP 酶用于排除多余 Ca^{2+} 而增加 ATP 的消耗。

胞质 Ca^{2+} 不可控制的升高引起细胞损害的第二个机制是微丝（filaments）解离或破坏。遍布细胞的肌动蛋白（actin）微丝网络借助于其纤丝附着于质膜的肌动蛋白结合蛋白来维持细胞的形态。胞质 Ca^{2+} 的增高引起肌动蛋白纤丝从 α - 辅肌动蛋白（α - actinin）和胞影蛋白（fodrin）（促使微丝锚着于质膜的蛋白）解离，这代表着一种导致质膜大疱形成（一种使质膜易于破裂的变化）的机制。

高 Ca^{2+} 水平借以引起细胞损伤的第三个重要事件是降解蛋白质、磷脂和核酸的水解酶的激活[125,126]。许多整合性膜蛋白质是 Ca^{2+} 激活的中性蛋白酶或钙蛋白酶（calpains）的靶分子[127]。钙离子依赖性蛋白酶介导的肌动蛋白结合蛋白的水解也引起膜大疱形成；Ca^{2+} 对磷脂酶不加区别的活化直接或通过去污剂形成来引起膜的破坏；Ca^{2+} – Mg^{2+} 依赖的核酸内切酶的激活引起染色质的断裂；Ca^{2+} 水平的升高以一种使 DNA 断裂而无法重新联结的方式封锁拓扑异构酶Ⅱ。总之，细胞内钙升高激活几种干扰细胞维持其结构和功能完整性的过程，这些过程在整体内的相关重要性需进一步确定。

ROS 与 RNS 的过度产生是许多化学性粒子和纳米粒子造成细胞损伤的最重要的途径之一。有许多外源化学物可直接生成 ROS 与 RNS，如氧化还原循环物质和过渡金属。此外，ROS 和 RNS 的过度产生可继发于细胞内高钙症，因为 Ca^{2+} 以下述方式激活生成 ROS 和 RNS 酶：

1. Ca^{2+} 活化三羧酸循环中的脱氢酶加速氢从三羧酸循环中产出，然后，电子沿电子传递链流动，这一过程与 ATP 合酶活性的抑制共同增加由线粒体电子传递链形成的 O_2^-。

2. Ca^{2+} 激活的蛋白酶通过蛋白质水解过程使黄嘌呤脱氢酶转变为黄嘌呤氧化酶，其副产品是 O_2^- 和 HOOH。

3. 神经元和内皮细胞组成型表达 Ca^{2+} 激活的 NOS。由于 NO 与 O_2^- 具有极高的反应件，这些自由基的共同产物必将不可避免地导致 $ONOO^-$ 的形成，这是一种高反应性的氧化剂。而且，$ONOO^-$ 能通过使高敏感性的 Mn – SOD（可清除 $ONOO^-$ 的前身 O_2^-）失效而增加其自身的形成。

由损伤因素直接导致的原发性代谢紊乱之间可以发生相互作用。这些相互作用和相互影响可进一步导致的细胞内环境的紊乱。上面讨论的细胞生化过程的原发性紊乱不是孤立的，而是以多种方式相互作用、彼此放大的：

1. 细胞 ATP 储存的耗竭剥夺内质网质膜 Ca^{2+} 泵的燃料，引起胞质 Ca^{2+} 的升高。随着 Ca^{2+} 内流进线粒体，$\Delta\psi m$ 下降，ATP 合酶发生障碍。

2. 如上所述，细胞内高钙促进 ROS 和 RNS 的形成，而 ROS 与 RNS 使巯基依赖的 Ca^{2+} 泵发生氧化性失活，这反过来又加剧了高钙。

3. ROS 与 RNS 也能消耗 ATP 储备，$^{\cdot}NO$ 是一种可逆的细胞色素氧化酶的抑制剂。NO^+（亚硝基鎓阳离子，一种 $^{\cdot}NO$ 的产物）使甘油醛 – 3 – 磷酸脱氢酶发生 S – 亚硝酰化，因而使之失活，损害糖酵解作用，而 ONOO – 使呼吸链复合物Ⅰ、Ⅱ、Ⅲ和顺乌头酸酶发生不可逆的失活（与这些酶的Fe – S 中心反应）[98]。因此，NO 和为 ONOO – 抑制细胞 ATP 合成。

4. 再者，$ONOO^-$ 能诱发 DNA 单链断裂，导致聚（ADP – 核糖）聚合酶（PARP）激活。作为修复策略的一部分，激活子的 PARP 将来自 NAD^+ 的多个 ADP – 核糖部分转移到核蛋白和 PARP 本身，NAD^+ 的消耗严重地危及 ATP 合成，而 NAD^+ 的再合成又消耗 ATP，因此由 ONOO- 引起的 DNA 损害的主要后果是细胞能量不足[98]。

这些事件组成的链条及其引起的代谢状况恶化有些是某些细胞特有的。例如，氰化物的神经元毒性与去极化和谷氨酸释放[120]，随后 Ca^{2+} 经电压门控及谷氨酸门控的通道内流有关。神经元在表达 Ca^{2+} 激活的 NOS 时，也易于产生"亚硝化应激"，这种应激不仅影响神经元本身，可能更重要的是影响邻近的星形胶质细胞[128]。相反，在氰化物和碘乙酸中毒的肝细胞，胞质 Ca^{2+} 增加不是早期事件[129]，NO 形成极少可能参与。然而，ATP 耗竭，细胞内高钙和 ROS 及 RNS 过度产生有交互影响，涉及多步毒性循环，可能进行性的加剧生化紊乱，直至这种紊乱最终成为一种祸患。

线粒体膜渗透性改变（MPT）可造成最恶劣后果：坏死、线粒体 Ca^{2+} 摄取、$\Delta\psi m$ 下降、ROS 和 RNS 生成、ATP 耗竭和原发性代谢紊乱（如无机磷、游离脂肪酸和溶血磷脂的蓄积）均被考虑是引起线粒体内膜渗透性突然升高（称之为 MPT）的因素。据称 MTP 是由一种跨越线粒体内外膜间的蛋白质孔（"巨通道"）开放而引起的[130-131]。由于这种孔洞对 <1500 Da 的溶质是可通透的。因此，它的开放使质子自由地内流进基质间隙，引起的 $\Delta\psi m$ 迅速和完全消散、ATP 合成的中断以及水的渗透内流，导致线粒体膨胀，已蓄积于基质间隙的 Ca^{2+} 通过孔流出，涌进胞质。这样的线粒体不仅不能合成 ATP，而且由于内膜的去极化迫使 ATP 合酶以相反的模式（即作为一种 ATPase 水解 ATP）运作，从而浪费余留的资源。然后，甚至糖酵解也因需 ATP 的糖酵解酶（己糖激酶，磷酸果糖激酶）

ATP 供应不足而被危及。假如毒物引起的代谢紊乱十分广泛以至于大部分或全部的线粒体都发生 MPT，引起细胞 ATP 耗竭时，一种完全的生物产能过程的大灾难就会在细胞中紧接着发生。业已概述的细胞降解过程（如大分子和膜的氧化性和水解性降解以及细胞内溶质和容积稳态的崩解）将得以完成，引起细胞结构和功能的维持的完全丧失，细胞溶解或坏死达到顶峰。

MPT 的另一种后果是细胞的凋亡。对细胞能量代谢，Ca^{2+} 稳态和氧化还原状态造成不良影响并最终引起坏死的化学物也可诱发另一种形式的细胞死亡——凋亡。坏死的细胞出现肿胀与溶解，而凋亡的细胞则出现皱缩，其核和胞质物质浓缩，然后破坏形成被吞噬的与膜结合的碎片（凋亡小体）[132]。

研究表明，细胞的死亡需要经过一个相当复杂的过程，这一过程由一系列的代谢缺陷所组成，并会受到许多因素的影响。一个细胞在其通往坏死的道路上所经历的多种代谢缺陷互为因果，但在次序上却是相当随机。与之相反，细胞通往凋亡之路是有序的，牵涉到最终细胞解组装的分解代谢过程的级联样激活，近年来，许多凋亡途径的详情已被揭示。

由上面讨论的事件看来，大多数化学物（即使不是全部）诱发的细胞死亡涉及线粒体，导致的线粒体功能失调（如 Ca^{2+} 的蓄积，$\Delta\psi m$ 的消散、ROS/RNS 的过量产生），最终触发坏死或凋亡。同时，MPT 是这两个过程的关键事件。另一个相关事件是细胞色素 c（Cyt c）（一种置于线粒体膜间隙附着于内膜表面的小的血红素蛋白）进入胞质。已有研究表明，纳米粒子可以造成线粒体的损伤，因而可以产生与这些化学性毒物相似的病理过程。

Cyt c 释放的意义有两方面[133]：一是由于 Cyt c 处于线粒体电子传递链上倒数第二个环节，它的丢失将阻断 ATP 合成。增加 O_2^- 形成，迫使细胞趋向死亡；二是同时释放的 Cyt c（可能还有从线粒体激离的其他蛋白质）代表一种指引细胞向凋亡途径发展链条中的一种信号或启动环节。当 Cyt c 与 ATP 一起结合于一种连接物蛋白（Apaf-1）时，Cyt c 能诱发 Apaf-1 结合的休眠状态半胱天冬酶原-9（procaspase-9）发生蛋白水解断裂而成为活性的半胱天冬酶-9（caspase-9）。

半胱天冬酶是一类能在特定的天门冬氨酸残基劈裂蛋白质的半胱氨酸蛋白酶（即它们具有催化活性的半胱氨酸）。它们以无活性的形式的天冬氨酸特异性半胱氨酸蛋白酶原存在于胞质中，该酶原经蛋白水解转变为活性蛋白酶。某些半胱天冬酶断裂和激活半胱天冬酶原。借此这些信号型半胱天冬酶传递活化的信号波到所谓效应器半胱天冬酶，它们修剪特定的细胞蛋白，使细胞蛋白活化或失活。正是半胱天冬酶催化的这些特定蛋白的水解，直接或间接地解释了凋亡细胞的形态学和生物化学改变。例如，PARP 酶蛋白的水解失活阻止了无效的 DNA 修复和 ATP 的浪费；DNA 断裂因子的水解活化诱导核 DNA 的断裂；结构蛋白（如 α-胞影蛋白、肌动蛋白、核纤层蛋白）的修剪有助于细胞的解组装；粘着斑激酶的失效使得细胞与细胞外间质分离，固醇调节元件结合蛋白的水解激活可导致固醇的蓄积和质膜中磷脂酰丝氨酸的外在化，这种外在化作用使吞噬细胞识别凋亡细胞。

线粒体事件对细胞生命过程具有决定性意义，其中对细胞死亡具有特殊意义者有 MPT 和 Cyt c 释放。二者受 Bcl-2 家族的蛋白质控制；这一家族包括促进（如 Bax、Bad、Bid）和抑制（如 Bcl-2、Bcl-XL）上述过程的成员。促进死亡的成员可能直接作用于线粒体膜，而它们的抑制死亡对应物被认为主要是通过与死亡激动剂的二聚作用，因而使之中性化。因此，相当数量的这些拮抗性蛋白质可能作为细胞存活与死亡之间的调节开关而发挥其功能[134]。

Bax 和 Bid 蛋白质具有促进凋亡的作用，也代表线粒体外启动的死亡程序（如通过核中 DNA 损伤或细胞表面 Fas 受体刺激所启动的死亡程序），以保证线粒体进入凋亡过程的环节[135]。由电离辐射和 UV 辐射、烷化作用的化学物、阿霉素和拓扑异构酶Ⅱ抑制剂所引起的 DNA 损害诱导转录因子 p53 蛋白的稳定与激活。这种转录因子增加 Bax 蛋白的表达。正如将要进一步讨论的 DNA 损害具有潜在的致突变和致癌作用，因此，DNA 损伤细胞的凋亡是机体对抗肿瘤发生的重要的自我防御，而且以核 DNA 为打击目标的抗肿瘤药物主要是经 p53 依赖性机制诱导凋亡而对肿瘤细胞发挥其所希望的毒性效应（它对迅速分裂的正常细胞如造血细胞和小肠粘膜细胞也发生其不希望的毒性效应）。TNF 受体-1或Fas的刺激能直接活化半胱天冬酶，但Fas的活化也能通过半胱天冬酶介导的Bid活化而使线粒体进入死亡程序。Fas系统参与细胞介导的细胞毒性，因为细胞毒性T淋巴细胞表达Fas的配体，这种配体在潜在的靶细胞膜如肝脏、心脏和肺细胞膜中激活Fas。Fas系统在暴露于单-（2-乙基-己基）邻苯二甲酸盐或2，5-己二酮（由己烷形成的终毒物）的啮齿类动物睾丸中也介导精细胞的凋亡。这些化学物损害正常维护精细胞的Sertoli细胞（足细胞）的微管。足细胞未能支持精细胞时，就过度表达Fas配体（经凋亡而耗竭精细胞）以限制精细胞的数量（这些细胞上调其Fas受体）[136,137]。

凋亡可经多个途径进行，这些途径均涉及半胱天冬酶活化。途径的先后尤其取决于最初的伤害以及细胞的类型和状态。例如，缺乏Bax基因的T淋巴细胞在对电离辐射应答时仍然能发生p53依赖的死亡，可能是通过增加Fas表达，而Bax缺失的成纤维细胞则不行。

能量的利用度决定细胞死亡的形式。ATP是生物体内的供能物质。生物体可将ATP水解产生的化学能转换为机体可以利用的形式，因此，ATP的利用度反映体内能量的利用度，因而实际上是ATP的利用度在决定着细胞死亡的形式。凋亡与坏死存在着几种共同的特征。首先，许多外源化学物，如肝毒物乙酶氨基酚、1，1-二氯乙烯、硫代乙酰胺和镉以及肾毒物赭曲霉毒素即引起凋亡，也引起坏死。毒物在低暴露水平或高暴露水平后的早期阶段倾向于诱发凋亡，而在高暴露水平后则引起坏死。此外，由细胞毒物引起的两种形式的细胞死亡就可能涉及类似的代谢紊乱，其中最重要的是MPT[130-131,138]。而MPT的阻断剂（如环孢素A、Bcl-2过度表达）既阻止凋亡，也阻止坏死的发生。那么，决定受损伤的细胞是发生凋亡还是坏死的因素是什么呢？

ATP的利用度是决定细胞死亡形式的关键是最近的研究发现所提示的。在诸如接触Ca^{2+}的肝细胞。Fas刺激的T淋巴细胞和HOOH暴露的内皮细胞这样不同的实验模型中，细胞内ATP耗竭时出现坏死而不是凋亡，但当提供ATP生成的基质而使ATP耗竭得以缓解时，则发生凋亡[126,130,139]。

Lemasters等利用共聚焦显微镜观察发现，暴露于凋亡刺激物的细胞中，并不是所有线粒体中都均匀一致地发生MPT[130]。他们认为，经受MPT的线粒体的数量（这也是取决于化学物暴露的程度）决定细胞ATP耗竭的严重性以及随后的细胞结局。按照这种模型，当仅有极少数线粒体发生MPT时，这些线粒体以及伴随它们的促凋亡信号分子（如外在化的细胞色素c）通过溶酶体自吞噬而清除，因此不引起细胞的凋亡。当MPT涉及较多线粒体时，自吞噬机制被饱和，不能将经历MTP的线粒体及其伴随的信号分子吞噬，因此由损伤的线粒体释放的细胞色素c启动caspase活化与凋亡。当MPT涉及所有线粒时，ATP被严重耗竭。阻止了需ATP步骤参与的凋亡程序的执行，其中之一是Apaf-1、Cyt c和半胱天冬酶原-9之间复合物的形成，然后在半胱天冬酶生效之前发生细胞溶解。

由未知机制诱发的细胞死亡：除了通过干扰氧化磷酸化和（或）细胞内Cyt c控制最终损害线粒体的化学物外，还有一些主要影响其他功能和结构而引起细胞死亡的毒物。包括：①直接损害质膜的化学物，如脂质溶剂、去污剂和来自蛇毒的水解酶；②损害溶酶体膜的外源化学物，如氨基糖苷抗生素和结合于α-球蛋白的烃类；③破坏细胞骨架的毒素，如微丝毒素鬼笔环肽和细胞松弛素以及微管毒素秋水仙碱和2.5-已二酮；④蛋白磷酸酶抑制剂肝毒素微囊藻毒素，它们引起微丝和其他细胞蛋白超磷酸化[112]；⑤破坏细胞蛋白质合成的毒素，如α-鹅膏蕈碱和蓖麻蛋白。

纳米粒子与细胞凋亡之间的关系，目前尚未见有文献报道，其本身的化学成分组成，显然是决定其是否具有致凋亡作用的关键因素之一，但其粒子性质（如其形态特征、表面电荷、比表面积、量子效应等）无疑会影响细胞凋亡过程或影响致凋亡因素的作用。

暴露于这些化学物后导致细胞死亡的事件通常是未知的。由这些化学物引起的细胞死亡可能最终是由氧化磷酸化的损害，细胞内Ca^{2+}的持续升高和（或）ROS/RNS过度产生所介导的。假如这些过程突然发生，则可能以坏死的形式出现，而假如这些过程拖延较久，则以凋亡形式出现。例如，质膜的直接损害会导致细胞内Ca^{2+}的迅速增高。阻断轴索转运的神经微丝毒素引起末梢轴索节段的能量耗竭。更加微妙的变化可能构成细胞死亡的基础，例如，紫杉醇——一种抗微管物质可能引起Bcl-2

的超磷酸化与失活，这将有助于开放 MPT 孔道[140]。

细胞外部环境的紊乱：细胞的存活需要外部环境的稳定。细胞外部维持因素的破坏同样会引起细胞的损伤。毒物和纳米粒子也可能干扰那些给其他细胞组织或整个机体专门提供支持的细胞。作用于肝脏的毒物就是这类毒性的一个实例。肝细胞产生并释放许多蛋白质和营养性物质进入血液循环并从中清除胆固醇和胆色素等对机体生命活动可产生不利影响的物质。对于胆固醇和胆色素，肝细胞可将它们分别转化为胆汁酸和胆红素葡萄糖醛酸酯。这些过程的中断可能对机体、肝脏或对两者均是有害的。例如，由香豆素引起的肝脏凝血因子合成抑制并不损害肝脏但可因出血而引起死亡[119]。这是杀鼠灵灭鼠作用的机制。在禁食状态，肝葡萄糖异生作用抑制剂如降糖氨因其限制脑的葡萄糖供应可能具有致死作用。同样地，Reye 综合征被认为是因病毒性疾病（可诱导肝 NOS）和水杨酸（可激发 MPT）摄取的联合作用引起的肝线粒体损伤[78,130]。这种综合征不仅引起肝细胞损害，而且影响其他器官的严重代谢紊乱[78]。α－萘异硫氰酸酯引起的细胞间紧密连接（封闭胆小管作用）的分离[141]，损害胆汁分泌并导致胆汁酸和胆红素潴留，对肝脏和整个机体造成不良影响。

3.5.4 修复与修复紊乱

物质毒性发展的第四阶段是不适当的修复。机体存在着对损伤的修复功能，这种功能使细胞的部分损伤恢复正常，使细胞免于死亡；使某一器官中部分细胞的损伤恢复正常，使器官免受破坏。许多毒物改变生物大分子乃至细胞的结构，这些结构改变如不被修复时，就会引起机体较高水平生物学层次上的损害。由于修复影响着毒性损害的进展，故将修复的机制归类并详细讨论如下。

3.5.4.1 分子修复：受损害的生物大分子都具有典型的纳米尺度，因而分子修复是纳米毒理学的重要研究内容之一。生物大分子可以不同的方式修复。某些化学改变如蛋白巯基氧化和 DNA 甲基化可被简单地逆转。分子中损害单元的水解清除和新合成单元的插入常常发生于被化学物所改变的 DNA 和过氧化的脂质。在某些情况下，损害的分子被完全降解并重新合成。在诸如有机磷中毒后胆碱酯酶再生这样的情况下，这一过程是耗时的但却是不可避免的。

蛋白质修复：巯基对于许多蛋白质如受体、酶、细胞骨架蛋白和 TF 的功能是必不可少的。蛋白巯基（Prot－SHs）氧化为蛋白二硫化物（Prot－SS、$Port_1$－SS－$Prot_2$）、蛋白质－谷胱甘肽混合二硫化物和蛋白质次磺酸（Prot－SOH）以及蛋白质中的甲硫氨酸氧化为甲硫氨酸亚砜等过程均可通过酶促还原而逆转[142－143]。内源性的还原剂为硫氧还蛋白（thioredoxin）和谷氧还蛋白（glutaredox－in）—这是两种广泛存在的小蛋白质，在它们的活性中心含有两个氧化还原活性半胱氨酸。由于这些蛋白质中起催化作用的巯基被氧化，它们借助于磷酸戊糖途径中由葡萄糖－6－磷酸脱氢酶和6－磷酸葡萄糖酸脱氢酶生成的 NADPH 的还原作用而发生再循环。

已氧化的血红蛋白（高铁血红蛋白）的修复借助于来自细胞色素 b_5 的电子转移来实现，然后通过 NADH 依赖的细胞色素还原酶（也称高铁血红蛋白还原酶）而再生。可溶性的细胞内蛋白质对于物理或化学伤害引起的变性是易感的。陪伴蛋白分子如热休克蛋白在对蛋白质变性应答时大量合成，它们对变化了的蛋白质的再折叠起重要作用[144]。损害的蛋白质也可通过水解而排除，例如，在氟烷麻醉时肝脏中形成的具有免疫原性的三氟乙酰化蛋白质被溶酶体蛋白酶所降解[136]。虽然 ATP/泛蛋白依赖的蛋白质水解系统专门用于控制调节蛋白水平（如 p53、IkB、细胞周期蛋白），但它也能排除损害及突变了的蛋白[145]。这些蛋白质首先与泛素（ubiquitin）结合，使之为蛋白酶体（proteosomes，胞质中水解这些蛋白质的大蛋白酶复合体）所识别。损害和凝聚的蛋白质的清除对维持晶体的透明度是至为关键的。红细胞中具有不依赖 ATP 的非溶酶体的蛋白水解酶，这些酶迅速而有选择性地降解 HO˙引起的变性蛋白质[146]。

脂质修复：过氧化的脂质通过一系列还原剂以及谷胱甘肽过氧化物酶和还原酶共同协调运作的复杂过程来修复。含有脂肪酸氢过氧化物的磷脂首先为磷脂酶 A_2 所水解，过氧化的脂肪酸为正常脂肪酸所取代[147]。同时，需要 NADPH 来修复在该过程中被氧化的还原剂。

DNA 修复：尽管 DNA 与亲电子原子团及自由基具有高度反应性，但核 DNA 仍是非常稳定的，这种现象部分是由于它被包装在染色质中，同时也由于存在着几种修复机制来纠正这些改变[148]。然而，线粒体 DNA 缺乏组蛋白和有效的修复机制，因而更易于受损害。DNA 的修复方式有直接修复和切除修复。

DNA 直接修复：某些共价的 DNA 改变可被酶如光裂合酶（photolyase）直接逆转，这种酶使紫外线二聚作用形成的相邻的嘧啶断裂。鉴于这种装配有发色体的酶利用可见光的能量来矫正损害，故它仅适用于光暴露的细胞。附着于鸟嘌呤 O^6 位置的微小加合物如甲基被 O^6 – 烷基鸟嘌呤 – DNA – 烷基转移酶所清除[149]虽然这种烷基转移酶修复 DNA，但它本身亦被破坏，将加合物转移到酶分子中的一个半胱氨酸残基上，这就导致酶的失活和最终降解。因此，如同亲电子原子团解毒时被耗竭的谷胱甘肽一样，O^6 – 烷基鸟嘌呤 – DNA – 烷基转移酶在 DNA 修复时消耗。

切除修复：碱基切除和核苷酸切除是从 DNA 除去损伤的碱基的两种机制。未引起 DNA 螺旋结构明显扭曲变形的损害典型地由碱基切除来清除，在这一过程中，变化了的碱基被具有一定底物特异性、能水解 N – 糖苷键的 DNA 糖基化酶来识别，释放出变化的碱基，并在 DNA 形成一个脱嘌呤（8 – OHGua，一种氧化应激的致突变产物）由特异性的 8 – OHGuaDNA 糖基化酶来清除。AP 位点由 AP 内切酶识别，这种酶水解与脱碱基位点相邻的磷酸二酯键。AP 位点清除后，脱碱基的糖在 DNA 聚合酶催化下被正确的核苷酸取代并由 DNA 连接酶就地封口。

较大的损伤如黄曲霉毒素或氨基芴衍生物以及 UV 辐射引起的二聚体由核苷酸切除修复来清除。一种 ATP 依赖性核酸酶识别变形的双螺旋并且在损伤（含加合物）的两侧切除现多未受损伤的核苷酸。被切除的那部分链由 DNA 聚合酶和连接酶通过填插核苷酸到裂隙而恢复。这种称之为“程序外 DNA 合成（unscheduled DNA synthesis）”的现象可通过尿中出现变化的脱氧核苷来检测。切除修复的错误率（每 10^9 修复的碱基不到 1 个碱基的错误）非常低。

多聚（ADP – 核糖）聚合酶（PARP）似乎是切除修复的一个重要促成因素。碱基损伤或单链断裂时，PARP 结合于损伤的 DNA 并被激活。活性 PARP 裂解 NAD^+ 分子以利用这种辅因子的 ADP – 核糖部分而使长链的多聚 ADP – 核糖附着于核蛋白如组蛋白。由于一个 ADP – 核糖单位含两个负电荷，多聚核糖基化的蛋白质获得负电性，在带负电荷的蛋白质和 DNA 之间形成的电排斥力引起染色质结构的解凝聚，有人认为，PARP 介导紧密的染色质的开放使修复酶接近断裂的 DNA 并固定在其上，此后，多聚（ADP – 核糖）糖基水解酶从基核周向核靠近，逆转 PARP 介导的核蛋白修饰[150]。与毒性相关的 PARP 特征［如凋亡期间半胱天冬酶引起的 PARP 破坏死过程中 NAD^+（随后 ATP）被 PARP 耗竭的重要性］已在本章前文中讨论。

修复酶对 DNA 损伤的监视在两条 DNA 链上并不具有同等的敏感性，对所有基因的修复率也并不一致[151]，转录活跃的基因比非转录的基因修复更为迅速。转录链上阻滞 RNA 聚合酶的损伤比非转录链或编码链上的损伤修复更迅速。在大肠杆菌有一种称为转录 – 修复耦联因子（transcription – repair coupling factor）的蛋白质识别和取代被阻隔在 DNA 损伤处的 RNA 聚合酶，使切除修复酶接近损害[152]。

重组（或复制后）修复：如果大块的加合物或链内嘧啶二聚体的切除在 DNA 复制开始前未能进行，就会发生重组修复[148]。在复制时，这样的损害阻止 DNA 聚合酶沿着一定长短的一段带有损害的母链来合成子代链。复制导致两条同源（“姐妹”）但不同的 DNA 双链：一条在其子代链上有一个大的复制后裂隙；另一条在复制叉的对边上合成完整的双链。这条完整的姐妹双链被用于填补损伤的姐妹双链中的复制后裂隙。这是通过两条同源双链中合适的链重组（交换）来完成的。分离后，原来含有裂隙的姐妹双链在其子链中携带有来源于完整姐妹双链的母链一部分，而完整的姐妹双链随后在其母链中携带有源于损伤的姐妹双链的子链的一部分。这种链的重组解释了“姐妹染色单体交换（SCE）”的现象，它是 DNA 损伤经重组修复矫正的一个指标。这一过程也能修复双链断裂，这种断裂也可由所谓“非同源末端连接系统”（nonhomologous end - joining system）来修复。该系统连接DNA断端并应用几种蛋白质包括DNA - 依赖的蛋白激酶。切除修复和重组修复的联合作用发生于DNA链间交联的恢复。大肠杆菌重组修复过程分子水平上的特征已在被部分认识，而有关真核细胞中这一过程则所知极少。

3.5.4.2 细胞修复：细胞修复是周围神经细胞修复的基本方式，但在其他细胞如肝细胞损伤修复时并不是一种广泛都有的方式。在大多数组织，损伤的细胞死亡，而以幸存细胞的分裂取代丧失的细胞。但神经组织是值得注意的例外，因为成熟的神经元已失去其繁殖的能力。在轴索损伤的周围神经元，修复的发生无原则要巨噬细胞通过吞噬作用清除细胞碎片，产生细胞因子生长因子，它们激活施旺细胞增生并使之从成髓鞘作用模式反分化为生长支持模式。施旺细胞通过增加合成细胞粘附分子（如N - CAM），精确合成参与基膜构建的细胞外间质蛋白，产生一系列神经营养因子（如神经生长因子，胶质细胞衍生的生长因子）及其受体[153]当施旺细胞与再生的轴索共同移动时，它们通过物理引导和化学诱惑轴索而使靶细胞重新受神经支配。

在哺乳动物中枢神经系统，轴索的再生受生长抑制糖蛋白（如N135，髓磷脂缔合的糖蛋白）和小突胶质细胞产生的硫酸软骨素聚糖蛋白以及星形胶质细胞产生的瘢痕所阻挡[154]。因此，中枢神经元的损害是不可逆的，但部分可由大量储备的神经来代偿，接替丢失的神经元的功能。例如在帕金森病，至少80%的黑质（nigrostrial）神经元丢失才能观察到症状。

3.5.4.3 组织修复：在可繁殖细胞组成的组织中，损害可经过剔除损伤细胞并通过增生使组织再生而逆转。受损细胞通过凋亡或坏死而清除。

凋亡：受损细胞主动清除　由细胞损伤而启动的凋亡过程被看做是组织修复是基于两个理由，其一是凋亡可以阻滞导致坏死的过程。正如前面已经讨论过的，对于受损细胞所在的组织，坏死是比死亡更为有害的后果。即将凋亡的细胞出现皱缩，核和胞质物质浓缩，然后破裂为膜结合的碎片（凋亡小体）而被吞噬[155]。坏死时，细胞与细胞内细胞器肿胀并随着膜溶解而碎裂。凋亡是有序的，而坏死是无序的过程，以细胞外环境中细胞碎屑形成而终结。坏死的细胞成分吸引入侵的炎症细胞，进而发生的炎症过程扩大了细胞损伤（见下文）。凋亡时的死亡细胞不经炎症而清除。其二，凋亡可通过清除具有潜在致突变作用的DNA损伤细胞而拦阻肿瘤形成的过程。凋亡过程的这种功能将在本章最后一部分详细讨论。

必须强调，受损细胞的凋亡作为一种修复过程仅仅对于由持续更新细胞（如骨髓、呼吸道和胃道上皮以及皮肤表皮）或条件分裂细胞（如肝和肾实质细胞）构成的细胞具有最大的价值，因为在这些组织中，凋亡的细胞可迅速被取代。凋亡作为组织修复策略的价值在含非复制和非可取代的细胞（如被经元、心肌细胞和雄性精细胞）的器官中明显逊色，因为这类细胞的缺失如果广泛发生，就可引起器官功能的缺陷。

增殖 - 组织的再生：组织是由各种各样的细胞与细胞外间质组成的。组织元件通过穿膜蛋白质相互锚定，钙粘着蛋白（cadherin）使相邻的细胞彼此粘附在一起。而间隙连接蛋白（connexin）通过使这些蛋白质缔合成的管状结构（gap junction，间隙连接点）在内部连接邻近的细胞，整连蛋白（integrin）使细胞与细胞外间质联系起来。因此，损伤组织的修复不仅涉及丢失的细胞和细胞外间质的再生，而且也涉入新形成的元件的重新整合连接。在实质性器官如肝、肾和肺，各种不同类型的细胞参与组织修复过程。存在于组织中的间充质来源的非实质细胞（如巨噬细胞和内皮细胞）产生刺激实质细胞分裂的因子，同时刺激特定的细胞（如肝脏的星状细胞）合成细胞间质分子。

通过有丝分裂补充丧失的细胞：损伤后不久，邻近损伤区域的细胞即进入细胞分裂周期。在实验研究中，DNA合成的增高由标记指数（labeling index）的增加来检定。标记指数是指在细胞周期的S期摄入的H^3胸腺嘧啶或溴脱氧尿嘧啶掺入到核DNA的那部分细胞的比例。同时，有丝分裂的细胞可在显微镜下观察到。在低剂量四氯化碳染毒大鼠后仅2～4小时，肝脏有的丝分裂指数就出现引人注目的增加，表明处于 G_2 期的细胞迅速进入 M 期。肝细胞有丝分裂活性在 36 ~ 48 小时，即通过整个细胞周期后达到最高点，表明处于 G_0 期的休眠细胞进入并进展为有丝分裂。非实质细胞的有丝分裂高峰在其后发生，即实质细胞活化和复制后发生[156]在某些组织，如小肠粘膜和骨髓，干细胞首先分裂以提供自我更新，然后分化取代在损伤期间失去的更成熟的细胞。干细胞也存在于肝胆小管中，在中毒性肝损害，当肝细胞复制受损时，干细胞增生形成所谓椭圆形细胞，这种细胞能分化为肝细胞和胆管上皮细胞[157]。在臭氧暴露的肺中，无纤毛的 Clara 细胞和Ⅱ型肺细胞经历有丝分裂和最终分化，分别取代受损的有纤毛的支气管上皮细胞和Ⅰ型肺细胞[158]。

基因表达的连续改变发生于准备分裂的细胞，损伤后早期，细胞内信号开通，表现为蛋白激酶（如 MAP 激酶同源体 JNK）以及转录因子（如 NF－$_{\kappa}$B，AP－1、C/EBP 等）的激活，许多基因表达增加[157]。在这些所谓“即时时期”的基因中，有编码转录因子如 c－fos、c－jun and c－myc 以及细胞因子样分泌蛋白的那些基因[159－160]。这些初级的基因产物通过直接刺激其他基因或通过细胞表面受体及耦联的转导网络而放大初始的基因活化过程[161]。这些初级的基因产物通过直接刺激其他基因或通过细胞表面受体及耦联的转导网络而放大初始的基因活化过程[161]。此后数小时，所谓迟发的早期基因开始表达，如从 Bcl－2 家族编码一种抗凋亡蛋白 Bcl－X_L，随后紧接着是其产物能调节细胞分裂周期的基因[157]。不仅编码细胞周期加速蛋白（如细胞周期蛋白 D 和 mdm2）的基因，而且那些产物使细胞周期减速的基因（如 p53 和 p21）均出现暂时性的过高表达，提示这种两重性可保持组织再生的准确调节。因此，基因表达重新进入程序以保证 DNA 合成和有丝分裂优先于特定的细胞活动。例如，由于再生的肝细胞失去分化能力，使细胞色素 P450 表达降低，肝星形细胞停止蓄积脂肪和维生素 A。

据推测，再生过程是通过从损伤细胞释放化学介质来启动的。非实质性细胞如滞留的巨噬细胞和内皮细胞可感受这些化学信号并产生大量继发的信号分子、细胞因子和生长因子。这些因子促进并传播再生过程。细胞因子 TNF－α 和 IL－6 据说可促进静止期细胞向细胞周期过度（“起爆” priming），而生长因子，特别是肝细胞生长因子（HCF）和转化生长因子－α（TGF－α）启动细胞周期中已“引爆”的细胞向有丝分裂进展[157]。尽管其名称如此，但直 HGF 的形成及作用均不限于肝脏，它由各种不同器官的滞留的巨噬细胞和内皮细胞产生——包括肝脏、肺和肾脏产生——并以旁分式活化邻近的实质细胞上的受体。在四氯化碳水化合物中毒的大鼠，HGF 在肝和肾非实质细胞的合成显著增加[162]，血液中 HGF 水平迅速升高[163]。在组织修复期间实质细胞与非实质细胞之间的通信是相互的。例如，TGF－α，一种由再生肝细胞产生的强有力的促有丝分裂剂，作为自分泌和旁分泌介体作用于肝细胞，同时也作用于邻近的非实质细胞。

除了有丝分裂过程，细胞移动也对某些组织的重建起重要作用。胃肠道粘膜是一道重要的屏障，因此致死性损伤的上皮细胞的替是一种应急的需要。残留的上皮细胞迅速地移向损伤部位并延伸变薄以重建表面的连续性，这种连续性甚至可能在细胞复制之前即已进行。粘膜修复不仅受别处组织修复过程中起作用的生长因子和细胞因子的支配，而且受特殊的因子如胃肠道粘膜相关联的三叶肽所支配，这种三叶肽在粘膜损伤部位过度表达[163]。

细胞外基质的替代：细胞外基质由蛋白质、氨基聚糖以及糖蛋白与蛋白聚糖的糖聚合体组成[164]。在肝脏，这些分子由定位于肝窦与肝细胞之间的 Disse 间隙的星形细胞和脂肪贮存细胞合成。星形细胞在肝脏再生期间被激活，发生有丝分裂和重要的表型改变。这些表型改变不仅包括细胞外间质成分的合成与分泌地增加，而且也包括脂肪和维生素 A 的丢失以及肌动蛋白的表达。因此，休眠的星形细胞被反向分化为肌成纤维细胞样（myofibroblast－like）的收缩和分泌细胞。星形细胞的激活主要是由两种生长因子—血小板的生长因子（PDGF）和转化生长因子－β（TGF－β）所介导。这两种生长因子的均可从血小板（在损伤部位蓄积并去颗粒）释放，后者可由活化的星形细胞本身释放。然而，TGF－β 的主要来源是居留于肝窦中的邻近组织的巨噬细胞。在四氯化碳诱导肝坏死后用原位杂交观察到库普弗细胞中 TGF－βmRNA 水平引人注目的增加[156]。星形细胞的增生由强促细胞分裂剂 PDGF 所诱导，而 TGF － β 作用于星形细胞刺激细胞外间质成分的合成包括胶原、纤连蛋白（fibronectin）、生腱蛋白（tenascin）和蛋白聚糖。TGF－β 的这种效应是通过 JNK（一种 MAPK 的同源物），而不是通过转录因子 Smad 蛋白来介导的。后者传递 TGF－β 的抗增生和促凋亡效应的信号。TGF－β 在其他组织的细胞外间质形成中也起核心作用。例如在肾，TGF－β 的靶标分别为肾小球膜细胞和隔膜成纤维细胞[166]。细胞外基质的重塑借助于水解特定间质成分的金属蛋白本科以及金属蛋白本科的细胞抑制剂。前一组蛋白来源于各种不同类型的非实质细胞，包括炎症细胞。然而，它们的抑制剂主要由星形细胞产生[167]。

组织再生在修复后终止的方式尚不清楚，但 TGF－β 作为强有力的抗有丝分裂物和致细胞凋亡物逐渐占优势于促有丝分裂物，是细胞增生终止的一个重要因素。细胞外间质的产生可能被增生应答的产物所终止。这些应答产物结合于 TGF－β 并使之失活。蛋白聚糖核心蛋白聚糖和正急性期蛋白 α_2－巨球蛋白就是这些产物的例证[165]。

组织损伤的副反应：细胞损伤所活化的滞留巨噬细胞和内皮细胞除了产生有助于替代已破坏细胞和细胞外基质的介体外，也产生某些可能诱导有利或有害于组织的其他副反应。这样的反应包括炎症、急性期蛋白产生的变化以及全身性反应如发热。

炎症是组织损伤的常见副反应之一，微循环的改变和炎症细胞的积蓄是炎症的标志。这些过程主要通过组织损害应答时滞留的巨噬细胞所分泌细胞因子如 TNF－α 和白介素－1（IL－1）来启动[168]。这些细胞因子紧接着刺激间质细胞如内皮细胞和成纤维细胞，释放诱导局部微血管扩张和引起毛细血管通透性增加的介体。活化的内皮细胞也通过释放化学引诱剂和表达细胞粘附分子（为细胞表面糖蛋白）促进循环中的白细胞向外流入损伤的组织[170]。一组称为选凝素（selectin）、定位在内皮细胞膜的细胞粘附分子与白细胞表面上的相应配体相互作用，因而减慢这些细胞的激动，并使它们缠绕在毛细血管表面。随后在细胞间粘附分子如 ICAM－1（在内皮细胞膜上表达）和整连蛋白（在白细胞膜上表达）的参与下在内皮细胞和白细胞间建立起一种强烈的交互作用（粘附）。这种交互作用对于随后白细胞穿内皮移动也是必不可少的，诱导白细胞整连蛋白表达的化学引诱剂梯度促进这一过程。化学引诱剂来源于各种间质细胞，包括趋化细胞因子（chemokines,）如单核细胞趋化蛋白－1（MCP－1）和 IL－8（其大鼠同源体为细胞因子诱导的中性粒细胞化学引诱剂或 CINC），以及脂质衍生的化合物如血小板活化因子（PAF）和白三烯 B_4（LTB_4）。最终，在损伤附近所有类型的细胞表达 ICAM，因而促进白细胞的侵入，侵入的细胞也合成介体，炎症反应扩散。大多数炎症介体的产生是通过 TNF－α 和 IL－1 所开启的信号来诱导的，它们导致转录因子的激活，特别是 NF－KB 和 c/EBP 和活化[171]。上述（如选凝素、ICAM－1、MCP－1、IL－8）和下述（如可诱导的 NO 合酶、急性期蛋白）的许多蛋白质的基因以及 TNF－α 和 IL－1 本身的基因均含有 NF－KB 结合位点。

炎症过程中，有大量活性氧和活性氮的产生，导致生物大分子或细胞结构的破坏。集中在损伤部位的巨噬细胞和白细胞发生呼吸暴发（respiratory burst），产生自由基和酶[172]。自由基在发炎的组织中以 3 种方式产生，其中每种均涉及一种特定的酶；NAD（P）H 氧化酶、一氧化氮合酶或髓过氧化物酶。在呼吸暴发期间，膜结合的 NAD（P）H 氧化酶在巨噬细胞和粒细胞中激活并由分子氧产生超氧阴离子超氧阴离子自由基（O_2^-）：

NAD（P）H $+ 2O_2 \rightarrow$ NAD（P）$^+ + H^+ + 2O_2^-$（O_2^-）通过两个连续步骤产生羟基自由基（HO），

第一个是自发的或由超氧化物歧化酶催化的，第二个也就是 Fenton 反应是由过渡金属离子催化的：

$$2O_2^- + 2H^+ \rightarrow O_2 + HOOH$$

$$HOOH + Fe^{2+} \rightarrow Fe^{3+} + HO^- + HO^{\cdot}$$

另一种细胞毒性自由基一氧化氮（NO）是由巨噬细胞产生的，而不是由粒细胞产生。这种自由基在一氧化氮合酶催化下由精氨酸生成。该酶在巨噬细胞中可由细菌内毒素和细胞因子 IL－1 和 TNF 诱导：

$$L－精氨酸 + O_2 \rightarrow L－瓜氨酸 + {}^{\cdot}NO$$

随后 $2O_2^-$ 与 $^{\cdot}NO$（二者均为活化的巨噬细胞的产物）彼此反应，产生过氧亚硝基阴离子，在与二氧化碳反应时，衰变为两种自由基，二氧化氮和碳酸盐阴离子自由基。

$$2O_2^- + {}^{\cdot}NO \rightarrow ONOO^-$$

$$ONOO^- + CO_2 \rightarrow ONOOCO_2^-$$

$$ONOOCO_2^- \rightarrow {}^{\cdot}NO_2 + CO_3^-$$

粒细胞（而不是巨噬细胞）释放溶酶体酶髓过氧化物酶到吞咽的细胞外间隙—吞噬囊泡中。髓过氧化物酶催化过氧化氢（HOOH）与氯离子形成一种强氧化剂—次氯酸（HOCl）。

$$HOOH + H^+ + Cl^- \rightarrow HOH + HOCl$$

如同 HOOH 一样，由于电子从 Fe^{2+} 或 O_2^- 转移给 HOCl，HOCl 可形成 $HO^{\cdot}$。

$$HOCl + O_2^- \rightarrow O_2 + Cl^- + HO^{\cdot}$$

所有这些活性化学物以及释放的溶酶体蛋白酶都是炎症细胞的破坏产物。虽然这些化学物在微生物侵入部位发挥着抗微生物活性，但是在中毒性损伤部位，它们也能损害邻近健康的组织，因而引起组织损伤的扩散（见下文“组织坏死”）。而且，在某些化学物诱导的损伤，炎症起着主要的作用。例如，一种胆汁郁积性化学物 α－萘－异硫氰酸酯（ANIT）引起中性粒细胞依赖性肝细胞损害。ANIT 似乎作用于胆管上皮细胞，引起这些细胞释放中性粒细胞的化学引诱剂，而中性粒细胞侵入肝脏时，损害肝细胞[173]。库普弗细胞的激活、TNF－α 的释放和随后发生的炎症在半乳糖氨引起的大鼠肝损害时也是明显的致病因素[174]。

蛋白质合成的改变：细胞损伤时从巨噬细胞和损伤组织的内皮细胞释放的细胞因子（绝大部分是 IL－6，但也还有 IL－1 和 INF）可影响蛋白质的合成（主要在肝脏），它们作用于细胞表面受体，增加或减少编码某些蛋白质（分别称之为正和负急性期蛋白）的基因的转录活性，主要是通过转录因子 NF－KB、c/EBP 和 STAT。许多肝急性期蛋白如 C－反应蛋白分泌进入循环中，其在血清中水平的升高对组织损伤、炎症和肿瘤具有诊断价值，也作为这些病变指标的血沉增加也是由于血浆中富含正急性期蛋白如血纤维蛋白原。

正的急性期蛋白不仅具有诊断价值，而且在减少组织损害和促进修复方面也可能起有作用。例如，许多急性期蛋白（如 α_2 巨球蛋白和 α_1 抗蛋白酶）抑制溶酶体蛋白酶从受损细胞和聚集的白细胞释放；结合珠蛋白与血液中的血红蛋白结合；金属硫蛋白与细胞中的金属复合，血红素加氧酶将血红素氧化为胆绿素；调理素促进吞噬过程。因此，这些正急性期蛋白可能参与组织损害时释放的物质的清理。

负急性期蛋白包括某些血浆蛋白如白蛋白，甲状腺素运载蛋白和运铁蛋白以及几种形式的细胞色素 P450 和谷胱甘肽硫转移酶[175]。后两种酶在外源化学物的增毒与解毒过程中起重要作用，因此在组织损害的急性期，化学物的处置及毒性可发生显著的改变，不管是增毒或解毒，总的方向都有利于毒物的最后消除。

虽然急性期应答在种系发生上是保守的，但某些急性期蛋白仍具有一些物种特异性。例如，在组织损伤的急性期或炎症期间，C－反应蛋白和血清淀粉状蛋白 A 水平在人类出现引人注目的增高，在大鼠则不出现这种改变，而 α_1－酸性糖蛋白和 α_2－巨球蛋白浓度在大鼠显著增加而在人类则仅中等度地增加。

全身性反应：从激活的巨噬细胞和损伤部位的内皮细胞释放出的细胞因子也可激发神经体液应答。因此，IL－1、TNF 和 IL－6 以这方式改变下丘脑的温度设定点引起发热。IL－1 可能也介导对组织损害的全身反应，如厌食、嗜睡和“病态行为”[176]。此外，IL－1 和 IL－6 作用于垂体而诱导

ACTH 的释放，ACTH 随后刺激皮质激素从肾上腺释放。由于皮质类固醇抑制细胞因子基因的表达，这种反应代表一种负反馈环路。

3.5.4.4　修复失效：虽然修复机制在分子、细胞和组织水平上运作，但由于种种原因，它们常常未能提供对损伤的保护作用。首先，修复机制的保真度并非绝对的，某些损伤的修复可能被遗漏。然而最为典型的修复失效发生于损害超越修复机制的能力时，例如当蛋白巯基的氧快于它们被还原时；另一种情况是当必需的酶或辅因子被消耗时，修复能力可能被耗竭，例如，DNA 的烷基化可导致 O^6 - 烷基鸟嘌呤 - DNA - 烷基转移酶的消耗[149]，脂质过氧化可耗竭 α - 生育酚。有时毒物诱发的损害可对修复本身造成不良的影响，因此，暴露于致死的化学物后，存活细胞的有丝分裂可能被阻断，组织的恢复重建无法实现[177]。最后，某些类型毒性损害不能被有效地修复，例如当出现外源化学物共价地结合于蛋白质时。因此，当初始损伤的修复机制被击溃、被耗尽、被削弱或完全无效时，毒性就会表现出来。

修复也可能引起毒性，这种情况可以被动的方式发生，例如，当过量的 NAD^+ 被 PARP 所裂解（在这种酶协助断裂的 DNA 链修复时）或过多的 NAD（P）H 因修复被氧化的蛋白和内源性还原剂而消耗时。这两种事件均可危及氧化磷酸化。氧化磷酸化过程也依赖于还原性辅因子的供给，由此导致或加剧 ATP 耗竭从而引发细胞损害。DNA 的剪切修复和脂质的再酰化作用也因为消耗大量的 ATP 而导致细胞供能障碍和损伤。然而，修复在毒性作用中也可起主动的作用，在慢性组织损伤后当修复过程偏离正确轨道，导致不可控制的增生而不是组织的重建，这样的细胞增生可形成肿瘤，而细胞外间质的过度产生则导致纤维化。

3.5.4.5　修复紊乱：如同修复一样，修复紊乱也发生在分子、细胞与组织水平。有的毒性仅涉及孤立单一水平上的修复紊乱，例如，低血氧症发生于形成高血血红蛋白的化学物暴露后，当产生的高铁血红蛋白的量超过高铁血红蛋白还原酶的催化能力时。由于这种修复酶在幼年时缺乏，所以新生儿对引起高铁血红蛋白血症的化学物特别敏感；白内障的形成可能涉及晶体修复酶（如内肽酶或外肽酶）的失效或损害，这两种酶正常还原被氧化的晶体并将损伤的蛋白体水解为其组成的氨基酸；据称修复紊乱也是 Heinz 水体形成的原因，这种小体是氧化应激和老的细胞中形成的蛋白质凝集物；具有免疫原性的三氟乙酰化蛋白质的水解缺陷可使卤烷麻醉的病人成为卤烷肝炎的受害者。

几种类型的毒性在其明显出现前都涉及修复失效或偏差，对于最严重的中毒性损害如组织坏死、纤维化和化学致癌就是如此。

组织坏死：正如上面所讨论的那样，几种机制可导致细胞死亡，其中大多数或全部为可能通过修复机制来逆转的分子损害，如果修复机制有效地运作，则可阻止细胞损伤或者至少可延缓其进展。例如，过氧化的毒物直至 α 生育酚在微粒体膜上耗竭时才会引起微粒体膜脂质的破裂，当这种内源性抗氧化剂（可修复含过氧自由基的脂质）无法利用时[178]，膜损害随后就会出现。这表明，如果分子修复机制无效或分子损害不能被迅速逆转，细胞损伤就会向细胞坏死进展。

细胞损伤向组织坏死进展可被两种协同的修复机制所中止：凋亡与细胞增生。正如上面所讨论的一样，损伤的细胞可启动对抗中毒性损伤进展的凋亡过程。凋亡通过阻止损伤细胞的坏死和随后的炎症反应（可通过释放细胞毒性介体而引起损伤）而行使这种功能。事实上，摄入细胞脂多糖（内毒素）的引起的库普弗细胞的激活（肝脏细胞毒性介体的来源）大大加剧了半乳糖胺的肝毒性。相反，当大鼠用氯化钆预处理以选择性地排除排除库普弗细胞时，四氯化碳的坏死效应被显著地缓解[179]了。用甘氨酸阻断库普弗细胞功能（通过抑制性甘氨酸受体）也保护肝脏对抗乙醇诱发的损害[180]。

另一个能终止毒性损伤扩散的重要修复过程是与损伤细胞相邻近细胞的增生，这种反应在细胞损伤后立即启动。用低剂量四氯化碳（非致坏死剂量）染毒的大鼠其肝脏有丝分裂明显增高，在数小时内即可检测到，这种早期细胞分裂被认为是有助于损伤组织的迅速和完全恢复并防止坏死的发生。十氯酮（chlordecone，能阻断四氯化碳引起的早期细胞增生）预处理的大鼠中发现正常非致坏死剂量的四氯化碳即能引起肝坏死[177]，上述假设因此得以确证。组织对于损伤的敏感性和组织修复的能力似乎是两个独立的变量，它们均影响致损伤化学物效应的最终结局，即要么出现幸存的组织恢复，要么发生致命的组织坏死，例如，动物物种与品系间的组织修复能力的差异似乎是肝毒物死结死亡差异的重要原因[177]。

修复的效率是决定致组织坏死毒物的剂量－反应关系的一个重要因素。在化学物诱发的肝损伤后，组织修复的程度上升到阈水平，遏制损伤，在此之上则修复被抑制，使得损伤无遏制地进展[177]。由高浓度乙酰氨基酚引起的有丝分裂信号转导障碍可以解释受这种药物损害的肝脏修复过程的滞后[181]。但 DNA 合成、有丝分裂机构和能量供应在高剂量化学物暴露时也可能被损害，这就是说，组织坏死，由一定剂量的毒物引起，不仅是因为这一剂量保证靶部位有足够的终毒物浓度，而且也因为毒物的量引起的损害程度足以对抗修复，使得损伤进展。利用肝毒物所进行的实验观察表明，凋亡和细胞增生在由低剂量（非致坏死）毒物引起的隐性组织损害时可有效运作，但在高剂量（致坏死剂量）引起的严重损害时则被抑制。例如，1，1－二氯乙烯、四氯化碳和硫乙酰胺在低剂量时均诱发肝脏细胞凋亡，而在高剂量暴露后则引起肝坏死[182]。类似的情况是，肝脏对低剂量四氯化碳出现早期的有丝分裂应答，但在用致坏死剂量的这种溶剂染毒后却缺乏这种应答[177]。这表明，由于损伤效应压倒修复机制，并使下列修复机制失效，包括：①受损害分子的修复；②通过凋亡对损害细胞的清除；③衰亡的细胞由细胞分裂来替代。这时就会发生组织坏死。

纤维化：纤维化是一种以异常成分的细胞外间质过度沉积为特征的病理状态。肝纤维化或肝硬化可因慢性嗜酒或肝脏致坏死物质如四氯化碳和铁中毒而引起。肺纤维化由药物［如博莱霉素（bleomycin）和胺碘酮（amiodarone）］以及长期吸入氧或矿物颗粒所诱发。多柔比星（doxorubi－cin）可引起心肌纤维化，而暴露于电离辐射则诱发多器官纤维化。这些毒物大多生成自由基并引起慢性细胞损伤。

纤维化是受损组织修复不良的一种特殊表现。正如上面讨论过的，细胞损伤启动急速增加的细胞增生和细胞外间质形成，这种情况通常在损伤的组织重塑（改建）时中止。假如细胞外基质的增生没有被终止，纤维化就会发生。

在组织修复期间产生细胞外间质的细胞（如肝脏的星形细胞、肺和皮肤的成纤维细胞样细胞）在纤维化过程则成为过度产生间质的细胞。这些细胞受非实质细胞（包括其本身）分泌的细胞因子和生长因子的控制并发生表型上的改变。TGF－β 似乎是纤维形成的主要介体，虽然其他因子如 TNF 和血小板生长因子也参与[166]。事实上，皮下注射 TGF－β 诱发局部纤维化，而 TGF－β 拮抗物如抗－TGF－β 免疫球蛋白和核心蛋白聚糖（decorin）改善实验性纤维化形成过程。在几种类型的实验性纤维化和活动性肝硬化的病人，业已证实受影响组织 TGF－β 的过度表达。TGF－β 表达的增加是急性损伤后介导细胞外基质再生的一种常见应答。然而，虽然在修复完成时 TGF－β 的产生中止，但当组织修复导致纤维化时，这种现象就不会发生。持续的损伤或 TGF－β 调节的缺陷可导致 TGF－β 过度产生而无法终止的后果。

TGF 的致纤维化作用是由于：①刺激特定靶细胞合成各自间质成分；②通过减少间质金属蛋白酶合成和增加金属蛋白酶组织抑制剂水平而抑制间质金属蛋白酶合成和增加金属蛋白酶组织抑制剂水平而抑制间质降解[166－167]。饶有兴趣的是，TGF－β 在靶细胞诱导其本身基因的转录，提示由这些细胞产生的 TGF－β 能以自分泌的方式扩增细胞外基质，这种正反馈可促进纤维化的形成[166]。

纤维化不仅涉及细胞外基质的过度蓄积，而且也改变其成分。基膜成分如胶原Ⅳ和层粘连蛋白（laminin）以及赋予组织刚度的纤维状的胶原（胶原Ⅰ和Ⅲ）在纤维化形成过程中不均均衡地增加。

纤维化在许多方面有害：瘢痕发生收缩，最终可能挤压实质细胞和血管；毛细血管内皮细胞和实质细胞之间基膜成分的沉积可形成一层扩散屏障，可导致组织细胞营养不良；细胞外间质数量和刚度的增加对整个组织的弹性（伸缩性）和易曲性造成不良的影响，危及器官如心肺的机械功能；此外，细胞外环境的变化可为整合蛋白所感受，通过这些穿膜蛋白和耦联的细胞内信号转导网络，纤维化可调剂几方面的细胞行为，包括极性、运动性和基因表达[156]。

致癌：致癌过程涉及各种修复机制的功能不足，包括：①DNA 修复的失效；②细胞凋亡的失效；③未能终止细胞增生。

DNA 修复失效导致突变，启动致癌过程。化学性和物理性损害可能过遗传毒性和非遗传毒性机制诱发细胞恶性转化。化学物与 DNA 反应可引起诸如加合物形成、氧化修饰和链断裂等类损害。在大多数情况下，这些损害被修复，或损伤的细胞被清除，如果这两类事件均不出现，则亲代 DNA 链的损伤在复制期间可诱发子代链的可遗传的改变或突变。如果这种突变没有改变由突变基因所编码的蛋白质，或者突变引起的氨基酸替代不影响蛋白质的功能，则突变仍处于沉默状态。而另一种情况是，遗传学的改变可能与细胞的存活互不相容。当变化了的基因表达出突变的蛋白质（这种蛋白质重新设计细胞繁殖的程序）时，机体最不幸的局面就发生了。当这种细胞进行有丝分裂时，它们的后代也有类似的增生倾向，而且，由于细胞分裂的增加提高了突变的可能性，这些细胞最终获得额外的突变，这些突变的细胞与其正常的对应细胞相比，可进一步增加其生长的优势。这一过程的最后后果是形成一个小结节，随后而来的是由转化的、迅速增生的细胞组成的肿瘤。

DNA 修复在预防致癌过程中的关键性作用通过人类遗传性着色干皮病可得到证实，受影响的个体表现为阳光诱发的皮肤癌的发病率大大增加。这些病人的细胞对 DNA 反应活性化学物包括黄曲霉素 B1、芳香胺、多环芳烃和 4 - 硝基喹啉 - 1 - 氧化物也高度敏感[184]。同时，去除 PARP 基因的小鼠对 γ - 射线和 N - 甲基亚硝基脲极其敏感，显示出基因组的不稳定性，表现为 DNA 损伤后姐妹染色单体交换和染色单体断裂水平的增加[150]。

有一小部分细胞基因启动恶性转化遗传改变的靶基因，包括原癌基因和肿瘤抑制基因[185]。

原癌基因的突变可能是致癌过程的起始因素之一。原癌基因是高度保守的基因，这种基因编码刺激细胞经细胞周期进展的蛋白质[186]。原癌基因的产物包括：①生长因子；②生长因子受体；③细胞内信号转导蛋白如 G 蛋白、蛋白激酶、细胞周期蛋白和周期蛋白依赖性蛋白激酶；④核转录因子。有几种原癌基因产物参与启动细胞分裂周期。这些蛋白质的功能与肿瘤抑制蛋白交互作用，对原癌基因的表达产生重要影响。原癌基因蛋白的产生或活性的短暂增加对于受控的生长过程（如胚形成、组织再生以及细胞受生长因子和激素刺激时）是必需的；相反，这些蛋白质持久的活化和（或）过度表达有助于恶性转化。遗传毒性致癌物借以诱发恶性细胞转化的一个机制是通过产生一种激活的原癌基因突变。这样的一种突变之所以被如此命名是由于改变了的基因（称为癌基因）可编码一种持久地迫使细胞进入分裂周期的活性蛋白。

Ras 蛋白就是一种癌基因蛋白突变激活的例子，Ras 蛋白代表一个具有 GTP/GDP 结合能力及 GTP 酶活性的 G - 蛋白家族[187]，它们定位于质膜的内表面，在生长因子启动的应答中作为重要的介体行使功能。Ras 定位于生长因子受体和非受体蛋白酪氨酸激酶的下游、有丝分裂原活化的蛋白激酶（MAPK）级联的上游。这种蛋白激酶级联的活化最终使细胞周期蛋白 D 上调并启动有丝分裂周期。Ras 以这种方式作为一个分子开关，与 GTP 结合的形式是活化的，而与 GDP 结合的形式为失活的。Ras 基因的某些突变（如 12 密码子的突变）明显降低该蛋白质的 GTP 酶活性，接着以持久激活的 GTP 结合形式关闭 Ras。持续的（而不是信号依赖的）Ras 活化最终能导致不可控制增生与转化。事实上，给细胞微注射 Ras - 中性化的单克隆抗体可阻断生长因子的致有丝分裂作用及几种癌基因引起的细胞转化。许多致癌化学物诱发 ras 原癌基因的突变，导致 Ras 蛋白的组成型激活[187]，这些化学物包括 N - 甲基 - N - 亚硝基脲、多环芳烃、联苯胺、黄曲霉毒素 B1 和电离辐射，其中的大多数通过第 12 密码子 G35 向 T 的颠换而诱发点突变。

突变诱发的癌基因蛋白组成型激活是物质致癌的一个常见途径，而癌基因蛋白的过度表达也同样可能导致细胞成瘤性转化。这可能是由于：①原癌基因的启动子区域持续的反式激活（例如 ras 基因的启动子）由 TCDD - 或苯并芘 - 联结的 Ah 受体激活；②原癌基因的调节区域的改变（如低甲基化和易位引起的改变），以及③原癌基因扩增[187]。基因的扩增（即形成一个以上的拷贝）可由 DNA 链断裂所启动，因而常在暴露于电离辐射后观察到。

除了原癌基因的突变，肿瘤抑制基因的突变是另一个致癌过程的起始因素之一。肿瘤抑制基因编码抑制细胞在分裂周期中进展的蛋白质。体内存在这样一些蛋白质，包括细胞周期蛋白依赖性蛋白激酶抑制物（如 P16、P21 和 P27）、反式激活编码细胞周期蛋白依赖性蛋白激酶抑制物基因的转录因子（如 P53）以及阻断参与 DNA 合成和细胞分裂的转录因子的蛋白质（如 pRb）。当突变的肿瘤抑制基因编码了一种不能抑制细胞分裂的蛋白质时，就会发生不可控制的增生。生殖细胞中特定肿瘤抑制基因的失活突变是遗传性癌症素质的原因，如家族性视网膜母细胞瘤、Wilms 肿瘤、家族性肠息肉病和李－弗劳梅尼综合征[188]。体细胞中肿瘤抑制基因的突变导致非遗传性的癌症。参与自发的与化学物诱发的致癌过程的肿瘤抑制基因中，了解最为清楚的是 P53。

P53 肿瘤抑制基因编码一种具有多种功能的 53000 道尔顿的蛋白质。作为一种转录因子，P53 蛋白①反式激活那些产物能阻滞细胞周期的基因（如 P21 和 gadd45）或促进凋亡的基因（如 bax 和 fas 受体）；②抑制编码抗凋亡蛋白（如 bc1－2t IGF1 受体）的基因[187,189]。DNA 损害以及癌基因（如 c－myc）的不合理表达使 P53 蛋白稳定，引起这种蛋白质的蓄积。蓄积的 P53 诱导细胞周期中止（给细胞 DNA 修复的机会），甚至引起受影响的细胞凋亡。P53 以这种方式从复制池中排除有癌症倾向的细胞，对抗恶性转化；因此，它常常被称为基因组的卫士。

事实上，不含 P53 的细胞比那些含有这种正常水平抑制基因的细胞发生 DNA 扩增的可能性多百万倍，而且 P53 基因删除的基因工程小鼠在 6～9 个月龄内发生癌症，这些观察证实了 P53 肿瘤抑制基因在阻止致癌过程中起决定性的作用。

P53 基因的突变在 50% 的人类肿瘤以及各种各样的诱发癌中发现。大多数为一个氨基酸改变的“错义突变”，导致蛋白质的缺陷或变化[188]。有缺陷的 P53 蛋白与内源性的野生型 P53 蛋白形成一种复合物，使之失活。因此，突变的 P53 不仅不能行使肿瘤抑制蛋白的功能，而且妨碍野生型 P53 的肿瘤抑制作用。有些观察还表明，突变的 P53 能主动地促进细胞增生，极像癌基因蛋白的表现。

不同的致癌物引起 P53 肿瘤抑制基因不同的突变。一个典型例子是密码子 249 从 AGG 向 AGT 的点突变，这种突变使 P53 蛋白质的第 249 个氨基酸从精氨酸变为丝氨酸。这种突变在食品被黄曲霉素 B_1 污染地区肝细胞癌中占绝大多数[188]。由于黄曲霉素 B_1 诱发人体肝细胞 P53 肿瘤抑制基因 249 号密码子 G 向 T 的颠换[190]，看来，此种突变实际上由该霉菌毒素引起是可能的。虽然推测在患者检测到的突变是黄曲霉素 B_1 导致人类肝癌的原因，但在大鼠转化的肝细胞并未见到此种改变。

原癌基因与肿瘤抑制基因在致癌过程中的协同作用以①突变的原癌基因（编码激活的蛋白质）；②突变的肿瘤抑制基因（编码失活的蛋白质）形式存在的基因损伤的积累是正常细胞（具有受控制的增生活性）向恶性细胞（无法控制的增生活性）转化的主要驱动力。由于一个组织中的细胞数量是通过有丝分裂和凋亡之间的平衡来调节的，这种平衡紊乱导致细胞不可控制的增生。

凋亡失效可导致基因的突变与细胞的克隆生长。在对 UV 或 γ－辐射或遗传毒性化学物引起的 DNA 损害应答时，细胞中的 P53 蛋白水平引人注目地增加（达 5～6 倍）。正如上面所讨论到的，P53 蛋白水平增高阻断细胞在 G_1 期的进展，使细胞在复制前发生 DNA 的修复，或者通过凋亡途径诱导细胞死亡。因此，凋亡清除了 DNA 损害的细胞，预防突变（在致癌过程中的启动事件）。

癌前细胞或发生突变的细胞比正常细胞具有高得多的凋亡活性[155]。因此，凋亡可抵抗启动了的细胞和肿瘤细胞的克隆扩展。事实上，促进凋亡过程可诱导肿瘤的退化。当激素依赖性肿瘤失去促进生长与抑制凋亡的激素时，就会出现这种现象。这就是分别利用他莫昔芬（一种抗雌激素）和促性腺激素释放激素同类物来与激素依赖性乳腺肿瘤和前列腺肿瘤抗争的基本原理[155]。

因此，抑制凋亡是有害的，因为它促进突变和癌前细胞的克隆扩展。事实上，抑制凋亡在人类 B 细胞淋巴瘤的发病过程中起重要作用。在这种恶性肿瘤中，染色体易位使 bc1－2 基因与免疫球蛋白重链错位聚集在一起，导致畸变增高的 bc1－2 基因的表达，过度表达的 bc1－2 基因在结合于前凋亡 bax 蛋白并使斯人活后导致程序性细胞死亡过程失效，bc1－2 水平的增加不限于 B－细胞淋巴瘤，在半数的人类癌症中可检测到。肿瘤中 bc1 - 2/bax 比例的升高是不良预后的一个标志。除了 bc1 - 2，其他抗凋亡蛋白也参与肿瘤的进展，它们包括特异性热休克蛋白（HSP），如 HSP70 和 27，以及抑制效应半胱天冬酶 3 和 7 的“凋亡蛋白抑制物（IAP）家族”。存活蛋白（survivin，IAP 家族的成员之一）在所有的癌细胞中表达，但在成年的分化细胞中则不表达[192]。

凋亡的抑制是苯巴比妥（一种肿瘤促进剂）促进癌前细胞克隆表达的一种机制，这已在一次口服 N - 亚硝基吗啉后每天用苯巴比妥连续处理 12 个月以分别启动和促进肝脏恶性转化的大鼠中得到证实[193]。从 6 个月起，苯巴比妥不增加癌前病灶的 DNA 合成与细胞分裂，但加速病灶的扩大。病灶的生长是由于苯巴比妥降低凋亡活性，提供较高的细胞复制活性来表现其自身。过氧化物酶体增生剂降脂素（nafenopin，一种非遗传毒性肝脏致癌物）在原代大鼠肝细胞培养时也抑制凋亡[194]；支持了这一机制在啮齿动物过氧化物酶体增生剂致肝癌过程中起重要作用的假说。

正常组织增生都可被体内的一种控制机制所终止。终止增生过程的失效则促进基因的突变，原癌基因的表达与细胞的克隆生长及有丝分裂活性增高（无论它是由细胞内癌基因所诱导，还是由外界因素如外源化学物或内源性促细胞分裂剂引起的）促进致癌过程有许多原因：首先，有丝分裂活性的提高增加了突变的概率，这是由于细胞分裂周期的激活使得 G_1 期大大缩短，因而在复制之前没有足够的时间来修复损伤的 DNA，增加了损害引起突变的机会。虽然修复在复制后仍可实行，但复制后修复是易错的。此外，细胞分裂周期的激活增加了在任何特定时间复制其 DNA 的细胞的比例，在复制期间，DNA 的数量加倍，这种 DNA 是未经包装的，大大增加了与 DNA 反应的致突变化学物的有效靶大小；其次，在加速增生期间，原癌基因过度表达，这些过度产生的原癌基因蛋白可与癌基因蛋白协同作用促使细胞成瘤性转化。此外，有丝分裂活性提高时由于不能提供足够的甲基化时间（发生于复制后中期）而间接地提高原癌基因和癌基因的转录活性。甲基化发生于基因启动子区带特定胞嘧啶残基上的 C5 位置，通过抑制转录因子与启动子区带的交互作用而减少基因的转录。非表达的基因是完全甲基化的。相反，DNA 的低甲基化提高基因的表达，可能导致原癌基因和癌基因的过度表达。一种“甲基缺乏食物”和乙硫氨酸（可耗竭 S - 腺苷 - 甲硫氨酸）诱发 DNA 低甲基化与癌症，肯定了 DNA 低甲基化在致癌过程中的作用[195]；第三，增生促进致癌过程的另一个机制据称是启动了的细胞的克隆扩展形成结节（集落）和肿瘤；最后，通过间隙衔接点的细胞 - 细胞间通讯以及通过钙黏着蛋白的细胞间粘附在增生期间暂时被破坏，这些衔接点的缺失导致肿瘤细胞侵袭性。几种肿瘤促进剂，如苯巴比妥、佛波酯和过氧化物酶体增生剂减少间隙衔接点的细胞间通讯，业已推断这些改变可导致恶性转化。然而，间隙衔接点通讯的减少究竟是否在致癌过程中起明显的病因作用，抑制或仅仅是细胞增生的一种征兆尚不清楚。

并非只是有遗传毒性的物质可以致癌，非遗传毒性物质也有可能致癌。有丝分裂的促进剂和细胞凋亡的抑制剂即属于这些物质。许多化学物通过改变 KNA 或诱发突变但在慢性进入机体后却诱发癌症[185]。这些化学物被称之为非遗传毒性或非遗传致癌物（nongenotoxic orepigenetic earcinogens）包括：①外源促细胞分裂剂（如苯巴比妥、佛波酯、DDT、过氧化物酶体增生剂）以及某些其他的促进有丝分裂信号的化学物；②内源性促细胞分裂剂如生长因子（如 TGF - α）和在特定细胞起促进细胞分裂作用的激素［如雌激素对乳腺和肝细胞的作用、TSH 对甲状腺滤泡细胞的作用以及促黄体激素（LH）对睾丸莱迪希细胞（间质细胞）的作用］；③慢性投用时引起持久性细胞损害的化学物（如氯仿和 d - 柠檬烯）。由于几种这类化学物是在恶性转化已由遗传毒性致癌物启动后促进肿瘤的发展，故这些化学物被称为肿瘤促进剂（促癌剂），尽管最初认为促癌剂本身不能诱发肿瘤，但研究表明，它们在长期暴露后也能诱发肿瘤。

非遗传毒性致癌物通过促进遗传毒物或自发的 DNA 损害所启动的致癌过程而引起癌症。自发的 DNA 损害（其中有的引起突变）常常发生于正常细胞[185]，据估计，在人细胞，每 $10^8 \sim 10^{10}$ 碱基对中有 1 个发自发的突变。遗传毒性致癌物增加其频率 10 ~ 1000 倍。非遗传毒性致癌物也通过促有丝分裂作用和前面讨论的机制而增加自发突变的频率。此外，非遗传毒性致癌物还通过抑制细胞凋亡而增加含有 DNA 损害和突变的细胞数。由非遗传毒性致癌物所引起的有丝分裂活性的增高及凋亡活性的减低均可使转化的细胞群体扩展，促进癌症的发展。总之，非遗传毒性致癌物似乎是通过提高细胞分裂和（或）抑制凋亡起作用。

细胞毒型的非遗传致癌物以这种方式起作用是容易识别的。正如在组织修复部分所讨论到的，细胞损害引起促有丝分裂的生长因子如 HGF 和 TGF－α 从组织巨噬细胞和内皮细胞释放。这样，慢性损伤的组织中的细胞持续暴露于内源性的促细胞分裂剂，虽然这些生长因子在急性细胞损伤后有助于组织修复，但由于它们最终可使受影响的细胞转化为肿瘤细胞，故它们的存在可能是有害的。这一观点被 TGF－α 过度表达的转基因小鼠中所发现的现象所支持。这种动物在幼年时即表现出肝肿大，80% 到 12 个月时发展为肿瘤[161]。由库普弗细胞分泌的促细胞分裂细胞因子似乎参与了肝细胞的增生过程。同时也可能参与过氧化物酶体增生剂在小鼠引起的肿瘤形成过程[196]。

认识到平和的非遗传致癌物能发挥遗传毒性作用是有重要意义，虽然是间接地发挥作用。例如，引起慢性细胞损害的化学物引发长期的炎症反应，伴有炎症细胞产生的自由基引起的邻近细胞 DNA 损伤。同样地，佛波酯不仅是强的促细胞分裂剂，同时也是白细胞的激活剂，这些白细胞在呼吸暴发时释放 DNA 反应性自由基[172]。

参 考 文 献

1. DL Eaton & CD Klaassen. Priciples of Toxicology. In：CD Klaassen（ed）. Cassarett and Dull's Toxicology：The Basic Science of Poisons. NY：McGrraw－Hill，2001，11－32.
2. O Brandli. Are inhaled dust particles harmful for our lungs? Schweiz. Med Wochenschr，1996，126：2165－2174.
3. KE Driscoll，JM Carter，BW Howard，et al. Pulmonary inflammatory，chemokine，and mutagenic responses in rats after subchronic inhalation of carbon black. Toxicol. Appl Pharmacol，1996，136：372－380.
4. XY Li，D Brown，S Smith，et al. Donaldson，"Short－term inflammatory responses following intratracheal instillation of fine and ultrafine carbon black in rats，" Inhal Toxicol，1999，11：709－731.
5. G Oberdorster，J Ferin，R Gelein，et al. Role of the alveolar macrophage in lung injury：Studies with ultrafine particles. Environ Health Perspect，1992，97：193－199.
6. J Ferin，G Oberdorster，DP Penney. Pulmonary retention of ultrafine and fine particles in rats. Am J Respir Cell Mol，Biol，1992，6：535－542.
7. J Ferin G Oberdorster. Polymer degradation and ultrafine particles：potential inhalation hazards for astronauts. Acta Astronaut，1992，27：257－259.
8. XY Li，PS Gilmour，K Donaldson，et al. Free radical activity and proinflammatory effects of particulate air pollution（PM_{10}）in vivo and in vitro. Thorax. 1996，5：1216－1222.
9. G Oberdorster. Significance of particle parameters in the evaluation of exposure－dose－response relationships of inhaled particles. Inhal Toxicol，1996，8：73－89（Suppl）.
10. K Donaldson XY Li，W MacNee. Ultrafine（nanometer）particle mediated lung injury. A Aerosol Sci，1998，29：553－560.
11. G Oberdorster，JN Finkelstein，C Johnston，et al. Acute pulmonary effects of ultrafine particles in rats and mice. Res Rep Health Eff Inst，2000，96：5－74，75－86（discussion）.
12. CJ Johnston，JN Finkelstein，P Mercer，et al. Pulmonary effects induced by ultrafine PTEE particles. Toxicol Appl Pharmacol，2000，168：208－215.
13. CR Timblin，A Shukia，I Berlanger，et al. Mossman，"Ultrafine airborne particles cause increases in protooncogene expression and proliferation in alveolar epithelial cells." Taxicpl Appl Pharmacol，2002，179：98－104.
14. EJ Calabrese & LA. Chemical hormesis：its historical foundations as a biological hypothesis. Toxicol Pathol，1999，27：195－216.
15. EZ Hanna，SP Chou，BF Grant. The relationship between drinking and heart disease mobidity in the United States：Re-

sults from the National Health Interview Survey. Alcohol Clin Exp. Res, 1997, 2 : 111 – 118.

16. WN Aldridge. The biologicalbasis and measurement of thresholds. Annu. Rev Pharmacol Toxicol, 1986, 26 : 39 – 58.
17. NA Littlefield, JH Farmer, DW Gaylor, et al. Effects of dose and time in a long term, low – dose carcinogenicity study. In: Staffa JA, Mehlman MA (eds). Inovations in Cancer Risk Assessment (ED01 StudyJ. Park Forest South, IL: Pathotox Publishers, 1979.
18. J Litchfield, F Wilcoxon. Simplified method of evaluating dose – effect experiments. J Pharmacol Exper Ther, 1949, 96 : 99 – 133.
19. A Albert. Fundamental aspects of selective toxicity. Ann NY Acad Sci, 1965, 123 : 5 – 18.
20. A Albert. Selective Toxicity. London, Chapman and Hall, 1973.
21. GN Wogan, S Paglialunga PM. Carcinogenic effects of low dietary levels of aflatoxin Bi in rats. Food Cosmet Toxicol, 1974, 12 : 681 – 685.
22. DL Eaton, EP Gallagher. Mechanism of aflatoxin carcinogenesis. Annu Rev Pharmacol Toxicol, 1994, 34 : 135 – 172.
23. LD Lehman – Mckeeman & D Caudill. Biochemical basis for mouse resistance to hyaline droplet nephropathy: Lack of relevance of the alpha 2u – globulin protein superfamily in this male rat – specific syndrom. Toxicol Appl Pharmacol, 1992, 112 : 214 – 221.
24. RARs. Peroxisome proliferators: mechanismss of adverse effects in rodents and molecular basis for species differences. Arch Toxicol, 1999, 73 : 413 – 418.
25. RS Houlston. Glutathione S. transferase M1 status and lung cancer risk: A meta – analysis. Cancer Epidemiol. Biomarkers Prev, 1999, 8 : 675 – 682.
26. RC Strange, AA Fryer. The glutathione S. transferase: Influence of polymorphism on cancer susceptibility. IARC Sci Publ, 1999, 148 : 231 – 249.
27. RW Tennant, S Stasiewicz, J Mannear, et al. Genetically altered mouse models for identifying carcinogens. IARC Sci Publ, 1999, 146 : 123 – 150.
28. KG Wiman. The retinoblastoma gene: Role in cell cycle control and cell differentiation. FASEB J, 1993, 7 : 841 – 845.
29. E Dybing, T Sanner. Species differences in chemical carcinogenesis of the thyroid gland, kidney and urinary bladder. IARC Sci Publ, 1999, 147 : 15 – 32.
30. JW Grisham. Interspecies comparison of liver carcinogenesis: Implications for cancer risk assessment. Carcinogenesis, 1997, 18 : 59 – 81.
31. JG Hengstler, B Van der Burg, P Steinberg, et al. Interspecies differences in cancer susceptibility and toxicity. Drug Metab Rev, 1999, 3 : 917 – 970.
32. SM Cohen. Calcium phosphate – containing urinary precipitate in rat urinary bladder carcinogenesis. IARC Sci Publ, 1999, 147 : 175 – 189.
33. SM Cohen. Cell proliferation and carcinogenesis. Drug Metab Rev, 1998, 30 : 339 – 357.
34. LC Miller, et al. Estimation of the ED_{50} and its error by means of logarithmic – probit graph paper.
35. 顾汉颐. 生物统计在药理学中的应用. 见：张昌绍等主编. 药理学总论. 人民卫生出版社，1965，300.
36. HI Maibach, E Patric. Dermatotoxicology. In: Hyyes AW (ed). Principles and Methods of Toxicology. New York: Talor and Francis, 2001, 1039 – 1084.
37. RE Rush., KL Bonnette, DA Douds, et al. Dermal irritation and sensitization. In: Derelanko MJ, Hollinger MA (eds). CRC Handbook of Toxicology. New York: CRC Press, 1995, 105 – 162.
38. DG Barnes, M Dourson. References dose (RfD): Description and use in health risk assessments. Regul Toxicol Pharmacol, 1988, 8 : 471 – 486.
39. BC Allen, RJ Kalvlock, CA Kimmel, et al. Dose – response assessment for developmental toxicity: II. Comparison of generic benchmark dose estimates with no observed adverse effect levels. Fundam Appl Toxicol, 1994a, 23 : 487 – 495.
40. FE Reno. Carcinogenecity studies. In: Sipes IG, McQueen CA, Gandolfi AJ (eds). Comprehensive Toxicology. Williams PD, Hottendorf GH (eds). Vol. 2. Toxicological Testing and Evaluation. New York: Pergamon Press, 1997. 121 – 131.
41. JE Huff. Value, validity, and historical development of carcinogenesis studies for predicting and confirming carcinogenic

risk to humans. In: Kitchin KT (ed). Carcinogenicity Testing: Predicting & Interpreting Chemical Effects. New York: Marcel Dekker, 1999, 21 - 123.

42. EM Faustman. Short - term tests for teratogens. Mutat Res, 1988, 205 : 355 - 384.
43. EM Faustman, BC Allen, RJ Kalvlock, et al. Dose - response assessment for developmental toxicity: I. Charicterization of database and determination of no observed adverse effect levels. Fundam Appl Toxicol, 1994, 23 : 478 - 486.
44. BN Ames, J McCann, E. Yamasaki. Methods for detecting carcinogens and mutagens with the Salmonella/mammalian - microsome mutagenicity test. Mutat Res, 1975, 3 : 347 - 364.
45. AGalli, RH Schiestl. Cell division transforms mutagenic lesions into deletion - recombinagenic lesions in yeast cells. Mutat Res, 1999, 429 : 13 - 26.
46. HP Witschi. Selected examples of free - radical - mediated lung injury. In: Wallace KB (ed). Free Radical Toxicology. New York: Talor & Francis, 1997a, 279 - 294.
47. Brown DM, Wilson MR, MacNee W, et al. Size dependent proinflammatory effects of ultrafine polystyrene particles: a role for surface area and oxidative stress in the enhanced activity of ultrafines. Toxicol Appl Pharmacol 2001, 175 : 191 - 199.
48. Brown DM, Donaldson K, Borm PJ, et al. Calcium and ROS. mediated activation of transcription factors and TNF - alpha cytokine gene expression in macrophages exposed to ultrafine particles. Am J Physiol Lung Cell Mol Physiol, 2004, 286, L344 - L353.
49. Shvedova AA, Castranova V, Kisin ER, et al. Exposure to carbon nanotuibe material: assessment of nanotube cytoyoxicity using human keratinocyte cells. J Toxicol Environ Health, 2003, 66A, 1909 - 1926.
50. Dick CA, Brown DM, Donaldson K et al. The role of free radicals in the toxic and inflammatory effects of four different ultrafine particle types. Inhal Toxicol, 2003, 15, 39 - 52.
51. Zhang Q, Kusaka Y, Sato K, et al. Differences in the extent of inflammation caused by intratracheal exposure to three ultrafine metals: role of free radicals. J Toxicol Environ Health, 1998, 53A, 423 - 438.
52. MacNee W and Donaldson K. Mechanism of lung injury caused by PM_{10} and ultrafine particles with specials reference to COPD. Eur Respir J, 2003, (Suppl) 40 : 47s - 51s.
53. Scientific Committee on Emerging and Newly Identified Health Risks (SCENIHR): Opinion on the appropriateness of existing methodologies to assess the potential risks associated with engineered and adventitious products of nanotechnologies Adopted by the SCENIHR during the 7th plenary meeting of 28 - 29 September, 2005.
54. Li N, Sioutas C, Cho A, et al. Ultrafine particulate pollutants induce oxidative stress and mitochondrial damage. Environ Health Perspect, 2003, 11 : 455 - 460.
55. deLorenzo A. The olfactory neuron and the blood - brain barrier. In: Taste and smell invertebrates (Wolstenholme G, Knight J, eds). London: J. & A. Churchill, 1970, 151 - 176.
56. Rodoslav S, Laibin L, Eisenberg A, et al. Micellar nanocontainers distribute todefined cytoplasmic organelles. Science, 2003, 300 (5619): 615 - 618.
57. Li N, Sioutas C, Cho A, et al. Ultrafine particulate pollutants induce oxidative stress and mitochondrial damage. Environ Health Persp, 2003, 111 (4): 455 - 460.
58. Foley S, Crowley C, Smaihi M, et al. Cellular localisation of a water - soluble fullerene derivative. Biochem Biophys Res Commun, 2002, 294 (1): 116 - 119.
59. Yamakoshi Y, Umezawa N, Ryu A, et al. Active oxygen species generated from photoexcited fullerene (C_{60}) as potential medicines: O_2^- * versus $^1O_2$. J Am Chem Soc, 2003, 125 (42): 12803 - 12809.
60. Günter Oberdörster, Eva Oberdörster, and Jan Oberdörster Nanotoxicology. An Emerging Discipline Evolving from Studies of Ultrafine Particles. Environ Health Perspect, 2005. 113 : 823 - 839.
61. MH Karol, DJ Tollerud, TP Campbell, et al. Predictive value of airways hyperresponsiveness and circulating IgE for identifying types of responses to toluene diisocyanate inhalation challenge. Am J Respir Crit Care Med, 1994, 149 : 611 - 615.
62. JS Kimball, F Miller. Regional respiratory - tract adsorption of inhaled reactive gases: A modeling approach. In: Gardner DE, Crapo JD, McClellan RO (eds). Toxicology of the lung. 3d ed, Philadelphia: Talor & Francis, 1999, 557 - 597.

63. MA Medinsky, JA Bond, PM Schlosser, et al. Mechanisms and models for respiratory – tract uptake of volatile organic chemicals. In: Gardner DE, Crapo JD, McClellan RO (eds). Toxicology of the lung. 3d, ed. Philadelphia: Talor & Francis, 1999, 483 – 512.

64. OG Raable. Respiratory exposure to air pollutants. In: Swift DL, Foster WM (eds). Air Pollutants and the Respiratory Tract. New York: Marcel Dekker, 1999, 39 – 73.

65. F Miller. Dosimetry of particles in laboratoryanimals and humans. In: Gardner DE, Crapo JD, McClellan RO (eds). Toxicology of the lung. 3d ed, Philadelphia: Talor & Francis, 1999, 513 – 555.

66. BA Wong. Inhalation exposure systems design, methods, and operation. In: Gardner DE, Crapo JD, McClellan RO (eds). Toxicology of the lung. 3d ed. Philadelphia: Talor & Francis, 1999, 1 – 53.

67. Lam, CW, James, JT, McCluskey R, et al. Pulmonary toxicity of single – wall carbon nanotubes in mice 7 and 90 days after intratracheal instillation. Toxicol Sci, 2004, 77 : 126 – 134.

68. Warheit DB, Brock WJ, Lee KP, et al. Comparative pulmonary toxicity inhalation and instillation studies with different TiO_2 particle formulations: Impact of surface treatments on particle toxicity. Toxicol Sci, 2005, 88 : 514 – 524.

69. Warheit DB, Laurence BR, Reed KL, et al. Comparative pulmonary toxicity assessment of single – wall carbon nanotubes in rats. Toxicol. Sci, 2004, 77 : 117 – 125.

70. Huczko A, Lange H, Calko E, et al. Physiological testing of carbon nanotubes: Are they asbestos – like? Fullerene Sci Technol, 2001, 9 (2): 251 – 254.

71. Muller J, Huaux F, Moreau N, et al. Respiratory toxicity of multi – wall carbon nanotubes. Toxicol Appl Pharmacol, 2005, 207 : 221 – 231.

72. Shvedova AA, et al. Unusual Inflammatory and Fibrogenic Pulmonary Responses to Single Walled Carbon Nanotubes in Mice. Am J Physiol Lung Cell Mol Physiol, 2005, doi: 10. 1152/ajplung. 00084.

73. DL Costa, JS Tepper, JA Raub. Interpretations and limitations of pulmonary function testing in small laboratory animals. In: Parent RA (ed). Comparative Biology of the Normal Lung. Vol 1 Treatise on Pulmonary Toxicology. Boca Raton, FL: CRC Press, 1991, 367 – 399.

74. Lim RT Jr, Gentry RT Jr, Gentry RT, et al. First – pass metabolism of ethanol is predominantly gastric. Alcohol Clin Exp Res, 1993, 17 : 1337 – 1344.

75. Kröncke KD, Fricker G, Meier PJ, et al. α – Amanitin uptake into hepato – cytes: Identification of hepatic membrane transport systems used by amatoxins. J Biol Chem, 1986, 261 : 12562 – 12567.

76. Laurent G, Kishore BK, Tulkens PM. Aminoglycoside – induced renal phosphor – lipidosis and nephrotoxicity. Biochem Pharmacol, 1990, 40 : 2383 – 2392.

77. Kodavanti UP, Mehendale HM. Cationic amphiphilic drugs and phospholipid storage disorder. Pharmacol Rev, 1990, 42 : 327 – 353.

78. Fromenty B, Pessayre D Impaired mitochonrial function in microvesicu – lar steatosis. Effects of drugs, ethanol, hormones and cytokines. J Hepatol, 1997, 26 : 43 – 53.

79. Larsson BS. Interaction between chemicals and melanin. Pigment Cell Res, 1993, 6 : 127 – 133.

80. Goering PL, Waalkes MP, Klaassen CD. Toxicology of cadmium, In: Goyer RA. Cherian MG (eds). Toxicology of Metals: Biochemical Aspects. Berlin: Springer – Verlag, 1995, pp 189 – 214.

81. Schinkel AH. P – glycoprotein, a gatekeeper in the blood – brain barrier. Adv Drug Delivery Rev, 1999, 36 : 179 – 194.

82. Elbling L, Berger W, Rehberger A, et al. P – Glycoprotein regulates chemosensitivity in early developmental stages of the mouse. FASEB J, 1993, 7 : 1499 – 1506.

83. Gregus Z, Klaassen CD. Enterohepatic circulation of toxicants. In: Rozman K, Hanninien O (eds). Gastrointestinal Toxicology. Amsterdam: Elsevier /North Holland, 1986, 57 – 118.

84. Dekant W, Vamvakas S, Anders MW. Bioactivation of nephrotoxic haloalkenes by glutathione conjugation. Formation of toxic and mu – tagenic intermediates by cysteine conjugateβ – lyase. Drug Metab Rev, 1989, 20 : 43 – 83.

85. Lewis W, Levine ES, Griniuviene B, et al. Fialuridine and its metabolites inhibit DNA polymerase at γat sites of multiple adjacent analog incur – poration. decrease mtDNA abundance, and cause mitochondrial struc – tural defects in cultured hepatoblasts. Proc Natl Acad Sci, 1997, 93 : 3592 – 3597.

86. Kappus H. Overview of enzyme svstems involved in bio – reduction of drugs and in redox cycling. Biochem Pharmacol, 1986, 35 : 1 – 6.

87. Aust SD. Chignell CF, Bray TM, et al. Free radicals in toxicology. Toxicol Appl Pharmacol, 1993, 120 : 1868 – 178.

88. Recknagel RO, Glende EA Jr, Dolak JA, et al. Mechanisms of carbon tetrachloride toxiciy. Pharmacol Ther, 1989, 43 : 139 – 154.

89. Hippeli S, Elstner EF. Transition metal ion – catalyzed oxygen activation during pathogenic processes. FEBS Lett, 1999, 443 : 1 – 7.

90. Vallyathan V, Shi X, Castranova V. Reactive oxygen species. Their relation to pneumoconiosis and carcinogenesis. Environ Health Perspect, 1998, 106 : 1151 – 1155.

91. Fletcher KA, Barton PF, Kelly JA. Studies on the mechanisms of oxidation in the erythrocyte by metabolites of primaquine. Biochem Phar – macol, 1988, 37 : 2683 – 2690.

92. Jakoby WB. Ziegler DM. The enzymes of detoxication. J Biol Chem, 1990, 265 : 20715 – 20718.

93. Ketterer B. Protective role of glutathione and glutathione transferases in mutagenesis and carcinogenesis. Mutat Res, 1988, 202 : 343 – 361.

94. Cotgreave IA, Moldeus P, Orrenius S. Host biochemical defense mecha – nisms against prooxidants. Snnu Rev Pharmacol Toxicol, 1988, 28 : 189 – 212.

95. Sies H. Strategies of antioxidant defense. Eur J Biochem, 1993, 215 : 213 – 219.

96. Squadrito GL, Pryor WA. Oxidative chemistry of nitric oxide. The roles of superoxide, peroxynitrite, and carbon dioxide. Free RAN Biol Med, 1998, 25 : 392 – 403.

97. Arteel GE, Briviba K, Sies H. Protection against peroxynitrite. FEBS Lett, 1999, 445 : 226 – 230.

98. Murphy MP. Nitric oxide and cell death. Biochim Biophys ACTA, 1999, 1411 : 401 – 414.

99. Bock KW, Lilienblum W. Roles of uridine diphosphate glucuronosyl – transferases in chemical carcinogenesis, in Kauffman FC (ed). Conjugation – Deconjugation Reactions in Drug Metabolism and Tox – icity. Berlin: Springer – Verlag, 1994, 391 – 428.

100. Baillie TA, Kassahun K. Reversibility in glutathione – conjugate formation. Adv Pharmacol, 1994, 27 : 163 – 181.

101. Boelsterli UA. Specific targets of covalent drug – protein interactions in he – patocytes and their toxicological significance in drug – induced liver in – jury. Drug Metab Rev, 1993, 25 : 395 – 451.

102. Breen AP, Murphy JA. Reactions of oxylradicals with DNA. Free Rad Biol Med, 1995, 18 : 1033 – 1077.

103. Coleman MD, Jacobus DP. Reduction of dapsone hydroxylamine to dap – sone during methaemoglobin formation in human erythrocytes in vitro. Biochem Pharmacol, 1993, 45 : 1027 – 1033.

104. Eaton DL, Gallagher EP. Mechanisms of aflatoxin carcinogenesis. Annu Rev Pharmacol Toxicol, 1994, 34 : 135 – 172.

105. De Matteis F. Drugs as suicide substrates of cytochrome P450, in De Matteis F, Lock EA (eds): Selectivity and Molecular Mechanisms of Toxicity. Houndmills, England: Macmillan, 1987, 183 – 210.

106. Castro L, Rodriguez M, Radi R. Aconitase is readily inactivated by per – oxynitrite, but not by its precursor, nitric oxide. J Biol Chem, 1994, 269 : 29409 – 29415.

107. Poellinger L, GÖttlicher M, Gustafsson JA. The dioxin and peroxisome proliferator – activated receptors: Nuclear receptors in search of en – dogenous ligands. Trends Pharmacol Sci, 1992, 13 : 241 – 245.

108. Heuchel R, Radtke F, Georgiev O, et al. The transcription factor MTF – 1 is essential for basal and heavy metal – induced metallothionein gene ex – pression. EMBO J, 1994, 13 : 2870 – 2875.

109. Johnson DG, Walker CL. Cyclins and cell cycle checkpoints. Annu Rev pharmacol Toxicol, 1999, 39 : 295 – 312.

110. Chen W, Martindale L, Holbrood NJ, Liu Y. Tumor promoter arsenite activates extracellular signal – regulated kinase through a signaling path – way mediated by epidermal growth factor receptor and Shc. Mol Cell Biol, 1998, 18 : 5178 – 5188.

111. Goldberg Y. Protein phosphatase 2A: Who shall regulate the regulator? Biochem Pharmacol, 1999, 4 : 321 – 328.

112. Toivola DM, Eriksson JE. Toxins affecting cell signalling and alteration of cytoskeletal structure. Tox In Vitro, 1999, 13 : 521 – 530.

113. Waddick KG, Uckun FM. Innovative treatment programs against cancer. ll. Nuclear factor – κB (NF – κB) as a mo-

lecular gartet. Biochem Pharmacol, 1999, 57 : 9 – 17.

114. Herken H, Hucho F (eds). Selective Neurotoxicity. Berlin: Springer – Verlag, 1992.

115. Narahashi T: Transmitter – activated ion channels as the target of chemical agents, in Kito S et al (eds): Neuroreceptor Mechanisms in the Brain. New York: Plenum Press, 1991, pp 61 – 73.

116. Gale K. Role of GABA in the genesis of chemoconvulsant seizures. Toxicol Lett, 1992, 64 – 65 : 417 – 428.

117. Narahashi T. Nerve membrane Na^+ channels as targets of insecticides. Trends Pharmacol Sci, 1992, 13 : 236 – 241.

118. Desaiah D. Biochemical mechanisms of chlordecone neurotoxicity: A re – view. Neurotoxicology, 1982, 3 : 103 – 110.

119. Hardman JG, Gilman AG, Limbird LL (eds). Goodman & Gilman's The Pharmacological Basis of Therapeutics, 9th ed. McGraw – Hill: New York, 1995.

120. Patel MN, Yim GK, Isom GE. N – methyl – D – aspartate receptors mediate cyanide – induced cytotoxiciy in hippocampal cultures. Neurotoxicology, 1993, 14 : 37 – 40.

121. Commandeur JNM, Vermeulen NPE. Molecular and biochemical mecha – nisms of chemically induced nephrotoxicity: A review. Chem Res Tox – icol, 1990, 3 : 171 – 194.

122. Wallace KB, Starkov AA. Mitochondrial targets of drug toxicity. Annu Rev Pharmacol Toxicol, 2000, 40 : 353 – 388.

123. Buja LM, Eigenbrodt ML, Eigenbrodt EH. Apoptosis and necrosis: Basictypes and mechanisms of cell death. Arch Pathol Lab Med, 1993, 117 : 1208 – 1214.

124. Richter C, Kass GE. Oxidative stress in mitochondria: Its relationship to cellular Ca^{2+} homeostasis, cell death, proliferation, and differentia – tion. Chem Biol Interact, 1991, 77 : 1 – 23.

125. Nicotera P, Bellomo G, Orrenius S. Calcium – mediated mechanisms in chemically induced cell death. Annu Rev Pharmacol Toxicol, 1992, 32 : 449 – 470.

126. Leist M, Nicotera P. Calcium and neuronal death. Rev Physiol Biochem Pharmacol, 1997, 132 : 79 – 125.

127. Saido TC, Sorimachi H, Suzuki K. Calpain: New perspectives in molecular diversity and physiological – pathological involvement. FASEB J, 1994, 8 : 8114 – 822.

128. Szabó C. DNA strand breakage and activation of poly – ADP ribosyltransferase: A cytotoxic pathway triggered by peroxynitrite. Free Rad Biol Med 1996, 21 : 855 – 869.

129. Herman B, Gores GJ, Nieminen AL, et al. Calcium and pH in anoxic and toxic injury. Crit Rev Toxicol, 1990, 21 : 127 – 148.

130. Lemasters JJ, Nieminen AL, Qian T, et al. The mitochondrial permeability transition in cell death: A common mechanism in necrosis, apoptosis and autophagy. Biochim Biophys Acta, 1998, 1366 : 177 – 196.

131. Kroemer G, Dallaporta B, Resche – Rigon M. The mitochondrial death/life regulator in apoptosis and necrosis. Annu Rev Physiol, 1998, 60 : 619 – 642.

132. Wyllie AH. Apoptosis: an overview Brit Med Bull, 1997, 53 : 451 – 465.

133. Cai J, Yang J. Jones DP. Mitochondrial control of apoptosis: The role of cytochrome c. Biochim Biophys Acta, 1998, 1366 : 139 – 149.

134. Reed JC, Jurgensmeier JM, Matsuyama S. Bcl – 2 family proteins and mitochondria. Biochim Biophys Acta, 1998, 1366 : 127 – 137.

135. Green DR. Apoptotic pathways: The roads to ruin Cell, 1998, 94 : 695 – 698.

136. Cohen SD, Pumford NR, Khairallah EA, et al. Contemporary issues in tox – icology: Selective protein covalent binding and target organ toxicity. Toxicol Appl Pharmacol, 1997, 143 : 1 – 2.

137. Lee J, Richburg JH, Younkin SC, Boekelheide K. The Fas system is a keyregulator of germ cell apoptosis in the testis. Endocrinology, 1997, 138 : 2081 – 2088.

138. Qian T, Herman B, Lemasters JJ. The mitochondrial permeability transi – tion mediates both necrotic and apoptotic death of hepatocytes exposed to Br – A23187. Toxicol Appl Pharmacol, 1999, 154 : 117 – 125.

139. Lelli JL, Becks LL, Dabrowska MI, Hinshaw DB. ATP converts necrosis to apoptosis in oxidant – injured endothelial cells. Free Rad Biol Med, 1998, 25 : 694 – 702.

140. Fan W. Possible of paclitaxel – induced apoptosis. Biochem Pharmacol, 1991, 57 : 1215 – 1221.

141. Krell H, Metz J, Jaeschke H, et al. Drug – induced intrahepatic cholestasis: Characterization of different pathomechan-

isms. Arch Toxicol, 1987, 60:124-130.

142. Gravina SA, Mieval JJ. Thioltransferase is a specific glutathionyl mixed disulfide oxidoreductase. Biochemistry, 1993, 32:3368-3376.

143. Fernando MR, Nanri H, Yoshitake S, et al. Thioredoxin regenerates pro-teins inactivated by oxidative stress in endothelial cells. Eur J Biochem, 1992, 209:917-922.

144. Morimoto RI: Cells in stress. Transcriptional activation of heat shock genes. Science, 1993, 259:1409-1410.

145. Hershko A, Ciechanover A. The ubiquitin system. Annu Rev Biochem, 1998, 67:425-479.

146. Davies KJ. Protein damage and degradation by oxygen radicals: I. General aspects. J Biol Chem, 1987, 262: 9895-9901.

147. Van Kuijk FJGM, Sevanian A, Handelman GJ, Dratz EA. A new role forphospholipase A2: Protection of membranes from lipid peroxidation damage. TIBS, 1997, 12:31-34.

148. Sancar A, Sancar GB. DNA repair enzymes. Annu Rev Biochem, 1998, 57:2967.

149. Pegg AE, Byers TL. Repair of DNA containing O^6-alkylguanine. FASEB J, 1992, 6:2302-2310.

150. D'Amours D, Desnoyers S, D'Silva I, Poirier GG. Poly (ADP-ribosyl) ation reactions in the regulation of nuclear functions. Biochem J, 1999, 342:249-268.

151. Scicchitano DA, Hanawalt PC. Intragenomic repair heterogeneity of DNA damage. Environ Health Perspect, 1992, 98: 45-51.

152. Selby CP, Sancar A. Molecular mechanism of transcription-repair coupling. Science, 1993, 260:53-58.

153. Fu SY, Gordon T. The cellular and molecular basis of peripheral nerve re-generation. Mol Neurobiol, 1997, 14:67-116.

154. Johnson AR. Contact inhibition in the failure of mammalian CNS axonal regeneration. Bioessays, 1993, 15:807-813.

155. Bursch W, Oberhammer F, Schulte-Hermann R. Cell death by apoptosis and its protective role against disease. Trends Pharmacol Sci, 1992, 13:245-251.

156. Burt AD. C. L. Oakley Lecture (1993): Cellular and molecular aspects of hepatic fibrosis. J Pathol, 1993, 170: 105-114.

157. Fausto N. Liver regeneration. J. Hepatol, 2000, 32:19-31.

158. Mustafa MG. Biochemical basis of ozone toxiciv. Free Radic Biol Med, 1990, 9:245-265.

159. Mohn KL, Laz TM, Hsu JC, et al. The immediate-early growth response in regenerating liver and insulin-stimulated H-35 cells: Comparison with serum-stimulated 3T3 cells and identification of 41 novel im-mediate-early genes. Mol Cell Biol, 1991, 11:381-390.

160. Zawaski K, Gruebele A, Kaplan D, et al. Evidence for enhanced expression of c-fos, c-jun, and the Ca^{2+}-activated neutral protease in rat liver following carbon tetrachloride administration. Biochem Biophys Res Commun 1993, 197: 585-590.

161. Fausto N, Webber EM. Control of liver growth. Crit Rev Eukaryot Gene Expr, 1993, 3:117-135.

162. Noji S, Tashiro K, Koyama E, et al. Expression of hepatocyte growth fac-tor gene in endothelial and Kupffer cells of damaged rat livers, as re-vealed by in situ hybridization, Riochem Biophys Res Commun, 1990, 173:42-47.

163. Lindroos PM, Zarnegar R, Michalopoulos GK. Hepatocyte growth factor (hepatopoietin A) rapidly increases in plasma before DNA synthesis and liver regeneration stimulated by partial hepatectomy and carbon tetrachloride administration Hepatology, 1991, 13:743-750.

164. Podolsky DK. Mucosal immunity and inflammation. V. Innate mechanisms of mucosal defense and repair: The best offense is a good defense. Am J Physiol 277:G495-G499, 1999.

165. Gressner AM. Hepatic fibrogenesis: The puzzle of interacting cells, fibro-genic cytokines, regulatory loops, and extracellular matreix molecules. Z Gastroenterol, 1992, 30 (suppl 1):5-16.

166. Border WA, Ruoslahti E. Transforming growth factor-βin disease: The dark side of tissue repair. J Clin Invest, 1992, 90:1-7.

167. Arthur MJP, Iredale JP, Mann DA. Tissue inhibitors of metalloproteinases: Role in liver fibrosis and alcoholic liver disease. Alchol Clin Exp Res, 1999, 23:940-943.

168. Baumann H, Gauldie J. The acute phase response. Immunol Today 1994, 15 : 74 - 80.

169. Burk RF, Hill KE: Orphan selenoproteins. BioEssays, 1999, 21 : 231 - 237.

170. Jaeschke H. Cellular adhesion molecules: Regulation and functional sig - nificance in the pathogenesis of Iiver diseases. Am J Physiol, 1997, 273 : G602 - G611.

171. Poli V The role of C/EBP isoforms in the control of inflammatory and na - tive immunity functions. J Biol Chem, 1998, 273 : 29279 - 29282.

172. Weiss SJ, LoBuglio AF Phagocyte - generated oxygen metabolites and cellular injury. Lab Invest, 1982, 47 : 5 - 18.

173. Hill DA, Jean PA, Roth RA. Bile duct epithelial cells exposed to alpha - naphthylisothiocyanate produce a factor that causes neutrophil - dependent hepatocellular injury in vitro. Tox Sci , 1999, 47 : 118 - 125.

174. Stachlewitz RF, Seabra V, Bradford B, et al. Glycine and uridine prevent D - galactosamine hepatoxiciy in the rat: Role of the Kupffer cells. Hepatology 1999, 29 : 737 - 145.

175. Buetler TM. Identification of glutathione S - transferase isozymes and γ - glu - tamylcysteine synthetase as negative acute - phase proteins in rat liver. Hepatology, 1998, 28 : 1551 - 1560.

176. Rothwell NJ. Functions and mechanisms of interleukin l in the brain. Trends Pharmacol Sci, 1991, 12 : 430 - 436.

177. Soni MG, Mehendale HM. Role of tissue repair in toxicologic interactions among hepatotoxic organics. Environ Health Perspect, 1998, 106 : 1307 - 1317.

178. Scheschonka A, Murphy ME, Sies H. Temporal relationships between the loss of vitamin E, protein sulfhydryls and lipid peroxidation in microsomes challenged with different prooxidants. Chem Biol Interact, 1990, 74 : 233 - 252.

179. Edwards MJ, Keller BJ, Kauffman FC, Thurman RG. The involvement of Kupffer cells in carbon tetrachloride toxicity. Toxicol Appl Pharma - col, 1993, 119 : 275 - 279.

180. Yin M, Ikejima K, Arteel GE, et al. Glycine accelerates recovery from alcohol - induced liver injury. J Pharmacol Exp Therap, 1998, 286 : 1014 - 1019.

181. Boulares HA, Giardina C, Navarro CL, et al. Modulation of serum growth factor signal transduction in Hepa 1 - 6 cells by acetaminophen: An in - hibition of c - myc expression, NF - κB activation, and Raf - l kinase ac - tivity. Tox Sci, 1999, 48 : 264 - 274.

182. Corcoran GB, Fix L, Jones DP, et al. Apoptosis: Molecular control point in toxicity. Toxicol Appl Pharmacol, 1994, 128 : 169 - 181.

183. Raghow R. The role of extracellular matrix in postinflammatory wound healing and fibrosis. FASEB J, 1994, 8 : 823 - 831.

184. Lehmann AR, Dean SW. Cancer - prone human disorders with defects in DNA repair, in Cooper CS, Grover PL (eds): Chemical Carcinogene - sis and Mutagenesis II, Berlin: Springer - Verlag, 1990, pp 71 - 101.

185. Barrett JC. Mechanisms of action of known human carcinogens, in Vainio H, Magee PN, McGregor DB, McMichael AJ (eds): Mechanisms of Carcinogenesis in Risk Identification. Lyons, France: International Agency for Research on Cancer, 1992, pp 115 - 134.

186. Smith MR, Matthews NT, Jones Kung HE. Biological actions of oncogenes. Pharmacol Ther, 1993, 58 : 211 - 236.

187. Anderson MW, Reynolds SH, You M, Aronpot RM. Role of proto - oncogene activation in carcinogenesis. Environ Health Perspect, 1992, 98 : 13 - 24.

188. Bennett WP, Hussain SP, Vahakangas KH. et al. Molecular epidemiology of human cancer risk: Gene - environment interactions and p53 muta - tion spectrum in human lung cancer. J Pathol, 1999, 187 : 8 - 18.

189. Asker C, Wiman KG, Selivanova G. p53 - induced apoptosis as a safeguard against cancer, Biochem Biophys Res Commun, 1999, 265 : 1 - 6.

190. Aguilar F. Hussain SP, Cerutti P. Aflatoxin BI induces the transversion of G→T in codon 249 of the p53 tumor suppressor gene in human he - patocytes. Proc Natl Acad Sci USA, 1993, 90 : 8586 - 8590.

191. Leist M, Single B, Castoldi AF, et al. Intracellular adenosine triphosphate (ATP) concentration: a switch in the declslon between apoptosis and necrosis. J Exp Med, 1997, 185 : 1481 - 1486.

192. Jäättelä M. Escaping cell death: Survival proteins in cancer. Exp Cell Res, 1999, 248 : 30 - 43.

193. Schulte - Hermann R, Timmermann - Trosiener I, Barthel G, Bursch W. DNA synthesis, apoptosis, and phenotypic

expression as determinants of growth of altered foci in rat liver during phenobarbital promotion. Cancer Res, 1990, 50: 5127－5135.

194. Bayly AC, Roberts RA, Dive C. Suppression of liver cell apoptosis in vitro by the nongenotoxic hepatocarcinogen and peroxisome proliferator nafenopin. J Cell Biol, 1994, 125: 197－203.

195. Poirier LA. Methyl group deficiency in hepatocarcinogenesis. Drug Metab Rev, 1994, 26: 185－199.

196. Rose ML, Rusyn I, Bojes HK, et al. Role of Kupffer cells in peroxisome proliferator－induced hepatocyte proliferation. Drug Metab Rev, 1999, 31: 87－116.

第四章　物 质 粒 子

粒子、场和能量是3种相互联系的物质存在方式。现代物理学研究表明，3种物质是可以互相转化的。在这3种物质存在方式中，与生物体生命活动关系最为密切的是物质的粒子形式。虽然我们决不能否定“场”和“能量”在生命活动中的重要地位，如电场、磁场及引力场等，热能、电能、化学能等，但迄今为止，除了一些不太多的情况下，人们会考虑场对生命活动的影响，而在更多或绝大多数情况下，都是在考虑粒子性物质对生命活动的影响。能量在生命科学领域，往往被视为物质粒子的一种属性。粒子可以释放、吸收或利用能量。各种场，如引力场、电场、磁场等对生命活动有重要的影响，但对于生活在地球表面的生物来说对这些场已经具有良好的适应性，甚至只有在地球的表面的各种场中，各种生物体似乎才有最佳的生命状态。因此，虽然场和能量对生物体生命活动也具有各种各样的影响，但本书不对其进行讨论。

纳米毒理学之所以能够成为毒理学领域中一个相对独立的分支学科，就是因为纳米粒子是一种特殊的粒子，具有特殊的物理的或化学的性质，因此才有其本身的毒性特点。纳米毒理学之所以又属于毒理学，是因为她是在研究具有特殊毒理特点的纳米粒子对生物体的毒性及其毒性作用机制，其内容属于毒理学的范畴。纳米粒子，既然是一种粒子，那么它就具有粒子的特征，然而，物质又都具有化学性，其化学本质无疑对物质与生物体、生物系统、生物组织、生物细胞及生物分子的相互作用性质有着决定性的作用。因此，纳米粒子的生物毒性，是物质粒子性质与化学性质的综合作用。一方面，物质的粒子性质与化学性质之间相互影响，另一方面，二者之间又具有相对的独立性。了解各种物质粒子间的特点及其联系，可能对于理解纳米粒子与生物体的相互作用会有一些帮助。

4.1 物质的粒子性质

从粒子的观点看自然界的物质，从最小到最大，似乎能够将其分为5个层次：基本粒子或微观粒子、化学性粒子或原子与分子、纳米粒子或介观粒子、宏观粒子或宏观物体及天体粒子或宇观粒子。为理解纳米毒理学的意义，我们需要分析纳米毒理学研究的对象——纳米粒子在整个自然界物质中的地位。为理解纳米粒子在所有的物质存在形式中所处的地位，我们需要将各种物质粒子加以比较，因此在这一部分内容中，我们对各种物质存在的粒子形式的特征都进行简单的回顾，以利于进行比较和分析。本书中为叙述的方便，将基本粒子或亚微观粒子称为基本粒子，而将化学性粒子或微观粒子称为化学性粒子。这样，5个层次的粒子就是：①基本粒子；②化学性粒子；③纳米粒子；④宏观粒子；⑤天体粒子。

4.1.1 基本粒子

4.1.1.1 最小的物质粒子：基本粒子是目前人们所认识到的一些最小的物质粒子。这些粒子曾被认为是不可再分的粒子。化学物质结构的基本组元是原子。原子的基本特征尺度为0.1 nm，能量标度是电子伏（eV）。现代物理学所说的粒子世界的特征尺度，是指比原子尺度缩小10^5倍，即到10^{-15} m = 1 fm的水平。20世纪初在研究原子结构规律时，认识了最初的几种基本粒子包括质子、电子和光子。当时的科学技术水平还不能显示出这些粒子的体积的大小，看不到它们的内部结构，因而将其认为是“点”粒子。“点”的含义为在空间上没有占据可以觉查到的有限体积，没有可以观察到的内部结构，它们的运动及相互作用都体现为粒子的整体行为。当时人们把这些粒子看作是物质结构的最小单元，因此将它们统称为“基本粒子”。

20 世纪 60 年代以来，实验上陆续发现了大量新的基本粒子，其数目在成倍地增加。20 世纪 60 年代初发现的粒子数约为 30 种，在此后短短的 4 年时间里粒子的数增加一倍，达到 60 种。随着实验能量的不断提高，实验技术和理论研究的发展，人们可以测出质子的电磁半径，此后又测出 π 介子的电磁半径与质子的电磁半径在同一数量级，略小于质子，约为 0.7 fm。后来又观察到中子虽然所带电荷为零，但中子内部电荷在分布上还是有一定的不均匀性，可测出其电磁半径大体上和质子的电磁半径相等。这些结果表明，这些所谓的"基本粒子"并不"基本"，肯定不能被看作是点粒子，它们的空间分布有一定的大小，其内部肯定还存在着更微观的结构，它们是由更深层次的粒子所组成的。但并不是所有的粒子都是这样。例如电子，即使把电子加速到 100 GeV 的数量级，仍然可以把电子当作点粒子来对待，表明电子的半径即使不为零，也应小于 0.002 fm。对于诸如电子之类的粒子，观察不到它们占据的空间的大小，意味着仍然可以将它们看作是一种"点"粒子。有关"基本粒子"的这些属性的研究表明，当时已发现的这些基本粒子的微观结构并不属于同一层次。因此，从 20 世纪 60 年代起国际上就把"基本粒子"中的"基本"二字去掉，统称为粒子，基本粒子物理学就改称为"粒子物理学"。

从更为广泛的意义上看，世界上人们所能看到的物质存在形式都是"粒子"。现代物理学上所称的"粒子"只不过是目前人们所能认识到的最小的物质粒子而已。而实际上，原子核是一种粒子，原子是一种粒子，原子团是一种粒子，分子是一种粒子，蛋白质是一种粒子，核酸是一种粒子，细胞也是一种粒子，目前所称的"纳米粒子"也是一种粒子，各种宏观物体也都是"粒子"，各种天体也都是一些"粒子"。只不过这些粒子的大小尺度不同，复杂程度不同，相互作用规律及所具有的功能不同而已。

虽然"基本粒子"一词已成为历史的陈迹，但对于将粒子物理学中的粒子与一般意义上的粒子区别开来，仍有一定的意义。本书中仍用"基本粒子"来表示粒子物理学所说的粒子。这样，既避免由"粒子"二字所带来的歧义，又能够显示其粒子的层次特征。本书中为使其与其他物质粒子区分开来，使用"基本粒子"作为这些"粒子"的统称。

4.1.1.2 组成物质的结构单元：基本粒子实际上是组成物质和射线的一些结构单元，包括目前人们所发现的最小的粒子。由于许多基本粒子在大自然中，在一般条件下不存在或不单独出现，物理学家只有使用粒子加速器在高能相撞的条件下才能生产和研究它们，因此粒子物理学也被称为高能物理学。

基本粒子也称为亚原子粒子。这是因为基本粒子小于原子，但可以作为结构单位组成原子的一类粒子。现代粒子物理学的研究集中在亚原子粒子上。这些粒子包括原子的组成部分如电子、质子和中子（质子和中子本身又是由夸克所组成的粒子）及放射和散射所造成的粒子如光子、中微子和渺子，以及许多其他奇特的粒子。

严格地说"粒子"这个称呼不精确，粒子物理学中研究的所有的物体都遵守量子力学的规则，它们都显示波粒二象性，根据不同的实验条件它们显示粒子的特性或波的特性。在物理理论中，它们既非粒子也非波，理论学家用希尔伯特空间中的状态向量来描写它们，详细的理论基础是量子场论。但按照粒子物理学的常规，在本书中这些物体依然被称为"粒子"，虽然这些粒子也具有波的特性。即使宏观的粒子或物体也都有波动性，因此，以粒子的观点将所有的物质存在体都作为粒子看待并不与物理学的基本原理相悖，但我们只是在处理生命科学问题时，才将这些物质存在体视为粒子。我们目前对于用场来解释的生命科学现象的场合相对于粒子来说，显然是太少了，而且以物质粒子的形式来认识生物体的结构和功能是十分有效的手段。

今天所知的所有基本粒子都可以用一个叫做标准模型的量子场论来描写。标准模型是目前粒子物理学中最好的理论，它包含 47 种基本粒子，这些基本粒子相互结合可以形成更加复杂的粒子。从 1960 年代以来实验物理学家已经发现和观察到了上百种合成粒子了。标准模型理论几乎与至今为止观察到的所有的实验数据相符合。虽然如此大多数粒子物理学家相信它依然是一个不完善的理论，一个更加基本的理论还有待发现。最近发现的中微子静质量不为零是第一个与标准模型出现偏差的实验观测。

粒子物理学对科学哲学的冲击非常大，一些粒子物理学家依然坚持还原论，这个古老的理论受到许多哲学家和科学家的批评。

前6世纪古希腊的哲学家就提出了物质是由基本粒子组成的猜测。流西普斯、德谟克里特斯和伊壁鸠鲁是“原子论”的代表人物。17世纪时艾萨克·牛顿也有过物质是由粒子组成的想法。1802年约翰·道尔顿正式提出了所有物质是由原子组成的理论。1869年季米特里·门捷列夫发表的元素周期表加深了原子论的设想。约瑟夫·约翰·汤姆逊发现了原子中存在带有负电荷、质量非常小的电子，认为原子是由质子和被束缚的电子组成的。欧内斯特·卢瑟福证明质子集中在非常紧密的原子核中。1932年英国物理学家乍得威克发现了中子，至此，人们认识到原子核是由质子和中子组成的，电子在原子核外运动。20世纪原子物理学和量子物理学的研究导致了裂变和聚变的发现和实验成功。人类能够将一个元素的原子转换成另一个元素的原子。1950年代和60年代中许多新的粒子被发现，它们被统称为“粒子动物园”。直到1970年代粒子物理的标准模型建立，将大多数这些粒子看作是少数基本粒子的合成粒子后这个混乱才减轻。

目前描写基本粒子的最成功的理论是标准模型理论，它使用规范玻色子来描写强相互作用、弱相互作用和电磁相互作用。光子、W及Z玻色子和胶子都属于规范玻色子。此外，按标准模型理论物质是由24种基本粒子组成的，最后这个理论还预言了一种现在还没有被发现的希格斯玻色子。

关于基本粒子的研究是世界科学界合作研究的一个典范，许多项目都需要在合作的基础上才能完成。目前大的实验粒子物理学国际合作有：欧洲核研究组织位于法国和瑞士边境日内瓦附近，其主要仪器有大型正负电子对撞机（2001年停用，现已拆除）、超级质子同步加速器和正在建造中的大型强子对撞机。德国电子同步加速器研究所位于德国汉堡，其主要设备是强子电子环设备，可用电子和正电子与质子相撞。斯坦福直线加速器中心位于美国帕洛阿图附近，其主要设备是PEP－II，用来碰撞电子和正电子。费米实验室位于美国芝加哥附近，其主要设备是太伏质子加速器，碰撞质子与反质子。布鲁克海文国家实验室位于美国长岛，其主要设备是相对性重离子对撞机，用来使重离子如金离子与质子相撞。布德克核物理研究所位于俄罗斯新西伯利亚。高能量加速器研究机构位于日本筑波，它有一系列非常有趣的设备比如一个测试中微子震动的K2K和测试B介子违反CP对称性的Belle。此外，世界各地还有许多其他粒子加速器。

理论粒子物理学试图研究和能够解释今天的实验结果和能够预言未来的实验结果的模型、理论构架和数学工具。今天在这方面有许多不同的努力。一个重要的工作点是更好地理解标准模型理论和其实验结果，从试验中获得更精确的参数，这个工作点测试标准模型理论的极限来扩大我们对自然的理解。这个工作最大的困难在于量子色力学中对多个物体计算时的困难。一些理论家将他们的精力集中在有效场论。另一个重要的工作点是建立超过标准模型理论的模型。由于今天的实验数据还不够，这个工作非常困难。新的理论结构有超对称、希格斯机制、阮桑模型、前子理论等等。第三个重要的工作点是弦理论，其目的在于统一量子力学和广义相对论。此外，还有一些其他的理论工作如圈量子引力理论等。

4.1.1.3 还原论：还原论是将世界上的事物的解释简化到一些基础的理论的哲学观点。在粒子物理学领域，这个观点是试图提出一个可以解释世界上的一切的一种最基础的物理理论，或者用一个比较大众化的语言来说，来寻找一个概括宇宙一切物质存在形式，并用这种存在形式解释发生于宇宙间的一切事件的公式。但在粒子物理学的发展过程中也一直有人批评这种极端的还原论。这些批评者中有粒子物理学家、固体物理学家、化学家、生物学家和整体论者。他们并不向标准模型理论本身挑战，但他们认为基本粒子的特性并不一定也是它们所组成的原子、分子或更大的结构的特性，尤其是它们并不能表达很多粒子组成的系统的特性。一些批评者认为即使物理学家完全认识基本粒子的所有的特性，人们并不能以此完全理解所有的自然的过程；另一些批评者怀疑人们是否能够完全理解基本粒子的特性。根据对于微观粒子的现代认识，推测即使人们能够完全认识了这些基本粒子，也不可能用这种物质存在形式来解释所有的自然过程。一个非常明显的事实是，原子或分子这些化学性粒子，虽然是由基本粒子所组成，但它们的运动及相互作用的规律却完全不同于基本粒子。

粒子物理学的实验结果需要使用巨大的粒子加速器才能取得。这些加速器非常昂贵（往往需要上十亿美元），需要大量政府资助。因此，粒子物理学的研究也关系到公共政策的决定。许多人认为花这么多的钱不值得，而且粒子物理学消耗了许多可以用到更重要的研究和教育方面的钱。1993 年，美国议会决定停止建造超导超级对撞机，此时这个对撞机已经消耗了 20 亿美元了。许多科学家（其中有超导超级对撞机的支持者和反对者）相信这个决定的原因之一是因为冷战结束后美国没有必要花这么多钱在这方面与苏联竞争了。此外，许多反对者怀疑单个国家是否还有能力运行如此昂贵的对撞机。一些科学界的人士相信人口的老年化对粒子物理学不利，因为他们认为老年人更加关心眼前的事比如他们的健康和他们的父母的健康，因此对科学的资助从物理学逐渐转移到生物学和健康科学上去了。粒子物理学的支持者认为为最基本的理论值得花这么多钱，这些钱对科学的其他方面也有好处。他们指出今天所有的加速器都是国际合作建立和运行的，他们怀疑不制造加速器的话节省下来的钱会用到其他科学和教育方面。

世界各地的粒子物理学家对粒子物理学近期和中期最重要的目标的见解是一致的。近期的目标是于 2007 年完成大型强子对撞机并用它来寻找希格斯玻色子和超对称粒子。中期的目标是建造国际直线对撞机。这个对撞机的技术实现方法已于 2004 年 8 月决定，但其地址还没有决定。国际直线对撞机与大型强子对撞机是互相补充的实验设备，大型强子对撞机更适合用来寻找新的粒子，而国际直线对撞机则更适合用来精确地测量这些粒子的特性。粒子物理学的其他重要目标包括测量中微子的静质量和澄清质子的双重 β 衰变是否存在。这些试验不需要使用对撞机。

4.1.1.4　基本粒子的相互作用：一切物质粒子间都存在着相互作用。基本粒子间的相互作用是靠交换媒介粒子来实现的（稍后我们将可以用交换媒介粒子的观点来认识化学性粒子间的相互作用）。不同的相互作用的区别也在于这种被交换的媒介粒子的不同，及粒子释放和吸收媒介粒子的能力不同。粒子间的相互作用与它们之间的空间距离密切相关，都有随距离而减弱的倾向。这种相互作用强度随距离而减弱的行为用相互作用力的力程来描述。力程的物理学意义是相互作用的有效范围，其数值与媒介粒子质量的倒数呈正比：$L = h/2\pi mc$（其中 h 为普朗克常数，m 为媒介粒子的质量，c 为光速）。如果以 GeV（京电子伏）作为媒介粒子的质量单位，以 fm（费米）作为力程的单位，则力程的值可以用 0.197 除以媒介粒子的质量来求得：$L = 0.197/m$。粒子放出和吸收某种媒介粒子的能力用相互作用耦合常数来描述。不同的相互作用的偶合常在数量级上有很大的差别。

目前已发现的基本粒子间的相互作用有 4 种：强相互作用、弱相互作用、电磁相互作用和引力相互作用。

强相互作用的媒介粒子是胶子。强相互作用的力程比较短，是一种短程力。力程的数值约为 1.4 fm = 1.4×10^{-15} m。

弱相互作用的媒介粒子是带正电荷或负电荷的 W 粒子和不带电荷的 Z 粒子。W 粒子和 Z 粒子都带有很重的静止质量。W 粒子的质量是质子质量的 85.5 倍，Z 粒子的质量是质子质量的 97.2 倍。W 粒子和 Z 粒子的巨大质量决定了弱相互作用的力程非常之短，约为 2.4×10^{-18} m，比强相互作用的力程短 3 个数量级。

电磁相互作用的媒介粒子是光子。引力相互作用的媒介粒子迄今还未发现，如果存在的话，应当是引力子。光子和引力子这两种媒介粒子的静止质量都是零，因此电磁相互作用和引力相互作用都是长程相互作用，其力程为无穷大。这两种相互作用随距离的增加减弱得相对较慢，在宏观条件下即可进行观察研究，并且在 20 世纪就已经研究得相当清楚了。

4.1.1.5　相互作用的统一理论：基本粒子间存在着4种相互作用。粒子物理学家一直在关心着这样的问题：这4种相互作用之间有什么联系，它们是否可以从更为深刻的角度统一起来。

爱因斯坦在其广义相对论建立之后，长期致力于统一场论的研究，希望建立一个将电磁相互作用和引力相互作用统一起来的理论，但没有成功。其原因是当时的物理学的发展条件还不够成熟。虽然当时人们对电磁相互作用和引力相互作用的宏观规律已认识得相当清楚，但对于弱相互作用和强相互作用这些只在微观范围内才能显现出来的短程相互作用的规律认识得还很少。因此，在当时的条件下，爱因斯坦只能以电磁相互作用和引力相互作用的基础上探索相互作用的统一理论。

在统一场论研究方面，在20世纪出现了重要的具有突破性破性意义的进展。这就是在弱相互作用和电磁相互作用之间建立了统一。尽管弱相互作用和电磁相互作用之间存在有极大的差异，但物理学家们还是发现了它们之间的联系，推动着弱相互作用与电磁相互作用间统一理论的建立。

1961年，格拉肖（Sheldon Lee Glashow）首先提出SU（2）×U（1）电磁相互作用和弱相互作用（弱-电统一）模型。温伯格（Steven Weinberg）和萨拉姆（Abdus Salam）分别于1967年和1968年独立地将这一理论发展完善。

GWS的弱电统一理论认为，弱相互作用和电相互作用本来属于具有同一种对称性的相互作用，这种相互作用通过传递4种体现这种对称性的、静止质量为零的规范波色子来实现。

在能量较低的情况下，弱相互作用和电磁相互作用所遵循的对称性通过希格斯机制发生自发性破缺，统一的电弱相互作用分解成为现在所能观察到的电磁相互作用和弱相互作用。电磁相互作用在对称性破缺情况下仍保持静止质量为零，而弱相互作用的3个媒介规范玻色子都获得了很重的质量。夸克及带电轻子也都获得质量。经过多年的研究证明，弱电统一理论是正确的。

4.1.2　化学粒子

化学粒子是本书为了叙述方便及区别于微观粒子和纳米粒子而提出来的一个概念，是指参与化学反应的粒子，包括物质的离子、原子和分子，其大小尺度为10^{-15}～10^{-10} m。这些粒子在参加化学反应过程中，其本身的结构发生改变或相互之间有粒子的交换，或者有粒子从属性质的改变。这种用于交换的粒子使化学性粒子间产生相互作用，因此，这些粒子也可以看作是化学性粒子相互作用的媒介粒子。例如，氯与钠反应生成氯化钠时钠的最外层电子被氯原子的最外电子层捕获。电子的转移，使氯原子与钠原子之间产生了静电引力；氢气燃烧生成水时，两个氢原子的电子被一个氧原子的最外电子层所捕获，也是由于电子的转移使氢与氧之间产生结合力，形成水分子；在一些气体元素的原子形成分子时，价电子由原来属于一个原子改变为由两个原子共用，如由氧原子形成氧分子及氢原子形成氢分子等。在所有的化学反应中，几乎全部是由于电子的转移、电子在原子间的重新分布或共用来介导的。一些基本的化学基团或某些较大分子形式的粒子的功能团，已经是由于某些基础反应所产生的一些“次级粒子”，这些次级粒子之所以能够在化学反应中做为一个整体发生反应，也是因为组成这些粒子基团的原子之间经过电子的交换或在其间共用，使它们的内部粒子之间具有特殊的相互作用而实现的。可以认为，电子即是化学性粒子相互作用的媒介粒子，也即是化学反应的媒介粒子。从交换媒介粒子而发生相互作用的角度上，我们看到了化学性粒子与基本粒子在相互作用方面的相似性，即它们都靠媒介粒子来发生相互作用，只是这些媒介粒子的大小不同（或许也有性质的不同）。从基本粒子相互作用媒介粒子和化学性粒子相互作用媒介粒子大小方面来看，化学性粒子相互作用的媒介粒子-电子的质量甚至要比微观粒子相互作用的媒介粒子要小得多。电子质量仅为质子质量的1/1840，而微观粒子的质量大多都在电子质量的200～21 600倍之间，其相互作用的媒介粒子的质量有的远大于电子质量，如弱相互作用媒介粒子中的W粒子质量约为电子质量的15 732倍，Z粒子则可达16 000倍以上；强相互作用的媒介粒子中最轻的胶子的质量与电子质量一样为零。

与基本粒子联系起来看，是基本粒子组成了化学粒子。由基本粒子所组成的化学粒子的结构是如此的稳定，以至于在化学反应中，化学粒子结构的改变只涉及原子最外层的基本粒子。化学反应中除了最外层电子在化学粒子间进行交换外，其他的基本粒子似乎根本不知道它们所处的原子表面有何事发生。这恰像我们生活在太阳系而并不知道在太阳系表面（外围）所发生的事件一样。

化学粒子中的原子是目前人们知道得最多，研究得最为透彻或较为透彻的粒子之一。人们目前所知道的原子有100多种，并且能够按照它们结构排列成元素周期表。从它们在元素周期表中所处的位置，就能大致知道它们的原子结构，包括它们的核内的粒子－质子和中子的数目，知道它们的原子质量，知道它们原子核外的粒子－电子排列了多少层、每层有多小个及在排列时所遵循的规律及粒子整体-原子在相互作用时所表现出来的规律，也即它们的化学性质。分子是由原子按照一定的规律组成的较大一级的粒子。虽然自然界的元素包括人造元素也只有100多种，但他们可以不同的数目和不同的方式组成分子，以至于使分子的数目如此庞大，目前我们的科研水平还没有达到能够知道现在的自然界究竟存在着多少种分子颗粒。

化学性粒子虽然是由基本粒子组成的，但在粒子结构及其功能的复杂程度是远非基本粒子所能比拟的。化学性粒子的多样性及其粒子相互间的复杂的相互作用，构成了丰富多彩的化学世界。虽然化学性粒子是由基本粒子组成的，但在相互作用方面，两者之间可以是完全独立而不具有必然的联系。在化学反应中，我们可以完全不用考虑基本粒子的性质及其间的相互作用；在研究基本粒子的反应中，也不用考虑由它们组成的化学性粒子的性质及其间的相互作用。但基本粒子反应可以对化学性粒子发生重要影响，如核裂变可以使一种化学性粒子转变为另一种化学性粒子，一些基本粒子依靠其本身的能量，可以引起某些化学反应。就目前人类的认识水平来看，化学反应或化学性粒子似乎不会影响基本粒子的性质及其间的相互作用。

化学性粒子的结构是靠原子间的相互作用来维系的。

4.1.2.1　原子间力：在化学性粒子世界中，保持物质化学性质的最小单位粒子，即分子内部的化学粒子，即原子间的相互作用是通过化学键实现的。化学键是原子颗粒最外层的亚原子颗粒即电子的转移、交换或共用的结果。电子是所谓的“基本粒子”之一。化学键的形成过程实际上是基本粒子即电子的转移过程。化学粒子间通过基本粒子的转移、交换或共用，使化学性粒子间产生引力而使它们结合在一起，生成新的化学性粒子，或产生斥力而使化学性粒子分裂为两个新的化学性粒子。

4.1.2.1.1　离子键：离子键是由电子这种基本粒子在较大的原子粒子间发生转移所形成的化学键，其本质上是一种静电相互作用。其中最明显的例子是在钠与氯原子发生相互作用时，钠将其最外电子层上的唯一一个电子提供给氯原子。在钠与氯之间发生粒子转移的结果，钠失去了由电子这样一个粒子所携带的电量，因而带上一个正电荷，而氯则因为获得了电子这样一个携带电荷的粒子，因而带上了负电荷。这样在带正电的钠粒子（原子）与氯粒子（原子）之间就产生了静电引力，因而二者结合在一起而形成氯化钠分子。

4.1.2.1.2　共价键：共价键是较大的原子粒子共用较小的电子粒子所形成的一种化学键。电子这种粒子在原子间的共用，也使原子间产生结合力，简单的如前面所举氧原子和氢原子形成相应的气体分子，复杂的如肽键及所有有机物的共价键等。所谓共价键，就是较大的物质粒子原子共用较小的物质粒子电子的结果。1927年德国化学家海特勒和伦敦首先将量子力学理论应用到分子结构中。后来鲍林等又发展了这一理论，建立了现代价键理论（valence bond theory），简称VB法，又称电子配对法。该理论认为：原子在未化合前有未成对电子，这些未成对的电子，如果自旋方向相反的话，则可两两结合成电子对，这时原子轨道发生重叠，电子在两核间出现机会较多，电子云密度较大，体系的能量降低，就能生成一个共价键；一个电子与另一个电子配对后就不能再与第三个电子配对；原子轨道重叠愈多，所形成的共价键就愈稳定，等等。根据这种现代价键理论，可以明确，共价键也是较小的粒子在较大的粒子之间进行排列组合，并改变其运动方式的结果。

4.1.2.1.3　金属键：电子这种较小的粒子在许多原子这些较大粒子间的共用，还产生所谓的金属键。金属原子的价电子容易丢失。丢失了部分或全部价电子后，金属原子以正离子的形式结合成晶体。脱离原子的价电子成为能够在整个晶体内运动的、为所有正离子所共用的自由电子。这些自由电子的总体称为电子气。电子气和正离子之间的库仑相互作用使离子结合成金属晶体。由所有正离子所共有，所有游离的价电子所组成的电子气的结合力称为金属键。从粒子的观点看，金属键是在原子粒子之间共用电子粒子或不断交换电子离子的结果。

4.1.2.2 分子轨道理论：分子轨道理论更好地解释了为什么较小的粒子电子在较大的粒子原子间的共用，能够使这些较大的粒子原子结合在一起。分子轨道理论的产生是由于现代价键理论在解释有些分子形成时遇到困难时产生的。例如，它只能从原子轨道的重叠定性地说明共价键的稳定性，而不能给予近乎定量的解释；它也无法解释氧分子和硼分子等为什么具有顺磁性等问题。另外，在解释较复杂的分子以及有大 π 键的有机分子结构时也与实际偏差较大，因为该理论缺乏对分子作为一个整体的全面考虑。如果认为分子中的电子已不再从属于任何一个组成原子的原子轨道，而是在属于整个分子的若干分子轨道中运动，这似乎还比较合理，于是分子轨道理论（molecular orbital theory），简称 MO 法，便应运而产生。MO 理论认为：能量相近的原子轨道可以组合成分子轨道。由原子轨道组合成分子轨道的数目不变，而轨道能量改变。能量低于原子轨道的分子轨道为成键轨道，反之为反键轨道，能量等于原子轨道的分子轨道为非键轨道。分子中的电子在一定的“分子轨道”上运动。在不违背每一个分子轨道只容纳两个自旋方向相反的电子的原则下，分子中的电子将优先占据能量最低的分子轨道，并尽可能分占不同的轨道，且自旋方向相同。在成键时，原子轨道重叠越多，所生成的键愈稳定。分子轨道中电子的排布也遵从原子轨道电子排布的原则，即泡利不相容原理、能量最低原理、洪特规则和轨道最大重叠原理等对它都适用。利用分子轨道理论不仅可解释现代价键理论所不能解释的问题（如 O_2 和 B_2 分子的顺磁性等问题），并且提出了三电子键及单电子键等概念。分子轨道理论从分子整体出发，对于处理多原子 π 键体系，解释离域效应和诱发效应等方面的问题，都能更好地反映客观实际。1965 年在大量实验的基础上，美国伍德沃德和德国霍夫曼又提出了分子轨道对称守恒原理。它对解释和预示一系列化学反应进行的难易程度，以及了解产物的立体构型等问题都有指导作用，使化学键理论进入到了研究化学反应的新阶段。

4.1.2.3 分子间力：由于大的粒子共用小的粒子，使较大的粒子间产生强大的引力性相互作用形成分子的过程是物质分子形成的过程，这种力可以认为是一种分子内力。这种分子内力，使原子这种较大的粒子形成了更高一级或更大的粒子-分子。分子之间的相互作用则靠的是分子间力。分子间力是分子这种较原子更大的粒子间相互作用的始动因素。

分子间力与分子内力似乎有着本质的区别，分子间力不是由于粒子间的小粒子的转移或共用产生的。这些力在性质上似乎更接近于宏观物质间的相互作用力。对分子间力的研究相对于分子内力，研究得远远不够。目前的研究大多限于水中的生物大分子粒子的情况。而对于处于空气中的非生物性的小分子粒子间的相互作用研究相当少见。分子粒子间相互作用力包括离子间力、氢键、范得华力及疏水作用力等。迄今为止，人类对分子粒子间的相互作用的认识远非完全，只是对一些简单情况才能得出定量结果。因此，对于大多数情况，分子间的相互作用还只是一些定性或半定量的结果。但即使如此，回顾一下分子间相互作用的研究成果，对于理解今天的纳米粒子间的相互作用将仍然会有一定的启发意义。

4.1.2.3.1 静电相互作用：静电相互作用是带有相反电荷的两种分子间的相互作用。对于离子、极性分子等带电粒子，它们的分子间力主要是静电作用力，可以用库仑定律加以描述。离子间静电力与距离的平方成反比，是一种长程力，盐类晶体中离子就是靠这种作用力牢固地结合在一起。在水中，水的介电常数非常大，因此静电相互作用大大减弱，使离子易于分散形成溶液。

在离子与偶极分子间的相互作用，也是静电相互作用。分子中的正电中心与负电中心不重合的分子被称为偶极分子（polar molecules），两中心相重合的分子称为非极性分子（non - polar molecules）。极性大小用偶极距（dipole moment）来衡量。偶极分子与离子间的相互作用不仅与距离有关，而且还与偶极的取向有关。当离子 q 与偶极分子 μ 相距 r，中心线与极轴的夹角为 θ 时，离子与偶极分子间的作用能：

$$U = (-q\mu\cos\theta)/r^2。$$

4.1.2.3.2　范德华力：当化学性粒子即分子相互靠近时，产生分子间的引力，称范德华力，其吸引能与距离的 6 次方成反比。其产生的原理有偶极－偶极相互作用、偶极－诱导偶极相互作用和诱导偶极－诱导偶极相互作用。

偶极－偶极相互作用发生于具有永久偶极的分子之间，偶极之间的定向力被热紊乱作用所抵消，使偶极间的相互作用能对温度和距离敏感。当温度升高时，偶极子的取向更加混乱，相互作用能的数值减小。

非极性分子的正电中心和负电中心是重合的，但在外加电场下，正负电荷中心向相反方向移动，因此分子出现偶极。这种由外加电场使非极性分子产生偶极的现象，称为诱发作用。例如，将外电场移去，诱发偶极矩自动消失，诱发偶极矩 μ 与电场强度 E 成正比：$\mu=\alpha E$。μ 是比例常数，称作极化率，它是电子云在外电场作用下变形能力的量度。通常分子中的电子云越扩散，其极化率就越大。诱发作用可发生于极性分子与非极性分子之间，也可发生于极性分子之间。极性分子相互极化，同样也能产生诱导作用。偶极－诱导偶极相互作用与温度无关，这是因为诱导偶极矩是在瞬间发生，对分子热运动的影响不敏感。

前两种相互作用中都至少有一种粒子是带电离子或永久偶极。然而，非极性的氦、氢也可以凝结，表明在这些非极性粒子之间也存在着某种引力。通常所说氦电子云的电荷密度是球形对称，意思指在一段时间内的平均值。在某一瞬间，由于原子的碰撞，可以使电子云不同程度地偏离球形对称。这种瞬间引起的暂时偶极也能对其相邻原子产生诱导偶极。这种诱导偶极也可以使粒子之间产生相互吸引力。这种吸引力称为色散力。色散力不仅发生于非极性分子之间，也发生于极性分子之间以及极性分子与非极性分子之间，因而可以说它是普遍存在的。色散力是弱的分子间力，如氦的沸点为 4K，说明在液态氦中使原子联系在一起的力是很弱的。但在具有高度极化率的分子，这种相互作用较强，甚至可大于偶极－偶极和偶极－导偶极间的相互作用。

无论是在相同分子对或不同分子对之间的范德华相互作用中，当偶极矩小于 lD 时，静电作用可以忽略不计，诱导作用的贡献一般都很小，而色散作用则即使对强极性物质之间的相互作用中也不可忽略。

原子或分子间的引力势能随距离的减小而越来越负，但当接近到一定程度时，达到一个最低点，而后两分子再靠近，以致电子云要重叠时，排斥力显著增强，完整的分子间作用力应考虑斥力的贡献。对于斥力的研究没有像引力那样深入，理论分析斥力对势能的贡献与距离之间有指数关系：$U_{斥}=B/r^n$，其中 n 值在 8～16 之间，说明斥力是一种超短程力。

4.1.2.3.3　氢键：当氢原子与电负性高的原子如氧、氮共价结合时，由于强负电性原子对电子的引力较强，氢原子处于带部分正电荷的状态。部分缺电子的氢可与其他氧、氮的自由电子对发生相互作用，形成氢键。用 A—H……B 表示这种作用力，这里的 A 和 B 表示电负性高的原子，虚线表示氢键。氢键具有两个重要特征：一是具有方向性。形成氢键的三个原子 A—H……B 一般都非常接近处于同一直线上；二是具有饱和性。一般来说 A—H 中的氢只能再和一个 B 原子结合。因为氢原子非常小，而 A 和 B 原子都非常大。在氢与一个 B 原子结合后，如果另一氢受体 B’来接近，则 B’受到 A 和 B 的排斥作用比受到氢的作用要大得多，所以 A—H 中的氢只能与一个 B 原子结合。总之氢键是在原子粒子之间共享电子这种微观粒子的结果。

4.1.2.3.4　疏水键：在溶液中的非极性分子，由于它们不溶于水，因此有互相聚集在一起而避开与水接触的倾向，形成疏水粒子间的一种引力，这种引力称为疏水键。

4.1.3 纳米粒子

从粒子的观点出发可知，由微观粒子组成了化学粒子，使化学粒子成为在尺度上高一级层次的粒子。由化学粒子可以组成在尺度上再高一个层次的粒子，这就是纳米粒子。纳米粒子可以简单地理解为由化学性粒子为组元及具有不同于这些组元的性质的粒子。纳米粒子不同于其组成组元分子的最明显例子是金属键。从金属键的形成机制中可以看出，在两个金属原子之间不可能形成金属键，也就是说，原子不能通过金属键形成分子。只能是具有一定数量的原子之间才能通过金属键形成金属晶体。现在来看铝晶体中的金属键的形成。考虑价电子的贡献后，铝原子的有效半径为0.366Å，实测半径为1.43Å。铝原子有三个价电子，去掉这些价电子后的铝离子的有效半径为0.163Å，实测半径为0.51Å。固体的金属铝中两个相邻的铝原子的平均距离为2.55Å，因此在金属铝中相邻的铝离子之间有很大的空间供电子运动。这些价电子并不被固定于某一特定的铝离子附近，而是可以在金属铝内部自由地漫游，所有的自由电子的总体构成电子气。大量的 Al^{3+} 离子组成铝晶体，所有的价电子都脱离原来所属的 Al^{3+} 离子，构成电子气。大量的 Al^{3+} 离子和电子所才能构成金属晶体。纳米晶体可以具有不同的形态、尺度及性质。

纳米粒子在尺度上是一个独立的层次。在其结构原理方面纳米粒子不同于化学粒子的本质的区别，在于化学粒子内部的组元粒子是原子，原子之间是以化学键结合在一起，而纳米粒子内部的组元粒子可以是分子，各组元之间是以分子间力结合在一起。在这种情况下，纳米粒子可以被认为是物质的一种凝聚状态。当然，这种区分不是绝对的，在某些粒子，如蛋白质、核酸及多糖等在尺度上等于纳米粒子，而内部各组元粒子之间却是以化学键结合在一起。因此，这些粒子既是纳米粒子，又是化学性粒子。

4.1.3.1 物质的凝聚状态：物质无论多么复杂，都有一定的存在方式。无论多么高级的动物体或是植物体，都是由微小的细胞组成的。生物体中由许多不同类型的细胞组成。这些细胞具有不同的性质，具有不同的生理功能。一般来说，细胞是一些很微小的物体，形状也是各种各样，千变万化，仅凭人的眼睛是看不到的，需要用各种各样的显微技术才能看得到。然而，也有体积很大的细胞，如鸡蛋、鸭蛋、鹌鹑蛋等各种鸟类的卵细胞都是很大的细胞，其细胞膜、细胞质、细胞核等都可以用肉眼看得一清二楚。当我们探究物质的微小结构时，又碰到了类似的情况。物质都是由原子、分子组成的，形状也是千差万别的。一般情况下原子、分子的体积都很小，用电子显微镜都看不见。但是也有体积很大的分子，组成这些分子的原子数目很大。有些大分子如DNA和糖原颗粒在普通显微镜下即可看到。

一般来说，同一种物质可以以固态、液态或气态等多种形态存在。组成物质这些形态的最小颗粒称为组元。固体、液体和气体物质的组元都是该物质的分子，但分子的聚集方式不同。固体和液体的组元都处于紧密聚集状态，常常又称为凝聚态。凝聚态有明确的边界，气态则没有明确的边界。在凝聚态中，固体有明确的固定的边界，而液体则只有明确的边界，而没有固定的边界。过去认为在固态、液态和气态物质中，组元都是一些中性的分子。后来发现在很高的温度下，有些气体的组元不是电中性的分子，而是带负电或正电的离子，但在任何一个小体积内，正、负离子的数目大体上相等，所以总体上仍表现为电中性。这种物质状态不同于过去所知的固态、液态和气态，称为等离子态，曾被认为是物质的第四态。以后人们又知道固态和液态也都不是单一的。实际上由于分子聚集方式的不同，存在着不同的固态和液态。

物理学中把物质的均匀聚集态称为一种“相”。固态实际上是一大类相的总称。不同相的差别在于它们的组元不同或组元的聚集方式不同。金刚石和石墨都是纯粹由碳原子组成的晶体，但由于晶体结构不同，因此是不同的相。由于相的不同，它们之间有明显不同的性质，如金刚石是已知物质中硬度最大的物质，而石墨的硬度却很小。高压下的水晶体有6种不同的相。食盐也是晶体，但食盐的组元不是整个的氯化钠晶体，而是带负电的氯离子和带正电的钠离子，因此食盐是一种离子晶体。目前已知的宏观物质的相有中性原子或分子组成的气体、液体、有序固体结构的共价晶体和分子晶体及无序结构固态的玻璃、塑料和橡胶等，由正离子和负离子为组元的等离子气体和离子晶体及由正离子和电子为组元组成的金属晶体等。

物质形成均匀聚集状态，也就是形成一种相需要一定的条件。必要的条件有 3 个：①组元的数目 N 要足够大，所讨论的系统所包含的组元的数目 N 应远远大于100，即 $N \gg 100$；②有形成一个相的足够大的空间体积，以便通过组元之间的相互作用充分交换能量和热量以达到热平衡。对于液态和气态等组元可以自由运动的系统，体积的半径 R 应远远大于组元在其中运动的平均自由程 L，即 $R \gg L$；③有足够长的存在时间以满足组元充分多次相互作用实现热平衡的需要。对于组元在其中可以自由运动的系统，存在时间 τ 应远大于组元连续两次碰撞的平均时间间隔，即 $\tau \gg L/v$。纳米粒子的纳米尺度一般都能满足这三个条件，因此纳米粒子一般也都有一明确的相。

4.1.3.2　凝聚态表面效应：表面效应是纳米粒子的一个明显的性质之一。为理解纳米粒子的表面效应，我们先来了解一下物质凝聚态的表面效应。

分子、原子和离子聚集成为各种固体、液体和气体物质，成为宏观世界的构成基础。当某种物质形成相时，表明这种物质的各个部分有均匀的物理化学性质。然而，这只是在对具有一定的相的物质内部而言时才是正确的。处于物质表面的那些组元，它们所处的环境的所受的相互作用情况都与处于物质内部的那些组元有所不同，这就造成物质表面部分和内在部分的性质有所不同。

对于气体来说，组元排列并不密集，因此表面效应不大，但对于液体和固体，则都会表现出明显的表面效应。表面效应出现于位于物质表面的那些组元上。对于一般的宏观物体，表面一层组元在组元总数中只占很小的比例，因此表面效应完全可以忽略。但对于体积很小的凝聚态微粒，表面效应就可以表现得相当重要。表面效应的大小可以用表面组元数与组元总数之比作为一个系数来进行描述。当微粒很大时，系数接近于零；当微粒不断减小时，系数不断加大；当微粒小到纳米尺度时，系数明显增大。

考虑球状铁微粒的直径从 100 nm 降到 1 nm 的过程中，铁微粒表面效应系数的变化列于表 4－1。当铁粒直径大于 10 nm 时，表面效应和微粒的直径成反比。当铁粒直径小于 50 nm 时，表面效应系数大于2.7%，可知表面效应相当大。当铁微粒直径大于100 nm 后，表面效应的影响随直径的增大而逐渐减小。铜微粒的表面效应系数随微粒直径变化行为与铁微粒相同，其他固体材料表面效应系数随微粒直径变化的情况也与铁和铜的微粒相近。在一个由许多相组成的系统中，有时表面相的存在会影响各种相之间的平衡条件。

表 4－1　微粒的表面效应系数

直径/nm	表面效应系数/%	直径/nm	表面效应系数/%	直径/nm	表面效应系数/%
1	83.82	12	10.95	40	3.375
2	53.91	14	9.439	45	3.004
3	38.96	16	8.293	50	2.706
4	30.40	18	7.395	60	2.258
5	24.90	20	6.673	70	1.938
6	21.07	25	5.363	80	1.697
8	16.11	30	4.483	90	1.509
10	13.04	35	3.851	100	1.395

日常生活中能够遇到的表面效应的一个典型的例子就是水滴的形成。在饱和或过饱和的蒸气中的水滴，如果半径足够大，那么周围的水蒸气就会逐渐聚到这个水滴上，因此水滴就会逐渐长大。若是水滴本来就很小，那么由于表面效应的影响，要想维持水滴的存在，就必须有很高的蒸气压否则水滴便不会增大，而会渐渐地蒸发掉。天空中的云就是由这些微小的水滴组成的。在外界蒸气压力增高时，这些微型水滴通过互相碰撞逐渐结合成越来越大的水滴。最后，当空气中的浮力和运动的阻力承受不了它们的重量时，就成为雨。在饱和蒸气中掺入一些杂质，如尘埃等，有助于水滴的形成，如果天上已有云，就可能通过飞机在云层中撒一些杂质微粒，促进雨滴的形成，达到人工降雨的目的。

在研究原子核时，处于原子核表面的核子与处于原子核内部的核子的受力情况不同，同时原子核的粒径极小，因此其表面效应就是一个影响核子性质的一个重要因素。

凝聚态微粒可以有较大的表面效应，凝聚态薄膜也可以有较大的表面效应。原子结合成分子，大量分子聚集成各种固体、液体、气体和等粒子体等聚集状态，构成各种宏观尺度物体。然而，许多凝聚态的微小颗粒表面效应使它们具有特殊的物理化学性质，不同于同种材料的宏观凝聚态的性质。由上面关于物质凝聚态表面效应的回顾，可知在比原子世界基本特征尺度大一个数量级以上，从1～100 nm范围内，有一个介观世界，介于宏观和微观世界之间。

4.1.3.3 团簇：团簇是由几个原子到几千个原子组成的凝聚体。有的书籍将其称为一个新发现的物种[120]。团簇的空间尺度约从0.1～100 nm。团簇虽然是凝聚态颗粒，但由于它们的体积很小，因此表面效应、量子效应十分显著，使这些颗粒的物理化学性质都与同样物质的宏观固体很不相同。由于生物体的生命活动与最基本的物理化学原理具有密切关系，因此，团簇的生物学行为也与它们的宏观形式不同。然而，在医药领域中，人们还迫切需要知道物质的纳米粒子形式的物理、化学及生物学性质与它们的宏观形式有何不同。

研究团簇的物理规律的科学是团簇物理，又称超微粒物理。团簇物理是一个多学科交叉的学科，既涉及合成化学、化学动力学、晶体化学、结构化学、原子簇化学等化学分支，又涉及原子科学、分子物理、表面物理、晶体物理、非晶体物理等分支。在纳米技术出现后，实际已成为纳米技术的一部分。

1981年，Echt等用超声喷注加冷凝的方法使惰性气体氙产生中性团簇Xe，然后用30 V的脉冲电子束轰击使之电离。通过质谱分析发现在 $n=13$、19、25、55、71、87、147等处强度有明显的峰值，表明原子数n为这些值的团簇最稳定。构成这些团簇的原子数n称为幻数。不同团簇物质的幻数不同。几种惰性气体、碱金属、碱土金属、四价元素的幻数如表9-6所示。团簇的空间尺度一般小于可见光的波长，在可见光的照射下反射率小于1，因此它的光学性质完全不同于同种物质的宏观凝聚体。团簇的光学性质来源于三方面的贡献：单原子的光学性质、原子与载体的界面和整个团簇的整体效应。金属团簇能够完全吸收可见光，一般显现为黑色。

4.1.3.4 纳米微粒：纳米微粒是指尺度为纳米量级的超细微粒，它的尺度大于原子团簇，小于通常的微粉。通常把仅含有几个到数百个原子或尺度小于1 nm的粒子称为“簇”，它是介于单个原子与固态之间的原子集合体。自20世纪70年代以来的研究资料中[45]所指的纳米微粒一般在1～100 nm之间，有人称之为超微粒子（ultra-fine particle，UFP）。也有人将纳米粒子的尺度范围划在1～1000 nm之间，这一尺度范围多见于医药文献中。有日本学者把纳米微粒定义为：用电子显微镜才能看到的微粒[46]。当小粒子尺寸小于100 nm时，可能出现较明显的量子尺寸效应、小尺寸效应、表面效应和宏观量子隧道效应等，因而展现出许多特有的性质，在催化、滤光、医药、磁递质及新材料方面有广阔的应用前景，同时也对纳米科学的基础研究具有推动作用。有人试图将纳米微粒与微观粒子、原子核、原子、分子、大块物质、行星、恒星和星系相提并论，认为原子簇和纳米微粒是由微观世界向宏观世界过渡的桥梁区域，许多生物活性都是在此区域内形成或出现。

4.1.3.5 人造原子：人造原子（artificial atoms），现在多称为量子点，是20世纪90年代提出来的一个新的概念。所谓人造原子是由一定数量的实际原子组成的聚集体，与前面所述的原子团簇的意义有相近之处，但这里强调的是“人造的”。人造原子和真正原子有许多相似之处。首先，人造原子有离散的能级，电荷也是不连续的，电子在人造原子中也是以轨道的方式运动，这与真正的原子极为相似。已知量子力学在处理氢原子的能级上获得了极大的成功。通过薛定谔方程计算表明，电子能级是量子化的。其次，电子填充的规律也与真正原子相似，服从洪德定则，第一激发态存在三重态。荷兰德尔夫特大学将含有少量电子的圆环形的人造原子在磁场下进行光谱测量揭示了第一激发态的三重结构，从而提出了人造原子中的电子缺少自旋简并。人造原子与真正原子的区别在于4个方面。一是人造原子只含有一定数量的真正原子；二是人造原子的形状和对称性是多种多样，真正的原子的形态可以用球体或立方体来进行简单的描述，而人造原子不局限于这些简单的形状。除了高对称性的量子点外，尺寸小于100 nm的低对称性的复杂形状的微小体系都可以称为人造原子。三是人造原子电子间的强交互作用比实际原子复杂得多。随原子数目的增多，电子轨道间距减小，强库仑排斥、系统限域效应和泡利不相容原理使电子朝同样自旋方向进行有序排列。因此，人造原子是研究多电子系统的良好对象。四是实际原子中的电子是在原子核的引力作用下作轨道运动，而在人造原子中的电子是处于抛物线形的势阱中，具有向势阱底部下落的趋势。由于库仑排斥作用，部分电子处于势阱上部。人造原子对势阱上部电子的束缚力弱，使这些电子具有自由电子的特征。

4.1.3.6　碳纳米管：早在1970年，法国Endo首次用气相生长技术抽成了直径为7 nm的碳纤维，遗憾的是没有进行结构的评估和表征。基于C_{60}和C_{70}的研究，人们估计有无限种近石墨结构可能形成。1991年，美国海军实验室一个课题组预计了一种碳纳米管的结构，但当时认为近期内不可能合成碳纳米管，因此文章未能发表。同年1月，日本学者饭岛用高分辨电子显微镜观察到碳纳米管，看到碳纳米管为多层同轴管，也称巴基管。几乎与此同时，莫斯科化学物理研究所的研究人员独立地发现了碳纳米管和纳米管束，但是这些纳米管的纵横比很小。单壁纳米炭管由美国Bethune等人首次发现。美国诺贝尔奖获得者Smally等合成了成行排列的单壁碳纳米管，这些碳纳米管与先前发现的碳纳米管相比具有均匀分布的直径。我国中科院物理研究所解思深教授等人[47]实现了碳纳米管的定向生长，并成功地合成了超长碳纳米管。

碳纳米管一般由几个到几十个单壁碳纳米管同轴构成。管间距约为0.34 nm，相当于石墨{0002}面间距。碳纳米管直径为零点几至几十纳米，每个单壁管侧面由碳原子六边形组成，长度一般为几十纳米到微米级，两端由碳原子的五边形封顶。单壁碳纳米管可能存在3种类型的结构，分别称为单壁碳纳米管、锯齿形碳纳米管的手性碳纳米管。碳原子的六角点阵二维石墨片的卷层方式决定这些碳纳米管的类型。

碳纳米管具有独特的电学特性。由于电子的量子限域效应，电子只能在单层石墨片中沿纳米管的轴向运动，径向运动受到限制，因此它们的波矢量是沿轴向的。对于一个单壁纳米管和一个锯齿形碳纳米管，只需要无限有小的能量就可以将一个电子激发到一个空的激发态，因而这些纳米管具有金属性质。锯齿形碳纳米管占据态和空态间有一个有限的带隙，因此这种碳纳米管是一个半导体。所有的碳纳米管中，有1/3为金属性的，其余为半导体。这种电学特性取决于碳纳米管的直径和手性角。所有的单壁碳纳米管都是金属性的，手性和锯齿性碳纳米管中部分为金属性的而另一部分为半导体性的。半导体纳米管直径的增加可以使带隙变小，当直径大到一定程度时，带隙为0。

碳纳米管有与金刚石相同的热导和独特的力学性质。理论计算表明，其抗张强度比钢高100倍；由碳纳米管悬臂梁振动测量结果估计其杨氏模量为1 TPa左右。延伸率可达百分之几，具有良好的可弯曲性。单壁纳米炭管可承受扭转形变，弯成小圆环，应力消除后可恢复到原来状态；在压力下不会断裂。这些十分优良的力学性能使其具有良好的应用前景。

4.1.3.7　纳米棒、纳米丝和量子线：准一维实心的纳米材料是指在两维方向上具有纳米尺度，长度远比另外两维方向上的尺度为大，甚至为宏观量的纳米材料。这些纳米材料中，纵横比小者称为纳米棒，纵横比大的称为纳米丝。关于纳米棒和纳米丝并没有一个统一标准，有的书籍中把长度小于1 μm者称为纳米棒，大于1 μm者称为纳米丝。半导体和金属纳米线又称为量子线。

4.1.3.8 多孔性纳米材料：纳米粒和纳米微球具有相当大的用途，如可控的给药系统[1]。一个药物装入合适的纳米颗粒，可被运输到合适的部位，药物浓度可在相当长的时间内维持于适宜的水平可以防止过早降解（纳米颗粒与微米大小的颗粒不同）具有可注入循环系统的优点。

多孔性材料对于可控制的给药系统[2]和组织工程[3]也是理想的候选材料。一个可控制的给药系统的例子来源于微管方面。磷脂双层可自组装成长圆柱形管，直径通常在 1 μm 以下而长度可达几百 μ m[4]。合成时，将药物装入这些纳米管其终产物可用作可控给药系统。磷脂制备的微管对于这种用途是理想的，因为它们具有生物相容生物相容性。

十聚体可制备成分离的颗粒并含有特异的功能基团使其具有功能并用于医学。例子包括基因治疗中的转基因剂，使其携带和控制顺磁 MRI 对比剂松弛[5]，和以可控制的基础上传输药物。

4.1.3.9 大气悬浮纳米粒子：大气中的纳米微粒在光催化和大气污染物的产热中具有潜在作用。在严重污染区的大气悬浮微粒具有加速臭氧形成反应的潜在作用。而且，因为它们可被吸入，所以是对健康有害的。两个有争议的研究（哈佛大学六城市研究和美国癌症协会的研究）已将微粒物质的存在与过早死亡联系起来了。

大气悬浮微粒一般含有两种主要成分：一种是无定形碳样微粒悬浮于大气；第二种是在陶土矿物质上的无机的，含有氧和硫，特别是氧化铁，氧化镁和硫酸亚铁的纳米微粒具有带间隙，可增加辐射的光催化性吸收。另外，这些材料是酸性的，可被覆有水层[6]。目前这还是一个尚未探索的领域。

有趣的是，一些微生物作为对它们所处环境中高水平毒性 $C_D{}^{2+}$ 的反应，产生和捕获 CdSe 和 CdS 纳米颗粒[7]。有大量的有机物具有沉淀磁铁矿 Fe_3O_4 和 Fe_3S_4。

大气悬浮纳米粒子对生物环境及人类健康的影响是纳米毒理学的重要研究内容之一。

4.1.3.10 高表面纳米材料：有支持的多聚膜可用于自水溶液中清除小分子有机物[8]。他们的工作原理是用有功能的多聚或寡聚脂质填充微滤或超滤膜的孔道，这些多聚或寡聚脂质对感兴趣的化合物具有亲和力。这些想法可扩展到微乳剂和用于大生物分子的分离。例如，非离子性的微乳剂（油-水系统）已经被用于血红蛋白的提取。这些结果很好地说明也可用于其他生物材料的分离[9]。分子印迹也可被用于对氨基酸和其他生物分子的光学性质具有选择性的高表面积吸附剂的制备[10]。细菌细胞表面层可作为成形元素。例如，C 细菌细胞表面层（S. 层）由重复的蛋白质单位组成，这些层可自我装配，具有高度的结合能力，它们已被探索用于分子纳米技术的成形元素。例如，它们已被用于硫化镉超级阵列的成形[11]。

4.1.3.11 生物大分子：生物大分子（biomacromolecules）是同时具有化学性粒子和纳米粒子性质，具有纳米尺度的一种粒子。这些生物大分子主要包括 DNA、RNA、蛋白质、多糖等。这些生物大分子中，蛋白质是生命活动执行者，同时又是物质的一种存在形式。蛋白质的粒径尺度一般在数纳米至几十纳米，是典型的胶体粒子。DNA 是生物体遗传信息的携带者和传递者。其分子直径为 2 nm 但其长度却很大，可有几个微米。多糖是生物体内能源的一种储存形式，多位于肝细胞内。生物进食后，血液中葡萄糖浓度升高，肝细胞从血液中摄取葡萄糖，在糖原合成酶的作用下将葡萄糖合成为糖原，并将其储存起来。在饥饿状态下或机体需要时，再将其分解释放到血液中供能量需要。这些生物大分子可直接作为载运药物的纳米载体，如血清白蛋白已与铁、阿霉素等一起制备成了一种用于抗肝癌的纳米制剂。DNA 不仅其本身可作为纳米载体，而且可用来进行纳米制备。

生物分子和系统有若干性质使它们非常适应于纳米技术。例如，蛋白质折叠成精确确定的三维形态和核酸按照众所周知的原则进行装配，抗体高度特异地识别和结合它们的配体，生物聚合体如分子马达可执行运输等功能。因为生物分子和系统具有如此之多的特性，使得生物分子，生物物理和生物学的主题贯串于整个纳米技术。虽然前景看好，但与生物学相关的纳米颗粒，纳米材料和纳米装置绝大部分的发展不如其相应的非生物学方面。但近来若干材料技术交流会，与纳米分子技术和生物纳米电子学有关的丛书及书籍（如纳米制造与生物系统）表明了这样的事实，即纳米技术的迅速发展正在生物学领域中孕育。

4.1.3.11.1　生物分子与纳米构件：初一看来，自然界只提供了有限数量的基本构件分子，但这些分子的多样性和能够以不同的方式进行聚合或装配使我们能得到大量的可能结构。而且，化学合成和生物技术的发展使人们能对这些构件分子进行组合——几乎是任意的，生产出那些自然界没有制备出来的结构和材料。这些自我装配的材料常常具有更明显的性质和独特的用途。下面是一些选择出来的例子，展示利用巧妙的方法制备出奇异的纳米生物学构件。

Tirrell 及其同事[12]制备的蛋白多聚体是这种方法的一个例子。在一次实验中，按生物学第一法则设计的蛋白在其特定的部位发生折叠而表面活性基团则位于另外一些部位[13,14]，靶序列的其中之一是［（AG）3EG］-36。假定 AG 区将形成由氢键所维系的 beta 片层网，合成编码这些蛋白的 DNA 并插入 E Coli 表达系统，得到预想的蛋白。这些生物多聚体以预期的折叠方式形成折叠链的层状结晶。除了作为一个新材料的来源，这种研究使我们能够测试我们对氨基酸相互作用的理解和对肽链折叠的预计能力。

经生物技术制备的生物多聚体是单分散的，就是说，它们的链长可以精确限定和控制；但是，单分散的多聚体实际上是不能合成的。最近表明，精确限定的链长具有不通常的液体结晶性质。例如，Yu et al.[15]已经表明，多聚体合成的细菌方法可用于制备多聚 gamma - benzyl alpha L - glutamate，它可以在溶液和膜中表现为近晶有序。一般情况下发现合成多聚体链长的分布使难以见到近晶相。这个工作的重要性在于它提示我们现在有办法获得近晶相，它的层间隔可在数十纳米的尺度上进行控制。

上述基于生物技术的合成手段所得到的终产物需要用天然的构件分子或者说是氨基酸。生物机器（如 E. coli）的研究已进展到如此的程度，以至于非天然的氨基酸如 b - 丙氨酸，脱氢脯氨酸或者氟酪氨酸或者那些具有烯或炔的功能者都可以掺入进去[16]。沿着这个方向进行研究将为制备具有可控表面性质的可控长度的多聚体开辟了一条新的大道，这些多聚体还包括生物合成的可展示诸如导电等电学特性的多聚体。这些分子可被用于纳米技术。

奇妙的化学合成方法也正在被开发出来，制备含有机转动单位和氨基酸氢键网的奇异分子[17]。另外的途径包括将所有的化学工具用于蛋白的化学合成，使蛋白的制备成为可能，如镜像蛋白的制备[18]。

Arnold 及其同事[19]用一种完全不同的方法来制备具有更明显信催化活性或结合亲和力等性质的蛋白，这种方法称之为定向展开。这种方法使用随机突变和多次增殖以制备具有更明显性质的新蛋白。定向展开，这涉及 DNA 穿梭，已被用于获得具有对 - 氮苯基酯具有提高 5 ~ 6 倍的活性[20]。

4.1.3.11.2　生物分子与纳米装配：生物分子具有经受高度控制的和不同级别的装配使它们能够理想地用于纳米技术。生物材料不同等级的自我装配起始于单聚体分子（如单核酸和核苷酸，氨基酸，脂质等），这些将形成多聚体（如脱氧核糖核酸，核糖核酸，蛋白，多糖），然后进一步装配，最后得到细胞，器官，微生物，甚至细胞群[21]。结果，生物材料可在一个很大范围的结构尺度上进行装配，可以是以层级方式和嵌套方式[22,23]。利用生物分子和细胞系统经受自我装配的能力已在美国国家研究委员会最近两个报告中证实[24,25]。自我装配系统的例子包括单层膜，多层膜，生物相容性膜，装饰膜，有序结构如微管和生物矿化及 CdSe 半导体和四氧化三铁的层内装配。

有些研究者已经在用 DNA 的可预期碱基对构建分子大小的，复合的，三维的物体。例如，Seeman and Coworkers[26]正在研究 DNA 分子的这些性质，目标是制备具有特定表面形貌的二维和三维的周期性结构，是制备分子纳米物体的理想机器，因为它提供合成控制，作用的可预言性以及可以完全控制的粘性末端，可以高度特异的方式进行装配。

而且，稳定的分支 DNA 分子的存在，允许复合及缠绕的形成。使用这种技术，已经制备出了若干形态，包括立方形[27]，截平的八面体[28]，以及 Boromean 环[29]。

其他的研究者正在利用 DNA 的自组装能力来产生光子阵列设备和其他的分子光子成分[30]。这种手段利用 DNA 衍生出来的结构和一个微电子模板设备，这可产生可控的电场。这个电场可调节寡核苷酸的运输，杂交，和变性。因为这些电场指导模板表面设备的运输和装配，这个方法提供了一个控制装配的多用手段。

关于脂质和脂质样分子单层的自我装配，已有大量的文献[31,32]。现在已有利用自组装单层膜的设备，用于分析生物分子的构建以及表面活性的空间规划。制备自组装单层膜的技术现在已经充分发展到这样的水平——利用它们制备复杂的电子结构和分子尺度的设备。

起因于 SAMs（如在金膜上模拟硫烷和其他生物膜）导致了“冲压”的发现[33]。这个方法中，一个弹性体的冲压器用于快速的类型转变。它也叫做“软石印术”，它为我们提供了振奋人心的制备不常见的形状或几何形态的可能性。

自我组装的有机材料如蛋白质和/和脂质能够用于形成无机材料沉积的骨架，进而形成釉质如羟磷灰石，碳酸钙，二氧化硅和氧化铁。虽然特殊釉质的形成用生物材料较好，但有机材料并不必来源于生物材料。这方面的一个例子是用模板制备的釉质薄膜[22]。

用生物材料自组装的一个特别有趣的例子最近已由 Stupp and Coworkers 所描述[34]。这个工作是诱发有机的“棒－圈”分子进行自组装，其意义在于那些分子自己定向排列，并在一个大的长度范围内自组装，包括蘑菇形丛集；丛集块边靠边排列；厚块中丛集块以头－尾的方式排列。疏水力和亲水力的相互影响被认为起部分作用。

4.1.3.11.3　分子计算：尽可能小的计算机应能够在分子水平执行计算。虽然计算可在那种水平进行，但问题是需要有足够的分子以获得足够的信噪比来读出答案。因此，至少在目前这些计算还只能在批量或超高温下进行。在这条道路上最近有所进展。已经表明，DNA 的自我装配与 DNA 的聚合酶链反应一起可导致各种各样的分子计算机的形成。这个系统曾被用于解决 Hamiltonian 通路问题，这是一个经典的困难的数学问题，涉及在一幅图的顶点之间找到通路的问题。图的每个边的起点和终点编码于一股 DNA 链起始的一半及第二个一半。这个问题（两个特异顶点之间的通路是什么?）的解由两个顶点的 PCR 引物获得。其他人将这种想法引伸并已表明进行 DNA 加法是可能的[35]。虽然这些结果令人兴奋，但在目前这种技术尚有若干缺点，包括分析计算结果费力费时以及与湿化学相联系的不确定性。

4.1.3.11.4　光电子设备：生物分子及其装配产物，如光化学反应中心，能够捕获大量的充足的光线并将其转变成化学能。如果合理利用，这种装配将有作为生物分子信息处理器的潜在用途。菌视紫红质，来自于细菌 Halobacterium halobium 就是这样的一个系统，已被进行过广泛的研究且在光全息摄影记忆方面达到商业化[36]。在细菌中，视紫红质蛋白自我装配成有序的脂质片。蛋白吸收光线，经历一系列中间产物的周期，产生质子，泵出膜外。在理解菌视紫红质工作的基本科学原理的基础上所得来的信息，导致利用菌视紫红质作为生物分子信息处理器。为了用于信息储存，蛋白质要置于非生物的环境下。它被分散和固定于工种基质之中（如胶原或其他多聚物质），存放于液氮温度下。在这种低温下，蛋白的行为类似于一个光驱动的双稳态开关。菌视紫红质的摄光状态吸收 570nm 的光线。当在 77K 用绿光刺激时，它转变为不同的稳定状态，吸收 630nm 的光线。利用不同颜色的光人们可将像读出或写到这些记忆中。通过将一个记忆从另一个记忆中减去，这些记忆对于像的实时的、迅速的比较特别有用。

4.1.3.11.5　分子马达：生物体中发现的生物分子马达驱使细菌运动及生物分子的转运和传输。例如，细菌鞭毛马达直径约 20 nm，由 10 多个不同的蛋白装配组合而成[37]。马达的作用是旋转细菌的螺旋形鞭毛使菌体能够游动。在运动过程中化学能被转换成机械能。

分子马达的其他例子包括 RNA 聚合酶[38]，F1－ATP 酶[39]，肌球蛋白和运动蛋白[40]。为这些马达提供燃料的是 ATP。若干研究者已提出这样的计划，这种马达能够为纳米尺度的装置的装配每次一个地传输分子[24]。可以想见，通向这个目标的大道可能是肌动蛋白或微管素，这将需要固定于一个表面。肌球蛋白或运动蛋白，这些蛋白自然地沿这个大道运动，可被用于将分子" 集装箱" 运输到特定的装配点。

4.1.3.11.6 生物运输性纳米颗粒：人体内高密度脂蛋白的功能是运输胆固醇。直径约 7.5 nm 平圆形的脂蛋白装配体很像三明治，位于磷脂圆盘之间，堆积成扑克片状。脂蛋白稳定胆固醇颗粒和帮助它们的运输。目前的研究包括用原子力显微镜的尖端对其装配体或微粒进行剪切和融合[41]。

4.1.3.11.7 生物电子：纳米技术及纳米材料在分子电子学和生物电子学方面已有大量的研究，尤其是在日本[42]。虽然纳米技术的这个方面的发展不如其他方面，但仍然引人注目。例如，日本 Okazaki 国家研究所的分子科学研究机构的 Shionoya 及其同事们提出 DNA，金属配体，DNA 模板和蛋白质的巧妙结合可制备分子导线；用分子钩可使 DNA 伸展；双股肽链的螺旋沟可由其捕获的金属所控制含有金属的活性位点可能用扫描隧道显微镜提供的电子所诱发，使其自 Cu（Ⅰ）四面体转变到 Cu（Ⅱ）正方形平面。

4.1.3.11.8 生物纳米固化材料：生物分子与无机物间的相互作用可被用于制备更坚硬的牙釉质。生物矿化的研究表明，有机物质（通常是蛋白或多肽或脂质）可与无机相反应（例如碳酸钙或羟磷灰石）启示人们用生物材料合成复合材料。

物质无机相的结构和多孔性可用有机表面活性物质的模板，小囊阵列或者结晶物质进行控制。微胞模板合成可制备 20～100 nm 孔径的釉质[43]。这些经过修整的孔隙可用于催化和吸附，气/液分离以及声热的绝缘。它们的选择性使它们特别适用于生化物质和药物的分离。生物釉质也可以制备得与牙齿和骨骼具有更好的相容性。

有机/无机复合材料的一个有趣的例子是已被开发作为快速食品生产中所使用的聚苯乙烯“蟹壳”的替代品，由土豆淀粉和碳酸钙所组成，这种泡沫将良好的绝热性质，重量轻与生物降解性结合起来了。

4.1.3.11.9 生物磁条：关于许多微生物具有沉淀磁铁矿如 Fe_3O_4 和 Fe_3S_4 的能力，已有大量的文献记载。另外，磁铁矿的线状膜结合结晶，被称之为磁小体，已发现存在于微生物和鱼类体内[44]。例如，一种生物 A－magnetotactum 的 Fe_3O_4 区域的大小为大约 500 nm，那些区域的一个 22 链具有 1.3×10^{-15}的磁矩。在短时间内还弄不清 这些微粒可怎样用于非生物的用途。

4.1.3.11.10 蛋白质：蛋白质（protein）是最重要的生物大分子之一，是生物体的基本组成成分，也是生物体中含量最丰富的生物大分子。球形蛋白质的大小尺度自几个纳米到数十纳米纤维状蛋白质的直径可以自不到 1 个纳米到几个纳米，长度可以达微米水平。因此，蛋白质既是典型的化学性粒子，因为其结合是靠化学键结合起来的生物大分子，又是典型的纳米粒子，因为其尺度具有典型的纳米水平。

蛋白质占人体固体成分的 45%，在细胞中可占细胞干重的 70%。一个真核细胞可有成千上万种蛋白质，各种都有各自特殊的结构和功能。生物体结构越复杂，其蛋白质的种类和功能就也越繁多。具有复杂空间结构的蛋白质，如酶、抗体、凝血因子、多肽激素、转运蛋白、收缩蛋白、基因调控蛋白等，承担着生物体内各种各样的生理功能。蛋白质是生命活动的物质基础，没有有蛋白质就没有生命活动。

蛋白质主要由碳、氢、氧、氮和硫元素组成，其中碳占 50%～55%，氢占 6%～7%，氧占 9%～24%，氮占 13%～19%，硫占 0%～4%。有些蛋白质还含有少量的磷或从属元素如铁、铜、锌、钴、钼等，个别蛋白质还含有碘。

组成蛋白质的基本单位是氨基酸（amino acid）。存在于自界中的氨基酸仅有 20 多种且均属于 L－α－氨基酸（甘氨酸除外）。生物界也有 D－氨基酸，大都存在于某些细胞产生的抗生素及个别植物的生物碱中。哺乳动物体内可含有不参与蛋白组成的游离 D－氨基酸，如前脑中的 D－丝氨酸和脑与外周组织中的 D－天冬氨酸。所有的氨基酸都含有碱性的 α－氨基和酸性的 α－羧基，在酸性溶液中可与质子结合成为带正电荷的阳离子，在碱性溶液中可与羟基结合，失去质子而变成带负电荷的阴离子，因此氨基酸是一种两性电解质。

蛋白质中的氨基酸相互以肽键连接形成多肽链。一个氨基酸分子与另一个氨基酸分子通过肽键连接形成二肽，三个氨基酸分子以肽键连接形成三肽。与此相应，有四肽、五肽等。一般来说，由10个以内氨基酸形成的肽称为寡肽，而更多的氨基酸形成的肽链称为多肽。多肽链都有两个末端，有自由氨基的末端称氨基末端（amino terminal）或N端，有自由羧基的末端称羧基末端（carboxyl terminal）或C端。肽链中的氨基酸因脱水缩合而不是完整的氨基酸分子，称为氨基酸残基（residue）。蛋白质就是由许多氨基酸残基组成的多肽链。蛋白质和多肽链间很难划出明确的界限。习惯上常把由39个氨基酸残基组成的促肾上腺皮质激素称作多肽而把含有51个氨基酸残基，分子量为5733的胰岛素称为蛋白质。

由很少的氨基酸组成的肽就可以具有生物学功能，有的仅三肽如谷胱甘肽，有的为寡肽如九肽的缩宫素和加压素，或多肽如39肽的促甲状腺素释放激素。这些肽在代谢调节、神经传导方面起着重要的作用。随着肽类药物研究的发展，许多化学合成或重组DNA技术制备的肽类药物和疫苗已在疾病预防和治疗方面取得成效，显示出良好的应用前景。

人体内具有重要生理功能的蛋白质都由许多氨基酸分子通过肽键连接起来的高度有序结构，每种蛋白都有一定的氨基酸百分组成及特有的排列顺序，肽链都有特定的空间排布位置。因此，由氨基酸排列顺序及肽链的空间排布所确定的蛋白质分子结构，才具有蛋白质的特定功能，才能充分体现蛋白质的个性。组成蛋白质的氨基酸有20种，蛋白质的分子量可以很大，因此蛋白的氨基酸排列顺序及其特定的立体结构几乎是无穷无尽的。

蛋白质复杂的分子结构分为4个层次。即一级结构、二级结构、三级结构和四级结构，后三者统称为蛋白质的高级结构或空间构象（conformation）。蛋白质的空间构象涵盖了蛋白质分子中的每一个原子在三维空间中的相对位置，它们是蛋白质特有性质和功能的结构基础。但是，并非所有的蛋白质都有一定有完整的四级结构，由一条多肽链形成的蛋白质只能形成一级、二级和三级结构而不能形成四级结构。只有那些由两条以上多肽链形成的蛋白质才有可能具有四级结构。

4.1.3.11.10.1 蛋白一级结构：蛋白质分子中的氨基酸排列顺序称为蛋白质的一级结构（primary structure）。一级结构中的化学键是肽键。此外，蛋白质分子中的二硫键也被看作属于一级结构范畴。体内种类繁多的蛋白质，其一级结构各不相同。一级结构是蛋白质空间构象和特异生物学功能的基础。随着蛋白质结构研究的深入，现在认识到蛋白质一级结构并不是决定蛋白质空间构象的唯一因素。目前已知一级结构的蛋白质的数量已相当可观并且在以很快的速度不断地增长。国际联网的蛋白质数据库可提供这些蛋白质及新的蛋白质一级结构资料及期货的相关数据资料，为蛋白质结构与功能的深入研究提供了便利。

4.1.3.11.10.2 蛋白二级结构：蛋白质的二级结构（secondary structure）是在一级结构的基础上形成的空间结构。这种空间结构可发生于某一肽段的局部，也可以发生于整个肽链。二级结构涉及该肽链或该肽链的某一段主链骨架原子的相对空间位置，但并不涉及氨基酸残基侧链的构象。所谓肽链主链骨架原子即N（氨基氮）、Cα（α碳原子）和Co（羰基碳）3原子依次重复排列。蛋白质的二级结构主要包括α-螺旋、β-折叠、β-转角和无规卷曲。由于蛋白质是生物大分子，分子量硕大，因此一个蛋白质分子可含有多种二级结构或多个同种二及结构，而且在蛋白质分子内空间上的两个以一的二级结构还可协同完成特定的功能。

肽单元是20世纪30年代末Pauling和Corey提出的。他们应用X线衍射技术研究氨基酸和寡肽的晶体结构，试图得到与肽的构象相关的标准键长和键角。他们发现参与肽键的六个原子Cα1，C，O，N，H，Cα2位于同一平面上，Cα1和Cα2在平面上所处的位置为反式（trans）构型，此同一平面上的六个原子即构成所谓的肽单元（图4-1）。其中肽键C-N的键长为0.132 nm，介于C-N的单键长（0.149 nm）和双键长（0.127 nm）之间，所以有一定程度的双键刚性而不能自由旋转。Cα与N和Co相连的键都是典型的单键，可以自由旋转，Cα与Co的旋转角度以φ表示，Cα与N的键角以Ψ表示（图4-1）。Cα原子所连的两个单键的自由旋转角度决定两个肽单元平面的相对空间位置。

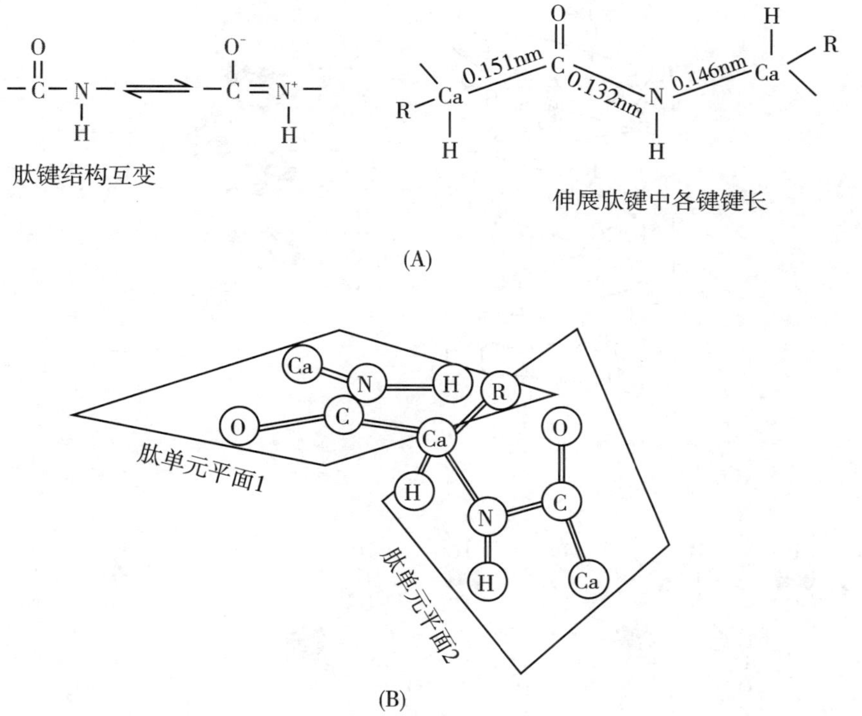

图4－1 肽单元

α－螺旋（α－helix，图4－2A）和β－折叠（β－pleated sheet，图4－2B）都是蛋白质二级结构的主要形式。在α－螺旋结构中，多肽链的主链围绕中心轴作有规律的螺旋式上升，螺旋的走向为顺时针，即所谓的右手螺旋，其Ψ为－47°，φ为－57°。氨基酸侧链伸向螺旋外侧。每3.6个氨基酸残基螺旋上升一圈，螺距为0.54 nm。α－螺旋每个肽键的N－H和第四个肽键的羰基氧形成氢键，方向与螺旋长轴基本平行。肽链中的全部肽键都可用于形成氢键，以稳定α－螺旋结构。一般而言，组成蛋白质的20个氨基酸残基都可以参与α－螺旋的形成，但是Ala、Glu、Leu比Gly、Pro、Ser和Tyr更常见于α－螺旋。蛋白质表面的α－螺旋，常具有两性的特点，即每隔3～4个氨基酸残基就会有疏水性氨基酸和亲水性氨基酸的交替出现，使之既可以与疏水性环境相互作用，又可与亲水性环境相互作用。这种两性α－螺旋可见于血浆白蛋白、多肽激素和钙调蛋白调节蛋白激酶等。肌红蛋白和血红蛋白分子中有许多肽链段落呈α－螺旋结构。毛发的角蛋白、肌肉的肌球蛋白及血凝块中的纤维蛋白的多肽链几乎全部都卷曲成α－螺旋。数条α－螺旋的多肽链可以缠绕起来增加结构的机械强度，并可具有伸缩性。

β－折叠呈折纸状。在β－折叠结构中（图4－2B），多肽链充分伸展，每个肽单元以Cα为旋转点，依次折叠成锯齿状结构，氨基酸残基侧链交替地出现于锯齿状结构的上、下方。锯齿状结构一般都比较短，只含有5～8个氨基酸，但两条以上肽链或一条肽链的若干肽段的锯齿结构可平行排列或逆平行排列。走向相反时，反平行排列时的两条肽链的间距为0.70 nm（图4－2B），并通过肽链间的肽键羰基氧和亚氨基氢形成氢键从而使β－片层状结构得以稳定。蚕丝蛋白几乎都是β－折叠结构。

除α－螺旋和β－折叠外，蛋白质二级结构还有β－转角（β－turn）和无规卷曲（random coil）。β－转角（图4－2 C）常发生于肽链进行180°回折时的转角上。β－转角通常由4个氨基酸残基完成。第一个氨基酸残基的羰基氧与第四个残基的氨基氢形成氢键。β－转角的结构较特殊，第二个残基常为脯氨酸。无规卷曲是指那些没有确定规律性的那部分卷曲的肽链结构。

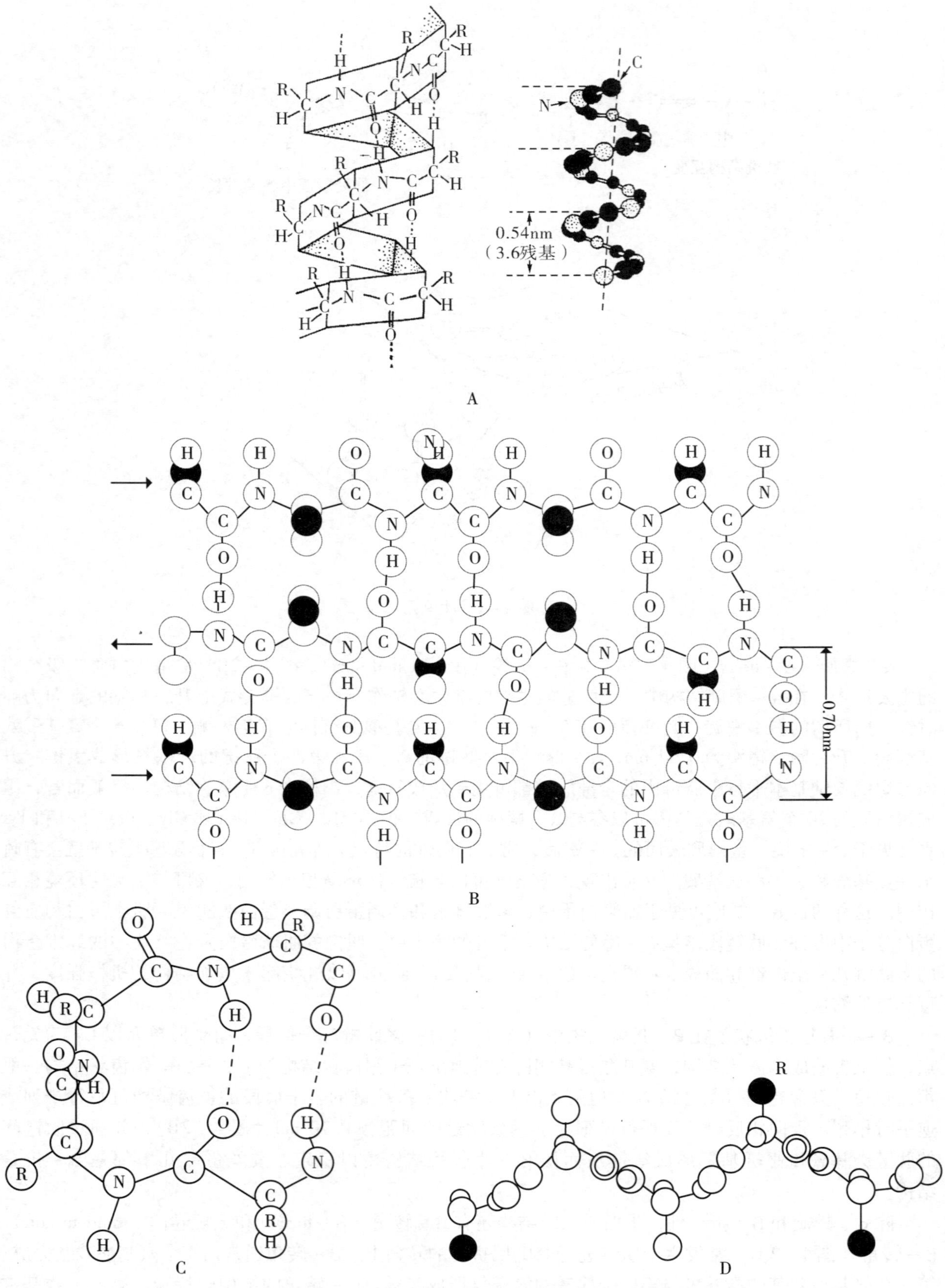

图4-2 α螺旋 (A)、β-折叠 (B)、β-转角 (C) 和β-折叠侧面 (D)

在许多蛋白质分子中，可发现2个或3个二级结构肽段相互接近，相互之间形成特定的空间构象，称为模体（motif）。一个模体总有其特征性的氨基酸序列，并具有特殊的功能。在许多钙结合蛋白分子中通常有一个结合钙离子的模体，由α-螺旋-环-α螺旋3个肽段构成（图4-3A），在环中有几个亲水侧链比较恒定，末端的氧原子通过氢键而结合钙离子。另一个模体的例子是近年发现的锌指结构（zinc finger），由一个α-螺旋和两个反向平行的β-折叠三个肽段组成（图4-3 B）。这一模体的立体结构形似手指，可以结合锌离子。此模体的N端有一对半胱氨酸残基，C端有一对组氨酸残基，4个残基在空间上形成一个洞穴，恰好容纳一个锌离子。锌离子可稳定模体中的α-螺旋。此α-螺旋可镶嵌于DNA大沟结构中，因此可与DNA结合，也可与RNA结合。许多事例说明模体的特征性空间构象是蛋白质某些特殊功能的结构基础。

氨基酸侧链可以影响蛋白质的二级结构。二级结构是以一级结构为基础的。而侧链对于形成何种二级结构具有重要作用。例如，一段肽链的氨基酸侧链宜于α-螺旋或β-折叠形成，则就会出现相应的二级结构。例如，有多个谷氨酸或天冬氨酸残基相邻，由于它们所带的负电荷相互排斥，因此妨碍α-螺旋的形成。同样，一段肽链中如有多个碱性氨基酸也会妨碍α-螺旋的形成。此外，带有较大侧链的氨基酸残基如天冬酰胺和亮氨酸，也会影响α-螺旋的形成。脯氨酸的氮原子存在于刚性的五元环中，其形成的肽键N原子上没有H，不能形成氢键，结果是肽α-螺旋而发生转折。形成β-折叠的肽段也要求氨基酸残基的侧链要小，才有可能使两条肽链能够彼此接近。

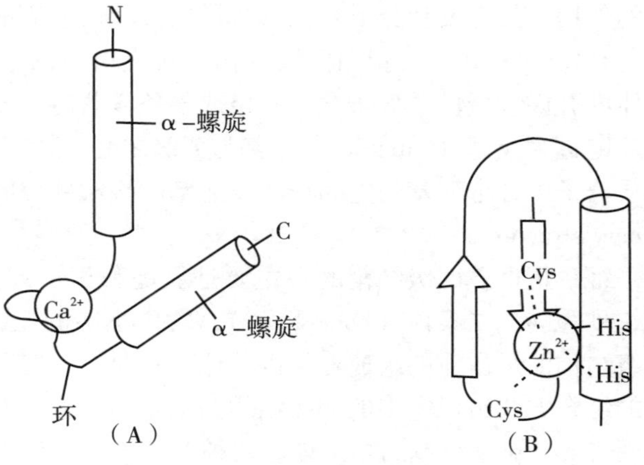

图4-3　蛋白质模体

4.1.3.11.10.3　蛋白三级结构：蛋白质的三级结构（tertiary structure）是指整条肽链中全部氨基酸残基的相对空间位置，也即是整条肽链所有原子在三维空间上的排布位置。蛋白质三级结构的维持和形成有赖于次级键的稳定性作用。主要的次级键有疏水作用、离子键、氢键和Van der Waals力等。

分子量很大的蛋白质的三级结构可分成较小的区域。这些区域折叠得较为紧密，并各自具有独立的功能，称为结构域（domain）。例如，纤连蛋白（fibronectin），由两条多肽链通过近C端的两个二硫键相连而成，含有6个结构域，各个结构分别执行一种功能，有可与细胞、胶原、DNA和肝素等配体结合的结构域（图4-4）。有些配体可与一个蛋白质分子中多个结构域结合。蛋白分子中不连续的肽段彼此相互接近也可以形成结构域。

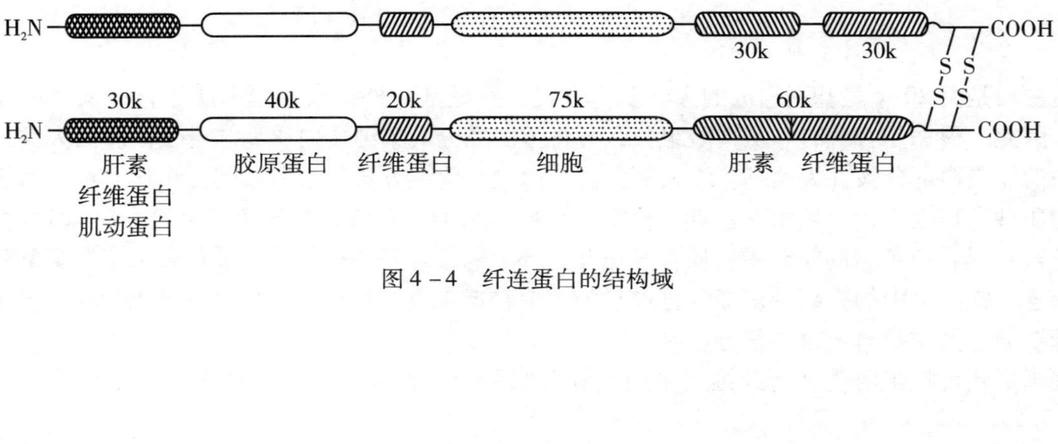

图4-4　纤连蛋白的结构域

分子伴侣（chaperon）在蛋白质分子空间结构形成中的作用是新近关于蛋白质空间结构研究中的一项重要发现。分子伴侣通过提供保护环境从而加速蛋白质折叠成天然构象或形成四级结构。分子伴侣广泛存在于从细菌到人类生物体中，其中有很大一部分称为热休克蛋白（heat shock protein）。分子伴侣怎样参与蛋白折叠过程，目前尚不清楚。蛋白在合成时，未折叠的蛋白质有很多疏水基团暴露于分子的外部，既具有发生分子内聚集，也有发生分子间聚集的倾向，因此蛋白质不一定能形成正确的空间构象。目前认为分子伴侣能够可逆地与未折叠肽段的疏水部分结合，随后再解离，如此反复地进行，可避免错误折叠或聚集的发生。分子伴侣也有可能与错误聚集的肽段结合，使之解聚，再诱发其正确折叠。此外，蛋白质分子中特定位置的两个半胱氨酸残基之间可形成二硫键，也是形成正确空间构象和发挥功能的必要条件，如胰岛素分子中有 3 个特定连接的 3 个二硫键。若二硫键发生错配，蛋白的空间构象和功能则都会造成影响。分子伴侣对蛋白质分子折叠过程中二硫键正确形成可能起有重要的作用。另有发现分子伴侣具有形成二硫键的酶活性。

4.1.3.11.10.4　蛋白四级结构：对蛋白质的二级、三级结构而言，只涉及一条多肽链的卷曲。在体内有许多蛋白质分子含有一条或多条多肽链，才能全面地执行功能。每一条具有完整三级结构的多肽链称为亚基（subunit），亚基与亚级之间呈特定的三维空间排布，并以非共价键相连接。这种蛋白质分子中各个亚基的空间排布及亚基间接触部位的布局和相互作用，称为蛋白质的四级结构（quaternary structure）。

维系蛋白质四级结构的力主要是氢键和离子键。由相同的两个亚级组成的具有四级结构的蛋白质，称为同源二聚体（homodimer），若由不同的亚级组成，则称为异源二聚体（heterodimer）。含有四级结构的蛋白质的组成亚级以单体存在时，一般不具有生物学功能，只有当这些单体按照一定的正确的结合方式组成完整的四级结构的寡聚体后才具有生物学功能。例如，血红蛋白是由两个 α－亚基和两个 β－亚基组成的四聚体。两种亚基的结构颇为相似，且每个亚基都结合有一个血红素辅基（图 4－5）。4 个亚基通过 8 个离子键相连，形成血红蛋白的四聚体，具有运输氧和二氧化碳的功能。但每一个亚基单独存在时，虽然与氧的亲和力增强，但在体内却不能将氧释放出来。

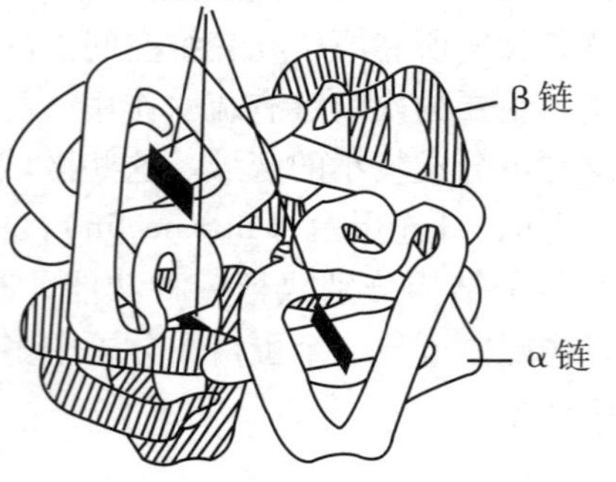

图 4－5　蛋白质四级结构—血红蛋白四级结构示意图

蛋白质是由 20 个氨基酸组成的大分子化合物。除氨基酸外，某些蛋白质还含有其他的非氨基酸组分。因此，根据是否含有非氨基酸组分，可将蛋白质分成单纯蛋白质和结合蛋白质两大类。结合蛋白质中的非蛋白部分被称为辅基。绝大部分辅基通过共价键方式与蛋白质部分相连。可作为蛋白质辅基的物质种类也很广，常见的有色素化合物、寡糖、脂类、磷酸、金属离子甚至分子量较大的核酸。细胞色素 C 是含有色素的结合蛋白质，其铁卟啉环上的乙烯基侧链与蛋白质部分的半胱氨酸残基以硫醚键相连，铁卟啉中的铁离子是细胞色素 C 的重要功能位点。免疫球蛋白是一类糖蛋白。分子中有数支寡糖链通过共价键与蛋白质部分连接。

根据形状可把蛋白质分为纤维状蛋白质和球状蛋白质两大类。一般说来，纤维状蛋白质形似纤维，其分子长轴比其短轴长10倍以上。纤维状蛋白质多为结构蛋白，作为细胞、组织或器官坚实的支架或连接结构。大量存在于结缔组织中的胶原蛋白就是典型的纤维状蛋白质，其长轴为300 nm，而短轴仅为1.5 nm。球状蛋白质的形状近似于球形或椭圆形，多数可溶于水，许多具有生理活性的蛋白质如酶、转运蛋白、蛋白类激素及免疫球蛋白都属于球状蛋白质。

4.1.3.11.10.5　蛋白质结构研究的主要方法：X射线晶体衍射是研究蛋白质结构的最重要的方法。伦琴发现X射线后的100年间，X射线在物质结构研究上立下了永不磨灭的伟大功绩。1912年劳埃发现晶体的X射线衍射，开创了晶态物质结构的新纪元。Bernal和Crowfoot在1934年就成功地拍摄到第一张蛋白质（胃蛋白酶）单晶体的X射线衍射照片。1953年Perutz发现了同晶置换法可以解决生物大分子晶体结构测定中的相位问题，自此蛋白质晶体学开始踏上自己发展的伟大历程。在1957～1959年Kendrew和Perutz分别获得了肌红蛋白和血红蛋白的低分辨率（6Å和5Å）结构，在此期间Watson和Crick共同建立了DNA双螺旋的结构模型。他们的伟大成就为分子生物学奠定了基础。从1957年～1967年的10年里，随着溶菌酶结构之后，胰凝乳蛋白酶A、核糖核酸酶、核糖核酸酶S和羧肽酶也分别获得了高分辨率的结果，表明蛋白质晶体学已经成为一门成熟的学科。20世纪60年代末到70年代，蛋白质晶体学从对生物大分子三维结构测定迈入生物大分子三维结构与其生物学功能之间的关系研究，从此它既是分子生物学研究的有力的重要手段，同时也开始为结构分子生物学的建立和发展历程创造着条件。生物大分子发挥其生物学功能必须具备：①稳定的特征的三维结构；②其三维结构在各个水平上的运动。

随着学科的交叉渗透和迅速发展，一个极其重要的分支学科——结构分子生物学正在高速发展，并已成为当前生物学中的一个重要前沿学科。结构分子生物学是结构生物学中的一个最重要、最活跃的研究层次，它是在分子层次上从结构角度特别是从三维结构的角度研究和阐明当前生物学中各个前沿领域的重要学科问题。结构分子生物学是一个包括生物、物理、化学和计算数学等多学科交叉的前沿，其中心任务就是进行生物大分子的结构与其生物功能关系的研究。研究生物大分子三维结构及其运动的手段虽有多样，如二维及多维核磁共振、中子衍射、电子晶体学及电镜三维重组等。然而，无论从测定生物大分子三维结构的数量上、精确度上或其发展潜力上，X射线单晶衍射方法都是其他手段不可比拟和代替的，至今乃至可见的将来仍占重要地位。

4.1.3.11.11　核酸：核酸（nucleic acid）是以核苷酸为基本单位组成的生物信息大分子，也是最重要的生物纳米粒子之一。基于DNA的纳米技术的一个重要目标是将此成果扩展到两三个领域。如果能够成功的话，就可以通过列出一系列DNA序列并对它们加以组合，从而设计出固体材料。如果这种结构高度有序，那么利用前面提到的规律重复栅格框架容纳大分子进行晶体学实验就变得可行了。

DNA纳米技术的另一个目的，是将DNA元件组装到框架结构当中。它的完成将是制造具有复杂运动和多种结构状态的纳米机器人的第一步，后者将能使我们建造化学装配线。应用类似于这里描述的装置，可以高精度地装配新材料。作为一个样本，纽约大学的Canary及Lukeman、德州大学奥斯汀分校的朱雷（音），最近在核酸链骨架上聚合了一小段尼龙。期望有一天能够合成有特殊性质及拓扑结构的新聚合物（例如其骨架上的缠绕物）。

要实现这些目标，首先需要将DNA作为可设计的成分。但无论晶体学还是纳米微电子技术都不能仅依赖于DNA。比如纳米金属粒子或纳米碳立方体等纳米微电子元件，必须在特定的反应体系和液体环境中与DNA分子相结合，同时既要与DNA又要与其他成分相谐调。考虑到这些分子复杂的化学特性，实现这一目标并非易事。即使通过DNA的自行装配创立了纳米微电子学，纳米机械最终仍需以比在溶液中加入、移除调控片段更为复杂的方式与宏观世界相互作用。这一挑战很可能充满艰辛。

理想的纳米机械应该能够复制。然而，不同于线性DNA链，枝状的DNA链不具有自我复制功能。但去年的晚些时候美国加州的Scripps研究所的Shih、Quispe和Joyce在能自我复制的DNA分子研究上迈出了令人振奋的一步。他们用一条约1700个碱基对的DNA链制造了一个八面体，其间利用了5个辅助的短支链完成装配。这个八面体的每条边由两个彼此连结的DNA双螺旋形成（一组DX和PX分子），每边长14纳米，即4圈双螺旋。一个折叠的八面体是不能复制的，但在非折叠状态下，长链可以很容易通过PCR（聚合酶链式反应）这一标准生物技术方法复制上百万次。虽然距成功复制生命体还有很长一段路要走，但是等到Watson－Crick发现DNA双螺旋结构一百周年的时候，我们也应该能拥有达到这一水平的DNA机械了。

天然存在的核酸有脱氧核糖核酸（deoxyribonucleic acid，DNA）和核糖核酸（ribonucleic acid，RNA）。DNA存在于细胞核和线粒体内，携带遗传信息，决定细胞和个体的遗传型（genotype）。RNA存在于细胞质、细胞核和线粒体内，参与遗传信息的复制与表达。病毒中，RNA也可以作为遗传信息的载体。核酸和蛋白质一样，都是生命活动中的生物大分子，具有复杂的结构和重要的功能。

核酸的基本组成单位是核苷酸（nucleotide）。核甘酸由碱基、戊糖和磷酸3种成分组成。DNA的基本组成单位是脱氧核糖核苷酸（deoxyribonucleotide或deoxynucleotide），RNA的基本组成单位是核糖核苷酸（ribonucleotide）。

4.1.3.11.11.1 核苷酸的化学组成：核苷酸的构成碱基（base）有5种，分别属于嘌呤（purine）和嘧啶（pyrimidine）两类含氮杂环化合物。腺嘌呤（adenine，A）和鸟嘌呤（guanine，G）既存在在于DNA，也存在于RNA。胞嘧啶（cytosine，C）存在于DNA和RNA，而胸腺嘧啶（thymine，T）仅存在于DNA分子中，尿嘧啶（uracil，U）仅存在于RNA分子中。简言之，DNA分子中的碱基成分为A、G、C、T 4种，而RNA分子则主要由A、G、C、U 4种碱基组成。构成核酸的5种碱基的酮基或氨基均位于杂环上氮原子的邻位，受递质pH的影响，可形成酮或烯醇两种异构体，或形成氨基亚氨基的互变异构体。这些酮基和氨基是DNA双链结构形成氢键的结构基础。

戊糖是核苷酸分子中的另一种重要成分。脱氧核糖核酸中的戊糖是β－D－2脱氧核糖；核糖核苷酸中的戊糖为β－D－核糖。脱氧核糖使DNA分子较RNA分子具有更好的化学稳定性，更适宜于作为生物遗传信息的储存载体。科研实践中为区别碱基中和核糖中碳原子，二者分别采用C－1、C－2和C－1′、C－2′标记碳原子编号。

碱基和核糖或脱氧核糖通过糖苷键（glycosidic bond）缩合成核苷或脱氧核苷连接位置是C－1′。

核苷与磷酸通过酯键结合构成核苷酸或脱氧核苷酸。核糖环上所有的游离羟基（包括核糖碳环的C－2′、C－3′、C－5′和脱氧核糖碳环上的C－3′和C－5′），均能与磷酸发生酯化反应，但愿生物体内多数核苷酸都是5′核苷酸。根据磷酸基团数目的不同，分别称之为一磷酸核苷（nucleoside monophosphate，NMP）、二磷酸核苷（nucleoside diphosphate，NDP）和三磷酸核苷（nucleoside triphosphate，NTP）等。根据碱基成分的不同可称之为磷酸腺苷（adenosine monophosphate，AMP）、二磷酸腺苷（adenosine triphosphate，ADP）和三磷酸腺苷（adenosine triphosphate，ATP）等。

在生物体内，核酸除了构成核酸生物大分子，做为遗传信息的载体，还参与多种物质的代谢调控和蛋白质功能的调节。三磷酸核苷，如ATP和UTP等在能量代谢中均为重要的底物或中间产物；环核苷酸如环腺苷酸（cyclic AMP，cAMP）和环鸟苷酸（cyclicGMP，cGMP）等可作为细胞信号传导的第二信使对细胞的功能或代谢状态起有关键性的调节作用。

DNA、RNA分子中核苷酸的排列顺序，也就是核苷酸序列，称为核酸的一级结构。因为4种核苷酸之间的差异主要是所含甲基的不同，因此核苷酸序列又称为碱基序列。4种脱氧核糖核苷酸按照一定的顺序以磷酸二酯键（phosphodiester linkage）相连形成的多聚脱氧核苷酸（polydeoxynucleotides）链称为DNA，多聚核苷酸（polynucleotides）链称为RNA。DNA或RNA分子中脱氧核苷酸或核苷酸之间的连接具有严格的方向性，总是由前一个核苷酸的3′－羟基与下一个核苷酸的5′－磷酸基间形成3′，5′－磷酸二酯键，从而构成一个没有分支的线性大分子。RNA是生物体内另一大类核酸。RNA与DNA的主要差异有两点：一是组成RNA的核苷酸的戊糖是核糖而不是脱氧核糖；二是RNA

分子中不含有胸腺嘧啶而含有胞嘧啶和尿嘧啶。所以构成 RNA 的 4 种基本核苷酸为 AMP、GMP、CMP 和 UMP。

DNA 和 RNA 对遗传信息的携带和传递依靠碱基排列顺序的变化而实现。核酸分子中的核糖或脱氧核糖不参与信息的贮存和表达，而只是用来构成核酸分子的骨架结构。核酸分子的大小用碱基数目或碱基对数目来表示。小于 50 个碱基的核酸片段常被称为寡核苷酸。自然界 DNA 和 RNA 的长度在几十至几万个碱基或碱基对之间，碱基或碱基对排列顺序的不同赋予它们巨大的信息编码能力。

4.1.3.11.11.2　DNA 的空间结构与功能：James Watson 和 Francis Crick 两人于 1953 年在 Nature 杂志上发表文章，揭示了 DNA 的双螺旋结构（double helix）模型，使核酸研究获得了历史性的突破。这一发现阐明了生物界遗传性状得以世代相传的分子机制，是生命科学发展的里程碑，标志着现代分子生物学的开始。这一历史性发现已经为生物学和医学带来了革命性的发展，无论是对生命活动本质的深刻理解，还是对于改造生命的各种努力，无不得益于这一发现所揭示的自然奥秘。

在如今的纳米技术中，DNA 还具有各种各样的用途。除在前面介绍的外，科学家们已在利用 DNA 来构造微小的器件。朗讯科技公司贝尔实验室和英国牛津大学的研究人员已经发现了一种保持 DNA 发动机连续运转的方法。以前，研究者不得不在发动机周期的不同阶段加入特别的 DNA 串，从而维持它运转。

自由运转的 DNA 发动机最终可以给微小机器提供能量，使其有能力一个分子一个分地构建和传输化学材料。一个发动机工作的时候改变形状，然后又改变回来。在早期的工作中，研究人员通过促使 DNA 链的中间部分结合，然后跟另外一链结合，巧妙地将 DNA 链变成一个发夹形状，然后又变回来。

通过使形成发夹的 DNA 链的一部分变成一足够紧的环，这样 DNA 链就可以不和第二条链直接结合，然后可以跟另外一条链结合。虽然现在还不能预言这种器件什么时候可以进入实际应用，但毕竟提示了这样一种可能性。对这种器件的详细描述已超出本书的范围，有兴趣的读者可参考在 Physical Review Letters 的 2003 年 3 月 18 日的期刊上的研究工作的论文。

今天，DNA 机械可以实现一般的转动或者像剪刀一样的开合运动。来自法国的 Muséum National d'HistoireNaturelle 的研究人员已成功地制造出一个 DNA 可以伸缩达 5nm 的纳米马达。这机器包含了 F21T，一个基数为 21 的寡核苷酸，这种核苷酸可以在两种状态中转换——一种是 DNA 链二重的伸长，另一种是紧紧的四重盘绕。加上一条 DNA 链作为“燃料”为状态的改变提供能量源。研究员 Jean - Louis Mergny 说：“通过在两种明确的拓扑结构之间的转换，可以产生一个 5nm 的两击的，像线性马达式的运动。设置机器相对比较简单，而改善动力质量则是一个真正的挑战。”

通过对众多寡核苷酸序列和不同的实验条件的研究，研究人员制造出一个从关闭到打开需要少于 30 秒，而打开到关闭仅需要 3 秒的开关系统。这些研究使用的序列是生物相关的，它会对人类的调聚模体（telomeric motif），即在染色体末端——所谓的端粒——上的序列，产生作用。科学家通过附在 F21T 末端的荧光物质发出的荧光能量光谱，追迹探测纳米机械的运动。纳米马达可以应用在二维晶体的建造、纳米机器人的控制以及 DNA 电脑等方面。而将其中一端或两端连上一个生物或非生物的成分可以为将来的应用开拓更多的可能性。

科学家们在 Proceedings of the National Academy of Sciences of the United States of America 上发表文章，运用二重 - 四重平衡制造出一种纳米机械。这基于不同的 DNA 序列，在 Nano Letters 也有详细的论述。

纳米建筑物的灵感来自大自然的新一代的纳米尺寸器件正被开发。Grazyna Sroga，这位 Rensselaer 工艺学院的博士后研究员，正用 DNA 及相关的蛋白质建造精微的结构，这有一天有可能用于引导电流，传送药品，推进计算机存储器，甚至感应化学药品的存在与消失。她目前在 Jonathan S. Dordick 的实验室工作，是 Howard P. Isermann 的第 42 位化学工程教授。Sroga 在 3 月 23 ~ 27 号 New Orleans

举行的第 225 界全美化学家会议上介绍了她的发现。

Dordick and Sroga 用混合蛋白质的化合物来操作正常的线性 DNA 使其变成不寻常的形状，包括三维立体。这些新的形状可以在分子相互作用激励下自组装。这些生物激发的纳米结构自发组装的能力节省了研究员的时间和努力，它体现出对其他不利用生物材料的制作纳米产品方法的优势。

这项研究（由生物研究与发展有限公司和全国科学基地资助，通过 Rensselaer 的纳米尺度科学与工程中心）正处于幼年期。基于生物模型建造新器件，尽管如此，意味着蛋白质的缺陷经过多年的进化已经被处理过了。当它用于设计时，"很有可能比大自然做得更好，" Sroga 说。由混合生物材料构造的工具，例如，有可能是低应变原的，这使得这些器件的医学应用引起人体系统的拒绝的可能性降低。

4.1.3.11.12 DNA 的二级结构——双螺旋模型：DNA 两条核酸链是反向平行的互补双链。在 DNA 双链结构中，亲水的脱氧核糖基和磷酸基骨架位于双链的外侧，而碱基位于内侧，两条链的碱基之间以氢键相联系，对双螺旋结构起稳定作用。碱基结构的不同，使它们形成氢键的能力也不同。这就使碱基之间只能以特定的方式进行配对，即腺嘌呤必须与胸腺嘧啶配对，形成两个氢键，而鸟嘌呤必须与胞嘧啶配对，形成 3 个氢键。这种特殊的固定的配对关系可认为是 DNA 分子中碱基互补原理，每个 DNA 分子中的两条核酸链称为互补链。每条链中的碱基以疏水的近于平面的环形结构彼此接近而堆积，其平面与 DNA 线性分子结构的长轴相垂直。由于核苷酸进行连接的过程中遵循严格的方向性和碱基结构对氢键形成的限制，使两条多核苷酸链的走向呈反向平行，即一条链的走向是由 5′至 3′，而另一条链的走向为 3′到 5′。

DNA 双链是一右手螺旋结构。存在于小小的细胞核中的 DNA 作为线性分子，其结构刚性并不大。DNA 的初始折叠为一右手螺旋式结构（图 4－6）。DNA 双链右手螺旋的直径为 2 nm，每旋转一周含有 10 个碱基对。每个碱基的旋转角度为 36°，螺距为 3.4 nm。DNA 双螺旋分子表面存在一个大沟（major groove）和一个小沟（minor groove）。这些沟状结构可能与蛋白质与 DNA 之间的相互识别有关。

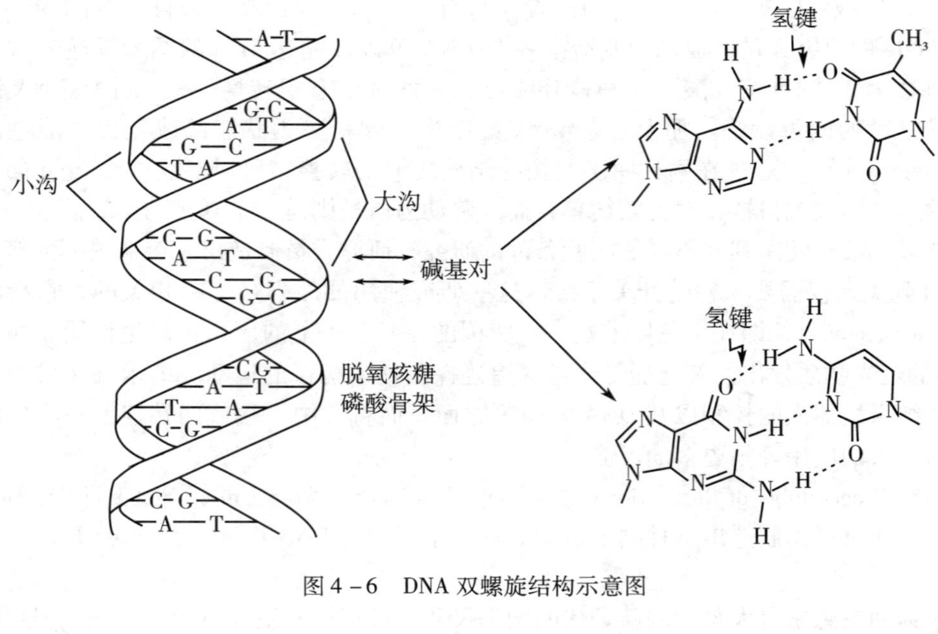

图 4－6 DNA 双螺旋结构示意图

DNA 的双螺旋结构依靠碱基的疏水力和氢键的维系而稳定，其中氢键用以维系两条互补链间的横向稳定，碱基间疏水平面堆积力则用以维系两条互补链的纵向稳定。从总能量意义上来说，碱基堆积力对于双螺旋的稳定性具有更为重要的意义。DNA 双螺旋模型为 DNA 储存和复制遗传信息的机制提供了最好的解释。DNA 双链互补碱基特点提示 DNA 半保留复制机制，两条链分别作为模板，生成新的子代互补链，从而保持遗传信息的稳定传递。

4.1.3.11.13　DNA 双螺旋结构的多样性：在 92% 相对湿度下作 X 线衍射图谱分析，从生理盐水中抽提出的 DNA 纤维的结构符合 Watson – Crick 结构模型，这是 DNA 分子在水性环境和生理条件下最稳定的结构。但 DNA 的结构不是一成不变的。在改变了溶液中的离子强度或相对湿度时，DNA 的双螺旋结构会发生一些变化，包括表面沟的深度、螺旋的螺距及旋转角等。1979 年，Alexander Rich 等到在研究人工合成的 CGCGCG 晶体结构时，意外地发现这种 DNA 分子具有左手螺旋结构。后来证明这种螺旋结构在天然 DNA 中也有存在。目前人们将具有 Watson – Crick 模型结构的 DNA 称为 B – DNA，而将 Rich 等人的 DNA 左手双螺旋结构 DNA 称为 Z – DNA。另外，还有不同于 B – 和 Z – DNA 的 A – DNA 的存在（图 4 – 7）。由此可见，右手双螺旋结构并不是自然界 DNA 的唯一存在方式。在生物体内，不同构象或结构的 DNA 在功能上可能有所差异，可能与基因表达的调节和控制有关。

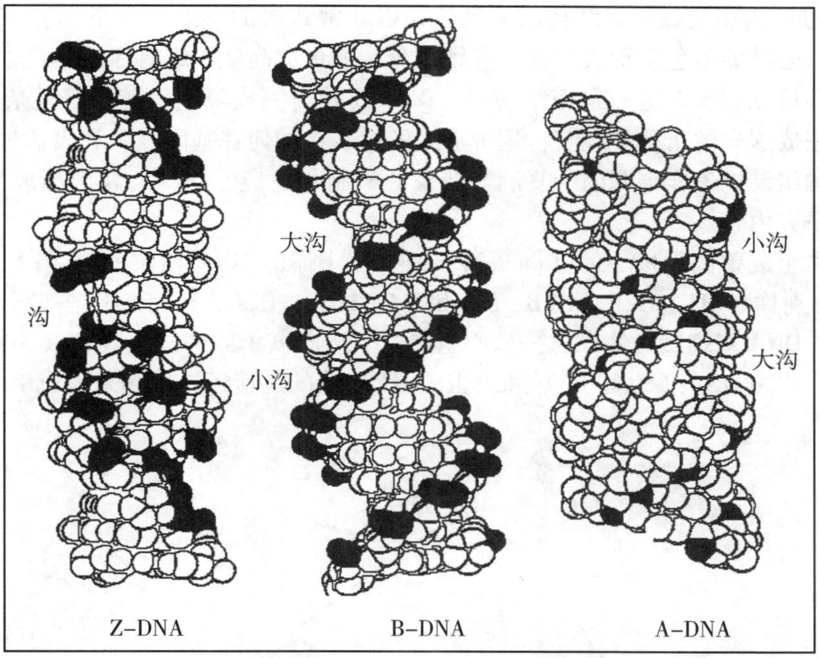

图 4 – 7　不同类型 DNA 双螺旋结构

4.1.3.11.14　DNA 超螺旋结构及染色质中组装：生物界 DNA 分子是十分巨大的信息分子，其长度要求其必须形成紧密折叠扭转的方式才能够存在于小小的细胞核内。因此，DNA 在细胞内会在其双螺旋结构的基础上进一步旋转折叠，并且在蛋白的参与下组装成为致密结构。

DNA 的双螺旋结构可以再盘绕形成超螺旋结构（superhelix 或 supercoil）。盘绕方向与 DNA 双螺旋方向相同为正超螺旋（positive supercoil）；盘绕方向与双螺旋方向相反者为负超螺旋（negative supercoil）。自然界的闭合双链的 DNA 主要是以负超螺旋形式存在。实际上细胞内 DNA 的超螺旋结构是处于不断地变化状态之中。DNA 整体或局部的拓扑学变化及其调控对于 DNA 复制和 RNA 转录过程具有重要作用。

绝大部分原核生物的 DNA 都是共价封闭的环状双螺旋分子。这些双螺旋分子在细胞内进一步盘绕，并形成类核（nucleoid）结构，以保持其在细胞内以致密装配形式存在。类核结构中有形成分的 80% 为 DNA，其余为蛋白质。在细菌基因组中，DNA 超螺旋结构可以独立存在，形成超螺旋区（图 4 – 8），各区域间的 DNA 可以有不同的超螺旋结构。分析表明，大肠杆菌基因组中，每 200 个碱基就有一个负超螺旋形成。

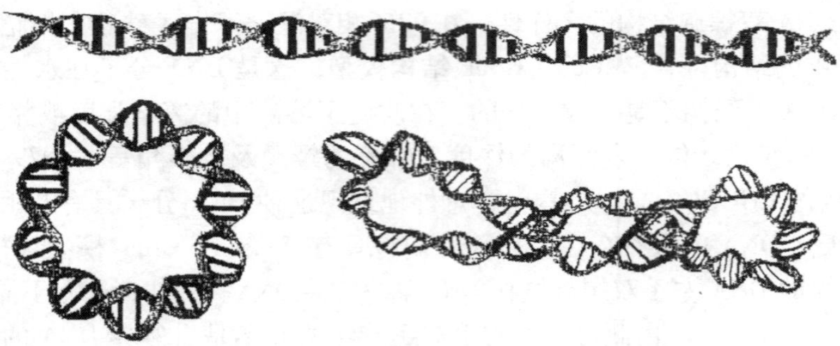

图 4－8 线性、环状和超螺旋 DNA 结构

DNA 在真核细胞内组装成一定结构的染色体，以非常致密的形式存在于细胞核内。在细胞周期的大部分时间，以分散的染色质形式存在，在细胞分裂期形成高度组织有序的染色体（chromosome），在光学显微镜下即可见到。在这一致密结构中，DNA 要随时完成复制、转录等复杂的功能。DNA 在真核细胞中怎样完成这样的折叠和组装？这种形式的组装体如何在基因复制和表达过程中发生动态变化？这种致密结构组装体怎样与基因的复制与转录的机制相适应？这些问题应当成为与 DNA 相关的纳米技术的一项研究内容。

染色体的基本组成单位为核小体（nucleosome）。核小体由 DNA 和 5 种组蛋白（histone，H）构成。5 种组蛋白分别称为 H1、H2A、H2B、H3 和 H4。H2A、H2B、H3 和 H4 各两分子共同构成八聚体的核心组蛋白，DNA 双螺旋缠绕在这一核心组蛋白上形成核小体的核心颗粒（core particle）。核小体的核心颗粒之间再由 DNA（约 60 bp）和组蛋白 H1 构成的连接区连接起来形成串珠样结构（图4－9）。

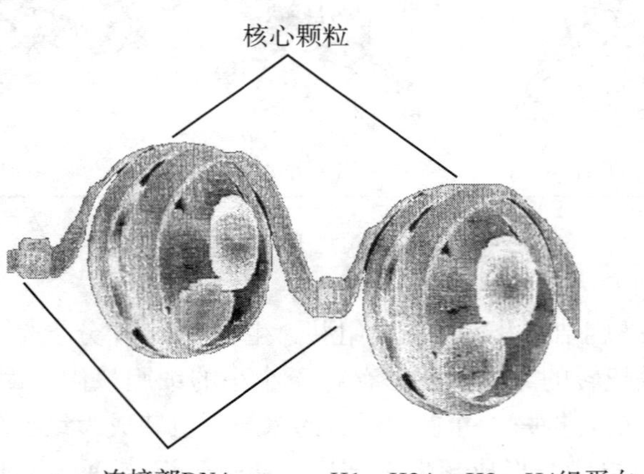

图 4－9 核小体结构示意图

核小体是 DNA 在核内形成致密结构的第一层次折叠。这第一层次折叠使 DNA 的体积约减少 6 倍。第二层次的折叠是核小体卷曲（每 6 个核小体）形成直径 30 nm 的纤维状结构和襻状结构，使 DNA 的致密度约增加 40 倍。第二层次折叠的纤维状和襻状结构可见于染色质和间期染色体。30 nm 的纤维或襻状结构可进行第三层次的折叠形成柱状结构，使致密度再增加约 1000 倍，在分裂期染色体中约增加 10000 倍，从而将 1 m 长的 DNA 分子压缩，容纳于直径只有数微米的细胞核中（图 4－

10)。DNA 的这些折叠过程是在蛋白质参与下的非常精确的动态过程。

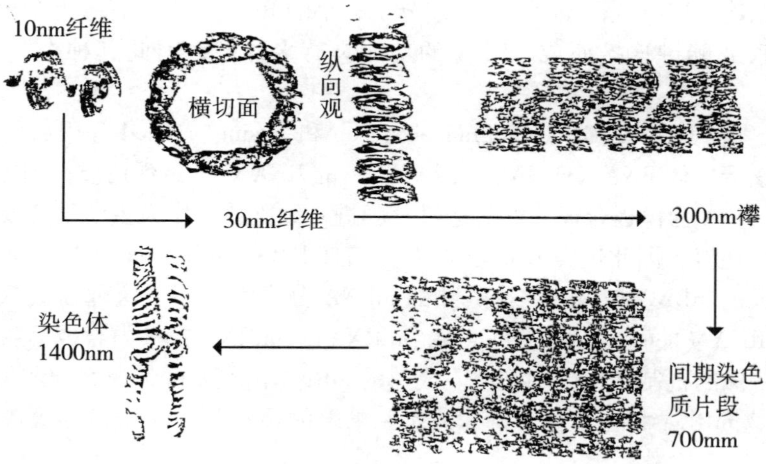

图 4-10 核小体的折叠及染色体组装过程示意图

4.1.3.11.15 DNA 的功能：DNA 分子的一级结构是典型的纳米线，直径仅 2 nm。这种纳米线缠绕核心组蛋白形成纳米串珠样核小体。这些核小体进行第一次折叠形成长度大大缩短了的，体积约减小 6 倍的致密结构。这种致密结构再经第二次折叠形成直径 30 nm 的纤维状和襻状结构。由纤维状或襻状结构进行第三次折叠形成柱状结构。可见 DNA 是典型的生物纳米结构。

DNA 的基本功能是以基因的形式荷载遗传信息，并作为基因复制和转录的模板，使生物体的种族特征得以代代相传。DNA 是生命遗传的物质基础，也是生命活动的物质基础。

基因是 DNA 分子中的特定区段，其中核苷酸排列顺序决定基因的功能。DNA 是细胞内 RNA 合成的模板，部分 RNA 又为细胞内蛋白质的合成提供指令。基因的核苷酸序列及以遗传密码的方式决定不同蛋白质的氨基酸序列。这一原理使 DNA 仅仅利用 4 种碱基的不同序列，可以对所有生物体的遗传信息进行编码，经过复制遗传给予子代，并通过转录和翻译保证支持生命活动的各种 RNA 和蛋白质在生物体细胞内的有序合成。

一个生物体的基因组（genome）包含所有编码 RNA 和蛋白质的序列及所有的非编码序列，也就是 DNA 分子的全序列。一般来讲，进化程度越高的生物体，其 DNA 分子越大、越复杂。最简单的生物基因组仅含有几千个碱基对，人的基因组则有 2.8×10^9 个碱基对，使可编码的基因信息量大增加。但基因大小与生物体的进化程度和复杂性并不一定适用于所有的生物体。例如，青蛙比起人类来其进化程度及生命体的复杂性远不及人类，但青蛙的 DNA 分子却较人类的 DNA 分子大将近 10 倍。因此，DNA 分子在决定生物体遗传性状方面，不仅与碱基的数量有关，而且与其性质也有关系。人类基因组的全部序列测定已于 2000 年 6 月由人类基因组国际合作组完成，为基因功能的研究奠定了基础。

DNA 分子具有高度稳定性和高度复杂性的特点。能够满足遗传稳定性和多样性的要求。然而 DNA 分子又绝不是一成不变。它可以在环境因素的作用下发生各种重组和突变，为自然选择提供机会。尽管 DNA 结构与功能的研究成果已为当今的社会带来巨大的变化，但 DNA 分子如何在进化过程中成为生命的主宰，为什么自然界会选择 DNA 作为遗传的载体？没有 DNA 地球上是否照样会出现生命？DNA 的纳米结构与其功能的发挥之间是否具有关系或具有什么样的关系？地球上或其他星球上是否有不以核酸为遗传信息载体的生命形式？这些问题还都有待于未来的研究。

DNA 作为高性能的信息储存装置，在理解它在生物体生命过程中的意义的同时，人们已经在试图利用其结构和功能特点来完成一些与生命活动无关的工作。这些已在前面进行过介绍，此处不再赘述。

4.1.3.11.16 RNA 的结构和功能：RNA 在生命活动中具有与蛋白质和 DNA 同样重要的作用，

它使 DNA 所保存的遗传信息得以在子代生物体或子代细胞中得以表达。遗传信息的表达和调控是由 RNA 和蛋白质共同完成的。RNA 通常以单链形式存在，但也有非常复杂的局部二级结构或三级结构，以完成一些特殊的功能。RNA 分子远小于 DNA 分子，小的 RNA 分子只有数十个核苷酸，大的可有数千个核苷酸通过磷酸二酯键连接而成。RNA 的功能具有多样性，因此其种类、大小和结构都远比 DNA 要多。

4.1.3.11.16.1 信使 RNA：1960 年 Francois Jacob 和 Jacques Monod 等用放射性核素示踪实验证实，有一类不同于核蛋白体 RNA（rRNA）的大小不一的 RNA 分子是蛋白质在细胞内合成的模板。这些 RNA 是在核内以 DNA 为模板合成，然后透过核膜进入细胞质，作为蛋白质合成的模板。这些 RNA 的作用类似于信息传递者，因此这类 RNA 被命名为信使 RNA（messenger RNA，mRNA）。

在细胞核内合成的 mRNA 初级产物比成熟的 mRNA 分子大得多。这种初级 RNA 分子大小不一，被称为核内不均一 RNA（heterogeneous nuclear，hnRNA）。hnRNA 在核内合成后很快经剪切成为成熟的 mRNA，并领先特殊的机制转移到细胞质。成熟的 mRNA 由氨基酸编码区和非编码区构成。真核生物 mRNA 与原核生物 mRNA 相比，具有特殊的 5′-末端的帽和 3′-末端的多聚腺苷酸尾结构为其特点（图 4-11）。

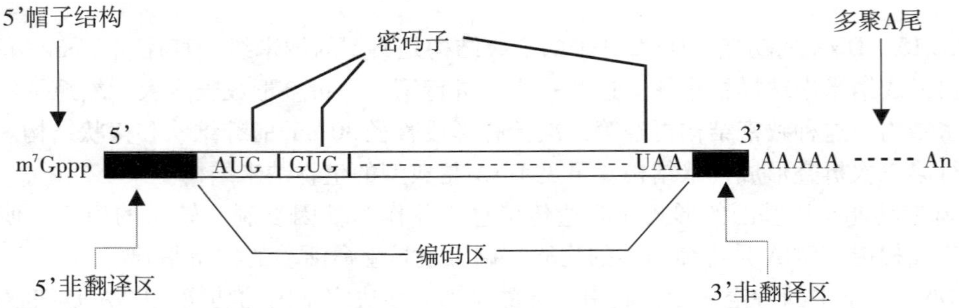

图 4-11 哺乳类动物成熟 mRNA 的结构特点

5′-末端的帽结构（cap sequence）指大部分真核细胞的 mRNA 5′-末端以 7-甲基鸟嘌呤-三磷酸鸟苷为起始的结构（m7GpppN）。5′-末端的帽结构是由鸟苷酸转移酶加到转录后的 mRNA 分子上的，与 mRNA 中所有其他核苷酸序列的方向相反。帽结构中的鸟苷酸及相邻的腺苷酸或鸟苷酸都可以发生甲基化，因此由于甲基化位置不同可产生数种不同的帽结构。mRNA 帽结构的功能是可以与一类被称为帽结合蛋白（cap binding proteins，GBPs）的蛋白分子结合。这种 mRNA 和 GBPs 复合物有助于 mRNA 自细胞核向细胞质的转运、与核蛋白体的结合、与翻译起始因子的结合，以及 mRNA 稳定性的维系等有重要作用。

3′-末端多聚腺苷酸尾结构为真核生物 mRNA 3′-末端的一段由数十个至百余个腺苷酸连接而成的多聚腺苷酸结构，称为多聚腺苷酸尾［poly（A）］。Poly（A）结构是由 poly（A）转移酶在 mRNA 转录完成后加到 mRNA 分子上去的。Poly（A）在细胞内与 poly（A）结合蛋白［poly（A）-binding protein，PABP］相结合而存在，每 10~20 个碱基结合一个 PABP 单体，因此真核细胞 mRNA 的 3′-末端实际上是一个 poly（A）和蛋白质的多聚体形成的复合物。

4.1.3.11.16.2 转运 RNA：转运 RNA（transfer RNA，tRNA）的功能是在蛋白质合成过程中作为载体将各种氨基酸转呈给 mRNA。目前已完成结构测定的 100 多种 tRNA 都是由 74 至 95 个核苷酸组成的。所有的 tRNA 所具有的共同特点有：①含有稀有碱基；②分子有茎环结构；③分子末端有氨基酸接纳茎；④序列中有反密码子。

tRNA 分子中都含有稀有碱基。稀有碱基（rare base）是指除 A、C、G、U 外的一些不常见的碱基，一般包括有双氢尿嘧啶（DHU）、假尿嘧啶（ψ，pseudouridine）和甲基化的嘌呤（mG、mA）

等。一般的嘧啶核苷以杂环上 N－1 与戊糖环上 C－1′连成糖苷键，而假尿嘧啶核苷则用杂环上的 C－5 与戊糖环上的 C－1′相连。tRNA 中的稀有碱基可占所有碱基的 10%～20%。

tRNA 分子中一般都含有茎环结构。组成 tRNA 的几十个核苷酸中存在着一些局部区域，形成互补配对的双链结构。这些局部双链呈茎状，中间未配对的一些碱基膨出形成环状或襻状结构，称为茎环（stem－loop）或发夹结构。这些茎环使 tRNA 分子呈三叶草形。两侧含有稀有碱基的环状结构分别称为 DHU 环和 TψC 环，反密码子位于一端的环内，称为反密码环。

氨基酸接纳茎位于 tRNA 分子末端。所有 tRNA 3′－末端最后 3 个核苷酸序列均为 CCA，称为氨基酸接纳茎（acceptor stem），是氨基酸的结合部位。有些氨基酸只有一种 tRNA 载体，有的氨基酸可有多种 tRNA 载体，这主要是由于密码子简并性所造成的。

每个 tRNA 分子中都有 3 个碱基与 mRNA 上编码相应氨基酸的密码子具有碱基反向互补关系，这 3 个碱基称为反密码子（anticodon），位于反密码环内。不同的 tRNA 有不同的反密码子，蛋白质生物合成时，就是靠反密码子来辨认 mRNA 上互补的密码子，并将其所携带的氨基酸正确地连接于正在合成的肽链上的正确位置。

tRNA 的共同三级结构是倒 L 形的。虽然 TψC 和 DHU 环在二级结构中各处一方，但在三级结构中却相距很近。这些结构与 tRNA 和核蛋白体中的蛋白质及 rRNA 之间存在着相互作用，并且可能对蛋白质的合成具有重要意义，但对其具体功能目前还缺乏详细的认识。

4.1.3.11.16.3　核蛋白体 RNA：核蛋白体 RNA（ribosomal RNA，rRNA）约占细胞内 RNA 总量的 80%，是细胞含量最终多的 RNA。rRNA 与核蛋白体蛋白（ribosomal protein）共同核蛋白体或核糖体（ribosome）。原核细胞和真核生物的核蛋白体均由易于解聚的大、小两个亚基组成。原核生物有 5S、16S、和 23S3 种 rRNA（S 为大分子物质在超速离心沉降中的一个物理学单位，间接反映分子量的大小）。其中 16S rRNA 和 20 余种蛋白质构成核蛋白体的小亚基；5S 和 23S rRNA 共同与 30 多种蛋白质结合构成核蛋白体的 50S 大亚基。真核生物的核蛋白体 40S 小亚基由 18S rRNA 及 30 余种蛋白质构成；60 S 大亚基则由 5S、8S、28S 3 种 rRNA 加上近 50 种蛋白质构成。

真核生物 18 S rRNA 的二级结构呈花状（图 4－12）。其中的多个茎环结构为核蛋白体蛋白的结合和组装提供了结构基础。真核生物 18 S rRNA 形态相似于核蛋白体的 40 S 小亚基，有几种原核生物的 16 S rRNA 的二级结构均与 30S 小亚基相似。将参与组成核蛋白体的蛋白质和 rRNA 纯化后在试管内混合，不需加入酶或 ATP 就可以自动组装成有活性的大、小亚基，但是 rRNA 之间不能互相替代。因此，核蛋白体立体结构的组装可能是由 rRNA 为主导的。核蛋白体是生物细胞内蛋白质合成的场所。核蛋白体中的 rRNA 和蛋白质共同为肽链合成所需要的 mRNA、tRNA 以及多种蛋白因子提供了相互作用的位点、空间和环境。

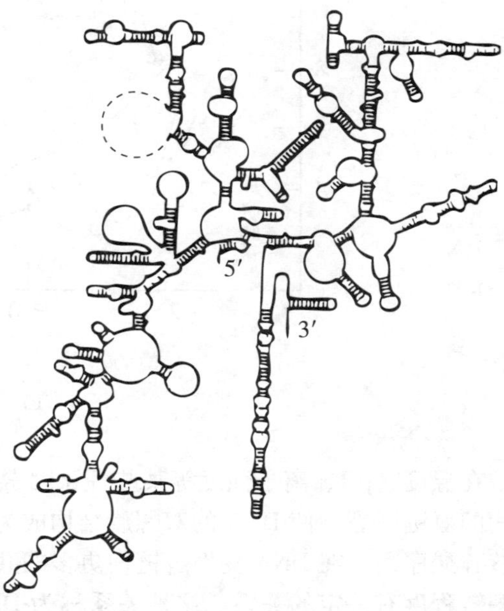

图 4－12　真核生物 18S rRNA 的二级结构示意图

4.1.3.11.16.4　其他小分子 RNA：除了 mRNA、tRNA 和 rRNA，细胞的不同部位还存在着许多其他种类的小分子 RNA，统称为非 mRNA 小 RNA（small non messenger RNA，snmRNAs）。有关 snmRNAs 的研究近来受到广泛重视，并产生了 RNA 组学（Rnomics）的概念。RNA 组学研究细胞中 snmRNAs 的种类结构和功能。同一生物体不同种类的细胞、同一细胞在不同时间、不同状态下 snmRNAs 的表达具有时间和空间特异性。

snmRNAs 主要包括核内小 RNA（small nuclear RNA，snRNA）、核仁小 RNA（small nucleolar RNA，snoRNA）、胞质小 RNA（small cytoplasmic RNA，scRNA）、催化性小 RNA（small catalytic RNA）、小片段干扰 RNA（small interfering RNA，siRNA）等。这些小 RNA 在杂化核 RNA（hetero－nuclear RNA，hnRNA）和 rRNA 的转录后加工、转运及基因表达调控等方面具有重要的生理作用。某些小 RNA 分子具有催化特定 RNA 降解的活性，在 RNA 合成后的剪切修饰中具有重要作用。这种小 RNA 称作核酶（ribozyme）或催化性 RNA（catalytic RNA）。

siRNA 是生物宿主对于外源入侵基因所表达的双链 RNA 进行切割所产生的具有特定长度（21 个核苷酸）和序列的小片段 RNA。siRNA 可以与外源基因表达的 mRNA 相结合，并诱发这 RNA 的降解。新近发展起来的 RNA 干涉（RNA interference，RNAi）技术就是基于这一原理。RNAi 技术正在被广泛应用于生命科学的各个领域，也将在病毒感染性疾病和其他疾病的治疗中发挥作用。

4.1.3.11.17 核酸的一般理化性质：核酸是一多元酸，具有较强的酸性。

DNA 是线性高分子，粘度极大，RNA 分子远小于 DNA，粘度也小得多。DNA 分子的线性，且线性长度可达 1 m，因此容易受机械力的作用而发生断裂。

溶解状态的 DNA 分子在引力场中可以下沉。在超速离心形成的引力场中，核酸分子的各种构象，如环状、线性、开环状和超螺旋等在沉降速率方面差异很大。这是超速离心法纯化核酸的理论基础。

核酸碱基中都含有共轭双键，因此，碱基、核苷、核苷酸和核酸在 240～290 nm 的紫外线有强烈的吸收，在 260 nm 附近有最大吸收值（图 4－13）。这一理化性质用来对核酸、核苷酸、核苷和碱基进行定性和定量分析。

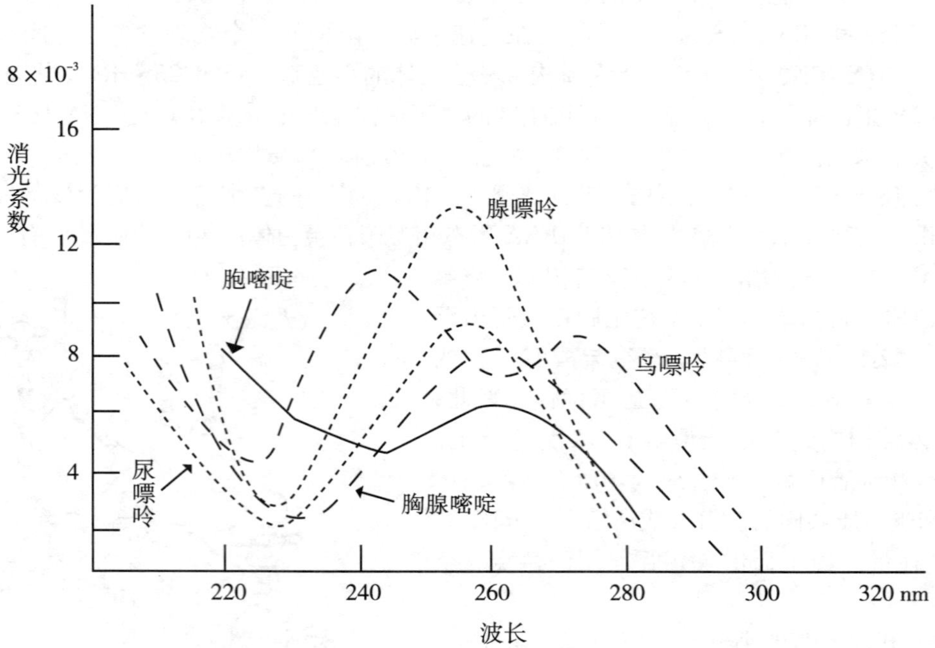

图 4－13 各种碱基的紫外吸收光谱

在温度、pH、离子强度等某些理化因素作用下，DNA 发生变性。DNA 变性是双链 DNA 互补碱基对间的氢键断裂，使 DNA 的双螺旋结构成为单链结构的现象。DNA 变性只改变其二级结构而不改变其核苷酸序列。在 DNA 变性解链使更多的共轭双键暴露，因此在紫外区 260 nm 处的吸光值增加，并与解链程度有一定的关系。这种关系称为 DNA 增色效应（hyperchromic effect），是监测 DNA 变性的常用指标。

实验室常用的使 DNA 变性方法之一是加热。以加热温度对 DNA 在 260 nm 处的吸光值（A260）

作图，所得曲线称为解链曲线、（图4－14）。从解链曲线可以看到，DNA的变性从开始解链到完全解链，是在相当窄的温度范围内完成的。通常情况下，A260达到最大值的50%时的温度称为DNA的解链温度。DNA的解链温度与结晶体的融解过程相似，因此又称融解温度（melting temperature，Tm）。在加热温度达到Tm时，DNA分子内50%的双链结构被打开。Tm值与DNA分子大小及所含碱基中G和C所占的比例呈正相关。G和C的含量越高，Tm值越高；分子越长，Tm越高。Tm值可用DNA分子的大小及其GC碱基对含量计算：Tm＝69.3＋0.41（G±C），小于20 bp的寡核苷酸片段的Tm值可用公式Tm＝4（G＋C）＋2（A＋T）计算。

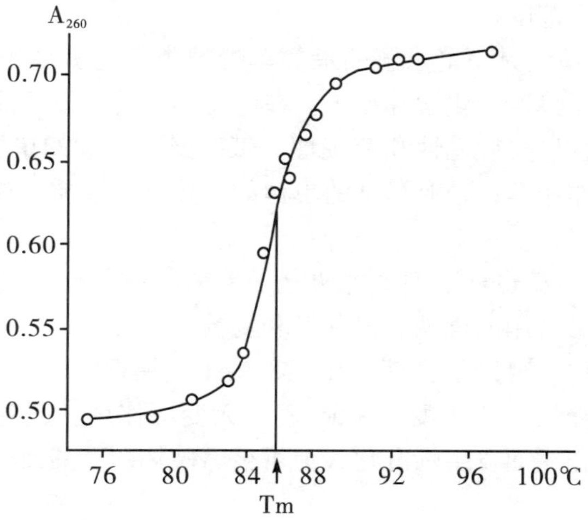

图4－14　DNA解链曲线

变性DNA在适宜条件下可以复性，即分离的两条核酸链可以重新配对，恢复天然的双螺旋构象。热变性的DNA缓慢冷却后即可复性，这一过程称为退火（annealing）．DNA的复性受温度下降速度的影响，只有温度缓慢下降才可使变性DNA重新配对复性。例如，加热使DNA变性后迅速冷却至4℃以下，则变性DNA几乎完全不能复性。这一现象可被用来保持DNA的变性状态。一般认为，比Tm低25℃的温度是DNA复性的最佳条件。

在DNA复性过程中，如果溶液中存在不同种类的DNA单链分子或RNA分子，在适宜条件下，具有一定程度的碱基配对关系的两种单链分子，可以形成不同种类DNA分子间的杂化双链（heteroduplex）。杂化双链不仅可以在不同种类的DNA与DNA单链分子之间形成，也可以在DNA单链与RNA分子或者RNA与RNA分子间形成。这种现象即所谓的核酸分子杂交（hybridization）。利用这一原理，可以用来研究某一基因在DNA分子中的位置、鉴定两种核酸分子间的相似性、检测某一样品中是否含有某些感兴趣的核苷酸序列等。分子杂交是核酸研究领域中的重要工具。最新发展起来的基因芯片的最基本原理就是核酸分子杂交。

4.1.3.11.18　糖类：糖类广泛分布于动植物质体内。所有生物的细胞质和细胞核都含核糖，动物血液含有葡萄糖，肝脏、肌肉中含有糖原，乳汁中含有乳糖。植物体组分的85%～90%为糖类。植物的细胞壁、木质部、棉花、竹木等除水分以外，几乎全由纤维素组成。粮食（谷类）富含淀粉，甘蔗、甜菜含大量蔗糖，鲜果则有丰富的果糖及果胶。

糖对人类及所有的生物体都十分重要。米、麦、杂粮、糖果、工业和医药上用的各种糖都是属于糖类的物品。糖是生物体是主要的供能物质。人类及生物体所需要的能量都靠食物中糖类的供给。植物的种子萌发靠其自身制造的淀粉。食草动物和某些微生物可以利用纤维素作为能源。

糖是一大类有机化合物，其化学本质为多羟醛或多羟酮类及其衍生物或多聚物。最简单的糖为葡萄糖和果糖。糖类化合物根据其所含单糖单位的多少可分单糖、低聚糖及多糖。单糖根据其含有碳原子的数目又分为丙糖、丁糖、戊糖和己糖等。低聚糖由2~6或2~10分子的单糖结合而成，水解后产生单糖。多糖是由多分子单糖或其衍生物所组成，水解后产生原来的单糖或衍生物。多糖可分为同聚多糖和杂聚多糖。同聚糖指由相同单糖所组成的多糖，又分戊聚糖［通式（$C_5H_8O_4$）n如阿拉伯胶］，己聚糖［通式（$C_6H_{10}O_5$）n］。杂聚多糖为由一种以上的单糖或其衍生物所组成的多聚糖，如半纤维素、粘多糖等。低聚糖的通式以六碳低聚糖为例可表示为n（$C_6H_{12}O_6$）－（n-1）H_2O（n=2，3，4，……）。多糖是单糖或其衍生物的聚合体，与低聚糖有相同的通式，但因其含单糖分子多，当n很大时，式中的n-1可近似地看作n，因此其通式可写作n（$C_6H_{10}O_5$）。主要有淀粉、糖原和纤维素，其中淀粉主要来自在于植物，而糖原主要存在于动物体内。多糖是一类最重要的生物大分子，其分子大小也都属于纳米尺度范围。

4.1.3.11.18.1　单糖：单糖是不能水解的最简单的糖类，是多羟醇的醛或酮的衍生物，如葡萄糖、果糖等。单糖在性质上更接近于化学性粒子。在生物体内的主要功能是氧化分解后产生能量，供代谢需要。单糖的重要物理性质有旋光性和变旋性。带有醛、酮基的单糖主要的化学性质有还原性、氧化性及成脎作用、异构化作用等；带有羟基的单糖的主要化学性质有成酯、成苷、脱水、脱氧和氨基化作用等。

4.1.3.11.18.2　二糖：二糖也称双糖，为两分子单糖以糖苷键连接而成。水解后产生两分子单糖。最重要的二糖是人类经常食用的蔗糖、麦芽糖和乳糖。

蔗糖存在于某些植物浆中，特别是甘蔗、甜菜、粟子、糖枫、菠萝和水果等。蔗糖为白色结晶，易溶于水，有甜味，有旋光作用，比旋度为+66.5°，无变旋作用。蔗糖无还原作用，不能与苯肼作用生成糖脎，也不因弱碱的作用而发生烯醇化，但可被碱破坏。衡酸或转化酶可使蔗糖水解成一分子葡萄糖和一分子果糖。

麦芽糖为淀粉的水解产物，俗称饴糖。谷类种子发芽及淀粉在消化道中被淀粉酶水解即产生麦芽糖。用麦芽（含淀粉酶）使淀粉水解成麦芽糖是民间制备麦芽糖的常用方法。麦芽是中药助消化药物。麦芽糖水解生成两分子葡萄糖。麦芽糖为白色晶体，易溶于水，甜度仅次于蔗糖，有旋光作用及变旋作用，比旋度为+136°。麦芽糖分子中有一个半缩醛基，有还原作用，能与苯肼作用产生糖脎。可用酵母发酵使其水解成葡萄糖。

乳糖为动物乳腺中产生的二糖，存在于人及动物的乳汁内。乳糖为一分子葡萄糖与一分子D-半乳糖缩合而成。乳糖为白色晶体，溶于水，微甜，为右旋糖，最终比旋度为+55.3°。有变旋性。乳糖具有还原性，能与苯肼结合成脎，与HNO_3同煮可产生粘酸。被乳糖酶水解后产生半乳糖和葡萄糖，不被酵母发酵。

4.1.3.11.18.3　三糖：三糖是最多见的低聚糖类。分还原性三聚糖和非还原性三聚糖两类。还原性三糖包括甘露三糖、刺槐三糖和鼠李三糖；非还原性三糖包括棉子糖、龙胆三糖和松三糖。三糖中的棉子糖由半乳糖、葡萄糖和果糖组成，与人类的关系较多，可被用作饲料和油料。棉子糖主要存在于棉子和甜菜中。用密二糖酶可将棉子糖水解成蔗糖和半乳糖，也可提高用甜菜制蔗糖的产量。

4.1.3.11.18.4　多糖：多糖为一高分子化合物。分子量一般都很大，在水中不能形成真溶液，只能形成胶态溶液，纤维素根本不溶于水。多糖一般都无甜味，也无还原性。多糖中最重要的是淀粉糖原和纤维素。粘多糖和细菌多糖在生物膜化学和医学生物化学中较为重要。

淀粉是植物储存的养料，是供给人类的主要的营养素，存在于谷类、根、茎和许多植物种子中。

天然淀粉为颗粒状，外层为支链淀粉所组成，约占80%~90%，内层为直链淀粉，约占10%~20%。淀粉为由D-葡萄糖组成的大分子。直链淀粉与支链淀粉的结构有所不同。直链淀粉由葡萄糖单位所组成，连接方式和麦芽糖中葡萄糖单位间的连接方式相同，是以α-葡萄糖苷键（即α-1，4糖苷键）连接而成，链长约250~300个葡萄糖单位。支链淀粉由多个不超过30个葡萄糖单位的较短的1，4糖苷键直链结合而成。每二个短直链间的连接为1，6糖苷键，即一个较短直链端葡萄糖分子第一位碳原子上的OH基与邻近另一短链中葡萄糖第六位碳原子上的OH结合。支链淀粉分子中的小支链又和邻近的短链相结合，因此支链淀粉的分子形式是树枝状态。支链淀粉的每一单位长度约为20～30个葡萄糖分子。主链中每隔8～9个葡萄糖单位即有一分支。

直链淀粉在冷水中不溶解，而略溶于热水中。支链淀粉可吸收水分而膨胀成糊状。随淀粉来源不同，直链淀粉分子量约4 000～400 000支链淀粉约50万～100万。支链淀粉可与硫酸结合而支链淀粉则不与磷酸结合。淀粉可因酸的作用而水解成葡萄糖，受淀粉酶水解作用生成麦芽糖。在基人水解过程中有不同的糊精产生（淀粉→红糊精→无色糊精→麦芽糖）。直链淀粉和支链淀粉都能与碘作用而显色。直链淀粉与碘作用显蓝色，支链淀粉与碘作用显紫红色。淀粉水解后产生的红色糊精与碘作用呈红色，无色糊精与碘作用不显色。

4.1.3.11.18.5　糖原：糖原广泛存在于人及动物体中，肝脏及肭肉中含量颇多。其成分类似于淀粉，因此也称为动物淀粉。糖原也是由葡萄糖分子构成，分子中主链葡萄糖连接方式与支链淀粉相同，是以α-1，4糖苷键相连接。支链的连接键也为α-1，6糖苷键。糖原与淀粉的差别在于其外围的支链约含6～7个葡萄糖单位，主链含12～18个，多数为12个葡萄糖单位所组成。在主链中每隔3个葡萄糖单位即有一个支链。分子为球形，分子量约在270 000～3 500 000之间。

糖原的性质与红糊精相似，溶于沸水，遇碘呈红色。无还原性，也不能与苯肼作用生成糖脎。完全水解后生成D-葡萄糖。

糖原在生物体中的作用比较重要，肝脏的糖原可分解为葡萄糖进入血液，供生物体各组织的能量来源。肌肉中的糖原为肌肉收缩所需能量的来源。

4.1.3.11.18.6　纤维素：纤维素为植物纤维部分（如细胞壁）的主要成分，棉花含纤维素97%～99%，麻、草的纤维素含量也很高。木材含41%～53%，谷类含30%～43%，少数动物、细菌和真菌体中亦含有少量纤维素。

纤维素虽然与淀粉和糖原相似，也由葡萄糖构成，但纤维素分子中葡萄糖与葡萄糖分子的连接方式与淀粉和糖原中不同。淀粉、糖原分子是D-葡萄糖之间是以1，4α葡萄糖苷键相连，而纤维素分子则是β-D-葡萄糖以1，4β-葡萄糖苷键相连接，不含支链。在纤维中，纤维素结构单位平行排列。超速离心法测定天然纤维素的分子量为57万，净制纤维素分子量在15万～50万之间。

人体消化道不能消化纤维素，对人类无营养价值，但具有刺激肠蠕动的生理作用。某些微生物和昆虫能消化纤维素。反刍动物能利用纤维素作为养料，因为它们的消化道含有消化纤维素的酶类。

纤维素在稀酸中不能被水解，但在相当大浓度的强酸中加热可分解成纤维二糖。在氢氧化铜的氨溶液中，氯化锌的盐酸溶液中以及在NaOH和CS_2混合液中即可分解。

纤维素极不溶于水，但溶于发烟盐酸、无水氟化氢、浓硫酸及浓磷酸。碱可使棉花纤维素部分溶解而形成碱纤维素。碱纤维素与CS_2一起处理，即得到水溶性的黄纤维素。黄纤维素是制造人造丝的原料。

纤维素经浓硝酸消化而成硝化纤维素。硝化纤维素是炸药的一种。纤维素与醋酸结合而成的乙酸纤维素是照像胶卷、人造丝及多种塑料的原料。二乙氨乙基纤维素（diethylamino ethyl cellulose，DEAE）为离子交换纤维素。

纤维素与碘无颜色反应。

4.1.3.11.18.7　其他多糖：琼脂又称琼胶，是海藻所含的胶体，其化学成分为D-及L-半乳糖，结构可能是D-吡喃半乳糖单位用1，3糖苷键连接成链。琼脂无色无味，能吸水膨胀，溶于热水，冷却后变成凝胶。微生物不能使凝固的琼脂溶化。所以人们常在微生物培养基中加入少量琼脂以保持其凝胶状态。

果胶是鲜果的共有成分，在食品工业上用途甚广，其成分为果酸甲酯。果酸是以D-半乳糖醛酸以1，4-糖苷键连接而成。

粘多糖是一类含已糖胺和糖醛酸的杂多糖。是由多个二糖单位形成的长链多聚物。有的粘多糖含有硫酸称为酸性粘多糖，如硫酸软骨素A、B、C和肝素等。粘多糖广泛存在于动植物体组织中，是结缔组织间质和细胞间质的特有成分，是组织细胞间的天然粘合剂。在维持细胞环境相对稳定和维持正常生理功能方面都具有重要作用。肝素为生物体内存在的抗凝血物质。人和动物的生长、愈创、抗菌、抗炎、抗过敏、成骨、组织老化、动脉硬化和结缔组织病等都与粘多糖代谢有密切关系。

粘多糖的种类甚多，分类也不明确，有的物质如壳聚糖（chitin），可列为粘多糖，也可以列为己聚糖。壳聚糖目前是制备药物纳米载体的材料之一。肽聚糖可以说是粘多糖，也可以说是细菌多糖。

透明质酸（hyaluronic acid）是由氮乙酰葡萄糖胺与 D－葡萄糖酸组成的一种粘多糖。分布于生物体结缔组织、眼球的玻璃体、角膜、细胞间质、关节液、恶性肿瘤组织和某些细菌细胞壁中。有游离型和蛋白结合型两种。透明质酸分子呈链形，无分支，单位结构是 D－葡萄糖醛酸与氮乙酰葡萄糖胺以 1，3－β－糖苷键连接成二糖单位。后者以 β－1，4 糖苷键与另一二糖单位连接。透明质酸为细胞间的粘合物质，同时具有润滑作用和对组织的保护作用。透明质酸可被透明质酸酶分解。透明质酸目前也已被用作纳米药物载体材料。

硫酸软骨素（chondroitin sulfate）为软骨的主要成分，也见于结缔组织、筋腱、皮肤、心瓣膜和唾液中。硫酸软骨素有 A、B、C 3 种。硫酸软骨素 A 由 D－葡萄糖酸与 N－乙酰半乳糖胺所组成。SO_4 基团位于半乳糖胺的 C_6 上。D－葡萄糖酸与 2－N－乙酰氨基半乳糖硫酸酯之间通过 β－1，3 苷键连接。

肝素在动物体内有抗凝血作用。动物组织中含量较多，血液中也含有少量。肝素也是由 D－葡萄糖醛酸与硫酸 D－葡萄糖胺组成的二糖单位的多聚物。肝素分子中的硫酸是与氨基结合的。

细菌多糖包括作为细菌细胞壁的杂多糖如肽聚糖、菌壁酸、脂多糖和有抗原性的多糖等。肽聚糖是以 NAG 与 NAM 组成有多肽链为骨干与四肽连接所成的杂多糖。NAG 与 NAM 之间的连接为 β－1，4 苷键。胞壁酸的羧基与四肽的 L－丙胺酸的氨基相连。一切细菌和蓝藻的细胞壁都含有肽聚糖。革兰阳性菌细胞壁所含的肽聚糖占其干重的 50% ~80%，革兰阴性菌细胞壁肽聚糖占其干重的 1% ~10%。溶菌酶可破坏肽聚糖分子中 NAG－NAM 间的 1，4 苷键。抗生素能抑制肽聚糖的合成。

菌壁酸又称磷壁酸酯，代表两类从革兰阳性菌提出的含磷丰富的化合物。一类是以磷酸甘油为基本单位的多聚物，称甘油菌壁酸，一类是以磷酸核糖醇为基本单位的多聚物，称核糖醇菌壁酸。甘菌壁酸的结构可分三个类型。a 型的结构单位为磷酸甘油，b 型的结构单位为葡萄糖磷酸甘油，c 型的结构单位为 N－乙酰葡萄糖胺－1－磷酸甘油磷酸。核糖醇菌壁酸的基本结构单位是磷酸核糖醇。在基本结构单位外还含有 D－丙氨酸、糖或氨基糖。菌壁酸只存在于革兰阳性细菌胞壁外层与质膜之间的周围间隙中或附着于质膜上，约占细胞干重的 50%；革兰阴性菌不含菌壁酸。在细菌细胞壁中，菌壁酸同肽聚糖相连。连接方式可能是菌壁酸的磷酸甘油醇或磷酸核糖醇以磷脂键与肽聚糖分子中胞壁酸 C－6 位上的 CH_2OH 基连接。菌壁酸溶于水或 5% 三氯醋酸，也可以被溶菌酶分解。菌壁酸的功能是为同质膜结合的酶提供有利环境。也有实验表明，菌壁酸具有抗原作用，给动物注射菌壁酸可能使受试动物体内产生抗体。分子中的糖基和连接键是决定产生哪种抗体的关键。

脂多糖（lipopolysaccharide）是革兰阴性菌细胞壁所含有的一种十分复杂的多糖，种类繁多。其分子结构一般由三部分组成，即外层专一性低聚糖链、中心多糖链及脂质部分。专一性低聚糖链组分随菌株而异，各种菌的中心多糖链都极相似或相同，也都有脂质。脂质与中心多糖链相连接。细菌脂多糖分子中的外层低聚糖链是细菌使人致病的部分，带电荷的磷酸基团能与其他离子结合，对维持细菌细胞壁必需的离子环境有一定作用。外层低聚糖链和中心多聚糖链结构中的某些单糖不是细菌生长所必需的。

4.1.4 宏观粒子

从粒子的观点看物质世界，宏观物体就是比较大的“颗粒”。宏观粒子是由微观粒子组成的。宏观粒子是人类非常熟悉粒子。宏观粒子可以有非常复杂的结构，也可以有非常奇特而有用的功能。一些宏观粒子是另一些宏观粒子的制造品。生物是最高级、最复杂、可以自我复制、传宗接代和繁延不息的宏观粒子。其中最具智慧的是人类。人这种高级的宏观粒子，可以制造出许多其他的宏观粒子，如机器、汽车、飞机、火箭、航天器、电话、电视、计算机等，还可以制造出制造其他宏观粒子的宏观粒子，如粉碎机、车床、模具等等。

生物体是最高级的宏观粒子，由各种各种各样的器官和系统组成，各种器官和系统又是由具有特定结构和功能的细胞组成，细胞则是由具有纳米尺度的具有各种生物学功能的生物粒子或化学性粒子所组成。化学性粒子又是由各种微观粒子所组成的。从生物体的组成及功能与各个层次的粒子相比较，大致可以看出这么一个简单的现象：物质世界是由粒子组成的（当然，组成物质世界的还应当包括各种各样的场物质，但场可以产生粒子，粒子也可以转化成场，二者实际上是一个统一体，因此在本书中并不讨论粒子与场的区别）。从目前科学发展的情况来看，粒子越大，粒子的层次越高，结构就越复杂，运动形式也越多种多样，具有的功能就越强。那些曾被称基本粒子的微观粒子，就目前来看，虽然还不十分清楚其内总结构，但其结构的复杂性肯定不及化学性粒子、纳米粒子及宏观粒子，因为基本粒子是一切粒子组成的最基础结构。基本粒子的运动方式无非就是直线运动、曲线运动、自旋运动、振动及波动等。粒子间的相互作用有强相互作用、弱相互作用、电磁相互作用及引力相互作用，相互作用的结果就是碰撞、衰变或湮灭。这些基本粒子，除了作为高级粒子组成的结构基础及核反应的动力，还看不出有其他的功能。化学性粒子世界，也就是原子和分子世界，就远远地比基本粒子世界更加丰富多彩了。各种各样的化学性粒子相互之间可以通过其所具有的基本粒子的移动、交换和共用，组成各种各样的形态和结构，并形成具有各种各样功能的分子。具有纳米尺度的粒子，即纳米粒子的结构和功能就更为复杂了。尤其是生物大分子，它可以催化和控制化学性粒子的相互作用，可以严格地控制生物体的生长、发育和繁殖，可以控制人大脑的思维及精神行为等。由各种粒子为各层结构基础的宏观物体，具有目前所了解的最为复杂的结构和最为强大的功能，尤其是人这种高级智慧粒子。生物体的细胞是由纳米尺度的蛋白质、核酸等生物大分子所构成的功能单位。

生物体的组成系统包括神经系统、消化系统、呼吸系统、循环系统、泌尿生殖系统、内分泌系统、感觉系统等。各个系统具有特定的功能。

神经系统是高级生物体尤其是人体主要的功能调节系统。人体是一个极为复杂的有机体。在动物进货过程中，由于各种组织不断分化，各种新的功能不断地产生和发展，高等动物和人体的结构与功能变得极其复杂，各组织器官的自身调节已不能适应高级动物和人体的需要。因为人体内各种功能系统不是孤立地各自进行，而是相互联系、相互影响；同时，高级动物体和人体又是在一个经常变化的环境中生活，环境的变化必然会随时影响体内的各种功能，甚至造成新的矛盾。这就需要对体内各种功能系统不断地作出迅速而又完善的调整，以适应体内外的环境变化，才能维持高级动物或人体这些高级智能粒子的正常生存。神经系统的功能就是完成这些调节功能的执行器官。

神经系统分中枢神经系统和周围神经系统。中枢神经系统主要由神经元和神经胶质细胞组成。神经元胞体大小不一，直径在 $4 \sim 150\ \mu m$ 之间，种类很多，主要存在于脑、脊髓灰质、神经节及其他器官的神经组织中。神经元的特点是具有很长的细胞突起。突起分为树突和轴突，树突较短，一个神经元可有多个树突。轴突细而长，一个神经元一般只有一个轴突。轴突长短不一，自数十微米至一米以上，延长的轴突构成神经纤维。神经元具有接受刺激、传递信息和整合信息的功能。它通过胞体和树突接受来自其他神经元的信息，并进行整合，然后通过轴突将信息传递给另一个神经元或效应器。

能够进行精神活动和思维活动，是神经系统最杰出的功能。它是目前为止所有的介观以下水平的粒子系统都不可能完成的功能。

语言功能是思维活动的基础。人类进行思维活动时，是借助语言来进行的。语言功能是人类特有的功能。虽然有人认为动物之间也有一些语言功能，但这些功能相对于人类的语言功能是微不足道的。语言是人类彼此间进行生产劳动、思想交流、学习和教育及实现一切社会活动的工具。没有语言功能，人类的社会活动是很难想象的。关于语言功能是怎样发生和发展起来的，目前知道得还不多，但是可以肯定地说，它是同人类的生产劳动和大脑皮质的进化分不开的。

学习和记忆是脑的重要功能之一。学习就是高级动物的神经系统不断地接受环境的变化而获得新的行为习惯或称经验的过程。学习和记忆是人类自下而上不可缺少的生理过程。因为没有学习和记忆，人类就不能认识和预见环境的变化，也就不能使个体的行为活动与外界环境的变化相适应。目前为止，对于学习和记忆的有关问题已积累了一些资料，对人的学习和记忆也有了一些初步的了解，但还远不能阐明学习与记忆的生理机制。语言功能使人类能对第一及第二信号发生反应，而动物只能对第一信号发生反应。因此，目前还无法用动物实验的结果来说明人类的学习与记忆过程。

神经胶质是神经元的辅助成分，主要由胶质细胞构成，包括星形胶质细胞和少突胶质细胞。星形胶质细胞突起较短，弯曲而多支。突起中有 1 ~ 2 个较长者末端膨大，终止于毛细血管壁上，称为血管周足，其余突起穿行于神经元之间，附于神经元的胞体或树突上。推测胶质细胞可能是神经元与血管之间的代谢物的转动站或神经元代谢物的储存处。电子显微镜下，血管周足与毛细血管内皮紧密接触，其间夹有 20 nm 的基膜，无纤维结缔组织分隔。据认为这就是血脑屏障的结构基础。这种屏障可选择性地使血液中的药物、染料及其他一些化学物质的通过。血脑屏障在纳米药理毒理学中居有重要地位。使一些不能通过血脑屏障的药物经过纳米制备使其可以通过血脑屏障，是纳米药理学的一个重要目标。纳米粒子是否能够通过血脑屏障是其是否具有中枢神经毒性的关键问题。

呼吸系统的功能是从实现高级动物体和人体与外界的气体交换。在机体新陈代谢过程中，需要不断地从外界摄取氧气和排出二氧化碳。完成呼吸功能的主要器官是肺，它与各种辅助器官如鼻和咽、喉一起，共同组成呼吸系统。鼻和咽、喉组成上呼吸道，气管及各级小支气管和细支气管组成下呼吸道。上呼吸道和下呼吸统称呼吸道。呼吸道的功能是提供气体通向肺实质的通路。气体交换发生的部位是肺泡。肺泡是由上皮细胞构成的微小气泡，大小形状不一，平均直径 250 μm。肺泡数目巨大，总面积可达 50 ~ 100 m^2。肺泡壁上有两种上皮细胞，即Ⅰ型细胞和Ⅱ型细胞。Ⅰ型细胞也称膜状肺泡细胞或小肺泡细胞，厚度约 100 ~ 700 nm。肺泡膜上有肺泡孔，可以使邻近的肺泡相通。肺泡上皮层外为丰富的毛细血管网。在肺泡中的气体与毛细血管内的血液之间至少存在 6 层结构包括毛细血管内皮层、基膜层、由胶原纤维和弹力纤维交织形成的间隙、肺泡上皮层、极薄的液体层和单分子表面活性物质层。此 6 层结构共同组成呼吸膜，平均厚度不到 1 μm。肺泡Ⅱ型细胞又称大肺泡细胞或粒性肺泡细胞，散在于Ⅰ型肺泡之间，是一种分泌性细胞，其功能是分泌表面活性物质，其主要成分为二软脂酰卵磷脂。肺泡空气中的氧气通过呼吸膜弥散入血液，由血液红细胞中的血红蛋白携带运送至机体各部位供代谢需要。血液中的二氧化碳通过呼吸膜弥散进入肺泡中的气体，随呼吸排出体外。大气中的纳米粒子最容易经呼吸道到达肺组织，因此呼吸系统是纳米粒子有害效应的最重要的靶器官。纳米粒子有可能通过肺泡的气－血屏障进行循环系统，因此纳米粒子与肺泡气血屏障的相互作用是纳米毒理学的一项重要的研究内容。

消化系统的功能是实现高级动物和人体从外界获取营养物质。动物体在进行新陈代谢的过程中，不仅需要从外界摄取氧气，还需要不断地从外界获取营养物质。主要的营养物质如蛋白质、脂肪和糖类，都是分子结构非常复杂的具有纳米尺度的化学性粒子，不能为动物体或人体直接利用，必须先在消化道内经过分解，变成结构简单的小分子化学性粒子才能透过消化道粘膜的上皮细胞进入血液循环，供人体组织利用。食物在肠道内分解的过程称为消化；食物消化后经透过消化道的粘膜进入血液循环的过程称为吸收。消化和吸收是两个紧密联系的过程。消化道对食物的消化有两种方式，一种是机械性消化，一种是化学性消化。机械性消化是指通过消化道肌肉的收缩活动，将食物粉碎，并使食物与消化液充分混合，以及将食物不断地将食物向下一级消化道推送。化学性消化是指通过各种分泌腺分泌的消化酶将难以吸收的食物大分子分解成可被吸收的简单小分子的过程。消化道是纳米粒子进入人体的途径之一。进入消化道的纳米粒子能否被消化系统消化分解，对于纳米料子的毒理学研究十分重要。

吸收是肠道内容物透过胃肠道的粘膜屏障进行血液循环的过程。在口腔和食管内，食物实际上不被吸收，但有些药物是可以经口腔粘膜吸收的。纳米粒子能否经口腔粘膜吸收，目前还未有人进行研究。在胃内，食物的吸收也很少但胃可吸收某些小分子化学性粒子如乙醇和水等。蛋白的不彻底消化产物胨及葡萄糖虽然可在胃内吸收，但速度非常缓慢。大肠主要吸收水分和盐类。小肠是吸收的主要部位。吸收的方式可分为被动性吸收和主动性转运。

被动性转运包括滤过、扩散、渗透和易化扩散等。主动转运是由肠粘膜细胞上的泵样作用的转运蛋白完成的。它可逆着电化学梯度或浓度梯度转运电解质和非电解质。一般来说，糖类、蛋白质和脂肪的消化产物大部分在十二指肠和空肠吸收。单价碱性盐类如钠、钾和铵盐吸收很快，而多价碱性盐类则吸收很慢。能与钙结合形成沉淀的盐，如硫酸盐、磷酸盐和草酸盐等则不能被吸收。铁的吸收主要在小肠上段，特别在十二指肠吸收最快。蛋白性食物在小肠内消化成氨基酸后在小肠上段被迅速吸收。根据免疫学研究多数人可以吸收极微量的未消化的全蛋白质。脂肪微粒直径 4 ~6 nm，在小肠靠胞饮作用被吸收，但有人认为脂肪的各种成分可以分开来吸收，甘油一酯和脂肪酸主要在十二指肠和空肠靠扩散作用被吸收，但胆盐因不溶于细胞膜，因而主要在回肠末端靠主动性转运吸收。一般的营养物质在通过肠粘膜上皮后直接进入血液，但脂肪的吸收可循淋巴和血液两条途径。短、中链的脂肪酸和甘油进入门静脉血液运输，而由中性脂肪组成的乳糜微粒及多数长链脂肪酸则取淋巴途径间接地进入血液，其中以淋巴途径较为重要。

循环系统由心脏和血管及淋巴管组成。心脏是推动血液流动的动力器官，血管是血液流动的管道，包括动脉、静脉和毛细血管三部分。由左心室射出的血液，经动脉流向全身组织，在毛细血管部位经过细胞间液同组织细胞进行物质交换，再经静脉流回右心房，这一途径称为“体循环”。从右心室射出的血液，经过肺动脉分布到肺，与肺泡中的气体进行气体交换，再由肺静脉流回左心房，这一循环途径为“肺循环”。体循环与肺循环互相联接，构成一个完整的循环功能体系，完成物质运输、体液调节等重要功能。循环系统在神经系统和体液因素的调节下，不断地按照人体功能活动的变化而进行调整。循环系统功能障碍时，新陈代谢不能进行，一些重要器官将受到损害，甚至危及生命。

血液由细胞和液体两部分组成。细胞部分也叫做有形成分，包括红细胞、白细胞和血小板，总称为血细胞。血浆是血液中的液体成分，它含有大量水分和多种纳米化学性粒子如蛋白质及小分子化学性粒子如无机盐等。血液的功能主要是在心脏的推动下在循环管道即血管内运动，为各种器官的新陈代谢提供运输服务。血液的其他功能都有保持内环境酸碱度的恒定、调节体温及防御保持功能等。

血液能携带机体所需要的氧、蛋白质、糖类、脂肪酸、甘油、维生素、水和电解质等，把它们运送到全身各部分的组织细胞。组织细胞的代谢产物如二氧化碳、尿素、尿酸、肌酐及其他代谢终末产物由血液携带并运送到肺、肾、皮肤和肠管而排出体外。这些功能与机体的新陈代谢有关。体内各内分泌腺分泌的激素，也是通过血液运输，作用于相应的靶器官调节其活动。血浆的水分、红细胞和血浆蛋白是一些运载工具或载体。血浆中的蛋白质、红细胞中的血红蛋白，以及血浆中的碳酸氢钠与碳酸、磷酸二氢钠与磷氢二钠等都是强大的缓冲对，具有抗酸或抗碱的作用。当酸性或碱性物质进入体内时，这些缓冲物质发挥缓冲作用，使血液 pH 不至于有大幅度的波动，保持血液 pH 的相对恒定。血液在体温调节中还具有重要的作用。一是缓冲作用，即血液能大量吸收体内产生的热，使体温不致因产热而有大的波动；二是运输作用，体内深部器官产生的热几乎全靠血液运送到体表散发。血液中含有多种免疫物质，如抗毒素、溶菌素等，能够对抗外来的细菌和毒素，从而使机体免于发生感染性疾病。血液中的淋巴细胞是重要的免疫细胞，其中 B 淋巴细胞合成免疫球蛋白，T 淋巴细胞可直接杀伤抗原。血液中的白细胞可吞噬分解外来的异物、微生物和坏死组织。机体因外伤而出血时，血小板可以大量粘附于血管破损处，形成血小板血栓，堵塞伤口，防止出血。血浆中的纤维蛋白原可转变成纤维蛋白，形成血凝块堵住伤口，起到止血作用。这些都是血液对机体的保护作用的表现。

泌尿系统是机体最主要的排泄系统之一。按一般生理学定义，排泄是指机体在新陈代谢过程中所产生的代谢终产物以及多余的水分和进入体内的各种异物（包括药物）向体外输送的生理过程。在生理学上只把物质经过血液循环通过某些排泄器官往体外排出的过程称为排泄。食物消化后的残渣，虽然是由大肠排出体外，但因未参与细胞的代谢，又不是从血液循环中向体外排出的，因此并不包括在生理排泄的含义之内。机体的排泄途径有四：①由肺排出少量水分和二氧化碳及某些气体或可挥发的物质，如乙醚、氟碳化合物等；②由消化道排出肝脏代谢所产生的胆色素及经肠粘膜排出的一些无机盐如钙、镁、铁等；③由皮肤通过汗腺排出一部分水和少量的尿素和盐类；④由肾脏排出大多数代谢物，是最重要的排泄途径。

肾脏是泌尿系统中的泌尿器官，是尿液生成的部位。肾脏主要是由肾单位组成的。肾单位也是肾脏的基本功能单位，与肾小管共同完成泌尿功能。人的肾脏两侧有两百多万个肾单位。肾单位由肾小体和与之相连的肾小管两部分组成。肾小体是显微结构小体，包括肾小球和肾小囊两部分。肾小球的核心是一团毛细血管网。毛细血管网的两端分别和入球小动脉和出球小动脉相连。肾小球毛细血管网间充满间质细胞。入球小动脉发出 5～8 个分支，后者再进一步分支成 20～40 个毛细血管袢，毛细血管的分支组成肾小球内小叶，毛细血管袢汇入出球小动脉。肾小球的包囊称肾小囊，它有两层上皮细胞，内层紧贴在毛细血管壁上，外层与肾小管壁相连，两层上皮间的狭小腔隙叫囊腔，与肾小管管腔相通。血浆中某些成分通过肾小球毛细血管网向囊腔内滤出，滤出时必须通过肾小球毛细血管内皮细胞、基膜和肾小囊内层上皮细胞三者构成的滤过膜。滤过膜上有小孔，孔的半径约 7～10 nm，长度约 30～40 nm。滤膜有阻止大分子物质滤出的作用。

肾小球滤过是尿液生成的第一个环节。肾小球的滤过膜可以看作是筛一样的滤器，它容许水与小分子物质自由通过，而大分子物质包括血浆蛋白不能通过。膜的通透性可用它所容许通过物质的分子量来衡量。滤液中的小分子物质如葡萄糖浓度与血浆中相等，大分子物质如血清白蛋白（分子量 69 000）在滤液中的浓度不超过血浆浓度的 0.2%。分子量介于葡萄糖和白蛋白之间的物质，随分子量的增加在滤液中的浓度逐渐降低。分子量超过 69 000 的蛋白粒子如球蛋白、纤维蛋白原等则不能滤过。有些物质虽然其本身的分子量并不大但因它们与血浆中的蛋白质结合形成较大的复合物，因此也不能被滤过。例如，血红蛋白的分子量为 64000，本来可通过滤过膜，但因与血浆中的珠蛋白结合（α－球蛋白的一种），所以血红蛋白在正常情况下并不出现于尿中，只有在大量溶血，血红蛋白超过珠蛋白的结合容量时，血红蛋白才出现于尿中成为血尿。

滤过膜在异常情况下可发生显著的变化而发生滤过性能的改变。许多肾脏疾病都伴有蛋白尿。过去认为这是滤过膜的通透性增大所致。进一步研究发现，在很多肾小球病变情况下，滤过膜的通透性是降低的，此时只允许分子量较小的物质通过。蛋白尿的出现是因为膜上的电荷改变所引起的。正常时滤过膜上有一层酸性糖蛋白，带有负电荷。白蛋白也带有负电荷。比较白蛋白与电中性的葡聚糖透过滤过膜的速度，发现二者虽然分子量相等，但由于同性电荷相斥，使白蛋白的滤出速度要慢得多。病理情况下，膜上带负电荷的酸性糖蛋白减少或消失，使白蛋白滤过增加而出现蛋白尿。因此，滤过膜上的电荷对膜的通透性，尤其是大分子的通透性具有重要影响。

肾小管属于肾功能单位的一部分，集合管不属于肾单位，但在泌尿过程中，这两个部分的功能都具有共同性而且是紧密联系在一起的。肾小管和集合管在泌尿过程中的功能包括重吸收和分泌两种。经肾小球滤过的尿液，在经过肾小管时其中绝大部分水分和葡萄糖都被重吸收。肾小管的重吸收作用是选择性的。一般来说，那些不属于应被排泄的物质或机体所需要的物质，都被肾小管重吸收。肾小管和集合管的分泌是肾小管上皮细胞通过新陈代谢，将其所产生的物质分泌到肾小管腔中去的过程。肾小管分泌的物质主要有 K^+、H^+ 和氨等，也有其他一些物质如青霉素和酚红等。经过肾小球的滤过之后，经过肾小管和集合管的重吸收和分泌，最后形成尿液排出体外，这就保证了既排出了体内代谢的终产物，又保留了体内所必需的各种物质，而且对维持体内水分、电解质和酸碱度的动态平衡发挥了重要作用。

生殖系统是高级动物体这样的智能粒子产生与自已相似的粒子的器官。生殖是保证种族延续的各种生理过程的总称。高等动物的生殖过程是由两性生殖器官共同完成的。生殖的全过程包括精细胞的生成、交配、受精、着床以及胚胎发育及分娩等过程。

精细胞是在男性生殖器官睾丸中经过减数分裂生成的。卵细胞是在女性生殖器官卵巢中经减数分裂生成的。通过雌雄交配，精子与卵子结合。受精后的卵细胞在女性生殖器官中分裂繁殖，发育成胚胎、胎儿，经分娩过程，产生新的动物个体。能够自我复制与自己相似的个体，保持种族的行政管理不息，是生物宏观粒子最典型的特征。也是各级粒子由小到大，逐渐复杂化的结果。

内分泌系统系统是另一种功能调节系统，整个系统由全身不同部位的多种内分泌腺和内分泌组织所组成。内分泌腺所分泌的活性物质称为激素（hormone）。内分泌腺与外分泌腺不同，它所分泌的激素不是通过特殊的分泌管道分泌出来，而是由腺细胞直接释放进入血液或淋巴液，然后由血液运送到身体各部位。内分泌功能调节与神经系统功能调节方式不同，神经调节一般需要通过神经纤维的去极化才能实现其调节作用，而内分泌系统则是通过血液运输使激素作用于其靶细胞或靶组织来实现的。然而，这两个调节系统在结构和功能上都是有密切联系的。一方面，几乎所有的内分泌腺都直接或间接地受神经系统的影响或调节；另一方面，激素也可以影响神经系统的功能。有些组织兼有神经和内分泌两个方面的功能，如缩宫素、抗利尿激素等都是由下丘脑的神经细胞所分泌的。人们把这种由神经细胞分泌的激素称之为神经激素（neurohormone）。各内分泌腺分泌的激素按化学本质来分有两大类。一类是含氮物质，另一类是类固醇物质。含氮激素包括结构简单的氨基酸衍生物如肾上腺素和甲状腺素，和结构较为复杂的肽类激素及蛋白质激素如抗利尿激素、降钙素、胰岛素等。类固醇激素包括由肾上腺皮质和性腺所释放的各种激素。

感觉系统是由各种感觉器官所构成的。感觉系统执行生物体对外界环境条件的感知功能。机体的感受器有很多。有些感受器极为简单，如接受痛刺激的感受器只是游离的神经末梢，不具备特殊的化学感受装置，也没有其他的辅助结构。另一些感受器的结构则十分复杂，如接受光和声刺激的感受器眼和耳，在长期进行过程中，在结构和功能上都得到了高度的分化和发展，构成了机体的重要感觉器官。对于这类感受器，可称为特殊的感觉器官。

特殊感觉器官对于适宜刺激具有极高的敏感性。例如，耳的感音装置对于16～20 000 Hz的机械振动波，即声波非常敏感，在最寂静时，只需用0.0002达因/cm^2的声压就能引起人耳的听觉。人眼视力指对物体形态的精细辨别能力，以识别两点间的最小距离为标准。在眼前5 m处，能分辨出间隔1.5 mm的两点者为正常，定为1.0。此时这两点在人眼视网膜上的像为5 μm，约相当于一个视锥细胞的直径。如果在一条直线上的三个视锥细胞，两端的两个细胞都已照明，而夹在中间的一个未被照明，那么便不难理解，此时人眼能够分辨出为两个点。人眼能感受400～700 nm之间的光波的刺激。对各种波长混合在一起的混合光产生白色光觉，对波长单一的光波则产生色觉。波长只要相差5 nm，人眼即可产生不同的色觉。从400～700 nm，人眼大约能分辨出150多种不同的颜色，但主要的是红（700～610）、橙（610～590）、黄（590～570）、绿（570～500）、青（500～460）、蓝（460～440）、紫（440～400）7种。

无生命的宏观粒子，一类是自然存在的宏观粒子粒子如石头等，另有一类是高级智能粒子人类的制造品，如汽车和飞机等。这些人造的宏观粒子也都有各种功能，使其为人类服务。这些宏观粒子的功能，一般情况下是不能由化学粒子或微观粒子替代的，反映了物质粒子在大小方面的量的改变与其性质和功能改变之间的关系，即没有一定的大小的量的积累，便不会有功能性质的改变。虽然这些宏观粒子的功能无法由微观粒子和化学粒子所替代，但却有可能被纳米粒子所替代。人们目前正在进行这方面的努力。

4.1.5　天体粒子

从粒子的观点看天体，可以说各种的天体也不过是一些粒子，只不过这些粒子的体积或尺度很大而已。太阳为我们所生存的太阳系中的一颗最大的粒子，半径为696 100 km。我们所生存的星球——地球的半径为6378.14 km，只有太阳的1/109。太阳的质量为1.9889×10^{30} kg，地球的质量为5.794×10^{24} kg，仅约为太阳质量的3×10^{6}分之一。太阳系统是由中央的恒星太阳及其围绕太阳旋转的九大行星组成的。太阳系之外，是我们的太阳系所存在的银河系。银河系之外，还有许多星系。在人们看不到的地方，即使借助天文望远镜也看不到的地方，还有什么？可以设想，无非就是在茫茫无际的时空之中，镶嵌着无数的大小不一的粒子。

与其他各层次的粒子进行比较，天体粒子的结构和功能并不复杂，似乎与前面所述的粒子的层次越高，结构和功能越复杂的观点有矛盾。但我们要知道，我们对天体这些宇观粒子了解得太少了。但虽然如此，我们仍能举出这些巨大的粒子所具有的一些其他各层次粒子所无法具有的功能。例如，整个太阳系，除了以引力的方式与系外星体或星系相互作用外，似乎并不受任何外界因素的影响。在这个相对独立的星系里，以太阳作为能源恒星。这个相对独立的星系，若有一个远大于这个星系的生物用眼睛去看，它可能就是一个小小的粒子，只不过粒子的内部结构之间的间隙比一个化学性粒子或宏观粒子内部各组成部分之间的间隙大得多罢了。在太阳系九大行星里面的一颗行星即地球上，依赖于太阳的能源，产生了以人类文明为代表的生物学奇迹。在地球上，有植物细胞中的叶绿素纳米粒子吸收光能，通过光合作用将水和二氧化碳合成葡萄糖。葡萄糖再合成双糖、多糖及淀粉等高分子能源化学粒子。食草动物通过进食植物，直接获得葡萄糖，或获得多糖和淀粉，在动物体内再将其分解为葡萄糖作为动物体内的能源。其他各层次的粒子结构和功能的复杂性，都寓于太阳系这个超级粒子之中。由此可见，太阳系这个超级粒子的功能是任何其他低级层次的粒子都不能实现的。

4.2 科学粒子观

我们可以用粒子的观点来看待整个物质世界，将粒子划分为若干个层次，并将整个自然科学按照与粒子层次的相关性来将其归属于不同的领域。

4.2.1 科学的5个层次

从粒子的观点看自然科学，依其研究对象从最小到最大，也能够将其分为5个层次。第一个层次是关于基本粒子的科学（亚微观）；第二个层次是关于物质分子和原子的科学（微观）；第三个层次应当是关于纳米粒子的科学（介观）；第四个层次是关于宏观物体的科学（宏观）；第五个层次是关于天体及宇宙的科学（宇观）。第一和第五两个层次与其他层次的分界及其研究内容都比较明确，比如研究基本粒子间的相互作用时，很少或不用考虑物质的化学变化；研究天体物理时，也很少考虑物质的宏观性质或运动规律。对于无机的宏观物体，与微观及介观层次的分界也比较明确，比如在飞机、汽车及机器的设计及基本原理研究中，也很少考虑化学性质及其纳米尺度的性质。在微观与介观之间，联系十分密切，如纳米粒子的粒子性质对其化学效应可发生明确的影响，而物质材料的化学性质也有可能影响其粒子的性质。生命科学则更为复杂，她横跨微观、介观和宏观三个层次。在生命科学中，微观与介观，介观与宏观之间相互影响、相互交叉，很难将其明确分开。比如蛋白质，它既是分子，而其尺度又表现为明确的纳米粒子。这些纳米粒子构成细胞并决定着细胞的功能，细胞又组成组织和器官，再进一步构成生物体。在这三个层次中，介观中的纳米粒子是一关键环节，她将微观的分子运动规律与整个生命现象联系起来。生命科学中的微纳米尺度物质的运动规律的研究，为基础学科及生物学科的共同协作，提供了一个巨大领域。

4.2.2 粒子尺度与功能的关系

粒子的尺度与粒子的功能之间，也存在着明确的关系。基本粒子的尺度很小，其结构最为简单，其功能也很简单（就目前人们的认识水平而言）。但由这些基本粒子所组成的化学性粒子，就具有了一定的复杂性，就出现了复杂的化学性相互作用。化学性相互作用的复杂性是基本粒子的相互作用所不能比拟的。正是这些化学性粒子间的化学性相互作用，使化学成为一门独立的科学领域，表现出整个物质世界的丰富多彩。由化学性粒子所组成的更高一级的纳米粒子，具有更为复杂的粒子结构，而且具有更为复杂而强大的功能。其最为明显的例子就是蛋白质，蛋白质的复杂功能使其成为生命的基本单位。最能说明蛋白质功能的例子可能就是酶蛋白。酶都有纳米尺度。酶功能的复杂性是化学性粒子所远远不能比拟的，它能够将一个分子分成两个分子，能够将两个分子合成为一个分子，能够通过修饰作用使一些不具功能的蛋白分子具有某种生理功能。由纳米粒子则可以组成更高级的粒子乃至宏观粒子。由蛋白质可以组成复杂的酶体系，由蛋白质、脂质、核酸等化学性粒子，可以构成细胞器、细胞、器官、组织及生物体。宏观的生物体实际上也是一种由纳米粒子所组成的宏观粒子。但这种宏观粒子的结构复杂性和功能之强大，是远非化学性粒子所能比较的，尤其是生物宏观粒子的智慧和技能，是宏观尺度以下的粒子所无法具备的。从上面4个层次上来看，物质粒子的尺度越大，结构就越复杂，而功能也就越强大。然而，对于由宏观粒子所组成的天体粒子，情况又如何呢？目前还未可知，但完全可以说，对于天体粒子的功能，我们所知道的还太少，但我们可以说，生命这种最复杂的现象是太阳系的功能之一。从太阳系中孕育了复杂的生命来看，其功能之强大，是远非宏观粒子所能比拟的。综上所述，可以看出这么一个规律，即粒子的尺度越大，其结构就越复杂，功能就越强大。

4.2.3　纳米粒子是生命科学中的关键粒子

按照粒子的观点分析整个物质世界，在生命科学中，可以看出纳米粒子是联系生物体与非生命粒子之间的一个关键层次。因为生命的最基本单位就是纳米粒子。纳米粒子是最基本的生命活动的执行者。纳米粒子结构与功能被研究透彻之日，将是生命奥秘最终被揭开之时。

就目前自然科学发展的水平来看，人们对化学性粒子的结构、性质和功能了解得最多，对宏观粒子的研究最为透彻，而对曾被称为基本粒子的基本粒子、纳米粒子及天体粒子的结构、性质和功能的了解比较少。对基本粒子的了解比较少的最主要原因是这些粒子太小，对天体粒子了解得太少是因为这些粒子太大，而纳米粒子，却是处于人们了解最多的化学性粒子及宏观粒子之间，人们想彻底了解它应当不是一件太困难的事。目前，人们已认识到了纳米粒子对于人类生存和发展的重要意义，正在着手努力弄清楚各种纳米粒子的结构、性质和功能，并在试图能够对纳米粒子的相互作用进行控制。

受化学粒子多样性的启发，我们应该认识到，纳米粒子，只不过是粒子大小的一个层次。在这个层次上粒子之间相互作用的规律，决不是用某一普遍适用的科学原理就能够概括的。在纳米这个粒子层次上，存在着各种各样的粒子，各种各样的粒子将具有各种各样的性质，可以完成或执行各种各样的功能。这些纳米粒子，有的可能对人类的生存和发展是有益的，有些则可能是有害的；某种纳米粒子的某些性质对人类是有益的，而有些性质可能是有害的；纳米粒子的各种功能具有不同的用途，人们应能控制纳米粒子间的相互作用，能够将各种不同的功能用于对人类有益的各个方面。发现对人类生存有害的纳米粒子，发现某种纳米粒子对人类生存有害的性质，发现正确地应用纳米粒子功能的途径和方法，充分利用其正面效应而避免其负面效应，就是纳米毒理学所要研究的内容。

参 考 文 献

1. Hanes J, JL Cleland, and R. Langer. New advances in microsphere – based single – dose vaccines. Advanced Drug Delivery Reviews, 1997, 28 : 97 – 119.
2. Schnur JM, R Price and AS Rudolph. Biologically engineered microstructures – Controlled release applications. J Controlled Release, 1994, 28 : 3 – 13.
3. Hubbell JA, and R Langer. Tissue engineering. Chem Eng News, 1995, 73 : 42 – 54.
4. Schnur JM. Lipid tubules：A paradigm for molecularly engineering structures. Science, 1995, 262 : 1669 – 1676.
5. Toth E, D Pubanz, S Vauthey, et al. The role of water exchange in attaining maximum relaxivities for dendrimeric mri contrast agents. Chemistry – A European Journal, 1996, 2 : 1607 – 1615.

6. Chianelli RR. Synthesis, fundamental properties and applications of nanocrystals, sheets, and fullerenes based on layered transition metal chalcogenides. In R&D status and trends, ed. 1998.
7. Brus L. Semiconductor colloids: Individual nanocrystals, opals and porous silicon. Current Opinion in Colloid & Interface Science, 1996, 1:197-201.
8. Ho SV, PW Sheridan, and E Krupetsky. Supported polymeric liquid membranes for removing organics from aqueous solutions. 1. Transport characteristics of polyglycol liquid membranes. J. Membrane Sci, 1996, 112:13-27.
9. Qutubuddin S, JM Wiencek, A Nabi, et al. Hemoglobin extraction using cosurfactant-free nonionic microemulsions. Sep Sci and Technology, 1994, 29:923-929.
10. Vidyasankar S, M Ru, and FH Arnold. Molecularly imprinted ligand-exchange adsorbents for the chiral separation of underivatized amino acids. J Chromatography, 1997, A 775:51-63.
11. Shenton W, D Pum, UB Sleytr, et al. Synthesis of cadmium sulphide superlattices using self-assembled bacterial S. layers. Nature, 1997, 389:585-587.
12. Tirrell JG, MJ Fournier, TL Mason, et al. Niomolecular materials. Chem Eng News, 1994, 72:40-51.
13. Krejchi MT, EDT Atkins, AJ Waddon, et al. Chemical sequence control of beta-sheet assembly in macromolecular crystals of periodic proteins. Science, 1994, 265:1427-1432.
14. Krejchi MT, SJ Cooper, Y Deguchi, et al. Crystal structures of chain-folded antiparallel beta-sheet assemblies from sequence-designed periodic polypeptides. Macromolecules, 1997, 30:5012-5024.
15. Yu SJM, VP Conticello, GH Zhang, et al. Smectic ordering in solutions and films of a rod-like polymer owing to monodispersity of chain length. Nature, 1997, 389:167-170.
16. Deming TJ, MJ Fournier, TL Mason, et al. Biosynthetic incorporation and chemical modification of alkene functionality in genetically engineered polymers. J Macromol Sci Pure Appl Chem, 1997, A 34:2143-2150.
17. Winningham MJ and DY Sogah. A modular approach to polymer architecture control via catenation of prefabricated biomolecular segments: Polymers containing parallel beta-sheets templated by a phenoxathiin-based reverse turn mimic. Macromolecules, 1997, 30:862-876.
18. Muir TW, PE Dawson, and SBH Kent. Protein synthesis by chemical ligation of unprotected peptides in aqueous solution. Meth Enzymol, 1997, 289:266-298.
19. E Arnold, MG Rossmann. Analysis of the structure of a common cold virus, human rhinovirus 14, refined at a resolution of 3.0 A. J Mol Biol, 1990, 211:763-801.
20. Moore, JC, HM Jin, O Kuchner, et al. Strategies for the in vitro evolution of protein function: Enzyme evolution by random recombination of improved sequences. J Mol Biol, 1997, 272:336-347.
21. Rousseau, DL, and LW Jelinski. Biophysics. In: Encyclopedia of Applied Physics Vol. 2. New York: VCH Publishers, 1991.
22. Aksay IA, M Trau, S Manne, et al. Biomimetic pathways for assembling inorganic thin films. Science, 1996, 273:892-898.
23. Aksay Ilhan. Nanostructured ceramics through self-assembly. In: R&D status and trends, ed. Siegel et al, 1998.
24. NRC (National Research Council). Biomolecular self-assembling materials: Scientific and technological frontiers. Washington, DC: National Academy Press, 1996.
25. NRC. Hierarchical structures in biology as a guide for new materials technology. Washington, DC: National Academy Press, 1994.
26. Seeman NC. DNA nanotechnology. In: R&D status and trends, ed. Siegel et al, 1998.
27. Chen J and NC Seeman. The synthesis from DNA of a molecule with the connectivity of a cube. Nature, 1991, 350:631-633.
28. Zhang Y, and NC Seeman. The construction of a DNA truncated octahedron. J Am Chem Soc, 1994, 116:1661-1669.
29. Mao C, W Sun, and NC Seeman. Construction of Borromean rings from DNA. Nature, 1997, 386:137-138.
30. Sosnowski RG, ETu, WF Butler, et al. Rapid determination of single base mismatch mutations in DNA hybrids by direct electric field control. Proc Natl Acad Sci USA, 1997, 94 (4):1119-1123.
31. Allara DL. Nanoscale structures engineered by molecular self-assembly of functionalized monolayers. In Nanofabrication

and biosystems, ed. Hoch et al, 1996.

32. Bishop AR, and RG Nuzzo. Self－assembled monolayers: Recent developments and applications. Current Opinion in Colloid & Interface Sci, 1996, 1 : 127－136.

33. Kumar A, and GM Whitesides. Features of gold having micrometer to centimeter dimensions can be formed through a combination of staming with an elastomeric stamp and an alkanethiol ink followed by chemical etching. App Phys Lett, 1993, 63 : 2002－2004.

34. Stupp SI, V LeBonheur, K Wlaker, et al. Supramolecular materials: Self－organized nanostructures. Science, 1997, 276 : 384－389.

35. Guarnieri F, M Fliss, and C Bancroft. Making DNA Add. Science, 1996, 273 : 220－223.

36. Birge RR. Protein－based computers. Scientific American, 1995, 272 : 90－95.

37. Imae Y, and T Atsumi. T Na + driven bacterial flagellar motors: A mini－review. J Bioenergetics and Biomembranes 1998, 2 : 705－716.

38. Yin H, MD Wang, K Svoboda, et al. Transcription against an applied force. Science. 270 : 1653－1657.

39. Noji H, R Yasuda, M Yoshida, et al. Direct observation of the rotation of F－1－ATPase. Nature, 1997, 386 : 299－302.

40. Seventh Biophysical Discussions. Molecular motors: Structure, mechanics and energy transduction. Biophys J, 1995, 68: Supplement S.

41. Sligar, S. Molecular and electronic nanostructures. In: R&D status and trends, ed. Siegel et al, 1998.

42. Aizawa M. Molecular Interfacing for Protein Molecular Devices and Neurodevices. IEEE Engineering in Medicine and Biology, 1994, 13 : 94－102.

43. Ying JY. Nanostructure processing of advanced catalytic materials. In: R&D status and trends, ed. Siegel et al, 1998.

44. Kirschvink JL, A Koyayashi－Kirschvink, and BJ Woodford. Magnetite biomineralization in the human brain. Proc Natl Acad Sci USA, 1992, 89 : 7683－7687.

45. K. Sattler, J. Muhlbach, E. Recknagel. Generation of Metal Clusters Containing from 2 to 500 Atoms Phys. Rev. Lett. 1980, 45 : 821－824.

46. 解思深. 超微粒子物理. 物理, 1989, 19 (10): 577－582.

47. W Z Li, S S Xie, L X Qian et al. Large－Scale Synthesis of Aligned Carbon Nanotubes. Science, 1996, 274 : 1701－1703

第五章 基本粒子与生物体的相互作用

基本粒子之所以曾被称为基本粒子，是因为它们曾被认为是不可再分的微小粒子。基本粒子子对于化学性粒子，即原子或分子，已几乎可被认为是点状粒子。对于纳米粒子，基本粒子更可以认为是一种“点状粒子”了。纳米粒子与基本粒子间有着天壤之别，不可相提并论，但在思维方法方面似乎存在着某些共性。对基本粒子毒性作用的了解，似乎能对纳米粒子的毒性作用的研究和理解起到一定的启发作用。为了明确纳米粒子毒性的特点，我们还是通过与其他粒子进行对比来进行分析。最小尺度的粒子是基本粒子，这些基本粒子流形成各种射线。这些粒子中的有一些至今还不能测到它们的尺度，因而认为是“无质量粒子”。这些粒子刚被人们认识的时候，只注意了它们对人类有益的一面，而未能注意到它们的负面效应。通过对这些基本粒子对人体造成危害性的事实及其理论研究成果，将对使我们今天对纳米粒子的毒性及其毒理学的认识起到启发作用，也便于在其后的章节中对纳米粒子的毒性特点进行讨论。关于放射物理学方面，已有很好的书籍可以参考[1-4]，这里仅对基本粒子毒理学相关的最基本的常识作一简单回顾。

5.1 基本粒子的损伤作用

一般情况下，基本粒子对生物体的危害作用是通过射线的形式，将其本身的能量传递给生物组织或生物大分子造成的，在传统毒理学中将其称为放射病。放射病（radiation sickness）是由电离辐射（ionizing radiation）引起的一组全身性或局部性疾病，可发生于战时或平时，平时可以是由于工作中的意外性照射，也可以是由于医疗目的或其他情况下的意外受照。除发生核战争或重大核事故情况下，一般意外性受到照射的病人较少。但是随着核技术的发展，及放射性核素的应用的日益广泛及在有些局部战争中具有放射性污染的武器的使用，使射线粒子造成生物体损伤的机会增多。

5.1.1 粒子与衰变

放射性是原子核内质子数不变，中子数增加或减少，使核处于一种不稳定状态，需要通过核内结构或能量的调整才能趋于稳定的情况下，通过核衰变（nuclear decay）释放出一种以上的射线，而其本身变为另一种原子核的现象。放射性核素是指具有放射性特征的不稳定核素。电离辐射是指运动中的粒子或电磁波，具有足够的能量的辐射，能在物质中产生离子。电离作用（ionization）是指射线使物质中的原子失去轨道电子而形成正负离子对的作用。在组织中或细胞内的原子发生电离可立即导致生物化学性质的改变，产生急性或远期生物学效应，除了剂量很高的情况下，一般的急性效应不能被觉察到。放射性衰变也称原子核衰变，其衰变方式主要有 α 衰变、β 衰变、γ 衰变和核裂变。

5.1.1.1 α 衰变：α 衰变是由不稳定的原子核自发放射出 α 粒子变成另一个原子核，同时释放衰变能 Q 的过程：

$$^{A}_{Z}X \longrightarrow ^{A-4}_{Z-2}Y + ^{4}_{2}He + Q$$

式中 X 为衰变前原子核，Y 为衰变后原子核，A 为原子质量、Z 为原子核内质子数。

5.1.1.2 β 衰变：β 衰变包括母核中放出负电子 e 的衰变过程，即 β^- 衰变；母核中放出正电子 e^+ 的衰变，即 β^+ 衰变和母核俘获核外的一个电子的过程，即电子俘获。

5.1.1.3 γ 衰变：γ 衰变是当原子核处于激发态时，即放射性核素衰变或受到高能粒子轰击时，原子核暂时达到较高能量状态，通过发射 γ 光子回到基态的过程，这种过程称为 γ 衰变或 γ 跃迁。

5.1.1.4 核裂变：核裂变（nuclear fission），即由一个重原子核分裂成两个较轻原子核的过程，在裂变过程中可放出中子及反应能。

目前对生物体造成损伤的微观粒子主要有 5 种：X 射线粒子、γ 射线粒子、α 粒子、β 粒子和中子。各种粒子与介质相互作用分带电粒子与介质相互作用和不带电粒子与递质相互作用两种。

5.1.2 带电粒子与介质的相互作用

带电离子与递质的相互作用有 3 种方式，包括电离或激发、弹性散射及韧致辐射。这 3 种辐射与介质的相互作用各有其本身的特点。

5.1.2.1 电离和激发：电离作用是在带电离子作用下，核外电子获得能量而脱离原子核的束缚，变成自由电子（free electron）的过程。电离作用的结果是中性原子失去电子而变成离子。同时产生的电子和离子称为离子对（ion pair）。带电离子在通过介质时可在其径迹周围产生许多离子对。激发即 γ 衰变引起的电子能级跃迁。这时的电子没有脱离原子的束缚，没有离子对的产生。

5.1.2.2 弹性散射（elastic scattering）：指带电离子与介质的原子核发生相互作用，使带电粒子改变运动方向而不改变能量。

5.1.2.3 韧致辐射：带电粒子与介质的原子核发生作用，使带电粒子突然减速，一部分动能转变为电磁辐射。带电离子不断地与介质原子核相互作用，最终耗尽能量而停止下来，称之为介质吸收。

5.1.3 不带电粒子与介质的相互作用

γ 光子与中子都不带电，但它们与介质的相互作用都不相同。

5.1.3.1 γ 光子与介质的相互作用：γ 光子是电磁辐射，是不带电荷的量子（quantum），没有质量，与介质的作用主要有 3 种效应，包括光电效应（photoelectric effect）、康普顿散射（Compton scattering）和电子偶效应（electron pair effect）。

光电效应是当光子与介质相互作用时，整个光子被原子吸收，其能量全部交给原子中的一个电子。该电子获得能量后离原子被发射出来。这种电子称为光电子（photoelectron）。光电子可继续与介质发生相互作用。这种现象称作光电效应。

康普顿散射是 γ 光子与原子最外层电子发生非弹性碰撞，光子只将部分能量传递给核外电子，使之脱离原子核的束缚而从原子中逸出，γ 光子本身则改变运动方向。被发射出的电子自然数为康普顿电子，入射 γ 光子经散射后自然数为康普顿散射光子（Compton scattering photon）。康普顿电子能继续与介质发生相互作用。

电子偶效应是指能量大于 1.02 MeV 的 γ 光子通过介质，与原子核碰撞时，转变成一个正电子和一个负电子从原子中发射出来，称为电子偶效应。被发射出来的正负电子还可以继续与介质发生相互作用。

5.1.3.2 中子与介质的相互作用：中子只与介质的原子核发生作用，其结果是产生次级带电粒子，如粒子、质子、反冲核等。中子与介质作用的结果有两种，即散射和吸收。

散射是指中子与介质的原子核相碰撞后粒子性质不变，只改变粒子的运动方向及其具有的能量。这种现象主要发生于快中子与组织相互作用中。

吸收是指中子与介质的原子核相互碰撞后，原子核将中子吸收，同时原子核发生改变的过程，包括中子俘获、核分裂及重核裂变。中子俘获指原子核将靠近的中子俘获，使原子核处于激发态。当回到基态时，放出能量较高的γ光子。例如，氢核俘获一个热中子后，形成一个处于激发态的氘核，氘核可以发射出一个能量为2.2 MeV的电子后回到激态。核分裂是指原子核吸收中子后，也即俘获一个中子后，放出α粒子、质子或其他粒子，衰变成另一个原子核的过程。例如，[14]氮俘获一个中子后发射出一个质子，衰变成另一种原子核^{14}C。重核裂变是指重核吸收中子后，分裂成大小大致相同的两个碎片，同时放出2~3个中子的过程。例如，^{235}U和^{239}Pu吸收热中子后，能引起核裂变，可产生30多种元素和200多种放射性核素，其中较重要的有^{90}Sr、^{131}I和^{131}Cs。

5.1.4 辐射效应与辐射损伤（基本粒子效应与基本粒子性损伤）

辐射效应（radiation effect）辐射引起的各种变化的术语。辐射损伤（radiation injury or radiation damage）是指机体受辐射照射后产生的各种类型和不同程度的有害效应。损伤是效应的可能的后果。

19世纪末发现X射线一个月后就有放射性皮炎（radiation dermatitis）发生，20世纪初，有慢性放射性溃疡（chronic radiation ulcer）发展成皮肤癌的报道。20世纪20年代，有放射性有关的工作者死于恶性肿瘤、矿工死于肿瘤、镭作用业工人发生骨肉瘤等流行病学报道。20世纪30年代到50年代，辐射被广泛用于临床诊断和治疗，产生了辐射的远期效应，发现射线可诱发多种白血病、骨肿瘤、肝癌等恶性肿瘤。到了20世纪60年代，人们对辐射危害的认识逐渐加深，强调了辐射防护，才大减少了辐射事故的发生。调查资料表明，在低辐射剂量作用下，寿命缩短和遗传危害未见增加。职业性剂量限值以下的长期照射是否会增加恶性肿瘤的发生率，现在还不能肯定。出生前诊断性X线照射、高本底地区居民的辐射致癌或遗传危害是否存在，仍然是一个有争议或有待证实的问题。1945年在日本广岛和长崎投下的两颗原子弹，使人类以惨痛的代价换来了关于辐射损伤及远后效应研究的宝贵经验。

5.1.4.1 辐射作用方式：辐射作用于人体的方式分外照射（external exposure）、内照射（internal exposure）、放射性体表沾染（radioactive nuclide contamination of body surface）及复合照射（combined exposure）。

外照射是指辐射源（radiation source）位于生物体之外所造成的辐射照射。辐射源距人体足够远时，产生均匀的全身照射；离生物体距离较近或很近时，则产生局部照射。

内照射指超常量放射性核素进入生物体后对生物体所造成的辐射照射。辐射源沉积的器官称为源器官（source organ），受到从源器官发出的射线照射的器官称为靶器官。

放射性核素体表沾染是指放射性核素沾染到生物体表面、皮肤或粘膜。在健康完整的皮肤表面沾染的放射性核素对受沾染的局部构成外照射源；如果皮肤有损伤，放射性核素可进入血液而成为内照射源。

复合照射指以上述一种以上的方式作用于生物体，也可以是以一种以上的方式与其他类型非放射性损伤复合作用于生物体，如放射复合烧伤、放射复合创伤等。

5.1.4.2 辐射效应分类：辐射效应可以按照3种方式分类：按剂量－效应关系分类、按效应发生的个体分类以及按效应表现情况分类。

按照剂量－效应关系，辐射性效应可分为随机性效应和确定性效应。随机性效应指辐射效应发生的几率（而不是严重程度）与剂量相关的效应，不存在或很难找到剂量阈值，主要包括致癌效应和遗传效应。确定性效应指辐射的严重程度取决于所受剂量的大小。这种效应有一个明确的剂量阈值，在阈值以下不会见到有害效应，如放射性皮肤损伤（radiation skin injury）、放射性生育障碍（radiation induced fertility disturbance）等。

按效应发生的个体分类可分为躯体效应和遗传效应。躯体效应指在受照的个体本身所产生的效应，而遗传效应则指可遗传到下一代个体的效应。胎儿宫内受照射发生的胚胎和胎儿效应是一种特殊的躯体效应。

按效应表现情况可分为大剂量照射的急性效应、低剂量长期照射的慢性效应、受照射后的远期效应等。

5.2 影响辐射生物学的主要因素

电离辐射可引起生物体内分子水平的变化特别是生物大分子如蛋白及核酸等的改变。可导致这些生物大分子的电离、激发或化学键的断裂，从而使这些生物大分子的结构及性质以及其生物学功能的改变。这些作用是由射线直接引起的，且发生时间也为最早，称之为直接作用。另个，细胞内外都含有大量的水分子，射线可作用于水分子，引起水分子的电离和激发，形成化学性质非常活泼的产物，如激发态水分子、氢自由基、羟自由基、水合电子等。这些活泼产物可继续作用于生物大分子，使其发生结构、性质和功能的改变。这是由射线粒子作用于水分子，产生继发于水分子活性产物的作用，因此称为间接作用。

射线粒子与组织细胞作用的结果是造成细胞损伤。细胞内的 DNA 损伤是最容易造成细胞死亡的原因之一。若一个器官中有足够多的细胞因损伤而死亡或丧失繁殖能力和正常功能，这个器官就会发生“确定性效应”。如果一个改变了结构与功能的体细胞仍能保持其反应能力，则可能在体内形成一个异常的细胞克隆，最终可能致癌。若改变了结构与功能的细胞是性腺生殖细胞，则可能将其错误的遗传信息传递给后代而引起后代某些严重的损害。这两种效应分别是躯体效应和遗传效应，即随机性效应。另外，有些实验证明，辐射可以刺激多种细胞功能包括繁殖与修复功能、免疫增强效应及体内激素水平的改变等等，这类效应又称为刺激性效应。影响辐射效应的因素很多，下面将择要叙述。

5.2.1 基本粒子损伤的剂量学基础

辐射剂量是辐射与介质间相互作用的多少的量度，用以表示受到照射的程度，实质上是辐射源放出能量及物质吸收能量的多少，主要用吸收剂量来表示。

5.2.1.1 吸收剂量：

吸收剂量是指辐射授与单位物质的平均授与能，其国际单位是焦耳/千克（J/kg），其专用名词为戈（Gray，Gy）。1 Gy 表示辐射授与每千克物质的平均能量为 1 J。1 Gy = 100 拉德（rad）。吸收剂量可用于任何电离辐射和物质。

照射量（exposure）只适用于 10 keV ~ 3 MeV 的 X 射线或 γ 射线。它是 X 射线或 γ 射线与单位质量的空气相互作用所产生的次级电子，进一步在空气中产生同一种离子所产生的同一种离子所具有的总电荷量，其大小量度的国际单位是库仑/千克（C/kg）。过去曾用伦琴（Roentgen，R）为单位。目前伦琴仪仍在被普遍地用于 X 射线和 γ 射线的测量，因此伦琴对于照射量的测量还具有一定的使用价值，而在物质中测得的电离量还可以换算成相应的吸收能量。

5.2.1.2 辐射性质（quality of radiation）：决定辐射生物学效应的主要因素之一是辐射的吸收剂量，但辐射的性质也具有重要意义。反映电离辐射性质最常用的指标是线能量传递（linear energy transfer，LET）和相对生物效能（relative biological effectiveness，RBE）。

LET 是指初级电离粒子在每单位长度径迹中所损失的能量。其值的大小是由电离粒子的电荷及其运动速度所决定的。LET 与辐射的生物学效应关系十分密切。LET 的国际单位为焦耳/米（J/m）或千伏/微米（keV/μm）。辐射对物体的穿透能力与粒子的质量、电荷及其动能相关。粒子质量越大，所带电荷越多，其穿透能力就越小。一个重的带电粒子，在单位长度径迹中可产生多次电离，即 LET 较高，这将使其运动慢化而更快地停止穿透。受照物体的密度也是决定辐射粒子穿透长度或深度的重要因素。一个 5 MeV 的 α - 粒子在标准空气中可穿透 3.5 cm，而在软组织或水中则只能穿透 35 μm，表明在较高密度的物质中的穿透能力小于在密度较小的物质中的穿透能力。

相对生物效能是从生物体角度反映辐射性质的一种量。辐射生物学家发现不同的辐射在相同的吸收剂量下可以引起不同的生物学效应，因此用相对生物效能来量度不同辐射生物效应的差异。

在数值上，相对生物效能所研究的辐射所引起的生物效应与规定的参考辐射所引起的同一类型、同一水平生物效应的吸收课题间的比值。常用的参考辐射有 200 ~ 250 keV 的 X 射线或^{60}Co 的 γ 射线。这些射的 RBE 值设定为 1。高 LET 辐射比低 LET 辐射的 RBE 值大。

5.2.2　辐射有关的因素

剂量大小，即接受照射总量的多少是辐射粒子的生物学效应的决定性因素。在随机效应中，效应发生的频度或几率随剂量增加而增加；而确定性效应在阈剂量之上随剂量的增加而呈正比利的加重。

剂量率，即单位时间内受到的照射剂量对其生物学效应也有明显的影响，特别是单位时间剂量介于 0.1 Gy/h 和 1 Gy/min 之间时，这种关系更为明显。低于或高于这个范围时则这种关系不太明显。

分次或单次照射对照射的生物学效应也有明显影响。机体对照射损伤具有修复作用，因此要引起同样的生物学效应，分次照射的总剂量往往比单次照射所需要的剂量高。

照射方式也影响辐射的生物学效应。γ 光子和中子贯穿辐射的外照射多引起急性效应而 α 和 β 粒子内照射多引起远期效应。

受照部位和面积也都是影响辐射效应的因素。不同部位受到照射所产生的效应可以不同。例如，同样的外照射剂量和剂量率，在躯干引起的效应比在四肢引起的效应明显。照射面积越大，生物效应也越严重。当受照射面积达到全身面积的 1/3 时，就可发生全身性症状或急性放射病。

辐射的品质也影响生物效应的程度。高 LET 辐射（n、α）一般情况下比低 LET 辐射（X、γ）的生物学效应更明显。

5.2.3　机体有关因素

机体敏感性是决定辐射效应的个体因素之一。在受照射完全相同的条件下，同一辐射效应在不同个体发生的速度和严重程度不同。不同种属的动物、不同的组织细胞、不同的器官对辐射都可以有不同的敏感性。

辐射敏感性与细胞的增殖能力成正比而与分化程度成反比，但淋巴细胞和卵母细胞例外，它们既不分裂，也不分化，但对辐射特别敏感。

辐射敏感性与细胞间期染色体的体积成正比。这意味着辐射敏感性与细胞内 DNA 的含量有关。此外，细胞质中线粒体的多少也是影响辐射敏感性的重要因素。具有增殖能力的细胞所处的细胞周期，辐射敏感性也不相同，以 DNA 合成期敏感性最高。人体组织、器官对辐射致癌的敏感性最高者为甲状腺和血液系统的造血细胞，其次为乳腺，属中等敏感性的有消化道、咽、肝胆系统、胰腺、淋巴系统（淋巴瘤），较低敏感性者包括肾和膀胱、大脑和神经、唾液腺、骨、皮肤，辐射致癌作用不确定的器官和组织有喉、鼻窦、甲状旁腺、卵巢及结缔组织，未观察到辐射致癌的部位和组织包括前列腺、子宫、睾丸、肠系膜和间皮及血液系统的淋巴细胞（慢性淋巴细胞性白血病）等。

不同细胞的辐射敏感性由高至低的排列顺序为：淋巴细胞、原红细胞、髓细胞、骨髓巨核细胞、精细胞、卵细胞、空肠与回肠的腺窝细胞、皮肤与器官的上皮细胞、眼晶状体的上皮细胞、软骨细胞、骨母细胞、血管内皮细胞、腺上皮细胞、肝细胞、肾小管上皮细胞、神经胶质细胞、神经细胞、肺上皮细胞、肌细胞、结缔组织细胞、骨细胞。

5.3　基本粒子损伤的类型

5.3.1　外照射急性放射病

外照射急性放射病是人体一次或短时间内受到多次全身照射，吸收剂量达到 1 Gy 以上外照射所引起的全身性疾病。引起外照射急性放射病的射线主要有来自体外的 γ、X 射线及中子贯穿辐射等。

5.3.1.1 病理：外照射急性放射病的病理特点有三个方面：一是骨髓型急性放射病，发生于接受1～10 Gy照射剂量时，初期骨髓细胞分裂指数降低、血窦扩张、充血。随后血窦明显渗血、出血，严重者可出现骨髓空虚；二是肠型急性放射病，发生于接受10～50 Gy照射剂量时，主要表现为小肠粘膜发生广泛性坏死；三是脑型急性放射病，发生于接受照射剂量大于50 Gy时，主要病理表现为中枢神经系统的充血、水肿、炎症细胞浸润及血管壁变性等变化。

5.3.1.2 临床表现：骨髓型急性放射病根据受照剂量和病情分为四度中度及重度临床表现有明显的阶段性。

轻度：接受1～2 Gy的剂量一般表现为轻度，临床分期不明显。常在接受照射后几天内出现轻度神经和消化道症状，如乏力、头昏、失眠、食欲减退、恶心不适等。一般没有出血、感染和脱发。血象可有轻度变化。照后1～2天内淋巴细胞绝对值为$1.2\times10^9/L$。白细胞可有一过性升高，以后下降，35天左右可降至（3～4）$\times10^9/L$。预后良好，2个月内可自行恢复。

中度：接受2～4 Gy剂量时出现中度临床症状。多数患者可有明确的分期。

初期：症状一般出现在接受照射后3～5 h，表现为乏力、头昏、失眠、食欲减退、恶心呕吐，但无腹泻，血象变化比较明显。几小时至几天内，白细胞暂时升高达$10\times10^9/L$，随后减少，1～2天内淋巴细胞绝对值一般在$0.9\times10^9/L$左右。

假愈期：此期内症状明显减轻或消失，但实际上病情在继续恶化，一般持续3～4周。

极期：重新出现症状，但症状与初期不同，主要是：①一般状态恶化；②出现脱发；③白细胞降至最低值；④出现感染；⑤体温升高达38℃以上；⑥出血；⑦血小板亦降至最低值；⑧消化系统症状明显加重。总之病情开始恶化是进入极期的标志。

恢复期：中度骨髓型急性放射病一般在第五周进入恢复期。主要的参考指标有8项：①一般状况改善；②外周单核细胞、网织红细胞、白细胞开始回升；③感染消失；④体温下降至正常水平3天以上；⑤出血症状消失；⑥血小板开始回升；⑦消化道症状明显消失；⑧骨髓增生改善，幼稚细胞增多尤其是红系增多，单核细胞也增多。

重度：接受4～6 Gy照射剂量时可出现重度骨髓型急性放射病。临床分期也很明显。初期临床症状多出现于照射后10分钟～2小时内，呕吐发生早而且频繁，可有明显腹泻。1～2天内淋巴细胞绝对值约$0.6\times10^9/L$，白细胞也有一过性增高，尔后下降。假愈期持续2～3周，极期有严重脱发、广泛出血、严重感染、伴有明显的神经、消化系统症状和电解质平衡紊乱。白细胞最低值降到$1\times10^9/L$以下，血小板降到$10\times10^9/L$以下，有明显贫血。5～8周后进入恢复期。

极重度：接受6～10 Gy照射剂量时可有极重度表现。病情严重、发展迅速、病程分期不明显。照后1小时内可有反复的呕吐和腹泻。淋巴细胞绝对值约$0.3\times10^9/L$，白细胞持续下降。假愈期短，约7天左右。极期出现高热，反复呕吐、腹泻、脱水，很快进入衰竭状态、预后不良。

肠型急性放射病：全身受到10 Gy以上照射或全身受到不均匀照射，而腹部受到特大剂量照射时可发生胃肠型急性放射病。整个病程10天左右，甚至3～4天内死亡。顽固的呕吐和腹泻为其主要的临床特点。淋巴细胞绝对值小于$0.3\times10^9/L$。

脑型急性放射病：全身受到50 Gy照射，或全身受到不均匀照射而头部受到特大剂量照射后可发生脑型急性放射病。临床表现以中枢神经系统障碍为主，淋巴细胞绝对值小于$0.3\times10^9/L$。病程更短，可在数小时至1～2天内死亡。

5.3.2 外照射亚急性放射病

外照射亚急性放射病的特点是人体在较长时间（数周到数月）内受电离辐射连续或间断较大剂量外照射，累积剂量大于1 Gy时所出现的全身性疾病。根据症状和造血功能损伤程度分为轻、重二度。引起外照射亚急性放射病的射线主要是来自体外的 γ、X 射线和中子贯穿辐射。20 世纪 60 年代以来，国内外共有 3 起事故都是在未知情况下接触放射源引起较长时间的辐射所引起。

5.3.2.1 病理：造血功能障碍是外照射亚急性放射病的基本病变，主要病理变化为造血组织破坏、萎缩及再生障碍；骨髓细胞异常增生及骨髓的纤维化。

5.3.2.2 临床特点：外照射亚急性放射病菌的临床特点包括：①起病隐袭、病程较长，多在 1 年以上。由于其病理过程为造血组织损伤，因此临床上出现以骨髓增生低下，全血细胞减少及由此产生的头昏、乏力、食欲减退等相应症状为主的临床表现；②无明显外照射急性放射病初期反应表现，无明显的临床分期，不伴有无力型神经衰弱综合征；③出血症状较轻，常只表现为皮肤粘膜少量出血点或局灶性眼底出血；④微循环变化明显；⑤淋巴细胞非稳定性畸变及稳定性畸变率均有增高；⑥T 淋巴细胞功能和生殖功能均表现低下；⑦一般抗贫血药物治疗无效。

轻度者发病缓慢，贫血、感染及出血情况都比较轻。血象下降缓慢，骨髓仅轻度损伤。血红蛋白男性 120 g/L，女性 100 g/L；白细胞总数 $<4\times10^9$/L，血小板 $<80\times10^9$/L。早期可仅出现其中的 1 ~ 2 项异常。骨髓粒、红、巨核系中 2 系或 3 系减少，至少有一个部位增生不良，巨核细胞明显减少。脱离射线，充分治疗后可望恢复。

重度者发病较急，贫血呈进行性加剧，常伴有感染和出血。血象异常明显，血红蛋白 <80 g/L，网织红细胞少于1%，白细胞少于 1.0×10^9/L，中性粒细胞绝对值少于 0.5×10^9/L，血小板少于 20×10^9/L。骨髓象显示多部位增生低下，粒、红、巨核三系造血细胞明显减少。例如，增生活跃，则有可能伴有淋巴细胞增多。脱离射线充分治疗恢复也很缓慢或不能阻止病情恶化，有转化成骨髓异常增生综合征或白血病的可能，预后不良。

5.3.3 外照射慢性放射病（chronic radiation sickness from external exposure）

外照射慢性放射病指从事放射性工作的人员在较长时间内连续或间断地接受到超当量剂量（dose equivalent）限值 0.05 Sv 的外照射，发生全身性疾病。在累积当量剂量达到 1.5 Sv 以上时，发生以造血组织损伤为主，并伴有其他系统症状的病变。

外照射慢性放射病的特异病因是长期连续或间断受到 X、γ 或中子等贯穿辐射照射。

5.3.3.1 临床特点：外照射慢性放射病的早期临床症状多表现为无力型神经衰弱综合征。多数患者有疲乏无力、头痛头昏、睡眠障碍、记忆力减退、心悸、情绪波动、多汗等自主神经紊乱现象。部分患者食欲减退、易感冒。也常见脱发和牙龈出血。女性患者可有月经过多、经期延长、周期不规则、痛经等。男性患者常有性功能减退。

外照射慢性放射病早期无阳性体征。部分患者表现眼心反射、立卧反射异常，皮肤划痕试验阳性，两膝反射亢进、消失或不对称。疾病进一步发展时可出现精神不佳、消瘦、体重减轻、脱发、苍老。部分患者可有血压偏低、心动过速、束臂试验和胸部皮肤挤压试验阳性、下肢皮肤有出血点或出血斑。少数患者手部皮肤色素沉着、粗糙、干燥，指甲有纵脊、甲床毛细血管排列紊乱，血管袢扭曲、血流变慢。极个别患者有双侧晶体放射性白内障。

5.3.3.2 实验检查：外周血细胞有不同程度的减少，并与放射损伤的严重程度和受照射的累积剂量密切相关。一般来说，白细胞的减少最为明显，血小板次之，红细胞最轻。白细胞总数变化是辐射性损伤出现最早的血液系统变化之一。白细胞进行性下降，嗜酸性和嗜碱性粒细胞和单核细胞百分比增高，并伴有形态学改变。白细胞分类显示中性粒细胞百分比减少，淋巴细胞百分比相对升高，并在40% ~60%之间波动。有些情况下，亦有少数白细胞偏高的现象。发病早期，血小板变化不十分明显。红细胞数基本正常，随病程的进展逐渐减少。

白细胞形态变化不明显，外周血淋巴细胞微核率显著增高。染色体畸变率明显增高。长期小剂量照射染色体畸变的特点是以片段为主；双着丝点加环不伴有断片；染色体畸变率和畸变细胞率相等；

稳定性畸变增加，包括臂间的倒位和易位；畸变率与剂量的关系不明显。中性粒细胞碱性磷酸酶百分比、积分值和淋巴细胞糖原积分值增高。

骨髓造血细胞增生活跃或增生低下都有可能。某一造血系统特别是粒细胞系统成熟障碍。骨髓造血指数一般小于5%。骨髓分裂细胞畸变率升高。骨髓储存池功能降低。

免疫系统检查可见B淋巴细胞比例增高。

内分泌和生殖系统检查可发现肾上腺皮质功能、性腺功能和甲状腺功能减低。部分患者尿17－羟类固醇、17－酮类固醇排出量减少，尤以17－羟类固醇明显。

血液生化检查可见有血糖和蛋白质电泳异常。

5.3.4 内照射放射病

内照射放射病（internal radiation sickness）是指大量放射性核素进入体内，作为体内照射源对机体进行照射所引起的全身性疾病。内照射放射病比较少见，临床病例多为放射性核素内污染（internal contamination of radionuclides），即体内放射性核素超过其自然含量。内污染放射性核素的来源主要有：①核工业探矿、采矿、选矿、冶炼、精制加工及后处理中应用的放射性核素；②放射性核素生产制备中的各个环节中应用的放射性核；③工业、农业、医学、地质、石油勘探、科学研究等部门应用的放射性核素；④加速器运行和维修时的接触；⑤反应堆、核动力装置运行和维修接触；⑥核反应堆事故；⑦核爆炸的放射性烟尘污染等。

5.3.4.1 进入体内的途径：放射性核素进入机体的途径有消化道吸收、呼吸道吸收及皮肤和伤口吸收等。

放射性核素可经污染的食物经口进入消化道，其吸收率与放射性核素的化学性质有关。胃肠道功能、食物成分等对胃肠道吸收也有影响。

以气态、气溶胶或粉尘状态存在的放射性核素，可经呼吸道进入体内。气态的放射性核素如氚和氡等极易通过呼吸道粘膜及肺泡壁进入血液。放射性气溶胶或粉尘经呼吸道吸入时，吸收率与它们的粒径大小及其化合物的溶解度有关。颗粒大、溶解度小者吸收率低，否则吸收率高。

大部分放射性核素不易透过正常皮肤，但有一些气态的放射性核素如氚、氡、碘等和某些可溶性放射性核素如磷和锶等，均可透过健康皮肤进入体内。气态氚、氡经皮肤吸收率可达污染量的10%左右。可溶性放射性核素经皮肤吸收可达污染量的1.5%～2%，如皮肤充血或有机溶剂存在可使吸收率增高。皮肤破损大增加吸收速度和吸收率。动物实验表明，^{147}Pm经擦伤皮肤的吸收率较未擦伤皮肤高几十倍。皮肤的污染面积、部位、持续时间、温度、湿度等因素都可以影响放射性核的透皮吸收。

5.3.4.2 体内的分布和代谢：放射性核素吸收入血后，根据其理化性质，在体内有几种分布类型：①氚、钠、钾、铷、铯在全身均匀分布；②钙、锶、钡、镭主要分布于骨骼；③金、钋、铈、钷、钚、钍主要被单核－吞噬细胞系统摄取；④铀、锌、钌、锑、铋、汞主要沉积于肾脏；⑤碘主要被甲状腺摄取；⑥铁和钴主要进入红细胞。

影响放射性核素在体内分布的因素主要有放射性核素的化学性质及机体的功能状态两个方面。

不同核素在体内的分布、代谢不同。即使同一核素由于存在于不同的化合物中，其分布、代谢也有不同。例如，硝酸钚进入体内易水解成氢氧化物，多沉积于肝脏，可达注入量的30%；而柠檬酸钚呈络合状态，主要沉积于骨骼，可达注入量的56%，肝中仅有9%。进入体内的放射性核素的载体量对分布也有较大的影响，如^{131}碘带有一定量的稳定性碘时，可使甲状腺中^{131}碘的沉积明显减少。

机体代谢旺盛时放射性核素在体内的沉积增加。幼年动物生长发育期骨骼代谢及再建过程活跃，对钙的需求量大，因此对碱土核素在骨骼的沉积率高于成年动物。甲状腺功能亢进者对^{131}I的吸收率增高。

5.3.4.3 放射性核素的排泄：进入体内的放射性核素可以经胃肠道、肾、肺、乳汁、胆汁、汗液等途径排泄。排泄的速度、途径和速率与核素进入途径及其理化性质有密切关系。

气态放射性核素主要由呼吸道排出，排出率高、排速度快。例如，氡气吸入后，2 天内大部分排出，5 天内肺部仅剩微量。氚吸入后 1.5 小时大部分已由呼吸道排出。

难溶性放射性核素经口摄入后，不易被胃肠道吸收，主要由粪便排出。口服^{210}Po，90% 随粪便排出。沉积在肝的放射性核素如^{147}Pm，可经胆汁排至肠道随粪便排出。稀土元素和重金属一般以随粪便排出为主。

可溶性放射性核素进入血液后主要经肾脏随尿液排出。例如，^{3}H、^{24}Na、^{131}I 等的可溶性化合物最初几天随尿的排出率高，随时间延长可参与体内的代谢，与组织结合紧密，尿排出率逐渐下降。^{131}碘的放射性半衰期（radioactive half-life）为 8.1 天，生物半衰期为 138 天，有效半衰期为 7.6 天。

5.3.4.4　内照射放射性损伤的特点：在临床上，内照射放射性损伤无明显的临床分期。原因是放射性核素进入体内后，有些可以滞留在体内形成持续性的放射源，只有在全部衰变或全部排出后，对机体的照射才会停止。放射性核素在体内的持续作用，新旧反应或损伤与修复的过程并存，而且时间迁延、过程缓慢，因此造成临床上无典型的分期表现。

内照射放射性损伤的另一个特点是靶器官的损伤明显。沉积在骨骼的放射性核素，可引起骨痛、骨髓造血障碍、骨质疏松、病理性骨折、骨肿瘤等。沉积于单核-吞噬细胞系统的放射性核素则对肝、脾和淋巴结损伤严重，可引起中毒性肝病、肝硬化、诱发肝肿瘤等。沉积于肾的放射性核素则以引起肾损伤为主。放射性碘蓄积在甲状腺，引起甲状腺炎、甲状腺功能低下，或甲状腺结节形成等。在放射性核素进入和排泄途径所经过的器官，也可造成局部性损伤。

传能线密度（linear energy transfer，LET）是反映放射所致电离密度的一个计量指标。不同的放射线产生的电离密度不同，电离密度越大，生物效应越大。例如，等量的 α 粒子在组织中穿过 1 mm 距离所形成的离子对数目比等能量的 β 粒子在同样的距离上所形成的离子对数目高 1 000 倍，比 γ 射线高 60 000 倍。但 γ 射线的射程最大，β 射线次之，α 射线最小。α 粒子的能量完全被机体吸收，γ 射线的能量可通过机体而部分散失，因此对内照射来说，3 种射线对生物体的效应大小依次为 α、β 和 γ，与外照射的情况相反。

放射性核素对机体还有化学性毒性。某些放射性核素的放射性很弱，但进入人体有很强的化学毒性，如铀对机体的毒性即以化学毒性为主。

长期小剂量放射性核素进入体内，形成一定量的内污染，机体可无近期放射性损伤表现，但可产生远期效应。

5.3.4.5　实验室检查：放射性检测主要用于检测体内放射性核素的含量。γ 射线辐射体核素的内污染如^{60}Co、^{137}Cs、^{239}Pu、^{226}Ra 等可用全身计数器进行体外测量。分析排泄物和其他样品中放射性核素可估算体内含量。例如，测定尿中的铀、钍、氚，测定粪中的镭、锶、钷等，测定呼出气中的氡来估算^{226}Ra 在体内的含量；测定血中的活化产物^{24}Na，毛发中的活化产物^{32}P 来估算受到的中子剂量等。

5.4　器官组织放射性损伤

电离辐射作用于机体，对各组织和器官均能造成损伤。但不同的组织器官对射线的敏感性不同。Bergonie 和 Tribondeau 在 1906 年提出一个定律：辐射效应与细胞分裂活动成正比，而与分化程度成反比。这一定律的例外是淋巴细胞和卵母细胞。二者的分裂活动并不旺盛，但对辐射却高度敏感。以形态学和细胞死亡为标准，各组织对辐射的敏感性分为高度、中度、低度和不敏感 4 种程度。高度敏感组织包括淋巴组织、胸腺、骨髓、胃肠上皮（特别是小肠隐窝上皮细胞）、性腺（睾丸和卵巢的生殖细胞）及胚胎组织等。中度敏感组织有眼的晶状体、角膜、结合膜、血管和淋巴管的内皮细胞、皮肤、唾液腺、肾肝和肺组织的上皮细胞等。轻度敏感组织有中枢神经系统和内分泌腺（包括性腺内分泌细胞）及心脏。肌肉、软骨和骨组织及结缔组织对放射性损伤不敏感。

如以功能性指标做标准，与上述的敏感有所不同。放射线除杀死细胞外，辐射还能以其他方式干扰组织的功能而损伤组织，包括干扰细胞组织的调节，涉及炎症时细胞和组织通透性变化，细胞在处于发育中的组织器官内的自然迁移以及间接性的功能性作用。例如，脑垂体受到照射可影响其他组织的内分泌功能。

5.4.1 放射性皮肤性疾病

根据电离辐射的性质、剂量、暴露时间的长短，皮肤可以发生急性、慢性放射性皮肤损伤和皮肤癌。急性放射性皮肤损伤包括急性放射性皮炎和急性放射性皮肤、粘膜溃疡等，是指体内一次或短时间内多次大剂量照射所引起的皮肤损伤。慢性放射性损伤包括慢性放射性皮炎、慢性放射性皮肤、粘膜溃疡等。局部皮肤长期受到超剂量照射（年积累量大于 15 Sv），受照数年后出现慢性皮肤及其附件改变。慢性放射性皮肤损伤亦可由急性放射性皮肤损伤迁延而来。

5.4.1.1 致病条件和影响因素：致病条件：①长期超剂量的职业性照射，如从事 X 射线诊断工作者、骨科整形修复等医务工作者及从事涉及放射性核素的科研工作者因防护不好，或不注意防护时；②事故性照射如放射源操作事故；③医源性照射如肿瘤病人放射性治疗或皮肤敷贴放射性核素治疗不当等；④核爆炸放射性核素沾染。

影响因素：①射线种类、能量不同所致的皮肤损伤程度也不同，照射剂量和剂量率越大，皮肤损伤越重。总剂量相同，一次照射比分次照射重。受照面积越大，皮肤损伤也越重；②理化因素：光、热、酸、碱等刺激皮肤充血，可增高皮肤对射线的敏感性。冷冻可降低皮肤对射线损伤的敏感性；③生物因素：年龄、性别、肤色和部位不同，对辐射的敏感性也不同。儿童比成人敏感，女性比男性敏感。皮肤表面潮湿的部位较敏感。某些疾病如甲状腺功能亢进、高血压可降低皮肤对辐射的耐受性。

5.4.1.2 病理：急性放射性皮肤损伤的基本病理改变是皮肤各层（毛囊、皮脂腺、汗腺等）和皮下组织和细胞变性、崩解、坏死、萎缩。照射区皮肤毛细血管和小血管发生血管内膜炎。管壁弹力纤维和肌纤维退行性变、断裂导致血管闭合，栓塞形成。

慢性皮肤放射性损伤的基本病理改变为皮肤各层及其附属结构和血管发生不同程度的退行性变、萎缩、供血不良。可伴有角化过度及鳞状上皮细胞形态异常，细胞分裂增多，久之可转化为鳞状上皮癌。

5.4.1.3 临床表现特点：急性放射性皮肤损伤按国家标准 GB 8282 ~ 87 损伤程度分为 3 度。Ⅰ度主要为红斑反应，初期出现红斑，假愈期 2 ~ 6 周，极期表现为再次出现红斑肿胀，边界清楚，逐渐变为棕褐色并伴有色素沉着，可有干性脱皮和脱毛，事故 2 ~ 3 周后进入恢复期接受剂量约 5 Gy；Ⅱ度为水疱反应，初期出现红斑和麻木感，假愈期 1 ~ 3 周，极期二次红斑更为严重，呈深紫红色，数天后出现小并逐渐融合成大疱，周围有色素沉着。水疱张力大时疼痛剧烈，破溃后形成糜烂面，易感染而不易愈合。附近淋巴结肿胀、疼痛。病变范围扩大时可有全身症状如发热、食欲不振等。可同时出现毛囊炎。接受的照射剂量约在 10 Gy。Ⅲ度为溃疡坏死性反应，初期出现红肿、麻木、瘙痒、疼痛和水肿，假愈期数小时至 10 天，极期二次红斑严重，很快出现水疱和组织坏死。水疱破溃形成溃疡，可深达肌肉和骨骼。疮面呈秽黄色，被纤维状物质覆盖，无肉芽形成，易感染绿脓杆菌，剧痛难忍。局部淋巴结肿大，全身症状明显。

慢性放射性皮肤损伤根据国家标准 GB 8282 ~ 87 也分为 3 度。Ⅰ度表现为皮肤干燥、粗糙、脱屑，失去弹性。毛发脱失，指纹变浅或模糊。皮肤菲薄，可有色素脱失或沉着。指甲灰暗或有纵嵴，带状色甲、脆而易裂。Ⅱ度表现为在Ⅰ度损伤的基础上，皮肤角化过度、皲裂，较多疣状突起或皮肤萎缩变薄，指纹紊乱或消失，指甲增厚变形、变脆或外翻呈舟状甲。Ⅲ度为长期不愈的溃疡，皮肤有角质突起物，指端严重角化与指甲融合。可合并肌腱挛缩、关节变形强直。甲皱微循环检查可见甲皱毛细血管袢数目减少，管袢变窄、缩短、扭曲变形、渗出或出血等。指端变化与慢性放射性皮肤病的损伤程度有关，职业性患者手部病有诊断意义。

5.4.2　放射甲状腺病（radiation thyroid disease）

放射性甲状腺疾病是指电离辐射以内和外照射方式作用于甲状腺或和其他组织所引起的原发或继发甲状腺功能或/和器质性病变。根据损伤的性质和特点可分为急性放射性甲状腺炎（acute radiation thyroiditis）、慢性放射性甲状腺炎（chronic radiation thyroiditis）、放射性甲状腺功能减退（radiation hypothyroidism）、放射性甲状腺良性结节（radiation benign thyroid nodule）和放射性甲状腺癌（radiation thyroid cancer）。

5.4.2.1　急性放射性甲状腺炎：急性放射性甲状腺炎多因口服^{131}I 治疗甲状腺功能亢进剂量过大引起。一般认为引起急性放射性甲状腺炎的阈剂量为200 Gy。外照射引起的急性甲状腺炎尚未见有报道。一般在口服大量^{131}I 2 周内出现颈部发痒、甲状腺肿胀、触痛、压迫感，喉痛，咽下困难等局部反应。同时出现心悸、出汗、头昏、手抖、消瘦等甲状腺功能亢进症状，但较少出现甲状腺危象。实验室检查有血清三碘甲腺原氨酸（T_3）、甲状腺素（T_4）和甲状腺球蛋白含量（Tg）升高，血沉加快、白细胞减少、淋巴细胞染色体畸变率和微核率升高。

5.4.2.2　慢性放射性甲状腺炎：慢性放射性甲状腺炎是甲状腺一次或短时间（数周）内多次或长期受到甲状腺照射后导致的自身免疫性疾病。内外照射均可诱发。发病机制为甲状腺受照射后甲状腺内具有抗原性的甲状腺球蛋白和微粒体露出，进入血液，与免疫系统接触，体内产生自身抗甲状腺抗体而造成甲状腺损伤。病程发展缓慢，甲状腺逐渐呈弥漫性增大，双侧对称，表面光滑，质地较软，发生甲状腺功能减退者约有50%。颈部有局部压迫症状。实验室检查可见甲状腺微粒体抗体和甲状腺球蛋白抗体阳性，促甲状腺激素升高。

5.4.2.3　放射性甲状腺功能减退症：放射性甲状腺功能减退症为甲状腺局部一次或短时间（数周）内多次大剂量照射或长期超剂量限值的全身照射引起的甲状腺功能低下。内照射和外照射都可引起甲状腺功能低下（甲低）。在一定剂量范围内剂量与甲低的程度呈线性关系，阈剂量在10 Gy 以上。甲低可发生于照射后1年内，称为早发甲低，也可发生于1年以上，称为晚发甲低。晚发甲低有可能成为永久性甲低，为^{131}I 治疗甲状腺功能亢进的主要并发症。

早发甲低是由于甲状腺细胞受损较轻，以后有所恢复或残留的甲状腺细胞可代偿性增生。晚发性甲低，甲状腺大部分滤泡上皮细胞破坏，甲状腺素合成减少，失去功能，残存的部分甲状腺组织又不能代偿机体的需要而引起的。电离辐射对甲状腺直接损伤引起的甲低称为原发性甲低，辐照下丘脑、垂体引起的甲低称为继发性甲低。例如，仅有实验室检查异常而无明显的症状和体征者称为亚临床甲低。因此，此病分为两型。

亚临床型甲状腺功能减退症，也称潜在型或生化性甲状腺功能减退症，特点是仅有实验室检查的改变而无明显的临床症状和体征。临床型甲状腺功能减退症除有实验室检查改变外，有明显的甲状腺功能减退的症状和体征。

放射性甲状腺功能减退症主要的临床表现为甲状腺功能低下。早期症状较轻，不需处理，症状可自行消失。晚期甲低的主要表现有畏寒、厌食、疲乏无力、便秘、表情淡漠、动作缓慢、反应迟钝、少汗、皮肤干燥、发稀无光泽、脉缓、关节肌肉疼痛、水肿等。血清 T_3、T_4 降低，原发性者 TSH 升高，继发性者 TSH 降低。TSH 兴奋试验延迟反应者病变在下丘脑；低弱反应或无反应者病变在垂体。

5.4.2.4　放射性甲状腺良性结节：放射性甲状腺良性结节是甲状腺组织受到大剂量或长期受到超剂量限值的照射后诱发的甲状腺良性结节性病变。病因可为内照射或外照射。^{131}I 治疗甲状腺功能亢进症诱发良性结节的阈剂量为0.5 Gy。核武器爆炸外照射诱发甲状腺良性结节的剂量阈值为0.2 Gy，潜伏期10～22年。儿童敏感性高于成人。临床表现甲状腺上常有多个结节，逐渐形成，腺体表面光滑，质地较软，吞咽时活动度大，大多无症状。

5.4.3 骨骼放射性损伤

骨骼是人体支架，起支撑和保护作用。骨骼空腔中的骨髓为造血器官。骨骼属于对放射线不敏感的组织，但一次或短时间内大剂量照射，均可引起骨的损伤。一般剂量大于20 Gy时即可引起损伤。长期小剂量照射往往需要剂量在50 Gy以上才引起骨组织损伤。许多亲骨的放射性核素沉积于骨组织，对局部造成较大剂量照射，尤其是发射α粒子的核素可引起骨的放射性病变，并有可能诱发骨肉瘤。职业性照射一般多见于事故。临床多见于肿瘤放射治疗后。

骨骼放射性损伤的发病机制是射线作用于骨组织中的细胞，使之变性、死亡。射线作用于骨组织中的血管，使血管扩张、内皮细胞变性、管腔闭塞、致骨组织血管减少，供血不良，产生营养不良性骨变性。慢性照射可在骨组织增生的基础上发展为骨肿瘤。

骨骼放射性损伤的病理主要是骨骼变脆、致密呈大理石样或不均匀畸形骨质肥厚。显微镜下骨组织变化主要见于骨膜、骨内膜、哈氏管系统的血管及生长带中的成骨细胞。早期骨膜中血管扩张，胶原基质肿胀，纤维断裂，破骨细胞增多，骨膜可能肥厚。较晚则骨膜中细胞数目逐渐减少。大剂量照射则更为明显，甚至可使骨膜中的细胞消失。此时骨膜纤维化神经及血管机构明显改变。内膜变化与骨膜平行。初期可见增生现象，出现幼稚成骨细胞及大量破骨细胞。随之细胞数量减少，胶原变粗，血管数量也减少。大剂量照射时，成骨细胞减少早于破骨细胞，因此可见骨吸收。血管张力消失，血管壁变厚，血管内皮肿胀、脱落，血浆渗出，甚至可使血管腔闭塞。最终导致骨死亡。

放射性核素在生长旺盛区沉积明显。^{90}Sr多沉积于骨干骺端。根据吸收剂量不同，具有相应的病理改变。软骨组织在剂量为8～12 Gy时，可见关节软骨有退行性变。大剂量照射可引起软骨坏死。

临床上，放射性骨损伤发展较为缓慢。早期常无明显症状。数年后出现于皮肤和软组织损伤之后，因此常伴有放射性皮炎、皮肤放射性溃疡等。有时并发细菌感染成为骨髓炎。晚期可发生病理性骨折、骨坏死等。少年儿童受照尤其是骨骺端受到照射，可导致骨发育障碍。儿童时期接受25 Gy照射可使生长受阻。全部脊柱受照射则坐位身高降低。

X线检查见早期出现脱钙、骨膜反应，轻者骨小梁稀疏、粗糙，重者可出现斑片状透光区。骨皮质增厚或变薄、白线消失、关节间隙变窄。并发骨髓炎时，以骨质疏松为主，有时伴有死骨。骨发育障碍时可有骨干变细、变短，皮质变薄，骨和软骨发育迟缓或停滞。

5.4.4 中枢神经系统放射性损伤

从广岛、长崎的研究资料发现，辐射对大脑的生长发育有显著的影响，可产生严重的智力迟钝，也可以使头部的尺寸缩小，但无明显智力异常。宫内受照者出生后智商低下、在学校学习成绩不佳。受孕后8～15周为对辐射敏感时期。原子弹爆炸幸存者在妊娠8～15周受过照射，胎儿吸收的平均剂量与严重智力迟钝发生率呈正相关关系。儿童时期为治疗头癣而照射过头部者，剂量达1.3 Gy，学习能力低下，智商和心理测验得分低[5]。动物实验照射0.1～2 Gy可引起条件反射异常、食性改变。照射小脑可引起心律失常、体温调节障碍、血压不稳等。原子弹爆炸后19～64天死亡的病人早期有明显的血液循环障碍，晚期则为进行性的脑组织坏死。中等剂量照射后，脑中DNA含量、酶代谢和能量代谢、神经递质等均发生变化，影响生理功能。大剂量照射如脑型放射病患者，出现定向力丧失、共济失调、意识模糊等症状。有神经细胞变性和坏死，神经胶质细胞增生，神经纤维脱髓鞘等病变，变化过程与剂量相关。

5.4.5 内分泌系统的放射性损伤

X线照射可使垂体功能低下。300 Gy照射动物可致垂体功能丧失。幼年动物照射20 Gy可出现生长延迟。以致死剂量照射肾上腺后，出现肾上腺皮质增厚，髓质细胞嗜铬颗粒减少。初期肾上腺呈激活状态，皮质功能增强。慢性照射时肾上腺皮质功能趋于低下，尿中 17 - 酮类固醇和 17 - 羟类固醇排出减少。引起腺体损伤的剂量为 20 ~ 30 Gy。

睾丸曲细精管上皮对辐射敏感性极高。不同发育阶段的生殖细胞对放射的敏感性大小顺序为精原细胞 > 精母细胞 > 精子细胞 > 精子。不到 1 Gy 的剂量即可引起人精子缺乏。一次照射 0.1 ~ 0.15 Gy 可引起暂时不育，3.5 ~ 6 Gy 照射可造成终生不育。受照射后的睾丸慢慢缩小变软，但睾丸激素的分泌不受影响，胡须、声音和行为无变化。15 Gy 照射睾丸间质细胞和支持细胞形态上无明显变化但性激素分泌减少。

卵巢对辐射损伤很敏感，成年妇女卵巢中有数万至数十万个卵泡，处于不同的成熟阶段。初级卵泡、次级卵泡和成熟卵泡全部死亡后即成为永久不育。单次照射 1.26 ~ 1.5 Gy，可使 50% 妇女暂时闭经；1.7 Gy 引起暂时不育；2.5 ~ 6.0 Gy 则发生永久不育。卵巢滤泡处于增殖期时颗粒细胞高度敏感。颗粒细胞是卵母细胞的支持成分，其损伤和破坏严重影响卵母细胞活力。绝育剂量照射使卵巢初级卵泡全部或几乎全部丧失，黄体和间质细胞变性和减少。血管发生进行性硬化和纤维化。当卵巢萎缩时，子宫、输卵管、阴道和乳腺发生相应变化。

5.4.6　消化系统的放射性损伤

胃肠道粘膜上皮对辐射非常敏感。一般情况下，肠比胃敏感，十二指肠和空肠比回肠敏感，结肠敏感性最差。致死剂量照射使胃粘膜出现水肿、充血、出血、糜烂、坏死溃疡，甚或成片脱落。小肠粘膜隐窝上皮最为敏感，如隐窝干细胞全部死亡，则不能恢复，导致死亡。胃肠道的照射远期效应发生于数月至数年之后。可出现纤维性变、狭窄、肠穿孔和瘘管型成。肝脏受大剂量照射道德出现血管和肝细胞索紊乱，肝细胞退行性变、坏死。成人一次 10 Gy 或分次 18 ~ 30 Gy 照射肝脏，可出现静脉闭塞症，主要是肝细胞和血管系统受损所致。胰腺受照射最先也出现血循环障碍，继发营养不良性变化，最终导致胰岛细胞退行性变，功能低下。消化系统的放射性损伤可引起一系列严重临床症状，如恶心、呕吐、腹泻和吸收摄取障碍，可产生严重后果。肠粘膜脱落使屏障功能丧失，发生内源性感染。肠本身也可发生肠梗阻或肠穿孔等严重并发症。

5.5　基本粒子诱发恶性肿瘤[6]

电离辐射可诱发恶性肿瘤，是在 X 线发现不久就被人们所认识到的。铀矿工肺癌发病率的增加和镭接触工人骨肉瘤的发生，也引起人们的普遍关注。日本原子弹爆炸幸存者的长期随访研究及其后的辐射致癌研究对人类辐射致癌提供了大量流行病学调查结果和理论依据。但是，目前虽然 发现电离辐射可以诱发人类多种恶性肿瘤，并且有关的分子水平机制研究也取得了不少进展，然而却仍未发现辐射诱发恶性肿瘤的特异性发病机制及其表现特征，所以对癌症患者个体尚不能做出放射病因学判定。

人体的多数组织和器官都对辐射致癌作用敏感，虽然敏感程度有所不同。年龄是影响辐射致癌效应的因素之一。胎儿发育期、婴儿期和儿童期敏感性高于青年期或成年期。但对于^{224}Ra 诱发骨肉瘤的敏感性，儿童和成年人没有差别。敏感性在性别方面也有差异。辐射诱发乳腺癌，迄今为止的报道仍仅限于女性。甲状腺癌也多见于女性。其他部位的癌症，两性间差别不大。有人认为，辐射致癌敏感性与某些先天性或遗传性疾病有关，但这种说法有待于证实。关于其他致癌物质和协同因子的影响的研究资料尚少。化学药物与放射治疗联合应用时，发生另一种癌症的机会高于单用放疗者。曾有报道紫外线也使曾用 X 线治疗过头癣的儿童发生皮肤癌者增加。吸烟与辐射在对于铀矿工肺癌发病率的促进作用，似乎超过二者作用的相加。

迄今为止的资料表明，白血病和骨肉瘤多在受到照射后 2 ~ 5 年发病，10 年内达到高峰。其他实体癌多在 10 年后发病，然后随年龄的增长而呈增加趋势，与自发性癌症的发病趋势相平行。X 射线放射治疗强直性脊柱炎患者，在受照后第二个 10 年白血病发病率达到高峰，随后又呈下降趋势。这些肿瘤发病潜伏期之间的判别的原因尚未有待于进一步研究。

5.5.1 白血病

根据日本原子弹爆炸幸存者的长期观察，电离辐射可增加各种类型的急慢性白血病的发病率，但慢性淋巴细胞性白血病除外。对 14 106 例 X 射线照射治疗强直性脊椎炎患者随访 48 年、子宫颈癌放射性治疗的妇女、接受钍造影剂检查的病人及用 X 线治疗头癣的儿童的调查数据，也支持这样的结论。

白血病潜伏期约 8 ~ 13 年，平均 10 年。在所有年龄中，对于低 LET 辐射，白血病诱发率约为 $100 \times 10^{-4}/\mathrm{Gy}$。几个国家高辐射本底地区白血病发病率的调查，未发现白血病发病率增高，这可能与放射线高本底未达到诱发白血病所需要的阈剂量有关。总的说来，在放射线诱发的恶性肿瘤中，白血病的发病率高，潜伏期短，且所需要的诱发剂量也低。

5.5.2 甲状腺癌

辐射主要诱发甲状腺乳头增生性癌，死亡率约 10% ~ 15%。辐射还可以诱发甲状腺非癌性病变。潜伏期波动很大，少则 4 年，多则可达 38 年之久。其原因尚无定论。研究资料表明，诱发甲状腺癌的危险度与剂量呈正相关。与甲状腺癌相关的流行病学调查资料主要来自原子弹爆炸幸存者、儿童期用 X 线治疗头癣患者、婴儿期因胸腺增大和其他良性疾病进行颈部 X 线照射及受放射性烟尘照射的马绍尔群岛居民和在较高剂量率下受到照射的其他群体中甲状腺癌发病率的调查。射线诱发甲状腺癌率约为 $7.5 \times 10^{-4}/\mathrm{Gy}$。死亡率大致相当于每 10^4 人每 Gy 有 7.5 例致死性甲状腺癌发生。

5.5.3 肺癌

辐射可诱发支气管肺癌，其中未分化小细胞肺癌较多。在未分化小细胞肺癌中又以燕麦样细胞癌恶性程度高，生长快易转移。潜伏期在外照射引起者比内照射引起者短，分别为 5 ~ 24.9 年和 21 ~ 24 年。

早在几个世纪之前，就发现欧洲矿工中铀矿工人肺恶性疾病发病率增高，但直到 20 世纪初，才认识到是肺癌，1933 年才确定它与铀矿职业有关。现已公认吸入矿井中高浓度的氡及其子体是肺癌的致癌因素。辐射与吸烟对肺癌有明显的复合致癌作用，主要是缩短发病的潜伏期。呼吸道中氡及其子体的剂量越高，肺癌死亡率也愈高。铀矿工肺癌诱发率为（40 ~ 80）$\times 10^{-4}/\mathrm{Gy}$。日本原子弹爆炸幸存者肺癌发生率为（10 ~ 25）$\times 10^{-4}/\mathrm{Gy}$。

5.5.4 乳腺癌

乳腺对辐射致癌效应有很高敏感性，尤其是对青年女性。潜伏期与受照剂量呈负相关，平均 23.6 年，范围为 6 ~ 32 年。迄今为止的报道资料显示 0.1 Gy 就可以引起乳腺癌发病率增加，致死性乳腺癌的危险度约为 $50 \times 10^{-4}/\mathrm{Gy}$。

5.5.5 骨肉瘤

辐射诱发骨肉瘤的病因主要来自内照射。人的资料之一是两批接触 $^{224}\mathrm{Ra}$（有的混有 $^{228}\mathrm{Ra}$）表盘描绘工人 3 055 名的随访观察。凡摄入量低于 1.8×10^6 Bq 的人员及接触时年龄大于 35 岁者未发现骨肉瘤。辐射诱发骨肉瘤的潜伏期为 29.8 年。另一个人的资料为摄入 $^{224}\mathrm{Ra}$ 的群体。这些患者因关节炎而使用 $^{224}\mathrm{Ra}$ 进行治疗。资料表明，青年人诱发率高于成人；骨肉瘤发生率随 $^{224}\mathrm{Ra}$ 使用的持续时间而增高。成年人与青年人 $^{224}\mathrm{Ra}$ 骨肉瘤危险度分别为 $101 \times 10^{-4}/\mathrm{Gy}$ 和 $152 \times 10^{-4}/\mathrm{Gy}$。在相当大的剂量下，外照射也可引起骨肉瘤发生率的增高。用X线治疗强直性脊椎炎可使骨肉瘤发生率增加。日本原子弹爆炸幸存者调查，未发现此类肿瘤发生率的增加，可能与骨组织受到的局部照射量有关。

5.5.6 皮肤癌

在职业性慢性放射性皮炎基础上可发生皮肤癌，发生率可达10%～28%。常见类型为扁平细胞癌；铀矿工人的皮肤癌多为基底细胞癌，主要发生于面颊和前额，面部诱发率为3×10^{-4}/Gy。潜伏期多在13～26年。

5.5.7 恶性淋巴瘤和多发性骨髓瘤

恶性淋巴瘤发生率增高主要发生于美国1920～1930年间从事放射性核素相关工作的人员，因工作条件差而受到大剂量的电离辐射。原子弹爆炸幸存者之中，恶性淋巴瘤的发生率也增加。

电离辐射也引起多发性骨髓瘤发病率的增加。日本原子弹爆炸幸存者、X线治疗病的随访观察、放射工作人员及以及内照射工人等资料调查发现多发性骨髓瘤比预期基数多发生27.79例。美国汉福特及其他核工厂也发现多发性骨髓瘤有所增加。

5.5.8 唾液腺癌

日本原子弹爆炸幸存者唾液腺癌发病率呈现有意义的增加。受照后20年发病，致死性唾液腺癌危险度为5×10^{-4}/Gy。

5.5.9 肝癌

1930年～1950年间，曾将胶体二氧化钍作为X射线检查对比剂使用。5个国家对接受过钍造影剂的患者进行了系统的追踪观察，发现肝癌发病率增加。癌症类型主要是胆管癌和血管内皮瘤。潜伏期约为21～43年。

5.5.10 消化道恶性肿瘤

日本原子弹爆炸幸存者中，胃、食管、肝、胰腺、结肠的恶性肿瘤发病率均呈有意义的增加。放射治疗的病人也有类似的结果，粗略估计危险度为（5～10）$\times10^{-4}$/Gy。

5.5.11 盆腔器官癌症

用镭或X线治疗盆腔疾病的患者，盆腔各器官癌症发病率有所增加，潜伏期为8.5～14.5年，诱发率并不高。原子弹幸存者中也有类似情况。估计膀胱、卵巢和子宫颈肿瘤的危险度分别为4×10^{-4}/Gy，7×10^{-4}/Gy及13×10^{-4}/Gy。

5.5.12 出生前受照儿童（prenatally exposed child）恶性肿瘤

妇女妊娠期骨盆接受X射线检查，胎儿也受到一定剂量的照射，这些儿童中致死性恶性疾病的发生率增加。根据统计资料推算，宫内胎儿接受0.002～0.2 Gy照射，诱发致死性恶性疾病的危险度为（200～250）$\times10^{-4}$/Gy，其中一半是白血病，1/4是神经系统肿瘤，多在出生后10年发病。

5.5.13 放射性肿瘤病因学判定

肿瘤是电离辐射引起的一种随机性效应（stochastic effect），发生的几率（不是严重程度）与剂量相关，不存在剂量阈值。因此，对受照个体受照后发生的某种恶性疾病与过去受照历史间的病因学关系，可以用病因概率（probability of causation，POC）来表示。美国国立卫生研究院于 1985 年发表了放射流行病学表（简称 PC 表），日本放射医学综合研究所于 1988 年根据日本的癌症基线发生率和生命表（life table），编制了日本的 PC 表。根据 PC 表可推算出 PC 值，以确定对职业性受照射发生癌症的患者是否给予赔偿和如何赔偿。我国关于 PC 表的研究也已开始起步，不久的将来，将有我国自己的 PC 表问世。

5.6 电离辐射远后效应[7]

电离辐射远后效应是指受照射后几个月、几年、几十年直至终生所发生的慢性效应。这种效应可以发生于受照射本人，也可以发生于受照射个体的后代。前者称为躯体效应，后者称为遗传效应。

一次大剂量射线或长期小剂量累积作用都可以引起射线的远后效应。长半衰期放射性核素一次大量或多次小量进入机体，若不能够被排出体外者，使机体长期受到内照射，同样可引起远后效应。

过去对远后效应的认识，主要是通过动物实验或对人群进行医学观察和辐射流行病学调查获得的。突出的例子有 1945 年日本的原子弹爆炸后的幸存者，1954 年太平洋比基尼岛氢弹爆炸放射性烟尘使日本居民和渔民受照的资料，1982 年全国医用 X 线工作者辐射剂量与效应关系的调查，重大核事故的医学处理，如 1982 年前苏联切尔诺贝利核电站事故，1963 年我国三里庵丢源事故之后对几次大幅照射事故人员长期医学观察，以及对高本底地区居民健康状况调查等。这些事件都为辐射远后效应研究提供了重要资料。

常见电离辐射远后效应主要有血液疾病如贫血、白血病，实体癌如甲状腺癌、肺癌、乳腺癌、骨癌等，寿命缩短效应，胚胎效应和遗传效应等。

研究远后效应的目的在于如何避免和预防它的产生，减少射线对机体造成的损伤及对后代的遗留影响，同时为确定剂量当量限值提供可靠的依据。

5.6.1 血液系统远后效应[8]

造血系统对辐射效应比较敏感，处于不断分裂、增殖、分化的造血细胞尤其如此。电离辐射可造成造血系统损伤，远期可引起血液系统疾病早已为人们所认识。1955 年对原子弹爆炸幸存者调查结果表明，高色素性贫血发生率为 4.4%，比对照组高一倍。1950～1957 年根据死亡登记调查结果发现，在广岛、长崎地区确诊的 156 例再生障碍性贫血患者，属于终身随访观察对象者有 16 例，其中在广岛受照剂量 1 Gy 以上者恶性淋巴瘤和多发性骨髓瘤的发病率增高，相对危险度分别为 8.0 和 4.9。而在长崎，这两种疾病的发病率都未见增加。这两岛地区的差别据认为是与广岛居民所受照射剂量中中子所占的比例大于长崎居民有关。距爆炸中心投影点 1 500 m 以内的近距离受照者，估计受照剂量在 1.7 cGy 以上，发病率比距爆炸中心点投影点 1 500～10 000 m 的远距离受照者高 10 倍，比其他日本人高 50 倍。真性红细胞增多症发病率也较未受照射者明显增高，也与受照射距离密切相关。

电离辐射诱发白血病也已为众所周知的事。1911 年 Vonjagie 首先描述射线和镭工作者发生白血病的资料。其后又有不少关于放射性工作者，医疗性受照射者发病率显著增高的临床报道。1985 年对日本原子弹爆炸幸存者的远后效应观察结果证明，受照 1 Gy 以上白血病发病率增加有统计学意义。我国对 1950～1980 年间医用诊断 X 线工作者的调查也表明，白血病的发病率比对照组医务人员明显增加。

5.6.2 躯体癌及肿瘤[9]

辐射致癌是低剂量电离辐射最重要的远后躯体效应。1895 年 X 射线被发现，1902 年 Frieben 就报道了皮肤放射性溃疡继发皮肤癌，以后陆续有关于电离辐射致癌效应的报道。人类自发癌症与辐射所致癌症无法区分，需要大量流行病学调查资料确定其高发生率。

5.6.2.1　资料来源：有关辐射致癌效应高发生率的资料来源有下列几个方面：

核爆炸、核试验和核事故、原子弹爆炸幸存者追踪观察首先发现白血病发生率增加，到 1951 年到达顶点，以后逐渐下降，现已恢复正常。随这实体瘤发生率明显增加，其中表现突出的是乳腺癌和甲状腺癌。Thompson 1994 年报告 1958 ~ 1978 年他所观察的原子弹爆炸幸存者 79 972 人中，实体瘤患者为 8 613 人，其中 5 529 人死亡。而在日本全国，1950 ~ 1987 年癌症死亡人数为 6 887 人，说明辐射远后期致癌效应是十分惊人的。马绍尔群岛居民甲状腺癌发病率也增高。Kazakov 1992 年报告前苏联切尔诺贝利核电站事故后，放射性烟云最先经过的 Gomel 区，自 1990 年开始已发现儿童中甲状腺癌发生率明显上升。

医疗照射 19 世纪 50 年代以前，曾用 X 射线治疗良性疾病如强直性脊柱炎、儿童良性胸腺肥大、头癣、脱发等，还有将胶体钍用作 X 线检查的造影对比剂，均使恶性肿瘤的发病率增高。

职业照射 受到职业照射的首先是医学诊断 X 线工作者。我国全国 X 线工作者剂量与效应关系研究协作组调查 1950 ~ 1980 年间医院 X 线工作者 26 983 人，发现白血病明显高于医院其他科室工作人员对照组的 25 785 人。铀矿工人肺癌、镭夜光粉表盘绘制女工骨肉瘤发病率明显增加。

5.6.2.2　辐射致癌机制：辐射是一种致癌因子，对几乎所有种系哺乳动物的所有组织都有诱发肿瘤的能力。根据辐射生物学研究，DNA 是辐射作用的主要靶物质。辐射作用于 DNA，可造成多种细胞损伤。辐射诱发的染色体损伤与细胞失活呈定量相关，与突变呈较弱相关。辐射可使原癌基因（proto - oncogenes）激活而使抑癌基因（tumour - suppress genes）失活。

原癌基因激活可以是位点突变、染色体易位和与另一 DNA 序列错排，或某些特异基因如病毒的插入或基因扩增等都可发生癌基因表达的改变。抑癌基因能正确调控细胞周期、细胞衰老、信息传递和细胞分化。抑癌基因失活可通过 DNA 碱基对的改变、基因内缺失或染色体片段丢失而发生。抑癌基因丧失功能对肿瘤的始动和发展都具有重要作用。例如，位于 17 号染色体短臂（17p13）上的抑癌基因 p53，能控制细胞周期可使受辐射损伤的细胞停留在 G_1 期，以使 DNA 修复后进入 M 期。例如，不能修复，则启动细胞凋亡（apoptosis）。因此，p53 基因能消除潜在损伤和异常细胞。已证实 p53 基因对结肠癌具有抑癌基因性能。铀矿工人肺癌与 α 粒子辐射使 p53 基因失活有关。

5.6.2.2.1　辐射致癌细胞学机制：辐射如何使正常细胞转变为癌细胞的精确过程，现尚未完全阐明。目前以多阶段学说最受重视。

5.6.2.2.1.1　肿瘤发生的多阶段学说：肿瘤发生的多阶段学说由 Berenblum & Schubik 于 1948 年提出，目前还没有可以替代此学说的新理论。根据此学说目前进展，认为肿瘤发生可以概括地分为始动（initiation）、促进（promotion）和进展（progression）3 个阶段。

始动是自发的或由致癌因子诱发的一个或多个稳定的细胞学事件。这种事件使细胞产生向肿瘤转化的倾向性。致癌因子可以是物理性的（如辐射）、化学性的或生物性的。这些因素的靶基因的特异性体细胞突变即是肿瘤的始动事件。人类白血病的早期发展阶段有染色体的重排，例如滤泡性淋巴瘤有染色体 14∶18 易位；慢性骨髓性白血病有染色体 9∶22 易位。可以设想微观粒子致癌或辐射致癌是在一定的靶 DNA 上由一次单个电离径迹造成能引发肿瘤的变化。但是并非每一致癌性突变都一定能引起完全恶化。细胞通过最终的细胞分化、死亡及类免疫反应作用使一些始动的细胞从组织中除去。已经“始动”的细胞还需要克隆扩展（促进）和积累进一步外遗传和遗传的改变（促进加发展）。理论上癌瘤始动可通过原癌基因的激活或抑癌基因的失活而发动。二者都诱发体细胞突变的多重性，都可能对人类的辐射致癌起有作用，但一般认为抑癌基因的失活在肿瘤“始动”方面的意义更为重要。

促进作用的性质至今仍未完全明了。促进剂也被认为是一种作用因子，也可以是物理性的、化学性的或生物性的。通常在低浓度下即对肿瘤的形成即有促进作用，对致癌剂引起发后的细胞产生超常的增殖响应。例如，给动物一个亚致癌剂量的肿瘤始动剂后，再给以促进剂，则二者使致癌作用显著加强。促进作用是可逆的。电离辐射可诱发通常与促进肿瘤转化有关的多种形式的细胞遗传学损伤。因此，电离辐射也是肿瘤形成的一种促进因子，但仅仅是一种弱的促进因子。

发展阶段是细胞的恶性程度增强，由良性肿瘤向着具有侵袭性和转移性的恶性肿瘤转变。此过程为一渐变过程。在这个过程中，肿瘤出现供血增加，向其他部位转移和向着远隔部位播散。如不进行临床治疗，此阶段通常是不可逆的。实验证明，辐射能加强化学致癌剂始动后鼠类皮肤癌的发生率。

5. 6. 2. 2. 1. 2　体细胞突变学说：体细胞突变学说认为电离辐是强致癌剂，能损伤细胞内遗传物质 DNA，从而使正常细胞发生突变。有些人的肿瘤已知是由于染色体易位或点突变而使癌基因活化。

5. 6. 2. 2. 2　免疫监视功能减弱学说：正常生物体内的免疫功能可识别异常的恶性细胞，并在其发展成为恶性肿瘤之前将其消灭。电离辐射达到一定剂量时，抑制机体抗肿瘤的免疫功能，使得突变的恶性细胞失去机体的监视和控制。

5. 6. 3　辐射致癌剂量 - 效应关系

辐射剂量和肿瘤诱发率之间的关系极其复杂，受许多因素的影响。不同性质的射线、不同类型的肿瘤，其剂量效应模型不同。一般的规律是随剂量的增加，肿瘤诱发率增高，到达顶点后再下降。这表明在一定的剂量范围内，肿瘤诱发作用占优势，但当剂量在到一定程度后，则以细胞的死亡占优势。剂量 - 效应关系的模式包括线性无阈模型、线性平方模型、平方模型和一般模型。

线性无阈模式（linear no threshold model）为：

$$I(D) = \alpha_0 + \alpha_1 D$$

这一模式认为辐射致癌的几率随剂量增加而呈线性增大，如乳腺癌、甲状腺癌较为符合这种模式。但有很多资料显示这一模式过高地估计了低水平辐射的危害，特别是低于 0. 2 Gy 时，会对某些肿瘤如白血病和骨肉瘤等的发病率估计过高。

线性平方模式（linear - quadratic model）为

$$I(D) = \alpha_0 + \alpha_1 D + \alpha_2 D^2$$

这种模式的意义是辐射的单位剂量致癌效应在低剂量时低于高剂量时。有些肿瘤如白血病更符合于用这种模式来进行描述。

平方模型（quadratic model）为：

$$I(D) = \alpha_0 + \alpha_2 D^2$$

一般模型（general model）为：

$$I(D) = (\alpha_0 + \alpha_1 D + \alpha_2 D^2) \cdot e^{(-\beta 1 - \beta 2 D)}$$

以上公式中 D 代表剂量，以 Gy 表示；α_1、α_2、β_1、β_2 均为系数。目前辐射防护标准采用线性无阈剂量效应关系来考虑职业照射，主要是以安全角度为出发点。

5. 6. 4　寿命缩短

寿命缩短是辐射照射的远期效应之一。寿命的长短与衰老有一定的关系，但不完全相同。衰老是指机体在性成熟之后逐渐失去各种功能的现象。较早衰老的个体，寿命缩短。辐射致寿命缩短与辐射能否促进非特异性衰老有关。Lindop 等研究了小鼠寿命缩短与辐射剂量的关系，发现存活动物平均寿命比对照组短，且寿命的缩短与受照射剂量呈直线关系。根据直线外推估算，每照 2.58×10^{-2} C/kg 寿命缩短约 5%。

虽然已有动物实验表明，射线可以缩短动物寿命，但关于射线尤其是小剂量射线能否导致人寿命的非特异性缩短，目前看法还不一致，目前 的资料尚不能足以说明射线能促进非特异性老化作用而使人的寿命缩短。美国曾做过有关辐射致人寿命缩短效应的研究，发现 1945 ~ 1954 年北美放射学会成员比其他医务工作者的寿命短些。以后随着防护条件的改善，两组人员的平均寿命逐渐接近。这些分析资料的结论尚未得到人们的赞同。1897 ~ 1957 年间有英国放射学家进行过相同的研究，未能得出寿命缩短的结论。对日本原子弹爆炸幸存者的死亡调查表明，1950 ~ 1974 年间受照射剂量在 2 Gy 以上者死亡率比对照组高，主要是因为白血病和恶性肿瘤，而其他原因引起的死亡未见增加，也不能得出射线与寿命间的关系。比基尼群岛氢弹试验受害者随访资料表明，在照后 15 年，马绍尔群岛受照居民死亡率比对照组稍高，但受照人群中老年人较多，死亡的原因与照射间无肯定的关系。从有关生理功能和组织学衰老指标的测定结果看，与未受照射者无明显差别。因此，关于射线致非特异性衰老的问题，还需要积累资料作进一步研究。我国放射卫生防护标准规定放射工作人员全身均匀照射的年剂量限值不应超过 50 mSv，50 年累积剂量不超过 2. 5 Sv。在此剂量下将不至于引起寿命缩短。

5. 6. 5 遗传效应

辐射遗传效应指辐射引起生殖细胞损伤，在遗传物质发生突变时对胚胎或子代产生的影响。辐射产生的遗传效应与剂量有关，并有积累作用。但辐射遗传效应为随机效应，无剂量阈值。辐射产生的生殖细胞遗传物质损伤有点突变和染色体畸变。点突变即基因突变，是 DNA 分子中碱基对内部化学结构、排列顺序的改变。染色体上一个碱基对突变称为点突变。染色体畸变是 DNA 链较大区段的变异，包括数目和结构的改变，其中最主要的改变是易位。染色体畸变、显性可见突变（dominant visible mutation）和性连锁隐性可见突变（sex - linked recessive visible mutation）表现为先天性畸形，而性连锁显性致死突变（sex - linked dominant lethal mutation）则表现为流产、死胎和不育。从目前流行病学资料来看，这些表现与辐射效应间的关系尚未不是结论性的，但它提示了这样的可能性。

5. 6. 6 DNA 损伤和致突变作用机制

5. 6. 6. 1 细胞核内的能量沉积：DNA 是双螺旋结构大分子，由 4 种构件分子组成，即嘌呤碱基的腺嘌呤（A）和鸟嘌呤（G）及嘧啶碱基的胸腺嘧啶（T）和胞嘧啶（C）。这些碱基间通过磷酸二酯键组成两条链状结构，链间通过氢键维系在一起。碱基还在其外面通过共价键与糖 - 磷酸残基连接。腺嘌呤与胸腺嘧啶天然配成 A - T 碱基对，而鸟嘌呤与胞嘧啶天然配成 G - C 碱基对。因此，一条 DNA 链具有与之序列互补的另一条 DNA 链。碱基的序列决定遗传密码。每个基因具有独一无二的序列，但 DNA 调控和结构成分中有某些共同序列。对 DNA 的损伤可能影响其任一组成部分，但只有碱基的丢失和置换才会导致遗传后果[10]。

电离辐射通过形成离子对而失去能量并减速。γ 射线、β 粒子和 α 粒子导致不同的电离密度。稀疏电离或低 LET 辐射的径迹结构与密集电离或高 LET 电离辐射相比具有明显的特征。在穿过一个平均大小的细胞核时，X 射线或 γ 射线形成的每一条低 LET 辐射径迹均由很少次数的电离构成。例如，γ 射线产生的一个运动电子在穿过直径 8 μm 的细胞核时，平均可产生 70 次电离，相当于约 5 mGy（500 mRad）吸收剂量。由于能量沉积的随机特性，亦即穿过细胞核时每微米离子对数和路径长度的变异性，在各条径迹变异很大。一个高 LET 的 α 粒子可产生成千上万次电离，并对细胞形成相对高的剂量。比如，一个 4 MeV 的 α 粒子在一个普通大小的细胞核内，其径迹上可获得平均大约 30 000 次电离（3 Gy，300 rad）。然而，在细胞核内，即使是低 LETγ 辐射也能形成广布于 DNA 结构空间、由低能运动电子产生的某些含有相对密集电离的微小区域[10]。

辐射径迹可以直接在 DNA 中沉积能量产生直接作用（direct effect），也可以使和 DNA 密切相关联的其他分子如氢或氧电离，形成能损伤 DNA 的自由基，从而产生间接作用（indirect effect）。由于自由基的高反应性限制了它们的扩散距离，间接作用在细胞内仅能在很小的范围内发生。直接作用和间接作用在低 LET 辐射造成 DNA 损伤中所起作用的大小很难测定，但通过向细胞内导入自由基清除剂进行实验显示，大约有 35% 的损伤不受自由基清除剂的影响，为直接作用；另外 65% 可被自由基清除剂除去，为间接性作用部分。因为DNA直接电离产生的离子自由基可进一步反应生物DNA自由基，与水自由基攻击DNA产生的DNA自由基相似，因此直接作用和间接作用都会对DNA造成类似的早期损伤。

电离作用常使细胞内分子的化学键断裂。如果大多数电离都一个个地作为孤立事件发生，如在低LET辐射时的情况，那么，细胞内的酶可对这些断裂的化学键进行修复或产生新的具有正常化学键的分子以代偿被损伤的分子的作用。高LET辐射产生的电离的平均密度很高，以至于当一个粒子穿过一个DNA分子的双螺旋时，可产生几次电离。这些可严重破坏DNA结构的限于局部的电离串可导致DNA损伤[11,12]。低LET和高LET辐射单一径迹形成的DNA中局部电离串的范围会有所重叠，高LET径迹能更有效地形成大电离串，因而能更有效地形成更为复杂的DNA损伤。高LET辐射还能形成低LET辐射无法形成的某些非常大的电离串，导致的损伤不能被修复，也可能对细胞造成具有典型特征的特殊后果[11]。当细胞受到高LET辐射损伤时，每一条径迹将形成大量的电离。因此，细胞受到相对高剂量的照射，并且在单个DNA分子中相关损伤的概率更大。当细胞群体受到“低剂量”高LET照射时，其结果将导致少数细胞被“高剂量”（一条径迹）击中，而不是每一细胞都受到小剂量的照射。与之相比，低LET辐射能更均匀地分布于细胞群体。对于一个平均直径8 μm的细胞核来说，当低LET剂量超过大约1 mGy时，每一个细胞核大概被1个以上的稀疏电离径迹所穿过。

电离辐射与DNA相互作用产生很多类型的损伤，产生很多类型的损伤产物。这些产物已被鉴定并按结构进行分类。这些产物由于被攻击的化学键不同，被改变的碱基不同以及产生的DNA片段中损伤的范围不同而各不相同。DNA受低LET照射后能够检测到某些主要损伤产物，并可对它们的产生数量进行粗略估计[10]。为了预测某些不同类型损伤的发生率，有些研究者尝试用辐射径迹结构的知识以及所需最小能量沉积即电离次数的某些假设。依据辐射与DNA相互作用造成单链DNA改变如骨架断裂或碱基改变，或者造成一个DNA分子中两条链上相距很近的改变如双链断裂，或更为复杂类型的DNA损伤如伴有毗连损伤的双链断裂的概率，可将这些相互作用加以分类。虽然复杂形式的损伤目前难以用检测技术进行定量，但运用碱基在损伤位点切割DNA的酶类得出的结果显示，DNA在溶液中受照射后会形成主要由距离很近碱基损伤（已检测出为碱性位点的氧化碱基）组成的复杂损伤位点，双链断裂仅与这些复杂损伤位点的关联[13]。人们预测更为复杂类型的损伤将随LET的增加而增加，并且此类损伤比较为简单形式的损伤更加难以修复。

电离辐射对DNA造成的某些损伤与细胞内自然发生的损伤在化学上具有相似性。DNA的热不稳定性可导致这种“自发的”损伤。这种“自发的”损伤也可以由内源性氧化及酶促反应生成。细胞内的几种代谢途径可产生大多为孤立事件的氧化自由基，并且这些自由基可以攻击DNA，造成损伤或断裂。更为复杂的损伤不可能自发地产生，因为在距DNA极近处不太可能形成局部化的内源性自由基浓度[10]。

5.6.6.2 直接损伤和间接损伤：由基本粒子所形成的射线的径迹可以直接在DNA分子中沉积能量产生损伤作用，也可以先对与DNA密切关联的分子造成电离，形成具有损伤作用的自由基，然后再损伤DNA。前者称为对DNA的直接损伤作用，后者则称为间接损伤作用。自由基具有很强的反应性，使其在其消失前所能运动的距离非常之短。在细胞空间内，通过自由基对DNA的损伤作用常常发生于自由基产生部位的几个纳米的范围之内。虽然由现代技术水平还难以确定直接作用和间接作用在对DNA造成损伤中的贡献，但通过向细胞内导入自由基清除剂可以对这两种作用分别进行大致的评估。实验表明，大约有35%的基本粒子对DNA损伤作用不受自由基清除剂的影响，为基本粒子射线对DNA的直接损伤作用；另外的65%的损伤作用可以被自由基清除剂所消除，表明为间接性损伤作用。

直接作用和间接作用都会对DNA造成早期损伤。这是因为对DNA电离作用产生的离子自由基可以进一步与其他的DNA分子反应生成DNA自由基。这种自由基与水自由基攻击DNA产生的DNA自由基是一样的[14]。

5.6.6.3 DNA损伤机制：基本粒子射线的电离作用常常使细胞内的生物分子的化学键发生断

裂。如果大多数的电离都作为单一的孤立的事件发生，如在低 LET 辐射时那样，那么这些断裂很容易被细胞内的 DNA 修复酶所修复，而不致于造成细胞的损伤。高 LET 辐射产生的电离作用平均密度高，在这种情况下可出现当一个粒子穿过 DNA 双螺旋时可出现数次电离。因此，许多高 LET 辐射产生的损伤，及少数的低 LET 辐射导致的 DNA 损伤可以是仅由限于局部的单个粒子的电离串（cluster of ionization）所造成这些电离串可造成 DNA 分子结构的严重破坏[11,15]。低 LET 辐射和高 LET 辐射的单一径迹在 DNA 分子中形成的局部电离串的范围会有所重叠，高 LET 辐射径迹能更有效地形成较大的电离串，因而能更有效地形成更为复杂的 DNA 损伤。高 LET 辐射还可以产生非常大的电离串，所造成的 DNA 分子损伤不能被细胞内的修复酶所修复，产生严重的细胞损伤性后果[15]。细胞被高 LET 辐射作用时，每一条径迹都可以产生大量的电离，因此，细胞将受到相对高剂量的照射，使单个 DNA 分子受到损伤的概率更大。当细胞群体或组织受到“低剂量”的高 LET 射线照射时，可造成少数细胞被相对高剂量的粒子所击中（一条径迹击中）的结果，而不是每一个细胞都受到均匀的小剂量照射。与这种情况相比，低 LET 辐射能更均匀地分布于细胞群体。当低 LET 辐射剂量超过约 1 mGy 时每一个细胞核大约可被 1 个以上的稀疏电离径迹所穿过（假定细胞核的直径为 8 μm）。

基本粒子与 DNA 分子相互作用造成的 DNA 损伤有许多种类型，有学者已对损伤所产生的化学产物进行了鉴定并按结构进行了分类。这些产物被攻击的化学键不同、被改变的碱基及其数目不同或 DNA 片段中损伤的范围不同。对 DNA 受低 LET 照射后所能检测到的一些主要损伤产物及它们产生数量的研究[10]表明，主要的损伤类型为碱基损伤、单链断裂、双链断裂和 DNA 与蛋白的交联。这些主要的损伤类型中，单链断裂的发生率最高，碱基损伤次之，其次为 DNA 蛋白交联，而双链断裂的发生率最低。已有研究者尝试用辐射径迹结构的知识及所需要的最小能量沉积或电离次数的某些假设来预测这些损伤类型的发生率。基于基本粒子流（射线）与 DNA 相互作用造成单链 DNA 改变（如骨架断裂或碱基改变），或者造成 DNA 分子中两条链上相距很近的改变（如双链断裂），或者更为复杂的损伤类型发生的概率，可以对这些相互作用加以分类。以此所进行的预测对于 DNA 单链损伤的直接测定结果间有较好的一致性，但对于其他类型的损伤却难以取得一致的结果。用酶类在碱基损伤位点切割 DNA 得出的结果显示，DNA 在溶液中受到照射时形成的复杂损伤主要是由相距很近的碱基损伤所组成。双链断裂仅与这些复杂性损伤中的 20% 具有相关性[13]。更为复杂类型的损伤有可能随 LET 的增加而增加。复杂类型的损伤比较为简单形式的损伤更加难以修复。Nikjoo 等 1977 年用理论模拟表明，低 LET 粒子流所造成的 DNA 双链损伤大约有 30% 为复杂损伤；而高 LET 粒子流，这一比例可增加到 70% 以上，而且复杂程度也随之增加[16]。

总之，有些基本粒子造成的 DNA 损伤在化学上与细胞内自然发生的损伤类似。这种“自发的”DNA 损伤来源于 DNA 的热不稳定性或内源性的氧化或由细胞内酶类所参与的过程。在细胞内，有几种代谢途径可产生氧化性的自由基。但虽然这些自由基有产生大多数为孤立事件，但这些自由基可以攻击 DNA 分子，造成链的断裂和碱基的损伤。然而，更为复杂类型的损伤不可能自发地产生，因为在距 DNA 分子极近的范围内可能不太容易形成内源性的自由基损伤 DNA 的有效浓度[10]。

5.7　纳米粒子对基本粒子源的载体作用

纳米粒子可作为微观粒子的载体而影响基本粒子的致癌作用。

氡在地球上无处不在。户外和户内都可发现氡的踪迹。氡在环境空气中的普遍存在是由于它是其母体 ^{226}Ra 的衰变产物，而 ^{226}Ra 存在于所有的地球矿物中。

大型追踪调查提供的令人信服的证据表明，氡可使肺癌的发生率增加[17-20]。氡可以发射 α 粒子而衰变成 ^{218}Po 和 ^{214}Po。^{218}Po 和 ^{214}Po 具有致癌作用。^{218}Po 和 ^{214}Po 为固体，呼吸时随气流进入肺部，按扩散规律沉积于支气管气道表面。呼吸道的内皮层厚度仅为约定 40 μm，因此由氡衰变所产生的子体发射的 α－粒子能够到达或穿过呼吸道的内层，并将其能量转移给所有与肺癌的发生有关的细胞。有

8% ~15%的固体^{218}Po原子并不附着于气溶胶颗粒上，这一部分极细小的形式（纳米粒子?）以100%的效率沉积于上部支气管中。在矿井中，这些致癌性固体粒子可被气溶胶所负载，游离的部分较少，大约只占其总量的4% ~5%。氡固体衰变产物的绝大部分附着于平均直径约100 nm的气溶胶上[21]。与氡气体本身相比，氡的衰变子体的α－粒子剂量要高得多，这是因为子体可以在气道的表面沉积和积累。几乎所有的肺癌都发生于支气管树的上部气道，与子体的沉积和积累部位相一致。肺实质区所受的剂量较少，约只有气道所受剂量的15%[22]。

关于氡子体α－粒子吸收剂量的计算方法，可见于参考文献[17,23-26]。在这些相关文献中，对于进行剂量计算的空气和生物学参数，研究者进行了许多不同的假设，使不同的模型之间存在着一定的差异。在众多的变量中，最有意义的变量是环境空气中气溶胶颗粒的大小、假设的呼吸率及所考虑的靶细胞。

非常小的颗粒能够在气道中发生有效的沉积。因此，如果散布在空气中的颗粒细小，比如开放燃烧的火焰所产生的颗粒[27]。每单位WLM（工作水平月，描述矿式所受照射量的术语）暴露对支气管上皮所造成的剂量可能高于由平均颗粒大小所预测的剂量。相反，在吸湿粒子的情况下，粒子可在湿润的气道环境中吸收水分而变大而使沉积量减少，因而实际剂量可能小于所预测的剂量。矿井中的气溶胶的颗粒比矿井外的气溶胶颗粒稍大一些，约为200 ~600 nm，而井外的气溶胶颗粒则只有约100 nm[28]。图5－1表示与已知影响剂量的变量相关联的每单位照射量的α－剂量[28]。

由于致癌作用是与α－吸收剂量间具有相关性，因此图5－1显示粒子的大小是一个重要的危险性决定因素。假定室内气溶胶的粒径为100 nm，矿井中气溶胶粒径为200 ~600 nm，那么图5－1中矿工每单位WLM照射量的平均剂量与一般环境条件下单位照射剂量的平均照射剂量大致相同。

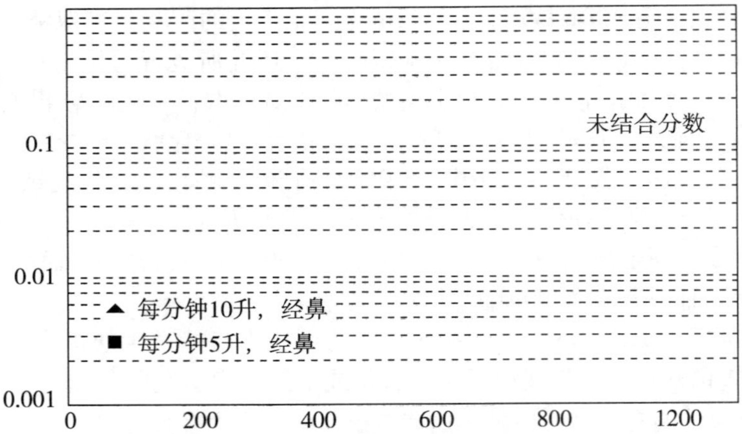

图5－1 氡衰变产物支气管剂量与吸入气溶胶直径、呼吸率和未结合分数的函数关系[28]

在不同的环境粒子情况下，氡可具有更大或更小的致癌潜力，其波动范围大约为平均粒径为80 ~300 nm的室内条件下的致癌危险性的2倍。根据美国的资料，人群持续受照的容许有效剂量（allowable effective dose）为1 mGy/year或100 mrem/year[29]。这一容许剂量，相当于10 Bq/m^3的氡气暴露，或在大多数国家可测量到的1/4室内实际氡浓度情况下，即可达到这一限值。因此，对于氡暴露的限值，不能按通常的剂量学的考虑来进行设定。

纳米粒子对致癌物的吸附是纳米粒子的一种非特异性的吸附，对氡及其衰变子体的吸附只不过是其一个例子而已。这种吸附作用可以改变致癌物在肺部的沉积行为和在组织中的分布行为。例如，纳米尺度的气溶胶粒子对氡及其衰变子体的吸附可以增加氡子体到达肺组织并在其中沉积的量。附着于纳米尺度的气溶胶表面的氡致癌物随纳米粒子沉积于局部组织，使在粒子所在局部的致癌物的浓度大大增高，因而使局部组织发生癌变的危险性也大大提高。

参 考 文 献

1. RD Evans. The Atomic Nucleus. New York: McGrraw – Hill, 1955.
2. HL Andrews. Radiation Biophysics. Englewood Cliffs. NJ: Prentice – Hall, 1974.
3. JE Turner. Atoms, Radiation and Radiation Protection. Elmsford, NY: Pergamon Press, 1986.
4. H Cember. Introduction to Health Physics. New York: McGrraw – Hill, 1996.
5. 王又兰. 器官组织放射性损伤. 见：何风生主编. 中华职业医学. 北京：人民卫生出版社，1999，1004 – 1010.
6. 汪有蕃. 电离辐射诱发的恶性肿瘤. 同上. 1012 – 1015.
7. 王文学. 辐射的远后效应. 同上，1017 – 1018.
8. 贾廷珍. 辐射致血液系统效应. 同上，1016.
9. 王又兰. 辐射致癌. 同上，1016 – 1018.
10. UNSCEAR. Sources and Effects of Ionizing Radiation. Report of the United Nations Scientific Committee on the Effects of Atomic Radiation. New York: United Nations, 2000.
11. DT Goodhead. Track structure considerations in low dose and low – dose rate effects of ionizing radition. Adv Radiat Biol, 1992, 16 : 7 – 14.
12. JF Ward. The complexicity of DNA damage: Relevance to biological consequences. Int J Rad Biol, 1994, 66 : 427 – 432.
13. BM Sutherland, PV Bennett, O. Sidokina, et al. Clustered DNA damages induced in isolated DNA and in human cells by low doses of ionizing radiation. Proc Natl Acad Sci USA, 2000, 97 : 103 – 108.
14. JF Ward. Molecular mechanisms of radiation – induced damage to nucleic acids. Adv Rad Biol, 1975, 5 : 181 – 239.
15. DT Goodhead. Initial events in the cellular effects of ionizing radiation clustered damage in DNA. Int J Rad Biol, 1994, 65 : 7 – 44.
16. DT Goodhead, H Nikjoo. Clustered damage in DNA: Estimates from track structure stimulations. Radiat Res, 1997, 148 : 485 – 486.
17. NCRP. Evaluation of Occupational and Environmental Exposures to Radon and radon Daughters in the United States. National Council on Radiation protection Report No. 78. Bethesda, MD: NCRP, 1984.
18. NAS. Health Risks of Radon and Other Internally Deposited Alpha Emitters Committee on the Biological Effects of Ionizing Radiation. National Academy of Sciences Report. BEIR Ⅳ. National Research Council Washington DC: National Academy Press, 1988.
19. NIH. Radon and Lung Cancer Risk: A Joint Analysis of 11 Underground Miner Studies. NIH Publication 94 – 3644, Bethesda, MD: U. S. Department of Health and Human Services, National Institutes of Health, 1994.
20. NAS. Health Effects of Exposure to Radon. National Academy of Sciences Report. BEIR Ⅵ. Washington DC: National Academy Press, 1988.
21. AC George, AJ Breslin. The distribution of ambient radon and radon daughters in residential buildings in the New Jersey – New York area. In: Gesell TF, Lowder WM (eds). Natural Radiation Environment Ⅲ CONF – 780422. Washington DC: USDOE, 1980, 1272 – 1292.
22. G Saccomanno, O Auerbach, Kuschner M, et al. A comparison between the localization of lung tumors in uranium miners and in nonminers from 1947to 1991. Cancer, 1996, 77 : 1278 – 1283.
23. ICRP. Lung Cancer Risk from Indoor Exposures to Radon Daughters. ICRP Publication 50. Oxford, England: Pergamon Press, 1987.
24. NH Harley, BS Cohen. Updating radon daughter dosimetry. In: Hope PK (ed). American Chemical Society Symposium on Radon and Its Products. Washington, DC: American Soxiety, 1987, 419 – 429.
25. NH Harley. Lung Cancer Risk from Exposure to Environmental Radon Presented at the Third International Conference on Anticarcinogenesis and Radiation Protection. Dubrovnic, 1989.

26. NRC. Comparative Dosimetry of Radon in mines and homes. Washington DC: National Academy Press, 1991.
27. KW Tu & EO Knutson. Indoor Radon Progeny particle size distribution measurements made with two different methods. Radiat. Prot. Dosimet, 1988, 24:251.
28. AC George, L Hinchliffe, R Sladowski. Size distribution of radon daughter particles in uranium mine atmospheres. Am Ind Hyg Assoc J, 1975, 36:4884.
29. NCRP. Limitation of Exposure to Ionizing Radiation. NCRP Report Number 116. National Council on Radiation Protection and Measurements. Bethesda, MD: National Council on Radiation Protection and Measurements, 1993.

第六章 化学性粒子与生物体的相互作用

在第四章中我们已谈到，各种化学物质的最小单位原子或分子，也是一种物质粒子。在尺度上化学性粒子比基本粒子要大得多，比如α粒子应当算是一个比较大的基本粒子，但其空间尺度仍然才只有 10^{-14} m，比氦原子的空间尺度要小4个数量级。由于粒子尺度、结构、功能与及生物组织相互作用方式的不同，因而具有不同的损伤原理，所造成的生物组织损伤也就与基本粒子所造成的损伤不同，而是具有自己独特的特点。传统的毒理学将其所研究的物质粒子都视为化学性物质，这自然是合理的，而且在解释其毒性作用时也是有效的，因为传统毒理学所研究的所有物质的毒性效应，最终都是以其分子形式来实现的，因此可以认为传统的毒理学是关于化学性粒子的毒理学。化学性粒子所造成的生物体损伤就是传统毒理学研究的主要内容，即化学性损伤。只不过传统毒理学未从粒子的角度来认识造成这种这种损伤的原因而已。为了更好的理解纳米粒子对机体造成损伤的特点，本章将化学性粒子损伤生物体或化学性损伤的特点也作一简述，以资与基本粒子和纳米粒子损伤进行对比。

对于粒子性物质毒性，人们早已就对其有所认识，并积累了大量的观察资料。只是由于技术水平的限制，人们没有将纳米粒子作为一种具有独特特点的毒性粒子来看。金属是可以以“粒子”形式发生毒性作用的、与其他可溶性化学性粒子具有一定的区别的一种具有代表性的粒子。金属粒子与其他化学性毒物的区别，是金属离子有些在体内不能被代谢，始终保持其粒子形式，而有些虽然可以被机体所代谢，但在其被代谢之前的一段时间内往往可保留着其“粒子”形式，并且其粒子形式在发生生物毒性过程中起有一定的或重要的作用。其他的化学性毒物在其进入机体之前，一般都需要在人类或动物的胃肠道或肺部等部位分解为其分子形式也即被转化为化学性粒子（分子形式也被称作化学性粒子，这里用分子形式可以更好地区别于金属的“粒子”形式），然后才能进入人或动物体内，并且只以其分子形式发生毒性作用。从这一意义上，金属粒子的毒性与纳米粒子的毒性有着较为明显的相似性。化学性粒子是指以其分子形式存在的化学物质。在本书的这一部分内容中，金属粒子的毒性主要是考虑其分子形式的毒性，也即主要讨论化学性金属粒子的损伤作用，而其粒子形式在毒性机制中的作用虽然有时也被提及，但往往是作为其化学性毒性的一种辅助形式。在前面的化学性粒子中提到的生物大分子，如蛋白质、DNA 及糖类和脂肪等，一般都是生物组织或细胞的构成部分，因此虽然也都有其毒性的一面，这里不将其作为毒物进行讨论。其他一些非金属性化学性粒子的毒性，如有机磷、有机氟、氰化物及药物的毒性等，与纳米毒理学之间的关系尚难以认识，故也不在本章进行讨论，有兴趣的读者可参阅其他书籍[1-3]。

传统毒理学把金属性粒子所造成的中毒现象归结于化学性中毒，并把这些金属粒子也称之为化学性毒物。至于为何将金属粒子称为化学性毒物，目前尚且不去深究，但可以理解为传统毒理学认为金属粒子对生物体的毒性作用，是这些粒子的毒性主要是通过组成这些粒子的化学性粒子即分子的形式才能表现出来或人们主要从金属或其化合物的分子形式来认识其毒性原理。然而，金属粒子的毒性作用与其他化学性毒物相比，其粒子性的特点比较明显。例如，其他化学性毒物必须以分子的形式被吸收和转运，金属性毒物则可以以粒子的形式进入人体。虽然其发生毒理作用的终极形式仍为化学粒子的形式，但其粒子形式或粒子状态在其毒性作用中较其他化学性毒物具有更重要的地位。本书为了更好地理解新兴起的纳米毒理学，这里就对这类粒子的毒性作用及其特点作一介绍。

金属与其他毒物的不同在于人类既不能消灭这些物质，也不能制造这些物质。传统毒理学认为，人类对金属的使用产生了它们对健康的影响问题。这主要涉及环境的转运问题，即通过人为的活动将金属粒子排放到空气、水、土壤和食物中；其次是通过改变物种形成和这些物质的生化形式。

6.1 化学粒子的危害

化学性粒子可对活机体的功能和/或结构产生不良的影响。这些粒子可造成人体代谢失调或紊乱，可造成细胞和/或组织的损伤、破坏和坏死，在严重的情况下，使生物体死亡。化学粒子的损伤作用，是传统毒理学的主要研究内容，但由于化学性粒子种类繁多，作用性质各种各样，所以目前还不能说，人类对化学粒子的毒性作用是研究得最为彻底的，而仅仅是可以说，化学性粒子的毒性作用是研究得最多的毒性作用。若论研究的彻底性，化学性粒子还远远不及基本粒子的毒性作用被人们研究得彻底。对于基本粒子，人们目前可以说出每种人们能够接触得到的射线粒子的毒性原理，并能够进行定量的描述。对于化学性粒子，可以说其中许多人们已清楚其毒性作用原理，并能够用相应的对抗性化学粒子——药物来消除其毒理作用或保护人体不被化学性粒子的毒性作用所损伤。但对于许多化学性粒子对人体的损伤作用，人们还一无所知。化学性粒子的毒性，仍然是毒理学研究的一个最重要的内容之一，并且是毒理学的一项最艰巨的任务之一。回顾人类的历史便可以知道，化学性粒子的毒性作用是给人类造成最严重的危害的粒子。第一次、第二次世界大战中战争毒剂的应用，远远超过在日本的广岛和长崎爆炸的两颗原子弹所造成的杀伤。用以消灭和防止农业病虫害的农药，在给农业带来丰收的利益的同时，每年也造成大量的中毒患者。

6.2　化学粒子与生物组织相互作用的方式

基本粒子对生物组织的损伤由这些粒子所组成的射线通过将其本身的能量传递给细胞内的生物分子而造成细胞和组织的损伤。化学性粒子，实际上就是我们以前所说的化学性物质的分子，则是靠与生物组织细胞中的生物分子间进行基本粒子交换的方式，改变生物分子的性质、结构和功能。虽然说在化学性粒子与生物组织的构成物质的反应中，不外乎也是与相互之间或整个体系的能量状态有关，但这些粒子与生物体构成物质间具有电子、原子或原子团的交换，也就是通过化学性作用引起构成生物体的结构物质损伤，使其功能发生改变，对生命活动造成障碍，是这类粒子与生物体相互作用的特有方式。

我们从前一章已了解到，基本粒子的毒性特点往往与机体受到照射的部位有关，其染毒的途径往往以外照射多见，而内照射则均是在误用或不恰当应用放射性基本粒子治疗疾病的后果。而化学性粒子，则是我们经常接触的环境物质，我们生活在化学粒子的环境中间。化学粒子可以通过呼吸道、消化道、皮肤、粘膜等途径—几乎是所有的生理性途径进入生物体。但是化学性粒子必须通过生物体的生理性屏障才能进入生物体发挥其毒性作用，而不能通过物理性屏障如皮肤等。基本粒子与此不同，它们可以透过非生理性屏障进入生物体，一般的外照射所引起的放射性疾病，就是基本粒子通过皮肤的物理性屏障进入人体的结果。只能通过生理性途径进入生物体，这是化学性粒子与生物体防御屏障相互作用的特有方式。

化学性粒子进入人体后是随血流分布到全身各组织。这种分布与原始暴露途径不再具有密切的关系。其所造成的损伤的部位决定于粒子的化学性质。其发生损害的部位肯定有化学性粒子的存在，但有化学粒子存在的部位不一定有化学性损伤。而基本粒子存在部位与其所造成的损伤间的关系非常密切。与基本粒子相比，在其所存在的部位不一定造成损伤，是化学粒子性损伤的分布特点。

化学性粒子在生物体内可以被代谢消除，因而其毒性也就随着这些粒子的代谢而被消除。同时，其从体内被排出体外，也可以使其毒性作用消除。也就是说，对于化学性粒子而言，其毒性作用可以经两种方式消除，即代谢和排泄。基本粒子毒性不能被代谢消除，而是淹没于构成机体组织的物质原子或分子之中。因此，与基本粒子相比，化学性粒子毒性可以被代谢消除，是其毒性消除的特有方式。

化学性粒子很少有能够在体内永久存在者。即使某种化学性粒子在体内有蓄积作用，但在停止接触后，这些粒子最终都能被排出体外，或者被转化成为机体结构物质。

6.3　化学性损伤

化学性粒子进入人体，在效应部位积累到一定量而产生损害的全身性疾病叫作中毒。引起中毒的化学性粒子称为毒物。化学性粒子中毒按发生的缓急分为急性、慢性和亚急性中毒3类。毒物一次性大量进入人体后迅速引起的中毒称为急性中毒；长期小量连续进入人体所引起的中毒称为慢性中毒；介于急性与慢性之间的情况称为亚急性中毒。

长期从事工农业生产中的某一职业，接触某些化学粒子性物质所引起的化学中毒，称为职业中毒或生产性中毒。职业中毒以慢性中毒较多见，急性中毒多因生产过程中发生意外事故而引起。在生产环境中，毒物常以气体、蒸气、烟、尘、雾等形式存在，主要经呼吸道和皮肤进入人体，单纯由消化道进入人体引起中毒者极少见。

法医病理工作中所见的中毒主要是以自杀、他杀为目的以及意外、灾害事故引起的中毒，也涉及毒物瘾癖和处理毒物违章造成公害等问题。因此，这一类与法医相关的中毒事件多为非生产性中毒，且多为急性。

有一类被称为地方病的疾病，可由于某种化学元素的缺乏所造成。这种由于地理环境中某种或几种化学元素的缺乏、过剩以及它们之间的比例失调所引起的疾病，在传统毒理学中也被称为中毒性疾病。在病理学中也被列入化学性中毒的范畴。例如，某些干旱的内陆盆地地区发生的地方性慢性氟中毒，是环境地质对人类健康影响的一个明显例证。在某些地区发生的地方性甲状腺肿，就是因为该地区土壤和水源中缺碘。这是因为某种机体必需元素的缺乏所造成的“中毒”的实例。

化学粒子性毒物常因进入人体的形态（如蒸气、粉尘或溶液）、途径（呼吸道、皮肤和消化道）和中毒病程长短的不同，引起病变的部位和轻重情况也不同。例如，金属汞口服时，其毒性作用很小，但经呼吸道吸入汞蒸气时，则能对机体产生很大的毒性作用。黄磷急性中毒时，主要损害肝脏，而慢性中毒主要损伤下颌骨。因此，在探讨化学中毒引起的病理变化时，对具体情况要进行具体分析。

有一大类与环境粒子有关的疾病，其致病因素是由于化学物质以微纳米尺度粒子的形式进入人体或与人体组织密切接触，然后再以化学性粒子的形式进入人体，引起人类的疾病，或者以微纳米粒子的形式进入人体，然后在体内溶解或分解成化学物质分子，也即本书所说的化学性粒子，再通过化学作用引起疾病。在传统毒理学中，这些形式的疾病也被称为化学性中毒，而这类粒子也被称为化学性毒物。就与纳米尺度物质的关系而言，金属类化学性粒子与其较为相似，本章就这一类金属性化学粒子引起人类或生物体疾病的毒理学特点作一简单介绍。

6.3.1 铅中毒

铅是一种质软，呈灰白色的重金属。比重 11.3，熔点 327℃，沸点 1525℃。在工农业生产和日常生活中接触最多的是金属铅，其次为氧化铅（一种被称为密陀僧的矿物类中药，PbO）、二氧化铅（PbO_2）、红丹（樟丹，四氧化三铅，Pb_3O_4）、黄丹（三氧化二铅，Pb_2O_3）、铅白碱式碳酸铅，［2Pb（OH_2）·$PbCO_3$］和醋酸铅［Pb（CH_3COO）$_2$·$3H_2O$］等。此外，还有烷基铅如四乙基铅等。除烷基铅外，其他的铅化合物的毒性大致相仿。传统毒理学认为它们的毒性决定于两个因素：一是铅化合物在生物体液中的溶解度；二是铅尘的大小，研究表明，颗粒愈小，愈易溶解和吸收，因而毒性愈强。

铅的应用极为广泛，接触铅及其化合物的职业包括铅矿的开采，含铅金属的冶炼，含铅油漆染料的生产和使用，陶瓷配釉，印刷以及蓄电池制造业等，多达三四百种。在这些职业环境中，人类接触的形式主要是含有铅或铅的化合物的粉尘或烟尘。这些粉尘或烟尘进入人体的主要途径是呼吸道。

慢性铅中毒是常见的职业中毒之一。在生产环境中，铅或铅的化合物经呼吸道吸入。铅在体内有蓄积作用，主要是以正磷酸铅[$Pb_3(PO_4)_2$]的形式存在于骨组织内，少量存在于肝、脾、肺、肾等脏器。在过劳、感染、饮酒等情况下，正磷酸铅可以转变为可溶性的磷酸氢铅（$PbHPO_4$）而进入血液循环。骨组织中的铅，可以认为是一种毒物源，短时大量排出进入血液，会引起铅中毒患者的急性发病或症状加剧。非生产性铅中毒可由于误服可溶性铅盐引起，常常表现为急性或亚急性铅中毒。民间常有用含铅化合物如黄丹、樟丹、铅粉等作为偏方或与其他中药一起配成偏方治疗一些疾病，在过量时可引起非生产性的急性铅中毒。日常生活中，有时可误将铅白当作豆粉烹调菜肴引起中毒。因用铅锅制酒或长期使用混有铅的锡壶饮酒而致铅中毒者也偶有所见。有些油漆玩具或剥落的墙漆、油灰碎片中含有铅，有啃食习惯的儿童啃食这些东西也可引起铅中毒。

铅及其化合物毒性的强弱与铅化合物在体内的溶解度、烟尘颗粒的大小、中毒途径及铅化合的形态等有关。一般情况是溶解度越大，其毒性越大；颗粒越小，越容易被吸收，因而毒性也越大；腹腔中毒的毒性往往比经口中毒的毒性大，如碳酸铅给豚鼠腹腔注射的最小致死量为 124 mg/kg，而经口的最小致死量则为 1000 mg/kg。铅及其化合物的环境的干燥或潮湿，吸入的是铅烟或铅尘，都可以影响铅毒性作用。

对人引起铅中毒的量，因铅化合物不同而有差别。一般口服中毒量为 2～3 g，致死量为 50 g。但口服铬酸铅 1 g 即可导致死亡，砷酸铅经口的最小致死量仅为 1.4 mg/kg。也有报告一般铅化合物引起急性中毒的最小口服量为 5 mg/kg。

6.3.1.1　病理变化与发病机制

铅中毒可引起多脏器的病理变化，主要损害造血系统、神经系统及肾脏等器官。

铅能抑制造血系统中血红蛋白的合成，并兼有溶血作用。目前一般认为卟啉代谢障碍是铅中毒重要的也是较早出现的病理变化之一。卟啉是血红蛋白合成过程中的中间产物。铅的毒理作用，主要是抑制 δ-氨基-γ-酮戊酸（ALA）脱水酶，使 ALA 形成卟胆原的过程受阻；其次是铅可抑制铁络合酶，阻碍原卟啉与二价铁的结合，使血红蛋白合成受到障碍。铅也可以直接作用于红细胞膜及其酶，从而使红细胞的脆性增加，寿命缩短。

血红蛋白的合成受阻，引起骨髓幼红细胞的代偿性增生，表现为点彩红细胞、网织红细胞和多染红细胞增多。点彩红细胞是一种含有嗜碱性颗粒的红细胞，颗粒的粗细不等、大小不一，体积多较正常细胞为大。研究表明，嗜碱性颗粒是红细胞内核蛋白体 RNA 的聚合体。点彩红细胞除见于铅中毒外，还可见于白血病、溶血性贫血，疟疾、癌肿及苯胺、砷、一氧化碳、酚和巴比妥类中毒。因此，点彩红细胞在铅中毒的出现率虽然很高（每 100 万个红细胞中有 300 个，或每 50 个油镜下出现 10～15 个以上点彩红细胞为阳性），但需要排除上述的各类疾病后才具有诊断意义。

骨髓的病变多表现为红细胞系统的增生。骨髓中点彩红细胞的出现率更高且数目也较多。

铅中毒患者往往有神经系统损伤。轻度慢性职业性铅中毒的神经系统症状多表现为神经衰弱综合征；中度中毒可出现感觉型周围神经炎；仅很少数患者可发生铅中毒性脑病或铅中毒性瘫痪。铅中毒的周围神经炎，以桡神经周围部分特别容易受累，可引起腕下垂。双侧的表现可以是不对称的，变可仅局限于某一分支。普通光镜下受损神经呈现明显的轴索周围病变，髓鞘崩解，呈颗粒状或块状，有时可以完全溶解。施万（Schwann）细胞表现为增生。部分病例有轴索的串珠状肿胀，甚至崩解成节段性。

铅又有使肌肉内磷酸肌酸再合成受阻的作用。可能与铅中毒性瘫痪有关。急性亚急性铅中毒所引起的中毒性脑病多因铅化合物经口中毒所致。急性铅中毒尸检可能脑水肿及神经元的弥漫性变性。也有个别病例报道称除大脑皮质重度水肿外，同时可见小脑颗粒层细胞坏死。

国外曾有报道 23 例成人铅中毒性脑病，均为饮用含铅量高的酒所引起。其中有 3 例死亡，尸检均见有脑水肿，脑回变平，有 1 例有脑疝形成。3 例有软脑膜小灶性出血。镜检可见神经细胞和血管周围间隙增宽，可见有单核细胞围绕血管分布，有中性粒细胞浸润，尤以毛细血管周围为显著。神经细胞有不同程度变性偶见血管充血及斑点状髓鞘脱失，有胶质细胞增生。其中两例脑组织含铅量分别为 0.058 及 0.102 mg/100 g 脑组织湿重。

慢性铅中毒心血管系统的病变表现为心肌间质水肿和纤维组织增生，伴有淋巴细胞浸润。

慢性铅中毒可导致高血压和肾硬化。用醋酸铅在家兔进行的慢性铅中毒病理实验，发现动脉血压可呈进行性的升高。眼底检查可见部分动物眼底视网膜有渗出、出血、动脉变细和弯曲，或视网膜萎缩等病变，符合高血压眼底病变特征。在中毒后 11 个月左右，多数动物肾体积缩小，表面呈颗粒状。镜下见细动脉硬化，尤以入球小动脉最为明显。动脉管壁增厚、管腔变窄；肾小球毛细血管丛基底膜增厚，甚至整个毛细血管丛发生纤维化和玻璃样变。肾球囊纤维组织增生，与纤维化的或玻璃样变的毛细血管丛融合在一起，使肾球囊腔闭塞，造成肾小管萎缩。脑、心、脾、肾上腺等脏器也可发现细动脉的硬化。细动脉硬化有可能是铅对神经系统的毒性影响血管壁，也有可能是直接作用于血管壁引起细动脉痉挛的结果。此外，有人认为铅中毒可能促进动脉粥样硬化的形成，动脉粥样硬化斑块中铅的含量较非硬化斑块处高 1 倍。

在误服可溶性铅盐而引起的重症急性中毒病例，可见明显中毒性肾病，肾近曲小管上皮细胞有广泛的颗粒变性、脂肪变性乃至坏死。

铅中毒时，肾小管上皮细胞核内出现核内包涵体，这是具有临床诊断意义的病理现象之一。这种核内包涵体最常见于肾近曲小管上皮细胞，其次也见于肝细胞和脑星形胶质细胞。据经口中毒 13 例报告，肾活体组织检查发现肾小管上皮细胞内均有核内嗜酸性包涵体。国外报告5例接触高浓度铅作业的男性病例的肾活组织检查结果发现，在接触铅作业时间不到6星期和8个月，于肾近曲小管内均出现典型的核内包涵体；但在另3例接触铅作业时间较长的病例（4~12年以上），则未见核内包涵体。在病程较长的病例缺少包涵体的机制未明，有人认为可能与使用过络合剂治疗有关。

肾近曲小管上皮细胞内所见的核内包涵体呈圆形或椭圆形，在HE染色标本上呈均匀嗜酸性，用Ziehl-Neelsen抗酸染色亦能着色。电子显微镜观察，核内包涵体有致密浓染的核心，周围有纤维丝状结构[293]。对大鼠铅中毒肾脏的病理观察发现早期有曲管上皮细胞内细胞器的变性及核内包涵体形成[294]。核内包涵体数量随染毒时间延长而增多。肾单位萎缩、纤维化和集合管及远近曲管腔内无定形结晶则均为后期病变。

用醋酸铅进行大鼠铅中毒实验研究[295]，发现经5~8周后即可在肾小管上皮细胞内见到包涵体。采用分层离心法分离完整包涵体，经化学分析可证明含有大量铅，说明铅中毒时形成的核内包涵体是一种铅-蛋白复合体。由此可以认为当铅通过细胞转运的过程中，在核内与铅的与蛋白质结合，形成包涵体。这种包涵体形成的意义可能在于，这种过程可能是机体的一种适应或解毒过程，可使机体免于铅毒性损伤。例如，在铅通过肝细胞排泄到胆汁或通过肾小管上皮细胞排出到尿液的过程中，部分铅或其化合物进入细胞核，形成铅-蛋白复合物而不再弥散，因而可降低胞质内的铅浓度，减少对敏感细胞器的毒性作用。

铅中毒患者的消化道可出现各种样的临床症状和病理特征。在牙龈的边缘常出现深灰或蓝黑色带状或不规则斑块，称为铅线，在牙龈发炎部位特别明显，有时也见于颊粘膜及口腔其他部位。细察之铅线为许多蓝黑色小点集合而成镜下可见牙龈粘膜乳头中有不规则、无定形的棕黑色颗粒沉着于细胞内或细胞外，为体内吸收的铅与齿缝中残留食物腐败产生的硫化氢作用，形成硫化铅颗粒沉积于口腔粘膜。铅线的出现表明，体内有铅的吸收。

急性铅中毒或慢性铅中毒急性发作时所出现的最明显的症状之一是铅绞痛。铅绞痛时，用X线透视可见胃肠道有不规则的痉挛。关于铅绞痛的发生的机制尚未完全阐明。有人认为铅作用于肠壁平滑肌可引起肠道痉挛性收缩，引起铅绞痛；也有认为铅直接作用于肠壁血管平滑肌，首先引起血管痉挛性收缩，使肠壁缺血，导致铅绞痛。前者是一种直接作用而后者则属于间接作用。近来则认为平滑肌痉挛所致的铅绞痛可能与铅抑制肠壁的碱性磷酸酶和三磷酸腺苷酶的活性，从而干扰葡萄糖和钾离子的正常代谢有关。

铅对肝脏损害的程度与接触铅的量、时间长短及中毒途径等因素有关。经普查发现的职业性铅中毒病例中，引起肝脏损害者较少，而经口中毒时肝脏损害症状颇为多见，为主要的中毒表现之一。有将醋酸铅作为明矾混入面粉炸油条食用后引起急性中毒者。患者除发生腹部绞痛及恶心呕吐症状外，还出现贫血、黄疸及肝肿大，于中毒发病后约36小时死亡。尸检见细胞呈广泛脂肪变性及坏死，细胞核浓缩、碎裂乃至溶解消失，胞质内出现大小不等的脂滴。肝细胞再生不明显，有淤胆现象。肝窦内有轻度的白细胞增多，汇管区有较多单核细胞、淋巴细胞及中性粒细胞浸润，并见较多肝细胞有核内嗜酸性包涵体形成。

重度铅中毒患者曾有不孕、流产或死产等报告。铅对男性生殖系统也可引起明显损害，已知铅盐是有效的杀精子剂。

小儿铅中毒在X线照片上可见长骨骨骺端有一密度增加带。可能是由于小儿骨骺血管丰富，因此有较多铅在这些部位沉积。

6.3.2 汞及其化合物中毒

汞化合物可分为无机汞和有机汞两大类。无机汞又可分为金属汞和无机汞两类。汞的不同化合物具有不同的生物学效应。每一种汞的化合物都有各自特定的毒物动力学及健康效应。在所有的金属中，汞是最能证明金属的不同化合物具有不同的生物学效应的多样性这一概念的金属。在此方面，读者可以参阅有关的综述[4-7]。

6.3.2.1 金属汞中毒：金属汞原子量200.5，在化学元素周期表中位于ⅡB族，化学价为+1或+2，发现于公元前1500年以前。汞是唯一在常温下为液态的金属，呈银白色。20℃时比重为13.546，沸点356.9℃。元素汞可处于3种氧化状态。0价汞（H^0）以金属态或蒸气形式存在，而一价和二价汞离子则是汞原子失去1个电子（Hg^{1+}）和两个电子（Hg^{2+}）后所处的两种氧化状态。另外，二价汞通过与一个或两个碳原子结合可形成多种稳定的有机汞化合物。从人群接触的角度出发，甲基汞（CH_3Hg^+）是最重要的一种有机汞。

6.3.2.1.1 接触：大气中的汞主要来自地壳的自然排放。人类活动所产生的汞的数量很难估计，但可以肯定人类活动所产生的汞在环境中的数量与来自自然过程的差不多。根据对格陵兰岛冰帽中汞含量的统计，自1990年起在不断地增加。

汞在大气中以蒸气形式存在，能在大气中毫无变化地维持1年左右，因此，仅仅来自于一个污染点的汞就可在全球范围内发生转移和分布。汞蒸气最终会转变为溶于水的形态，以雨水的形式回落到地面。

金属汞经口进入胃肠道后不吸收，几乎全部经粪便排出，无中毒危险。但吸入汞蒸气可引起中毒。

汞在室温下即能蒸发，温度越高，蒸发越快。汞蒸气为空气重量的7倍。汞的蒸发与表面积有关，颗粒愈小，总表面积越大，蒸发量越大。洒落在地面、桌面的汞可形成小颗粒而到处流窜，进入房层及用具的缝隙中不易清除，成为经常不断地污染作业场所的毒物来源。接触汞的主要生产部门有汞矿物质开采与冶炼，使用金属汞的仪表、仪器制造业（如温度计、汞整流器及紫外线灯的制造业），以及以汞为原料的或催化剂的化学工业（如制造升汞、甘汞、冶炼中药轻粉等的制药工业）等。长期吸入汞含量浓度高于0.01 mg/m^3 的气体可引起慢性汞中毒。例如，空气中汞浓度达到1.5 mg/m^3 以上，则可引起严重的急性中毒。应用含汞的偏方烟熏治病，可因吸入汞蒸气而引起汞中毒。

修补牙齿所用的汞合金可以产生汞蒸气，是影响公众的汞蒸气的主要来源。咀嚼运动能促进汞蒸气释放的速率。尽管通过这种方式摄入的汞的含量低于有毒剂量水平，但一些人由于有过度咀嚼的习惯，因而可导致摄入的汞达到危害健康的剂量水平。

经呼吸道吸入的汞可透过肺泡壁和毛细血管壁而被吸收入，溶解于血液，并弥散到全身各器官组织。汞之所以有如此高的体内迁移率，归因于它是一种单元子气体，具有高度的扩散性和溶解性。汞能对多种器官和系统发生毒性，但主要毒性靶器官为肾脏和中枢神经系统。金属汞在产生毒性作用之前，需要先被氧化成二价汞离子 Hg^{2+}，此氧化过程在红细胞中进行，部分在其他组织细胞中进行。汞离子与体内的巯基（-SH）、二巯基（-SS）有很强的亲和性，因此一般认为Hg-S反应是汞中毒作用的基础。汞的排泄主要经过肾脏和肠道。国内资料表明，正常人尿汞量，双硫腙热消化法不超过0.05 mg/L；蛋白沉淀法不超过0.01 mg/L。

职业场所空气中无机汞容许接触的时间加权的剂量限值推荐标准为0.05 mg/m^3（DHEW，1977），与一般每天24小接触人群的周围环境浓度0.015 mg/m^3 相对应。美国政府关于职业场所烷基汞接触的标准是0.01 mg/m^3，其8小时时间加权平均的可接受的最高值为0.04 mg/m^3。在伊拉克的一次流行病学调查则对人体内汞负荷能力及损害症状发生的时间和频率进行了估计（图6-1）。

6.3.2.1.2 病理改变：急性汞中毒主要造成呼吸系统损害，引起腐蚀性气管炎、支气管炎及细支气管炎、间质性肺炎、中毒性肺水肿及灶性坏死等表现。例如，汞蒸气吸入时间及病程较长，则除有呼吸系统病变外，尚可见口腔炎（包括口腔粘膜糜烂及坏死性蜂窝织炎性舌炎）、皮疹、肝小叶中央脂肪变性及坏死、中毒性肾病及中毒性脑水肿等病变[296]。急性汞中毒一般少见，主要由于意外事故在短时间内吸入大量汞蒸汽而引起。

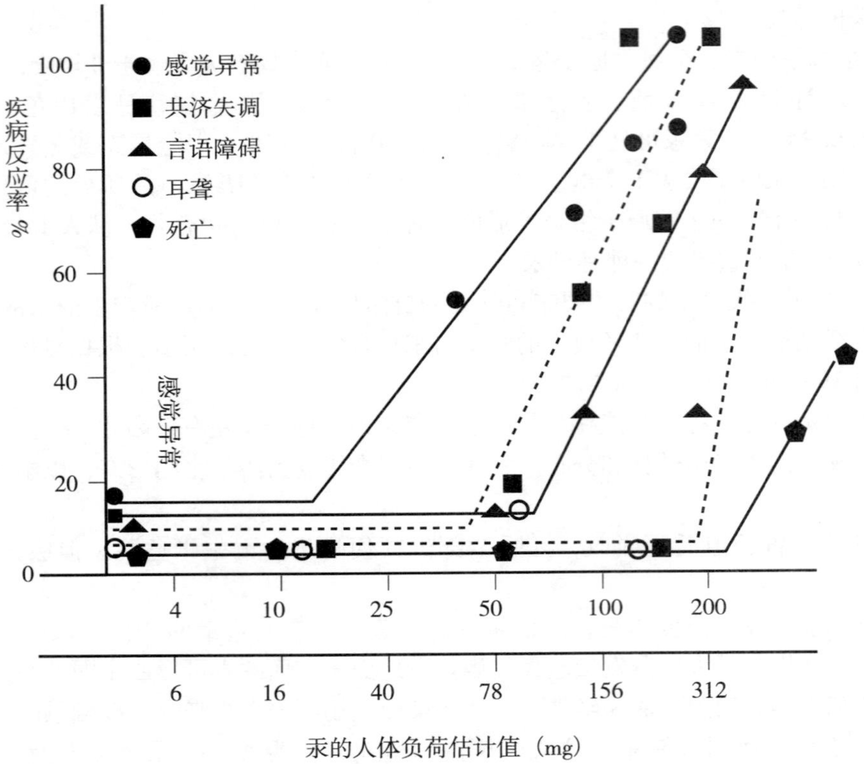

图 6－1 甲基汞的剂量－反应关系

慢性汞中毒是比较常见的一种职业病。因工作环境中毒物浓度等条件的不同，自接触汞到发生中毒症状，其时间需要约为几个月到几年。

汞中毒常引起口腔及牙龈炎症，表现为口腔粘膜充血，溃疡形成，牙龈肿胀或出血。这是由于汞可经唾液腺排泄，在口腔内形成汞硫化物，刺激粘膜引起上皮细胞坏死，甚至溃疡形成。口腔不清洁者，牙龈有线状硫化汞细小蓝色颗粒沉着，称为汞线，是体内有汞的存在的标志之一。

慢性汞中毒多见有神经系统症状。轻中度中毒病例出现失眠、急躁、抑郁、胆怯等精神神经症状；重度病例可引起汞中毒性脑病，气脑造影可见脑实质萎缩，脑电图有明显异常。

为数不多的慢性汞中毒较完整的尸检资料表明，在中枢神经系统可见非特异性神经细胞变性、脑组织呈灶性软化、局灶性出血及血管周围胶质细胞增生等。小脑可有轻度萎缩，颗粒层细胞坏死和细胞数目减少。据汞中毒死亡患者尸检脑组织汞含量测定结果，汞在小脑的蓄积最多，大脑白质含汞量最低，与汞中毒时出现小脑细胞损害及相应症状相符合。

汞中毒时一种特有的症状为舌、眼睑、手指震颤及写字困难。汞中毒性震颤机制尚未完全阐明，有人认为系大脑以质细胞不断受汞作用而疲惫，因而皮质与下丘脑之间的正常调节发生障碍所致。震颤也可能主要由于池脑萎缩所致。也有人认为系运动神经元受损，使肌张力发生改变，以致联合运动发生障碍。

慢性汞中毒发生周围神经炎者少见，但部分患者常有肢体麻木和感觉异常。

慢性汞中毒常有肾脏损害。1981 年贵阳医学院对一汞矿区人群进行调查发现患汞中毒肾病者达 3.4%[297]。接触汞作业的工人出现明显蛋白尿，甚至发展成为肾病综合征。有一例慢性汞中毒病例尸检表明，中毒性肾病肾脏呈轻度颗粒性固缩，肾表面有瘢痕形成。镜检见肾小球基底膜增厚，肾小管上皮细胞有广泛变性、坏死及再生。病变部位有钙盐沉着，尤以近曲小管为重，间质呈弥漫性纤维化。

慢性汞中毒病例，除有上述的肾小管－间质性病变外，还有免疫复合物型肾炎的病变。有肾病综合征的病例，光镜下的肾小球常常有正常的形态结构，但电镜下可见肾小球上皮细胞足突融合，基膜上有高密度电子物质沉积。沉积物间的基底膜扩张。

少数患者可出现汞中毒性肝病，个别病例可发展成为肝硬化性病变。具体机制不明。汞中毒尚可引起汞中毒性晶体炎症，在晶体前出现棕色云翳。汞中毒性晶体病变是由于汞经角膜吸收，并沉积于晶体前面所致。现已证实，这种晶体病变仅仅是接触汞的表现，并不一定是汞中毒的体征。

6.3.2.2　升汞中毒：升汞（mercuric chloride，$HgCl_2$）为一种常见的消毒剂，因保管不严被误服时可引起急性中毒。随着升汞消毒在临床使用中的减少，急性升汞中毒一般少见。

升汞与金属汞不同，经口摄入后可迅速吸收，引起胃肠道症状；吸收后的升汞经肾脏排泄时引起肾脏病变；经结肠排泄引起结肠损害。一般口服升汞 100 mg 即能引起严重中毒症状，500 mg 即可致死。

急性升汞中毒可因严重吐泻而导致失水，最终死于循环衰竭。例如病程较久可引起少尿或无尿，往往于中毒 5～10 天后死于急性肾功能衰竭。若食入毒物量不过大，10 日左右病情可以好转，尿量逐渐增多，蛋白尿减少，数周后痊愈。

急性汞中毒主要病理变化是中毒性肾病表现。肾脏肿大，皮质肿胀、苍白，髓质充血呈暗红色。升汞选择性地引起肾曲小管直段的损伤。中毒 3～4 天死亡病例近曲小管上皮细胞呈进行性广泛的变性坏死，胞质内充满嗜酸性颗粒状胞质碎屑。肾单位基底膜完好。髓袢升支、远曲小管和集合管管腔内有管型。远曲小管上皮细胞可仅有轻度损害。轻症病例大约于 8 天后管腔内的坏死细胞碎屑消失，近曲小管管腔扩大，上皮细胞显示再生，出现核分裂象，大约在 14 天后，近曲小管上皮细胞恢复正常。病变愈合的特点是间质水肿液的吸收及肾小管上皮细胞沿完整的基底膜再升而使肾小管重建其正常结构。

升汞急性中毒时的肾脏病理变化需要与肾脏单纯性缺血性肾脏病变相区别。单纯缺血性肾脏病变的肾小管基底膜碎裂，肾小管结构完全崩解，肾小管内含物漏出到肾间质，属于肾小管碎裂型。但在口服升汞引起急性中毒性肾病时，也可因局部缺血及直接的毒性作用也能引起肾小管的损伤和崩解。重症中毒病例可有结肠粘膜溃疡形成，发生重症腹泻和液体丧失，引起低血容量性休克而致周围循环衰竭。在这种情况下，低血容量性休克所引起的局部缺血和汞的直接毒性作用均可引起肾小管损害[298]。

肾近曲小管上皮细胞变性坏死几天后可出现钙盐沉着，但病程较久患者，基肾小管上皮细胞有显著变性坏死而可以没有钙盐沉着。

Gritzka 等以升汞 4～16 mg/kg 剂量给大鼠皮下注射，用电镜观察肾小管上皮细胞发生坏死的发展过程，发现细胞膜及其附属物碎裂，内织网空泡形成和裂解，核蛋白体消失，多聚核蛋白体解聚，高尔基体内出现空泡，线粒体肿胀伴有线粒体的致密颗粒消失，核染色质浓缩。光面内织网则可以表现为增生，在线粒体嵴之间出现致密的含钙结晶。最后上述结构完全钙化。根据这些电镜结果，可以认为肾小管上皮细胞内钙盐沉着最先发生于线粒体。

急性升汞中毒的结肠病变，轻型者表现为肠壁充血、水肿，重者发生坏死并形成绿黑色和灰黄色假膜，偶然情况下，可有广泛性溃疡形成。有时回肠的肠壁也有损害。据认为，升汞中毒的肠道病变是由于升汞在粘膜下形成硫化汞引起炎性反应所致。

6.3.2.3　有机汞化合物中毒：有机汞种类很多。农业上有机汞主要用作杀菌剂，防治麦类作物的黑穗病、赤霉病，棉花的炭疽病、立枯病及水稻的稻瘟病等。我国曾使用和生产过西力生和赛力散两种产品。西力生为含 2%～2.5% 氯化乙基汞的粉剂，赛力散为含 2.5% 醋酸苯汞的粉剂。有机汞蒸气及粉尘吸入可引起慢性有机汞中毒，发生于农药生产和使用过程中。非生产性中毒往往因误食拌有机汞农药的药粮所引起，常常为急性或亚急性中毒，但也有慢性中毒病例。因有机汞农药毒性大而性质稳定，在环境中不易破坏，因而我国已不再生产，并且禁止使用有机汞农药。目前对于毒理学关系密切的有机汞当属甲基汞。

汞溶于水后可发生两种变化。一种是被还原为蒸气形式而回到大气中；二是在海水或淡水沉积物中被微生物甲基化。天然性汞甲基化的主要产物是甲基汞复合物，一般总称为“甲基汞”。能够进行甲基化反应的微生物为一种在进化上十分古老的称为产甲烷菌的生物。

甲基汞一旦形成就会进入水生食物链，包括浮游生物、食草性鱼类及最终的肉食性鱼类。在捕食鱼类的海洋哺乳动物组织中检测到的汞的水平，比周围海水中汞的水平要高上百万倍。不管是自然过程还是由于人类的活动产生的无机汞，通过这种连续的生物甲基化和生物富集化都能使人类的食物中含有甲基汞。因此，甲基汞是对人类最有可能发生重要健康影响的有机汞。甲式汞能以与水溶性蛋白结合的形式存在于大部分鱼类组织中，尤其重要的是存在于鱼类组织的可食用的肌肉组织部分。甲基汞不像多联甲苯那样存在于脂肪组织，因此烹调鱼类并不能降低组织中甲基汞的含量。

从环境接触的毒性及健康效应的角度，甲基汞是一种最重要的汞化合物。甲基汞属于短链烷基化合物。短链烷基产生的许多效应从汞毒性方面来说都是独一无二的，但并非可以说是特异的，因为这些效应也可能见于其他疾病。在日本等地的流行病学调查[5,8]以及已出版的职业接触报告，已总结了高浓度甲基汞引起的神经病理学改变及大部分临床症状及体征。灵长类动物实验研究观察到的改变与来自人类的结果是一致的，由此可提供额外的有关时间、剂量、组织负荷之间关系的信息，特别是亚临床效应及较低浓度的效应[9]。

接触甲基汞后对人体的危害在成人主要是神经毒作用[10]，妊娠期间呈现对母体和胎儿都有损害[10]。普通人接触甲基汞的主要来源是鱼类，脑为甲基汞毒性作用的主要靶器官。

甲基汞神经毒性效应在临床上表现为6组症状：①麻木及感觉异常，唇周及身体末梢，尤其是指（趾）的刺痛样感觉；②共济失调、步态不稳、吞咽及说话困难；③神经衰弱、乏力、疲劳及无法集中注意力；④视力、听力丧失；⑤痉挛及震颤：⑥重者最终昏迷以至死亡。

神经病理学观察表明，大脑及小脑皮层选择性地出现神经元局灶性坏死、溶解及吞噬现象，最终被支持性的胶质细胞替代。这些改变在脑回的深缝里，比如在视觉皮层和脑岛中最为显著。急性损害总的表现为脑水肿，但是随着灰质长期被破坏及随后的胶质细胞增生，可导致脑萎缩[12]。

引起成熟大脑发生损害的机制尚未不清楚。蛋白合成的抑制是动物最早期生化效应的一种。Syversen[13]认为所有的神经细胞一开始就都受到影响，但那些修复能力弱的细胞则最终死亡，修复能力强的细胞则可能存活下来。这种机制可以解释成人脑中高度局限性的病理学改变及何以损伤的脑组织为具有增生能力的胶质细胞所取代。

对甲基汞毒性机制的实验性研究，为解释临床观察所见及发育中大脑的高度敏感性提供了基础知识[14]。子宫中胎儿接触高浓度的汞可导致异常的神经元迁移，破坏脑神经核（即神经元集群）及皮层神经元层的结构。小鼠研究表明了甲基汞对神经元微管系统的影响。这些资料为发育过程中神经元与神经元迁移模式有关的神经病理学改变提供了细胞方面的基础，这被认为是对中枢神经系统发育效应的基础。雄性小鼠比雌性小鼠更为敏感，这与在人类观察到的结果是一致的[15,16]。

20世纪50～60年代日本的水俣和新泻地区曾发生急性甲基汞中毒，1972年在伊拉克了有类似的事件发生。从对日本和伊拉克的毒理学资料中，研究甲基汞摄入量与人类健康危险度之间的关的研究工作取得了一定的进展[8]。

成人中可观察到的甲基汞最低或临界效应是感觉异常。瑞典专家组（1971）通过两对关系（机负荷与摄入、效应与负荷）可计算出最敏感人群产生健康效应的长期每日平均摄入量。对成年人估计值为300 μg/d或4.3 μg/（kg·d），并与血中稳定状态下200 μg/L的水平及头发中50 μg/g的含量水平相对应。

6.3.3　镉

镉（cadmium，Cd）是一种较迟出现的一种有毒金属。镉元素在 1817 年才被发现，原子量 112.41；元素周期表中位于ⅡB 族，化学价为 +2。在 20 世纪 50 年代以前，其工业用途很少，但现在的用途却很广。它具有非腐蚀性，因而主要用于电镀，也可作为油漆和塑料的颜料或用作镊铬电也的电极。镉是锌矿或铅矿开采和冶炼的副产品，是环境的重要污染源。已有人对镉毒性做过广泛的评述[17~20]。

对大部分人来说，接触的镉主要来源于食物。植物很容易从土壤中吸收镉，空气中的镉尘、镉烟有沉积，灌溉水中所含的镉以及肥料中含镉都可由土壤进入植物。另一个镉的潜在污染源为那些用作农业肥料的矿泥。商用干矿泥每千克可含有高达 1500 mg 的镉。来自瑞典的研究表明，蔬菜中的镉含量每年都在稳步上升。贝类如蚌类、扇贝和牡蛎是镉的最主要来源，它的含量一般为 100 ~ 1000 μg/kg。贝类可从水中摄取镉，镉与体内多肽物质结合而蓄积。鱼、肉和水果中镉含量约为 1 ~ 50 μg/kg，谷类约为 10 ~ 150 μg/kg，动物的肝脏和肾脏中含镉最多。

作业环境中的镉主要以镉烟和镉尘的形式存在，其空气中镉的浓度约为 0.05 μg/m^3 或更少。接触镉的职业危险性主要是铅矿或锌矿的电解精炼以及其他高温工业，如铁矿开采，化石燃烧及和水泥制造业。这些生产过程都可以向空气中释放镉。向空气中释放镉的其他工业包括油漆染料的制造、镊镉电池制造业和电镀[18]等。烟叶中的镉是吸烟者慢性接触镉的非职业来源。

镉的消化道吸收量约为食物中镉的5% ~8%。食物中钙、铁和/或蛋白质的含量低时，消化道对镉的吸收率会增加。低钙饮食会促进钙结合蛋白的合成，钙结合蛋白可以促进镉的吸收。通常女性血液中镉浓度比男性高，可能是因为女性因哺乳而使体内的铁储备降低，继而促进镉的胃肠道吸收。在血清铁蛋白含量降低情况下，女性胃肠道对镉的吸收率是正常人的 2 倍[21,22]。镉也可经呼吸道吸收而且其吸收率高于消化道，这与镉的溶解度有关。镉经呼吸道的吸收率一般为空气中镉含量的15% ~30%。吸烟时的镉烟经呼吸道吸收。一支烟含镉约 1 ~ 2 μg，其中的 10% 可被吸收。每天 1 ~ 2 包烟可以使镉经呼吸道吸收的负担加倍。

镉可以经尿排出，也可能经胃肠道排出，特别是它与胆囊内的谷胱甘肽结合后，更容易经胃肠道排泄，但目前尚未有充分的资料表明人体内的镉纯粹经胃肠道排泄。镉经尿排出的速度与机体内镉负荷成比例[23,20]。

吸收入血的镉可与红细胞及血浆里的高分子量蛋白尤其是与白蛋白相结合，后者主要分布于肝脏和肾脏。

镉在肝脏可诱发金属硫蛋白的合成，然后以镉金属硫蛋白复合物的形式贮存于肝脏，或经血液转移至肾脏并蓄积在溶酶体上。结合于溶酶体的镉金属硫蛋白复合物可缓慢地分解为非结合镉。非结合镉可重新与硫蛋白结合成复合物或造成肾毒性。

镉在体内含量在普通成年人不超过 1 μg/L。婴儿体内含量很低，不会超过 1 mg 的机体总负荷。婴儿体内镉含量低的原因可能是因为胎盘合成的金属硫蛋白可与来自母体的镉结合，因而对镉起到一种屏障作用，使之不能通过胎盘进入婴儿体内。在母体接触镉量很大时，则有部分镉也能通过胎盘进入胎儿体内，因此胎儿也可能接触过量的镉。人乳和牛乳中也含有微量的镉，一般不超过 1 μg/kg。机体内镉约有 50% ~75% 存在于肝脏和肾脏等软组织。镉在体内存在的时间可以很长，有人认为可达 30 年。直到年龄到 50 ~ 60 岁时，机体软组织中的镉才会缓慢地下降。由于镉具有潜在的肾毒性，因此人们很关注饮食中镉摄入量[24]。

当摄入较高浓度的镉时，将导致急性镉中毒。Nordberg 于 1972 年描述一例长期饮用高达 16 mg/L 的溶液而中毒的患者，其主要症状为恶心、呕吐和腹痛。急性中毒一般很快恢复，没有明显的长期效应[25]。

吸入镉烟或其他受热的含镉物质可导致急性化学性肺炎和肺水肿。吸入大剂量的镉化合物对人类和动物都可能是致命的[20]。镉的化学形式可影响其毒性，可能与物质的可溶性有关。溶解度大的镉或镉化合物所形成的烟尘或烟雾，比溶解度小的镉或其化合物的烟尘或烟雾的毒性强[26]，前者包括镉的氯化物、氧化物及碳酸盐等，后者主要有镉的硫化物。

长期低剂量吸入镉导致慢性镉中毒。其主要毒性效应为慢性阻塞性肺部疾病、肺气肿和肾小管肾病。慢性镉中毒也可能对心血管系统和骨骼造成损伤。

镉的呼吸系统毒性与接触时间及接触水平有关。阻塞性肺部疾病可由慢性支气管炎、小气道管壁的进展性纤维化及肺泡的受损引起。阻塞性肺部疾病可以导致肺气肿。肺部疾病可导致呼吸困难、肺活量降低和残气量上升。肺部病变的发生机制可能与巨噬细胞的坏死与更新有关。组织受损释放的酶可以使肺泡的基底膜发生不可逆的病理性改变，包括弹力层的破坏及间质纤维化[27]。研究发现镉可降低 α_1 - 抗胰蛋白酶活性，可能加强镉对肺脏的毒性。但又有研究表明，在有肺气肿和无肺气肿的接触镉的工人中未发现血浆中 α_1 - 抗胰蛋白酶活性的差别[28]。这一点提示镉降低 α_1 - 抗胰蛋白酶的作用仅能在肺部损伤中具有贡献。

镉对机体最主要的危害是其肾毒性作用。镉对肾小管细胞和肾小球细胞的毒性可以使肾小球和肾小管的功能受损。镉引起的肾小管损伤为非特异性的。肾小管细胞最初表现为退行性变，继而出现间质性炎症及纤维化。采用体内中子活性分析和 X 线荧光技术可探测肾脏组织中的镉含量水平，研究镉水平与毒性效应发生率之间的关系[29]。引起肾小管功能不全的镉主要是存在于肾皮质中的镉。镉组织浓度与毒性效应间的关系研究表明，在 10% 的个体，肾脏损害在镉浓度达到 200 μg/g 时发生，而在 50% 的个体发生同样的损伤需要组织镉浓度达到 300 μg/g 的水平。

肝脏和肾脏中镉的浓度会同时上升，但肝组织镉浓度低于肾脏镉浓度。在肾脏的镉浓度为 300 μg/g 时，肝组织中镉的浓度为 60 μg/g。但当肝中镉浓度继续上升时，肾脏中镉浓度不再发生明显变化，此时肝脏中的镉浓度只是相对地低于肾脏。这可能是因为在高浓度情况下，肾脏对镉的排泄也增多[30]。每天食入含镉 140 ~ 260 μg 的食物持续 50 年以上或接触镉浓度在 50 $\mu g/m^3$ 左右的作业环境，持续 10 年以上，可引起肾脏的功能不全[31,18]。用历史资料进行回顾性流行病学研究，将粮食中的镉含量与肾功能不全的指标（β_2 - 微球蛋白，β_2 - microglobulin）之间建立剂量 - 效应关系，发现摄入镉 2000 mg 时可引起不良的健康反应，男女之间没有性别差异[32]。

慢性镉毒性效应引起的肾小管功能不全表现为蛋白尿。尿中出现蛋白性管型，其中含有很多小分子的蛋白质。蛋白尿的发生主要是因为镉毒性效应破坏了肾小管上皮细胞的重吸收功能，因此不能将自血液中滤出的小分子蛋白全部吸收或完全不能吸收，因而在肾小管内聚而成管型。尿中最重要的蛋白质为 β_2 - 微球蛋白，但许多其他的小分子蛋白也可以在镉接触的工人尿中出现。这些小分子蛋白如视黄醇结合蛋白（retinoid - binding protein，RBP）、溶菌酶、N - 乙酰基 - β - D - 氨基葡萄糖苷酶（n - acetyl - β - D - glucosaminidase，NAG）、核糖核酸酶、β_1 - 微球蛋白和免疫球蛋白轻链等[33,34]。在患者的肾小球也受到损伤时则出现混凝土合性蛋白尿。混合性蛋白尿意指肾小球损伤后有大分子的蛋白自通透性增高的肾小球基底膜滤出。镉引起肾小球损伤的机制尚不清楚。

金属硫蛋白的存在可以使镉在体内蓄积到一定的量而不发生毒性效应，这是因为镉在肾脏与金属硫蛋白结合后不能发生毒性作用。在发生毒性作用之前，镉在肾脏可能是以镉金属硫蛋白的形式存在。镉金属硫蛋白是一种低分子量的金属 - 蛋白质复合物。金属硫蛋白是一种组织蛋白，在许多器官内广泛存在，但在肝脏和肾脏中含量最高，尤其是在近期内有镉接触的情况下。在有镉接触时，肾脏内的镉与金属硫蛋白的含量构成一定的比例，反映镉与金属硫蛋白之间的结合时的量的关系。镉与金属硫蛋白结合后，对组织细胞是无毒的。缺乏金属硫蛋白的大鼠接触镉后比对照组更易出现肾脏毒性[35]，可以证实金属硫蛋白可以保护机体组织免受镉的毒性作用。

镉或镉金属硫蛋白复合物在体内的含量达到何种程度时，发生肾脏损害的决定因素目前尚不清楚。持续几个星期的多次注入低剂量的镉－金属硫蛋白复合物，可引起慢性不可逆的肾脏毒性，此时肾脏内蓄积的镉量为 40 μg/g，低于 200 μg/g 的肾皮质损伤所需要的临界镉浓度[36]。在未接触镉的大鼠上接受移植的已有镉中毒的大鼠肝脏，可发生肾小管的坏死[37]。这些研究表明，肝脏和其他软组织中的镉金属硫蛋白经肾排泄时，可引起肾脏的毒性作用。镉金属硫蛋白复合物被肾小管上皮细胞吸收后对细胞本身可能是有毒的。镉的氯化物即使在更高浓度下经肾小管上皮细胞吸收后，也不对后者造成明显损伤。由此可见金属硫蛋白并不是对所有的组织细胞都具有保护作用，这有可能是因为在肾小管上皮细胞中，镉金属硫蛋白复合物有可能解离，因而生成对细胞有毒性作用的游离镉。

镉毒性可以影响钙代谢。镉中毒性肾病可以发生肾结石，并且尿中钙排泄增多。但在慢性镉接触的情况下，尿中的钙排泄量反而减少。镉引起的骨骼变化可能与钙的丢失有关。镉中毒性骨病在临床上可出现骨痛、骨软化或骨质疏松症。骨质的变化是痛痛病的（Itai－Itai disease）的表现之一，后者首先发现于多胎生育妇女绝经期，引起的综合征包括严重的骨骼畸形和慢性肾功能不全。这种疾病的发病机制之一就是过量的镉摄入，维生素 D 和/或其他营养物质的缺乏是发病的协同因素。痛痛病是相声词“哎哟－哎哟”的直译，反映该病的骨痛对患者所造成的痛苦。镉也可影响钙、磷和骨质代谢，再次造成对肾脏的毒性和/或直接影响肌质代谢而造成毒性。目前有关这方面的资料还比较少。

镉可以干扰骨质的钙化作用、脱钙作用和骨质再造过程。小猎兔犬暴露于含镉 25 mg/wL 的环境空气持续 6 个月，可使骨质代谢的更新频率降低，同时伴有钙的缺乏和骨质软化[38]。给大鼠和犬喂饲含镉的食物，在 72 小时后即可以发现 ^{45}Ca 从骨骼中释放增加。镉对大鼠体内钙代谢的影响的一种可能机制是抑制肾脏皮质内维生素 D 活性（Feldman & Cousins，1974）。Nogawa 于 1987 年报道痛痛病患者和有镉致肾脏受损的个体血浆中 1，25－（$OH)_2$－D_3 水平比未接触过镉者高[39]。血浆中 1，25－（$OH)_2$－D_3 水平的降低会导致甲状旁腺素、β_2－微球蛋白浓度降低和肾小管对钙的重吸收率降低，提示镉的骨毒性作用机制可能主要与干扰维生素 D 和甲状旁腺素的代谢有关。有人提出镉可以破坏其附近细胞的功能，阻碍 25－（OH）D 转化为 1，25（$OH)_2D_3$，导致钙重吸收率降低和骨骼正常代谢受阻，进而引起骨质软化[17]。

镉还是高血压的病因之一。镉对血压的影响主要是升高收缩压[31]。因接触镉所引起的肾源性蛋白尿患者中因脑血管疾病而死亡的比例高于同一地区未出现蛋白尿的对对照组人群。动物研究表明，镉可以影响心肌功能[40]。给大鼠喂饲含镉饮料可导致心电图和心肌生化代谢改变及功能障碍[41]。镉对心血管的毒性可能与心肌内高能磷酸物质存量降低、心肌细胞收缩性能降低、心血管系统的兴奋性降低等因素有关。那些因过量接触铜、硒和镉等元素的而死亡的大鼠，尸解时发现心肌细胞胞质中谷胱甘肽过氧化物酶、过氧化物歧化酶和过氧化氢酶活性显著降低。他们提出镉对线粒体功能的影响可能是镉引起细胞代谢改变的起始位点[42]。

镉对神经系统具有损伤作用。人群流行病学调查提示行为异常和智力下降都可能与接触镉有关系。但这种研究因环境中同时存在有其他有毒金属，因而对这种调查结论是否可靠还是一个令人费解的问题。血脑屏障和大脑脑室上皮细胞间的紧密连接使镉难以进入中枢神经系统。脉络膜的上皮细胞对来自血液和脑脊液中的有毒金属也具有很强的捕获能力[43]。大脑脑室附近的神经胶质细胞和室管膜细胞都含有金属硫蛋白。这些金属硫蛋白也能与镉结合而使镉的毒性难以发挥。在这么多的防护机制下，镉如何能对中枢神经系统造成损伤值得进一步探讨。

流行病学资料还表明，镉的职业性接触与肺癌和前列腺癌有关。有人曾以美国镉中毒康复患者为实验组进行队列研究，发现其呼吸道肿瘤发病率上升[44]。镉目前已被 IARC 定为对人的 I 类致癌物。这主要是基于镉与肺部肿瘤之间的关系[45]。另外，也有研究表明，经口摄入镉与人体肿瘤有关。有关镉接触与前列腺癌之间的关系目前尚且存在争议[46]。

镉与肺癌的关系比较确定。给实验大鼠吸入氯化镉，镉的剂量也肺癌的发生率呈正相关[47,48]。镉可以引起大鼠多种肿瘤，包括注射部位的恶性肿瘤和吸入后的肺癌。大鼠皮下注射镉氯化物、氧化物、硫酸盐和硫化物可引起局部肿瘤，肌注镉的粉剂和镉的硫化物也可以引起局部肿瘤。也有一些研究表明，口服镉可以使大鼠前列腺、睾丸及造血系统等部位的肿瘤发病率上升，但病变的发生率低于那些缺锌的大鼠，也不存在明显的量效关系[46]。另有一些研究表明，经口给予或直接注射镉或镉的化合物，可诱发大鼠前列腺腹侧部肿瘤。因为人的前列腺缺乏腹侧部小叶结构，这项研究的结果很难作为外推及人的依据，不同于大鼠前列腺背外侧部的肿瘤，都可以作为镉是否能引起人类前列腺癌的依据[49]。给具有特别高的癌易感性的 Noble/Cr 大鼠皮下注射镉可以引起前列腺背外侧部增殖性改变、睾丸肿瘤、垂体腺瘤和注射部位的恶性肿瘤[50]。

尿中 β_2 - 微球蛋白、视黄醛结合蛋白（RBP）、N - 乙酰基 - β - 氨基葡萄糖苷酶（NAG）和金属硫蛋白以及尿中镉的浓度可用于镉接触的量及肾功能不全的程度。其他一些较为敏感的指标包括 β_1 - 微球蛋白、海藻糖酶和钙水平[20]等。有人曾试图阐明标志尿镉水平的各个标志物之间的关系[51]。尿中 β_2 微球蛋白增加是肾小管蛋白尿的最早出现的指标。RBP 比较稳定，用于监测肾小管功能更具有实际意义。这主要是因为现代高灵敏度的免疫监测手段使 RBP 的监测很容易开展，而 β_2 - 微球蛋白在尿中的排出不十分稳定[52]。尿中 NAG 酶活性也是反映肾小管功能不全的一项较为灵敏的批标，但因为目前尚未建立起确切的剂量 - 反应关系，还未能得到广泛应用[53]。虽然上述的尿中异常物质都是反应肾小管功能不全的灵敏指标，但这些方法的特异性并不高。许多标志物质水平的上升都是与尿镉浓度的上升相联系。反映肾小管功能不全的生物标志物的轻微的尿排出增加，并不一定说明镉的有害效应已经出现，只是在继续接触镉的过程中，这些标志物的排出反映肾脏疾病正处于进展之中。尿钙排出的增加对于肾小管功能不全也是一个相当敏感的指标，但它也可能与年龄增大所引起的骨质疏松症有关[54]。Roels 于 1993 年建立了体内镉浓度与一些尿中生物标志物之间的关系：当体内镉浓度为 2 μg/g 肌酐时，6 - 酮基前列腺素和唾液酸酶排出增加；约 4 μg/g 肌酐时，NAG 酶、白蛋白和转铁蛋白排出增加；达到 10 μg/g 肌酐时，β_2 - 微球蛋白、RBP、抗肾小球基底膜抗体排出增加[55]。

描述镉接触水平的最重要的方法为尿镉排出率（urinary cadmium excretion）。在没有接触镉的个体，尿镉排出率通常很低，而且排出水平较为恒定。美国人尿镉浓度低于 2 μg/L 者约占总人数的 95%，只有 1% 个体尿镉浓度大于 2 μg/L，但低于 4 μg/L[56]。在过量接触时，尿镉浓度在体内所有的可利用的镉结合部位或物质被饱和以后，发生明显的增加。但尿镉浓度的增加也可能反映最近接触过过量的镉、体内镉负荷及肾脏的镉浓度，提供了一种描述过量镉接触的良好的指标。大部分尿镉是以与金属硫蛋白相结合的形式排出，因此职业性镉接触工人尿中镉浓度与金属硫蛋白之间总是存在着一种良好的相关性，不管其肾脏功能是否正常[57]。由此可知，测量尿内金属硫蛋白浓度与测定尿镉浓度具有同样的意义，同样反映尿镉水平，而且尿金属硫蛋白的测定不会受外界污染的影响。放射免疫技术的发展，目前已使金属硫蛋白的测定成为可能[58]。

防止镉肾毒性的镉浓度阈值目前还有争论。有人认为应为 5 μg/g 肌酐，有人认为应为 10 μg/g 肌酐。当体内镉浓度达到 10 μg/g 肌酐时，可以不断地发现尿中低分子量蛋白排出量的增加[34]。美国政府工业卫生学家协会（ACGIH）将人过量接触镉的下限值定为尿镉或血镉 5 μg/g 肌酐[59]。Roels 等（1999）推荐人过量接触镉的下限值的确定应以其他各种尿标志物上升为基础。在此基础上尿镉水平在 2.4 ~ 11.5 μg/g 肌酐为过量接触镉的下限阈值[60]。总的来说，职业镉接触人群生物接触限值以 5 μg/g 肌酐为宜[61]。

血镉水平反映最近的接触水平，而并不是体内的累积负担。在不吸烟的正常个体，血镉浓度一般为 0.4 ~ 1.0 μg/L。吸烟者略有上升[62]。过量镉接触史 20 年的职业工人血镉水平可达到 10 μg/L，其肾功能不全的发生率可高达 14%[63,64]。

由镉造成的毒性可能具有可逆性。对职业镉接触患者的随访调查表明，蛋白尿在脱离镉接触后可以减少、消失或恢复正常。但有些病例血清中的肌酐浓度则随着时间的推移有显著的增高，提示渐进性肾小球性疾病的存在[65]。因食用被镉污染的大米而导致肾功能异常的患者，若 β_2－微球蛋白与肌酐比例超过 1000 μg/g，在摄入量减低 10 年后症状仍未见好转[66]。有一些研究发现，不再有镉接触的工人肝中镉含量会逐渐减少[67]，提示体内镉可以排出。镉接触停止后肾小管异常，有可能是因为机体的负荷水平较高或肝中的镉向着肾脏转移。通过治疗使体内的镉排出体外是可能的。二硫琥珀酸（DMSA）或依地酸钙（CaEDTA）跟谷胱甘肽联合使用可以降低死亡率，因为一些 DMSA 类似物能很快促进镉自胆汁中排泄。

6.3.4　铬

铬（chrome，Cr）在元素周期表中的位置为ⅥB；化合价为 +6、+3、+2、+1 或 +4，+5 的情况罕见。铬于 1797 年被发现，1798 年被分离提取。铬为地壳中含量最丰富的元素，通常是以 Cr^{2+} 到 Cr^{6+} 的氧化状态存在。具有生物学意义的是 3 价铬或 6 价铬。3 价铬是一种较常见的形式，但 6 价铬具有更为重要的工业用途。铬酸钠和重铬酸盐是各种铬化合物生产的重要原料。重铬酸钾为实验室玻璃仪器清洗剂配方中的重要组分。铬主要来源于铬酸盐矿石。冶炼用的亚铬酸盐经常转变成几类铁铬合金中的一类或其他含镍或钴的铬合金。铁铬合金常用来生产不锈钢。铬酸盐通常要经过溶炼、焙烧和萃取等过程。重铬酸钠的主要用途是生产铬染料；铬盐用于制革、媒染和木材保护，并且可作为烹调用具、锅炉和石油钻探的抗蚀剂。关于铬的接触和对健康的影响方面的资料在较早时期即已有综述[68,69,70]这里仅就最近的一些进展作一介绍。

周围空气中的铬主要来源于工业，特别是铁铬合金生产、矿石冶炼、化学物质和耐火材料的生产过程、水泥生产及原油燃烧。铬沉淀物和含铬尘埃沉积于地表和水源。地表中的铬沉积物最终都沉积于水中，进而进入水底的底泥。铬的排放量可以控制的来源有电镀工业、金属磨光工业、纺织厂和制革业的废水。以钴铬合金为材料的股骨骨架可导致血铬水平升高[71]。人体对铬的摄取量一般低于每日 100 μg，其中的绝大部分来源于食物，微量来源于水和周围的空气。

体内负荷研究表明，普通人群组织中的铬浓度具有相当大的地区差别。纽约或芝加哥人群中，肺组织中铬浓度可高达 7 μg/kg，而在肝脏和肾脏中的浓度较低。在没有过量接触铬的人群中，血铬浓度为 20～30 μg/L，并均匀分布于红细胞内和血浆中。职业性接触铬的人群中，血液铬含量升高同红细胞中铬浓度的升高呈正相关。因为铬酸盐同硫酸盐和磷酸盐阴离子结构相同，所以容易通过阴离子载体穿过细胞膜。在铬染毒的动物中，铬通过尿排泄与动物染毒时铬的氧化状态无关，在非接触人群中，尿铬排泄每天少于 10 μg。

铬为体内必需的微量元素之一。铬在自然界及生物学原料中的最常见形式一般总是 3 价的。没有证据显示 3 价铬可在生物学系统内转变成 6 价铬而 6 价铬都可以迅速穿过细胞膜并在细胞内被还原为 3 价铬。3 价铬可作为葡萄糖耐受因子的组成成分，因而被认为是机体的必需元素。根据 Stoeker1996 年对铬生理作用的总结，3 价铬被认为是胰岛素起作用时的辅助因子。铬能与胰岛素与胰岛素受体结合。以流行病学为基础的对铬在糖代谢中所起作用进行的研究显示，给动物补充铬提高血脂相中胰岛素作用的效率。在 15 个对照研究中，只有 3 个研究未发现对葡萄糖、胰岛素或脂类的效应。一些在葡萄糖耐受性方面受到某种程度损伤的部位对补充铬的反应比其他部位更为强烈。对那些胃肠道外营养液中不含铬的患者进行的研究发现，使其造成铬的缺乏后给予补充铬可降低机体对胰岛素的需求，减轻对葡萄糖的不耐受性。动物研究表明在大鼠、小鼠和豚鼠，若给予缺乏铬的饮食，可使动物的体重增加延缓。小鼠在腹膜内注射铬后 48 小时，肝细胞中的铬会集中于细胞核内。在试管内 3 价铬可与 DNA 结合，促进 RNA 的合成。给“运输应激牛”补充铬可显著降低血清中的皮质醇，增加血清中的免疫球蛋白。有关葡萄糖耐受因子的结构与功能及其与 3 价铬的生理学功能之间的关系，需要进一步研究。因为糖尿病是一种多发病，且目前尚无有效的药物进行防治，如若铬或铬的化合物能够对糖尿病有效，则是对糖尿病的防治的一条新的途径。但是必须注意，铬是有毒性的。美国科学院食品与营养委员会确定较安全的成人铬的每日适宜摄入量的估计范围为50～200 μg[72]。

铬化合物全身中毒大多数是由于意外接触或是用于自杀或不恰当地用于治疗。高浓度的6价铬的毒性作用主要是肾小球和肾小管损伤。低浓度长期接触是否会引起肾脏损伤，目前还未有充分的证据[73]。动物实验表明，长期接触6价铬没有发现中毒现象[70]。6价铬具有腐蚀性，长期吸入含铬的气体会引起鼻中隔的慢性溃疡和穿孔。长期的皮肤接触会引起皮肤的表面的慢性溃疡，可能与皮肤的超敏反应有关，因为皮肤接触铬很容易引起过敏性皮损，而这种皮损与接触的剂量无关（过敏反应的特征）[74]。职业接触铬可以引起哮喘[75]。已知铬对人体的有害效应主要由6价铬引起。目前认为6价铬的生物学效应是因为6价铬容易进入细胞，在细胞内可以还原成3价铬，再与细胞内的生物大分子结合成复合物有关。虽然6价铬必须还原成3价铬才具有毒性作用，但3价铬复合物的毒性却明显小于6价铬复合物，可能与其难以进入细胞有关。3价铬复合物既无刺激性又无腐蚀性。职业工人对两种铬都有接触，目前还没有关于6价铬或不溶性铬与可溶性3价铬之间在中毒危险度相对强弱的确切证据。

吸入铬，尤其是铬合金和铬染料，与呼吸道肿瘤的形成有关[76]。6价铬致肺癌的机制可能与其转变为3价铬及其活性中间产物有关。动物实验表明，致癌性最强的是微溶的6价铬化合物。但体外细菌实验结果表明，可溶性的和轻微可溶的6价铬复合物的致突变性没有区别。3价铬盐在细菌实验中仅表现为轻微的或没有致突破性变活性。6价铬易被细胞摄取，在细胞内可以还原成3价铬。3价铬与细胞内的生物大分子结合成复合物，是6价铬的致突变性的原因。6价铬在细胞内还原为3价铬的过程中，造成生物小分子（如维生素C和谷胱甘肽）及生物大分子（如DNA和蛋白质）的氧化，可能在致癌过程中也起有作用。铬可以诱发多种效应。在生物化学水平，6价铬和3价铬与DNA、DNA-DNA、DNA-蛋白质等发生同等的共价作用形成复合物；在基因水平，可以诱发基因包括氧化抑制基因、金属硫蛋白基因、肿瘤抑制基因等的表达、基因突变、DNA损伤、蛋白质抑制和DNA复制延迟；在细胞水平，造成细胞周期延缓、细胞凋亡、细胞成瘤性转化等[77-81]。Costa的研究认为，铬复合物可引起呼吸系统外其他部位的癌症[82]。

6.3.5 镍

镍（Nikel，Ni），原子量58.69，在化学元素周期表中位于Ⅷ族，发现于1751年，化合价有+0、+1、+2和+3。镍是一种主要影响镍提炼工人的呼吸道致癌物。接触镍的化合物如羰化镍后有时会产生严重的急性甚或致死性毒性，对于一般人的普遍现象是过敏性接触性皮炎。

金属镍产自镍的硫化物、及氧化硅酸盐矿石。在美国每年大约有20万吨镍被用于合金或含镍产品的制造。很多种金属合金、不锈钢材料及电镀中都要用到镍。镍的主要特性是强度高、抗腐蚀、有良好的导电和导热性能[83]。

自然界中的镍无处不在，主要以硫化物、氧化物及硅酸盐矿物的形式存在。工业应用、污物、废物的焚烧使周围空气中含有低浓度的镍。镍的一般人体接触途径主要有呼吸道、消化道和皮肤，而职业接触的主要途径则主要是呼吸道及少量的皮肤接触。镍精制厂的粉尘中包含多种镍化合物。职业性接触时多包括元素镍、镍络合物、镍复合物、镍合金以及镍金属焊接、镀铜时产生的烟雾。尽管在现代社会中已不存在镍精制厂，但仍应关注那些过去接触过镍的工人所受到的相应的镍损伤。一般环境情况下，人们可以通过使用各种日常生活中含镍用具如珠宝、烹调用具及衣夹等而接触到镍。对大多数人来说，这是接触镍的主要途径。据EPA估计，成人镍的消耗量是每日100～300 μg。饮水中也含有少量的镍。

在传统毒理学中，职业性接触以吸入毒理学最受关注，其次是皮肤接触。经呼吸道吸入肺部的镊，有约35%吸收入血液[6]镍颗粒在呼吸道的沉积、吸收及清除主要依赖于镍颗粒的大小及浓度。有报道说约有半数的35 μm以上的颗粒可以被吸入，但只有小于10 μm的颗粒可沉降到呼吸道深处。

吸入或气管滴注的镍化合物中镍硫酸盐的生物半衰期为 1 ~ 3 天，镍亚硫化物生物半衰期为 5 天，镍的氧化物生物半衰期可以超过 100 天[84]。接触不溶性小颗粒的工人肾脏中镍的生物半衰期范围是 30 ~ 53 小时[85]。非接触人群中尿镍范围约为 0.2 ~ 10μg/L，而职业接触人群尿镍范围在镍合金制造业工人为 2.6 μg/L，电解液提炼工人可达 220 μg/L[86]，变动范围相当之大。志愿者口服可溶性镍六水化合物的生物半衰期为 11 小时[87]。一般人群血浆镍浓度范围在 0.05 ~ 1.1 μg/L 之间[88]。尿中镍浓度与空气中不溶性镍化合物的浓度有密切联系，且不受接触时间的影响，故尿镍浓度可以作为测量近期镍接触水平的方法[89]。

皮肤对镍的吸收决定于镍的表皮渗透作用。不同的镍化合物的表皮渗透率可以有明显的差异。氯化镍接触量的 0.23% ~ 3.5% 渗透穿过表皮，而镍硫酸盐表皮渗透率低于此值达 50 倍[83]。

经非消化道进入动物体内的镍可迅速地分布到肾脏、脑垂体、肺脏、皮肤、肾上腺、卵巢及睾丸。镍在细胞内怎样结合及分布目前还不清楚。可超滤配体可能在镍在血清、胆汁、尿排泄等转运过程中具有重要作用，对其细胞内结合可能也很重要。这种可超滤配体的分子实质还不清楚。Sunderman（1987）认为半胱氨酸、组氨酸及天冬氨酸能单独地与镍形成复合物。在体内镍可以像镉一样与金属硫蛋白结合，但镍只能少量地引起肝和肾脏合成金属硫蛋白。能与镍结合的金属蛋白被称为镍纤维蛋白溶酶，其在血浆中已被检测到，并被认为其特征是在其结构内存在一个 α_1 – 糖蛋白复合物。镍纤维蛋白溶酶对镍的细胞外转运、细胞内结合及在肾脏、胆汁中的排泄都具有重要意义[90,91]。

已有的资料表明，镍对一些植物、细菌及无脊椎动物是一种必需的微量元素[92]。刀豆（jack-bean）尿素酶被证实为一种镍金属酶，参与培养大豆细胞尿素代谢。在动物组织中还未发现含镍金属酶。大鼠缺镍可导致生长减缓，血清中葡萄糖浓度降低或发生贫血。贫血很可能是因为缺镍引起胃肠道对铁吸收的减弱。镍与铜和锌之间可能具有相互作用，因为低铜、低锌饮食喂养的大鼠补充镍后能改善贫血[93]动物及人体内镍的代谢功能特征还不清楚，人类对镍的营养需求量也还不确定[94]。

镍化合物对人类可能具有致癌性[95]。国际癌症研究署（IARC）在有关的报告中认为呼吸道是慢性镍损伤的主要部位，大量接触镍的硫酸盐、氯化物及金属镍的工人患肺癌及鼻咽癌的危险性是很高的。一项对受雇于芬兰镍精炼厂的 418 名工人进行的调查表明，其肺癌发生率比非接触镍的人群增加 2 倍，鼻咽癌的发病率也明显增加[96]。接触时间越长的工人危险性就越大[97]。

通过对工厂精炼镍过程的研究发现，Mond 步骤中有羰基镍的生成，因此有时将羰基镍认为是主要的致癌物质。但对精炼过程中未使用 Mond 步骤的精炼厂工人的流行病学研究也表明，呼吸系统癌症危险度增加，因此很难将致癌都强加于羰基镍这中种镍化合物。这项研究结果又使人认为镍硫酸盐混合物才是导致这种危险度增加的元凶。镍的亚硫化物（Ni_3S_2）可在大鼠吸入或注入部位诱发肿瘤，体外哺乳动物细胞实验也阐明，Ni_3S_2 及 $NiSO_4$ 能促进哺乳动物细胞的转化[95]。各种镍化合物致癌能力的不同可能与这些化合物在靶细胞的靶部位产生镍离子能力的不同有关[98,99]。肺脏毒性大小顺序与镍化合物水溶性的大小顺序相一致。镍的硫化物毒性最大，其次是镍的亚硫化物及镍的氧化物[100]。然而，镍化合物进入血液都失去了最初的特征，因此不能区分它们是来自何种接触源[101]。

镍的致癌性被归因于镍的离子形式，但是很难解释为什么不同的镍化合物的致癌能力也不同。水溶性结晶态镍化合物可引起在动物及人类的可见的肺癌和鼻咽癌[95]。然而，并不是所有的水溶性结晶态镍化合物都能引起肿瘤。这些事实表明除了溶解性，还存在着另外一些影响因素。Costa 于 1995 年提出了一个镍化合物致癌机制的非遗传模型，认为肿瘤的产生与细胞通过吞噬作用将结晶状化合物掺入到细胞中的能力有关[99]。这个模型指出，细胞的转化是选择性地吞噬了那些对细胞有负价的晶态镍硫化物颗粒，而不吞噬有正价的非晶态镍硫化物颗粒。但当这些非晶态镍硫化物颗粒也带有负价时，它们也会使细胞转化过程发生改变，因而也能被细胞吞噬。被吞噬的镍硫化物颗粒可溶解在细胞内部空间。胞质的偏酸性环境可加强这种过程。因此，可以看出细胞的转化与颗粒进入细胞并增加细胞内镍浓度的能力有直接的联系。Costa 的模型是建立在已知的镍化合物可以促进 DNA 或染色质凝固这样一种事实的基础之上的。异染色质的 DNA 会由于在不断地凝结时直接参与蛋白质结合而发生过甲基化。除去 Costa 模型，还有一种理论认为，镍可以通过活性氧对 DNA 造成间接的危害[102]。抗氧化的维生素 E 能抑制一些由镍引起的染色质凝固，是这种理论的实验依据[103]。

Sunderman & Barber 认为，镍通过将 DNA 结合蛋白上的 Zn^{2+} 用 Ni^{2+} 替代下来，从而对 DNA 起作用，因为 Zn^{2+} 与 Ni^{2+} 有相似的离子半径。一些致癌基因中的已确认的 DNA 结合蛋白或"指环状结构"已被认为是金属毒性的靶目标[104]。

金属镍与一氧化碳能结合成羰基镍 [$Ni(CO)_4$]，在加热到 200℃ 时又分解为镍和一氧化碳（Mond 步骤）。通过 Mond 步骤，可以方便地对镍进行精制。但不幸的是这种过程中产生的羰基镍毒性极大，其急性中毒病人已有许多报道。羰基镍中毒刚开始的症状是头痛、恶心、呕吐及上腹痛和胸痛，接着出现咳嗽、呼吸过度、发绀、胃肠道症状并感到乏力。这些症状可伴有发热及血液中白细胞的增多。更为严重的病例会产生肺炎、呼吸衰竭、最终引起脑水肿而死亡[6]。

镍可以引起过敏性皮炎。这种皮炎与常见的过敏性皮炎极为相似。患接触性皮炎的患者中有 4% ~9% 的患者对含镍贴片实验有阳性反应。日常使用任何金属制品，如硬币、首饰等所生的接触性皮炎都与接触镍产生的接触性皮炎相似。尿镍排泄增加与镍致极性皮炎有关系，含镍食物含镍量增加可提高皮肤接触镍时产生致敏的可能性[105]。在接触羰基镍后进行血镍浓度检测可估计接触严重性及其医疗处理提供参考指标[106]。二乙基二巯基氨基甲酸酯钠可用于羰基镍中毒的治疗。其他一些络合剂如 D－青霉胺及 DMPS，也可以在某种程度上提供保护作用。

6.3.6 砷

砷（arsenic，As），发现于 1250 年，原子量 74.92，在元素周期表中位于 VA 族，化学价 -3、+3和 +5。砷很难被看作是一种单一的元素，一方面是因为砷的化学性质很复杂，另一方面是因为砷在自然界有众多的化合物形式。砷可以以 3 价或 5 价的形式广泛地存在于自然界。最常见的 3 价无机砷化合物有三氧化二砷、亚砷酸钠和三氯化砷。5 价无机砷化合物有五氧化二砷、砷酸和砷酸盐如砷酸铅、砷酸氢铅和砷酸钙。有机砷化合物中的砷元素也可以以 3 价或 5 价的形式存在，或者以甲基化的形式存在。砷的甲基化物是土壤、淡水和海水中的生物对砷甲基化作用的结果。

无机砷可以通过多种人类活动而被释放入环境空间，如铜、锌和铅矿的粗炼，加砷玻璃制品和化学成品的使用等。EPA 的一项国家空气采样网的研究表明，那些不受炼铜炉影响的区域，24 小时可测出的砷的浓度不超过 0.1 $\mu g/m^3$。饮用水中通常的含砷量很少，一般不会超过数微克。大部分美国水供应商提供的水，砷含量不超过 5 μg/L。我国饮用水标准规定砷的含量不大于是 50 μg/L。海产品中含有的砷量是其他食物中的几倍，但其中的 90% 是人体不易吸收的有机砷[107]。美国食品及药物监督管理局（FDA）对 1991 ~1997 年度市场销售的食品中各种化学成分含量的调查研究表明，人体每天从食物中摄入的砷含量不超过 10 μg[108]。假定每人每天饮用 2000 ml 水，进 500 μg 饮食，按美国标准，美国居民每天摄入的砷不超过 20 μg。美国主要的砷源有杀虫剂、除草剂以及其他农产品制造业。金属冶炼过程中可能导致空气中含有高浓度的砷烟和砷尘。那些冶炼炉旁工作的工人可能性接触的砷浓度最高。

砷可以经胃肠道吸收。一次性经胃肠道给予人或实验动物亚砷酸盐［As（Ⅲ）］或砷酸盐［As（Ⅴ）］，有 80% ~90% 可被吸收。低溶性的砷化合物，如硒化砷、砷化铅和砷化镓等，较可溶性铅较难吸收。经皮吸收是砷接触的另一条途径，曾有报道说有人因皮肤急性大面积接触含无机砷的溶液而发生全身毒性[109]。气原性砷化合物大部分是 3 价砷的化合物，其在气道的沉积程度和在肺部的吸收量取决于颗粒的大小和化学成分[110]。砷主要通过肾脏排泄。无机砷在体内的生物半衰期约 10 小时，3 天内可排出 50% ~80%。甲基砷可在皮肤中分布并经皮肤和汗腺排出，尤其在出汗时。砷可以在毛发和指甲中浓缩。砷在指甲中的浓缩可使指甲出现多条白色横线，称为 Mees 线，多发生于其他毒性作用出现后的6个星期内。通过测量Mees线与指甲底部距离来估计接触的时间。Mees线在甲板上的移行速度为每月0.3 cm或每天0.1 mm。毛发中的砷也可以反映过去曾有过的砷接触，但必须注意区别是因体内吸收而出现于毛发中的砷还是外环境中的砷在毛发上的沉积。

砷在生物体内的代谢机制和毒性作用十分复杂。它在生物体内经生物转化，可由无机物甲基化成单甲基砷（MMA）和二甲基砷（DMA）。砷的甲机化主要在肝脏进行。砷化合物的甲基化涉及砷元素的两种氧化状态。砷的五价化合物进入体内后，五价砷很快还原为3价砷，其中大部分的亚砷化合物会甲基化成MMA和DMA。甲基化的机制可能涉及硫醇氧化的两个电子的转移过程。首先是五价砷还原为3价砷，接着3价砷与S. 腺苷甲硫氨酸反应产生氧化加合物，从而将硫元素引入砷而改变甲基基团[61]。相对于无机砷，砷的有机甲基化产物很少和组织细胞发生反应，急性毒性和细胞毒性则更弱，并且易于从肾脏排出[107]。这一过程的结果是将毒性较强的无机砷转化为毒性较弱的甲基砷，因此可认为是无机砷化合物的一种解毒过程。二甲基砷被认为是砷化合物的最终代谢产物。二甲基砷在体内很快形成并且很快被排出体外。人体原代肝细胞培养研究表明，砷的甲基化产物的总量与砷的接触量之间有剂量依赖关系，且甲机化能力有饱和现象。3价砷浓度的上升可以抑制二甲基砷的产生，使甲基砷与二甲基砷的比例下降。3价砷的这种作用具有剂量依赖性。高浓度的3价砷则会引起甲基砷和二甲基砷的产生均下降[111]。无机砷在不同动物体内的生物转化机制有所不同[112,113]。对大部分动物来讲，DMA是主要的代谢产物，但研究表明，长尾猴和黑猩猩体内无砷的甲基化作用。

大量人本实验表明，尿中无机砷代谢产物主要包括10% ~20%的单甲基砷和55% ~76%的二甲基砷，在普通人群和职业接触人群中的测定结果基本相同。砷的甲基化过程可以受许多因素的影响，如基因多态性、个体的年龄与性别等。饮用砷含量超标的水源的美国土著居民尿中单甲基砷仅占砷代谢产物的2% ~4%[114]，而中国台湾东北部居民尿中的单甲基砷含量可以高达27%。

人们很早就知道3价砷化合物在砷的毒性中起有主要作用，而五价砷化合物的毒性很小，这主要与它们对巯基酶活性的影响的强弱有关。砷可以影响许多含巯基的蛋白质和酶的功能。其中有的可以通过加入足量的单巯基化合物如谷胱甘肽而被逆转，有些则可以通过加入足量双巯基化合物如二巯基丙醇而被逆转却不能通过加入单巯基化合物而被逆转。砷可以影响线粒体而导致细胞呼吸障碍[115]，这可能是砷的细胞毒性的生物化学基础之一。砷容易在细胞线粒体内积聚，而线粒体内呼吸链中的NAD相关底物对砷特别敏感。亚砷酸离子会与二氢硫辛酸辅因子发生反应，而后者对于NAD相关底物的氧化是必需的。砷也抑制琥珀酸脱氢酶活性，并使氧化磷酸化作用受阻，而氧化磷酸化是体内的生物组织细胞许多功能所使用的直接能源ATD产生的最主要机制。砷对线粒体产生能量的抑制作用的方式可能主要有两种：一种是在氧化化磷酸化过程中与具有磷酸盐竞争酶体系的作用；二是通过减少NAD的量来抑制产能过程。线粒体功能的抑制导致ATP减少，过氧化氢增加。过氧化氢则会触发氧化应激反应，使体内活性氧族（reactivie oxygen species，ROS）增加，及主要的应激蛋白家族成员的增多[107]。

砷化合物在体内有诱发金属硫蛋白生成的作用。这种诱发能力的大小与砷的化学形式有关。3价砷最强，五价砷次之，接着是单甲基砷酸盐和二甲基砷酸盐[116]。金属硫蛋白被认为对砷毒性具有拮抗作用，因此对组织细胞具有保护作用。在动物中，有的动物可以诱发金属硫蛋白而有的动物则不具有这种诱发功能。无机砷化合物长期小量给药或是一次性注射给药，都能观察到能够诱发金属硫蛋白的大鼠比可诱发金属硫蛋白的野生型大鼠更易出现肝毒性和肾脏性[117]。砷化合物诱发的氧化应激及ROS的产生过多也可能是其介导DNA受损并启动致癌过程的始动机制之一。

摄入70 ~180 mg的砷可以致命。急性砷中毒可表现为发热、食欲减退、肝脏肿大、黑色素沉着、心律失常、心电图改变及心力衰竭，严重者导致死亡。其他砷中毒毒性作用特征包括上呼吸道症状、末梢神经障碍、胃肠道症状、心血管症状及肝脏受损症状。局部砷接触可引起局部粘膜受损症状如刺激、小水疱形成、乃至有腐肉生成。周围神经感觉丧失是最常见的神经损害，通常在大剂量接触后的第一到二周出现，可伴有轴突的沃勒变性。停止接触后沃勒变性可以消失。砷接触后几天内还可以发生贫血和白细胞减少，尤其是粒细胞减少。这些血细胞减少现象也是可逆性的。慢性砷接触的血象变化与急性砷接触者相似。砷接触时还有可能发生亚铁血红素减少及相应的尿卟啉排出增多。

长期慢性接触无机砷化合物超标的环境，既可导致周围神经疾病也可以导致中央神经系统毒性。这些神经系统毒性通常以感觉的改变和麻痹、肌肉疼痛为首发症状，继而表现为肌无力，通常由近端向远端发展。末梢神经病变呈渐进性，涉及感觉神经元和运动神经元等长轴神经纤维的脱髓鞘作用。一次性大量接触砷，10 天内可发生感觉异常和运动神经功能异常。在职业性接触人群中，更多的是慢性砷接触。慢性砷接触则表现为必须经一定的时间之后才发生的渐进性的和隐匿性的毒性效应，很难观察到明确的剂量 - 效应关系[118,119]。肝脏受损是长期或慢性接触砷的特征性的表现。最出可出现黄疸，继而演化成肝硬化和腹腔积液。肝细胞毒性作用会导致血液中肝酶活性的升高，肝细胞中会出很多颗粒性物质及线粒体亚显微结构的改变。其他细胞非特异性损伤包括肝糖原的丧失等。

有研究报道，摄入无机砷过多会导致心血管病。在中国台湾和智利，饮用水中砷含量过高会导致外周血管病，症状有手足发绀、雷诺现象，并可演变成闭塞性动脉内膜炎和四肢坏疽（黑足病）。这种特殊现象可能与砷在体内的蓄积有关。但人们很难估计这种现象的发病率，因为这种外周血管性疾病还有许多其他因素可以引起，因此在很多情况下不能判定究竟是否为由砷中毒所引起者[107]。1994 年 Lai 等对中国台湾西南部人群进行了一项队列研究，发现长期饮用砷含量过高的水与糖尿病的发病危险性之间有相关性[120]。Rahman 和 Axelson 1995 年对瑞典职业性砷接触人群的队列研究得出了与 Lai 等相似的结果[121]。动物实验提示，砷具有免疫调节作用和免疫毒性。人群研究也发现部分砷接触者的淋巴细胞应答能力受影响[122]。

砷具有生殖毒性和致畸作用。给予受孕实验动物高剂量的砷化合物会导致各种各样的畸胎，这种作用在某种程度上与给药时间和给药途径有关。但在人群中还没有关于过量接触砷会引起畸胎的报道。砷可以透过胎盘屏障。Concha 曾报道，有一个安第斯人村庄居民的饮用水含砷量过高，大约为 200 μg/L。该村中妊娠妇女脐带血中与外周血中含砷量一样高[123]，但血和尿中的砷化合物形式以二甲基砷为主，约为 95%。这一村庄孕妇血和尿中二甲基砷所占的比例明显高于同一地区非妊娠妇女，提示人体妊娠时体内对砷的甲基化作用增强。已有动物实验表明，亚砷酸盐的甲基化代谢产物的生殖毒性较其本身降低[107]。

砷的致癌性似乎已早为人们所知。1887 年 Hutchinson 就意识到砷化合物有潜在致癌性，他发现用含有砷化合物的药物治疗皮肤病时，皮肤癌的发生率增高。国际癌症研究署[95]和美国环保局[124]已将砷归类为致癌物质（carcinogen），因为已有充分的流行病学证据支持砷皮肤接触和皮肤癌的关系及吸入砷化合物与肺癌的关系。对于砷经口摄入可引起内脏器官发生肿瘤，现在也已有证据[125]。在人体，慢性砷接触可以导致一系列皮肤上皮细胞的改变，包括色素过度沉着乃至角化过度。弥漫性或斑点状皮肤色素沉着属于良性皮肤反应，在每天摄入砷 0.4 mg/kg，持续 6 个月到 3 年后出现。更低的接触剂量，即 0.01 mg/（kg·d）以下，5 ~ 15 年的长期接触后或在皮肤出现色素沉着。手足皮肤过度角化出现在砷接触性色素沉着出现后的几年内。砷化合物可导致的皮肤癌有两种类型，即基底细胞癌和鳞状细胞癌。砷源性皮肤癌通常发生于皮肤角化区。基底细胞癌一般只侵犯局部，而鳞状细胞癌则可能发生远隔部位的转移。与过量紫外线照射所致皮肤癌不一样，砷源性皮肤癌多发生于太阳晒不到的皮肤区域，如手掌和足底，并可以呈多部位的多发性。

NRC 于 1999 年曾报道，他们利用各种统计学方法研究过一生中因饮用含有不同浓度的砷的水对膀胱癌发病危险性的影响[107]，表明可增大膀胱癌症的发病危险性。现在 EPA 正在对饮用水中砷的最高容许浓度进行修改。

职业性的呼吸道吸入砷，与肺癌的发病危险性之间也有一定的关系。但砷化合物所致的肺癌与通常的肺支气管鳞状细胞癌很难区分。从最初接触砷到出现砷源性肺癌需要 35 ~ 40 年左右的时间。但也有在 20 年之后就出现肺癌的患者[126]。

砷的致癌性很难用动物实验来证实。通过气管给予实验动物三氧化亚砷，可导致动物肺部腺瘤、乳头状瘤和腺瘤样损害发生率的上升，提示三氧化亚砷可导致肺部肿瘤[127]。但经口或经皮肤给药的动物实验表明，3 价砷化合物和五价砷化合物没有潜在的致癌或促癌作用。有机砷对动物的致癌作用实验结果也都是阴性的。

砷的致癌作用模式还未确立。无机砷及其代谢产物已被证明可引起染色体缺失突变和畸变，但未诱发出点突变。砷也可能有促进其他物质的致突变作用。砷致癌作用的其他模式有 DNA 的甲基化、氧化应激和细胞增殖，但其相应的支持数据都不充分，难以做出结论。

三氢化砷（arsine）气体是砷和氢的反应产物，通常是一种提炼非铁金属过程中的副产品。三氢化砷是一种潜在性的溶血性物质，短期内吸入大量可引起急性症状，如恶心、呕吐、呼吸急促、头痛等症状，且伴有溶血反应。三氧化砷的接触往往有生命危险。在非致命剂量下，可引起血红蛋白尿和肾衰，甚至黄疸和贫血[128]。

砷接触的生物标志有尿、血和头发砷浓度。尿砷是最好的接触砷的标志，因为大部分的砷化合物都是从肾脏排出的。无机砷在体内的生物半衰期约为 4 天。在未摄取每产品的情况下，通常尿中砷的含量约为 10 μg/L。某些海洋生物的器官或组织中可含有很高浓度的砷。这些砷化合物没有明显的生物毒性，且食入后会迅速地通过肾脏排泄。服用海产品后进行尿砷测定，砷浓度可能高达 1000 μg/L[129]。大部分有机砷或无机砷在血液中的半衰期都很短，因此砷在血液中的浓度仅在接触砷后的短时间内可能有所上升。血注中砷浓度的测定应采用全血而不是血清进行，因为大部分的砷都是结合于红细胞中。血液中砷浓度一般都很低，因而都用每升全血中的砷量为浓度单位。血砷作为接触性指标不如尿砷敏感。毛发和指甲中的砷对评估过去的砷接触史可能有所帮助，但一般情况下解释起来较为困难，因为很难确定这些会不会是由于外界的砷污染所致。从上所述可见，即使是尿砷很高，也并能确定就有砷中毒。一般来讲，病人出现临床症状和体征必须有相应的接触史。

6.3.7 铍

铍（beryllium，Be），原子量 9.01，元素周期表中位于ⅡA 族，化学价 +2，1828 年发现。铍是一种具有特殊工业用途的稀有金属铍的环境分布和毒性效应在 EPA 和 WHO 的健康标准档案文件里有过详细的描述[5,130]。环境中的铍主要来源于煤和油的燃烧。每年人类活动燃烧的煤和油可向环境中释放 1250 吨或更多的铍，而工业铍产量可能仅有这一数字的 1/5。其他的铍源主要是铍矿提炼厂、制瓷厂和铍合金制造厂。这些工业职工都会有潜在的接触高浓度铍的可能性。用途最广的是铍合金，有 20% 的铍为游离金属，主要用于原子核反应堆、导弹燃料、X 线和宇航工业的视频仪表和太空交通工具的零部件制造。吸烟也可吸入少量的铍[131]。据报道普通人尿铍水平约为 0.26 μg/L[132]。

关于铍对人的毒代动力学资料尚且少见，目前主要来源于大鼠等实验动物。铍的接触途径主要是吸入。吸入的铍可以经多种途径进行扩清，其中的一半约在一周内被消除，但剩余部分的消除很慢，而且有少量残余可被固定于机体的某些组织，特别是纤维化的肉芽肿性组织之中。胃肠道是铍经消化道吸收的唯一场所。在胃中的铍呈离子形态，一旦进入肠道就会以磷酸盐的形式沉淀下来。用放射性核素标记的铍在大鼠上进行实验，发现吸收入血的铍可以很快被排泄，半衰期约为 3 小时。铍在体内可以分布到各种组织，但有一大部分进入骨骼。进入体内的铍首先进入肝脏，然后再向骨骼转运。铍在各组织中的半衰期都比较短，但肺脏却是一个例外。铍的一部分经肾脏排泄。在肾脏中铍的半衰期较长。

皮肤毒理学研究表明，铍接触时最主要的毒理学表现是接触性皮炎。可溶性铍化合物可能导致局部皮肤丘疹水疱样病变，属于迟发型超敏反应。在接触铍的豚鼠可以见到淋巴细胞的转移，提示这种过敏性皮炎是由细胞介导的反应。慢性接触不溶性的铍化合物，会导致局部组织出现慢性肉芽肿性改变，继而发生坏死或形成溃疡。将不溶性的铍化合物植入皮下，所造成的局部损伤不能被治愈，并不断地加重。使用铍斑贴剂会导致敏感个体的过敏反应，因此一般不鼓励使用这种方法来对筛选易感个体。

铍对肺脏的毒性效应表现为急性化学性肺炎。急性铍吸入铍及其化合物所引起的肺部疾病是一种涉及全部呼吸道组织的急性炎症。在严重情况下则表现为急性暴发性肺炎。肺部损害在吸入可溶性铍化合物时可立即出现。在吸入铍的氟化物时尤其如此。这种肺炎的严重性是剂量依赖性的。急性铍接触性疾病可以是致命的，但通过有效的治疗在几个星期或数个月后可以完全康复。

慢性铍中毒可以造成慢性肉芽肿性病变。慢性铍中毒性肉芽肿首先发现于荧光灯制造工人。这些工人经常接触不溶性的铍化合物尤其是铍的氧化物。慢性铍病是一种抗原应激和细胞介导的免疫反应性疾病，最后形成肺部的慢性肉芽肿性疾病[133]。其主要症状是呼吸急促，严重病例可以出现发绀和杵状指等肥大性骨关节病及慢性肺部疾病的临床表现。在 X 线胸片上可以见到粟粒状阴影。肺组织学检查可见肺间质组织充满小肉芽肿。这些小肉芽肿聚集在一起，类似于哈－伯病表现。在疾病的早期，整个肉芽肿组织由渗出液、淋巴细胞、浆细胞和多核巨细胞等组成，此后是纤维组织增殖形成肉芽肿或纤维性小结。伴随着纤维化的进展，病变区域扩大，肺泡功能逐渐丧失，有效肺泡空气容积减小或消失，呼吸功能障碍逐渐加重。慢性铍病的发病过程可能与 $CD4^+$ 的细胞有关[134]。慢性铍病患者血清及肺灌流液细胞中可溶性 IL－2 受体的 α－亚单位增高，并且其程度与临床严重程度有关。这种可溶性受体可能是一种有用的描述疾病进展情况的一种指标。

铍也有可能是一种致癌性物质。铍致癌的证据于 1946 年就已在实验动物上被发现，此后也发现了其对人的致癌性。早在 1970 对职业接触者所进行的关于铍致癌性流行病学调查结果是阴性的，进一步的流行病学调查目前正在进行。有人选取铍中毒病人进行病例对照研究，结果显示铍病组肺癌发生率略有上升。在动物身上可以得到铍致癌性明确证明[135]。IARC 于 1994 年宣布铍及其化合物的致癌性有充分的人群和动物证据。体外测试铍的遗传毒性发现，它可以引起哺乳动物细胞发生形态学变化，也可以降低 DNA 合成的保真性，虽然在噬菌体测试铍的诱变性结果是阴性的。

6.3.8 有潜在毒性的人体必需元素

钴、铜、铁、镁、锰、钼、硒、锌是通常被认为是人体必需的 8 种微量元素。在体营养学中，将必需金属元素定义为缺乏时可引起机体结构或功能异常的金属元素。由必需微量金属元素缺乏引起疾病与此时的异常或特殊的生化改变或其后果有关。这些生化改变一般情况下在体内存在这些必需元素时是可逆的[94]。另外，有一些金属元素虽然达不到人类必需元素的标准，但对于人类健康也是有益的，而且对于植物的生长是必需的，在这部分内容中也给予简单介绍。对于必需的金属元素，其危险度评估一方面要考虑过量时的毒性，另一方面还要考虑其缺乏时对联健康的影响。当前各种标准愈来愈多地设计为保护人类健康免受过量接触的影响，却忽略缺乏这些元素对人体健康的危害。Mertz[136] & Oskarsson[137]于在美国及斯堪的纳维亚半岛举行的会议上提出了它们对这一问题的看法，得到了大家的共识，一种可决定经口摄入金属元素的可接受剂量的方法学也已被提出[138]。

6.3.8.1 钴：钴（cobalt，Co），原子量 58.93，元素周期表中位于Ⅷ族，化学价 +2 或 +3，发现于 1735 年。钴是一种相对稀有的金属元素，主要是作为生产其他金属尤其是铜时的副产品而产生。钴可用于制造耐高温合金及永久性磁铁，其盐类可用作油漆干燥剂，也可用于制造各种色素。含钴的有机物钴胺素是维生素 B_{12}的必需成分，维生素 B_{12}是造血系统制造血红蛋白及红细胞，防止恶性贫血所必需的维生素。正常情况下人体内的钴胺素是由肠道内的菌群所产生，通过胃肠道而被吸收的。钴胺素不是钴的游离形式，因此人们有倾向于认为钴不能算作人体的必需元素。但在某些动物如牛和羊的饲料中如缺乏钴，则牛羊会发生以贫血、体重下降或生长迟缓为特征的钴缺乏病。

Erlinder & Friberg（1986）[139]和 Schranzer（1995）[140]曾对钴的毒物动力学及其可能的健康效应进行概述。钴经口摄入后吸收良好，吸收部位可能是在空肠。增加钴的浓度并不引起钴在体内的蓄积。被吸收进入体内的钴大约 80% 可以经肾脏排泄。剩下的 20% 中的 15% 通过肝肠途径自粪便中排出，另外的5%可能经乳汁和汗液排出体外。机体对钴的负荷总量估计为1.1 mg。肌肉中含有大量的钴，多以肌红蛋白的形式存在。脂肪中的钴含量在所有的机体组织中最高。在肝脏、心脏和头发中钴的含量虽然比较低，但比其他器官的中的浓度相对要高一些（除上述的肌肉和脂肪）。正常情况下人血及尿中钴浓度分别为0.18 μg/L及1.0 μg/L。血液中钴的浓度取决于红细胞中钴的含量。用放射性钴进行的排泄研究发现，钴在不同种属动物对钴的排泄能力有明显的差异。例如，在人是80%通过尿液排泄，而在大鼠和牛则有80%的钴是以粪便的形式排泄。

在大部分哺乳动物，摄入过量的钴会产生红细胞生成效应。为治疗贫血而服用大量的钴会引起甲状腺肿。流行病学研究表明，在饮水中钴含量较高的地区的甲状腺肿发生率也高于其他地区。在对儿童镰状细胞贫血时如果钴的口服剂量达到3～4 mg/kg即可引起甲状腺肿效应。因治疗疾病而服用过量的钴可产生呕吐、腹泻及燥热感等症状。静脉注入钴制剂可引起面红、血压升高、呼吸减缓、视物模糊、耳鸣以及神经损伤性耳聋。摄入钴过量可在饮用某些啤酒时发生，这些啤酒中加钴是为了增加泡沫。每天摄入的钴如超过10 mg可引起心肌病，其症状与体征恰似充血性心力衰竭的表现。尸体解剖可以发现心脏内钴浓度达正常的10倍。

空气中钴浓度为0.002～0.01 mg/m^{3}的情况下，从事钨碳化合物生产渗碳工艺而职业性吸入钴粉尘可造成呼吸道刺激。空气中更高浓度（0.1 mg/m^{3}以上）的钴可造成“硬金属”性尘肺，是肺间质纤维化的进一步形式。皮肤接触钴与红色丘疹型过敏性皮炎有关。受影响的人群皮肤实验为阳性。

动物模型注入钴可产生心肌退化。据报道大鼠注入钴可使胰岛β－细胞受损而使血糖浓度升高。用钴粉末或钴盐单剂量或反复地对大鼠进行皮下或肌内注射都可以引起注射部位肉瘤的发生。但钴的致突变性却不高。没有证据表明钴具有致癌性。

6.3.8.2　铜：铜（copper，Cu），原子量63.5，在元素周期表中的位置为ⅠB族，化学价+1或+2，发现于5000年以前，是人类最早发现的金属元素之一。铜广泛地分布于自然界，为人体的必需营养元素空气中铜的浓度一般都比较低。普通人接触过量铜的可能来源包括食物、饮料及水源等。成人每日摄入的铜约0.9～2.2 mg，儿童每日摄入量约为0.6～0.8 mg[69]。EPA确定饮用水中铜的最高容许浓度为1.3 mg/L。WHO对饮用水中铜浓度的暂行推荐值为2 mg/L[141]。铜的工业接触主要是矿工或溶解、焊接及相关操作时所接触的铜烟雾。

WHO（1996）[94]、Scheinberg & Stermlab（1996）[142]、Chan等（1998）[143]、Harris（1997）[144]、NRC（2000）[145]都对铜的代谢及其对健康的效应进行过回顾。胃肠道通过内稳态机制对铜的吸收进行正常调节。铜一旦进入血液，立即与白蛋白结合，然后与铜蓝蛋白及运输蛋白结合成更为紧密的运输形式而被运输。血清中正常铜浓度为120～145 μg/L。胆汁是铜的正常排泄途径，并在维持铜动态平衡中超级有主导作用。体内绝大部分的铜以与金属硫蛋白结合的形式蓄积在肝脏及骨髓组织中。进入肝细胞的铜及Cu（Ⅱ）。进入肝细胞的单质铜及二价铜在结合金属硫蛋白之前先与谷胱甘肽结合，或被ATP易位酶运出细胞外。相对于锌与镉，铜没有明显的诱发金属硫蛋白的作用。但铜可以与金属硫蛋白结合，这是婴儿和儿童体内铜的正常储存形式。单独的肝细胞可以先用锌来诱发产生金属硫蛋白的办法，使肝细胞免受铜毒性的损害。铜与金属蛋白结合后蓄积于溶酶体内，可加速经胆汁的排泄。

新生儿对铜的生理需要依赖于体内储存的铜，但未成熟婴儿体内储存的铜不能满足机体代谢的需要。乳汁中的铜也不足以维持新生儿肝、脾和肺中铜的浓度。出生后体内组织中铜的含量会下降，直到10岁时为止。大于10岁后体内的铜含量即维持于某一恒定水平。脑中的铜含量则从婴儿时期到成人时期可增加一倍。新生儿与成人肝内铜浓度的比值有巨大的种属差异：人类为15∶4、鼠类为6∶4而在兔类则为1∶6。尿铜的浓度可因饮用软水而增加，在这种情况下尿铜的浓度可以达到约60 μg/L。

铜是各种活细胞的组成成分，与许多氧化过程有关。铜也是几种包括A型氧化酶类及B型氧化酶类在内的金属酶酶类的必要组成部分。对于B型氧化酶类来说，细胞色素C氧化酶是最重要的，因为它在能量代谢的一个关键反应里起催化作用。在A型氧化酶类中，赖氨酰氧化酶在弹性蛋白及胶原蛋白的合成中起有重要作用。超氧化物歧化酶有两种形式。铜/锌超氧化物歧化酶存在于绝大多数细胞的胞质中，尤其是脑细胞、甲状腺细胞、肝细胞及红细胞中。这两种歧化酶都可通过将过氧化基团还原为过氧化氢而将其清除。一些与铜缺乏相关的疾病可影响这些酶的功能[143]。

人体缺乏铜可以导致疾病。人体缺铜并不常见。出生时体重过低及出生后营养不良的婴儿易患铜缺乏症。铜缺乏症临床表现为血红蛋白量减少、顽固的缺铁性小红细胞性贫血，容易受致病菌感染。铜缺乏症有时伴随骨质异常，少见的异常情况包括头发色素沉着不足及张力过低等。钼可以影响组织中的铜浓度。铜缺乏的生物学指标有血清铜蓝蛋白浓度、血清铜浓度及低密度脂蛋白浓度以及细胞色素氧化酶的活力。

摄入铜过量时会引起毒性效应。实验表明，饮用铜浓度大于 3 mg/L 的饮用水可引起胃肠道症状，包括恶心、呕吐及腹泻[146]。摄入大量的铜盐（最常见的是硫酸铜）可引起肝坏死或死亡。铜似乎没有致癌作用，因为流行病学资料中没有铜可以致癌的证据[146]。缺乏葡萄糖－6－磷酸脱氢酶的个体在铜的血液学效应方面的危险性可能增加。

过量的铜可引起 Wilson 病。这种病是以铜在肝、脑、肾及角膜中的蓄积为特征。患者血清中铜蓝蛋白的浓度并不高，而是未与铜蓝蛋白结合的游离铜浓度升高。尿铜排泄量也增加。神经系统、肝脏、肾脏及角膜的临床异常与铜的蓄积有关。铜在脑中的豆状核的蓄积效应可引起神经元的变性，为此这种病结合肝脏病变的特征又称为肝豆状核变性。Wilson 病患者胆汁中铜的排泄也受到障碍，有人认为这是体内铜过量的基础。基因研究证实，Wilson 病的基因位点（WND）与红细胞脂酶 D 之间有联系，可以克认相关的缺损位于第 13 号染色体上[148]。这种异常的基因产物——WND 蛋白可将 ATP 水解产生的能量用于阳离子的转输过程，与肝细胞将铜分泌入胆管有关[149]。这种缺损具有多态性，因而临床症状也具有易变性。在诊断上如有血清铜浓度的升高可怀疑为 Wilson 病，但必须同时具有肝内铜浓度的升高，同时肝组织活检有相应的病理学发现才可以确诊。肝内铜浓度的正常值为 15～55 μg/g 肝组织，Wilson 病时大于 250 μg～300 μg/g 肝组织。将 Wilson 病患者的成纤维细胞在有胎牛血清的 Eagle 最低营养培养基中进行培养，可以发现肝细胞内铜含量的增加[150]。青霉胺具有络合铜的作用，临床上可用之对 Wilson 病进行治疗[151]。三乙烯羟化四甲胺（2HCl）也有疗效，但不及青霉胺，故只用于那些对青霉胺过敏的患者。锌对铜的吸收具有拮抗作用，因此也可以用来通过减少铜吸收的途径对 Wison 病进行治疗[152]。用 Long－Evans 栗色鼠建立的 Wilson 病模型显示，肝内有铜的过量，而胆汁中的铜排泄却是减少的[153]。

门凯病是与铜代谢相关的另一类疾病。门凯病又称卷毛综合征，是一种伴性疾病，以奇特的头发、发育障碍、严重的精神发育迟缓及神经系统损害为特征，一般在 5 岁左右死亡。患者骨质较为疏松，颅骨与长骨处于炎症红肿的中期，脑皮质与白质发生广泛的退行性变。这些症状因缺乏铜及含铜的酶而发生。门凯病的基因可指导阳离子传输 ATP 酶的合成，与 Wilson 病基因有同源性[154]。

印第安儿童硬化症是发生于幼童的一种奇特的疾病。该病以隐袭的、渐进性肝病产生的黄疸为特征，可通过肝组织活检进行诊断。病理上有两大显著特征：一是广泛的褐色苔红素染色；二是肝小叶纤维化所导致的肝门硬化和炎症。该病的病因尚不清楚，但怀疑是因为使用可产生铜污染的黄铜容器喂养孩子所引起。流行病学研究发现，患病儿童间有较强的家族性和较近的血缘关系，认为此病具有常染色体隐性遗传的因素[155]。

有一些零星的报道显示，西方国家儿童中有一种类似于印第安儿童肝硬化症的病症[147]，其中由 Muller 等报道的来自于奥地利提洛尔地区的病例数最多。这些病例也是由于用黄铜容器放置牛奶而发病的。当不使用黄铜容器后，该病的发生率下降。此外，还有很多来自世界其他地区的病例报告，其中有一些是因为饮用水中铜含量升高所引起[156]。

6.3.8.3　铁：铁（Ferrum，Fe），原子量 56，在元素周期表中位于第Ⅷ族，化学价＋2、＋3、＋4 或＋6，发现于史前时代。铁密度为 7.86/cm³，溶点 1535℃，沸点 2750℃，纯铁呈银白色，具有发亮的光泽。铁有 4 种同素异形体，即 α、β、γ、δ。常见的铁氧化物有氧化铁（Fe_2O_3）、硫化铁（Fe_2S_3）、三氯化铁（Fe_2Cl_3）等。

铁作为一种人体的必需元素而受到科学界和医学界的关注。神经质毒理学则侧重于铁缺乏和急性事故性中毒以及由于原发性血红蛋白沉着或饮食中过量摄入、频繁输血而引起的慢性铁负荷增加。有关铁的复杂的代谢过程和毒作用机制 Spivey Fox & Rader 在 1998 年、Yip & Dullman 在 1996 年已分别作过详述。

铁的代谢由一套复杂的内稳态平衡机制来进行控制，主要涉及铁的摄入、储存和排泄。一般情况下，进入体内的铁的2% ~15%是由消化道吸收的，而每于吸收的铁只有 0.01%被排泄。影响胃肠道对铁的吸收的主要因素有食物中铁的含量和生物利用度、体内铁蓄积量及红细胞生成速度。目前明确的铁吸收的促进剂是维生素 C。日常饮食中抑制铁的吸收的物质有磷酸钙、麸皮色糠、植酸和某些植物中的多元酚。在儿童时期、妊娠时期及大失血的情况下，身体对铁的需求量增加时，铁的吸收量和吸收速度会大增加。铁的吸收过程可以分为两步。第一步是铁离子被吸收进入肠粘膜细胞；第二是肠粘膜细胞将铁转运到血浆。在血浆中，铁与转铁蛋白结合后再被转运到身体的其他部位。转铁蛋白是由肝脏制造的一种 α_1 -球蛋白，分子量为75 000。铁转运至血浆后，在血浆亚铁氧化酶Ⅰ即血浆铜蓝蛋白的参与下被氧化。人体内的含铁量约为 3 ~5 g，其中有 2/3 是以与血红蛋白结合的形式存在，10%与肌红蛋白结合及构成含铁的酶类的组成部分。剩余的部分与铁储存蛋白如铁蛋白和含铁血黄素结合。铁的摄入可促进去铁蛋白的合成。去铁蛋白只能结合二价铁离子。二价铁离子在组氨酸、半胱氨酸及羰基的作用下有可能会被氧化，而还原剂可以释放铁蛋白中结合的铁。维生素 C、半胱氨酸和还原型谷胱甘肽具有使铁缓慢地被释放的作用。通常体内过多的铁可被排泄出体外。脱落的肠细胞、胆汁及尿液中都能发现铁的存在。甚至在汗液、指甲和毛发中也含有少量。人体对铁的总排泄率约为 0.5 mg/d。

在整个地球范围内，铁的缺乏是最普遍的营养不良症，主要影响婴儿和孕期妇女。美国 1991 ~1994 年进行的全国营养和健康调查表明，有 5 %的 1 ~2 岁童患有铁缺乏症。婴儿体内铁的存量与婴儿的出生体重大致成比例。低出生体重的婴儿的铁储存量少于足月正常体重的婴儿。这些低铁储存量的婴儿在 2 ~3 个月左右体内的储存铁将消耗殆尽。出生后 6 个月至两岁是铁缺乏是否出现的关键时期。铁缺乏症的主要临床表现是小细胞性低血红蛋白性贫血。根据铁代谢参数可以估计体内铁的状态。低血清铁蛋白说明有铁的缺乏，摄入铁后，血红素水平会相应升高。铁的缺乏会导致智力障碍，免疫能力低下及对铅和镉的易感性增强。

铁过度接触和铁负荷的增加都引起肝脏实质细胞中的铁蛋白合成增加。这在实际上是肝脏合成铁蛋白的速度大于溶酶体排泄铁的速度。溶酶体使铁蛋白转化为含铁血红素。血红素可被保留于原位。铁在溶液酶体中转化的详细过程尚不清楚，似乎铁蛋白的变性与此有关。铁蛋白随着铁负荷的增加而其本身的浓度也达到峰值，其中的大部分存在于含铁血黄素中。铁蛋白和含铁血黄素都是存在于细胞内的金属蓄积部位，他们能使细胞内的铁以结合状态存在，因此对组织是一种保护作用，使其免受铁离子的损伤作用。有一部分铁是以铁蛋白的形式存在于网状内皮组织中，构成动态的铁的储存库，供红细胞生成的需要。

食入过量的铁会引起铁中毒。急性铁中毒的最常见的原因是意外食入过量的含铁药物，尤其常见于儿童。消化道摄入 0.5 g 的铁或 2.5 g 的硫酸亚铁会导致严重的铁中毒。食入 6 小时后出现呕吐，在随后的几天内可以出现休克、代谢性酸中毒、肝损伤和血液凝固功能障碍，最终可出现肾功能衰竭和肝硬化。目前认为铁毒性的开始是急性粘液细胞损害和由铁离子直接进入循环系统导致毛细血管内皮细胞损伤。电焊，特别是在通风不良的情况下，吸入高浓度的氧化铁烟雾后，可以发生类似于“金属烟热”的反应。潜伏期为 4 ~8 小时，初期感觉疲乏无力、咽部发干、疼痛，伴有咳嗽、气促、胸闷及四肢肌肉酸痛，继而有寒战和发热，体温可高达 39℃，持续数小时后开始出现出汗降温，1 ~2 天后恢复，预后良好，无后遗症。

成人慢性铁中毒较为常见。铁在体内的蓄积主要有3种情况。第一种情况是发生于遗传性血红蛋白沉着症。在此病情况下，胃肠道对铁的吸收异常。在欧洲血统，这种遗传性疾病的异常基因的纯合基因比是3‰~4‰，杂合型基因也可能有较低程度的铁吸收增加。第二种情况是饮食中含铁过量而导致铁的吸收增加。例如，非洲班图人习惯于使用铁罐泡制和发酵饮料，致使饮料中铁含时过高。他们的铁负荷的增加完全是因为饮食中铁含量的增加所导致。由于银入过量含铁保健品或药品导致铁负荷增加的情况也偶尔可见。第3种情况见于在某些难治性贫血，需要定期输血来维持体内血液中的血细胞数量及血液的功能。这种不断地输血也会导致体内的铁负荷增加。这种情况下的过多的铁多以含铁血红素的形式沉着于肺部，因而此病也称为输血性肺部铁末沉着症。尽管铁在体内的沉着方式不同，但过量铁负荷过时的病理性反应是相同的。体内大部分额外的铁都是以含铁血红素的形式存在，存在的部位多为内分泌细胞和心肌细胞，此外还有肝脏和胰脏的实质细胞。在输血性肺铁沉着症中，有一大部分铁存在于单核－吞噬细胞系统的细胞中。铁负荷过量的临床表现为肝功能障碍、糖尿病乃至整个内分泌系统和心血管系统功能紊乱。铁负荷的过量可导致细胞水平上的脂质过氧化，结果是线粒体微粒体及其他细胞膜系统的损伤。流行病学资料研究表明，体内铁负荷的过量与心血管疾病有关。含有杂合性基因的遗传性血红蛋白沉着症的妇女患心血管疾病的危险性增高[157]。有实验结果表明，由铁引起的脂质过氧化作用是动脉硬化症的早期表现。这一过程涉的详细机制虽然尚不明确，但已知是与巨噬细胞和内皮细胞的功能有关[158]。动物实验发现在小鼠体内铁负荷增加会导致心肌细胞器损伤，包括线粒体、溶酶体和内质网等[159]。

急性铁中毒的治疗在临床上主要是进行催吐或灌胃，直接使胃肠道内的铁排出体外，并对症纠正酸中毒和晕厥等生理功能的紊乱。对已吸收进入血液的铁可采用去铁胺进行对因治疗。去铁胺对铁有络合作用，使铁经去铁胺络合物的形式自快活液排出。去铁胺不仅可以用于急性铁中毒时尚未沉着于组织的铁，而且可以去除组织中的含铁血红素铁。反复放血治疗也是促进体内铁排出的方法之一，这种方法每年可以清除20 g铁。

金属行业工人由于吸入铁氧化物烟尘会导致肺内铁颗粒沉积，在X线照片上表现与硅沉着病（矽肺）类似。吸入铁常见于赤铁矿矿工，炼铁和炼钢工人。其中赤铁矿是主要的铁源。采用纯铁制造各种铁合金时可接触到铁的粉尘或蒸汽。手工焊接时，由于焊条的芯多由铁构成，因此在电焊的高温溶化下可形成氧化铁气溶胶。

长期从事电焊作业的工人有可能罹患电焊工尘肺。发病工龄多在10年以上，特点是自觉症状轻微，肺通气功能多属正常，血清铁含量可以增高，X线胸片可见肺野内有散在的细小结节阴影，直接约0.1~0.2 mm，无融合和团块形成，肺纹理增重呈网状。肺门可增长率大。本病呈良性过程，发展缓慢，脱离接触后病变可停止发展，甚至有所好转。

有报道铁矿工人和钢铁冶炼工人肺癌发病率增高，但年年来美国明尼苏达周铁矿工人及芬兰对用FeS_2生产硫酸的工人进行的长期系统的观察未发现铁或其化合物有致癌作用。目前的看法是氧化铁并不是单独的致癌因子，而当生产环境中有其他致癌因子存在时，氧化铁可能有协同作用。

6.3.8.4 镁：镁（magnesium，Mg），原子量55，元素周期表中位于ⅡA族，化合价+2，发现于1831年。镁的溶点为651 ℃，沸点1100℃，密度1.74 g/cm^3。镁的金属粉在空气中易燃、易爆炸。金属镁在湿润的空气中，表面可被缓慢地氧化。镁能与稀酸反应，释放出氢气。镁有较强的还原能力，能使各种氧化物还原。常见的镁化合物有氧化镁（MgO）、氢氧化镁［$Mg(OH)_2$］、氯化镁（$MgCl_2$）、碳酸镁（$MgCO_3$）、硫酸镁（$MgSO_4$）和硅酸镁（$MgSiO_3$）等。

镁是一种营养学上的必需元素。镁的缺乏或过量均会产生不良的健康效应（Birch，1995；Shils，1996）。坚果、谷物、海产品和肉类中富含镁。水的硬度增加时，镁的含时也增加。镁的柠檬酸盐、氧化物、硫酸盐、氢氧化物和碳酸盐广泛地应用于抗酸及导泻药物。氢氧化镁或氧化镁是广泛使用的抗毒剂成分之一。硫酸镁还被广泛地应用于局部抗炎。硫酸镁腹腔注射可用作中枢神经抑制剂，用于治疗妊娠中毒症和肾炎引起的惊厥。

镁是许多代谢过程中所需酶的辅助因子。在糖酵解的由葡萄糖转化为丙酮酸的过程中，有 7 个关键酶都需要镁的参与。镁也参与柠檬酸循环和脂肪代谢的 β－氧化。镁盐可自肠道吸收，但吸收率很低。吸收的部位主要是小肠，其次是大肠。钙和镁在吸收部位有竞争性，过量的钙能部分地抑制镁的吸收。镁的排泄是经过胆汁、胰液和肠道消化液被排入消化道。用放射性核素标记的镁进行实验，还发现有部分的镁可残留于消化道组织中。血清镁含量非常稳定。未吸收的肠道的镁经粪便排泄。吸收入血后的镁正常情况下镁主要由肾脏排泄。镁经肾小球滤过后可被肾小管重吸收一部分。血浆中的镁 65% 以离子的形式存在，其余的与血浆蛋白质结合。经肾小球滤过的是镁离子。血清中的镁也能由汗液和乳汁排泄。与其他必需元素的情况一样，镁在血浆中的浓度由内稳态机制进行着严格的调节控制。通过调节吸收及排泄的相对速度，血浆中的镁含量可以保持于恒定水平。血清中的镁有 70% 是可超滤的，在滤过的镁中有 95% 可被肾小管重吸收。肾上腺皮质激素、醛固酮和甲状旁腺激素可以影响血清镁的水平，尽管这些内分泌因素涉及到钙与镁的交互作用。组织分布研究表明，体内镁负荷在 20 g 的情况下，主要分布于骨骼和肌组织细胞，其余的分布到全身各组织的细胞中。钙浓度增长率高时，镁的浓度会降低。

人类缺镁是许多疾病的并发症状之一。消化不良所引起的吸收减少、肾功能不全所引起的丢失过多及内分泌紊乱等。镁的缺乏使神经肌肉系统的兴奋性过高，发生易激症、手足搐搦症或惊厥等。心肌缺血时，组织中镁含量会有降低，其机制不清。用缺镁的土壤中生物的植物作为饲料喂养动物会使用动物患镁缺乏症。这种疾病在成牛中称为“饲草性搐搦综合征”；在小牛中称为“缺镁性肢体搐搦”。

机体摄入镁过量可导致镁中毒。镁及其化合物的职业接触发生于下列情况下：①用镁矿石以电解法或还原法进行镁的冶炼，可接触氯化镁和金属镁；②制备镁合金，如镁的铝、锌、锰、铍、钍等合金，广泛应用于汽车、航空航天及原子能等工业；③用镁作还原剂生产钛、锆、铪、铀、铍等金属；④其他方面，如用镁制造照明弹、燃烧弹、焰火、电池，及有机合成等。氯化镁对大鼠经口 LD_{50} 为 2. 8 g/kg；小鼠经静脉 LD_{50} 为 14 mg/kg；豚鼠、兔和猫皮下注射硫酸镁的 MLD 分别为 1. 8 g/kg、1. 75 g/kg 和 1 g/kg。

镁的主要毒性作用包括神经抑制作用、心血管作用等。哺乳动物血清中镁的浓度达到 2 ~ 2. 5 mmol/L 时，可出现神经反应性降低，活动减少和肌肉松弛；浓度达 5. 8 mmol/L 时，产生共济失调；达 8 mmol/L 时，出现神志不清、痛觉丧失。用 1 g 氯化镁给动物灌胃，可使血镁水平升高达到 9. 45 ~ 11. 43 mmol/L，此时动物出现麻痹状态，包括呼吸肌的麻痹；钙盐可拮抗镁的这些作用。镁对神经系统的作用，可能是因为降低神经肌肉接头及交感神经节中的乙酰胆碱的释放。

镁对心血管系统的作用包括使皮肤血管扩张，血压降低，窦房结敏感性增加，心肌活动物受抑制，心肌传导阻滞及室性期前收缩等。

吸入镁或氧化镁粉后，可引起肺组织中白细胞积聚，Ⅰ型肺泡细胞损伤，Ⅱ型细胞增生，肺泡结构破坏，呼吸道炎症，肺肉芽肿及肺间质纤维化等病变。

镁粉涂于皮肤上可引起局部刺激性炎症渗透出。氯化镁、氢氧化镁等对粘膜也有刺激作用。少量镁进入皮内或注入肌肉，可引起“镁源性气性肉芽肿”；该病变系由于金属镁与组织中的水分起反应，生成氢气及氢氧化镁等所致。皮下注入镁粉可镁块，同样可以引起局部含气性肿块及坏死。

镁的急性中毒多由误服卤盐（其中主要含氯化镁）或静脉注入过量镁盐所致；多表现急性胸骨后及上腹烧灼痛、头晕、口干、乏力、气促、发绀、呼吸困难、恶心、呕吐、腹泻、心动过缓、血压下降、尿便失禁、腱反射减低或消失，甚至昏迷、休克、呼吸麻痹，以致死亡。脱水严重时可出现尿少、尿闭、肾功能损害等。心电图显示 QT 间期延长，P－R 间期延长，完全性房室传导阻滞及出现 U 波等改变。

从事镁作业工人可以出现金属烟热，为吸入高浓度的金属镁烟雾或氧化镁烟尘所致；其表现与锌所致的金属烟热的情况相似，有发热、咳嗽、胸闷、白细胞增多等症状。氧化镁粉尘可引起眼、鼻、气管等粘膜的刺激性炎症，并可能引起肺部的炎症性损害或纤维化、肉芽肿等病变。

镁的职业性中毒尚未见有报道。

6.3.8.5 锰：锰（mangnese，Mn），原子量55，元素周期表中的位置为VIIB族，于1774年被分离。锰是一种多价态金属，从-3到+7价共有11种氧化态。最常见的价态是+2、+4和+7价。在生物体系中最常见的是+2和+4价。锰在生物体中主要以 MnO_2 的形式和 Mn^{3+} 的形式存在。MnO^{3+} 存在于超氧化物氧化酶中，可能与铁有交互作用。3价锰与二价锰之间的转化可产生自由基，因此对生物体系有不良作用。锰是一种必需元素，是很多酶的辅助因子，尤其以在磷酸化、胆固醇及脂肪酸的合成过程中的意义最为重要。所有的生物体中都有锰的存在。锰主要由食物摄取，蔬菜、谷物、水果、坚果、茶叶及一些香料的嫩芽中含有较为丰富的锰[160]。人体每日摄取锰自2~9 mg不等。近来，在汽油中使用含锰的燃料添加剂甲基环戊二烯三羧酸锰（MMT）代替原来汽油的铅添加剂，使普通人接触锰的情况大为增加，因此锰的毒理学已引起人们的关注。

锰在冶铁业中用于制造铁合金，也是焊接用合金中的成分之一，在工业上的用途日益广泛。

许多动物都会出现锰缺乏症，但人类会不会出现锰缺乏症，目前还有争论[94]。动物中的锰缺乏可导致生长缓慢、骨骼异常和生殖功能紊乱。

自胃肠道吸收的锰小于食物中含锰的5%。锰的吸收部位主要是小肠。锰在血浆中与转铁蛋白 α_1-球蛋白结合，广泛地分布到人体各部位。在亚细胞分中，锰主要聚集于线粒体，故细胞中富含线粒体的组织器官，如胰脏、肝脏、肾脏和肠道组织中的锰浓度较高。锰的生物半衰期为37天。锰易于穿过血脑屏障，且在脑中的生物半衰期长于全身的生物半衰期。锰可经胆汁排泄但在肠道内可被重吸收，但重吸收量不高，大部分由肠道排出。

罕见有锰经口摄入中毒的病例与肝脏和胆汁相关的内稳态调节机制有胃肠道，可能还有肾上腺皮质的参与。胃肠道可排泄大量的锰。口服锰盐可引起胃肠道刺激症状，加速锰的排泄。因此，锰经皮肤和胃肠道染毒不易引起全身性锰中毒。

锰中毒主要是由于在矿场、炼钢厂和一些化工厂长期吸入含锰的烟尘所致[161]。吸入二氧化锰引起的工业毒性，常见于采矿业和制造业。锰毒性主要表现为两种方式：第一种为急性接触导致的锰尘肺炎。在锰浓度较高的工厂工作的工人呼吸道疾病的发病率比一般人群高30倍，病理性改变包括呼吸系统上皮细胞的凋亡及随后出现的单核细胞增殖。第二种中毒形式较为严重，是由于长期吸入二氧化锰所致，一般接触时间在2年以上，主要影响神经系统。慢性锰中毒会产生精神神经症状，如易激惹、行走困难、言语不清和强迫行为包括跑步、搏击和唱歌等。如持续接触，则会出现面具脸、前冲或后退步伐及帕金森症等症状。锰性脑病主要表现为严重的选择性下丘脑内核及大脑皮层损伤两类。这些症状及基底核的病理性损伤可以解释锰中毒时的类似帕金森病症状。锰中毒时的另一种常见病变为肝硬化。慢性锰中毒者即使停止接触后，恢复也很缓慢。金属络合剂对锰的疗效不佳或没有疗效。用于治疗帕金森病的左旋多巴对锰中毒似有较好的疗效，据说比治疗帕金森病具有更为持久的效应[162]。

铁缺乏时锰自胃肠道的吸收增加。慢性锰中毒时的神经系统效应目前只是在松鼠猴的吸入及腹染毒时观察到，是否对所有的动物尤其是人，也能引起神经系统毒性，有待于进一步研究。

6.3.8.6 钼：钼（molybdenum，Mo），原子量96，元素周期表中位于第ⅥB族，化合价有+1、+3、+4、+5（?）和+6。常见的氧化态为+3、+4、+5和+6。钼是一种人体内的必需元素，能促进电子的转运。由于地理环境的不同，食物中钼的含量有较大的差异。人群摄入量平均值为每天120~240 μg。人体对钼的需求量并不高，且通过普通饮食能够获取足够量的钼。

城市空气中的钼含量很小，公共供水情况下每天摄取的钼2~8 μg。过量接触对人体和动物都能产生毒效应[72]。

钼主要来自 MoS_2 矿。钼在工业上主要用于制造耐高温钢合金，用于气体涡轮和直升机发动机，也用于制造催化剂、润滑剂和染料。

可溶性的六价钼化合物可从肠道大量吸收入血，并首先进入肝脏[92]。钼主要是作为几种酶的金属成分存在。参与嘌呤代谢的黄嘌呤氧化酶、醛氧化酶及亚硫酸盐氧化酶中都含有钼。钼是植物根部细菌利用空气中的氮发生固氮作用过程的必需元素。这种固氮作用可被认为是植物蛋白合成的最初步骤。动物实验表明，钼摄入量的增加将使组织中黄嘌呤氧化酶含量增加。人体中的钼主要存在于肝脏、肾脏、脂肪和血液中，总含量约为9 mg。肝脏中的钼的多于50%的量存在于一种无活性的蛋白辅助因子中，该因子与线粒体的外膜结合，可被转化为一种脱辅基酶蛋白而成为一种有活性的酶蛋白。新生儿体内的钼含量较低，此后随年龄增加而增长而增高，直到20岁左右达到最高值。体内的钼有半数以上经肾脏排泄。血液中的钼的含量与红细胞的数目有关。钼的排泄速度很快，其排泄形式主要为钼酸盐。在血液中钼含量较高时也能经胆汁排泄，六价钼尤其如此。

钼缺乏时主要表现为尿酸代谢和亚硫酸盐代谢紊乱。钼是亚硫酸氧化酶的组成部分。该酶的作用是将亚硫酸转化为硫酸。为治疗某些疾病时使用肠外甲硫氨酸可引起钼的缺乏。钼缺乏除了表现为低尿酸血症、高嘌呤尿、精神失常和昏迷外，还可以出现口腔粘膜的病变。这些症状表明，体内有含硫氨基酸代谢物的缺乏，添加钼氨酸盐可以改善症状，缓解硫缺乏，使尿酸代谢正常化。人类有一种罕见的亚硫酸氧化酶缺乏性遗传病，主要影响中枢神经系统，表现为严重的大脑损伤、智力障碍、晶状体脱位、亚硫酸、S. 巯基半胱氨酸、硫代硫酸盐增加，硫酸盐减少。

人类长期接触过量的钼主要表现为血清和尿液中高尿酸。临床表现有食欲减少、腹泻、贫血和生长缓慢。在俄罗斯高钼地区发现居住者有痛风样症状[143]。实验室资料表明，不同的钼化合物给药方式所产生的毒性效应有明显的差异。在非反刍动物，经食物和饮水染毒需100~5000 mg/kg才能引起临床症状，而大鼠则只需要吸入3价钼100 mg/（kg·d）就能对眼和结膜产生明显的刺激作用，随后即出现死亡。为这些例子提示动物对吸入中毒比胃肠道中毒更为敏感，可能是因为钼的化合物吸入时更容易自肺部吸收入血。足够剂量下反复的经口染毒会导致肝脏和肾脏的脂肪性变[92]。

6.3.8.7　硒：硒（selenium，Se），原子量79，元素周期表中位于VIA族，化合价有-2、+4和+6，发现于1917年。

硒及其化合物的生物利用度和毒性均与其化学形态有关，特别与其溶解度有关。硒在动物体内和自然界的存在形式有硒酸盐（Se^{6+}）、亚硒酸盐（Se^{4+}）、元素硒（Se^0）和硒化物（Se^{2-}）。哺乳动物包括人类体内硒的缺乏会导致心肌病[163,164]。

日常生活中的硒源主要是食物。海产品（尤其是虾）、肉类奶制品和谷物中含有丰富的硒。河水中的硒因地理位置及环境因素的不同而有所差异。目前估计河水中的含硒量约为0.02 ppm。城市空气中也含有硒，推测来自含硒物质。

硒化合物的吸收似乎不受限制，但元素硒和四价硒则几乎完全不溶。由于它们的不溶性，这些价态的硒称为硒的惰性沉淀。元素硒不能经胃肠道吸收，四价硒经十二指肠吸收。硒的吸收具有种属差异性。非反刍动物对硒的胃肠道吸收率较反刍动物高，其可能的原因可能是反刍动物能够使四价硒还原成为不溶性物质。硒化钠90%以上可被吸收并广泛地分布于各脏器，其中以肝脏和肾脏最多，其次为血液、脑、心肌、骨骼肌和睾丸。硒能够通过胎盘屏障而到达胎儿体内，也可以转运至乳汁。红细胞中的硒是血浆中的3倍，与谷胱甘肽过氧化物酶有关。一次性硒接触后，吸收入体内的硒的排泄至少可以分为两相。第一相是快速相，一周内有15%~40%的吸收量经尿液排泄。第二相中剩余硒的排泄呈指数式，半衰期为103天。硒的另一种化合物，甲硫氨酸硒的半衰期更长，可达234天。在稳定状态下，尿液中的硒是粪便是硒的2倍。尿中的硒水平可作为接触硒的指标。一般情况下，快活中硒的浓度应低于100 μg/L。汗液和呼吸气体中也可以排队出一定量的硒。由于代谢中含有二甲基硒，二甲基硒带有蒜味，接触硒时呼出气体中有大蒜气味[163]。

硒酸盐与硫酸盐一样是可溶性的硒化合物，都易于被生物体吸收。硒的代谢受体内调节机制的调控以适应某些生理功能的需要。

磷酸硒是硒的一种合成代谢产物，与硒蛋白和硒 tRNA 的合成有关。组织特异性、细胞生长状态和环境因素都可以影响硒蛋白的合成。大多数动物体内的硒有两种存在形式。一种是甲硫氨酸硒，可掺入到各种含甲硫氨酸的蛋白质中；另一种是半胱氨酸硒，是抗氧化防御系统和Ⅰ型碘酪氨酸脱氢酶中的谷胱甘肽过氧化物酶和硒蛋白 p 中的辅助因子。两种酶在 4 个催化位点各有一个半胱氨酸硒。谷胱甘肽过氧化物酶可得用谷胱甘肽减少细胞的过氧化，防止细胞膜脂质被自由基和其他的活性氧化物的损伤。不仅对于细胞膜，而且对于蛋白质和核酸，谷胱甘肽过氧化物酶也可能具有同样的保护作用。硒在多种组织中都有存在，其中以肝脏、肺脏、胃粘膜、红细胞和骨骼肌中的浓度高于其他组织。细胞外和细胞内的浓度可以没有明显的差异。在甲状腺中，Ⅰ型碘酪氨酸脱氢酶催化 4 碘甲腺原氨酸（T_4）转变成 3 碘甲腺原氨酸（T_3）。因此，缺乏硒可导致老年人的甲状腺功能减退。硒蛋白 p 家族中有一种含有多个半胱氨酸硒基团的蛋白质，在细胞外大量存在，起抗氧化作用。硒的生物活性可通过谷胱甘肽过氧化物酶和硒蛋白 p 的水平来衡量。机体对硒的需求与氧化活性和营养物质如锌、镁、铁和维生素 E 的供给有关。这些元素的摄入量增加，硒的需求量也增加。

克山病是硒的缺乏所引起的一种地方病，该病于 1935 年于我国的克山县首先发现。克山病主要影响分娩期妇女和 15 岁的儿童。克山病的主要病理改变为不同程度的心脏扩大、心脏功能不全和心肌纤维退行性变和坏死并被纤维或瘢痕组织所取代[165]。克山地区玉米和水稻中硒的含量低于其他地区，已证明与本地区克山病的发病率之间有明确的关系。发病区人群头发中硒含量为 0.122 ~ 0.010 ppm，而其他地区的发硒含量则为 0.270 ~ 0.066 ppm，二者之间有明显的统计学差异。发病区人群全血细胞谷胱甘肽过氧化物酶与血液中的硒含量呈一致性的降低，而且二者均与心肌损伤有关。给予硒酸钠可以有效地降低克山病发病率。

牛和羊缺乏硒可导致遗传性白肌病，这是一种营养性肌萎缩症。大鼠缺乏硒会导致肝坏死。家禽缺乏硒会出现凝血功能障碍，小鼠缺乏硒则出现肝、肾、骨骼肌和心肌细胞坏死，最后导致心衰和死亡。在饮食和饲料中添加硒可防止缺硒的有害效应的出现，因此已有明确规定牲畜和家禽饲中要添加硒。

当硒的摄入量超过机体的排泄能力时，硒将在体内蓄积。蓄积达到一定的量时则可引起毒性效应。50 年前已有人怀疑硒有毒性。经多年对高硒植物种植区的动物和人群进行研究，目前可以较为确切地认识硒的毒性症状。植物中蓄积硒的能力不同，因而植物中所含的硒量也不同，牧草、谷物和大多数杂草即使在高硒地区生长也较少蓄积硒，因此牲畜体内的硒可能很少来自这些植物饲料。有的植物则具有特殊的蓄积硒的能力，其含硒量可达 100 ~ 1000 mg/kg。虽然这些植物生长于非农业区，可一旦被牲畜摄入，牲畜就会在几周内出现中毒症状，主要表现为步态蹒跚。人类该病的最初表现为视力损害、食欲下降和走路打圈，可发展成为不同程度的瘫痪和因呼吸衰竭而导致死亡[166]。牲畜中一种更为常见的一种硒中毒性疾病称为碱土病，表现为精神萎靡、消瘦、畸形、蹄脱落、长毛发脱落和长骨关节被侵蚀。硒中毒的羊和犬也表现同样的症状。这些硒中毒人和动物，在中国、委内瑞拉和美国的 South Dakoda 州的居民中都有发现。在有牲畜碱土病的地区，不同的家庭成员均出现牙齿损伤、皮肤变色（多呈黄色）、皮肤腐蚀和指甲、趾甲病变。1961 年我国发现湖北省 5 个村中的 248 位居住者中，约 50% 表现出一种病症，目前认为与硒毒性有关[167]。这种疾病的症状与牲畜的慢性毒性效应有关，主要症状有完整气囊、趾甲、指甲有斑点和条纹，手足背、前臂、腿和颈背部皮肤损伤，受损部位皮肤红肿并有水疱。还有一个村落的 22 位村民中有 13 位出现神经系统症状：周围性神经麻痹、疼痛和反射亢进。有的个体还可以进一步出现麻木、痉挛、瘫痪及运动功能改变。动物实验中，硒中毒可以导致生殖能力减弱和生殖缺陷，因此认为硒有胚胎毒性和致畸作用[163]。

硒与其他一些物质具有生物交互作用。这种交互作用既可以影响其他物质的生物学效应，也可以影响硒的生物学效应。维生素 E 的减少会使动物对硒毒性的敏感性增加，而维生素 E 的增多则会使动物对硒毒性抗力提高。铜、银、镉、汞能与硒生成不溶性物质，喂饲银的动物组织中可以同时有银和硒的沉积，并出现硒缺乏症状。硒与铜形成化合物，两者都会影响另一金属的毒性。硒能防止镉对大鼠睾丸组织的损伤，经饮食摄入硒可降低甲基汞的毒性。汞矿工和当地居民的垂体、甲状腺和大脑中积聚的汞和硒具有等分子的关系。砷可促进硒自胆汁和尿中排泄。总的来说目前对这些硒与其他物质交互作用的机制还只是初步的了解。

硒曾被认为具有致癌性，但进一步研究表明，它具有抗癌性[163]。流行病学调查研究表明，随着食物中含硒量的增加，癌症的死亡率降低。动物实验证实，对苯并［a］芘和苯并［a］蒽诱发的小鼠皮肤肿瘤、乙酰氨基芴和乙二胺偶氮苯诱发的肝脏肿瘤、小鼠的自发性乳腺瘤，硒都有抗肿瘤作用。硒的抗癌或抗肿瘤作用可能与它能够阻止致癌剂丙二醛的生成有关。硒不仅对于致癌剂的损伤具有明显的保护作用，而且对其他金属的毒性效应还具有解毒作用，特别是对于砷、汞、镉、铜和铊等的毒性作用。

由于硒的缺乏和过量均能导致疾病的发生，所以对硒有关的危险性评估必须包括缺乏与不足这两个方面。美国国家食品营养研究委员会（NAS，1980）推荐成人每日摄入硒量的上限为200 μg。北美人群的代谢平衡研究表明，一般的70 kg个体维持硒平衡的必须摄入量为每日70 μg，认为这一剂量能够满足这些研究对象对硒的需要量。我国数据显示每日石棉摄入量低于20 μg时会导致克山病。新西兰等国家居民硒摄入量约为每日30 μg，没有出现明显的不良效应，因此应当认为出现硒缺乏症的阈值为20 μg/d。

6.3.8.8　锌：锌（zinc，Zn），原子量65，元素周期表中的位置为ⅡB。锌化合价为+2，于公元3世纪被发现。锌是一种必需的营养元素。锌的缺乏会产生严重的危害健康的不良效应。锌的过量比较少见，只有在齐量很高时才出现。锌在环境中普遍存在。水、食物、空气中都有。接触电镀铜和塑料管等的物质锌含量会增加。海产品、肉类、全谷物、乳产品、坚果和豆类的伞含量都很丰富，而蔬菜尽管可以从土壤中吸收锌，但含锌量却很低。工业区空气中的锌含量高于其他地区空气中的锌含量。

人体内的6大酶类包括氧化还原酶、转移酶、氢化酶、裂解酶、异构酶和连接酶中的200多种酶者需要锌作为辅助因子[168]。锌能诱发金属硫蛋白的合成，金属硫蛋白参与锌的代谢，包括锌的吸收和储存[169,170]。锌还是许多与基因的表达与调节有关的蛋白质活性因子的组成部分。锌与半胱氨酸或组氨酸结合，形成一种称为“锌指”的环状四面体结构。锌指可与DNA的特殊部位结合，也能与各种转录因子结合，如胆固醇受体和聚合酶等[171,172]。除了上述的一些特殊的功能，锌元素在一般的生理功能中也起有重要作用。锌可以维磷脂膜结构的稳定性，通过结合配体以维持膜结构成分如蛋白质和脂质的正常几何结构[168]。锌对于神经系统的正常发育及功能的维持也都具有重要意义。

IL-1和IL-6影响锌的代谢[168]，锌对免疫功能和细胞动力学也有一定的作用。锌还参与维生素A的代谢。锌与铁在肠道吸收方面似乎有相反的关系，即对锌的吸收增，则对铁的吸收减少，如对锌的吸收减少，则对铁的吸收增加。血浆中的锌与铜的关系似乎是一种互补关系：大量的锌摄入会导致铜的缺乏，导致铜的负平衡，出现肝豆状核变性　骨的正常钙化也需要锌的参与，因此两者的代谢也互相有关[173]。

美国人对锌的摄入量约为每天12~15 mg，食物是锌的主要来源。锌在胃肠道的吸收可能涉及载体的介导。在载体的介导下被摄入[168,94]。维生素B_6或色氨酸的缺乏会影响锌的吸收。在肠黏膜细胞内，锌可以诱发金属硫蛋白的合成。当细胞内的金属硫蛋白被饱和时，锌的吸收受到抑制。血液中的锌约有2/3与血浆白蛋白结合，剩余的部分与β_2球蛋白结合。唾液腺、肠粘膜、胰腺和肝脏可以分泌锌。这些锌被分泌后，作为金属硫蛋白的一部分进入胃肠道。锌的正常生理需要量为每日1.4 mg。妊娠期和哺乳期妇女对锌的需求量增加。此时胃肠道中锌的吸收率可达食物中锌含量的50%。锌的排泄主要是通过胆汁。锌的动态平衡主要通过粪便排泄内源性锌来进行调节。尿液对锌的排泄相对来说并不重要，受饮食的影响也不大。锌在体内各组织中的分布具有很大的差异。用放射性示踪技术表明，有40%的示踪剂量集中于肝脏，5天后降至25%。激素可以调节肝脏中的锌含量，如肾上腺皮质激素、甲状旁腺激素等。细菌内毒素对肝脏中锌的集聚也有影响。无论是在肝脏或是其他脏器或组织中，锌都能与金属硫蛋白结合。以浓度来衡量，前列腺中的浓度最高，可能与其含有大量含锌的酸性磷酸酶有关。

血浆中的锌浓度不是体内锌水平的敏感指标，因为血浆锌浓度不能反映锌浓度与靶器官浓度之间的关系。估计锌在体内含量的方法还有通过对毛发、指甲、尿液或脱落的牙齿等。最可靠的方法是测定锌平衡，即测定摄取和排泄量之间的关系。其他方法还有对锌水平变化的敏感指标，如金属硫蛋白、血清碱性磷酸酶、红细胞超氧化物歧化酶等。胸腺激素血清胸腺依赖因子是锌依赖性的[174]，胸腺激素与T－淋巴细胞的分化有关。该激素的活性降低是中度锌缺乏早期的敏感指标。

由于年龄、疾病的发展和其他相关金属的缺乏不同，锌的缺乏可引起许多不同的临床症状。锌缺乏在青春期少年有生长迟缓和性成熟延迟，可伴有蛋白质－能量型营养不良、糙皮病和铁、叶酸缺乏。新生儿缺锌可表现为皮炎、毛发脱落、听力损伤、抵抗力下降和神经心理异常。饮食中缺锌时，如果同时伴有因饮酒所造成的肝损伤，则会出现皮炎、夜盲、睾丸萎缩、性无能及损伤后恢复能力差。许多慢性疾病也与锌的缺乏有关，如溃疡性结肠炎、消化不良、慢性肾病和溶血性贫血等。许多药物可以影响锌的代谢平衡，尤其是金属络合剂和一些抗生素，如青霉素和异烟肼等。在较少的情况下，锌的缺乏也与心肌梗死、风湿性关节炎甚至高血压有关[175]。隐性的，也即并不表现出明显症状的缺锌状态实际上更多，这可能是因为习惯性饮食缺锌所导致，尤其多见于儿童和老年人；隐性的锌缺乏症也可能是某种疾病某一阶段的表现（USDA，1986）。生长期儿童缺锌会影响生长发育，添加锌后可以有所改善[176]。

锌是许多酶和蛋白质的辅助因子，与许多退行性神经系统疾病有关[177]。锌能调节大脑β－淀粉样物质的溶解性，因此与老年性痴呆病人的大脑退行性斑块的形成有关。锌可提高抗氧化剂酶Cu－Zn－超氧化物歧化酶（SOD）的活性，产生过量自由基，损伤细胞膜[178]一种Cu－Zn－SOD酶基因异常是家族性肌萎缩性侧索硬化的基础[179]。

消化道摄入过量的锌可引起急性锌中毒，但少见。而是，饮用存在放于电镀容器中的饮料或使用电镀过的设备而引起胃肠道不适和腹泻的报道则并不少见。曾有2日内摄入锌12 g的病例报道，除了消化道的症状外，并未观察到血液系统及肝肾脏器的毒性反应。

工业接触最常见的毒性效应是由于吸入刚形成的锌烟而引起的“金属热”。“金属热”最常见于锌烟的吸入，也可见于镁、铁和铜烟的吸入时。吸入锌烟4～8小时后，患者出现发热、寒战、大汗淋漓，甚至虚脱。症状一般持续24～28小时后缓解。该病这些症状的发生机制尚不清楚，但认为与细胞溶解后产生的内源性热源物质有关。经金属烟尘染毒的动物的气管和肺粘膜提取物注射到其他动物中，会产生类似的金属热症状。豚鼠在5 mg/m^3浓度下，用极细小的锌氧化物颗粒每天染毒3小时，连续6天，出现肺通气量和CO扩散能力 的降低，症状持续72小时。这些功能改变与显微镜下出现的肺泡管和肺泡内间质增厚和细胞浸润有关[180]。

在锌工业工人的流行病学调查中没有发现锌与癌症的发病率有关系[181]。大鼠和鸡如直接注射锌，会产生睾丸肿瘤。这可能与锌在体内主要集中于性腺且是激素依赖性有关系[175]。

6.3.9 与治疗有关的金属

有些金属可用于治疗人类的疾病。这类金属有铝、铋、金、锂和铂等。金盐直到近来还在用于治疗风湿病；有机铋化合物用于治疗胃肠道功能紊乱；锂是治疗抑郁症的辅助剂；铝用作抗酸剂不会引起中毒。铝的毒性源于它在骨中的蓄积和慢性肾衰病接受透析时产生的神经毒性。目前对铝毒性的关注，更集中于铝与老年性痴呆症的关系和由于酸雨导致土壤和水中pH的改变而引起的铝生物利用度的提高；铂是有效的抗肿瘤药物中的主要成分之一；钡和镓分别是放射造影剂和示踪剂；镓还可用于治疗高钙血症等。

6.3.9.1 铝：铝（aluminium，Al），原子量26.98，元素周期表中位于第Ⅲ主族，化合价＋3，于1825年被分离。铝是地球上最多的金属，在地壳中的含量位居第三。铝具有十分活泼的化学性质，因此在自然界中不存在自由态的铝。在所有的化合物中铝都是+价。作为一种较强的3价离子，铝与供氧剂如柠檬酸或磷酸结合。铝化合物的化学特性既有水解性，又有聚合的倾向，许多铝化合物微溶于水（Harris et al.，1996）。铝易于与空气中的氧发生反应，在表面形成一层致密的保护层，使其内部不再被氧化。铝作为两性金属，既溶于酸，也溶于强碱。另外，铝在高温条件下可与氮、硫、卤族元素起反应。常见的铝化合物有氧化铝（Al_2O_3）、氯化铝（$AlCl_3$）、氢氧化铝［$Al(OH)_3$］、醋酸铝［$Al(CH_3COO)_3$］、硫酸铝［$Al_2(SO_4)_3$］、三乙基铝（$Al(C_2H_5)_3$）等。

自然界中含铝的矿物有250种之多，有工业价值的铝矿包括铝土矿、明矾石、高龄土、霞石等，在矿石开采时可接触铝尘，冶炼时可吸入铝的烟雾。氧化铝电解时可释放出铝蒸气。铝化合物中的三氯化铝用作有机合成中的催化剂，烷基铝和氯化二异丁基铝用作“低压聚乙烯”的催化剂。铝盐用于化工、纺织、造纸、染料工业作为腐蚀剂、漂白剂和充填材料。氧化铝用于生产机耐火材料、陶瓷、磨料、催化剂载体、填料等。氢氧化铝则在临床上用作抗酸、收敛药物。

铝主要以人类和其他物种都不能利用的形式存在。随着化学工业的发展逐渐增多的酸雨大地增加了铝在生态系统中的量，导致在植物和鱼类的明显的有害生物效应。但除了茶之外，在其他植物中似乎并没有明显的蓄积。

铝作为包装材料，与人类的饮食密切相关。95%以上的啤酒和碳水化合物饮料是用铝罐装的。用铝制炊具烹调饮食会将铝转移到食物之中。人类不但会从药物中摄取铝，而且从水和食物中也会摄取铝。成人平均每天摄入的铝量约为1~10 mg[182]。

铝可以经呼吸道和消化道少量地吸收，经皮肤几乎完全不吸收。吸入特殊的铝可经嗅觉系统直接转运到脑组织[183,184]。饮食中的铝约有0.1%被吸收。有的动物对铝的胃肠道吸收可达1%。肠道pH值和配位键是决定铝吸收量的两种重要因素，尤其是肠道内容物中可溶性羧酸的含量。柠檬酸可提高肠道中铝的吸收，但是柠檬酸本身却是不溶性的，显然，柠檬酸为铝经胃肠道吸收提供了穿过胃肠道的其他途径[185]。硅能阻碍铝自胃肠道的吸收，并促进其经肾脏排泄[186]。硅可能与铝结合成微溶性羟氨基硅酸盐。

生物物种也是影响铝在哺乳动物体内分布和排泄的重要因素。血浆中的铝有80%~90%与转铁蛋白结合，转铁蛋白是一种转铁蛋白，在身体的许多组织细胞上都有其受体。基于电势定位法和核磁共振研究推测，剩余的那部分铝可能与小分子羟化物、羧酸、磷酸结合，但很少与氨基酸结合或络合[187]。

对体内铝的分布研究表明，骨骼和肺中的铝浓度最高，提示铝可能在骨骼中有蓄积作用。通常情况下，铝可能不在血液中积聚。肾脏可将铝自血液中清除，使其经尿液排出体外。肠道内的铝影响肠道内其他物质的吸收，也影响肠道的功能。氟酸盐的吸收可受铝的抑抑制，钙、铁化合物和水杨酸的吸收也会因铝的存在而减少。铝与这些肠内物质的相互作用，也影响铝自身的吸收[188]。铝在肠道内与磷结合，因而抑制磷的吸收，磷吸收的严重抑制可导致体内的磷耗竭，最后形成骨质的软化。铝可以抑制乙酰胆碱的作用，减少胃肠的功能活动，这一点可用来治疗腹泻，同时也是铝易致便秘的原因。

铝对人类毒性的靶器官是肺、骨骼和中枢神经系统，在动物中除相同的靶器官毒性外，还具有发育毒性。铝随酸雨进入地表的淡水体系，可损伤淡水鱼的呼吸器官，即鱼鳃而使鱼类死亡[186]。

吸入高浓度的氯化铝可刺激上呼吸道产生急性刺激性支气管炎和间质性肺炎。有报道吸入熔炼铝的蒸汽和在电解铝过程中吸入氟化铝可诱发支气管哮喘的发作。吸入高浓度烷基化铝化合物的蒸汽可引起中毒性肺水肿和化学性肺炎。吸入烷基铝的烟雾可产生类似于金属烟热的临床表现。

职业性接触经呼吸道长期吸入铝的粉尘，在肺中的过量沉积可导致肺纤维化。铝尘肺主要发生于铝加工业和使用铝粉的工厂，见于生产氧化铝、从事铝黄铜喷雾、熔化铝化合物的工人。国外报告的铝尘肺均为吸入片状的铝粉所致。国内不仅有使用片状铝粉作为烟花爆竹原料引起工人铝尘肺的报道，并且也有接触颗粒状铝粉引起铝尘肺的报道。铁矾土肺是生产含铝磨料工人在2000℃吸入熔融的矾土（氧化铝）以及混合逸出的石英、铁和焦煤所构成的混合烟雾所产生的一种肺部损害。临床表现为气短、胸闷、胸痛、咳嗽、无力等症状。X线检查可见肺纹理增重和肺气肿。病程进展较快，个别病例可发生自发性气胸。

正常个体过量地摄入含铝的抗酸剂会导致骨软化症。尿毒症患者接触含铝的透析液也会导致骨质软化。除去铝对体内磷含量的影响，铝在骨骼中的沉积还对骨骼的矿化具有直接的影响。

铝对神经系统具有毒性作用已有大量的资料。铝对不同种属的动物，在同一种属动物的不同发育阶段，都会具有不同的作用。Crapper等测得老年痴呆患者脑组织中的铝含量相当于正常人的1.4倍[189]。通常情况下哺乳动物脑组织铝浓度约为2 μg/g。在某些铝敏感种属，如猫和兔，大脑铝浓度可升高至4 μg/g，产生典型的临床和病理反应。开始动物表现出轻微的行为改变，包括学习记忆缺陷和运动功能障碍。随后可发展成为颤抖、行为失常、虚脱及共济失调，并在3～4周内出现局灶性癫痫，乃至死亡。

职业性接触铝所致慢性神经系统损害也已有报道。Mclachlin 1980年报道一例接触铝粉尘13.5年的工人出现进行性记忆力减退、反应迟钝和语言障碍等神经系统症状，脑电图有异常改变，X线片见肺部有轻度网状纹理[190]。尸检发现肺和脑组织中铝的含量约为正常人的20倍。此后，Longstreth 1985年报告3例从事铝熔铸作业12年的工人，出现明显的共济失调、震颤和认知功能障碍，认为与铝的接触有关[191]。Hosovski等1990年对铝铸造工人进行调查，发现这些人群中尿、血铝浓度分别为对照人群的4～8倍和2～4倍时，多数都会出现运动协调能力、反应速度和记忆能力的降低[192]。

病理学上，最明显的早期改变是神经元胞体、轴突近端和许多脑组织的神经元树突原纤维缠结（neurofibrillary tangle，NFT）。这与神经元间的突触减少和树突的萎缩有关。有些肿属动物则没有这些病变。例如，大鼠基本不出现这种病变。猴需要1年之久才会出现这些病变。NET主要出现于普肯耶细胞和皮层中较大的神经元中。超微结构研究表明，神经细胞中微管数量明显减少，胞质转运速度明显下降，因此胞内转运功能受损。铝可与神经元内的染色质和DNA发生作用，降低DNA合成速率和RNA聚合酶活性。铝与钙具有竞争作用，也可影响钙的代谢，铝接触后脑内的钙含量升高。铝可与钙调素结合并使其构型发生改变，因而影响钙调素的功能。

在需要长期反复使用血液透析治疗的慢性肾衰病人中，会出现一种渐进性致死的神经系统综合征[193]。在一系列症状中，道德出现的是言语混乱，随后是痴呆、抽搐和肌阵挛症状。这种综合征通常出现于接受血液透析治疗3～7年之后，可能是由于铝中毒所引起。这些病人脑、肌肉和骨骼中铝的含量增加。过量的铝可能来自经口摄入的氢氧化铝或来自准备透析液用的含铝自来水。慢性肾衰病人常有低血钙和骨质软化。这种综合征可通过停止使用使用含铝的口服磷酸粘合剂，并监测透析液中的铝含量来避免。发生这种症状后可用去铁胺络合铝以减缓或控制智力退化的过程[194]。

南太平洋马里来岛的查摩洛人，尤其是关岛和罗塔人中的神经系统退行性疾病发病率异常的高，与神经元细胞减少和老年性痴呆型的神经纤维退化有关岛居民肌萎缩性侧索硬化和帕金森痴呆综合征（amyotrophic lateral sclerosis and Parkinsonism - dementia syndrom of Guam，关岛 - ALS. PD综合征）发病率高的地区火山土中含有高浓度的铝和锰，而钙和镁的浓度较低。因此，由饮食中摄入的钙镁量的减少，进而使血液中钙含量减少，而甲状旁腺素分泌增加，导致钙、铝和其他相关金属血液浓度的增加引起神经系统的损伤和死亡。目前还不清楚铝为何和如何进入脑内。虽然火山土中含有这浓度的铝和锰，但食物中矿物质含量研究并未发现饮食中含水量的高浓度的铝或低浓度的钙[189]。这一结果提示关岛居民的饮食可能并不是他们体内高铝负荷的来源。因此，这些学者认为关岛居民体内铝可能有其特殊的来源，尤其可能的途径是经呼吸道摄入。Perl & Good的研究提示，铝可以经鼻嗅旁路进入大脑[184]。在纳米技术出现后，美国纽约罗彻斯特大学研究人员古恩特·奥伯多斯特等的实验结果表明，直径为35 nm的碳纳米粒子可经呼吸道进入人体，能够迅速出现在大脑中处理嗅觉的区域，并不断堆积起来。奥伯多斯特相信碳纳米粒子是同“捕捉香味”的信号一道进入大脑的[195]。这一结果提示，空气中所含的铝有可能通过呼吸进入鼻腔，并进入嗅神经的末梢，然后通过嗅神经被转运至大脑。

铝与阿尔茨海默病（Alzheimer disease）之间是否也有一定的关系，是人们长期以来一直在探究的一个问题。考虑铝与此病之间可能具有关系的基础是该病患者脑中铝含量的增加，铝染毒实验动物中出现神经纤维损伤和铝与阿尔茨海默病病理损伤中的许多成分有关。但这并不能说明脑中铝含量的增加是该病的病因还是该病的结果。因为在阿尔茨海默病时血脑屏障受损，屏障功能减弱，因此有可能允许更多的铝进入脑内[196-198]。近来的研究也增加了这种可能性，即目前的研究方法都有可能造成铝污染[199]。此外，铝中毒脑中的神经原纤维缠绕在结构上和化学特性方面都与阿尔茨海默病者不同[7]。流行病学研究也未能对铝与阿尔茨海默病间的关系给出结论性的结果。一些研究表明有显著的相关性意义[190-201]，而另一些研究则未能发现二者间的显著相关性[202-204]。

尽管铝与阿尔茨海默病及其他神经系统退行性变之间的关系目前的争论尚多，但血液透析患的观察资料提供了令人信服的证明，即铝是“透析性痴呆”的病因。

6.3.9.2 铋：铋（Bismuth，Bi），原子量209，元素周期表中位于ⅤA族，化合价+3或+5，1753年发现。铋属有色金属，质硬而脆，富有光泽，呈灰白色，溶点271.3℃，沸点1560℃，当冷凝成固体时，体积膨胀，因而具有良好的填充性能。铋是除汞以外热导率最低的金属。铋及其合金均具有热电效应，也是最强的抗磁性体。铋在室温下可以发生轻度的氧化。当加热到溶点时可被氧化生成三氧化二铋。铋与盐酸、硝酸、硫酸及卤族元素均可以发生反应生成盐类或其化合物。常见的铋化合物有氧化铋（Bi_2O_3）、氟化铋（BiF_3）、氯化铋（$BiCl_3$）、氯氧化铋（BiOCl）、氢氧化铋（$Bi(OH)_3$）、硫化铋（Bi_2S_3）、硝酸铋（$Bi(NO_3)_3$）等。

铋作为药物使用已有很久的历史。依据实际情况的不同，无机铋和有机铋都可以使用。治疗腹泻和其他胃肠道不适时常用3价不溶性铋。铋有使疮面收敛作用及一些弱的杀菌作用，因此常常用一些铋的盐类作为外用制剂中的成分。铋盐可用作放射显影的对比剂。其他可能接触铋的可能性来自于化妆品中的不溶性铋。可溶性铋或不溶性铋悬浮于油中，可延长其在血液中浓度的维持时间，用于梅毒的治疗。铋的水溶性硫胶质钠盐可肌内注射用于治疗疟疾。对氨基胂酸铋以前曾被用于治疗阿米巴病[205]。近代医学中由于许多新疗法的出现，使接触铋类药物制剂的机会减少。虽然如此，近来对铋剂在治疗消化性溃疡方面的兴趣有所增加。这主要因为受胃炎病人胃粘膜中存在革兰阴性菌这一发现所影响。这种细菌被称为螺旋杆菌。目前认为这种细菌是使慢性胃炎发展成胃、十二指肠溃疡的病原体。有人认为含铋化合物的抗酸剂能有效地促进溃疡愈合，其主要原因是因为铋对螺旋杆菌的杀灭作用。

大多数铋化合物不能被溶解，因此很难经胃肠道和皮肤吸收，即使是在皮肤擦伤或烧伤的情况下也不能被吸收。临床上常用的3种铋化合物包括二枸橼酸三钾铋胶质、碱式水杨酸钠铋和枸橼酸铋，它们的吸收率都很低，口服后吸收率小于1%[206]。血浆中存在有一种分子量为50 000的血浆蛋白可以与铋结合。体外实验表明，血浆的转铁蛋白具有结合铋的功能[207]。铋除了沉积于注射局部外，铋在组织中的分布以肾脏中浓度最高[208]，可能与铋在肾脏能够诱导甲硫蛋白的产生有关[209]。铋可通过胎盘屏障而被转运到胎儿体内。铋主要经尿液排泄，与铋在肾脏中浓度最高是一致的。尿也能经胆汁排泄，与肝脏的谷胱甘肽的结合功能有关[210]。在乳汁和尿液中也可以发现少量的铋。据报道铋的半衰期约为21天[211]。注射后铋的消除较慢，此时铋的消除主要取决于铋自注射部位向血液中的转过程的速度。

经口摄入三乙醛氨酸铋或巯乙酸钠铋等铋的盐类会引起肾功能衰竭，尤其是在儿童患者[212]。铋的毒性靶部位主要是皮肤小管上皮细胞，可引起这些细胞变性并产生含有铋蛋白的聚变体，类似于铅中毒时产生的铅蛋白[213]。人类慢性铋中毒的临床症状可有食欲减弱、乏力、类似于风湿的疼痛、腹泻、发热、粘膜出现金属线、牙龈炎、口臭和皮炎等；也可以出现黄胆和眼结膜出血，但较少见。20世纪70年代，在法国和澳大利亚居民患者在结肠和回肠造瘘术后使用碱式没食子酸铋、碱式硝酸铋和碱式碳酸铋以改变粪便气味及粘稠度，曾引起独特的神经系统功能障碍，包括渐进性精神紊乱、不规则肌阵挛、独特方式的步态失调和不同程度的构音困难。对于持续性使用铋化合物的病人，这些功能失调可以导致死亡，然而停止使用后可以完全恢复。神经系统功能失调的严重性似乎与治疗的剂量和期限无关[214]。脑外科手术后使用含有铋化合物的粘胶会引起中枢神经系统病理改变[215]。

可溶性铋盐主要引起肝及肾脏损伤。给家兔肌内注射致死剂量的酒石酸铋钾 295 mg/kg、酒石酸铋钠 110 mg/kg、三氯化铋 450 ~ 500 mg/kg，静脉注射酒石酸铋钠 9 mg/kg，可引起肝细胞混浊肿胀及局灶性坏死。小鼠肌内注射 0.03 ~ 1.5 mg/kg 13 种铋的化合物后，可出现肾近曲小管的损害。

铋在组织中可形成不溶性硫化铋，栓塞毛细血管，并引起局部溃疡及坏死。硝酸铋在肠道细菌的作用下可还原成亚硝酸铋，后者可引起高铁血红蛋白血症。铋的有机化合物以神经性毒性为主。犬吸入三乙基铋 10 ~ 20 分钟，可出现共济失调、惊厥以及脑病征象。三甲基铋、三乙基铋对皮肤粘膜具有明显的刺激作用，可引起皮肤粘膜的炎症坏死及水肿。三乙基铋可引起肺水肿。

给动物饲以低剂量铋酸钾和硫酸铋 6 个月，可出现毛细血管网扩张，血管充血，肝中大量网状内皮细胞积聚及肝脏功能障碍。动物吸入平均直径 1 μm 的碲化铋、硒化铋颗粒，1 年后肺部可出现肉芽肿及肺泡上皮化生等改变，但停止接触后可以恢复。

使用二巯基丙醇作为络合剂可消除体内的铋以缓解急性中毒症状[216]。

6.3.9.3 镓：镓（Gallium，Ga），原子量 69.72，元素周期表中位于 IIIA 族，化合价 +2 或 +3，于 1875 年发现。固态镓密度 5.91/cm^3，液态镓密度 6.07，溶点 30.15℃，沸点 1983℃。镓不溶于水，可溶于碱类。熔化的金属呈银白色。镓的 3 价盐在水中水解，生成不溶于水的氢氧化镓 $Ga(OH)_3$。氯化镓（$GaCl_3$）具有吸日光灯性，在潮湿空气中可以发烟，在生理 pH 下水解为氢氧化镓。砷化镓 GaAs 为暗灰色具有金属样光泽的立方形结晶。镓是自然界中仅有的两种常温下呈液态的金属之一（另一种是汞）。

镓主要用于半导体工业，高纯度镓用于制备半导体原料砷化镓。镓还可以作为半导体材料锗和硅的掺杂元素。镓可以代替汞用于整流器，制做高温温度计、分析用蒸汽弧光灯。镓与镉、镁、锡等一起制成合金。镓镁合金具有强耐腐蚀性。液体镓可用作真空装置的液封。磷化镓用于制造激光器件和微波器件等。放射性镓可作为骨损伤定位检查的诊断工具，放射显影定位可显示骨损伤组织内低于 1 ppm 的镓。^{67}Ga 用于肿瘤扫描，非放射性镓盐曾用作抗肿瘤药。最近美国批准镓可以用于治疗高钙血症。

呼吸道吸入的镓大部分形成不溶性的氢氧化镓，蓄积于肺泡内。因为肠液呈碱性，因此镓在肠道内水解，形成不溶性的氢氧化镓，很少被吸收。皮下注射枸橼酸镓可迅速吸收。枸橼酸镓也可以静脉注射。

吸收入血的镓主要与转铁蛋白结合，通过与转运 3 价相似的机制进入组织细胞。静脉注射枸橼酸镓 4 h 后血液中的镓消失。1 个月内有一定量的镓盐存在于肝和肾；30% ~ 48% 存在于骨和骨髓，时间可长达 3 个月。镓主要从尿液中排出。血液中的镓在最初 24 h 可排出 50%，以后每 3 天排出 10%。胃肠道可排出少量，约占排出总量的 1% ~ 2%。镓在体内的半衰期约为 4 ~ 5 天。

镓对人体毒性的机制尚未阐明，目前对镓毒性的了解主要来自于动物实验。镓的毒性有动物种属差异。镓化合物的种类及侵入途径也与其毒性有关。镓在动物体内并无内环境稳定机制。机体对镓也无解毒机制。关于抗肿瘤剂硝酸镓的研究表明，镓主要聚集于骨组织的代谢活跃部位，增加骨骼中钙和磷的含量。镓制剂并不破坏破骨细胞，但可阻碍破骨细胞的重吸收[217]。镓的无机盐因溶解性小，很少被吸收，所以毒性很小。静脉注射镓毒性大，可引起肾损害、骨髓造血障碍和神经毒性。

镓化合物的毒性还与其分解产物有关。动物气管内注入或经口给予砷化镓后，分解释放出砷和镓，因而可出现砷中毒症状。

砷化镓中毒往往见于砷化镓单晶生产者，吸入因石英管在高温下爆炸而产生的烟雾而引起。吸入后可发生腹泻。有文献报道吸入砷化镓粒子可引起肺纤维化，但目前尚未得到证实。

曾有一例氟化镓中毒的报告，吸入氟化镓烟第二天手背和前臂出现淤斑，右前臂桡神经支配区疼痛，肌肉无力，腕伸肌无力，诊断为轻度桡神经麻痹。2 周后皮疹消失，但肌无力和疼痛持续了 3 个月。

硝酸镓对眼结膜和结膜具有刺激作用。硝酸镓还具有肾毒性。用镓的化合物进行静脉注射实验表明，镓的肾毒性有一剂量阈值。静脉注射 750 mg/kg 硝酸镓曾引起肾功能障碍，血尿素氮和血清肌酐升高，肌酐清除率降低。用渗透性利尿药可以减硝酸镓对肾脏的损害。

镓化合物的其他毒性效应有恶心呕吐、贫血等。镓可引发生物体一系列的生化和内分泌功能的改变。有关骨吸收和骨重吸收的机制目前尚未不明确，但考虑其氢氧化物阴离子 $Ga(OH)_3$ 可能是其活性因子。3 价镓与 3 价铁可以竞争转铁蛋白和其他金属结合蛋白，可引起细胞内铁的耗竭和细胞的凋亡，这是镓可被其他细胞吸收并影响其他细胞生存能力的原因[218]。

6.3.9.4 金：金（Gold，Au），原子量 197；元素周期表中的位置为 IB，化合价 +1 或 +3。金为贵重金属，具有发亮的金属光泽。密度高达 19.3。化学性质非常稳定，即使在很高温度下也不氧化。除了王水，任何酸都不能将其溶解。金具有良好的延展性，优良的导电性和导热性。金可以与银、铅、铜、铋和铂族元素构成合金。常见的金的化合物有一氯化金（AuCl）、二氯化金（$AuCl_2$）、溴化金（$AuBr_3$）、硫代硫酸金钠［$Na_3Au(S_2O_3)\cdot 2H_2O$］、亚金硫代葡萄糖（$C_6H_{11}AuO_5S$）等。金在地球上的含量并不丰富，但分布却很广泛。有经济价值的金只有在石英矿和冲击形成的石块中才有存在。金总是与银伴随存在。每吨海水中约含有 3 ~ 4 mg 的金。许多食物中也含有 0.03% ~1% 的金。金有许多医用价值，多用于诊断和检测。在治疗上用于治疗类风湿性关节炎和少数皮肤病。

黄金主要用来作为钱币、首饰以及其他装饰品。在电子行业和航空工业，金用作精密仪器和零伯的表面涂层及电子设备的接点。金与铂的合金用于制造人造纤维的喷丝头。在医疗上金用作镶牙材料、放射性金可作为诊断试剂等。

金及其盐类与胃酸不起反应，经胃肠道很少吸收。金和金的化合物不能通过完整的皮肤被吸收。放射性金的吸收、分布和排泄与金化合物的大小有关。可溶性金化合物如硫代硫酸金钠、硫代苹果酸金钠等较之不溶性胶体金吸收快，而且吸收得更加完全。肌内注射 3 ~4 h 后血液内的金含量达到峰值。进入血液的金主要与 α - 球蛋白相结合，而不进入红细胞。金在血浆内可存在 3 个月之久。可溶性金化合物的贮存库为肾脏，主要是近曲肾小管上皮细胞的线粒体，其次为肝和脾，以后可部分地转移到骨骼、毛发、指甲和皮肤。

通常全血中金的浓度为 0.5 μg/L[219]。注射吸收入体内的一般都为可溶性金，主要从肾脏排出，不溶性金多经肠道和粪便中排出。金不能由汗腺排出，是否能通过胎盘进入羊水和胎儿目前尚未得到证明。金的生物半衰期很长，在金染毒后 10 个月，体内仍可检测到金。3 价金可与金属硫蛋白结合，而且结合得很紧密[220]。

金的中毒机制是由于金离子与蛋白质和酶的巯基具有亲和力，从而导致巯基酶失活。体外实验发现金易与脱氧核糖核酸结合，也易于与 dAMP 和 dGMP 结合，但不易于与吡啶衍生物结合。因此，推测金与 DNA 的结合可能是其毒性作用的基础。另外，动物实验发现急性金中毒可以使全身毛细血管发生广泛的麻痹，进而引起休克而导致死亡。体外实验表明，15 ~50 μmol 金可引起红细胞的凝集和溶血。

在工业生产中使用金及其化合物，迄今为止尚未见有引起急、慢性金中毒的报道。在日常生活和生产过程中，皮肤长期接触难溶性的金化合物可引起皮肤色素沉着。接触高浓度可溶性金化合物则能刺激皮肤，引起烧灼和刺痒感觉。个别人佩带首饰和接触金配件后可产生一过性接触性皮炎。镶金牙可引起周围的牙龈肿胀、发炎，除去后即可痊愈。金盐用于治疗类风湿性关节炎时可见到毒副作用，表现为消化功能紊乱、肝肾功能损害，血液白细胞及血小板减低，皮肤紫斑及过敏性皮疹。这些皮肤对金化合物的反应属迟发型变态反应。

用有机金治疗类风湿性关节炎时伴发的蛋白尿和肾病综合征，病理形态学上表现为免疫复合物性的肾小球肾炎，在肾小球基底膜和肾小球系膜上有颗粒状物沉积[221]。这种对金的免疫学原理并不清楚，但金可能是一种半抗原，与体内的蛋白质结合后可以成为完全抗原，再刺激机体产生抗体，在肾小球的基底膜上形成金的蛋白性抗体沉积。另一种假说认为这种免疫反应的出发点是一种保护机制，目的是避免金对肾小管上皮细胞及其线粒体的损害，但其结果是为肾小球上抗原抗体复合物的沉积提供先决条件[222]。金疗法所导致的肾损伤机制中，可能也有对肾小管上皮细胞组成成分的直接损伤。实验中可见金对肾近曲小管内皮细胞线粒体的亲和性，随后出现自身吞噬和在无定形吞噬溶酶体中的蓄积[223]。经 X 线微量分析，在肾小管内皮细胞和肾小球上皮细胞退化的线粒体中可发现金颗粒[224]。

6.3.9.5 锂：锂（Lithium，Li），原子量 6.94，元素周期表中位于第 I 主族第二周期，化合价 +1，1817 年发现。锂外观呈银白色，熔点 179.5℃，沸点 1347℃，密度 0.534，比水的密度还小，是最轻的金属元素。锂化学性质极为活泼，但在室温下并不与氧起反应。在温度达到 100℃时，可与氧生成氧化锂和过氧化锂；当温度高于 200℃时，锂能自行燃烧。锂在潮湿空气中迅速失去光泽，形成氮化锂、氢氧化锂和碳酸锂的混合物覆盖层，因此，锂必须保存于煤油、石蜡油或充有惰性气体的密封容器中。锂遇水即起反应，释放出氢而生成具有强碱性的氢氧化锂。液态的锂有腐蚀性，在 200℃时可腐蚀玻璃和瓷器。锂很柔软，韧性大，易于拉伸成丝，且具有可塑性，可压延成片。锂比热为 3.31×10^3 J/（kg·k），为金属之最。常见的锂化合物有氢化锂（LiH）、碳酸锂（Li_2CO_3）、氯化锂（LiCl）、氟化锂（LiF）、氢氧化锂（LiOH）、醋酸锂（$LiCH_3COO \cdot 2H_2O$）等。锂和锂的化合物作为高能燃料，具有燃烧温度高、速度快、火焰宽、发热量大等特点，多用作火箭、飞机、潜艇的动力燃料。锂铝、锂镁等合金常用作航空航天器的结构材料。锂也是氘氚聚变反应堆的重要染料和反应堆的冷却剂。锂高能电池储电能力大、充电速度快，广泛用于军事及电子等部门。氢氧化锂和过氧化锂是良好的二氧化碳吸收剂和供氧剂。溴化锂和氯化锂用于空气调节和制冷装置。

有些锂的化合物在临床上用于治疗抑郁症，枸橼酸锂和碳酸锂还被应用于痛风的治疗。锂还用于生产避孕药、镇静剂、催化剂、漂白剂和食物防腐剂等。

锂不是人体的必需元素。许多植物组织中都含有锂。口服锂及锂的化合物可迅速经胃肠道吸收。吸入锂盐粉尘也易于通过呼吸道吸收。在一般情况下，锂不能被皮肤吸收，但在氢化锂、氧化锂及氯化锂引起皮肤灼伤后，锂可以进入体内。口服的锂可以很快被吸收，在 1～2 小时内血液中的浓度达到峰值。正常血浆中锂浓度为 2.44 μmol/L（17 μg/L），红细胞中锂浓度为 1.87 μmol/L（12 μg/L）。不同于其他金属，血液中的锂并不与血浆蛋白结合，因此能够迅速地分由到各个脏器和组织，其中以脑下垂体、心肌、肾脏、肝脏和肾上腺中浓度最高。甲状腺、子宫、卵巢和胎盘组织中也有一定量的分布。锂在唾液中的浓度特别高，约为血液中锂浓度的 4 倍。

关于锂化合物的生理学特性、药理学特性及毒性，已有过详细的综述[225]。锂的主要排泄途径为尿液。经肾脏或尿液排出的锂占机体对锂排泄总量的 90% 以上。其余部分从粪便、汗液及乳汁中排泄。锂从尿中排出的高峰在摄入锂后最初的 6～8 小时，在这一时期排出摄入量的 1/3～2/3，其后在两周内排泄率缓慢下降。钠对锂的排泄有影响。报大量钠时，锂的排泄量增加；反之则锂的排泄减少。正常情况下锂的摄入量约为每日 2 mg。摄入体内的锂的生物半衰期通常为 12～27 小时。经肾脏滤过的锂大部分可被肾小管上皮细胞重吸收。肾上受到损害，滤出功能障碍时，半衰期可延长到 60 小时。锂可以替代一些细胞膜上与转运蛋白结合的钠或钾。锂可以通过对阿米洛利（amiloride，一种利尿剂）敏感的钠通道或 Na/H^+ 转运蛋白通过细胞膜，进入细胞内，但对细胞的透过能力弱于钾和钠，锂在细胞内可以代替钾。一般而言，锂可以在一些特定部分发生与钠的竞争作用，例如在肾有小管的重吸收部位。

从工业角度，除了锂的氢化物，锂本身及其他锂盐化合物都是无害的。锂的氢化物具有强烈的腐蚀性，对皮肤有损伤作用，主要是因为氢氧化锂的生成。碳酸锂在用于治疗疾病时可以产生异常毒性反应，包括神经肌肉功能失常，如震颤、肌肉的高度应激及运动失调等、中枢神经系统变化包括短暂性的拼写障碍、癫痫发作、口齿不清、昏迷、心理障碍，脑电图显示α－节律减少，θ和δ节律增多，并出现棘波等。心血管变化如心律失常、高血压和循环性虚脱等。消化系统损害如厌食、恶心、呕吐等。肾脏损害如变性蛋白尿、尿糖等。肾脏损害被认为是由于短暂性的低血钾肾炎引起。急性锂中毒可遗留后遗症，包括认知失常、记忆力减退、注意力下降、动作能力下降和视野缺损等[226]。

即使锂的浓度水平维持于治疗剂量范围内，长期接触也会导致锂的慢性肾毒性，发生间质性肾炎[227]。小鼠急性毒性实验表明，锂化合物的毒性与化合物中锂的含量有关。常见锂化合物的毒性强弱的排列顺序为氢氧化锂＞碳酸锂＞氯化锂＞醋酸锂。锂和钠的转运有相似性，锂能抑制抗利尿激素（ADH）引起的耐受性多尿和继发性烦渴，可能是由于锂降低ADH释放的中枢脑垂体调节效应引起[228]。锂和钠在细胞内具有相互影响及相互作用。钠摄入量低时，锂就蓄积在细胞内，引起体内水潴留、少尿、及血中尿素氮升高，肾脏发生不可逆的损害。锂盐治疗还可能伴随有在病理学上有很少改变的肾病综合征。心血管系统和中枢神经系统的改变可能是由于锂与钾之间的竞争性相互作用所引起的。文献曾报道，精神病患者服用锂剂后可发生间质性心肌炎。锂与钾之间的竞争性相互作用可导致细胞内代谢失调。已有文献对锂在神经递质、神经肽和神经信号传递系统中的作用和影响进行回顾[229]。锂可引起脑内环磷腺苷（cAMP）蓄积，可能与锂引起的中枢神经系统功能紊乱有关。动物实验还发现，多次反复静脉注射高浓度锂制剂可产生以基底节为主的中枢神经系统的变性。

有研究表明，锂的毒副作用还有甲状腺毒性，包括甲状腺肿形成[230]。孕妇经过锂的治疗，可以发现对胎儿的毒副作用，出生胎儿出现先天性畸形，特别是先天性心血管畸形更为常见。但在动物如大鼠、家兔、和灵长类上未以观察到对动物胚胎的影响。同样的剂量，可造成母鼠的毒性。

工业使用锂或锂的化合物尚未有发生急性中毒的报道。接触氢化锂和锂的化合物对眼睛和上呼吸道粘膜有刺激作用。空气中锂浓度达到0.5～1.0 mg/m^3 时，可引起明显的结膜炎、鼻炎和支气管炎。皮肤对空气中锂的反应更为敏感，在0.2 mg/m^3 的浓度下即可出现皮肤瘙痒。氢化锂溅落到皮肤擦伤部位可引起皮炎、灼伤和溃疡。

锂的过量和毒性作用可通过给予利尿剂或通过血液透析来降低其在血液中的浓度。

6.3.9.6　铂及其相关金属：铂族金属包括相对较轻的3价金属钌（ruthenium，Ru）、铑（rhodium，Rh）、钯（palladium，Pd）和重金属锇（osmium，Os）、铱（iridium，Ir）和铂（platinum，Pt）。这6种元素在自然界中都以其天然状态存在，而且经常共生在一起。通常多为提炼铜和镍的副产品。6种元素中，以铂的产量最大、用途最广，其次是钯。铂和钯合计占整个铂族金属产量和用途的90%左右。其他4种合计仅占10%。世界上铂族金属的主要产区为加拿大、南非和前苏联。铂族金属属于稀有贵重金属，其地球上的含量仅比某些稀有气体和不稳定的放射性核素稍多一些。最便宜的钯也与黄金价格相仿，其中以铑的价格最为昂贵。

铂、钯、铑均为银白色，铱为银灰色，锇为蓝灰色。6种元素的原子量分别为：铂原子量195.09，钯106.4，铑102.91，铱192.2，钌101.1，锇190.2。它们均属于难熔性金属，熔点在1550～3000℃之间，沸点在3980～5500℃之间。铂族金属密度都很大，较轻的钯、钌、铑密度为12.16～12.41，也比铅重。铂、铱、锇的密度为21.4～22.8。

铂族金属化学性质都不活泼，在空气和潮湿空气中稳定，加热至高温也不易发生变化，仅锇会形成挥发性氧化物而引起损失。铂和钯都不能与稀酸发生反应，只能溶于王水。铂族金属均具有良好的催化作用，能吸附氧，其中以钯吸附氧的能力最强。

生产氮肥时采用含有10%的铑铂铑合金作为催化剂，使氨氧化成硝酸。在氯碱工业中，铂铱或氧化钌覆盖于钛阳极表面，可提高电流效率，延长电极寿命，大规模生产氯气和盐酸。石油工业中用铂或钯作为精炼石油的催化剂，可提高石油中的辛烷值和分离出芳香族烃化合物。电子工业中铂及其合金用于制造电阻、继电器、火花塞电极、电触头、热电偶及印刷电路等。钌和钌钯合金用为轴尖材料可作为厚膜线路上的电阻和电容。把锇蒸发到电子管灯丝上，可使阴极发射电子的能力显著增强。仪表工业中，高纯铂用于制作标准电极、电阻温度计、热电偶。铱锇合金用作轴尖材料，如指南针针尖、笔尖、钟表仪器的耐磨轴承。铱用作电真空仪表的电位计绕组和导电环。宇宙航空工业中，用铂作催化剂来制备火箭和导弹发动机燃料的过氧化氢。燃料电池中以铂作电极。铂铑全合金用作推进器的高温发热元件。铂铑合金用作宇宙航空仪表触头。铂族金属的其他用途包括铂和铱用于制备高温反应器的坩埚，作为化学玻璃容器的内衬，铂铑合金用于生产玻璃纤维的喷嘴和拉膜及锇在电子显微镜组织学检查的组织染色剂等。

锇和铱并不是重要的毒物，但四氧化锇对眼睛具有强烈的刺激作用。一般而言，其他的金属单体无毒，但是有记录表明，在某些特定的情况下有毒性。有限的文献报道钌烟对眼睛和肺脏具有损伤作用[231]。氯化钯经皮下注射很少被吸收，工业接触中还没有毒副作用的报道。氢氧化钯［$Pd(OH)_2$］胶体可以使体温升高，注射点发生褪色和坏死，并使体重降低和导致轻微溶血。

由于铂在催化转化器中使用，在交通密度高时的路边灰尘中发现的铂浓度较高。早先认为正常人和动物体内均不含铂族金属[232]。但目前测出非职业性接触成人血和尿中铂浓度分别为 0. 13 μg/L 和 0. 11 μg/g 肌酐[233]。这些金属经口食入后不易被胃肠道吸收，如铱经口吸收不超过 10%，锇的吸收量较大，可达 30% ~ 40%。吸入时，上呼吸道褶和肺可有多量的存留。大鼠吸入 192Rh 气溶胶，有 94. 96% 阻留于上呼吸道。用氯化钌（106Ru）混注入小鼠气管，100 天后发现钌仍以不溶状态存在。进入体内的铂主要集中于肝、肾、脾、肌肉和骨骼。锇和钯主要分布于肝、肾和肌肉组织。铑和钌在体内的分布情况相仿，肾为主要的贮存和排泄器官，肝和骨骼也有部分蓄积。顺氯胺铂注射于小鼠或兔则积聚于肝肾和膀胱。给人注射后，在血浆中有 10% 与蛋白质结合，1 小时残留于血浆中的铂不足 10%。顺铂的排泄较慢，24 小时从尿中排出 19. 2% ~33. 9%，96 小时内排出 25% ~43. 6%。注药后 6 小时测到的排泄形式主要是顺铂原形化合物[234]。

铂在元素周期表中的位置为Ⅷ；原子价 +1（?）、+2、+3 或 +4。1735 年发现。铂化合物具有抗肿瘤作用。一些铂的中性化合物如顺式二氯二胺铂，在药物学上简称为顺氯胺铂或顺铂，在临床上是常用的抗肿瘤药物之一。顺铂对小鼠肉瘤 180 有明显的抑制作用。对已长成较大的小鼠肉瘤 -180 用药仍能使 63% ~100% 小鼠治愈。顺铂的抗肿瘤作用口服无效，只有在腹腔注射时才有效。此外，顺铂对大鼠白血病、W256 癌肉瘤、淋巴细胞及粒细胞白血病及二甲基苯蒽诱发的雌性大鼠乳腺癌有效。

进入体内的铂主要由肾脏通过尿液排泄。犬静脉注射 25 mg 氢氧化钯，24 小时尿中可排泄 21. 5 mg。锇在 1 周内可经尿液排出进入体内的 80%。钌的蓄积时间较长，犬静脉注射可溶性钌盐 Na_2RuCl_5OH，在 24 小时内大约由尿液中排出 20%，以后不断地缓慢排出，直到 3 年之久才近乎完全排泄。食入的铂族化合物，仅有少量被吸收，大部分随粪便排出体外。妊娠大鼠静脉注入 ^{191}铂，可发现于胎鼠体内，表明铂能够通过胎盘屏障进入胚胎。

铂金属本身一般无害，但是对于易感个体可能产生变态反应性皮炎[235]。铂的致病作用与 IgE 介导的速发型变态反应有关。皮肤改变手指和肘窝之间。吸入铂的盐类，可使体内特别是呼吸器官释放组胺，导致血管平滑肌痉挛。铂的呼吸道激发试验呈速发反应。临床上表现为速发型支气管哮喘、过敏性鼻炎和皮肤过敏反应。与此同时，患者体内存在有铂的特异性 IgE 抗体。铂引起的一系列异常的病理改变称为铂中毒（platinosis）或铂病。铂病发病率最高的人群是接触干燥的铂盐包装工人和粉碎氯铂氨酸的工人。此外，从事用氯铂酸钾制做照像纸和用铂酸制作铂催化剂的工人，也可发生铂中毒。铂中毒的最高发生率可达接触人数的 40% ~60%。另外有报道，佩带铂金首饰也会发生铂中毒，但主要还是局限于铂的可溶性化合物如氯铂酸钠等接触史的人[6]。铂的络合盐可以是强烈的变态反应原物质，特别是六氯铂酸铵和六氯铂酸。铂盐的致敏性在停止接触后仍可持续数年[236]。一般而言，铂过敏局限于那些少数含有反应性配体的特定化合物，最明显的是氯化物配体[233]。

铂化合物具有潜在的抗肿瘤效应及一些中性化合物及其各种同系物的致癌效应[237]，铂族其他金属化合物无该效应或没有铂类似物的效应明显。铂化合物可抑制细胞分裂，并具有抗菌效应。这些化合物可特异性地与蛋白质上的特殊化学位点发生反应，如蛋白质上的二硫键及肽链末端的氨基；还可特异性地与核酸的受体位点发生反应。这些化合物在具有抗肿瘤及抗菌作用的同时，可显示出神经肌肉毒性和肾毒性。只有中性的铂化合物，并且具有一对顺式残基，才具有抗肿瘤活性。在治疗肿瘤的有效剂量下，这类化合物对 DNA 的合成具有强大而持久的抑制作用，对 RNA 和蛋白质合成的抑制作用较弱，对 DNA 修复酶的活性及 DNA 前体通过核膜的转运无抑制作用。药理学研究认为，顺氯胺铂先将氯解离，整个分子形态呈双叉矛状，与 DNA 双链上的鸟嘌呤、胞嘧啶及腺嘌呤结合，而不与胸腺嘧啶结合[238,239]。

顺铂是菌群的强致突变剂，可与 DNA 形成链间和链内的交联。顺铂的抗肿瘤特性与其诱发细菌细胞溶解的能力也有关系。顺铂能够使培养的仓鼠体细胞的染色体畸变和姐妹染色体的互换，这种作用具有剂量依赖性。抗肿瘤药可作用于细胞的 DNA，具有诱发基因突变的作用。因此，顺铂不仅具有抗肿瘤作用，而且同时具有诱发肿瘤作用。顺铂可诱发的肿瘤目前已知的有小鼠肺腺瘤、皮肤乳头状瘤和皮肤癌。这些特征与抗化疗中使用的其他烷化剂是一致的。目前还没有关于职业性接触铂化合物增加肿瘤危险度的报道。

顺铂具有肾毒性是限制它在抗肿瘤治疗中应用的一个主要因素。有抗肿瘤作用的铂化合物会产生近端和远端肾小管的损伤。这些损伤主要位于皮髓质区，顺铂在这一区域中的分布浓度也最高[240]。血液中的顺铂有 90% 与血浆蛋白结合，只有未与蛋白结合的顺铂才能经肾小球滤出。在组织内，顺铂与蛋白质结合，半衰期为 2 ~3 天。顺铂的肾小管毒性所致的病理性改变主要有肾皮质区萎缩、肾小管内区和髓质区的肾小管呈囊状膨大及肾小管肾炎[241]。实验研究表明，预先给予碱式硝酸铋，可减低顺铂的肾毒性，而不影响顺铂的抗癌作用[242]。

6.3.10 其他有毒金属

这类金属不属于体内的必需元素，也未发现其对疾病有治疗作用，在毒理学中的位置又不及前面所述的金属粒子重要，因此将其单列一节进行介绍。

6.3.10.1 锑：锑（antimony，Sb），原子量 121.75，元素周期表中的位置为ⅤA，与砷同组，原子价有 -2、+3 或 +5，与砷有相同的氧化态。锑发现于 1450 年左右。锑是具有光泽的银白色金属，质脆而硬，无延展性；密度 6.68，熔点 630.5℃，沸点 1750℃，化学稳定性好，在常温环境下不被氧化，能耐酸性腐蚀，是性能极好的合金材料。主要的锑矿有方锑矿（Sb_2O_3）、辉锑矿（Sb_2S_3）、硫氧锑矿（$2Sb_2S_3 \cdot Sb_2O_3$）、硫汞锑矿（$HgS \cdot 2Sb_2S_3$）等。常见的锑化合物有三氧化二锑（Sb_2O_3）、五氧化二锑（Sb_2O_5）、三硫化二锑（Sb_2S_3）、五硫化二锑（Sb_2S_5）、三氟化锑（Sb_2F_3）、三氯化锑（Sb_2Cl_3）、锑化氢（SbH_3）等。大多数锑化合物包括三价和五价两种状态。

锑是工业排放的一种普通空气污染物，但是普通人群主要通过食物接触。通过食物和水的平均摄入量约为 5 μg[243]。职业性接触锑的情况见于：①锑的冶炼：锑矿经焙烧、熔炼过程中，可产生大量硫化锑或氧化锑等含锑粉尘及烟雾，随炉气排出，造成危害；②锑金属及其化合物的碾磨、粉碎、加工中的粉尘危害；③锑精炼过程中的金属烟雾危害；④含锑金属酸处理时，可释放出锑化氢；⑤其他应用锑或锑化合物的情况。

锑在工业上应用包括：制造合金，以增加金属硬度和强度，如铅锑合金，用于蓄电池极板、铅板、铅管、枪弹、电缆包皮等；锡锑合金用于轴承、锡器、焊料等；锑白（Sb_2O_3）用作阻燃剂、颜料及防火涂料等；硫化锑用作橡胶硬化剂及发烟剂；纯金属锑及三氯化锑用于电子工业；用于制备药物酒石酸锑钾（一种抗血吸虫药）。

锑及其化合物主要以粉尘或蒸气状态经呼吸道吸收，经消化道也有少量吸收，约为摄入量的 1%[244]。锑的化合物如三氯化锑灼伤皮肤后，可通过破损的皮肤吸收。锑的盐类可经消化道吸收。锑被吸收进入人体后，广泛分布于体内各脏器。3 价锑主要存在于红细胞中，并分布于甲状腺、肾上腺、肝脏、骨骼、胰腺、心脏、肾肌肉及毛发中；5 价锑则主要存在于血浆中，并贮存于肝脏。不溶性锑可沉积于肺。经口摄入胃肠道的锑末，大部分可由粪便中直接排出。进入血液循环中的锑，也可经粪及尿排泄。其中 3 价锑大部分从粪便排出，而五价锑则主要由尿液排出。

锑毒性依据化学物的种类、剂量、侵入途径的不同而有所不同大鼠腹腔内注射锑化合物的 MLD：酒石酸盐 11 mg/kg，金属锑 100 mg/kg，三氧化二锑 4000 mg/kg。一般情况下，元素锑毒性大于其化合物，3 价锑毒性大于五价锑，硫化物毒性大于氧化物。几种锑化合物毒性的排列顺序大致是：$Sb > Sb_2S_3 > Sb_2O_5 > Sb_2O_3 > Sb_2O_5$。

锑剂注入生物体后可引起剧烈的全身毒性，特别是实质性脏器如肝脏和心肌等对锑毒性最为敏感。工业中锑毒性主要通过呼吸道侵入。吸入大剂量锑后，主要的损害为呼吸道刺激性炎症、肺水肿、泛发性间质性肺炎。长期吸入低浓度的锑则可引起慢性肺炎、肺纤维化和心肌损害。锑中毒的主要病理表现有：心肌损害包括心脏扩张、心肌纤维肿胀、细胞颗粒变性；肝肾损害：肝细胞核固缩，脂肪变性，肾小管上皮退行性变；血液系统：白细胞减少，尤其是中性粒细胞数减少；吸入锑化氢可出现红细胞皱缩、溶血及血红蛋白尿等。

锑的毒性机制包括：锑对粘膜的直接刺激作用，如引起呼吸道支气管、肺的刺激性炎症，胃肠道粘膜的刺激性炎症等；锑在体内与蛋白质中的巯基结合，抑制巯基酶如琥珀酸脱氢酶活性，干扰体内蛋白质和糖代谢，引起内脏损害；注射的锑剂抑制中枢神经，使皮质下自主神经系统功能紊乱，迷走神经功能不稳定，心室节律紊乱，致使发生 Adams Stokes 综合征；锑对皮肤粘膜的致敏作用：金属锑、三氧化二锑、硫化锑等均为化学致敏物。致敏豚鼠的皮肤病理学检查表明，真皮层有轻度水肿，大量嗜酸性粒细胞、淋巴细胞浸润，毛细血管充血、扩张，符合迟发型变态反应的表现。锑化合物曾被 IARC 定为可疑致癌物，但迄今是否对人有致癌性和致畸性尚未得到证实。

锑的急性中毒由于短期内接触较高浓度的锑粉尘及烟雾所致。一般于接触 2～12 小时后发病，但接触的当时也可以出现轻微的症状。其主要毒性表现有：

粘膜刺激征象：接触后立即表现有眼刺激性疼痛、流泪、流涕、喷嚏、鼻干、鼻堵、鼻出血、咽痛、声音嘶哑、咳嗽、咳痰、胸闷、气短等症状。体检可发现眼结膜、鼻咽部粘膜充血，喉头、声带水肿，炎性溃疡，肺部存在湿性啰音；胸部 X 线片可见两肺纹理紊乱，增粗或片絮状阴影等。吸入三氟化锑、三氯化锑等锑的卤族化合物可造成急性化学性支气管炎、肺炎甚至肺水肿

食入锑的化合物或被含锑容器污染的食物后，可出现胃肠道粘膜刺激症状，如恶心、呕吐、上腹灼痛、腹泻，呕吐物和粪便中带血等症状。

心肌损害症状：锑中毒时心肌损害常见。心肌损害常表现为心电图 ST 段降低，T 波低平或倒置，QT 间期延长；血液中心肌酶异常，如谷草转氨酶和乳酸脱氢酶的升高等。重者可出现频繁的室性期前收缩，二联律，室性心动过速，心室颤动等。患者可突然失去知觉，面色苍白，口唇发绀，抽搐，心音消失，呼吸暂停，发生 Adams－Stokes 综合征。

肝损害时表现为食欲不振，恶心呕吐等消化道症状；肝脏肿大，有压痛，肝功能异常。一般脱离中毒环境后 8～10 天可逐渐恢复。重症患者病情可持续进展，出现黄疸，频繁呕吐，厌食，乏力，衰弱，甚至出现腹腔积液或肝昏迷等急性或亚急性肝坏死的表现。

肾脏受损时有蛋白尿、血尿或出现肾功能衰竭。

一般情况下，使用锑剂治疗后所造成的急性内脏损害较重，而工业接触的内脏及其他急性损害较轻。

锑中毒后的全身症状有疲乏无力、头晕、头痛、四肢关节酸痛等症状。部分患者表现为肢端发麻、发冷、出汗等类似周围神经炎的症状。吸入熔炼时的氧化锑蒸气，可发生金属烟热症状，表现为全身乏力、发冷、发热、胸闷、咳嗽等。

吸入高浓度的锑化氢，可发生急性溶血，表现为头痛、恶心、呕吐、无力、腹痛、腰痛、胸闷、气短、贫血等。尿液呈酱油色，甚至发生急性肾功能衰竭。

长期接触较低浓度的锑或锑化合物粉尘或烟雾可造成机体慢性损害。常见的锑中毒慢性损害包括慢性的粘膜刺激性炎症、锑尘肺、皮肤改变、全身症状及血液系统的改变等。

慢性锑中毒的粘膜刺激性炎症表现为慢性结膜炎、鼻咽炎、鼻窦炎、鼻中隔糜烂、穿孔等。患者有长期咳嗽、咳痰、咯血、胸闷、气短等慢性支气管炎症状；常伴有肺气肿、肺部感染或肺炎等。长期吸入锑粉尘或锑烟雾后可有锑尘肺发生。锑尘肺多呈良性过程。其病理所见为肺泡间隔及血管周围组织中有较多的巨噬细胞及金属颗粒，但无肺纤维化及间质性炎症反应。这种粉尘灶有自净倾向，停止接触锑粉尘后可逐渐消散。锑尘肺的症状表现轻微，仅有轻度的咳嗽、咳痰、胸闷、气短等。X 线表现为肺门阴影增大，密度增高，肺野透明度减低，呈磨玻璃状，出现网纹及散在的直径为 0.5 ~ 2.0 mm 大小的结节影，早期多见于两肺中下野，随病情进展可布满全肺，但没有融合趋向。慢性皮肤改变出现于接触锑或其化合物 2 ~ 3 天后，首先是出现皮疹，锑的冶炼工皮疹出现率可高达 34.8%。皮疹性质多为毛囊丘疹，有时出现小脓疱、溃疡、渗出和结痂。皮疹多发生于裸露部位，如手、颊部、鼻孔周围、前额部；也可见于皮肤皱襞多汗部位如腋窝、肘窝、腘窝部；多毛部位如腹部、腹股沟、阴囊、臀部等。皮疹多发于夏季，具有接触性过敏性质，脱离接触 3 ~7 天后可以缓解，再接触时可以重新出现。全身症状类似于急性中毒。在炼锑工人中，可见中性粒细胞减少，淋巴细胞相对增多，嗜酸性粒细胞增多，并有轻度贫血。血、尿、粪中锑含量可以增高，可达 10 ~98 mg/d。

锑化合物是否具有致突变性，目前尚未见有充分的证据可以得出结论。Leonard 和 Garber 的最新研究认为，目前大多数研究所发现的锑有致癌性的结论，是因为研究对象在接触锑的同时，也接触有其他已被证明具有致癌性或可疑致癌性的物质。但是三氧化锑已被 IARC 划分为致癌性证据充分物质，三硫化锑则已被划为致癌性证据有限之列。一般认为，锑化合物的致突变、致癌和致畸作用即使存在，也不及砷、铬、镍等金属重要。

6.3.10.2 钡：钡（Barium，Ba）原子量 137.33；元素周期表中的位置为Ⅱ；化合价 +2；发现于 1808 年。钡属于碱土金属，为一各有光泽的银白色金属，密度 3.5，熔点 725℃，沸点 1640℃，质坚硬，略有延展性。钡化学性质十分活泼，可与水起反应，放出氢气。在常温下即可与氧气及卤素起强烈反应。钡还可以用作还原剂，还原若干种金属的氧化物、卤化物和硫化物而获得相应的金属。工业中常用的钡化合物有氯化钡（$BaCl_2$）、碳化钡（BaC_2）、氢氧化钡［$Ba(OH)_2$］、碳酸钡（$BaCO_3$）和硫化钡（BaS）等。自然界中钡的主要矿物为重晶石（BaSO4）和毒重石（$BaCO_3$）。钡矿开采、冶炼、制备和使用钡化合物时可接触钡。金属钡主要用于制造各种合金，用作消气剂，以除去真空管和电视显像管内的痕量气体，作为球化剂和脱气合金，用于制造球墨铸铁和精炼金属。钡的化合物用途较广。氯化钡用于钢材淬火，还可以作为杀虫剂使用。碳酸钡可用作杀鼠剂，并用于玻璃、陶瓷和搪瓷工业。硫酸钡与硫化锌混合形成的锌钡白，也即俗称的立德粉，为一种常用的白色染料。硫酸钡在医疗诊断上用作胃肠造影剂，以口服硫酸钡进行 X 线摄影检查，即我们常说的“钡餐透视”。硫酸钡还可以作为纺织品、橡胶、水泥、塑料等材料的填充剂。另外，一些钡盐可用作试剂，硝酸钡、钛酸钡则用于制造焰火和信号弹。

不溶性钡化合物在胃肠道内难以吸收。可溶性钡化合物如氯化钡口服后受胃酸作用形成二价的钡离子，后者可迅速通过肠粘膜被吸收。口服氯化钡 1 小时后血浆钡浓度即达到峰值，然后约有 65% 迅速转移到骨骼，另有一小部分分布于肝、肾和肌肉，小部分在血浆内形成不溶性的磷酸钡，并缓慢地被吞噬细胞吞噬。钡不能通过皮肤屏障，不能经完整的皮肤被吸收。

钡可与骨骼组织结合，并在骨骼组织中储存，与钙相似。大鼠实验表明，钡在骨骼中的结合率比钙要高出 2.2 倍，并且蓄积于骨骼中的钡很难被转移或动员出来。

肺可以很好地吸收钡可溶性化合物的气溶胶。经口摄入可溶性钡的化合物吸收程度与钙大致相同，约为剂量的 8%。各脏器中的分布研究表明，骨骼和牙齿是钡的主要沉积部位，超过体内钡总负荷的 90%。肺干重平均浓度为 1 ppm。肾、脾、肌肉、心脏、脑和肝的浓度均低于 0.1 ppm。进入体内的钡主要自粪便和尿中排出。其排出量取决于进入体内的方式。口服氯化钡在 24 小时内可由粪便排出20%，5% ~7%经尿液排出。唾液也能排出微量。可溶性钡经静脉注射后，尿中钡的排泄量可明显增高，注射后10小时内可排出注入量的10% ~15%。消除半衰期约为3 ~4天[1]。钡能够通过胎盘屏障进入胎儿体内，也可以经乳汁，通过哺乳进入婴儿体内。在正常情况下婴儿组织中的钡浓度也高于成人。

金属钡基本无毒性。钡盐的溶解度大小对其毒性的大小具有重要意义。可溶性的钡盐，如氯化钡、硝酸钡和醋酸钡等都是剧毒物质。硫酸钡因不溶于水，因而并无毒性。碳酸钡虽然不溶于水，但食入后在胃内受胃酸作用生成氯化钡，因而有毒性作用。

钡是一种肌肉毒性物质，对骨骼肌、平滑肌和心肌等肌肉组织产生过度的刺激和兴奋作用。心肌的兴奋可使心肌的应激性和传导性增强，心跳加快。严重时心肌可由兴奋转为抑制，产生传导阻滞、异位心律和心室颤动及心室停搏等而危及生命。血管平滑肌的兴奋可能使小动脉呈痉挛性收缩，导致血压升高，晚期由于血管平滑肌麻痹而发生休克。兴奋胃肠平滑肌使胃肠道过度活动，蠕动亢进，严重时发生肠麻痹。骨骼肌兴奋使四肢肌肉颤抖和抽搐，最终发生麻痹性瘫痪。对子宫平滑肌的兴奋可引起孕妇流产。钡对中枢神经系统的作用是先引起短暂的兴奋，然后迅速转入抑制。

钡的作用与钙和锶作用相同的是可引起肾上腺髓质分泌儿茶酚胺，但不同的方面是在钡刺激细胞产生兴奋时并无钙的丢失。钡中毒可使钙发生转移或与钙进行转换，使细胞膜的通透性增加，因而有大量的钾进入细胞内，导致血清钾含量降低，从而出现钡中毒的临床表现，以低钾血症为主要特征。

钡职业性急性中毒见于生产和使用钡化合物过程中的意外事故，如钢材淬火时被高温淬火液灼伤皮肤，维修碳酸钡烘干炉时吸入大量钡尘及掉入硫化钡或氯化钡池等情况下。生活性中毒多因将钡盐误作碱面、食盐、明矾、发酵粉等误食引起。成人经口氯化钡的中毒量估计为0.2 ~0.5 g，致死量为0.8 ~1.0 g。生产中吸入可溶性钡化合物烟尘引起的急性中毒与经口摄入氯化钡引起的急性中母症状相仿，但消化道反应较轻。

急性钡中毒的潜伏期可以很短，只有数分钟，但在个别情况下可长达48小时，多数在1/2 ~4小时之间。发病之初有头晕、头痛、全身无力及肢体麻木。口服中毒有明显的恶心、呕吐、腹痛、腹泻等胃肠道症状。吸入中毒则有咽干、咽痛、咳嗽、胸闷、气短等症状。重症病人的典型表现为进行性肌麻痹，通常由腿肌开始，继而依次向臂肌、舌肌、膈肌、呼吸肌发展。初为肌力减弱，站立不稳，持物困难，肌力及肌张力降低呈进行性，最终发展成完全性瘫痪，是钡中毒的主要标志。呼吸肌麻痹则可危及生命。因低钾和钡离子对心肌的直接毒性作用可导致心脏功能异常，表现为心率增快或减慢伴有心律失常如期前收缩、房颤、室颤、心室扑动等。实验室检查可发现血清钾降低，可低至2 mmol/L以下。心电图出现频发或多源性期前收缩、束支或室内传导阻滞、房颤或室颤及低血钾的特征性心电图改变包括ST段下降，T波平坦、双相或倒置、QT间期延长、出现明显的U波。

体温的改变可见于重症患者，可升高达38 ~39℃。尿中出现蛋白和管型，肾功能可能受损。死亡者多见于心律失常和呼吸肌麻痹。

长期接触钡化合物的工人可产生上呼吸道和眼结膜的慢性刺激性症状，表现为口腔粘膜肿胀糜烂、鼻炎、咽炎、结膜炎等。从事氯化钡粉碎和浸析及包装碳酸钡的部分工人有高血压和心脏传导功能障碍。加工和使用不溶性钡化合物的工人及加工立德粉的工人，长期吸入钡粉尘，可发生钡尘肺。这些不溶性粉尘多为硫酸钡或碳酸钡粉尘。钡尘肺为一种良性尘肺。停止接触后，损伤可以恢复，不会引起伤残。钡尘肺的自觉症状轻微，亦无呼吸功能障碍，但在X线片上可发现直径1 ~3 mm的细小致密的结节性阴影，均匀分布于两肺尤以中下野为著。此种结节的阴影主要是由于钡尘的积聚，产生钡尘沉着灶所致，而并非是典型的胶原结节。脱离接触后，随着肺内钡尘的扩清，部分肺内显示的结节阴影可缩小变淡。尘肺易发生慢性肺炎和支气管炎。

接触高浓度钡化合物烟尘者应及时脱离现场，反复漱口。口服产生急性中毒时用硫酸钠洗胃，然后口服硫酸钠，可使胃肠道内未被吸收的可溶性钡盐生成无毒的和不溶性的硫酸钡，同时硫酸钡还具有导泻作用，促进钡的排出。对钡引起的低血钾症，给予补钾治疗，疗效确切。目前尚且没有钡离子的络合解毒剂。用硫酸盐静脉注入可减低血清钡离子浓度。

6.3.10.3　锗：锗（Germanium，Ge），原子量 72.59，元素周期表位置为Ⅳ A；原子价 +2 和 +4；于1886 年发现。锗为灰白色硬金属，密度5.35，熔点937.4℃，沸点2830℃，在空气及酸和碱中稳定，能耐王水腐蚀，不溶于盐酸；在高温下可被氧化。加热到熔点以上时，挥发并燃烧生成白色氧化锗。锗易于与卤族元素结合，形成四卤化物。常见的锗化合物有氧化锗（GeO_2）、四氯化锗（$GeCl_4$）、四氟化锗（GeF_4）、及锗化氢（GeH_4）等。20 世纪已能够合成 β－羧乙基锗倍半氧化物（锗－132）和螺锗等。锗在20 世纪70 年代中期以前主要用于半导体工业，制造二极管、晶体管、红外器件等；目前主要用于红外线镜、光学纤维，超导材料、荧光剂以及合金和其他金属反应的催化剂等。有机锗可以作为保健药品，一些有机锗化合物如锗螺胺具有抗肿瘤特性。

锗的化学和物理特性介于金属和非金属之间，有二价和四价两种稳定的氧化态，可形成有机金属化合物（如二甲基锗）和一种氢化物（GeH_4）。

对于普通人来说饮食是主要的接触方式。大多数食物中的锗浓度与自然界土壤中的丰度一致，约为0.6～1.0 ppm。一些罐头食品中含量较高。金枪鱼罐头中含量为2.2 ppm，烤豆中为5.8 ppm。一个人从食物中摄入的锗在370～3700 μg 范围内。饮水和空气中的摄入量可以忽略不计[1]。

食物中的无机锗可以由胃肠道迅速吸收，摄入后4 小时可吸收给予量的76.3%，8 小时吸收96.4%。锗酸盐也可以迅速通过呼吸道吸收。皮下、肌肉、腹腔内注射锗化合物几乎全部被迅速吸收。头发和指甲可作为人体内锗含量监测的效应器官。锗在人体的生物半衰期为1～4 天。

锗吸收入血液后通过血液循环直接分布于各脏器。实验研究证实动物静脉注射氧化锗后在各气管中的分布量依次为肾、肝、脾、胃肠道和骨骼。正常人通过食物每日摄取400～4000 μg 锗，组织中的锗含量为：肾9 mg/kg；睾丸0.5 mg/kg；血0.2 mg/kg；脑0.1 mg/kg；肺0.09 mg/kg；肝0.04 mg/kg。正常人血清锗含量为4 μmol/L，红细胞锗为8.96 μmol/L，尿锗为17.38 μmol/L。

锗在体内无明显的蓄积作用，主要由肾脏和肠道迅速排泄动物注射锗^{71}Ge，72 小时内约有90%由尿排出，9%由粪便排出。大鼠腹腔注射锗酸钠后，24 小时由尿可排出剂量的64.8%，由粪中排出4.7%。动物吸入^{71}Ge和$^{71}GeO_2$的粉尘，24 小时可清除52%，7 天内可清除82%。

气体的锗氢化物 GeH_4 有剧毒，可引起红细胞破裂而发生溶血，机制可能与锑化氢相同[1]。口服无机锗化合物显示低毒性。根据一份病例报告，有18 人在4～36 个月内服用含有氧化锗的甘香酒剂后，摄入的锗量大约为16～328 g，虽然出现了肾脏损害，但在停止服用后还有很大程度的恢复，尽管损害没有完全消失[1]。氧化锗对大鼠一次静脉注射的绝对致死量为1200 mg/kg，LD_{50}约为750 mg/kg。毒性作用表现为体温过低、倦怠、腹泻、呼吸循环衰竭；病理改变有肺水肿、出血；小肠壁出血。四氯化锗可引起肝肾损害。动物吸入大量金属锗和氧化锗可使肺部发生炎症性损害，四氯化锗和四氟化锗对呼吸道粘膜有强烈的刺激作用，并可引起粘膜损伤。锗化氢类化合物甲锗烷（GeH_4）、乙锗烷（Ge_2H_6）、丙锗烷（Ge_3H_8）等毒性类似于砷化氢，具有溶血作用。

给大鼠喂以0.1%氧化锗饲料14 周，可抑制大鼠体重增长，并有50%动物死亡。给动物饮用0.01%氧化锗水，4 周内动物死亡50%。病理检查可见有心肌变性、局限性肺气肿，肺肿大，脂肪变性，肾小管上皮细胞颗粒变性和坏死等。

目前尚无职业性锗中毒的临床病例报告。工人接触高浓度的氧化锗或四氯化锗后，可出现眼粘膜及呼吸道刺激症状，并发生化学性结膜炎、支气管火及肺炎等。

锗中毒多发生于有机锗。这主要是因为20 世纪80 年代以来，有人使用 Ge－132、螺锗、乳酸或柠檬酸锗等有机锗作为保健品或免疫增强剂。这些有机锗长期使用后导致许多锗中毒病例。在临床上锗中毒大多都存在肝、肾功能损害，尤其以肾损害多见。病人往往有疲劳、腹痛、腹泻，肝脏肿大而有压痛，肝功障碍。肾脏损害导致尿少、无尿；血清肌酐、尿素氮升高，代谢性酸中毒，最终多因肾功能衰竭死亡。死后病理检查可见肾小管上皮细胞空泡变性，局灶性远曲肾小管萎缩及间质纤维化；

肝细胞也有脂肪变性改变。中毒患者体内组织脏器尤其是肾脏及肝脏中均有大量锗的沉积。肾脏中锗含量可达16.2 μg/g，超过正常组织含量的68倍（正常含量不大于0.24 μg/g）；中毒患者尿中也有大量锗的排出。此外，还可能见到心肌及神经系统损害，如头痛、视物模糊、易激动及意识障碍和心电图异常等。

中毒的对因治疗可试用硫醇类或氨酸类等螯合剂进行解毒。

锗可以抑制癌症的发生而本身没有致癌作用。锗的有机衍生物——锗螺胺，可以选择性地杀伤肿瘤细胞。锗无致突变性，而且有抑制突变的作用。锗的有机衍生物二甲基氧化锗，在高剂量情况下，可致胎儿吸收，动物实验有致畸作用[245]。

6.3.10.4 铟：铟（Indium，In），原子量114.82；元素周期表位置ⅣA；原子价+1、+2或+3，基本化合价为+3；于1863年发现。铟为银白色金属稀有金属；密度7.3；熔点156.6℃；沸点2080℃。铟属软金属，可塑性大，延展性好。铟的化学性质近似铁，常温下不被空气氧化，加热超过熔点可迅速与氧硫化合。铟易溶于硝酸、盐酸、硫酸，与溴在常温下即能化合，加热时可与碘化合。

作为金属形态，常被用于合金、焊接，并作为一种抗压耐受性强的硬化剂；用作晶体管掺杂元素，制备红外线检波器、振荡器，制造易熔合金等。银铅铟合金用于航空工业发动机轴承。铟镉铋合金在原子能工业用于中子吸收材料。铟锡合金用作真空密封材料及玻璃粘接剂。铟与金、钯、银、铜的合金用于制造义齿。铟的化合物如磷化铟（InP），被广泛地应用于电子工业制造半导体和光电管。氯化^{113}In在医疗中多用于器官的扫描和肿瘤的治疗。平均每人每日铟摄入量估计为8～10 μg[246]。在生产和使用铟及其化合物的过程中均可致职业性接触。

铟的盐类在胃肠道及呼吸道都比较难以吸收[247]，大鼠和犬口服三氧化二铟（In_2O_3）仅吸收0.2%～0.4%，三氯化铟（$InCl_3$）和硫酸铟［$In_2(SO_4)_3$］吸收稍多。大鼠气管内滴入或注入可溶性铟盐，2周内可经肺吸收50%，其余存留于肺间隔、气管和支气管淋巴结内，时间可达2个月之久。吸收入血的铟与血浆中转铁蛋白、α－球蛋白及白蛋白结合，并被迅速转运至软组织及骨骼。胶体状铟不与血浆蛋白结合，故可以被白细胞吞噬，然后远送至肝脾等单核－吞噬细胞系统。吸收入体内的铟主要蓄积骨骼；皮下注射时皮肤、肌肉也可有较多量的蓄积，然后再转运至脾、肾和骨骼。吸收入体内的铟可经尿液和粪便排出。铟的排泄分两个时期，开始为快排泄期，持续约20天，以后则进入长时间的缓慢排泄期。

可溶性铟盐对人和动物有毒性。从动物实验可以看出，铟的毒性与其化学形式有关。3价铟胃肠道外给药的毒性明显高于口服；水溶性三氯化铟可水解产生氢氧化铟，毒性比铟离子更强。胶体铟、羟化铟的急性毒性较离子态铟高40倍。小鼠皮下注射枸橼酸铟的致死量为0.6 mg/kg。注射后几天内小鼠先后发生不全麻痹和惊厥，继而窒息死亡。静脉注射毒性为皮下注射的4倍。又有小鼠静脉注射氯化铟后产生了肾毒性和肝脏坏死。大鼠经口每天给予硫酸铟20～30 mg/kg共27天，未发现有任何毒性作用，至72天时体重略有降低，行为不活泼，毛发粗糙，但尸检未见有内脏病理变化。大鼠吸入不溶性三氧化二铟粉尘3个月，肺内出现非典型性炎症，伴有肺泡广泛的蛋白沉着，但未见有纤维化改变。小鼠气管内灌注三氯化铟后可产生严重的肺泡损害，伴随有纤维样变[248]。铟的磷化物表现低毒性[249]。5%氯化铟、硫酸铟涂抹于皮肤不引起局部损害与全身反应，但氰化铟涂于皮肤则有高度毒性。金属铟、铟粉尘对皮肤无刺激作用。急性铟盐中毒动物的肝脏可发生明显的充血、出血及局灶性坏死；肾发生表面出血及肾小管变性、坏死，其中毒机制与抑制巯基酶有关；心肌纤维变性、横纹肌轻度退行性变。慢性铟盐中毒可见肾小管袢坏死，肝、脾、肾上腺及心脏有慢性炎症性改变。

迄今尚未见有工业上接触铟发生中毒的报告。对一组从事铟作业3年的工人进行全面体检，未发现任何异常。对一组从事铟研究10年以上的工作人员进行肝功能、尿常规检查也未见异常变化。但在一锌冶炼厂回收铟的工人中有全身乏力与骨关节疼痛，是否是由铟所引起尚且不能确定。在临床上使用^{131}铟进行肝脏扫描的病人，有3例发生过敏，3例发生肿瘤。接受放射性铟化合物治疗的患者有微血管内凝血改变，但这种作用有可能是因为放射性损伤作用所致。12例前臂带镀铟银牌者，未见皮炎及其他皮肤损害。

铟化合物的生殖毒性实验还未能得出结论性的结果。氯化铟只有当其对母鼠造成毒性效应时，才能出现致畸效应[250]，因此并不一定是铟的致畸效应。早先 Chapin 等用三氯化铟进行实验，也未能证明其具有生殖毒性[251]。

6.3.10.5　银：银（silver，Ag）原子量 107.86，元素周期表中的位置为Ⅰ B；原子价 +1；远古时代就已经被人类发现。银只有 +1 价一种氧化态，所有银的化合物都是这种形式。自然界的天然银矿总是伴随着金矿和铜矿一起出现。银矿至少在公元前 2500 年前就已在亚洲的矿脉中开采。银为有光泽的柔软金属，具有良好的延展性、导电性、导热性抗腐蚀性及对可见光的反射性。银的氯化物具有良好的感光性。银的密度为 10.09；熔点 960.8℃；沸点 1950℃。常见的银化合物有硝酸银（$AgNO_3$）、氯化银（AgCl）、溴化银（AgBr）和硫化银（Ag_2S）等。银的主要工业用途是：卤化物用于制造摄影感光胶片。其他的用途有用于珠宝、制币和餐具。硝酸银用于制永久性墨水。在医疗上，硝酸银用于预防新生儿眼炎，银盐可用作抗感染药和收敛剂。磺胺嘧啶银广泛应用于烧伤治疗。人体每日从饮食中摄入的银约 70 ~ 90 μg。

接触银的职业种类包括银的冶炼、银合金的制造、电镀、首饰、电子工业及制造照像感光材料等部门。

银可以通过胃肠道、呼吸道及破损皮肤吸收。在一般非职业性接触人群情况下，银的平均血浓度约 2.4 μg/L。

银盐在胃肠道表面可以形成不溶性的化合物，对胃肠道粘膜产生刺激作用，同时也减少胃肠道对银盐的吸收。银的复合盐也可经破损的皮肤吸收。局部皮下注射银盐，可在注射局部产生不溶性银复合物，并与组织蛋白结合，沉积于局部，减低吸收率。吸入银的烟雾、尘粒后，可由鼻咽部及呼吸道粘膜吸收并蓄积于粘膜下。

银被吸收后大部分与白蛋白结合成白蛋白银，由血液、淋巴液转运至全身，储存于单核 - 吞噬细胞系统。给动物静脉注入银后，各组织器官的含银量依次为脾、肝、骨髓、肺、肌肉和皮肤。银对肾小球基底膜也有亲和力，因此可在基底膜上沉积。由局部皮肤粘膜吸收的银可沉积在皮下及粘膜下。

银的排出非常缓慢。口服银大部分由粪便排出；吸收后的银，也可以通过胆汁从粪便排出。组织中的浓度约为 0.05 μg/g[252]。正常情况下，每天有 2 μg 银自尿液中排出。充填牙用的银汞合金使组织中银的浓度更高[253]血浆白蛋白结合银在肝脏蓄积，部分通过肝脏排泄。肠道外途径给予银盐，银可分布于大多数组织。银可以通过血脑屏障，并在神经系统中的许多结构中长期地存留[254]。在亚细胞结构分布主要集中于溶酶体[255]，可能涉及一种特殊的转运蛋白[256]。烧伤治疗后尸检发现皮肤、牙龈、角膜、肝脏和肾脏中银浓度最高[253]。银从肝细胞向胆汁的转运主要由特异性转运蛋白介导[257]。

大鼠一次性静脉注射胶体银的 LD_{50} 为 67 mg/kg。其毒性机制是引起溶血性贫血及肺水肿。动物反复小剂量注射银，也可引起贫血、骨髓增生，组织器官发生银质沉着，特别是肾小球基底膜的银质沉着，可导致基底膜的增厚。动物饲以含银及硝酸银的食物，可引起肝小叶中心坏死及巨幼红细胞性贫血。

银的主要危害是组织中的银质沉着症，其次是银化合物对皮肤粘膜的刺激作用。皮肤银质沉着症常见于熔炼银及雕琢银器的工人。皮损多出现于手、前臂等暴露部位，呈现灰色及棕黑色的斑点，经阳光或紫外线照射后色素加深。这是由于银在皮肤中经光的作用生成白蛋白银，并与组织中的硫结合，形成硫化银，在真皮弹力纤维中形成蓝灰色颗粒沉着。银的吸收可导致全身性的皮肤银质沉着，病变往往先出现于面部，逐渐扩展至耳、颈部、躯干、四肢；严重者波及全身，呈现灰黑色并带有光泽，不易消退。

银对呼吸道的损害发生于接触较高浓度卤化银的工人。呼吸道损害包括慢性支气管炎，伴有呼吸道粘膜下的银质沉着，但无肺纤维化的征象。

眼部的银质沉着先出现于结膜，由内眦向外扩展，可发展至角膜，形成暗青石板色环；晶状体前囊内发生混浊现象。

误服硝酸银后，使消化道粘膜受到腐蚀，发生急性出血性胃肠炎，表现为胸骨后及上腹部灼痛、剧烈腹痛、呕吐、腹泻、呕血、便血；重者出现休克、昏迷及消化道穿孔等。

皮肤粘膜银质沉着症，可采用硫代硫酸钠及铁氰化钾混合液局部皮下或粘膜内注射，使其生成硫酸银和氰化银可溶性盐而能够被吸收，有一定疗效。误服硝酸银后，应迅速给予食盐水或氯化钠溶液，使之生成氯化银沉淀，减少吸收。

6.3.10.6 碲：碲（Tellurium，Te），原子量 127.6，元素周期表中位于Ⅵ A；化合价 +2、+4 或 +6；于 1792 年被发现。碲为一种类金属，外观呈银白色，非导体，脆性较高；熔点 452℃，沸点 1390℃。化学性质与硫硒相仿，不溶于水，可溶于酸或碱。主温下可与卤族元素及若干金属直接化合生成碲化合物。碲在空气中燃烧生成二氧化碲（TeO_2）。常见的碲化合物有二氧化碲、四氯化碲（$TeCl_4$）、六氟化碲（TeF_6）、碲酸钠（$NaH_2TeO_4 \cdot 2H_2O$）、亚碲酸（H_2TeO_3）、碲化氢（H_2Te）等。碲常伴随硒在各种含硫矿中被开采，往往是一种金属冶炼的副产物。碲的工业用途包括在冶炼铜和制造橡胶中的应用，也多用于制造合金和不锈钢，用作玻璃的着色剂及橡胶的硬化剂。化学工业上作为制造丙烯时的催化剂。碲气用于日光灯中的充气和作为制造合金的催化剂，也经常作为和其他合金结合的半导体。食物中的碲可能以碲酸盐的形式存在。调味品、日用品、坚果和鱼类中含有高浓度的碲。食物包装中含有一些碲，铝罐头比马口铁罐头中碲的含量高。一些植物如大蒜，可以富集土壤中的碲。碲酸钾可用来减少出汗。人类平均体内含有 600 mg 碲，主要存在于骨骼中。碲主要从含碲的铜、铅的硫化矿渣或电解精炼的阳极泥中提取。从事碲提取的工人可接触多量的碲。另外，碲的接触也发生于制造和使用碲及碲的化合物的工人。

挥发性的碲化氢、二氧化碲、六氯化碲等可进入呼吸道，但很少被吸收。食入的碲主要在十二指肠及空肠吸收。整个吸收过程一般在 2 小时内即可完成，吸收率约 10% ~15%。有机碲的酯类可经皮肤吸收。碲化合物灼伤皮肤，进入体内后呼出气中可带有蒜味。

静脉和腹腔注射及经胃肠道摄入等吸收途径对碲在体内的分布没有明显影响。血液浓度在 1 ~2 小时内达高峰，24 小时内可分布到各种脏器。首先出现于肾、肝、甲状腺、脾、肺等器官，其后转移到骨骼并在其中蓄积。血液中的碲有 90% 存在于红细胞中，与血红蛋白结合。沉积于组织和器官内的碲主要与可溶性蛋白结合，结合率约 58% ~96%。碲能够通过血脑屏障进入脑内。大鼠和兔实验发现注射碲可发现于中枢神经系统神经元的溶酶体中。碲也能够通过胎盘屏障，进入胎盘组织。

食入的各种碲化合物在胃肠道内可被还原为元素碲，未被吸收者随粪便排出体外。含有碲的粪便呈蓝黑色。静脉注射和经肺吸入的碲化合物，体内转变成二甲基碲及二乙基碲，主要随尿液排出。碲的排泄非常迅速，注射后的碲在 1 ~2 小时内可排出 50%，24 小时后排出量明显减少，约有 20% 可在此后的 5 ~6 日内陆续排出。有微量的碲可经肺由呼出气体排出，约占总摄入量的 1‰。唾液中也可以有少量排出。碲接触者由呼出气及唾液中排出的甲基碲可以使口腔中有蒜味。

水溶性碲盐和碲酸盐的毒性大于二氧化碲。碲的毒性主要是影响神经系统。出生 3 周内断乳的大鼠食饵中添加 1% 元素碲后可引起后肢麻痹，这是由于碲所引起的坐骨神经和脊神经根发生节段性脱髓鞘所致[258]。临产大鼠口服非中毒剂量的碲，2 周后胎鼠和不满一个月的幼鼠就会发生脑积水。动物实验尚无碲化合物致癌的证据，但具有致畸作用的证据较为明确。Ames 试验发现碲酸钠和亚碲酸有致突变作用。

碲的毒性机制尚未阐明，可能性机制之一是碲在体内可以与蛋白质、巯基和氨基相结合，从而抑制含巯基酶的功能。静脉注射高浓度的碲酸盐可产生溶血，血红蛋白尿和黄疸。犬静脉注射碲化钾的致死剂量为 0.5 g，临死前可发生惊厥。

生产中吸入碲烟或氧化碲后，一般只引起长时间的呼出气有蒜味，及明显的其他病理性现象。有报道 2 名在实验室从事化学分析的化学系研究生，由于操作不慎使烧瓶内 50 g 的六氟化碲逸出，导致吸入中毒[259]。患者除呼出气体有蒜臭味外，还出现了疲乏无力、嗜睡、胸闷等症状，其中1例面颈部和手指伸侧出现轻度黑色色素沉着，数周后消退。

国外曾有一起将亚碲酸钠当作碘化钠用于下行性肾盂造影，引起3例严重中毒[235]。2例于误服后6小时死亡，剂量为30 mg/kg。死亡之前出现的症状有发绀、呕吐、腰痛，最后昏迷。发绀是由于碲与血红蛋白形成碲化血红蛋白。尸检发现尿道和膀胱粘膜上有黑色碲的沉着。肺组织发生水肿，肝脏、肾脏、脾脏充血、肝脏有脂肪变性。所有的脏器都有强烈的蒜臭味。

吸入碲化氢对上呼吸道有刺激作用。碲及其化合物大量吸收入血可引起溶血，产生血红蛋白尿，但碲的溶血作用较砷化氢的硒化氢要弱得多。

长期低剂量接触碲或碲的化合物可对机体产生慢性作用。国外曾观察一组工龄在2年以上从事废矿渣中提炼碲的工人，发现呼气及汗液中有蒜臭味，同时有口干、恶心、食欲不振、嗜睡、多梦、皮肤干燥和瘙痒等症状。其中以呼气蒜味和嗜睡最为多见，被认为是碲慢性毒性效应的特有的临床症状。这些工人所处的环境空气中碲浓度为0.01～1.0 mg/m^3。大鼠慢性接触高剂量的二氧化碲可引起生长减慢，肝脏和肾脏坏死[231,260]。

Talor 1996年对金属碲的生化特性和毒性进行了回顾。可溶性的四价碲酸盐在经口给药吸收进入体内后，可降解为碲化物。部分甲基化后，以二甲基碲化物的形式随呼出气体排出。接触碲或碲化合物的人群呼出气体中有蒜味。碲在体内的分布以软组织和肾脏中最高，碲可在肝脏中蓄积[261]。尿液和胆汁是最基本的排泄途径，汗液和乳汁是次要的排泄途径，呼吸道可以排出微量。

金属碲致周围神经脱髓鞘作用可能是由于碲可以抑制角鲨烯单加氧酶[262]。角鲨烯加单氧酶是一种胆固醇生物合成的关键酶，而胆固醇的生物合成，与髓鞘的物质代谢有关。碲化镉是一种在半导体行业中一种新兴的化合物。吸入这种化合物可导致大鼠出现严重的肺炎和肺纤维化改变[263]。碲化合物可在实验动物上产生脑积水。

6.3.10.7 铊：铊（Thallium，Tl），原子量204.39，元素周期表中位于ⅢA；原子价+1或+3，于1861年发现。铊是毒性较大的金属之一。铊离子（Tl^+）与钾离子有着相似的电荷和离子半径。铊为银白色柔软金属。密度11.58，熔点303.5℃，沸点1457℃。室温下即易于氧化，易溶于水、硝酸和硫酸。其水溶液无色、无味、无臭。铊化合价有一价和3价。3价铊不稳定，遇碱或水即变为一价化合物。它能与有机物生成有机铊化合物，也易于与其他金属结合形成合金。常见铊化合物有醋酸铊（CH_3COOTl）、硫酸铊（Tl_2SO_4）、溴化铊（TlBr）和碘化铊（TlI）。铊工业上主要用于制造光电管、合金、低温温度计、颜料和焰火。溴化铊和碘化铊是制造红外线滤色玻璃的原料。硫酸铊可制造杀虫剂和杀鼠剂。醋酸铊曾用于治疗头癣的脱发。铊广泛存在于铁、铝、铜、锌等矿石中，这些矿石的开采与冶炼过程中可接触铊。

铊蒸气和烟尘可经呼吸道吸收，可溶性铊盐易经胃肠道和皮肤吸收。不论以何种途径接触，铊在体内的含量均相近。大鼠经胃肠道给予铊，40～60分钟血铊浓度达最高水平。人与大鼠有所不同，在摄入后至铊浓度达到峰值约需2小时，24～48小时血铊浓度开始明显降低。

其在血浆和红细胞内的分布大致相等。血液中的铊并不像其他金属那样与血浆蛋白结合，而是直接以离子的形式转运。像钾一样，吸收的铊大部分蓄积于细胞内。铊中毒患者血液细胞铊含量较血浆中铊含量高9倍。因此，血浆中的铊不能反映其在体内的负荷量和摄入量。铊经胃肠道吸收后随血液迅速分布于全身。铊对各种组织器官的亲和力不同或种组织细胞对铊的富集能力不同，使组织器官中的铊浓度存在明显的差异。铊在动物和人体内的分布情况相似，以肾脏中含量最高，肌肉、骨骼、肝脏、心肌、肠胃、脾脏、睾丸和神经组织中含量次之。皮肤和毛发中含有一定量的铊，而脂肪组织中铊含量最微。在摄入铊后随时间不同，各组织中的铊含量也有不同，表明随时间不同体内的铊可以发生再分布。给小鼠注射铊后1小时，中枢神经系统检测不到铊，而骨骼、肾脏中铊含量较高。10天后的铊在体内的分布发生变化，此时肾脏含量最高，中枢神经系统含量高于肝脏，而骨骼 中铊含量降低，且其下降速度较快。肌肉中铊含量也减少，但其速度不及肝脏中浓度下降得迅速。铊能透过血脑屏障进入脑组织，尽管其进入脑组织的速度比进入其他器官的速度要慢得多。脑组织中铊含量的降低速度也较其他器官中铊含量下降的速度慢。在脑组织中，铊的分布也表现出一定的选择性，在脑灰质中的铊浓度比脑白质中的铊浓度高 3 倍。铊可以通过胎盘屏障进入胎鼠体内，但含量低于母体含量。

铊主要经肾和肠道排出，乳汁、汗腺、泪液、毛发和唾液也可排出少量。Lund 观察到大鼠口服硫酸铊 1 小时后可发现于尿中，但大部分铊的排出是缓慢的。Barclay 发现口服硝酸铊和硫酸铊的病人平均每天排出其存留量的 3.2%，24 天后体内仍有 45% 存留。有一例孕妇食入少量含铊鼠药后 28 周尿中仍可以检测到铊。治疗后 18 周母乳中仍含有铊。高钾食物可促进肾脏对铊的排泄，可能是因为钾能竞争性地阻断肾小管对铊的重吸收，同时也能动员细胞中的铊进入血液，因而血铊含量增加。血铊含量的增加则使肾脏对铊的滤过增加，因而尿液对铊的排泄也增加。

铊对哺乳动物的毒性大于铅、汞，与砷相似，属于高毒类。在体内具有蓄积性。为强烈的神经毒物质。

铊最小致死量随给药途径、动物种属和化合物类别的不同而不同，一般情况下为 10 ~ 30 mg/kg。碳酸铊、硫酸铊和硝酸铊小鼠经口 LD_{50} 分别为 21、29 和 32.5 mg/kg。碳酸铊大鼠胃肠道 LD_{50} 为 15 mg/kg，而经皮则为 117.3 mg/kg。不同铊盐所致的急性中毒症状相似，有躁动不安、共济失调、惊厥、震颤等。有机铊盐较无机铊盐毒性大，3 价铊较一价铊毒性大。

铊盐用于脱发时的剂量与致死剂量很接近，因此其安全范围很小。醋酸铊用于脱发治疗的剂量为 8mg/kg，而一般认为铊对成人的最小致死量在 0.2 ~ 1.0 g 之间。1934 年 Munch 曾对 778 例铊中毒儿童病例进行分析。这些患儿的服药量均为 8 mg/kg。服药后有 447 名儿童发生中毒，占全部病例的 57%，其中有 8 名儿童死亡，其中最小的剂量为 5 ~ 7.5 mg/kg。

在较小的剂量下较长时间用药，可表现为慢性的铊中毒。大鼠每日口服醋酸铊 0.45 mg/kg，早期有食欲不振，第六周末出现明显脱毛，4 个月内全部死亡。动物慢性中毒有不同程度的神经系统损害与球后视神经炎、视神经萎缩、性欲丧失、睾丸萎缩等。

铊的特殊毒性作用主要表现在其对生殖系统的影响。在动物的整个妊娠期，铊都能通过胎盘屏障进入胎鼠体内而影响其正常发育。碳酸铊在体内对体细胞和生殖细胞都有具有致突变作用，可诱发细胞染色体的畸变。大鼠妊娠第 12、13、14 天给予硫酸铊，可使仔鼠发生肾盂积水和椎体缺陷。有研究认为，铊盐的致畸反应特征为软骨发育不良[264]。鸡蛋在孵化第 7 天经卵黄囊给予硫酸铊，可使 95% 的雏鸡出现畸形，常见软骨发育不全、四肢对称性短小、小头畸形等。

铊引起生物体中毒的机制并不十分清楚。目前有几种推测。铊的理化性质与钾相似，进入细胞内后即在细胞内存留而不易排出。它可以与钾离子一样与相关的受体结合，竞争性地抑制钾离子的生理生化作用，尤其是与钾离子有关的各种酶系。铊离子能干扰细胞对钾离子的富集机制，因此当铊浓度明显增高时可以通过影响细胞膜上 Na^+，K^+ – ATP 酶的活性而影响细胞的生命机制。已经发现铊对神经和肌肉组织中的 Na^+，K^+ – ATP 酶、微粒体磷酸酶的亲和力比钾大 10 倍。这种强大的亲和力使其具有强大的与钾离子进行竞争的能力，影响钾离子生理作用的发挥。

铊可以与酶分子或蛋白质的巯基结合，抑制许多酶的活性，尤其是与线粒体蛋白的巯基结合，抑制细胞的氧化磷酸化过程、干扰含硫氨基酸代谢、抑制细胞有丝分裂。铊与半胱氨酸上的巯基结合，影响半胱氨酸掺入角蛋白，导致毛发、指甲生长障碍，指甲上出现横向的白色条带，并引起毛发的脱落。

铊在体内可以与核黄素发生牢固的结合，干扰其代谢，使电子传递体系中的重要组分黄素蛋白合成减少和黄素二腺苷酸代谢紊乱，导致丙酮酸代谢和其他有关的能量代谢发生障碍。由于这些原因，铊中毒时的一些神经系统症状与核黄素缺乏症的症状酷似。

铊对神经系统毒性作用的基础是其能够通过血脑屏障进入脑组织，并在脑组织中蓄积。在脑组织中，铊使琥珀酸脱氢酶活性明显减弱。铊可使脑组织脂质过氧化速率提高，使儿茶酚胺代谢紊乱。铊对周围神经也有明显损害作用，如醋酸铊可对大鼠膈肌神经肌肉接头产生明显损害，推测可能与铊干扰突触前神经递质释放有关。

铊离子的急性心血管效应可能是由于其与钾离子竞争细胞膜转运系统、抑制线粒体氧化磷酸化过程及干扰蛋白质合成有关。动物研究证明，线粒体是铊的一个重要的细胞内毒性靶部位。铊除了与钾离子进行竞争，还与线粒体膜上的巯基酶结合，干扰氧化磷酸化过程。铊对巯基的亲和力使其能够介导脂质过氧化和减少细胞内谷胱甘肽水平。

对于人类，长期全身性摄入铊的结果包括脂肪浸润、肝组织坏死、肾炎、胃肠炎、肺水肿、肾上腺退行性变、周围和中枢神经系统退化、脱发，严重者死亡。死亡病例多由食入铊污染的食物或不当地使用铊作为脱发剂所引起。工业接触可出现视野缺损及其他铊中毒的表现[231]。

铊在其他方面的毒性包括对甲状腺及对生长发育的影响等。铊对甲状腺具有明显的细胞毒作用。实验表明，硫酸铊可致鸡胚甲状腺功能明显低下，甲状腺组织内 T_3、T_4 水平明显降低。甲状腺功能的降低则导致骨骼系统的生长发育及脑的发育过程减缓或停止。铊与多核糖体结构结合，因而可以干扰蛋白质的合成。铊还可以拮抗钙离子对肌肉的激活作用。铊还可以改变血红素代谢。

目前为止，关于铊致癌和致突变的证据尚且不足[265]。铊的致畸作用一般来自禽类而非哺乳动物，因此还难以外推至人类。孕妇接触铊或铊的化合物可导致皮肤和指甲萎缩、脱发和新生儿低体重。

6.3.10.8 锡

无机化合物：锡（Tin，Sn），原子量 118.7，元素周期表中位于ⅣA；原子价 +2、+4；发现于远古时代。锡有两种较高的价态，即二价锡（Sn^{2+}）和四价锡（Sn^{4+}）。两种价态都能形成稳定的无机化合物。四价锡还能形成一种活泼的氢化物（SnH_4）和许多重要的有毒的有机金属化合物。锡为银色微带蓝色的金属。密度 5.75，熔点 231.89℃，沸点 2260℃。锡延展性大、抗腐蚀性好、熔点低而沸点高。锡在常温下不与稀硫酸和稀盐酸发生反应，但可以溶于稀硝酸和热碱。在温度低于 13.2℃时，锡可以发生晶形转变，成为粉状的灰锡。

锡的使用可以追溯到古埃及时代。锡用作金属的保护涂面，如食品罐头的内层、镀锡电线等。锡常用于焊接金属，用锡的合金作为水闸部件的保护壳，锡镉合金作为机器部件的涂料。锡的无机化合物常用于纺织工业，如氯化亚锡在白棉布印染中作为还原剂；水合锡酸、偏锡酸钠、水合氯化锡及氯锡酸铵等用作印染的媒染剂。这些行业中的工人都有机会接触锡的无机化合物，但接触最多的为开采锡矿及从事锡的冶炼工作的工人。锡矿工人接触的锡大多为二氧化锡（SnO_2），部分为锡的硫化物，如亚锡酸矿盐（Cu_2FeSnS 及 $PbZnSnS_2$）。锡冶炼工人主要接触二氧化锡烟尘。普通人群对锡的摄入量约为每天 3.5 mg。现在由于包装技术及材料的更新换代，人们对锡的摄入量明显减少。无机锡和有机锡化合物在体内的沉积和可能的对健康的影响已有许多的回顾总结[266－268]。

锡非人体必需元素，也未有研究能够证实其具有任何生物学功能。成年人每日从食物中摄入锡约 4 mg，而体内锡的含量可达 352 mg。

锡摄入后仅有少量通过消化道吸收，即使是摄入酒石酸锡钠这种可溶性无机锡化合物，其剂量的 90% 亦通过粪便排出。有人认为这是由于在胃肠道内锡与蛋白质结合，抑制了蛋白质分解酶消化锡的作用，从而影响锡的吸收。注射锡盐后也只是小量被吸收。关于锡是否能从呼吸道吸收，目前尚未见有报道。

锡进入动物体内后广泛分布于全身。但当其他组织中锡浓度下降时，肝和脾组织中的浓度增加。家兔静脉注射枸橼酸锡和枸橼酸亚锡后肾脏中含锡量最高。也有报道认为锡主要贮存于骨骼中。注射锡两天后，骨骼 中锡的含量可达给予量的 35% ~46%。动物口服锡后，肾、肝和骨骼的含量最高。

消化道摄入的锡主要由粪便排出。吸收体内的锡主要由尿液排泄。有轻度碱中毒时尿锡的排泄量增加。有人 5 天内口服 2 ~2.75 g 锡，尿中出现的氧化锡低于 0.4 g。但给动物注射锡后，则主要由尿液排出，部分由胆汁排出。48 小时内由尿中排泄的锡可达注射量的 1/3。经胆汁排出的量则随化合物的种类而定，一般低于15%。据报道尿液平均锡浓度水平为16.6 μg/L或23.4 μg/d。

锡的氢化物对小鼠和豚鼠的毒性比砷还大，只是它的毒性效应主要集中于中枢神经系统，没有溶血现象产生。其他无机锡及其化合物的毒性较小。锡和它的无机化合物需要相对较大剂量和较长的时间才以能产生毒性。口服金属锡实际上基本无毒。锡的无机盐类由胃肠道或注射进入体内时有一定的毒性。少数无机锡化合物毒性较大，如氯化亚锡可引起动物瘫痪死亡。吸入氢化锡可致动物发生痉挛及中枢神经系统损害。临床病例尚且少见。用0.03%、0.1%、0.3%和1%的氧化锡及其他锡盐喂饲大4~13周，发现当锡含量达到0.3%以上水平时，动物表现为生长停滞、轻度贫血、肝脏组织学改变、血清铁下降，推测胃肠道中的锡可能会抑制铁的吸收，干扰了体内血红蛋白的合成。关于锡对造血系统的影响研究表明，诸如氯化亚锡等无机锡是肾脏血色毒氧化酶的诱发剂。动物皮下注射2.5~25 μmol/100 g的氯化亚锡，肾脏中血红素氧化酶活性较对照动物高20~30倍，同时肾脏微粒体细胞色素P450的含量平均下降50%。有动物实验表明，无机锡化合物可以影响铜、锌和铁的代谢[269,270]。

由锡污染罐装食品、水果引起急性锡中毒的最低浓度为250 mg/kg。另有报道食用含水量锡浓度为563 mg/kg或400 mg/kg浓度的水果罐头，临床上均出现恶心、呕吐、腹泻等胃肠道炎症症状。

经呼吸道吸入的锡主要存在于肺，一部分以锡氧化物的形式存在于巨噬细胞内。金属锡及无机锡化合物经呼吸道吸入可引起肺部良性的锡末沉着症。锡冶炼工人在锡烟尘浓度9.362 mg/m^{3}的环境中工作，可以导致锡尘肺的发生。锡尘肺临床表现为轻度的咳嗽、咳痰、胸闷等症状，多数患者没有肺功能改变。胸部X线片可见两肺野广泛分布的成簇状圆形或类圆形小斑点状阴影响，与分瓣的小桂花花朵十分相似，彼此之间并不融合，其直径可达3~5 mm，密度高，边缘锐利。通常情况下肺门无扩大，肺纹理多数不能辨认或仅隐约可见。确诊10~15年后，两侧肺野的斑点状阴影逐渐变小，密度降低，数量亦减少，肺野逐渐清晰，但肺门密度却逐渐增高。25~30年后，肺门有形态多样化的金属块状阴影形成，而肺野则基本清晰。据报道，锡尘肺在脱离接触后，经过一段缓慢的过程，即使不进行治疗，肺部簇状阴影也会有不同程度的减轻甚或消失。用二巯基丙磺酸钠进行驱锡治疗可以促进肺部病变的减轻。

长期接触四氯化锡的工人可有呼吸道刺激症状和消化道症状，如恶心、上腹部不适、便秘，时有肩和足部疼痛等。四氯化锡还可以引起皮肤溃烂和湿疹。

锡离子可与N型钙通道相互作用，增加钙向神经元的转运。二价锡比四价锡对血红素加氧酶（hemeoxygenase，HO-1，血红素环降解过程中的限速酶）具有更强的诱发作用[271]。锡还可以抑制氨基乙酰丙酸脱氢酶，但作用较铅要轻一些[272]这种效应可能是因为锡可以代替一种必要的金属辅因子与酶蛋白结合，而结合后却不能产生正常的酶功能[273]。

关于无机锡的研究并没有发现其有致突变性、致癌性和致畸性的任何证据。相反发现无机锡化合物具有抗肿瘤特性[268]。

有机锡化合物：有机锡化合物通常有4种类型：一烃基锡化合物（$RSnX_3$）；二烃基锡化合物（R_2SnX_2）；三烃基锡化合物（R_3SnX）和四烃基锡化合物（R_4Sn）。式中R代表烃基，可以是烷基或苯基；X为无机或有机酸根，或氟、氯、溴、碘、氧等。在有机锡化合物中，四价锡原子与1个或多个碳原子以共价键形式结合。

有机锡化合物有中等或高度毒性。动物实验证明，这类化合物的毒性存在着如下的规律：①$R_3SnX > R_2SnX_2 > RSnX_3$，$R_4Sn$与$R_3SnX$相似，因为前者在肝脏可以转化为后者；②带有侧链者毒性较正异构体为大；③碳原子数增加而毒性减低，如二烷基锡类的甲基和乙基毒性较大，二乙基和二辛基毒性最小；④烷基基团被卤族等阴离子基团取代后，毒性增长率大，其中以氯的衍生物毒性最高。

有机锡化合物多为油状液体或固体，具有腐败的青草气味和强烈的刺激性。常温下易挥发，气体比空气重。不溶于水或难溶于水，易溶于有机溶剂。此类化合物中的一部分可被漂白粉或高锰酸钾分解成无机锡。

有机锡有着广泛的用途。二烷基锡中的二月桂酸二丁基锡、二氯二丁基锡为塑料稳定剂；一些三烷基锡具有杀菌作用，如氟化三丁基锡、三苯基醋酸锡在农业上用作杀真菌剂；而氯化三乙基锡在工业上用作电缆、油漆、造纸、木材的防腐剂。在有机锡的生产和使用过程中，因违章操作、设备陈旧或防护不周可造成大量接触，导致中毒。有机锡化合物还可以被用作杀虫剂和防滑剂，在整形外科中用作安定剂。

有机锡化合物一般可通过呼吸道、消化道和皮肤进入机体。三苯基锡不能透过无损皮肤，而三乙基锡则很容易通过无损的皮肤被吸收。吸收动力学研究表明，小鼠在接触后的第一小时吸收最快，皮肤受潮时则吸收更多。短链烷基锡化合物经胃肠道可以迅速吸收，但吸收率也与有机锡的品种用动物种属而异。醋酸三乙基锡在大鼠和牛口服后吸收藏率大约为10%，氯化三环乙基锡在大鼠的吸收率不超过2%，而四辛基锡在大鼠仅能吸收0.1%。

有机锡进入机体后，首先进入血液。约有50%的三乙基锡与大鼠血红蛋白结合。注射二乙基锡和二丁基锡后，动物肝脏中锡浓度最高。注射三乙基锡后，在肝和血液中的浓度最高，肾、脾、心、脑和骨骼肌组织中较少。消化道给药也有同样的分布情况。进入体内的有机锡的排泄主要通过肾脏和肠道。一乙基锡、三乙基锡可通过肾脏排出，而二乙基锡则通过胆汁排入肠道后随粪便排出。唾液和乳腺也可以排出一些有机锡化合物。呼吸道则可以排出四乙基锡。

有机锡化合物大部分在体内经肝微粒体酶脱去烷基而发生代谢转化，如四乙基锡经代谢转化为三乙基、二乙基和一乙基锡；二乙基锡可转化成一乙基锡。体外和大鼠体内实验均已证明三丁基锡在肝脏微粒体酶的作用下，脱去烷基而降解为二丁基锡和一丁基锡。

烷基的数目可以影响有机锡的毒性靶器官。二烷基锡主要损害肝胆系统；三烷基锡、四烷基锡主要影响神经系统。三乙基锡具有中枢神经髓鞘毒性作用，可引起脑白质的水肿。三甲基锡可引起实验大鼠中枢神经系统严重的和永久性的损伤，最明显的病理改变发生于大脑皮质的边缘系统，其特征为神经元的坏死。一些动物实验研究表明，有机锡化合物可以引起细胞免疫、体液免疫及非特异性宿主防御反应的缺陷。

有机锡引起上述病理性改变的机制尚不清楚。有人认为二烷基锡蓄积于线粒体，可与线粒体上的含巯基的蛋白质结合，影响线粒体的功能，造成整个细胞的能量代谢障碍。巯基化合物二巯基丙醇可以逆转有机锡的这种作用。三烷基锡和四烷基锡抑制氧化磷酸化过程中的磷酸化环节，使高能磷酸化合物的生成减少，而对电子传递体系很少有干扰作用。三乙基锡和四乙基锡的这种作用不能被含巯基化合物所逆转。三甲基锡引起神经系统过度兴奋是由于其对大脑海马结构的毒性。海马主要与人的精神和情绪活动有关。三甲基锡这种作用的详细机制尚未不清楚。有人认为这是含有金属的内源性兴奋毒素所致；亦有认为三甲基锡可引起脑内神经递质谷氨酸代谢和γ-氨基丁酸系统功能发生障碍；还有认为三甲基锡抑制Ca^{2+}-ATP酶，干扰脑神经细胞上钙泵和其他由cAMP介导的过程所致。烷基锡对免疫系统的影响有可能是由于基其对胸腺能量代谢的影响，引起胸腺萎缩所致。

在法国发生过一起几乎是流行性质的暴发中毒，原因是经胃肠道摄入一种含有二乙基锡化合物来治疗皮肤病[1]。更多关于职业性接触的报道称二乙基锡可以引起头痛、视野缺损和脑电图（electroencephalogram，EEG）改变。这种EEG改变需要在脱离接触后很长时间才能逆转[274]。实验发现，在脑水肿的同时伴随有抑郁症。二乙基锡可以导致高血糖，可能与神经中枢介导的肾上腺儿茶酚胺的耗竭有关。有报道说接触三丁基锡造成工人发生急性烧伤或亚急性皮肤刺激症状。三苯基锡已被证明具有潜在的免疫抑制作用[275]。有机锡引起的线粒体中三磷酸腺苷水解作用的抑制和氧化磷酸化的解耦联已被证实是锡毒性的细胞机制[267]。

锡的一些丁基和甲基化合物Ames突变实验具有阳性反应[276]。三丁基锡可抑制小鼠的自然杀伤细胞。免疫抑制使动物易于发生恶性肿瘤。

有机锡中毒临床表现：

有机锡急性中毒的潜伏期一般为1～5天。大量接触后可在短期内出现头痛、头晕等症状。潜伏期的长短与有机锡的品种、吸入量、个体敏感性和原有的健康状况有关。有机锡品种繁多，对人体的作用各不相同，因此临床表现也不尽相同。二烷基锡急性中毒主要累及肝胆系统，可见有肝肿大，反映肝功能的酶类如血清转氨酶和谷草转氨酶升高，胆道功能也发生异常。二氯二丁基锡和二月桂酸二丁基锡对眼睛和呼吸道粘膜有刺激作用，轻度中毒时可有刺痛、流泪、流涕、喷嚏、咽喉干燥、干咳等。严重时可发生肺炎和肺水肿，出现咳嗽、胸闷、呼吸困难、肺部干湿啰音等。法国曾用于治疗疾病的有机锡化合物 stalinon，其主要成分为二碘二乙基锡，但混有二乙基锡及三乙基锡，服药后出现以神经系统损害为主的中毒症状，尸检见脑膜和脑白质间质性水肿，及弥漫性的神经元病理性改变。

三甲基锡中毒早期有头痛，但其主要表现为大脑边缘系统和小脑功能受损的症状，有耳鸣、听力减退、定向力障碍、多语、遗忘、攻击行为、食欲亢进、性功能障碍、眼球震颤、共济失调等症状，并可以有抽搐。

三乙基锡、四乙基锡急性及亚急性中毒的临床症状相似，除有流泪、鼻干、咽部不适等粘膜刺激症状外，主要表现为中枢神经系统症状。头痛出现最早，初发为阵发性逐渐变为持续性，可十分剧烈。患者精神萎靡，常有头晕、乏力、多汗、恶心、呕吐、食欲减退及心动过缓等。严重患者可突然昏迷、抽搐、呼吸停止而死亡，但在此症状之间常无明显症状和体征，因此对可疑病例应尽早提高警惕。患者早期的精神状态常表现为兴奋、多语、易激动、失眠，但如出现嗜睡、对周围事物和事件表现淡漠等抑制状态时，常常是病情况严重的反映。在心血管系统早期表现为血压波动、心率正常或偏慢。例如，血压突然升高，心率低于50次/分，提示病情恶化。神经系统检查早期可以正常或出现手指震颤、四肢肌张力减退。例如，出现腹壁、提睾反射消失，常为昏迷的前兆。严重中毒时可见锥体束征阳性。眼底检查可见有眼底视盘模糊、充血及水肿。

6.3.10.9 钛：钛（titanium，Ti），原子量47.9，元素周期表中位于Ⅳ B；原子价 +2、+3 或 +4；发现于1791年。大多数钛化合物氧化价为 +4，但在一些有机化合物中也以 +3 价和 +2 价的氧化态存在。钛元素广泛分布于地壳，土壤中含钛0.5% ~10%。钛为灰白色难熔高强度金属，密度4.5，熔点1800℃，沸点3530℃。钛在高温及超低温情况下都具有良好的机械性质。钛无磁性，纯钛具有良好的延展性能。钛可溶于氢氟酸、浓硫酸和硝酸中。钛的化学性质与硅相似，不活泼，耐腐蚀。钛的主要化合物有二氧化钛（TiO_2）、四氯化钛（$TiCl_4$）、硫酸钛［$Ti(SO_4)_2$］及碳化钛（TiC）。钛与烷基、芳基可形成多种有机钛。四氯化钛为液体，沸点136.4 ℃，在干燥空气中稳定，遇水分解为二氯氧钛（$TiOCl_2$）及盐酸，同时放出热量。四氯化钛烟气在潮湿空气中能水解生成二氯氧钛及其水化物［$TiCl_2(OH)_2$］，并可进一步水解产生盐酸，具有强烈刺激作用。钛或钛或钛的合金有许多用途，如作为外科手术移植和假体的成分等。二氧化钛是一种用于油漆和塑料的白色颜料，也是漂白面粉、乳制品和糖果蜜饯的食品添加剂和化妆品中的增白成分。钛在环境中广泛存在。城市的空气、河流和饮用水中，以及在许多食物中都可以测到钛成分。

经胃肠道摄入的钛约有3%被吸收。大多数吸收后经尿液排出。正常尿液估计值为10 μg/L[238,277]。估计体内的钛负荷为15 mg。体内的钛大多数分布于肺，这很可能是呼吸接触的结果。吸入的钛在肺中可以存留很长时间。肺钛的负荷随着年龄的增长而增大，并随着地理位置的改变而改变。在美国居民中，肝和肾的浓度分别为8 ppm和6 ppm。四价钛可以与转铁蛋白结合进行血浆循环[278]。新生儿体内只有极少量的钛。

职业接触钛的量一般都较为严重。职业环境下的钛通常都以二氧化钛的形式存在，空气中的浓度可以高达50 mg/m^3。TiO_2 已被 TLV 列为10 mg/m^3 的损伤性粒子。有报道说吸入二氧化钛颜料可产生肺组织纤维化，但是这种损伤并不是致残性的。纳米尺度的二氧化钛微粒比普通的二氧化钛粒子更容易引起肺部炎症[279]。肺中过多的钛沉积会导致肺超负荷，破坏肺的清除机制[280]。二氧化钛无论是以何种途径进入体内，无论是经消化道、呼吸道、经皮或皮下注射，均表现为生物惰性。动物试验表明，二氧化钛不具有致癌性[281]。

钛金属和其他钛的盐类也是相对无毒的，只有四价钛形成的酸可能会产生刺激性[282]。一种钛的共价复合物——钛省（环戊二烯钛），与三辛酸结合，通过肌内注射给大鼠和小鼠，在注射点可产生纤维肉瘤，肝肉瘤和恶性淋巴瘤[283]。钛省是一个钛原子夹在两个环戊烯分子中的一个三明治样的结构。

在有关钛或其化合物的生产和使用过程中可接触氧化钛烟尘及四氯化钛烟气。金属钛、二氧化钛及碳化钛等不溶性钛口服吸收量小，毒性低，金属钛植入体内可以没有任何病理性反应。吸入钛的不溶性化合物，其致纤维化作用甚微，未见肺部有严重损害。用含钛饮水长期饲养动物未见对生长发育有明显影响，也未见有肿瘤的发生。二氧化钛的毒性作用在于其溶血效应。不同晶型的二氧化钛的溶血作用可有差异。金红石呈惰性，锐钛矿有一定的溶血活性。Desai 等以矿尘吸收生物大分子（^3H－亮氨酸标记蛋白）的实验显示二氧化钛的吸收作用很弱，但含高价铁使二氧化钛的吸收作用增强，提示表面活性的增加。用二氧化硅对豚鼠肺泡巨噬细胞膜流动性影响的研究中发现二氧化钛的表面特性与二氧化硅不同，二氧化钛与细胞膜的结合对细胞功能的影响不明显。

钛的化合物四氯化钛烟雾与水接触可产生和生成盐酸，对上呼吸道粘膜有强烈的刺激作用。用犬进行实验，吸入四氯化钛后数小时可发生呼吸困难，发生肺部炎症及肺水肿，肺组织显示灶性充血和出血，肺泡中可见钛颗粒沉淀物。致畸性研究表明，四氯化钛对孕鼠母体和胚胎都有一定的毒性，但并没有致畸作用。四氯化钛胚胎毒性的腹腔注射剂量为16 mg/kg。在此剂量下，四氯化钛可以使活胎率降低，胚胎吸收率增加、胎鼠体重减轻、身长及尾长减短，胎盘重量减轻，胸骨骨化迟缓率增加，表明具有明显的胎盘毒性作用，但并没有发现胎鼠和仔鼠外观、骨骼及内脏的畸形。

钛盐对肝、脑、肾的半胱氨酸转化过程具有抑制作用。0.46 mmol 钛盐可抑制血清的碱性磷酸酶。对酵母转换酶也有轻度的抑制作用。乳酸钛可与儿茶酚形成复合物。钛盐通过与酪氨酸酶竞争基质而抑制酪氨酸酶对多巴的作用。

水杨酸钛、过氧化钛、二氧化钛对毛细胞血管内皮细胞具有兴奋作用，提高皮肤防御功能，可用于治疗皮肤病和及用作防晒剂，不引起接触性皮炎。用钛板和螺钉固定骨折部位或植入肌肉，未见组织与骨骼的不良反应。

工业上接触钛粉尘对人体健康无明显影响。长期接触钛粉尘的工人也未见呼吸功能及血溶液系统的改变。Elo 曾报道，3 名接触二氧化钛 9 年的钛颜料厂工人肺组织发生轻度纤维化，肺间质沉淀物及肺淋巴结中发现钛颗粒。但因为这些颗粒中除有二氧化钛，尚存在有铝和二氧化硅，因此认为这些病理性改变可能与二氧化硅有关，而并非为二氧化钛所致。

冶炼生产中长期吸入低浓度的四氯化钛烟气的工人有呼吸道粘膜的刺激症状及慢性支气管炎症状，表现为咳嗽、咳痰、胸闷、气急，X 线检查肺纹理增多，以条状肺纹增多为主，肺功能呈阻塞性通气功能减低，主要表现为时间肺活量的减少。

皮肤直接接触四氯化钛液体可致严重灼伤，愈后留有黄色色素沉着。急性吸入四氯化钛烟雾时可出现上呼吸道粘膜刺激症状，可有哮喘性支气管炎表现。重度患者可有体温升高、呼吸困难、发绀、肺有干或湿性啰音，X 线胸片呈斑片状阴影，表现为化学性肺炎，可发展为急性肺水肿。

6.3.10.10　铀：铀（uranium，U），元素周期表中位于Ⅴ；原子价 +2、+3、+4 和 +6，1841 年发现。纯铀主要来自于沥青油矿或钒酸钾铀矿。铀为一种银白色金属，密度 19.07，熔点 1132.3℃ 沸点 3818℃。铀为一种天然放射性元素，放射 α－粒子。天然铀有 3 种同位素：^{234}U、^{235}U 和 ^{238}U，三者在天然铀所占的比例分别为 0.006%，0.715% 和 99.28%；半衰期分别为 2.48×10^9 年、7.13×10^8 年和 4.49×10^4 年；放射活度分别占 49.495%、2.26% 和 48.245%。浓缩铀是指 ^{235}U 含量在 2% 以上的铀。铀在衰变过程中放出一系列放射性子体，其中以 ^{226}Ra、^{222}Rn 和 ^{210}Po 具有较大的生物学意义。

铀的化学性质极为活泼，在空气中易氧化，高温时可燃烧，在水中可被锈蚀，易溶于酸，不溶于碱。金属铀有 5 种氧化态，但是只有 +4 和 +6 价可以形成稳定的化合物，并有实际价值。+6 价化合物可以形成含铀离子（UO_2^{2+}）可形成水溶性化合物，成为在体内存在的主要形式。+6 价铀可与一些有机或无机阴离子形成可溶性络合物，并可能过生物膜。根据在水中的溶解度，可将铀化合物分为易溶性和难溶性两类。易溶性铀化合物有6价铀的无机化合物如六氟化铀（UF_6）、氟化铀酰（UO_2F_2）、硝酸铀酰［UO_2（NO_3）$_2$ · $6H_2O$］、硫酸铀酰（UO_2SO_4 · $3H_2O$）和醋酸铀酰［UO_2（CH_3COO）$_2$ · $2H_2O$］等。难溶性铀化合物有二氧化铀（UO_2）、三氧化铀（UO_3）、八氧化三铀（U_3O_8）等氧化物和四氟化铀（UF_4）及磷酸铀酰（UO_2HPO_4）等。

铀主要作为核燃料用于核武器和核反应堆。在铀矿开采、铀的冶炼纯化、元件的加工制备以及核反应堆元件后处理等工序中可接触铀。此外，铀可用于冶金工业炼制合金钢；在有机化学制备中用作催化剂；用作陶瓷、玻璃和珐琅的着色剂等。在各种应用铀或其化合物的场所都可以接触到铀。在生产中危害较大的是吸入铀的各种化合物的气溶胶。浓缩铀中^{234}U的丰度高于天然铀。含^{234}U 2%～3%之间的低浓缩铀用核动力反应堆，^{234}U含量大于90%的高浓缩铀用为核武器装料。高浓缩铀的放射活性高于天然铀100倍，其中^{234}U是其放射活度的主要贡献者，占高浓缩铀总放射性活度的95%。在矿物开采生产中，也接触铀的放射性子代产物，主要是氡及其子体。

呼吸道吸入铀化合物，主要是以含铀粉尘和气溶胶粒子形式进入呼吸道，进入肺泡的粒子与粒子的直径有关，粒子越小，进入肺泡就越多。粒子较大时，主要沉积于上呼吸道，或被气管支气管通过纤维运动被清除或被吞咽进入胃肠道。铀吸收入血液的量依铀化合物的溶解度不同而异。溶解度越大，吸收越多。进入呼吸道的含铀粉尘有50%可被缓慢吸收入血。

通过胃肠道摄入的铀很少被吸收，大部分随粪便排出体外。易溶性铀化合物如UF_6、UO_2F_2和UO_2（NO_3）$_2$及微溶性铀化合物如UO_3、UF_4和UCl_4在肠道吸收率为1%。而难溶性氧化铀UO_2和U_3O_8吸收率仅为0.02%～0.03%。

易溶性铀化合物可以经皮肤吸收，吸收率约为0.1%，易受溶剂性质的影响。有机溶剂可促进铀的透皮吸收。酸和碱则通过损伤皮肤，破坏皮肤屏障作用而增加铀的透皮吸收。铀也可以经眼睛的结膜吸收，如家兔通过眼结膜吸6价收铀可导致铀中毒。

可溶性铀进入血液后有较大部分与HCO_3^-形成络合物，一部分与血浆蛋白结合，较小一部分存在于红细胞内。3种存在形式各占47%、32%和20%。注射进入血液循环中的铀迅速向组织中分布，6分钟后循环只剩注射量的1/3，20小时后只剩1%。在血浆中，铀与碳酸氢根的络合物铀酰重碳酸（$UO_2^{2+}-HCO_3^-$）与铀酰蛋白质之间保持着一种动态平衡关系，其比例为6∶4。血浆中与铀结合的蛋白质主要为白蛋白，其次为球蛋白。二者结合铀量的比值为3.5∶1。

吸收入血的铀迅速分布到各种器官组织，以肾、骨、肝和脾中为多，其他器官含量较小。晚期铀在骨骼中的沉积较多。静脉注射铀化合物后，最初6价铀主要分布在肝脏和骨骼，而4价难溶性铀多呈胶体粒子形式为单核－吞噬细胞系统所吞噬，因此主要分布于肝和脾。吸入难溶性铀化合物时，含铀粒子主要滞留于肺淋巴结和肺，肝和脾中含铀很少。

易溶性的6价铀很容易自尿液中排出。血液中铀酰重碳酸和油酰柠檬酸复合物可以通过肾小球滤出，而四价铀在血浆中与蛋白质结合，不能被滤出，因而较少被排出。静脉注入的6价铀化合物经肾脏或尿液排出者有90%，由粪便排出者少于1%。铀自尿液中的排泄有快、慢两个时相。未与组织结合的可溶性铀化合物在第一个24小时内可从尿液中排泄50%～90%，为快排泄相，半排出期约需1～2天。也有实验表明，进入体内的铀可在第一个24小时内由尿排泄60%，大约有25%可储存于骨骼。与组织结合的铀排出速度明显为慢，为慢排出相，半排出期约为70～140天。沉积于肺的难溶性铀化合物，其排出与化合物的种类及颗粒的大小有关。铀自肺的排出亦为双相，快相为11～100天，慢相约120～1500天。食入或由呼吸道清除又吞咽入胃的铀由粪便排出。

天然铀为放射性元素，对机体的损害效应为化学毒和辐射毒损伤的综合作用。可溶性铀主要表现为对肾的化学性损伤。血液中的铀酰重碳酸络合物可以由肾小球滤出，进入原尿。原尿中的重碳酸根HCO_3^-被肾小管重吸收入血，使UO_2^{2+}离子沉积于肾小管上皮细胞，并于细胞中的亲铀基团结合，造成细胞损伤。双氧铀离子大多数浓集于细胞的溶酶体内[284]。肾小管上皮细胞的损伤可造成肾小管重吸收能力的降低，使尿中蛋白质和氨基酸的排出增多。工人长期低剂量接触铀与 β_2 - 微球蛋白尿和氨基酸尿有关[285]损伤的肾小管上皮细胞自细胞中释放出细胞内的酶类，因此尿液中过氧化氢酶和碱性磷酸酶的排出增加。肾组织自显影实验表明，铀主要分布于肾小管的上皮细胞。随着肾小管上皮细胞的脱落，铀化合物可以到达髓袢、远曲小管及集合管，并存在于管型之中。实验未发现铀在肾小球中的沉积。坏死的肾小管在脱离接触后可以再生而得到修复。

浓缩铀随 ^{234}U 含量增加，其辐射效应也增加，晚期主要表现为致癌效应。吸入并沉积于肺的铀化合物可以引起肺癌而沉积于骨骼的铀则可以诱发骨肉瘤。铀矿工人肺癌多由铀的子代产物氡及其子体在肺、气管、支气管粘膜上皮中的沉积所造成的长期射线照射所致。

铀中毒所造成的肾脏病理组织学改变可以分为 4 级（Barnett & Metalf）。Ⅰ度为肾小管上皮细胞轻度变性，肾皮质弓形带区肾小管上皮细胞发生活跃的再生性变化。Ⅱ度的肾小管损害较重，持续时间较长。损伤首先出现于近曲小管部分，继而在弓形带区、外围带区和纵髓线区的肾小管发生上皮细胞变性、坏死，同时在下弓形带区出现活跃的上皮再生。Ⅲ度损害的特征与Ⅱ度相似，但损伤出现较早，再生的上皮细胞中的非典型性扁平细胞增多。Ⅳ度时近曲肾小管严惩重损伤，远曲小管、髓袢、集合管的上皮细胞也发生变性。变性的特点是细胞肿胀、呈嗜碱性，核增大，肾小球囊内有红染颗粒。

铀中毒在临床上可表现为急性和慢性。

急性铀中毒是以肾损伤为主的全身性损伤。表现为中毒性肾病。最初出现的症状为乏力、食欲下降，数小时或数天后加重，出现头痛、头晕、恶心、呕吐、巩膜黄染，尿量减少，尿中出现红细胞、白细胞和管型等；尿蛋白增多，尿糖、尿氨基酸排出增加，尿过氧化氢酶活性增高。血中可出现尿素氮升高、CO_2 结合力下降等肾功能衰竭表现。少尿期后，尿量增加，尿比重减低。由吸入六氟化铀引起的中毒可有一系列呼吸道刺激症状，如胸痛、气闷、发绀、咳嗽、咳痰等，严重者可因肺水肿而危及生命。

国内曾有一例病例报告一工人向硝酸槽内投入铀废料时，产生剧烈化学反应，料液喷出，致使产生严重化学烧伤。烧伤总面积达全身的 71%，创面严重污染。根据第一天尿铀排量估算，初始体负荷为 98.6 mg。最初 4 天的主要症状为恶心、呕吐、白细胞计数增长率高；第五天症状加重并出现少尿，至第 7 日基本无尿，非蛋白氮 37.842 mmol/L，CO_2 结合力 22.4%，血清 ALT 415 单位，肝肿大、肝区疼痛，出现中毒性肾病。至第 9 天，尿量增加至 525 ml，非蛋白氮上升至 97.818 mmol/L，15 天后症状开始好转，非蛋白氮下降，尿量继续增加，至 30 天达 3200 ml，两个月后肾小管浓缩功能恢复正常。

由铀所造成的慢性中毒至今尚未见有病例报道，但长期接触铀的可溶性化合物可影响肾功能，引起蛋白尿。长期接触铀尘，在环境空气中含铀月平均水平为 3.5 mg/m^3 情况下，尿铀值可达 12.3 mg/L。对 29 名在这种环境情况下工作 3 年的工人进行检查，在其中的 3 人可见轻度蛋白尿，而肾功能仍然正常，脱离接触后数个月，尿蛋白消失。吸入难溶性铀化合物后，铀沉积于肺和肺门淋巴结，长期辐射则引起这些部位的癌瘤。低浓缩铀进入人体表现为化学性损伤，高浓缩铀可引起辐射性损伤。

早在 19 世纪末就有关于铀矿工肺癌的报道。以后不断地有类似报道。捷克 Jachymov 在 1948 ~ 1975 年间 2433 名铀矿工中发现 250 例肺癌，占 10.275%，为当地居民肺癌发生率的 30 ~ 50 倍。分析研究表明，肺癌发生率与氡及其子体累积照射量之间呈线性关系。所诱发的肺癌以鳞状细胞癌为主。有研究认为，癌可能是铀的子产物氡及氡的子产物所引起的，而并非铀的本身[4]。

测定尿铀含量可以帮助确定对铀接触者的处理。正常人尿铀在 1 μg/L 以下。当尿铀为 100 μg/L 时应增加医学监督，超过 300 μg/L 时，应脱离接触铀的环境。用碳酸氢钠可以促进铀的排泄，降低急性铀中毒死亡率，但对排铀的效果并不能令人满意。DTPA、EDTA 等络合剂排铀效果也不理想。国内合成的较新的化合物喹酸胺在动物实验中的排铀效果较好。

天然铀的放射性活度很低，因此化学毒性比辐射性损伤在生物安全性方面更为重要，但对铀的防护仍应兼顾化学毒与辐射性损伤两个方面。车间空气中可溶性铀化合物的最高容许浓度为0.015 mg/m^3。从辐射损伤考虑，有人提出不溶性铀化合物的年吸入量限值为60 mg[286]。

6.3.10.11 钒：钒（vanadium，V），原子量50.93，元素周期表中位于ⅤA；原子价+2、+3、+4或+5。钒为灰色金属，密度6.11，熔点1910±10℃，沸点3420℃。元素钒耐腐蚀。自然界中的钒多以五价形式存在。五氧化二钒（V_2O_5）是最常见的钒化合物，熔点低（690℃），加热可形成气溶胶，直径可达2 μm；溶于水呈酸性溶液，遇碱则视pH值的不同而形成不同的钒酸盐（$VO4_3^-$）或偏钒酸盐（VO_3^-），二者均为强氧化剂。五氧化二钒可被还原成VO_2、VO_3和VO等。五氧化二钒与卤素可形成三氯氧化钒（$VOCl_3$），三氟氧化钒（VOF_3），三溴氧化钒（$VOBr_3$）等。

75%~85%的钒用于钢铁工业，以钒铁的形式加入合金形成特殊钢。生产钒接触五氧化二钒的浓度为0.2~7 mg/m^3。在化学工业方面，五氧化二钒和偏钒酸钠盐是无机和有机化学工业的重要催化剂。五氧化二钒用作合成硫酸的催化剂。偏钒酸铵可以像五氧化二钒一样用于生产苯二酸酐、马来酸酐、苯胺黑等的催化剂。三氯氧化钒用作乙烯、丙烯等烯烃共聚合的催化剂。纺织工业中，硫酸氧化钒、偏钒酸铵、三氧化二钒用作媒染剂。在陶瓷玻璃工业中，五氧化二钒和偏钒酸铵用作陶瓷釉料；硫酸氧化钒用作玻璃着色剂。钒的氧化物和偏钒酸盐用于生产印刷油墨、墨汁和黑色染料。照像工业中，钒的化合物用作显影剂、敏化剂、底片或印片的染料。煤中含有钒20~30 mg/kg，石油含钒量可高达100~1400 mg/kg。清扫燃油锅炉接触钒化合物粉尘的浓度可高达50~100 mg/m^3，其中含五氧化二钒5%~17%，三氧化二钒和二氧化钒3%~10%。

钒可能是一种重要的微量元素，但人类中还没有发现因缺乏钒而引起的疾病。对于非职业性接触人群而言，食物是钒或钒化合物的主要来源。牛奶、海产品、谷类产品和蔬菜中都含有钒。正常美国人每日摄入钒约10~60 μg。正常血和尿浓度分别估计为1 nmol/L和10 nmol/L[287]。

可溶性钒化合物吸入呼吸道后沉着于肺组织，其中的25%可以通过肺泡壁而吸收入血。在肺中的吸收量与钒化合物粒子的大小和溶解度有关。钒化合物不易通过胃肠道吸收，吸收量仅有0.1%~1.0%。钒或钒的化合物很少通过皮肤吸收。

钒被吸收进入人体后主要通过血浆转运。在血浆中，钒有77%与血浆中的转铁蛋白结合。钡吸收后30分钟内分布与所有的器官，但所有组织中钒的浓度都很低。钒主要储存于骨，其次为肝、肾、肺。钒可通过血脑屏障进入脑组织。正常人体含钒约0.1~0.2 mg。

钒化合物在生理状态下可具有6种氧化态，自-1~+5，但以五价态为多。细胞外钒多为+5价而细胞内钒则多为+4价。

钒由体内被排出体外的速度较快。由呼吸道吸入的钒化合物，3天内可由尿液排60%，由粪便排出10%。食入的钒化合物，4天内由粪便排出87.6%，其余由尿排出。正常情况下尿钒浓度<0.04 μmol/L，大剂量接触者，尿钒浓度可增加20~30倍。

钒化合物的主要毒性作用是对皮肤粘膜，包括眼和呼吸道粘膜。这些刺激性可能与钒化合物溶于水时的脱水作用及其所形成的酸有关。卤化钒可以形成卤酸而具有刺激作用。少数患者接触钒化合物可以出现湿疹性皮炎，钒酸钠皮肤试验阳性，可能属于一种过敏性反应。

吸入五氧化二钒引起鼻、咽及呼吸道粘膜的刺激现象。高浓度钒可作用于肺泡巨噬细胞，使其生存率偏低，增加肺泡损伤。有些患者出现哮喘，主要与接触大量钒化合物的非特异性高反应有关，少数患者有免疫机制参与。钒还可以抑制单胺氧化酶，使五羟色胺蓄积而导致支气管痉挛。钒的吸收较少，排泄较快，蓄积不多，因而职业性钒中毒症状以呼吸道刺激为主，而且急性中毒与慢性中毒之间有很多相似之处。

钒中毒患者可出现神经系统症状。据调查，抑郁症患者血液中钒浓度升高，血钒浓度恢复正常后抑郁症也会好转。大鼠喂饲五氧化二钒或偏钒酸盐后，条件反射功能障碍。钒中毒可见脑Na^+，

K^+-ATP 酶抑制和儿茶酚胺浓度改变。偏钒酸盐可降低大鼠下丘脑中去甲肾上腺素水平和多巴胺水平。钒可抑制单胺氧化酶，使五羟色胺在中枢神经系统积聚。硫酸氧化钒对乙酰胆碱酯酶的活性也有抑制作用。

钒的氧化物及其盐类对动物的心血管功能有明显影响。使心电图出现期前收缩、T 波增高，随后 ST 段压低。长期吸入五氧化二钒可使大鼠心肌血管周围发生肿胀，心肌细胞发生脂肪变性。动物血管平滑肌痉挛是偏钒酸盐最一致的生理毒理效应。偏钒酸盐使循环系统周围阻力增加，冠状动脉、内脏和肾血流明显减少。

动物吸入五氧化二钒后肝细胞发生脂肪变性和部分坏死。毒性作用强度与肝内钒浓度相关。钒化合物对肝组织的毒性作用可能是因为对肝组织细胞呼吸所致。

给动物注射偏钒酸钠可发生肾脂肪变性和急性肾小管坏死。钒对单胺氧化酶的抑制导致肾内五羟色胺增多。在大鼠，钒有利尿和促进对钠的排泄的作用。其原因是钒抑制肾小管上皮细胞的 Na^+，K^+-ATP 酶，使重吸收功能受到障碍。还有实验发现五氧化二钒可诱发肾皮质匀浆脂质过氧化和膜流动性改变。

代谢研究表明，钒可影响动物的胱氨酸、辅酶 A、辅酶 Q、胆固醇、甘油三酯和磷脂、琥珀酸脱氢酶等物质代谢及氧化磷酸化过程。大鼠喂饲五氧化二钒后，毛中胱氨酸含量降低，钒作用业工人指甲胱氨酸含量降低，这表明，钒可抑制体内的胱氨酸合成。这可能是由于钒与某种非特异酶的相互作用所引起的[288]。除影响胱氨酸的合成，钒还有可能促进胱氨酸的分解，这与钒激发磷酸吡哆醛（维生素 B_6）活性有关。胱氨酸的合成减少和分解代谢增强使体的巯基化合物含量减少或含巯基的蛋白质的含量或功能活性减弱。胱氨酸减少可影响依赖于胱氨酸的代谢过程。辅酶 A 合成的减少就是其结果之一。大鼠摄入钒酸后，肝内的辅酶 A 合成减少。辅酶 A 的合成减少，导致细胞线粒体中电子传递体系中辅酶 Q 的合成也减少。体外实验证明，钒可影响大鼠肝内由醋酸开始的胆固醇合成过程。整体实验表明，钒可降低年轻动物的胆固醇水平，但不降低老年动物的胆固醇水平。对人也有类似的情况。这种现象提示，钒有控制胆固醇合成酶－乙酰乙酰辅酶 A 脱酰基酶的作用。钒在年轻动物可激活此酶，而在老年动物则没有这种作用。钒有降低甘油三酯和磷脂合成的作用。这是由于乙酰辅酶 A 是脂肪酸合成的前体。乙酰辅酶 A 的合成代谢受障碍后，脂肪酸及甘油三酯的合成就减少。但在不同的动物，这种作用并不一致。有实验表明，大鼠摄入钒后肝内甘油三酯降低，而人类服用钒后则血清甘油三酯的水平却是增加的。钒对琥珀酸脱氢酶具有抑制作用。琥珀酸脱氢酶是三羧酸循环和电子传递体系中的关键酶之一，此酶的抑制可使 ATP 的合成减少。钒具有使氧化磷酸化解耦联的作用。体外实验见钒可以使肝匀浆线粒体氧化磷酸化解耦联而导致 ATP 能量储存减少。这是由于钒酸盐离子可以代替磷酸盐离子，形成高能的氧钒基中间产物而分解。钡与酶分子之间的相互作用目前尚未完全阐明，但已知钒的毒性作用涉及许多代谢过程，这是钒与许多其他金属毒作用不同的特点。

钒中毒的主要症状是呼吸道和眼的刺激症状。人接触 0.3～1 mg/m^3 的五氧化二钒尘 8 小时出现轻度咳嗽，浓度达 10 mg/m^3 时即可发生急性中毒。急性中毒轻度时可出现类似于上呼吸道感染的症状。接触钒后半小时至数小时之间出现眼、鼻和咽部的刺激症状：眼烧灼感、流泪，流鼻涕、打喷嚏，咽痛、发痒和咽烧灼感。6～12 小时后发生干咳，咳少量粘液，胸骨后痛，疲乏无力，偶有腹泻。停止接触后 2～3 天症状消失。中度中毒除有上呼吸道刺激症状外，出现阵发性干咳。严重时呼吸困难，哮喘长时间持续，肺有广泛干湿性啰音和痰鸣音，但无持久性症状。胃肠道往往有运动功能紊乱，如呕吐和腹泻，反映钒接触可引起平滑肌痉挛。有些人在接触钒的当天或一周内发生皮疹、湿疹、瘙痒性丘疹及干燥斑等。舌面出现墨绿色苔。重度中毒患者出现支气管炎或支气管肺炎。全身症状也更为明显，有头痛、恶心、腹泻、心悸、出汗和周身无力、手震颤等[289－292]。胸部 X 线检查可见肺纹理增强，两下肺有分布不规则的斑片状模糊阴影。

钒化合物口服急性中毒仅有一例报道，是因为误服五氧化二钒所致。患者感觉头晕、乏力、恶心、呕吐、全身不适，继而出现腹胀、腹痛、频繁呕吐、腹泻、面色苍白、口唇发绀、精神淡漠、舌苔绿色，症状逐渐加重，陷入昏迷。心电图检查见心律失常，ST－T 段压低。尿钒浓度增高。

长期接触低剂量钒可导致慢性中毒表现。接触五氧化二钒等钡化合物烟尘数月至数年，可感觉头晕、乏力、失眠、耳鸣、恶心、食欲不振。钒对眼和呼吸道粘膜的刺激作用可以导致慢性结膜炎、慢性咽炎、慢性鼻炎，眼结膜充血、咽充血、鼻塞、鼻干、鼻出血、嗅觉减退。检查可见鼻粘膜糜烂、溃疡，少数可出现鼻中隔穿孔。长期接触高浓度钒烟尘可发生慢性支气管炎、支气管扩张，出现持续性咳嗽、胸痛、胸闷、气短，有时咯血。有时出现哮喘，肺部有干啰音。停止接触后数月症状可以消失。X 线片可见肺纹理增重。肺功能检查见最大呼吸中段流量减少或最大呼气流量－容积曲线异常。

大量维生素 C 和依地酸钙钠注射可加速钡自体内的排出。我国车间空气中钒的最高容许浓度：五氧化二钒烟为 0.1 mg/m^3；五氧化二钒尘为 0.5 mg/m^3；钡铁合金为 1 mg/m^3。

检测方法、标准及意义：

尿钒：国外报告正常人 24 小时尿钒排出平均约 10 μg，尿钒浓度小于 0.006 μmol/L。接触低钒的工人，尿钒浓度为 0.03～0.20 μmol/L。不同作者报告的结果在 0.06～0.6 μmol/L 范围内。国内报告尿钒正常值为 0.039±0.01 μmol/L（催化光度法）。尿钒自尿排出的速度很快，接触浓度高者尿钒浓度可比正常人高出数倍至数十倍。尿钒检测的意义在于它可反映近期接触钒的情况，可用作监测指标。

血钒：血钒由于测定方法不同，结果也相差悬殊。正常人血钒浓度催化法测定结果为 0.2 mol/L，而中子活化法测定为 0.66 μmol/L。血钒的测定方法较为困难，因此不作为常规的生物检测指标。

发钒：正常值范围在 20～60 mg/kg。方法简便，易于获得，因此作为普查的方法较为适宜。

指甲胱氨酸：正常人指甲胱氨酸含量为 99 mg/kg。长期接触低浓度五氧化二钒不能发现指甲胱氨酸含量降低。在尿钒到达 0.4～0.6 μmol/L 时，指甲胱氨酸含量降低。

参 考 文 献

1. CD Claassen. Casarett & Doull's Toxicology: The Basic Science of Poisons. 6th Edition, NY: McGrraw－Hill, 2001.
2. MJ Ellonhorn. Ellonhorn's Medical Toxicology: Diagnosis and Treatment of Human Poisoning. second Edition. Baltimore: Williams & Wilkins, 1997.
3. 何风生，王世俊，任引津. 中华职业医学. 北京：人民卫生出版社. 1999.
4. ATSDR. Toxicological Profile for lead. Washington, DC: US Department of Health and Human Services, Agency for Toxic Substances and Disease Registry. 1999.
5. WHO. IARC Monograghs on the Evaluation of Carcinogenic Risks to Humans. Lyopns, France: WHO/IARC, 1990, 1－445.
6. WHO. IPCS Environmental Health Criteria. Vol 125. Platinum. Geneva: World Health Organization, 1991.
7. RA Goyer. Results of lead research: Prenatal exposure and neurological consequences. Environ. Health Perspect, 1996, 104: 1050－1054.
8. M Berlin. Mercury. In: Friberg L, Nordberg GF, Vouk VB (eds). Handbook on the Toxicology of Metals. Vol. 2. Specific Metals. Amsterdam: Elsvier, 1986, 386－445.
9. NK Mottet, C－M Shaw, TM Burbacher. Health risks from increases in methylmercury exposure. Environ Health Perspect, 1985, 63: 133－140.
10. F Bakir, SF Damluji, L Amin－Zaki, et al. Methylmercury poisoning in Irap. Science, 1973, 18: 230－241.
11. C Cox, TW Clarkson, DO Marsh, et al. Dose－response analysis of infants prenatally exposed to methyl mercury: An application of a single compartment model to single－strand hair analysis. Environ Res, 1989, 49: 318－332.
12. T. Takeuchi. Neuropathology of Minamata disease in Kumamoto: Especially at the chronic stage. In: Roisin L, Shiaki H, Greevic N (eds). Neurotoxicology. New York: Raven Press, 1977, 235－246.
13. TL Syversen. Changes in Protein and RNA synthesis in rat brain neurons after a single dose of methyl mercury. Toxicol

(ed). Biological Aspects of Metals and Metal - Related Diseases. New York: Raven Press, 1983, 183 - 187.

15. PR Sager, M Aschner, PM Rodier. Persistent differential alterations in developing cerebellar cortex of male and female mice after methylmercury exposure. Dev Brain Res, 1984, 12 : 1 - 11.
16. BH Choi, LW Laspham, L Amin - Zaki, et al. Abnormal neuron migration, deranged cerebral cortical organization and diffuse white mater astrocytosis of human fatal brain. J Neuropathol Exp Neurol, 1978, 37 : 719 - 733.
17. L Friberg, J Lener. Molybdenum. In: Friberg L, Nordberg GF, Vouk VB (eds). Handbook on the Toxicology of Metals. 2d Vol. 1. Specific Metals. Amsterdam: Elsvier, 1986, 446 - 461.
18. WHO. IPCS Environmetal Health Criteria. Vol. 134. Cadmium. Geneva: World Health Organization, 1992.
19. EPA. Integerated Risk Information System (IRIS) for Cadmium. Washington, DC: Office of Health and Environmental Assessment, US Environmental Protection Agency, 1997.
20. ATSDR. CadmiumupdateJ. Washington, DC: US Department of Health and Human Services, 1998.
21. PR Flanagan, JS Mclellan, J Hais, et al. Increased dietary cadmium absorption in mice and human subjects with iron deficiency. Gastroenterology, 1978, 74 : 841 - 846.
22. M Berglund, A Askesson, B Nermell, et al. Intestinal absorption of dietary cadmium in women depends on body iron stores and fiber intake. Environ Health Perfect, 1994, 102 : 1058 - 1066.
23. L Friberg, CF Eliner, T Kjellstrm, et al. Cadium and Health: Atoxicological and epidemiological Appraisal. Vol II. Effects and Response. Boca Raton, FL: CRC Press, 1986, 1 - 307.
24. G Nordberg, B Sandstrom, G Becking, et al. Essentiality and Toxicity of trace elements: Principles and methods for assessment of risk from human exposure to essential elements. J Trace Elem Exp Med, 2000, 13 : 593 - 597.
25. GF Nordberg. Cadmium metabolism and toxicity. Environ Physiol, 1972, 2 : 7 - 36.
26. HJ Klimisch. Lung deposition, lung clearance and renal accumulation of inhaled cadmium chloride. Toxicology, 1993, 84 : 103 - 124.
27. AG Davision, AJN Taylor, J Darbyshire, et al. Cadmium fume inhalation and emphysema. Lancet, 1988, 326 : 663 - 667.
28. RR Lauwerys, H Roels, JP Buchet, et al. Investigations on the lung and kidney functions in workers exposed to cadmium. Environ. Health Perfect, 1979, 28 : 137 - 145.
29. S Skerfving, JO Christoffersson, A Schutz, et al. Biological monitoring by in vivo XRF measurements of occupational exposure to lead, cadmium and mercury. Biol Trace Elem Res, 1987, 13 : 241 - 251.
30. KJ Ellis, SH Cohn, TJ Smith. Cadmium inhalation exposure estimates: Their significance with respect to kidney and liver cadmium burden. J Toxicol Environ Health, 1985, 15 : 173 - 187.
31. MJ Thun, AM Osorio, S Schober, et al. Nephropathy in cadmium workers: Assessment of risk from airborne occupational exposure to cadmium. Br J Ind Med, 1989, 46 : 689 - 697.
32. K Nogawa, R Honda, T Kido, et al. A dose - response analysis of cadmium in the general environment with special reference to total cadmium. Environ. Res, 1989, 48 : 7 - 16.
33. RR Lauwerys, H Roels, JP Buchet, et al. Renal response to cadmium in a population living in a non ferrous smelter area in belgium. Int Arch Occup Environ Health, 1980, 45 : 271 - 274.
34. JP Buchet, H Roels, A Bernard, et al. Assessment of renal function of workers exposed to inorganic lead, cadmium or mercury vapor. J Occup Med, 1980, 22 : 741 - 750.
35. J Liu, Y Liu, SS Habeebu, et al. Susceptibility of MT - null mice to chronic CdCl2 - induced nephrotoxicity indicates that renal injury is not (only) mediated by the CdMt complex. Toxicol Sci, 1998, 46 : 197 - 203.
36. X Wang, HN Cahn, RA Goyer, et al. Nephrotoxicity of repeated injections of cadmium - metallothionein in rats. Toxicol Appl Pharmacol, 1993, 119 : 11 - 16.
37. HM Chan, L Zhu, R Zhong, et al. Nephrotoxicity in rats following liver transplatation from cadmium exposed rats. Toxicol Appl Pharmacol, 1993, 123 : 89 - 96.
38. C Anderson, KD Danylchuk. Effect of chronic low - level cadmium intoxication on the harversian remodeling system in dogs. Calcif Tiss Res, 1978, 26 : 143 - 148.
39. K Nogawa, I Tsuritani, T Kido, et al. Mechanism for bone disease found in inhabitants environmetally exposed to cadmi-

um: Decreased serum 1, 25 – dihydroxyvitamin D level. Int Arch Occup Environ Health, 1987, 59 : 21 – 30.

40. JA Staessen, CJ Bilpitt, R Fagard. Hypertension caused by low – level lead exposure: Myth or Fact. J Cardiovasc Risk, 1994, 1 : 87 – 97.

41. SJ Kopp. Cadmium and the cardiavascular system. In: Foulkes EC (ed). Handbook of Experimental Pharmacology. New York: Springer – Verlag, 1986, 195 – 280.

42. IS Jamall, JJ Sorowls. Effects of cadmium and dietary selenium on cytoplasmic and mitochondrial andtioxidant defence systems in the heart of rats fed with dietary copper. Toxicol Appl Pharmacol, 1987, 87 : 102 – 110.

43. V Murphy. Cadmium: Acute and chronic neurological disorders. In: Yasui M, Strong M, Ota T, et al (eds). Mineral and Metal Neurotoxicology. Boca Radon FL: CRC Press, 2000, 229 – 240.

44. MJ Thun, TM Schnorr, AB Smith, et al. Mortality among a cohhort of U. S. cadmium production workers – An update. J Ndtl Cancer Inst, 1985, 74 : 325 – 333.

45. IARC. Monogragh on the Evaluation of Risks to Humans. Vol 58: Cadmium Mercury, Beryllium and the Glass industry. Lyons, France: IARC, 1994.

46. MP Waalkes, AD Bhalchandra, JM Ward, et al. Renal tumors and atypical hyperplasias in B6C3F1 mice exposed to lead acebate during gestation and lactation occur with minumal chronic nephropathy. Cancer Res, 1995, 55 : 5265 – 5271.

47. S Takenaka, H Oldiges, H Konig, et al. Carcinogenecity of cadmium chloride aerosols in Wistar Rats. J. Natl. Cancer Inst, 1983, 70 : 367 – 373.

48. H Oldiges, D Hochrainer, S Takenaka, et al. Lung Carcinomas in rats after low – level cadmium inhalation. Toxicol Environ Chem, 1984, 9 : 41 – 51.

49. MP Waalkes, S Rhem. Cadmium and Prostate Cancer. J Toxicol Environ. Health, 1994, 43 : 251 – 269.

50. MP Waalkes, M Anver, BA Diwan: Carcinogenic effects of cadmium in the noble (NBL/Cr) rat: Induction of Pituitary, testicular, and injection site tumors and intraepithelial proliferative lesions of the dorsolateral prostate. Toxicol Sci, 1999, 52 : 154 – 161.

51. JP Buchet, R Lauwerys, H Roels, et al. Renal effects of cadmium body burden of the general population. Lancet, 1990, 336 : 699 – 702.

52. R Lauwerys, R Hardy, M Job, et al. Environmetal pollution by cadmium and body cadmium burden: an autopsy study. Toxicolo. Lett, 1984, 23 : 287 – 289.

53. T Kawada. Indicators of renal effects of exposure to cadmium: N – acetyl – β – D – glucosaminidase and others. J Occup Med, 1998, 17 : 69 – 73.

54. K Aoshima, J Fan, Y Kawanishi, et al. Changes in bone density in women with cadmium – induced renal tubular dysfunction: A six year following – up study. Arch. Complex Environ. Studies, 1997, 9 : 1 – 8.

55. H Roel, AM Bernard, A Cardenas, et al. Markers of early renal changes induced by industrial pollutants: III. Application to workers exposed to cadmium. Br J Ind Med, 1993, 50 : 37 – 48.

56. E Gunter. Urine cadmium levels in general US population from NHANES III. Chemosphere, 1997, 34 : 1945 – 1953.

57. ZA Shaikh, KM Harnett, SA Perlin. Chronic cadmium intake results in dose – related excretion of metallothionein in urine. Experientia, 1989, 45 : 146 – 148.

58. CC Chang, RJ Vander Maillie, JS Garvey. A Radioimmunoassay for human metallothionein. Toxicol Appl Pharmacol, 1980 : 55 : 94 – 102.

59. ACGIH. Threshould Limit Values for Chemicals and Physical Agents and Biological Exposure Indices for 1995 ~ 1996. Cincinnati, OH: American Conference of Governmental Industrial Hygienists, 1996.

60. HA Roels, P Hoet, D Lison. Usefulness of biomarkers of exposure to inorganic mercury, lead, or cadmium in controlling occupational and environmetal risks of nephrotoxicity. Renal Failure, 1999, 3 – 4 : 251 – 262.

61. RA Goyer, TW Clarkson. Toxicologicol Effects of Metals. In: CD Claassen (ed). Casarett & Doull's Toxicology: The Basic Science of Poisons. 6th Edition, NY: McGrraw – Hill, 2001, 706 – 757.

62. RR Lauwerys, AM Bernard, HA Roels. Cadmium: Exposure markers as predictiors of nephrotoxic effects. Clin Chem, 1994, 40 : 1391 – 1394.

63. L Jarup, M Berglund, CG Elinger, et al. Health effects of cadmium exposure: A review of its literature and a risk estima-

tion. Scand J Work Environ Health, 1998, 24:1-51.

64. L Jarup, CG Elinger, G Spang. Cumulative blood - cadmium and tubular proteinuria: A dose - response relationship. Int Arch Occup Environ Health, 1988, 60:223-229.
65. HA Roels, J-P Gennart, R Lauwerys, et al. Surveillance of workers exposed to mercury Vapor: Validation of a previously proposed biological threshould limit value for mercury concentrations in urine. Am J Ind Med, 1985, 7:45-71.
66. T Kido, R Honda, I Tsuritani, et al. Progress of renal dysfunction in inhabitants environmentally exposed to cadmium. Arch Environ Health, 1988, 43:213-217.
67. KJ Ellis, SH Cohn, TJ Smith. Cadmium inhalation exposure estimates: Their significance with respect to kidney and liver cadmium burden. J Toxicol Environ Health, 1985, 15:173-187.
68. L Fishbein. Sources, transport and alteration of metal compounds: A overview: Arsenic, beryllium, cadmium, chromium and nickle. Environ Health Perspect, 1981, 40:43-64.
69. WHO. IPCS Environmental Health Criteria. Vol 6, Chromium. Geneva: World Health Organization, 1988.
70. EJ O'Flaherty. Chromium toxicokinetics. In: Goyer RA, Cherian MG (eds). Toxicology of Metals: Biochemical Aspects. Heidelberg, Germany: Springer - Verlag, 1995, 315-328.
71. NJ Hallab, JJ Jacobs, A Skipor, et al. Systemic metal - protein binding associated with total joint replacement arthroplasty. J. Biomed. Mater Res. 2000, 49:353-361.
72. NRC. Recommended Dietary Allowances, 10th ed. Washington, DC: National Academy Press, 1989, 1-285.
73. RP Wedeen & LF Qian. Cr - induced kidney disease. Environ Health Perspect, 1991, 92:71-74.
74. DM Proctor, MM Fredrick, PK Scott, et al. The prevalence of chromium allergy in the United States and its implications for setting soil cleanup: A cost - effectiveness case study. Regul Toxicol Pharmacol, 1998, 28:27-37.
75. P Bright, PS Burge, SP O' Hickey, et al. Occupational asthma due to chrome and nickel electropolating. Thorax, 1997, 52:28-32.
76. S Langard, T Norseth. Chromium. In: Friberg L, Nordberg GF, Vouk VB (eds). Handbook on Toxicology of Metals. 2d ed, Amsterdam: Elseveier, 1986, 185-210.
77. LC Bridgewater, FC Manning, SR Patierno. Arrest of replication of mammalian DNA polymerase alpha and beta caused by Cr - DNA lesions. Mol Carcinogen, 1998, 23:201-206.
78. J Singh, DL Carlisle, DE Pritchard, et al. Cr - induced genptoxicity and apoptosis: Relationship to Cr carcinogenesis (review). Oncol Rep 1998, 5:1307-1318.
79. RC Kaltreider, CA Pesce, MA Innad, et al. Differential effects of arsenic (III) and Cr (VI) on nuclear transcription factor binding. Mol Carcinogen, 1999, 25:219-229.
80. VA Dubrovskaya & KE Wetterhahn. Effects of Cr (VI) on the expression of the oxidative stress gene in human lung cells. Carcinogenesis, 1998, 19:1401-407.
81. MJ Solis - Heredia, B Quintanilla - Vega, A Sierra - Santoyo, et al. Chromium increases pancreatic metallothionein in the rat. Toxicology, 2000, 142:111-117.
82. M Costa. Toxicity and carcinogenicity of Cr (VI) in animal models and humans. Crit Re Toxicol, 1997, 27:431-442.
83. NIDISafe Use of Nickel in the workplace, 2d ed. Ontario, Canada: Nickel. Development Institute, 1997.
84. JM Benson, RL Carpenter, FF Hahn, et al. Comparative toxicity of nickel subsulfide to F344/N rats and B6C3F1 mice exposed for 12 days. Fundam Appl Toxicol, 1987, 9:251-265.
85. HJ Raithel, KH Schaller, T Kraus, et al. Biomonitoring of nickel and chromium in human pulmonary tissue (abstr). Int Arch Occup Environ Health, 2000, 65:S197-S200.
86. EG Bernacki, B Parsons, B Roy, et al. Urine concentrations in nickel - exposed workers. Ann Clin Lab Med, 1978, 8:184-189.
87. OB Christensen & V Lagesson. Nickel concentration of blood and urine after oral administration. Ann Clin Lab Med, 1981, 1:119-125.
88. F Sunderman Jr, A Aito, LO Morgan, et al. Biological monitoring of nickel. Toxicol Ind Health, 1986, 2:77-78.
89. M White, A Boran. Urinary excretion of nickel in nickel - chromium electroplaters. In: Niebor E, Nriagu JO (eds). Nickel and human Health. New York: Wiley, 1998, 89-96.

90. E Niebor, JO Nriagu. Nickel and Human Health – Current Perspectives. New York: Wiley, 1992, 1 – 680.
91. M Tabata, B Sarkar. Specific nickel (II) – transfer process between the native sequence peptide representing the nickel (ii) transport site of human albumin and L – histidine (abstr). J Inorg Biochem, 1992, 45 : 93 – 104.
92. F Nielson. Other trace elements. In: Ziegler EE, Filer LJ (eds). Present knowledge in nutrition. Washington, DC: ILSI, 1996, 353 – 377.
93. JW Spears, EE Hatfield, RM Forbes, et al. Studies on role of nickel in the ruminant. J Nutr, 1978, 108 : 313 – 320.
94. WHO. WHO/FAO/IASEA Report on Trace Elements in Human Nutrition and Human Health. Geneva: Worldd Health Organization, 1996.
95. IARC. IARC Monograghs on the evaluation of Carcinogenic Risks to Humans: Overall Evaluation of Carcinogenecity: An up – dating of IARC Monograghs. Vols to 42. Suppl. 7. Lyons, France: IARC, 1987, 230 – 232.
96. SR Karjalainen, R Kerttula, E. Pukkala. Cancer risk among workers at a copper/nickel smelter and nickel refinery. Int Arch Occup Environ Health, 1992, 63 : 547 – 551.
97. A Anttila, A Pukkala, T Aiti, et al. Update of cancer incidence among workers at a coper/nickel smelter and nickel refinery. Int Arch Occup Environ Health, 1998, 7 : 245 – 250.
98. FW Sunderman. Mechanisms of nickel carcinogenesis. Scand J Worker Environ, Health, 1989, 15 : 1 – 12.
99. M Costa. Model for the epigenetic mechanism of action of nongenotoxic carcinogens. Am J Clin Nutr, 1995, 6 : 6666S – 6669S.
100. JK Dunnick, MR Elwell, JM Benson, et al. Lung Toxicity after 13 – week inhalation exposure to nickel oxide, nickel subsulfide, or nickel sulfate hexahydrate in F344/N rats and B6C3F1 mice. Fundam Appl Toxicol, 1989, 12 : 584 – 594.
101. L Grant & P Mushak. Speciation of metals and metal compunds: Implications for biological monitoring and development of regulatory approaches. Toxicol Ind Health, 1989, 5 : 891 – 908.
102. H McCoy, M Kenney. A review of biointeractions of Ni and Mg: II. Immune system and oncology. Magnes Res, 1992, 5 : 223 – 232.
103. XH Lin, M Sugiyama, M Costa. Differences in the effect of vitamin E on nickel sulfide or nickel chloride – induced chromosomal alterations in mammalian cells. Mutat Res, 1991, 260 : 159 – 164.
104. FW Sunderman Jr & AM Barber. Finger loops, oncogenes, and Metals. Ann Clin Lab Sci, 1988, 18 : 267 – 288.
105. C Liden, HJ Maibach, JE Wahlberg. Skin. In: Goyer RA, Klaasen CD, Waalkes MP (eds). Metal Toxicology. San Diego, CA: Academic Press, 1995, 447 – 464.
106. FW Sunderman Sr. Efficacy of sodium diethyldithiocarbamate (dithiocarb) in acute nickel carbonyl poisoning. Ann Clin Lab Sci, 1979, 9 : 1 – 10.
107. NRC. Arsenic in Driking water. Washington, DC: National Academic Press, 1999, 1 – 308.
108. SS Tao & PM Bulger. Dietary arsenic intakes in the United States: FDA Total Diet Study, September 1991 – December 1996. Food addit. Contam, 1999, 16 : 465 – 472.
109. JJ Hostynek, RS Hinz, CR Lorence, et al. Metals and the Skin. Crit Rev Toxicol, 1993, 23 : 171 – 235.
110. PE Morrow, H Beiter, F Amato, et al. Pulmonary retention of lead: An experimetal study in man. Environ Res, 1980, 2 : 373 – 384.
111. M Styblo, L Del Razo, EL LcCluyse, et al. Metabolism of arsenic in primary cultures of human and rat heptocytes. Chem Res Toxicol, 1999, 12 : 560 – 565.
112. M Vahter. Species in differencies in the metabolism of arsenic compounds. Appl Organometal Chem, 1994, 8 : 175 – 182.
113. M Vahter, G Couch, B Nermell, et al. Lack of methylation of inorganic arsenic in the chimpanzee. Toxicol Appl Pharmacol, 1995, 133 : 262 – 268.
114. GG Concha, B Nermell, M Vahtera. Metabolism of inorganic arsenic in children with chronic high arsenic exposure in northern argentina. Environ Health Perspect, 1998a, 106 : 355 – 359.
115. MM Brown, BC Rhyne, RA Goyer, et al. The intracellular effects of chronic arsenic exposure on renal proximal tubule cells. J Toxicol Environ Health, 1976, 1 : 505 – 514.

116. H Kreppel, J Liu, FX Reichl, et al. Zinc – induced arsenic tolerance in mice. Fundam. Appl Toxicol, 1993, 23 : 32 – 37.

117. J Liu, Y Liu, SS Habeebu, et al. Susceptibility of MT – Null mice to chronic CdCl2 – induced nephrotoxicityindicates that renal injury is not (only) mediated by the CdMt complex. Toxicol Sci, 1998, 46 : 197 – 203.

118. MJ Murphy, L Lyon, JW Taylor. Subacute arsenic neuropathy: Clinical and electrophysiological observations. J Neurol Neurosurg Psychiatry, 1981, 44 : 896 – 900.

119. PD Donoffrio, AJ Wilbourn, JW Alberrs, et al. Acute arsenical intoxication presenting as Guillian – Barre – like syndrome. Muscle Nerve, 2000, 10 : 114 – 120.

120. MS Lai, CJ Hsueh, MP Chen, et al. Ingested inorganic arsenic and prevalence of diabetes mellitus. Am J Epidemiol, 1994, 138 : 484 – 492.

121. M Rahman & O Axelson. Diabetes mellitus and arsenic exposure: A second look at case – control data from a Swedish coper smelter. Occup Environ Med, 1995, 52 : 773 – 774.

122. ME Gonsebatt, L Vega, R Monteero, et al. Lymphocyte replicating ability in individuals exposed to arsenic via drinking water. Mutat Res, 2000, 313 : 293 – 299.

123. GG Concha, D Vogbler, D Lezeano, et al. Exposure to inorganic arsenic metabolites during early development. Toxicol Sci, 1998b, 44 : 185 – 190.

124. EPA. Special Report on Ingested Arsenic, Risk Assessment Forum. EPA/625/3 – 87/013, Washington, DC: U. S. Ebvironmetal Protection Agency, 1988.

125. MN Bates, AH Smith, C Hopenhayn – Rich. Arsenic ingestion and intestinal cancers: A review. Am J Epidemiol, 1992, 135 : 462 – 476.

126. PE Enterline & GM Marsh. Mortality studies of smelter workers. Am J Ind Med, 1989, 1 : 251 – 259.

127. G Pershagan, G Nordberg, N Bjorklund. Carcinoma of the resperatory tract in hamsters given arsenic trioxide and/or benzoapyrene by the pulmonary route. Environ Res, 1984, 24 : 227 – 241.

128. BA Fowler, B Moorman, WE Atkins, et al. Toxicity data from acute and short – term inhalation exposures. In: American Conference of Governmental Industrial Hygienists (eds). Hazard Assessment and Control Technology in Semiconductor manufacturing. Boca Raton, FL: American Conference of Governmental Industrial Hygienists. 1989, 85 – 89.

129. H Norin & M Wahter. A rapid method for the selective analysis of total urinary metabolites of inorganic arsenic. Scand J Work Environ Health, 1981, 7 : 38 – 44.

130. EPA. Health Assessment for Beryllium: EPA/600/8 – 84/026F. Washington, DC: U. S. Environmental Protection Agency, 1987.

131. CJ Smith, SD Livingston, DJ Doolittle. An international literature survey of "IARC group 1 carcinogens" reported in mainstream cigarette smoke. Food Chem Toxicol, 1997, 35 : 1107 – 1130.

132. P Apostoli, S Porru, L Alessio. Behavior of urinary beryllium in general population and in subjects with low – level occupational exposure. Med Lav, 1989, 80 : 390 – 396.

133. SS Tinkle & LS Newman. Beryllium – stimulated release of tumor necrotising factor alpha, interleukin – 6, and their soluble receptors in chronic beryllium disease. Am J Respir Crit Care Med, 1997, 156 : 1884 – 1891.

134. AP Fontenot, MT Falta, BM Freed, et al. Identification of parthogenic T cells in patients with beryllium – induced lung disease. J Immunol, 1999, 163 : 1019 – 1126.

135. RB Hayes. The carcinogenicity of metals in humans. Cancer Causes Control, 1997, 8 : 371 – 385.

136. W Mertz, CO Abernathy, SS Olin. Risk Assessment of Essential Elements. Washington, DC: ILSI, 1994.

137. A Oskarsson. Risk Evaluation of Essential Elements – Essential Versus Toxic Levels of Intake. Copenhagen: Nord, 1995.

138. G Nordberg, B Sandstrom, G Becking, et al. Essentiality and toxicity of trace elements: Principles and methods for assessment of risk from human exposure to essential elements. J Trace Elem Exp Med, 2000, 13 : 593 – 597.

139. C – G Elinder, L Friberg. Cobalt. In: Friberg L, Nordberg GF, Vouk VB (eds). Handbook on the Toxicity of metals. Amsterdam: Elsvier, 1986, 212 – 232.

140. GN Schrauzer. Functional roles of cobalt. In: Berthon G (ed). Handbook of Metal – Ligand interactions in Biological

Fluids. New York: Marcel Dekker, 1995, 244 – 247.

141. WHO. Guidelines for Drinking Water Quality, 2d ed. Vol I. Recommendations. Geneva: World Health Organization, 1993.

142. JH Scheinberg & I Stermlieb. Wilson disease and idiopathic copper toxicosis. Am J Clin Nutr, 1996, 63:842S. 845S.

143. S Chan, B Gerson, S Subramanian. The role of copper, molybdenum, selenium ands zinc in nutrition and health. Clin Lab Med, 1998, 18:673 – 685.

144. ED Harris. Copper. In: O'Dell BL, Sunde RA (eds). Handbook of Nutritionally Essential Mineral Elements. New York: Marcel Dekker, 1997, 231 – 273.

145. NRC. Copper in Drinking Water. Washington, DC: National Academy of Sciences, 2000, 1 – 308.

146. FM Pizzaro, M Olivares, R Uauy R, et al. Acute gastrointestinal effects of graded levels of copper in drinking water. Environ Health Perspect, 1999, 107:117 – 121.

147. WHO. IPCS Environmetal Health Criteria: Copper, Geneva: World Health Organization, 1998.

148. M Frydman, B Bonne – Tamir, LA Farrer, et al. Assighnment of the gene for Wilson's disease to chromosome 13: Linkage to the esterase D locus. Proc Natl Acad Sci USA, 1985, 82:1819 – 1821.

149. RE Tanzi, K Petrukhin, I Cherov. The Wilson gene is a copper transporting ATPase with homology to the Menkes disease gene. Nat Genet, 1993, 5:344 – 350.

150. HM Chan, LA Tease, HC Liu, et al. Cell cultures in Wilson's disease, in Sarkar B (ed): Biological Aspects of Metals and Metal – Related Disease. New York: Raven Press, 1983, 147 – 158.

151. JM Walshe. Endogenous copper clearance in Wilson's disease: A study of the mode of action of penecillamine. Clin Sci, 1964, 26:461 – 469.

152. GI Brewer, GM Hill, AS Prasad, et al. Oral zinc therapy for Wilson's disease. Ann Intern Med, 1933, 99: 314 – 320.

153. ML Schilsky, I Sternlieb. Animal models of copper toxicosis. Adv Vet Sci Comp Med, 1993, 63:842S. 845S.

154. JF Mercer, J Livingston, B Hall, et al. Isolation of a partial candidate gene for menkes disease by positional cloning. Nat Genet, 1993, 3:20 – 25.

155. S Sethi, S Grover, MB Khodaskar. Role of copper in Indian childhood cirrhosis. Ann Trop Paediatr, 1993, 14:3 – 6.

156. L Fewtrell, D Kay, F Jones, et al. Copper in drinking water – An investigation into possible health effects (abstr) J. Public Health, 1996, 110:175 – 177.

157. M Roest, YT van der Schouw, B de Valk, et al. Heterozygosity for a hereditary hemochromatosis gene is associated with cardiovascular death in vomen (comment). Circulation, 1999, 100:1268 – 1273.

158. B de Valk, JJ Marx. Iron, athrosclerosis, and ischemic heart disease. Arch Int Med, 1999, 159:1542 – 1548.

159. WJ Bartfay, J Butany, DC Lehotay, et al. A biochemical, hitochemical and electron microscopic study on the effects of iron – loading on the hearts of mice. Cardiovascul. Pathol, 1999, 8:305 – 315.

160. CL Keen & S Zidenberg – Cher. Manganese. In: Ziegler EE, Filer LJ Jr (eds). Present Knowledge in Nutrition. Washington, DC: ILSI, 1996, 334 – 343.

161. ATSDR. Manganese. Atalanta: Agency for Toxic Substances and Disease Registry, 1997, 1 – 99.

162. GC Cotzias, PS Papavasiliou, J Ginos. Metabolic modification of parkinson's disease and chronic manganese poisoning (abstr). Ann Rev Med, 1971, 22:305 – 336.

163. WHO. Selenium: Environmental Health Criteria. Vol 58. Geneva: World Health Organization, 1987, 1 – 238.

164. OA Levander & RF Burk. Selenium. In: Ziegler EE Filer LJ (eds). Present knowledge in Nutrition. Washington, DC: ILSI, 1996, 320 – 328.

165. X Chen, G Yang, J Chen, et al. Studies on the relations of selenium and Keshan disease. Biol Tr Elem Res, 1980, 2:91 – 107.

166. J Alexander, J Hogberg, Y Thomasson, et al. Selenium, in Seiler HG, Sigel H (eds): Handbook on Toxicity of Inorganic Compounds. New York: Marcel Dekker, 1988, 581 – 588.

167. G Yang, S Wang, R Zhou. Endemic selenium intoxication of humans in China. Am J Clin Nutr, 1983, 37:872 – 881.

168. RJ Cousins. Zinc. In: Ziegler EE, Filer LJ (eds). Present knowledge in Nutrition. Washington, DC: ILSI, 1996,

293 – 306.
169. M Nordberg. Metallothioneins: Historical review and state of knowledge. Talanta, 1998, 46 : 243 – 254.
170. AT Miles, GM Hawksworth, JH Beattie, et al. Induction, regulation, degradation and biological significance of mammalian metallothioneins (abstr). Crit Rev Biochem Mol Biol, 2000, 35 : 35 – 75.
171. JM Berg & Y Shi. The galvanization of biology: A growing appreciation for the roles of zinc. Science, 1996, 27 : 1081 – 1085.
172. R Wang, DM Hwang, E Cukerman, et al. Identification of genes encoding zinc finger motifs in the cardiovascular system. J Mol Cell Cardiol, 1997, 86 : 281 – 287.
173. JC Leek, CL Keen, JP Vogler, et al. Long – term marginal zinc deprivation in rhesus monkeys: Ⅳ. Effects on skeletal growth and minerization. Am J Clin Nutr, 1988, 47 : 889 – 895.
174. AS Prasad, S Meftah, JD Abdulla, et al. Serum thymulin in human zinc deficiency. J Clin Invest, 1988, 82 : 1202 – 1210.
175. CT Walshe, HH Sandstead, AS Prasad, et al. Zinc, Health effects and research priorities for the 1990s. Environ Health Perspect, 1994, 102 (Suppl 2): 5 – 46.
176. A Prentice. Does mild zinc deficiency contribute to poor growth performance? Nutr Rev, 1997, 5 : 268 – 277.
177. AS Prasad. Functional roles of zinc. In: Berthon G (ed). Handbook of Metal – Ligand Interactions in Biological Fluids. Vol. 1. New York: Marcel Dekker, 1995, 232 – 241.
178. MP Cuajungco & GJ Lees. Zinc and Alzheimer's disease: Is there a direct link? Brain Research Rev, 1998, 23 : 219 – 236.
179. TJ Lyons, H Liu, JJ Goto, et al. Mutations in copper – zinc superoxide dismutase that cause amyotrophic lateral sclerosis after the zinc binding site and redox behavior of the protein. Proc Natl Acad Sci USA, 1996, 93 : 12240 – 12244.
180. HF Lam, MW Conner, AE Rogers. Functional and morphological changes in the lungs of guinea pig exposed to freshly generated ultrafine zinc oxide. Toxicol Appl Pharmacol, 1985, 78 : 29 – 38.
181. J Logue, M Koontz, A Hattwick. Historical prospective mortality study of workers in copper and zinc refineries. J Occup Med, 1982, 24 : 398 – 408.
182. JL Greger. Dietary and other sources of aluminum intake, in Aluminum in Biology and Medicine. New York: Wiley, 1992, 26 – 49.
183. E Rs. Alzheimer's disease may begin in the nose and may be caused by aluminosilicates. Neurobiol Aging, 1986, 7 : 561 – 567.
184. DP Perl & PF Good. Uptake of aluminum into central nervous system along nasal olfactory pathways. Lancet, 1987, 330: 1028 – 1029.
185. P Jouhanneau, GM Raisbeck, F Viou, et al. Gastrointestinal adsorption, tissue retention and urinary excretion of dietary levels of aluminum in rats as determined by using 26Al. Clin Chem, 1997, 43 (Pt 1): 1023 – 1028.
186. TP Flaten, I Wakayama, MJ Sturm, et al. Natural models of aluminum toxicity in fish from acid – rain lakes. In: Nicolini M, Zatta PF, Corain B (eds). Alzheimer's Disease and Related Disorders. Oxford: Pergamon Press, 1993, 253 – 254.
187. E de Voto & RA Yokel. The biological speciation and toxicokinetics of aluminum. Environ Health Perspect, 1994, 102 : 940 – 951.
188. C Exley, E Brugess, JP Day, et al. Aluminum Toxicokinetics. J Toxicol Environ Health, 1996, 48 : 569 – 584.
189. DR Crapper – McLachlan. Aluminum neurooxicity: Criteria for assigning a role in Alzheimer's disease. In: Spencer PS, Schaumburg HH (eds). Environmental Chemistry and Toxicology of aluminum. Chelsea, MI: Lewis, 1989, 299 – 315.
190. DRC McLachlan, C Bergeron, JE Smith, et al. Risk for neuropathologically confirmed alzheimer's disease and residual aluminum in municipal drinking water employing weighted residential histories. Neurology, 1996, 46 : 401 – 405.
191. WT Longstreth, L Rosenstock, & NJ Heyer. Potroom palsy? Neurologic disorder in three aluminum smelter workers. Arch Int Med, 1985, 145 : 1972 – 1975.
192. E Hosovski, Z Mastelica, D Sunderic, et al. Mental abilities of workers exposed to aluminium. Med Lav, 1990, 8 :

119 – 123.
193. AC Alfray. Aluminum toxicity in patients with chronic renal failure. Ther Drug Monit, 1993, 15:593 – 597.
194. MR Wills & J Savory. Aluminium poisoning: Dialysis encephalopathy, osteomalacia, and anaemia. Lancet, 1983, 2:29 – 33.
195. G Oberdörster, Z Sharp, V Atudorei, et al. Translocation of inhaled ultrafine particles to the brain. Inhalation Toxicology, 2004, 16:437 – 445.
196. Banks WA, Kastin AJ, & Fasold MB. Differential effect of aluminum on the blood – brain barrier transport of peptides, technetium and albumin. J Pharmacol Exp Ther, 1988b, 244:579 – 585.
197. Liss L & Thornton DJ. The rationale for aluminum absorption control in early stages of Alzheimer disease. Neurobiol Aging, 1986, 7:552 – 554.
198. Shore D & Wyatt RJ. Aluminum and Alzheimer's disease. J Nerv Ment Dis, 1983, 7:553 – 558.
199. J Markjanic, B McDonald, CPHL Chen, et al. Absence of aluminum in neurofiberillary tangles in Alzheimer's disease. Epidemiology, 1997, 8:281 – 286.
200. CN Martyn, C Osmond, JA Edwardson, et al. Geographical relation between Alzheimer's disease and aluminium in drinking water. Lancet, 1989, 300:61 – 62.
201. Michel P, Commenges D, Dartigues JF, et al. Study of the relationship between aluminium concentration in drinking water and risk of Alzheimer's disease. In: Iqbal K, McLachlan DRC, Winblad B, & Wisniewski HM (eds). Alzheimer's disease: Basic mechanisms, diagnosis and therapeutic strategies. New York, John Wiley, 1991, 387 – 391.
202. Frost L, Johansen P, Pedersen S, et al. Persistant subcutaneous nodules in children hyposensitized with aluminium – containing allergen extracts. Allergy, 1985, 40:368 – 372.
203. CN Martyn, DN Coggin, H Inskip, et al. Aluminum concentrations in drinking waterand risk of Alzheimer's disease. Epidemiology, 1997, 8:281 – 286.
204. Wettstein A, Aeppli J, Gautschi K, et al. Failure to find a relationship beetwen mnestic skills of octogenarians and aluminium in drinking water. Int Arch Occup Environ Health, 1991, 63:97 – 103.
205. BA Fowler & V Vouk. Bismuth. In: Friberg L, Nordberg GF, Vouk VB (eds). Handbook on the Toxicology of Metals. 2d ed. Vol II. Amsterdam: Elsevier, 1986, 117 – 129.
206. Tillman LA, Drake FM, Dixon JS, et al. Review article: safety of bismuth in the treatment of gastrointestinal diseases. Aliment Pharmacol Ther, 1996, 10 (4):459 – 67.
207. H Li, PJ Sadler, H Sun. Unexpectedly strong binding of a large metal ion (Bi^{3+}) to human serum transferin. J Biol Chem, 1996, 27:9483 – 9489.
208. S Zidenberg – Cherr, MS Clegg, NJ Parks, et al. Localization of bimuth radiotracer in rat kidney following exposure to bismuth. Biol Trace Elem Res, 1989, 19:185 – 194.
209. T Tanaka – Kagawa, A Naganuma, N Imura. Tubular section and reabsorption of mercury compounds sin mouse kidney. J Pharmacol Exp Ther, 1993, 264:776 – 782.
210. A Gyurasies, L Koszorus, F Varga, et al. Increased biliary excretion of glutathione is generated by the glutathione – dependent heptobiliary transport of antimony and bismuth. Biochem Pharamcol, 1992, 44:1275 – 1281.
211. Froomes PR, Wan AT, Keech AC, et al. Absorption and elimination of bismuth from oral doses of tripotassium dicitrato bismuthate. Eur J Clin Pharmacol, 1989, 37 (5):533 – 6.
212. R Urizar, RL Vernier. Bismuth nephropathy. JAMA, 1966, 198:187 – 189.
213. BA Fowler & RA Goyer. Bismuth localization within nuclear inclusions by X ray microanalysis. J Histochem Cytochem, 1975, 23:722 – 726.
214. DW Thomas, TF Hartley, S Sobecki. Clinical and laboratory investigations of the metabolism of bismuth containing pharmaceuticals by man and dogs. In: Brown SS (ed). Clinical Chemistry and Clinical Toxicology of Metals. Amsterdam: Elsevier, 293 – 296.
215. RR Sharma, IP Cast, RM Refern, et al. Extradural application of bismuth iodoform paraffin paste causing relapsing bismuth encephalopathy: A case report with CT and MRI studies. J Neurol Neurosurg Psychiatry, 1994, 57:990 – 993.
216. JM Arena. Poisoning, 3d ed. Springfield, IL: Charls C Thomas, 1974.

217. RS Bockman. Studies on the mechanisms of action of gallium nitratesemin. Oncol, 1991, 18 (Suppl 5):21 - 25.

218. LR Bernstein. Mechanisms of therapeutic activity for garllium. Pharmacol Rev, 1998, 50 : 665 - 681.

219. G Perelli, G Piolatto. Tentative reference values for gold, silver and platinum: literature analysis. Sci Total Environ, 1992, 120 : 93 - 96.

220. S Saito, M Kuraski. Gold replacement of cadmium, zinc binding metallothionein. Res Commun Mol Pathol Pharmacol, 1996, 93 : 101 - 107.

221. PE Bigazzi. Autoimmunity and and heavy metals. Lupus, 1994, 3 : 449 - 453.

222. GW Voil, JA Minielly, T Bistricki. Gold nephropathy tissue analysis by X ray fluorescent spectroscopy. Arch Pathol Lab Med, 1977, 10 : 635 - 640.

223. J Stuve, P Galle. Role of mitochodria in the renal handling of gold by the kidney. J Cell Biol, 1997, 44 : 667 - 676.

224. SK Ainsworth, RP Swain, N Watabe, et al. Gold nephropathy, ultrastructural fluorescent and energy dispersive X ray microanalysis study. Arch Pathol Lab Med, 1981, 105 : 373 - 378.

225. RT Timer, and JM Sands. Lithium intoxication. J Am Soc Nephrol, 1999, 10 : 666 - 674.

226. VL Brumm, WG van Corp, W Wirshing. Chronic neuropsychological sequelae in a case of severe lithium intoxication. Neuropschiatry Neuropschol Behav Neurol, 1998, 1 : 245 - 249.

227. I Singer. Lithium and the kidney. Kidney Int, 1981, 19 : 374 - 387.

228. SL Carney, C Ray, AH Gillies. Mechanism of lithium induced polyuria in the rat. Kidney Int, 1996, 50 : 377 - 383.

229. RH Lenox, RK McNamara, RL Papke, et al. Neurobiology of lithium. J Clin Pschiatry, 1998, 58 : 37 - 47.

230. JW Davis, WE Fann. Lithium. Ann Rev Pharmacol, 1971, 1 : 285 - 298.

231. E Browning. Toxicity of Industrial Metals, 2d ed. London: Butterworth, 1969.

232. 史志澄. 铂族金属. 见：何风生主编. 中华职业医学. 北京：人民卫生出版社，1999，292 - 294.

233. ME Farago, P Kavanagh, R Blanks, et al. Plantinum concentrations in urban road dust and soil, and in blood and urine in the united Kindom. Analyst, 1998, 123 : 451 - 454.

234. 潘启超. 抗恶性肿瘤药. 见：杨藻宸主编. 医用药理学. 第二版，北京：人民卫生出版社，1982，874 - 932.

235. D Hunter. Diseases of Occupations. 4th ed. Boston: Little, Brown, 1969.

236. SM Brooks, DB Baker, PH Gann, et al. Gold air challenge and platinum skin reactivity in platinum refinery workers: Brochial reactivity precedes skin prick response. Chest, 1990, 97 : 1401 - 1407.

237. G Kazantzis. Role of cobal, iron, lead, maganese, mercury, platinum, selenium and titanium in carcinogenisis. Environ Health Perspect, 1981, 40 : 143 - 161.

238. M Abrams & BA Murrer. Metal compounds in therapy and diagnosis. Science, 1993, 261 : 725 - 730.

239. 杨藻宸. 医用药理学. 第二版，北京：人民卫生出版社，1982.

240. NE Madias & JT Harrington. Platinum nephrotoxicity. Am J Med, 1978, 65 : 307 - 314.

241. DD Choie, DS Longenekcker, AA Del Campo. Acute and chronic cisplatin nephropathy in rats. Lab Invest, 1981, 44 : 397 - 402.

242. Y Kondo, M Satoh, N Imura, et al. Tissue specific induction of metallothionein by bismuth as a promising protocol for chemotherapywith repeated administration of cis - diaminedichlorplatinum (II) against bladder cancer. Anticancer Res, 1992, 12 : 2303 - 2308.

243. ATSDR. Toxicological profile for uranium. Atlanta, GA: Agency for toxic substances and disease control, Division of Toxicology, 1992.

244. ICRP (International Commission on Radiological Protection: Limitted of intakes of radionuclides by workers. Metabolic data for antimony. ICRP Publication 30. Part 3. Ann. ICRP, 1981.

245. GB Gerber & A Leonard. Mutagenisis, carcinogenicity and teratogenicity of germanium compounds. Mutat Res, 1997, 387 : 141 - 146.

246. IC Smith, BC Carson, F Hoffmeister. Indium. In: Trace Elements in the environment. Vol 5. Ann. Arbor. MI: Ann. Arbor Science Publishers, 1978, 562.

247. W Zheng, SM Winter, MJ Cattnig, et al. Tissue distribution and elimination of indium in male fischer 344 rats following oral and intratracheal administration of indium phosphide. J Toxicol Environ Health, 1994, 43 : 483 - 494.

248. ME Blazka, D Dixon, E Haskins, et al. Pulmonary toxicity to intrtracheally administered indium trichloridein fischer 344 rat. Fundam Appl Toxicol, 1994, 22:231 -239.
249. K Oda. Toxicity of a low level of indium phosphide (InP) in rats after intratracheal instillation. Ind Health, 1997, 35:61 -68.
250. G Ungvary, E Szakmary, E Tatrai, et al. Embryotoxic and teratogenic effects of indium tricjloride in rats and rabbits. J Toxicol Environ Health, 2000, 59:27 -42.
251. RE Chapin, MW Harris, ES Hunter Ⅲ, et al. The reproductive and devlopmental toxicity of indium in the Swiss mouse. Fundam Appl Toxicol, 1995, 27:140 -148.
252. AT Wan, RA Conyers, CJ Coombs, et al. Determination of silver in blood, urine, and tissues of volunteers and burn patients. Clin Chem, 1991, 37 (10 pt 1):1683 -1687.
253. G Drasch, HJ Gath, E Heisler, et al. Silver concentrations in human tissues: Their dependence on dental amalgam and other factors. J Trace Elem Med Biol, 1995, 9:82 -87.
254. J Rungby. An experimental study on silver in the nervous system and on aspects of its general cellular toxicity. Dan Med Bull, 1990, 37:442 -449.
255. M Stoltenberg, S Juyl, EG Poulson, et al. Autometallographic detection of silver in hypothalamic neurons of rats exposed to silver nitrate. J Appl Toxicol, 1994, 14:275 -280.
256. AC Havelaar, IL De Gast, S Snijders, et al. Charicterization of a heavy metal ion transporter in the lysosomal membrane. FEBS Lett, 1998, 436:223 -227.
257. M Dijkstra, R Havinga, RJ Vonk, et al. Bile secretion of cadmium, silver, zinc and copper in the rat: involvement of various transpot systems. Life Sci, 1996, 59:1237 -1246.
258. JF Goddrom. Role of organotellurium species in tellurium nephropathy. Neurochem. Res, 1998, 23:1313 -1319.
259. ES Blackadder & WG Manderson. Occupational absorption of tellurium: A repot of two cases. Br J Ind, Med, 1975, 32:59.
260. EA Cerwenka & WC Cooper. Toxicology of selenium and tellurium and their compounds. Arch Environ Health, 1961, 3:189 -200.
261. HA Schroeder & M Mitchener. Selenium and tellurium in mice. Arch Environ Health, 1972, 24:66 -71.
262. BP Laden, Y Tang, TD Porter. Cloning heterologues expression and enzymological chaircterization of human squalene monoxygenase. Arch Biochem Biophys, 2000, 374:381 -388.
263. DL Morgan, CJ Shines, SP Jeter, et al. Comparative pulmonary absorption, distribution and toxicity of copper gallium diselenide, copper indium diselenide and cadium telluride in Sprague - Dawley rats. Toxicol Appl Pharmacol, 1997, 147:399 -410.
264. H Nogami & Y. Terashima. Thallium - induced achondroplasia in the rat. Teratology, 1973, 8:101 -102.
265. A Leonard & GB Gerber. Mutagenicity, carcinogenicity and teratogenicity of thallium compounds. Mutat Res, 1997, 387:47 -53.
266. WHO. IPCS Environmental Health Criteria. Vol 13. Tin and Organotin compounds: A Preliminary Review. Geneva: World Health Organization, 1980.
267. L Alessio & A Dell'Orto. Biological monitoring of tin. In: Clarkson TW, Friberg L, Nordberg G, et al (eds). Biological Monitoring of trace Metals. New York: Plenum Press, 1998, 419 -425.
268. KA Winship. Toxicity of tin and its compounds. Adv Drug React Acute Poison Rev, 1988, 7:19 -38.
269. S Yu & AC Beynen. High tin intake reduces copper status in rats through inhibition of copper absorption. Br J Nutr, 1995, 73:863 -869.
270. M Reicks & JI Rader. Effects of dietary tin and copper on rat haptocellular antioxidant protection. Pro Soc Exp Biol Med, 1990, 195:123 -128.
271. TK Neil, NG Abraham, RD Levere, et al. Differential Heme oxygenase inducation by stannose and stannic ions in the heart. J Cell Biochem, 1995, 47:409 -414.
272. G Zareba & J Chmielnicka. Disturbances in heme biosynthesis in rabbits after administration per os of low doses of tin or lead. Biol Trace Elem Res, 1992, 34:115 -122.

273. J Chmielnicka, G Zareba, U Grabowska. Protective effect of zinc on heme biosynthesis disturbances in rabbits after administration per os of tin. Ecotoxicol. Environ Saf, 1992, 24:266-274.
274. G Prull & K Rompel. EEG changes in acute poisoning with organic tin compounds. Electroencephalog. Clin Neurophysiol, 1970, 29:215-222.
275. HG Verschuuren, EJ Ruitenberg, F Peetoom, et al. Influence of triphenyltin acetate on lymphatic tissue and immune response in guinea pigs. Toxicol Appl Pharmacol, 1970, 16:400-410.
276. T Hamasaki, T Sato, H Nagase, et al. The mutagenicity of organotin compounds as evironmental pollutants. Mutat Res, 1993, 300:265-271.
277. HA Schroeder, JJ Balassa, JH Tipton. Abnormal trace metals in man: Titanium. J Chronic Dis, 1963, 16:55-69.
278. L Messori, P Orioli, V Banholzer, et al. Formation of titanium (Ⅳ) transferrin by reaction of human serum apotransferrin with titanium complexes. FEBS Lett, 1999, 442:157-161.
279. RB Baggs, J Ferin, G oberdorster. Regression of pulmonary lesions produced by inhaled titanium dioxide in rats. Vet Pathol, 1997, 34:592-597.
280. DB Wartheit, JF Hansen, IS Yuen, et al. Inhalation of high concentrations of low tosicity dusts in rats results in impaired pulmonary clearance mechanisms and persistent inflamation. Toxicol Appl Pharmacol, 1997, 145:10-22.
281. NCI. Bioassay of Titanium Dioxide for possible Carcinogenicity. National Cancer Institute Carcinogenesis Technical Report No. (NIH) d 79-1347. Washington, DC: NCI/DHEW, 1979.
282. M Berlin & G Nordberg. Titanium. In: Friberg L, Nordberg GF, Vouk VB (eds). Handbook on the Toxicology of Metals. Vol 2. Specific Metals. Amsterdam: Elsevier, 1986, 594-609.
283. A Furst & RT Haro. A survey of metal carcinogenesis. Prog Exp Tumour Res, 1969, 12:102-133.
284. FN Ghadially, JA Lalonde, S Yang-Steppuhn. Uraniosomes produced in cultured rabbit kidney cells by uranyl acetate. Virchows Arch. (Cell Pathol), 1982, 39:21-30.
285. MJ Thun, DB Baker, K Steenland, et al. Renal toxicity in uranium mill workers. Scand J Work Environ Health, 1985, 1:83-90.
286. 梅崇盛. 关于铀摄入量限值的讨论. 辐射防护, 1987, 7 (1):76.
287. E Sabbioni, J Queera, R Pietra, et al. A critical review on normal concentrations of vanadium in human blood, serum, and urinesci. Tatal Environ, 1996, 188:49-58.
288. 王世俊. 钒及其化合物. 见:何凤生主编. 中华职业病学. 北京:人民卫生出版社, 1999, 276-280.
289. MD Waters. Toxicology of vanadium. In: Goyer RA, Mehlman MA (eds). Toxicology of Trace Metals. New York: Willey, 1977, 147-189.
290. R Wennig & N Kirsh. Vanadium. In: Seiler HG, Siegel H (eds). Toxicity of Inorganic Compounds. New York: Marcel Dekker, 1988, 749-758.
291. RA Goyer. Toxic Effects of Metals. In: klaassen CD (ed). Casarett & Doull's Toxicology: The Basic Science of poisons. New York: McGrraw-Hill, 1996, 691-736.
292. DG Barceloux. Vanadium. Clin. Toxicol. 1999, 37:265-278.
293. NK. Mottet. Environmental Pathology. New York, Oxford University Press, 1985. 297-298.
294. 朱士雅, 等. 实验性铅中毒肾脏的病理形态观察. 中华劳动卫生职业病杂志 1986, 4 (3):170.
295. RA. Goyer. Lead toxicity: a problem in envioronmental pathology. Amer J Pathol 1971, 64:167.
296. 刘明俊, 黄光照. 急性汞蒸汽吸入中毒 1 例尸检报告. 法医学杂志. 1986, 1 (2):39.
297. 方国详. 重金属中毒的肾损害. 中华肾脏病杂志. 1985, 1 (2):113.
298. JM Kissane & W. A. D. Anderson. Anderson's Pathology. 8th edition, St. Louis, Mosby 1985, 196-197.

第七章 纳米粒子与生物体的相互作用

宇宙中的物质按其存在形式可被分为场物质、能量及粒子性物质。目前认为物质场的激发产生粒子性物质。从量子力学的观点，除了场物质（?）以外的其他一切物质的存在形式都具有量子的特征。对于有形物质，其存在形式的量子特征表现为物质的粒子。目前人们已知的最小的物质粒子为基本粒子。这些基本粒子之所以称为基本粒子，是因为当时人们认为这些粒子是物质的不可再分的最基本的结构单位。随着科学技术的进展，现在人们已在怀疑这种物质粒子的“基本”性，因此又将其称为“微观粒子”。基本粒子按照一定的规律组合在一起，形成比其高一级的粒子，即原子和分子。原子和分子是物质保持其化学性质的基本单位，因此本书将原子和分子统称为化学性粒子。由原子或分子构成的又高一层次的物质粒子即纳米粒子。这里需要注意的是，原子既可以构成化学性粒子即分子，也能够构成纳米粒子。原子在构成化学性粒子时，彼此之间是以化学键结合的，而在构成纳米粒子时，一般情况下是靠原子间的非化学键的相互作用而结合在一起。金属键可被认为是一种特殊情况，它可以说是与晶体金属纳米粒子赖以形成及存在的原子间力，在有些书中也将其称为一种化学键。生物大分子或高分子材料，在大小上也在纳米尺度范围内，但在其组成方式上是由不同的原子或分子以化学键的方式，按照一定的规律结合在一起，每个原子或分子在整个粒子中都具有其特定的位置，整个颗粒中的基本单位即原子和分子均按一定的顺序排列，并形成特定的空间或立体结构。因此，生物大分子和高分子材料既可以看作是纳米粒子，也可以看作为化学性粒子。传统的毒理学是关于化学性物质或化学性粒子的毒理学，也即是从原子或分子的角度来探讨物质与生物体组织的相互作用，不曾从粒子的角度来探讨粒子的毒性作用。纳米毒理学在许多方面不同于传统的毒理学。因为人体或生物体是宏观粒子，因此化学性粒子相对于生物体来说几乎可以认为是点状粒子，而纳米粒子就不同了，相对于生物体这"宏观粒子"，尤其是对于细胞这种"微米尺度粒子"，纳米粒子的体积和尺度是不可忽略的了。由于纳米粒子的尺度已足以对其组成组元的化学性粒子的性质及其与生物体相互作用的强度发生影响；纳米粒子形态和尺度所产生的机械性效应已足以造成对生物体的危害；其物理学特性也已足以对生物结构和功能产生不可忽略的影响；最重要的是，物质在纳米尺度上具有其分子形式及其宏观形式都不同的物理或化学性质，这些特殊的理化性质又使其具有不同于其化学性粒子形式及其宏观形式的毒理作用及作用机制。关于生物大分子和高分子材料有专门的学科进行研究，本章则着重讨论这样的一些粒子：①由物质的原子或分子以非化学键的方式结合在一起；②具有纳米尺度，即粒径在 1 ~ 100 nm 之间及其适当外延尺度的粒子、纤维或膜片。

7.1 纳米粒子与其他物质的相互作用方式

基本粒子与其他物质的相互作用方式是借助于粒子或能量的传递，造成生物体组织、细胞或生物大分子损伤的基本过程是将其本身的能量传递给这些结构，引起这些结构的构件粒子（这些构件粒子可以是原子、分子或化学基团）发生结构和功能的改变，而其本身则转变为另一种粒子或湮灭，如带电粒子与生物体的相互作用时所发生的电离或激发、弹性散射及韧致辐射等。借助于基本粒子的传递而发生相互作用的情况，如通过胶子而发生强相互作用，在与生物体相互作用的研究中还很少或没有被提及。化学性粒子是借助于粒子之间的基本粒子或小于其本身的化学性粒子的转移、传递或共用，如氧化还原反应中电子的得失是电子这种基本粒子在化学性粒子间发生转移的过程；生物氧化中的电子经一系列传递体的传递，最后提供给氧原子，是典型的电子传递过程；在一般的有机反应中，大多是靠原子间电子的共用状态发生改变而完成。纳米粒子怎样与其他粒子之间或物质发生相互作用？目前的研究尚且不多。根据目前已有的文献，纳米粒子与其表面的化学性质密切相关。纳米粒子由化学粒子构成，纳米粒子表面的化学性粒子是决定其与其他物质相互作用性质的根本原因，根据这一点可以认为，纳米粒子与其他物质的相互作用是借助于其表面的化学性粒子而发生的。纳米粒子也可以吸附一些化学性粒子进入生物体，在生物体内再将这些化学性粒子释放出来，借助于这些化学性粒子而造成对生物体的危害。依据这一点可以认为，纳米粒子借助于所释放的化学性粒子而发挥毒性作用。将亚微观和化学性粒子与纳米粒子与物质相互作用方式联系起来看，似乎可以发现这样一个规律，即物质间的相互作用都可以借助于在大小尺度上处于低级的粒子来实现。纳米粒子可以基本粒子、化学性粒子或直接以机械性力与其周围环境中的物质发生相互作用。因此，纳米粒子对生物体的危害作用可以不依赖于化学性粒子，如人们生活中所使用的糖精，在其分子形式时并无致癌作用，只有在其结晶形式时才有致癌作用。有些粒子的形状可以影响物质的毒性作用。近来纳米毒理学的发展已使人们意识到，纳米尺度可以影响物质的毒性，在微米尺度不具有毒性的物质，在其纳米尺度却有明显的生物毒性。这是一种毒性增强效应。对此最为明显的实例就是关于腾氟龙对小鼠的毒性作用。方式基本上可分为化学性粒子依赖性方式和非化学性粒子依赖性方式两种。化学粒子依赖性方式的相互作用相当于传统概念的化学性相互作用，而非化学粒子依赖性方式则基本上可以理解为物理性相互作用。但是非化学性粒子依赖性相互作用与物理性相互作用并不是完全等同的两个概念。

7.1.1 化学粒子依赖性作用

粒子或纳米粒子化学粒子依赖性作用方式在某种意义上与化学性作用具有近似的含义，但二者又有所区别。前者指的是纳米粒子的作用，而后者指的是化学性粒子即原子、分子或离子的作用。这种概念在理解上可能稍微有些困难，但试想一下我们熟悉的化学作用，就容易理解了。在化学反应中，物质的分子之间是通过对电子的得失或共用实现的，但我们不说化学作用是电子的作用，而说是化学粒子也即是原子、分子或离子的作用。在基本粒子领域中，强相互作用是通过胶子来实现的。这样来定义纳米粒子对周围物质的作用或与周围物质间的相互作用，不仅具有理解纳米粒子性质的意义，而且具有一定的实用意义。

7.1.1.1 借助于其表面的化学性粒子：有许多研究表明，纳米粒子与基周围环境中的物质的相互作用是借助于其表面的化学性粒子。有一些研究已表明了这一点，如关于 CdSe 和 CdSe/ZnS 纳米粒子的细胞毒性研究表明，在这些纳米粒子表面修饰上不同的化学基团，包括巯基丙酸、硅烷和多聚体等，这些纳米粒子的细胞毒性作用就会发生明显的改变[1]。在所有的实验情况下，细胞毒性效应都与细胞对这些纳米粒子的摄取量具有正相关关系，而具有不同的表面修饰基团的纳米粒子之间却有明显的毒性差异。作者认为，除了这种细胞毒性与 Cd^{2+} 离子自纳米粒子中释放外，他们表面的化学基团对这些粒子的细胞毒作用起有重要作用。这些表面化学基团可以影响纳米粒子的聚集，这也是影响其细胞毒性的因素之一。West & Colvin 在两种人类细胞系上对水溶性富勒烯的研究表明，水溶性富勒烯纳米粒子的细胞毒性作用是它们表面的衍生化物质的函数。粒子表面修饰基团微小的改变就可以使富勒烯对细胞的致死剂量改变 7 个数量级。特别是聚集形式未进行任何表面修饰的 C_{60} 的细胞毒性明显高于用可溶性基团，如 C_3，$Na+_{2-3}$ $[C_{60}O_{7-9}(OH)_{12-15}]$ $(2\sim3)$ $-$，and $C_{60}(OH)_{24}$ 修饰的 C_{60}. 在所有实验条件下，都可以观察到富勒烯对细胞膜的氧化作用。正是这种氧化作用导致了细胞的破坏和死亡。他们的实验表明，细胞环境中的水溶性富勒烯可产生超氧阴离子，因此作者推测这些超氧阴离子自由基与细胞膜的损伤及此后的细胞死亡有关[2]。这些实验结果也表明，富勒烯纳米粒子的细胞毒性效应是由粒子表面的化学基团，也即化学性粒子所介导的。Hoshino 等也报道，纳米晶量子点具有潜在的细胞毒性作用，而毒性的性质因它们的表面性质的不同而异，而这些纳米晶的表面性质则是通过不同的表面修饰而实现的。作者认为，纳米晶量子点的细胞毒性质与量子点内部的核心材料无关[3]。这一实验结果再次表明，经纳米粒子与生物细胞的相互作用是通过其表面的化学性粒子所介导的。

纳米粒子表面带上不同的化学分子或基团，可使纳米粒子产生对不同组织的靶向性。1999 年，Gonzalez 和 Wilson 测试了用酰胺顺磷酸基功能基化的含 16 个羟基 C_{60} 富勒醇[4,5]。这种化合物表现为选择性地与羟磷灰石结合，影响其晶体生长过程，提示经合理设计的 C_{60} 分子能够靶向骨组织，可能用于治疗骨质疏松症。另一项研究发现，C_{60} - PEG 耦联物给背部皮下携有肿瘤的小鼠静脉注射，可聚集于肿瘤组织，并且在其中的存留时间长于正常组织[6]。但是，这种耦联物可被排泄而并未显示出在其他器官的潴留[6]。有关不溶性 C_{60}，La@ C_{60}（表示 C_{60} 分子笼内含有 La 分子）[7,8] 和水溶性 C_{60} 衍生物[9,10,11] 的体内分布研究表明，在血液池中的存留时间很短，迅速局域化，而后在肝脏中长期潴留，清除率 $<1\%$。这些研究的其中之一显示[11]，富勒烯在体内不被迅速代谢，虽然已观察到 C_{60} 在体内可发生富勒烯氧化，继之是被肝细胞选择性的吸收[12]。

在纳米粒子表面修饰上不同的化学基团，可使纳米粒子能够对体内的不同生物学组织或器官产生明显的生物学活性。例如，使 C_{60} 表面带上单马来酸基团，成为单马来酸 C_{60}（MMA - C_{60}），在用于具有内皮细胞或剥去内皮细胞的兔主动脉，豚鼠气管和回肠，大鼠胃、输精管和子宫时，10^{-5} mol/L 浓度，可明显抑制乙酰胆碱引起的内皮细胞依赖性的松弛但不影响激动剂引起的平滑肌收缩[13]。用两分子马来酸修饰 C_{60} 分子，形成二马来酸 C_{60}，在 10^{-5} mol/L 浓度，即能通过促进超氧化物的产生，抑制激动剂诱发的内皮细胞（一氧化氮）依赖性的松弛反应[14]。

在许多类型的活细胞上，水溶性富勒烯具有生物活性[15]。例如，C_{60} - 富勒醇 - 1 抑制若干种细胞的增生性反应，包括动脉平滑肌细胞（10^{-6} ~ 10^{-2}），人冠状动脉平滑肌细胞和人 CEM 淋巴细胞可能是通过抑制蛋白酪氨酸激酶[16]。在另一项实验中，富勒醇 - 1 应用于啮齿类的肝微粒体，500 ~ 1000 mg/kg 诱发了单氧化活性，减少了细胞色素 P450 和 b5 的含量，但在 10 ~ 100 mg/kg 的剂量下没有影响[17]。加于大鼠肝线粒体时，富勒醇 - 1 在试管中降低线粒体的氧化磷酸化作用，剂量依赖性地抑制 ADP 诱发的脱耦联，明显抑制线粒体 Mg^{2+} - ATP 酶活性，IC_{50}为 7.1 μmol/L[17]。高度水溶性的烷基磺酸 C_{60}以 50 mg/cm^3 的浓度抑制鼠肝细胞色素 p450 依赖的单氧化酶活性但增加肾细胞色素 p450 依赖的单氧化酶活性[18]。用聚乙烯派罗利酮溶解 C_{60}于水中在试管中与鼠胚胎一起孵育，对细胞的分化和增生具有强大的抑制作用[19]。

具有不同的表面化学基团的纳米粒子，与生物学受体的作用不同。据报道，富勒烯化合物可直接与生物学受体结合[20]。例如，Wilson 小组制备了富勒烯和雌酮杂交化合物[21]。这种化合物具有雌激素活性，可与胞质内的雌二醇受体结合，Kd 值为 40 μmol/L。这种纳米粒子与雌激素受体的结合，决定于富勒烯粒子表面的雌酮基团。Toniolo 等制备了一种 T - 肽的亲水性富勒烯类似物，在一个 Cd4 受体介导的人单核细胞化学趋向性测定中表现出有强大活性[22]。这种对单核细胞的化学趋向性活性，无疑也是由于其表面的 T - 肽。一些计算机模型已被用于评估富勒烯与艾滋病毒（HIV）蛋白酶[23,24]、谷胱甘肽 - S 转移酶[25]、DNA[26]和一种肽螺旋体[27]的相互作用。这些不同的与其他物质相互作用的性质，也显然与富勒烯表面所带的不同的化学基团有关。

没有进行表面修饰的小分子的富勒烯不能被机体的免疫系统所识别，它们本身并不引起抗体的产生[7,28,29]。而用水溶性的表面化学性粒子也即化学基团或分子进行修饰后，水溶的富勒烯可与 IgG 的抗原结合部位发生相互作用[30]，诱发特异性的抗体产生[31-35]。在有些情况下可起到佐剂作用，促进 IgG 的生成[36]。用水溶性的 C_{60}与小牛胸腺球蛋白耦联的衍生物免疫小鼠，引起特异性抗富勒烯的 IgG 异型的产生。这表明免疫系统具有足够的能力识别富勒烯，并将之作为蛋白耦合物进行处理[30]。用免疫沉淀法和 ELISA 测定，抗体族还可引发亚族的产生，与 C_{70}富勒烯发生交叉反应。C 与白蛋白耦联在兔上引起多克隆反应而在大鼠上产生单克隆反应[29]。据推测，高度疏水的富勒烯可被抗体识别是通过抗体结合部位的疏水性氨基酸的疏水性相互作用[30]，就像报道说的孕酮特异性单克隆抗体的抗原结合片段的结合部位那样[37,38]。孕酮是一个具有与 C_{60}具有同样大小的高度非极性的分子。C_{60}和其他富勒烯还可与供体的 - NH_2[39]和 - SH[40]基团结合。这些结果表明，纳米粒子表面的化学性粒子，可以介导纳米粒子与动物体内免疫系统的相互作用。

不同的表面化学基团或分子，可以使纳米粒子具有不同的生物学毒性。虽然在 mg/kg 量级剂量水平它们的急性毒性很低[41]，但带上不同的基团，就有可能成为有毒性的纳米粒子。例如，有些水溶性富勒烯衍生物[42]及它们的简单衍生物在高达 200 ~ 500 mg/kg 剂量下对小鼠没有急性毒性[43]，而有些衍生物就表现为有较强的毒性。例如，小鼠腹腔给予富勒醇 - 1 的急性毒性 LD_{50}为 1200 mg/kg[44]。而高度水溶性的聚烷基磺酸 C_{60}（FC4S）虽然以 50mg/cm^3 的浓度给大鼠口服，完全没有毒性[45]，但当以 600 mg/kg（巨大的半数致死量）腹腔注射后 30 小时死亡，这比富勒醇 - 1 的毒性增加了一倍。虽然这表明，FC4S 在治疗剂量是高度无毒的。静脉或腹腔注射后，立即通过肾脏被排泄（这是该研究的主要靶器官）[45]，但在高剂量下可诱发吞噬体性肾病。在接受 500 mg/kg 腹腔注射或 100 mg/kg 后，大鼠仍然存活，也说明是高度无毒的。MSAD - C_{60}的毒性高一些，25 mg/kg 一次性注射引起呼吸急促和剧烈运动，5 分钟后死亡[10]，这比富勒醇 - 1 和 FC4S 的毒性大几十倍之多，虽然给小鼠 50 mg/kg 腹腔注射，每天一次，连续 6 天，并未见有明显毒性[47]。上述这些化合物虽然有毒性，但没有溶血性[10,48]。羧基化的富勒烯似乎很少有毒性，如羧基化的 C_{60}和 C_{70}富勒烯对于 Raji 细胞（一种 B 淋巴细胞）没有表现出有明显毒性[46]。用羧基富勒烯进行黑质内灌流，对黑质纹状体的多巴胺能神经系统也是无毒的[49]。一般的富勒烯衍生物也没有表现出致突变性。但有一项实验表明，富勒醇在 2.46 mg/cm^3 具有致突变效应[50]

7.1.1.2 从纳米粒子中释放化学性粒子：许多人工制备的用于疾病治疗的纳米粒子对生物组织或细胞的作用是借助于从其内部释放具有生物活性的化学性粒子。这些纳米粒子本身起载体作用，即依据其粒径特点或其表面所带的具有靶向作用的化学基团或具有活性的物质的分子，可以到达机体的某一特定部位或者某一特定器官，而对靶器官、靶组织或靶细胞的生物活性则是依靠其释放的化学物质。这一类纳米粒子常见的有脂质纳米粒、微乳等。相对于靠自身的崩解而释放化学粒子或药物，从粒子内部释放药物或化学性粒子而粒子的本身并不被破坏，这一方式显然具有许多优越性，对于可控性药物释放具有较好的前景。

在最近几年里，这样一种迹象变得越来越明显，即单靠新药的开发已不能满足药物治疗的发展。体外所能得到的令人兴奋的结果，在体内情况下却往往令人失望。治疗失败的主要原因有：①吸收困难不能达到足够的药物浓度，迅速被代谢或清除（如多肽和蛋白），分布于其他组织，并伴有高度的药物毒性（如抗癌药）；②药物溶解性不好，无法制成水溶液进行静脉注射；③口服后生物利用度难以预测，血浆药物水平波动大而不稳定，包括食物对血浆水平的影响。

解决这些问题的一个有前景的战略思想是开发出适宜的药物载体系统，使药物在体内的命运主要由载体系统来决定而不是由其本身的性质来决定。这种载体系统可以使具有活性的药物按照特异疗法的需要在局部实现可控性的释放。载体的大小依赖于理想的给药途径，可以是几个纳米（胶体载体），几个微米（微粒载体）甚至几个毫米（植入体）。对于非口服给药系统，生物相容性材料是理想的载体，这种材料的植入体在完成药物释放后不用再手术取出，并使纳米或微米载体的给药方式更为易行。目前市场上已有几种商品使这种概念成为现实。基于生物相容性聚酯的植入体和微粒子在皮下或骨肉植入或放射后可在数周或数月内对其携带的药物进行可控性的释放。目前治疗前列腺癌及其他促性腺激素分泌紊乱相关性疾病的这种载体系统已被开发成为商品[51]。这种于局部释放药物的例子是用于胶质瘤的治疗的生物相容性植入体。这种植入体能够使脑内的药物浓度保持于很高的水平而最大限度地减少其他组织中的药物浓度，包括骨髓[52]。植入体和微米级粒子的缺点是粒径太大，不能用于靶向给药及静注给药。因此，近年来，胶体载体越来越引人注目。所研究过的系统包括纳米粒子，纳米微乳，脂质体，纳米悬胶，胶束，可溶性多聚体 - 药物的结合体等。

不同的胶体系统的存在产生了这样的问题：到底哪种对于预想目的是最适宜的呢？当然，回答这个问题并不是一件简单容易的事情，这可能要考虑到下列几个方面：①粒子的载药量；②靶向的需要；③载体的体内命运（包括与生物环境的相互作用，降解速率，及在器官中的蓄积等等）；④急性和慢性毒性；⑤生产过程的难度；⑥物理化学稳定性；⑦生产成本。

已研究多聚体有天然的[53,54]和合成的[55]。在微米尺度的基于多聚体的系统包括水溶性的药物 - 多聚体结合物[56]，多聚纳米囊[57,58]和纳米微球。多聚体系统的一个肯定的好处是可以进行各种各样的修饰，其中也包括阻滞和梳状多聚体的合成。

基于多聚体的纳米微粒的问题是生产过程中使用的有机溶剂在产品中的残留，多聚体的毒性[59]及产业化过程的难度。在许多生产过程中，纳米粒子的浓度很低，不超过 2%。同时多聚体在储存过程中的水解也应考虑在内。为了避免多聚体的降解，常常需要对纳米粒进行冷冻干燥。脂质体是球状载体，由一层或多层磷脂双层（多数情况下是磷脂酰胆碱）组成。亲脂性药物可掺入脂质双层而亲水性药物可溶解于粒子内部的水性核心[60,61]。药物在体内的释放，稳定性和生物分布由粒度，表面电荷，表面疏水性和膜流动性所决定[62]。膜的通透性可通过对磷脂的选择和掺入添加剂（如胆固醇）来进行调整。掺入天然化合物（如神经节苷）或用化学修饰的聚乙二醇有可能减缓单核 - 吞噬细胞系统的摄取速度[63-69]。依靠空间结构获得稳定性的系统的出现（隐性脂质体）使药物靶向战略在实践中得到实现（如通过掺入特异的抗体）[70-71]。基于脂质体的药物载体也使低水溶性的亲脂性药物能够用于静脉注射，amphotricin B[72]。脂质体系统的毒性是二性霉素 B 的胶束制剂的 1/10。脂质体制剂的不足之处是在储存过程中的化学和物理稳定性问题，脂质体的聚合和药物的降解影响脂质体药物载体的性能[73]。

纳米混悬剂是仅由药物和乳化剂组成的胶体粒子，制备过程有球磨[74]和/或高压匀浆[75,76]。

脂质微乳在20世纪50年代就已出现，当时的目的是用于胃肠道营养。植物的脂肪油（如豆油）或有中等长度的甘油三酯可用作脂质相，典型的可占微乳的10%～20%。其他的微乳成人包括磷脂（稳定剂，0.6%～0.15%）和甘油（调节渗透压，2.25%）。在最近若干年，人们已认识到这些系统也可以用作脂溶性药物的载体，有几种制剂已商品化[77-85]。这方面的例子有etomidate和苯甲二氮䓬[86-88]。与先前的制剂相比，发现这些药物的基于溶解度的制剂的局部和系统不良反应（如注射时的疼痛）都很低。在脂质微乳中，油酸钠的溶血活性也降低，这是因为溶血物质被限制于微乳的表面及其脂溶性的核心，而不能与红细胞膜直接接触[89]。

由于载体的尺度很小及其液相状态，微乳中药物的控制性释放受到影响。对于大多数药物，会观察到药物的迅速释放[90-92]。估计药物的缓慢释放需要药物的脂溶性非常强，辛醇/水分配系数应大于1 000 000 : 1[93]。纳米微乳的优点是在毒理学方面比较安全，脂相成分含量高以及可用高压匀浆法进行大规模生产。

用固体脂质而不用液体油剂，在药物的控制性释放的研究方面，是一非常引人注目的思路，因为固体脂质中的药物流动性与液体油相比会大降低。固体脂质已经以微球的形式应用了数年之久，以获得药物口服后缓慢释放的效果（如膜溶缓释胶囊）。在80年代初，Speiser及其同事研究出了固体脂质微粒（用喷雾干燥法）[94]和口服给药用纳米微球[95]。

Speiser纳米微球是用高速混合器或超声波使溶解的脂质分散的方法制备的。产品中含有大量的微米粒子，这对于口服制剂并不是一个严重的问题但不能用于静脉注射。较高浓度的乳化剂可使粒子的粒度减小，但也会引起毒性副反应。Domb描述了相似的系统脂质球[96-98]。它们也是用高剪切混合或超声的方法制备的，通常也含有大量的微米粒子。

在此后的若干年里，研究表明，高压匀浆对于亚微米粒子的制备是一个比高剪切混合或超声更为有效的方法[99-101]。用这种方法获得的分散体叫做因体脂质纳米粒（SLN™）。大多数由高压匀浆法制备的SLN分散体以平均粒径在500 nm以下，含有很少微米级粒子为特征。其他的制备方法则基于有机溶剂的使用[102]或微乳的稀释[103,104]。

固体脂质纳米粒的用途：有人声称SLN将其他胶体载体的优点集中于一体而避免了它们的缺点[105]。已有人提出的优点包括：①用于药物的控制性释放和靶向用药；②增加药物的稳定性；③高载药量；④可载亲脂性药物和亲水性药物；⑤载体没有生物毒性；⑥不使用有机溶剂；⑦容易进行大规模生产和灭菌。

事实上，固体脂质纳米粒并不能被简单地视为带有一个固体核心的可以释放化学性粒子或药物的纳米微粒。明确的优点有其生物相容性，迅速和有效的制备方法，容易产业化，不使用有机溶剂及能够制备高深度的脂质混悬液等。它的不足之处包括载药容量不够高，及其他胶体结构（胶束，脂质体，混合胶束，药物纳米微晶等），脂质的物理状态复杂（不同修饰状态间的转化，超低温溶解），这引起储存和给药后的稳定性的问题（胶化，粒子大小的增加，药物膨胀等）。样品的稀释或水分清除可明显改变不同胶体间和脂质物理状态间的平衡。适宜的复合表面活性剂/脂质分散体的表征需要若干种分析方法（除了粒度分析）。动力学方面也应该考虑进去。下一步的工作是在分子水平上对SLN进行表征。NMR，ESR及同步中子放射将会对这些问题给出答案：药物是否已真正掺入固体脂质者是药物与纳米混悬液共存。不幸的是，这些方面这些方面并不总是能被考虑到，文献中SLN中的术语“药物掺入”常常有误导作用。

固体脂质纳米分散体的脂质基质与聚交酯-co-聚乙胶质纳米粒具有更大的流动性。由于药物的流动性和路径较短，药物的扩散被限制于脂质基质中，因此控制性释放还是有疑问的。但是药物的控制性释放并不是不可实现的，只是需要由其他因素来决定释放速度（药物在脂相和水相间的平衡动力学可以是缓慢的）。下一步要做的工作，还要理解 SLN 与它们的生物环境间的相互作用（吸附/去吸附过程，酶解，凝聚，与内源性脂质载体系统间的相互作用等）。有几种给药方式对于 SLN 都是可行的。最具挑战性的方式将是静脉注射，这要求控制粒径的大小。经皮应用的结果是令人鼓舞的，这可能成为 SLN 的主要用途之一。

总的来说，SLN 与其他胶体药物载体相比有明确的优点及不足，是一个复杂的系统。进一步要做的工作是在分子水平上理解 SLN 在体外和体内的结构及动力学。

SLN 和微乳一般都具有可代谢性，这对于药物载体用途是有利的。但为了某些特殊治疗目的，有时也使用一些在体内难以代谢的载体。只要这种载体具有良好的生物相容性，应当说其不能被代谢这一缺点是可以容忍的。尤其是有些由不可代谢物质如活性炭所组成的纳米粒子，具有良好的释药特性，同时又具有良好的生物相容性。所以尽管难以作为药物载体而通过药物报批，但在临床上仍为医生所喜欢应用。

活性炭为一种多孔性的物质粒子，具有广谱的吸附特性。依靠这种吸附特性，可以容易地将药物这样一些特殊的化学性粒子装载体于其微孔之中。目前认为活性炭本身一般情况下并不与机体组织或细胞发生任何作用，但可以改变其携带的药物或化学性粒子的体内分布，加强药物对某种药理学作用，减轻毒副作用。可以认为，借助于其携带的不同的化学性粒子，活性炭具有一定的生物活性。目前，活性炭多作为一种抗癌药物的载体。活性炭对其携带的药物的释放具有其他材料组成的纳米粒子所不具备的特点。活性炭对化学性粒子的吸附多为物理性吸附。对其携带药物的释放时是与其周围环境中的药物浓度呈动态平衡，对于维持局部组织药物浓度十分有利。而其他材料的纳米粒子如脂质体等，当其被注入体内的初期，其表面所携带的药物会被突然释放，在其本身被代谢破坏时，又会引起药物的再次突然释放，而在这两次释放的中间时段药物的释放又存在着一定的困难，因此，并不一定能起到理想的缓释作用。

7.1.1.3 自身溶解释放化学性粒子：在粒子状态下，除了其表面，纳米粒子与机体组织很难产生生物化学性相互作用，但可以通过自身的溶解，向周围组织释放化学性粒子。这些化学性粒子可在纳米粒子周围的局部或远隔组织，甚至全身发挥其生物学活性。从整体来看，相当于纳米粒子借助于化学性粒子而具有生物学活性。很显然在这种情况下，粒子本身的可溶解性是其具有生物学活性的关键因素。粒子本身的构成物质，决定粒子生物学活性的性质，而粒子的可溶解性及粒子本身在体内的存在部位决定粒子的生物学活性是否能够发挥作用及其发挥作用的程度。

依靠自身的崩解释放化学性粒子而发挥作用的例子，可见于许多金属性纳米粒子。例如，铅及其化合物烟尘粒子的毒性就决定于两个因素：一是铅化合物在生物体液中的溶解度；二是铅尘粒子的大小。研究表明，颗粒愈小，愈易溶解和吸收，因而毒性愈强。这两个因素都与铅或化合物粒子的可溶解性有关系，而这些溶解过程，实际上是通过自身的溶解而向体内释放化学性粒子。这些化学性粒子进入血液循环，随血流可到达全身各部位，对种种器官组织产生毒性作用。

镍或镍化合物粒子通过与周围的化学性物质发生化学反应，而自身被溶解，将 Ni^{2+} 释放于其周围组织。这些镍粒子，可以将 DNA 结合蛋白上的 Zn^{2+} 用 Ni^{2+} 替代下来，从而对 DNA 起作用，因为 Zn^{2+} 与 Ni^{2+} 有相似的离子半径。一些致癌基因中的已确认的 DNA 结合蛋白或“指环状结构”已被认为是金属毒性的靶目标[106]。Costa 于 1995 年提出了一个镍化合物致癌机制的非遗传模型，认为肿瘤的产生与细胞通过吞噬作用将结晶状化合物掺入到细胞中的能力有关。这个模型指出，细胞的转化是选择性地吞噬了那些对细胞有负价的晶态镍硫化物颗粒，而不吞噬有正价的非晶态镍硫化物颗粒。但当这些非晶态镍硫化物颗粒也带有负价时，它们也会使细胞转化过程发生改变，因而也能被细胞吞噬。被吞噬的镍硫化物颗粒可溶解在细胞内部空间。因此，可以看出细胞的转化与颗粒进入细胞并增加细胞内镍浓度的能力有直接的联系。这种以纳米粒子的形式进入细胞，再以化学性粒子的形式发生生物学毒性效应，可以被认为是纳米粒子毒性作用机制的一个良好的例子。胞质的偏酸性环境可加强晶体镍化合物的溶解过程。Costa 的模型是建立在已知的镍化合物可以促进 DNA 或染色质凝固这样一种事实的基础之上的。异染色质的 DNA 会由于在不断地凝结时直接参与蛋白质结合而发生过甲基化。除去 Costa 模型，还有一种理论认为，镍可以通过活性氧对 DNA 造成间接的危害[107]。抗氧化的维生素 E 能抑制一些由镍引起的染色质凝固，是这种理论的实验依据（Lin et al，1991）。但不管怎样，纳米粒子在镍的致癌作用中起到了不可忽视的作用，我们不可以再简单地将金属镍的粒子与其毒性效应割裂开来了。

静脉注射胶体银的 LD_{50} 为 67 mg/kg。其毒性机制是引起溶血性贫血及肺水肿。动物反复小剂量注射银，也可引起贫血、骨髓增生，组织器官发生银质沉着，特别是肾小球基底膜的银质沉着，可导致基底膜的增厚。动物饲以含银及硝酸银的食物，可引起肝小叶中心坏死及巨幼红细胞性贫血。根据银的可溶解性影响银的毒性的原理，对于口服银化合物的患者给予可与银离子形成不溶解性化合物的盐类如氯化钠，可以减少银的吸收而减轻其毒性。

吸入镉烟或其他受热的含镉物质可导致急性化学性肺炎和肺水肿。吸入大剂量的镉化合物对人类和动物都可能是致命的。镉的化学形式可影响其毒性，其原因就可能与物质的可溶性有关。研究表明，溶解度大的镉或镉化合物所形成的烟尘或烟雾，比溶解度小的镉或其化合物的烟尘或烟雾的毒性强[108]，前者包括镉的氯化物、氧化物及碳酸盐等，后者主要有镉的硫化物。

可溶性铋盐主要引起肝及肾脏损伤。给家兔肌内注射致死剂量的酒石酸铋钾 295 mg/kg、酒石酸铋钠 110 mg/kg、三氯化铋 450 ~ 500 mg/kg，静脉注射酒石酸铋钠 9 mg/kg，可引起肝细胞混浊肿胀及局灶性坏死。小鼠肌内注射 0. 03 ~ 1. 5 mg/kg 13 种铋的化合物后，可出现肾近曲小管的损害。而不溶性铋却几乎没有毒性。利用不溶性粒子不释放化学性粒子而不容易被吸收这一性质，可将一些金属粒子或金属化合物粒子用于不同的医疗目的。例如，常用 3 价不溶性铋治疗腹泻和其他胃肠道不适，利用铋的收敛作用，调节胃肠道功能，而其不溶解的特性使其不能崩解释放化学性粒子，因而不产生吸收毒性。铋有使疮面收敛作用及一些弱的杀菌作用，因此常常用一些铋的盐类作为外用制剂中的成分，由于其不溶解，不会释放毒性的化学性粒子，因此即使在损伤的皮肤，也不致于产生毒性作用。铋盐可用作放射显影的对比剂。可溶于水的纳米粒子往往在有机溶剂中是不溶的，这一点也可以用于不同的医疗目的。可溶性铋悬浮于油中，可延长其在血液中浓度的维持时间，因而可用于梅毒的治疗。铋的水溶性硫胶质钠盐可肌内注射用于治疗疟疾。对氨基胂酸铋以前曾被用于治疗阿米巴病。近代医学中由于许多新疗法的出现，使接触铋类药物制剂的机会减少。虽然如此，近来对铋剂在治疗消化性溃疡方面的兴趣有所增加。这主要因为受胃炎病人胃粘膜中存在革兰阴性菌这一发现所影响。这种细菌被称为螺旋杆菌。目前认为这种细菌是使慢性胃炎发展成胃、十二指肠溃疡的病原。有人认为含铋化合物的抗酸剂能有效地促进溃疡愈合，其主要原因是因为铋对螺旋杆菌的杀灭作用。

7. 1. 2　基本粒子依赖性作用

以具有放射性物质形成的纳米粒子，或载有放射性物质的纳米粒子，可以依赖其释放的微观粒子发生生物学效应。其毒性病理的基本特征为随纳米粒子的分布特征为基础的局灶性的放射性损伤。这方面的研究报道尚且少见，但纳米粒子吸附放射活性物质或由放射性物质组成的纳米粒子则完全有可能出现于人类的生活环境中，例如，在战争中使用的含有放射性物质炮弹。2000 年 3 月，南大西洋公约组织（NATO）承认在巴尔士地区的战争行动中使用了贫铀弹，次年，联合国环境保护署在萨拉热窝附近的一所兵营和一座工厂里的两个地方发现了痕量的放射活性。人们已具有广岛和长崎的经验，因此人们对于放射性成为疾病高发的罪魁祸首并不感到惊奇，而具有放射性物质在原子弹或炮弹爆炸时所产生的纳米粒子，更容易为生物体所吸收，进入体内。在过去的毒理病理学中，未认识到纳米粒子对放射性质物质的载体作用及其对放射毒性的影响。纳米技术的发展，将会使人们对这一问题产生关注。在现代军事技术中，贫铀材料不仅用于坦克的防护壳，而且还被用作其他一些军火中的结构成分——不是使用它们的放射性，而是因为它们具有相当大的密度、硬度和引火性能。这些性质使其极其适用于高效穿甲弹。这些物质的军事应用所产生的放射性纳米粒子不仅在其被使用的地区发生作用而且可以在气体的载带下，随风到达非常远隔的地区。目前，人们对于微观粒子依赖性的毒理作用的认识尚少或尚未注意到这一点，但在将来，纳米粒子的微观粒子依赖性作用将来可能会成为纳米毒理学的研究内容之一。

7.1.3 粒径依赖性作用

如上所述的3种情况不同的是粒径依赖性作用，这是一种非化学粒子依赖性作用。非化学粒子依赖性作用是指以纳米粒子本身固有的特性如粒径等或以整个粒子的方式所发生的对周围物质的作用，也即纳米粒子以整体形式而不是以化学性粒子作为其作用的终极粒子。非化学粒子依赖性作用可近似地理解为物理性作用，但与传统的物理性概念有所不同，前者是指在纳米粒子与其周围物质之间没有任何已知的粒子的交换。例如，有电子的交换，就意味着有化学反应的产生，因而就是由纳米粒子表面的化学性粒子的反应。C_{60}对细胞膜的作用是一种属于传统概念中的物理作用，而这里认为它是一种化学粒子依赖性的作用。C_{60}是一种强大的光敏剂。C_{60}在有氧环境中受光激发后可产生大量的单线态氧。单线态氧作为一种非常活泼的分子氧形式，对生物大分子、细胞及组织都有强大的破坏作用[109]。用电子自旋共振检测表明，C_{60}光照后还有可能产生OH·等氧自由基。而氧自由基可使细胞类脂形成过投送化物而被破坏[110]。这种作用一般认为是一种物理性作用，但这种作用仍然是依赖于自由基等化学性粒子的作用，因此不属于非化学粒子依赖性作用。这种非化学粒子依赖性作用的最适宜的例子包括C_{60}的抗肿瘤作用、抗病毒作用、纳米粒子的透生物屏障作用及靶向作用等。

7.1.3.1 C_{60}的抗病毒作用：C_{60}的抗病毒活性不是一种化学粒子依赖性作用，而是一种粒径依赖性作用。C_{60}是个球形粒子，其粒子尺度与艾滋病毒（HIV）活性中心孔道直径相近。因此，有人设想如果用C_{60}分子嵌入HIV的活性中心孔道，就可以切断病毒赖以生存的营养通道而使其死亡。这种设想的根据除了C_{60}的粒径与病毒的活性中心孔道相近，还因为C_{60}分子和病毒活性中心孔道的内腔都是疏水的，二者之间有强大的van der Waals相互作用，因此，前者可以嵌入后者之中。Friedman等用计算机模拟证明两者间的缔合常数$Kd = 10^{-6} \sim 10^{-9}$ mol/L[111]。对水溶性的C_{60}进行类似的计算表明，水溶性粒子的C_{60}部分正好位于HIV活性中心孔道的疏水中心。Schinazi等对水溶性C_{60}的抗病毒活性进行的实验表明，其对急慢性感染HIV病毒的细胞都具有抗病毒活性[112]。已经证明，水溶性C_{60}的抗HIV活性属于对病毒的一种直接作用，并且对HIV病毒有选择性的作用，而对细胞成分没有破坏作用。试验证实在浓度高达100 μmol/L情况下，对未感染HIV病毒的具有缓慢分裂活动的人外周血单核细胞（PMBC）或迅速分裂的H9、Vero或CEM细胞均未显示细胞毒性，而在相似情况下，目前已有的抗HIV病毒药3′-叠氮基-3′-脱氧胸苷（AZT）已对正常细胞出现细胞毒作用。小鼠体内实验也表明，以高达50 mg/（kg·d），连续注射6天，小鼠体重继续增长，给药两个月，小鼠无一只死亡[113]。由此可见，C_{60}对HIV病毒的作用完全是一种粒径效应，没有这一粒径效应，就没有这种抗病毒作用。Oberdöster发现，将大鼠暴露于含20 nm腾氟龙的空气中15分钟，多数大鼠在4小时之内死亡，而暴露于120 nm的腾氟龙中则没有大鼠发生死亡。虽然腾氟龙的这种强大的生物毒性原理需要进一步研究，但目前看来似乎与其粒径相关。

7.1.3.2 纳米活性炭的淋巴靶向作用：纳米活性炭（activative carbon nanoparticles，ACNP）的淋巴靶向作用，是一种不依赖于化学性粒子的生物学行为，而纯粹是一种由其粒子尺度所产生的一种作用。ACNP腹腔注射或癌区注射后不能通过血管壁进入血液循环，这是因为血管壁只允许粒径小于9 nm的粒子通过，于是这种纳米粒子只能被淋巴系统所吸收。这种尺寸的粒子，在淋巴管内畅通无阻，但能被淋巴结所捕获截流。使其携带抗癌药物并将其注射于腹腔或癌区，这种纳米粒子依淋巴引流路线，可到达与癌转移相关的淋巴结并被这些淋巴结所聚集。利用ACNP的这一性质可以制备靶向肿瘤转移途径的纳米制剂。使ACNP带上抗癌药，就可以实现淋巴系统内抗癌药的持久性的有效浓度，而其他组织内的抗药浓度很小或测不出。因为目前的抗癌药往往对骨髓和血液系统有毒性，所以纳米粒子的这种特性在提高抗癌药疗效，减少或避免抗癌药的骨髓和血液毒性有着重要的应用前景。

7.1.3.3 器官靶向作用：这种类型的作用，也与纳米粒子的化学性质无关，也属于一种非化学粒子依赖性的作用。由于生物体内血管系统的结构特征或管径特征，使具有不同粒径的纳米粒子具有对不同的靶器官的靶向作用。纳米粒子可随血液流动，且随粒径不同可被不同的组织所截留。生物体内不同组织血管管径不同。利用这一点制备不同粒径的纳米粒子，就可以达到对不同的组织具有靶向性的目的。例如，大于 5 μm 的粒子可被肺的毛细血管床捕获；20 ~ 50 nm 的粒子被单核 - 吞噬细胞系统吞噬；小于 150 nm 的纳米粒则聚集于骨髓，小于 250 nm 纳米粒靶向体循环；大于 250 nm 的纳米粒则靶向脾组织[114]。

7.1.3.4 透生物屏障作用：用于透皮吸收的药物也与粒子的尺度性质密切相关[115]。脂质体可以透皮吸收，透过程度与其粒径有关。有研究表明，：粒径为 600 nm 时，仅增加小鼠、田鼠和猪皮肤表面角质层的药物含量而不增加深角质层和皮肤深层的药物含量；粒径为 300 nm 时，既增加深角质层和皮肤深层的药物含量，也能增加接受室的药物含量；对于亲水性药物脂质体，200 nm 以上时粒径的大小对渗透性无明显影响，而粒径小于 200 nm 时，则渗透性受粒子尺度的明显影响[116]。纳米粒子的这些生物学性质，不是由于它们的化学性质引起的而仅仅是由于它们的粒径不同而决定的，它初步告诉我们，粒径不同可以决定纳米粒子的靶向性。

纳米粒子可以透肠壁吸收。研究证实，纳米粒子口服给药后可穿越肠壁而被机体吸收。与微粒吸收有关的肠壁结构包括绒毛顶端、小肠巨噬细胞、普通小肠细胞及 PPs 的上皮细胞。所有这些结构的吸收在某种程度上均可同时运转。在包括人类在内的许多动物种族体内，均可观察到淀粉微粒这种大颗粒（5 ~ 150 μm）通过绒毛顶端的“混吸作用”。然而，这种混吸作用属于一种被动过程，其发生几率非常小，因此这一过程不可能成功用于疫苗的输送。Jani 等的研究揭示，纳米级的聚苯乙烯粒子可通过绒毛上皮被大鼠吸收，但可通过小肠细胞吸收的微粒的上限约为 100 nm[117]。

纳米粒子可通过细胞膜屏障进入细胞内。纳米粒子的纳米尺度允许被细胞吞噬而进入细胞内。这对于一些靶向细胞内的药物具有极其重要的意义，如与转基因治疗有关的粒子的粒径就需要制备成纳米级的。另外，在抗生素研究领域中的一个重要问题是细胞内感染的致病菌的杀灭十分困难。将抗生素包于脂质体或其他纳米粒中，则可提高将药物输送到感染细胞内的药量[118]。

纳米粒子可透过血脑屏障。血脑屏障对于许多药物（如抗生素、抗肿瘤药等中枢神经系统活性物质，尤其是活性肽）来说都是一个不可逾越的屏障，但纳米粒子能够作为载体成功地使这些药物通过血脑屏障。已用纳米粒子作为载体将药物跨血脑屏障运输的药物包括一种己肽 dalargin，二肽 kytorphin，loperamide，筒箭毒碱，NMDA 受体激动剂 MRZ 2/576 及多柔比星等。Kreuter 最近的研究表明，静脉注射携带多柔比星的 polysorbate 80 包被的纳米微粒能治愈 40% 的颅内移植的 101/8 胶质细胞瘤[119]。

7.1.4 纳米性质依赖性作用

许多半导体或金属纳米材料，在纳米尺度有不同于其分子或原子形式或其宏观粒子形式的物理化学性质，这些性质使纳米粒子具有不同的生物学效应。金属纳米材料可通过氧化还原作用使有机分子分解或使生物分子失去生物活性。使有机物分子降解的性质可被用来进行污水处理，使水中的有机物被氧化成水和 CO_2。生物分子失去生物活性的性质可用来制备有用的消毒表面，如冰箱、炊具、纺织品等，使其具有天然而持久的消毒作用。为什么这些物质在宏观尺度时没有消毒作用，而在纳米尺度时就有了消毒作用呢？有关纳米尺度物质的性质的研究可以回答这个问题。

半导体或金属纳米材料在光的照射下，价带电子越迁到导带，价带的空穴将周围环境中的羟基的电子夺掉，羟基变成自由基[120]。羟自由基是一种很强的氧化剂，使有机物由酯→醇→醛→酸，最后被氧化成 CO_2，完成对有机物的降解。由于环境中的使人致病的细菌的细胞膜是由酯类组成，因此这些纳米粒子的氧化作用可以将其破坏而起到杀灭作用。大多数病毒是由一层蛋白质外壳包括着核酸所组成。这些纳米材料的氧化作用可使蛋白质的构件分子氨基酸发生氧化，使蛋白质变性而将其杀灭。使这些纳米材料具有降解有机物的作用，能隙既不能太宽，也不能太窄，一般在 1.9 ~ 3.1 eV 较为适宜。其原因首先是由于纳米尺度物质的量子尺寸效应。在纳米尺度下，由于量子尺寸效应，使导带和价带的能级变成分立能级，能隙变宽，导带电位变得更正，价带电位变得更负，因而具有更强的氧化还原能力。再者，是由于小尺寸效应。在纳米尺度下光生载流子更容易从粒子内部迁移到粒子的表面，有利于电子的得失，促进氧化还原反应。第三是纳米粒子的表面效应，在纳米粒子的强效氧化还原反应中具有一定的意义。从上面所述中可以看出，这些氧化还原反应都发生于粒子的表面。在纳米尺度下，物质粒子的表面积急剧增加。例如，纳米铜粒子的比表面积和比表面能在 1 nm 时较 100 nm 时增加 100 倍，表面原子占原子总数的 99%。这些表面效应使纳米粒子的氧化还原能力也大大增加。

半导体或金属纳米粒子对有机物或生物分子的氧化作用在环境治理领域有着巨大的经济、环境和社会效益，预计这些技术将在下列方面得到广泛应用：①污水处理：可用于工业废水、农业废水和生活废水中的有机物及部分无机物的脱毒降解；②空气净化：可用于油烟气、工业废气、汽车尾气、氟利昂和氟利昂替代物的光催化降解；③保洁除菌：如含有 TiO_2 膜层的自净化玻璃用于分解空气中的污染物；含有半导体纳米粒子的墙壁和地板砖可用于医院等公共场所的自动灭菌。

7.1.5 电荷和极性依赖性作用

纳米粒子表面电荷与其许多生物学性质都有着十分密切的关系。

表面带有正电荷的纳米粒子易被肝脏吞噬，带有负电荷的纳米粒易被肺吞噬。一般而言，有极性的微粒不易被吞噬，ξ 电位越高，吞噬越少，如 Müller 等[121]测定聚苯乙烯纳米粒的 ξ 电位为 -14 mV 时，与血浆蛋白的相互作用最强。由于细胞吞噬及与血浆蛋白结合是影响纳米粒子在血液循环中存在时间的重要因素，因此表面电荷便是一个决定纳米粒子分布和消除速度的重要因素。一般而言，易被吞噬的粒子容易自血浆中消除，在血液循环中的存在时间短，因而其携带的药物也易于消除；易于与血浆蛋白结合的纳米粒子不易自血浆中清除，因而有较长的循环时间。

纳米粒子表面的极性决定纳米粒子的亲水性或亲脂性，而亲水性或亲脂性与其在血液循环中的存在时间有关。例如，Couvreur 认为[122]，聚氰基酸己酯纳米粒比聚氰基丙烯酸异丁酯纳米粒在体内清除慢，就是因为前者的亲水性比后者大。

纳米粒子的电荷与器官或组织的分布有关。例如，庆大霉素若被包被于带正电荷脂质体中，可以抑制小鼠肝和脾中马耳他布鲁菌的感染，而负电荷脂质体则对治疗脾的感染无效[123]。

表面电荷与透皮吸收有关[124]。带正电荷和中性的脂质体容易透皮吸收。这主要是因为皮肤带负电，对荷负电的脂质体有静电排斥作用，从而造成其通透性降低。对阳离子的静电引力作用使其具有选择通透性，这种选择性依赖于适宜的电荷密度，带正电荷密度过高也会导致通透性降低。

粒子电荷与药物的释放速度有关。Katahira 的研究结果[124]表明，药物从皮肤中释放速度的顺序为：溶液 > 中性和带正电的脂质体 > 带负电的脂质体。例如，罗丹明 B 脂质体制剂，药物主要分布在包括角质层的表皮中，不易释放；而普通的罗丹明 B 溶液药物主要分布在真皮层，容易释放。如果用带正电的空白脂质体或阳离子溶液预处理皮肤，可显著增加带负电脂质体在皮肤中的滞留百分数，这是由于预处理后增加皮肤的正电荷，从而增加皮肤对带负电脂质体的吸附能力。因此，荷负电的脂质体具有较高的皮肤滞留百分数，较低的皮肤透过百分数，比较适用于皮肤局部用药制剂。

纳米粒子电荷与粒子的粘附作用也有关系。生物粘附给药系统是利用材料对生物粘膜表面的粘附性能，使给药系统在生物膜的特定部位滞留时间延长，或达到药物在特定部位吸收的目的。这是新近出现的一种新型给药系统。有关粘附材料的粘附作用机制之一是电荷理论：系统材料及粘膜表面的电荷扩散，在二者的界面中产生一个双电层而产生粘附。

7.1.6 光动力学依赖性作用

C_{60}是碳元素的第3种同素异形体[125]，其分子结构为32面体，以60个碳原子为顶点，由12个五边形和20个六边形组成封闭球面，分子量为720，直径0.7 nm。C_{60}的发现创立了一个崭新的化学分支，对于诸如天体化学、材料化学和物理学等不同领域具有重要意义，因此被授予诺贝尔化学奖。人们首先发现C_{60}受光激发可产生极高量子产额的单线态氧，预示着在生命体系中可能存在重要作用。此后其抑制艾滋病毒蛋白酶和反转录酶活性、促进小鼠肢芽细胞形成及光动力学等作用也相继被观察到。

恶性肿瘤的光动力学治疗是已是一些体表肿瘤的常用治疗手段。其基本方法是给人体内注入光动力剂血卟啉，然后对肿瘤区域进行光照，依靠光致反应，杀灭肿瘤细胞。血卟啉受光照敏化产生单线态氧而杀死癌细胞。对C_{60}的研究表明，C_{60}和C_{70}产生单线态氧的效率远比血卟啉高[125]。在有氧的存在时，对C_{60}进行光照激发，可使处于基态的C_{60}分子吸收光子后变成单线激发态（$^1C_{60}$）。它的寿命很短，很快发生系间窜跃，使电子自旋方向反转，成为三线激发态（$^3C_{60}$），然后通过能量转移，激发氧分子产生单线态氧（$^1O_2$）。单线态氧能攻击细胞蛋白质、类脂和核酸等生物大分子，导致细胞损伤。以红细胞膜为材料的实验表明，经光照C_{60}处理，膜蛋白巯基含量急剧减少，形成分子内或分子间二硫键，使膜蛋白分子发生交联。由于巯基主要存在于蛋白质的活性中心，因此其破坏就导致蛋白质的功能丧失。对细胞膜的主要成分脂质的作用则是使其发生过氧化反应，膜流动性降低，脆性增加，膜结构破坏，细胞死亡。C_{60}及其衍生物对DNA具有单一的切割作用。一种被称之为衍生物1c的化合物在光照作用下，常常使DNA在鸟嘌呤碱基处断裂。另生种衍生物被称为化合物4，可以与单股DNA、双股DNA或带发夹的双股DNA结合，分别形成双螺旋、三螺旋或带发夹的双螺旋。这些结构中C_{60}及其衍生物的引入并不引起双螺旋和三螺旋结构的形成，但在光照时，DNA则发生专一性切割，断裂部位均位于靠近这些化合物的鸟嘌呤碱基处。C_{60}及其衍生物的这些光动力学性质，使它们在人们的抗肿瘤手段中具有重要意义。

7.1.7 机械性作用

机械性作用是具有非化学粒子依赖性特征的一种作用。机械性依赖性作用是纳米粒子相对于化学性粒子的一种特有的作用。吸入纳米粒子可造成肺部严重的机械性损伤。纳米粒子对呼吸道粘膜的刺激可引起喷嚏、咳嗽及呼吸道的炎症等。具有研磨作用的粒子可增加上呼吸道疾病的发生率，有的粒子具有诱发肺部纤维化的作用，导致慢性肺病，最后造成呼吸功能的机械性障碍、衰竭而死亡。食入纳米粒子后，消化道受其机械性作用受到损伤，是一般的生物惰性物质，碳纳米材料如金刚石、巴吉球、巴吉管、活性炭、玻璃及金属等无生物活性物质对消化道造成损伤的主要方式。纳米粒子对皮肤伤害感受器的过度刺激，可引起瘙痒、疼痛及其他一些异常性疼痛等；纳米粒子进入血液循环，可引起血管壁的机械性刺激，引起血流剪切力的改变；与血液细胞可发生撞击，穿透细胞膜或刺入等机械性相互作用，可导致溶血；纳米粒子与血小板之间的机械性相互作用可能引起机械性的凝血细胞溶解和血小板聚集体的驱散也有可能干扰血小板的吞噬作用[126-132]和血小板的运动性[133-137]。纳米粒子的聚集体有可能对血管型成屏蔽，免受正常情况下的环形张力，导致血管SMC的过度生长。在正常情况下这种生长由动脉搏动的节律性牵张所控制。血管内纳米粒子聚集体可施加超出一定水平的环形机械性张力，也可能足以增加SMC的增生，激活内皮细胞机械敏感性和牵张激活性离子通道，在最高张力水平伴随有细胞的重新排列及细胞凋亡。如果纳米机器人的物理尺寸等于或大于毛细胞血管的直径（4～7 μm），则可造成机械堵塞性血管病。纳米粒子与细胞外基质的相互作用可引起细胞外基质蛋白质的病理性反应，在细胞内与细胞骨架的相互作用可引起细胞的损伤或代谢异常，导致细胞的损伤、凋亡或死亡。

纳米粒子与生物组织之间的机械性相互作用并造成细胞或组织损伤的方式，似乎与基本粒子造成生物分子、细胞或组织损伤的方式有些相似，即二者都是将其本身所具有的能量传递给细胞或组织的结构物质，进而造成细胞或组织结构的破坏。这种机械性作用方式与化学性粒子造成细胞或组织损伤的方式明显不同。化学性粒子引起损伤的化学反应虽然也需要与细胞的结构物质分子发生碰撞，但其最终是要通过电子的得失或共用等方式来实现。

7.1.8 粒径纳米化对化学依赖性毒性的增强作用

粒径本身不产生毒性作用，但对于粒子的化学依赖性毒性具有增强作用。这种作用实际上就是纳米粒子的比表面积效应。不溶性纳米粒子的化学性生物学效应，主要依赖于其表面的化学性粒子。表面的化学性粒子越多，其生物学效应越强，而表面粒子的数量则随着粒子粒径的减小而增多，因此，粒子的粒径越小，其毒性作用就越强。

7.2 纳米粒子的分类

目前为止，除了有书籍将纳米粒子按形态学分类外，尚未见有其他分类方法。根据已有文献报道的有关纳米粒子的资料，可以将纳米粒子按下述方法进行分类。

7.2.1 根据来源分类

根据来源可将医药用纳米粒子分为天然纳米微粒、人造纳米微粒及半人造纳米微粒三大类。

天然医药用纳米材料是指天然存在的一些有机或无机的可以用于一定目的的纳米材料，如 C_{60}是存在于星际空间的一种炭的存在方式，在医药领域可用作表皮毒物吸附剂；人们熟知的蛋白质用 DNA 等也可以归属于天然纳米材料。悬浮于空气中的纳米粒子，如工厂烟囱、气车尾气、矿山及金属粉碎、研磨等人类活动释放于空气中的纳米粒子。这类纳米粒子主要经呼吸道侵入人体，其暴露对象是整个人群，因此是纳米毒理学关注的主要对象之。

人造纳米微粒是指人们用化学合成手段有目的地制备的一些医药用纳米材料，如胰岛素聚酯纳米粒、聚氰基丙烯酸异己酯－生长激素释放因子纳米粒、聚氰基丙烯酸异丁酯－降钙素纳米粒、抗体－Fe 磁性纳米粒等。这些纳米粒大多是作为药物的载体而设计和制备的，在用于人体之前都需要经过严格的毒理学评价，因此与药物的毒理学密切相关。另外，由于这些纳米粒子仅与部分的人群即患者有关，相对于天然纳米粒子，在纳米毒理学中的地位并不十分重要。

半人造纳米粒是指那些原先存在于自然界，并不适用于人体的纳米材料经结构改造成为适合于一定的用途的一些纳米材料，如经过羟基化使其获得水溶性，因而可用于注射，或天然存在的一些块体材料经简单的机械粉碎或一些非化学手段而获得的纳米材料（如纳米活性炭、纳米中药、脂质纳米粒、纳米淀粉、纳米 TiO_2 等）。这类纳米材料在其生产过程中，有可能对环境造成污染，因此也是纳米毒理学关注的内容之一。

7.2.2 根据化学性质分类

材料的化学性质是纳米粒子生物学性质的根本因素。根据材料的性质可分为无机医药用纳米材料、有机纳米材料及蛋白类纳米材料三大类。

无机纳米材料指由不含炭化合物制备的纳米材料，如二氧化硅、四氧化三铁、Si_3N_4、TiO_2、胶体金等。这类纳米材料一般不溶于有机溶剂，在水中也不是真性溶液，而是悬浮液或胶体溶液，不容易被代谢，多作为外用或环境灭菌消毒剂研究。其中二氧化硅在粉尘粒子的致病过程中具有重要作用。

有机纳米材料是指那些用有机物制备的纳米材料，如明胶微粒、脂质体、聚丙交酯（PLA）、聚己内酯（PCL）、聚乙醇酸（PGA）、聚羟丁酸（PHB）、聚羟戊酸（PVAC）及聚癸酸（PDA）纳米粒等。在这类纳米材料中还可分为可生物降解和不可生物降解两类。其中尤其是可生物降解的所谓生物相容性纳米材料更为得到研究者的重视，作为各种药物的载体而得到广泛的研究，如胰岛素聚酯纳米粒、喜树碱微乳剂、胶束剂及脂质体纳米粒等。这类纳米粒多用于药物载体。

蛋白质、DNA 和 RNA 的分子尺度都在纳米水平上，因此这些生物大分子也是一种纳米材料，如载 ganciclovir 白蛋白等。这些纳米材料是人体或生物组织的组成成分，但其生物相容性甚至不及无机纳米材料的纳米粒子，因为这些生物大分子往往具有明显的抗原性，易引起过敏或、变态反应或异常的免疫反应等。

7.2.3 根据用途分类

根据医疗用途的不同可分为缓释类、吸附类、杀灭类、靶向类及结构代用品类 5 类：缓释类纳米粒利用其缓释性能，以制备长效制剂，如我们正在研制的抗癌药活性炭氟尿嘧啶纳米粒等；吸附类一般作为外用药以吸附毒物，如用纳米材料制备的皮肤洗消剂等；杀灭类是用来杀死细菌、病毒等病原体及肿瘤细胞的纳米制剂，如喜树碱纳米粒，抗生素的纳米制剂等；靶向类是得用其粒径的不同或经特殊制备使其具有能到达并定位于与治疗目的相关的组织部位的一类纳米粒，利用粒径定向的纳米粒如用于骨髓靶向的纳米粒粒径需小于 150 nm、以体循环为靶向的纳米粒粒径需小于 250 nm 而大于 150 nm、而大于 250 的纳米粒定向于脾等；利用生物特异性进行定向的纳米粒如用特异性抗体制备的纳米粒；利用物理性质进行定向的如用铁化合物制备的纳米粒，可注入血液，然后再外加磁场将其导向体内的某一特定部位；结构代用品是指作为机体组织的代用品而用于病治疗或人体保健的纳米材料，如用于代替骨骼及牙齿、人工心脏及人工肾等机体结构的纳米材料。

7.2.4 根据给药途径分类

医药用纳米粒子可根据给药途径的不同进行分类。据给药途径的不同可分为注射类、口服类、外用类、透皮类及手术放置等 5 类：注射类是指可注入人体的纳米材料，用以制备注射用药物制剂，如环孢菌素的纳米胶体、脂质体纳米粒、纳米中药粉针剂等；口服类是用于制备口服制剂的纳米材料，这类材料或制剂对于那些易被胃肠道内酸或碱或消化酶破坏的多肽类药物尤其具有优越性，这是因为微乳经口给药后可避免胃肠道破坏因素的作用，可经淋巴管吸收，从而克服了大分子通过胃肠道上皮细胞膜时的障碍。这类制剂如纳米微乳给药系统、胰岛素口服微乳胶囊等。外用类主要用于皮肤表面用药或环境消毒剂，如用纳米材料制备的美容保健用品，有机磷毒物的皮肤洗消剂及用于工业、农业废水处理，医院环境消毒剂等；透皮类是用以制备透皮吸收剂的纳米材料。透皮吸收制剂具有许多优越性，因此也是近年来医药制剂研究的一个热点。在这方面研究得最多的是脂质体在透皮制剂方面的应用；手术放置类是指那些通过手术置于体内的与治疗相关的部位的纳米材料。这样可提高药物的局部浓度，提高疗效而避免药物的全身作用，减少不良反应。这方面在进行研究的主要有纳米活性炭氟尿嘧啶纳米粒，在胃癌切除手术时注射于癌区。这些纳米粒具有良好的淋巴系统指向性，顺淋巴道移行并被淋巴结所捕获，因而在淋巴道和淋巴结释放氟尿嘧啶，杀灭癌转移灶并避免转移灶的形成。手术放置纳米材料还见于血管再狭窄的治疗。这种纳米粒子一般用纳米材料吸附或包被地塞米松或其他抗增生的药物，在放置动脉导管时注入狭窄部位。

7.2.5 根据纳米材料的可降解性分类

据纳米材料能否为人体代谢可分为可代谢类、不可代谢类、不可代谢可排泄类和不可代谢不可排泄类四类。

可代谢类指那些用可被人体代谢降解的物质制备的纳米材料或那些空气中悬浮的纳米粒子及一些

再生产环境中的悬浮纳米粒子等。对于那些用于疾病治疗的纳米粒子在人体内的应用，人们总倾向于选择这类纳米材料。这是一大类纳米材料，如固体脂质纳米粒是以固态的天然或合成的卵磷脂、三酰基甘油为载体，将药物包括于类脂核中制成粒约为 50～1000 纳米的固体胶粒给药体系；α－羟基酸纳米粒是以聚乳酸、聚乙醇酸、乳酸－乙醇酸共聚物及聚羟基丁酸等 α－羟基酸为原料制备的纳米粒；交链聚酯纳米粒，是以聚丙交酯、聚 ε－己内酯及聚丙烯酸烷基酯等交链聚酯为原料制备的纳米粒；聚原酸酯纳米粒及聚酐和多肽类纳米粒等。

不可代谢类纳米粒子是指非生物降解型的纳米粒，这类纳米粒子，由于在体内难以被降解，因此不大受生物医学的欢迎。这些纳米粒多存在于生产环境中或大气中，是纳米毒理学关注的主要对象。在体内不能被代谢的物质为原料制备而成的纳米粒子作为注射用药物载体难免有些不放心。因为人们并不清楚它们作为一种永久性异物最终会给机体造成什么样的后果。这些纳米材料包括用聚甲基丙酸甲酯、聚苯乙烯及聚酰胺等不能被机体代谢的物质为原料制成的纳米粒。在非生物降解型的纳米材料中，其不被生物降解的特性则正是人们所希望的，如用来制备人工器官的纳米材料等。不可代谢可排泄类是指那些在体内不能被代谢，但能被排出体外的纳米材料或以不能被代谢的物质为原料所制备而成的纳米粒。例如，以 Fe_3O_4 为原料制备的抗癌药阿霉素磁性纳米粒，具有抗癌作用的金属元素硒纳米粒等。它们很难被机体代谢，但却能经肾脏排泄。这类纳米材料还包括前述的聚甲基丙酸甲酯等非生物降解型原料制备的纳米粒。既不被代谢又不被排泄的纳米材料是制备人工器官的良好材料如纳米碳纤维骨骼，纳米牙釉质等。

7.3 纳米粒子的生物相容性

机体对纳米粒子的作用涉及生物相容性的问题。相容性是指两种物体在一起共存的性质[1]。具有相容性意味着是种物体或一个系统能够与另一个物体或系统良好地共存而相互之间不产生损伤作用。生物相容性顾名思义就是指一种粒子在生物体内存在时，可以不引起生物体细胞、组织或系统的损伤。纳米粒子的生物相容性就是指纳米粒子在生物体内存在时与生物体相互作用的性质，不管这种纳米粒子是以何种方式或途径进入生物体。纳米粒子的生物相容性不仅在纳米毒理学或纳米生物安全性中具有重要意义。将来纳米粒子、纳米设备或纳米机器人在生物医药学中的应用将都严格地决定于它们的生物相容性。经典的生物相容性的概念主要涉及机体对异物的免疫性反应和血栓形成性反应。Freitas 则把纳米医学生物相容性的定义扩展到机体对医用纳米设备的介入所产生的所有反应，包括机械的、生理的、免疫的，细胞的及生物的反应，不管是以纳米粒子或由纳米结构单元所组成的块体材料的形式进入人体[2]。研究纳米粒子对人体的损伤作用，也不得不涉及纳米粒子的生物相容性问题。纳米粒子与机体的相互作用，是由纳米粒子和机体组织共同完成的。纳米粒子作用于人体，引起机体对纳米粒子的生物学反应。可以说纳米粒子对人体或其他生物体的毒性病理，在许多情况下都是由于机体对粒子的异常性反应引起的。也就是说，纳米粒子和生物体或人体是构成纳米粒子生物相容性的两个方面。

应当注意，纳米粒子的生物降解与纳米粒子的生物相容性是两个不同的概念，也有不同的实质性内容及实用意义。一般情况下，可降解性指对于一些化学性物质粒子，机体能够通过体内的代谢系统，使其转变成较小的粒子或改变化学性粒子的性质，使其能够被机体的排泄系统所排泄，或使其转变成体内正常结构中的一部分，或最终生成二氧化碳和水。生物相容性是指物质引起机体反应或造成机体损伤的性质或能力。在过去的概念中，往往不把物质的可降解性和生物相容性加以区分。

具有可降解性的物质，可具有明显的生物毒性，并不一定具有生物相容性。具有良好生物相容性的物质，可以不具有生物可降解性。例如，具有强大毒性的有机磷酸酯类，具有明显的可降解性；而金刚石完全不具有可降解性，然而却具有良好的生物相容性。在很多情况下，人们需要具有良好的生物相容性，而不被生物体降解的材料，如用于假肢、义齿、动脉支架及一些人工器官等。

纳米粒子与生物体之间的相容性可包括机械、物理、化学及免疫等各个方面。生物相容性往往是以引起机体反应和造成机体损伤的能力为指标，因此也往往与纳米粒子的损伤作用在一起描述，这里不再另作讨论。

7.4 纳米粒子损伤的特点

在损伤的分布方面，从第五章的介绍可知基本粒子以其射线形式所造成的机体组织的损伤具有线性的特点，而化学性损伤则有弥漫性的特点，而纳米粒子造成的损伤则往往具有微观灶性或微观局部性的特点。在发病的特点方面，基本粒子的致病作用是即时性的，即其只要作用于生物体，损伤很快发生；化学性粒子的致损伤作用则既可以是即时的，也可以是很缓慢的，依据化学毒物的性质及引起生物化学反应的速度而定；纳米粒子的化学依赖性作用则可以具有与化学性粒子一样的反应速度特征，而纳米粒子的非化学依赖性损伤作用则往往具有隐袭性、潜在性及缓发性等特征。

7.4.1 微观灶性

在纳米毒理学中所谈的微观灶性，与传统毒理学的灶性损伤可以进行相似的考虑，但需要在微观水平上进行理解。若以细胞为例，可以设想，当微观粒子流或射线穿过细胞时，对细胞的结构物质的电离损伤作用是线性的；化学性粒子则是弥漫性地分布于整个细胞，即使是具有对某些物质具有选择性的损伤作用，但只要这些特质具有一定的空间分布，化学性粒子就可以对这一空间中的所有的靶物质发生损伤作用；相对于微观粒子和化学性粒子，纳米粒子的损伤作用具有局灶性，无论是其化学依赖性作用或非化学依赖性作用。

纳米粒子致损伤作用的局灶性是因为其与基本粒子和化学性粒子相比具有相当大的粒径。因为这种“巨大”的尺度，使其不能具有像基本粒子那样大的能量；使其不能以化学性粒子那样多的数量进入体内或进入一个细胞而弥漫地分布于体内组织或一个细胞空间。由于纳米粒子的这种分布特征，造成其损伤作用的局灶性。对于纳米粒子的非化学性粒子依赖性损伤，因此纳米粒子就只能靠其与周围物质的接触所产生的机械性或物理性相互作用对细胞造成损伤，因此，这种损伤作用是“局灶性”的。对于依赖于表面化学性粒子而发生损伤作用的纳米粒子，具有与非化学依赖性粒子一样的情况。对于那些依赖于释放化学性粒子到其周围环境中发生损伤作用的纳米粒子，虽然其作用的范围较大，甚至所释放的化学性粒子还有可能到达远隔部位或全身，但这些化学性粒子的浓度，仍然是在粒子的周围最大，因此所造成的损伤仍具有局灶性。

7.4.2 隐袭性

发病的隐袭性也是纳米粒子损伤的显著特点之一。一般的化学毒物中毒都有明显的症状或体征，或者说药物中毒后的临床表现与其中毒的程度是一致的。虽然纳米粒子在皮肤可引起过敏或瘙痒，在呼吸道可引起呼吸道的刺激症状，而大多数纳米粒子引起机体损伤可以是极其隐袭的。在未达到疾病的严重阶段之间，可能完全不能觉查。由于这种隐袭性，人们甚至不能在纳米粒子的存在与其后所造成的严重结果之间建立联系。例如，Ghatti 发现，在所有的肉芽肿和肿瘤组织中，都能发现具有微纳米尺度的金属粒子。这强烈地说明在肿瘤的发生与这些微纳米尺度粒子的存在之间存在着某种联系。然而，在人们与疾病斗争的漫长的历史中，人们何曾想到过这些微纳米尺度的粒子会是这种不治之症的病因？又有谁会在被切除的肿瘤组织中寻找有没有微纳米粒子？纳米技术的发展，使人们认识到了纳米尺度物质的危害性，因此直到今天，才有少量关于微纳米粒子与肿瘤这种疾病间的关系的研究。

纳米粒子致病的隐袭性原因可能是多方面的，但目前考虑有几种因素比较易为人们所理解。第一，能够进入机体并能持久地在体内存在的纳米粒子为数一般都很少，因此其引起的疾病都是散在的和局部的，而较难引起全身性的症状，然而在粒子存在的局部，其机械性刺激永远是局部的，其化学依赖性作用则是以粒子的局域范围内最强。这种局灶性的相互作用虽然很强，但对于全身的影响却并不明显；第二，纳米粒子的强吸附性可使致病物质，如致癌物质被吸附于纳米粒子的表面，纳米粒子使致癌物在纳米粒子周围的纳米尺度范围内具有较高的浓度，可以达到有效致癌水平。这种情况下，人们往往将肿瘤的发生归结于致病性的化学性物质或化学性粒子，很难将纳米粒子的作用加以考虑；第三，纳米粒子所致疾病一般都较类似于异物性反应。在不伴有感染的情况下，机体对其反应是以增生性为主，如吞噬反应中各种吞噬细胞的增多，包裹反应中的纤维组织形成等。纳米粒子在这些反应中一般不会被破坏，即使被破坏，也不产生致热原等引起全身反应的物质，因此难以为机体所觉察。

7.4.3 持久性

由纳米粒子所产生的致病性刺激较基本粒子和化学性粒子具有更大的持久性。基本粒子损伤是即时性的，粒子被组织细胞或生物大分子捕获或湮灭后，其损伤性作用则不复存在；化学性粒子一般都可被机体代谢或排出体外。被代谢或被排出体外后，其损伤性刺激也即不复存在。纳米粒子，尤其是那些不能或难以被生物降解的，不溶性或难溶性的纳米粒子，在体内的存在时间尤长，因此其损伤性刺激具有更为明显的持久性。由于这种对机体刺激的持久性，使人们对其进入体内怀有担心，因此，人们都在大力寻找或开发那些可生物降解的药物载体或生物材料，而对于那些虽然具有明显的治疗用途，但不能被生物降解的药物载体，一般都持反对态度。例如活性炭，在20世纪80年代早期日本学者就已将其应用于晚期肿瘤的临床治疗，并且已收到良好的治疗效果，但至今未被开发成商品制剂。

为避免纳米粒子对机体损伤作用的持久性，除了不使用不可生物降解或不可排出体外的纳米粒子外，还可以采用与生物机体组织间具有高度生物相容性的纳米粒子。材料的不可生物降解性并不都是对机体不利的。由于特殊的医疗需要，在某些情况下，必须使用不被生物降解的材料。例如，用于心瓣膜、动脉支架或人工植入性器官等，就不可能用那些可被生物降解的材料来制备。近来有关的纳米技术研究表明，动脉支架表面的纳米化，能够减少支架材料对动脉内膜内皮细胞的刺激，减少再狭窄的发生率或延长无狭窄情况下的存在时间。

7.5 纳米病理学

纳米粒子的病理学资料还较为少见。现有的研究资料多集中于纳米粒子侵入人体的途径。另外，还有为数不多的关于其器官毒性的资料。

7.5.1 侵入途径

任何一种外源物质都可以在暴露的局部或侵入体内造成机体的损伤。例如，经呼吸道进入肺的二氧化硅粒子，可以在肺部造成肺组织的损伤，也可以透过肺组织到达胸膜，在胸膜造成损伤或刺激胸膜发生间皮组织肿瘤，也可以通过血－气屏障进入血液循环，随血液分布到全身组织。对于造成体内损伤，都必须进入体内，而要进入体内，又都必须通过一定的生物屏障，经过一定的生物组织。毒物侵入体内所经过的这些生物组织或生物屏障，在毒理学中被称之为暴露途径，有时也称之为侵入途径。基本粒子是在其侵入过程中，造成其入侵途径中的组织损伤。化学性粒子或化学性毒物则可以进入体内或在其暴露的局部发生损伤作用。一般可形成气溶胶的毒物可经呼吸道进入体内，非气溶胶性的毒物都经皮肤或胃肠道进入体内。皮肤的屏障作用很强，对大多数物质都具有防止其进入体内的作用，只有在损伤的情况下，才会使一些物质通过皮肤进入体内。纳米粒子对生物屏障的通透能力很强，几乎可以通过所有的生物屏障。但目前研究较多的为呼吸道，其次为胃肠道和皮肤。

7.5.1.1　呼吸道：呼吸道是纳米粒子最常见的侵入途径。一个人每天可吸入 20 m^3 空气。不论以何种方式生产或制备的微纳米粒子，一旦进入空气，可在其中悬浮相当长的时间。悬浮于空气中的微纳米粒子可随呼吸进入肺支气管肺泡。微纳米粒子的尺度适宜于巨噬细胞的吞噬。因此，微纳米粒子一进入肺泡，即可像于该区域的异物粒子一样被吞噬。纳米粒子还可以通过一种尚待阐明的机制，通过肺泡壁和毛细胞管间的屏障进入血液循环[138]。Gatti 等已成功地在血液、血液沉淀物甚至细胞（图 7－1）中发现微纳米尺度的粒子[139]。Brook 等观察到吸入的环境污染物中的粒子性物质可以进入血液并引起心血管疾病，包括血栓形成、易患心律失常、急性动脉痉挛、心血管系统性炎症反应及促发慢性动脉硬化等[140,141]。2000 年的一项研究报告提示，吸入的纳米粒子可透过鼻粘膜，经嗅神经轴突进入脑组织[142]。另有一项研究在生活于都市的犬体内可以发现来自空气污染物的金属粒子[143]。

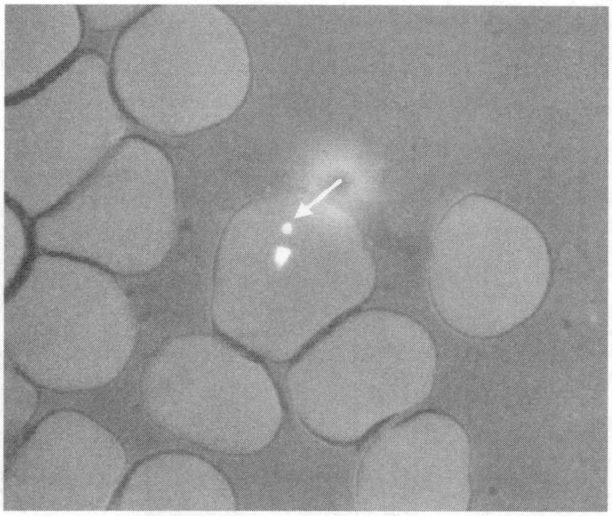

图 7－1　红细胞中的纳米粒子（箭头）[139]

尽管胃肠道摄入和皮肤穿透对于工程性纳米粒子也是潜在的暴露途径[144]，气载纳米材料的吸入却是最为人们所注意的暴露途径. 对于某些材料，已经有研究表明，吸入粒子的毒性随粒子粒径的变小和比表面积的增大而增加[144]。这些发现与人类健康的关系依赖于研究或生产过程中释放进入环境中的纳米粒子的量，在环境空气中这些纳米粒子的理化性质会发生什么样的变化，纳米粒子被人们吸入的可能性的大小以及所采用的预防这些粒子吸入的措施及方法的有效性如何。例如，纳米炭管的处理和操作导致空气中带有很低浓度气载纳米粒子，与这些粒子倾向于聚集成不可吸入的粒子的认识一致。影响暴露的因素的评估需要测定气溶胶的性质如粒子大小、形态、表面积和表面化学等。

7.5.1.2　胃肠道：继呼吸道之后第二个重要的入侵途径是胃肠道。微纳米粒子可以直接进入胃肠道，也可以是那些被吸入肺部的微纳米粒子，经呼吸道纤毛柱状上皮排出到咽部，然后再被吞下。纳米粒子可以透肠壁吸收。研究证实，纳米粒子口服给药后可穿越肠壁而被机体吸收。与微粒吸收有关的肠壁结构包括绒毛顶端、小肠巨噬细胞、普通小肠细胞及 PPs 的上皮细胞。所有这些结构的吸收在某种程度上均可同时运转。在包括人类在内的许多动物种族体内，均可观察到淀粉微粒这种大颗粒（5～150 μm）通过绒毛顶端的“混吸作用”。然而，这种混吸作用属于一种被动过程，其发生几率非常小，因此这一过程不可能成功用于疫苗的输送。Jani 等的研究揭示，纳米级的聚苯乙烯粒子可通过绒毛上皮被大鼠吸收，可通过小肠细胞吸收的微粒的上限约可达 100 nm 以上 μm[4]。

经胃肠道摄入的微纳米粒子，在有些情况下，在胃肠道中可发现直径有大于 20 μm 者。大多数无机粒子都不能被胃肠道中的水、消化酶和胃中的酸性环境所破坏或溶解。对于这些摄入的微纳米粒子，胃壁和肠壁组织恰似一多管的漏斗，其管腔随组织的深度而越来越小。因此，粒子越小，就越能穿透胃肠壁到更深部位的组织。如果粒子足够小，它们就能够通过漏斗，离开组织而进入血液循环。此后这些粒子就具有与通过呼吸道进入血液的粒子同样的命运。

那些悬浮于空气中的微纳米粒子往往以附着于水果、蔬菜或青草，或落入湖泊河流而结束它们在空气中的旅程，然后它们可以随饮食或通过食物链而进入胃肠道，并进一步通过上述的途径进入血液循环。当然人们可以通过洗涤将这些粒子去除，但实际上，即使是非常认真的洗涤，也不能将这粒子完全去除。

纳米粒子可以通过口腔粘膜吸收。Gatti 曾在遇到这样一个病例：患者患有一种进行性的麻痹。这种麻痹自舌开始，伴有发音和吞咽困难。组织病理活检发现麻痹组织中有很高浓度的锌粒子。患者自述有 20 多年的使用一种含有锌盐的，以乙醇为溶剂的漱口液漱口，每天使用数次。对此，可能的解释是乙醇具有血管扩张作用，使锌盐通过粘膜上皮，穿透口腔组织，进入体内。在组织中的锌一旦达到某一浓度或达到饱和时，就在相关的组织中沉积下来。还有一个类似的现象是因为缺乏某种蛋白质，内源性的铁沉积于肝脏，形成播散性粒子[139]（图 7－2）。

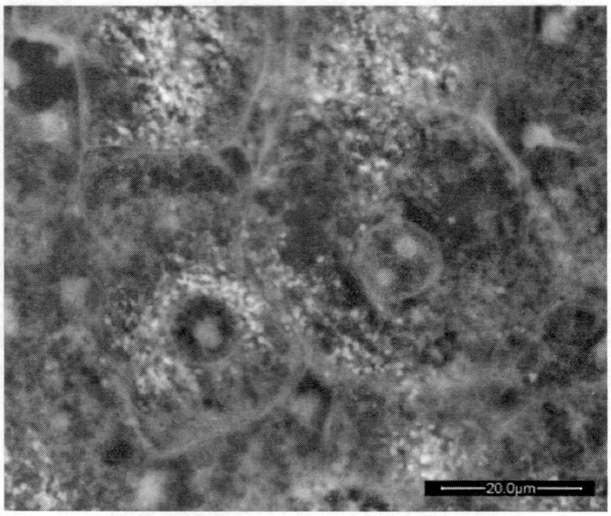

图 7－2 肝脏中的铁粒子[139]

纳米粒子经胃肠吸收是纳米粒子进入血液循环的另一途径，而且是一条重要的途径[145]。纳米粒子可以自胃肠道吸收是药理学上用纳米粒子作为口服药物载体的理论依据。在目前的纳米毒理学研究中，人们注意力集中于呼吸道在纳米粒子的摄取中的作用重视，然而，对于胃肠道吸收在纳米病理学中的作用并没有给予了充分认识。胃肠道对于小分子物质或化学性粒子的摄取已可算得上是被研究得较为彻底的生理现象之一，根据这些研究结果或得出的结论，人们能够较为准确地对某种物质自胃肠道的吸收情况做出判断。然而，对于粒子性物质，尤其是纳米粒子自胃肠道的吸收的本质、能力及意义，目前还了解得十分不够，所能给出的结论性的资料尚少。近来关于胃肠道对于粒子性毒素，如金属、石棉、碳、气载纳米粒子如贫铀尘埃、朊蛋白、细胞及病毒粒子等能够完整地吸收的研究报道，对该领域中的研究起到了巨大的推动作用[145,147]。胃肠道与粒子性物质吸收有关的生物结构为 Payer's 结。Payer's 结是一种特殊的淋巴样组织，其中特化的 M 细胞是与粒子性物质吸收有关的功能细胞[146]。虽然人们已了解胃肠道淋巴组织和 payer's 结中的 M 细胞在捕获和摄取粒子性物质中的作用，但有关的一些机制问题尚有待于研究。淋巴组织和 Payer's 结对粒子的摄取作用是粒子依赖性的。McClean 等的研究表明，对于聚乳酸纳米粒子，淋巴组织和非淋巴组织的摄取几乎没有区别，而对其他的粒子，则大都倾向于经 Payer's 结的 M - 细胞途径[148]。

肠道对粒子的摄取与粒子表面的生物学或生物化学性质有关。细菌附着于粒子，使粒子的摄取率可以达到较它们的原粒子态更高。胃肠道上皮具有一定的可塑性研究提示，粒子经过适宜的修饰，可以诱发 Payer's 结中的 M - 细胞形成，因而提高粒子的摄取[146]。目前不仅已有对于这些过程的研究，而且还有关于影响粒子吸收的影响因子或因素。

粒子经胃肠道吸收的第一步是要接近胃肠粘膜上的吸收位点。这一过程在一定程度上受粒子在胃肠道中的停留时间所控制。迅速通过胃肠道减少粒子在肠道中的停留时间，因而也减少接近吸收位点的机会。对较大的微米级粒子的资料已由 Akiyama 和 Nagahara 进行深入的讨论[149]。另外，还有关于圆形粒子的丰富的资料，但不清楚这些资料是否也适用于纳米粒子[150]。

Durrer 及其同事们研究了胶乳纳米粒子接近大鼠肠道组织的情况[151-153]，结果表明，随着粒子的增大及疏水性的增加，大鼠肠道对胶乳粒子的吸收增加。没有表面活性剂的羧基化的 230 nm 胶乳粒子的吸收平台高度为 0.66 g/m^2，而带有表面活性剂十二烷基硫酸钠的 320 nm 的乳胶粒子的吸收平台为 0.881 g/m^2。没有表面活性剂的羧基化的 2 μm 的胶乳粒子的 Languirian 吸附等温线具有一个 2.616 g/m^2 的平台，在肠粘膜表面可发现一层吸收粒子的一个单层，与这种等温线的表现相一致。脱吸附研究表明，这种吸收是不可逆的。粘膜的更新率对粒子吸附于粘液凝胶层具有限制作用。

粒子的大小和密度也是影响其自胃肠道吸收的两个关键因素。这两个因素可以控制粒子以弥散作用通过胃肠粘膜表面的粘液层的能力。用囊性纤维化痰液进行实验表明，最大的直径为 560 nm 的球形粒子几乎完全可被阻于粘液层之外，而 124 nm 的纳米粒子则可以穿越这层屏障[154]。虽然许多研究已表明，很大的粒子在胃肠道中也有移位作用，但一般来说对囊性纤维化粘液是不通透的。这种对囊性纤维化的粘液的不通透性可能与由于大量的 DNA 自细胞中释出，与分泌的粘蛋白混合而使粘液的粘性增高所致。

有一很不能令人接受的现象是在粘液可以影响小分子转运的同时，具有纳米尺度的粒子却能相对比较容易地通过粘液层。粒子通过粘液层转运现象早期最深入的研究与细菌的透粘液层作用有关，特别是 Freter 等的工作[155]和 Berg 的工作。在最近 20 年中，他们分别在小鼠体内发现，微米大小的乳胶粒子可以通过粘液层进入肠系膜淋巴结。即使粒子表面没有特殊配体，粒子与肠上皮表面之间也还存在着静电等其他方式的相互作用。一项由 Patil 等用重组 P - 选择素糖蛋白配体 1 - 结构的 19. Ek. Fc 对 5 ~ 20 μm 的粒子进行表面修饰的研究表明[156]，在一系列流体状态情况下，将一个粘附的粒子自粘膜表面去粘附所需要的剪切张力随粒径的增大而减小，提示较大的粒子不能通过粘液层的原因是其难以附着于具有粘液层的肠粘膜表面。很大的粘附的小泡在剪切力的作用具有更为复杂的行为：可以发生变形、脱粘附和“压路坦克（tank - treading）”为 Lorz 等[157]和 Wattenberger 等[158]在实验中用于描述这种粘附小泡行为的术语。

使用细菌配体如侵入蛋白（invasin）对粒子表面进行修饰可以实现更为紧密的结合[159]。在这种情况下，对碱性侧亲和性的增加需要整合素分子的参与。这种修饰足以引起其系连的粒子被吞噬内化。Hussain & Florence（1998）的研究表明，侵入蛋白修饰的 500 nm 的乳胶粒子口服后有 10% 以上可以出现于大鼠的血液循环中。在一篇题目为“第二代生物粘附分子”的关于植物凝集素介导的药物递送的回顾性文章中，Eason 等指出，侵入蛋白修饰的纳米粒子与 MDCK 细胞单层的结合，在 4000 ~ 14000 之间，是每单位粒子表面上的侵入蛋白分子数的非线性函数[160]。这一结果指明了对于受体的附着所需要的配体的共协临界空间[160]。与此相似，Dawson 和 Halbert 测定了粒子的大小和表面配体密度对 PLGA 纳米粒子与细胞之间发生缔合作用的影响[161]，所用的 PLGA 纳米粒子表面用细菌侵入蛋白进行共价修饰，粒子的粒径有 155、200、375 和 600 nm。结果表明，增加粒子表面细菌侵入蛋白的密度可以提高与细胞的缔合作用，这种效应在较小的纳米粒子更为有效，155 和 200 nm 的小粒子随表面侵入蛋白密度的增加表现出最大的细胞缔合。这一结果表明，表面配体的密度和粒子的大小都可以影响与细胞的缔合，但粒子的大小具有更为关键的作用，表面配体密度的作用是粒子尺度依赖性的。药效动力学和药代动力学模型研究也表明，纳米粒子的细胞吞噬和跨肠粘膜移行可以包括许多限速因素，表 7-1 简单列出了一些限速因素。纳米粒子的跨粘膜移行当然依赖于粒子的表面性质，但粒子的大小是更为关键的一个因素[147]。

对于可以生物降解的纳米粒子，不断的降解作用使粒子可以使粒子达到一个能够透过肠系膜淋巴结的小梁网孔的大小尺度，因而能通过血液循环进行播散。但在达到这一过程之前的一些前期事件，如通过粘液的扩散和被细胞内化将是突出的限速步骤，因为粘液的更新和流动可以将附着于肠上皮表面的纳米粒子清除。与此相联系的是粘液的弥散效应和肠道的运动。Stoll 等曾把以纳米粒子为载体的药物的吸收用方程

$$\delta C/\delta t + U * \delta C/\delta z = D * \delta^2 C/\delta z^2 - K * C \quad (1)$$

来进行预测，其中 C 为初始药物浓度；z 为肠管的横截面积；U 为粒子通过小肠的平均轴向速度；D 为药物的轴向扩散；K 为药物通过降解作用自肠道中消失的速率常数[162]。方程中的最后一项 KC 适用于可生物降解的纳米粒子，如用聚氰基丙烯酸酯构建的纳米粒子。

表 7-1 跨膜吞噬和移位前的影响因素

因素	内容
微纳米粒子的物理稳定性	粒子的解聚、团聚、吸附等
微纳米粒子的化学稳定性	表面性质被胃肠道环境改变或修饰
胃肠管道中的通过时间	与胃肠粘膜相互作用机会的增加或减少
微纳米粒子摄取部位的驻留时间	被胃肠道粘膜摄取机会的增加或减少
微纳米粒子与胃肠内容物的相互作用	表面性质被修饰、肠内容物在粒子表面的吸附、粒子与肠上皮的接触被肠内容物分隔等
跨粘液层的弥散	扩散能力、扩散速度
与肠粘膜上皮的粘附	粒子的粘附能力、肠内容物流体剪切作用
细胞摄取作用的激活状态	与摄取有关的细胞功能状态

表 7-2 人与小鼠小肠解剖学资料

解剖学参数	人	大鼠
小肠长度（cm）	285	100
平均小肠直径（cm）	1.8	0.375
血浆容积（ml）	4200	20
肠微绒毛表面积与投影表面积比值	20	20
粒子通过肠腔的轴向速度（cm/s）	1.7×10^{-2}	8×10^{-3}
成熟期的 Peyer's 结	170 ~ 316	12 ~ 20
Peyear's 结平均面积（cm^2）	4 ~ 16	0.6

Stoll 方程描述扩散性药物通过中空管道的一维迁移，也适用于具有亚微米尺度的纳米粒子[162]。这种扩散作用对于致密粒子，如金纳米粒子，的使用则有所不宜。高密度粒子可以迅速地扩散通过粘液，在粘液中的扩散相对地不受粘液流动的影响，能够以足够的量与肠粘膜上皮表面接触，引起细胞膜的内化作用。Luo & Saltzman 在一篇题为“细胞表面 DNA 的物理浓度提高转染效果”的文章中从

基因递送的角度对此给出了证明[163]。用硅包被纳米粒子，其密度比相似对照聚乙烯微米粒子的密度大2倍，使其表面吸附的质粒 DNA 在细胞中的表达增加了 15 倍，比用黄金标准的反应剂 lipofectamine 所能达到的效应增强约 7.5 倍。

假定十二指肠内给予用纳米载体分子所运载的生长激素、干扰素 α2B 和胰岛素，用方程（1）预测其血液中的治疗蛋白浓度，与早期的实验资料是惊人的一致[162]。这表明，至少对于 10 nm 以下的纳米载体，方程（1）所描述的关系对于同样大小的分子如树枝状分子具有普遍的适用性，尽管对于纳米粒子的预测对于这一数学模型可能需要一些更为精细的改进，尤其是当将大鼠的资料外推到人类的情况下。当然，粒子在肠道中的吸收还会与其在小肠中运动的速度、吸收结构（Peyer's 结）的面积、肠的微绒毛等因素有关，表 2 列出了一些相关的参数。这些来自于大鼠的资料可以通过这些解剖学参数表 7-2 进行校正。

7.5.1.3 皮肤：纳米粒子侵入人体的另一个较为重要的途径是皮肤。用于透皮吸收的药物研究表明，纳米粒子透皮吸收与粒子的尺度性质密切相关。脂质体可以透皮吸收，透过程度与其粒径有关。有研究表明，：粒径为 600 nm 时，仅增加小鼠、田鼠和猪皮肤表面角质层的药物含量而不增加深角质层和皮肤深层的药物含量[164]；粒径为 300 nm 时，既增加深角质层和皮肤深层的药物含量，也能增加接受室的药物含量；对于亲水性药物脂质体，200 nm 以上时粒径的大小对渗透性无明显影响，而粒径小于 200 nm 时，则渗透性受粒子尺度的明显影响[165]。纳米粒子的这些生物学性质，不是由于它们的化学性质引起的而仅仅是由于它们的粒径不同而决定的，它初步表明，粒径不同可以决定纳米粒子对皮肤的透过能力。

纳米粒子常常被加入化妆品。大量研究表明，化妆品用于皮肤时，其中的纳米粒子穿透皮肤组织的深度不会超过真皮以下。然而，这些实验绝大多数是用正常皮肤进行的，人们目前还不清楚在晒伤或有痤疮等病理情况下，这些粒子是否能穿透皮肤而进入血液。另外，一个值得探讨的问题是含有氧化铁的唇棒。其中含有的氧化铁可通过口腔摄入，但是否可通过皮肤摄入，还是一个未知的问题。

皮肤可有意地和无意地接触到固体纳米级粒子。有意识地暴露于纳米粒子的情况可包括含有纳米二氧化钛和氧化锌的防晒霜等化妆品或那些包被纤维进行防水防锈的纳米材料。无意识的暴露包括那些在纳米材料制备或燃烧过程中逸散于环境空气中的纳米级粒子[144]。

目前对于纳米粒子是否能够穿透皮肤及对组织是否有毒理作用还不十分清楚。人们对于纳米粒子穿透皮肤的担心包括其皮肤和器官细胞毒性；长期暴露使纳米粒子在皮肤和其他器官中的蓄积导致毒性；较大的纳米粒子被代谢成较小的粒子时，毒性随之增加；和纳米粒子的光动力学毒性。

一个皮肤接触纳米粒子的实例是防晒霜中的二氧化钛和氧化锌纳米粒子。这些粒子的直径小于 100 nm。在防晒霜中可以吸收紫外线。200 μm 以下的二氧化钛对可见光不具有散射作用，但对紫外光还有一些散射作用。因此，防晒霜中加入二氧化钛和氧化锌可以起到自阳光中滤除紫外线的功能。

二氧化钛可以几种结晶形式存在，如 anatase、rutile 和无定形二氧化钛等。Anatase 二氧化钛是一种半导体，吸收波长 385 nm 紫外光可形成电子-空穴对。在结晶表面的电子空穴对与水和氧发生相互作用，产生反应性氧族（ROS），包括羟基自由基、单线态氧或过氧化物[166]。用光照 anatase 二氧化钛产生 ROS，可用于杀菌[167]、水源去污[168]等。ROS 对中国仓鼠和小鼠淋巴瘤细胞系具有基因毒性作用[169]，对培养的 HeLa 细胞[170]，人成纤维细胞[171]，中国仓鼠卵细胞[172]和人结肠腺癌 Ls-174-t细胞[173]有细胞毒性作用。

用硅、铝或 zirconium 的惰性氧化物包被 anatase 二氧化钛粒子，可减少或消除紫外线照射后 ROS 的产生[174]。因此，商业上使用这些有被覆材料的二氧化钛似乎可以消除人们关于 ROS 的担心。但是 Brezova'等最近用实验表明，用波长大于 300 nm 的光照射商业防晒霜产品可导致 ROS 的生成。将来需要阐明的是紫外线照射产生的 ROS 是否会造成不良的生物学后果。

关于纳米级二氧化钛穿透皮肤作用目前有少量的研究。含有 8% 的 10~50 nm 的二氧化钛的防晒霜涂于志愿者的皮肤2~6周，二氧化钛穿过表皮的深度与去除二氧化钛的胶带的数目有关[175]。与尸体皮肤相比，二氧化钛穿过正常皮肤的量并不多，但在尸体组去除一个最高值后，正常皮肤表皮中的二氧化钛明显增加，初次为二氧化钛穿透皮肤作用提供了证据。作者认为要确定两者间的差异，需要更大的样品量。Lansdown and Taylor（1997）的实验表明，微细二氧化钛混悬于蓖麻油涂于兔的背部，可见明显的皮肤穿透作用[176]。Schulz 等（2002）[177]和 Pflücker 等（2001）[178]于用光镜和电镜进行观察，得出结论是二氧化钛纳米粒子不能穿透人类志愿者的皮肤。Bennat and Muller－Goymann（2000）也用胶带法估计二氧化钛水性混悬液或油性乳液对人类皮肤的穿透能力，他们发现水包油乳剂形式的二氧化钛具有明显的透皮肤作用，用于多毛的皮肤时尤其明显，提示纳米二氧化钛是通过毛囊或毛孔穿透皮肤[179]。关于毛囊在纳米二氧化钛在穿透皮肤中的作用进一步由 Lademann 等（1999）发现[180]。有报告说亚微米大小的荧光球形粒子可以穿入毛囊[181]。Tinkle 等（2003）用人类皮肤的体外皮片模型和荧光微球为纳米粒子对表皮和真皮的穿透作用提供了令人信服的证据[182]。

有关量子点的研究表明，不同大小、形状和用不同物质包被的量子点涂布于猪皮肤表皮后24小时内可扩散进入真皮层[183]。

为估计纳米粒子对真皮的穿透作用和毒性作用，未来的研究将需要集中于几个方面：①被测试粒子的表征；②用于检测纳米粒子的分析方法，这些方法需要能够区分表皮、真皮和毛囊；③测试前后皮肤的状态，如角化层的情况等。用 CdSe 量子点表皮应用或皮内注射可能有助于纳米材料的皮肤穿透和系统吸收的进一步研究。

7.5.2 组织病理

可溶性纳米粒子或各种金属或金属化合物粒子，如果在其分子形式对机体有毒性，则其病理表现与一般的化学性损伤相似，在化学性粒子损伤的特点中已有讨论。在本章中主要讨论不溶性粒子的病理表现及其特征。

纳米粒子对于生物体来说是一种异物。机体对异物的反应包括有两种方式，一是将其吞噬，二是将其隔离。对于较小的粒子，细胞可将其吞噬，而较大的粒子，细胞不能将其吞噬，则只有采取第二种方式，这就是将粒子与机体组织隔离开来。可溶性的或可降解的纳米粒子在细胞内被溶酶体内被酶降解或消化，其代谢产物可以被排出体外或成为生物体的结构成分；不溶性的或不可降解的纳米粒子则在细胞内永久性地存在，直到细胞死亡，崩解。纳米粒子由死亡细胞释放出来，再被其他细胞吞噬。将纳米粒子隔离开，主要是以肉芽肿的形式。肉芽肿是人体对异物所产生的一种慢性炎症，其结果是将异物性粒子包裹起来。

异物肉芽肿（foreign body granuloma）：各种异物进入人体引起的肉芽肿性损害。临床常见异物有铍、锆等金属；石蜡、玻璃、石英、硅胶等非金属；植物和纤维如面线、丝线、淀粉；寄生虫、某些真菌及异体蛋白等。另外，还包括尿酸盐等内源性异物。在妇科检查尤其是反复输卵管通水过程中异物可进入输卵管，比如润滑剂、矿物质、淀粉和滑石粉等，均可引起肉芽肿性输卵管炎。在偏光显微镜下检查异物或肉芽肿有一定价值。

肉芽肿是巨噬细胞及其演化的细胞呈现局限性浸润和增生所形成的境界清楚的结节状病灶，多为特殊类型的慢性炎症。异物性肉芽肿由各种异物如外科缝线、滑石粉、硅尘、寄生虫卵等引起，有文献报道15例异物性肉芽肿均为手术后外科缝线线结异物巨细胞反应引起。在临床外科中易与肿瘤局部复发相混淆，特别是恶性肿瘤，且超声对肿瘤的性质鉴别较困难。但异物性肉芽肿手术后出现时间较早，且有良性肿瘤的特点，发生后生长缓慢，边界清楚，呈膨胀性或外生性生长[184]。而恶性肿瘤局部复发多见于术后2~3年（80%~90%）[185]，发现后生长迅速，边界不清，呈浸润性生长，多有全身症状[184]。软组织单个良性肿瘤手术完全切除后，一般不复发[185]。

周存才和王志刚报告32例中有4例手术切眉后送皮肤活检，被诊断为反应性肉芽肿。镜下典型改变有表皮明显变薄，表皮突消失，结构紊乱，真皮全层见弥漫性密集分布淋巴细胞为主的单一核细胞浸润，其间散在分布有多数微小结核样结节，可见异物巨细胞及典型的朗格汉斯（Langerhans）巨细胞。文眉液主要成分为微粒氧化铁及食品色素，作为植入人体的色料无任何毒性，但此类异物可能具有抗原性而使机体致敏引起过敏反应。异物肉芽肿其实质仍为异物引起的一种过敏反应，仅发生于有过敏素质者[184]。因此，此类病变确切诊断应为异物反应或异物肉芽肿[185]。

慢性肉芽肿性炎症的常见病因有：①某些细菌感染，其经典的例子为结核病、麻风和梅毒；②真菌和寄生虫感染，如组织胞质菌病和血吸虫病；③异物，如手术缝线、石棉和滑石粉等；④原因不明，如肉样瘤病（sarcoidosis）。

形成肉芽肿的条件包括：①病原体（如结核杆菌）或异物（矿物油）不能被消化，刺激长期存在，造成慢性炎症；②刺激物所引起的细胞介导免疫反应在诱发慢性肉芽肿炎症中具有重要作用。体外实验证实，T 细胞产物淋巴因子可增强单核细胞向多核巨细胞转化。

肉芽肿的组成：以结核结节为例，从结节中心向外，肉芽肿的成分依次为：

（1）干酪样坏死：典型结核结节的中央为干酪样坏死，内含坏死的组织细胞和白细胞，还有结核杆菌。结核结节中心的坏死可能是细胞介导免疫反应的结果。

（2）类上皮细胞（epithelioid cell）：干酪样坏死灶周围可见大量胞体较大、境界不清的细胞。这些细胞的胞核呈圆形或卵圆形，染色质少，甚至可呈空泡状，核内可有 1～2 个核仁，胞质丰富，染成浅红色。根据其形态与上皮细胞相似，故称类上皮细胞。

现在认为，在受一些不能被消化的细菌或其他抗原物质的长期刺激下，巨噬细胞就可转化为类上皮细胞，并发生剧烈的变化：①核内常染色质增多，说明 DNA 激活；②核仁增大靠近核膜，说明 rRNA 合成加强；③胞质内富含内质网、核蛋白体及高尔基器和各种空泡，说明细胞器和酶的合成增强、分泌活跃；④线粒体、滑面内质网和溶酶体成分明显增多，因而胞质成分扩展，细胞呈类似上皮细胞样紧密排列；⑤细胞膜 Fc 受体和 C3b 受体大大减少，吞噬功能随之明显降低。看来，类上皮细胞具有向细胞外分泌的功能，而不是吞噬作用。

经转化而形成的类上皮细胞的功能还不明确。但是他们可能通过分泌一些化学物质而杀伤细胞周围的细菌；同时在宿主健康组织与细菌之间组成一条隔离带。巨噬细胞在吞噬异物的过程中不会转化为类上皮细胞，若进入炎症灶的巨噬细胞过多，则有可能转化为类上皮细胞。

（3）多核巨细胞（multinucleated giant cell）：在类上皮细胞之间散在多核巨细胞，结核结节之多核巨细胞又称为 Langerhans 巨细胞。这种巨细胞体积很大，直径达 40 ～ 50μm。胞核形态与类上皮细胞相似，数目可达几十个，甚至百余个，排列在细胞周边部呈马蹄形或环形，胞质丰富。Langerhans 巨细胞系由类上皮细胞融合而成；类上皮细胞首先伸出胞质突起，然后胞体相互靠近，最后经胞质突起的融合使类上皮细胞融合在一起形成多核巨细胞。但融合的机制尚有待阐明。

多核巨细胞还常见于不易被消化的较大的异物（如手术缝线、石棉纤维等）和代谢产物（如痛风的尿酸盐结晶）周围。许多巨噬细胞围绕在刺激物周围并互相融合，形成由多数巨噬细胞质膜包围刺激物的巨大吞噬体，胞核散在分布于巨细胞胞质中。这种多核巨细胞称为异物巨细胞（foreign body giant cell），多见于异物刺激引起的慢性肉芽肿性炎症。

多核巨细胞移动的速度十分缓慢，约每分钟 0.04～1μm，而且随细胞核数目增多，移动速度更慢。巨噬细胞融合成多核巨细胞后，其胞膜的 Fc 和 C3b 受体数目也大大减少。因此，多核巨细胞的功能与类上皮细胞相似，可能分泌一些杀伤生物性病原体的物质并参与组成隔离宿主组织与细菌的屏障结构。

类上皮细胞和多核巨细胞均来源于巨噬细胞。若慢性肉芽肿性炎症的发生与细胞介导免疫有关，则巨噬细胞在局部集中还与激活的 T 细胞分泌的淋巴因子——巨噬细胞趋化因子（MCF）及巨噬细胞游走抑制因子（MIF）的作用有关。而且这些巨噬细胞还受巨噬细胞激活因子（MAF）的作用，提高其吞噬活性。

（4）淋巴细胞：在类上皮细胞周围可见大量淋巴细胞浸润。

（5）成纤维细胞：结核结节周边有成纤维细胞及胶原纤维分布。

慢性炎症除一般性和特殊性表现形式外，有时还可形成炎性息肉和炎性假瘤。炎性息肉（inflammatory polyp）是在致炎因子的长期刺激下，局部粘膜上皮和腺体及肉芽组织增生而形成的突出于粘膜表面的肉芽肿块，常见于鼻粘膜和宫颈。炎性假瘤（inflammatory pseudotumor）是由组织的炎性增生形成的一个境界清楚的肿瘤样团块，常发生于眼眶和肺。

7.5.3 金属粒子与肿瘤的关系

机体对纳米粒子尤其是惰性纳米粒子的反应不像是对化学性粒子的反应，往往是不明显的、潜在的或隐袭性的，在其致病的早期，往往不被患者所觉查，而在后期则往往表现为某种疾病，如癌症或肉芽肿等，而很难使人们想到纳米粒子是这些重大疾病的罪魁祸首。即使目前纳米技术及纳米病理学的发展水平，也还难以在体内纳米粒子的存在与其所致疾病间建立必然的联系。这里举几个实例，可以看出体内纳米粒子的存在与一些原因不明的疾病间关系的密切关系。

在20世纪90年代，Gatti博士所领导的Moneda大学的生物材料实验室在对一个从患者身上取出的腔静脉滤器断裂残片进行研究时发现，在这种设备的不锈钢表面，尤其是在滤器断面表面有无机元素，如钛的存在。这些无机元素既不是体内元素，也不是滤器的构成元素。Gatti博士对此感到不解。他写了一篇病例报道，但由于只有一例病例，且不能给出任何解释，因此没有杂志愿意接受这篇报道。两年之后，另外一支从患者身上取出的断裂下腔静脉滤器又被送到Gatti博士的实验室，研究其断裂的原因。从这一支断肢裂的腔静脉滤器表面，Ghatti博士又发现了既不属于机体，也不属于滤器的金属成分。数年之后的1998年，Gatti博士偶然有机会对一例患有若干综合征8年之多，而没能做出诊断的患者的肝脏和肾脏进行活体病理检查。令人惊奇的是患者的肝肾组织中含有陶瓷微米粒子和纳米粒子。后来知道这些微纳米粒子来源于一个磨损的和咬合不好的义齿[186]。此时，该实验室已有了较以前先进的技术设备，足以使他们能够对颗粒的化学性特征进行表征。研究的结果表明，患者数年之间一直在吞食从他的义齿上磨损脱落的碎屑。在8年之多的长时期内，这些碎屑移行到患者的肝脏和肾脏。肝脏和肾脏对这些碎屑发生了肉芽肿反应。由此，该患者的病因找到了，通过替换义齿和进行恰当治疗，患者最终获得痊愈。

受上述病例的启发，Gatti博士开始自Moneda和Mainz大学和伦敦皇家免费医院的档案中查找那些患有被分类为不明原因的疾病，主要包括主要类型的癌症和不可解释的肉芽肿的活检和尸检样品。在所有的病例，他们发现病变组织中都含有无机的物质粒子。在他们这些观察研究的基础上，Gatti博士申请到了欧共体的经费支持，其研究课题称之为“纳米病理学”，也即关于微纳米粒子所导致的疾病的病理学。

对于一种纳米粒子，一旦进入血液，便有像似的病理过程。有一种情形可以很好地说明吸入的粒子与吞食的粒子具有同等的重要性。这种情况发生于巴尔干战争和其他位于战场炮火地区的附近。

人们都知道经过那些战争的士兵都表现出一种发生各种形式的癌症或肿瘤的危险倾向。这些肿瘤主要包括非霍奇金淋巴瘤及其他一些难以分类的病理状态，尤其是当这些病理状态同时存在时更是如此。另外，一个客观事实是生活在战争发生区域附近的平民也表现有与士兵同样的问题，在这些地区从事人道主义援助的维和人员也都表现出同样的倾向。萨拉热窝儿科诊所的主诊医生Edo Hasanbegovic教授声称南斯拉夫联邦儿童白血病显著地较世界其他地区为高，但主要是在克罗地亚附近的Kladusa，Velika and Buzim等小城镇。

2000年3月，南大西洋公约组织（NATO）承认在巴尔士地区的战争行动中使用了贫铀弹，次年，联合国环境保护署在萨拉热窝附近的一所兵营和一座工厂里的两个地方发现了痕量的放射活性。人们已具有广岛和长崎的经验，因此人们对于放射性成为疾病高发的罪魁祸首并不感到惊奇，而这些疾病都有着一种未知的共同病因。在这些疾病的病理学中，列出了一些易感性因素，放射性即是这些易感因素之一。在现代军事技术中，贫铀材料不仅坦克的防护壳，而且还被用作其他一些军火中的结构成分——不是使用它们的放射性，而是因为它们具有相当大的密度、硬度和引火性能。这些性质使其极其适用于高效穿甲弹。

与在巴尔干战争中人员所患的那些疾病非常相似或一致的病理现象，也以所期望的很高的发生率发现于那些从来没有有到过南斯拉夫，也没有到过贫铀武器使用地区，但都在炮战地区服过役的意大利士兵。在有这些病例报道的区域，人们企图找到铀存在的直接的或间接的证据，特别是放射性。但除了在上述的萨拉热窝附近，其他地方并没有发现任何有确定意义的证据。尽管在美国的一些患病士兵的尿中检出了痕量的铀（以铀金属蛋白的形式沉积于肾脏，其毒性被认识至少已有近两个世纪了），但并没有任何一点可将这些病因归属于放射性的具有科学基础的理论。

在接下来的对病因的追踪探讨中，首先考虑到的是那些部署到巴尔干战场的士兵都接受过许多种疫苗注射，力图能从其中找到站得住脚的解释。有人提出，这些疫功的注射可能与这些疾病有关。但没有支持这种设想的科学依据，尤其是那些患病士兵中有些根本没有接受疫苗注射，使这种假设难以成立。

到此为止，有关巴尔干战争士兵多患肿瘤的病因问题仍然没有得到解决。Gatti 等在实验室中对 40 多例所谓的巴尔干综合征进行研究后发现，在所有病变组织及生物体液，包括精子，的活检和尸检样品中，都含有无机的微纳米粒子。同时，Gatti 他们未能在活检或尸检组织中发现任何铀粒子或放射性存在的痕迹。对来自巴尔干战场的士兵及战场附近的平民的骨髓、胃、结肠、肾、膀胱和淋巴结活检都揭示有微纳米碎屑的存在，这些微纳米粒子有时团聚成簇，可由简单的或合金形式的金属组成，包括 Fe - Si，Cu - Cl - Zn，Hg，Si - Ti - Fe - Al，Si - Bi，Si - Pb，Fe - Cu - Zn，Cr - Fe - Ni，Fe - Mn，and，once，Zr 等。所有这么多的粒子具有圆形形态，都具有很高的形成温度，与贫铀弹壳爆炸时的情况一致。当贫铀弹击中目标时，无论目标是由什么材料组成的，都会有巨大的热量产生，在其所在的邻近区域的温度可以超过 3 000℃。在这种情况下，因体物质可以挥发，在有些情况下可以发生升华，弥散于相当大体积的空间。在这种短暂的过程中，新的，稀有的合金形成。这些合金的成分依赖于目标和炮弹的成分。在爆炸后的短暂时期内，那些在爆炸时形成的准气体性物质受到冷却，重新凝聚成固体。这种新形成的材料粒子就悬浮于空气中，开成球体形式，当粒子足够大时，常常是中空的。这些粒子中的绝大多数的粒径在 10^{-8} m（这是 Gatti 他们所用仪器的最佳分辨率）。例如，此小的粒径使他们可被空气所携带，随风飘散，随雨或重力所允许的程度运动相当大的距离，在其落到地面以前，可以在空气中飘浮数月。然而，在地面存在的这些粒子，一旦遇到阵风，就会重新被吹起，再次开始其空中飘浮的过程。在科索沃产生的粒子，可发现于希腊和匈牙利，但绝不会仅止于此，很可能会到达更远的地区。事实上比这些粒子大得多的由撒哈拉沙粒所形成的云有时可见于南欧和中欧，甚至巴哈马。这些地区离它们的发源地非常遥远。

在这些粒大在空气中长时悬浮期间，任何在该地区经过或停留的人员都可能像吸入其他的污染空气的纳米粒子一样，将由爆炸所产生的这些微纳米粒子吸入。一旦这些纳米粒子结束它们的空中旅行，它们可以附着于水果、蔬菜或青草，随人类饮食或动物吃草而被摄入生物体内。无论经过何种途径，最后都可能经过食物链而进入人类体内。从实用的观点来看，在有些情况下即使非常认真的洗涤也不能完全去除水果或蔬菜上的这些超细的粒子。Brassicaceae 类的蔬菜如卷心菜、茎椰菜或芽甘蓝等，因为它们的表面粗糙，要相彻底洗净它们是完全不可能的。对于小麦、大麦或任何其他的谷物，几乎没有人对它们进行洗涤。那些被捕获于用作食品的动物肉类组织中的粒子，也几乎是不可能去除的。纳米病理学理论的实用性还可以用另外一个事实来说明。

Montanari 等发现微纳米粒子在形态、大小和化学上与那些在患病染病区域的土壤中的疾病组织中检出的粒子具有一致性。在上述的区域，实际上痕量的铀很少或根本不能被检出。当然，Gatti 他们在活检或尸检组织中没有发现铀的存在，并不一定说明患者体内一定没有铀的存在，只能说明患者体内铀的含量相对于那些组织目标或弹壳的金属接力赛发所形成的粒子来说太过微量了。当然也可能是因为机体中所含有的少量的铀与疾病无关，因此在病变组织中检测不到它们的存在。

7.5.4 器官毒性

通过各种暴露途径进入体内的纳米粒子随血液循环可达到生物体内的各种内脏器官。在这些器官中纳米粒子可以长期地存在，造成其所存在的部位的损伤。目前关于纳米粒子器官毒性研究得最多的是肺毒性，其次为肝、脑、肾等，另有一些较少的关于心脏、脾脏等一些其他的内脏器官。

7.5.4.1 肺毒性：虽然纳米纤维也能够进入呼吸系统，但纳米粒子或颗粒状的零维纳米材料更容易通过呼吸作用进入肺脏。粒径小于几十微米的大部分空气悬浮颗粒都可以被吸入，并因其形状、粒径及密度等因素的影响沉积于呼吸道的不同部位[187]。直径 5 nm 的颗粒在鼻咽区、气管和支气管区和肺泡区的沉积率大约都是30%，而直径 20 nm 的粒子在肺泡的沉积率可达 50%。由于存在于大气中的纳米粒子无处不在，而最容易经呼吸道吸入，因此，肺脏是最容易暴露于纳米粒子的器官。一般能够进入气管、支气管的纳米粒子可以通过种种清除机制，如纤毛柱状上皮的定向动及巨噬细胞的吞噬作用等，但有研究表明，沉积于肺泡的纳米粒子却不能有效地被吞噬细胞排除[188]。碳纳米管（carbon nanotubes，CNTs）作为一种新型的纳米材料，自被发现以来就是纳米技术应用研究的一个热点。CNTs 有单壁和多壁之分。单壁 CNTs（SWNTs）直径 0.7 ~ 1.5 nm；多壁 CNTs（MWNTs）直径在 2 ~ 50 nm 之间。CNTs 具有纳米尺度直径和轴对称管状结构，长度在 1 ~ 100 μm 之间。对 CNTs 进行毒性评价时，难以通过常规的实验技术对其分散状态进行测定。由于目前对 CNTs 毒性研究时采用的样品纯度、染毒剂量、暴露方式及或动物种属的不同，因此实验结果并不一致，也因此难以得出可靠的结论。CNTs 被吸入后，可在呼吸道聚积并阻塞气道；到达深部肺组织可引发肺组织炎症反应、肉芽肿等毒性损伤。与同等剂量的普通粉尘，如炭黑和石英相比，CNTs 所造成的损伤更为严重，并具有特异的毒性特点。Lam 等（2004）将含有不同金属杂质的 3 种 SWNT，给小鼠气管内滴入，可诱发小鼠剂量相关性的肺组织肉芽肿，持续进行性的肺间质炎症。部分动物可有严重的近支气管炎症和坏死[189]。这些病变可以向肺泡间隔延伸。作为对照的石英和炭黑组小鼠的肺组织病变轻微。Warheit（2004）等将含有无定形碳、Co 或镍的未纯化的 SWNTs 滴入大鼠气管，发现高剂量组大鼠有 15% 死于呼吸道机械性堵塞[190]。未死亡的大鼠肺组织出现肉芽肿，损伤分布不均，且与暴露剂量和暴露时间之间没有明确的关系。将纯化的含 0.23% Fe 的 SWNT 给出小鼠经咽部吸入，可引起肺组织急性炎症反应、肉芽肿和弥漫性间质组织的纤维化。这些病理性反应具有剂量相关性及呈进行性发展的特点[191]。肺功能持续性下降。作为对照的等剂量石英和炭黑未能引发肺组织的肉芽肿和间质组织的纤维化。大鼠气管内滴入 MWNT 后，MWNT 可在呼吸道聚集，也可以散布于肺实质，并引发周围组织炎症反应、肉芽肿和纤维变性。这些病理性改变具有剂量相关性[192]。MWNT 自肺部消除缓慢，滴入 60 天后在肺组织内仍然存在。在这些研究结果中，CNT 的肺毒性作用明显高于炭黑粒子或石英粒子，难以说明 CNT 的肺毒性作用是由于其纳米尺度所引起的[193]。由于纳米尺度物质的毒性作用有可能与其形态有关，因此，采用纤维性粒子进行对照似乎更有可比性。CNT 有可能通过其物理化学性质，如纤维状结构、表面化学特性、电子输运特性等可能会引发电子转移、导致氧化反应，进一步造成细胞结构损伤、功能紊乱乃至细胞坏死。目前的这些研究结果还不能提示究竟哪一种因素在纳米炭管的肺毒性作用中占主导地位。

有研究表明，粒径较小的纳米粒子的肺毒性作用比较大粒径的纳米粒子的强一些。例如，纳米二氧化钛（TiO_2）是一种在涂料、陶瓷制造及化妆品中广泛应用的一种材料。Oberdorster（2000）等对不同粒径（因而也具有不同的比表面积）的二氧化钛粒子进行的肺毒性研究表明，直径 20 nm 的纳米二氧化钛粒子的急性肺毒性较 250 nm 的二氧化钛粒子的肺毒性较强，引起的肺部炎症较为严重，病变对肺间质组织和周围淋巴结的侵袭程度也较高[194]。研究中发现，20 nm 的粒子使肺泡巨噬细胞对粒子的吞噬能力明显下降。在确立剂量－效应关系时发现，两种粒子的质量剂量－反应曲线的差异很明显，而表面积剂量－效应间的关系曲线非常一致，表明纳米二氧化钛的毒性作用与其比表面积密切相关。按照前面对于纳米粒子与其他物质相互作用方式的分析，这些结果提示，纳米二氧化钛的肺毒性作用是一种表面化学粒子依赖性作用。Oberdorster 等早在 1995 年就研究过聚四氟乙烯（PTFE）的肺毒性，发现大鼠在平均直径为 18 nm、质量浓度为 50 $\mu g/m^3$、粒子浓度约为 $5\times10^5/cm^3$ 的 PTFE 烟尘中暴露 15 分钟，肺泡内出现粒子的沉积及严重的肺损伤[195]。Johnston 等通过大鼠实验证明，PTFE 烟尘颗粒的老化聚集可使粒径增加并超过 100 nm，毒性则随之降低[196]。上述这些研究结果表明，零维纳米材料或纳米粒子的肺毒性与粒子的粒径或其表面积大小具有密切的关系。同时表明，这些纳米材料的肺毒性依赖于其表面的化学性作用。

7.5.4.2 消化器官毒性：纳米粒子进入生物体消化道的方式可有许多种，如直接摄入纳米材料污染的食物或通过食物链间接地摄入都有可能。纳米材料在生产、运输、储存等环节中有可能首先进入人类或生物体所存在的环境，特别是水源。生物体通过饮水可将纳米粒子摄入消化道。例如，经过表面修饰的 C_{60} 分子可在水中形成胶体样物质。进入消化道的 C_{60} 虽然大部分可以随粪便很快消除，但也有极少量被肠道淋巴系统吸收并随血液循环分布到其他器官[197]。通过静脉注射、胃肠道或肺部扩散进入血液循环的纳米粒子则可被单核－吞噬细胞系统摄取而分布到肝脏等消化器官[198]，并在这些器官产生毒性效应。

许多学者对金属纳米材料的消化系统毒性进行过研究，并分析颗粒大小或不同化学状态对同种材料的消化道毒性的影响。最近 Chen 等（2006）对铜纳米粒子（直径 23.5 nm）、微米粒子（直径 7 μm）及铜离子（直径 0.072 nm）的胃肠道毒性进行了比较[199]。小鼠通过灌胃染毒，三者的 LD_{50} 分别是 413、>5000 和 110 mg/kg，表明纳米铜的毒性高于微米铜，而离子铜的毒性最高。纳米铜具有明显的肝毒性，并具有剂量依赖性。纳米铜使肝中央静脉周围组织发生脂肪变性，、紫红质沉着。血液特殊化指标反映有肝功能受损。在微米铜暴露组小鼠和对照组小鼠中并未观察到这些变化，研究者认为纳米铜离子造成肝毒性损伤的原因可能是与纳米粒子铜易于离子化有关：纳米尺度物质的表面效应使纳米粒子表面具有较高的化学活性，更易与胃液中的 H^+ 反应生成大量铜离子，铜离子超载引起肝脏的损伤。另外，铜纳米颗粒与胃液的氢离子作用会造成 HCO_3^- 的过剩而产生碱中毒。这一实验结果表明，纳米粒子的肝毒性高于微米粒子，但这似乎只是一种通过胃酸作用后所产生的铜离子的作用。显然，这只是一种推测，而不能排除纳米粒子直接经胃肠道吸收进入肝脏而产生毒性作用。但也有实验表明，纳米粒子的肝脏毒性弱于微米粒子。例如，Wang 等的实验发现，纳米锌纳米粒子（粒径 58 nm）的胃肠反应、贫血、发育障碍和肾脏损伤均比锌微米粒子（1.08 μm）明显，但是肝脏损伤却明显弱于锌微米粒子[200]。Hussain 等（2005）曾对不同粒径的多种金属或金属氧化物对 BRL3A 大鼠肝细胞生长的作用。所用的粒子包括 15 和 100 nm Ag、150 nm 的 MoO_3、103 nm 的 Al、30 和 47 nm 的 Fe_3O_4、40 nm 的 TiO_2、1 μm 的 CdO、1～2 μm 的 MnO_2 及 27 μm 的 W 等[201]。他们发现，当所有试验样品的浓度达 100 μg/ml 及其以上时，肝细胞出现收缩、形态异常，而剂量低于 10 μg/ml 时都不出现细胞毒性；浓度相同时不同金属纳米粒子的毒性不同，其中银纳米粒子的作用最强；两种粒径的 Fe_3O_4 粒子毒性未见明显差异，而 100 nm 的 Ag 粒子比 15 nm 者毒性强。另外，还发现 Ag 纳米粒子使细胞线粒体功能明显下降，谷胱甘肽减少、线粒体膜电位下降及溶液中活性氧水平升高，表明氧化应激反应可能是 Ag 纳米材料导致细胞损伤的主要机制。纳米硒经口染毒的急性毒性 LD_{50} 为 112.98 mg/kg，大于亚硒酸钠的 15.72 mg/kg，提示纳米硒毒性较低[202]。纳米硒在体外与还原型谷胱甘肽的反应能力约为亚硒酸钠的 1/20 到 1/10，提示亚硒酸钠的毒性可能与降低机体对自由基的消除能力有关。另有研究也表明，亚硒酸盐所导致的小鼠氧化应激[203]、肝损伤和发育障碍均比纳米硒显著。Jia 等用含有纳米硒、亚硒酸钠和高硒蛋白的饲料喂养大鼠 90 天，同样发现纳米硒的生长抑制、溶血、肝功能损伤等毒性作用最低。

上述这些研究结果表明，纳米粒子经过消化道染毒可以造成动物内脏损伤，但不能确定粒径小的纳米粒子的毒性高于粒径大的纳米粒子，似乎提示金属粒子对消化系统的毒性与粒径大小没有明确关系，纳米材料的化学性质是其消化道毒性的主要影响因素。因化学性质不同，金属纳米粒子可与生物结构或功能物质特定的化学基团、酶或细胞成分发生反应，表现出不同的毒性特点。但是有关纳米粒子的消化道毒性，目前资料尚少，应当进一步研究。

7.5.4.3 心血管系统毒性：近来，有越来越多的证据表明污染空气中纳米颗粒的存在与心血管系统疾病的发生率有关[211-226]。空气中小于 100 nm 的粒子的增多伴随着心血管疾病发病率的增加。大鼠气管内滴入柴油机尾气粒子 1 小时后即可观察到明显的血栓形成倾向[220]。现已明确，许多柴油机尾气中的粒子具有纳米尺度。有人提议柴油尾气粒子可以穿越肺组织进入血液循环，直接激活血小板，释放凝血因子，增加血管内凝血倾向[221]。Peters 等研究了波士顿地区心肌梗死患者发病率与环境空气中粒子浓度之间的关系，发现粒子浓度的升高增加发生心肌梗死的危险性[226]。Peters 等此后对随机挑选的年龄为 25～64 岁的 3256 人的血液粘性、粒子浓度及血液流变学参数进行了研究，发现大气中粒子浓度的增高伴随有血浆粘性的增加[226]。

对于人工制备的纳米粒子，最近也有同样的发现[227]。作为新一代的磁共振成像（MRI）对比剂，富勒烯家族的重要成员——包埋金属原子的炭笼［GdC_{82}（$OH)_X$］n 纳米粒通过尾静脉注入小鼠体内，发现以 3 μmol/kg 的剂量单次静脉注射可引起一些小鼠死亡。对 MRI 成像的分析表明，小鼠的血管已被新形成的血栓栓子所栓塞，栓子的大小可不断增大至毫米级[227]，尽管在静脉注射前，液体经过孔径为 100 nm 的滤膜过滤。在荷瘤小鼠，将纳米粒子以 0.1 μmol/kg 的剂量腹腔注射，仍然可引起活性部分凝血酶时间延长，纤维蛋白的形成增加和凝血酶原时间缩短。在体外情况下，［GdC_{82}（$OH)_X$］n 生理盐水溶液存在放半年以上，外观也仍然清澈透明，没有任何可见的粒子或沉淀生成。这些结果清楚地说明，小鼠体内的生理环境可加速纳米粒子的团聚过程。Wang 等怀疑凝血酶－抗凝血酶复合物水平的增加是由于［GdC_{82}（$OH)_X$］n 纳米粒子引起与凝血过程有关的一个或多个凝血因子的活性改变有关。该课题组正在继续研究这种纳米粒子与血液环境相互作用的生物学和化学机制。

虽然上述的研究表明纳米粒子的存在与心血管系统疾病的发生和发展可能存在着某种联系，但纳米粒子导致心血管系统疾病的机制仍需大量的工作才能阐明。纳米表面和纳米尺度可以影响纳米粒子与细胞间的相互作用，因此，关于其导致心血管疾病的机制需要从生物学及纳米粒子的纳米性质等多方面进行研究。这是一项非常复杂的工作。

7.5.4.4 皮肤毒性：皮肤是机体的个部屏障，是最容易接触污染粒子并成为其进入体内的门户的部位。由于近来化妆品中纳米粒子的掺入，又使皮肤接触纳米粒子的机会大为增加。在制备纳米粒子的车间或研究室空气中的纳米粒子，也很容易沉积到工人或科研人员的皮肤表面。一项实验室研究表明，单壁纳米炭管粉体的搅动或振动可形成纳米炭管气溶胶。气溶胶中纳米炭管的浓度估计为 0.53 $\mu g/m^3$，在实验操作期间沉积于每只手套上的单壁纳米炭管的量在 0.1～6 mg 之间[228]。

在有限的关于纳米粒子的皮肤毒性方面的资料中，炭纳米材料的皮肤反应的有关文献较多[229-231]。Nelson 等研究了溶于苯的富勒烯对皮肤的急性和慢性效应。结果表明，在工业上可能暴露的水平，富勒烯不引起小鼠表皮的毒性效应[226]。在 30 个志愿者上进行研究表明，C60 含量为 0～15% 的富勒烯烟灰的水性混悬液应用于皮肤进行斑斑片试验，96 小时内未见阳性反应[230]。同样的纳米材料用于 4 只兔的眼睛，24～72 小时内也未观察到有任何异常。此后用纳米炭管在 40 个志愿者皮肤和 4 只兔的眼睛进行实验，也未能观察到富勒烯对皮肤的毒性效应[231]。用聚乙烯基甘油对 C60 进行修饰所获得的衍生物也未见对于正常皮肤有任何损伤作用[232]。

在某些条件下，纳米粒子有可能进入皮肤产生某些毒性效应。体外研究表明，纳米粒子对皮肤可能有潜在的损伤作用。Shvedova 等观察到单壁纳米炭管对培养的人类表皮角质细胞（HaCaT）具有不良反应[233]。角质细胞接触单壁纳米炭管后 18 小时，可检测到其毒性作用，表现为自由基的生成，过氧化物的积累，抗氧化物质的耗竭和细胞活性的丧失。加之功能上的改变，人类角质细胞接触单壁纳米炭管还引起细胞超微结构的病理性改变。这些结果提示单壁纳米炭管对皮肤有引起氧化应激等潜在的毒性作用。

对炭纳米材料表面进行化学性修饰，可以完全改变其生物学性质。一个明显的例子是羧基富勒烯，富勒烯的一种羧基衍生物，表现为对抗自由基的脂质过氧化作用[234]。Fumelli 等的体外实验表明羧基富勒烯对人类皮肤角质细胞具有保护作用，使其免受紫外线照射性损伤[235]。单用羧基富勒烯对细胞的增生率没有明显的影响，表明其对人类皮肤细胞没有明显的毒性作用。羧基富勒烯还表现有对抗紫外线照射对角质细胞增生的抑制作用[235]。

7.5.4.5 其他器官毒性：有关纳米粒子对于其他器官的毒性方面的资料更为少见。从理论上，纳米粒子可以经呼吸道通过气血屏障、经胃肠道通过粘膜屏障或通过皮肤屏障等途径进入血液循环，然后经血液循环到达生物体内的各内脏器官，有生物毒性的纳米粒子，完全有造成这些内脏器官的可能性。

碳纳米粒子的电荷性质和能力可以影响血脑屏障的完整性，进入脑组织后可以表现化学效应。碳纳米粒子通过血脑屏障的能力在于其能够克服在由血液进入脑组织时的生理性及电学特性的势垒，因此，具有电中性的粒子可以穿越血脑屏障而直接到达脑组织。Kreuter 等的研究发现，纳米粒子经过表面修饰后可经特异受体介导跨过血脑屏障进入中枢神经系统[204]。沉积在呼吸道的纳米粒子可以部分地进入中枢神经系统，有可能引起嗅神经、嗅球、以至脑皮质及皮质下结构的异常改变或退行性神经系统病变的发生[205]。Oberdorster（2004）研究 C_{60} 的毒性时发现，未修饰的水溶性胶体 C_{60} 进行实验表明，具有还原活性的亲脂性碳纳米粒子在水生动物的脑内可产生氧化性损伤[206]。

已有资料表明，纳米材料可造成脾和肾的损伤。脾和肾是铜纳米颗粒毒性作用的靶器官，病理检测表明，铜纳米粒子暴露组动物的这些器官有剂量相关性的损伤[199]。铜纳米粒子可诱发肾小球炎症，近曲小管上皮细胞的大量坏死；诱发脾脏萎缩，脾间质组织纤维化。血液生化指标检测表明，纳米铜可导致明显的肾功能障碍。在铜微米粒子和对照组中都没有见到这些病理性改变及功能障碍，表明这是纳米粒子对脾和肾脏的特有毒性。但是，这些实验是通过消化道染毒，因此在考虑这些毒性作用时，还需要考虑这些粒子的吸收作用及粒子在胃肠道中所受到的体内微环境的修饰作用及影响。作者认为，纳米铜粒子中的铜元素易于离子化，易于与胃液中的 H^+ 发生反应生成铜离子有关，同时使体内的碱过剩而引起碱中毒。

流行病学研究发现，空气中的超微粒子与心血管疾病如心脏病发作和心律紊乱之间存在有密切关系，可能与纳米粒子进入血液循环后导致血管内皮组织和造血系统的损伤有关[207]。

虽然有很多实验表明，纳米粒子对内脏器官有损伤作用，但也有研究显示有些纳米粒子对机体没有明显的损伤作用，尤其是一些药物和基因载体或诊断用纳米粒子。汉城大学 Kim 等对合成的硅壳磁性纳米粒子（50 nm）进行的体内分布和毒性实验，经过腹腔注射 4 周后可以在小鼠的脑部找到这些纳米粒子，但没有观察到毒性病理现象[208]。Muldoon 等对超顺磁氧化铁纳米粒子（SPIO）的效应和毒性的研究也表明，未引起实验大鼠脑部细胞或髓鞘的病理性改变[209]。关于硅纳米粒子的长期生殖毒性研究发现，给小鼠经尾静脉注射 40 nm 的硅粒子混悬液，能同对照组小鼠一样正常生活和繁殖。在连续传代过程中，小鼠亲代和子代中没有发现明显畸形的幼仔产出，产仔率没有明显差别[210]。

参 考 文 献

1. Javier, Hermann E Gaub, Sonja Stö lzle, et al. Cytotoxicity of colloidal CdSe and CdSe/ZnS nanoparticles. Nano Lett, 2005, 5 (2): 331 - 338.

2. Christie M Sayes, JD Fortner, Wenh Guo, et al. The Differential Cytotoxicity of Water - Soluble Fullerenes. Nano Letters, 2004, 4 (10): 1881 - 1887.

3. Akiyoshi Hoshino, Kouki Fujioka, Taisuke Oku, et al. Physicochemical properties and cellular toxicity of nanocrystal quantum dots depend on their surface modification. Nano Letters, 2004, 4 (11): 2163 – 2169.
4. J Wilson, paper presented at meeting of the P. Lectrochemical Society in Scartle, WA. May 1999: Reported in Science News, 1999, 155 : 292.
5. Kelly A Gionzalez, Ph D Dissertation, Rice University, Houston, TX, 1998.
6. Y Tabata, Y Murakami, Y Ikada. Photodynamic effect of polyethylene glycol – modified fullerene on tumor, Jpn. J Cancer Res, 1997, 88 : 1108 – 1116; Y Tabata, Y Murakami, Y. Ikada. Antitumor effect of poly (ethylene glycol) – modified fullerene. Fullerene Sci Technol, 1997, 5 : 989 – 1007.
7. F Moussa, M Pressac. E Gcnin, et al. Quantitative analysis of C_{60} lullerene in blood and tissues by high – performance liquid chromatography with photodiode – array and mass spectrometric detection. J Chromatogr B Biomed Sci Appl, 1997, 696 : 153 – 159. See also: F Moussa, L Trivin, R Ceolin, Sci Technol, 1996, 4 : 21 – 29.
8. K Kohayashi, M Kuwano, K Sueki, et al. J Radioanal Nucl, Chem, 1995, 192 : 81 – 89.
9. S Yamago, H lokuyama. E Nakamiira, et al. In vivo biological behavior of a water – miscible fullerene: ^{14}C labeling, absorplion, distrilnition, excrelion and acute toxicity. Chem Biol, 1995, 2 : 385 – 389.
10. P Rajagopalan, F Wudl, RE et al. Boudinot, Pharmacokinetics of a water – soluble fullcrene in rats, Amimicroh. Agents Chemother, 1996, 40 : 2262 – 2265.
11. R BuHard – Dillard, KE Creek, WS Scrivens, et al. In vivo effects of fullerenes using ^{14}C – labeled C_{60} Bioorg Chem, 1996, 24 : 376 – 385.
12. RK Schinazi, R Sijbesma, C Srdanov, et al. Synthesis and virucidal activity of a water – soluble, configurationally stable, derivarixed C_{60} fullerene. Antimicrob Agents Chemother, 1993, 37 : 1707 – 1710; SH Friedman, DL DeCamp, RF Sijbesma, J Am Chem Soc, 1993, H5: 6506 – 6509; R Sijbesma, C Srdanov, K Wudi, et al. Synthesis of a fullerene derivative lor the inhibition of HIV enz ymes. J Am Chem. Soc, 1993, 115 : 6510 – 6512.
13. M Satoh, K Matsuo, N Kiriya, et al. Inhibitory effect of a fullerene derivative, monomalonic acid C_{60}, on nitric oxide – dependent relaxation of aortic smooth muscle. Gen Pharmacol, 1997, 29 : 345 – 351.
14. M Satoh, K Marsuo, 11 Kiriya T Mashino, et al. Inhibitory effect of a fuflerene denvarive, dimalonic acid C_{60}, on nitric oxide – induced relaxaiion of rabbit aorta. Eur J Pharmacol, 1997, 327 : 175 – 1730. Rice University. Fullerene – Based Mate – rials Clear from Tissue, Go to Bone, Houston, May 12, 1999.
15. Ia I Pukhova, CN Churilov, VD Isakova, et al. Titarenko, study of the biological activity of rliL water – soluble fullerene complexes. Dokl Biochem (Dokl. Akad. Nauk.), 1997, 355 : 269 – 272, 727.
16. LH Lu, YT Iee, HW Chen, et al. The possible mechanisms of the antiproliferative effect of fullerenol, polyhydroxylated C_{60}, on vascular smooth muscle cells. Br J Pharmacol, 1998, 123 : 1097 – 1102.
17. TH Ueng, JJ Kang, HW Wang, et al. Suppression of microsomal cytochrome P450 – dependent monooxygenases and nitioc bond rial oxidative phosphorylation by fullerenol, a polyhydroxylated fullerene C_{60}. Toxicol Lett, 1997, 93 : 29 – 37.
18. HH Chen, C Yu, TH Ueng, et al. Acute and subacute toxicity study of water – soluble polyalkyl \ ultonated C_{60} in rats. Toxicol. Pathol, 1998, 1 : 143 – 151.
19. T Tsuchiya, I Oguri, YN Yamakoshi, et al. Novel harmful effects of fullerene on mouse embryos in virro and in vivo. FEBS Lett, 1996, 393 : 139 – 145.
20. SR Wilson. Biological Aspects of Fullerenes. In: KM Kadish, RS Ruoff (eds). Fullerenes: Chemistry, Physics, and Technology. New York: John Wiley and Sons, 2000, 437 – 465.
21. SR Wilson, Q Lu, J Cao, et al. Proc Electrochem Soc, 1995, 95 : 1179.
22. C loniolo, A Bianco, M Maggini, et al. A bioactive fullerene peptide. J Mod Chem, 1994, 37 : 4558 – 4562.
23. SH Frieddman, PS Canapathi, Y Rubin, et al. Optimizing the binding of fullerene inliihilors of the HIV – 1 pro tease through predicted increases in hydrophobii. derivation. J Med Chem, 1998, 41 : 2424 – 2429.
24. SH Priedman, DL DeCamp, RR Sijbesma, et al. Inhibition of HIV – 1 protease by fullerene derivatives: Model building studies and experimental verification. J Am Chem Soc, 1993, 115 : 6506 – 6509; H Mi, ME Tuckerman, DI Schuster, et al. A molecular dynamics study of HIV – 1 protease complexes with C_{60} and fullerene – based anti – viral agents. Proc Etectrochem, Soc, 1999, 99 : 256 – 269.

25. N Miyara, T Yamakoshi, KM Kadish, et al (eds). Fullerenes: Recent Advances in the Chemistry and Physics of Fullerenes and Related Materials, Elecrrochemical Society, Pennington NJ, Vol. 5, 1997, 345 – 357.

26. Yi – Zhong An, Chi – Hong B Chen, Jamey L. Anderson, et al. Sequence – specific modification of guanosine in DNA by a C_{60} – linked deoxyoligonucleoride: Evidence for a non – singlet oxygen mechanism. Tetrahedron, 1996, 52 : 5179 – 5189.

27. A Bianco, F Gasparrini, M Maggini, et al. Molecular recognition by a silica – bound fullerene derivative. J Am Chem Soc, 1997, 119 : 7550 – 7554.

28. Austin N Kirschner, Stephen R Wilson. A biosensor for fullercnes and carbon nanotubes. 8th Foresight Conference on Molecular Nanotechnology, November 2000; http://www. foresight – org/Conrerences/MN 18/ Papers/Wilson/ index, html.

29. Stephen R Wilson, Bernard Erianger, Bradford Braden, et al. Fullerene Nanorools from Biology. 9th Foresight Conference on Molecular Nanotechnology, November 2001; hitp://www. Foresight. Org/Conferences/MNT9/ Ahsrracts/Wilson/ index. Html. See also: Bernard F Iirlanger, Recognition of Single Wall Carbon Nanombes by an Anti – Fullerene Antibody. Nanotech and Biotech Convergence – 2002, 6 – 7 May 2000. Stamford, CT. May 7th Session; http://www. Bccresearch. Com/nanohio 2002.

30. BX Chen, SR Wilson, M Das, et al. Amigenicity of fullerenes: Antibodies specific for fullerenes and their characteristics. Proc Narl Acad Sci USA, 1998, 95 : 10809 – 10813.

31. David Izhaky, Israel Peclit. What else can tin; immune system recognlz C?. Proc Natl Acad Sci USA, 1998, 95 : 11509 – 11510.

32. Stephen R Wilson, Austin N Kirschner, Bernard F Erianger, Bradford C. Braden, presentation at NanoSpace 2000, reported by R. Dagani, NASA Goes Nano. Chem Eng News, 2000, 78 : 39 – 42.

33. BC Braden, FA Coldbaum, BX Chen, et al. X – ray crystal structure of an anti – buckminsterfullerene antibody fab fragment: biomolecular recognition of C_{60}. Proc Natl Acad Sci USA, 2000, 97 : 12193 – 12197.

34. Anti C_{60} Fullerene antibody, Bioactive Fullerenes Research Group, Center for Advanced Materials and nanotechnology, New York University; http://www. Nyu. Edu/projects/nanotechnology/c60/c60. Htm.

35. BC Braden, BF Erianger, BX Kirschner, et al. Monoclonal antibodies to fullerencs. In: N Martin, M Maggini, DM Guldi (eds). Fullerenes 2000. Volume 9: Functionalized Fullerenes, The Electrochemical Society, Spring, 2000, 233 – 239.

36. SM Andreev, AA Babakhin, AO Petrukhina, et al. Immunogenicity and membrane permiability of fullerene C_{60} derivatives. Abstract 54, FOCIS 2nd Annual Meeting, 2002; hrrp://www. Academicpress. ConVwww/Journal/focis 2002/ 16328. Hrml#1632S.

37. Bernard F Erianger, Felix Borek, Sam M. Beiser, Seymour Lieberman, Steroid protein conjugates. II. Preparation and characterization of conjugates of bovine serum albumin with progesterone, deoxycorticosterone, and esterone. J Biol Chem, 1959, 234 : 1090 – 1094.

38. Jairo H Arevolo, Christian A Hassig, Enrico A. Smra, et al. Structural analysis of antibody specflcity: Detailed comparison of five Fab′– steroid complexes. J Mol Biol, 1994, 241 : 663 – 690.

39. Andreas Skiebe, Andreas Hirsch, Holger Klos, et al. [DBU] C_{60} Spin pairing in a fullerene salt. Chem Phys Lett, 1994, 220 : 138 – 140.

40. Ramakrishnan Subramanian, Pierre Boulas, MN ViJayshec, et al. A facile and selective method for the solution – phase generation of C_{60} and $C_{60}{}^{-2}$. J Chem Soc Chem Comnuin, 1994, 1 : 1847 – 1848.

41. Dawson W Caglestephen J Kennel, Saed Mirzadeh, J Michael Altord, et al. In vivo studies of full erene – based materials using endohedral metallofullerene radiotracers. Proc Natl. Acad Sci USA, 1999, 96 : 5182 – 5187.

42. CF Richardson, DI Schuster, SR Wilson. Properties of water soluble fullerene derivatives. In: N Martin, M Maggini, DM Ciuldi (eds). Fullerenes 2000, Volume 9: Functionalized Fullerenes, The Electrochemical Society, Spring, 2000, 226 – 232.

43. S Yamago, H lokuyama, E Nakamiira, et al. In vivo biological behavior of a water – miscible fullerene: ^{14}C labeling, absorplion, distrilnition, excrelion; md acute toxicity. C hem Biol, 1995, 2 : 385 – 389.

44. TH Ueng, JJ Kang, HW Wang, et al. Suppression of microsomal cytochrome P450 – dependcnl monooxygcnases and nitioc bond rial oxidative phosphorylation by fiilterenol, a polyhydroxvlated luHerenc C60. Toxicol Lett, 1997, 93 : 29 – 37.
45. HH Chen, C Yu, TH Ueng, et al. Acute and subacute toxicity study of water – soluble polyalkyl \ ultonated C_{60} in rats. Toxicol Pathol, 1998, 26 : 143 – 151.
46. K Irie, Y Nakamura, H Ohigashi. et al. Phorocytotoxicity of water – soluble fullerene derivatives. Biosci Biotechnol Biochem, 1996, 60 : 1359 – 1361.
47. RF Schinazi, A McMillan, AS Juodawlkis, et al. Anti – human immunodeficiency virus, toxicity in a cell culture, and tolerance in mammals of a water – soluble fullerene. In: KM Kadish, RS Ruoff (eds). Fullerenes: Recent Advances in the Chemistry and Physics of Fullerenes and Related Materials, Electrochemical Society, Pennington NJ, Vol. 1, 1994, 689 – 696.
48. Y Nakajima – Yaniakoshi, I Yagami, K Fukuhara, et al. Solubilization of fullerenes into water with polyvinylpyrrolidone applicable to biological tests. J Chem Soc Chem Commun, 1994, 1 : 517 – 518.
49. AM Lin, BY Chyi, SD Wang, et al. Carboxyfullerene prevents iron – induced oxidarive stress in rar brain. J Neurochem, 1999, 72 : 1634 – 1640.
50. IP Zakharenko, IK Zakharov, EA Vasiunina, et al. Determination of the genotoxicity of fullerene C_{60} and fullerol using the method of somatic mosaics on cells of Drosophila meianogaster wing and SOS. chromotest. Genetika, 1997, 33 : 405 – 409. In Russian.
51. J Sandow, K Streckemann, G Jerabek – Sandow. Pharmacokinetics and endorcrine effects of slow release formulation of LHRH analogues. J Steroid Biochem Mol Biol, 1990, 37 : 925 – 931.
52. EP Sipos, B Tyler, S Piantadosi, et al. Optimizing interstitial delivery of BCUN from controlled release polymers for the treatment of brain tumors. Cancer Chemother Pharmacol, 1997, 39 : 383 – 389.
53. BG Muller, H Leuenberger, T Kissel. Albumin nanospheres as carriers for passive drug targeting: An optimized manufacturing technique. Pharm Res, 1996, 13 : 32 – 37.
54. U Scheffel, BA Rhodes, TT Natajaran, et al. Albumin microspheres for study of the reticuloendothelial system. J Nucl Med, 1970, 13 : 498 – 503.
55. E Allemann, R Gurney, E Doelker. Drug loaded nanoparticles – preparation methods and drug targeting issues. Eur J Pharm Biopharm, 1993, 39 : 173 – 191.
56. J Kopecek, P Kopekova, T Minko. HPMA copolymer – bound anticancer drugs: Mechanism of action on cellular and subcellular levels. Proc Int Symp Controlled Rel Bioact Mater, 1999, 26 : 24 – 25.
57. N Al – Khouri – Fallouh, L Roblot – Treupel, H Fessi, et al. Development of a new process for the manufacture of polyisobutylcyanoacrylate nanocapsules. Int J Pharm, 1986, 28 : 125 – 132.
58. C Damge, C Michel, M Aprahamian, et al. Nanocapsules as carriers for oral peptide delivery. J Controlled Rel, 1990, 13 : 233 – 239.
59. A Smith, IM Hunneyball. Evaluation of polylactid as a biodegradable drug delivery system for parenteral administration. Int J Pharm, 1986, 30 : 215 – 230.
60. G Gregoriadis (ed). Liposome Technology. CRC Press Inc, Boca Raton, 1984.
61. G Gredoriadis, AT Florence, HM Patel (eds). Liposomes in drug dlivery. Harwood Academic Publishers, Amsterdam, 1993.
62. JH Senior. Fate and behaviour of liposomes in vivo. A review of controlling factors. Crit Rev Ther Drug Carrier Syst, 1987, 3 : 123 – 193.
63. MC Woodle, DD Lacsic. Sterically stabilized liposomes. Biochim Biophys Acta, 1992, 1113 : 171 – 199.
64. DJA Crommelin, H Schreier. Liposomes. In: J Creuter (ed). Colloidal drug delivery systems. Marcel Dekker Inc, New York, Basel, Hong Kong, 1994, 73 – 190.
65. SK Huang, E Mayhew, S Gilani, et al. Pharmacokinetics and therapeutics of sterically stabilized liposomes in mice bearing C – 12 colon carcinoma. Cancer Res, 1992, 52 : 6774 – 6781.
66. A Gabizon, R Catane, B Uziely, et al. Prolonged circulation time and enhanced accumulation in malignant exudates of doxorubicin encapsulated in polyethylene – glycol coated liposomes. Cancer Res, 1994, 54 : 987 – 992.

67. VP Torchlin. Liposomes as targetable drug carriers. Crit Rev Ther Drug Carrier Syst, 1985, 2:65 - 115.

68. JH Senior, C Delgado, D Fisher, et al. Influence of surface hydrophilicity of liposomes on their interaction with plasma protein and clearance from the circulation: studies with poly (ethylene - glycol) - coated vesicles. Biochim Biophys Acta, 1991, 1062:77 - 82.

69. VP Torchilin, VG Omelyanenko, MI Papisov, et al. Poly (ethylene - glycol) on the liposome surface: on the mechanism of polymer - coated liposome longevity. Biochim Biophys Acta, 1994, 1195:11 - 20.

70. F Martin, D Papahadjopoulos. Irreversible coupling of immunoglobulin fragments to preformed vesicles. J Biol Chem, 1982, 257:286 - 288.

71. TM Allen. Long - ciculating (sterically stabilized) liposomes for targeted drug delivery. Trends Pharmacol Sci, 1994, 15:215 - 220.

72. R Janknecht, S De Marie, IAJM Bakker - Woudberg, et al. Liposomal and lipid formulations of amphotericin B. Clin Pharmacokinet, 1992, 23:279 - 291.

73. P Couvreur, C Dubernet, F Puiseux. Controlled drug delivery with nanoparticles: current possibilities and future trends. Eur J Pharm Biopharm, 1995, 4:2 - 13.

74. E Merisko - Liversidge, P Sarpotdar, J Bruno, et al. Formulation and antitumor activity evaluation of nanocrystalline suspensions of poorly soluble anticancer drugs. Pharm Res, 1996, 13:272 - 278.

75. RH Muller, K Peters. Nanosuspensions for the formulation of poorly soluble drugs. I. Preparation by a size - reduction technique. Int J Pharm, 1998, 160:229 - 237.

76. J Ford, J Woolfe, AT Florence. Nanospheres of cyclosporin A: Poor oral absorption in dogs. Int J Pharm, 1999, 183: 3 - 6.

77. A Wretlind. Development of fat emulsions. J Paremter Enter Nutr, 1981, 5:230 - 235.

78. LC Collins - Gold, RT Lyons, LC Bartholow. Parenteral emulsions for drug delivery. Adv Drug Deliv Rev, 1990, 5: 189 - 208.

79. RJ Prankerd, VJ Stella. The use of oil - in - water emulsions as a vehicle for parenteral drug administration. J Parent Sci Technol, 1990, 44:139, 149.

80. S Venkataram, WM Awni, K Jordan, et al. Pharmacokinetics of two alternative dosage forms for cyclosporin: Liposomes and intralipid. J Pharm Sci, 1990, 79:216 - 219.

81. SS Davis. Pharmaceutical aspects of intravenous fat emulsions. Am J Hosp Pharm, 1974, 3:149 - 170.

82. SS Davis. The emulsion - obsolete dosage form or novel drug delivery system and therapeutic agent. J Clin Pharm, 1976, 5:11 - 27.

83. E Elbaz, A Zeevi, S Klang, et al. Positively charged submicron emulsions - a anew type of colloidal drug carrier. Int J Pharm, 1993, 96:R1 - R6.

84. RH Muller, S Heinemann. Fat emulsions for parenteral nutrition Ⅳ: Lipofundin MCT/LCT regimens for total parenteral nutrition (TNP) with high electrolyte load. Int J Pharm, 1994, 107:121 - 132.

85. SH Klang, M Parnas, S Benita. Emulsions as drug carriers - possibilities, limitations and future perspectives. In: RH Muller, S Benita, B Bohm (eds). Emulsions and nanosuspensions for the formulation of poorly suluble drugs. Medpharm Scientific Publishers, Stuttgart, 1998, 31 - 65.

86. SS Davis, C Washington, P West, et al. Lipid emulsions as drug delivery systems. Ann NY Acad Sci, 1987, 507: 75 - 88.

87. CW Graham, RR Pagano, RL Katz. Thrombophlebitis after intravenous diazepam - Ca it be prevented. Anesth Analg, 1977, 56:409 - 413.

88. MY levy, S Benita. Design and characterization of a submicronized o/w emulsion of diazepam for parenteral use. Int J Pharm, 1989, 54:103 - 112.

89. M Jumaa, BW Muller. Lipid emulsions as a novel system to reduce the hemolytic activity of lytic agents: mechanism of the protective effect. Eur J Pharm Sci, 2000, 9:285 - 290.

90. B Magenheim, MY Levy, S Benita. A new in vitro technique for evaluation of drug release profile from colloidal carriers - ultrafiltration technique at low pressure. Int J Pharm, 1993, 94:115 - 123.

91. S Benita, D Friedmann, M Weinstock. Pharamcological evaluation of an injectable prolonged release emulsion of phyiostigmine in rabbits. J Pharm Pharmacol, 1986, 38 : 653 – 658.
92. S Benita, D Friedmann, M Weinstock. Physiostigmine emulsions: A new injectable controlled release delivery system. Int J Pharm, 1986, 30 : 47 – 55.
93. M Nishikawa, Y Takakura, M Hashida. Biofate of fate emulsions. In: S Benita (ed). Submicron emulsions in drug targeting and delivery. Harwood Academic Publishers, Amsterdam, 1998, 98 – 118.
94. T Eldem, P Speiser, A Hincal. Optimization of spray – dried and congealed lipid micropellets and characterization of their surface morphology by scanning electron microscopy. Pharm Res, 1991, 8 : 47 – 54.
95. P Speiser. Lipid nanopellets als tragersystem fur Arzheimittel zur peroralen Anwendung. European Patent EP 0167825, 1990.
96. AJ Domb. Lipospheres for controlled delivery of substances. United States Patent, 1993, USSS 188837.
97. AJ Domb. Long – acting injectable oxytetracycline – liposphere formulation. Int J Pharm, 1995, 124 : 271 – 278.
98. AJ Domb. Liposphere parenteral delivery system. Proc. Intern. Symp Control Rel Biotact Mater, 1993, 20 : 346 – 347.
99. B Siekmann, K Westesen. Submicron – sized parenteral carrier systems based on solid lipids. Pharm Pharmacol Lett, 1992, 1 : 123 – 126.
100. RH Muller, JS Lucks. Arzneistofftrager aus festen Lipidteilchen, feste Lipidnanospharen (SLN), European Patent No. 0605497, 1996.
101. RH Muller, W Wehnert, JS Lucks, et al. Solid lipid nanoparticles (SLN) – An alternative colloidal carrier system for controlled drug delivery. Eur J Pharm Biopharm, 1995, 4 : 62 – 69.
102. B Sjostrm, B Bergenstahl. Preparation of submicron drug particles in lecithin – sabilized o/w emulsions. I. Model studies of the precipitation of cholesteryl acetate. Int J Pharm, 1992, 88 : 53 – 62.
103. R Cavalli, O Caputo, MR Gasco. Solid lipospheres of doxorubicin and idarrubicin. Int J Pharm, 1993, 89 : R9 – R12.
104. MR Gasco. Method for producing solid lipid microspheres having a narrow size distribution. United States Patent, 1993, USS 188837.
105. RH Muller, SA Rungesolid lipid nanoparticles (SLN) for controlled drug delivery, in S. Benita (ed): Submicron Emulsions in Drug Targeting and Delivery. Harwood Academic Publishers, Amsterdam, 1998, 219 – 234.
106. FW Sunderman Jr & AM Barber. Finger loops, oncogenes, and Metals. Ann Clin Lab Sci, 1988, 18 : 267 – 288.
107. H McCoy, M, Kenney. A review of biointeractions of Ni and Mg: II. Immune system and oncology. Magnes. Res, 1992, 5 : 223 – 232.
108. HJ Klimisch. Lung deposition, lung clearance and renal accumulation of inhaled cadmium chloride. Toxicology, 1993, 84 : 103 – 124.
109. Arbogast JW, et al. Photophysical properties of C_{60}. J Phys Chem, 1991, 95 : 11.
110. 黄文栋，钱凯先，唐海琼，等. 巴氏碳球 C_{60} 光激发对红细胞膜流动性的影响. 生物化学与生物物理学报，1996，28 (3): 321 – 324.
111. Friedman SH, DeCamp DL et al. Inhibition of the HIV – 1 protease by fullerene derivatives: model building studies and experimental verification. J Am Chem Soc, 1993, 115 (15): 6506 – 6509.
112. Schinazi RF, Sijbesma R, Srdanov G, et al. Synthesis and virucidal activity of a water – soluble, configurationally stable, derivatized C_{60} fullerene. Antimicrob Agents Chemother, 1993, 37 (8): 1707 – 1710.
113. Schinazi RF, McMillan A, Juodawlkis AS, et al. Antihuman immunodeficiency virus, toxicity in cell culture, and tolerance in mammals of a water – soluble fullerene. Proc Electrochem Soc, 1994 (24): 689 – 696.
114. 邓嵘，陈济民，姚崇舜，等. 长循环纳米粒的研究概况. 中国药学杂志，2001，36 (8): 511.
115. Plessis ID, Ramachandran C, Weiner N, et al. The influence of particle size of liposomes on the deposition of drug into skin. Int J Pharma, 1994, 103 : 277.
116. Sentjurc M, Vrhovnik, Kristl J. Liposomes as a topical delivery system: the role of size on transport studied by the EP. R imajing method. J Controlled Release, 1999, 59 : 87.
117. Jani PU, Florence AT, McCarthy DE. Further histological evidence of the gastrointestinal absorption of polystyrene nanospheres in the rat. Int J Pharm, 1992, 84 : 245.

118. Pinto – Alphandrary H, Balland O, Couvreur P, et al. Intracellular visualization of ampicillin – loaded nanoparticles in peritoneal macrophages infected in vitro with Salmonella typhimurium. Pharm Res, 1994, 1:38.

119. Gelperina SE, Smirnova ZS, Khalansky AS, et al. Chemotherapy of brain tumours using doxoruubicin bound to polysorbate 80 – coated nanoparticles. Proceedings of the 3rd world meeting APV/APGI, Berlin, 2000, 3/6th April 2000, 441.

120. 张立德，牟季美. 纳米结构和纳米材料的应用. 见：张立德，牟季美著. 纳米材料和纳米结构. 北京：第三版，科学出版社，2001，476 –523.

121. Muller RH. Colloidal carriers for controlled delivery and targeting. Wissenchaftliche Verlagsgesellschaft, Stuttgart, 1991.

122. Couvreur P, Grislain L, Lenaaerts V, et al. Biodegradable polymeric nanoparticles as drug carrier for antitumor agent. In: Guiot P, Couvreur P (eds). Polymeric nanoparticles and micropheres. CRS Press, Boca Raton, Florida, 1986, 27.

123. 张 华. 以脂质体和纳米粒为载体的抗生素靶向给药. 国外医学药学分册. 2000, 27 (6):357.

124. Katahira N, Murakami T, Kugai S, et al. Enhancement of topical delivery of a lipophilic drug from charged multilamellar liposomes. J Drug Targeting, 1999, 6 (6):405.

125. Kroto HW, Heath JR, O' Brien S, et al. C_{60}: Buckminsterfullerene. Nature, 1985, 318:162.

126. KJ Donald, RJ Tennent, The relative roles of platelets and macrophages in clearing particles from the blood; the value of carbon clearance as a measure of reticuloendothelial phagocytosis. J Pathol, 1975, 17:235 –245.

127. BS Dhodapkar, JL Vegad, GN Kolte. Demonstration of the phagocytic activity of chicken basophils in the reversed Arthus reaction using colloidal carbon. Res Vet Sci, 1982, 33:377 –379.

128. YC Chia, V. Cattell. The role of platelets in mesangial localization: Carbon uptake in thrombocytopenic rats. Br J Exp Pathol, 1985, 66:465 –474.

129. EL Dobson, LS Kdly, CR Finney, et al. The association of blood platelets and colloidal carbon removal. J Reticuloendothel Soc, 1971, 9:376 –382.

130. KJ Donal. The role of platelets in the clearance of colloidal carbon from hlood in rabbirs: a light and electron microscope study. Pathology, 1972, 4:295 –301.

131. RP Awadhiya, JI. Vegad, GN Kolte. Demonstration of the phagocytic activity of´chicken thrombocytes using colloidal carbon. Res Vet Sci, 1980, 29:120 –122.

132. E Endo, H Fujimoto, A Ishimori, et al. In vitro test of phagocytic ability of human platelets using colloidal carbon. Tohoku J Rxp Mod, 1984, 142:131 –139.

133. Etsuko Ito, Ken Suzuki, Masayuki Yamato, et al. Active platelet movements on hydrophobic/hydrophilic microdomain – structured surfaces. J Biomed Mater Res, 1998, 42:148 –155.

134. FC Chao, D Shepro, JL Tullis, et al. Similarities between platelet contraction and cellular motility during mitosis: role of platelet microtubulcs in clot retraction. J Cell Sci, 1976, 20:569 –588.

135. J Jandak, XL Li, N Kessimian, et al. Unequal distribution of membrane components between pseudopodia and cell bodies of platelets. Biochim Biophys Acta, 1990, 1029:117 –126.

136. Thomas P Stossel. On the crawling of animal cells. Science, 1993, 260:1086 –1094.

137. K Uchida, K Sakai, E Itu, et al. Temperature – dependent modulation of blood platelet movement and morphology on poly (N – isopropy1acrylamide) – grafted surfaces. Biornaterials 2000, 21:923 –929; Two different types of nonthrombogenic surfaces: PEC suppresses platelet adhesion to ATP – independently but HEMA – St block copolymer requires ATP consumption of platelets to prevent adhesion. J Biomed Mater Res, 2000, 50:585 –590.

138. A Nemmar, PHM Hoet, B Vanquickenborne, D Dinsdale, M Thomeer, et al. Passage of inhaled particles into the blood circulation in humans. Circulation, 2002, 105 (4):411 –414.

139. AM Gatti, S Montanari. Retrieval analysis of clinical explanted vena cava filters. Journal of Biomedical Materials Research: Part B. accepted 25 –03 –05.

140. RD Brook, B Franklin, W Cascio, et al. Air pollution and cardiovascular diseaes. Circulation, 2004, 109: 2655 –2671.

141. RD Brook, JR Brook, B Urch, et al. Inhalation of Fine Particulate Air Pollution and Ozone Causes Acute Arterial Vaso-

constriction in Healthy Adults. Circulation, 2002, 105 : 1534.

142. G Oberdörster, Z Sharp, V Atudorei, et al. Translocation of inhaled ultrafine particles to the brain. Inhalation Toxicology, 2004, 16 : 437 – 445.

143. L Calderòn – Garcidueñas, RR Maronpot, R Torres – Jardon, et al. DNA damage in nasal and brain tissue of caninesexposed to air pollutants is associated with evidence of chronic brain inflammation and neurodegenation. Toxicologic Pathology, 2004, 31 : 524 – 538.

144. Oberdorster G, Oberdörster E, and Oberdorster J. Nanotoxicology: An emerging discipline evolving from studies of ultrafine particles. Environ Health Perspect, 2005, 113, 823 – 839.

145. N Hussain, V Jaitley, AT Florence. Recent advances in the understanding of uptake of microparticulates across the gastrointestinal lymphatics. Adv Drug Deliv Rev, 2001, 50 : 107 – 142.

146. S Kerneis, E Pringault. Plasticity of the gastrointestinal epitheliam: The M – cell paradigm and opportunism of pathogenic microorganisms. Semin Immunol, 1999, 1 : 205 – 215.

147. AT Florence. The oral absorption of micro – and nanoparticulates: Neither exceptional nor unusual. Pharm Res, 1997, 14 : 259 – 266.

148. S McClean, E Prosser, E Meehan, et al. Binding and uptate of biodegradable poly – DL – lactide micro – and nanoparticles in intestinal epithelia. Eur J Pharm Sci, 1998, 6 : 153 – 163.

149. Y Akiyama, N Nagahara. Novel formulation approaches to oral mucoadhesive drug delivery systems. In: E Mathiowitz, DE Chickering, GM Lehr (eds). Bioadhesive drug delivery systems. Marcel Dekker, New York, 1999, 477 – 506.

150. CLC Teng. Mechanistic studies in the simultaneous flow and absorption of polymer – coated latex particles on intestinal mucusI: methods and physical model development. J Control Release, 1987, 6 : 133 – 149.

151. JM Irache, C Durrer, D Duchene, et al. Bioadhesive of lectin – latex conjugates to rat intestinal mucosa. Pharm Res, 1996, 13 : 1716 – 1719.

152. C Durrer, JM Irache, F Puisieux, et al. Mucoadhesion of latex. II. Adsorption isotherms and desorption studies. Pharm Res, 1994, 1 : 680 – 683.

153. C Durrer, JM Irache, F Puisieux, et al. Mucoadhesion of latex. I. Analytical methods and kinetic studies. Pharm Res, 1994, 1 : 674 – 679.

154. NN Sanders, SC De Smedt, E Van Rompaey, et al. Cystic fibrosis sputum: a barrier to the transport of nanospheres. Am J Respir Crit Care Med, 2000, 162 : 1905 – 1911.

155. R Freter, PC O'brien, MS Macsai. Role of chemotaxis in the association of motile bacteria with intestinal mucussa: in vivo studies. Infect Immun, 1981, 34 : 234 – 240.

156. VR Patil, CJ Campbell, YH Yun, et al. Particle diameter influences adhesion under flow. Biophys J, 2001, 80 : 1733 – 1743.

157. B Lorz, R Simson, E Sackman. Weakly adhering vesicles in shear flow: tanktreading and anormalous flow. Europhys Lett, 2000, 5 : 468 – 474.

158. MR Wattenbarger, DJ Graves, DA Lauffenburger. Specific adhesion of glycophorin liposomes to a lectin surface in shear flow. Biophy J, 1990, 57 : 765 – 777.

159. RR Isberg, DL Voorhis, S Falkow. Identification of invasin: A protein that allows enteric bacteria to penetrte cultured mammalian cells. Cell, 1987, 50 : 769 – 778.

160. JH Easson, E Haltner, CM Lehr, et al. Bacterial invasion factors and lectins as second generation bioadhesives. In: E Mathiowitz, DE Chickering, CM Lehr (eds). Bioadhesive drug delivery systems. Marcell Dekker, New York, 1999, 409 – 432.

161. GF Dawson, GW Halbert. The in vitro cell association of invasin coated polylactide – co – glycolide nanoparticles. Pharm Res, 2000, 17 : 1420 – 1425.

162. BR Stoll, HR Leipold, S Milstein, et al. A mechanistic analysis of carrier – mediated oral delivery of protein therapeutics. J Control Release, 2000, 64 : 217 – 228.

163. D Luo, WM Saltzman. Enhancement of transfection by physical concentration of DNA at the cell surface. Nat. Biotechnol, 2000, 18 : 893 – 895.

164. Plessis JD, Weiner N, Müller DG. The influ ence of in vivo treatment of skin with liposome on the topical absorption of a hydrophilic and a hydrophobic drug in vitro. Int J Pharm, 1994, 103 : R1 – R2.

165. Sentjure M, Vrhovnik K, Kristl J. Liposomes as a topical delivery system: the role of size on transport studied by the ERP imaging method. J Controlled Release, 1999, 59 : 87 – 97.

166. Konaka R, Kasahara E, Dunlap WC, et al. Irradiation of titanium dioxide generates both singlet oxygen and superoxide anion. Free Rad Biol Med, 1999, 27 : 294 – 300.

167. Maness PC, Smolinski S, Blake DM, et al. Bactericidal activity of photocatalytic TiO_2 reaction: Toward an understanding of its killing mechanism. Appl Environ Microbiol, 1999, 65 : 4094 – 4098.

168. Moraes JEF, Quina FH, Nascimento CAO, et al. Treatment of saline wastewater contaminated with hydrocarbons by the photo – Fenton process. Environ Sci Technol, 2004, 38 : 1183 – 1187.

169. Nakagawa Y, Wakuri S, Sakamoto K, et al. The photogenotoxicity of titanium dioxide particles. Mutation Res, 1997, 394 : 125 – 132.

170. Cai R, Kubota Y, Shuin T, et al. Induction of cytotoxicity by photoexcited TiO_2 particles. Cancer Res, 1992, 52 : 2346 – 2348.

171. Wamer WG, Yin JJ, and Wei RR . Oxidative damage to nucleic acids photosensitized by titaniumdioxide. Free Radic Biol Med, 1997, 23 : 851 – 858.

172. Uchino T, Tokunaga H, Ando M, et al. Quantitative determination of OH radical generation and its cytotoxicity induced by TiO_2 – UVA treatment. Toxicol, In Vitro, 2002, 16 : 629 – 635.

173. Zhang, AP, and Sun, YP. Photocatalytic killing effect of TiO nanoparticles on Ls – 174 – t human colon carcinoma cells. World J Gastroenterol, 2004, 10L : 3191 – 3193.

174. Mills A, and Le Hunte S. 1997, A108: An overview of semiconductor photocatalysis. J Photochem Photobiol, 1997, A 108 : 1 – 35.

175. Tan MH, Commens CA, Burnett L, et al. A pilot study on the percutaneous absorption of microfine titanium dioxide from sunscreens. Aust J Dermatol, 1996, 37 : 185 – 187.

176. Lansdown ABG, and Taylor A. Zinc and titanium oxides: Promising UV – absorbers but what influence do they have on the intact skin? Int J Cosmet Sci, 1997, 19 : 167 – 172.

177. Schulz J, Hohenberg H, Pflücker, F, et al. Distribution of sunscreens on skin. Adv Drug Deliv, Rev, 2002, 54 : S157 – S163.

178. Pflücker F, Wendel V, Hohenberg H, et al. The human stratum corneum layer: An effective barrier against dermal uptake of different forms of topically applied micronised titanium dioxideskin Pharmacol Appl Skin Physiol, 2001, 14 : 92 – 97.

179. Bennat C, and Müller – Goymann CC. Skin penetration and stabilization of formulations containing microfine titanium dioxide as physical UV filter. Int J Cosmet Sci, 2000, 22 : 271 – 283.

180. Lademann J, Weigmann HJ, Rickmeyer C, et al. Penetration of titanium dioxide microparticles in a sunscreen formulation into the horny layer and the follicular orificeskin Pharmacol Appl Skin Physiol, 1991, 12 : 247 – 256.

181. R Jacobi, U, Richter, H Lademann, et al. Penetration profile of microspheres in follicular targeting of terminal hair follicles. J Invest Dermatol, 2004, 123 : 168 – 176.

182. Tinkle SS, Antonini JM, Rich BA, et al. Skin as a route of exposure and sensitization in chronic beryllium disease. Environ Health Perspect, 2003, 111 : 1202 – 1208.

183. Ryman – Rasmussen JP, Riviere JE, Monteiro – Riviere. Penetration of intact skin by quantum dots with adverse physiochemical properties. Toxicol Sci, 2006, 91 (1): 159 – 165.

184. 刘军. 头颈部巨细胞修复性肉芽肿. 国外医学耳鼻咽喉科学分册, 2000, 24 (1): 24 – 25.

185. 周存才. 文刺异物反应与异物肉芽肿 36 例临床分析. 中国美容医学, 2006, 15 (5): 593 – 594.

186. AM Gatti, M Ballestri, A Bagni. Granulomatosis associated to procelain wear debris. American Journal of Dentistry, 2002, 15 (6): 369 – 372.

187. Maynard AD. Nanotechnology: assessing the risk. Nanotoday, 2006, 1 (2): 22 – 23.

188. Semmler M, Sertz J, Erbe F, et al. Long – term clearance kinetics of inhaled ultrafine insoluble indium particles from

the rat lung, including transient traslocation into secondary organs. Inhal Toxicol, 2004, 16:453 – 459.

189. Lam CW, James JT, McCluskey R, et al. Pulmonary toxics of single wall nanotubes in mice 7 and 90 days after intratracheal instillation. Toxicol Sci, 2004, 77:126 – 134.

190. Warheit DB, Lourence BR, Reed KI, et al. Comparative pulmonary toxicity assessment of single wall carbon nanotubes in rats. Toxicol Sci, 2004, 77:117 – 125.

191. Shvedova AA, Kisin ER, Mercer RR, et al. Unsual inflamatory and fibrogenic pulmonary responses to single walled carbon nanotubes in mice. Am J Physiol Lung Cell Mol Physiol, 2005, 289:L698 – 708.

192. Muller J, Huaux F, Moreau N, et al. Respiratory toxicity of multi – wall carbon nanotubes. Toxicologyand Applied Pharmacology, 2005, 207:221 – 231.

193. Lam CW, James JT, McCluskey R, et al. A review of carbon nanotube toicity and asssessment of potential occupational and environmental health risk. Critical Rev Toxicol, 2006, 36:189 – 217.

194. Oberdorster G, Finkelstein JN, Johnston C, et al. Acute pulmonary effects of ultrafine particles in rats and mice. Res Rep Health Eff Inst, 2000, 95:5 – 74.

195. Oberdorster G, Gelein RM, Ferin J, et al. Association of particulate air pollution and acute mortality: Involvement of ultrafine particles. Inhal Toxicol, 1995, 7:111 – 124.

196. Johnston CJ, Finkelstein JN, Mercer P, et al. Oberdorster G: Pulmonary effects induced by ultrafine PTFE particles. Toxicol Appl Pharmacol, 2000, 168:208 – 215.

197. S Yamago, H lokuyama E Nakamiira, K Kikuchi, et al. In vivo biological behavior of a water – miscible fullerene: ^{14}C labeling, absorplion, distrilnition, excrelion; md acute toxicity. C hem Biol, 1995, 2:385 – 389.

198. Aterman MA, Chan WCW, Laikkonen P, et al. Nanocristal targeting in vivo. Proc Natl Acad Sci USA, 2002, 99: 12617 – 12621.

199. Chen Z, Mong H, Xing G, et al. Acute Toxicological effects of copper nanoparticles in vivo. Toxicol Lett, 2006, 163 (2):109 – 120.

200. Wang B, Feng WY, Wang TC, et al. Acute toxicity of nano – and micro – scale zinc powder in healthy adult mice. Toxicol Lett, 2006, 161 (2):115 – 23.

201. Hussain SM, Hess KL, Genhart JM. In vitro toxicity of nanoparticles in BRL 3A rat liver cells. Toxicol in Vitro, 2005, 19 (7):975 – 83.

202. 高学云，张劲松，张立德．纳米红色元素硒的急性毒性和生物利用性．卫生研究，2000，29（1）:57 – 58.

203. Zhang J, Wang H, Yun X, et al. Comparison of short term toxicity between nano – Se and selenite in mice. Life Sci, 2005, 76 (10):1099 – 109.

204. Kreuter J. Influences of the surface properties on nanoparticle – mediated transport of drugs to the brain. J Nanosci Nanotech, 2004, 4:484 – 488.

205. Calderon – Garciduenas L, Azzarelli B, Acuna H, et al. Air polution and brain damage. Toxicol Pathol, 2002, 30 (3):373 – 389.

206. Oberdorster E. Manufactured nanomaterials (fullerenes, C_{60}) induce oxidative stress in brain of juvenile largemouth bass. Environ Health Persp, 2004, 112:1058 – 1062.

207. Wichmann H – E, Spix C, Tuch T, et al. Daily mortality and fine and ultrafine particles in Erfurt, Germany Part T. Role of particle number and particle mass. Res Rep Health Eff Inst, 2000, 98:5 – 86.

208. Kim JS, Yoon TJ, Yu KN, et al. Toxicity and tissue distribution of magnetic nanoparticles in mice. Toxicol Sci, 2006, 90 (1):267.

209. Muldoon LL, Sandor M, Pinkston KE, et al. Imaging, distribution, and toxicity of superparamagnetic iron oxide magnetic resonance nanoparticles in the rat brain and intracerebral tumor. Neurosurgery, 2005, 57 (4):785 – 96.

210. 薛志刚，朱晒红，潘乾，等．硅纳米颗粒的生物毒理学研究．中南大学学报（医学版），2006，31（1）:6 – 8.

211. JM Samet, F Dominici, FC Curriero, I Coursac, and SL Zeger, Fine particulate air pollution and mortality in 20 US cities, 1987 – 1994. N Engl J Med. 2000, 343:1742 – 1749.

212. Peters, A., Wichmann, H. E., Tuch, T., Heinrich, J., & Heyder, J. Respiratory effects are associated with the

number of ultrafine particles. Am. J. Respir. Crit. Care Med. 1997, 155 (4): 1376 - 1383.

213. Gold DR, Litonjua A, Schartz J, et al. Ambient pollution and heart rate variability. Circulation, 2000, 101 : 1267 - 1273.

214. Salvi S, Blomberg A, Rudell B, et al. Acute inflammatory responses in the airways and peripheral blood after short - term exposure to diesel exhaust in healthy human volunteers. Am J Respir Crit Care Med, 1999, 159 : 702 - 709.

215. A. Nemmar, P. H. M. Hoet and J. Vermylen et al. , Pharmacological stabilization of mast cells abrogates late thrombotic events induced by diesel exhaust particles in hamsters, Circulation, 2004, 110 : 1670 - 1677.

216. Bascom, R. , P. A. Bromberg, D. A. Costa, R. Devlin, D. W. Dockery, M. W. Frampton, W. Lambert, J. M. Samet, F. E. Speizer, and M. Utell. Health effects of outdoor air pollution. Am. J. Respir. Crit. Care Med, 1996, 153 : 3 - 50.

217. Pekkanen J, Peters A, Hoek G, Tiittanen P, et al. Particulate air pollution and risk of ST - segment depression during repeated submaximal exercise tests among subjects with coronary heart disease: the Exposure and Risk Assessment for Fine and Ultrafine Particles in Ambient Air (ULTRA) study. Circulation, 2002, 106 (8): 933 - 938.

218. Gauderman WJ, Avol E, Gilliland F, et al. The effect of air pollution on lung development from 10 to 18 years of age. N Engl J Med 2004, 351 : 1057 - 1067.

219. Maynard, A. D. and R. L. Maynard. A derived association between ambient aerosol. surface area and excess mortality using historic time series data. Atmospheric Environment. 2002, 36 (36 - 37): 5561 - 5567.

220. Nemmar A, Nemery B, Hoet PH, van Rooijen N, Hoylaerts MF. Silica particles enhance peripheral thrombosis: key role of lung. macrophage - neutrophil cross - talk. Am J Respir Crit Care Med 2005; 171 (8): 872 - 879.

221. Nemmar A, Hoylaerts MF, Hoet PHM, Dinsdale D, Smith T, Xu H, Vermylen J, Nemery B. Ultrafine particles affect experimental thrombosis in an in vivo hamster model. Am J Respir Crit Care Med 2002; 166 : 998 - 1004.

222. Dockery DW, POPE Ⅲ CA. Acute respiratory effects of particulate air polluting. Ann Rev Public Health, 1994, 15 : 107 - 132.

223. J Schwartz. Air pollution and daily mortality: A review and meta - analysis. Environ. Health Res. , 1994, 64 : 36 - 52.

224. Schwartz J, Morris R. Air pollution and hospital admissions for cardiovascular disease in Detroit, Michigan. Am J Epidemiol 1995, 142 (1): 23 - 35.

225. A. Peters, D. W. Dockery, J. E. Muller, and M. A. Mittleman Increased Particulate Air Pollution and the Triggering of Myocardial Infarction. Circulation, June 12, 2001; 103 (23): 2810 - 2815.

226. Peters A, Döring A, Wichman H - E, Koenig W. Increased plasma viscosity during an. air pollution episode: A link to mortality? Lancet 1997, 349 : 1582 - 1587.

227. Chen, Zhen; Meng, Huan; Xing, Gengmei; Chen, Chunying; Zhao, Yuliang; Jia, Guang; Wang, Tiancheng; Yuan, Hui; Ye, Chang; Zhao, Feng; Chai, Zhifang; Zhu, Chuanfeng; Fang, Xiaohong; Ma, Baocheng; Wan, Lijun Acute toxicological effects of copper nanoparticles in vivo. Toxicology letters, 2006, 163 (2): 109 - 120.

228. LJ Wilson, Chemical and Structural Properties of the Pd/Si Interface During the Initial Stages of Silicide Formation in The Electrochemical Society Interface, the electrochemical society: Pennington, NJ (1999), p. 24.

229. MA Nelson, FE Domann, GT Bowden, et al. Effects of acute and subchronic exposure of topically applied fullerene extracts on the mouse skin. Toxicol. Ind. Health, 1993, 9 : 623 - 630.

230. A Huczko, H Lange, E Calko. Fullerenes: Experimental evidence for a null risk of skin irritation and allergy. Fullerene Sci. Technol, 1999, 7 : 935 - 939.

231. A Huczko, Lange H. Carbon Nanotubes: Experimental Evidence for a Null Risk of Skin Irritation and Allergy, Fullerene Science and Technology, 2001, 9 (2): 247 - 250.

232. Y Tabata, Y Murakami, Y Ikada. Photodynamic effect of polyethylene glycol - modified fullerene on tumor. Jpn. J. Cancer Res, 1997, 88 : 1108 - 1116.

233. Shvedova AA, Castranova V, Kisin ER, et al. Exposure to carbon nanotube material: assessment of nanotube cytotoxicity using human keratinocyte cells. Toxicol Environ Health, 2003, 66 : 1909 - 1926.

234. IC Wang, LA Tai, DD Lee, et al. C_{60} and water – soluble fullerene derivatives as antioxidants against radical – initiated lipid peroxidation, J. Med. Chem, 1999, 42：4614 – 4620.

235. Fumelli C, Marconi A, Salvioli S, et al. Carboxyfullerenes protect human keratinocytes from ultraviolet B – induced apoptosis. J Invest Dermatol, 2000, 115 (5)：835 – 841.

第八章　纳米毒理学的生物结构基础

在纳米药理学方面，纳米尺度物质在生物医药学中的主要作用是作为药物载体将药物靶向性地运向机体的各个部分、特殊组织部位甚至特殊细胞。为了完成这种运载任务，在机体的特殊部分、特殊组织或特殊细胞，需要与各种特殊的生理屏障发生相互作用。这些相互作用，不仅与这些组织细胞的生物结构有关，而且也与这些生物结构的性质和功能相关。在纳米医药学领域，人类机体是纳米机器人或纳米尺度物质发挥作用的舞台，是其运动的空间或场所。为了使纳米尺度物质能够在生物体内顺利到达预想的部位，纳米粒子或纳米医疗设备或纳米医疗机器人的设计者就必须对体内的“地理环境”十分熟悉。在纳米毒理学领域，不同的纳米生物结构，具有不同的血液流变学。血管是纳米粒子在体内分布、转运和排泄途径的“轨道”。熟悉这些纳米生物结构，对于引导纳米粒子的体内过程及对其进行导航的原理，减小纳米尺度物质毒性，都是非常必要的基础知识。本章介绍与纳米医学相关的纳米生物结构及一些设想的导航原理。由于纳米技术还是处于萌芽阶段，因此本章的讨论中，除了有关纳米机器人在体内漫游的生物结构基础以外，关于其导航技术方面许多还是设想性质的。在最后一部分，给出了一些体外导航的实验实例，虽然这些实例还不是理想的纳米医疗技术，但它们毕竟为我们提供了一些成功的希望。

在纳米毒理学方面，熟悉纳米生物结构在下列方面是极为重要的：第一，纳米粒子作为药物载体应用，其安全性是第一位的。纳米粒子到达身体各部位后，其本身可能对机体组织和细胞或生物大分子发生结构或功能影响，因此，熟悉生物结构，就有可能对于这些载体可能会到达机体的什么部位，将会对机体的哪一系统发生影响进行预测，并采用相应的处理对策；第二，这些纳米粒子也不仅仅只到达人们所预想的组织或细胞，在进行载体设计时，应能充分地考虑纳米粒子的性质与生物结构的适应性，最大限度地使纳米粒子分布到预想部位而尽可能地不会分布到与治疗作用无关的部位；第三，根据各部位生物结构的特点，引导有生物毒性的纳米粒子在体内的转运、代谢和排泄，提高纳米尺度物质的生物安全性。

8.1 体内漫游

人体可以说是医学研究的主要对象，纠正发生于人体的各种异常的病理现象，维持人体正常的生命活动，是医学的最终目标。纳米医学是用纳米技术来对人体生理现象、病理现象、疾病治疗原理及措施进行研究的一门科学。然而，纳米粒子、纳米设备或纳米器件作为非生物体材料，在本质上属于一种异物。这种异物会引起人体的一系列反应，导致一些非生理现象，严重时则造成组织或细胞的损伤。这种由于纳米粒子所造成的损伤与它们在体内通过转运过程所达到的器官、组织和细胞密切相关。而这种体内的转运过程与生理结构、血液循环通路及各组织器官的血液流变学特征又有着不可分割的联系。因此，这一部分内容首先介绍人体的整体特征，再一步步深入到微细结构。

8.1.1 人体“地理”

人体“地理”非常容易理解。人体地理就是人体组织解剖空间的“地理”学。根据这种地理学，能够绘制出人体“地图”。这种地图对于在人体内旅游的微型旅客十分重要。人体是一个十分复杂的地理系统，也是纳米粒子的一个美丽的旅游胜地。人体-纳米医疗技术表演的舞台可以仅有 0.005 m^3（路西亚·札拉特，1883 年 1 月），也可以很大，达 0.5 m^3（罗伯特·依尔·休吉斯，1958 年 2 月[1]），但是对于一个体重 70 kg，中等身材，含有 15% 体脂的健康男性成人，纳米粒子可以漫游的体积平均为 0.06 m^3[2]。人体第一张完全数字化详细的三维“地图”作为“医学可见人体图书馆”的一部分，成于 20 世纪的 90 年代[3]。这项工作中，一个男性尸体和一个女性尸体被冷冻在凝胶块中，切成数千张薄片，然后用 MRI（磁共振成像）、CT（X 线计算机断层摄影）和解剖模式（光学照片）逐片进行数字化扫描。男性的全套资料于 1994 年公布。资料包括间隔 4 mm 的头颈部轴向 MRI 成像。身体其他部位的纵向切片的间隔也为 4 mm。每个 MRI 成像为 256×256 像素，每像素有 12 位灰度水平。CT 资料包括对整个人体 512×512 像素的 CT 扫描，间隔为 1 mm，每像素也有 12 位的灰度。轴向解剖成像为 2048×1216 像素，每像素24位颜色分级，每个成像含数据60 Mb。解剖横切面间隔也为1 mm，与CT轴向成像一致。每种方式从男尸获得1871个切面。解剖学成像共有数据0.112太拉。女性的资料公布于1995年，其数据特征与男性相似，只是轴向解剖学成像间隔为0.33 mm而不是1 mm，因此其资料较男性者更为准确。成像的总数超过5000，数据总量为0.336太拉。虽然这张‘人体地理’图的分辨率仅为每像素3700万 μm^3，但这已足以分辨体内所有的终末小动脉和小静脉和身体所有部位的主要解剖学特征。因此，我们可以此作为进入人体详细地理的一个良好入门。

完整的分辨率达细胞水平的静态人体地理图采用固定的几何扫描仪，使用比特8000 μm^3 Voxels，需要步进尺度为20 μm，每套资料数据为100太拉。记录终末毛细血管床所有的结构细节需要分辨率达到4 μm和比特Voxels的10 000太拉的数据。10 000太拉的数据可储存于26位/nm^3，体积为（72 $\mu m)^3$的一张体内库结中的氢氟碳磁带上。这些数据可被分为10^6个独立的磁盘，假设读取资料的速度为30 cm/s，则读完总长3300 km的数据带所需要的时间将不大于10 s。一个较小的100太拉的库结，仅需要（16 $\mu m)^3$的磁带，1000个磁盘和相似的读取时间。表面或功能图允许资料压缩10～100倍而不增加读取时间或严重减少图的可用性。

一个纳米机器人携带1 μm^3的储存盘并不困难。这样的磁盘的数据储量为0.01太拉，其数据储存能力可将整个人体的三维图以430 μm的分辨率进行储存或以100 μm的分辨率对1 kg重的器官的数据进行储存。对于给定用途所需要的分辨率在很大程度上依赖于所要执行的任务。另外，有两种类型的地图可能是有价值的。首先是一般参考尸体的精确静态图，可对纳米机器人提供一般的航行指导。再者是个体患者的详图，可在部署以前装配于探索性的和检测性的纳米医用机器人，为特殊的治疗任务提供十分特殊的导航作用。

8.1.2　心血管系统

心血管系统是人体等高级生命体维持其生命活动的基础。医疗用纳米粒子或纳米机器人可由许多途径进入人体血液循环。进入循环的纳米粒子主要经血液循环系统输送到人体的各个部分、器官或组织。未来纳米技术所制备的纳米机器人，也可以利用血液循环到达自己的目的地，有时候也可能需要依靠本身的动力，逆血液流向而运动。不管是依靠血液运输，利用血流运动或逆血流运动，都必须了解血液流动所必需的血流通路，即血管结构。全身的血液有5.4 L或占全身容积的9%。血管有3种类型。每种类型都有不同的结构和功能特征。首先是具有高压的血液分布系统，由动脉及其分支的小动脉组成，其功能是将含氧的血液从心脏运输到全身各组织。再者就是自全身各组织回收血液的低压静脉系统。动脉与静脉系统之间是毛细血管网。具有重要生物学作用的功能物质和营养物质由血液通过毛细血管壁进入组织，而组织的代谢产物则于此离开组织进入血液。另外，身体还有一套液体管道系统，这就是淋巴系统。这是一个压力很低的管道系统，内含淋巴液约3.3 L。淋巴管以盲端起于组织之中，向着血液单向地回流，其主要作用是将较大的生物分子或微粒物质吸收，并将其运送入血液。

8.1.2.1　动静脉大循环：大体形态上，动静脉循环系统类似闭合的‘8’字形环路，可分为动脉系统、静脉系统及毛细血管。图8－1示全身动脉系统，图8－2示全身静脉系统。心脏位于8字的中央联接处，既是循环系统中的动力结构，也是体循环与肺循环间的转换中枢。心脏有二个心房和两个心室。左心房接受来自肺静脉的血液，通过二尖瓣将血液输送进入左心室。右心房接受来自腔静脉的血液，通过三尖瓣将血液输送入右心室。在右心室至左心房之间的血液流经的途径被称之为肺循环，由肺动脉、肺静脉和肺毛细血管组成。右心室将来自右心房的静脉回流血液泵入肺动脉。血液经肺动脉到达肺组织中或肺泡壁上的毛细血管。肺部呼吸的高氧空气中的氧，顺氧压差经肺毛细血管壁弥散进入血液，与血液中红细胞中的氧载体血红蛋白结合，使低氧的静脉血变为含氧量较高的血液，再经肺静脉回流至左心房。左心房将自肺静脉收集的血液通过二尖瓣送入左心室。在左心室与右心房之间的血液流经的通路，被称之为体循环。体循环起始于左心室。左心室将来自肺动脉的高氧血通过主动脉瓣以高压注入主动

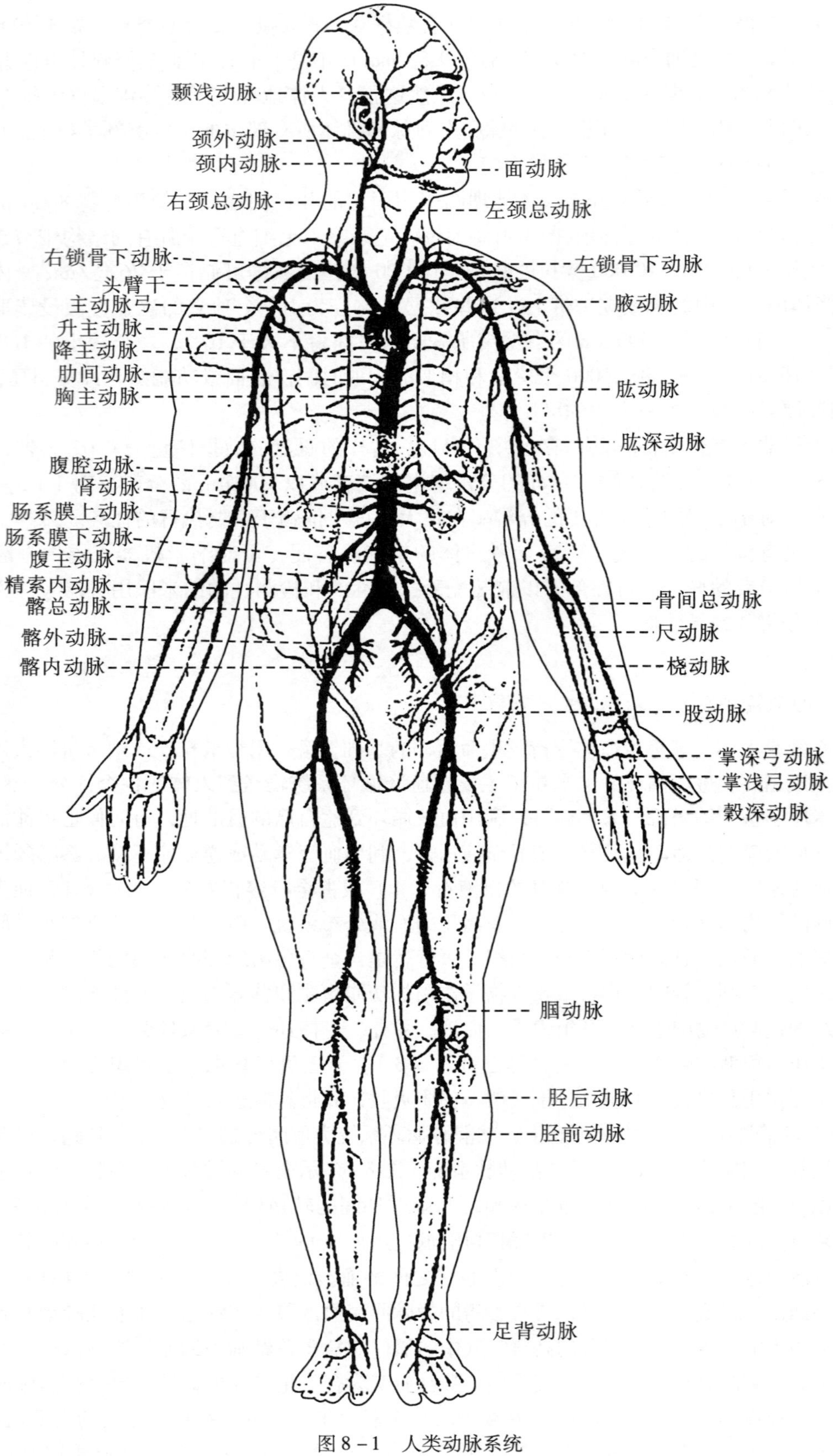
颞浅动脉
颈外动脉
颈内动脉
面动脉
右颈总动脉
左颈总动脉
右锁骨下动脉
左锁骨下动脉
头臂干
主动脉弓
腋动脉
升主动脉
降主动脉
肋间动脉
胸主动脉
肱动脉
肱深动脉
腹腔动脉
肾动脉
肠系膜上动脉
肠系膜下动脉
腹主动脉
精索内动脉
髂总动脉
骨间总动脉
髂外动脉
尺动脉
髂内动脉
桡动脉
股动脉
掌深弓动脉
掌浅弓动脉
榖深动脉
腘动脉
胫后动脉
胫前动脉
足背动脉

图 8－1 人类动脉系统

脉。血液经动脉的各级复杂的分支，最终经终末小动脉到达全身各组织的毛细血管。毛细血管是一个巨大的网状系统，是血液与组织物质交换进行的场所。在毛细血管进行过物质交换的血液，汇合于毛细血管后静脉。小静脉不断地汇合增粗，最后形成上腔静脉和下腔静脉。血液最后经上腔静脉和下腔静脉注入右心房。右心房经三尖瓣将血液泵入右心室。绝大多数直径大于 1 mm 的静脉都有瓣膜（图8－3）防止血液的反流。这些瓣膜在下肢静脉、下腔静脉、肠系膜静脉、肺静脉和门静脉数量最多。动脉没有瓣膜。除了身体中部的小动脉，其他部位小动脉有大量的解剖性汇合。

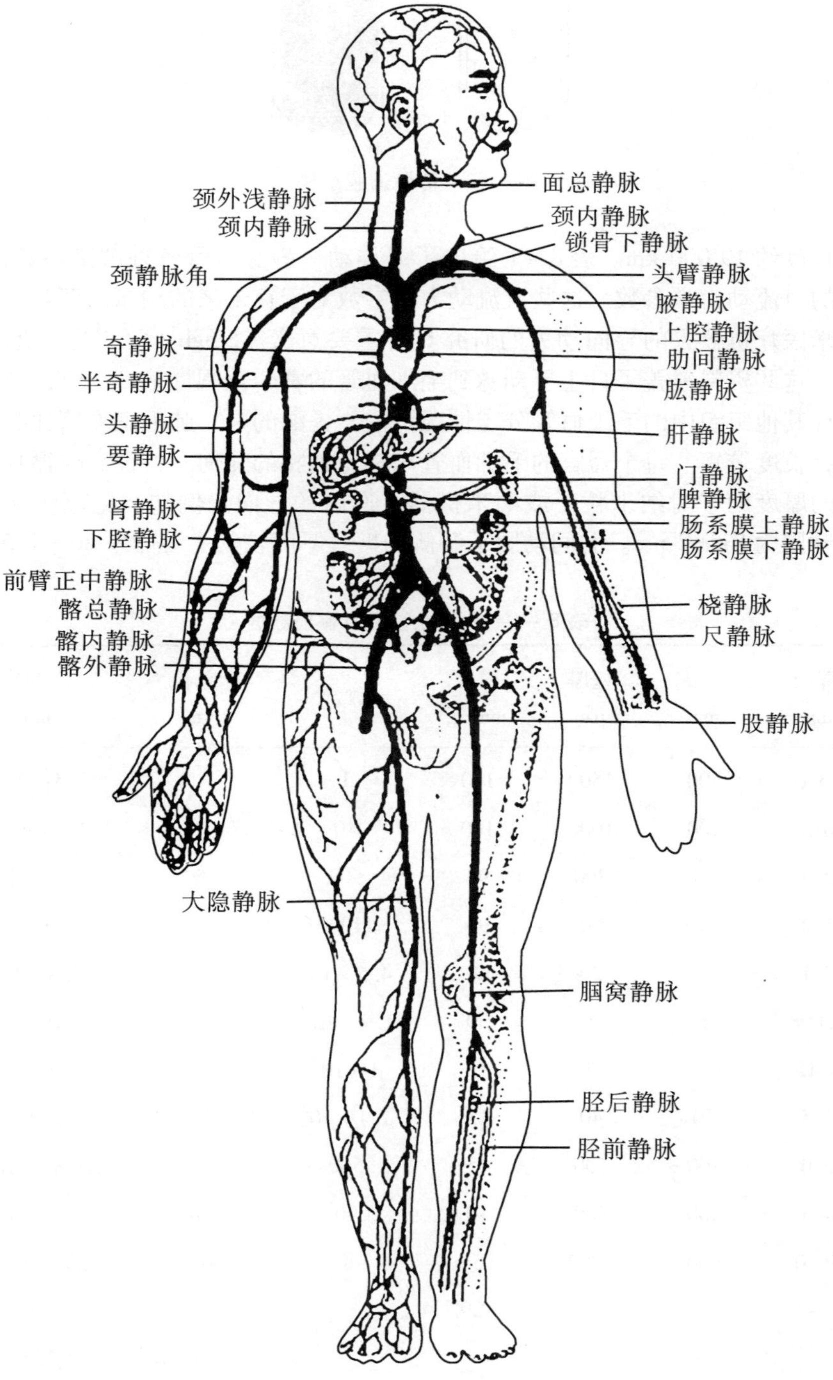

图 8－2　人类静脉系统

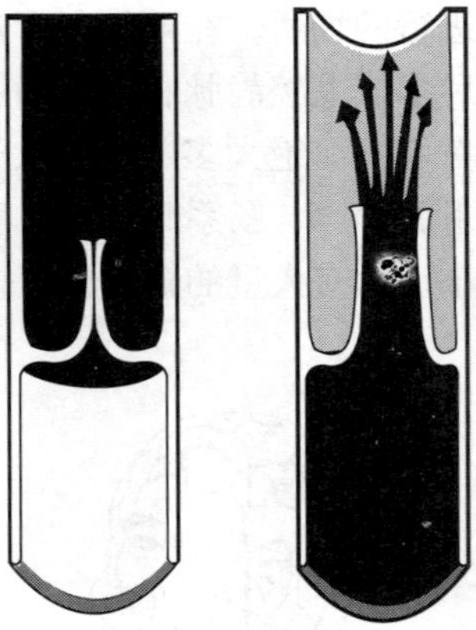

图 8 – 3 静脉瓣膜结构

人体血管总长度约 19 000 km。表 8 – 1 给出了人类动 – 静脉血管各种解剖参数的总结。表 8 – 2 列举了部分血管的血流动力学参数。这些血流动力学参数对于在未来的纳米医药学中以血流动力作为对纳米药物或纳米医疗机器人的导向动力的研究具有重要意义。Singhal 等[4]仔细地观察了完整肺动脉网的分支结构，这些资料覆盖了自主要动脉到毛细血管的整个范围（表 8 – 3），提供了一个可参考的模型，用于估计其他组织中的毛细血管分支情况。需要提醒的是，肺毛细血管比身体其他部位的毛细血管直径较大，长度较短。每个器官的毛细血管床都有独特的几何学特征。体循环动脉和腔静脉血管内皮上的糖萼的厚度助于对纳米粒子或纳米机器人巡航的导向。例如，兔冠状动脉的糖萼厚度为 45 ± 1 nm，颈动脉则为 81 ± 2 nm。肋间动脉下游侧的糖萼厚度较其上游侧厚 20 ± 1. 5 nm[5]。

表 8 – 1 人类血管近似解剖数据

血管	直径 mm	长度 mm	壁厚 μm	内压 mmHg	数量	总长 m	总面积 mm^2	总容积 mm^3
主动脉	25. 0	400	1500	100	1	0. 4	31400	2×10^5
大动脉	6. 5	200	1000	100	40	8	1.63×10^5	2.6×10^5
动脉分支	2. 4	100	800	95	500	50	3.77×10^5	2.2×10^5
终末分支	1. 2	10	125	90	11000	110	4.15×10^5	1.2×10^5
小动脉	0. 1	2	20	60	4.5×10^6	9×10^3	2.8×10^6	7×10^4
毛细血管	0. 008	1	1	30	1.9×10^{13}	1.9×10^{10}	2.98×10^8	3.75×10^5
小静脉	0. 15	2	2	20	1×10^7	2×10^4	9.4×10^6	3.55×10^5
终末静脉	1. 5	10	40	15	1.1×10^4	110	5.18×10^5	1.9×10^5
静脉分支	5. 0	100	500	15	500	50	7.85×10^5	1.59×10^6
大静脉	14. 0	200	800	10	40	8	3.52×10^5	1.29×10^6
腔静脉	30. 0	400	1200	5	1	0. 4	3.77×10^4	2.8×10^5
心室	–	–	–	120	–	–	–	4.5×10^5
总计						-1.9×10^4	3.129×10^7	5.4×10^6

表 8－2 部分血管血流动力学参数

血管	直径（mm）	平均血流量（μl/s）	平均流速（mm/s）	流速范围（mm/s）	管道平均雷诺数
升主动脉	23.0～43.5	36400	630	245～876	3210～6075
下腔静脉	20.0	$(3.4\sim5.0)\times10^{5}$	135	107～160	323～482
降主动脉	16.0～20.0	$(5.4\sim8.5)\times10^{5}$	270	–	1200～1500
颈总动脉	5.9	5100	187	99～388	332
颈动脉窦	5.2	3300	156	85～325	244
股动脉	5.0	3700	188	350～1175	283
颈外动脉	3.8	1800	157	83～327	180
大静脉	5～10	4000～12000	150～200	–	210～570
大动脉	2～6	1600～5700	200～500	–	110～850
小动脉	0.3	3.5	50	–	2.3
细动脉	0.025～0.10	0.025	5	–	0.038
毛细血管	0.004～0.015	$(7.5\sim5.7)\times10^{-5}$	–	0.2～1.5	$(3.6\sim27)\times10^{-4}$

表 8－3 肺动脉网分支结构解剖学参数

分支级别	每级分支数	每级末端分支数	长度（mm）	直径（mm）
1	1	3.0×10^{8}	90.5	30.0
2	3	1.0×10^{8}	32.0	14.83
3	8	3.021×10^{7}	10.9	8.06
4	20	1.376×10^{7}	20.7	5.82
5	66	3.983×10^{6}	17.9	3.65
6	203	1.159×10^{6}	10.5	2.09
7	675	3.47×10^{5}	6.6	1.33
8	2290	8.916×10^{4}	4.69	0.85
9	5861	4.805×10^{4}	3.16	0.525
10	1.756×10^{4}	1.6040×10^{4}	2.10	0.351
11	5.25×10^{4}	5358	1.38	0.224
12	1.574×10^{5}	1787	0.91	0.138
13	4.713×10^{5}	598	0.65	0.086
14	1.411×10^{6}	200	0.44	0.054
15	4.226×10^{6}	67	0.29	0.034
16	1.266×10^{7}	24	0.20	0.021
17	3.0×10^{8}	1	0.13	0.013

一个纳米机器人或纳米粒子经血流在某一器官中循环一次或在整个循环系统循环一周所需要的时间，也纳米医学需要了解的问题之一。普遍接受的一些事实是，在睡眠情况下，全身循环一周的时间平均为60秒[6]。对于所有的动物，睡眠时的循环时间几乎不变[7]。在白天运动状态下，最小的循环时间可降至11～15秒。引起循环时间缩短的途径很多，但主要的因素是血管的扩张。

组织循环时间已进行过广泛的研究[8]。例如，血液中的粒子只用1～2秒钟就能通过肺泡，但通过整个肺循环则需要5～10秒[9,10]。单单增加心率，不会明显缩短肺循环时间[11]。但是在紧张的运动期间，肺循环时间可缩短至0.3秒。由于血管扩张，肺的最大循环时间可由10秒降至2秒。器官循环时间受毛细血管血流速度的影响。毛细血管流速在0.2～1.5 mm/s之间。假定毛细血管的平均长度平均为1 mm，则最小器官循环时间为0.7～5.0 s。

体内各组织各器官内的血流量对于纳米粒子或纳米机器人的导向也具有重要意义。其部分数据列于表8－4。

表8－4 各种组织和器官的血流量

组织类型	解剖位置或器官		血流量 μl/（s·g）	
脂肪	腹部脂肪	10～29 mm	0.507	
		30～49 mm	0.358	
		>50 mm	0.307	
	大腿脂肪	11 mm	0.93	
		20 mm	0.33	
		43 mm	0.15	
骨	肱骨骨髓		0.055	
结缔组织	一般结缔组织，基础流量（最大）		0.50（2.5）	
关节	膝关节，303 K皮肤温度，平均		0.222	
	膝关节，308 K皮肤温度，平均		0.487	
肌肉	所在部位		基础	最大
	小腿前部		0.46	9.15
	前臂		0.53	8.38
	大腿前部		0.43	6.00
	一般肌肉		0.50	10.0
器官	脑		9.0～9.2	18.3
	胃肠道		6.7	26.7
	心脏		13.3～14.0	64.0
	肾脏		60～70	100
	肝脏		9.6～14.2	54.5
	肺		90	490
皮肤	腹部		1.44	
	肢体		1.40	
	小腿		1.77	

续 表

组织类型	解剖位置或器官	血流量 μl/（s·g）
	面部	11.7
	足背部表面	2.38
	前臂	9.22
	手	3.35
	头	7.15
	大腿	1.6
	胸部	6.45
	一般皮肤	1.7

8.1.2.2 动静脉微循环：在大多数情况下，真毛细血管不与直径 10～50 μm 的小动脉和小静脉直接连接，而是氧合血流出终末小动脉后进入直径 10～20 μm 的中间微动脉。中间微动脉为血流的优势通道。中间微动脉壁上平滑肌纤维的数目从远端到近端越来越少，最终成为无收缩能力的直径 8～30 μm 的后毛细血管。后者与集合微静脉相接。毛细血管可直接从后小动脉毛细血管前括约肌分支出来。毛细血管前括约肌含有单根肌纤维。除此之外，其他的毛细血管没有可收缩成分。毛细血管前括约肌的收缩状态控制通过毛细血管的血流速率。骨骼肌的氧需求量变动范围大，每个后小动脉有 8～10 支毛细血管。在肠系膜循环，由于具有稳定的代谢需求，所以每支后小动脉只有 2～3 支毛细血管。在甲床，后小动脉与毛细血管的比例为 1[12]。供应毛细血管的小动脉和引流毛细血管的小静脉的形态学通常在不同的组织具有不同的特征。有些血管床呈树样分支结构，而有些则呈拱形，形成血窦或门脉系统。这样，体内不同的组织可有不同的微血管结构特征。这些特征对于指导纳米机器人识别体内不同组织，进行有目的、有次序的巡航是有利的。

毛细血管壁是由卷曲的内皮细胞组织的管状结构。内皮细胞的厚度不大于 1 μm，但其平面表面积有 300～1200 μm^2。整个血管表面面积大于 300 m^2，由 2500～10000 亿内皮细胞组成。内皮细胞之间并列排列，相邻的内皮细胞膜之间有 10～20 nm 的缝隙。这种缝隙连接在不同的器官也有不同的特征。主要可分为 3 类：第一类是连续型的，相邻的细胞紧紧地结合在一起。在横纹肌细胞可以是扁平的而毛细血管后小静脉的细胞为立方形的，可形成较厚的细胞层；第二类是窗形的，细胞很薄，具有 25 nm 厚、直径 100 nm 的小孔。典型者每平方微米含 1000 个小孔，而小动脉每平方微米则仅有 190 个小孔，毛细血管后小静脉内皮每平方微米有 645 个小孔[13]。这种类型的细胞间连接方式发现于肾髓质、内分泌腺和与液体的产生和吸收有关的结构，如肾小球、脑的脉络膜丛及肠绒毛。第三类是不连续型的，具有明确的细胞间隙和不连续的基底膜。这种连接方式通常发现于窦状血管和肝、脾和骨髓等脏器。这些脏器的功能包括将整个细胞、大分子和外源性粒子从血液中滤除或自这些脏器排入血液。

毛细血管直径平均 8 μm，人类最小的毛细血管血管直径还不清楚。这个问题对于决定血载纳米粒子大小的上限具有重要意义。例如，在一项实验中，所有 15 μm 放射性核素标记的微球到达眼部后在第一次通过时就有 97% 被捕获[14]。标准解剖学和生理学教科书所提到的最小毛细血管直径很不统一。目前这些教科书所报道的最小毛细胞血管直径为 5～7 μm[8,15]、4～9 μm[16]、4～8 μm[17]或 4～6 μm[18,19]。在实验室啮齿类和其他哺乳动物，毛细血管内径可为 3 μm[15,20]。

理论计算[18,21]提示，对于具有最大变形能力的直径 7.82 μm 的红细胞[7]，柱形的毛细血管直径至少要达 2.7 μm 才能允许其通过。这种理论计算假定人类红细胞平均细胞表面积为 135 μm^3，平均容积为 94 μm^3，细胞膜允许的最大牵张为 10 μm^2，从而使细胞膜表面积达 145 μm^2。在管道通路中，由压在一个球状帽的圆柱形的红细胞的简单几何学特征，最小的管道直径 Dtube 符合下式：

$$MCV = (MCA/4)\ Dtube - (\pi/12)(Dtube)^3\ (m^3) \quad (3.1)$$

式中 MCV 为平均细胞容积。MCA 为平均细胞表面积。用聚氟碳筛和微吸技术进行实验证实管道直径至少需 2.3 μm 才能避免阻滞[22]。

但是，上述的理论计算的基础是红细胞的平均几何学，忽略了红细胞表面积和容积在均数附近的相当弥散的分布。特别是，约占红细胞总数的 1% 的大红细胞，具有 9.65 μm 的直径，MCA 约为 182 μm^2，MCV 约为 132 μm^3[7]，给出这些细胞可通过的管道直径 Dtube 为 3.1 μm。还有约 10^8 个最大红细胞（在循环过程中的任一时间，这些最大细胞的总数都可约有 300 000 之多）的直径约为 16 μm，MCA 约 500 μm^2，MCV 约 450 μm^3[7]，给出可通过的管道直径 Dtube 约为 3.7 μm。这样，如果人类毛细血管的直径为 2.7 ~ 3.7 μm，则就可能有明显数量的红细胞不能通过，这些红细胞将迅速堵塞毛细血管，引起缺血性组织坏死。实验已经表明，人白细胞在管道中造成堵塞需要管径小于 5 μm[23,24]。从这些数据来看，人类毛细血管直径的可变范围似乎为 4 μm。

人体组织中毛细血管的密度为 600 支/mm^3[12]。这意味着相邻毛细血管的间隔为 40 μm，毛细血管的平均长度为 1 mm。大多数活的组织距毛细血管有 1 ~ 3 个细胞宽度。要到达某一特定的细胞，血液中的纳米机器人正常情况下可能需要走完血管网的路程，然后从血管中逸出，然后再 1 ~ 3 个细胞的路程，最后到达目标细胞。在不同的器官，毛细血管密度的变化相当大。例如，脑、肾、肝和心肌中微血管密度为 2500 ~ 3000/mm^3；骨骼肌相单位的微血管密度为 300 ~ 400/mm^3；骨、脂肪、结缔组织和骨骼肌张力单位中的毛细血管密度为 100/mm^3[12]。每个器官中的血流量粗略地与其毛细血管密度成比例。血管中水分每分钟约有大于 70% 的部分与血管外水分进行交换。血管壁上与水分渗出有关的筛孔具有可变性，以调节水分的交换量[25]。

人类血管的全长约有 1900 km，其全图的描绘是一个很大的工程。图的大小由血管分支和毛细血管的数目所决定。若肺的动脉树具有代表性，那么就以此为例来简单地看一下分支情况。血液从心脏到达肺的终末动脉，需要通过大约 17 次分叉，每个分叉平均有 3.2 支血管。在具有 17 支分叉、每支分叉最多有 4 支血管的分叉图中，每支毛细血管可用 17 位、每位有 $\log_2(4)=2$ 的 34 位地址分配器被指定到一个特殊的地形地址。这种特异性地址分布十分紧密，因为对体内 190 亿毛细血管的每一个进行指定所需要的最小位数也为 34 位。使用运转周期编码，我们可有 4^{17} 长度 34 位的地址，4^{16} 长度为 32 位的地址等，给出 4^{17}（34 位）$+4^{16}$（32 位）$+\ldots\ldots+4^1$（2 位）$=763,549,741,512$ 位详细的单个分支图。

假定会有一些资料重码（如分区核对码）和一些特殊情况（如动脉解剖性融合、分流和动静脉漏。动静脉漏是小动脉和小静脉间的直接连接。），则人类血管全图就需要 1 太拉字节来储存 190 亿毛细血管的地址，每个地址都储存有需要到达每个血管的独特的航行指令。这些地址的储存需要被局限于 50 000 μm^3 的容积内，近似于每个毛细血管的容积。但当图的描绘和图的使用时间差大于 10^5 ~ 10^6 s（1 ~ 12 天）时，这种血管结构图在分支结构最低水平上的稳定性可能会成为一个严重问题，这是由于新血管的生成或其他自然情况下不断的组织重建活动或在组织损伤情况下所产生的问题。

动 - 静脉血管结构图对于为决定身体内的细胞结构位置提供良好的骨架。所有的组织细胞都分布在距毛细血管直径几倍的区域内，每个毛细血管只为约 500 个组织细胞提供血流供应。为制作完整的细胞结构图，为对体内 10^{13} 个组织细胞中的每一个细胞都进行独特的命名所需要的位数为 $\log_2(10^{13})\approx 43$。采用与以前相似的定量分配方案，储存每一个体内固定细胞的巡航地址就需要 1000 太拉字节。即使使用高密度的氢氟碳磁盘，对于单个纳米机器人携带全身血管结构或细胞结构图似乎也是不可能的，尤其是后者可能需要 40 000 μm^3 的资料存储空间。但是，一个中等大小的，0.1 μm^3，10^9 字节的结构图可能使一个纳米机器人在其执行任务期间储存多至 3000 万毛细血管（50 cm^3 的典型组织）或2000万个细胞（0.2 cm^3 的细胞致密组织）。注意连续通过1000万平均长度为1 mm不同名字的毛细血管，假设泳动速度为1 cm/s，则共需要12天的时间，这是一个合理的任务执行时间。

8.1.2.3　淋巴系统：淋巴系统对于维持生命活动方面可能不及心血管系统重要，但在许多病过程中起有重要作用，例如，在一些上皮系统的恶性肿瘤，常常以淋巴系统为主要的转移途径。目前已有研究利用淋巴系统在功能和结构上的差异，制备具有特殊粒径的纳米药物或药物载体，用于进行淋巴化疗，以清除那些无法手术去除的微小癌转移灶，预防癌的转移及术后的复发。淋巴系统由连续分支的具有致密内皮的管道系统组成。这些管道自细胞外空间引流淋巴液，并将其输送回流入血液循环，这是一个流速缓慢，易于在其中巡航的淋巴液载纳米医疗设施备的管道系统。淋巴管的总容积可容纳2 L淋巴液[26]，多于所有静脉容积的1/2。目前尚且没有关于淋巴系统的详细的定量总结，表8-5是由各种来源所搜集来的资料[27,13,28,29,30-37,38]。虽然这些资料可能会有明显的错误，但对于我们认识淋巴系统微观结构还是很有帮助的。

表8-5　人淋巴系统近似解剖学数据

淋巴管或淋巴成分	直径 mm	长度 mm	壁厚 μm	流量 mm^3/s	数量	总长 mm	总容积 mm^3	流速 m/s
胸导管	4.0	450	500	21.4	1	450	5700	1700
右淋巴管	3.0	14	500	1.7	1	14	100	250
主要淋巴干								
锁骨下（左右）	2.5	50	300	0.7	2	100	500	100
颈（左右）	2.3	40	300	0.7	2	80	330	200
肠	2.3	85	300	14.0	1	85	350	3400
支气管纵隔（左右）	2.2	125	300	2.0	2	250	950	500
腰（左右）	1.9	100	300	0.3	2	100	570	100
乳糜池（胸）	8～13	50～75	500	14.0	1	60	1700	500
次要淋巴干	1.0	10	100	0.2	100	1000	800	300
结后集合管	0.5	3	15～50	0.01	1700	5100	1000	70
结前集合管	0.5	3	15～50	4×10^{-5}	6.17×10^5	1.85×10^4	3.63×10^5	0.2
前集合管	0.15	1	5	3×10^{-7}	6.8×10^5	6.8×10^7	1.2×10^5	0.02
毛细淋巴管	0.02	0.5	1	3×10^{-7}	6.8×10^8	3.4×10^8	4.25×10^5	0.03
淋巴管小计				23.1		3.5×10^9	2×10^6	～10
前淋巴通道	$(1\sim2)\times10^4$	$(0.03\sim3.0)\times10^3$	-	3×10^{-14}	8×10^{14}		3.7×10^5	0.002
淋巴细胞	0.01	-	-	-	7×10^{11}	24×10^{12}	3.5×10^5	-
淋巴结	4.0	-	-	0.05	450	-	1.5×10^4	10
脾脏	66	-	-	-	1	-	7.5×10^4	-
胸腺	22	-	-	-	1	-	1.0×10^4	-
淋巴管壁	-	-	-	-	-	-	4.6×10^5	-
淋巴系统总计							3.3×10^6	

淋巴管在结构上类似于静脉管但数量上远远多于静脉。与静脉相比，同样大小的淋巴管具有较薄的管壁。淋巴管管径具有很大的变异但在穿过组织的过程中具有较少的窦状结构。在淋巴管全长范围

内，每隔一定的间隔就有一定数量的淋巴结。淋巴管常常通过短淋巴管分支互相发生解剖性融合[34]。皮肤的淋巴管穿行于皮下疏松组织，一般与静脉和小静脉伴行（图8－4）。内脏的淋巴管一般与小动脉随行，并在其周围形成丛状结构，也即广泛的二维网状结构。

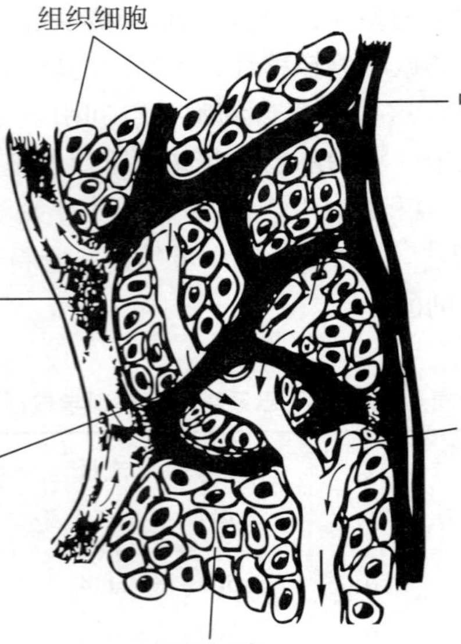

图8－4 中小动脉、小静脉和毛细淋巴管

但是，淋巴引流系统实际上是以前淋巴管起始。前淋巴管是一些随机相连的非内皮化的组织通道，直径100～200 nm，穿过机体的细胞实质。在一些区域，毛细淋巴管可以缺如，如脑、眼和骨组织。在这些区域，前淋巴管代理行使毛细淋巴管的功能，最终汇入这些组织外的淋巴管[39]。在内脏组织中，这些间质性通道正常情况下很短，在内脏中有很多动脉、静脉及毛细淋巴管。例如，在膝关节囊中的长度为30 μm（0.02～0.05 channels/μm^3）。在肌肉组织中，前淋巴管较长，因为毛细淋巴管只延伸进入结缔组织区域。在脑组织中，这些间质性通道可有10～30 cm长，因为它们必须自深部脑皮质到达头颅的外部[39,861]。组织损伤后这些间质性通道的容积可在一周内增大400倍，即使是对切除伤口的反应也是如此[40]。

前淋巴管的引流由毛细淋巴管完成。毛细淋巴管管壁很薄，外形不规则，没有瓣膜，但有内皮，直径15～75 μm。毛细淋巴管的起始端为盲端，具有86 μm或约4个组织细胞大小的间隙。淋巴管壁较毛细血管壁具有更大更多的孔隙，容许较大的分子和粒子通过（图8－5）。相邻淋巴管内皮细胞间的开放性连接的间隙通常有100 nm到几个微米[9]。但是，Allen[41]自腹腔注射最大直径为22.5 μm的大小不等的粒子，这些粒子最后都出现在膈肌的淋巴系统。这提示腹膜间皮和基底膜小窗的两边的淋巴内皮的开放宽度至少有22.5 μm。因此，微米大小的纳米机器人通过这些孔隙应没有困难。

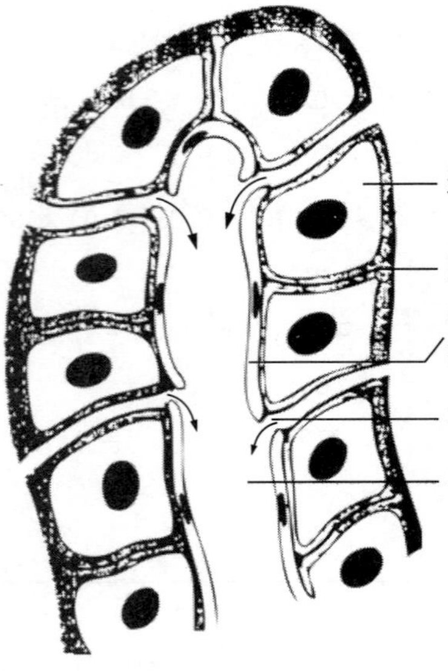

图8－5 毛细淋巴管

淋巴管起源于身体的各种部位，虽然在非管道组织、中枢神经系统、脾脏髓质和骨髓中没有淋巴管起源。它们可以单个淋巴管或以丛状结构发生，尤其是在有分叶状结缔组织（如在腺体）和排列呈柱状（如肌组织）的区域。每个毛细淋巴管丛具有 320 ~ 640 μm 的典型宽度，包含 2 ~ 6 个毛细血管袢。在不同组织终末淋巴管网有不同的几何学类型。在肠系膜，终末淋巴管网一般形成与毛细血管网一致的结状构型。在骨骼肌，淋巴管存在于相邻的小动脉之间。在真皮中，存在于小静脉附近。在肺部，终末淋巴管位于肺泡纵隔间的连接处[27]。简单的毛细淋巴管形态学观察可以确认纳米机器人正在通过什么组织。

前集合管为节段状短管，像所有的后续淋巴管一样，间隔为 0.4 ~ 1.5 mm，将毛细胞淋巴管丛与较大的收集管连接起来。淋巴收集管可指示为节前收集管和节后收集管，虽然这两种收集管在形态和结构学上并没有区别。在收集管上可见有许多扩张和缩窄的节段，这是由于瓣膜的存在改变了它们的形态。瓣膜的计数对于纳米机器人是体内航行的有用的航标。收集淋巴管有内外两层肌层。收集管向淋巴管主干排空。淋巴管主干直径较大，有较厚的管壁，接受来自全身各部位的引流淋巴液。

由较小的淋巴管的不断汇合，淋巴管逐渐形成较大的管道，最终会聚于两个颈部静脉入口。其中一个入口是右淋巴导管，相对较短，在右颈内静脉和右锁骨下静脉结合部开口于右头臂静脉。第二个入口是胸导管入口。胸导管起源于腹部，沿脊柱的前面上升，每 3 cm 就有一个瓣膜[34]。胸导管通过胸部到达颈部下端，在左颈静脉与左锁骨下静脉的结合部开口于静脉系统（图 8 - 6）。在胸导管的终末部位进入静脉处有一二尖瓣瓣膜，防止或减少血液反流，但在死后血液可自由反流入胸导管，因此使胸导管看起来像静脉。右淋巴导管引流身体右上部分的淋巴液，胸导管引流身体其余大部分的淋巴液（图 8 - 7）。这种淋巴引流区域特征，在临床上和纳米毒理学中都有重要意义。发生于身体右上部

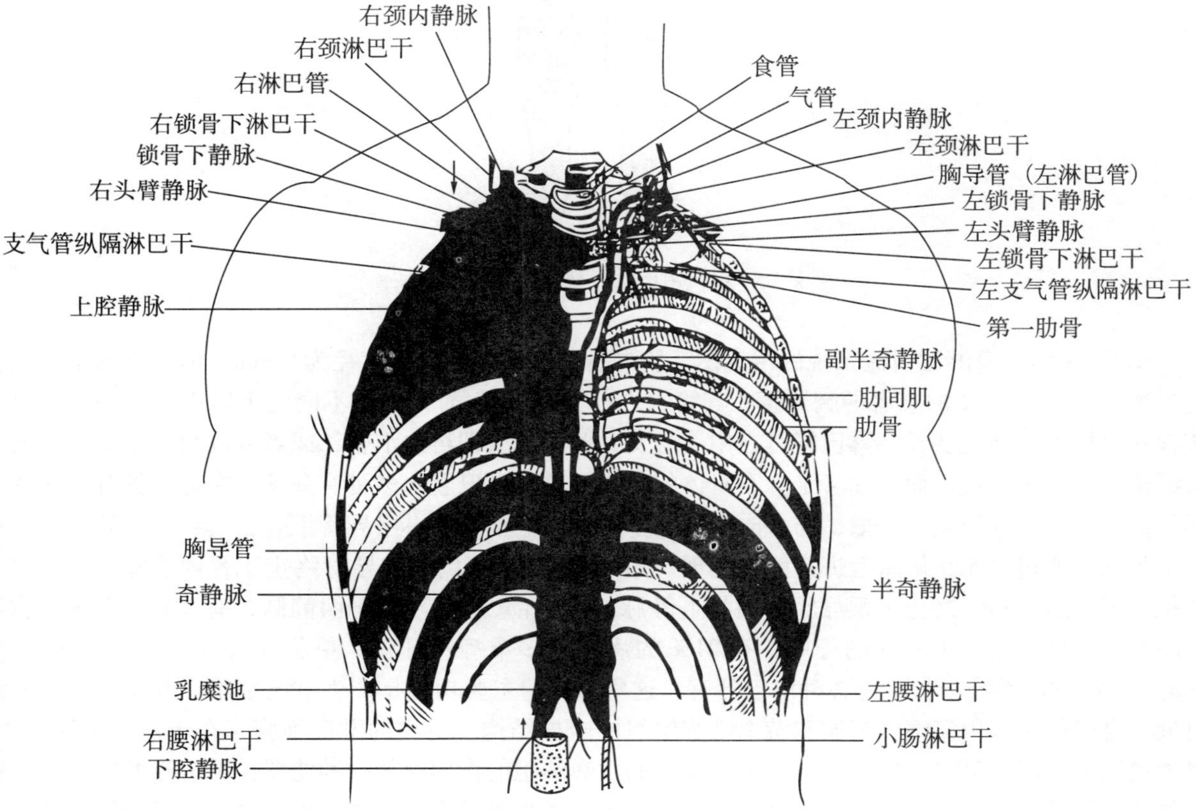

图 8 - 6　人类主要淋巴干

分的肿瘤转移至右锁骨上淋巴结，而身体其余部分的肿瘤则转移至左锁骨上淋巴结。肿瘤的转移可引起相应部位的淋巴结肿大，因此可通过检查锁骨上淋巴结是否肿大，判断肿瘤的起源部位及转移情况。在纳米毒理学中，可用以判断从身体某一部位进入人体的纳米粒子可能到达的身体部位。

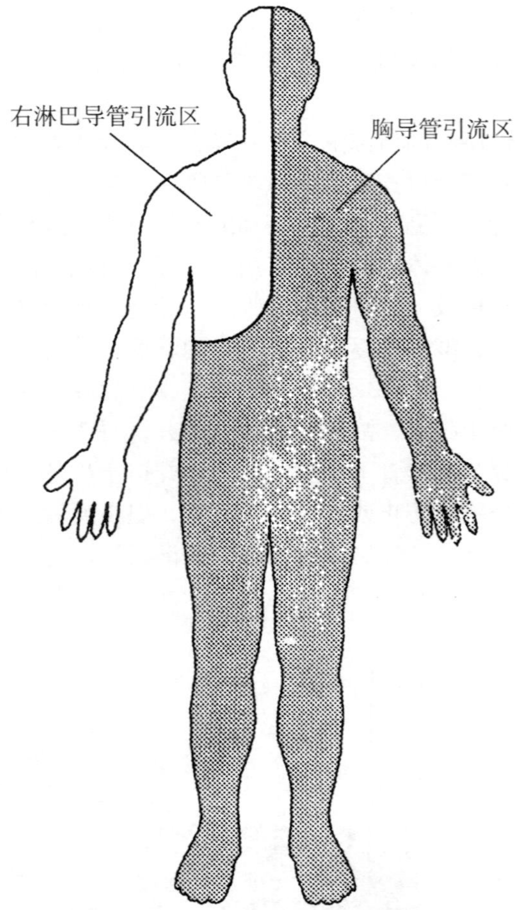

图 8 -7 淋巴引流区（胸导管和右淋巴导管）

图 8 -8 为全身淋巴引流系统的示意图。胸导管在腹部起始处的直径为 5 mm，但在胸部中段变得有些狭窄，约有 50% 的患者的胸导管在其终末之前又变得稍宽[31]。在不同的个体患者之间，淋巴系统存在着极大的结构变异。淋巴管可在中途分支，此后不久即再次汇合，或者分成数个小支，形成丛状结构，然后再形成短而粗的管干。在身体的较高部位，淋巴管偶然可有分叉。左分支具有像通常一样的终末，右分支则发生分散，与一支右淋巴干汇合或甚至与右淋巴导管汇合，其结合管开口于右锁骨下静脉。通过对 529 例患者进行解剖发现[33]，有 36% 的病例的胸导管终止于颈内静脉，17% 终止于锁骨下静脉，34% 终止于颈静脉与锁骨下静脉的结合部，8% 终结于两静脉，有 2% 的病例的胸导管跨过颈静脉，终止于左侧的静脉，有 21% 的病例有多个静脉开口。单胸导管开口的直径为 2 ~ 5 mm[33]。沿淋巴系统全长，有各种淋巴器官。这些器官的主要功能是产生淋巴细胞，并将其释放入淋巴液。淋巴组织是由海绵样基质和游离细胞组织的疏松结构。游离的淋巴细胞存在于基质的网眼中，是内皮网状系统（MPS）的一部分。淋巴窦中的吞噬细胞的作用就像一种滤器，可清除淋巴液中的颗粒物质并将其破坏。这种粒子包括红细胞、病原菌和由呼吸道进入身体和由支气管淋巴结巨噬细胞收集的较大的尘埃粒子。淋巴液载带的纳米机器人或纳米粒子可避免这些捕获。淋巴液流体的雷诺数仅为 0. 0025[42]。

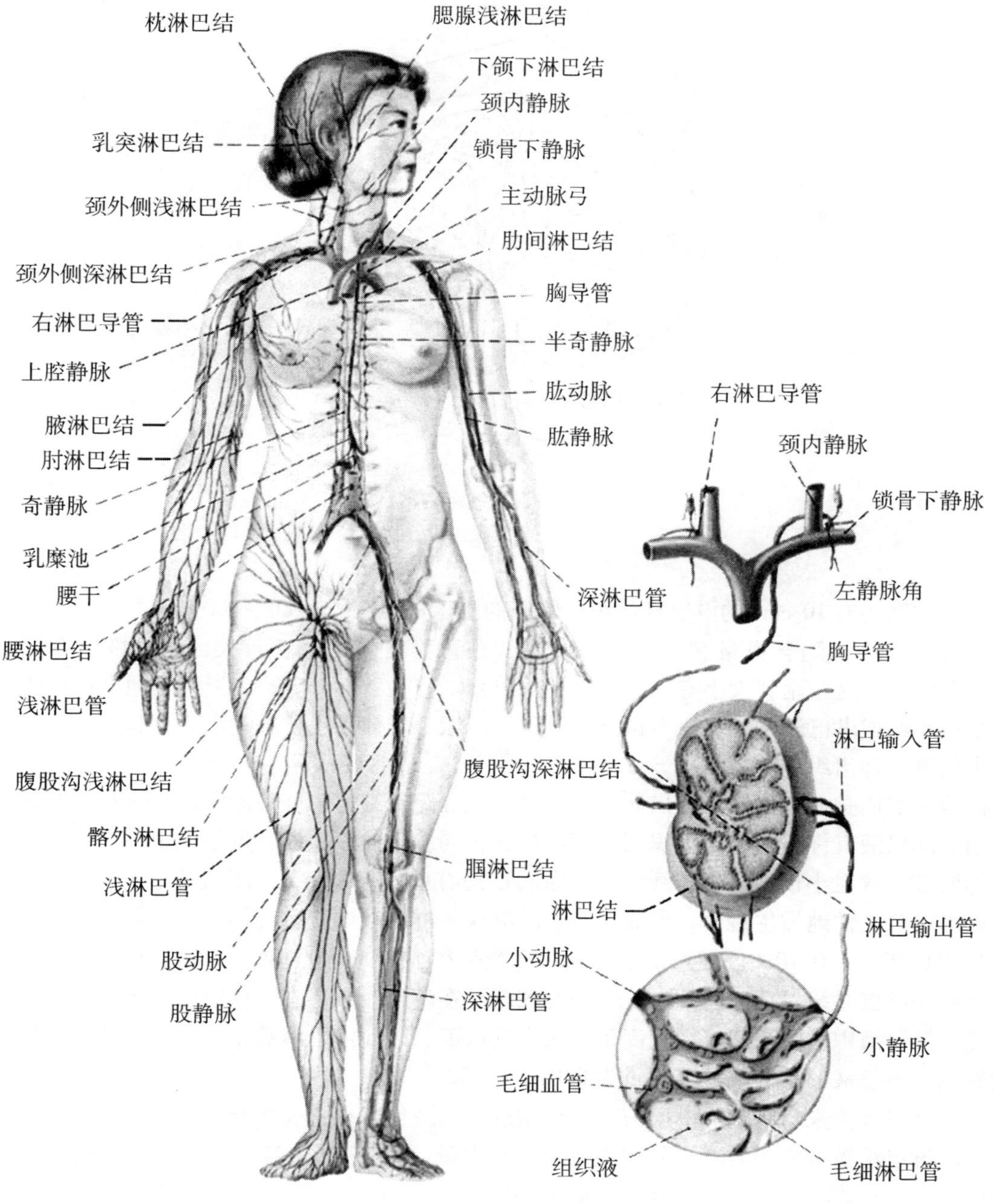

图 8－8　人类淋巴系统主要器官

最多的淋巴器官为淋巴结。淋巴结为细菌和粒子的滤器，淋巴液经 6～10 个淋巴管输入，具有通道、淋巴窦、瓣膜等组织结构（图 8－9）。淋巴结的大小和结构有很大的变异，平均大小为 4 mm，但有的可达 30～40 mm[42]。一个年轻的正常成人可有约 450 个淋巴结。这些淋巴结分布于全身各种组织。在上肢和胸、脐上腹部表面约有 30 个淋巴结。在腿和臀、脐下腹壁和腹膜浅表部位约有 20 个淋巴结。头颈部有 60～70 个淋巴结。胸部（包括其深部及其内容物）有 100 个淋巴结。腹部和盆腔，包括深部腹壁及其内容物有 230 个淋巴结[31]。

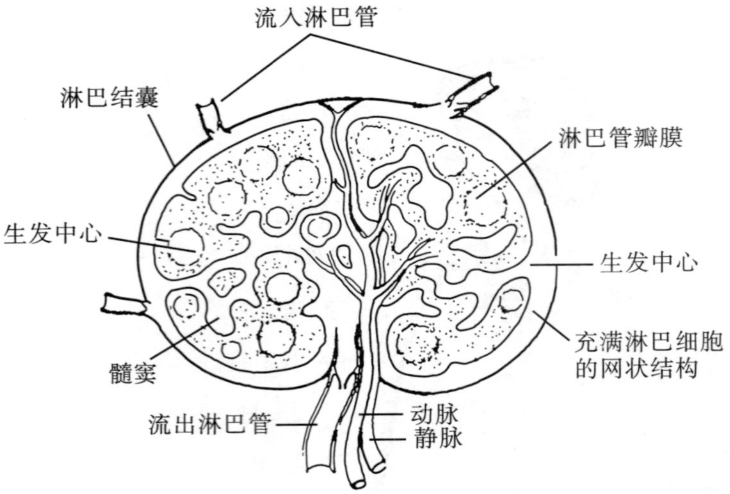

图 8-9 淋巴结结构示意图

在二叶胸腺还有 10 cm^3 的淋巴样组织。脾脏的淋巴样组织可有 80 ~ 300 cm^3[31]。脾脏在饮食消化时慢慢增大，大小还随含血量和营养状态改变，在营养良好的患者较大，在饥饿患者较小。约有 10% 的人有副脾。这些副脾大小有约 1 cm^3，数目巨大，广泛分布于腹腔[31]。其他淋巴样组织包括小肠上的淋巴小结或淋巴滤泡，表皮下包括腭、舌、鼻咽腺样体和扁桃腺的淋巴样聚集体和阑尾粘膜下和骨髓中的淋巴样组织。

淋巴液的实质是血浆的碱性滤出液，是由血液成分跨毛细血管壁不断渗透出进行其周围组织间隙所形成的。淋巴液有许多成分与组织间质液体成分相同。像血液一样，淋巴液由浆液部分和有形成分组成。淋巴液不含血小板，但含有纤维蛋白原的量约有血液中的 1/3，凝血酶原的量则为血浆中的 5 倍，所以可以自发性地发生凝血，形成淡黄色的凝块。淋巴液中含有红细胞，其量约为动脉血液中红细胞数量的 0.02% ~0.10%。但这些红细胞大多数是在细胞的附近通过，因而全部为脱氧的红细胞，尤其是那些在淋巴系统停留时间超过 1 天的红细胞。在淋巴液中还有一些溶解的氧，大约与血浆中的浓度相似。淋巴液中糖的浓度可能稍高于血浆中的浓度，因此淋巴液载带的纳米机器人的燃料供应将不会受影响。淋巴液的粘性较低，比重为 0.016 ~ 1.023[43]。

在一禁食患者，来自肠壁的淋巴液是一清澈透明的液体。在含有脂肪的餐后，肠淋巴液成为乳白色。这时的淋巴液被称之为乳糜。乳糜不过是含有大量（5% ~15% 容积）乳化脂肪的淋巴液。这是以乳糜微粒形式运输的脂肪，其粒径为 500 ~ 750 nm[49]。在所有患者中，约有 65% 的肠淋巴干引流来自胃、肠、胰和肝脏表面的淋巴液，在紧邻两腰干的结合部上的部位分别向胸导管排空，因此此时的胸导管直径增加到 8 ~ 13 mm，形成乳糜池[34,38]。在其他 35% 的病例，肠干与左腰干汇合，因此没有乳糜池形成，对于纳米机器人的体内巡航导航是一个明确的‘地理’特征。

淋巴浆液的化学成分在不同部位的淋巴系统具有明显的不同，反映引流来源的不同及毛细血管通透性的差异。这一点提供了淋巴液载纳米机器人的又一有用的巡航标志信息。例如，胸淋巴液富含来自肾脏和肠管的组胺酶，而颈导管淋巴液则像血浆一样，含有非常低浓度的组胺酶[28]。在人类，血浆中的纤维蛋白原浓度为 4.1 mg/cm^3，胸导管淋巴液中的浓度为 1.1 mg/cm^3；在犬，凝血酶原在肝淋巴液中的浓度为 93.2%，在胸淋巴液中为 51.2% 而在腿部的淋巴液中的浓度则仅有 7.6%[28]。三丁酸甘油酯酶在肠淋巴液中有很高的浓度而在其他部位淋巴液中的浓度则都很低[44]。胰脏淋巴液中的胰岛素浓度很高[44]。

颈、腿、肾和右导管淋巴液蛋白浓度为血浆中蛋白浓度的33%～50%，而肠和胸导管淋巴液的蛋白浓度则可达血浆中浓度的67%[37]。蛋白浓度一般在毛细淋巴管中最低，在沿主干上升过程中分几个台阶逐渐升高。肝淋巴液的蛋白含量最高，大约与血浆含量相等，与肝窦毛细血管具有较高的蛋白通透性有关[44,37]。中央干淋巴液一般不同于血浆，在于其钠、胆固醇、三丁酸酯酶的浓度高而总蛋白、白蛋白 α_2 部分、钾、氮、醛缩酶、丙酮酸转氨基酶、胆碱酯酶、淀粉糖化酶和淀粉酶的含量明显较低[44]。

淋巴液的细胞成分也随淋巴液的位置不同而有很大的不同。大多数淋巴结前的淋巴管液含有 1×10^6 细胞/cm^3，肝淋巴液中有更高的细胞含量，达 $4\sim6\times10^6$ 细胞/cm^3。这些细胞成分主要是红细胞，但有小部分，约10%～20%为有核的细胞。这些有核细胞包括85%的淋巴细胞、13%的单核细胞和巨噬细胞及2%的中性粒细胞。淋巴结后淋巴管的淋巴液白细胞含量则比外周淋巴液多12倍，每ml中有核细胞的含量可达 3×10^6。中央管淋巴液中的有核细胞的含量可达 $(8\sim11)\times10^6/cm^3$[44]。

淋巴液流动的速度也已有探讨。每天有20 L的水通过超滤作用离开血液循环，其中有18 L通过毛细淋巴管的反向排出进入静脉毛细血管被重吸收。剩余的2 L通过整个淋巴系统以淋巴液的形式回到血液。换句话说，就是与进入毛细淋巴管的液体总量相比，相对有很少的淋巴液到达集合管[29]。在外周形成的淋巴液比到达主要淋巴管的淋巴液要多得多[45]。基础淋巴流速率为2 L/d[44,28]，在强度锻炼时，可上升至6～12 L/d[28]。总的穿过淋巴管的时间，一个对于淋巴结表现具有惰性的粒子从进入毛细淋巴管开始随淋巴液流动至最终到达胸导管终末，重新进入血液所需要的时间约为24小时。

关于淋巴液的流动还有一个动力的问题。瓣膜对于淋巴液的流动是必需的。淋巴管道系统没有像心血管系统的心脏那样的动力泵。在集合管，每隔2～3 mm就有一个瓣膜[34]，可以防止淋巴液的回流，可承受的压力可达20 mmHg[32]。肢体中淋巴液的流动主要依赖于由肌肉收缩引起的周围组织的运动。这种运动可由附近小动脉的运动间接地产生，或由骨骼肌的收缩产生，或由器官的运动产生(如臂和腿的运动、肠道的蠕动及肺脏的呼吸运动等)。动脉的搏动使淋巴管在心脏收缩期和扩张期具有1.2～2.2 mmHg的压力变化[28]。较大的集合淋巴管有神经支配，因此淋巴液的流动也可以由淋巴管壁平滑肌的收缩来驱动[28]。淋巴管壁的收缩活动似乎依赖于淋巴液的容积。如果组织产生的淋巴液很少，淋巴管内的容积小，则淋巴管壁呈静止状态。轻度的扩张可引起0.1～0.2 Hz的节律性收缩[13,28,46]，可使淋巴管道内的压力增加达5 mmHg[32]。组织间质平均流体静压为1.4 mmHg，淋巴管内压力为0.9 mmHg[48,44,37]。

为可靠地完成在全长为3500 km的淋巴管内的巡航，所需要的最小的地形图大致可与详细的毛细血管图相比，约为1太拉比特。

8.1.3 气管支气管系统

医疗用纳米机器人可通过呼吸系统进入人体。气道自口开始，经咽、喉、气管和支气管，终结于肺泡。自气管到小呼吸性小支气管上部的导管区没有肺泡，所以在这一段气道中没有气体交换。气体交换仅发生于呼吸区域。呼吸性区域自呼吸性小支气管延伸到肺泡囊。

Weibel[49]首先定量测定了人类气道各段的长度、直径和面积。每一支气管发出两支较小的次级支气管。支气管的长度变异很大。但是支气管长度和直径的平均值可由下表给出（表8－6）。0～16代气管和支气管为导气性管道，17～23代构成呼吸性气道，其壁上有肺泡，第23代终止于肺泡。

表 8－6 人呼吸系统的近似解剖学数据

气管分支	代别	数量	长度 mm	总长 mm	直径 mm	切面 cm^2	容积 cm^3	总容积 cm^3	气流速度 cm/秒	雷诺氏数
气管	0	1	120.0	120	18	2.6	31	31	393	4350
主支气管	1	2	47.6	167	12.2	2.3	11	42	427	3210
小叶支气管	2	4	19.0	186	8.3	2.2	4	46	462	2390
	3	8	7.6	194	5.6	2.0	2	47	507	1720
段支气管	4	16	12.7	206	4.5	2.6	3	51	392	1110
	5	32	10.7	217	3.5	3.1	3	54	325	690
小支气管（有环状软骨）	6	64	9.0	226	2.8	4.0	4	57	254	434
	7	128	7.6	234	2.3	5.1	4	61	188	277
	8	256	6.4	240	1.86	7.0	4	66	144	164
	9	512	5.4	246	1.54	9.6	5	71	105	99
	10	1020	4.6	250	1.30	13	6	77	73.6	60
终末环状软骨小支气管	11	2050	3.9	254	1.09	19	7	85	52.3	34
	12	4100	3.3	257	0.95	29	10	95	34.4	20
无环状软骨小支气管	13	8190	2.7	260	0.82	44	12	106	23.1	11
	14	16400	2.3	262	0.74	70	16	123	14.1	6.5
	15	32800	2.0	264	0.66	113	22	145	8.92	3.6
终末细支气管	16	65500	1.65	266	0.60	180	30	175	5.40	2.0
呼吸细支气管	17	131000	1.41	267	0.54	300	42	217	3.33	1.1
	18	262000	1.17	269	0.50	534	61	278	1.94	0.57
	19	524000	0.99	270	0.47	944	93	370	1.10	0.31
肺泡管	20	1.05×10^6	0.83	271	0.45	1600	139	510	0.60	0.17
	21	2.10×10^6	0.70	271	0.43	3200	224	734	0.32	0.08
	22	4.19×10^6	0.59	272	0.41	5900	350	1085	0.18	0.04
肺泡	23	8.39×10^6	0.50	273	0.41	12000	591	1675	0.09	–
小肺泡	–	3×10^8	0.23	273	0.28	–	3200	4800	–	–

呼吸道气流开始于口腔和鼻腔。鼻部有两个鼻腔，总面积 160 m^2[46]，中间由一称为鼻中隔的结构将两者分开。从鼻中隔上有三对翼状突起，叫做鼻甲。上鼻甲的上方有嗅球。在嗅球附近 1 cm 处的无纤维毛区域的粘膜中有嗅神经末梢分布。鼻道的两侧有 4 个鼻窦。在感染或炎症时鼻窦可发生肿胀，使气道堵塞，此时的呼吸需要用嘴进行。泪管将泪液和来自眼的其他分泌物通过鼻泪管引流入鼻腔。哭泣时大量泪液和来自眼、鼻的大量分泌物可堵塞鼻道，需要擤鼻涕来使鼻道通畅。梨状鼻骨器官小于 mm，在成人位于中隔的底部[50]，传导信息素（一种生理性信息物质，其功能是在同类动物之间、昆虫之间进行信号传导，可影响动物个体的发育、生殖及行为等）信号[51]，但在有些人这种器官明显不存在、无活性或非常不敏感。

被吸入的空气通过鼻腔时被体温加热 1 K。这种加热功能是由于鼻腔中丰富的毛细血管的存在。鼻腔粘膜中的杯状细胞可分泌粘液，对进入鼻腔的空气有湿润作用。在空气进入咽部以前，这种湿润作用可使进入鼻腔的空气的相对湿度增加1%。鼻腔里还生长有纤毛。吸入空气中的粗大粒子可被纤毛所滤除。较小的粒子以涡流沉淀的方式被滤除。鼻道中对气流的结构障碍迫使气流发生许多激烈的涡流。在这些涡流中粒子太重因而发生沉淀。气流中的粒子对鼻粘膜造成打击，部分粒子可被嵌合于鼻腔粘膜之中。鼻腔中的涡流机制十分有效，大于2～5 μm的鼻腔吸入粒子都没有机会进入下气道。

鼻道表面的大部分复有一层有纤毛的假复层柱状上皮细胞。每个上皮细胞有25～100根纤毛。这些纤毛向着咽部以10 Hz的频率不断地进行摆动[52,53]。呼吸道粘膜纤毛的直径约为0.2 μm，长度2～5 μm，尖部有约31 nm的糖萼[54]。纤毛间的平均间隙为2～5 μm。带有粒子的鼻腔粘液膜的厚度大于200 μm[55]，在纤毛摆动的驱动下向着咽部以1～3 cm的速度运动[46,55]，在咽部被吞咽通过食管而进入腹内。在像鼻前部一样温度低于纤毛可耐受的温度之下，因而无纤毛覆盖，粘液主要通过邻近纤毛区域的托带而在鼻腔表面运动。粘液被吞咽的量约每分钟0.1 cm^3。正常粘液的绝对粘度具有1 kg/m－s的典型值，在囊状纤维化患者的粘稠痰液，粘度可上升至500 kg/m－s[56]。呼吸道的粘液流变学及粘液纤毛清除机制和存在于纤毛周围液体中的纤毛的能量分布已进行过广泛的研究[57,58]。除了支气管分泌物过多的患者，在正常呼吸情况下，气流运动对粘液的运输很少起有作用[55,58]，但高频率通气和咳嗽则对粘液的排除具有重要意义[55,58,59]。

在吸气期间，空气经鼻和口进入咽部。咽的后壁紧靠颈椎，其侧壁有开口与中耳相通。咽分为两个管道系统：食物由口腔进入胃的通道，即食管和咽，即咽部的气道部分。咽部有声带，即两条强韧的弹性组织，其表面有复层鳞状上皮，水平横过咽腔。气流通过咽腔时使声带振动，发出声音。中声门部假声带的室性折叠指向下方。当由于括约肌的作用而闭合时，这种折叠形成瓣膜以建立腹压，如在排便和分娩胎儿时的情况。咳嗽涉及通过折叠的空气的爆发性释放。

通过咽部后，空气进入气管。气管为一圆柱形管道，有16～20块马蹄形的环状软骨嵌其外弹性膜中。气管分支成两只主要的支气管，分别进入左右肺脏。右支气管较短，直径较大，与气管几乎呈直角。两支气管壁上都有环状软骨起支持作用，以防止吸气时气管坍陷。支气管在肺部有20多代的支气管分支。每次分支后的支气管都较其前一级的支气管更狭窄，更短，数量更多。当支气管直径小于1 mm时，其壁上就不再有环状软骨，变为小支气管。

肺脏为一锥形气管，位于胸腔之中。肺脏的底部与膈肌的上部表面接触，延伸到第七肋骨的前方和第十一肋骨的后方。左右两侧的胸腔由两个浆液袋组成，肺被包括其中。两层胸膜之间由一层厚20～80 μm的胸腔液体填充。胸腔液由腔壁胸膜表面产生，速度为7～11 cm^3/h。胸腔中液体量正常情况下可达20～25 cm^3[60,61]。胸膜液体中的糖含量与血浆水平相等。胸腔中的压力有区域性差别[62]。右肺较左肺大些。右肺分为三叶，左肺分为两叶（图8－10）。左肺较小是因为侧胸腔内还为心脏留有空间。肺叶之间有脏胸膜覆盖，通过胸膜相互接触。肺叶之间也有像润滑外肺表面一样的粘性液起润滑作用。肺与胸腔壁之间有滑行运动，肺叶之间也有同样的相对滑行运动。膈肌是主要的呼吸肌。膈肌的收缩使肺伸长，增加容积和负压，迫使其充气。其他的肌肉使前胸壁上抬，压迫腹部，使肋骨由向前倾斜的位置上抬至水平位置，增加胸腔的前后径。

小支气管壁由平滑肌和结缔组织构成。这层平滑肌正常情况下处于舒张状态，以保持小支气管开放，但刺激性物质的粒子进入小支气管后可引起支气管痉挛，如在支气管哮喘的情况。小支气管可再有几次分支。最后的支气管分支还保留有完整的肌层，为终末小支气管。这些终末小支气管分为仅有很少量平滑肌的呼吸性细支气管。这些细支气管为进入肺叶及最末肺空间的通路（图8－11）。呼吸性肺叶的所有部分的壁形成呼吸膜，总面积约70 m^2[9,46]。这层膜很薄，氧气和二氧化碳可以在肺叶内部的空气和肺叶周围毛细血管内的血液之间自由扩散。

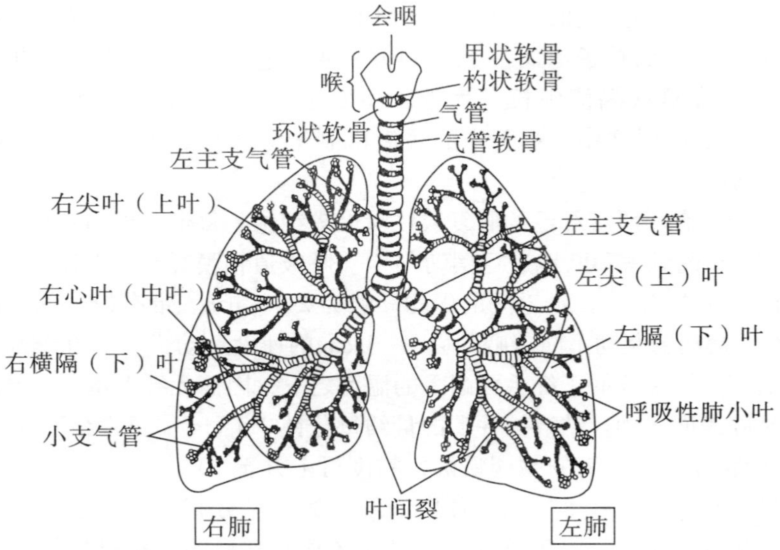

图 8－10　肺分叶及支气管树示意图

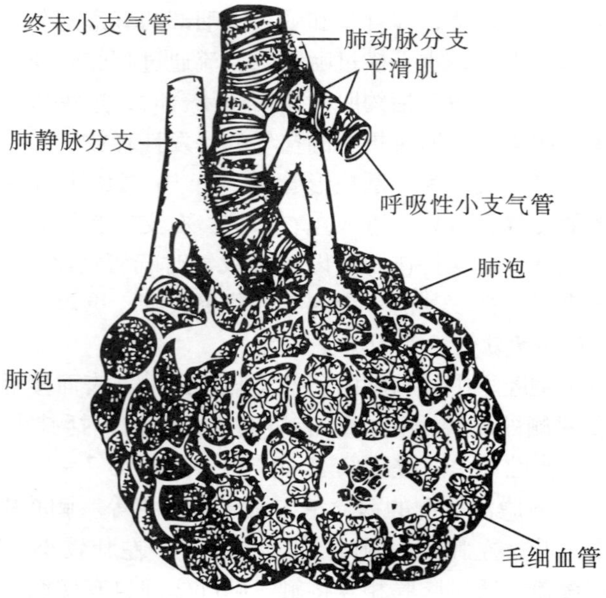

图 8－11　呼吸性肺小叶

像在鼻道中的情况一样，支气管树自咽下部向下到呼吸性小支气管的根部，都衬有纤毛柱状上皮。这些纤毛也不断地向着咽部呈波浪状运动，将粘液性分泌物以 1.4 cm/min 的速度向上转运。这层粘液每 20 分钟就可更新一次。第二个保护机制是存在于气道和肺泡的游走性吞噬细胞。这些吞噬细胞可吞噬吸入空气中的粒子和细菌，防止这些异物进入其他的肺细胞。这些吞噬细胞还可将这些异物粒子转运到淋巴系统，因而防止其进入血液。抽一支烟可使纤毛活动被抑制达数小时之久。抽烟、空气污染和其他有害气体会对吞噬细胞造成损伤。在呼吸性细支气管以下部位，纤毛柱状上皮让位于无纤毛柱状上皮。

肺泡最初出现于呼吸性细支气管，并附着于其壁上。此后于肺泡管的出现频率增加，最后形成葡萄状的肺泡团簇（图 8－11）。肺泡为中空的气袋，直径 100～300 μm，开口于气道腔（图 8－12）。

两个肺泡腔中的空气仅由一层泡壁相隔。肺泡壁湿润的空气面表面衬有连续的、单个细胞厚度的、鳞状的Ⅰ型肺泡上皮细胞。肺泡表面还含有小量特化的Ⅱ型肺泡上皮细胞（图 8－13）。Ⅱ型肺泡上皮细胞分泌一种洗涤剂样的物质。这种物质也称为表面活性剂，为蛋白与二棕榈酸卵磷脂的复合物。含表面活性剂的液层厚 70 nm，在吸气和充气期间对不同的肺泡大小起物理性稳定作用。

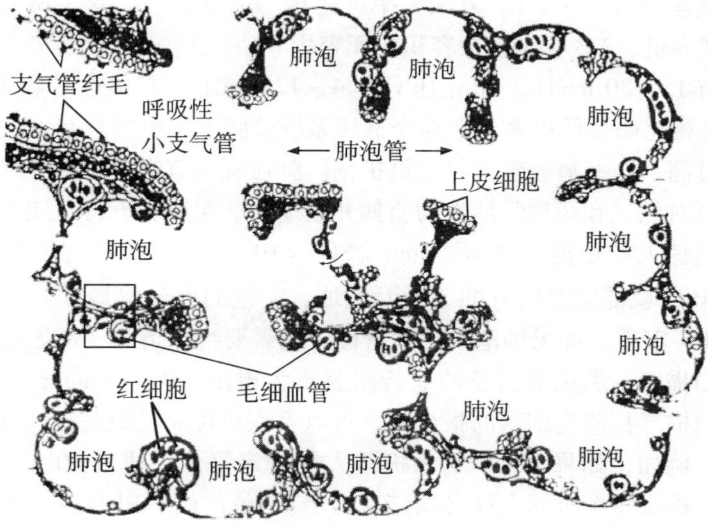

图 8－12　肺泡结构示意图

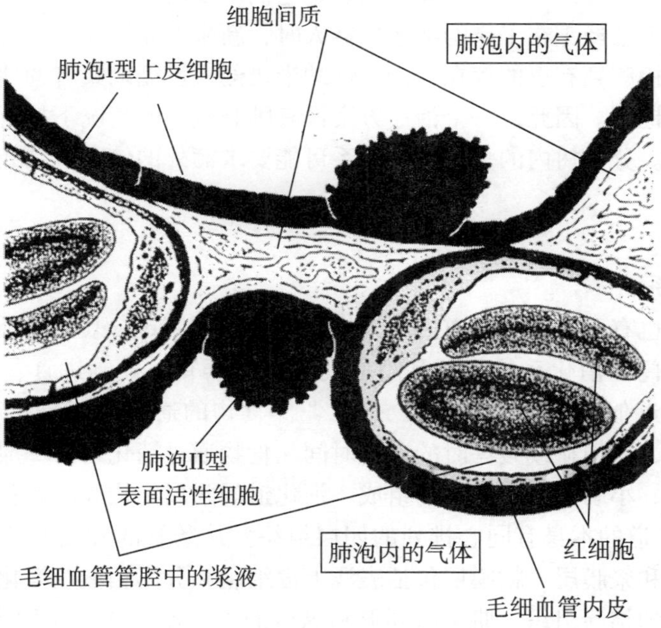

图 8－13　肺泡壁结构示意图

肺泡壁含有毛细血管。毛细血管内皮层与肺泡上皮层之间仅有一层基底膜和含有间质液体和疏松网状结缔组织的很薄的间质空间。在许多地方没有间质，肺泡上皮与毛细血管的内皮发生融合，二者的总厚度还不到 1 μm。有些肺泡壁上有孔隙，允许空气在肺泡之间流动。这在有些病理情况下，如某些疾病引起肺泡闭塞时，使空气由病理肺泡流向正常肺泡，实现正常的气体交换具有重要意义。

在休息状态下，每分钟有 4 L 空气出入肺泡，而 5.4 L 的血液，也即整个心输出量的血液也在一分钟内流过肺毛细血管。肺毛细血管的总长约 2400 km，总容积约 150 cm^3。在强度锻炼时，流向肺泡的空气可增加至 120 ~ 160 L/min，流过肺毛细血管的血液增加至 25 ~ 30 L/min[63]。每次呼吸吸入的空气容积（静息潮气量）为 0.4 L，呼吸频率为 18 次/分，睡眠时为 12 ~ 15 次。在最强烈的锻炼过程中，每次呼吸的气流容积可达 3.2 L，呼吸频率可达 62 次/分[10]。人类的两肺可容纳 6 L 气体，其中有 3.7 L 为最大吸气容量，2.3 L 为残余容积或死容积。

肺动脉收缩压只有 15 ~ 30 mmHg，舒张压只有 4 ~ 12 mmHg，与体循环收缩压 100 ~ 150 mmHg、舒张压 60 ~ 100 mmHg 相比明显低得多[9]。这个低压系统使肺毛细血管具有更大的顺应性和可具有更薄的管壁，如果血压过高，这些薄壁管道将会被扩张。肺血管具有丰富的神经纤维，但大部分缺乏神经和化学控制，虽然也对低氧和药理学活性物质如儿茶酚胺、组胺和五羟色胺等[9]。

气道航行图可以是惊人的小型，只需要 $\log_2$（300×10^6）≈ 28 比特就足以特别地指明每一个肺泡，只需要 8.4×10^9 比特就能储存所有的 3 千万地址。完整的可分辨最末分支的呼吸性细支气管的分支图仅需要储存于 10^7 字节。如果肺泡内的大量位置也需要特殊指明，例如需要对一个癌前病变的上皮细胞进行寻找性扫描时，那么所需要的航行图就要大得多。但是 Phonix 指出，如果纳米机器人被授予在某些细胞群扫描寻找癌变细胞的指令时，可以容积单位对组织进行连续扫描，此时只需指定较小数目的特殊地址。例如，如果 10^7 个纳米机器人被指定每个完成对 30 个肺泡进行扫描的任务，在连续的组织容积内，那么每个机器人就必须储存一个 23 位的硬编码的核心地址加上一个 5 位的肺泡扩展地址（每个肺泡总位数为 28 比特）。对于每一个被发现的癌细胞需要一个 30 位的细胞地址。这些地址仅为一个中度的存储需要。另一方面，缺乏个体指令的作一般勘察的纳米机器人可以沿它们所通过的支气管分叉和支气管进入肺部，并以此确定它们所发现的癌细胞的最终地址。在到达支气管系统终末和遇到另外一个已经正在工作的纳米机器人时，新来者先运动到后者的位置，再继续寻找其自己的新的地址。一旦检测到有癌的存在，治疗性纳米机器人可循勘察者的地址到达特异的癌细胞而不需要其余部位的详细地图。因此，一个治疗方案没有肺脏全图的情况下执行，但是个体化的搜寻区域的指定可能比较困难。分支树内的多方面的联系可能要求额外的储存位数或需要对勘察后的资料进行压缩。

8.1.4 消化管道系统

医疗用纳米机器人也有可能经消化道进入人体。消化道是一6 m 长的粘液粘膜性的消化管。消化管起始于口而终结于肛门。消化系统包括其附属的腺体和器官，控制进食、咀嚼、消化、吸收及排便。一个胃肠道系统的近似定量可参考相关文献[456]。食物的通过时间是对于正常的消化过程而言的，不包括病理情况下，如便秘或腹泻时的通过时间。食物通过消化道的一般性过程十分简单。消化道由口、咽、食管、胃、小肠、大肠和直肠组成。消化道的附属结构和腺体包括唾液腺、肝脏、胆囊和胰腺（图 8 - 14）。管道的本身有同心排列的四层组织。从肠管的腔面开始，这些组织层依次为粘膜层、粘膜下层、肌层和浆膜层。粘膜层包括表浅上皮细胞和分泌粘液及消化液的细胞，粘膜下层主要是含有血管和淋巴管的结缔组织，肌层由环形和纵行的平滑肌组成，浆膜为肠壁顶层和脏层腹膜。整个消化道的肠管、腺体和肌组织都有来自不随意或自主神经系统的神经支配，也受来自肠道本身和身体其他部位腺体所分泌的激素的调节。

想象一下一个纳米机器人在消化系统全长中巡航过程中所‘看到’的景象是有趣的和有意义的。其旅程自口部的口轮匝肌开始，在口中食物（典型粘度为 0.01 ~ 100 kg/m - s[64-68]）被咀嚼并与唾液混合。口中有三对主要的唾液腺（腮腺、舌下腺和颌下腺），及其他的小唾液腺包括唇颊、磨牙、舌及腭腺等[69]。纳米机器人参考其所携带的航行图，首先对位于齿弓内前部、通向位于下颌骨下方的核桃大小的颌下腺的 1 mm 宽，25 mm 长的管道进行探索。颌下腺为由几千个分离的被称为腺泡的分泌单位组成的腺体。每个腺泡的微管组成一个实质性单位，叫做 salivon[69]。Salivon 腔互相融合形成越来越大的导管，最终到达主唾液管，开口于口腔。所有各级的唾液管都有可收缩性的肌上皮细胞和基底膜。舌下有许多来自舌下腺的导管，直径 0.5 mm，长度 5 mm。这种小腺体位于口腔的底部。在口腔顶部，有一对来自腮腺的导管。腮腺是最大的唾液腺，位于每侧耳的内前方。

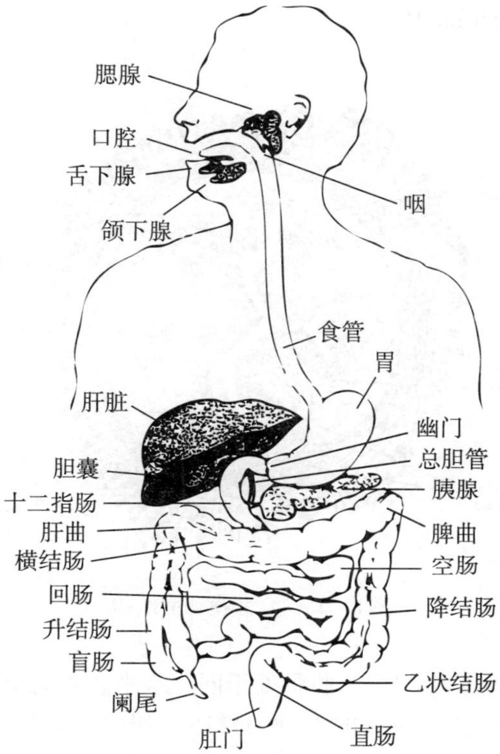

图 8－14　消化道概观

左右两侧的六个大唾液腺可对口腔粘膜受到的机械、温度和化学刺激发生反应或作为精神刺激和嗅觉刺激的结果，每天产生 500～1500 cm^3 的唾液[70,71,72]。在清醒状态下未受刺激时唾液流出量为 10～50 cm^3/h，睡眠时为 1～2 cm^3[70,73]，但在进食时可增加至高达 290 cm^3/h[74]。唾液比重为 1.01～1.02，平均粘度为 4×10^{-3} kg/m－s，但在食欲过盛患者粘度可增加至 7.4×10^{-3} kg/m－s[75]。唾液 pH 值在 5.6～7.6 之间，平均为 6.8[74,71]。唾液腺中有大量的化学能可用作在此巡航的纳米机器人的动力。这些化学能源在刺激性分泌时包括 1.96（1.13～2.81）$\times10^{-4}$ g/cm^3 的葡萄糖；7.5（2.5～9.0）$\times10^{-5}$ g/cm^3 的胆固醇和（2～4）$\times10^{-3}$ g/cm^3 的蛋白，在非刺激性分泌时包括 1×10^{-3} g/cm^3 的葡萄糖和 8×10^{-3} g/cm^3 的胆固醇[76]。唾液含水 99.4%（99.1%～99.6%）[74,585]，但是管中的分泌液中的各种成分含量的变异足以使化学成分研究中在各段导管和各腺体之间进行对比。例如，颌下腺分泌来自腺体粘液细胞的粘多糖 2.7（0.8～6.0）$\times10^{-3}$ g/cm^3，还含有小量来自浆液细胞的重要的消化酶－淀粉消化酶。与此相比，腮腺为纯粹的浆液性腺体，不分泌粘液，而舌下腺则主要分泌粘液[74,46]。唾液微生物的含量约为 $10^6/cm^3$[77]。

食物经过咀嚼、湿润之后，成为半液体状态，舌头将其卷成 1～10 cm^3 的食团[67]，并向后推送至咽部。在吞咽动作期间，腭垂被推向后，紧靠咽后壁使鼻咽通路闭塞。此时咽向上抬，会咽向后折叠，形成一个保护性的楔形物将气管盖住。然后食管开放，接纳食物，肌肉呈波浪状收缩将食团输送至胃。这些波浪性收缩的强度足以对抗至少几克的负向垂直加速力。食管的纳米水平测定表明，这种收缩在食管的远端可使压力达 190 mmHg[78]。伴随每次吞咽动作，有 2 ~ 5 cm^3 的空气可被同时吞入[60]。

像口和咽一样，食管有粘液被覆的复层鳞状上皮。图 8 – 15 是一食管横切面，表现有若干皱褶，可允许有放射性的牵张。注意在没有食物存在时，管道由于挤压而几乎完全关闭。食管管道很容易被扩张至 1 ~2 cm 宽，使食团或饮水通过。食物由食管底部进入胃的过程由被称之为下段食管或贲门括约肌的环形肌肉的开放或闭合所控制。在食物到达时，贲门括约肌松弛，开口增宽，使食物被压于胃中。正常的括约肌压力为 10 ~50 mmHg[60,78]。

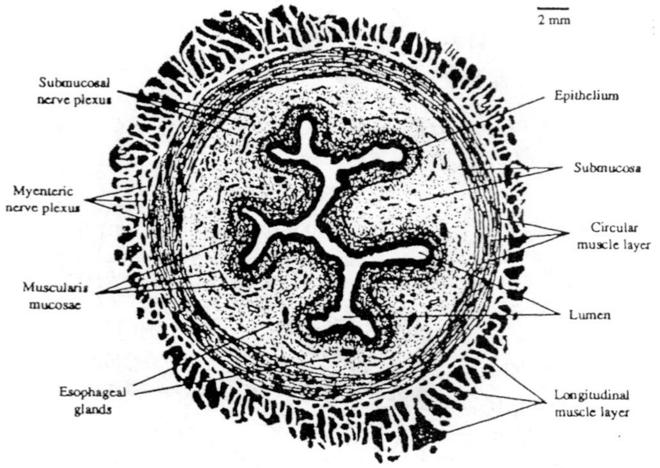

图 8 – 15 食管横切面结构

胃呈不规则的梨形袋状，与最低部位的肋骨处于同一水平。胃的上端刚好位于心脏下方。胃的中央部分又称为胃体，上部汽球状朝向左侧的部分为胃底，朝向右侧的狭窄部分为幽门（幽门部可占胃的下 1/4）。胃的上部通常含有气体，即使是在胃排空以后也是如此，其位置可以轻度高于贲门括约肌。但是当人处于直立状态和胃内充满食物时，胃呈管状且几乎采取垂直位。

当受到很大程度的牵拉时，正常男性的胃可储存 1000 cm^3 之多的食物，在体格特别高大的人，可储存的食物量可达 1500 cm^3。在新生儿，胃仅可储存 60 cm^3 的食物[46,79]。但是，500 cm^3 的食物通常就可以使人产生饱的感觉[46]。已排空的胃的内壁具有纵行扩张皱褶，称作胃皱襞。当胃充满食物的时候，皱襞变平消失，此时的胃粘膜面积为 600 m^2。

胃内衬的最表面的上皮层为胃粘膜，厚度约数毫米。几乎所有的衬在胃表面的上皮细胞为分泌粘液的单层柱状粘液细胞。胃粘液的粘性特别大，厚 50 ~ 100 μm[80]，对胃本身分泌的消化液和胃酸的抵抗力很强。胃对各种食物成分几乎是不通透的，因此食物成分的透壁吸收非常轻微，但胃确实能够吸收小量的水分、电解质和某些药物，如阿司匹林和乙醇。

胃粘膜含有胃的分泌性细胞。这些细胞排列成小管状单位，自胃腺体延伸到胃的粘膜表面。在这些腺体中，主细胞或酶原细胞为单层柱状细胞，形成小管的连续性内衬上皮，分泌重要的蛋白消化酶如胃蛋白酶和糜蛋白酶及消化脂质的酯酶。壁细胞散在于小管主细胞之间，分泌 0.5% 的盐酸溶液[70]。神经丛和促胃液素和组胺[71]等激素可以刺激胃的运动和胃消化液的分泌和流动。

3500 万的胃腺每天分泌 1 000 ~3 000 cm^3 的胃液[72]。这些胃液中总有 50 cm^3 在胃中残留，即使是在长时间禁食的情况下[70]。年轻成人胃液的分泌速率禁食时男性平均 77 cm^3/h，女性平均 70 cm^3/h；睡眠时男性 54 cm^3/h，女性 38 cm^3/h；进食后男性 114 cm^3/h，女性 99 cm^3。这种胃液分泌的性别差异至少部分是因为平均体重的不同所引起的。胃液含水量 99%，比重 1.006（1.004 ~1.010），pH

2.0[74,71]。胃液中的糖含量为（0.33～1.19）$\times 10^{-3}$ g/cm^3[74]。

如果胃内容物已排空一段时间，胃就开始收缩，产生不舒服的感觉（饥饿感）。进食之后不久，这种感觉就会终止，并发生胃的蠕动性运动。这是一种环形的胃中部胃壁的收缩。这种环形收缩向着胃幽门部进展。这些混合波每3分钟发生一次，每次自其起始部位到幽门需要时间约1分钟。整个胃可同时存在3～4个蠕动波。这种对食物的混合可产生气过水声，因为胃内总有少量的气体存在。

经过充分搅拌的食物，现在称之为食糜，通过幽门瓣被排入十二指肠。神经和激素信号如肠胃酮，常常是由十二指肠发起，但也有部分是由胃发起。这些神经和激素信号控制着幽门括约肌收缩的程度，从而控制食物自胃排入十二指肠的速度。

从幽门括约肌向下约8～10 cm，有十二指肠乳头。在乳头的顶部有小孔，小孔有肌纤维环绕，形成所谓的奥狄（Oddi）括约肌。奥狄括约肌外有直径为6 mm的法特壶腹，紧接法特壶腹的是直径3 mm，长60 mm的胆总管，将来自肝、胰等脏器的分泌物直接排入十二指肠。大约在法特壶腹向上10 mm，胰管转向身体的左侧，行走15 mm到达胰脏，自此进入胰腺，穿过胰腺的全长，约90 mm。在有些患者，较为狭窄的附属胰管（引流胰头分泌物的导管）自胰腺发出15 mm后到达十二指肠乳头上游25 mm处开口于十二指肠。胰腺每天分泌1000～1500 cm^{3}的胰液[30,72]。这种液体主要含有胰酶，是3种消化 酶的混合物，包括消化蛋白的胰蛋白酶、消化脂肪的酯酶和消化淀粉的淀粉酶。胰液的比重为1.008，平均粘度为1.61 $\times 10^{-3}$ kg/m－s（慢性胰腺炎患者可达5.8 $\times 10^{-3}$ kg/m－s[81]）。pH值7～8。葡萄糖含量0.85 $\times 10^{-4}$ g/cm^3[74]。来自二指肠的促胰激素刺激胰液的分泌。肠促胰激素是十二指肠粘膜受到由胃排出到十二指肠的部分被消化的食物的刺激而分泌。

从胆总管向上55 mm处，通过Boyden括约肌，就是胆囊管。胆囊管直径2 mm，长35 mm。在此分为两支，朝向右侧的分支经螺旋瓣膜进入胆囊。朝向左侧的分支继续延伸成为25 mm长的肝总管，然后分为左右两肝管。肝管直径约2 mm，直接通向肝脏。每支肝管向上行走，约有50 mm长。有的患者肝脏和胆囊管之间还有一些直接联系，叫做路施卡管（胆囊腺管）[69]。

胆囊是一个长7～10 cm的梨形袋状有弹性的中空器官，由肌组织和粘膜组成，位于肝脏右叶之下，下部肋骨之后。胆囊的功能是储存肝脏不断分泌的胆汁。胆囊管可输送胆汁的出入，依奥狄括约肌是开放或者关闭的情况而定。肝脏每天分泌800～1000 cm^{3}胆汁[30]，但胆管只向十二指肠输送500 cm^3[79]，其余部分胆汁分流进入胆囊。在非消化期间，肝脏分泌的胆汁也都流入胆囊储存起来。胆囊可储存50 cm^{3}胆汁，但其储存胆汁的浓度比肝脏分泌的原胆汁高10倍。胆囊可吸收胆汁中的水分和盐类，吸收量达90%以上。胆囊壁上平滑肌的收缩可使胆囊内的胆汁排空。胆囊壁在胆汁不被排出肠腔而使胆道内压力增高时，胆囊可以松弛，以免过高的胆道内压力对肝脏造成损伤。食物在消化道内是引起胆汁的分泌和排出的自然刺激物。高蛋白食物引起胆汁流出的作用最强，高脂肪或混合食物的作用次之，而糖类食物的作用最小。胆囊排空受神经及体液激素的调节。对胆囊具有调节作用的激素在食物的消化中需要胆汁时分泌。这些激素主要包括促胃液素、促胰液素、胆囊收缩素、促胰霉素等。促胃液素可通过血液循环直接作用于肝细胞，引起胆汁分泌，也可先引起胃酸分泌，然后再由盐酸引作用于十二指肠粘膜，使其释放促胰液素而起作用。促胰液素主要是促进胰腺分泌，但它还有刺激肝胆汁分泌的作用。但由促胰液素引起的胆汁分泌的增加主要是量和HCO_3^-含量的增加，而胆盐的量并不增加。在蛋白分解产物、盐酸和脂肪的作用下，小肠上部的粘膜可释放胆囊收缩素和促胰液素。二者通过血液循环兴奋胆囊，引起胆囊的强烈收缩和奥狄括约肌的开放。和胰液的分泌一样，进食动作和食物对胃、小肠的刺激，均可通过神经反射促进肝胆汁分泌少量增加，并使胆囊的收缩有轻度的增强。反射的传出途径是迷走神经，切断两侧的迷走神经可阻断神经反射引起的胆汁排出的增加。另外，迷走神经可释放乙酰胆碱直接作用于肝细胞增加其胆汁分泌和胆囊收缩，还可通过释放促胃液素从而引起胆汁的分泌增加。

胆汁是一种苦味的黄色液体，促进脂肪的乳化、消化和自肠道的吸收，激活胰脂肪酶，刺激肠道的运动和抑制肠内容物的发酵。胆汁的比重为0.998～1.062，绝对粘度为0.843～2.342 $\times 10^{-3}$

kg/m－s，肝胆汁 pH 为6.2～8.5，平均7.5，胆囊胆汁为5.6～8.0，平均6.0[74]。肝胆汁含有1.7～5.2×10^{-4} g/cm^3 的糖类，和1.2（0.8～1.7）10^{-3} g/cm^3 的胆固醇，胆囊胆汁则含有 8×10^{-4} g/cm3 的糖类和6.3（3.5～9.3）×10^{-3} g/cm^3 的胆固醇[74]，另有0.3%～3%的脂类[70]。肝胆汁和胆囊胆汁在化学成分含量上的不同，可作为纳米粒子和纳米机器器官选择性的化学基础。

小肠自胃幽门向下延伸，直到消化道的大肠段，占有腹腔大部分容积。小肠可分为十二指肠、空肠和回肠段。活体的小肠约3～5 m长。小肠的横切面可分为浆膜层、肌层和粘膜层（图8－16）。大约90%的消化作用和吸收作用发生于小肠，包括每天多达6 L来自吞咽的唾液、摄入的水分、由胃分泌的酸性液体、肝脏分泌的胆汁、胰腺分泌的胰液及上段小肠本身所分泌的肠液等的液体的吸收。食物通过肠道的动力来自肠壁平滑肌的收缩。小肠的运动形式有3种，包括紧张性收缩、分节运动和蠕动。

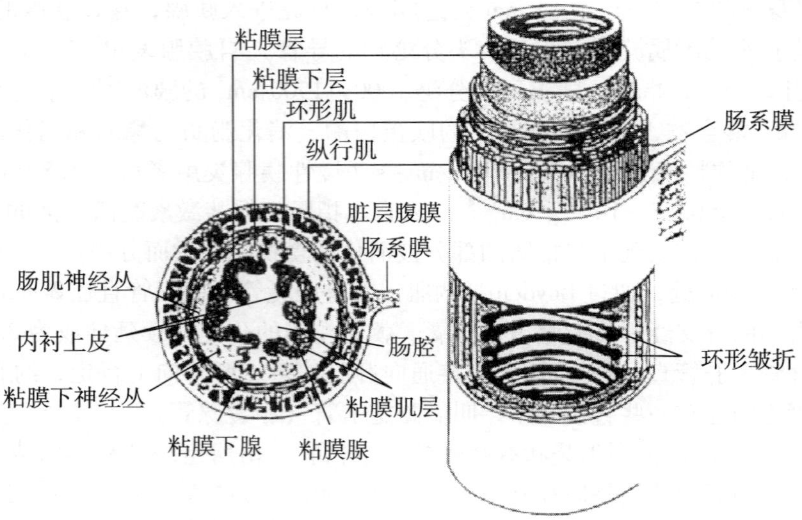

图8－16 小肠横切面结构

紧张性收缩：小肠平滑肌的紧张性是其他运动形式能够有效地进行的基础。当小肠紧张性降低时，肠腔易于扩张，肠内容物的混合和运转减慢；相反，当小肠紧张性增高时，食糜在小肠内的混合和转运就加快。

分节运动：这种运动是以环形肌为主的节律性收缩和舒张运动。在食糜所在的一段肠管，环形肌在许多点同时收缩，把食糜分割成许多节段。随后，原来收缩处舒张，而原来舒张处收缩，使每个节段又分为两半，而邻近的两半就又合拢形成一个新的节段。如此反复进行，食糜得以不断地分开，又不断地混合。分节运动的向前推动作用很小，它的作用在于使食糜与消化液进行充分的混合，便于化学性消化；可以使食糜与肠壁紧密地接触，为吸收创造良好的条件；此外它还能挤压肠壁，有助于血液和淋巴的回流。分节运动在空腹时几乎不存在，进食后才变得强大起来。在小肠各段，分节运动表现有一个活动梯度，即小肠上部频率较高，而下部频率较低。在人类，上段空肠的分节运动频率一般为每分钟11次，回肠末段为每分钟8次。这种活度梯度对于食糜的向下推进具有一定意义。

蠕动：蠕动是将食糜向下推进的一种运动。小肠的蠕动速度很慢，每分钟约1～2cm，每个蠕动波只把食糜推进一段短距离，约数厘米后即消失。蠕动的意义在于使经过分节运动的食糜向前推进一步，到达一个新的阶段，再开始分节运动。小肠蠕动在进食后大增加。此外，在小肠还有一种常见的进行速度很快而传播较远的蠕动，称为蠕动冲。蠕动冲可以把食物从小肠始端一起推送到小肠末端，甚至可至大肠。这种蠕动冲可由进食时的吞咽动作以及由食糜进入十二指肠而引起。在十二指肠和回肠末段，还可出现逆蠕动，其运动方向与蠕动相反，因此食糜可在这两段肠管内来回移动，有利于食糜的充分消化和吸收。但有人认为，在正常情况下，逆蠕动很少或并不发生。

十二指肠是小肠的第一段，呈马蹄形环绕胰头。来自胃的酸性食糜在暴露于碱性的胰液和胆汁后即被中和。因此，食糜的 pH 在十二指肠段不断地增高。这种 pH 差异对于设计纳米粒子和纳米机器人对肠道特殊部位的选择性可能是一有用的化学基础。十二指肠腺仅存在于十二指肠。十二指肠腺曲折而有分支，其粘膜所含的分泌物的 pH 为 5.8～7.6，比重为 1.01，胆固醇浓度变异很大，为（0～31.5）$\times 10^{-4}$ g/m－s[74]。在没有受到刺激的情况下，分泌量为 30 cm^3/h，当受到胰酶刺激时，男性可上升到 181 cm^3/h，在女性可上升到 126 cm^3/h[74]。

在空肠，脂肪、淀粉和蛋白降解为它们的最小构件分子或微小粒子，并被小肠的上皮细胞所吸收。尤其令人感兴趣的是，糖的吸收主要发生于小肠的上游部分，特别是十二指肠和上段空肠。所以食糜中的葡萄糖浓度在空肠中达到高峰，然后迅速地下降。这是因为具有各种分子大小的淀粉在吸收之前都在此肠段被酶解成其最简单的单糖，虽然二糖并不容易被吸收。胆固醇主要在空肠被吸收。

在回肠，水分和钙、其他矿物质及维生素尤其是维生素 B_{12} 一起被吸收。胆汁在回肠被重吸收，经门静脉和胸淋巴导管系统再返回肝脏。脂肪在回肠也较在十二指肠和空肠更容易被吸收。小肠的这些空间差异性吸收的性质产生大量的肠腔内的化学物质的浓度梯度，有助于肠道内纳米粒子和纳米机器人在肠腔内的定点巡航。

还有 4 个身体形态学特征可能使位于或已通过肠表面的纳米粒子或纳米机器人所遇到。首先是在所有肠段的腔壁上，分布着许多淋巴结或淋巴滤泡等淋巴样组织。这些淋巴样组织可以是一个孤立的结样结构，可延伸到小肠的粘膜下层。这些组织平均粒径为 0.4～2 mm，每平方厘米的小肠组织可含有 3～5 个淋巴结，全身可有 2 400～4 500 个[28]。越靠下段的肠管，淋巴越大而且数目也越多。集合淋巴结只发现于回肠的下段。集合淋巴结穿过粘膜层，经常位于相对于肠系膜附着部位的小肠壁一侧。这些卵圆形的集合体，叫做 Peyer 结。结体略微突出肠腔面，长 12～38 mm，宽 8～25 mm，方向与肠管的方向平行，指向下游[38]。每个结都含有不同程度融合的 8～60 个淋巴结[38]。全身可有 20～30 个 Peyer 结[38]。

小肠的第二个形态学特征是肠粘膜上密密麻地布满约 1 亿个凹坑样结构，叫做小肠腺或 Lieberkuhn 隐窝。隐窝的深度在小肠起源处的粘膜附近为 100 μm，在肠管下游的大肠段可达 700 μm[82]。肠腺每天分泌 2～3 L 液体[30]。肠分泌物为 pH 7.6 的碱性液体，渗透压与血浆相似，但含有大量自肠粘膜脱落的细胞碎片。肠分泌物也含有粘液和消化酶包括用以激活胰液中的胰蛋白酶的肠激酶、分解麦芽糖为葡萄糖的麦芽糖酶、降解已被胃蛋白酶和胰蛋白酶降解成蛋白片段的肠肽酶、将蔗糖分解成一分子果糖和一分子葡萄糖的蔗糖酶、分解乳糖成一分子半乳糖和一分子葡萄糖的乳糖酶及消化核酸的两种核酸酶，包括核糖核酸酶和脱氧核糖核酸酶。小肠的分泌是经常性的，其分泌活动受神经体液因素的影响。食糜及食物消化产物对肠粘膜的局部机械性刺激和化学性刺激，可引起小肠液的分泌。化学物质中的胃酸、肥皂、蛋白胨和糖等，都是肠液分泌的刺激物。一般认为，这些刺激是通过肠壁内神经丛的局部反射而引起肠液的分泌的。刺激迷走神经可引起十二指肠腺的分泌，但对其他部位肠腺的分泌作用不一致。有人认为，只有在切断内脏大神经，取消抑制性影响后，刺激迷走神经才能引起胰液的分泌。在食物刺激下，胃肠粘膜分泌的促胃液素、促胰液素、抑胃肽等多种激素经实验证明也有促进小肠分泌作用。近来一些研究指出，进食后小肠粘膜内还可能形成一种激素，通过体液途径使小肠液的分泌量和含酶量都增加。这个物质曾由小肠粘膜中提出，称为促肠液素。

小肠微解剖结构的第三个特征是肠粘膜表面有绒毛，总数约 500 万个（图 8－17）。每条绒毛都有指状向外的粘膜，平均有 200 μm 宽，1000（500～1500）μm 长。十二指肠和空肠的绒毛都较回肠者长度较长，数量较大[848]。这些绒毛使小肠的吸收面积大增加。加上绒毛，小肠的有效吸收面积可达 10 m^2。绒毛的形态在十二指肠近端为叶状，在回肠上段变为舌状，最后在回肠变为细长的指状[83]。这些绒毛的形态学特征对于纳米机器人的选择性识别可能具有意义。绒毛的表面有一单层柱状上皮，与其吸收功能相适应。绒毛含有毛细血管环，一个中央淋巴管和结缔组织。每根绒毛还有纵贯绒毛全长的平滑肌带。禁食期间，绒毛呈扁平状贴于肠粘膜表面，些时也不活动。在消化期间暴露于肠内容物时，绒毛变为直立，在节律性缩短和伸长运动的驱动下，不停地摆动。这些运动促进血液和淋巴液的流动，并通过对邻近肠液的机械性搅拌作用促进食物的吸收。

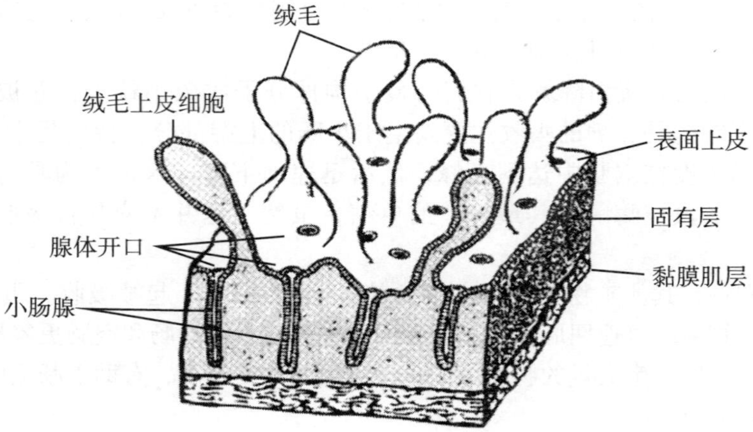

图 8－17 小肠表面及其绒毛示意图

小肠微解剖结构的第四个特征是在普通显微镜下小肠吸收细胞，即单层柱状细胞的顶端有明显的纵纹。用电子显微镜观察，纵纹乃是柱状细胞细胞膜的突起。称为微绒毛（图 8－18）。微绒毛长度约 1μm，直径约 100 nm[28]。人的肠绒毛上，每一柱状上皮细胞可有 1 700 条微绒毛。由于微绒毛的存在，使小肠的有效吸收面积增加 14%～39%。绒毛和微绒毛一起，使小肠的吸收面积总共增加 600

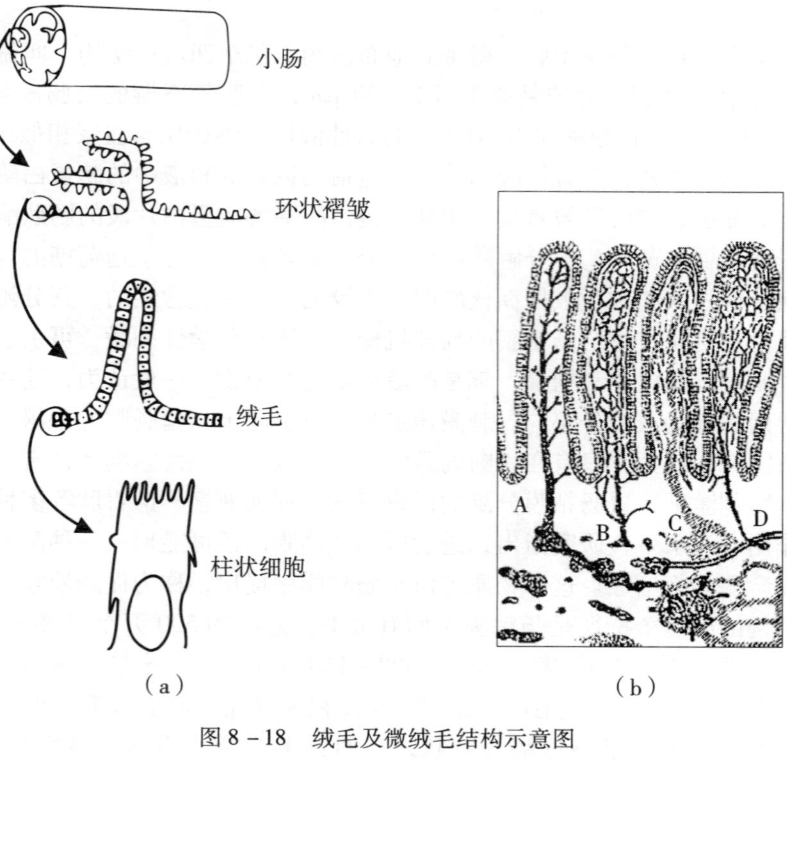

（a） （b）

图 8－18 绒毛及微绒毛结构示意图

倍以上。

紧接回肠就是大肠的源头。食糜通过回盲瓣进入盲肠，盲肠即大肠的盲端。回肠与盲肠交界处的环形肌显著加厚，起着括约肌的作用，因此又称为回盲括约肌。安静时括约肌部分的肠腔内的压力高于结肠约20 mmHg。回盲括约肌在平时保持轻度收缩状态。对盲肠粘膜的机械性刺激或充胀刺激，可通过肠肌局部反射，引起括约肌收缩，从而阻止回肠内容物向盲肠排放。进食时，食物进入胃，即引起胃回肠反射，当蠕动波到达回肠末端数厘米时，括约肌便舒张。每次蠕动波到达时，大约有4 ml食糜由回肠被驱入结肠。促胃液素也能引起括约肌压力下降[30]。总的看来回盲括约肌的功能是防止回肠内容物过快地进入大肠，延长食糜在小肠内的存留时间，因之有利于小肠内容物的完全消化和吸收。此外，由于回盲括约肌具有活瓣样作用，因而可阻止大肠内容物向回肠倒流。小肠内容物向大肠的排送除与回盲括约肌的活动有关外，还和食糜的流动性和回肠与结肠的压力差有关。食糜越稀，通过回盲瓣也越容易。回肠发生蠕动冲或紧张性增高时，也可迫使食糜通过回盲瓣。据估计，正常情况下每天约有450～500 ml食糜排入大肠。

在人类，盲肠没有特殊的作用。在盲肠的底部，离回盲瓣20～30 mm处有一小小的附属物，即阑尾。阑尾是一个卷曲的退化了的遗迹，没有明确的生理作用，倒是常常被堵塞或感染，引起阑尾炎。

大肠几乎没有消化作用。大肠的任务是吸收来自食糜中的未被小肠吸收的剩余水分和电解质。每天在升结肠中有2 000 ml的疏松水样物质中的水分被吸收，这些物质因而这些物质的密度增加，并被暂时储存于横结肠。每天进入结肠中的500～1500 ml的水中，有100 ml被吸收。这种吸收主要发生于盲肠和升结肠[30,60]。

在结构上，结肠管有许多皱襞呈袋状。结肠带有16 mm长，沿肠管纵轴延伸。每个结肠带的内部，由于反向的半月形折叠（与外表面上的皱褶相应）而受到限制。这种限制作为一种机械性缓冲，牢牢地控制住粪便而对抗侧向加速度。由结肠隐窝结肠带的收缩可发生一种混合运动，有些相似于小肠的分节运动。每天结肠可发生3～4次集团性蠕动，即起始于横结肠中部，驱使较多的固体横结肠中的内容物进入降结肠和乙状结肠。胃中的食物可以触发这种反射。除了3～12次的缓慢的蠕动，大肠在两餐之间没有其他明显的活动[32]。

结肠的粘膜上皮有一单层的柱状细胞，其中有一些已特化为单细胞粘液腺，即杯状细胞。结肠给粪便包裹上一层薄薄的粘液层，以保证其顺利运动。粘液层的厚度经测定在升结肠为107 μm，在直肠则上升至155 μm[84]。大肠没有绒毛，也没有环形的折叠[85]，尽管结肠表面的吸收细胞有很细的层状缘，也即微绒毛[69]。结肠上有肠腺存在，但这些腺体主要分泌粘液。淋巴样组织以散在的孤立淋巴结的形式存在，没有集合淋巴结。

肠道中的菌群[86]对于纳米机器人的循环定位也具有一定的指导意义。从食管开始到回盲瓣，上消化道相对来说是无菌的管道，但也有少量的细菌存在。这是因为主要起消化食物作用的胃酸可以作为杀菌剂而抑制了肠道细菌的生长。但人类的结肠，至少含有400种以上的细菌[77,87]，其中至少有5类与肠道活跃微生物区系有关。这些细菌这些细菌使剩余的碳水化合物发酵，产生更多的维生素（如维生素K和B_{12}）及有用的氨基酸。这些维生素和氨基酸在结肠中吸收。因此，这些细菌与人类的关系有很大的共生性质。结肠中的有形物质有1/3是细菌，粪便有一半是细菌构成的。

通过乙状结肠之后，最后进入直肠。直肠的肌性肠壁的收缩能力较结肠要强得多，肛门的肌层则更为坚实有力。直肠有3～4个新月形的折叠，称为直肠横襞或豪斯顿瓣膜，具有支持粪便重量的作用，防止其不受控制地向肛门运动。如果粪便到达肛门，就会引起需要排便的感觉。肛门的开放受到内、外两道括约肌的控制。肛门内括约肌为非随意肌，是由肠道肌层增厚形成的平滑肌组织。肛门外括约肌为随意肌，是由环绕直肠下部末端的孤立肌内组成的横纹肌组织。排便动作之前，需要在意识的作用下使肛门外括约肌开放，同时对腹腔用力加压。然后结肠出现蠕动波。

整段的远端结肠，从结肠脾曲到肛门，可以一次性排空。在一般人群，每周排便次数为3~12次。

一个正常成人每天排出100~200 g粪便，其中含水65%~75%，脂类物质5%~10%，其余20%~50%为细菌的尸体，正常pH值为7.0~7.5[60,70,74]。即使在禁食期间，每天也要排出7~8 g粪便。正常粪便的颜色为暗棕色，主要是因为粪便中含有粪胆素和尿胆素。二者为胆汁中的胆红素受细菌还原作用的产物。粪便中使粪便具有粘性的高分子物质是细菌糖肽[88]。

排便也可伴有或在排便之前有肠内气体即肠胃气的排出。肠胃气的正常容积为500~1500 ml/d，正常排放频率为每天6~20次[60]。肠胃气中约有500 ml的氮气及吞咽入肠胃的氧气。吞咽的空气需要约10分钟到达结肠[73]。肠胃气还含有其他气体如二氧化碳及一些可燃性的氢和甲烷。肠胃气中令人不愉快的气味主要是粪臭素3-甲基吲哚和吲哚，是氨基酸受细菌作用的分解产物，在进食高蛋白饮食时尤为明显。硫化氢和甲基硫醇对这种气味也有贡献。在消化道中巡航的纳米机器人将能够实时定量地测定这些化学物质的浓度。

具有 $(200\ \mu m)^2$ 绒毛分辨率的肠管柱状腔面的0.65 m^2 的简图只需要采用比特1600万像素和1亿3千万字节。这些资料的存在可紧密编码于0.005 μm^3 的氢氟碳磁盘，可由一个具有μm尺度的纳米机器人所携带，所需要的存储容积只需0.01~0.02 μm^3。达 $(20\ \mu m)^2$ 细胞分辨率的10 m^2 吸收面积的全图，需要采用比特250亿像素或0.2太拉字节。

8.1.5 骨组织

骨骼是唯一最大的器官系统，约代表人体总质量的14%和可以由纳米机器人巡航的容积的11%。骨性骨骼对生命器官提供支持和保护，如颅骨保护脑，脊柱保护脊髓和维持直立的姿势，肋骨保护心脏、肺脏和肝脏，盆骨保护肾脏和体内的性器官。

骨的总数量因年龄而异。在初生时，人体含有270块骨头。这个数目在婴儿期有所减少，因为有少数独立的骨节段融合为一块。从少年儿童到青春发动期，骨头的数量由于腕骨和踝骨的发育而增多。在青春后期，骨头的数量随着独立骨块的逐渐融合而再度稳定地减少。

成人的骨骼（图8-19）由206块骨组成：①颅骨29块，包括8块脑颅骨、15块面（颅）骨和6块听小骨；②躯干骨51块，包括26块椎骨（7块颈椎、12块胸椎、5块腰椎和1块骶骨和1块尾骨）；24块肋骨，1块胸骨；③肢骨126块，包括上肢骨64块和下肢骨62块。上述这些骨中，舌骨在被绞死或被掐死时可发生碎裂。骶骨由5块椎骨融合而成。尾骨由四块椎骨融合而成，是人类尾巴退化后的遗迹。锁骨是人体中最易发生骨折的长骨。盆骨也是由两块融合而成。成对的骨包括12对肋骨、8对腕骨、5对掌骨、14对指骨、7对跗骨、5对跖骨、14对趾骨、3对听骨、1对顶骨、1对颞骨、1对腭骨、1对泪骨、1对鼻骨、1对上颌骨、1对颧骨、1对下鼻甲、1对锁骨、1对肩胛骨、1对髋骨、1对肱骨、1对桡骨、1对尺骨、1对股骨、1对膝盖骨，1对腓骨和1对胫骨。体内还有数量不等的籽软骨，可有8~18块。这些籽骨小圆形的团块，嵌于某些肌腱之中，通常与关节有关。

骨骼的总质量有10 kg左右。骨骼密度平均1.45 g/cm^3，总容积为6875 cm^3（表8-7）. 骨的总外表面有约1 m^2。可采用比特25亿像素进行绘图，约需0.02太拉字节，分辨率可达 $(20\ \mu m)^2$ 的细胞分辨率。

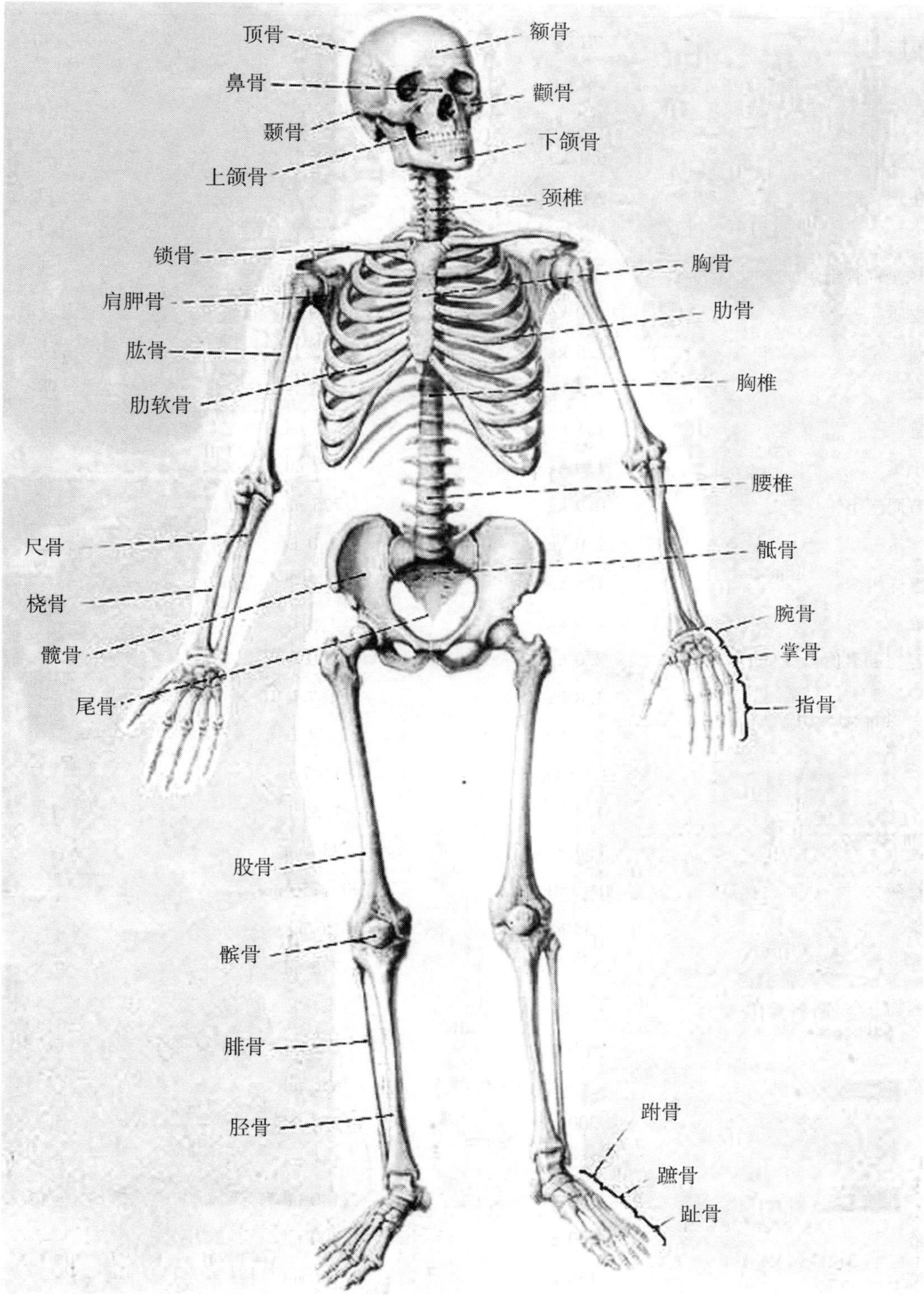

图 8－19　人类骨骼系统（正面观）

表8－7 人体器官质量、容积及大小

组织、器官或系统	总质量	总容积	大小尺度（L－cm）
成年男性人体	70 kg	60 L	~40
肌肉	30 kg	23 L	－
脂肪	10.5 kg	12 L	－
身体包被组织	6.1 kg	5.5 L	－
皮肤	2.0 kg	1.8 L	－
皮下	4.1 kg	3.7 L	－
骨骼（全部骨组织）	10 kg	6.875 L	－
骨皮质	4.0 kg	2.235 L	－
红髓	1.5 kg	1.2 L	－
黄髓	1.5 kg	1.2 L	－
软骨	1.1 kg	845 ml	－
骨小梁	1.0 kg	670 ml	－
关节周围组织	0.9 kg	725 ml	－
淋巴	2.0 kg	2.0 L	－
淋巴样组织	1.4 kg	1.35 L	－
胃肠道	2.0 kg	1.8 L	－
内容物（乳糜及粪便）	2.0 kg	2.0 L	－
血管	1.8 kg	1.7 L	－
血液	5.6 kg	5.4 L	－
肝脏	1.65 kg	1.47 L	11.7
脑	1.4 kg	1.35 L	11.1
神经干	34 g	330 ml	－
脑脊液	90~150 g	90~150 ml	－
脊索	38 g	36 ml	－
肺	825 g	775 ml	9.8
内容物（气体）	8 g	6.0 L	－
心脏	330 g	300 ml	6.7
心室	－	450 ml	－
肾脏	300 g	270 ml	5.2
脾脏	155 g	145 ml	6.6
膀胱	150 g	140 ml	~12
尿液	500 g	500 ml	－
消化液	150 g	150 ml	－
胰腺	110 g	100 ml	4×15
唾液腺	50 g	48 ml	2.0
滑膜液	50 g	50 ml	－

续　表

组织、器官或系统	总质量	总容积	大小尺度（L－cm）
牙齿	42 g	14 ml	0.8
甲状腺	40 g	36 ml	3.3
睾丸	40 g	37 ml	2.6
子宫（处女/孕期）	35/110 g	30/100 ml	~5
眼球	12 g	10.8 ml	2.4
毛发	21 g	16 ml	－
前列腺	20 g	18 ml	2.6
肾上腺	20 g	18 ml	2.1
胸腺	16 g	14 ml	2.4
卵巢	8 g	7.2 ml	1.5
胆囊	7 g	7.0 ml	3×8
胆汁	50 g	50 ml	－
指（趾）甲	1.1 g	0.9 ml	0.3
垂体腺	0.61 g	0.57 ml	0.8
松果体	0.2 g	0.18 ml	0.5
甲状旁腺	0.15 g	0.14 ml	0.3

更为有趣的是，医疗用纳米机器人或纳米粒子可能在骨的内空间穿行运动。骨主要由 50 nm 长得非常致密的钙盐结晶构成。这些钙盐的硬度可与大理石相比。这些钙盐晶体由含有大量强度极大的直径 200 nm 的胶原纤维的基质维系在一起。这些胶原纤维与粘多糖粘合物一起排列成致密网状结构，有时被称为“底材物质”。在活体骨，重量的 25% 为水分，有机材料占 30%[79]。

有 3 种类型的细胞嵌合于这种矿物质结构之中，包括成骨细胞、骨细胞和破骨细胞。成骨细胞分泌组成骨基质的物质，排列于骨的外表面和骨腔的内表面。骨细胞是各种类型细胞中的数量最多者。骨细胞来源于成骨细胞。当成骨细胞被捕获于不规则的小基质腔中时叫做陷窝。在被捕获的细胞转变成骨细胞时，新骨的形成就停止，但可继续对正常骨细胞代谢提供支持。破骨细胞是一种巨大的多核细胞，覆盖骨腔表面的 3%。其功能是当旧骨需要修复时清除无用的旧骨。在细胞外液中需要较多钙时，破骨细胞可受甲状旁腺素的激活，引起骨质的吸收。骨组织处于不断地被吸收，又不断地被重建的过程之中。并以此保持骨结构的完整性。

绝大多数致密骨以同心层或层状的方式沉积。两种方式都发生于骨的表面，环绕供应营养的内部血管周围[46]。图 8－20 阐述骨组织的这种层状结构，表明含有骨细胞的陷窝处于连续的层状结构之间，并从一层交织到另一层，同时也处于直径 3 μm 的微小骨管道之间[69,83]。最大的管道（哈弗管）处于每个同心层系统的中央。哈弗管有 20 μm 宽，内有血管、淋巴管和神经通过，也经微骨管与陷窝相连。所有的骨细胞位于离毛细血管 200 μm 的范围内[83]。整个哈弗系统允许营养物质和钙流过骨内部空间，为医疗纳米机器人提供方便的巡航通道。纳米机器人可利用哈弗氏系统直接接近骨细胞和骨基质物质。

致密骨提供人体的主要骨结构强度，形成于所有骨的外表面。在较深的内部，骨变为具有更大空间的开放晶格状结构，叫做疏松骨或网状骨，但其固体部分仍具有相似于致密骨的内部结构。在肢体的长骨中，骨骺由疏松骨组成，只是表面覆有一层致密骨。骨干则几乎全部由环绕含有骨髓的腔隙的致密骨组成。覆盖整个骨组织的最外部结构是骨膜。骨膜是输送营养的纤维组织膜，包绕于除肌腱和韧带附着点之外的所有骨的表面。骨膜的外部是由带有血管的致密纤维组织，内层则含有许多成纤维细胞[85]。血管跨过骨膜进入骨质，通过称之为福尔曼小管出入哈弗管。在人类，骨组织几乎没有真正的排泄机制。

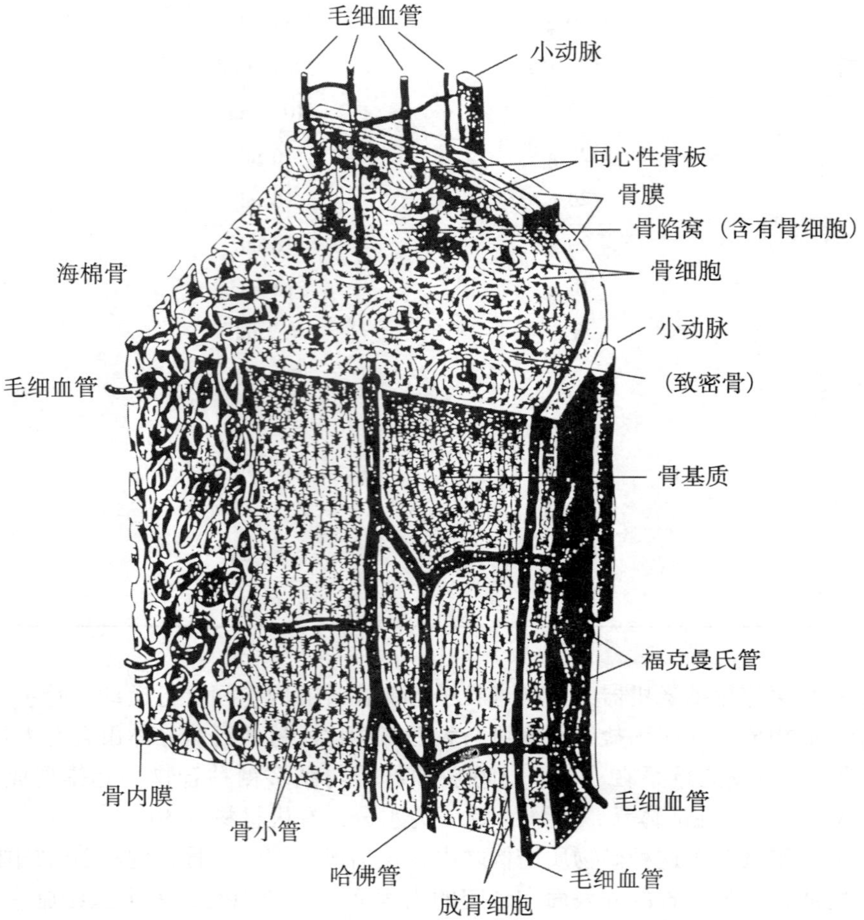

图 8－20　骨组织内部细胞结构

骨髓充满疏松骨的空间和长骨的骨髓腔，由网状组织的支持性骨架及其内血管和处于不同发育阶段的各种细胞组成。一层被称为骨内膜的薄薄的膜衬于骨髓的内腔，其结构较骨膜更为精细，但大致相似。在成人，有红髓和白髓之分[85]。红细胞和有些白细胞在红骨髓中生成。在新生儿，所有的骨髓都是红髓，但在成人红髓只存在于长骨的近端骨骺和胸骨、肋骨、椎骨和颅骨的板障的疏松骨之中。黄髓含有许多脂肪细胞，存在于长骨的骨髓腔，产生巨噬细胞和粒状白细胞。成人体内有 3 kg 的骨髓[2]，占有体积 2400 cm^3。

骨中的毛细血管密度较低，约少于 100/m^2，意味着总的骨骼毛细血管为 3×10^8，整个血管腔表面积为 8 m^2。细胞分辨水平的骨血管图将需要 0.16 太拉字节。一份能分辨整个骨骼中每个骨细胞的详图将需要 1 太拉字节。

纳米机器人在人的骨骼中可以巡游的一个有趣的空间是人类的脊柱。脊柱在男性平均 71 cm 长，在女性平均 60 cm 长，且在不同的个体具有明显较少的变异[79]。每个椎骨体具有一个环形的神经弓，脊髓即贯穿由此弓组成的脊柱腔。脊柱的切面结构如图 8－21。脊髓有约 46 cm 长，直径约 1 cm。脊髓从大脑和延髓下降通过枕骨大孔和中空的脊柱，到达第一和第二腰椎的水平，沿途发出 31 对脊神经，在最后逐渐变尖，形成椎状指向骶部，称作马尾。脊髓的本身在其中央部位为 H 形的灰质，向前延伸到脊髓前角神经根，向后延伸到后角神经根，伴随着从脑部下行或上行的白色神经纤维束。

脑脊液（CSF）充满脑室脊髓周围的蛛网膜腔。CSF 主要由 4 个脑室的脉络膜丛产生。脉络膜丛富有血管与脑室腔之间仅有一层分泌细胞之隔，因此纳米机器人有可能通过脉络膜丛接近脑室。脑脊液一旦在脑内形成，此后有大部分被脑内的蛛网膜绒毛重吸收但有一小部分仍然沿脊髓缓慢地向下游漂流，最后经脊髓的蛛网膜吸收。CSF 被称作脑内的引流系统，粗略地类似于尿液。整个系统的脑脊液约每 8.25 小时更新一次。

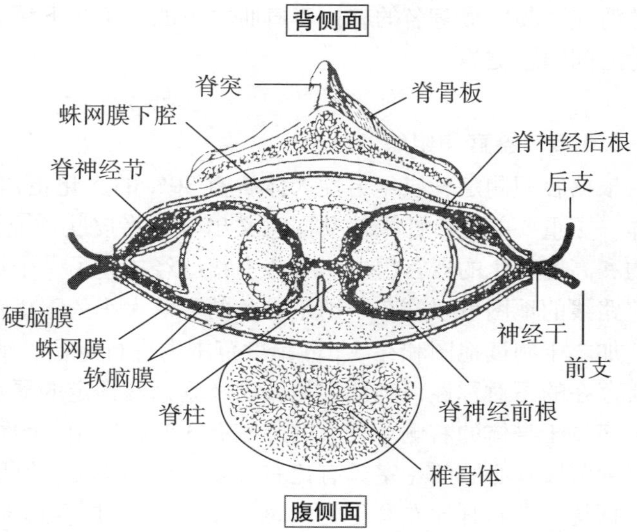

图 8－21　脊柱横切面结构

人类体内含有 90～150 cm^3 的 CSF。正常的脑脊液压力平均维持于 11 mmHg，波动于 5～13 mmHg 之间[89]。CSF 为清澈水性，正常情况下含有白细胞 1～10/μl，均为单核细胞，化学成分与血浆相似，但蛋白含量只有血浆的 0.4%。更为近似地说，CSF 为血浆的无蛋白露出液。CSF 的比重为 1.007（1.0062～1.0082）。粘度在温度为 310 K 时为 $0.7-1\times10^{-3}$ kg/m－s[90]，pH 平均为 7.4（7.35～7.40）。总固体含量 1%（0.85%～0.17%）。葡萄糖含量为 6×10^{-4} g/cm^3，胆固醇含量为（2.4～5.0）$\times10^{-6}$ g/cm^3。不含乙酰胆碱或纤维蛋白原[74]。蛋白含量从脊柱的高位到低位不断增加，在脑室为 1.0×10^{-4} g/cm^3，在脊柱上池为 1.5（2.0～4.0）$\times10^{-4}$ g/cm^3，在腰椎部位达 2.5（2.0～4.0）$\times10^{-4}$ g/cm^3[74]. 各部位 CSF 化学成分的差异可能是一种有用的化学巡航梯度。

人体内有 150 个骨关节，其中的大部分为自由运动的动关节（图 8－22）。关节中有关节球和关节穴、鞍形关节，还有约 40 个铰链关节[79]和枢轴关节。在动关节，两个或更多的骨被纤维组织带包绕而结合在一起。这些纤维组织带被称为关节囊或纤维组织囊。关节囊内衬滑液膜，关节内两骨相对处内衬一层透明软骨，称之为关节软骨。纤维组织囊由于与之相互交织的韧带而强度增加。关节腔有时延伸成袋状或隐窝或交通性滑囊。袋的形状可阻碍运动而改变。

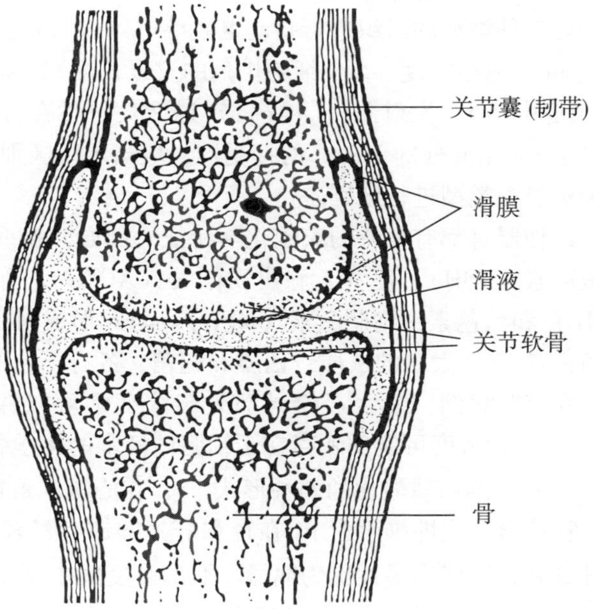

图 8－22　骨运动关节

滑液对关节具有润滑和营养作用，由滑液膜的渗出所形成，充满关节囊腔。在所有人体内关节，滑液的总量约有 30 cm^3。滑液是一种无色相似于鸡蛋白质的含粘蛋白的透明液体。人膝关节在渗透压为 11 mmHg 时含有 1.1 cm^3 的滑液。滑液比重为 1.008～

1.015；绝对粘度变化甚大，平均为160（4~800）$\times 10^{-3}$ kg/m-s；pH 7.39（7.29~7.45）；总固体物质含量3.4%（1.2%~4.8%），葡萄糖（0.7~1.0）$\times 10^{-3}$ g/cm^3，粘蛋白8.5$\times 10^{-3}$ g/cm^3，不含纤维蛋白原[74]。

体内的滑液囊约有140个，存在于任何有磨擦的地方的纤维组织内，可能至少含有20 cm^3 的额外的滑液，其中最著名的有位于肩肌之下的三角肌下囊、膝关节前方的髌骨前囊和脚跟背部的跟腱与跟骨之间的跟腱囊。

8.1.6 器官和组织

根据容积测定，成年男性人体含有30%的水化蛋白、15%的脂肪、14%的可扩张容积和13%的液体。更重要的是，如果从共同意义出发，将皮肤和血液也包括在内，人体容积的60%是由明确确定的和高度特化的器官组成。有些书籍已经描述了一个纳米机器人到达所有器官的物理性路线。描述这些路线的地图可以储存于纳米设备的中等大小的随机存储器。

加之于阅读地图和在3 μm精度范围内进行定位，纳米机器人借助于巡游网的帮助，检测人体全身所存在的不对称性，确认它是否已经到达其预定的器官。例如，心脏大多位于胸部的左侧，而肝脏则大多位于身体的右侧。较大的肺脏有3叶，有10个次级支气管节段，而左肺只有两叶和9个次级支气管节段。心脏的左室具有比右室多两倍的厚度。肝脏的右叶比左叶大得多，且具有完全不同的形状。据统计，右耳比左耳更为敏感[91]，无疑会具有解剖学上的不对称性。就连左右两侧的面容也有可区别的不对称性。

除了在这些粗略的不对称性方面，纳米机器人还有许多其他方法以确定其自己在体内的位置。例如在肾脏，组织压力（这很容易通过纳米传感器进行测定）低于紧紧包绕的肾包囊的压力；脑内的组织压力低于其周围脑脊液的压力[27]。声音在各种组织中的速度也明显不同。例如一个纳米机器人的结构中装配有声音雷达和纳秒钟，就能够测定和区别声音在脑中的速度（1550 m/s）、肾中的速度（1575m/s）和肌肉中的速度（1600 m/s）。在人类的眼睛，对于20 MHz的声波，巩膜中的声音传导速度最高，为1597×20.3 m/s。玻璃体对声音的衰减能力最高[92]。

每种组织对光波的传导也都有其独特的特征。例如，肝脏看起来明显不同于肠，因为二者对光的吸收和对光的散射方式具有明显的差异，使得对纳米机器人或纳米粒子可依据对光的吸收和散射的差异来对各种类型的组织进行自动区别[93]。散射和吸收两种测定方法对于可靠的组织区别都需要至少100 μm的路径长度（5个细胞排列的直线长度），需要几个纳米机器人之间应用时间测定脉冲进行协作。使用1 μm^2 发射器，1 pW的雷达能耗每秒在各个方向上产生达10^7 的光子，传导达10^3 光子/s到位于100 μm外的1 μm^2 的接受器，应当足以区别组织类型。另外，也可以借助于细胞膜的电传导性来对组织类型进行区别。

每种器官都有独特的宏观化学特征。例如，腺垂体含内分泌激素特别丰富，包括生长素、甲状腺刺激激素（TSH）、促肾上腺皮质激素（ACTH）、卵泡刺激素（FSH）、黄体生成素（LH）、生乳素（PRL）和黑色素细胞刺激素（MSH）。与此形成对比的是神经垂体则富含下丘脑合成的抗利尿激素和缩宫素[94]。大脑的灰质、白质和髓鞘，各有不同的磷脂成分[95]。

在有些病例，维生素的局部分布浓度是可以探测的，表8-8给出了各种组织中的维生素浓度[74]。这种浓度可能反映存在于细胞内液中的化学物质的差异或化学构成的差异。维生素B_1（硫胺素）在游离的和磷酸化的两种形式[70]，在心脏、肝脏和肾脏中的含量较高而在胃和皮肤中的含量较低。核黄素，也即维生素B_2 在肾和肝中的储存量较在其他部位或组织中为高。维生素、B_3（烟酸）在肝脏和骨骼肌中活性更为明显。肌醇高度集中于脑、肾和脾[96]。视黄醇即维生素A为脂溶性维生素，主要以酯的形式集中储存于肝脏，在肺和肾中也有小量[70]。水溶性的维生素C（抗坏血酸）在具有高代谢活性的组织中的浓度最高，在肾上腺、垂体腺和肠壁中尤为突出[70]。维生素D（胆钙化醇）最集中于皮肤[96]，而维生素 E（生育酚）则主要储存于心脏、肺脏肌肉和脂肪组织[70]。维生素 K 是凝血因子Ⅱ、Ⅶ、Ⅸ、Ⅹ合成酶的辅酶，通过结肠吸收，储存于肝脏[96]。维生素 D、E 和 K 都是脂溶性维生素。通过给纳米机器人装配足够的标记分子和敏感的化学感受器，就能够以极高的几率判别自己所处的位置。使纳米机器人携带上相应的修复工具，就有可能针对特定的组织或细胞进行修复或治疗处理。给纳米粒子进行同样的装配，就有可能使纳米粒子具有确定的组织靶向性。使这样的纳米粒子带上相应的治疗药物，就能起到靶向治疗的作用。

表 8-8　人体器官中一些维生素含量（g/cm^3）

组织	B1（$\times10^{-6}$）	B2（$\times10^{-6}$）	pp（$\times10^{-5}$）	H（$\times10^{-7}$）	肌醇（$\times10^{-4}$）	泛酸（$\times10^{-6}$）
血浆	0.01～0.09	0.03～0.04	0.02～0.15	0.09～0.16	0.03～0.07	0.06～0.35
全血	0.03～0.10	0.15～0.60	0.5～0.8	0.07～0.17	–	0.15～0.45
乳腺	0.43	2.4	1.0	0.4	2.7	3.9
皮肤	0.52	1.2	0.86	0.22	2.0	3.1
回肠	0.55	4.2	1.9	0.6	7.5	5.3
胃	0.56	5.2	1.9	1.9	7.6	6.1
卵巢	0.61	4.3	1.8	0.25	5.8	3.9
输精管	0.69	1.0	0.92	0.15	<1.0	2.0
睾丸	0.80	2.0	1.6	0.9	16.0	5.0
结肠	1.0	2.1	1.3	0.9	7.8	5.0
脾脏	1.1	3.6	2.3	0.6	10.3	5.4
骨骼肌	1.2	2.0	4.7	0.35	4.5	12.0
平滑肌	1.2	2.3	3.1	0.6	5.8	6.2
肺	1.5	1.9	1.8	1.9	4.0	5.0
肾上腺	1.6	8.2	2.4	3.5	6.9	8.0
脑	1.6	2.5	2.0	5.8	15.1	15.0
肝	2.2	16.0	5.8	7.4	6.6	43.0
肾	2.8	20.0	3.7	6.7	12.4	19.0
心脏	3.6	8.3	4.1	1.7	5.0	16.0

组织也有独特的细胞外基质（ECM）。游走着的纳米机器人可对各种组织基质进行抽样检测。例如，在各种组织中已确认 19 种不同的胶原分子形式，包括 5 种原纤维型、1 种网状形成型、4 种纤维结合型、2 种短链型和 1 种长链锚着型[97,98,99]。Ⅲ型和Ⅷ型只存在于心血管组织，Ⅶ型只存在于皮肤，等等[100]。氨基葡萄糖苷是细胞表面糖萼和细胞外基质成分之一，通常与蛋白成分复合形成粘蛋白，也具有组织特异性。例如，硫酸软骨素发现于软骨、骨和角膜组织。硫酸角质蛋白Ⅰ发现于角膜，硫酸角质蛋白Ⅱ发现于疏松结缔组织，肝素发现于干细胞，乙酰肝素发现于皮肤成纤维细胞和主动脉壁，透明质酸发现于关节滑液、玻璃体液和疏松结缔组织[101]。细胞外基质含有独特的不同于其他组织的嵌合结构和糖蛋白如骨连接素和胶粘蛋白等，似乎即使在没有细胞成分存在的情况下也能被纳米机器人或纳米粒子所识别。组成细胞内细胞骨架的中间微丝也具有组织特异性。

最后，依据对细胞表面抗原的检测也能够对器官进行区别。有书籍认为这是最为强大的技术之一。例如，T 细胞受体可能是器官特异性的：那些由 γ_2 亚单位链组成者发现于脾脏；γ_3 亚单位链组成者发现于皮肤；γ_4 发现于女性的生殖器官；γ_5 则发现于肠管的内衬组织[102]。基质的蛋白成分如层连蛋白和纤维连接蛋白，结合于细胞表面的特异整合素分子；通过这些 20 + 整合素，细胞外基质可以传导关于细胞内组织特异性的基因活性的调节信号[97]。浆膜 B 型高密度脂蛋白清除剂受体，即所谓的 SR – BI，主要在肝、卵巢和肾上腺细胞表达[103]。细胞类型的确认将作为一个主题在此后的章节进行讨论。

绝大多数供应一个器官或组织系统的血管的内皮细胞在其血管腔面可能携带有器官特异性抗原。在这些情况下，纳米粒子或纳米机器人进入器官就不需要退出血管外，而只需要检测出血管壁上的抗原特征即可。但在有些情况下，纳米机器人或纳米粒子需要穿过血管壁，直接检测组织细胞的表面特征或细胞外基质的抗原特征以确定其是否已接近或到达其预定的靶器官。一旦一个纳米机器人确认已到达预定的靶器官，所遇到的下一个主要的挑战就是怎样在器官内运动以找到其靶细胞。这可以通过预先进行身体调研，并直接运用位置和化学导航技术所绘制的标准地图来实现。体内所有器官导航详图的绘制已超出本书的范围，有兴趣的读者可参考由美国生理协会出版的生理学系列丛书及解剖学[30,31,46,63]、组织学[104,69,83]和细胞学[105,106,107]等教科书，以获得详细资料。但是对一些特殊器官，如体内最大的腺体肝脏，从细胞或特殊组织结构定位意义上来进行一些浏览，对于理解纳米机器人在器官内的运动及纳米粒子的靶向定位，可能具有一定的意义。

肝脏是一柔软的有弹性的器官，表面被其周围器官挤压而内陷。因此，较小的左叶具有双凹的食管和胃的压迹，而较大的右叶则有双凹的十二指肠、横结肠和肾脏的压迹。

组织学上，肝脏由 2500 亿肝细胞组成。肝细胞平均 18 μm。人类肝脏含有 6 种不同的细胞类型，但肝细胞构成肝脏细胞成分的 80%[69]。肝细胞依细胞容积和在肝组织结构中的位置可有 1 ~ 3 个圆形的核，每个细胞核有一个核仁。这些细胞浸润于流动的血液中，排列成六角形的功能单位，叫做肝小叶（图 8 – 23A）。整个肝脏有肝小叶约 100 万个，每个小叶有 1 mm 大。在人类肝脏，小叶间没有纵隔[83]。

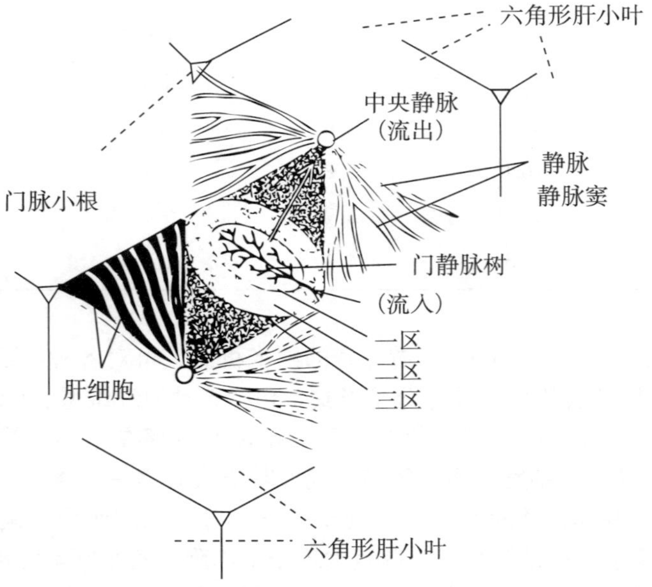

图 8 – 23A 六角形肝小叶的几何结构示意图

在每个肝小叶的周围，肝细胞形成单细胞厚度的小梁或肝板（图 8 – 23B）。来自胃肠道的携带有所吸收的营养的门脉血液经过肝板进入小门静脉。每个小门静脉直接开放于大量由肝细胞形成的静脉窦。肝窦形成丰富的血管网，并有广泛的和不规则的解剖学吻合，呈三维海绵状。血液经肝静脉窦时被滤过，经中央静脉流出（图 8－23C）。然后经此进入肝静脉系统，最后进入下腔静脉。肝小动脉动脉起源于肝动脉。肝脏血流的 25% 由肝小动脉通过肝小叶供应，使肝静脉血液获得丰富的含氧红细胞。

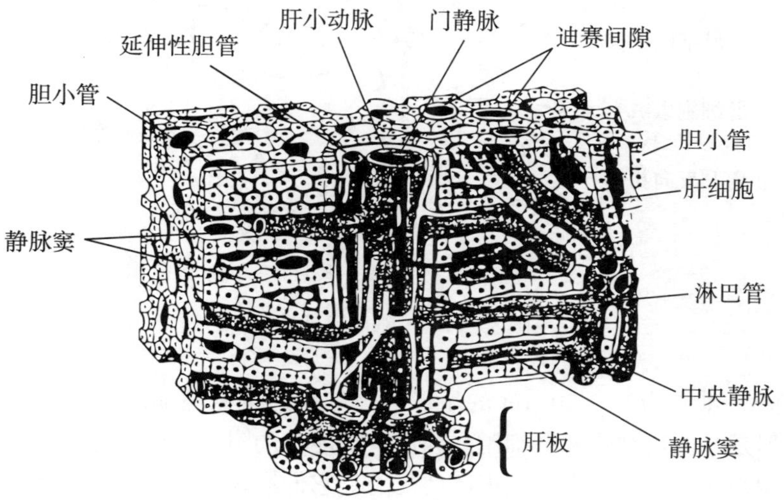

图 8－23B 肝小叶板层结构

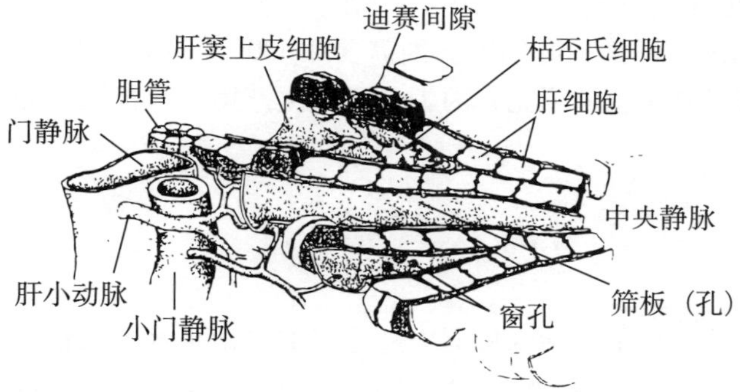

图 8－23C 流过肝小叶的流体几何结构

胆小管直径约 1 ~2 μm[83]，位于相邻的肝细胞之间，形成具有多角形网眼的网状结构，每一个网状结构都环绕于一个肝细胞周围。小胆管在肝小叶的周围向小叶间胆管排空。小叶间胆管再依次与其他的小叶间胆管汇合，使胆管的直径不断地增加，最终形成肝胆管和胆总管，最终到达肝外。

肝脏的淋巴系统起源于狄赛间隙，位于肝板表面和静脉窦的内皮细胞之间（图 8－23B）。这种窦周间隙含有血浆但不含有红细胞或血小板，内衬数量极大的来自围绕间隙的肝细胞窦表面的绒毛状突起[83]。狄赛间隙向小淋巴管排空，沿小门静脉走行。

肝静脉窦内皮细胞呈扁平状，只有其细胞核略微突出于窦腔。内皮细胞在窦壁上的细胞膜在直径达 1 μm 的窗孔。这种穿孔为动力学结构，可对激素和骨骼肌纤维抑制剂发生反应而发生大小和数量的改变[108,109]。窦内皮细胞上还有大量的直径 1 μm 的小孔，这些小孔大多数以每 10 ~15 个集合在一起形成叫做筛板的结构（图 8－24）。筛板有 7 μm 大小，密度约为 0.3/μm^2[83]。这些窗孔使颗粒子性物质能够进入狄赛间隙。

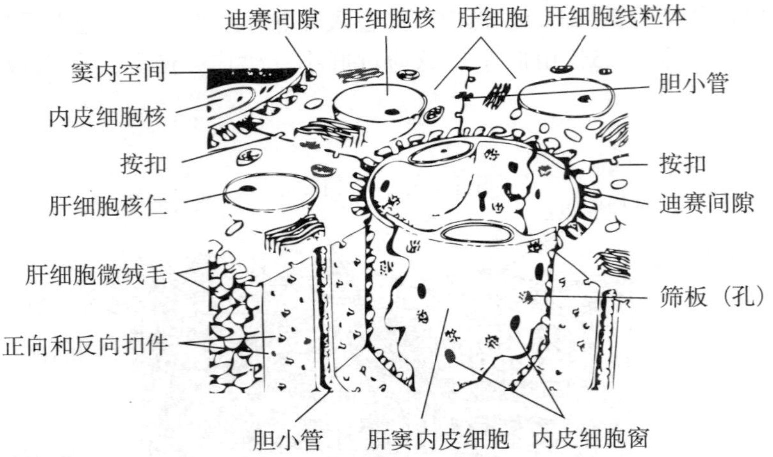

图 8-24 肝细胞邻近结构

库普弗（Kupffer）细胞为 15～20 μm 的星形巨噬细胞，机械性地附着于窦内皮细胞。它们部分地阻塞静脉窦腔，但是与内皮细胞和肝细胞之间没有功能性的附着。库普弗细胞有游走性，具有吞噬和消化尘埃粒子、纳米粒子、纳米设备和细菌的能力。它们通常主要位于静脉窦的末端，对血液进行监控，清除血流中的颗粒性物质。在肝脏中共有约 250 亿库普弗细胞[108,110]，其寿命可达许多个月。

整个肝脏有 10^6 个肝小叶，每个含有 250 000 个肝细胞，列出每一个肝细胞的详细图谱，需要 20 位的肝小叶地址加 1 比特的细胞地址（小叶内）。因此，分辨率为 1 mm 的简单的肝小叶图需要 20 Mb 的空间，但分辨率达 18 μm 的详细的肝细胞图则需要 2 500 亿 3 比特地址，总容量达 9.5 太拉字节。当然，需要这种详图的情况可能比较罕见，因为大多数医疗用纳米机器人的操作是基于若干个细胞或通过化学识别来进行操作。

8.2 位置导航

位置导航的作用是使纳米粒子或纳米机器人总是能够以微米水平的精度明确其自己的三维坐标位置。一个纳米设备应当能够依赖于航位推算法、图像规整法、微转发器网校准或基于外部无线电信号的三角定位来进行坐标确认。

8.2.1 航位推算法

可能最为简单但精确度最低的位置导航方法就是航位推算法，其位置的确定是靠保持距离及运动的方向，除去起始位置，再不依赖于任何外部信息。例如，自一个良好定位的起始位置开始，一个有腿的纳米机器人可以在任何方向上精确地计数自己的步伐，每个步伐测定的长度给出行走的距离。但是，另外一些研究者指出，生物膜的位置不稳定，因此一个微米大小的双足的行走者 100 nm 的跨步即使能够实现最理想的在每次移步周期中落脚点的位置只有 1% 的误差，那么它将会发现由它自己的计算器所计算的位置在行走 100 步或运动 100 μm 即 100 个机身长度之后，其积累误差已能够达到一个机身即 1 μm 的长度。这样的精度水平相当于每行走 2 mm 即 100 个跨步会产生 1 个细胞宽度的误差。

如果能克服硬度问题或对于非常坚硬的表面如在牙釉质或骨的表面，其精确度在最佳情况下可以提高两个数量级。一个依靠望远镜操作的纳米操纵器的经典位置变异在最好的情况行走 100 nm 的水平距离，只有 0.01 nm 的误差。硬度为 10 nN/nm 时，如果施加 nN 的力，肢体偏曲为 0.1 nm，引起每次跨步产生0.01%~0.1%的测量误差。由于正常骨骼负荷的波动引起的紧张度的改变所产生的额外误差具有相似的程度。例如，对于直径取人质量 $M\approx10^2$ kg，由两根股骨支持，两股骨的横截面积 $A\approx10\ cm^2$，湿致密骨的杨氏模量 $E\approx10^{10}\ N/m^2$ 和重力加速度 $g\approx9.81\ m/s$，则2.5 cm的人股骨，张力约为 $mg/EA\approx0.01\%$。在咀嚼时施加的压力可达到10~100大气压，取釉质的杨氏模量 $E\approx7.5\times10^{10}\ N/m^2$，则给出牙釉质的最大自然张力为（$10^7N/m^2$）/$E\approx0.01\%$。

在其他情况下，航位推算法的精确度可差到1~2个数量级，尤其是在纳米机器人在液体中有游动期间。这种游动需要对液体相对于设备表面的流动进行较正。

加速运动和转动的监测本身甚至都可能产生精确度较差的结果。假定期1 μm的纳米机器人所经历的环境加速度为 $0.4\ g/s^2$，那么每次测定在10 kHz，精确度为 4×10^5 g的资料样品，在 10^4 测定，不过行走1秒钟之后的积累误差为0.4 g。钟摆方向传感器可在达2毫弧度，500次无较正的连续测定产生1弧度的累积误差。

在两种特殊情况下，航位推算法特别有用：第一种情况是对于具有不活动的和高度可附着性的表面的冰冻坚硬组织；第二种情况是只需要穿过短距离的局部导航，如在细胞内的细胞器之间的运动，或在具有丰富的功能或位置特征，可以经常对目前位置进行较正的部位的导航。

8.2.2 图像规整法

另外一项定位导航技术为简单的路标中心图跟随法，或图像规整法。考虑一个纳米机器人想要通过一段1 μm的小肠绒毛粘膜下、表面下的一段特殊的路程的情况。忽略绒毛和微绒毛，但包括小肠的环形皱褶，小肠的粘膜表面为1 $μm^2$，为实现1 $μm^2$ 的分辨率，至多需要使用比特像素、8太拉字节的导航图。

更为精装的导航图可以只包括1亿个500 μm大小的肠腺的位置、大小和形状，其位置在小肠表面上至少要间隔100 μm。这些点对于每个人类个体都是独特的，并且随时间的变化应当很缓慢。在定义两维的肠道中心坐标系统之后，$\log^2$（10^6）≈20位的两个坐标每一个都能在1 m^2 的表面上，特异地指出一个位置，精确度可达1 μm。对于小肠腺体的详图，每腺体最多需要1000位，或1太拉字节，其中20位用于两个表面坐标，20位用于腺体开口的大小两个椭圆轴框架，其余的920位用于记录每个孔的表面形态学的独特特征。

认识到在其到达目的地的途径上，一个高效率的在10 $μm^2$ 表面上行走的纳米机器人最多需要通过先前节段中描述的地图中记录的1 m^2 的小肠表面的0.002%，即使假定整个小肠的长度为4 m，最多需要通过总共4 000个确认的腺体，每个需要1 000位来进行描述，这种资料储存需求也还可以进一步减少。所以对于使用完善编辑和绝对稳定的图谱的完美的巡航机器人，这种长距离的游走所需要的最小的肠腺图理论上可含有少至40 Mb字节的资料。作为实用的导航图，为保证随机携带者的可靠性，保守地说也至少在沿管道轴心500 μm的长度上，每间隔2 cm，就应该含有完整的间接环状的节段性较正性的插图，使其在沿肠管下行中能够连续遇到。纳米机器人使用航位推算法在这些指引环间进行巡航，直至到达离目的地最近的环，类似于循航导弹的中途校正区。在到达这个最近的环之后，纳米机器人按照500 μm大小的最后的路线图，直接到达离目标区域最近的3个腺体。最终在这最后的3个腺体间用内插法和航位推算法到达1 μm大小的靶区域。可靠性和效率可通过同时使用大量的相互通讯纳米机器人来得以提高。

这种1 Gb的实用图含有1百万个小肠腺体的详细描述，使用氢氟碳磁盘可被储存于100 nm^3 的随机资料库。

上述的情景描述的是理想情况。实际生命系统中的生物学表面处于不停的运动之中，表面具有粘性物质，并且在不停地进行重构。有些粘膜表面可能每 10^5 s（1天）就将其整个腔面细胞群更新一次。因此，单个肠道腺体的精确形状特征也是处于不断的变化之中，尽管它们的大体结构和腺管开口类型可在相当长时间内保持相对恒定和完整。沿着肠道酶浓度上升的方向运动，肠腺位置的确认十分容易，基本的化学导航技术和绒毛干可用于提供进一步的化学规整性指导。但纳米机器人只需要使用新近制备的导航图就能获得最佳的效果。

8.2.3 微转发器网

结构类型高分辨（达 3 μm）的体内导航网可被描述为一套 10^{11} 活动的微声转发纳米设备或巡游细胞，均匀地部署于整个 0.1 m^3 的人体，平均间隔距离为 100 μm。间隔距离较大时能量的消耗会急剧增加。巡游细胞舰队的总容积相对地并不使人惊奇，约为 1 cm^3。巡游细胞使用 r = 1 μm 的发射器在各个方向上发出 100 MHz 的声音信号包，能量效率为 50%。导航信号包持续时间为 1 μs，每间隔 1 ms 重复一次，即频率为 1 kH，给出功能周期为 0.1%，为来自非导航纳米机器人的询问位置的信息、通讯和传感通路、局部声学显微等留下富余的时间，使时隙错开以避免噪音和相互之间的串话干扰。

声包信号检测：100 MHz 的声包信号在 1 纳秒的信号通过时间内是怎样检测的呢？在 SNR = 2 时，巡游细胞声波感受器至少必须在 1 ns 的时间内，集中接收 $kTe^{SNR} \approx 30$ zJ 的信号能量。接收器的能量流速为 30 pW。为使位于 100 μm 之外的 1 μm 的接收器产生 30 pW 的能量，一个等面积的中转器必须在 1 ns 内发射 300 000 pW 的声波输出或者 10^5 watts/m^2。因此，每一个导航信号包之前都有一个持续 1 ns 的三角脉冲。这种三角脉冲用于变程。由于中转器效率为 50%，因此每个三角脉冲需要 600 000 zJ 输入能量，以使能够在中转器表面每脉冲产生 300 000 zJ 的声音能量输出。广播每秒 1 000 次脉冲连续带给中转器所需要的 6 亿 zJ/s 或 0.6 pW 的输入能量。传导所有信号包的非脉冲部分约耗能 60 pW。注意 1 ns 的三角变程脉冲具有最高的频率，可以在几乎没有吸收的情况下应用。假定有一脉冲可在接收器储存小固定倍数的 kT，那么用最高频率就能产生最小的距离不确定性。一个刚好可以检出的脉冲可以非常粗略地将其时程限于 1 个脉冲的宽度。

三角脉冲在水中可产生 9 个大气压的声波尖峰信号，可能低得足够避免在这种频率下产生暂时性的空腔形成，对于振荡波或稳定空腔的形成可能太小，但仍有必要改变声音信号包之间的时间间隔，以小心排除任何非预期的声波共振的可能性。声波力矩和其他相关效应在这种应用中也不能排除，应当进行进一步研究。每个三角脉冲代表一个能量释放事件，需要在 $(0.8\ \mu m)^3$ 的能源内有一个暂时的 10^{12} W/m^3 的能量密度，可与机械、化学、或电力系统中的能量密度相比。在每个巡游细胞的能耗为 100 pN 的情况下，整个巡游细胞网系统的能耗为 10 W，位于所建议的活体热源限制的范围之内。

导航网的建立：为了方便起见，一个导航的主中心建立在第十胸椎椎骨体正中矢状面的腹侧面，定义一个身体中心坐标系统的恒源。这种恒源位于中心，直接位于剑突和肝脏的后方，心脏的内侧和两肺之间。这个部位容易被血载纳米机器人接近，容易为其提供氧气及葡萄糖作为其能量来源，由骨的致密性可获得牢固的附着，而且可得到良好的保护而不至于被损坏。还有就是胸椎的运动最为有限，因为肋骨和肋软骨可对抗各种原因所产生的扭曲力。

主中心由 4 种标石性类型的血载巡游细胞组成。这些巡游细胞可被注射，用细胞确认的方法或用标记或其他方法使其移行或定位到第十胸椎矢状面的腹侧。这些纳米机器人选择性地集中于导航源的周围，几乎是在一个矩形的顶点。每个标石巡游细胞以其可收缩的富勒烯缆索的一端附着于其三同胞的每一个上，在几乎为放射状的路程上向后爬行，放开滑缆，调整相互之间的位置，直到两对角线两端测定的中心距精确地等于 141.42 μm，四条法线测定中心距准确地等于 100 μm，保证四部分组成单位间呈边长为 100 μm 的完美的正方形，四角为精确的 90°。然后 4 个巡游细胞应用生物相容性的永久性锚钩将自己固定于胸膜下的胸椎骨体，成为完全不能运动的细胞，并将原来的缆索收回，完成自我定位的过程。如果椎骨曲率半径 R = 2 cm，对角两巡游细胞的分离 S = 141.42 μm，那么离开矢状面所造成的最大前后几何学差异为 $R\{1-\sin[(\pi/2)-(S/R)]\}=0.5\ \mu m$。用通常的解剖学坐标轴不可能会得到精确的正方形。为满足通常的保持一定后备的需要，至少应当在第十胸椎的其他部位或后方建立十个独立的标石巡游细胞的四聚体。另外，在身体的所有主要骨骼表面，间隔为厘米水平的固定位置，建立 10^4 个局部标石巡游细胞四聚体。局部标石的相对位置仅在细胞所限定的范围内依赖于宏观关节转动和肢体伸曲而有所改变，或在非屈曲性表面如长骨的骨干上则完全没有位置的变异。

部署于身体其他剩余部位的可活动的导游细胞，接受由邻近设备所发出的信息包，而邻近设备又依次接受其他邻近设备所发出的信息包，最终向后伸展，形成一个不可打断的连锁连结于局部标石或主中心。假定有一个立方形的阵列，每个静止的巡游细胞在每个方向轴上有两个邻近细胞，在其可进行声波通讯范围内总共有 6 个邻近导游细胞。导游细胞的位置稳定性可由避免漂移的保持静止的活动而得以提高（由于布朗运动，1 μm 的纳米机器人可发生 1 μm/s 的漂移）和附着于无所不在的细胞外基质的非信号成分。

每个导游细胞具有一个随机携带的时钟，能够以 $\Delta\tau \approx 1$ ns 的时间精度，对再校正或在大于或等于 10^3 秒之间的时间进行连续控制。定期接收到的来自每个邻近导游细胞的信息包，包括描述精确的通用时间信息的资料。既然每个接收装置都有一个同步的时钟，那么在导游细胞间的三角脉冲的传播时间就可获得精度为 1 纳秒的数据。在软组织中声音的速度 $V_s \approx 1540$，所以 1 ns 的时间不确定性使对范围估计的不确定性增加 1.5 μm。

对于非骨组织，声音的速度变动于 1400～1600 m/s 之间。这个速度在特定组织内相当一致，且不会随时间而改变，而在与纳米医疗相关的范围内主要是依赖于频率。了解自己的近似组织学位置使一个导航细胞随机携带的数据表或先前编制的低分辨导航图，在 25/s 范围内估计局部声速。而且，两个导航细胞（至少有一个是活动的）可以借助于在它们之间短暂地连接、拉伸已知长度的缆尺，然后传送和测试脉冲通过递质的时间，对局部声速进行直接测量。用时间分辨率为 1 ns 的时钟，100 μm 的软尺长度能以 $\Delta v = 25$ m/s 的精确度测定局部声速。局部声速测定的 25 m/s 的不确定性，使位置不确定性另外增加（$\Delta V_s\tau$）≈ 1.6 μm，依次使每次范围估计的不确定性的总量增至 3 μm。另外声速的、声音反射及折射等能量损失所造成的额外小量的不确定性可以发生于毛细血管或其他微管跨过两个导航细胞之间时。

6 个相邻的导航细胞中只有 4 个对于位置三角测量是绝对必要的。一个导航细胞从其第一个相邻细胞收到的数据包含有其邻居细胞的正确的三维坐标，使一个导航细胞的可能位置被缩窄于在第一个邻居为中心所计算的范围为半径的圆形表面。从第二个邻居收到的数据包定义出第二个几何学圆，进一步将一个导航细胞的可能位置缩窄至由第一个和第二个圆所相交的区域内。所收到的来自第三个邻居的数据包加上第三个圆，使可能位置缩窄到两圆相交区域内的两个点上，来自第四个邻居的信号数据包在这两个点中选择一个作为导航细胞的真正位置。另外，可进行一些小的校正，以消除或减少声波在跨过已知的温度、压力或盐梯度时所产生的声音的弯曲。

8.2.3.1　微转发器系统所能达到的精度：考虑最简单的情况：由 N 个导航细胞形成多平行的共平面排列，相互离开 X_{rowi}，每排的总长度为 $L_{row} = \Sigma X_{rowi}$，从一个共同的正切表面发出，延伸到组织深部。每排的末尾导航细胞估计其积累长度为 L_{row}，这当然也可能含有未知的范围误差 ε_{row}。随机分布的在每个导航细胞在每排中的位置的误差系列，每个个体的变异幅度 $\pm\Delta X_{min}$，并不能消除到零，但是构成一个具有 $\varepsilon_{row} \approx 2N^{1/2}\Delta X_{min}$ 所产生的最大漂移随机行走。最长队列将发生于距任何骨表面最远的内脏。取 $L_{row} = 15$ cm，$\Delta X_{min} = 3$ μm，$X_{row} = 100$ μm，那么每排导航细胞 $N = L_{row}/X_{row} = 1500$，$\varepsilon_{row} \approx 230$ μm。因此，在这种简单情况下，在每排斥的末尾的精度为 15 cm ± 230 μm，或为 0.2%。较短的排其末尾产生较少的累积误差。在距共同表面 2 mm 处的累积误差至多 27 μm，约为一个细胞的宽度。对于一长度为 15 cm 的导航细胞队列，每个细胞的平均误差只有 $\varepsilon_{row}/N \approx 0.2$ μm。即使队列长度 $L_{row} = 2$ m（最长者有可能横过人体的通路长度），也有 N = 20，000，$\varepsilon_{row} = 800$ μm。注意，如果在每次校正之间的局部声速有系统性的改变，如果目标内脏具有未被骨组织结合的游离表面，则可产生额外的轻微的系统性的位置误差。例如，在碰伤或有淤伤的组织，其中有外源性液体的积聚，将产生轻度不正常的坐标系统，血液中和间质液体中的差异声速可达 70 m/s。

在每排中的精确度可通过积极的误差抑制和不断地校正而得到大大的提高。考虑平行两排的末位导航细胞 A 和 B。像先前一样，两排在它们的共同平面上相距 X_{row}。每个末尾导航细胞计算出其总长度为 L_{row}，但实际上 B 细胞所计算的沿队列的距离有一误差 ε_B。假定最小误差范围 ΔX_{min}，末位细胞 B 只能够测出在测定其至相邻末位细胞 A 间的距离测定有误差，那么从 X_{row} 到 $X_{row} + \Delta X_{rmin}$ 的误差增加，有简单的几何式：

$$\varepsilon_B = [(X_{row} + \Delta X_{rmin})^2 - X_{row}{}^2]^{1/2}$$

对于 $X_{row} = 100\ \mu m$，$\Delta X_{rmin} = 3\ \mu m$，那么 $\mu_B \approx 25\ \mu m$，约为 1 个细胞的宽度。这个误差范围对于 X_{row} 相对来说不敏感。例如，如果 X_{row} 增加到 110 μm，那么 ε_B 仅增加到 26 μm。

但是，队列末端误差，以 ε_B 的整合单进行测定，在早先所述的简单情况下的样品中可能呈正态分布，达 $\varepsilon_B \approx 230\ \mu m$。误差校正手段包括最近的邻近细胞的集合减去对于测定的 ε_B 最邻近的 $n_{row} \approx 6000$ 排，然后计算分布的均数。这有 $\varepsilon_{row}/n_{row}{}^{1/2} \approx 3\ \mu m = \Delta X_{rmin}$，与单变量测定的不确定性，最小的可能误差相应。估计的均数可产生一个校正因子，用于 L_{row} 的误差估计值，将 L_{row} 的准确度校正到 ΔX_{rmin} 或 3 μm。这种校正按下列过程重复：①逐排进行；②沿整个队长每隔 2 mm 取一切平面，消除误差密集或稀疏段，而不仅仅沿终端平面；③取规律的时间间隔，保证在每排的所有点连续校正到 3 μm。

注意人体的各部分在正常活动期间常常可以有 30% 的变形，所以 X_{row} 并不是稳定不变的，但是处于工作状态的时间的 0.1 ~ 1 s 的时间内的改变处于 85 ~ 115 μm 之间。完全校正方案的详细描述[111]超出了本书的范围。进一步改善队长准确度的一个手段是借助于在校正周期中将每个导航细胞作为一个重复的站点，应用导航细胞的格线作为声音增益递质，有效地使长脉冲进行传播，因而能够进行独立的队长测定。多次测定可将独立队长测定的误差减少至随意低的水平。另外，有人提出用低声频增加波段，将整个校正包当作一个耦合放大对待。这种处理使在 1 ns 内进行相检测成为可能，如果应用了相锁定检测和如果在时间分辨窗中存在数 kT 的能量-使导航细胞能够听到在整个校正包截面上进行平均的传播着的平面。关于对类似于网阵中的内在局部方式的孤波样的系统效应的分析，请参考文献。

上述进行校正的能力假定导航细胞对 $\varepsilon_B \approx 25\ \mu m$ 和 X 平共处 = 100 μm 的情况，能分辨 $-\varepsilon_B$ 和 $+\varepsilon_B$ 及 ≈14°的角展度。因为声音可在 1 ns 内穿过 1 μm 大小的纳米机器人，所以一个远距离声源的角位可进行直接测定，方法是具有精确校正间隔的导航细胞的两侧放置两个感测器。对于入射角 $\leqslant \theta$，从位于纳米机器人两侧相距 X_{sensor} 的两个感测器的连接轴线进行测定，声波到达时间的差异将会大于 $\Delta\tau \approx 1$ ns，因此将其作为两个分离的不同脉冲而不是作为一个脉冲来接收。对于入射角 $> \theta$ 的情况，两边声波到达的时间将不能被区分。这样，入射角 θ 就定义了一个允许角度探测的大小锥体：

$$\theta = \pi/2 \sim \sin^{-1}(\Delta\tau v_{sound}/X_{sensor})$$

对于 $\Delta\tau = 1$ ns 和 $v_{sound} = 1540$ m/s，感测器相距 $X_{sensor} = 1.59\ \mu m$ 允许 $\theta = 0.25$ 弧度 = 14°，还能够对其进行区分。25 m/s 声速的不确定性使最小的测量不确定性 $\Delta\theta \approx 3°$。在 $X_{sensor} = 1.54\ \mu m$ 的允许检测锥缩减为 $\theta = 0°$。

相对的导航细胞角也可用简单几何法由邻近细胞的坐标计算得出。用具有 $X_{range} = X_{row} \approx 100\ \mu m$ 的最近邻居的坐标和侧向位置不确定性 $X_{error} = \Delta X_{min} \approx 3\ \mu m$，所计算的巡航细胞角的精度只能达到 $\Delta\theta \approx \sin^{-1}(X_{error}/X_{range}) \approx 1.7° \approx 30$ 毫弧度。但是如果有距离更远的邻居可用于测量，相对角不确定性可以减小。例如，用间隔 15 排（$X_{range} = 15X_{row}$），取最小 X_{error}，$\Delta\theta \approx 0.1° \approx 2$ 毫弧度。来自 $X_{range} = L_{row} \approx 15$ cm，未校正侧向位置不确定性 $X_{error} = \varepsilon_{row} \approx 230\ \mu m$ 的远距邻近细胞的坐标，将给出 $\Delta\theta \approx 0.09°$（2 毫弧度）。在理想情况下取 $X_{error} = \Delta X_{min} = 3\ \mu m$，$\Delta\theta \approx 0.001°$（0.02 毫弧度）。与此对比，

微米尺度的纳米机器人的布朗运动在 1 ns 内可达 10^{-6}°或在 1 ms 的信号包重复间隔内达到 1°（20 毫弧度）。

应用随机携带的重力感测器，每个导航细胞都能够自己相对于重力的方向，精度可达到 2 弧度内的不确定性，每 0.1 ms 即可重新测定一次，或者说可达到通讯网能量的限度，如重新校正方案。局部标石导航细胞每间隔 1 ms，即对相对于重力场的栅角方向进行监测和散射，因此就能在实际上连续的基础上将每个导航细胞的方向固定于局栅。相对于固定随机携带标准如纳米回转仪的绝对空间方向可以在 10^3 ~ 10^7s 的非校正部署寿命期进行测定，准确度可达 1 ~ 100 微弧度。直接陀螺仪稳定技术可能有一些实际用途。

8.2.4　血管分叉的探测

循环于 5400 cm^3 血液中的 50 亿巡航细胞可用于形成一个动态的跨血管腔的几何有效网络结构（其组成成员在不断地改变），在每个血管分叉附近，这种网络可保持位置不动，其直径超过 Xrow ≈ 100 μm。这些队列的空间连续性，使分叉的分离点记录于通过连接处至多 100 μm 和在随血液漂流的纳米机器人离开大直径血管至多 20 ms 后。在高流速的主动脉（表 8－2），在 1 ms 的检测时间内，最小的分叉检测范围增加到 630 μm。局部巡航细胞坐标的转换使游走的纳米机器人能够确定它们要进入或已经进入哪一个分支。主要的器官、淋巴组织地形和其他重要的地理标志可用相似的方法进行正确的定位。

涉及毛细血管和具有直径小于 Xrow 的血管可由来自血管壁的直接声学反射回音容易地探测。来自红细胞的回声与来自体内固体组织的回声相比相对较弱，但是可以测出的[112]，因为红细胞的特征性阻抗非常相似于悬浮有细胞的血浆[113]。

8.2.5　宏观转发器网

已经有人建议[114]，宏观的声音信号源可能被用于医疗纳米机器人个体确定它们在体内的位置，这正像用手持无线电接收器可利用卫星转转播，如全球卫星定位系统或 GPS[115] 以确定一个人自己在地球表面上的位置一样。这样一个系统可能涉及来自置于皮肤外固定位置的无线电信号发射器所发出的信号，或利用体内的专门信号发射器官。像在微转发器一节中所描述的那样，要使一个固定巡航细胞的三维空间位置被确定，至少同时要有 4 个无线电信号必须被探测到。宏观转发器网可被用于某些用途，但也存在一些不足之处。

因为在一个宏观转发器系统中，纳米机器人对自己位置的确定靠的是直接检测无线电的波长信号而不是测定它们的邻居，准确度将主要是波长测定的总的不确定性 ΔX_{min} 的函数。像前面所述的那样，假定一个典型信号的波宽 X_{path} 约为 15 cm，平均声速 v_{sound} 约为 1540 m/s，信号传播时间（τ 约为 97 400 ns）已知准确度 Δτ 约为 1 ns，如果无线电时钟与纳米机器人的时钟均为稳定的，并且二者是同步的。v_{sound} 波长的不确定性约为 1.5 μm。

但是，这远不是说宏观转发系统不确定性的最大来源就是沿随机选择的通过人体的线性通路传导的声速的变异（无线电信号必须通过这种通路）。声速在特定组织或局部区域中相当一致，但随意的通过人体的 15 cm 通道很有可能涉及从 630 m/s 的整个肺通道的声速和达 4090 m/s 的通过整个最致密的颅骨的声速。这意味着声速的不确定范围 Δv_{sound} 约为 3460 m/s，因此最大的波长不确定性 $\Delta v_{sound}\Delta\tau$ 约为 33.7 cm，接近人体的前后径厚度。还有一些作为温度和其他因素的函数的变异，将在以后的有关章节讨论。

虽然 100 μm 范围内的声速可由一个或少量几个纳米机器人进行原位测定，沿一随意的 15 cm 通道传播的净声速却不能在没有广泛搜寻信号情况下进行同样的测定。声速沿通道的不确定性通过对全身的声速作为位置的函数进行研究测量，然后将这种“声－位”图装载于每个纳米机器人的导航系统，可以有所减少。在有些情况下，应用具有已有所熟悉的标准导航图即已足够。分辨率达 100 μm^3 的全身声速图给出 $\Delta v_{sound} \approx 25$ m/s 将需要 1 太拉字节的机携存储器及（4 μm）^{3} 记忆机制内最小 38 μm^3 的记忆空间。若采用一个更为合理的 1 μm^3 记忆空间使 0.026 太拉字节的速度图能被随机存储，提供（340 μm）^{3} 的分辨率，给出 $\Delta v_{sound} \approx 84$ m/s。遗憾的是，局部声速 84 m/s 的测定不确定性还要给每 15 cm 范围测定加上 $\Delta\tau$ 约为 8 mm 的位置不确定性，即使误差增加约 5%。将无线电信号发生器与纳米机器人间的距离缩短到 $X_{path} \approx 1$ cm，如安装 60，000 个体内无线电信号发射器官（这有可能会造成对机体不适当的影响），可以将位置不确定性减少至 500 μm，这在有些用途中可能已经是足够的了。

皮肤或是体内很难发现足够稳定的表面，以作为宏观传导装置，引起明显的声源的运动，减少无线电信号发生器作为系统标石的位置不确定性。应用加速补偿器如常平环和回转式螺盘以漂浮转接器，因此中和身体小幅度运动效应，可部分地克服这个问题。但是，由于上面已注意到的 8 mm 的最小范围不确定性，无线电信号发生器很难高精度地对它们自己的位置进行相互校正，因此不可避免地会存在不可监测的标石运动，尤其在迅速的关节转动和肢体伸屈期间。而且宏观的转接器在物理学上比微转发器对正常情况下身体所经历的微小的随机离心和重力具有更为敏感的反应性，也时时增加它们位置的不确定性。

至此，读者可能会提出疑问，仅测定至少 3 个置于身体外部的宏观声音信号发生器的角度位置，不考虑范围测定，是否能够满足准确导航的需要。答案是只测角度的系统是可能的，但遗憾的是它将提供很少的改善。GPS 应用 4 个卫星，因此并不昂贵的手持接收器不需要准确的时钟并能够避免范围误差。卫星确实携带有原子时钟并传导时间码，但地面接收器仅需要比较所接收到的信号之间的时间差异。

考虑一对声学感测器有 Xsensor = 1.54 μm，假定最小的可能角度测定误差 $\Delta\theta \approx 3°$，那么纳米机器人的位置不确定性 Δx 为：

$$\Delta x \approx \frac{X_{paty} \sin(\Delta\theta)}{\sin\left(\frac{\pi}{2} - \Delta\theta\right)\left(\frac{1}{3}N_{beacon}\right)^{1/2}} \tag{8.4}$$

其中 X_{path} 是信号发生器与纳米机器人间的平均距离，N_{beacon} 是在每个测定周期抽取的非共线信号发生器样品数。假定表皮信号发生器网 $X_{path} = 15$ cm，对于 N = 3，有 $\Delta x \approx 8$ mm；对于 N = 1000，有 $\Delta x \approx 400$ μm。

发生器的信号也以稍微不同的声速沿许多邻近的通路传导，产生接收到的脉冲的多样性和一种涂片效应，进一步降低信号质量。在这样长度的传播过程中，信号还要经受折射，引起声束以未知的量自其信号通路上发生明显的弯曲。与此对比，从一穿过 100 μm 通道的脉冲所接收到的能量接近感测器所能感测的限度，因此在接收到下一个位于离转发器 200 μm 外的巡航细胞的信号时，不会产生可检测的混淆信号。与宏观信号发生器有关的另一个问题是由于它们的信号必须很长的通路而没有进行放大，因此它们必须使用低频，所以其最大的数据流速要慢于微转发器系统达 1000 倍。最后，宏观信号发生器仅能进行单程导航信号传递，这也是其用途受限的一个主要原因。

8.2.6 专用导航器官

借助于对通讯器官的直接模拟，可以在人体内植入专门的宏观导航器官以利于对纳米机器人在体内的游走进行导航。这种器官的一个重要功能应当是作为一般仅用于局部或巡航细胞个体系统信息的中央情报交流所。这种信息可能包括所有局部标石的更新位置、各种格栅分区相对于重力的方向及有关宏观转动速率的信息，如来自指南针、陀螺仪的信息等，以使其能够区别离心力和重力。这些器官中也必须有高度精确的计时器，以使器官能够在全身范围内定期地进行重新同步化。

专用导航器官可能作为身体的“导航图间”，对进入此间的信息进行分类和组织，维持准确的导航细胞格栅图、器官图、血管图和功能图等等。这些功能可能需要与专门的计算器官相互协作。1 mm^3 的巡航库数据码可含有达 1000 万太拉字节的导航图数据。这些数据可下载到停泊于港口的纳米机器人。下载速率可达 0.01 太拉字节。在数据传输期间每港需要能量约 50 pW。

专门导航器官可被用作体内巡航系统与相应的宏观外部设备间的直接界面。这些宏观设备包括操作室、临床设备、各种环境设施、卫星对空通讯、无线电天线、运输载体等等。它们也在 GPS 样声学巡航系统中作为发射器官使用。

8.3　功能巡航

功能巡航使纳米机器人能够探测在没有明显的位置信息情况下的组织特征的潜在变化并对这些变化发生反应。这些组织特征可以包括热学、声学、压力、细胞化学或免疫学或电磁学[116]、机械或形态学等等。这里不可能对这些问题的所有方面都进行详述，而是仅将其中一些较为重要的和在纳米医学中最为重要的一些方面进行讨论。

8.3.1　热学导航

8.3.1.1　人体的热分布：人体是一个复杂的和随时间变化的空间温度场。身体的外表部分较其内部的温度较低，在四肢则随肢体的纵轴体温逐渐降低，形成轴向和放射状的体温梯度。每个器官的产热速度、几何学不规则性、绝缘和蒸发活动的改变、经血液的热对流转输昼夜及其他周期性变化[117]使体温的分布进一步复杂化[118]。

身体的恒温中心可与体壳区分开来。体壳的体温极易受外界环境体温波动的影响并对其发生反应。恒温中心一般包括胸腹腔、脑和部分骨骼肌的内部。按照随轻度的环境温度改变而体温发生改变，体壳部分占人体的 20% ~35%[119,120]。但是在极端寒冷期间，体壳部分可占身体总容积的 50%，相当于平均厚度为 2.5 cm 的身体表层[118]。

皮肤温度表现出对外界温度变化发生反应时的最大温度变化。例如，如果一个人不穿衣服站在 5℃，相对湿度 50%，风速 0.1 ~0.2 m/s 的环境中 3 个小时，皮肤与身体内部间的温差达 15℃，以手指和足趾的温度最低，以躯干和头前部温度最高[121]，女性的皮质脂肪层较厚，因此热量的损失可比男性的体温丧失少 10%，使她们在冷环境中的皮肤体温较男性更低一些[122]。处于 50℃ 的热环境中 3 小时后，皮肤温差只上升约 2.5℃，平均中心/体表温度梯度仅为约 1℃[121]。穿着正常衣服，处于 15 ~20℃ 室温中时，平均皮肤温度为 32 ~35℃。

人头部皮肤温度分布首先由 Edwards 和 Burton 报道[123]。他们研究了在各种温度环境下皮肤和直肠的体温度变化[124,122]。新生儿皮肤温度改变反映通过组织的热传导几乎是均一的[125]。在儿童时期，体温类型逐步变为稳定的、持久的成人类型[126]。皮肤温度类型在消瘦患者不同于肥胖患者并呈现出连续的小节律性改变。这些改变可能是由于人类皮肤的大部分区域都是受交感神经支配，因而引起皮肤小血管主动性扩张的结果[127]。在四肢、躯干和头部可观察到这种现象，但相互之间并无同步协调作用，甚至变化的幅度也不一致[128,127-132]。皮肤温度学，包括红外线温度记录现在是医疗诊断成像中的一项重要技术[133,134]。皮下（体壳）温度一般随组织深度而增加。

人们一般用直肠体温来作为身体的中心体温。人直肠温度一般为 37.0℃[119]，但这个简单的数字掩盖了相当大的自然变化（表 8-9）。在正常室温条件下，人体内部器官温度可有 0.2 ~1.2℃ 的变异，在个体器官这种变异可达 0.9℃[118]。脑组织中的温度梯度可达 1.4℃。皮质的温度较脑基底区域低，流入的血液较脑中心组织较凉[135]。脑组织的温度在睡眠时降低而在情绪激动时增高[136]。头部皮肤的凉爽和温暖引起中耳鼓膜温度改变 0.4℃，这是因为回流静脉血温度的改变所引起的[137]。口腔温度的变异较大，可随摄入食物和饮料的热学特征而异，因此与直肠温度的改变没有多大关系[138]。肝脏体温低于直肠温度0.2～0.6℃[139]，可能是由于呼吸作用通过膈肌所造成的影响。睾丸温度腹腔温度低约3℃[118]。下丘脑是人类体温调节的中枢所在的部位，其温度是最具参考意义的逻辑值[118]。

表8-9 人体血管与器官的中心温度[456]

组织或器官	温度（C）
右心室	36.75
主动脉	36.75
肺动脉	36.75
股动脉	36.75
颈总动脉	36.8
面横动脉	36.5-36.8
上腔静脉	36.65
下腔静脉	36.75
肺静脉	36.75
颈外静脉	37.0
锁骨下静脉	36.4
肝静脉	37.0
皮肤	32.0-35.0
阴囊	34.0
胸骨	34.5
脑	37.3
下丘脑	37.3
脊索	36.95
口腔	36.5-36.6
食管	36.75
胃	37.0
肝脏	36.4-36.8
直肠平均温度	37.0
直肠温度范围	36.2-37.8
肺	36.75
肾脏	36.85
子宫	37.3

人的血液温度也表现相当大的变化。在高代谢率器官，流出血液的温度比流入血液的温度高一些，所以血液对这些器官具有冷却作用，这与对皮肤的作用正好相反。肢体中的静脉血温度可比动脉所提供的血液的温度低约3℃，但在寒冷的室温环境中即使肢体的动脉血也可以降至22℃[140]。颈总动脉中的血液与口腔温度相差在0.2℃以内，但在流经面部被冷却时降低0.2～0.5℃，可能也是由于颈内静脉的冷却作用[141]。但是吸入冷空气对肺部血液的温度却很少影响，即使对于处于降温至

-18℃的室内，肺静脉血与动脉血的温度也至多相差0.03℃[142]。

体温有周期性变化如昼夜之间的体温变化已为大家所熟知。新生儿缺乏这种周期性，但在出生后一周内即可出现[143]。儿童白天体温较成人高，可有1.7℃的波动[118]，约在1岁左右这种波动达到峰值[119]。对年轻成人进行精确的标准化测定结果表明，男性直肠中心体温波动于36.83~38.32℃之间，波动范围为1.49℃；女性波动于37.16~38.36℃之间，波动范围1.20℃。每天体温在局部时间上午6点降至最低点，下午6点达到最高[144]。光照/黑暗的环境影响是这种周期性的关键，而与个人活动关系较少。月经周期涉及更为复杂的长期体温波动。在这种以月为单位的周期中，刚好从月经开始至整个月经期，每天早晨的体温由37.0℃降至36.7℃，此后在接近排卵期时突然降至36℃，随之是在周期剩余的两周内恢复正常水平。皮肤温度也观察到有与月经周期相关的变化类型[145]。

最后，还有各种不规律的因素也可对体温产生影响。在许多极度锻炼期间，直肠温度可上升3.5℃[146]。在浸入23℃的水中1小时后，体温可下降2℃。进食可使皮肤体温升高，并持续1~2小时，也可使直肠体温升高，但程度较皮肤为低。饮酒使皮肤温度升高，但可使中心体温降低，而抽烟可使肢体温度降低2.7℃。在发热患者，体温可自37.0℃上升至41.5℃[126]，每天可波动2.8~5.0℃，通常在午后达到最高点。体温有暂时升至44~45℃者，但这种情况非常罕见。

从这种可测定的空间和时间上的体温变异的观点看来，用体内纳米设备以高精度对全身体温进行实时监测是具有可行性的。只要有微秒测定周期的微克尔文感测器，那么感测技术就不再是一个限制因素。体温图的稳定性是成功与否主要担心的问题之一。只有1 mm^3 分辨率的容积图可与最好的体温描记成像相比，对于0.001℃的精确度，需要 10^8 Voxels 和17位/voxel。放于一个火炉上的手可在体壳产生>10℃的温度时间梯度，但在物理运动水平改变期间、在冷热环境之间进行运动期间和发热期间身体中心的温度变异速率为0.1~40微克尔文/s，而在体表则为0.005~1℃/s（10~100 s内变化约3℃）。因此，要维持一个能报告所有大于或等于1毫开尔文改变的体温图，需要对整个温场每0.001℃/（1℃/s）=1 ms采样一次，每秒需要约2太拉字节。这样的数据流有可能被专门的高能纤维网所容纳，但会迅速超过移动声学网和单个血载纳米机器人的资料存储容量。用毛细血管容积分辨率维持一个血液温度记录图达毫开尔文的精度产生一更难驾驭的大于 10^{15} 字节/s的数据流。

8.3.1.2　温度分区：对靶部位进行热分析导航是可能实现的，且可能不需要使用任何其他导航图。简单的温度分区是这种技术的一个良好例子。在一套室温可控的临床设备，36~38℃的相对狭窄的体内维持稳定的温度带宽使用刚好位于带外的温度刺激对选择的靶区域进行分区变得相对容易。这样的例子可包括用于皮肤的热包（T>38℃）或冷包（T<36℃）、使用不同频率的透组织加热以实现对各种深度的组织进行选择性加热、身体深部微小靶组织的自适应相阵列加热[147]、透皮插入的热活性导管探针及其指向特殊的内部器官的类似加热技术，或指向特殊的聚焦容积以获得最大加热效应的多交叉聚焦红外线、可见光子或超声波束等。根据所使用的技术和靶组织，小至1 mm^3 的容积都可以这种方式进行分区。设计相对简单的纳米机器人可注入靶器官附近或使进入经血液循环，将能够测定外部温度数据，依据以统计决定的累积率和数字密度集中于靶器官的附近。

在可控环境之外或长期处理期间简单的分区变得不那么可靠，其原因是：①分区仪器物理性放置的误差会给出错误的纳米机器人位置，增加处理错误的可能性。这种医源性的错误在时间很关键或紧急危症期间或在诊断不清楚的情况下或在自我应用的医疗处理情况下尤其有可能发生；②即使当时放置正确，人工热或冷区域的热量也会从原始部位向外散发，扩大在不确定的方向上的作用范围（由于非各向同性的组织热传导），增加医源性效应的风险；③人类热调节控制系统的装载误差为0.2~0.5℃[148]。这种幅度的任何热偏差或来自局部温度的较大的热偏差将引起自然性的对抗性的反应以恢复局部温度，包括毛细血管括约肌血管扩张和血管收缩作用，增加汗腺分泌，加速对流交换，心率加快及局部产热量度的改变等等；④增加对干扰信号的易感性，像一个患者进入热淋浴或洗澡[149]，躺在雪上或冷水泥地板表面，用热水洗手洗脸，饮用热的或冷的饮料，进行日光浴等时候的情况一样。足以肯定能够防止干扰信号的温度如果维持很长时间，有可能造成组织损伤。这个问题可以用人工热振荡梯度替代不随时间改变的热源，尤其是跨过高度绝缘的皮脂脂肪层，来加以避免但是以增加所需要的整体的精密性，以探测振荡分区为代价。对于递送到在热容为 C_V，和热导性 Kt 的组织递质中，离热源距离 L≈1 mm 的靶组织的能量，在 37℃的含水组织中，能够分辨的最大频率为 $V \approx Kt/C_V L^2 \approx 15$ Hz。

对于没有任何导航图但装配有热传感器的纳米机器人一般的位置信息也是可靠的。如假定外部环境的温度已经测定，其信息经通讯网进行播散，在微量容积血液中游走的纳米机器人根据其所在局部的血液温度，可大致推断出自己距表皮的距离，尤其是在通过环绕中心的温度壳层的时候，更是如此。其他线索包括速度测定或组织巡航数据，可进一步使这种估计更为准确。

8.3.1.3　低分辨体温图：简单的体温图也有有价值的用途。如果来自平均体温的偏差达到 3 个明显的数字（对于 0.001℃的精度，每次测定需要 10 字节），以 10 Hz 进行取样，那么 0.1℃/s 的梯度可以应用常住热记录细胞在每 10^5 voxels（1 cm^3/voxel）被检测出来，产生一个 10^7 字节/s 的数据流。皮肤温度测定网分成 1 cm^2 的正方形区域，需要 20 000 个常住纳米机器人，产生一个 2×10^6 字节/s 的全网数据流，其精度为 0.001℃（传统体温图的精度为 0.5 ~ 1℃）[133]。在两种情况下，网中的每一个温度测定细胞维持其 1010 字节的记忆容量，整个连续更新的网热分布图，能够为整个身体温度测定图储存 1 小时的历史资料（7×10^9 字节）或在其自己的位置获取 1 年的历史资料（3×10^9 字节）。

所测定的皮肤温度，可用于宏观感测。作为一个简单的例子，了解皮肤的平均温度，就可以用 Lampietro 理论方程式[118]、由 Mitchell 实验数据[124]和 1 ~ 5 m/s 的风速对环境风寒进行估计（包括空气的温度和速度），虽然所穿的衣服可使具体情况变得复杂。

在厘米容积分辨水平或表面图上表现出来的温度类型对于宏观感测和各种医疗相关状态的确定都是一种有用的确信息。一些可测定类型的例子包括：①当病人站在冷水泥地板或热沥青路上时足心的双温度变异；②坐入椅子后背部及臀部受至冷却，椅子的初始温度为室温。椅子的材料可以根据温度温暖起来时的温度增高相推断出来[150]；③当病人听到体育事件引起的举国欢腾的欢呼声时放在其胸部的手被温暖的温度变化类型；④泪液流过面颊时的垂直冷却线；⑤在床上或长凳上侧卧引起的对称温度相；⑥在拿一盘热或冷食物或抓住一瓶冷啤酒时一只手的手掌或拇指的温暖或凉爽的感觉；⑦跪在冷地板上时膝盖的冷感；⑧面部和头皮温度的比较可使推断出头发的长度和发式或发型；⑨肌肉温暖的类型指明涉及特殊部位的肌腱、肢体或附属组织的物理性活动；⑩衣服大致的纺织方式及其密度；⑪在兴奋和勃起时性器官或餐后皮肤、胃和肝变温暖；⑫在 0.1 s 内即可探测出危险温度梯度，如手放在火炉上时，这种探测时间比正常人类的反应时间还快一倍；⑬特殊热分布的皮肤类型是各种疾病或医疗相关情况的信号，如肢体缺血、雷诺综合征、脑卒中、反射性交感神经营养不良、肌损伤、异常关节、关节强直性脊椎炎、脊髓神经根综合征、骨关节炎、网球肘、类骨性骨瘤、头痛、乳腺癌或黑色素瘤等[133]。

假定来自外部的有关位置的信息可用于修复热分析细胞，这些设备群可构成一个永久性的监测网，可对下列情况进行探测并发出警戒信号：①位于身体任何部位的内部或外部损伤的体温相；②反映体内血肿、脂肪瘤、肌瘤、水肿和水性瘤、新纤维性沉积和气囊或龋齿等；③缓慢生长的肿瘤，如局部的、表浅的但在病史中有微克尔文/s 的单调性的温度梯度；④外周循环神经支配的缺损所引起的异常皮肤热型；⑤反映可确认的热学特征物质通过肠道或由食物毒素或炎症反应所引起的肠腔表面热型；⑥在每天特定时间、各种工作负荷或在很长时间内个体器官热行为的改变，可能指示器官功能或一般健康状况的改变（利用机体组织不同的热学特征可以进行测定）。

活动的纳米机器人从附近的任一热分析细胞通过可以探询设备的热分析数据库，因此可以检查所有或部分现有的整体热分布略图。与此相似，医务人员可对网络进行探询。历史的和当时的热学资料可以传递给这些医务人员。

8.3.1.4　高分辨热分析：体内各组织、器官及其他一些物质材料的热物理学特性列于表 8-10。应用已知准确的物理位置的固定热分析细胞网，可高分辨图谱可安装于指定的监测组织空间。如果设备之间的平均间距 $L_{therm}=100\ \mu m$，那么对于大小尺度 $d_{organ}\approx 10$ cm 的器官，最大的跨器官温度差 $\Delta T\approx 1℃$（表 8-9），相邻热分析细胞之间最大的内源性温差为 $\Delta TL_{ther}/d_{organ}\approx 10\,000$ 微克尔文。1 微克尔文的最小可检测的热变化反映 0.001 mm^3 监测容积内的能量密度 60 W/m^3 的波动，相当于细胞内约 100 个线粒体的能量输出。记录单次准确至微克尔文的温度测定至多需要 24 字节。

表 8-10　体内各种组织、器官及一些物质材料的热物理学特性[456]

组织、器官或材料	热传导 Kt (Watts/m - K)	热容 Cv（MJ/m^3 - K）	近似密度（kg/m^3）
皮肤			
很温暖	2.80	3.77	1000
正常手	0.960	3.77	1000
凉爽	0.545	3.77	1000
表面 2 mm	0.376	3.77	1000
冷手	0.335	3.77	1000
皮下脂肪			
高热值脂肪	0.450	-	901
纯脂肪	0.190	1.96	850
肌肉			
活体肌肉	0.642	3.94	1050
离体肌肉	0.545	3.64	1050
活体骨骼肌	0.372	-	1070
骨			
矿物质	-	-	2982
骨皮质	2.28	2.70	1790
平均值	1.16	2.39	1500
骨松质	0.582	2.07	1250
血液			
水分（310K）	0.623	4.19	993.4
血浆（310K）	0.599	4.05	1025
全血（Hct = 40%）	0.549	3.82	1050
器官			
心脏（离体，近新鲜）	0.586	3.94	1060
肝脏（离体，近新鲜）	0.565	3.78	1050
肾脏（离体，近新鲜）	0.544	4.08	1050
腹部中心	0.544	3.89	1050
脑（离体，近新鲜）	0.528	3.86	1050

续 表

组织、器官或材料	热传导 Kt (Watts/m－K)	热容 Cv（MJ/m^3－K）	近似密度（kg/m^3）
脑（在体）	0.805	–	–
肺（离体，牛）	0.282	2.24	603
整体平均	–	4.12	1156
空气	0.009246	0.00119	1.18
棉纤维（310K）	0.0796	0.0267	160
C_{60}/70 粉体/结晶	0.1－0.4	2.3－2.5	1540－1676
橡皮	0.156	2.41	1200
乙醇（310K）	0.163	1.96	789
腾氟龙	0.399	2.20	2180
水泥	0.934	1.93	2310
玻璃（板）	1.09	1.94	2520
冰块（249K，－42℃）	2.21	1.76	913
蓝宝石（c 晶轴法线，31K）	2.20	2.89	3970
不锈钢	13.8	3.68	7910
铝	204	2.45	2710
银	405	2.59	10500
金刚石（天然）	2000	1.82	3510

这样的一个热分析网的许多有用的结构是可以想象的。作为一个简单的例子，考虑由 100 个热分析细胞组成的监测单位，以 1 kHz 的频率向一个中心资料处理站报告数据。热分析细胞从它们所巡航的 0.1 mm^3 容积内每秒向中心数据处理站发送 2.4 Mb 的数据总量。一个具有 8 μm^3 储存容量的中心处理站，可保留其监测单位内 1 天内所发出的历史资料值。站内的纳米计算机可对广范围的特殊的异常和阈值进行扫描，当有任何异常和阈值被发现时，发出适宜的警戒信息，这种信息含有所有关的细节。在原理上，一个增长着的肿瘤温度会增高，在体积增长至多为 L_{ther}^3 时就能够被检测出来，此时最大的病理学细胞计数为 100。每个监测单位耗能 20 000 pW，包括每个热分析细胞 100 pW 和一个站内 1 μm^3 计算设备 10 000 pW。计算设备消耗 1 000 W/m^3－Hz，内部按约 10 MHz 的时钟速度操作。对一整个器官精度达微克尔文的连续监测，需要 1 600 万的监测单位，最多有 0.3 W 散发损失，也必须考虑在内。

病人也有可能接受安装于活动结构内的热分析细胞。这种纳米设备不停地穿行于组织中，寻找异常的部位或异常的细胞，当检测到异常或病变时就向外发出信息，并通过探询分离的微转发器位置导航网，将病变的位置确定于 3 μm 之内。在精度的极限处，纳米机器人的废热都有可能使热检测出现明显的误差。纳米机器人产生的废热 $P_{ther}=100$ pW 在一个 $X=P_{ther}/Kt\Delta T=16$ μm 的水性通路上导致 $\Delta T=10$ 微克尔文的温度差异。这个纳米机器人热通过热传导散发，在 $C_V X^2/Kt \approx 2$ ms 的时间内降至低于可测定的水平。这个时间接近 1 Hz 的取样时间。

8.3.2　压力导航

人体内部的压力场与温度场一样地复杂。一般情况下，心脏、动脉和小动脉中的液体压力在60～150 mmHg之间。在剧烈体育锻炼时，动脉收缩压最大值可达230 mmHg。毛细血管压为30 mmHg，静脉压为5～20 mmHg。肺动脉压为4～30 mmHg。脑脊液和滑液压为9～13 mmHg。细胞间质液为1.4 mmHg。淋巴管的平均压为0.9 mmHg。动脉的搏动使淋巴管内压产生1.5～2.2 mmHg的压力波动，使淋巴管的最高压力达5 mmHg。

像在热分析中的情况一样，简单的压力标志为指导医疗纳米机器人到达体内预想的治疗位置提供了一个容易的方法。简单地压一下皮肤表面，就能使一个局部位置的压力提高的异常区域；敲打、拍击或振动身体表面也能被体内的纳米机器人检测得到；透皮穿入的具有声学活性的导管几乎能够将声音信号发生器放置于体内的任何靶部位。高度聚焦但能量相对较低（只需要能产生回声而被检测到）的超声柱或超声平面，可以自不同的声源将3种不同的频率沿各种轨道导入体内。在微小的聚焦斑点，在精确相等的密度，所有的3种频率都能被听得到，由此标记出靶组织或靶细胞的位置，在频率为≥1.5 Hz时具有≤1 mm^3 的定位精度。聚焦超声外科（FUS）和高密度聚焦超声（HIFU）可以用2秒钟，1.7 MHz，150 mm深，能量为5×10^7 W/m^2 爆发声波，产生强烈的热点，堵塞靶部位血管或破坏相应部位的肿瘤。强烈的热点的光点只有6个细胞大小，完全不损伤周围组织，空间分辨率为100 μm[151]。

像在温度场的情况一样，低分辨和高分辨压力图可由压力分析细胞编辑和储存，用于对器官和身体各种与医学有关状态的事件进行诊断，包括肿瘤、水肿、颅内压过高、全身高血压和低血压、淋巴腺肿大、肌痉挛等等。这种压力图在宏观感测方面也是有用的，如帮助确定患者是否坐起[150]、站立、俯身、翻转、躺下或不固定位置。血压在运动、进食和情绪激动时升高，而在精神松弛和睡眠时降低。一个35岁的男性高血压患者的收缩压为150～220 mmHg，舒张压为90～140 mmHg。

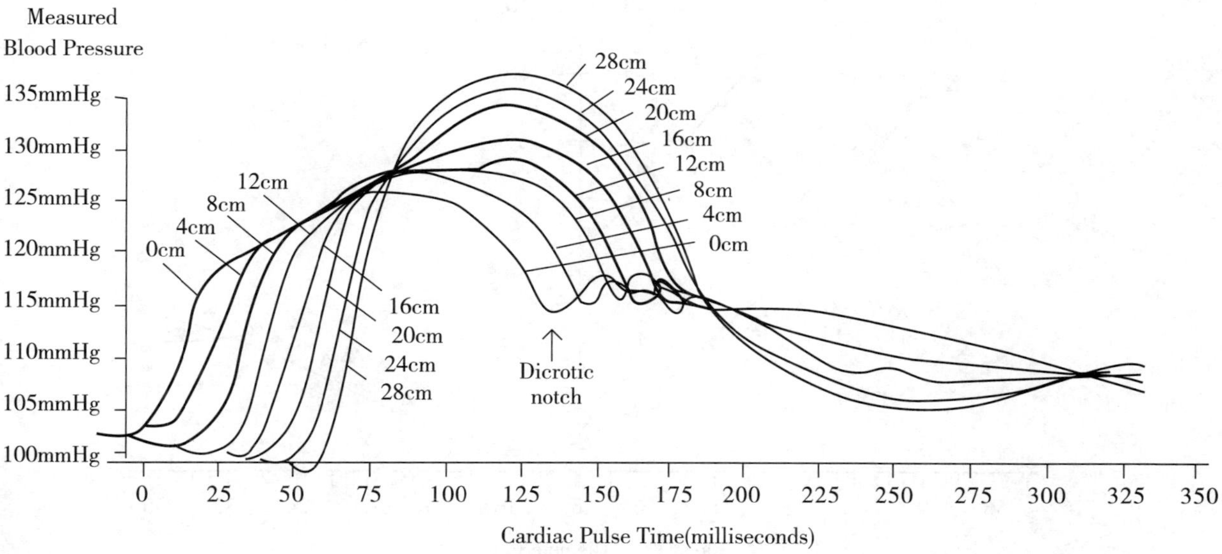

图8－25　距降主动脉起始位置不同距离处的血压－时间曲线

但是，血管内压力波的振幅和随时间的改变可以提供更为清晰的位置推断。这一点较热分析推断具有更大的可能性，其部分原因是心脏是一个强大的、可靠的和位置稳定的声波脉冲发生器。因此说功能上的等压图可以提供有用的估计血管距离的位置信息。

例如，图 8－25 画出了血管内压力波幅和形态自主动脉瓣开始随朝向下游的距离的增加而变化的情况。主动脉瓣是左心室将血液泵入血管的起始位置。这种血压和血管长度间的关系图具有 3 个特征。首先，随离主动脉瓣距离的增加，曲线逐步右移，提示压力波的传播过程；第二，在压力记录中具有重脉切痕，标志主动脉瓣的闭合，在连续相中逐渐消失，是关于离开主动脉瓣的距离的明确导航标志；第三，在连续相中血压上升曲线变陡，波幅增加，意味着随着离开主动脉瓣的距离的增加，收缩压的峰值及达峰的速度增加。这种与直觉相反的增加与具有逐渐变细的弹性分支管道系统的动力学特性有关。在具有同样直径的渐细的非弹性的恒流情况下，压力总是沿着流体的方向呈增加趋势[9]。随着离开主动脉瓣距离的增加，整个心跳周期的平均压继续降低，在主动脉的全长中约降低 4 mmHg，而收缩压幅度与舒张压幅度的比值则可增加 2 倍之多[9]。在狗所进行的测定表明，这种峰压脉冲放大过程大约一直持续到动脉的第三代分支，此后波动和平均压在整个动脉树状分支系统中在向着下游方向中都逐渐降低[9]。这些脉冲相能够被装配有足够精确的压力感受器的纳米机器人所辨别，并能以此在主要动脉干中以至少 1 cm 的精度来校正自己的位置，也许可以达到更高的精度。

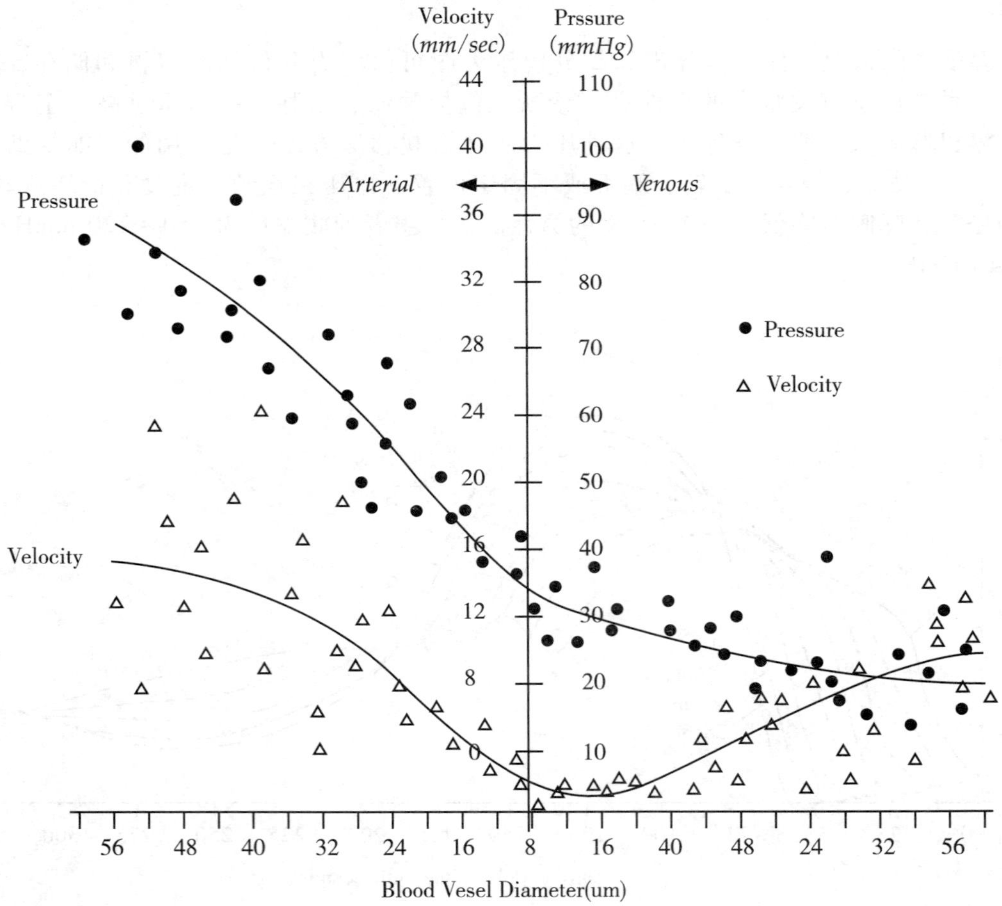

图 8－26　微血管中压力－速度分布

沿着动脉分支树，压力和速度的波形会发生不同的改变[152]。这部分地因为动脉分叉处的反射，使纳米机器人能够判断它们当时所处于何种器官。例如，在肾动脉中和髂动脉中的波形就十分不同[152]。

在静脉树中的大致位置也能够容易地进行推断。例如，小静脉中的平均压为 18 mmHg，波动的幅度约为 3 mmHg。在上腔静脉接近右心房部位，平均压已降至 2. 2 mmHg，压力波幅为 5. 5 mmHg[9]。

通过局部压力测定，也可以对微血管位置进行估计[153]。例如，图 8 - 26 表示在猫肠系膜直径为 8 ~ 60 μm 的微动静脉血管中的典型的压力和速度的分布。平均局部压力和流速可在 ± 5 μm 的范围内确认血管直径。另外，这些压力分布相在不同的组织之间具有明显的不同（图 8 - 27）。测定这些分布相并与有关这些分布相的数据库资料进行比较，至少可增加对判断其在血管中的位置的可能性，即使不能确认是在某一组织中。

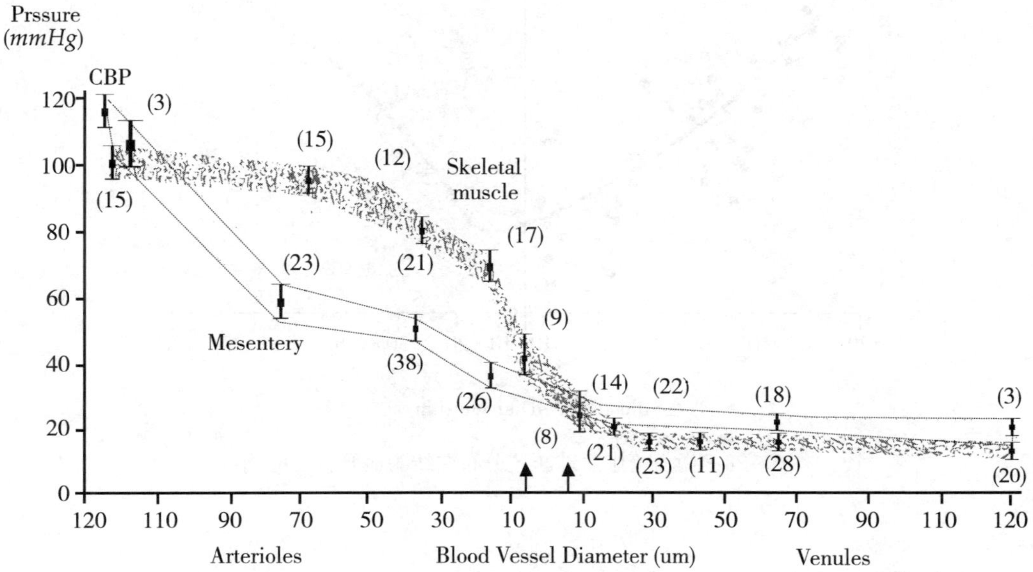

图 8 - 27　血液流经两种不同组织时的微压力分布曲线

局部血细胞比容（Hct），即红细胞在全血中所占的容积分数为微血管直径的函数（图 8 - 28）。简单的全向声学定位在许多样品上测定到某一最近的红细胞的平均距离，如红细胞的中心距在 Hct 为 10% 时为 9. 8 μm，在 Hct 为 30% 时为 6. 8μm。声学脉冲在血液中的传导速度为 1. 5 μm/ns，所以用圆形往返测定可区分 10% 和 12. 7% 的 Hct，使纳米机器人能够在 ± 10 μm 的范围内估计局部微血管直径。假定资料会有变异，因此进行多次测定可提高估计的精度。

机械性质图，如组织中的张力场也可以提供有用的导航信息，虽然对于单个的纳米机器人难以利用。磁共振弹性图已经被实验地用于猪肾剪切模量场，用于激发源的是 200 ~ 400 Hz 的剪切波[154]。位移 100 nm 以下的剪切波容易观察，相信对于其他粘弹性参数如衰减和分散也是一种有用的技术，使之能够获得更多的组织特征。弹性图参数在时间和空间上都有很大的变异。例如，子宫颈粘膜分泌物的粘弹性在月经周期中的变异就相当大，其主要特征发生于接近排卵时间的中期[155]，正好与体温的改变形成镜像。

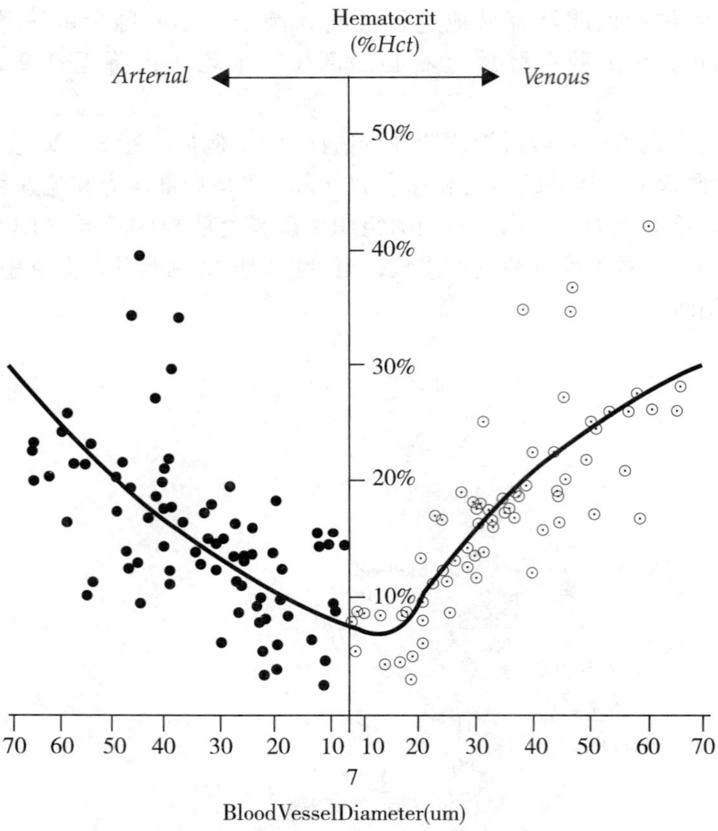

图 8-28 微血管中血球压迹分布曲线为血管直径的函数

8.3.3 化学导航

人体具有极大的化学复杂性。这里我们最感兴趣的是那些具有位置、功能和过程的特异性的发生于细胞外的化学物质分子。这些物质分子对纳米机器人的导航有用。一个小小的例子是内分泌腺和神经组织中具有高浓度的激素和神经肽；具有无氧酵解的肌肉组织中有高浓度的乳酸；膀胱的尿液中则含有大量的尿酸，虽然在痛风患者血液中也含有大量尿酸；毛细淋巴管淋巴液比胸腔的淋巴液含水更多，而胸腔淋巴液比颈导管淋巴液更富有组胺。

像热和压力标志一样，粗略的化学标志可用于将纳米机器人导向特殊的位置。这种标志可包括自血液、皮下或肌肉注入的化学物质、具有定时释放作用的植入体、遥控触发的释放体，如压力释放的多化学物质文身及类似于集中于甲状腺的放射性核素标记碘的组织编码标志物、定向于骨组织的碱金属及光动力学疗法中的靶向癌细胞的光敏剂等。所有这些物质都可以建立起有用的局部组织的化学梯度。自然信号分子的主要困难是其信号不能持久，除非连续释放或使用人工信号分子。连续性释放在其源部位周围形成最大半径为 Rmax 的圆形可检测区域。人工非降解性的分子可提高信噪比。扩散运动引起小分子在 1 秒内游走一个细胞的距离或在 1 000 秒内移动 1 mm；宏观流体微对流和自紊乱现象引起的有效扩散的增加，进一步影响位置的精确度。

用化学信号发生器进行化学导航三角测量不能有效地用于较远的距离，因为所需要的信号物质的容积是随距离的立方而上升。但是，化学定位在拥挤处具有中度的有用性。例如，装配有两个反足化学感受器的微米大小的纳米机器人能够从角度上分辨出两个时期的不同的信号分子源，在布朗运动所限的时间内可达纳米设备转动的限度。一对 10 探针的感受器，每 1 毫秒进行一次测定，对于在浓度

达 10^{13} 分子/nm^3，Kd 为 10^{-4} 的纳米医疗相关的范围内，浓度差 $\Delta c/c \approx 20\%$ 时，可分辨 $\Delta\alpha \approx 3°$ 的弧，或者相距 Xpath sin（Δα）≈ 1 μm，离纳米机器人 Xpath≈20 μm（1 个细胞的宽度）范围内的两个化学点状释放器。

化学导航也可以提供有用的位置信息。例如，葡萄糖在空肠的吸收建立起回肠中放射状或纵向或跨小肠表面的化学梯度。如果食糜离开空肠时葡萄糖的初始浓度为 1%，离开空肠下游 50 cm 时的浓度为 0.01%，那么同样的 10 探针化学感受器可以离开幽门距离的函数来测定 25 个葡萄糖浓度水平。这使仅凭葡萄糖浓度本身就能以 2 cm 的精度对其在空肠中的位置进行估计。

肠道中的化学导航可发生明显的位置不确定性，这是因为食入的食物成分有很大的化学性差异、伴随食物一起摄入的液体的容积和特征的不同，气体的产生和运输，患者的精神状态和肠蠕动情况的差异，是否有改变生物化学的疾病或其他因子的存在等。另一方面，胃、十二指肠中营养物质水平的测定可向下游播散到空肠的纳米机器人，使其能够对消化过程的有效性进行实时的估计，以此来减少位置的不确定性。相似的梯度可使唾液腺和胰腺等腺管中的化学导航成为可能。

兔主动脉弓和颈动脉表面比全身其他位置的动脉表面含有更大量的硫酸基团，测定内皮糖蔓唾液酰基团丰度的后染色荧光强度颈内动脉比主动脉高 1.65 倍[5]。在细胞的化学导航也存在相似的可能性。例如，氧和 ATP 在细胞内的扩散速度在有些情况下[156]似乎也能够用于探测线粒体的分布和丛集。

个体患者的详细化学图谱可使标准的人类化学相个体化，如确认病灶等。化学分析细胞可以达 kHz 的频率进行取样，有助于定点过程。例如，缺氧的区域发生于所有的固体肿瘤。在肿瘤组织中细胞分裂十分迅速而血管发育不良或不充分，使肿瘤组织供血不足。连续更新的组织供氧图谱使能够识别生长迅速的低氧区域，使新生肿瘤、心脑缺血性疾病、心脑衰竭和风湿性关节炎的迅速检测成为可能。同样，细胞内端粒酶或其相关的蛋白如 TRF1/TRF2[157,158]，Ku 和 tankyrase[159]，或甚至端粒酶 mRNA 水平的全身分布图可早期检测出癌灶而不至于使其发展成晚期癌肿，因为 85% ~90% 的初期肿瘤都表达这些生化标志分子[160]。癌细胞也表达高于正常浓度的 β_1 整合素，存活素，唾液酶敏感性癌组织粘蛋白和植物凝集素受体如 galectin－3 和低于正常浓度的 β_4－整合素。其他的例子包括 GM_2 神经节苷脂，一种存在于 95% 的黑色素瘤细胞表面的糖脂，其分子中的碳水化合物部分通常突出于瘤细胞膜的外侧[161]。GM_2 和其他的神经节苷脂，GD_2 在几种类型的恶性肿瘤细胞中有表达。这些恶性肿瘤包括小细胞肺癌、结肠癌、胃癌、肉瘤、淋巴瘤和神经母细胞瘤[161]。也就是说在体内有无数疾病的特征性标志物（一门正在出现的与此相关的科学被称为分子流行病学）[162]都可被精心设计的纳米机器人探测并用之于定位的标志。

另外一个例子是器官的化学图谱。在肝脏，肝细胞邻近门静脉（腺泡 1 区），浸浴于氧含量和营养物都相对较为丰富的血液中，只暴露于很少量的代谢废物。在腺泡 2 区，血液变得较为不新鲜，代谢废物也较多。腺泡 3 区延伸到中央静脉，血液中只剩很少氧气和营养物质，但代谢产物的浓度最高[83]。代谢和外分泌活性产生明确的化学和热量梯度，使肝小叶之间具有清晰的差别。这种区域性的特征使医疗用纳米机器人能够简单地计数所穿过的肝小叶的数量，并依据肝小叶的平均梯度选定肝小叶。所测出的梯度的改变可发现新近摄入酒精或其他毒素等情况，或可以记录发生于 3 区缺氧和硬化的进展[83]。

在特异的器官或组织的定位表现为具有可行性，可像系统的宏观化学感测一样。例如，血浆中肾上腺素水平的升高并伴有下肢氧耗量增加和乳酸产量过多，就可以推断出患者处于一种恐慌的感觉之中，正像在竭力逃避某些怪物的追逐一样。唾液腺分泌物中硫氰酸液的检测可将一些吸烟者与另一些吸烟者区别开来[76]。由脂肪细胞分泌的 leptin 在血液中的浓度测定可使纳米设备估计出全身现有的脂肪储量，并与给定的个体的正常基线进行比较[163]。

化学追踪也是可行的。例如，细菌在水中游过时，因为通过其细胞膜上的微孔向外释放代谢产物，因此在其周围呈云雾状，可识别其通过的路线[164]。这种微生物尾气可在其下游 100 ~ 1000 μm

的距离范围内探测出来。这种距离范围的大小依赖于细菌分泌物、局部液体流速及其他因素。有趣的是，细菌的特选检测使有些细菌能够“窃听”其他细菌之间的化学通讯[165]。

发育中的胚胎表现有精细的生物学定位系统。依赖于这种定位系统，每个细胞能够决定其本身相对于其他细胞的位置，最终产生出良好定位的组织、器官或神经。例如，信号蛋白“Wnt”和“豪猪”家族，在肢体和器官发生过程中，可帮助细胞区别上下位置。另外，一个例子是发育中的胚胎神经元的移行被认为是由化学路标引导的。这些化学路标有移行神经元目的地附近释放的 reelin 蛋白，reelin 蛋白激活的“入坞”蛋白 mDab1[166]及同域蛋白 DLX－1 和 DLX－2[167]。神经母细胞可在成年小鼠侧脑室的室下区分裂，并移行 3～5 mm 的距离到达嗅球。这些移行的神经母细胞在到达嗅球中心之前，一直保持链状组织，此后它们相互分离，沿放射状路线移行，个体细胞到达更外周的细胞层，然后移行终止，分化成神经元[168]。在这个过程中，神经细胞前体的移行不是靠星形胶质细胞或轴突纤维引导的，提示为化学性引导的。相似地，发育中的神经元伸出轴突，其尖端由固定于细胞表面的导向分子阵列引导至它们的目的地。这些导向分子也可以位于细胞外基质内或由轴突的靶细胞所分泌，如蛋白的化学趋向性吸引基团 netrins 和 semiphorins 如排斥蛋白折叠素[169,170]。还有一种化学‘区域码’[171]，用于在白细胞自血管透出期间的细胞定位。医疗用纳米机器人可以编程执行或解释任何一种这样在正常情况下细胞所用的化学定位信号。

同工酶的检测也有助于化学导航。同工酶是物理性形式不同的具有同样催化活性的酶，可存在于同一生物体的不同组织、不同类型细胞或一个细胞中不同的亚细胞区域之中。同工酶在脊椎动物、昆虫、植物和单细胞微生物的血浆和组织中很常见。同工酶通常用于临床诊断，如用乳酸脱氢酶电泳图来区分正常血浆和来自心肌梗死和肝脏疾病患者的血浆[101,172－177]，尽管近来对同工酶的某些临床用途还有疑问[178,179]。

8.3.4 微生物群分析

虽然对病原体的高速纳米医疗预防容易可行，但在有些情况下医师在开始治疗之前可能希望获得一些感染信息图。制备特殊共生体、共栖体或寄生菌株，或天然细胞成分的分布图可能也是有用的，无论是对科学研究或者是临床诊断。

例如，白细胞和巨噬细胞很容易被识别，并进行统计学取样制备成粗略的全身白细胞分析图。如果一次给予 2 万亿的纳米机器人，并平均分布于 0.1 m^3 的身体容积中，则每个纳米机器人所具有的漫游容积为 50 000 μm^3，相当于一条毛细血管的容积。在 310 K，具有正常密度的 1 μm 的纳米机器人的热运动的平均速度为 500 μm/s。假定截面面积为 1 μm^2，一个以这种速度运动的设备在 1 秒内可走过不重复的曲折通路的长度约为 500 μm，或相当于其巡游容积的 1%。在这个曲折的过程中，纳米设备至少与运动的体细胞或存在于巡游容积内的微生物群中的 1% 的个体发生一次碰撞。如果一个细胞外膜的识别需要 10 次碰撞，那么存在于患者体内的所有的靶细胞群的 0.1% 可在 1 秒内进行物理性取样，主动地识别，肯定的计数，并直接与特异的图像部分联系起来。这对于许多目的都是足够的样品量，甚至给出确认性的双重计数的可能性。分辨率 1 cm^3 的全身白细胞分布图，需要 10^6 字节来描述，并可以被医生用活体内运动性声学通讯网在 1 秒钟内进行检索。分辨率为 1 mm^3 的 10^9 字节的分布图，其精细度足以发现最小的宏观感染部位，以此种方式传出信息需要 100～1000 秒的时间。具有规律性间隔的读出顺序，提供对发生中的感染具有战略性意义的巡视。一些细菌感染选择性地引起中性粒细胞的增加，而有些寄生虫感染或其他感染则选择性地引起嗜酸性粒细胞的增加[105]。

红细胞、白细胞、血小板或病原体在全身血管中的检测，由于搜索容积的减少，用相同数量密度的纳米机器人，也会使检测速度加快 10 倍，虽然这种速度是以轻度增加随机计算机的复杂性为代价-这是为了补偿运动参考帧所需要的。

8.4　细胞导航

细胞漫游研究细胞内或细胞周围的漫游情况。这个题目很大，现在仅能涉及其表面。对细胞测定进行简单地概述后，这里的讨论涉及 4 个重要的问题：一是区别所遇到的细胞是自体细胞或非自体细胞；二是确定所遇到的细胞的类型；三是被称为细胞分析的活细胞内的明显特征和标志；四是对被称为细胞核分析的对细胞核进行检测的特殊考虑。关于穿细胞膜和进行细胞的问题放于此后讨论。

8.4.1　细胞计数

人体内细胞总数最低估计有 10 万亿[180,181,182]到 50 万亿[79]、75 万亿[183,46]，甚至 100 万亿[16,184,106,185]。这些数据相当分散，因为有些作者仅考虑组织细胞而有些作用者则考虑所有的具有生理存在者，包括天然的和外源的。

人体内最常见的天然细胞是红细胞（RBC）。一般成人的血液总容积为 5400 cm^3，含 RBC 5.2 × 10^{12}/L，给出的 RBC 总数为 28.1 万亿。脾脏还有额外 70 cm^3 的非循环 RBC 的储存容量，给出另外 0.4 万亿的 RBC，因此体内 RBC 的总量约为 28.5 万亿。局限于血流中的细胞还有血小板和白细胞，包括中性粒细胞、嗜酸性粒细胞、嗜碱性粒细胞、淋巴细胞和单核细胞。血液中血小板平均含量 250 × 10^9/L，白细胞含量 7.0 × 10^9/L。另有 0.7 万亿血小板被捕获于脾脏的血液可接近的一些结构中[78]，因此人体内血小板总量为 2.1 万亿，血液中白细胞计数为 0.4 万亿。淋巴系统中还有 0.7 万亿的淋巴细胞及广泛存在于各种人体组织中的 0.2 万亿巨噬细胞和其他单核 - 吞噬细胞[186]。这样，人体内便有 31.5 万亿天然的非组织细胞。在人类结肠，还存在有 40 万亿外源性的单细胞的细菌细胞，构成 340 cm^3 的结肠 - 直肠内容物的 35%。这些细菌的平均直径为 1.8 μm。

至于组织细胞，一个参考体重为 70 kg 的男性成人，含有 28.8 kg 被定义为身体组织量的体细胞质量（BCM），经计算其含钾浓度为 120 mmol/kg[2]。这个数字支持无脂肪身体质量（LBM），因为 BCM 定义那些含氧的、富钾的、具有糖氧化功能的机体成分和那些做功组织及与生物、物理和化学功及分裂活动有关的所有的细胞成分。

所有人类细胞大小的范围在 2 ~ 120 μm 之间[63]。血小板为 2 μm，红细胞为 3 μm × 8 μm，中性粒细胞为 8 ~ 10 μm，淋巴细胞为 6 ~ 12 μm，外分泌细胞为 10 μm，成纤维细胞为 10 ~ 15 μm，骨细胞包括其突起为 10 ~ 20 μm，杯状细胞和纤毛细胞长约 50 μm，直径 5 ~ 10 μm，巨噬细胞 20 ~ 80 μm，成红细胞干细胞 30 ~ 40 μm，充满储存脂肪的脂肪细胞直径为 70 ~ 120 μm 但在非常肥胖的人，可比此大 5 倍之多[69,83]。神经元的大小和形态的变异性很大，它们胞体的直径在 4 ~ 120 μm 之间，突起的直径在 0.1 ~ 120 μm 而其轴突的长度则可自 0.1 ~ 20 μm 到 1 m 之长[187]。肌肉细胞占所有组织细胞的 30%，直径在 10 ~ 100 μm，而长度可达 50 cm。

因为参考人体平均密度为 1064 kg/m^3，除去矿物质[2]，28.8 kg 的 BCM 构成 0.027 m^3 的细胞容积。如果每个细胞的容积取作 8000 μm^3，则总的组织细胞数为 3.4 万亿。这样，人体含有 35 万亿的天然细胞，其中只有 10% 为组织细胞，加上结肠中 40 万亿的外源性细胞，就形成 75 万亿的细胞总数。构成每种器官的组织细胞数可由平均组织细胞的数量密度或以 1.25 亿细胞/cm^3 乘以组织的容积进行粗略的估计。

8.4.2　细胞确认

在进入细胞并在其中漫游之前，纳米医疗机器人必须能够识别所遇到的细胞是否是病人的细胞或者是外源性细胞，必须确定所遇到的是那种类型的细胞，还要确定其本身在预想的靶器官或靶组织的位置或者确认已发现靶细胞。幸运的是，细胞的浆膜对于一个纳米设备来说就像是一本打开的书。纳米设备可从中读出所需要的信息。

8.4.2.1 自我识别：在自体和非自体细胞间的细胞化学区别是由组织相容性分子介导的[939,953-955,997]。这些抗原在遗传上编码于主要组织相容性复合物（MHC），位于6号染色体上的28个基因的团簇，构成整个人类基因组的0.1%。有3种广义上的MHC基因，编码自体抗原。MHC-Ⅰ和MHC-Ⅱ分子的主要功能[188]是将来自内部（MHC-Ⅰ）或外部（MHC-Ⅱ）的异物蛋白的抗原肽段呈递给免疫系统。似乎MHC分子需要和外源性肽段结合起来，才对免疫系统具有抗原性。

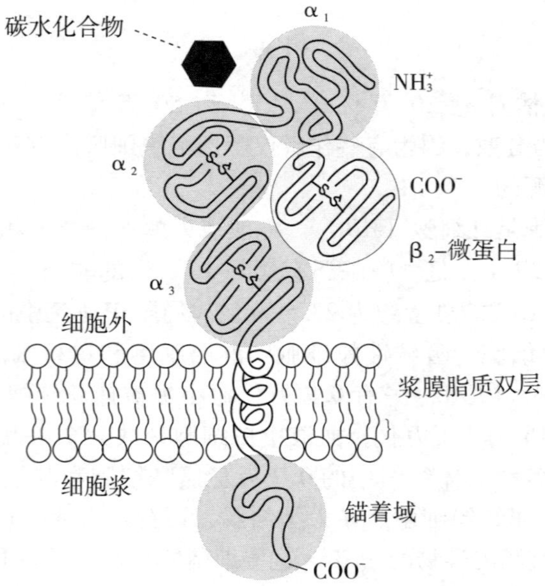

图8-29 MHC Ⅰ型糖蛋白分子结构和方向

最重要的是MHC-Ⅰ分子是由几个分离的基因位点编码的糖蛋白，构成组织相容性位点抗原（HLA）复合物，先前称作‘人类白细胞抗原复合物’。在HLA复合物内的3个经典位点分别叫作HLA-A、HLA-B和HLA-C。成人人体内所有的有核细胞，包括白细胞但不包括神经系统的细胞和某些肿瘤细胞，在它们的表面基本上都表现有经典MHC-A、MHC-B和MHC-C分子区域，只是量有所不同。Ⅰ-型糖蛋白计数在细胞膜表面蛋白总量中占1%[107]。图8-29表明，MHC-Ⅰ糖蛋白的结构及其相对于细胞膜的方向。每个MHC-Ⅰ分子有两个部分。第一部分是约有340个残基构成的分子量为45 000的具有多折叠的糖基化多肽链。这条链有一30个残基的亲水性短尾位于细胞内部和一个有40个残基构成的疏水性跨膜片段。其细胞外部分有3个片段分别称为α1、α2和α3片段，每个片段都有90个氨基酸残基，每片段内都有一二硫键桥。同种抗原位点携带个体特异性的抗原决定簇，主要位于α1微域，在较小程度上位于α2微域。在α2微域上有一碳水化合物单位附着。α3微域相对较小变异。MHC-Ⅰ分子的第二个分子部分是一90个氨基酸残基构成的未糖基化的多肽链，称之为$β_2$-微球蛋白，分子量12 000，非共价地结合于糖基化长肽链α3微域的最靠近细胞膜外表面的部分β2-球蛋白不是HLA分子活性抗原位点的一部分，但对于特异性的表达却是不可或缺的。

MHC-Ⅱ分子糖基化的膜结合蛋白（图8-30）。这些蛋白是由位于MHC团簇D区的至少六个表达的基因所编码。每个这样的基因团簇编码一个分子量为34 000的α-链或一个分子量为28 000的β-链。每个MHC-Ⅱ多肽链由两个细胞外90个残基的微域，一个30个残基的跨膜微域和一个由10~15个氨基酸的胞质微域所组成。由血浆学确定的MHC-Ⅱ型分子有4种亚型：HLA-DR、

HLA－D（由一条α－链和数条β－链组成）；HLA－DQ（一条α链和一条β链）；和 HLA－DP（至少有一条α链和一条β链。每个Ⅱ型糖蛋白分子至少含有这些跨膜多肽链中的非共价结合在一起的两条。只有较短的β－链含有同种抗原位点。两种肽链均含有碳水化合物单位[189]。MHC－Ⅱ分子的分布不及Ⅰ型分子广泛，主要发现于脑中树突状细胞和胶质细胞、一些上皮和内皮细胞，如表皮的朗格汉斯（Laugerhaus）细胞、巨噬细胞，包括组织巨噬细胞如肝脏中的库普弗（Kupffer）细胞、黑色素瘤细胞、激活的 T 细胞（不包括静止 T 细胞）和大多数淋巴细胞[190,189]。当接触干扰素时表达 MHC－Ⅱ分子的细胞也可以包括进去[956]。大多数实质细胞不表达 MHC－Ⅱ分子[190]。

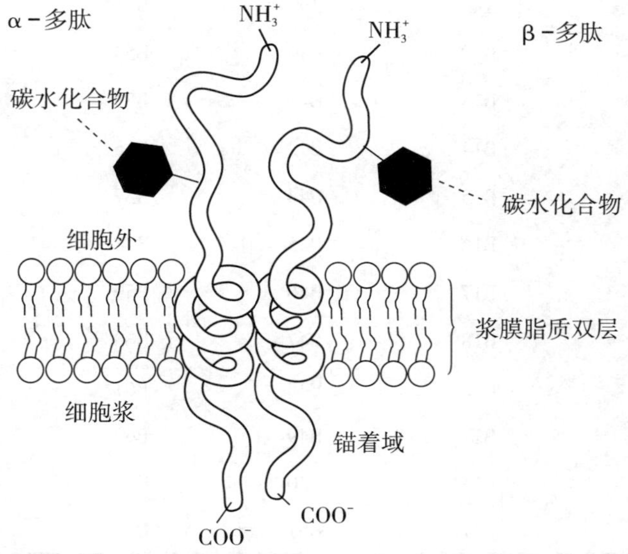

图 8－30　MHC Ⅱ型糖蛋白分子的结构和方向

MHC－Ⅲ基因编码由组成补体系统的 20 种蛋白质，包括 Bf、C2、C4A 和 C4B。它们在功能上具有相关性。这些相关性在于它们都与 C3 被体的激活有关。它们使人细胞膜能够与非人细胞膜区别开来，这是一种粗略的自我识别形式。这种形式没有特异性，因此在区分不同患者的细胞中没有作用。

大于 380 万碱基的 MHC 基因位点在人类基因组中具有最大的多形性（具有不同的类型）。其观察到的 MHC 或 HLA 类型的数量似乎接近用抗原－淋巴细胞相互作用[191]的细胞自动化模型进行的基于进化模拟实验的最佳数量。表 8－11 总结认可的基于血清学的经典的和现代的 HLA 特异性。例如，HLA－DRw52 和 DRw53，像 MHC－Ⅲ蛋白一样基本上没有特异性的几种‘公共抗原’没有列出。一个患者个体 HLA 的独特性只能是估计性的，因为特异性不会是以相等的几率发生的。例如，整个人群中的 16% 具有 HLA－A1，但只有 10% 具有 HLA－B8[189]。另外，特异性不是严格地独立更增加其复杂性。按照上述给定的几率，组合形式 A1B8 应当只以 1.6% 的频数发生，但实际观察到的频率却是 8.8%[189]。同样的基因家族成员具有相应的 MHC－Ⅱ分子的可能性也较随机选择的无关个体之间大得多。受这些条件的约束，5 亿经典的 HLA 组合的存在，原先似乎意味着 50 亿的世界人群中只有 10% 真正具有相同的自体分子，使每个人都是“十亿里挑一”。但是，基于核苷酸序列，根据 1998 年的资料，估计组合数有 10^{16} 之多，足以使每个人都具有组织相容性独特型。

表 8－11 公认的组织相容性抗原的特征

A. 基于经典血清学的抗血清型[956]

Ⅰ型蛋白

HLA－A		HLA－B				HLA－C
A1	A28	B5	B38	B5102	B65	Cw1
A2	A29	B7	B39	B5103	B67	Cw2
A203	A30	B703	B3901	B52	B70	Cw3
A210	A31	B8	B3902	B53	B71	Cw4
A3	A32	B12	B40	B54	B72	Cw5
A9	A33	B13	B41	B55	B73	Cw6
A10	A34	B14	B42	B56	B75	Cw7
A11	A36	B15	B44	B57	B76	Cw8
A19	A43	B16	B45	B58	B77	Cw9
A23	A66	B17	B46	B59	B7801	Cw10
A24	A68	B18	B47	B60		
A25	A69	B22	B48	B61	Bw4	
A26	A74	B27	B49	B62	Bw6	
		B35	B50	B63		
		B37	B51	B64		

Ⅱ型蛋白

HLA－D		HLA－DR		HLA－DQ	HLA－DP
Dw1	Dw14	DR1	DR12	DQ1	DPw1
Dw2	Dw15	DR103	DR13	DQ2	DPw2
Dw3	Dw16	DR2	DR14	DQ3	DPw3
Dw4	Dw17	DR3	DR1403	DQ4	DPw4
Dw5	Dw18	DR4	DR1404	DQ5	DPw5
Dw6	Dw19	DR5	DR15	DQ6	DPw6
Dw7	Dw20	DR6	DR16	DQ7	
Dw8	Dw21	DR7	DR17	DQ8	
Dw9	Dw22	DR8	DR18	DQ9	
Dw10	Dw23	DR9	DR51		
Dw11	Dw24	DR10	DR52		
Dw12	Dw25	DR11	DR53		
Dw13	Dw26				

蛋白型总数：158．组合数：499 374 720．

B. 基于现代核苷酸序列的分型							
Ⅰ型组织相容性抗原等位基因				Ⅱ型组织相容性抗原等位基因			
位点	等位基因数	位点	等位基因数	位点	等位基因数	位点	等位基因数
HLA－A	67	HLA－F	1	HLA－DRA	2	HLA－DPA	8
HLA－B	149	HLA－G	6	HLA－DRB	179	HLA－DPB	69
HLA－C	39			HLA－DQA	18	HLA－DMA	4
HLA－E	5			HLA－DQB	29	HLA－DMB	5
总数：266				总数：314			

MHC－Ⅰ和 MHC－Ⅱ自体分子是在粗面内质网中合成，然后被转运到细胞的浆膜，呈递给细胞外环境。一个典型的细胞在其表面可有 15 000～30 000 个Ⅰ型分子；一个表达Ⅱ型分子的细胞在其表面可展示 50 000～500 000 个Ⅱ型分子，密度为 40～400/μm^2[188,192]。一个纳米机器人的化学趋向性触角，直径 50～300 nm，具有适宜的可逆性结合位点，当压向细胞表面时，将至少会与每一类这种分子中的一个相接触。类似 MHC 蛋白的囊泡蛋白在细胞质膜中的侧向扩散系数估计为 2×10^{-14} m^2/s[105]，所以一个 MHC 分子，假定直径为 10 nm，所经受的环境有效绝对粘性 η 约为 2.3 kg/m－s，在触足下从触足的中心到外周的移行时间在 20～600 ms 之间（可与磷脂分子在膜中的 0.01～0.5 ms 进行对比），允许一个结合事件发生，因而能够在远小于 1 秒的时间内做出探测。

考虑一个面积为 A_{pad} 的化学趋向性触足与 $N_{antigen}$ 抗原分子相重叠，每个感受器面积为 A_{sensor} 的阵列含有 N_{sensor} 化学感受器。如果一个单检测事件需要 $\tau=3\pi\eta_{antigen}R_{antigen}\Delta X^2/kT$ 秒（ΔX 为抗原在细胞膜中移行的距离），那么需要测定 N_{spec} 特异性所需要的时间，假定保证一个结合事件的 $N_{counter}$ 接触事件的最小时间为 $t_{measure}=\tau(N_{spec}N_{counter}/N_{sensor})$。因为 $N_{sensor}=A_{pad}/A_{snesor}$ 和 $\Delta X^2=A_{sensor}N_{spec}/N_{antigen}$，那么：

$$T_{meas}=\frac{3\pi\eta_{antigen}R_{antigen}N_{encounter}N_{spec}^2A_{sensor}^2}{A_{pad}N_{antigen}kT}\quad(s)$$

取 $R_{antigen}=5$ nm，$N_{encounter}=10$，$A_{sensor}=100$ nm^2，$A_{pad}=90,000$ nm^2，$N_{antigen}=1$，$T=310$ K，那么 t_{meas} 约为 $3\times10^{-5}N_{spec}$。寻找特殊的一套 7HLA 分子（Nspec＝7）的纳米机器人就还需要 0.001 s 以对已遇到的特殊细胞膜是自身/非自身之间做出决定。一个要确定细胞膜的 HLA 类型的纳米机器人在最坏的情况下必须要找遍（266＋314＝）580 个 HLA 蛋白分子，最多需要时间 $t_{meas}=10$ s。

MHC 系统的主要例外情况是红细胞，这是人体内最多的天然细胞。红细胞不表达 HLA 蛋白，而是表达一套复杂的至少有 22 种不同血型的抗原系统和如表 8－12 所示的 7 种抗原集合体，加上额外的不与已知系统或集合

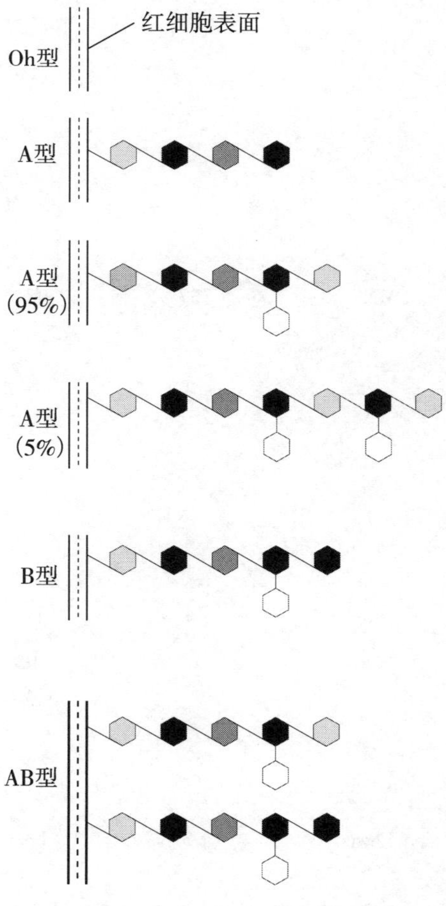

图 8－31 ABO 血型系统红细胞表面碳水化合物抗原结构

体相联系的高优势和低优势抗原，也分为若干系列（未在表中列出）[193]。这些抗原系统中的一些为碳水化合物，像熟悉的ABO血型系统，是由位于第九对染色体的基因所编码。其他一些为非糖基化的蛋白质、糖蛋白或糖神经髓鞘磷脂。每个系统或集合体都可以在每一个红细胞的表面表达，所以所有30多种抗原系统的测定非常耗时，必须对至少10^{19}种组合进行区别。许多种组合都十分罕见，所以整个血型系统的实际特异性在人群中相当少，尽管仍然可能比HLA系统高得多。

表8-12 公认的血型系统及抗原集合体[957]

通用名	抗原总数	共同抗原	共同表型	发生率	红细胞抗原位点数
血型系统					
ABO	4	A	A	40%	ABO：$1-2\times10^6$
		B	B	11%	H：1.7×10^6
			AB	4%	
		H	O	45%	
Rh	47	D	R_1 Dce	42%	D：1×10^3
		C，c，C^w	r dce	37%	R_2R_2：$15-33\times10^3$
		E，e	R_2 DcE	14%	R_1R_1：$14-19\times10^3$
		f（ce）	R_0Dce	4%	R_0r：$12-20\times10^3$
		V（ce^S）	r′ DCe	2%	R_1r：$9-14\times10^3$
			r″ DcE	1%	cc：$70-85\times10^3$
			R_2 DCE	罕见	Cc：$37-53\times10^3$
			r^Y dCE	罕见	ee：$18-24\times10^3$
					Ee：$13-14\times10^3$
MNSs	37	M	M+M+	50%	MN：5×10^5
		N	M+N−	28%	Ss：2.5×10^5
		S	M−N+	22%	
		s	S−s+	45%	
		U	S+s+	44%	
			S+s−	11%	
			S−s−U−	<1%	
p	1	p_1	p^k+p+p_1+（p_1）	79%	
		p	p^k+p+p_1-（p_2）	21%	
		p^k	p^k-p-p_1-（p）	罕见	
			p^k+p-p_1+（$p_1{}^k$）	更罕见	
			p^k+p-p_1-（$p_1{}^k$）	更罕见	
Lewis	3	Le^a	Le（a−b+）	72%	Le^a：3×10^3
		Le^b	Le（a+b−）	22%	
			Le（a−b−）	6%	

续　表

通用名	抗原总数	共同抗原	共同表型	发生率	红细胞抗原位点数
			Le（a+b+）	罕见	
Kell	21	K	K-k+	91%	$2-6\times10^3$
		k	K+k+	8.8%	
		Kp^a	K+k-	0.2%	
		Kp^b	Kp（a-b+）	97.7%	
		Js^a	Kp（a+b+）	2.3%	
		Js^b	Kp（a+b-）	罕见	
			Js（a-b+）	100%	
			Js（a+b+）	罕见	
			Js（a+b-）	非常罕见	
Duffy	6	Fy^a	Fy（a+b+）Fy3+	49%	Fy^a：$7-13\times10^3$
		Fy^b	Fy（a-b+）Fy3+	34%	
		Fy^3	Fy（a+b-）Fy3+	17%	
		Fy^4	Fy（a-b-）Fy3-4+	罕见	
			Fy（a-b-）Fy3-4-	非常罕见	
Kidd	3	Jk^a	Jk（a+b+）Jk3+	49%	Jk^a Jk^a：14×10^3
		Jk^b	Jk（a-b+）Jk3+	34%	
		Jk^3	Jk（a+b-）Jk3+	28%	
			Jk（a-b-）Jk3-	罕见	
Lutheran	18	Lu^a	Lu（a+b-）Lu3+	92.3%	Lu^b：$0.8-4\times10^3$
		Lu^b	Lu（a+b+）Lu3+	7.5%	
		Lu^3	Lu（a-b-）Lu3+	0.15%	
			Lu（a-b-）Lu3-	非常罕见	
Diego	2				
Cartwright	2				
Xg	1				
Scianna	3				
Dombrock	5				
Coulton	3				
LW	3				
Chido/Rogers	9				
H	1				
Kx	1				
Gerbich	7				
Cromer	10				

续 表

通用名	抗原总数	共同抗原	共同表型	发生率	红细胞 抗原位点数
Knops 抗原集合	5				
Indian	2				
Cost	2				
Ii	2	I	I adult （+I－i）	常见	I adult：病 $1-5\times10^3$
			i cord （－I+i）	常见	
			i adult （－I+i）	<0.01%	
			Iint （+I－i）	罕见	
Er	2				
（p，pk，LKE）	3				
（路易样：Le^c，Le^d）	2				
Wright	2				
非普遍型（个体）	36				
高普遍型（公共）	11				
抗原总数：254；组合数：$>1.84\times10^{19}$					

ABO是最为熟悉的血型系统。红细胞被分为A、B、AB和O4种类型。O型血意味着没有A或B抗原的表达。H抗原为A和B抗原的前体，（图8－31），发现于所有红细胞表面。除了那些罕见的O_h表型或H阴性表型的患者，每个红细胞可表达1.7×10^6个抗原，或18 000/μm^2。因为H是A和B的前体，因此O型红细胞比A或B型红细胞具有更多的H抗原，而A和B型红细胞依次比AB型红细胞具有更多的H抗原。红细胞表面的A和B抗原的数量在$1\sim2\times10^6$（10 000～20 000/μm^2）之间。在75%的A型血个体，还存在有“倍长”A抗原（500/μm^2）。MNS因子抗原在2700～5400/μm^2，Rh因子抗原在100～300/μm^2之间，路易氏抗原为30/μm^2等等。再次假定有一（300 nm)^{2}的化学趋向性触角，寻找30种（$N_{spec}=30$）血型抗原的纳米机器人约需要$t_{meas}=0.03$ s来确定它所遇到的一个红细胞膜是否是自体红细胞或非自体红细胞。意欲确认细胞膜完整的血型系统的纳米机器人在最坏的情况下必须找遍所有的254种已知的血型抗原（$N_{spec}=254$），最多需要$t_{meas}=2$ s。

对体液中的血型抗原或血型抗原的抗体的直接测定至少允许血载纳米机器人在不需要任何细胞接触的情况下，部分地实现自我识别，这对于建立表达方案可能是有用的。ABH、路易斯、I和P血型抗原存在于血浆，与ABO、路易斯和P血型系统的碳水化合物抗原相关联的血清IgM类抗体几乎是无处不在。抗－M和抗－N很常见，抗－Sd^a见于1%～2%的正常人，抗－V^W或抗Wr^a见于1%的患者[960]。在先前怀过孕或输过血的患者，血清中有0.16%～0.56%具有抗－D（R_h血型系统），有0.14%～0.60%有抗－E和抗－C（R_h血型系统），抗－K和抗－Fy^a及其他的几种血清抗体[194]。机体分泌物中含有ABH、I和路易斯抗原但不含P系统抗原。Sda抗原见于大多数身体分泌物中，在尿液中的浓度最大[194]。

其他被部分地排除于MHC系统之外者有角质细胞、平滑肌细胞和成纤维细胞。这些细胞不连续表达Ⅱ型HLA分子[195]。结果是外源性成纤维细胞不能引起所需要的辅助性T细胞的产生，因此在宿主之间进行移植时不会刺激排斥反应。

8.4.2.2　细胞类型的识别：基于组织学研究，估计人体内的细胞约有 200 种明确的类型，表现为具有不同的细胞结构及功能[180,105,63]。细胞类型的这些现代具体分类中，不同类型的细胞都有明确的特征，而不是随意地按照形态连续的族群而分成亚类。传统的分类是基于显微学形态和结构和粗略的化学性质，如对各种染料的亲和性，但更新的免疫学技术已揭示出更多的细胞类型，如就淋巴细胞而言就可分为 10 多种明确的类型。药理学和生理学试验也已经揭示出平滑肌细胞也有许多不同的类型，如子宫壁平滑肌细胞对雌二醇高度敏感，在妊娠的后期还对缩宫素敏感，而肠道平滑肌细胞则没有这种性质。文献[456]给出了人体内细胞的目录和分类。这个分类表稍微不同于 Alberts 等的原始分类[105]。这个分类表是按照功能进行分类的，略去了平滑肌细胞和中枢神经系统的神经元的亚类及各种相关性的结缔组织和成纤维细胞类型和成熟间期阶段的细胞如角质细胞只给出干细胞和已分化的细胞类型。然而，这个分类据称给出了发现于成人表型的 219 种细胞的冗长的目录。复杂的理论和系统发生学比较提示细胞类型的最大数目 $N_{cell} \approx N_{gene}^{1/2} = 370$ 种细胞类型，因为人类基因数 N_{gene} 约为 10^5[196,197]。

医疗用纳米机器人可能能够利用其化学趋向性感受器进行表面化学测定，区分所有的这些细胞类型。种属（异型）、器官、组织或所有细胞类型特异性的存在可能涉及 10^4 种不同的抗原。对所有细胞类型进行详尽的细胞免疫学分析已超出本书的范围，这里只给出一些细胞类型特异性抗原标志物的例子来阐述这种手段的强大功能。

在红细胞，Rh，Kell，Duffy 和 Kidd 血型系统抗原仅发现于红细胞的浆膜，至今尚未在血浆中的血小板、淋巴细胞和中性粒细胞上检测到。其他体液分泌物如唾液、乳汁或全身体液中也未能发现血型抗原[194]。因此，这 4 种抗原系统中的任何一种成员的检测都能确认红细胞。MNS 和 Lutheran 抗原也限于红细胞，只有两种例外的情况：一是一种具有 MN 活性的 GPA 糖蛋白也发现于肾的毛细血管内皮[198]；二是 Lu 样的糖蛋白也在肾内皮细胞和肝细胞[199]。相反，ABH 抗原还发现于许多非红细胞性的组织细胞如肾和唾液腺中的细胞[189]。在初期的胚胎，ABH 可发现于除中枢神经系统之外的所有的内皮和表皮细胞[200]。ABH、路易斯、I 和 P 血型抗原可发现于血小板和淋巴细胞，其原因至少是部分地因为它们吸附了这些血浆中抗原至它们的细胞表面。粒细胞具有 I 抗原但没有 ABH 抗原[194]。

血小板除了具有与组织细胞一样的 HLA 抗原，在它们的细胞膜上也表达血小板特异性同种抗原（表 8－13）。目前有 5 种认可的人血小板同种抗原系统已在分子水平上被定义。给定的表型频率是关于高加索人群的。在非洲和亚洲人群中，频率可有实质性的不同。例如，28% 的高加索人血小板表达 HPA－1b 但只有 4% 的日本人表达这种抗原[201]。一个医疗用纳米机器人如果检测到这 5 种 HPA 抗原型中的任何一种代表性抗原，它就可以确认它所碰到的细胞是血小板。

淋巴细胞具有特殊的功能活性，可以由各种不同的标志物进行区分。这些标志物表达于它们的细胞膜表面。例如，所有的成熟 T 淋巴细胞都表达一套多肽链，称之为 CD3 复合物。辅助性 T 细胞还表达 CD4 糖蛋白，而细胞毒和抑制性 T 细胞则表达被称为 CD8 的标志物[107]。因此，如果一个纳米机器人检测到 $CD3^+CD4^+CD8^-$，就能够主动地识别出辅助性 T 淋巴细胞，而检测到 $CD3^+CD4^-CD8^+$ 就可能无误地确认一个细胞毒或抑制性 T 淋巴细胞。所有的 B 淋巴细胞都在它们的细胞表面表达免疫球蛋白（它们的抗原受体）。基于这种免疫球蛋白可将它们与 T 淋巴细胞区别开来，像 Ig^+ 的 MHC－Ⅱ一样[107]。淋巴细胞表面还表现有代表特异性基因产物的标志物。这些标志物只在其分化的特征性阶段表达。例如，在前期 B 细胞阶段，一期始祖 B 细胞表现为 $CD34^+PhiL-CD19^-$；二期始祖 B 淋巴细胞表现为 $CD34^+PhiL^+CD19^-$；三期始祖 B 淋巴细胞表现为 $CD34^+PhiL^+CD19^+$；而最后阶段的始祖 B 淋巴细胞则表现为 $CD34^-PhiL^+CD19^+$[202]。

表 8-13 人血小板同种抗原系统[457]

抗原系统	等位形式	曾用名	表型发生率（%）
HPA-1	HPA-1a	$P1^{A1}$、Zw^{a}	a/a=72
			a/b=26
	HPA-1b	$P1^{A1}$、Zw^{a}	b/b=2
HPA-2	HPA-2a	Ko^{b}	a/a=85
			a/b=14
	HPA-2b	Ko^{a}	b/b=1
HPA-3	HPA-3a	Bak^{a}、Lek^{a}	a/a=37
			a/b=48
	HPA-3b	Bak^{b}、Lek^{b}	b/b=15
HPA-4	HPA-4a	Pen^{a}、Yuk^{b}	a/a=99
			a/b <0.1
	HPA-4b	Pen^{a}、Yuk^{b}	b/b <0.1
HPA-5	HPA-5a	Br^{b}、Zav^{b}	a/a=80
			a/b=19
	HPA-5b	Br^{b}、Zav^{b}、Hc^{a}	b/b=1

中性粒细胞也有自己的特异性抗原。各种受体特异性免疫球蛋白对白细胞都有结合特异性。例如，单核细胞 FcRI 受体显示 $IgG1^{+++}IgG2^{-}IgG3^{+++}IgG4^{+}$ 的结合特异性，单核细胞 FcRⅢ受体表现 $IgG1^{++}IgG2^{-}IgG3^{++}IgG4^{-}$ 的特异性，而中性粒细胞和嗜酸性粒细胞上的 FcRⅡ受体则表现 $IgG1^{+++}IgG2^{+}IgG3^{+++}IgG4^{+}$ 的特异性[189]。中性粒细胞在它们的细胞表面还有 β-葡聚糖受体。

组织细胞在它们的细胞表面也表达有成套的特异性的区分标志物。甲状腺细胞微粒体液免疫微绒毛抗原在腮腺中是独一无二的[189]。胶质纤维酸性蛋白（GFPA）是星形胶质蛋白的免疫化学标志物[168]。Syntaxin 1A 和 1B 是只发现于神经元细胞膜浆膜的磷蛋白[203]。α-fodrin 是唾液腺细胞的器官特异性自体抗原标志物[204]。Fertilin 是 ADAM 家族的成员之一，仅发现于哺乳动物精细胞的浆膜[205]。$ALB^{+++}GGT^{-}CK19^{-}$ 与连接素 32、转铁蛋白和主要尿蛋白一起构成肝细胞也有自己的表型标志物，而 $AFP^{-}GGT^{+++}CK19^{+++}$ 与 BD.1 抗原、碱性磷酸酶和 DPP4 一起构成胆管细胞的标志物[206]。存在于具有 clathrin 外膜的囊泡的 100 kD 的浆膜三磷酸鸟苷运输蛋白家族，包括只在神经元表达的动力素Ⅰ、发现于所有组织的动力素Ⅱ和限于睾丸、脑和肺的动力素Ⅲ，每种都具有至少 4 种异构体。动力素Ⅱ表现有跨高尔基网的细胞内部位[207]。表 8-14 列出了大量的对于一种或其他细胞类型的独特型和成肝细胞和成红细胞的共同抗原标志物。还有许多肿瘤特异性的抗原，用于通常的肽导向的化学疗法[208]。

表 8－14　人成肝细胞和成红细胞独特型和共同抗原表面标志物[458]

	成肝细胞	成红细胞
独特型抗原标志物	α－胎蛋白，白蛋白	OX43（MCA 276）
	肝脏干细胞因子	OX44（MCA 371，CD 37）
	硫酸类肝素－PGs	OX42（MCA 275，CD 118）
	Syndecans/perlecans	c－Kit，干细胞因子
	IGF Ⅰ，IGF Ⅱ，TGF	成红细胞受体
	受体、α1－整合素	硫酸类肝素－PG
	α5 整合素、连接蛋白 26	(serglicin)，GM－CSF，α4
	连接蛋白 26	整合素、红细胞抗原
共同抗原标志物	所有已知的卵细胞抗原、转铁蛋白、γ－谷酰转肽酶（GGT）、葡萄糖醛酸转移酶及其异构体、谷胱甘肽－S－转移酶、配体蛋白、cEBP 异构体、IL－1 受体、IL－6 受体、干扰素受体、HGF 受体、胰岛素受体、MDR1、MDR2（多药抗性基因）、连接蛋白 43	

细菌细胞膜也是明确可分的，包括这些如像大肠杆菌的革兰阴性菌外膜的被称之为胞孔素的三聚体离通道蛋白[209,210]和其他表面蛋白如金黄色葡萄球菌蛋白 A[211]或脂多糖内毒素。内毒素为革兰阴性菌表面的主要抗原，化学上为大小不等的碳水化合物链。分支杆菌在它们的细胞膜上有分支菌酸[212]。另外，只有细菌能够利用右旋氨基酸以构建其细胞外衣，以助于它们对抗胃和其他器官中的消化酶。糖肽是细菌细胞壁的主要成分与肽桥形成交叉连接。肽桥含有几种不常见的非蛋白氨基酸和 D－旋光形式的丙氨酸、谷氨酸和天冬氨酸[213]。D－丙氨酸是发现于糖肽中的最丰富的 D－氨基酸，也是唯一普遍掺入糖肽的 D－氨基酸[214]。

至 1998 年，至少有 4 种细胞特异性细胞粘附分子的主要家族被发现。包括 N－CAM 和IACM－1 的免疫球蛋白超家族、整合素超家族、cadherin 超家族和选择素家族。整合素为 200 kD 的细胞表面粘附受体，在很多细胞表面都有表达，大多数细胞可以表达数种整合素。大多数整合素，介导细胞与细胞外基质的连接，涉及细胞骨架基质的附着。细胞类型特异性的例子包括血小板特异性的整合素（αⅡβ3）、白细胞特异性的 β2－整合素、后激活（α1β2）淋巴细胞抗原、视网膜神经节轴突整合素（α6β1）和角质细胞整合素（α5β1）[215]。在 1998 年以前已知的不同的异聚体整合素至少有 20 多种。

Cadherin 分子家族是具有 723～728 跨膜残基的蛋白质，提供另外的细胞特异性的细胞粘附通道[216]。经典的 cadherin 包括内皮细胞的 E－、神经细胞的 N－和胎盘的 P－cadherin，但在 1998 年就知道该家族至少有 12 种不同的家族成员[217]。它们集中于细胞表面上的细胞－细胞连接结构，似乎在维持多细胞结构中起有关键作用。细胞优先结合于那些表达一致类型的 cadherin 的细胞。肝脏的肝细胞只表达 E－和 P－cadherin；肺间质细胞、视轴细胞和神经上皮细胞只表达 N－cadherin；肺上皮细胞表达 E－和 P－两种 cadherin。Cadherin 家族成员在胚胎上也有不同的时空分布，在细胞分化期间 cadherin 类型的表达呈动态变化[216]。

碳水化合物在细胞识别中起有关键作用。所有的细胞都有一层很薄的糖性外衣。这层外衣含有糖蛋白和糖脂，其中有 3 000 种不同的形式是在 1998 年以前就被证实的。随着细胞发育、分化或疾病，细胞表面组成成分的碳水化合物结构呈特征性的改变[218]，如①癌细胞上的碳水化合物阵列与正常细胞上有严格的不同；②一种独特的三糖 SSEA－1 或 Le^X 严格地出现于 8～16 个细胞期的发育中的胚胎的细胞表面，此时的胚胎由一组疏松的细胞装配成一个圆滑的小球形；③细菌病原体经常利用细胞特异性的糖[219]指导它们移行到它们的靶细胞。大肠肝菌在将尿液从肾脏导向膀胱的输尿管周围的组织中很丰富，但罕见于上呼吸道；A组链球菌只在上呼吸道和皮肤形成菌落，很少引起尿道感染；奈瑟菌只粘附于生殖道和口腔的上皮细胞但不粘附于其他器官的细胞[218]。这些细菌碳水化合物特异性，如细菌碳水化合物特异性粘附，lectins和糖桥连接，至少已部分地进行分类[219,220-234]，其分子动力学研究也已经开始[235-237]。

碳水化合物结构在理论上比基于核苷酸和蛋白质的结构更具有结合方式的多样性。虽然核苷酸和氨基酸只能以一种方式相互连接，但寡糖和多糖中的单糖单位可以多点的形式附着。这样，两个氨基酸只能形成两种不同形式的二肽，但两个一样的单糖可以形成11种不同的二糖，因为每个单糖有6个碳原子，给出每个单位6个不同的附着点，形成6+5=11种可能的不同方式的组合。4种不同的核苷酸只能形成24种不同的四核苷酸，但4个不同的单糖可形成35，560个不同的四糖，包括许多不同分支结构的四糖[218]。一个六糖分子可形成10^{12}种不同的结构，而一个六肽则只能形成6.4×10^7种不同的结构。一个九聚的碳水化合物具有1摩尔的异构体[238]。

编码红细胞糖衣已有描述（图8-31）。另外一个例子，跨膜糖蛋白的CD44家族为80~95 kD的细胞粘附受体，介导ECM结合，细胞移行和淋巴细胞导航。CD44抗原表现有广泛的细胞特异性的和组织特异性的糖基化类型，每个细胞都用其独特的碳水化合物结构阵列装饰CD44核心蛋白[239,240]。不同的CD44细胞表面分子已发现于淋巴细胞、巨噬细胞、成纤维细胞、上皮细胞和角质细胞。CD44在神经系统中的表达在健康年轻人限于白质，包括各种类型的胶质细胞，但伴随年龄的增长或某些疾病可出现于灰质[239]。少组织中的CD44为阴性，包括肝脏的肝细胞、肾脏的肾小管上皮细胞、心肌细胞、睾丸细胞和部分的皮肤细胞[239]。

50 kD的细胞粘附受体糖蛋白的选择素家族[241,242]可识别多种细胞表面抗原碳水化合物，有助于将白细胞定位于炎症部位。选择素不结合于细胞骨架[217]。白细胞表达L-选择素，血小板表达P选择素，内皮细胞表达E及L和P选择素受体。选择素识别的细胞特异性分子包括由L、P和E识别的肿瘤粘蛋白寡糖、P和L识别的脑组织糖脂、E和P识别的中性粒细胞糖蛋白和白细胞唾液糖蛋白及由P和L识别的内皮细胞蛋白糖[241]。相关的MEL-14糖蛋白导航受体家族使将淋巴细胞导航至由编码‘血管衣’蛋白的特异性的淋巴组织成为可能。‘血管衣’蛋白是发现于肠道Peyer结、肠系膜淋巴结、肺相关淋巴结、滑液细胞和哺乳期乳腺内皮细胞的一种细胞特异性表面抗原。导航受体也使一些淋巴细胞能够区别结肠和空肠[243,244]。选择素相关的相互作用，与化学趋向性受体及整合素-Ig一起，调节白细胞自血管的渗透出，建立细胞在体内定位的三位‘区码’[171]。

病毒caspid蛋白容易识别，允许确认许多病毒种属[245-249]。包涵病毒带有在释放时得自宿主细胞的脂质膜外衣[250,249]，较难以用简单的表面标志物的检测进行识别。在这种情况下，一个透脂质的感测器或一个能识别假宿主细胞的感测器，激活膜病毒融合蛋白的释放，以揭示其真正的识别标志，可能会更为有用。

最后，细胞可以按照它们固有的跨膜细胞骨架相关蛋白进行分类。例如，红细胞膜含有血型糖蛋白C和3带离子交换蛋白。血型糖蛋白C是一种25 kD的蛋白，在红细胞膜上的密度约为3000分子/μm^2。3带离子交换蛋白为90~100 kD蛋白，红细胞膜分布密度约为10 000分子/μm^2[217,251]。血小板细胞膜含有GPIb-1X糖蛋白复合物（186 kD）；中性粒细胞膜的伸展需要跨膜蛋白（桥蛋白，17 kD）；横纹肌细胞膜含有一种特异性的层连蛋白结合糖蛋白（156 kD），位于营养不良糖蛋白复合物的最外部分[217]。还有各种碳水化合物结合蛋白常常出现于细胞表面，可区分不同的单糖和寡糖[218]。细胞特异性的lectin包括肝细胞的半乳糖结合和岩藻糖结合lectin、成纤维细胞的6磷酸苷露糖结合lectin、肺泡巨噬细胞的苷露糖基N~乙酰葡萄糖胺结合lectin、尿道上皮细胞的galabiose结合lectin及心脏、脑和肺的几种半乳糖结合lectin[218,252,219,225]。

每种细胞表达来自基因组的不同的一套基因。每个基因正常地代表一种不同的蛋白，虽然在有些情况下在不同方式的拼接自同一基因可产生数种蛋白。这样，似乎可以得出这样的结论：每种不同类型的细胞在其结构中使用独特的蛋白群，这些蛋白群可作为一个完整的体系来进行检测，以此来清晰地而不是模棱两可地识别出细胞的类型。当然，可能在不同细胞中的50%～70%的蛋白是相同的并具有共同的“持家”功能。如果细胞的类型有400种，包括所有的平滑肌细胞、神经细胞和其他具有明确细胞化学特征的细胞亚类，那么在分类表中的每种细胞类型便可以用 $\log_2$（400）≈9之少的二元抗原标志物进行确认。假如伟大的自然已利用了HLA特异性中的580种标志物，血型系统中的254种标志物来进行自我识别，那么这样的事实就是很清楚的了，即生物系统可以在相当的程度上利用多功能性和冗余技术。在1998年以前，所有的细胞特异性抗原的完整分类还没有完成，但是到2000年春，90%的人类基因组测序即已完成[253]，其完整版本也在2002～2003年之间完成[254,255]，因此可以预言，随着用于对表达基因取样的DNA芯片技术的发展，独特整套的细胞特异性抗原在此后数年即将能够被迅速确定。

在最坏的情况下，对于确认400种细胞类型中的每一种，需要9种特异的细胞标志物，给出主动确认所有细胞类型所需要的3600种抗原标志物的最大数量。计算表明，（300 nm）^{2} 的具有 N_{spec} = 3600的化学趋向性触角意味着一个最大的细胞类型测定时间 t_{meas} 在绘图模式下为400秒。如果有一套更佳的300种关键性操作性抗原标志物可以满足需要，那么在同样的方式下就可以使 t_{meas} 降到3秒。另一方面，一个在寻找一套特异的9种二元性抗原标志物的纳米机器人，如要寻找肝细胞而排除掉所有其他的非肝细胞，则就仅需要 t_{meas} ≈0.02 s就能完成细胞类型的确认。

8.4.3　细胞解析

细胞解析与细胞的“地理”有关，用于细胞内空间的导航。关于最大和最重要的细胞器即细胞核的讨论，请参考其他章节。

8.4.3.1　细胞大体结构：在19世纪70年代晚期，细胞常常被不正确地描述为一个充满水性物质的膜囊包围着由独立的细胞器所形成的疏松结构群。事实上细胞的内部的装配十分紧密，其开放性仅比水化蛋白结晶大数倍[256]。细胞内部是由成千上万的各种粗细不等的骨架纤维形成复杂的交叉结构。这些结构附着于细胞核或胞质膜、细胞外基质或细胞之间互相粘附。

细胞具有各种各样的形态。绝大多数细胞被其他细胞所包围或附着于其他细胞。这种固定的细胞通常在形态上是多角形的。特殊分化的细胞采取与其功能相适应的形态。一个明显的例子是神经细胞。神经细胞具有一条或数条柱状的突起，呈树枝状分支并向远端延伸。这些突起的功能是使细胞能够更多地接受和传导信息。

从纳米医学的角度，细胞（图8－32）可被看作是由许多较小的机器组装在一起的一台大机器结构[257]。这些小的结构就是细胞器。细胞器具有0.5～3 μm的典型直径，粗略地与血液中的医疗纳米机器人的大小相当。表8－15是已知细胞器和其他主要细胞成分的近似尺度及其与尺度相关的一些定量数据。细胞骨架数量密度的数据是一些粗略数据，但具有一定的合理性。实际数据可依据一些情况具有很大的变动：①个体的大小、年龄和细胞的类型；②全身或局部呼吸、营养和能量需要；③组织和器官位置；④环境因素如温度、压力、离子强度、细胞外基质活性及细胞外溶质的毒性：⑤细胞分泌状态及有丝分裂的不同时期等。

细胞器代表细胞主要的代谢和结构机器。每种细胞器类型或细胞成分都具有精确的设计，能够在维持其自身结构的同时，执行特殊的功能。许多细胞器很小，因此纳米机器人在其中运动的可能性很小或异常困难，可例外的情况可能是细胞核。这种情况使其不可能将特殊的感测工具或小型的操作设备插入其内部。

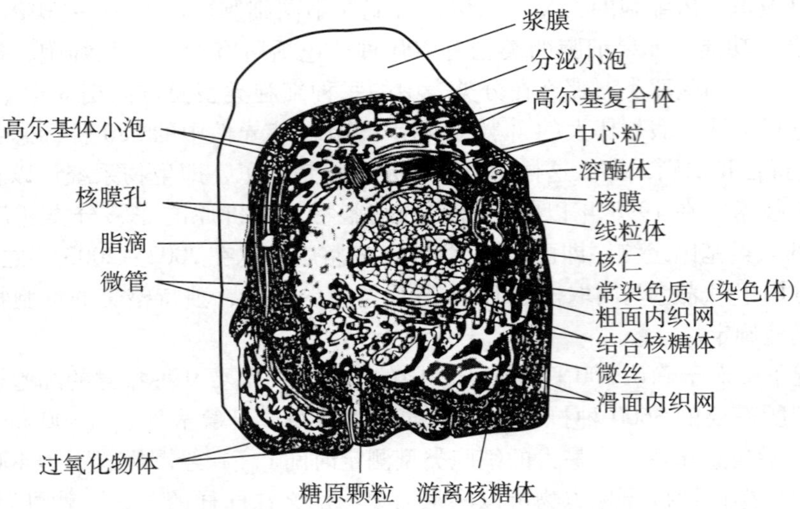

图 8－32 人类细胞切面示意图

表 8－15 20 μm 典型人体组织细胞器的近似尺度

细胞器	直径 nm	长度或厚度 nm	表面积 μm^2	容积 μm^3	单细胞中数量	单细胞中总容积 μm^3	占细胞容积%	总表面积 μm^2	占细胞面积%
糖萼细胞外	2.0×10^4	10－50	2400	12－120	1	12－120		2400	0.5
浆膜	2.0×10^4	6－10	2400	14－24	1	~20	0.3	2400	0.5
核糖体	20	15－30	0.002	8000 nm^3	~10^7	80	1.0	2×10^4	4.3
粗面内织网									
总体	~1000	－－	－－	1120	1	1120	14.0	－－	
网池	－－	－－	－－	720	－－	720		－－	
网膜	－－	5－6	70000	400	－－	400		7×10^4	14.9
滑面内织网									
总体	~1000	－－	－－	420	1	420	5.3	－－	
网池	－－	－－	－－	240	－－	240		－－	
网膜	－－	5－6	32000	180	－－	180		3.2×10^4	6.8
高尔基体									
总体	~1000	－－	－－	410－510	1－300 stks	450	5.6	－－	
体池	－－	－－	－－	300－400	－－	350		－－	
体膜	－－	8000	14000	110	－－	110		1.4×10^4	3.0
高尔基小泡	30－80	－－	0.008	65000 nm^3	~2×10^5	13	0.2	1400	0.3
分泌小泡	0.1－1000	－－	0.13	0.004	~5×10^4	210	2.6	6000	1.3
糖原颗粒	10－40	－－	0.002	$1\times10^4 nm^3$	~1×10^5	1	0.01	200	0.04
脂滴	200－5000	－－	~1	0.1	100	10	0.1	100	0.02
穹隆	55	30	0.003	$5\times10^4 nm^3$	~3000	1.6	0.002	10	0.002

续 表

细胞器	直径 nm	长度或厚度 nm	表面积 μm^2	容积 μm^3	单细胞中数量	单细胞中总容积 μm^3	占细胞容积%	总表面积 μm^2	占细胞面积%
溶酶体									
总体	500 - 1000	- -	- -	0.31	~300	90	1.1	- -	
小体	- -	- -	- -	0.30	- -	90		- -	
膜	- -	5 - 6	2.2	0.01	- -	0.017		600	0.1
蛋白体	~11	~36	0.003	3400 nm^3	10^7	~20	0.2	8000	1.7
过氧化物体	500 - 1000	- -	- -	0.31	300	90	1.1	- -	
小体	- -	- -	- -	0.30	- -	90		- -	
膜	- -	5 - 6	2.2	0.01	- -	0.017		600	0.1
线粒体									
总体	500 - 1000	2 - 3000	6.3	~1	300 - 3000	1000	12.5	- -	
外膜	- -	5 - 6	6.3	0.035	- -	- -		6000	1.3
内膜	- -	5 - 6	30	0.17	- -	- -		3×10^4	6.5
细胞骨架									
总体	- -	- -	- -	- -	1	875	10.9	2.8×10^5	59.2
超细微丝	2 - 4	10 - 100	400 nm^2	450 nm^3	~10^8	45		4×10^4	
微丝	5 - 7	~1000	0.002	36000 nm^3	~10^7	360		2×10^5	
中间微丝	8 - 12	~1000	0.003	$1\times10^5 nm^3$	~10^6	100		3×10^4	
粗微丝	15	1 - 10000	0.2	$9\times10^5 nm^3$	<10^4	- -		- -	
微管	25	200 - 25000	0.016 - 2	0.001 - 0.02	~50000	370		1×10^4	
中心小体	150	300 - 500	0.22	0.007	2	0.014	0.0002	0.44	
核									
总体	8×10^3	- -	- -	268	1	268	3.4	27500	5.9
核膜	8×10^3	- -	- -	- -	1	- -		400	
核膜外层	~8×10^3	7 - 8	200	1.5	- -	1.5		200	
核膜内层	~8×10^3	7 - 8	200	1.5	- -	1.5		200	
核周隙	- -	20 - 40	- -	6	1	6		- -	
核膜孔	70 - 90	~100	$-4\times10^4 nm^2$	5×10^{-4}	$2-4\times10^3$	1.5		120	
核皮质	~7.9×10^3	30 - 40	196	6.9	1	6.9		196	
核仁	< 5×10^3	- -	<78	25 - 65	1	45		- -	
核小体	10	6	350 nm^2	400 nm^3	2.5×10^6	10		8750	
染色质	1.9	65	390	0.18	46	8.3		1.8×10^4	
核浆	- -	- -	- -	~206	1	~206		- -	
细胞质	- -	- -	- -	~3348	1	~3348	41.9	- -	
细胞质	- -	- -	- -	~7712	1	~7712	96.4	- -	
细胞总体	2.0×10^4	2.0×10^4	2400	8000	1	8000	100	4.69×10^5	100

8.4.3.2 细胞膜：细胞和大多数细胞器都有自己的一层包膜结构。细胞膜包围整个细胞的包膜称为浆膜或细胞膜[258]。细胞膜实际上是细胞质的一个特殊的组成部分，将细胞内容物和细胞的外部环境分隔开来。在地球上有生命物质产生及其由简单到复杂的长期演化过程中，细胞膜的出现是一个飞跃，它使细胞能够独立地存在，通过细胞膜与外界环境间进行有选择的物质交换而生存。细胞要维持正常的生命活动，不仅细胞内容物不能流失，而且其化学成分必须保持相对恒定，这就需要细胞和它的环境之间有某种屏障的存在；但细胞又是处于不断地代谢过程中，又需要经常由外界获得氧气和营养物质，排出代谢产物，而这物质的摄入和排出都必须通过细胞膜。因此，细胞膜必然是一具有复杂结构和功能的半透膜，它允许某些物质有选择性地通过，但又能严格地保持细胞内物质和离子成分的稳定。细胞膜对某些离子的主动转运能力和膜对不同离子通透性能的改变，是细胞的生物电现象、兴奋产生和传导的物质基础，并与细胞的运动及分泌等功能活动密切相关。

按照液态镶嵌模型[259]，细胞膜都是由两层脂质分子构成，称为脂质双层，其中镶嵌着各种蛋白质（图 8－33）。脂质双层膜作为一种屏障，限制溶质的扩散，而其上的蛋白质则为溶质的扩散提供通道。这种蛋白质通道的功能包括选择性地转运某些物质分子通过脂质双层或机械性地将来自细胞外基质的信号传入细胞内。细胞膜实际上只代表细胞全部膜结构的很小一部分。例如，在典型的人类细胞，仅只内质网膜结构的总面积就是细胞质膜表面积的 44 倍（表 8－13）。

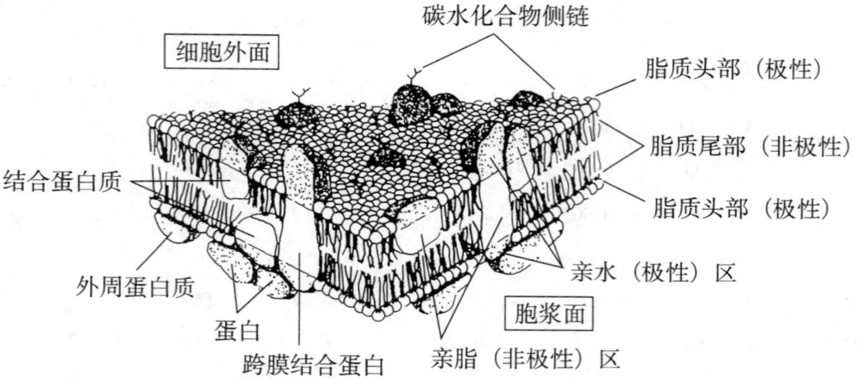

图 8－33 细胞膜脂质双层的液态镶嵌模型

脂质双层膜的厚度为 6～10 nm。膜的主要脂质成分为磷脂及含有 16～18 个碳原子的脂肪酸链。少于 12 个碳原子的脂质不能形成稳定的脂质双层[107]。磷脂链为双亲性分子，一端带有负电荷或具有极性，而其余部分或尾部由两条非极性的长链脂肪酸组成。细胞膜中的磷脂是以自组装的方式形成一双分子层，其非极性的脂肪酸部分位于脂质双层的内部而极性或带有电荷的一端朝向胞质或细胞外（图 8－33）。

胞质膜还含有其他的磷脂（表 8－16）。例如，胆固醇，一种固醇醇磷，作为一种“灰浆”或粘合剂，填充于磷脂结构的小间隙之间，从而提高膜对如葡萄糖等水溶性小分子的不通透性，其增强因子可达 10 倍。胆固醇也还作为一种细胞膜的抗冻剂，在低温时防止低温肽链的聚集，也即降低膜磷脂的冰点，而在高温时则可降低膜磷脂的流动性，也即提高膜磷脂的溶点。浆膜可含有的胆固醇的量可达到与磷脂等分子的水平。细胞膜磷脂的精确成分在不同的细胞可在很大范围内变动，在每种细胞内细胞器的膜磷脂也是如此。装配有适宜的化学感受器的医用纳米机器人可以获得其细胞质膜磷脂的有关信息，能够在细胞外漫游时识别细胞的类型，而在细胞内漫游时识别不同的细胞器。

表8-16 细胞膜性结构生化成分占细胞质量的比例（%）[101,105,107]

成分	肝细胞膜	红细胞膜	髓鞘	线粒体内/外膜	内质网膜	大肠杆菌膜
脂质	--	40	~81	~24/~48	--	--
蛋白	50	52	~19	~76/~52	50	50
碳水化合物	--	8	--	--	--	--
脂类						
胆固醇	17	23	22	3	6	0
磷脂						
磷脂酰乙醇胺	7	18	15	35	17	70
磷脂酰丝氨酸	4	7	9	2	5	痕量
磷脂酰胆碱	24	17	10	39	40	0
鞘磷脂	19	18	8	0	5	0
糖酯	7	3	28	痕量	痕量	0
其他脂质	22	13	8	21	27	30

脂质双层上的磷脂分子的密度为 $5\times10^6/\mu m^2$[105]，或每平方纳米细胞膜表面约2.5个磷脂双层分子对。这样，每个直径20 μm的典型的人组织细胞的浆膜含有100亿个脂质分子。磷脂间并非以共价键相互结合，所以每个磷脂分子都可以单独地在细胞膜中自由运动，其运动方向是与脂质双层的表面平行。长链脂肪酸每个都含有一个不饱和键，使之一个与另外一部分直链间产生缠结，因而能够防止紧密装配和固化。脂肪酸链还可以前后摆动，磷双层浆膜具有液体样特征，与水面上的一层油膜十分相像。热动力学不利于亲水性的脂质头部基团通过疏水性膜内部的运动。这种翻跟斗式的运动或跨膜扩散，不会在膜磷脂中发生，但可以非常缓慢的速率进行。例如，一个典型的磷脂分子每数个小时可发生一次跨膜扩散，也即每数小时可有一次翻跟斗运动。与此相反，脂质在膜内的侧向运动的速度非常之快，在数秒内每个脂质分子可移动10 μm，相当于一个细胞周长的12%[107]。

膜蛋白镶嵌于脂质双层脂膜中。实际上，有人认为膜脂质双层不过是提供给膜蛋白质一种溶剂[105]。全部细胞膜含有的脂质和蛋白在质量上大致相等。但是每个蛋白质分子的质量都要比任何脂质分子都大得多，所以脂质分子的在数量上要比蛋白质分子多得多[260]。一个20 μm的典型的人组织细胞含有1亿个蛋白质分子。

膜蛋白有两种类型：结合膜蛋白（膜内蛋白）和外周膜蛋白（膜外蛋白）。结合膜蛋白与膜磷脂紧密地结合在一起，因而在不破坏脂质双层的情况下无法将膜蛋白提取出来。像磷脂一样，结合蛋白为双亲性的。极性氨基酸侧链和非极性氨基酸侧链位于分子的不同区域，因此结合膜蛋白在浆膜中随双亲性磷脂分子一起呈垂直排列，蛋白的极性区域位于浆膜的表面，与极性的水分子结合，而蛋白的非极性区域则被吸引于脂质分子双层的内部，与膜内的长链脂肪酸缔合（图8-29，8-30，8-33）。许多结合蛋白可在膜内作侧向运动，而其他的则与位于膜的胞质面附近的外周蛋白网联系在一起而被固定。关于膜中嵌合蛋白的侧向扩散速度已有实验数据。如果由两个带有放射性物质标记的蛋白质分子的细胞融合而产生一个杂交细胞，则两个细胞膜中的蛋白质互相之间完全地随机交叉，分散均匀约需要一个小时的时间[107]。

许多膜结合蛋白是跨膜蛋白，其两端为其极性区域而其中部为非极性区域，整个分子跨过整个脂质双层的厚度。这些极性区域可在脂质双层之外延伸达10~20 nm，形成一种通道，允许水、离子、或具有化学信号功能的分子进入细胞内。有少量的结合蛋白不跨过细胞膜的整个厚度，只见于脂质双层的内层或外层，所具有的功能只局限于脂质双层一侧的表面。这些蛋白也是双亲性的，其方向也与脂质双层的脂质分子相平行。有些可与膜磷脂形成共价键而锚插于细胞膜内。例如在红细胞膜中，血型糖蛋白跨过整个细胞膜，所有的糖脂和大多数磷脂酰胆碱都位于脂质双层的外层，而大多数磷脂酰乙醇胺和磷脂酰丝氨酸分子则与许多蛋白分子一起，位于脂质双层的内层。胆固醇则以相等的量分散于两个膜层。膜中结合蛋白的数量在内质网中约为在胞质膜中的6%~8%。胞质膜中的蛋白包括酶、运输蛋白和结构蛋白、抗原和受体等。这些蛋白中的许多在一个细胞中只以少量的拷贝存在，但红细胞135 μm^2 的表面具有 1×10^6 拷贝的血型蛋白A分子和 1×10^5 拷贝的血型蛋白B分子[261]。

外周膜蛋白以微弱的静电力结合于结合膜蛋白的亲水性区域或膜磷脂的亲水性头部[107]。绝大多数外周蛋白位于浆膜的胞质面附近而不是浆膜的细胞外表面，介导膜的形态及流动性等性质。外周蛋白不是两亲性的，不与膜内脂质的疏水性区域结合。

细胞膜不仅是细胞和外界环境之间的屏障，也是细胞接受外界影响的门户。膜结构中所存在的蛋白中有一类非常重要，即受体。受体为各种能和细胞外环境中不同的化学物质或基团特异性结合的部分或位点。细胞环境中的各种激素、递质及某些进入体内的药物，很多是首先作用于细胞膜上的受体，再由受体将各种信号传入细胞内，发挥其生物学效应。各种细胞膜上的受体种类各不相同，因此纳米机器人可以借助于所携带的不同的配体，来识别细胞的类型。

胞质膜的磷脂和蛋白成分都在不断地被清除和替换。这种更新使细胞能够不断地去除损伤的成分。这是一个具有高度选择性的过程，不同的蛋白或磷脂具有不同的更新率。例如，膜中有些磷脂的半衰期为10 000 s[107]，脂质双层中的胆固醇向胞质内的排出半衰期在310 K为7 200 s[262]。蛋白更新半衰期可为数分钟到数年，但对于典型蛋白则为200 000 s[105,107]或两天。蛋白的代换由胞质中或溶酶体中的蛋白酶执行。代换的速率还依赖于细胞类型。例如，巨噬细胞质膜表面具有特别迅速的平均更新时间，约为1 800秒，相对于成纤维细胞的5 400秒显然要快得多[101]。

胞质膜含有少量的碳水化合物。这些碳水化合物共价连接于某些膜磷脂和蛋白质。膜糖蛋白的碳水化合物部分总是处于细胞的外表面形成细胞膜的糖萼部分，与胶原蛋白和葡萄糖氨基糖一起被称为“粘多糖”。例如，红细胞膜含有52%重量的蛋白质、40%重量的磷脂和8%重量的碳水化合物[107]。一小部分的膜碳水化合物以糖脂的形式存在，但大多数是以糖蛋白的形式存在。糖单位通常为短链的寡糖，附着于糖蛋白的丝氨酸、蛋氨酸或天冬氨酸侧链。

糖萼，或绒毛性外衣，位于浆膜的外部。在绝大多数细胞，糖萼的厚度约为10~100 nm，由串珠状的含有10 000个原子的蛋白链组成。这种蛋白链的直径可有5~8 nm，长可达100~200 nm[105,263]。实验测定的各种细胞的糖萼的厚度范围在A型人红细胞的6 nm[264]到Emeria小配子的13 nm[265]，鸡成纤维细胞的20~30 nm[266]，人膀胱细胞的30~60 nm[267]，人淋巴细胞的40~70 nm[268]，人心肌细胞的50 nm[269]，蛙肠系膜微血管细胞的56 nm[270]，鼠血管细胞的大于70 nm[271]，兔大动脉如颈内动脉内皮细胞的81 nm[5]和人耳蜗毛细胞的90 nm[272]。最突出的小糖萼见于肠上皮细胞。在肠上皮细胞上的绒毛性外衣的厚度可达150 nm，主要由直径为1.2~2.5 nm的寡糖链组成[107]。有一例报道说鼠静脉内皮细胞糖萼的厚度可达870 nm[271]。一些较大的寄生虫如血吸虫的叉尾蚴的小绒毛糖萼的厚度可达500~2000 nm[273]。

糖萼的糖蛋白提供了一套高度特异性的生物学标志分子，容易被装配有适宜的医用纳米机器人识别。这些标志物分子有助于细胞间的相互作用，允许血型识别、提供细菌和毒素的结合位点、精子对卵子的识别、免疫反应、指导胚胎发育及细胞寿命测定，如红细胞外衣可随年龄面变薄，可作为红细胞被肝中吞噬细胞清除的信号[274]。

细胞的表面点缀有无数的陷窝或凹陷。例如，一种陷窝或凹陷为“外衣陷窝”，其内表面被一层致密的clathrin蛋白所覆盖，这在受体介导的细胞内吞中具有重要作用，细胞靠这种方式将蛋白或一些其他的大分子转运入细胞内。另外一种类型的细胞凹陷为约50 nm的小洞，其作用是吸引维生素或信号传导分子进入细胞内部[275,276,277]。小洞由一层被称之为“小洞素”的独特的膜标志蛋白所覆盖，使其容易被纳米机器人所识别。

8.4.3.3　细胞质：在传统的细胞生物学中，细胞质被认为是被细胞膜所包围的和环绕细胞核的大片空间的填充物质，除细胞核之外的所有细胞器和围绕这些细胞器的液体成分，在细胞中的每一点，除了细胞核，都被认为是细胞质的一部分。“细胞质”是充满除细胞器内部的所有胞质区域的液体。术语“细胞内液”涉及一个细胞内的所有的液体，即细胞质加上包括细胞核在内的所有细胞器内部的液体。胞质内的水静压可以自人红细胞内的 23 N/m^2[278] 到阿米巴原虫的 $1.6\times10^5\ N/m^2$[279] 不等。

Fulton[256] 指出，在普通的蛋白晶体，有 40% 的晶体质量是溶剂水的质量。其中一半是强烈地吸附于蛋白质周围的水性外壳，一半是类似于水的宏观性质的“水”。蛋白结晶重量中，溶剂的含量在 20% ~90% 之间，或蛋白含量在 10% ~80% 之间。肌细胞蛋白含量为其重量的 23%，红细胞为 35%，而生长活跃的细胞则含其重量的 17% ~26%[106]。因此，细胞质环境更类似于蛋白结晶而不是类似于稀释的蛋白溶液。

水化“水”并不是像冰一样的不可活动的水，但其运动性确实有所降低，具有不同的溶解特征和较高的热容，在一般情况下比宏观的水更为有序[280]。水化水形成大分子细胞成分的水性外膜。这些大分子细胞成分包括碳水化合物、核酸、细胞膜蛋白。这种水性的外膜对于其功能活性是必要的。哺乳动物细胞在宏观水分减少至 60%，水化水减少至 40% 时还可维持其糖解和呼吸功能。有序水在细胞中的分布是不均一的，具有动态改变的特征，对于纳米机器人在细胞内的漫游可能是有用的。例如，蛙卵细胞营养极的水分约 55% 为结合水，只有 25% 的水结合于动物极胞质附近，约 10% 结合于细胞核中[281]。

Minton[282] 表明，蛋白质在细胞中所占的容积影响其他蛋白质的活性，因为它们将其他蛋白挤入狭窄空间，使其具有较少的运动自由度，迫使它们采取比在稀释溶液中很少发生的更为紧密的构型。这些效应使蛋白质的活性比在稀释溶液中所期望的程度要减少 50 ~100 倍。拥挤还影响蛋白的扩散运动，例如在含有重量 2% 的蛋白的乌贼轴浆中，60% ~70% 的糖解酶可以自由扩散，约有 30% ~40% 被固定于基质，但在蛋白含量为其重量的 30% ~40% 蛙卵细胞中，却只有 20% 的胞质蛋白可以自由扩散[256]。拥挤效应可以是非特异性的，只是简单地由蛋白质的数量密度所引起，但也可以是特异性的，可能进行选择性的维持。据文献[283] 估计，细胞中约有一半的多肽可能参与维持相关的特异性结构。例如，许多酶存在于包括十几种或更多蛋白的复合物中，这对于纳米机器人的动作可能会发生影响。按照物质通道的假设，这些复合物可以加快反应。

即使没有这些拥挤效应，细胞也表现有局部的生物化学梯度。这种局部性的生物化学梯度对于纳米机器人细胞内漫游具有一定的意义。特异性的分子、细胞器和生理性过程在细胞中可能存在于某一限定的区域。这种胞质中不同物质的浓度梯度部分地是由细胞质中的钙离子或氢离子调节的[284,285]。另外一个例子是，直接围绕高尔基复合体的细胞质成分明显不同于那些细胞核周围的细胞质[105]。绝大多数细胞器中有活跃的化学过程，造成各种各样的物质的持久性的浓度梯度，这使细胞内的纳米机器人可以接近某种特异的细胞器。具有微秒周期的纳米化学感受器对局部环境取样的速度远大于一个分子扩散 1 μm 所需要的时间。1 μm 是人类细胞中主要细胞器之间的平均间隔。取细胞质的绝对粘度 η 约为 6×10^{-3} kg/ms[7]，那么对于像氨基酸或葡萄糖一样的小分子（$\tau_{diffuse}$ 约 5000 μs）或对于 100 kD，直径 10 nm 的大蛋白分子（$\tau_{diffuse}$ 约为 130 000 μs），1 μm 的扩散时间 $\tau_{diffuse}$ 远大于约为 1 μs 的测定时间 t_{meas}。

控制性蛋白如调节基因表达的转录因子，典型情况下每种蛋白在每个细胞中所存在的拷贝数只有 300 ~3000。更为普通的血浆蛋白质在每种类型的每个细胞中所存在的拷贝数可达 10^6 ~ 10^7。

8.4.3.4　核糖体：核糖体是人类细胞中体积最小和数量最多的细胞器。一个典型的肝细胞含有约 10^7 个核糖体，约构成细胞干燥重量的 5%。蛋白合成功能不太活跃的细胞含有相应较少的核蛋白体。有些核蛋白体自由漂浮于细胞质中，制造细胞内蛋白质，合成那些注定形成膜蛋白或被转运出细胞的蛋白质。

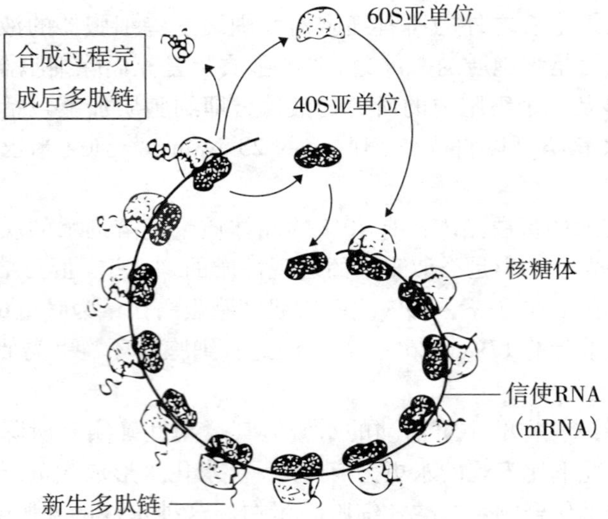

图 8－34 多聚核糖体示意图

核糖体直径约 25 nm。含有 rRNA 的几种类型核糖体的每一种都有紧密装配在一起的两个亚单位构成。一个典型的核糖体的质量可达 4 200 kD，其中 60 S 的大蛋白亚单位直径可达 23 nm，质量可达 2800 kD；小的核蛋白体核蛋白，即 40 S 的亚单位直径约 9 nm，质量约为 1400 kD[106,101]。在自由的胞质核糖体（可占总量的 50% 以上）与膜结合核糖体之间，没有天然的差别。指导游离核糖体成为结合核糖体的是正在被合成的蛋白链末端的信号序列。

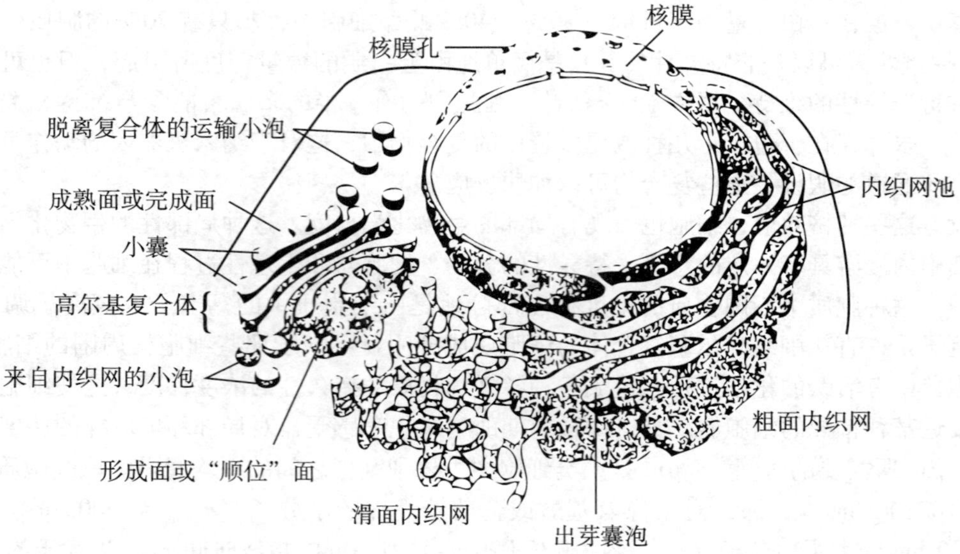

图 8－35 粗面和滑面内织网结构示意图

核糖体是依赖于 ATP 的蛋白装配机器。来自细胞质的氨基酸被呈递于核糖体，以每秒 20 个的速率掺入多肽链[105]。一个平均大小的蛋白的完全合成约需要 20～60 s。甚至在这个短暂的时间内，也可以有多条多肽链开始合成，一旦已在合成过程中的核糖体已经翻译出足够多的氨基酸序列，一个新的核糖体“跳上”一个 mRNA 分子的起始端，使蛋白的合成几乎能够以平行的方式进行多拷贝的装配[105]。这样，在生理条件下，对于 mRNA 的翻译可活跃于多核糖体。多核糖体由多个核糖体形成，在一个 mRNA 上，相隔有间距可只有 80 个核苷酸（图 8－34）。关于核苷酸的进一步讨论可见其后的章节。

8.4.3.5　内质网：内质网（ER）是细胞除游离核蛋白体之外的主要的蛋白制造设施，是具有最大空间伸展性的细胞器（图 8－35）。ER 是充满液体小泡、分支小管及称之为小池的扁平的囊袋或囊腔的相互交织的膜性网状结构。许多真核细胞都有这种细胞器。内质网的膜厚度约为 5～6 nm，互相连续，整个面积可达细胞整个膜结构面积的一半以上。内质网膜所包裹的空间在整个网状结构中都是连续的，并与两层核膜的核周空间相连续，使由之合成的蛋白能够被运输到整个细胞的任何部位。ER 的空间或腔隙被液体充满，在典型的情况下有 20～40 nm 宽，但可变动于 10～70 nm 之间。这些液体被称之为“网浆”。网浆中有被称为网浆素的特异性内质网腔隙蛋白[286]。如果这些蛋白被检测到，纳米机器人就可以确定其在这个空间中的位置。例如，内质网腔特有的帮助蛋白质折叠的分子伴娘包括免疫球蛋白分子重链结合蛋白（BiP）和 calnexin[287]。BiP 在其碳末端有“kDEL”序列，即 Lys－Asp－Glu－Leu 序列。这个序列是特异性的标签序列，它使蛋白附着于 ER 小池的腔面[101]。有证据表明，ER 中的特异性小池或微域可具有特殊的功能，因此可带有特殊的化学标志物[288]，使纳米机器人能够区别内质网的不同区域。

内质网有两种类型，即粗面内质网和滑面内质网，两种内质网都可在同一细胞中存在。按照细胞的功能不同，两种内质网中的一种可在细胞内占有优势，其相互之间的混合比在细胞的不同时期也可以呈动态的改变。两者都结合于细胞骨架，并可以随着细胞骨架运动蛋白的运动而运动。

粗面 ER 是一种广泛延伸性的扁平膜网系统，外观呈扁平的囊袋状，其连续的囊性空间直接与核周空间相通。核糖体只结合于 ER 膜的胞质面，以其由 Sep61 三聚蛋白复合物[1024]所组成的短柱状导管疏松地附着于其上。Sep61 三聚蛋白复合物跨过 ER 膜，几乎全部是由粗面 ER 合成。核糖体产生的蛋白通过这些 ER 膜上的叫作运输管[289]的导管进入小池空间。粗面 ER 存在于除精子外的所有细胞。ER 合成和装配细胞的分泌性蛋白。粗面 ER 也是在糖蛋白上加入糖基的起始部位。这种功能是由一种存在于粗面 ER 膜上叫作长醇的疏水性脂质分子完成的。长醇的活性基团朝向粗面 ER 的腔面[260]。在具有蛋白分泌功能的细胞，粗面 ER 特别丰富。这些细胞的例子可有胰腺的腺泡细胞、分泌抗体的浆细胞或那些特化的进行大规模膜合成的细胞如成熟前的卵细胞或眼视网膜中的视杆细胞。在这些细胞的情况下，几乎核糖体总量的 50% 都存在于粗面 ER。粗面 ER 中产生的糖蛋白由 ER 膜进行包裹，通过出芽过程与 ER 分离，沿细胞骨架成分向高尔基复合体移行。在高尔基复合体中进行进一步处理。

滑面 ER 具有分支管状结构，其表面没有有核蛋白体，尽管其内部可与粗面 ER 相连续。无颗粒性 ER 在其膜的池面有酶蛋白，使其能够合成碳水化合物，脂质（包括中性脂肪、磷脂和固醇类脂）和脂蛋白（在肝脏）。在肝脏和肾脏中滑面 ER 具有帮助对药物进行脱毒的功能[274]。肌细胞具有特化的和复杂的滑面 ER，叫作肌质网，可以从细胞质中捕获钙离子。睾丸中由胆固醇合成固醇类激素的细胞具有扩张的滑面 ER 池，以容纳合成胆固醇然后将其修饰而形成固醇类激素的酶类。

8.4.3.6　高尔基复合体：高尔基复合体（GC）是一种多池的膜性结构，粗略地相似于粗面 ER，但没有核糖体。由 ER 合成的物质通常以小囊泡的形式跨过微管上的细胞质，到达 GC，在 GC 中被进一步处理、浓缩、选择并以适宜的方式进行储存，成为一种可以自我识别的囊泡，最后从这里转运出去用于各种不同的目的。有些寡糖是在 ER 中合成，而同样的结构的很大的部分在 GC 中降解，这是一种竞争性的反应体系，对于确定其在新合成的大分子将要被送去目的地的细胞内池的地址是关键的环节。因此，GC 可以是一个生产编辑器，在减少细胞制造错误率的同时，允许若干个连续的选择步骤的发生或进行。GC 还可作为一个反流分馏系统，将那些要去到膜的蛋白质与那些要保留在 ER 的蛋白质进行分离[290]。

从形态学上，GC是由一系列扁平的膜性小囊所组成，形成盘状的小池，层状堆积在一起形成一杯状结构。小池的界限在形态学上可以区别，但仅仅是在罕见的情况下，如果不考虑这些罕见的界限，则可以认为这些小池是相互连接的[291,292]。一系列的5~8个小囊组成一个高尔基堆栈或分散的高尔基体，其典型直径为1 μm，厚度约为250 nm。像ER的情况一样，GC的大小和数量依细胞的类型和代谢活性而异。所有的真核细胞都有具有一个GC。有些细胞只有一个堆栈，其他的，特别是那些分泌功能特别活跃的细胞可具有数百个[105]。有一种酶，即硫胺素焦磷酸转移酶，只存在于GC的膜上[107]，半乳糖苷转移酶也仅发现于GC[101]。这些酶类可被纳米机器人用作对GC进行识别的化学标志物分子。

GC是一种动态的结构。GC囊由是由ER出芽脱落的囊泡的融合形成。当这些囊泡到达GC并融合时，它们在形成中的细胞器的小池面产生新的小囊。已存在的小囊向着堆栈运动。同时，在GC小池的成熟面，小囊的顶部连续地出芽、脱落，退出复合体，通过与运动蛋白的相互作用，经细胞骨架成分进行运输。这即所谓的“小池成熟模型”[293,294-296]。在GC内，净膜流动可以十分迅速。在肠道粘膜某些分泌粘液的细胞，膜性成分从GC堆栈的形成面到达成熟面只需要2 000 s[107]。显示有COPI外衣蛋白的小泡明显地可以将某些蛋白向后运输，不管是在高尔基堆栈内或是自GC到ER[293]。有一项研究计数到在含有7个小池的两个堆栈的4 μm^3的区域0. 2 μm内的过渡期的400个囊泡[292]。

高尔基堆栈的两个面在生物化学上有明显的区别。特异性的酶和受体蛋白集中于堆栈池接受面的小池，而其他的蛋白质则主要位于池的运输面。例如，碳水化合物甘露糖6磷酸的受体蛋白仅存在于形成中的高尔基堆栈池，因此使堆栈能够识别这些蛋白质并使它们靶向溶酶体[107]。一种叫作GS28的28良kD的蛋白可作为一种靶向受体，在注定要与高尔基膜融合的ER来源的小泡的识别中起有重要作用[297]。在1998年以前，已认识到二十多种小G蛋白超家族所参与组成的膜（包括Rab和Arf蛋白家族），可以调节细胞内小泡的运输和膜的识别。GC还含有相当大量的胆固醇和髓鞘磷脂，并在接受面和运输面间形成梯度[298]。各种高尔基池可以按照特异性酶的存在进行定义，如糖苷酶、糖基转移酶和在蛋白修饰或髓鞘磷脂合成中所需要的酶类。这些酶类存在于一个或多个高尔基池，常常是具有浓度梯度[299,300]。当所有的池都被穿通，显示衣膜出芽时，最靠运输面的小池产生具有clathrin外衣的膜芽，而其他的则仅显示非clathrin外衣的膜芽[292]。这种区别将使细胞内的装配有适宜的跨膜化学感测工具的医用纳米机器人能够容易地辨别高尔基堆栈结构、极性和物理性大小。

高尔基堆栈还有其他容易识别的不对称性。因为GC介导分泌蛋白由ER向细胞外的运输，因此高尔基带有沿高尔基极性走向的空间变异蛋白和脂质成分梯度。特别是，形成面的小囊在形态和成分上类似于ER。5~6 nm的厚度的膜，限定相对狭窄的30~80 nm的小池空间，在膜中含有20%的脂酰胆碱。在成熟极面，小囊膜更近似于浆膜，具有10 nm的厚度，更为宽阔的小池空间，膜中约含有10%磷脂酰胆碱。膜厚度的可变性是空间各向异性出芽的控制机制的一部分[262]。直径50 nm的膜结合小泡群总是聚集在高尔基堆栈靠着ER的一面，沿每个小池扩张性边缘附近的堆栈的周长分布。

8.4.3.7 小泡、颗粒和穹隆：对于大多数膜结构，如高尔基复合体膜和溶酶体膜，其对于来自粗面ER的合成磷脂和蛋白抽的转运是以直径30~80 nm的运输小泡形式自ER上脱落，并与靶细胞膜融合而进行的。这些小泡中的一些被包以毛刷状多角形的clathrin亚单位晶格外衣[301,302]。Clathrin是一种180 kD的蛋白质，是在各种细胞内运输过程中起有重要作用的运输小泡的明确特征。除了将分泌性蛋白自ER带向GC，clathrin包衣小泡还将膜蛋白自GC运向溶酶体，运向浆膜和其他细胞中的目的地。在每种情况下，clathrin外衣形成篮状或笼状围绕小泡，其运输过程须要细胞骨架成分的参与。Clathrin为细胞特异性的，如神经元clathrin有12角形和20角形，肝clathrin为30角形，而成纤维细胞clathrin则为60角形。这些形态特征可为纳米机器人所识别。在培养细胞，游离clathrin小泡外衣的装配约需要1 min，每分钟可形成300~1000个[303,304]。

细胞产物在被排到细胞外之前，需要进行浓缩和装配。排出细胞的过程即胞吐作用。浓缩是以位于高尔基复合物外周的称作致密囊泡的结构形式而发生。这种结构中充满浓缩的蛋白。这种致密囊泡之间互相融合形成更大的分泌颗粒和分泌小泡。外结合的囊泡具有独特的胞膜成分，包括高度特异性的靶向分子。这种靶向分子只与靶受体池适宜表面上的受体分子结合。一个熟知的例子是靶向 synaptobrevin 蛋白的突触囊泡（VAMP1 和 VAMP2），只与神经元特异性的浆膜蛋白突触素ⅠA 和突触素ⅠB 结合，以此可以保证囊泡正确地停靠于浆膜的适宜部位并与之融合[203]。一般情况下，两层明确分离的脂质双层的融合在缺乏这些靶向蛋白的时候是难以发生的，因为在能量学上不允许这样的融合发生。

在有些细胞，细胞内吞的代偿过程也具有重要意义[305]。在细胞内吞过程中，细胞以膜内陷的方式将细胞外的物质摄入细胞内，然后形成出芽小泡，即液泡或称之为吞噬体，从这些吞噬位点到达细胞的内部。细胞内吞和细胞外排产生相反的膜性流动，前者减少膜的质量而后者则通过膜的融合而增加浆膜的质量。细胞中执行这两个过程所需要的膜的净流动可以相当大。例如，在培养的巨噬细胞，整个膜的表面积可在 1800 秒内被替换一次，一个巨噬细胞在 1 小时内可以吞噬它们本身整个容积的 25%[101]。

细胞中的储存颗粒对于细胞的功能也具有重要意义。例如，糖原是多糖，糖原是糖的聚合体，是动物体内糖的储存形式，也被称之为动物淀粉。在许多细胞中，聚合糖的大分子个体直径可达 10 ~ 40 nm，呈颗粒状。执行糖原合成和降解的酶类，包括糖原合成酶和起降解作用的糖原磷酸化酶，结合于这些糖原颗粒的表面，形成一层 5 nm 厚的外壳。这些颗粒构成肝细胞重的 4% ~6%，肌细胞的 0.7% ~1%，在其他细胞中的量较少，典型数量为每个细胞少于 10^5 个颗粒。在脑的神经细胞中只有很少量的这些颗粒，有的类型细胞中则完全没有这些颗粒。

另外的储存囊泡是含有甘油三酯的脂肪微滴，是细胞中脂肪酸的主要存在形式。脂肪微滴漂浮于细胞质中。在许多细胞，这些不溶性的甘油三酯在细胞质中聚合，形成直径 0.2 ~5 μm 的无水性微滴。在脂肪细胞，即特化的脂肪储存细胞，这些脂肪微滴的直径可达 80 μm，实际上可占有相当于其他细胞胞质的整个空间，构成细胞有机物质的 99%[106]。

其他的细胞内储存颗粒可包括皮肤和毛发的某些细胞中的黑色素颗粒、胰腺合成的酶原颗粒、嗜酸性粒细胞中的炎症毒素颗粒、含有转铁蛋白的细胞铁储存颗粒（每个蛋白 610 ~690 kD，由 24 个 18.5 kD 的亚单位组成，被包围于直径 8 nm 的胶束形式，含有 3000 ~4500 个铁原子）[101,306]、和水疱、粘液小泡及各种类型的结晶等。对于合成的平均链长为 12 ~18 个碳原子的磷脂酰胆碱，所观察到的超声处理的脂质小泡的最小有效动力学直径约为 10.25 nm。对于蛋黄磷脂酰胆碱囊泡，其最小的有效动力学直径为 10.7 μm。这个直径与碳水化合物的链长无关[307]。

最后，有一与细胞小泡相关的一种细胞成分是穹隆。穹隆在人类细胞中可达数千之多[308]。穹隆是 55 nm ×30 nm 的圆桶状粒子，由 96 拷贝的主要穹隆蛋白（MVP）加上一些结合 RNA 装配而成。穹隆看起来像一对正在开放的花朵，每个具有 8 个花瓣，由一小钩附着于一个中心环。穹隆首先发现于 19 世纪 80 年代的中期，目前还不知道其确切的功能。但是，它们的结构提示具有开放和闭合的能力，可能是它们在细胞中的天然功能的一部分[309]。它们的大小和形态对于进入核模孔复合结构几乎是十分的完美[310]，这使一些研究者认为它们可能在细胞中具有转运 mRNA 到细胞各处的功能[311,308]。

每个小泡的化学成分常常用将光捕获技术、毛细管电泳分离和激光诱发荧光探测相结合的方法进行研究[312]。

8.4.3.8 溶酶体和蛋白体：溶酶体为高尔基体出芽生成的细胞器，含有约 40 种消化酶[105]，能够降解各种主要类型的生物大分子。这些消化酶至少包括 5 种磷酸酶、4 种蛋白酶、2 种核酸酶、6 种酯酶、12 种糖苷酶和一种流酸酐酶[107]。这些对于降解从细胞外带到细胞内的物质和细胞内部受损伤的或已不需要的结构都是必要的。溶酶体酶为酸性水解酶，在溶酶体中以直径 5 ~8 nm 的小颗粒的方式储存。水解酶的蛋白聚集体的最佳 pH 在 5 左右，占细胞器重量的 60%[105]。溶酶体与含有外源性物质的吞噬体融合时可释放其所含的酶类，消化细胞的死亡或失去正常功能的细胞器，或破坏进入细胞的异常物质如细菌等。一种含有甘露糖-6-磷酸的不常见的寡糖可作为识别标志物或这种分子使这些酶蛋白靶溶酶体。选择性 nexin 是一种含有使用酪氨酸或二亮氨酸基为主题的溶酶体靶向暗码的一种蛋白质[313]。这些膜标志物或标志分子可由装配有适宜的探测装置的纳米机器人容易地识别，尽管很重要的一点是不要破坏溶酶体膜的完整性，不要使其所含的酶类释放出来。在任何探测过程中，这些酶类的释放将改变液体的 pH。因为溶酶体内的 pH 不同于细胞的其余部分，所以意欲探测溶酶体的化学感受器可能需要与探测细胞质的化学感受器不同的设计。一般情况下，纳米机器人可以利用与正常情况下细胞将细胞器运向细胞内特殊部位同样的化学标志物。细胞器表面的化学感测对于导航和识别具有最大的价值，而细胞器内部的探测对于诊断和治疗也同样是重要的。

溶酶体为圆形的细胞器，典型直径为 0.5～1 μm。依细胞类型及其与特殊细胞生理状态的关系，溶酶体的外观和内容物都会有很大的不同。溶酶体具有独特的 5～6 nm 的三层膜结构[106]。膜上有一种特异性的跨膜运输蛋白，以 ATP 为能源，将 H^+ 泵入溶酶体的细胞器腔，以此来维持其内部的 pH 于 5.0。溶酶体膜还有特殊的附着标志受体蛋白，作为溶酶体与细胞内的特异性运输囊泡靶标相融合的标志。消化的可溶性产物可跨过溶酶体膜，而自其中排出进入细胞质，进入细胞代谢循环。不溶性物质如脂褐素则在胞质中堆积起来，形成色素颗粒。溶酶体存在于体内除血红细胞之外的所有细胞。

虽然溶酶体膜在正常情况下十分稳定，但在细胞受损、缺氧或有过多量的维生素 A 存在时也会变得较为脆弱。溶酶体曾被称为“自杀袋”。这是因为溶酶体的破裂可引起细胞的自我消化，即所谓的自消化过程。但是，现在知道，溶酶体是与细胞内合成、储存和运输过程相联系的细胞内吞过程中的正常消化装置[106]，在缺血或死亡后的细胞中溶酶体的破坏并不会迅速地发生[314,315]。大多数消化酶需要溶酶体或过氧化物体中的低 pH 环境来激活。这种情况正像某些酶需要胃中的低 pH 环境来激活一样。

除溶酶体降解系统，胞质中还大量存在一种称为“蛋白体”的物质降解系统。每个蛋白体含有一个 700 kD 的 20S 中心复合物，直径约 11 nm。这种细胞器是一种溶酶体外的 ATP 驱动的系统，可选择性地降解存在于所有人类细胞的内源性的特有蛋白质[316,317,318]。实际上，约 2 MD 的 26S 蛋白体复合物含有 30～40 种蛋白质，似乎是真核细胞中细胞质和细胞核中的主要蛋白酶。蛋白体降解控制大多数细胞蛋白的寿命，包括许多调节性蛋白，产生 MHC-Ⅰ分子向 $CD8^+$ 的细胞毒 T 细胞呈递的肽抗原[319]。蛋白体在细胞内普遍存在，含量非常丰富，构成细胞总蛋白含量的 1%[316,320,321]。整个 26S 复合物的长度为 30～44 nm。

8.4.3.9 过氧化物体：过氧化物体也叫作微粒体[322]，也是由粗面 ER 出芽生成的细胞器，典型直径为 0.1～1.0 μm[105]。过氧化铝化物体存在于大多数细胞中，但在肝和肾脏细胞中最为突出，因为肝和肾细胞中的解毒作用最为活跃。这种细胞器破坏有细胞毒性的化学物质如过氧化氢、甲醇、乙醇、富马酸、甲醛、亚硝酸盐和苯酚，以及不用于蛋白合成及不为降解通常的 L 氨基酸的酶所识别的 D 氨基酸等。过氧化物体在细胞中还催化 25%～50% 的脂肪酸降解（其余的发生于线粒体）。这种细胞器是发现于肝脏中的 3 种氧化酶的集中场所。这 3 种氧化酶包括 D-氨基酸氧化酶、尿酸氧化酶和触酶。

过氧化物体在毒性氧水平过高时，对细胞具有保护作用[323-326]，因为过氧化物体的氧耗量与细胞内的氧浓度呈正比[107]，而不是像线粒体呼吸那样。在氧水平过高的情况下，过氧化物体的呼吸受到极大的刺激而得以加强，以此使细胞内的氧张力降低。

8.4.3.10 线粒体：线粒体是真核细胞在有氧条件下进行化学能转换的主细胞器[327]。除了糖解通路的 12 步反应，所有真核细胞产生 ATP 的能力都位于线粒体。线粒体分散于所有有氧代谢细胞的所有胞质中，其数量自像淋巴细胞一样的活性相对较低的细胞的 300 个至像肝、肾和心肌一样代谢活性很高的细胞的 2 000～3 000 个。在代谢非常活跃的细胞中，线粒体可细胞总容积的 20%[105]。线粒体常常丛集于细胞中对代谢需要较高的区域。例如，在肌细胞中，线粒体在相邻的收缩性肌纤维之间排列成排，以减少为其收缩提供能量的 ATP 分子至肌纤维间的扩散距离。在精子的尾鞭毛、纤毛和与血液的物质交换迅速的肾小管基底细胞中，线粒体也有同样的定位情况。除了植物的成色素细胞，线粒体对于其他细胞器的独特性在于它们都有自己的 DNA 基因组，核糖体和传递 RNA。这些分子十分不同于那些发现于细胞质中者。

在大多数动物细胞中，线粒体是仅次于细胞核的最大的细胞器。典型的时间平均形态为圆柱体，直径 0.5 ~ 1.0 μm，长度 3 μm，罕见情况下长度可达 10 μm[107]。这样的尺度可与细菌或中等大小的纳米设备相比。线粒体常常被描述为肾形豆或香肠形细胞器，但在活的细胞中，它们可以蠕动、弯曲、伸展，几乎是在不断地改变着形态（图 8 - 36）。这种线粒体的活动或运动，部分地是由于与细胞骨架的相互作用。线粒体在细胞中可有穿梭运动，其速度可达 10 μm/s。这种穿梭运动是由微管上的达因蛋白马达介导的，在它们于细胞质膜附近通过时，引起浆膜的向外膨胀[328]。

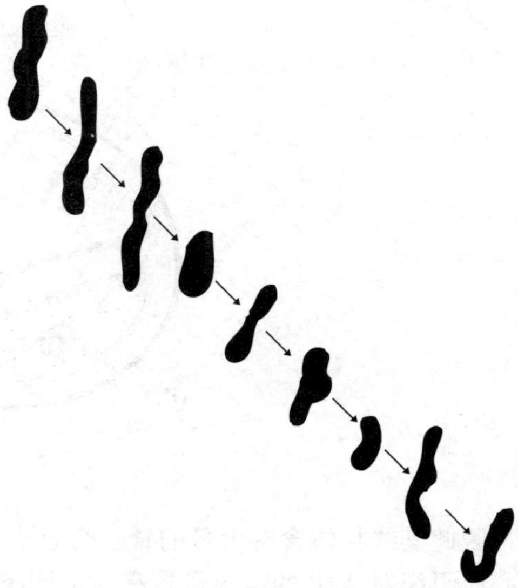

图 8 - 36　活细胞中线粒体的形态变化

线粒体有 4 个功能分区：外膜、内膜空间、内膜和基质。其外表面是一个平滑无明显特殊结构的厚 5 ~ 6 nm 的膜[106]，其上镶嵌有许多运输蛋白，形成贯穿脂质双层的较大的液体通道，因此线粒体膜对质量小于 10 kD 的所有分子都是通透的，包括对于线粒体功能必需的代谢物。因为线粒体不是靠与在细胞其他部位合成的小泡的融合而增长，因此磷脂自 ER 向线粒体的转运需要外膜上的特异性的磷脂转运蛋白，也就是甘油磷酸酰基转移酶和单酰基甘油磷酸酰基转移酶。这些酶可以识别特异性的磷脂酶，并将其自囊泡膜上清除而加于线粒体的膜上。特异性酶如单胺氧化酶、酰基辅酶 A 合成酶和磷脂酶 A2 也存在于线粒体[101]。细胞色素 c1 的前 32 个 N 末端氨基酸构成一个固定的先导序列，可被基质靶向信号所识别，允许标签分子通过内膜进入线粒体[260]。这样就像在其他细胞器的情况一样，线粒体外衣可由装配有适宜的化学感受器的细胞内纳米机器人进行直接的识别，并且这种识别是相当地准确。

线粒体的膜间空间也含有大量的独特的蛋白质，例如主要的多跨性载体蛋白 Tim 10 p 和 Tim 12 p[329]。

5 ~ 6 nm 厚的内膜呈高度的纡曲，形成一系列 30 个内折，此即所谓的线粒体脊。每个线粒体脊约 100 nm 宽，延伸进入线粒体的内部或线粒体基质，大致为外膜活性表面积的 5 倍（图 8 - 37）。内膜含有丰富的心磷脂，占有膜磷脂成分的 10%，使膜对大多数溶质通常都具有异常的不通透性。内膜也含有各种特异的运输蛋白，使内膜具有对某些特殊的小分子物质具有选择性的通透性。这些小分子物质需要在线粒体中进行代谢，与此相关的代谢酶类集中于线粒体基质空间[105]。这些酶类包括膜结合蛋白 Tim17、Tim23 和 Tim22p[329]。所有这些膜特异性蛋白都可被纳米机器人容易地检测，只要纳米机器人具有伸展的结构适宜的化学感受器。

内膜是电子传输和 ATP 合成的场所。一个线粒体具有 10 000 个大蛋白 ATP 合成酶复合物镶嵌于其内膜之中，随机地分布于其中，典型直径为 10 ~ 20 nm[286]。这些结合蛋白在膜内可以进行自由的侧向扩散。其运动活性很高，受外部施加的电场力的作用，这些蛋白复合物可集中于膜的一端，除去这外加的电场力，则在数秒内即可恢复其随机分布状态[107]。

线粒体的脊状突起与细胞和组织的相对代谢活性有关。心脏、肾脏和肌细胞具有很高的代谢活性

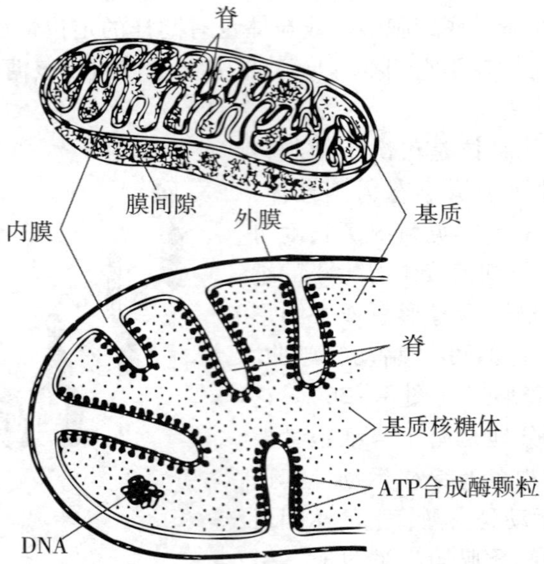

图 8－37 线粒体结构示意图

水平，因此其线粒体含有大量的脊状突起[531]。心肌细胞线粒体的数量是肝细胞中线粒体数量的 3 倍，反映心肌组织对 ATP 的需求量较高。不同类型细胞中的线粒体脊不仅在数量和深度上不同，而且其基本形态也不同（图 8－38）[105,330－333]。

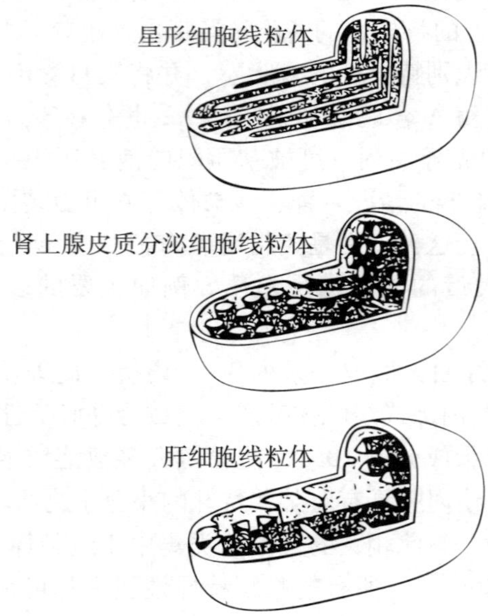

图 8－38 线粒体脊的形态特征

线粒体的内部充满半流体胶状基质。基质中含有与细胞有氧呼吸和有氧氧化相关的酶类、几种一致的线粒体 DNA 基因组拷贝、特异的线粒体核糖体、tRNA 和各种 DNA 基因表达所需要的酶类。这些酶类常常是成千上万地混合在一起，在线粒体基质中呈高度浓缩状态。线粒体基因组由 11000 kD

的环形 DNA 分子组成，有 16 569 个碱基对，线性长度约 5 μm，编码大约十几种多肽。

线粒体为自我复制细胞器，但需要细胞蛋白及磷脂的辅助。当细胞对 ATP 的需要增加时，线粒体可以分裂，以增加它们的数量。分裂后的两个小线粒体都可以充分生长成原线粒体的大小[274]。

线粒体有时也呈伸展的网状结构[334-336]，在生长中的细胞如哺乳动物的成纤维细胞中具有十分明显的动态特征。其管状面呈对半分裂，分支或融合形成液管网[336,337]。

8.4.3.11　细胞骨架：除了上述的具有封闭脂质膜的细胞器，许多细胞的胞质还具有各种大小的微丝结构，统称为细胞骨架。机体的骨骼占有机体容积的 11%，而细胞骨架占有整个细胞容积的 11%，这一点上细胞与整个机体的情况十分相似（表 8-13）。这种精细的微丝和微管网，形成高度结构化的然而又有动态特征的基质，延伸于整个胞质之中，可自核膜直达胞质膜。细胞骨架帮助建立并维持细胞形态，在细胞运动、分裂、代谢和生长，等过程中起有重要作用[338-341]，甚至通过接受发自细胞外基质机械性信号（如通过整合蛋白样的膜蛋白），并将其传入细胞核内，在基因表达中也起有重要作用[342]。细胞形态似乎是靠一种所谓的‘张力完整性’来维持的。张力完整性是靠这样一个系统来实现的－这个系统使压力和张力在细胞内的分布方式处于极佳的平衡状态，因而使细胞能够稳定地维持于某一形态[343,344]。迫使细胞采取某种不同于其常常采取的形态，会引起细胞在不同的活动基因程序之间进行转换[345,346]。

细胞骨架还具有位置框架功能，为其他细胞器提供附着支撑点，同时还使细胞器和小泡在胞质内运动，在肌细胞的收缩、纤毛和鞭毛的摆动及染色体的运动中起有十分重的作用。据估计，高达 80% 的胞质非结合蛋白不能够自由扩散但可以与细胞骨架以某种方式相联系，从而产生运动。有达 20% ~40% 的胞质水可结合于细胞骨架的微丝和微管[107]。细胞骨架动力学最明显的例子可能是在细胞复制期间细胞微管阵列的完全重构——在细胞分裂的间期的全细胞放射状网状结构到有丝分裂期间的紧密装配的位于细胞两极的有丝分裂纺锤体。

细胞微丝有 5 种类型，按照微丝的直径及其所含的蛋白类型进行分组。按照其从小到大的顺序，它们分别是：①超细胞微丝；②微丝；③中间微丝；④肌肉粗微丝；⑤微管。微丝和微管容易装配，也容易解体使细胞能够按照不断变化的需要形成细胞骨架结构。其他类型的微丝则一旦被装配，则就不太容易解体。

超细微丝是一些较短的节段，直径约 2 ~4 nm，长度可达 100 nm。像 plectin 样的微丝[347,348]的作用是参与其他微丝微管间的交叉连接，稳定细胞核结构[3391]349，调节肌动蛋白动力学[350]，也提供细胞器膜附着于细胞骨架稳定或运动成分的位点或方式[106,348,351]。

微丝是大细胞骨架成分中的最小者，直径 5 ~7 nm，长度可达数微米。它们是收缩蛋白 G－肌动蛋白的单体，一种由 375 个氨基酸组成的单肽链 F－肌动蛋白的多聚体。这种单肽链的分子量为 42 kD。肌动蛋白是许多细胞中最为丰富的蛋白质，通常构成细胞总蛋白含量的 5%[107]。在局部 G－肌动蛋白浓度的驱动下，肌动蛋白在其“＋”端聚合而在其“－”端解聚。这种聚合和解聚产生纺织厂作用，于此过程中，一种给定的肌动蛋白单聚体在“＋”端掺和，缓慢地沿微丝自一端移向另一端，最后在“－”端解聚[107]。肌动蛋白细胞骨架微丝的装配速度为每秒 0.1 ~1 μm[342]。一个单股微丝张力失败强度为 108 pN[7]，而肌动蛋白单纤维聚合期间施加的压力负荷或阻止力的典型值约为 10 nN[352]。

微丝是细胞骨架最主要的组成部分，其在肌细胞的收缩中所起的重要作用已为大家所熟知。它们可以与浆膜形成连接，因而可以影响细胞的整体运动、阿米巴运动和胞质的流动。在有丝分裂期间的染色体被纺缍丝拉向细胞两极后，细胞骨架使细胞产生分裂性皱褶，最终使细胞分为两个新的个体。在细胞张力完整性中，微丝也作为张力成分，将浆膜和细胞的其他成分拉向位于细胞中心的细胞核，借以参与细胞整体结构的形成和维持[344]。微丝也可将细胞外的机械性信号传遍整个细胞，传导的速度为 100 ~1200 m/s，使频率为 0.01 ~2 Hz 的机械性信号在 2 ~20 ns 内传遍细胞[353]。

大多数细胞在其浆膜下有一致密的微丝网状结构被称之为细胞皮层。这部分皮层网包括结合肌动蛋白的外周蛋白如红细胞中的影蛋白或丝蛋白及成纤维细胞中的系带蛋白。这些蛋白都刚好位于胞质膜下。在红细胞的情况下，膜骨架（图 8－39）是由肌动蛋白寡聚体系连于影蛋白四聚体所形成的高度有序的二维三角形的网状结构。影蛋白四聚体相互交织成约 70 000 个小结[1136]或微丝连接复合物。每个这种复合物都由等量的三角形的 50 nm 宽的网眼[354]，面积大小为 3000～4800 nm^2[355]。

细胞皮质赋予细胞表面以一定的刚性，有利于其形态改变及其宏观运动。在有些细胞，微丝有序地形成长长的平行的束，称为张力纤维。这些纤维可以跨过细胞的整个长度。张力纤维还可以形成微绒毛的中心结构。每个细胞中的微丝都有自己特征性的排列方式，没有任何两个细胞具有完全一样的微丝结构[274]。实际上，在较大的细胞骨架网，微丝网本身就可以形成一种张力完整性结构[344]。

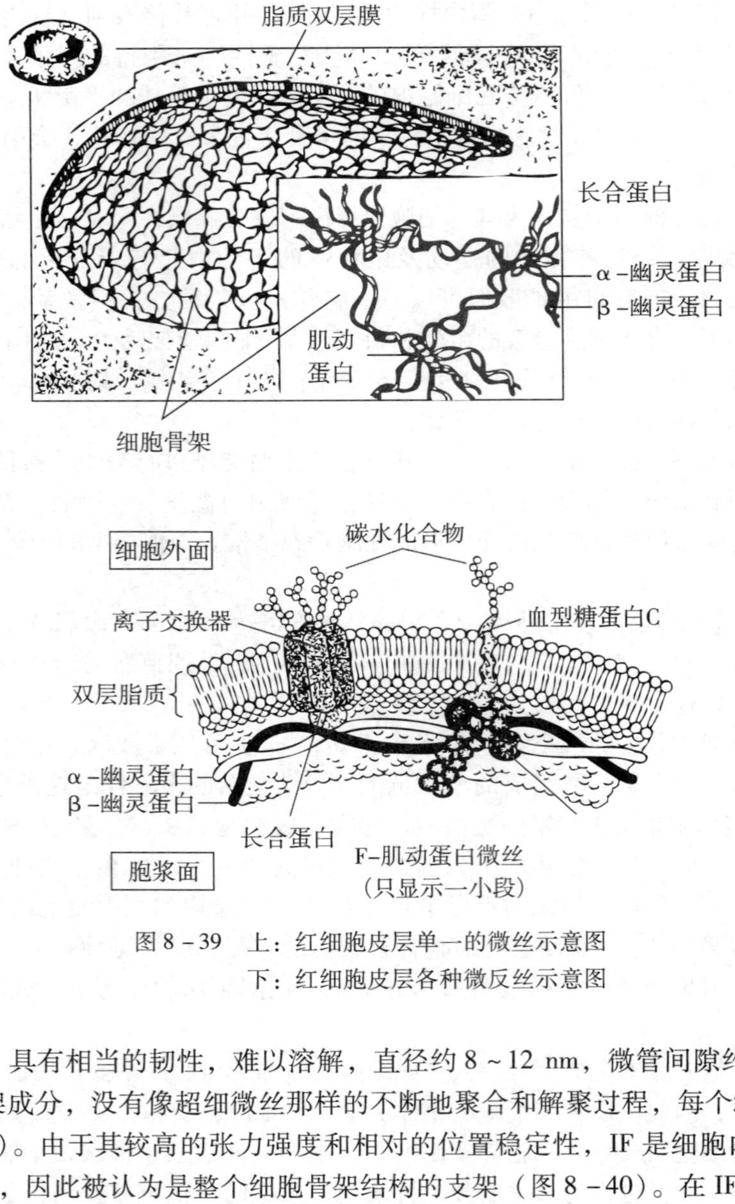

图 8－39 上：红细胞皮层单一的微丝示意图
下：红细胞皮层各种微反丝示意图

中间微丝（IF）具有相当的韧性，难以溶解，直径约 8～12 nm，微管间隙约 50～100 nm。IF 是最为稳定的细胞骨架成分，没有像超细微丝那样的不断地聚合和解聚过程，每个纤维的失败张力强度为 20 nN（表 8－17）。由于其较高的张力强度和相对的位置稳定性，IF 是细胞内的拉索以对抗细胞上的机械性张力[274]，因此被认为是整个细胞骨架结构的支架（图 8－40）。在 IF 连接控制结的附近，存在有多体性的核糖体。IF 在有些细胞中还具有负荷张力的作用，因为在细胞中最易受张力的区域，IF 具有最为广泛的存在和分布。IF 的另一项特殊的功能是维持细胞核在细胞中的位置。IF 在细胞核的周围形成网环，并呈分支状向外延伸通过整个胞质，同时向细胞核的深部延伸到达核膜孔与细胞核皮质相连接。一般情况下 IF 构成细胞总蛋白的 1%，尽管在有些细胞如表皮角化细胞和神经元，IF 可能占完全分化的细胞总蛋白的 85%[356]。

表 8－17　纳米生物结构及一些医疗材料的机械强度

材料	杨氏模量 E (N/m^2)	断裂强度 (N/m^2)	材料	杨氏模量 E (N/m^2)	断裂强度 (N/m^2)
人体材料			纤维素纤维[459]	$0.08-1.1\times10^{11}$	$2.0-9.2\times10^{8}$
隐静脉[7]	$1.6-4.8\times10^{5}$	$\sim2\times10^{5}$	桑蚕丝[459]	$0.5-1.6\times10^{10}$	$3.5-7.5\times10^{8}$
颈总动脉[7]	$<5.9\times10^{5}$	$\sim2\times10^{5}$	蜘蛛丝[7,459]	$0.06-1.0\times10^{10}$	$3-15\times10^{8}$
弹性蛋白[7,459]	6×10^{5}	$\sim2\times10^{5}$	尼龙[459]	4.5×10^{9}	7.5×10^{8}
肌肉组织[7]	－－	$1-6\times10^{5}$	无机材料		
弹性组织[100]	－－	3×10^{5}	水冰[460]	$3.6-4.5\times10^{9}$	$0.05-1\times10^{7}$
胸主动脉[100]	$0.1-1.7\times10^{6}$	$0.1-1.7\times10^{6}$	铅[461]	$1.4-1.5\times10^{10}$	1.4×10^{7}
红细胞膜[7,381]	$\sim0.001-1\times10^{6}$	$1-20\times10^{6}$	锡[461]	$4.1-4.5\times10^{10}$	－－
轴索微管[472]	$\sim5\times10^{6}$	$\sim1\times10^{6}$	水泥[459]	2.4×10^{10}	$0.3-0.6\times10^{7}$
肌动微丝[7]	$\sim10^{10}$	$\sim6\times10^{6}$	钢筋水泥[459]	4.3×10^{10}	$1-16\times10^{7}$
软组织[456]	－－	$\sim0.01-10\times10^{7}$	金[461]	$7.4-8.0\times10^{10}$	$\sim2\times10^{7}$
软骨[100,459]	$0.1-1.6\times10^{7}$	$0.12-2.5\times10^{7}$	银[461]	$7.1-7.8\times10^{10}$	$\sim2.1\times10^{7}$
腹部皮肤[100]	$0.6-2.2\times10^{7}$	$0.4-1.4\times10^{7}$	玻璃[462,463]	$4.5-7.4\times10^{10}$	$3-120\times10^{7}$
网状骨[459]	$3-3.3\times10^{8}$	$0.4-5.0\times10^{7}$	花岗岩[459]	－－	4×10^{7}
动脉斑[473]	－－	$0.1-1\times10^{8}$	铜[461,462]	$1.1-1.3\times10^{11}$	$1.1-3.9\times10^{8}$
肌腱[7,100,459]	$1-9\times10^{8}$	$0.1-2.1\times10^{8}$	燧石[459]	－－	$1.2-1.9\times10^{8}$
胶原[7,459]	$1-2\times10^{9}$	$0.2-1.4\times10^{8}$	铸铁[461,462]	$0.8-3.0\times10^{11}$	$1-4\times10^{8}$
角膜[7]	－－	1×10^{8}	低碳钢[7,461]	$1.7-2.1\times10^{11}$	$3.1-8.6\times10^{8}$
中间微丝[459]	4×10^{9}	2.5×10^{8}	铝[7,459,461]	$6.9-9.0\times10^{10}$	$1.7-13\times10^{8}$
角质蛋白[459]	4×10^{9}	2.5×10^{8}	铂[461]	1.5×10^{11}	$\sim1\times10^{9}$
湿骨密质[7,459]	$0.5-2.7\times10^{10}$	$0.4-3.0\times10^{8}$	高碳钢[461]	1.9×10^{11}	3.9×10^{9}
牙釉质[459]	7.5×10^{10}	8×10^{8}	渗碳钢[461]	$\sim2.0\times10^{11}$	$2-7.8\times10^{9}$
磷灰石[459]	1.1×10^{11}	－－	Kevlar[464]	－－	4×10^{9}
羟磷灰石[459]	1.4×10^{11}	－－	钨[461]	$3.4-3.5\times10^{11}$	4×10^{9}
荧磷灰石[7]	1.7×10^{11}	－－	硅[461]	$1.1-1.8\times10^{11}$	$0.7-1.6\times10^{10}$
有机材料			硼[465]	4.4×10^{11}	1.3×10^{10}
Resilin[7]	1.8×10^{6}	3×10^{4}	熔凝石英[459,466]	$0.8-1.1\times10^{11}$	1.4×10^{10}
橡皮[7]	$1.4-2.5\times10^{6}$	1×10^{6}	氮化硅[465]	3.9×10^{11}	1.4×10^{10}
Abductin[7,459]	$1-4\times10^{6}$	－－	氧化铝[461,465]	5.3×10^{11}	$1.5-2.0\times10^{10}$

续 表

材料	杨氏模量 E（N/m²）	断裂强度（N/m²）	材料	杨氏模量 E（N/m²）	断裂强度（N/m²）
糖肽（湿）[474]	1×10^{7}	3×10^{6}	蓝宝石[467]	4.0×10^{11}	$1.0-2.0\times10^{10}$
大鼠皮肤[100]	4.4×10^{7}	1.34×10^{7}	石墨须[465]	6.9×10^{11}	2.0×10^{10}
纤维素	2.5×10^{9}	--	碳化钨[461]	6.5×10^{11}	2.15×10^{10}
蝗虫表皮[459]	9×10^{9}	9.5×10^{7}	碳化硼[461]	--	2.2×10^{10}
木材[7,459]	$0.6-1.6\times10^{9}$	$0.02-2.2\times10^{8}$	碳化硅[461,465]	7.0×10^{11}	$1.8-3.9\times10^{10}$
甲壳质[459]	7×10^{10}	$0.2-7\times10^{8}$	立方氮化硼[461]	--	4.4×10^{10}
方解石片[459]	--	$0.5-1\times10^{8}$	立方氮化碳[468,469]	$\sim1\times10^{12}$	$4.5-5.5\times10^{10}$
糖肽（干）[474]	4.4×10^{10}	$0.6-1.4\times10^{8}$	石墨片[465]	6.9×10^{11}	2.0×10^{10}
鹦鹉螺壳[459]	2×10^{10}	3×10^{8}	金钢石[461,465]	1.05×10^{12}	$0.5-1.0\times10^{11}$
赛璐珞[459]	--	$0.6-3.8\times10^{8}$	富勒烯[470,471]	$1.3-1.8\times10^{12}$	$1.3-1.5\times10^{11}$

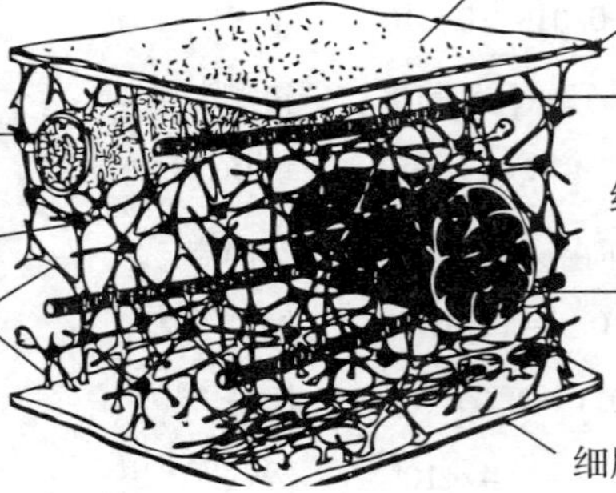

图 8-40 细胞骨架网状结构示意图

与微管和微丝不同的是 IF 在不同的组织具有不同的成分。基于生物化学和免疫学标准已知的 IF 的种类包括角质蛋白、vimentin、肌间纤蛋白、胶质纤维酸性蛋白、神经微丝蛋白及细胞核层蛋白 A、B、C 等。角质蛋白存在于表皮细胞的张力微丝中，至少有 15 种不同的个体，每种还都有其酸性、中性和碱性亚型。Vimentin 存在于成纤维细胞中，结缔组织及其他实质组织来源的细胞中。肌间纤蛋白存在于肌细胞。胶质纤维酸性蛋白和神经微丝蛋白分别存在于胶质细胞和神经细胞的微丝中。细胞核层蛋白存在于所有细胞的核膜皮质[107]。大多数细胞至少含有两种不同类型的 IF 蛋白：存在于细胞核中的 3 种层连蛋白，及适宜于特殊细胞类型的胞质 IF 蛋白。由于这种组织特异性，来自不同组织的细胞以其所含的 IF 蛋白为基础就可以进行区别[357]。通过免疫荧光显微镜对 IF 蛋白进行分类对于检测癌症和先天性缺陷已是一种有用的工具[358-361]。细胞内的纳米机器人可利用与这种诊断方法相似的信息来识别他们的靶细胞。

粗肌丝直径可达 15 nm，由很大的收缩性蛋白肌凝蛋白所组成，主要发现于横纹肌细胞，偶然情况下也发现于非肌细胞的皮质部分[362-364]。肌凝蛋白分子在许多细胞中并不是以纤维或微丝的形式存在，但在这些细胞中可以与微丝相互作用，产生局部力和局部运动。在横纹肌细胞的粗肌丝中，肌凝蛋白呈独特的有规律的排列。一条粗肌丝大约含有 200 ~ 300 个肌凝蛋白分子。每个肌凝蛋白分子量

470 kD，长 150 nm，形态呈长杆状而在其一端有球状的膨大部分。在组成粗肌丝时，各杆状部朝向 M 线（电镜下由粗肌丝连接部位所形成的暗带中的一条线）而横向聚合在一起，形成粗肌丝的主干，球状部则有规则地裸露于 M 线两侧的粗肌丝表面，形成一种称之为横桥的结构（图 8－41）。当肌肉安静时，横桥由粗肌丝表面突出约 6 nm，与主干方向垂直。用 X 线衍射法表明，横桥在粗肌丝表面的分布位置十分规则，在粗肌丝的同一周径上只能有两个相互隔开 180°的横桥伸出，每隔 14. 3 nm 出现一对，但与前一对有 60°的夹角，到第四对时又与第一对平行，且与第一对相距 42. 9 nm（图 8－41）。如此反复，只有在距横桥 100 nm 范围内没有横桥伸出。横桥的分布情况，正好与粗肌丝周围存在有六条细肌丝的情况相对应，是肌肉收缩的相对滑行理论的结构基础。

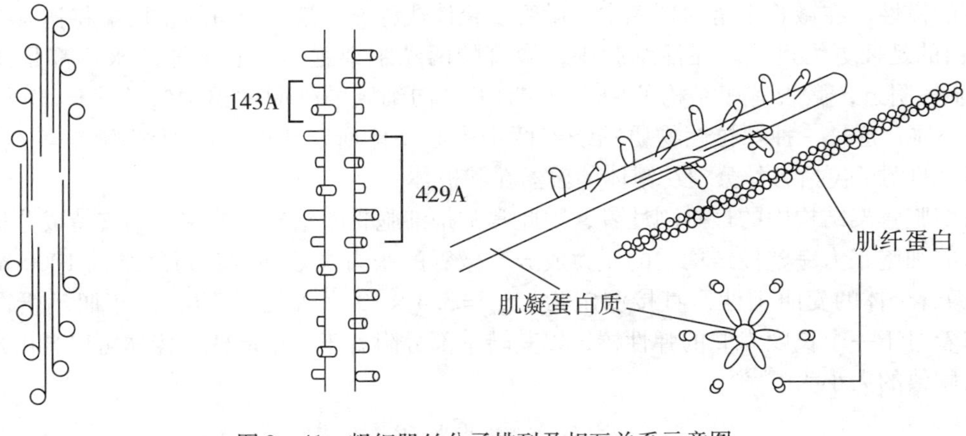

图 8－41　粗细肌丝分子排列及相互关系示意图

粗肌丝横桥的生物化学特性对于肌丝的滑行具有重要意义。横桥的特性主要有两个方面：一是横桥在一定条件下可以和细肌丝上的肌纤蛋白分子呈可逆的结合，并出现横桥向 M 线方向的扭动，使横桥和粗肌丝主干之间的角度变小，拖动细胞肌丝向暗带中央滑行；二是具有 ATP 酶的作用。在与肌纤蛋白结合之后，ATP 酶的作用被激活。此时的肌凝蛋白可以水解 ATP，释放能量以供肌肉收缩时利用。

肌肉细胞中粗肌丝和细肌丝之间形成肌原纤维和肌小节。肌原纤维是肌细胞内的第纤维状结构，它们纵贯细胞的全长，直径约 1～2 μm。相邻的肌纤维整齐地平行排列，在一个肌细胞中可达上千条之多。

光学显微镜观察就已经发现，每条肌纤维沿长轴有明显的有规则的明暗交替，分别称为明带和暗带。在一个肌细胞中，并列的各肌原纤维中有相间排列的明带和暗带，它们在横向方向上都处于同一水平，这就使肌细胞具有明显的横纹。暗带的长度一般比较固定，不论肌肉是处于收缩或静止状态都保持 1. 5～1. 6 μm 的长度。暗带中央有一段是相对透亮的，称为 H 带，它的长度随肌肉所处的状态会有所变化。H 带的正中央又可区分出一条横向的暗线，称为 M 线。明带在不同的收缩状态时的变化最为明显，在肌内静止时较长且可在一定范围内随肌肉被拉长而增大，但在肌肉收缩时可变短。明带中央也有一条横向的暗线称为 Z 线。早就已经证明，肌原纤维上位于相邻两条 Z 线之间、即由中央的暗带和两侧各 1/2 明带所组成的部分，称之为肌小节，是肌细胞收缩和舒张的最基本的功能单位。电子显微镜研究进一步发现，肌小节中的明带和暗带为由纵向排列的粗、细两种肌丝的有序排列而形成。由肌凝蛋白所组成的粗肌丝只存在于暗带，上而所提到的 M 线是将一束平行的粗肌丝在中央部分固定在一起的一种结构，而 Z 线则是将细肌丝在中央部分固定在一起的一种结构。细肌丝由 Z 线向两侧的肌小节平行伸出，每侧长度为 1. 0 μm。通常在肌肉不被拉长的情况下，细肌丝纵贯明带全长，且游离端深入暗带一定长度，和粗肌丝呈交错状态。光镜下的 H 带实际上就是由暗带的细肌丝深入所形成的。肌小节中的粗细肌丝的排列有严格的几何位置。在通过明带的横断面上只看到细肌丝，它们构成规则的六边形图案。在通过 H 带的横断面上只能看到粗肌丝，形成整齐的三边形图案。在通过 H 带两侧的暗带横断面上，可看到粗、细肌丝交错存在。每一粗肌丝正好位于六条细肌丝构成的六边形的中央，同时每一条细肌丝又为 3 条粗肌丝所围绕。这种结构为粗、细肌丝间的相互作用提供了良好的条件。

微管为一中空的柱体结构，外径 25 nm，内径 15 nm。长度变异很大。有些长度不足 200 nm，而其他的，特别是神经细胞（微管在神经细胞中维持细胞的柱状形态）可以长达 25 μm。平均微管间距至少为 200 ~ 300 nm，最小曲率半径约为 200 nm[365]。每个微管都是由螺旋状的 αβ - 微管蛋白异源二聚体组成，其右手螺旋的每一周期有 13 个微管蛋白亚单位[366]。微管蛋白排列的方向一致性为微管具有一种固有的极性。在微管丰富的环境中，微管多聚体或称 β - 微管蛋白的正极端将比其负极端或称 α - 微管蛋白的延伸更为迅速。在活细胞中，微管的两端距细胞的中心最远的永远都是微管的‘正极’。在细胞核附近，微管有序结构的中心（MTOC）向细胞的外周发出项链状线体[107]。最著名的 MTOC 是中心体，这是一种颗粒性物质围绕着两个中心小体所购成的一种亚细胞结构（图 8 - 32）。MTOC 的其他的例子包括有丝分裂纺锤体的着丝粒和极体。

微管为细胞骨架结构中的最具刚性者，因此常常是细胞骨架结构中的主体和支持成分提供沿细胞外基质分布的细胞张力完整性结构中的压力成分。微管的张力失败强度为每纤维约 1000 pN（表 8 - 17）。每个微管个体的变曲刚性经直接测定为 $\kappa_{rigid} = 3.4 \times 10^{-23}$ N - m^2[367]，高于肌动蛋白微丝的刚性。这意味着对于一个长度为 L 的弹性棒，以其转轴部分附着于一个墙壁，棒体可以自由地旋转，则棒的弯曲力阈值的大小为[368,367]：

$$F_{buckle} = \frac{\pi^2 \kappa_{rigid}}{L^2}$$

所以一条 1 μm 长的微管在其轴向负荷未达到≤340 pN 之前，不会发生弯曲。

微管限定和维持细胞的整体结构和形态，使细胞具有极性，并决定微丝和中间微丝在细胞中的分布。借助于指导囊泡和其他细胞器的运动，微管在亚细胞结构的空间定位及定向运动中也起有重要作用。例如，在活细胞中，微管为内质网向外运动的轨道；在神经细胞中，微管可沿着连接胞体和突触终扣的轴突，对膜结合蛋白进行双向运输，也即所谓的轴浆运输，其典型的运输速度为 2 μm/s[107]。在运输的过程中，粒子很容易自一个微管进入另一个与之相切的另一个微管[368]。

直接与染色体的分离有关的结构，即纺锤体纤维，是由微管组成的，就像是在细胞分裂时发动纺锤体运动的细胞器中心体一样。每个细胞有两个中心体。中心体是由微管组成的固体结构。在细胞分裂之前，中心体首先被覆制，然后产生被称为有丝分裂器的细胞内结构骨骼，指导细胞完成有丝分裂。从振动的微管自发地形成空间结构的现象已被观察到[369,370]，细胞骨架的重排似乎是以生物化学的机制进行调节的[371]。

微管在培养的成纤维细胞中的延长速率经测定为 0.06 μm/s[372]。整个微管装置的更新时间估计为 900 s 或 0.25 h[372]，在整个阵列上的特异性能量输出为 0.6 W/m^3[373]。并不是所有的内质网微管都在间期中参与这种迅速的更新，大约有 10% 的微管似乎至少在两小时内保持稳定[372]。微管动态不稳定性引起人单核细胞中微管的缩短，其缩短的速度约为每秒 260 个二聚体[1446]或 0.15 μm/s[373]。微管的解聚可使着丝粒以大约 0.5 μm/s 的速度向着微管的负极端运动，对其所施加的力约可达到 100 pN[374]。

超细微丝与微管、是间微丝、及邻近的细胞器相互连接[375,376]。微丝从微管表面开始延伸，防止与其他的细胞结构接触[377]，这在微管周围形成一个狭窄的排外区域，以避免其他的细胞结构，经常表现为明显的中空现象[378]，其半径可自昆虫细胞中的 10 nm[379]到神经元的 50 nm[380]。高分子量的微管相关蛋白（MAP）限定微管周围的排外区有助于维持微管与细胞器之间所观察到的空间[381]。

8.4.3.12 细胞导航中的问题：细胞漫游的需要在很大程度上依赖于纳米机器人所要执行的任

务。这些任务的种类可能包括：①细胞质膜或皮质的检查或修复，包括对细胞受体或转运通道的毒性物质的化学性测试；②细胞质化学或病理测试或其他的选择性的细胞质的修饰；③用化学的机械的或其他的手段在双细胞间进行通讯或对其通讯情况进行监测；④细胞器计数、尺度测定及一般的细胞制图；⑤细胞器环境监测；⑥细胞器特异性表面膜结构或化学成分分析或胞质化学分析；⑦细胞成分的功能或结构的动态分析；⑧取样、诊断、投药或对位于特定位置的细胞器或细胞成分或细胞器进行替换或修复；⑨细胞装配或细胞结构的调整；⑩一些或所有细胞正常功能的直接控制功能的建立；⑪广泛的细胞重建；⑫胞质物质或设备的长期储存；⑬细胞保护或警戒；⑭细胞核参与的活动。这些任务中的每一种都可能有十分特殊的，常常是十分不同的漫游条件。

医疗用纳米机器人肯定能在不是物理性地进入细胞的情况下执行许多有用的任务，主要依赖于扩散、经细胞泵的运输、内吞或吞饮，甚至通过细胞膜进行微量注射或附带的微操纵器插入细胞内，而纳米机器人本身附着于细胞外。但是十分清楚的是运动的实体是可以进入细胞内部并在其中停留很长时间而不会对细胞的功能或结构产生明显的影响。例如，有一段来自很早的显微镜研究的描述[28]：淋巴细胞可以进入其他细胞，每次可在其中停留数小时之久。这种淋巴细胞与其他细胞间的奇妙的关系，有时环绕其他细胞运动，有时进入其他细胞，术语是‘emperipolesis’。Emperipolesis[382-389]是一种罕见情况下才能观察到而且还不为人们所理解的现象，可能只出现于病理状态。微观尺度的病原体可侵入单核吞噬细胞，一旦能够在细胞中自由运动，就可能通过不断的与细胞骨架相联系的肌动蛋白的聚合和解聚在胞质中穿行，而不会产生有害的影响[390]。在治疗所需要的所有的物件递送到细胞外空间可能是纳米机器人的早期用途，其后的发展方向可能是进入细胞并能够在细胞中进行修复或治疗操作。最终的用途可能是能够对 DNA 进行精细的结构检测和修复。

细胞内环境具有独特性，目前在直觉上还未熟悉。先前的图 8 - 32 只是从概念方面所绘出，使细胞表现为宽畅而空旷可能是错误的。事实上，细胞成分可能具有紧密的装配。即使细胞含有 70% 的水分，也只有其中的一部分是宏观水，胞质更近似于蛋白性的结晶。相邻细胞器间的平均距离小于 1 μm，大致相当于纳米机器人本身的大小。致密的细胞骨架网的存在可进一步阻碍其向前行进。这些结构包括相互交织在一起，结合于外周蛋白的微丝所形成的 30 nm 的板状网眼、细胞皮质和整个细胞体中无处不在的中间微丝 100 nm 及微管 300 nm 的网眼（图 8 - 40）。纳米机器人在细胞内可自由泳动的空间可能只有数个‘多微米’尺度。

医疗用纳米机器人与一个人类细胞的大小关系与人体与一个游泳池的大小关系相似。考虑这种有趣的类似于一种通常的宏观体验，想象一个纳米机器人具有人体的大小：表面下的机器人不会发现自己是正在通过一个很大的游泳池，偶然的情况下才会碰到潜在的障碍。而是它将发现自己是在爬过游泳池，其中充满了具有很厚的包皮的水球，其间的液体性的间隔与其本身的宽度相当或者稍窄。这些水球大小和形态各不相同，但是其平均容积相似于纳米机器人的大小。所有的水球都镶嵌于或疏松地系连于排列于进行性的半随机的 1 ~ 10 cm 网眼中的丝线、细绳、条索或粗 1 cm 的绳子所组成的多水平的三维致密网状结构。利用稍微不同或更为精确的译码器，纳米机器人在细胞中的漫游更近似于步行通过致密的灌木而不是信步于开阔的花园。

假定多水平的细胞骨架网的空间如此紧缩，那么就几乎不允许微米尺度的纳米机器人进入细胞并在其中自由漫游而不会破坏横于其道上的细胞骨架网。一些破坏是不可避免的，即使有用的纳米设备或它们的可伸展的附件为可改变的结构并压缩成小于 100 nm 的尺度。但是在通过时采用积极的和不断的“打开 - 封闭”的聚合方案，可使这种破坏被减少到最小程度。同时纳米机器人必须注意避免对细胞骨架施加过大的机械力，因为除了这些机械力可造成细胞骨架的损伤，还可能引起将机械性介导的信号的连锁反应传入细胞核，通过调节基因环路激活非需要的紧张性反应[391]。有关细胞穿行、细胞内运动和纳米机器人表面生物相容性的细节[392]将在另外的章节述及。

纳米机器人怎样确定其在细胞内的位置也是一个问题。如果其周围组织中已安装有一高分辨的信号微转发器网，活体内的纳米机器人就能够以声学信号为指导，在 3 μm 的精度范围内确定其在细胞中的位置，但在有些情况下，GHz 声学信号系统可使局部的定位精确度达到或接近 100 nm 的水平。3 μm 的格的大小可将一个 20 μm 的细胞分成 300 个可分辨的 voxels，每个 voxel 平均可容纳 10 个主要的细胞器。

因为细胞器间的空间狭窄，微米尺度的纳米机器人将总是会与一个细胞器发生直接的物理性接触。基于细胞器膜的化学成分、细胞器质液的生物化学性质或物理性结构，纳米机器人能够正确地识别出任何类型的细胞器。基于细胞器周围化学物质的浓度梯度，纳米机器人还能够估计出其邻近的周围都还有哪些其他的细胞器存在。在细胞核或 ER 的情况下，每个细胞中这种类型的细胞器可能只有一个，对这些细胞器的探测可提供在其放射性的尺度上的相对位置，虽然 ER 具有多层结构。在有角度尺度和多细胞器的情况下，细胞骨架的表面形态学分析可提供更多的位置和方向信息。细胞核周围的中间微丝环和微管结构中心（MTOC）已在前面述及。通过将局部微管阵列的净极性与先前装配的细胞微管表面形态略图进行比较，可经确定由中心向外周的方向。

航位推算法也可以用于估计临时位置，绘制精确到 100 nm 的细胞内部结构图，这是细胞骨架网中最具持久性的成分中间纤维的连接点的典型结间距离。胞质中游离核糖体间的平均距离也是 100 nm。但是，即使定位分辨率低至 1 μm，也将能够探测出胞质内主要细胞器的位置。这种分辨精度对于许多目的都可能是足够的，因为由细胞内热骚动引起的随机的水动力性流动在 10 s 内具有 10 μm/s 的速度，其特征性长度为 1 μm[393]。

以容积为基础的细胞分析图，用（100 nm）的 voxels 需要 8 百万比特的 voxels 或 64 M 的存储空间。1 μm^3 的纳米机器人，以 1 μm/s 的速度运动，使用有效的非重叠性扫描，需要 8000 秒对一个 20 μm 的细胞的内部空间进行容积性测定，需要 300 秒对与细胞核大小相似的容积的区域进行扫描。容积图将使纳米机器人有可能计算出距胞质膜的最短距离，以利于以最快的速度退出细胞，并将对细胞内结构的损伤减至最小。这种容积图还能帮助纳米机器人识别出神经元的轴 - 树突极性，探测细胞核或特殊细胞部分或结构的位置。例如，细胞膜的一部分通过细胞内结构与相邻的细胞连接，或这部分细胞膜邻近骨组织或与消化液成分相近。容积图还能够使纳米机器人能够转向到达非需要的自然沉积物或异物所在的准确部位，虽然对于长期医疗任务来说，容积图的稳定性还是一个问题。

存在于一个 20 μm 的组织细胞的细胞膜具有 180 000 μm^2 的总面积，还有另外 280 000 μm^2 的细胞骨架纤维表面（表 8 - 13）。采用比特像素，总的细胞内表面可以用一个 4 Mb 的图谱，1 μm^2 的像素或用 400 Mb 图谱的 $(100\ nm)^2$ 像素进行描述，需要 0.02 μm^3 的氢氟碳存储带。但是，高分辨的细胞分析表面堪测图并不一定十分有用，因为它们的使用半衰期很短。膜磷脂和跨膜蛋白分子侧向扩散速度平均分别为 3 μm/s 和 0.02 μm/s，给出分辨率为 1 μm 的表面图的半衰期为 0.3 ~ 50 s。细胞核膜、内质网和高尔基复合体的表面折叠和其他的粗略形态学特征的半寿期可能在 10^3 ~ 10^5 s 之间，因此有关这些特征的图谱就很少具有可操作性的用途，但可能具有存档价值。在任何情况下，这些细胞器中的功能不正常者需要的可能是生物化学的而不是机械性的干预。

对于多拷贝的细胞器，取得一致的数据的统计学取样可以提供最有用的信息。线粒体样的半持久性结构可逐个对其进行检测，测定其大小和数量密度确认其生物化学成分并测试其功能活性。如果有一自然杀伤细胞群由一细胞内纳米机器人群体（N_{nano}）一个一个地进行独立的和随机的取样，取每次检测的时间为 t_{exam} 那么在 n 次选择之后，任何一个个体仍未被检测的几率为 $p_x = (1 - N^{-1})^{(nNnano)}$，总的检测时间 $T = nt_{exam}/N_{nano}$，同一个体的平均检测次数 $n_{po} = nN_{nano}/N$。对于一个细胞，如果线粒体的计数 N = 1000，在这些细胞器间移行的平均距离在一个 20 μm 的细胞中约为 $X_{travel} = 2$ μm 或在速度为 1 μm/s 时，移行时间约为 2 s。保守地取 $t_{exam} \approx 10$ s，那么将线粒体未被检测的几率减少到 $p_x = N^{-1} = 0.1\%$ 需检测次数 n = 7 000 或平均一个线粒体被检测 $n_{po} = 7$，用一个细胞内纳米机器人（$N_{nano} = 1$）完成全部检测所需的总时间 T = 70 000 s，约为 19 小时。达到 px = 50% 的完整性的一致性取样刚好需要 n = 700 次检测，每个线粒体检测几率 $n_{po} = 0.7$，用一个纳米机器人需要的总时间 T = 7000 s，约为 2 小时。对于 10^6 胞质游离核糖体，$n_{po}=1\%$ 的取样，1 个纳米机器人需要检测次数 n = 10 000，总时间 T ≈ 10 000 s，约为 3 小时，假定 $t_{exam}=1$ s，$t_{travel}\approx 0.2$ s。这些测定时间与增殖中的细胞迅速的倍增时间具有良好的可比性，如人类胚胎细胞约为 24 小时。检测后每个靶体标记（如用附着信使分子），不用物理性捕获，只稍微减少 t_{exam}，但不减少 t_{travel}，所以对于总时间 T 没有影响。需要注意的是连续的线粒体取样应是独立的，如果 X_{travel}（2 μm）> > $\Delta X_{diffuse}$。线粒体扩散位移 $\Delta X_{diffuse}$ 的量级约在 20 nm，取 $\tau = t_{exam}$ 约为 10 s，R 约为 1 μm，η 约为 10 kg/m - s，所以其分离条件通常是可以满足的。

8.4.4　细胞核分析

细胞核分析在这里意味着对细胞核的‘地理’描绘。细胞核在直径 20 μm 的组织细胞中的大小为 5 ~ 8 μm，在成纤维细胞中可达 10 μm，是最大的细胞器，也是唯一的理论上从容积方面考虑允许一个微米尺度纳米机器人进入其内部的细胞器。细胞核通常为一个巨大的圆形或卵圆形结构，周围有自己的核膜包绕，但其形态一般情况下与细胞的形态一致。例如，如果细胞是椭圆形的，那么细胞核就也呈延伸状态[274]。

几乎所有的细胞都只含有一个细胞核，其主要的功能是遗传信息的储存和表达。但是有一些细胞可以有多个细胞核，这些细胞核往往具有同样的大小，如骨骼肌细胞、破骨细胞、巨核细胞和一些肝细胞等[69]。还有一些细胞没有细胞核，如红细胞、血小板及角化的鳞状上皮细胞等。

从严格意义上来讲，人们对于细胞核微细结构的理解还只是刚刚开始[394]。因此，下面关于细胞核的讨论不免会涉及一些尚不完全成熟的实验资料。

8.4.4.1　核膜：包围细胞核的核膜是类似于细胞质膜结构的脂质双层膜，只是核膜从拓扑学上在有丝分裂时更易于消失，然后再由囊泡开始重新组装。核膜上有核膜孔，是核内外物质交换的通道。核膜的双层脂质中的每一层都有 7 ~ 8 nm 厚。外层核膜在偶然情况下也可与粗面内质网膜相连续，并几乎完全被粗面内质网所包围（图 8 - 42）。像粗面 ER 一样，外层核膜常常带有蛋白合成所需要的核糖体[107]，在有些书籍中认为核膜实际上就是包围在细胞核外面的粗面内质网。是间微丝可以从外层核膜向外延伸进入细胞质，其另一端附着于细胞的浆膜或细胞器，这样就将细胞核牢牢地定位于细胞内，并使细胞核的机械性强度增加 10 倍[342]。

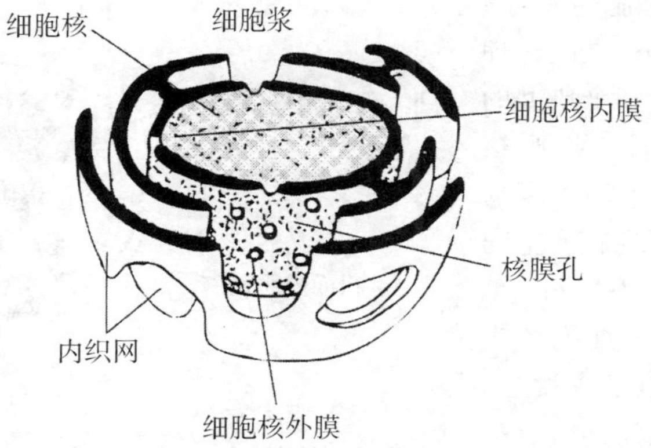

图 8 - 42　内织网色绕细胞核

两层核膜之间的核周空间或核周池宽约 10 ~ 70 nm 但通常为 20 ~ 40 nm 的间隙。这种充满液体的核周池与粗面 ER 池相连续（图 8 - 43），以此为细胞核和胞质池中的不同部分间的物质运输提供可能的通道。核膜在有丝分裂开始时消失而在有丝分裂结束时重新装配[395]。

8.4.4.2　核膜孔复合物：核膜最明显的特征是在其上有无数的核膜孔的存在（图 8 - 43）。核膜孔为圆柱形的通道，具有 8 面对称性，跨越双层核膜，使细胞质与核质直接相通[396,397,398]。每个核膜孔标志着一个内层核膜与外层核膜的融合点。细胞骨架成分似乎附着于许多核膜孔，使核膜孔的功能活性可以接受直接的机械性调节[399,400]。

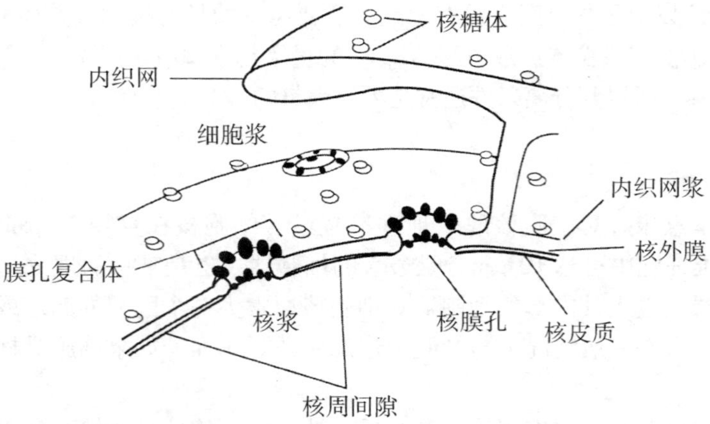

图 8-43 核膜孔及核周间隙

每个核膜孔复合物都是一个巨大的多分子装配物，直径 70~90 nm，质量 125 000 kD，约是核糖体大小的 34 倍。核膜孔的结构组成包括 100 多种核孔素蛋白分子[401]。用钝化金粒子进行的早期实验表明，胞质中直径 5~6 nm 的粒子可在约 200 s 内进入细胞核，直径 9~10 nm 的粒子进入细胞核需要 10^4 s，但直径大于 15 nm 的粒子似乎根本不能进入细胞核[107]。更为严密的检测揭示出核膜孔足以使大至 23~26 nm 的物质粒子通过[396,401]。但是这样大小的膜孔对于纳米机器人来说仍然是太狭窄，不能允许纳米机器人及其折叠性的突起在不损伤膜孔结构和功能的情况下进入细胞核。细胞核定位序列（NLS），是一种由 1~2 个氨基酸短序列组成的分子标签，标志那些可以主动通过核膜孔的胞质蛋白。环绕核膜孔开口的 40 nm 的小臂样的重要受体（胞质微丝）可与标有 NLS 的载体蛋白结合，然后向核膜孔内部曲屈，将载体蛋白推入核膜孔[402,403,404]。跨过核模表面的核膜孔的数量密度变异很大，主要依赖于细胞的类型和需要向胞质中运输的 RNA 的量，在某些白细胞的大约 3~4/μm^2 到卵细胞的 50/μm^2 之间，理论最大密度为 60/μm^2[107]。一个典型的 20 μm 的人类细胞约有 2000~4000 核膜孔镶嵌于核膜表面[401]，平均密度为 10~20/μm^2。核膜孔结构可向核质空间内突入，其突入最大程度为 100 nm。

8.4.4.3 细胞核皮质：细胞核皮质是由中间微丝构成的高电子密度层，含有所有细胞共有的细胞核层连蛋白，存在于内层细胞核膜的核质面[401]。皮质，也称为真核细胞细胞核层状体，在有些细胞中厚度可有30~40 nm，但在另外一些细胞却很难测定[107]。其蛋白性的纤维排列成旋涡状，作为一个漏斗，有利于将物质通过核膜孔运输到细胞质。这些纤维也可能参与核膜孔的形

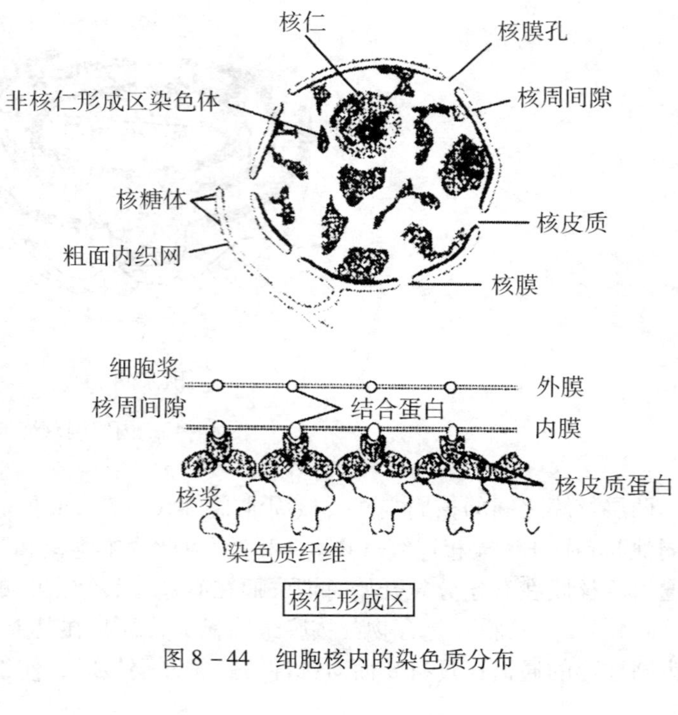

图 8-44 细胞核内的染色质分布

成。细胞核皮层有助于确定细胞核的形态。这些纤维结合于染色体的特殊位点，以引导染色质（图8－44）与核膜的相互作用[105]。核膜孔直接邻近的区域内没有染色质结合位点，以使物质能通过核膜孔运输不受障碍[105]。

8.4.4.4 核质和染色质：核质是细胞核内部的半液体状基质。核质含有一些致密的但大多数为伸展的染色质，分别称为异染色质和常染色质，及由非染色质物质，大多为蛋白组成的结构性细胞核基质。染色质代表细胞分裂期间的染色体。当细胞准备分裂时，染色体采取高度致密状态，但有丝分别完成后，染色体松弛而呈高度伸展状态。人类细胞核含有23对，46条不同长度的染色体。每条染色体依次主要含有一个脱氧核核酸（DNA）分子。DNA含有细胞的基因，共代表100 000个基因，虽然并不是所有的这些基因都一定进行表达。核质或细胞的液体成分含有盐类、营养物质或其他必需的生物化学物质，基中还存在一些不同的颗粒性物质[106]。

在细胞分裂的间期中，每条染色体在细胞核中占据着紧密的及一定的区域。染色体直径可达4 μm（图8－44）[405－408,409－416]。这些区域的结构和位置具有细胞类型和分裂不同阶段的特异性[411,412]，可以排列成发现于辐条形聚集状态时的有序空间结构，即有丝分裂间期前期所谓的染色体玫瑰花结[417]。有人提出，活性基因优先处于染色体域的外周部分；RNA模板优先在这些区域表面产生，然后进入染色体间区域的通道，进一步制备或运输[394]。但其他一些研究者对此有不同意见[413]。但是这些关于空间有序性的知识，目前还可能尚未完整，可能允许细胞内纳米机器人近似确定它们在细胞核中的位置，一旦它们在细胞核中探测到数条特异性的染色体。染色体区域的直径 $D_{territory} \approx D_{nucleus}$（$c_{chromosome}/c_{genome}$）1/3≈3 μm，这里 $c_{chromosome}$ 是染色体大小，c_{genome} 是基因组大小，二者均以碱基对的数量表示，$D_{nucleus}$ 是细胞核的直径[405]。

但是需要注意这些区域并非刚性不变的。染色体区域的相对位置经常发生改变，其移动速度约0.3～0.4 nm/s，域间具有相对运动，直径400～800 μm的亚域的弯曲也已被观察到[394,414]。细胞质和核质二者均含有大量未知的复杂的亚微结构，可能对细胞核内的漫游提供有用的帮助。早期纳米医学研究的重要方向将是充分地探索和阐明这些微细结构，确定这些结构是否足够稳定，为依任何方式在细胞中的漫游提供可依赖的信息或依据。在最为松弛状态下，染色质呈崎岖坎坷的线状，在通过核质的过程中相互交织。染色质由大致等量的带负电的DNA和呈球状的组蛋白组成。组蛋白为碱性蛋白质，在细胞中的正常pH情况下带正电荷[106]。核小体是染色体的基本单位，是由8个组蛋白形成的圆形团簇，由一个DNA分子将其像豆子一样连接成串。DNA分子环绕在球状的组蛋白团簇上。平均每个细胞核含有2500万个核小体。核小体也称作组蛋白8聚体。每个核小体由146个碱基对的DNA所包围，质量为206 kD，其中一半为蛋白质，一半为DNA。每条人类染色体含有的DNA具有75 nm的线性长度。

8.4.4.5 核仁：核仁是细胞核中最大的和最为突出的“细胞核器”，是与大量的粒子相联系的高度卷曲的但无膜性结构包绕的结构[418]。核小体是制造核糖体的机器。细胞核内核糖体前体亚单位的装配需要1 800 s，而一个大核糖体亚单位的完整装配则需要3600 s[105]。

核仁由DNA、RNA和蛋白质组成，具有颗粒性成分（每个颗粒约150 nm）、纤维性成分及可变的内部结构[418]。颗粒性成分由直径15 nm的粒子组成，这些粒子为成熟过程中的核糖体亚单位。纤维性成分由核蛋白体RNA（rRNA）组成。rRNA是已与核糖体结合了的RNA，形成直径5 nm的纤维。核仁的大小与其活性水平有关。核仁在细胞中以高速度的蛋白合成为特征，因此根据对核糖体的需要量，可以占据细胞核容积的20%～25%，大部分是由颗粒性成分构成。在活性程度较低的细胞，核仁很小，如在成熟淋巴细胞中，核仁只有500 nm[418]。核仁常常位于核膜或核膜附近，直接粘附于细胞核层状体或以一个蒂状结构附着于其上。在具有一个中心位置的核仁的细胞核，核膜发生折叠形成一个细胞核通道，直接与核仁相接触[418]。

大多数人类细胞核只含有一个核仁，只有肝细胞核可含有多于一个的核仁[69]。在培养的HeLa（癌细胞）细胞可含有多达6个核仁[418]。真核细胞核中核仁的数量正常情况下是由具有次级缢痕的染色体或核仁组织区（NOR）的数量所决定的。人类基因组每个单倍染色体有 5 个 NOR，或每个二倍体核有 10 个 NOR。每个 NOR 都是位于染色体的顶端。但是，典型的人类细胞核中不是含有 10 个分离的核仁，而是具有一个大的核仁，提示具有 10 个分离 NOR 的染色体的环状染色质的融合（图 8－45）。来自其余二倍染色体的 DNA 分布于整个核质中的特殊区域（图 8－44）。在有丝分裂期间，染色体聚集成更为紧密的形式，核仁皱缩，然后共同消失。下在经历有丝分裂的细胞没有核仁，不合成 TRNA。一旦有丝分裂完成，核仁则重新出现。在 rRNA 合成开始时，出现 10 个小核仁，每个都位于 10 个不同的染色体的一端附近。这些小核仁逐渐增大，最终融合成一个大核仁，为间期人类细胞核的特征之一。

8.4.4.6 细胞核基质及转录域：像细胞骨架结构一样，细胞核被认为具有一套细胞核骨架，由不溶性的蛋白纤维，也即所谓的细胞核基质构成[419,420－425]。这种超细微丝的细致的分支网状结构附着于细胞核的层状体或者皮质并向核仁延伸。假定每条微丝长 50 nm，共有 10^6 微丝，则给出50 000 μm 的总纤维长度 L_{fiber}，这对于一个直径 D≈8 μm 的细胞核意味着一个平均网格空间为：

$$Lgrid = \left(\frac{D_3}{L_{fiber}}\right)^{1/2} \approx 50\ \text{nm}$$

见于电子显微图中的典型网格空间在实际上实是位于 50～100 nm 之间[426]。微丝由各种细胞核基质蛋白（NMP）构成。已有 10 多种 NMP 已被确认，其中的许多具有细胞特异性[423,424]，而且，由癌细胞释放的 NMP 不同于那些由同一类型的正常细胞所释放的 NMP[424,425]。

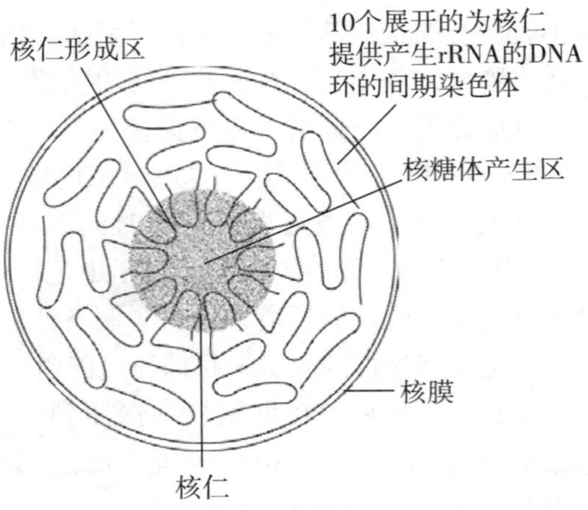

图 8－45 人细胞核结构示意图

在有丝分裂期间，细胞核基质可将上千种 DNA 复制位点组织起来，提供间期中 RNA 代谢的结构序列，mRNA 在其中合成，拼接并准备好被运输到细胞质中的蛋白合成机器中去[427]。RNA 代谢发生的区域称为转录域[428,427,429]。一个人类细胞核含有 20～40 个转录域。转录域直径在 0.3～5 μm 之间，在细胞核的“靠下”部分排列成平面上的水平阵列（图 8－46）。“靠下”指在显微研究中粘附于玻璃皿中的细胞的腹面[427]。一个核仁占据细胞核上部或下部的发生率相等，其位置是由序列特异性蛋白所确定的[430]。转录域的最外边缘位于距细胞核皮质或核膜内表面约 800 nm（0.5～1.2 μm）处。在每个域的中心，有一种叫作 SC－35 的蛋白质，对于拼接 RNA 外内含子的分子机器是必需的[431]。每个域都由高密度染色质的明确的边缘所包绕。在每一有丝分裂期中，一个给定的染色体总是占据细胞核中大概同一位置。所有的 20～40 个转录域共同占有细胞核总容积的 5%，而所有积累的 RNA 在细胞核中所占的容积分数不超过 1%。但是细胞核基质成分对于每个染色体域内的物理性支持可能并不都是必要的。对于染色体结构的几种理论性描述已与实验资料进行了比较。一种这样的理论描述，即随机行走/巨环（RWGL）模型[407,415]认为 3～5 百万碱基对的巨大的环状结构结合于一种透入该区域的细胞核基质。由 Munkel 等更为近来的对染色体区域的聚合物动力学模拟研究提示，多环分池（MLS）模型具有与实验更好的一致性[432,405,406,416]。在 MLS 模型中，染色体纤维折叠成 120 kbp 大小的环状结构，这些环再进一步组织成 1～2 Mbp 的玫瑰花结样结构。玫瑰花结结构可能是 DNA 复制的结构单位，由一段具有相似碱基对成分的染色质将其相互连接起来，这样就不再需要蛋白基质来完成结构支持。MLS 模型与 Pienta 和 Coffy[408]提出的间期组装理论相一致。MLS 模型的玫瑰花结在图8－47 中清晰可见，表示人类 15 号染色体高度致密的间期状态，与其在有丝分裂中所表现的那样。图 8－48 表示用 RWGL 模型（左）和 MLS 模型（右）对人类 15 号染色体 3～5 μm^3 区域的两个多聚体在细胞分裂间其松弛状态下的动力学模拟。大量明显的无基质区域直径可达 500 nm，在 MLS 模型中的表现假定大部分被其他的染色体充满。有时 15 号染色体的两个拷贝相邻存在，而在大多数时间它们是分离存在。但是，大量 100 nm 的空穴确实存在，动力学过程表明，更大的空间可以临时性开放，大到足以使纳米机器人缓慢地通过，具有相对的安全性，不会造成通道的障碍。但通过染色体区域的、扩散和渗透等的理论通道仍有待于研究[433]。

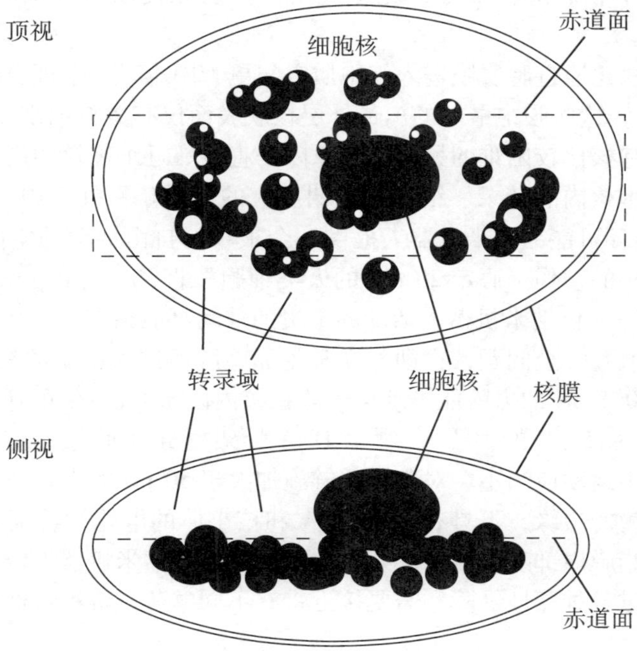

图 8-46　核转录域的拓扑示意图

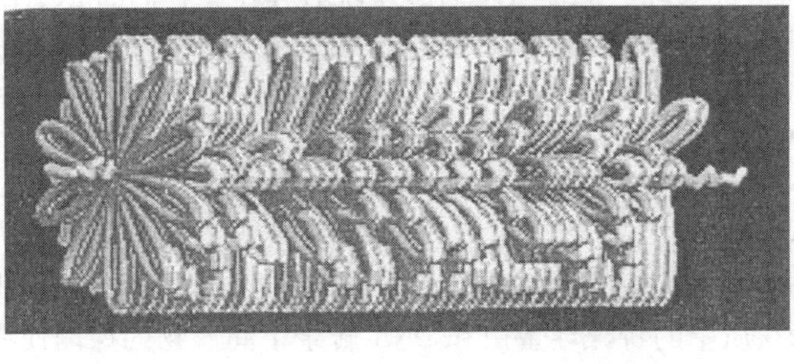

图 8-47　细胞有丝分裂中致密态的 15 号染色体的 MLS 结构模型

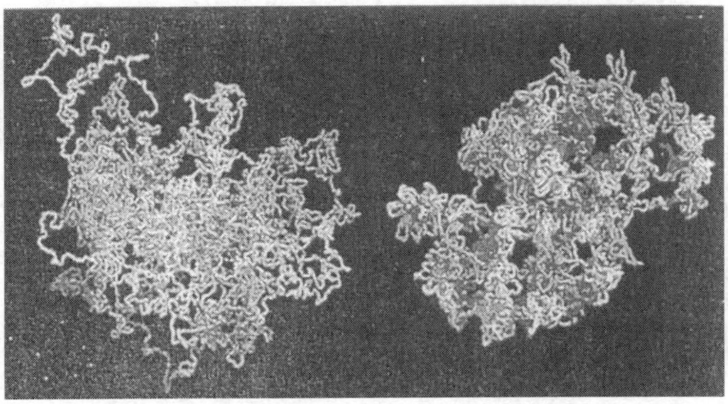

图 8-48　细胞分裂中松驰态的 15 号染色体，左：15 号染色体域的 RWGL 模型；右：15 号染色体域的 MLS 模型

8.4.4.7 细胞核导航中的问题：胞质中的纳米机器人不用进入细胞核就有可能执行许多医疗任务。这些任务可能包括：①核膜的物理测绘和化学成分分析；②监控核膜孔的交通；③用多功能操作器或其他设备对核膜孔交通进行近乎完美的调节；④监控、发动、或修饰细胞骨架介导的机械性信号向细胞核内部的传导；⑤用中空的纳米注射器通过核膜孔向细胞核注射酶、RNA 或 DNA 碎片或其他的生物活性物质；⑥由定位于核膜上的多功能注射和提取纳米机器人向细胞核内注入人工染色质解体酶对核质进行部分或完全代换。注射和提取可以同时进行局部双向操作，实现细胞核膜上的流通。

通过核膜进入细胞核比通过胞质膜进入细胞质空间更为困难。一个理由是细胞核几乎完全被内质网膜所包绕（图 8－42），这些膜中最近的离最外层核膜表面仅有数百纳米（图 8－43）。核膜也是双层膜。对于为何进入细胞核比较困难的另外一个原因是直接邻近细胞核的周围的细胞骨加成分所受的力可能触发不需要的细胞核内的转录、结构或代谢反应的激活。另外，10～100 nm 的细胞核基质网格大小和 DNA 玫瑰花结环可能为纳米机器人提供一个很小的自由活动的空间，这就使之很难避免在通过时对细胞核骨架结构的损伤。假定 20 μm 的人类细胞核直径只有 8 μm，因此细胞核的总容积至多为 268 μm^3（表 8－13），供纳米机器人活动的宝贵的空间可能只有 1～30 μm^3 大小。一旦进入细胞核，所产生的主要问题就是安全问题，也即怎样避免那些渗透进入核质的松弛的常染色体链的问题。在有丝分裂期间，只用 0.1 pN 的力就能推动染色体在核内以 0.1 μm/s 的速度运动[434]。DNA 碱基对间的氢键的打开需要 70～75 pN 的力[435]，尽管 DNA 骨架本身可而受高达 10 nN 的张力。最保守地说，纳米机器人在核质中运动应当不会对染色质链施加大于 50 pN 的力。应当注意的是要把纳米机器人的外表面设计没有尖锐的边缘，不具有吸引 DNA 和核小体的电化学特征。因为 DNA 带有负电荷，组蛋白带有正电荷，磷脂膜内部疏水而外部亲水，因此理想的纳米机器人应当能够改变它们的外表面的电学性质，使其在通过各种膜性屏障和需要接近带有不同电荷或溶解特性的目标时具有各种相应的电学性质。

关于纳米机器人怎样确定其在细胞核内位置的问题，对其进行导航是一个较为粗略的手段。例如，具有很大数量的稳定 RNA 分子群体，大多数情况下分子较小的核糖体核蛋白（snRNP）对于信息 RNA 前体拼接都是必需的。这些分子存在于核质、胞质或二者之中都有存在。它们的大小在 90～300 碱基对之间，每个细胞中可存在 10^5－10^6 拷贝（表 8－18）。来自一种癌细胞系 HeLa 细胞的 snRNP 约含有 40 个蛋白质，其中的 8 个为所有的 snRNP 分子所共有，其余的 32 个具 snRNP 种类特异性。核仁特异性蛋白包括 UBF（94～97 kD）、Ki－67（345～390 kD）、原纤维蛋白（34 kD）、numatrin 或 B23（38 kD）和仁蛋白（100～110 kD）[435]。在有丝分裂期可出现各种不同的核仁标志分子。通过化学感受器探测这些分子的存在使纳米机器人能够区别胞质、核质或核仁内空间，并允许更为精确的定位。各种核酸和蛋白的代谢产物自各种染色体不断地被转录和产生，它们在细胞核中的明确地域在细胞间期相对稳定。这些存在于核质中的特异性蛋白和 DNA 转录中间产物的探测使染色体节段性定位成为可能，而不必对这些节段进行测序。

在细胞核中，纳米机器人需要 100 nm 的三维 Cartesian 导航图。借助于将至少 4 个微声学信号发生器以四面体系连于核皮质内面附近，在跨膜直角坐标系中具双向功能，纳米机器人就可以利用核仁外核浆的声学特征进行定位。每个信号发生器发出短暂的 1 GHz 的一致的有明确格式的声音信号，以很低的占空因数进行发送，可以避免过多的能量消耗。按照计算[456]，信号通过核质每 100 nm，振幅将衰减 10^3，所以一个对 10^{-6} 大气压力改变敏感的声压探测器，可以确定纳米机器人相对于每个信号发生器的位置，精度可达 100 nm，如果一个在短暂信号期间的输出振幅为 10^{-3} 大气压。这种压力应当相当低，以能够避免对染色质或细胞核基质造成任何空腔形成性损害的可能性。实际应用时，可能需要另外的信号发生器，以减少由于核质不均一性及放置后信号发生器的位置飘移等所造成的测量值的不确定性。

表 8－18　一些稳定性 RNAs 及其在细胞内的位置[101]

名称	长度（碱基数）	每细胞中的分子数	细胞或核中位置
U3	216	3×10^5	核仁
U6	106	3×10^5	外周染色质颗粒
U1	165	1×10^6	核质（异源性细胞核 RNA）
U2	188	5×10^5	核质
U4	139	1×10^5	核质
U5	118	2×10^5	核质
7－3	300	2×10^5	核
4.5 S	91－95	3×10^5	细胞核和细胞质
7S	280	5×10^5	细胞核和细胞质
7－2	290	1×10^5	细胞核和细胞质

8.5　体外导航

体外导航与体内导航相比，前者在纳米医学中的意义不及后者重要。但从纳米医学的现状来看，某些方式的体外导航也具有重要的医学意义。从纳米医学的角度考虑，有两种体外导航对纳米机器人进行纳米医疗任务可能是有用的和必要的：自然导航和人工导航。在自然导航中与纳米医学相关的有表皮导航和皮外导航。自然导航对于由于纳米粒子对人们生存空间及环境的污染引起人类疾病具有重要作用。而人工导航则是目前利用纳米粒子进行靶向治疗的手段之一，尽管这种方式的靶向治疗相对于未来成熟的纳米医学尚且为一种不理想的拙劣手段。

8.5.1　自然导航

8.5.1.1　表皮导航：行进于表皮中的纳米机器人必须确定它们在皮肤表面和毛发中的位置。表皮平均厚度为 100 μm 但在手掌、脚底和通常承受摩擦和压力的区域的厚度可达 1 000～1 500 μm。表皮中没有血管，因此纳米机器人不能依赖于体内微信号转发器网或相关的导航设备。

对于表皮导航的一个简单的解决办法是基图跟随。例如，成年人体有 200～400 万汗腺，分布密度为 100～200/μm^2，平均间隔约 800 μm。这些腺体中的大多数都是向外排盐和尿素外分泌腺，直径约 20 μm，广泛分布于背、胸、前额、手掌和脚底。少量分泌产生臭味物质的顶泌腺体可见于腋下、乳头、外阴和肛门。顶泌腺分泌物可迅速被皮肤的细菌所分解，产生具有臭味的雄甾烯酮（腐尿味）、雄甾烯醇（麝香味）及异缬草酸（汗山羊味）等[73]。汗腺及其特异性的化学分泌物是皮肤的永久性的界标，容易测绘[74]。分辨率 800 μm，面积约 2 m^2 的人类皮肤汗腺位置或化学导航图，采用 8 比特像素，约需要 300 万像素或 24 Mb 的存储器。

另一个可采用的或备用的系统是毛囊或毛发图。发干的直径为 50～100 μm，不规则地分布于皮肤表面。毛囊图元素因为其附着于皮下组织而相当稳定。毛囊正常情况下在头颅最多，约 125 000 根毛发或 200/cm^2，毛干间距约为 700 μm，自然寿命平均 0.4～4 年。在腋窝、会阴和阴部区域，两性的两眉和眼睑也较为密集。在两眉约有 600 根眉毛，平均寿命 112 天。在面部、胸部、两侧上下肢的数量密度变异很大，在男性较多。用（700 $\mu m)^2$ 8 比特像素记录这些 200 000 毛发位置的毛囊图，需要400万像素和32 Mb的存储量。纳米机器人在用航位推算法追踪自己在穿过每个被毛囊包绕的发干时的位置时，很容易适应毛发导航。

在表皮有大量被认为是永久特征性的界标，注意这些界标在纳米机器人动作的时间尺度上的“永久性”特征，可提高表皮图的可靠性。这些特征可包括瘢痕、胎记、文身、疣、鸡眼、囊肿、痣、小皮瓣或皮肤纤维瘤等。妊娠纹可发现于妊娠期间或其后的腹部和乳房。与此相似的牵拉性标志可发现于肥胖和有水潴留的腹部，甲状腺肿患者的颈部，影响骶骼区域疾病患者的腰部及任何扩张的器官。应用表皮分析，指、掌、腕、趾、足底和颈部的皮肤脊和线的特征研究会进一步改善表皮图[436]。这些特征中的许多对于一个给定的个体都是独特的，因此可被用于身份鉴定如指纹，并且具有发的持久性，足以用于稳定性的表皮图。皮肤分析在传统诊断学中起有重要作用。Down氏综合征可产生特征性的掌中皱褶，婴儿掌纹可揭示先天性心脏发育不全[437-439]。皮肤纹线还是性别二形性的特征，男性较女性的纹线较多，两性的右手都较左手具有较多的纹线[440]。在1998年，痣的光学分析曾是探测是否会发生黑色素瘤的一种早期诊断性的皮肤制图手段。

持久性不太好但仍然有用的表皮界标包括伤口、水疱、晒伤、湿疹或银屑病或化学染色等。绘制表皮微生物分析图也是可能的，但微生物群常常是丛集于顶分泌腺区域，因此除了作为顶分泌腺的界标外，不会提供更多有意义的导航信息。

皮肤温度有很大的跨皮肤变异性。皮肤汗腺非均一的数量密度产生高度局域性的腺周温度、湿度及特有的化学成分。但是，这些变异可能很少提供新的信息，并且很难解释，因为对其理解可受许多复杂因素的很大影响，如着装和美容、全身活动水平、局部活动水平如鼓掌、非均一的阳光照射、气流和风向、身体部分浸水等。意欲使用这类信息的纳米机器人将需要十分详细地了解身体状态的全部资料。

精度大于1 mm的表皮图可能并不特别有用，因为高度弹性的皮肤组织的自然运动可能将这种幅度的测量误差掺入用于邻近腺体、毛囊或其他表皮界标的相对位置资料。

8.5.1.2 皮外导航：皮外导航包括范围很广的操作环境。与纳米医疗关系最为密切的存在于从身体排出的汗滴、唾液滴、粘液滴、表皮鳞屑、毛发、精液、尿液或粪便之上或之内的纳米机器人。皮外导航还包括所有与纳米医疗有关的环境，如：①衣服或寝帐；②家俱的表面或内部、住所、汽车、食物、化妆品等；③所有可能的位置包括土地如边道、马路及公共建筑等；水源如饮料瓶、淋浴管、游泳池、河流等；空气如呼出的纳米机器人纳米机器人自身防御系统的气流负载元件等；甚至还包括真空如空间纳米机器人等。每种环境因素都具有独特的导航特征，这些环境的彻底处理已不属于本书的范围。

气载纳米机器人是上述环境导航中的一项有趣的例子。气载纳米机器人根据化学特征可识别它们的宿主患者，与警犬和蚊子追逐它们的猎物气味十分相像[3352]。这种化学特征和气味类型可包括：①自然产生的基础化学气味；②与行为有关的气味，这些气味在特殊事件中出现或加重。这些事件有强度锻炼、恐惧反应、情绪激动（可使出汗的速率增加约50%）、排便或排气、性活动、中毒等；③人工气味如香水、花露水、化妆品及除臭剂等；④特殊设计以简化识别任务的人工分子标签如由患者控制的外部设备发出的无味的、挥发性的和数字编码的信使分子。

患者配带编码的超声信号发生器，气载纳米机器人可借助于声学定位在宿主患者附近保持静止。所有这些辐射性信号人类耳朵都无法听到。频率为100 Hz的声波的振幅在STP空气中通过$x=1$ m的距离只衰减到其原有振幅的25%。使用其他的声学通道操作性的传播信息可容易地通过，自患者到达环境物质中的气载纳米机器人。体外的纳米机器人还可使用大于2.4 μm^3的压力感受器，在两米的范围内探测到正常对话。

气载纳米机器人可以有许多方法在空气中航行，避免非飞行区域。例如，一个飞行的纳米机器人接近308 K（35℃）的人体的非限定的平面板，将探测到空间各向异性的热辐射（波长峰值$\lambda max=9.35\ \mu m$，频率峰值$\nu=32$ THz），反应时间tmeas约为5 ns（假定光感面积$Ae=1\ \mu m^2$），SNR = 2

（每次测定7个光子），皮肤放射性密度 Id≈30 W/m^2[919]。（蚊子在飞行中可在距人体皮肤1 cm处实时识别0.0006%的温度差异）。

另外一个例子，是所有的空气中的纳米机器人都能够不断地将相对邻近皮肤的资料传播到其邻近的纳米机器人，使每个位于有效警戒网络中的设备都能够估计其接近最近的禁止区域的速度。考虑一个具有200万纳米机器人浮标的阵列都落在一个裸露人体2 m^2 的表面，这些浮标间隔100 μm，每个设备都有一个直径10 μm的声信号发生器，使用7波段的信号包，以4.2 MHz的频率，16.7%的工作周期进行操作，则给出10 μs的重复时间。假定浮标连续传播能量为35 pW，通过298 K（25℃）的空气，给出7 mW的总阵列辐射能量，则带有等大的声音接收器的空气中的纳米机器人，在距皮肤上阵列100 μm距离处即可探测到警戒信号。注意以10 m/s速度飞行的纳米机器人10 μs内飞行距离为100 μm。接收频率中的多普勒频移在一个有用的短暂的时期中的多个信号包周期只允许对相对速度的最大改变进行测定。在4.2 MHz的频率下，综合约50包（接收时间500 μs）允许对1 m/s的速度改变进行探测。

由飞行的纳米机器人进行直接的声学空气测距如用回声，也是可行的，但应当与警戒网络系统结合进行，以对邻近的纳米机器人和禁飞表面进行有效的区别。

能量需要将指数中的 Xpath 加倍，用 Pcomm 乘以（Xpath/rantena）2，考虑双倍的路程，用 Pcomm 除以空气/皮肤界面反射的相关系数0.9995，来进行估计。在3 MHz频率，23.1%的工作周期使气载纳米机器人能够自100 μm处探测一个正在接近的皮肤表面，在298 K的空气中，10 μm直径的接收器消耗能量29 000 pW或20 μm直径的接收器消耗能量约230 pW。

8.5.2 人工导航

从广义的人工导航来讲，现代医疗技术中的定位注射都应当属于这一范畴。在纳米医学中，这些技术虽然不及纳米机器人的体内主动导航重要，但在某些情况下，人工导航可能是主动导航的基础，而在另一些情况下，是体内导航的一种辅助手段。比如，人们可以通过静脉注射使纳米机器人或纳米粒子进入血液；通过腹腔注射使纳米粒子或纳米机器人进入腹腔；通过内镜将纳米粒子或纳米机器人注射于定点部位，如用支气管镜将其注射到肺部的特定部位，用胃肠道内镜将其注射到胃肠道的特定部位等；通过某些特殊的动脉注射将纳米粒子送入某一特定器官或组织，如用肝动脉注射使其靶向肝组织，颈内动脉注射将其送入脑组织，通过一些肢体的动脉将其定向于某一肢体等。这些导航技术，看起来粗略而且属于一种创伤性的手段，但在人类同各种疾病的斗争中已经发挥并且正在发挥着重要作用。这种导航，可以大大简化体内导航的复杂性，它确定了纳米机器人或纳米粒子在体内的大体位置，纳米机器人可在此基础上发挥其主动导航能力，实现其在有限区域内对组织细胞或特定结构的选择性。这些导航技术同时也大大减少纳米机器人或纳米粒子的用量，因而减少医疗费用。新近发展起来的两种人工导航技术在目前纳米医疗技术中较为重要。这两种技术分别是人工辅助淋巴系统靶向治疗和体外施加磁场对磁性纳米粒子的定位导向。前者用于胃癌的腹腔化疗和淋巴化疗，后者多用于肝癌的靶向治疗。这里就这两种技术作一介绍。

8.5.2.1 人工辅助淋巴系统导航：人工辅助淋巴系统导航即用人工手段将携带药物的纳米粒子注射于特定部位，使之能够进入淋巴系统，达到预想的目的。纳米粒子对于抗癌药物具有导航作用。其中最突出的例子就是纳米活性炭胃癌区浆膜下注射用作根治术中淋巴结切除的批示剂及腹腔注射用于胃癌腹腔种植转移和复发的预防。

纳米活性炭（ACNP）混悬液组织内注射后，不能被毛细血管吸收，因而只能沿淋巴管移行，在淋巴系统中分布。ACNP在淋巴系统中同时也很容易被淋巴结捕获，因此在胃癌根治手术中用作淋巴结廓清的指示剂。使ACNP带上抗癌药物，就能够使抗癌药物沿淋巴道分布。由于发生于上皮系统的癌症多沿淋巴系统转移，因此，可以对淋巴系统中的转移癌灶实现靶向治疗。ACNP因而对抗癌药物起到导向作用。ACNP 对抗癌药物的释放与周围环境中抗癌药物的浓度保持动态平衡，因此，ACNP 将抗癌药物运载到淋巴系统后，可以使淋巴系统内的抗癌药物长期处于有效的治疗浓度，发挥治疗作用，同时降低对其他组织或系统的毒性作用。

用作淋巴指示剂的 ACNP 直径 21 nm（CH－40）[441]，为使其能在液体中有良好的分散性，其中加入 40% 的 PVP，然后加入生理盐水中制成 CH－40 含量为 50% 的混悬液。对 ACNP 淋巴靶向性影响最大的因素是其粒径。经离心沉淀法测定，CH－40 在其混悬液中可团聚成 150 nm 的粒子，比传统所用的墨汁的粒径 254 nm 小得多。有文献用小鼠对 CH－40 的淋巴结黑染情况与传统所用的墨汁进行比较。在将二者给小鼠后足皮下注射后对所属的淋巴结用相差显微镜进行观察，并对其墨染程度进行评分。结果表明，CH－40 注射后 2 分钟，其一级淋巴结就全部黑染，程度评分为 10 分，而此时墨汁此时对一级淋巴结的染色不良，程度评分为 3 分。对于第三级淋巴结，CH－40 注射 8 分钟后黑染评分为 6.5，而墨汁的评分仅为 2.5。这些结果说明 ACNP 在淋巴系统中移行的能力明显大于墨汁。

胃癌根治手术中用 ACNP 对淋巴结廓清染色法主要有 3 种[442]：一是术前应用，即在手术前用内镜将其注射到胃癌癌灶的近心侧及远心侧或胃大弯与胃小弯粘膜下，每点注射 1 ml。注射可于术前 2 日至 1 周内进行。但实验表明，即使于数月前进行，淋巴结的黑染情况依然良好，表明在术前 2 周至数月内注射，黑染的时间差异并不明显；术中注射有两种方法，一种是开腹注射，另外一种是淋巴结内注射。开腹胃内注射法是将腹腔打开，将 CH－40 注射到胃癌癌灶近旁的浆膜面，注射量也为 2 ml。淋巴结内注射法为在开腹状态下用注射器直接将 CH－40 0.5～1 ml 注入到癌灶附近的淋巴结内。在开腹手术直视下注射，ACNP 几乎完全被淋巴系统吸收，肉眼即可看到 ACNP 随淋巴液流动。跟踪淋巴流能够更多地发现更小的淋巴结，这是在手术直视状态下注射的优越之处。

胃癌患者术前 CH－40 内镜指导下胃壁内注射，对黑染的淋巴结进行清除，各群被清除淋巴结在总的被清除的淋巴结中所占的比例研究表明，第一群淋巴结占 62%，第二群淋巴结占 59%，第三群淋巴结占 51%，第四群占 80%，以收集胃引流淋巴系统中心的大动脉周围淋巴结群的染色率最高[443]。

用 CH－40 对进展期胃癌进行淋巴引流进行研究，观察到的基本情况示于图 8－49[443]。如图所示第 12、13 号淋巴结方向的引流途径为次要引流途径；通过第 6、8 号淋巴结向着 16 号淋巴结的引流途径为胃淋巴引流的主要途径。

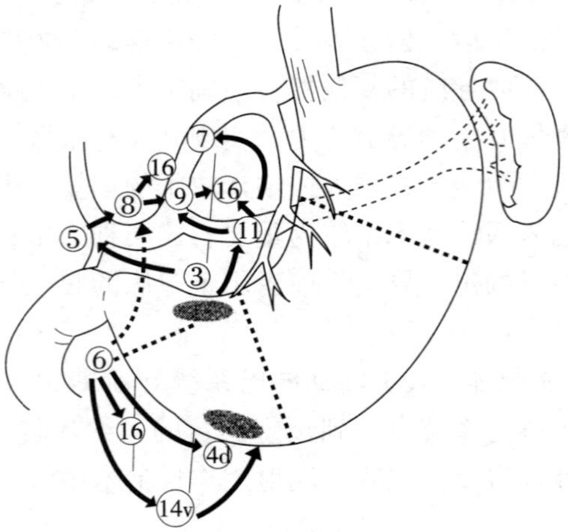

图 8－49 进展期胃癌淋巴引流

CH－40 注射于胃大弯侧淋巴结，ACNP 分别经结肠中静脉和结肠右静脉的淋巴结向肠系膜上静脉汇合部附近的淋巴结引流。在这种场合，除经 6 号淋巴结向 14 v 号淋巴结引流通路外，还观察到由 4 d 淋巴结直接向 14 号淋巴结引流。肠系膜上静脉在胰脏下面潜行的部分示于图 8－50 和图 8－51。经肠系膜上静脉附近，淋巴流作为在胃右大网膜动静脉系和结肠静脉系之间形成网状结构一部分的 6 号、14 v 号和 15 号淋巴结，形成一个淋巴结群单位。

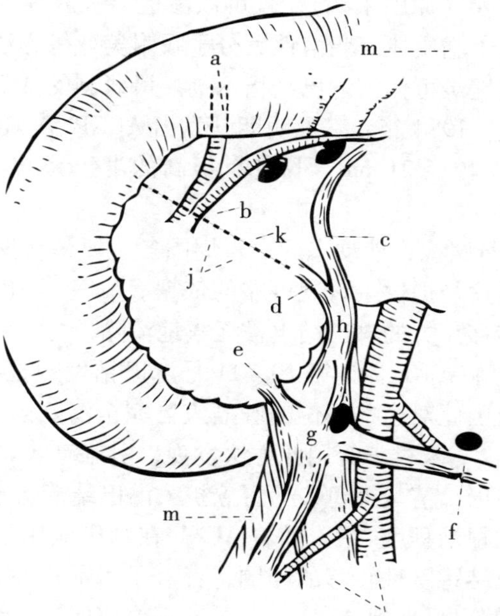

图 8－50　肠系膜根部淋巴引流

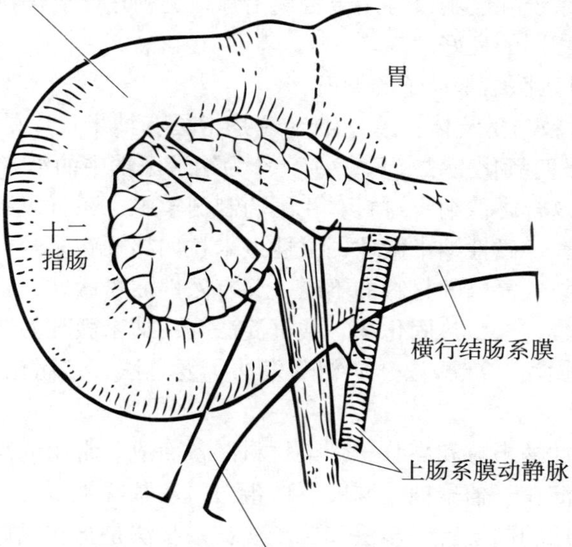

图 8－51　结肠系膜起始部模式图

肝总动脉位于肝固有动脉和胃十二指肠动脉分支附近。在动脉的腹侧及门静脉的背侧有淋巴结存在而在动脉和门脉之间则明显没有淋巴结存在。但在术中给予 CH－40 注射后，在动脉与门脉之间的组织 1 mm 大小的范围内发现有多处被 CH－40 所黑染。从此考虑在这个部位也存在有淋巴组织，表明在进展期胃癌的根治术中，这些组织也应当切除[443]。

1978年以前，人们在胃癌手术中应用一些小分子色素来观察与胃癌的转移有关的淋巴引流系统。最早使用的染料有滂胺天蓝和天蓝。由于这两种染料染色时间长而由于其分子量小，色素容易外渗透很快消失，因此并未得到推广应用。此后有人开展墨汁染色法，当时曾取得一定效果，但由于墨汁对有癌转移的淋巴结的染色效果差（原因未明），且可以渗透、扩散等方式进入周围组织间隙而逐渐被废弃。其后，虽有用微球或人工脂质体等脂溶性大分子吸附美蓝等方法来标记淋巴结的报道，但临床效果均欠理想。后来发现了活性炭可作为淋巴结指示剂。最研制的ACNP粒径为21 μm，虽不进入血液循环，但淋巴靶向性也较差。1984年，获原明朗开发出ACNP[444] CH－40和CH－44。目前应用资料较多的是CH－40。CH－40粒径21 nm，既具有很高的淋巴系统靶向性，又具有良好的组织滞留性。

ACNP在淋巴系统中的移行路线，使动态观察胃周围各主要站次淋巴结之间丰富多彩的吻合现象成为可能，为胃癌淋巴结转移途径提供了直观可靠的依据。ACNP染色指导下的淋巴结清扫更具有合理性，可以避免那些与癌的转移无关的淋巴结也被无辜地清除，更大程度上保留必要的生理结构，提高生存质量[445,446]。山口俊晴用ACNP标记第10、11号淋巴结发现位于C区或M区靠近胃大弯的肿瘤大都发生于这两号淋巴结，因此对这些部位的肿瘤应当完全清除第10、第11号淋巴结，而其他部位淋巴结则没有清除的必要[445]。米村丰等用此方法发现，引流癌灶的N2、N3和N4站的淋巴结迅速黑染，尤其是大动脉周围的淋巴结清楚染色，为胃癌扩大淋巴结清除术创造了直观的依据，避免了癌的残留和复发，提高了手术的根治程度[447]。随着ACNP在临床应用中的不断深入，国崎主税等用浆膜下注射探讨了胃癌发生淋巴结跳跃性转移的问题，考查了术前诊断在SS以深，手术根治度B级以上的胃癌78例的淋巴结转移情况，发现A、M、C不同部位癌的淋巴结分站情况与胃癌处理规约中所规定的有所不同，特别提出A区癌的14v号和16a2号应归类于更近站，并建议按转移步度的不同而进行不同分站的方法来修正胃癌处理规约[448]。村山美明也用此方法证实，由于癌的部位不同，16号淋巴结不一定规定为N4站淋巴结[449]。

这种人工辅助的淋巴系统导航不仅可用于胃癌治疗，还被用于乳腺癌、大肠癌及不能手术切除的食管癌，均收到了与胃癌相同的良好效果。

8.5.2.2 体外磁场对磁性纳米粒子的导航：

8.5.2.2.1 磁性纳米粒与磁流体：磁性纳米粒是指具有纳米尺度的磁性材料，常用的磁性材料有三氧化二铁（Fe_2O_3）或四氧化三铁（Fe_3O_4）。作为纳米医学中的纳米磁性材料，往往不需要与其他一些生物材料一起制成复合磁性纳米材料。在医药制剂学中，还可以制成各种不同的磁导向给药系统，如磁性微球、磁性微囊、磁性纳米微球、磁性纳米粒如超顺磁多糖纳米粒子等、磁性脂质体和磁性微乳等。磁性微球根据与其复合的材料的不同，又有磁性淀粉微球、磁性蛋白微球等之分。磁性纳米粒子的制备方法有辐射聚合法、热固化法、共沉淀法等；纳米微乳的制备方法有薄膜分散法、注入法、超声分散法、冷冻干燥法、冻融法、逆相蒸发法、复乳法、溶融法、表面活性剂处理法及离心法等。

磁性纳米粒子可由磁性纳米粒和高分子骨架材料制备而成。常用的高分子材料包括聚苯乙烯、硅烷、聚乙烯、聚丙烯酸、淀粉、葡聚糖、明胶、白蛋白、乙基纤维素等。作为医用目的，这些材料应无毒副作用。磁性纳米微球的制备有一步法和二步法：一步法是指在成球前即加入磁性纳米粒，成球时高分子材料将磁性纳米粒子包裹其中；二步法是先制备非磁性纳米粒子，再使磁性材料进入其中，最后磁性纳米粒以分散的形式存在于微球的高分子材料骨架之中。二步法文献中比较少见，目前常用的为一步法。

一步法出现较早，有很多种方法，如：①将磁性纳米粒分散于水中，加入高分子聚合物的单体，再加入引发剂，在适当条件下引发聚合反应，体单体在磁性纳米粒的周围聚合形成磁性微球[450]。合成高分子材料作为骨架的磁性微球多用此方法制备；②将磁性纳米粒分散在高分子骨架材料的水溶液中，加入适当的表面活性剂，在一种疏水性溶液剂中乳化成为 w/o 型乳剂，用热固化法或交联固化法使高分子骨架材料固化成磁性微球[451]。以天然高分子材料为骨架的磁性微球多以此方法制备；③首先在碱性溶液中沉淀 Fe^{2+} 或 Fe^{3+} 使其成为超顺磁氧化铁，然后用硅烷包衣成为微球。所制成的硅烷微球可以分散在水性递质中，而不会快速沉淀，可用磁场方便地进行收集；④将磁铁矿（亚铁 - 过硫酸）本身作为氧化 - 还原系统的一部分，聚合物可以完全包裹在磁铁矿粒子周围。聚合反应是由从磁铁矿中扩散出来并通过对过硫酸的还原而成为自由基的铁离子引发的。用此法可以制备一种包含丙烯酸树脂的水性凝胶磁性微球。

磁流体，指胶体溶液中含有磁感应物如四氧化三铁的流体。将磁性纳米粒子或磁性微球混悬于适宜的溶液，就形成纳米磁性溶液，或纳米磁性流体。磁流体可在外加磁场的导航作用下，定向地聚集于靶向部位。磁流体，尤其是铁磁流体作为一种药物载体，如磁性微球、磁性脂质体等，在生物医学工程和临床治疗技术中具有良好的应用前景，有关方面的研究方兴未艾，正在进入实用研究阶段。截止 2000，已开过三届磁性载体科学与临床应用国际会议。

磁流体的制备可以用磁性纳米微球混悬于适宜的溶液中，也可以采用与磁性纳米粒子制备相似的方法，在制成流体后不用进行收集而直接应用，这里再介绍一例直接制备磁流体的例子：将适量三氯化铁和二氯化铁分别溶于一定量的蒸馏水中，过滤。滤液混合，再用蒸馏水稀释至一定量，搅匀。然后加入适量分散剂，转入适宜大小的烧杯中。将烧杯置入超声场中，在以 1 500 r/min 的速度的搅拌下加温至 40℃，用 6 mol/L NaOH 溶液适量加入烧杯中，滴速 5 ml/min，反应结束后，在继续搅拌下保温 30 min。将混悬液置于磁铁上强迫磁性氧化铁粒子沉降，倾去上清液，加入适量分散剂，搅匀，在超声场中处理 20 min，过直径 1 μm 的筛，得黑色胶体溶液[452]，反应式为：

$$Fe^{2+} + Fe^{3+} + 8OH^- \longrightarrow Fe_3O_4 + 4H_2O$$

所得溶液为含有磁感应物 FeO 和 Fe_2O_3 复合物的磁流体，也有人认为 FeO 在磁流体中可进一步转化为 Fe_2O_3。影响磁流体氧化铁粒子大小和比饱和磁化强度的主要因素为 NaOH 溶液的浓度。一般情况下以 6 mol/L 为好，过低则饱和磁化强度低。其次是 NaOH 溶液滴加的速率，滴加速度越慢则磁流体比饱和强度越弱、粒子越小；过快则比饱和磁化强度越强，而粒径越大。此外还有反应温度，温度高制得的磁性氧化铁的粒子的磁性强、粒径大。

关于磁流体性能的测定可分为两个方面，一是对纳米铁粒子形态和大小分布的测定，二是对纳米铁粒子的结构与磁性的测定。纳米铁粒子形态和大小分布的测定可用电镜进行，如磁性流体稀释一定倍数后在电镜下观察可见粒子呈球形。在电镜照片上用图像分析仪测定其粒径大小和分布。实验表明，用上述方法制备的纳米铁粒子的粒径在 2 ~ 15 nm 之间，平均为 6.92 ± 1.90 nm，呈正态分布。将磁性流体在真空下干燥成固体颗粒，对磁性粒子的结构进行 X 线衍射测定表明，本品含有 $\alpha - Fe_2O_3$。还可用振动样品磁强计测定样品的磁化强度，以了解磁性强弱。

8.5.2.2.2　纳米磁性粒子的导航：某些生物体中存在有磁性物质。例如，蜜蜂的体内存在有磁性纳米粒子，具有罗盘作用，为蜜蜂的活动导航。最近，英国科学家发现，蜜蜂体内的这种纳米粒子存在于蜜蜂的腹部。蜜蜂就是利用这种磁性纳米粒子来确定其周围环境所形成的图像，并以此来判明方向。当蜜蜂靠近蜂房时，就把周围环境所形成的图像在自己的记忆器官中存储起来。外出活动归来时，就启动这种记忆，实质上就是把所看到的图像与记忆中的图像进行对比和移动，直到这两者取得完全一致时，就可以确定是自己的家。美国东海岸的海龟的头部有磁性纳米粒，它们凭借这种纳米粒，准确无误地完成几万里的迁移。这种海龟是世界上稀有珍贵动物，它们在佛罗里达州的海边上产卵，而孵化出的小海龟需要到大西洋的另一侧靠近英国的一个小岛附近的海域生活。从佛罗里达到这个小岛的海面往返路线不一样，相当于绕大西洋一圈，需要 5 ~ 6 年时间。这样漫长而久远的航行即是借助于体内纳米粒子的导航。

8.5.2.2.3　磁导航装置：人类不像上述的蜜蜂和海龟，体内并没有磁性纳米粒子，因此，人体本身对磁性纳米粒子并没有导航作用。但这一点正好是人们利用体外设备，建立体内磁场，对磁性流体中的纳米磁性粒子进行导航，而不至于被体内天然磁场导向无关部位的良好条件。

为了实现从体外对体内磁性纳米粒子的导航，人们设计了一种体外导航装置，称为可调式体外磁场。可调式体外磁场由上下两极组成，每极又由9块小磁铁组成。整个装置为闭路磁场，可以减少磁场的扩散损失。磁场上、下、左、右及前后距离都可以进行调节，两极间距离也可以调节，可满足体外磁场导航实验、动物实验及临床需要[453]。用高斯计可对不同部位的磁场强度进行测试，两极间中心点的磁场强度与两极间距离有线性关系。利用磁极间距的可调节性，可按照对磁场强度的要求进行调节。

8.5.2.2.4 磁导航效果：体外研究表明，磁场离靶部位越近，磁性微球在靶部位的定位百分数越高。因此，在实际应用时，应尽量使磁场靠近靶部位，以提高靶部位定位效果。研究磁导航效果的研究方法是用放射性核素标记磁性微球的基础上，用各种动物模型来进行。

研究体外磁场对体内磁性微球导航效果的第一步是对磁性微球进行放射性核素标记：称取磁性明胶微球100 mg，依次加入20 mCi $^{99m}TcO_4$ 新鲜淋洗液2 ml和浓度为30 μg/ml的 $SnCl_2$ 溶液100 μl作为还原剂，室温下振动反应10分钟，离心去上清液，再用生理盐水洗涤游离的$^{99m}TcO_4$，离心除去上清液，如此重复3次，取得的标记物稳定。第二步实验是将100 mg ^{99m}Tc 磁性明胶微球10～30 μl及生理盐水2 ml混悬，经兔耳静脉缓慢注射。在兔头颈部加磁场20分钟后，用γ像机照像并计数，另取家兔不加磁场作对照。结果表明，加磁场时，微球主要集中在靶部位头颈部，而未加磁场的兔体内的微球主要集中在心、肺。在外加磁场的兔头颈部磁性微球的分布是未加磁场兔的15倍，而在心肺部位的放射活性在加磁场兔为未加磁场兔的1/5，表明磁性微球可以集中在靶部位[454]。

在特定的体外磁场控制下，磁性微球可在特定的靶器官中起到靶向栓塞作用。Treleaven等用犬进行了实验[455]。他们将8只犬分作磁场组和无磁场组，磁场组将外加磁场置于肝脏靶区。将10～30 μl含 Fe_2O_3 30%磁性纳米微球100～200 mg加入20 ml生理盐水中振摇混匀后经导管缓慢注入肝动脉，体外磁场保留30 min，再进行肝动脉造影。实验结果表明，磁场组靶区肝内中小动脉明显减少，末梢分支消失。非靶区肝动脉分支栓塞前后无明显变化。CT扫描组显示磁场组靶区肝内中小动脉分支被磁性明胶微球充填呈高密度条状及点状影；无磁场组左右肝动脉内磁性微球呈均匀分布。同时进行的放射性核素实验也表明，在加磁场组，靶区肝内放射性强度高于非靶区2.5倍，无磁场组的放射性在左右肝内呈均匀分布。心、肺、脑及四肢均未见放射性增加。这些实验表明，磁性微球能够在外加磁场的导航作用下，对病变器官进行定向栓塞，提高栓塞效果。

磁性微球目前已进入临床实验的磁性微球是阿霉素碳铁磁性颗粒（ACFS）。ACFS是由铁粉和活性炭经特殊技术处理，制成碳化铁，阿霉素吸附于碳铁颗粒上，载药量8 mg/100 mg。在外加磁场作用下，用于治疗肝癌，已在国内外进入Ⅰ期临床实验。

上面的研究实例表明，体外磁场导航是一种临床有效的导航技术。在初步的纳米医学中，可作为一种简便易行的方法，未来的成熟的纳米医学，有可能利用体外磁场的方法作为一种导航的辅助手段，将带有磁性的纳米机器人导向特定的病变或预想的区域。

参 考 文 献

1. N Mc Whirter, R Mc Whirter. Guidness book of world records. 12th ed, bantam edition, Sterling Publishing Co, NY, 1974.
2. Gilbert B Forbes. Human body composition: growth, aging, nutrition, and activiry. Springer - Verlag, New York, 1987.
3. National Library of Medicine. Visible human project, http://www.nlm.nih.gov/ research/ visible/visible_ human.html. See also the "Digital Anatomist Project," University of Washington, Seattle, WA. at: http://sig.biostr.washington.edu/ projects/da.

4. S Singhal, R Henderson, K Horsfield, et al. Morphometry of the human pulmonary arterial tree. Circ. Res, 1973, 33: 190 – 197.
5. KA Haldenby, DC Chappell, CP Winlove, et al. Focal and regional variations in the composition of the glycocalyx of large vessel endothelium. J Vasc Res, 1994, 3:2 – 9.
6. Thomas M Devlin (ed). Textbookd of biochemistry with clinical correlations. Third edition, Wiley – Liss, New York, 1992.
7. YC Fung. Biomechanics: Mechanical properties of living tissues, second edition, Springer – Verlag, New York, 1993.
8. HH Lipowsky, CB McKay, J Seki. Trans time Distribtions of blood flow in the microcirculation. In: Jen – Shih Lee, Thomas C Skalak (eds). Microvascular mechanics: Hemodynamics of systems and pulmonary microcirculation. Springer – Verlag, NY, 1989, 13 – 27.
9. YC Fung. Biodynamics: Circulation. Springer – Verlag, New York, 1984.
10. Stuart A Kauffman. The origins of order: Self – Organization and selection in evolution. Oxford University Press, New York, 1993.
11. A Maseri, P Caldini, S Permutt, et al. Frequency function of transit times through dog pulmonary arterial tree. Circ Res, 1970, 33:527 – 543.
12. RF Schmidt, G Thews (eds). Human physiology. second edition, springer – Verlag, New York, 1989.
13. Don W Fawcett. A texbook of histology, twelfth edition, Chapman & Hall, New York, 1994.
14. MS Roy, KS Harrison, E Harvey, et al. Ocular blood flow in dogs using radiolabelled microspheres. Nucl Med Biol, 1989, 16:81 – 84.
15. J Ross, Jr. Section 2: Cardiovascular system. In: Best and Taylor's physiological basis of medical practice, twelfth edition, Williams & Wilkins, Baltimore, 1991.
16. AC Guyton, JE Hall. Human physiology and mechanisms of disease, sixth edition, WB Saunders Company, Philadelphia, 1997.
17. EM Renkin. Chapter 42: Microcirculation and exchange. In: Harry D Patton, Albert F Fuchs, Bertil Hille, et al (eds). Textbook of physiology, 21st edition, WB Saunders, Philadelphia, 1989, 860 – 878.
18. P Gaehtgens. Flow of blood through narrow capillaries: Rheological mechanisms determining capillary hematocrit and apparent viscosity. Biotheology, 1980, 17:1983 – 189.
19. RE Records (ed). Ocular circulation in physiology of the human eye and visual system. Harper & Row, NY, 1979.
20. RL Whitmore. Rheology of the Circulation. Pergamon Press, Oxford, 1968.
21. S Chien. Chapter 26: Biophysical behavior of red cells in suspensions. In: DM Surgenor (ed). The red blood cell. 2nd Edition, Volume 11, Academic Press, NY, 1975, 1031 – 1133.
22. MI Gregersen, CA Bryant, WE Hammerle, et al. Flow characteristics of human erythrocytes through polycarbonate sieves. Science, 1967, 157:825 – 827.
23. PS Lingard. Capillary pore rheology of erythorcytes. Microvasc Res, 1974, 8:53 – 63, 181 – 191; 1977, 13:29 – 77; 1979, 17:272 – 289.
24. Geert W Schmid – Schonbein. Chapter 13: Rheology of leukocytes. in Richard Skalak, Shu Chien (eds). Handbook of bionengineering. McGrraw – Hill, New York, 1987.
25. Huntington Sheldon (ed). Boyd's introduction to the study of disease. 11th Edition, Lea & Febiger, Philadelphia, 1992.
26. Istvan Rusznyak, Mihaly Foldi, Gyorgy Szabo. Lymphatics and lymph circulation: Physiology and pathology. Pergamon Press, New Yow, 1967.
27. YC Fung. Biomechanics. Flow. Stress, and Growth. Springet – Verlag. New York, 1990.
28. JM Yoffey, FC Courtic. Lymphatics, lymph and the lymphomyeloid complex. Academic Press, New York, 1970.
29. JR Casley – Smith. Chapter 19: Lymph and lymphatics. In: Gabor Kaley, Burton M. Altura (eds). Microcirculation. Voluem I, University Park Press, Baltimore, 1977, 423 – 502.
30. Gerard J. Tortora. Principles of human anatomy. fifth edition, Haarper & Row Publishers, New York, 1989.
31. Peter L Williams, Roger Warwick, Mary Dyson, etal. Gray's Anatomy. Thirty – seventh edition, Churchill Livingstone, New York, 1989.

32. Mary P Wiedeman. Chapter 2: Architecture. Handbook of Physiology, Section 2: The cardiovacular system. Voume IV. Micocirculation, Part I, American Physiological Society, Bethesda MD, 1984, 11 –40.
33. P Kinnaert. Anatomical variations of the cerivcal protion of the thoracic duct in man. J Anat, 1973, 115:45 –52.
34. CD Haagensen. Chapter 3. General anatomy of the lymphatic systeem," in The lymphatics in Cancer. WB Saunders Company. Philadelphia, 1972, 22 –40.
35. Jack W Shields, JM Yoffey, The trophic function of lymphoid elements. Charles C. Thomas, Springfield IL, 1972.
36. S Kubik, M Manestar. Anatomy of the lymph capillaries and pre – collectors of the skin." In: A Bollinger, H Partsch, JHN Wolfe (eds). The initial lymphatics. Thieme – Stratton Inc, New York, 1985, 66 –74.
37. David I Abramson. Blood vessels and lymphatics. Academic Press, New York, 1962.
38. Franh H Netter. The ciba Collection of medical illustrations, ciba pharmaceutical products. Ins, Summit, NJ, 1948.
39. JR Casley – Smith. Prelymphatics. In: Prokop Malek, Vladimir Bartos, Horst Weissleder et al (eds). Lymphology. Georg Thieme Publishers, Stuttgart, 1979, 17 –21.
40. JR Casley – Smith, AH Vincent. Variations in the numbers and dimensions of tissue channels after injury. Tissue Cell, 1980, 12:761 –771.
41. L Allen. On the penetrability of the lymphatics of the diaphragem. Anat Record, 1956, 124:639 –652.
42. MC Mazzoni, TC Skalak, GW Schmid – Schonbein. Structure of lymphatic valves in the spinotrapezius muscle of the rat. Blood Vessels, 1987, 24:304 –312.
43. Clayton L Thomas (ed). Taber's cyclopedic medical dictionary. 17th edition, FA Davis Company, Philadelphia, 1989.
44. Mario Battezzati, Ippolito Donini. The Lymphatic system. revised edition, John Wiley & Sons, New York, 1972.
45. G Hauck. Chapter 12: Vital microscopic results of the substance transport in the extravascular space and quantitative aspects of the video analysis. In: M. Foldi (ed). Ergebnisse der Angiologie. Schattauer, Stuttgart, 1976, 51 –60.
46. Arthur C Guyton. Anatomy and physiology. Saunders College Publishing, New York, 1985.
47. Michael Foldi. Diseases of lymphatics and lymph circulation. Charles C. Thomas, Springfield IL, 1969.
48. C Bruce Wenger, James D Hardy. Chapter 4. Temperaure Regulation and Exposure to Heat and Cold. In: Justus F Lehmann (ed), Therapeutic heat and cold. fourth edition, Williams & Wilkins, Baltimore, 1990, 150 –178.
49. ER Weibe, Morphometry of the human lung. Academic Press, New York, 1963.
50. L Monti – Bloch, C Jennings – White, DS Dolberg, et al. The human vomeronasal system. Psychoneuroendocrinology, 1994, 19:673 –686.
51. Kathleen Stern, Martha K McClintock. Regulation of ovulation by human pheromones. Nature, 1998, 392:177 –179; A Weller. Communication through body odour. Nature, 1998, 392:126 –127.
52. KJ Ingels, F Meeuwsen, HL van Strien, et al. Ciliary beat frequency and the nasal cycle. Eur Arch Otorhinoaryngol, 1990, 248:123 –126.
53. KJ Ingels, HL van Strien, K Graamans, et al. A study of the photoelectrical signal from human nasal cilia under several conditions. Acta Otolaryngol, 1992, 112:831 –838.
54. B Foliguet, E Puchelle. Apical structure of human respiratory cilia. Bull Eur Physiopathol Respir, 1986, 22:43 –47.
55. CS Kim, MA Greene, S Sankaran, et al. Macus transport in the airways by two – phase gas – liquid flow mechanism: continuous flow model. J Appl Physiol, 1986, 60:908 –917; CS Kim, CR Rodriguez, MA Eldridge, et al. Criteria for mucus transport in the airways by two – phase gas – liquid flow mechanism. J Appl Physiol, 1986, 60:901 –907.
56. CA Vasconcellos, PG Allen, ME Wohl, et al. Redction in viscosity of cystic fibrosis sputum in vitro by gelsolin. Science, 1994, 263:969 –971.
57. A Silberberg. On mucociliary transport. Biorheology, 1990, 27:295 –307.
58. MA Sleigh, JR Blake, N Liron. The propulsion of mucus by cilia. Am Rev Respir Dis, 1988, 137:726 –741.
59. M King, Magarwal, JB Shukla. A planar model for mucociliary transport: Effect of mucus viscoelasticity. Biorheology, 1993, 30:49 –61.
60. Lawrence M Tierney, Jr, Stephen J McPhee, Maxine A Papadakis (eds) Current medical diagnosis and treatment. 35th Edition, Appleton and Lange, Stamford, CT, 1996.
61. G Miserocchi. Physiology and pathophysiology of pleural fluid turnover. Eur Respir J, 1997, 10:219 –225.

62. NS Wang. Anatomy and physiology of the pleural space. Clin Chest Med, 1985, 6 : 3 – 16.

63. Arthur J Vander, James H Sherman, Dorothy S Luciano. Human physiology, the mechanisms of body function. Fifth edition, McGrraw – Hill Publishing Company, New York, 1990.

64. HJ Ehrlein, J Prove. Effect of viscosity of test meals on gastric emptying in dogs. QJ Exp Physiol, 1982, 67 : 419 – 425.

65. RO Dantas, WJ Dodds. Influence of the viscosity of the swallowed food bolus on the motility of the pharynx. Arq Gastroenterol, 1990, 27 : 164 – 168. In Portuguese.

66. FM Larsen, MN Wilson, PJ Moughan. Dietary fiber viscosity and amino acid digestibility, proteolytic digestive enzyme activity and digestive organ weights in growing rats. J Nurtr, 1994, 124 : 833 – 841.

67. S Hamlet, J Choi, M Zormeier, et al. Normal adult swallowing of liquid and viscous material: Scintigraphic data on bolus transit and oropharyngeal residues. Dysphagia, 1997, 12 : 68 – 73.

68. CH Smith, JA Logemann, WR Burghardt, et al. Oral sensory discrimination of fluid viscosity. Dysphagia, 1997, 12 : 68 – 73.

69. Henry D Janowitz, Your Gut Feelings, Consumers Union, New York, 1987.

70. Philip B Hawk, Bernard L Oser, William H Summerson. Practical physiological chemistry. 12th edition, The Blakiston Company, New York, 1951.

71. Benjamin Harrow, Abraham Mazur. Textbook of biochemistry. 7th edition, WB Saunders Comphany, Philadelphia, 1958.

72. Richard Ravel. Clinical laboratory medicine: Clinical application of laboratory data. six edition, Mosby, St. Louis MO, 1995.

73. Paul Spinrad. Guide to Bodily Fluids. RE/Search Publications, San Francisco CA, 1994.

74. William S Spector (ed). Handbook of biological data. WB Saunders Company, Philadelphia, 1956.

75. A Milosevic, LJ Dawson. Salivary factors in vomiting bulimics with and without pathological tooth wear. Caries Res, 1996, 30 : 361 – 366.

76. GN Jenkins. The Physiology and biochemistry of the mouth. fourth edition, Blackwell Scientific Publications, Oxford, 1978.

77. Thomas K Hunt J. Englebert Dunphy, Fundamentals of Wound Management, Appleton – Century – Crofts, New York, 1979.

78. J Willis Hurst. Medicine for the practicing physician. Third edition, Butterworh – Heinemann, Boston, 1992.

79. Saac Asimov. The Human Body: Its Structure and Operation. Houghton Mifflin Company, New York, 1963.

80. M Ogata, K Araki, T Ogata. An electron microscopic study of helicobacter pylori in the surface mucous gel layer. Histol Histopathol, 1998, 13 : 347 – 358.

81. K Okazaki, Y Yamamoto, K Ito. Endoscopic measurement of papillary sphincter zone and pancreatic main ductal pressure in patients with chronic pancreatitis. Gastroenterology, 1986, 91 : 409 – 418.

82. Peter Chalmers Mitchell, Leslie Brainerd Arey. Gastrointestinal Tract. Encyclopedia Britannic, 1963, 10 : 54B – 54F.

83. David H Cormack, Ham's Histology, JB. Lippincott Company, Philadelphia, 1987.

84. RD Pullan. Colonic mucus, smoking and ulcerative colitis. Ann R Coll Surg Engl, 1996, 78 : 85 – 91.

85. Nellie D Millard, Barry G King, Maryjane Showers. Human Anatomy and Physiology. 4th Edition, WB Saunders Company, Philadelphia, 1956.

86. Theodor Rosebury. Microorganisms Indigenous to Man. McGrraw – Hill, NY, 1962.

87. Microbial life in the digestive tract." In: Laura Austgen, RA Bowen. Pathophysiology of the digestive system, hypertextbook at: http://arbl. cvmbs. colostate. edu/hbooks/pathphys/ digestion/basics/gi_ bugs. html.

88. JG Ruseler – van Embden, LM Van Lieshout, DJ Binnema, et al. Isolation and characterization of the viscous, high – molecular – mass microbial carbohydrate fraction from faeces of healthy subjects and patients with Crohn's disease and the consequences for a therapeutic approach." Clin Sci (Colch) 1985, 95 : 425 – 433.

89. Thomas R Koch, Show – Hong Duh. Laboratory reference range values. In: James T McDonough Jr, ed. Stedman's concise medical dictionary. Second edition, Williams & Wilkins, Baltimore, 1994, 1147 – 1168.

90. IG Bloomfield, IH Johnston, LE Bilston. Effects of proteins, blood cells and glucose on the viscosity of cerebrospinal fluid. Pediatr Neurosurg, 1998, 28 : 246 – 251.

91. David Y Chung, Keith Mason R Patrich Gannon. Glenn N. Willson. The ear effect as a function of age and hearing loss. J Acoust Soc Amer, 1983, 73 : 1277 – 1282.
92. Jurgen Bereiter – Hahn. Probing biological cells and tissues with acoustic microscopy." In: Andrew Briggs (ed). Advances in acoustic microscopy. Volume I, Plenum Press, New York, 1995, 79 – 115.
93. David A Benaron, Wai – Fung Cheong David K Stevenson. Tissue Optics. Science, 1997, 276 : 2002 – 2003.
94. Ronald J, Elin. Part XXVI: Laboratory reference range values of clinical importance. In: James Wyngaarde, Lloyd H Smith, Jr. (eds). Cecil Textbookd of Medicine. 18th edition, WB Saunders Company, Harcourt Brace Jovanovich, Philadelphia, 1988, 2394 – 2404.
95. JS O' Brien. Stability of the myelin membrane." Science, 1965, 147 : 1099 – 1107.
96. Mary Dan Eades. The doctor's complete guide to vitamins and minerals. Dell Publishing, New York, 1994.
97. ED Hay (ed). Cell biology of extracellular matrix. Second edition, Plenum Press, New York, 1991.
98. M van der Rest, P Bruckner. Collagens: Diversity at the molecular and supramolecular levels. Curr Opin Cell Biol, 1993, 3 : 430 – 436.
99. DJ Prockop, KI Kivirikko. Collagens: Molecular biology, diseases, and potentials for therapy. Ann Rev Biochem, 1995, 64 : 403 – 434.
100. Frederick H Silver. Biological materials: Structure, mechanical properties, and modeling of soft tissues, New York University Press, New York, 1987.
101. RK Murray, Daryl K Granner, Peter A Mayes, et al. Harper's biochemistry. 23rd edition, Appleton & Lange, Norwalk CT, 1993.
102. Irving L Weissman, Max D Cooper. How the immune system develops. Scientific American, 1993, 269 : 65 – 71.
103. Susan Acton, Attilio Rigotti, Katherine T Landschulz, et al. Identification of scavenger recceptor SR – BI as a high density lipoprotein receptor. Science, 1996, 271 : 518 – 520.
104. RO Greep, L Weiss. Histology. third edition, McGrraw – Hill Book Company, New York, 1973.
105. Bruce Alberts, Dennis Bray, Julian Lewis, et al. The Molecular biology of the cell. Second edition, Garland Publishing Inc, New York, 1989.
106. Ariel G Loewy, Philip Siekevitz, JR Menninger, et al. Cell structure and function: An integrated approach. Third edition, Saunders College Publishing, Philadelphia, 1991.
107. Wayne M Becker, David W Deamer. The world of the cell. Second edition, Benjamin/ Cummings Publishing Company, Redwood City, 1991.
108. RG Meeks, Steadman D Harrison, Richard J Bull (eds). Hepatotoxicology. CRC Press, Boca Raton, 1991.
109. E Wisse. Ultrastructure and function of Kupffer cells and other sinusoidal cells in the liver. In: E Wisse Wisse, DL Knook (eds). Kupffer cells and other liver sinusoidal cells. Elsevier/North – Holland Biomedical Press, New York, 1977, 33 – 60.
110. E Anthony Jones, JA Sumerfield. Chapter 37. Kupffer cells. In: Irwin M Arias, William B Jakoby, Hans Popper, The liver: biology and pathobiology. Second edition, Raven Press, New York, 1988, et al (eds). 683 – 704.
111. Nitin Juneja, AA Goldenbery. Kinematic Calibration of A Re – configurable Robot (Robo Twin). Proc. 1997 IEEE International Conference on Robotics and Automation, 20 – 25 April 1997, IEEE Robotics and Automation Sociery, 3178 – 3183.
112. Harry L. Goldsmith. The microrheology of red blood cell suspensions. J Gen Physiol, 1968, 52 : 5S – 27S.
113. Richard RH Coombs, Dennis W Robinson (eds). Nanotechnology in medicine and the biosciences. Gorden & Brach Publishers, Netherlands, 1996.
114. RC Merkle. Nanotechnology and Medicine. In: RM Klatz, Frances A Kovarik (eds). Advances in anti – aging medicine. Volume I, Mary Ann Liebert Press, 1996, 277 – 286.
115. Thomas A Herring. The Global Positioning System. Scientific American, 1996, 274 : 44 – 50.
116. RG McNeil. Rogers C Ritter, Bert Wang, et al. Functional design features and initial performance characteristics of a magnetic – implant guidance system for stereotactic neurosurgery. IEEE Trans Biomed Eng, 1995, 42 : 793 – 801.
117. PJ Brown, RA Dove, CS Tuffnell, et al. Oscillations of body temperature at night. Arch Dis Child, 1992, 67 : 1255 –

1258.
118. H Precht, J Christopersen, H Hensel, et al. Temperature and life. Springer - Verlag, New York, 1973.
119. Eugene F Du Bois. The many different temperatures of the human body and its Parts. Western J Surg, 1951, 59 : 476 - 490.
120. Alan C Burton, Human calorimetry Ⅱ : Temperature distribution over the human head, especially in the cold. J Appl Physiol, 1960, 16 : 209 - 211.
121. K Wezler, G Neuroth. Z Exp Med, 1949, 115 : 127 et seq.
122. James D Hardy, Eugene F Du Bois. Basal metabolism, radiation, convection and vaporization at temperatures of 22 to 35℃. J Nutr, 1938, 15 : 477 - 497.
123. Merrill Edwards, Alan C Burtion, Temperature distribution over the human head. especially in the cold. J Appl Physiol, 1960, 15 : 209 - 211.
124. Duncan Mitchell, CH Wyndham, AR Atkins, et al. Direct measurement of the thermal responses of nude resting men in dry environment. Pflugers Arch Ges Physiol, 1968, 303 : 324 - 343.
125. RP Clark, JK Stotohers. Neonatal skin temperature distribution using infrared color thermography. J Physiol, 1980, 302 : 323 - 333.
126. RP Clark. Human skin temperature and its relevance in physiology and clinical assessment. In: E Francis J. Ring, Barbare Phillips (eds). Recent advances in medical thermology. Plenum Press, New York, 1984, 5 - 15.
127. LB Rowell. Chapter 27. Cardiovascular adjustments to thermal stress. Handbook of Physiology. Section 2: The Cardiovascular System, Volume Ⅲ. American Physiological Society, Bethesda, 1983.
128 JW Doust. Periodic homeostatic fluctuations of skin temperature in the sleeping and waking state. Neuropsychobiology, 1997, 5 : 340 - 347.
129. FS Mohler, JE Heath Oscillating heat flow from rabbit's pinna. Am J Physiol, 1998, 255 : R464 - R469.
130. J Poschl, T Weiss, C Diehm, et al. Periodic variations in skin perfusion in full - term and preterm neonates using laser Doppler technique. Acta Paediatr Scand, 1991, 80 : 999 - 1007.
131. K Krauchi, A Wirz - Justice. Circadian rhythm of heat production, heart rate, and skin and core temperatue under ummasking conditions in men. Am J Physiol, 1994, 267 : R819 - R829.
132. G Yosipovitch, GL Xiong, E Haus, et al. Time - Dependet variations of the skin barrier function on humans: transepidermal water loss, sratum corneum hydration, skin surface pH, and skin temperature. J Invest Dermatol, 1998, 110 : 20 - 23.
133. E Francis J Ring, Barbara Phillips (eds), Recent advances in medical thermology, Plenum Press, New York, 1984.
134. Ashley F Emery, K Michael Sekins. Computer modeling of thermotherapy. In: Justus F. Lehmann (ed). Therapeutic heat and cold. fourth edition, Williams & Wilkins, Baltimore, 1990, 113 - 149.
135. James N Hayward. Cerebral cooling during increased cerebral blood flow in the monkey. Proc Soc Exp Biol (NY), 1967, 124 : 555 - 557.
136. Jose MR Delgado, Taiji Hanai. Intracerbral temperatures in free - moving cats. Am J Physiol, 1966, 211 : 755 - 769.
137. J Travis. What's in the Vault?" Science News, 1996, 150 : 56 - 57.
138. Gil U Lee, Linda A Chrisey, Richard J Colton. Direct measurement of the forces between complamentary strands of DNA. Science 1994, 266 : 771 - 773.
139. J Grayson, T Kinnear. Temperature of human liver. Prac Federation Amer Sco Exp Biol, 1963, 22 : 775 - 776.
140. HC Bazett. Blood temperature and its control. Am J Med Sci, 1949, 218 : 483 - 492.
141. Edward Rubenstein Daniel W Meub, Frederic Eldridge. Common carotid blood temperature. J Appl Physiol, 1960, 15 : 603 - 604.
142. Skoda Afonso George G Rowe, Cesar A Castillo, Charles W Crumpton. Intravascular and intracardiac blood temperatures in man. J Appl Physiol, 1962, 17 : 706 - 708. 143.
143. Theodor Hellbrugge. The development of circadian rhythems in infants. Cold Spring Harb Symp Quant Biol, 1960, 25 : 311 - 323.
144. Sutherland Simpson, JJ Galbraith. An investingation into the diurnal variation of the body temperature of noctumal and

other birds, and a few mammals. J Physiol (London), 1905, 33:225-238.

145. A Weydahl, F Halberg. Daily spot - checking versus chronobiologic monitoring of human differential surface (rit versus breast) temperature. Prog Clin Biol Res, 1987, 227A:483-491.

146. EF DuBois. Fever and the regulation of body temperature. Charles C Thomas, Springfield IL, 1948.

147. "Star Wars Technology Targets Tumors," BMDO Update (Spring 1998): 10.

148. Arash Grakoui, Shannon K Bromley, Cenk Sumen, et al. The immunological synapse: A molecular machine controlling T cell activation. Science 1999, 285:221-227.

149. GD Callin. A shower spray facility for accurate control and rapid changes of skin temperature. J Appl Physiol, 1976, 40:641-643.

150. RJ Seymour, WE Lecefield. Wheelchair cushion effect on pressure and skin temperature. Arch Phys Med Rehabil, 1985, 66:103-105.

151. Ian Rivens, Ian Rowland, Gail ter Haar, et al. Occlusion of blood flow by high - intensity focused ultrasound. Paper 2pBV4, presented Tuesday afternoon, 23 June 1998, at the International Congress on Acoustics and the Acoustical Society of America (ICA/ASA) Conference, Seattle, WA, 1998.

152. CJ Mills, IT Gabe, JH Gault, et al. Pressure - flow relationships and vasclar inpedance in man. Cardiovascular Res, 1970, 4:405-417.

153. BW Zweifach. Quantitative studies of microcirculatory structure and function. Circulation Res, 1974, 34:843-857, 858-868.

154. R Muthupillai, DJ Lomas, PJ Rossman, et al. Magnetic resonance elastography by direct visualization of propagating acoustic strain wave. Science, 1995, 269:1854-1857.

155. AF Clift, FA Glover, GW Scott Blair. Rheology of human cervical secretions: Effects of menstrual cycle and pregnancy. Lancet, 1980, 258:1154-1155.

156. DP Jones. Intracellular diffusion gradients on O_2 and ATP. AmJ Physiol, 1986, 258: C663-C675.

157. L Chong. B van Steensel, D Broccoli, et al. A human telomeric protein. Science 1995, 270:1663-1667.

158. D Broccoli, A Smogorzewska, L Chong, et al. Human telomeres contain two distinct Myb - related proteins, TRF1 and Trf2. Nature Genet, 1997, 17:231-235.

159. Susan Smith, Izabela Giriat, Anja Schmitt, et al. Tankyrase, a poly (ADP - ribose) polymerase at human telomeres. Science 1998, 282:1484-1487.

160. Nam W Kim, Mieczyslaw A Piatyszek, et al. Specific association of human telomerase activity with immortal cells and cancer. Science 1994, 266:2011-2015. See also: Lisa Seachrist. Telomeres draw a crowd at toronto cancer meeting. Science, 1995, 268:29-30.

161. Vicki Glaser. Carbohydrate - based durgs move closer to market. Genetic Engineering News, 15 April 1998, 1, 12, 32, 34.

162. Paul A Schulte, Frederica P Perera (eds). Molecular epidemiology: Pirnciples and practice. Academic Press, San Diego, CA, 1993.

163. Stephen C Woods, Randy J Seeley. Daniel Porte Jr. Michael W Schwartz. Signals that regulate food intake and energy homeostasis. Science, 1998, 280:1378-1383.

164. Ben Bova. Immortality: How science is extending your life span - and changing the world, Avon Books, New York, 1998.

165. Timothy Stowe, Thomas Kenny, Daniel Rugar, et al. Force detection with atto - newton precision. Reported at the american physical society march meeting, 17-21 March 1997, Kansas City, MO. See Physics News Report at: http://www. aip. org/enews/physnews/1997/physnews. 313. htm and press release at: http://www. eurekalert. org/E - lert/current public_ releases/deposit/atto - newto. html.

166. Marcia Barinaga. Researchers find signals that guide young brain neurons. Science, 1997, 278:385-386.

167. SA Anderson. DD Eisenstat, L Shi, et al. Interneuron Migration from basal forebrain to neocortex: Dependence on dlx genes. Science, 1997, 278:474-476.

168. Garlos Lois, Jose - Manuel Garcia - Verdugo, Arturo Alvarez - Buylla. Chain migration of neuronal precursors. Science

1996, 271 : 978 – 981.

169. J Travis. Axon guidance: Wiring the nervous system. Science , 1994, 266 : 568 – 570.

170. Jean Marx. Helping neurons find their way. Science, 1995, 268 : 971 – 973.

171. Timothy A Springer. Traffic signals on endothelium for lymphocyte recirculation and leukocyte emigration: the multistep paradigm. Cell, 1994, 76 (2): 301 – 314.

172. WH Fishman. Clinical and biological significance of an isozyme tumor marker – PLAP. Clin Biochem, 1987, 20 : 387 – 392.

173. DW Mercer. Serum isoenzymes in cancer diagnosis and management. Immunol Ser, 1990, 1990 : 613 – 629.

174 EJ Nouwen, ME De Broe. Human intestinal versus tissue – nonspecific alkaline phosphatase as complementary urinary markers for the proximal tubule. Kidney Int, 1994, 47 (Suppl): S43 – S51.

175. K Sudo. Progress in biotechnology and its clinical application to isozyme diagnosis. Nippon Rinsho, 1995, 53 : 1119 – 1123. In Japanese.

176. EG Krause, G Rabitzsch, F Noll, et al. Glycogen phosphorylase isoenzyme BB in diagnosis of myocardial ischaemic injury and infarction. Mol Cell Biochem, 1996, 160 – 1 : 289 – 295.

177. DH Smith, JW Bailey. Human African trypanosomiasis in south – eastern Uganda: clinical diversity and isoenzyme profiles. Ann Trop Med Parasitol, 1997, 91 : 851 – 856.

178. F Levato, R Martinello, C Campobasso, et al. LDH and LDH isoenzymes in ovarian dysperminoma. Eur J Gynaecol Oncol, 1995, 16 : 212 – 215.

179. HJ Huijgen, GT Sanders, RW Koster, et al. The clinical value of lactate dehydrogenase in serum: a quantitative review. Eur J Clin Chem Clin Biochem, 1997, 35 : 569 – 579.

180. David S Goodsell. The machinery of life. Springer – Verlag, New York, 1993.

181. Gordon H Satro. Chapter 8. Animal Cell Culture. In: RP Lanza, R Langer, William L Chick (eds). Principles of Tissue Engineering. RG Landes Company, Georgetown TX, 1997, 101 – 109.

182. Randolph M Nesse, George C Williams. Evolution and the origins of disease. Scientific American, 1998, 279 : 86 – 93.

183. Arthur C Guyton. Textbook of medical physiology. seventh edition, WB Saunders Company, Philadelphia, 1986.

184. Albert L Lehninger, David L Nelson, Michael M Cox. Principles of biochemistry. Second edition, Worth Publishers, NY, 1993.

185. Steven Vogel. Cats' Paws and Catapults: Mechanical worlds of nature and People. WW Norton and Company, New York, 1998.

186. Norris Mc Whirter, Ross Mc Whirter. Guiness book of world records, 12th Bantam Edition, Sterling Publishing Co, NY, 1974.

187. JG Nicholls, AR Martin, Bruce G Wallace. From neuron to brain, Third edition, Sinauer Associates, Ins, Sunderland, MA, 1992.

188. RG Urban, Roman M Chicz (eds). MHC molecules: Expression, assembly and function. Chapman & Hall, New York, 1996.

189. Ivan M Roitt, Jonathan Brostoff, David K Male. Immunology. Gower Medical Publishing, New York, 1989.

190. Stewart Sell. Immunology, immunopathology and immunity. Fourth edition, Elsevier, New York, 1987.

191. Avrion Mitchison. Will We Survive. Scientific American, 1993, 269 : 136 – 144.

192. SJ Singer, Garth L Nicolson. The fluid mosaic model of the structure of cell membranes. Science, 1972, 175 : 720 – 731.

193. Loni Calhoun, Lawrence D. Petz. Chapter 148. Erythrocyte antigens and antibodies. In: Ernest Beutler Marshall A Lichtman, Barry S Coller, Thomas J Kipps (eds). William's hematology. fifth edition, McGrraw – Hill, New York, 1995, 1595 – 1610.

194. Dieter G Weiss, George M. Langford, RD Allen. Ⅱ. 2 Implications of microtubules in cytomechanics: Static and motile aspects. In: J Bereiter – Hahn, OR Anderson, WE Reif (eds). Cytomechanics: The mechanical basis of cell form and structure. Springer – Verlag, Berlin, 1987, 100 – 113.

195. Janet Hardin Young Jeffrey Teumer, Paul D Kemp, Nancy L Parenteau. Chapter 20. Approaches to transplanting engi-

neered cells and tissues. In: RP Lanza, R Langer, William L Chick (eds). Principles of Tissue Engineering. RG Landes Company, Geogetown TX, 1997, 297 – 307.

196. SA Kauffmen. Metabolic Stability and Epigenesis in Randomly Constructed Genetic Nets. J Theoret Biol, 1996, 22: 437 – 467.

197. Stuart A Kauffman. The origins of order: Self – organization and selection in evolution. Oxford University Press, New York, 1993.

198. P Hawkins, SE Anderson. JL McKenzie, et al. Localization of MN blood group antigens in kidney. Transplant Proc, 1985, 17: 1697 – 1700.

199. DJ Anstee, G Mallinson. JE Yendle, et al. Evidence for the occurrence of Lub – active glycoproteins in human erythrocytes, kidney, and liver. International Congress ISBT – BBTS Book of Abstracts, 1988, 263.

200 Aron E Szulman. The ABH antigens in human tissues and secretions during embryonal development. J Histochem Cytochem, 1965, 13: 752 – 754.

201. Thomas J Kunicki, Peter J. Newman. The molecular immunology of human platelet proteins. Blood 1992, 80: 1386 – 1404.

202. Una Chen. Chapter 33. Lymphocyte engineering. Its status of art and its future. In: RP Lanza, R Langer, William L Chick (eds). Principles of tissue engineering. RG Landes Company, Georgetown TX, 1997, 527 – 561.

203. Nicole Calakos, Mark K Bennett, Karen E Peterson, et al. Protein – protein interactions contributing to the specificity of intracellular vesicular trafficking. Science, 1994, 263: 1146 – 1149.

204. Norio Haneji, Takanori Nakamura, Koji Takio, et al. Identification of a – fodrin as a candidate autoantigen in primary sjogren's syndrome. Science, 1997, 276: 604 – 607.

205. Tomas Martin, Ulrike Obst, Julius Rebek Jr. Molecular assembly and encapsulation directed by hydrogen – bonding preferences and the filling of Space. Science, 1998, 281: 1842 – 1845.

206. Lola M Reid. Chapter 31. Stem cell/lineage biology and lineage – dependent extracellular matrix chemistry: Keys to tissue engineering of quiescent tissues such as livet. In: RP Lanza, Robett Langer, William L Chink (eds). Principles of tissue engineering. RG Landes Company, Georgetown TX, 1997, (eds). 481 – 514.

207. Steven M Jones, Kathryn E Howell JR Henley, et al. Role of dynamin in the formation of transport vesicles from the trans – golgi network. Science, 1998, 279: 573 – 577.

208. Wadih Arap, Renata Pasqualini, Erkki Ruoslahti. Cancer treatment by trgeted drug delivery to tumor vasculature in a mouse model. Science, 1998, 279: 377 – 380.

209. Frank A Schabert, Christian Henn, Andreas Engel. Native escherichia coli ompF porin surfaces probed by atomic force microscopy. Science, 1995, 268: 92 – 94.

210. Tilman Schimer, Thomas A Keller, Yan – Fei Wang Jurg P Rosenbusch. Structural basis for sugar tianslocation through maltoporin channels at 3. 1 Angstrom Resolution. Science, 1995, 267: 512 – 514.

211. Olaf Schneewind, Andree Fowler, Kym F Faull. Structure of the cell wall anchor of surface proteins in staphylococcus aureus. Science, 1995, 268: 103 – 106.

212. Hiroshi Nikaido. Prevention of durg access to bacterial targets: Permeability barriers and active efflux. Science, 1994, 264: 382.

213. HJ Rogers. In: aspects of microbiology. Volume 7, Van Nostrand Reinhold, Wokingham, UK, 1983, 6 – 25.

214. JM Ghuysen, GD Shockman. In: L Leive (ed). Bacterial Membranes and Walls. Volume I, Marcel Dekker, New York, 1973.

215. Richard O Hynes. Integrins: Versatility, modulation, and signaling in cell adhesion. Cell, 1992, 69: 11 – 25.

216. Masatoshi Takeichi. Cadherins: A molecular family important in selective cell – cell adhesion. Ann Rev Biochem, 1990, 59: 237 – 252.

217. Elizabeth J Luna, Anne L Hitt. Cytoskelton – Plasma Membrane Interactions. Science, 1992, 258: 955 – 964.

218. Nathan Sharon, Halina Lis. Carbohydrates in cell rocognition. Scientific American, 1993, 268: 82 – 89.

219. Karl – Anders Karlsson. Glycobiology: A growing field for drug design. Trends in Pharmacological Sciences, 1991, 12: 265 – 272.

220. J Beuth, HL Ko, G Uhlenbruck, et al. Lectin - mediated bacterial adhesion to human tissue. Eur J Clin Microbiol, 1987, 6:591-593.

221. LG Baum. JC Paulson. Sialyloligosaccharides of the respiratory epithelium in the selection of human influenza virus receptor specificity. Acta Histochem, 1990, 40 (Suppl):35-38.

222. IJ Rosenstein, CT Yuen, MS Stoll, et al. Differences in the binding specificities of Pseudomonas aeruginosa M35 and Escbericbia coli C_{600} for lipidlinked oligosaccharides with lactose - related core regions. Infect Immun, 1992, 60:5078-5084.

223. Itzhak Ofek, Ronald J Doyle. Bacterial adhesion to cells and tissues. Chapman and Hall, New York, 1993.

224. L Hansson, et al. Carbohydrate specificity of the Escherichia coli P - pilus papG protein is mediated by its N - terminal part. Biochim Biophys Acta, 1995, 1244:377-383.

225. N Sharon, H Lis. Lectins - proteins with a sweet tooth: functions in cell recognition. Essays Biochem, 1995, 30:59-75.

226. Ronald J Doyle, Itzhak Ofek, (eds). Adhesion of microbial pathogens, methods in enzymology. Vol. 253, Academi Press, New York, 1995.

227. B Poolman et al. Cation and sugar selectivity determinants in a novel family of transport proteins. Mol Microbiol, 1996, 19:911-922.

228. WI Weis, K Drickamer. Structural basis of lectin - carbohydrate recognition. Annu Rev Biochem, 1996, 65:441-473.

229. M Mouricout. Interactions between the enteric pathogen and the host. An assortment of bacterial lectins and a set of glycoconjugate receptors. Adv. Exp Med Bio, 1997, 412:109-123.

230. Hans - Joachim Gabius, Sigrun Gabius (eds). Glycosciences: Status and Perspectives. Chapman and Hall, New York, 1997.

231. KJ Yarema, CR Bertozzi. Chemical approaches to glycobiology and emerging carbohydrate - based therapeutic agents. Curr Opin Chem Biol, 1998, 2:49-61.

232. M Jacques, SE Paradis. Adhesin - receptor interactions in pasteurellaceae. FEMS Microbiol Rev, 1998, 22:45-59.

233. KA Karlsson. Meaning and therapeutic potential of microbial recognition of host glycoconjugates. Mol Microbiol, 1998, 29:1-11; Microbial recognition of target - cell glycoconjugates. Curr Opin Struct Biol, 1995, 5:622-635.

234. CA Lingwood. Oligosaccharide receptors for bacteria: A vie to a kill. Cur Opin Chem Biol, 1998, 2:695-700.

235. N Calander, KA Karlsson, PG Nyholm, et al. On the dissection of binding epitopes on carbohydrate reccptors for microbes using molecular modeling. Biochemie, 1988, 70:1673-1682.

236. PV Balaji, PK Qasba, VS Rao. Molecular dynamics simulations of asialoglycoprotein receptor ligands. Biochemistry, 1993, 32:12599-12611; Molecular dynamics simulations of high - mannose oligosaccharides. Glycobiology, 1994, 4:497-515; Molecular dynamics simulations of hybrid and complex type oligosaccharides. Int J Biol Macromol, 1996, 18:101-114.

237. T Peters, BM Pinto. Structure and dynamics of oligosaccharides: NMR and modeling studies. Curr Opin Struct Biol, 1996, 6:710-720.

238. Roger A Laine. A calculation of all possible oligosaccharide isomers, both branched and linear yields 1.05×10^{12} structures for a reducing hexasaccharide: The isomer barrier to development of single - method saccharide sequencing or synthesis systems. Glycobiology, 1994, 4:1-9.

239. Jayne Lesley, R Hyman, Paul W Kincade. CD44 and Its Interaction with Extracellular Matrix. Advances in Immunology, 1993, 54:271-335.

240. Tod A Brown, Todd Bouchard, Tom St John, et al. Human keratinocytes express a new CD44 core protein (CD44E) as a heparin - sulfate intrinsic membrane proteoglycan with additional exons. J Cell Biology, 1991, 113:207-221.

241. Ajit Varki. Selectin Ligands. Proc Natl Acad Sci USA, 1994, 91:7390-7397.

242. Laurence A Lasky. Selectins: Interpreters of cell - specific carbohydrate information during inflammation. Science, 1992, 258:964-969.

243. Fred Hapgood. Tinytech. Omni, 1986, 9:56-62, 102.

244. Lloyd M Stoolman. ADHESION molecules controlling lymphocyte migration. Cell, 1989, 56:907 -910.
245. E Arnold, MG Rossmann. Analysis of the structure of a common cold virus, human rhinovirus 14, refined at a resolution of 3.0 A. J Mol Biol, 1990, 211:763 -801.
246. L Haarr, S Skulstad. The herpes simplex virus type 1 particle: Structure and molecular functions. APMIS, 1994, 102: 321 -346.
247. AC Steven, BL Trus, FP Booy, et al. The making and breaking of symmetry in virus capsid assembly: glimpses of capsid biology from cryoelectron microscopy. FASEB J, 1997, 11:733 -742.
248. Allan Granoff, RG Webster (eds). Encyclopedia of virology. Second edition, Academic Press, New York, 1999.
249. Family: Animal virus proteins, mammalian viruses, protein domains. http:// strucbio. biologie. uni - konstanz. de/scop -1.37/data/scop. 1.002.008.001.004. html.
250. Dick Hoekstra, Shlomo Nir. Chapter 21. Cell biology of entry and exit of enveloped virus. In: Philip Yeagle (ed). The structure of biological membranes. CRC Press, Boca Raton, FL, 1992, 949 -996.
251. MJ Tanner. The major integral proteins of the human red cell. Baillieres Clin Haematol, 1993, 6:333 -356.
252. Mark J Poznansky, Rudolph L Juliano. Biological approaches the controlled delivery of drugs: A critical review. Pharmacological Reviews, 1984, 36:277 -336.
253. Elizabeth Pennisi. Academic sequencers challenge celera in a sprint to the finish. Science, 1999, 283 (19): 1822 -1823.
254. James C Mullikin, Amanda A McMurray. Sequencing the genome, fast. Science, 1999, 283:1867 - 1868; Errata, Science, 1999, 284:1776.
255. Hany Aziz, Zoran D Popovic, Nan - Xing Hu, et al. Degradation mechanism of small molecule - based organic light - emitting devices. Science, 1999, 283:1900 -1902.
256. Alice B Fulton. How croded is the cytoplasm. Cell, 1982, 30:345 -347.
257. K Eric Drexle. Molecular engineering: An approach to the development of general capabilities for molecular manipulation. Proc Natl Acad Sci (USA), 1981, 78:5275 -5278.
258. Philip Yeagle (ed). The structure of biological membranes. CRC Press, Boca Raton, FL. 1992.
259. SJ Singer, Garth L Nicolson. The fluid mosaic model of the structure of cell membranes. Science, 1972, 175: 720 -731.
260. Benjamin Lewin, Genes V, Oxford University Press, New York, 1995.
261. Olga O Blumenfeld, Anthony M Adamany. Structural polymorphism within the amino - terminal region of MM, NN, and MN glycoproteins (glycophorins) of the human erythrocyte membrane. Proc Natl Acad Sci (USA) 1978, 75: 2727 -2731.
262. Mark S Bretscher, Sean Munro. Cholesterol and the Golgi Apparatus. Science, 1993, 261:1280 -1281.
263. EDP de R is, EMF de R is. Cell and molecular biology. eighth edition, Lea & Febiger, Philadelphia, 1987.
264. W Linss, C Pilgrim, H Feuerstein. How thick is the glycocalyx of human erythrocytes. Acta Histochem, 1991, 91: 101 -104. In German.
265. GJ Sibert, CA Speer. Fine structure of nuclear division and microgametogony of Eimeria nieschulzi Dieben, 1924. Z Parasitenkd, 1981, 66:179 -189.
266. J Bailey, D Gingell. Contacts of chick fibroblasts on glass: results and limitations of quantitative interferometry. J Cell Sci, 1988, 90:215 -224.
267. AM Romanenko. Ultrastructural diagnostic markers of the urinary bladder precance. Bull Assoc Anat. (Nancy), 1989, 73:31 -35.
268. GB Schneider, SM Mpockwinse, S Billings - Gagliardi. Binding of concanvalin - A to critical - point - dried and freeze - dried human lymphocytes. Am J Anat, 1979, 156:121 -129
269. GA Langer. The structure and function of the myocardial cell surface. Am J Physiol, 1978, 235:H461 -H468.
270. RH Adamson, G Calough. Plasma proteins modify the endothelial cell glycocalyx of frog mesenteric microvessels. J Physiol London, 1992, 445:473 -486.
271. DE Sims, MM Horne. Non - aqueous fixative preserves macromolecules on the endothelial cell surface: an in situ study.

Eur J Morphol, 1994, 32 : 59 - 64.

272. PA Santi, CB Anderson. A newly identified surface coat on cochlear hair cells. Hear Res, 1987, 27 : 47 - 65.

273. J Nanduri, JE Dennis, TL Rosenberry, et al. Glycocalyx of bodies versus tails of Schistosoma mansoni cercarae. Lectin - binding. size, charge, and electron microscopic characterization. JP Caulfield. Schistosoma mansoni: ultrastructural demonstration of a miracidial glycocalyx that cross - reacts with antibodies raised against the cercarial glycocalyx. Exp Parasitol, 1988, 67 : 62 - 72; JC Samuelson, JP Caulfield. The cercarial glycocalyx of Schistosoma mansoni. J Cell Biol, 1985, 100 : 1423 - 1434.

274. Elaine N Marieb. Human Anatomy and Physiology. Benjamin/Cummings Publishing Company, Redwood City CA, 1989.

275. J Travis. Cell biologists explore tiny caves. Science, 1993, 262 : 1208 - 1209.

276. W Silva, H Maldonado, G Chompre, et al. Caveolae: a new subcellular transport organells. Bol Asoc Med PR, 1998, 90 : 30 - 33.

277. D Sviridov. Intracellular cholesterol trafficking. Histol Histopathol, 1999, 14 : 305 - 319.

278. RP Rand, AC Burtun. Mechanical properties of the red cell membrane. I. Membrane stiffeness and intracellular pressure. Biophys J, 1964, 4 : 115 - 135.

279. DB Lairand, NB Marveeva, VA Teplov, et al. The role of elastoo smotic parameters in locomotion of myxomycete plasmodia. Acta Protozool, 1972, 11 : 339 - 354.

280. JS Clegg. Properties and metabolism of the aqueous cytoplasm. Am J Physiol, 1984, 246 : R133 - R151.

281. S Pauser, A Zschunke, A Khuen, et al. Estimation of water content and water mobility in the nucleus and cytoplasm of Xemopus laevis oocytes by NMR microscopy. Magnetic Resonance Imaging, 1995, 13 : 269 - 276.

282. Allen P Minton. Excluded volume as a determinant of mactomolecular structure and reactivity. Biopolymers, 1981, 20 : 2093 - 2120.

283. Edwin H McConkey. Molecular evolution, intracellular organization, and the quinary structure of proteins. Proc Narl Acad Sci USA, 1982, 79 : 3236 - 3240.

284. Lionel F Jaffe, Kenneth R Robinson, Richard Nuccitelli. Local cation entry and self - electrophoresis as an intracellular localization mechanism. Ann NY Acad Sci, 1974, 238 : 372 - 389.

285. Bran C Gibbon, Darryl L Krop. Cytosolic pH gradients associated with tip growth. Science, 1994, 263 : 1419 - 1421.

286. Gordon LE Koch. Chapter 8. The endoplasmic reticulum. In: E Edward Bittar, Neville Bittar (eds). Cellular organelles, JAI Press, Greenwich, 1995, 189 - 214.

287. Craig Hammond, Ari Helenius. Folding of VSV G protein: Sequential interaction with biP and calnexin. Science, 1994, 266 : 456 - 458.

288. Isaac Asimov, Is Anyone There? Ace Books, New York, 1967.

289. Arthur E Johnson. Protein translocation at the ER membrane: a complex process becomes more so. Trends Cell Biol, 1997, 7 : 90 - 95.

290. James E Rothman. The Golgi apparatus: Two organelles in tandem. Science, 1981, 213 : 1212 - 1219.

291. A Rambourg, Y Clermont. Three - dimensional electron microscopy: structure of the Golgi apparatus. Eur J Cell Biol, 1990, 51 : 189 - 200.

292. MS Ladinsky, DN Mastronarde, JR Mclntosh, et al. Golgi structure in three dimensions: functional insights from the normal rat kidney cell. J Cell Biol, 1999, 144 : 1135 - 1149.

293. Carol Featherstone. Coming to grips with the Golgi. Science , 1998, 282 : 2172 - 2174.

294. BS Glick, T Elston, G Oster. A cisternal maturation mechanism can explain the asymmetry of the Golgi stack. FEBS Lett, 1997, 414 : 177 - 181.

295. AA Mironov, A Luini, R Buccione. Constitutive transport between the trans Golgi network and the plasma membrane according to the maturation model: A hypothesis. FEBS Lett, 1998, 440 : 99 - 102. See also: A Mironov JR, A Luini, A Mironov. A synthetic model of intra - Golgi traffic. FASEB J, 1998, 12 : 249 - 252.

296. Bernard B Allan, William E Balch. Protein sorting by directed maturation of Golgi compartments. Science, 1999, 285 : 63 - 66.

297. V Nathan Subramaniam, Frank Peter, Robin Philp, et al. GS28, a 28 – Kilodalton Golgi SNARE that participates in ER – Golgi transport. Science, 1996, 272 : 1161 – 1163.

298. L Orci, R Montesano, P Meda, et al. Heterogeneous distribution of filipin – cholesterol complexes acress the cisternae of the Golgi apparatus. Proc Natl Acad Sci USA, 1981, 78 : 293 – 297.

299. Jurgen Roth. Subcellular organization of glycosylation in mammalian cells. Biochim Biophys Acta, 1987, 906 : 405 – 436.

300. Tommy Nilsson, Marc Pypaert, Mee H Hoe, et al. Overlapping distribution of two glycosyltransferase in the Golgi apparatu of heLa Cells. J Cell Biol, 1993, 120 : 5 – 13.

301. CJ Smith, N Grigorieff, BM Pearse. Clathrin coats at 21 resoution: a cellular assembly designed to tecycle multiple mumbrane receptors. EMBO J, 1998, 17 : 4943 – 4953.

302. A Musacchio, CJ Smith, AM M Roseman, et al. Functional organization of clathrin in coats: combining electron cryomicroscopy and Xray crystallography. Mol Cell, 1999, 3 : 761 – 770.

303. M Marsh, A Helenius. Adsorptive endocytosis of semliki forest virus. J Mol Biol, 1980, 142 : 439 – 454.

304. I Gaidarov, F Santini, R Warren, et al. Nature Cell Biol, 1999, 1 : 1et seq.

305. M Marsh, HT McMahon. The Structural Era of Endocytosis. Science, 1999, 285 : 215 – 220.

306. PM Harrison, P Arosio. The ferritins: Molecular properties, iron storage function and cellular regulation. Biochim Biophys Acta, 1996, 1275 : 161 – 203.

307. BA Cornell, GC Fletcher, J Middlehurst, et al. The lower limit to the size of small sonicated phospholipid vesicles. Biochim Biophys Acta, 1982, 690 : 15 – 19.

308. LB Kong, AC Siva, LH Rome, et al. Structure of the vault, a ubiquitous cellular component. Structure, 1999, 7 : 371 – 379.

309. Carmen Perez – Terzic, Jason Pyle, Marisa Jaconi, et al. Conformational states of the nuclear pore complex induced by depletion of nuclear Ca^{2+} stores. Science, 1996, 273 : 1875 – 1877.

310. C Chugani, LH Rome, NL Kedersha. Evidence that vult ribonucleoprotein particles localize to the nuclear pore complex. J Cell Sci, 1993, 106 : 23 – 29.

311. R Williams. The geometrical foundation of natural structure: A sourcebook of design. Dover Publications, New York, 1979.

312. Daniel T Chiu, Sheri J Lillard, Richard H Scheller, et al. Probing single secretory vesides with capillary electrophoresis. Science, 1998, 279 : 1190 – 1193.

313. Richard C Kurten, Deborah L Cadena, Gordon N Gill. Enhanced dagradation of EGF receptors by a sorting nexin, SNXI. Science, 1996, 272 : 1008 – 1010.

314. Hal K Hawkins, Jan LE Ericsson, Peter Biberfeld, et al. Lysosome and phagosome stability in lethal cell injury. Am J Physiol, 1972, 68 : 255 – 288.

315. JI Cirac, T Pellizzari, P Zoller. Enforcing coherent evolution in dissipative quantum dynamics. Science, 1996, 273 : 1207 – 1210.

316. A Jennifer Rivett. Proteasomes: Multicatalytic proteinase complexes. Biochem J, 1993, 291 : 1 – 10.

317. Alfred L Goldberg, Kenneth L Rock. Proteolysis, proteasomes and antigen presentation. Nature, 1992, 357 : 375 – 379.

318. LM Grimm, BA Osborne. Apoptosis and the proteasome. Results Probl Cell Differ, 1999, 23 : 209 – 228.

319. Elke Geier, Gunter Pfeifer, Matthias Wilm, et al. A giant protease with potential to subsitute for some functions of the proteasome. Science, 1999, 283 : 978 – 981.

320. K Tanaka, T Tamura, T Yoshimura, et al. Proteasomes: Protein and gene structures. New Biologist, 1992, 4 : 173 – 187.

321. M Rechsteiner, L Hoffman, W Dubiel. The multicatalytic and 26 S proteases. J Biol Chem, 1993, 268 : 6065 – 6068.

322. Colin Masters, Denis Crane. The peroxisome: A vital organelle. Combridge University Press, NewYork, 1995.

323. P van der Valk, JJ Gille, AB Oostera, et al. Characterization of and oxygen – tolerant cell line derived from Chinese hamster ovary. Antioxygenic enzyme levels and ultrastrutural morphometry of peroxisomes and mitochondria. Cell Tissue

Res, 1985, 239 : 61 - 68.

324. LA del Rio, LM Sandalio, JM Palma. A new cellular function for peroxisomes related to oxygen free radicals. Experientia, 1990, 46 : 989 - 992.

325. K Kremser, W Kovacs, H Stangl. Peroxisomal diseases - oxygen and free radicals. Wien Klin Wochenschr, 1995, 107 : 690 - 693. In German.

326. I Singh. Mammalian peroxisomes: Metabolism of oxygen and reactive oxygen species. Ann NY Acad Sci, 1986, 804 : 612 - 627.

327. Immo E Scheffler, Mitochondria, John Wiley and Sons. New York, 1999.

328. Michael P Koonce, Manfred Schliwa. Bidirectional organelle transport can occur in cell processes that contain single microtubules. J Cell Biol, 1985, 100 : 322 - 326.

329. Carla M Koehler, Ernst Jarosch Kostas Tokatlidis, Karl Schmid, et al. Import of mitochondrial carriers mediated by essential proteins of the intermembrane spece. Science, 1998, 279 : 369 - 373.

330. DB Callerio, P Revelant, L Di Filipoo. Cristae of a triangular aspect in the mitochondria of the corneal cells. Boll Ist Sieroter Milan, 1975, 54 : 492 - 499.

331. B Fernandez, I Suarez, C Gianonatti. Fine structure of astrocytic mitochondria in the hypothalamus of the hamster. J Anat, 1983, 137 : 483 - 488.

332. PJ Lea, RJ Temkin, KB Freeman, et al. Variations in mitochondrial ultrastructure and dynamics observed by high resolution scanning electron microscopy (HRSEM). Microsc Res Tech, 1994, 27 : 269 - 277.

333. EP Prince. Mitochondrial cristae diversity in human Leyding cells: Arevised look at cristae morphology in these ssteroid - producing cells. Anat Res, 1999, 254 : 534 - 541.

334. Lan Bo Chen. Mitochondrial membrane potential in living cells. Annu Rev Cell Biol, 1988, 4 : 155 - 181.

335. J Bereiter - Hahn. Behavior of Mitochondria in the Living Cell. Int Rev Cytol, 1990, 122 : 1 - 63.

336. Michael P Yaffe. The machinery of mitochondrial inheritance and behavior. Science, 1999, 283 : 1493 - 1497.

337. J Bereiter - Hahn, M Voth. Dynamics of mitochondria in living cells: Shape changes, dislocations, fusion, and fission of mitochondria. Microsc Res Techniq, 1994, 27 : 198 - 219.

338. ASG Curtis, GM Seehar. The control of cell division by tension of diffusion. Nature, 1978, 274 : 52 - 53.

339. C Yeh, GA Rodan. Tensile forces enhance prostaglandin E synthesins in osteoblastic cells grown on collagen ribbons. Calcif Tissue Int, 1984, 36 : S67 - S71.

340. C Masters. Interactions between glycolytic enzymes and components of the cytomatrix. J Cell Biol, 1984, 99 : 222s - 225s.

341. U Tillmann, J Bereiter - Hahn. Relation of actin fibrils to energy metabolism of endothelial cells. Cell Tissue Res, 1986, 243 : 579 - 585.

342. H Weyl, Symmetry, Princeton University Press, Princeton, NJ, 1952.

343. Donald E. Ingber. Tensegrity: The architectural basis of cellular mechanotransduction. Ann Rev Physiol, 1997, 59 : 575 - 599.

344. Donald E Ingber. The Architecture of Life. Scientific American, 1998, 278 : 48 - 57.

345. Christopher S Chen, Milan Mrksich, Sui Huang, et al. Geometric control of cell life and death. Science, 1997, 276 : 1425 - 1428; abd see 1345 - 1346.

346. A Ben - Ze' ev. Cell shape, the complex cellular networks, and gene expression. J Muscle Res Cell Motil, 1985, 6 : 23 - 53.

347. Tatyana M Svitkina, Alexander B Verkhovsky, Gary G Borisy. Plectin sidearms mediate interaction of intermediate filaments with microtubules and other components of the cytoskeleton. J Cell Biol, 1996, 135 : 991 - 1007.

348. FA Steinbock, G Wiche. Plectin: A cytolinker by design. Biol Chem, 1999, 380 : 151 - 158. See also: G Wiche. Role of plectin in cytoskeleton organization and dynamics. J Cell Sci, 1998, 111 : 2477 - 2486.

349. JA Guttman, DJ Mulholland, AW Vogl. Plectin is concentrated at intercellular junctions and at the nuclear surface in mophologically differentiated rat sertoli cells. Anat Rec, 1999, 254 : 418 - 428.

350. K Andra, B Nikolic, M Stocher, et al. Not just scaffolding: plectin regulares actin dynamics in cultured cells. Genes

Dev, 1998, 12:3442-3451.
351. C Ruhrberg, FM Watt. The plakin family: versatile organizers of cytoskeletal architecture. Curr Opin Genet Dev, 1997, 7:392-397.
352. Charles S Peskin, Garrett M Odell, George F Oster. Cellular motions and thermal fluctuations: The statistical theory of turbomolecular pumps. J Vac Sci Tech, 1982, 20:1101-1104.
353. G Forgacs. On the possible role of cytoskeletal filamentous networks in intracellular signaling: An approach based on percolation. J Cell Sci, 1995, 108:2131-2143.
354. Christoph F Schmidt, Karel Svoboda, Ning Lei, et al. Existence of a flat phase in red cell membrane skeletons. Science, 1993, 259:952-955.
355. M Takeuchi, H Miyamoto, Y Sako, et al. Structure of the erythrocyte membrane skeleton as observed by atomic force microscopy. Biophys J, 1998, 74:2171-2183.
356. Elaine Fuchs, Don W Cleveland. A structural scaffolding of intermediate filaments in health and disease. Science, 1998, 279:514-519.
357. BJ J Foets, JJ van den Oord, VJ Desmet, et al. Cytoskeletal filament typing of human corneal endothelial cells. Cornea, 1990, 9:312-317.
358. I Bruderman, R Cohen, O Leitner, et al. Immunocytoche-mical characterization of lung tumors in fine-needle aspiration. Cancer, 1990, 66:1817-1827.
359. B Czernobilsky. Intermediate filaments in ovarian tumors. Int J Gynecol Pathol, 1993, 12:166-169.
360. W Gotz, M Kasper, G Fischer, et al. Intermediate filament typing of the human embryonic and fetal notochord. Cell Tissue Res, 1995, 280:455-462.
361. J Southgate, P Harnden, LK Trejdosiewicz. Cytokeratin expression patterns in normal and malignant urothelium: a review of the biological and diagnostic implications. Histol Histopathol, 1999, 14:657-664.
362. KL Vikstrom, SH Seiler, RL Sohn, et al. The vertbrate myosin heavy chain: Genetics and assembly properties. Cell Struc Funct, 1997, 22:123-129.
363. MH Stromer. The cytoskeleton in skeletal, cardiac and smooth muscle cells. Histol Histopathol, 1998, 13:283-291.
364. BM Millman. The filament lattice of striated muscle. Physiol Rev, 1998, 78:359-391.
365. RD Allen, DG Weiss, JH Hayden, et al. Gliding movement of and bidirectional transport along single native microtubules from squid axoplasm: evidence for an active role of microtubules in cytoplasmic transport. J Cell Biol, 1985, 100: 1736-1752.
366. P Dustin. Microtubules. Second edition, Springet-Verlag, Berlin, 1987.
367. Marileen Dogterom, Bernard Yurke. Measurement of the force-velociry relation for growing microtubules. Science, 1997, 278:856-860.
368. LD Landau, EM Lifshitz. Theory of Elasticity. Pergamon Press, New York, 1986.
369. Eckhard Mandelkow, Eva-Maria Mandelkow, Hirokazu Hotani, et al. Spatial patteren from oscillating microtubules. Science, 1989, 246:1291-1293.
370. James Tabony. Morphological bifurcations invollving reaction-diffusion proceses during micfrotubule formation. Science, 1994, 264:245-248.
371. Nobuyuki Shiine, Yukiko Gotoh, Nobuko Kubomura, et al. Microtubule severing by elongation factor 1a. Science, 1994, 266:282-285.
372. E Schulze, M Kirschner. Microtubule dynamics in interphase cells. J Cell Biol, 1986, 102:1020-1031.
373. RB Nicklas. A quantitative comparison of cellular motile systems. Cell Motil, 1984, 4:1-5.
374. T Mitchison, M Kirschner. Dynamic intability of microtubule growth. Nature, 1984, 312:237-242.
375. DE Koshland, TJ Mitchison, MW Kirschner. Polewards chromosome movement driven by microtubule depolymerization in ivtro. Nature, 1988, 331:255-318.
376. RH Miller, RJ J Lasek. Crossbridges mediate anterograde and retrograde vesicle transport along microtubules in squid axoplasm. J Cell Biol, 1985, 101:2181-2193.
377. M Schliwa, KB Pryzwansky, J Avan Blerkom. Implications of cytoskeletal interactions for cellular architecture and behav-

ior. Philos Trans Roy Soc London B Biol Sci, 1982, 299:199-205.

378. S Sasaki, JK Stevens, N Bodick. Serial reconstruction of microubule arrays within dendrites of the cat retinal ganglion cell: the cytoskeleton of a vertebrate dendrite. Brain Res, 1982, 259:193-206.
379. H Stebbings, C Hunt. The nature of the clear zone around microtubules. Cell Tissue Res, 1982, 227:609-617.
380. HC MacGregor, H Stebbings. A massive system of microtubules associated with cytoplasmic movement in telotrophic ovarioles. J Cell Sci, 1970, 6:431-449.
381. DG Weiss, GW Gross. Intracellular transport in axonal microtubular domains. I. Theoretical considerations on the essential properties of a force generating machamism. Protoplasma, 1983, 114:179-197.
382. EA Evans, R Waugh, L Melnik. Elastic area compressibility modulus of red cell membrane. Biophys J, 1976, 16:585-595.
383. JG Humble, WHW Jayne, RJV Pulvertaft. Biological Interaction Between Lymphocytes and Other Cells Brity. J Haemat, 1956, 2:283-294.
384. Harry L. Ioachim. Emperipoiesis of lymphoid cells in mixed cultures. Lab Investig, 1965, 14:1784-1794.
385. FM Reid, GP Sandilands, KG Gray. et al. Lymphocyte emperipolesis revisited. 11. Further characterization of the lymphocyte subpopulation involeved. Immunology, 1979, 36:367-372.
386. L Chyczewski, W Debek, J Dzieciol, et al. Influence of brair hypoxia on megakaryocytic emperipolesis in rats. Folia Histochem Cytobiol, 1994, 32:187-190.
387. L Chyczewski, W Debek, J Dzieciol, et al. Influence of brain hypoxia on megakaryocytic emperipolesis in rats. Folia Histochem Cytobiol, 1994, 32:187-190.
388. M Tanaka, Y Aze, T Fujita. Adhesion molecule LFA-1/ICAM-1 influences on LPS induced megakaryocytic emperipolesis on the rat bone marrow. Vet Pathol, 1997, 34:463-466.
389. K Samii, E Pasteur. Images in hematology: Emperipolesis. Am J Hematol, 1998, 59:64.
390. V Deshpande, K Verma. Fine needle aspiration (FNA) cytology of Rasai-Dorfman disease. Cytopathology, 1998, 9:329-335.
391. B Brett Finlay, Pascale Cossart. Exploitation of mammalina host cell functions by bacterial pathogens. Science, 1997, 276:718-725.
392. TT Puck, A Krystosek. Role of the cytoskeleton in genome regulation and cancer. Intl Rev Cytology, 1992, 132:75-108.
393. For example, see "Section 5. Safety and biocompatibility. at: http://www.foresight.org/Nanomedicine/Resporocytes.html.
394. Benno Hess, Alexander Mikhailov. Self-organization in living cells. Science, 1994, 264:223-224.
395. Angus I Lamond, William C Earnshaw. Structure and function in the nucleus. Science, 1998, 280:547-553.
396. Colin Dingwall, Ronald Laskey. The nuclear membrane. Science, 1992, 258:942-947.
397. Laura I Davis. The Nuclear Pore Complex. Ann Rev Biochem, 1995, 64:865-896.
398. N Pante, U Aebi. Molecular dissection of the nuclear pore complex. Crit Rev Biochem Mol Biol, 1996, 31:153-199.
399. Barbara L Golden, Anne R Gooding Elaine R Podell, Thomas R Cech. A preorganized active site in the crystal structure of tetrabymena ribozyme. Science, 1998, 282:259-264.
400. H Ris. High-resolution field-emission scanning electron microscopy of nuclear pore complex. Scanning, 1997, 19:368-375.
401. SA Rutherford, MW Goldberg, TD Allen. Three-dimensional visualization of the route of protein import: the role of nuclear pore complex substructures. Exp Cell Res, 1997, 10:146-160.
402. N Pokrywka, D Goldfarb, M Zillmann, et al. The transport of macromoecules across the nuclear envelope. In: E Edward Bittar, Neville Bittar (eds). Cellular organelles, JAI Press, Greenwich, 1995, 19-54.
403. Elizabeth Pennsis. The Nucleus's revolving dorr. Science, 1998, 279:1129-1131.
404. N Pante, U Aebi. Sequential binding of import ligands to disinct nucleopore regions during their nuclear import. Science, 1996, 273:1729-1732.
405. VC Cordes, HR Rackwitz, S Reidenbach. Mediators of nuclear protein import target karyophilic proteins to pore comple-

xes of cytoplasmic annulate lamellac. Exp Cell Res, 1997, 237:419 – 433.

406. Christian Munkel, Jorg Langowski. Chromosome structure predicted by a polymer model, Phys Rev, 1998, E 57: 5888 – 5896.

407. Tobias A Knoch. Three – dimensional organization of chromosome territories in simulation and experiments. (GermanJ. Diploma – Thesis, German Cancer Research Center, Heidelberg, Faculty for Physics and Astronomy, University of Heidelberg, 1998.

408. RK Sachs, G van den Engh, B Trask, et al. A random – walk/giant – loop model for interphase chromosomes. Proc Natl Acad Sci USA, 1995, 92:2710 – 2714.

409. Kenneth J Pienta, Donald S Coffey. A structural analysis of the role of the nuclear matrix and DNA loops in the organization of the nucleus and chromosome. In: RR Cook, RA Laskey (eds), Higher order structure in the nucleus. J Cell Sci, 1984 (Suppl I): 123 – 135.

410. C Cremer, et al. Nuclear architecture and the induction of chromosomal aberations. Mutat Res, 1996, 366:97 – 116.

411. PC Park, U De Boni. A specific conformation of the territory of chromosome 17 locates ERBB – 2 sequences to a Dnase – hypersensitive domain at the nuclear periphery. Chromosoma, 107:87 – 95.

412. LG Koss, Characteristics of chromosomes in polarized normal human bronchial cells provide a blueprint for nuclear organization. Cytogenet Cell Genet, 1998, 82:230 – 237.

413. D Zink, H Bornfleth, A Visser, C. et al. Organization of early and late replicating DNA in human chromosome territories. Exp Cell Res, 1999, 247:176 – 188.

414. AE Visser, R Eils, A Jauch, et al. Spatial distributions of early and late replicating chromatin in interphase chromosome territories. Exp Cell Res, 1998, 243:389 – 407.

415. D Zink, T Cremer, R Saffrich, et al. Structure and dynamics of human interphase chromosome territories in vivo. Hum Genet, 1998, 102:241 – 251.

416. L Solovjeva, et al. Conformation of replicated segments of chromosome fibres in human S. phase nucleus. Chromosome Res, 1998, 6:595 – 602.

417. C Munkel, et al. Compartmentalization of interphase chromosomes observed in simulation and experiment. J Mol Biol, 1999, 285:1053 – 1065.

418. R Nagele, Theresa Freeman, Lydia McMorrow, et al. Precise spatial positioning of chromosomes during prometaphase: Evidence for chromosomal order. Science, 1995, 270:1831 – 1835.

419. Danielle Hernandez – Verdun, Henriette R. Junera, Chapter 4. The nucleolus. In: E Edward Bittar, Neville Bittar (eds). Cellular organelles. JAI Press, Grennwich, 1995, 73 – 92.

420. Ronald Berezney, Donald S. Coffey. Identification of a Nuclear Protein Matrix. Biochem. Biophys. Res. Commun. 60 (1974): 1410 – 1417.

421. P Loidl, A Eberharter. Nuclear matrix and the cell cycle. Int Rev Cytol, 1995, 162B:377 – 403.

422. MA Mancini, D He, II Ouspenski, et al. Dynamic continuity of nuclear and mitotic matrix proteins in the cell cycle. J Cell Biochem, 1996, 62:158 – 164.

423. JR Davie. Nuclear matrix, dynamic histone acetylation and transcriptionally active chromatin. Mol Biol Rep, 1997, 24: 197 – 207.

424. JP Bidwell, M Alvarez, H Feister, et al. Nuclear matrix proteins and osteoblast gene expression. J Bone Miner Res, 1998, 13:155 – 167.

425. JH Hughes, MB Cohen. Nuclear matrix ptoteins and their potential applications to diagnostic pathology. Am J Clin Pathol, 1999, 111:267 – 274.

426. SK Keesee, JV Briggman, G Thill, et al. Utilization of nuclear matrix proteins for cancer diagnosis. Crit Rev Eukaryot Gene Expr, 1996, 6:189 – 214.

427. PT Mone Jr KP Smith, JB Lawrence. Compartmentalization of specific pre mRNA metabolism: An emerging view. Human Mol Genet, 1995, 4:1779 – 1789.

428. Kenneth C Carter, Douglas Bowman, Walter Carrington, et al. A Three – dimensional view of precursor messenger RNA metabolism within the mammalian nucleus. Science, 1993, 259:1330 – 1335.

429. Yigong Xing, Carol V Johnson, Paul R Dobner, et al. Higher level organization of individual gene transcription and RNA splicing. Science, 1993, 259:1326 - 3330.
430. Xiangyun Wei, Jagath Samarabandu, Rakendu S Devdhar, et al. Segragation of transcription and replication sites into higher order domains. Science, 1998, 281:1502 - 1505.
431. RP Blakemore. Magnetotactic bacteria. Science, 1975, 190:377 - 379.
432. R Sappok, HP Boehm. Carbon 6Richard, W. Hughes. (1968):283 - 295, 573 - 588. In German.
433. Tobias A Knoch, Christian Munker Jorg Langowski. New three - dimensional organization of chromosome territiories and the human cell nucleus: About the structure of a self - replicating nano fabrication site. poster presentation at the Sixth Foresight Conference on Molecular Nanothechnology, 1998. See also: Http://www. DKFZ - Heidelberg. de/Marcomol/Welcome. html.
434. Richard, W Hughes, Ruby & Sapphire, RWH Publishing, Boulder CO, 1997.
435. Arthur Forer. Chapter 23. Chromosome movements during cell - division. In: A Lima - de - Faria (ed). Handbook of molecular cytology. Volume 15, North Holland Publ Co, Amsterdam, 1969, 553 - 601.
436. Hideki Masuda, Kenji Fukuda. Ordered metal nanohole arrays made by a two - step replication of honeycomb structures of anodic alumina. Science, 1995, 268:1466 - 1468.
437. Keff Jall Doreen Kimura. Dermatoglyphic asymmetry and sexual orientation in Man. Behaviral Neuroscience, 1994, 108:1203 - 1206.
438. Hagiwara A, Takahashi T, awai K, et al. Lymph nodal vital staining with newer carbon particles suspension compared with India ink. Lymphology, 1992, 25:84 - 89.
439. Takahashi T, Hagiwara A, Sawai K, et al. Intensive intra operative local chemotherapy for lymphnode and perironeal metastasis in gastric cancer. Onkologie, 1991, 14:152 - 157.
440. 荻原明於. 微粒子活性炭を用いた胃癌リンパ節郭清. 手術, 1993, 47:1613 - 1618.
441. 荻原明朗, 等. 組織内局注用の吸着剤被吸着抗癌剤の開発. 秋田医学, 1984, 10:419 - 422.
442. 沢井清司, 高橋俊雄, 小島治, 等. 進行度に応じた胃癌治療の評価と今後の問題点. 日消外会誌, 1994, 27: 952 - 956.
443. 片井均, 丸山圭一, 佐野武他. 胃癌手術時の神经损伤と温存のコツ, 1994, 48 (8):1139 - 1146.
444. 米村丰, 腾村隆, 伏田幸夫. 腹膜播種再発防止を目的とした活性炭吸着マイトマイシンC 術中腹腔内投与について (<特集>第32回日消外会総会シンポ: 漿膜露出胃癌治療の工夫). 手術, 1996, 50:493 - 497.
445. 国崎主税, 山崗博之, 若杉纯一他. 微粒子活性炭を用いたのリンパ流の検討. 日消外会志, 1997, 30: 2127 - 2133.
446. 村山美明, 宇田川晴, 可堤谦二. 局部注射化疗药活性炭微粒治疗胃癌的研究. 外科, 1998, 60:1720 - 1726.
447. Margrel S, Kreuter J. Polyacrolein microspheres as a new tool in cell biology. Cell Sci, 1982, 56:157 - 175.
448. Widder KJ. Magnetic protein A microspheres: a rapid method for cell separation. Clin. Immunol. Immunopathol, 1979, 14 (3):395 - 400.
449. 吴传斌, 魏树礼. 药用磁流体的研究和应用. 军事医学科学院院刊, 1994, 18 (1):36 - 39.
450. Wu, CB, Wei, SL and He, SM. Studies on adriamycin magnetic gelatin microspheres. J. Clin. Pharm. Sci. 4, 1995:1 - 6.
451. 吴传斌, 魏树礼. 磁性药物微球研究进展. 中国药学杂志, 1993, 28 (6):330 - 334.
452. JG Treleaven, J Ugelstad, T Philip, FM Gibson, A. Rembaum, G. D. Caine and J. T. Kemshead. removal of neuroblastoma cells from bone marrow with monoclonal antibodies conjugated to magnetic microspheres. The Lancet, 1984, 323:70 - 73.
453. RA Freitas Jr Chapter 8: Navigation, in R. A. Freitas Jr (ed.), Nanomedicine, Vol I: Basic Capabilities. Landes Bioscience, Geogetown, Texas, USA, 1999:209 - 274.
454. EG Reisner. Chapter 149. Human leukocyte and platelete antigens. In Earnest Beutler, Martial A. Litchman, Barry S. Coller, Thomas J. Kipps eds., Willianm Hematology, Fifth Edition, McGrraw - Hill, New York, 1995:1611 - 1617.
455. LM Reid. Chapter 31. Stem Cell/Lineage Biology and lineage - Dependent Extracellular Chemistry: Keys to Tissue Engi-

neering of Quenscent Tissues such as Liver. In Robert P. Lanza, Robert Langer, William L. Chick, eds., Priciples of Tissue Engineering, R. G. Landes Company, Geogetown TX, 1997, 297-307.

456. SA Winwrite, WD Biggs, JD Currey, J. M. Gosline, Mechanical Design in Organisms. John Wiley & Sons, New York, 1976.

457. NK Sinha, GW Timco, R Frederking. Recent Advances in Ice Mechanics in Canada. In Jin S. Chung, S. D. Hallam, M. Maatanen, N. K. Sinha, D. S. Sodhi, eds., Advances in Ice Mechanics - 1987. The American Sociaty of Mechanical Egineers. New York, 1987:15-35.

458. MN Yoder. Diamond Properties and applications. In Robert F. Davis, ed., Diamond Films and Coatings: Development, Properties, and Applications. Noyes Publications, Park Ridge NJ, 1993:1-30.

459. H Bateman. Elasticity. Encyclopedia Britannica, 1963, 8:107-114.

460. M Parkin. Glass. Encyclopedia Britannica, 1963, 13:398-407.

461. DA Tirrell. Putting a New Spin on Spider Silk. Science, 1996, 271:39-40.

462. A Keelly, NH Macmillan. Strong Solids. Clarendon Press. Oxford UK, 1986.

463. WB Hillig. Modern Aspects of the Vitreos State. Butterworths, Washington DC, 1962.

464. RW Hughes. Ruby and Saphire. RWH Publishing, Boulder CO, 1997.

465. A Regalado. Another Step Toward a Diamond - Beater. Science, 1995, 267:1089.

466. DM Teter, RJ Hemley. Low - Compressibility Carbon Nitrides. Science, 1996, 271:53-55.

467. MMJ Treacy, TW Ebbesen, JM Gibson. Exceptionally high Young's modulus observed for individual carbon nanotubes. Nature, 1996, 381:678-680.

468. EW Wong, PE Sheehan, CM Lieber. Nanobeam Mechanics: Elasticity, Strength, and Toughness of Nanorods and Nanotubes.

469. MEJ Holwill, P Satir. Ⅱ. 4 Generation of Propulsive Forces by Cilia and Flagella. In J. Bereiter - Hahn, O. R. Anderson, W - E Reif, eds., Cytomechanics: The Mechanics Basis of Cell Form and Structure. Springer - Verlag, Berlin, 1987:120-130.

470. KS Shea, V Samper, AJ Sangster, et al. An Electrostatic harmonic microacuator for arterial plaque removal. J. Microeng, 1995, 5:297-304.

471. JJ Thwaites, NH Mendelson. Mechanical properties of peptidoglycan as determined from bacterial thread. Int. J. Biol. Macromol, 1989, 11:201-206.

中　篇

一般纳米毒理学

第九章　纳米粒子的体内分布

纳米粒子相对于化学性粒子，在其病理特征上更易于局限化，也即具有更大的形成灶性的倾向。由于这种局灶性倾向，使其在生物体内或人体内的分布对于其毒理学特征具有更为重要的意义。传统的生物相容性研究，对于粒子在体内的分布研究部位，多集中于植入物与宿主组织的界面。但一个人类患者是一个相互联系着的一个有机的整体，具有各种各样的生理机制。这些机制之间相互调节，相互影响。从组织结构上，人体又是由不同的器官、组织和系统组成的一个极其复杂的有机体。这些器官、组织和系统的功能之间也相互影响和相互调节。纳米粒子在人体内可以从一个组织移行或被转运到另一个组织。在纳米医学中特别令人感兴趣的问题是这些具有纳米尺度的固体和颗粒物质在机体各系统、各器官和各组织中的运动及转运及其结果。对于用作药物载体的纳米粒子，在体内的分布是其实现靶向运输的基础；对于环境中的自然存在的纳米粒子，进入体内后在体内的分布，是其对特殊器官和特殊部位毒性的基础。完整的可运动的纳米机器人可在机体内有目的地游走。对于纳米机器人，人们希望能够避开几何性捕获、细胞吞噬和肉芽肿化，能够在体内永久地存在而不会被机体的免疫系统所清除。对于纳米粒子，人们所期望的正好与对纳米机器人的期望相反，在其发生过有利的作用之后，人们希望这些纳米粒子能够迅速地自体内排出。这里主要对这样的担心进行分析，即自由漂浮和位置固定的纳米机器人（或者它们组成材料的脱落碎片）的体内命运问题及纳米粒子在生物体内的生物过程。在纳米毒理学中，纳米粒子在体内的分布，是其毒性靶向作用的基础，对于研究其器官毒性及对其进行正确的医疗处理具有重要意义。例如，某种纳米粒子不进入中枢神经系统，则基本上可以排除这种纳米粒子对中枢神经系统的毒性作用；如某种纳米粒子具有细胞毒性，同时又在肾脏有分布，那么就需要对其肾毒性进行研究。如要纳米粒子的毒性尽快地自体内消除，就需要研究通过什么样的方法可以促进纳米粒子的排泄。

本章的第一部分讨论很大的粒子在人组织中的运动和命运；第二部分讨论纳米机器人或纳米粒子在生物体内的几何性捕获；第三部分讨论吞噬性捕获；第四部分则讨论纳米粒子的排泄。

9.1　大粒子的运动

不具有运动性的宏观尺度的大粒子在生物体内的运动与其本身的形态密切相关，如果其形态上具有一定的不对称性，它们自己可在生物体软组织中移行[1]。一个圆形的，如大号铅弹的弹头，倾向于在无限长的时间内存留于一个位置。但是一个不对称的物体如一根缝合针或者豪猪的刺，首先移动其位点，然后由于机体组织自然运动，肌肉可向这些物体施加压力，使其在体内作长距离的运动[1]。用于骨折内固定和在永久性植入物替换时作为辅助固定组织的各种植入物也可改变位置或移行[1]。据报道，平滑的针和导线[2-4]较线状的物体如螺丝[3]或订书针[2,3]更有可能发生体内的游走或移行，虽然螺丝[5-7]、缝合针[8]和订书针[9]的体内游走偶然也有报道。例如在一项对于47例器官植入患者所进行的调查中[3]，有8例死亡，其中6例突然死亡是因为植入物的游走造成的心脏或心脏附近的血管的损伤。典型的游走发生于异物植入后8个月时。游走的设备或片段进入肺[10,11]、心脏[3,7]、主动脉[12-15]、肺动脉[16-19]、小肠[20]、腹壁[21]、脊髓管[22]、和膝关节[23]。碎片移动的距离可自手到肘[24]，盆腔到心脏[25]，髋骨到输尿管或膀胱[26]，颈椎到肺[27]，右髋到左肺[28]及自颈部向下到心脏[29]，主动脉[12,13]，胸腔[29,30]，肺[4]，肺动脉[16]，膈肌[31]，脾[11,29,32]（有一例在12个小时内就到达了脾脏[33]），肝脏[34]和下腹部[35]。吸收不完全的皮下缝合线可游走至皮肤表面[36]。缝线[37,38]和ICD片[39,40]的游走已为大家所熟知。

大的材料颗粒也可能涉及血液循环。有4例报道弹壳碎片已被阐明，被运输到脑循环[41]。Kerschner线通过大血管移行进入心脏[42]。Knoweles针通过髂外静脉游走至盆腔[43]。从儿童中央循环中清除的导管残段[44]。来自血管成形材料的磨损粒子可随血流而行直到在毛细胞血管床的动脉端由于动脉直径的减小而被捕获，在肺脏则被捕获于肺动脉[1]。在手术（血管成形）时近端血管壁上的胆固醇结晶脱落或自然脱落时，可沿血液循环堵塞50~500μm直径的动脉[45]。这种病理性胆固醇结晶[46-52]常常发现于肾血管[51-57]，胃肠道[46]，肌肉[48,62]，皮肤[53,54]，眼睛[58]，阴茎[59,60]，脑[61]，或四肢[62-64]。更为常见的情况是存在于动物体内[65,66]和人类患者[67-70]体内细胞外的较大的不能被吞噬的粒子。这些粒子包括植入物磨损碎片、腐蚀产物的沉淀、矿物粉尘，肌腱替代材料的纤维片段，或甚至是4~100μm腾氟龙粒子。它们最后出现于局部淋巴结、淋巴引流系统或远隔部位骨髓或其他远隔器官。相对较大的纳米设备和纳米器官缺少动力驱动下的运动能力，但具有适宜的动力学表面几何形状，可以利用组织的自然驱动力，进行缓慢的、生物助推下的游走运动，到达身体的各部位。然而，纳米医学经常要求更为迅速、更为精确和能更好控制的运动。在植入宏观尺度的通讯、导航或计算设备情况下将纳米设备、纳米器官或纳米机械固定于预想部位也具有同等的重要性。

从上面宏观粒子的运动，可以想象不具有运动性的纳米粒子在体内也可能会像不具有运动能力的宏观粒子那样，在机体的作用下发生运动。当然，纳米粒子对于机体来说似乎太过于微观，因而粒子的形态对于其在组织中的运动可能并不十分重要。但纳米粒子在细胞内，细胞内的微观结构中所发生的微观尺度的运动，其形态就可能具有重要意义。比如，肌纤维的收缩，酶蛋白的变构，鞭毛的运动，细胞膜上离子泵的运转等，都有可能影响纳米粒子的微观运动及作为其结果的细胞内分布及对细胞内微观结构的损伤。

9.2 血载纳米粒子的几何性捕获

静脉注入人体血流的小的不可移动的粒子的清除命运已被深入的研究。静脉注射15μm的放射性核素标记的微球是动物实验中常常采取的一项标准的血流量测定技术。捕获于组织中的微球的数量与流过该组织的血流量成正比[71-73]。但是较许多毛细血管直径大的粒子（如15-，25-，和平35-μm的微球）注入猪体内揭示，在耳朵和皮肤存在有相当多的动静脉解剖分流小血管，其直径大到足够允许25μm的粒子流过局部毛细血管床[74]。在人类纯粹以诊断为目的静脉注入小量的15~25μm的粒子还要考虑临床安全性的问题[75]。(3μm latex微球对大鼠的急性毒性已被测定[76]。后将述及)。

人毛细血管直径平均为8μm。最大可达15~20μm，最小只有4μm。一个刚性的粒子很难通过直径小于其粒径的血管。实验证明，直径大于7μm的生物惰性粒子纯粹是由于毛细血管床的几何性滤过[77]。这种捕获常常发生于粒子首次通过毛细血管床时。例如在一项研究中，97%的15μm放射性核素标记的微球在首次通过犬的眼睛时就被眼睛的毛细血管床所捕获[78]。天然红细胞在毛细血管中的捕获前面已进行讨论。天然白细胞在毛细血管中的捕获[79-82]，可能会伴随 leukergy 或白细胞栓子[83]已在文献中进行描述。(几十年前就有关于视网膜中白细胞栓子的报道[84-86]，视网膜毛细血管直径最小。还有一些报道关于白细胞栓子的报道[87-90]，但临床意义不十分重要[83]。) 当然，处于功能状态的纳米机器人可以采用主动的运动机制如 microbiovores[91]，通过狭窄的血管通道。局部释放扩血管物质如一氧化氮（NO）[92,93]也可以促进其行程。这些物质可被有效地清除[94-96]，但 NO[97]及其相关物质[98]具有许多的并发效应，因此在使用之前应慎重考虑。

在大小刻度的下限，小于 100 nm 的粒子有可能通过衬于血管内壁细胞的窗孔自循环系统中逸出[77,99]。对于某一器官毛细血管床的小窗大小不等。例如，胰脏、小肠和肾毛细血管床内皮的窗孔大小为 50 ~ 70 nm[100]。外分泌腺管壁内皮也有 60 nm 的窗孔。正常情况下这些窗孔被一层薄膜所遮盖[101]。肝、脾和骨髓的内皮的窗孔大小约为 100 nm，内皮下的基底膜不完整，使血管中粒径小于此尺度的粒子可自这些小孔逸出循环系统。肿瘤毛细血管往往因有炎症的存在具有更大的窗孔[77]。

下面我们讨论一些特殊的部位，在此处纳米设备或纳米粒子可能发生几何性捕获。所提供的有关这些方面的资料将提示直径在 0.2 ~ 2μm 范围内的纳米粒子或纳米设备不会有太大困难——如果只从几何学方面考虑。

9.2.1 肺血管的几何性捕获

纳米粒子通过简单的几何学滤过而肺脏被捕获具有一定的意义，因为在全身各器官组织中肺具有最高的血液灌流，典型值为 90mm^3/s - g（~4500 cm^3/min），最高可达 490 mm^3/s - g（24000 cm^3/min）。纳米粒子静脉注射后，静脉血直接回流入心脏，因此这些粒子首先遇到的毛细血管床存在于肺脏。肯定地说，大于 77 ~ 125μm[102]或 200μm 的玻璃珠[103]会引起血管栓塞。但在一般情况下，所有注入静脉的大于 7 ~ 8μm 的粒子都会被肺毛细血管床捕获[77,104]而不致于造成明显的栓塞症状。例如，7.4 ~ 11.6μm 的聚乙烯微球静脉注射后被肺毛细血管网滤过，绝大多数这种捕获发生于首次通过时，不引起血流动力学的改变[76,78,105]。放射性核素标记的微球给比格犬静脉注射表明，8 ~ 25μm 的微球在肺部停留至少 1 个月[106]。3μm 的微球则迅速地自肺部清除，绝大部分在 2 小时后即已离开，1 个月之后发现于肝和脾[106,107]。毛细血管床对粒子的这种捕获效应早就已经被用于放射诊断成像，使用的微球为白蛋白微球。在药物制剂领域，这种捕获效应可被用于抗癌药物或其他靶向治疗药物的递送[108]。如此大的粒子，由于其化学反应性，可引起肉芽肿[104]。

小于 7μm 的惰性粒子可通过肺毛细血管床而不被捕获，除非这些粒子会聚集成更大的粒子或具有高度的亲水性。在这些情况下，肺部会有明显的较小一些粒子的沉积[109]。例如，直径大约为 1 ~ 2μm 带有负电荷的两亲性脂质体在肺部的沉积最多[110]。纳米粒子在作为肝外部位之一的肺中的积聚受脂质体大小、电荷和成分的影响[111]。

9.2.2 肝血管的几何性捕获

在各主要器官中，肝脏的血液灌流率据第四位，典型值为 10 ~ 14 mm^3/s - g（1000 ~ 1400 cm^3/min），最大可达 55 mm^3/s - g（~5400 cm^3/min）。在肝脏，毛细血管床具有最大的数量密度，血管直径与其他脏器没有明显差异。15 和 80μm 的微球经门静脉注入大鼠的肝脏，引起栓塞性门静脉高压，两种微球的静脉压分别比正常高约 15 mmHg 和 24 mmHg[112]。有一项研究发现[113]，经门静脉和肝动脉注射的直径为 15 μm 的微球全部被大鼠肝脏捕获，无论是在正常肝脏还是在有硬化（cerhotic）的肝脏。据称这个实验排除了在大鼠肝脏有直径大于 15μm 的肝脏内血液分流，但直径约为 20μm 的自门静脉到肝静脉的肝内分流明显存在于人肝硬化患者[114]。这些分流使血液不流经肝脏的血窦。另外一项研究[115]发现直径至少为 40μm 的微球才能将大鼠肝脏的血管完全栓塞。

肝脏的血液滤过系统有两个有趣的特征，与纳米粒子的几何性捕获具有潜在的关系。

首先，门静脉供应肝脏的血液，被平均直径为 10 ~ 13μm 的肝静脉窦滤过，虽然由于依在该器官中的位置不同而会有所变化[116,119]。这为纳米粒子的顺利通过确定了一个相当大的上限。通过大鼠肝血窦的血流速度为 144 （54 ~ 245） μm/s。在急性摄入乙醇后，血流速度增至 197μm/s[117]。已有模型[118]来模拟肝血窦沿途的血流变化情况。如果说肝血窦占肝脏容积的 ~10%，则每个肝小叶含有 ~1000 个血窦或整个肝脏含有 10^9 个血窦。全部肝血窦的管状长度为 ~1 500 km，截面面积为 ~$100\mu m^2$。门周围的肝血窦较狭窄，更为曲折，而且较少的孔隙（占总面积的 5.96%）而在中心肝小叶的肝窦较宽大，较直，具有较多的孔隙（占总面积的 7.94%）[119]。微米大小的纳米机器人应能安全地通过这样的通路。

第二，组成肝窦壁的内皮细胞存在有大量（5 ~ 20 个/μm^2）小窗，平均直径 175 nm（100 ~ 300 nm）。罕见（<0.1/μm^2）大（300 nm ~ 1μm）的窗孔[119-122]。这些小窗没有隔膜或基底膜封闭，因此可作为筛孔使较小的纳米粒子通过进入约 500 nm 深的 Disse 间隙[123]，继之进入淋巴引流系统。另外，通过肝血窦壁的纳米粒子也可以衬于肝细胞质膜表面的微小突起直接接触而被肝细胞所捕获或吞噬。当然，即使简单的带有气体浓度传感器的纳米机器人或纳米医疗设备，也有可能探测出进入 Disse 间隙的紧急通路，因为在肝血窦与肝细胞之间有 5 mmHg 的氧压差[124]。根据任务的需要，可通过应用操作附件或其他的办法来避免纳米机器人或纳米粒子通过这个通路而逸出循环系统。

在较为狭窄的肝门周围的肝窦，其血液中的红细胞在内皮壁所施加的力的作用下，也对纳米粒子施加作用力，使其通过窦壁及窦壁内皮细胞上的孔隙，起到“加压筛”的作用并通过“内皮按摩”作用来搅动 Disse 间隙中的血液[125,126]。肝窦具有孔隙内皮的目的似乎就是这种筛孔作用。这种筛孔允许小于 100 nm 的粒子从血液中溢出而防止大粒子（如粒径大于 7μm 的红细胞和 1μm 的乳糜微粒）与肝细胞接触[127-129]。乳糜微粒是蛋白和脂肪的聚集体，产生于肠壁并经淋巴系统进入血液。其所含的脂肪逐渐被脂肪酶水解，蛋白质最后也被代谢清除。这使它们的直径自原来的 500nm ~ 1μm 减小到 70 ~ 80nm，因此能够通过肝窦壁上的窗孔，最后被肝细胞所吞噬。乳糜微粒在血液中的半衰期为 6 ~ 7 分钟[130-132]，在吸烟者可达 9 分钟[133]。因此，肝窦壁上的窗孔就起到这样一种作用：将乳糜蛋白保留于血液中，直到失去它们所携带的脂肪的大部分[129]。血浆不同大小的乳糜微粒的浓度为 $0.5\times10^6/mm^3$，饱餐之后可达 $50\times10^6/mm^3$，但典型值为 $5\times10^6/mm^3$，与血液中的红细胞计数大致相似。在血管中流动的乳糜微粒与其他‘流动单位’一起，在肝窦血流较慢时发生‘靠边’现象，继之通过窦壁的窗孔。

医用纳米机器人至少在两维尺寸上大于 300 nm，极不可能会从肝窦的窗孔滤过而自血液中清除。对于较小的纳米粒子必须注意的是内皮窗孔是一种细胞骨架丰富的具有动态功能的结构[134]，可对激素[135]、病毒感染[136]和细胞骨架功能的抑制剂发生反应或受各种疾病状态和局部炎症的影响。窗孔的大小和数量[137-143]甚至血窦的宽度[144-146]都有可能受未来的医用机器人或纳米设备所分泌的或体内自然来源的生物化学物质的调节。

9.2.3 脾血管的几何性捕获

在人体内脾是第三位的具有最丰富的血液灌流的器官，典型值为 48 $mm^3/s-g$（~450 cm^3/min），变动范围在 10 ~ 130 $mm^3/s-g$（100 ~ 1200 cm^3/min）[147-150]。脾脏是循环中的纳米粒子最有可能发生几何性捕获的器官，因为脾脏的微循环在体内所有的器官中可能是最为复杂的[151]。脾脏的作用就像是一个滤筛床，在刚性或不易变形的粒子的清除中具有重要作用。这样的粒子如含有疟原虫[152]或 Heinz 小体[153]的红细胞、没有受到良好的调理素作用及未被包裹的细菌[154]（600 ~ 800 nm 大小[155]）、镰状细胞贫血患者血液中的‘镰刀’形红细胞及胶体粒子等[156]。

脾脏是一个柔软的略呈紫色的器官，在所有的脏器中体积可能是最大的，它的基本作用是自血液中清除受损的、脆性的和异常的红细胞。脾脏具有两个明确的组织学分区即白髓和红髓。二者分别占脾脏体积的5% ~20%和~85%[151,157-161]。白髓共同构成一个巨大的淋巴结，执行各种免疫学功能，如抗体的产生，B和T淋巴细胞及吞噬细胞的成熟等。实际上，脾脏是体内最大的单淋巴样器官。据估计，一个年轻男性成人每天有250万亿淋巴细胞通过脾脏，是通过全身所有的淋巴结的淋巴细胞的总和的8倍[162]。脾脏的红髓的作用是对血液中的损伤的，老化的和具有潜在危险性的细胞进行滤过清除。最重要的，红髓是从血液中清除被破坏的红细胞的碎片（血液垃圾，也可能包括结合有脂质的细胞碎片stroma）和不易变形的畸形红细胞、球形细胞（在一种自身免疫性溶血性贫血患者血液中受免疫球蛋白附着的红细胞[163]）或被疟原虫侵入的红细胞[152]。脾脏是体内红细胞破坏的主要场所，也是少数“可以没有”的器官之一，因为没有脾脏，哺乳动物可以相当良好地生存。但由于脾脏具有免疫功能，一个没有脾脏的患者具有较高的遭受感染的危险性，尤其是有荚膜的细菌如肺炎球菌，嗜血流感杆菌和脑膜炎球菌等[164]，有时可产生严重的脾切除后感染[151]，没有脾脏的生命并不像没有阑尾和胆囊的生命那样正常。

被脾脏滤过的血液是经由脾动脉进入脾脏。脾动脉在通过脾脏包膜（脾脏的外壁，由胶原结缔组织与平滑肌混合组成）时逐渐分支成低一级的小动脉[165]。当小动脉进入脾脏内部时，其管壁外周由淋巴细胞附着形成一层厚厚的淋巴细胞外衣。这被称之为动脉周围淋巴细胞鞘或PALS[166,167]。小动脉进一步分支，变得越来越细，PALS也越来越薄，最后分成纤毛状微血管丛[168]。在这一水平的小动脉，PALS完全消失。所有的PALS共同构成解剖学上的白髓。到达红髓时，失去PALS，一些纤毛状小动脉成为有鞘的毛细胞血管，其管壁由纺锤状细胞组成。这些细胞沿血管的轴线平行排列，有些像柱形鸟笼，被一层网状纤维束缚在一起的网状细胞和巨噬细胞组成的鞘膜所环绕[165,169]。有鞘的毛细血管在罕见的情况下可被天然的脂肪小球所栓塞[170]，不易“消化”的纳米粒子也可能有这种栓塞作用，可引起有临床意义的功能障碍，甚至组织坏死。通过髓鞘节段后，这些毛细血管恢复其正常的管状结构，与其他毛细血管一起进入红髓[165]。

红髓构成脾脏体积的大部分[157,158]，由髓索、静脉窦（静脉窦构成红髓体积的30%[151]）组成。髓索形成一连续的海绵样网状组织，交叉存在于有窗孔的脾静脉窦之间。髓索含有红细胞、淋巴细胞、巨噬细胞、粒细胞和浆细胞。静脉窦宽度约10 ~150μm，内衬伸长的内皮细胞，相似于网状纤维环绕而成的桶板，形成中空柱形的静脉窦。在窦壁的内皮细胞之间也有细小的窗孔。基膜含有肌动球蛋白和肌球蛋白，可以收缩而改变内皮细胞的紧张度和窗孔的大小[171]。

脾脏通过两种物理性途径对血液进行滤过——“封闭”性的和“开放”性的。在封闭式途径，一些毛细血管终止于血窦外表面附近，借助于血液的压力使血液直接通过窦壁进入静脉窦。在开放式途径，一些小动脉的血液通过1 ~2个直径为3 ~4μm的小孔注入髓索和网状细胞网，但并不直接进入静脉窦。血液细胞成分必须组成髓索的网状细胞网的额外的障碍才能“挤过”内皮细胞的裂隙进入静脉窦[172]。进入静脉窦的血细胞经由两种途径回到体循环，最终经脾静脉离开脾脏。在人类，进入脾脏的血液的90%取封闭式途径，由小动脉直接进入静脉窦，只有10%的血液经开放式途径进入静脉窦[173]。心脏输出血液的约5% ~10%的剩余部分不经过脾脏[174]。人类的脾脏和动物的脾脏在组织学上和微解剖学上有所不同[175-177]。内皮细胞裂隙在正常情况下处于封闭状态，只有在血细胞通过时才开放。

了解细胞必须通过的内皮裂隙的大小是必要的。Fujita[157]和Irino[178]等观察到正在通过1 ~2μm的窦壁侧孔的红细胞呈哑铃形。Linker[163]给出的裂隙宽度为2μ m。Cokelet[179]报道静脉窦壁裂隙呈1μm×6μm的矩形窗孔，深约2μm。虽然红细胞不能通过直径小于2. 3μm长管而不造成管腔的堵塞，精密的实验却揭示正常人红细胞却可以穿过直径小于1μm的刚性小孔。只要孔的深度很浅（比如0. 4μm[180]），红细胞通过这样的小孔只需要1. 5 mmHg的压力差来驱动[181]。红细胞渗出时，甚至可以穿过小至500 nm的小孔[182]。通过裂隙的速度是缓慢的，对于健康红细胞约需要10秒或更长[221]。在大鼠可能会更慢一些[183]。人红细胞在脾脏红髓中驻留的时间平均约66秒，平均速度为0. 25μm/s[221]。因为血液通过毛细血管末端与静脉窦之间网状结构的网孔渗出是如此缓慢，因此脾脏的红髓可使血液浓缩，血细胞比容可比正常增加两倍，也即脾脏内的血细胞比容为78%[184]。在红髓，变形或受损的红细胞不能成功地通过静脉窦，导致被捕获和被吞噬。例如，含有亨氏小体（由血红蛋白损伤形成的颗粒）的红细胞甚至通过深度为 3μm 和小孔都有困难[153]。直径为 2～3μm 并相对地具有刚性的金黄色葡萄球菌可被捕获于小鼠的脾脏[185]。脾脏以静脉窦几何性滤过方式对血液中的异常细胞进行监视并通过单核吞噬细胞来监测细胞的表面抗原。实验表明，将直径为 5μm 的聚乙烯微球注入大鼠脾动脉，主要被脾脏的红髓所捕获[186]。另外，一个较不重要的现象是在大鼠和小鼠上观察到脾脏的毛细血管壁会自发地发生周期性的收缩，管径可变得小至 1μm[187]。周围为 1 min（12～180 s），在周期的 2～12 秒血管闭合，持续 $<$ 1～60 秒。但作者并不知道在人类脾脏是否有这种周期性收缩。

医用纳米机器人或纳米粒子会通过脾静脉窦裂隙吗？这些裂隙是捕获刚性粒子的一种装置。例如，血液中的红细胞中的血红蛋白被氧化产生的刚性亨氏小体，在血液流经脾脏时，就会被脾脏将其从受影响的红细胞上撕脱下来[188]。这样，一个最简单的设计原则就是非有机物材料制备的纳米机器人至少应当在一维的物理尺度上小于 1μm 或者更小，或使用机械性辅助装置[91]或一种变态表面，能够在其通过静脉窦裂隙时发生形态改变，使其至少在一维方向上的物理尺度小于 1μm。

但在有时候可能需要设计将在任一方向上的物理尺度都大于 1μm 的纳米机器顺利通过脾脏的方案或者穿脾脏运动的机制[91]。一个纳米机器人穿过脾脏运动所要经历的情形可以根据一个健康红细胞通过脾脏红髓的情况来理解。在一项研究中，关于通过脾脏开放的红髓的一段 70μm 的通路的分析表明，红细胞具有特征性的“一停一走”的运动方式，在 7μm 长的节段里约停留 0.015～7 秒钟，尽管血液灌流速度是稳定的[183]。在某些位置，红细胞以点状附着的方式粘附于网状细胞或网状纤维。在另外的一些情况下，红细胞可以被捕获于网状纤维上。但一般来说，红细胞更可能是以表面相互作用而阻留于静脉窦的网状结构，而不是由于狭窄的通道限制[183]。适宜的纳米机器人穿脾脏通过技术可以自相对简单到非常复杂。相对简单的如等同于 8 nm kinesin 运动分子步长的每一步长，都有对静脉窦的结构特征能够感知的信号感知装置，并有由表面信号阵列所组成的信号输出装置发出信号以决定其运动方向和运动方式，以能顺利通过各种结构。复杂者如双臂交替摇摆的行进机制[91]。淋巴回流通路在脾脏也是可行的[167]。一个较为积极的方案是在纳米医疗程序中，预先部署一些纳米机器人，选择性阻断脾动脉的入口，通过物理性手段使治疗用纳米机器人不能进入脾脏，而其他血液成分则可以正常通过。一种安装于直径为 6 mm 的动脉某一部位的这种由纳米机器人组成的“血管门”可用 ~10^7 个纳米机器人来建立，每一个负责的面积约为 2μm^2。这种门可允许非纳米机器人的颗粒物质通过，而选择性地对纳米机器人进行滤过。如果“血管门”由血管运动性的纳米机器人聚集组成，那么在任务完成时，这种聚集体可以自动“解散”并“走开”，而不造成脾脏的栓塞或梗死。这种血管门对于执行短期任务的纳米机器人是可行的，但对于执行长期任务（如对于细胞癌变的早期监测）的纳米机器人似乎不太合适。这些方法可以避免采用更为激烈的如脾栓塞[189]或脾切除，继之再进行脾移植等的传统方法。

不溶性纳米粒子会造成一些网孔结构的阻断。这可能是可以耐受的，而对健康产生影响的可能性很小。例如，在小鼠进行 3μm 的胶乳微球实验发现这些粒子是安全的脾和肝的造影剂和药物递送系统[76]，虽然这些粒子可容易地通过肺脏而被脾脏捕获。这些粒子在血液中的半衰期为 1.62 分钟（静脉）和 1.72 分钟（动脉）[105]。由于血管堵塞而造成的血流动力学毒性是投用微球总体积的函数。微球直径与血流动力学毒性之间有反比例的关系[76]。另外有证据表明，流入脾脏的血液的 90% 可通过邻近白髓的区域，即所谓的外周海绵窦丛，含有面积达 300μm × 1000μm，厚度达 30～100μm 的大而扁平的开放空间，因此可绕过红髓狭窄的滤过床[105]。

9.2.4 肾血管的几何性捕获

在全身所有的器官中，肾脏具有第二位的最大血液灌流量，典型值为 70 mm^3/s－g（～1300 cm^3/min），最大可达 100 mm^3/s－g（～1800 cm^3/min）。然而，医疗机器人自肾脏血流中滤出是不可能的，因为肾脏的毛细血管覆盖肾小球膜的内皮窗孔只有 50 ~ 70 nm[77,190]，远小于使血液有形成分或微米尺度的纳米机器人或较大的纳米粒子的通过。这些窗孔的大小、数量和密度在急性肾功能衰竭的患者没有明显的改变[191]，虽然内皮窗孔的直径和数量密度用给予氨基苷类[192,193]或静脉输入某些化学物质[194]的方法有意地使其减小和减少。

用各种动物模型进行的微球实验研究了能够通过肾脏的毛细血管床而不被捕获的惰性球体粒子的最大尺度。在猫，直径为 0.3 ~ 1.8μm 的微球可顺利通过肾脏[195]。在犬，一项实验发现肾脏注射的直径小于 7μm 的微球，3% ~30% 到达肾静脉，而直径大于 10μm 的微球则完全被捕获于肾小球前和肾小球微血管[196]。另外的研究发现，9μm 微球并不完全被犬肾皮质捕获[197-199]，被捕获的 9μm 微球可由于微球本身的存在所引起的血管扩张而再被释放[197,198]。败血症也可引起血管扩张[200]，在理论上也可以使稍大一些的粒子通过。其他许多疾病也使肾脏基膜窗孔增大，因而造成通透性的增加，允许较大的粒子通过。这对于在疾病的状态下设计纳米医疗程序具有十分重要的意义。在高血压情况下，由于血管的扩张，可使透过的粒子进行性的增大，但大于 15μm 的微球仍被阻于犬[201]和大鼠[202]的肾脏小动脉。犬肾直小管典型直径为 10 ~ 20μm[203]。不同的小动脉的直径平均为 16μm[204]。在这项研究中，被球间小动脉捕获的微球的直径约为 26μm。最后，40 ~ 150μm 和 100 ~ 300μm 糊精微球注射引起了犬肾血管的栓塞，有严重的血管堵塞，即使使用小量的粒子也是这样[205]。在大鼠 8 ~ 12μm 的微球全部被肾脏自血流中分离出来[206-208]，但另一项研究中 15μm 的微球也没有全部被肾小球捕获[209]。还有一项研究则发现 15μm 的微球心脏内注射能够使肾小球前血管局部性扩张并缓慢地向着肾小球移行[210]。在兔，15μm 的微球堆积于肾小球毛细血管，25μm 微球被阻于球间小动脉，引起肾脏内出血[211]。1×10^5 个 15μm 微粒的注射总量不影响肾脏的肌苷清除率但在 2×10^5 粒子总剂量下的减少率即可测出，5×10^5 总剂量引起肾肌苷清除率减少的作用已很明显[211]。

肾滤过床周围的动静脉分流在原理上可允许某些较大的纳米机器人在循环中继续存在，但正常人肾脏一般没有这种分流。有些动静脉分流[212]，由可通过 10 ~ 30μm 的微球予以证实，可见于大鼠[213]和人[214-218]，但仅与肾脏移植[213,214]、肾活检[215,216]和肾癌[217-218]有关。后者可产生 15% ~57% 的容积分流率[218]。

9.2.5　循环系统中其他部位的几何性捕获

机体组织中许多毛细血管床将允许具有平滑表面的 4μm 以下的纳米粒子很容易地通过。但是，被动循环的纳米粒子就可能被捕获，至少是暂时性的。这些部位举例如下：

心脏：早期将 75 ~ 150μm 的含药微球，在心脏手术时直接植入心脏，引起了广泛的心肌坏死[219]。一项在猫和兔心脏用 7.9 -、8.6 - 和 14.6μm 的微球进行的粒子捕获实验发现，只有最大的微球被捕获，而有显量的（7% ~8%）的较小微球可发现于流出心脏的灌流液[220]。14.4μm 微球的全部捕获的部位周围没有漏出或动静脉分流[220]。有一些纳米粒子可能被捕获于 4 个心脏瓣膜的直接下游涡流处，尤其是在三尖瓣和二尖瓣心室面的壁瓣上[221-224]，和在主动脉瓣和肺动脉瓣[225-227]的心房面的 Valsava 窦[230,233]，在血流动力学的顶点和在心脏反流的情况下[228-231]，血液可在此处作短暂停滞。

静脉瓣：纳米粒子可被捕获于静脉瓣后的静脉窦，这里可能存在“压力陷阱”[232]或血流半停滞状态的瓣膜“袋”[233]。

血流动力学异常：纳米机器人或纳米粒子可被捕获于正好处于血管狭窄下游部位的涡流的顶点。血管狭窄可以由动脉硬化引起的管腔部分堵塞、血管痉挛和各种血管损害。某些特殊部位的部分堵塞引起的血液反流并不常见，但在某些特殊血流分支可捕获纳米粒子或纳米机器人，并可使之在此处作长时间停留，如“盗流综合征”（多指锁骨下盗流综合征。这种综合征引起颈总动脉和椎动脉系统对脑部的血液供应不足，可导致脑部缺血症状）[234-238]。在两动脉有解剖学相通的情况下血流方向可以发生反流，如 Willis 环的“双盗流”现象[237]，和三支动脉间的“三盗流”现象[234]。

血管瘤和血管漏：进行被动循环的纳米粒子或像细菌[239]一样的纳米机器人可被捕于血管凹陷所形成的腔隙中，如心脏的动脉瘤[240-246]，动脉动脉瘤[243-246]，感染性动脉瘤[247-249]，药物性动脉瘤[250]，静脉瘤[251,252]，及巨大血管漏[253]等。以这种方式被捕的粒子的命运可以是被吞噬或发生异物性反应。

9.3 纳米粒子体内分布与侵入途径之间的关系

一般而言，纳米粒子一旦进入血液循环，其在体内的分布就决定于其本身的粒径、形态及其血流动力学性质。其化学性质则是随血流被运送到组织和细胞之后的决定性事件，这与传统毒理学通常所说的靶向性有关。前面所述纳米粒子的体内分布均与各组织器官的微血管的直径和结构相关，但有一个更为重要的问题是这种分布与纳米粒子进入体内的途径还有密切的关系，如由吸入纳米粒子在体内的分布（即使是进入血液循环后）与经皮肤和胃肠道进入体内的纳米粒子的分布即有很大的差别。这种分布的差别，决定纳米粒子毒性的靶部位及医疗处理手段，是纳米毒理学必须研究的内容之一。目前对于纳米粒子体内分布与侵入途径的关系方面的研究较少，报道较多的有吸入纳米粒子、食入纳米粒子、皮肤应用纳米粒子及注入体内的纳米粒子在体内转运情况。从这些转运情况可对这种关系进行初步分析和归纳。

9.3.1 吸入纳米粒子体内分布

由于纳米粒子与吸入气体碰撞而扩散，导致其在肺内的沉积。对于较大粒子适用的一些沉积机制（如惰性装配、重力沉淀、扰流等）对纳米粒子肺内的沉积没有贡献[254]。按照 ICRP（1994）的预测机制模型，纳米粒子以此种方式主要沉积于鼻腔、气管支气管和肺泡。在这三个区域中，都有一定的量的纳米粒子的沉积。这些沉积与粒子的大小有关，如 1 nm 的粒子有 90% 沉积于鼻咽部，只有 10% 沉积于气管支气管部位，在肺泡区域几乎没有粒子的沉积，5 nm 的粒子在三个部位的沉积则各有 1/3，20 nm 的粒子在肺泡的沉积则约有 50% 之多，而在鼻咽部和气管支气管的沉积约只有 15%。这种沉积的差异不仅影响到纳米粒子在肺内的分布，而且也影响其在肺外部位的分布。

9.3.1.1 呼吸道分布：过去的资料表明，不同粒径的粒子可沉积于呼吸道的所有部位。呼吸道借助于几种机制保持呼吸道内没有细胞碎片及吸入粒子的沉积。纳米粒子一旦沉下来，即很容易被转运到肺外部位，相对于较大的吸入粒子，这是纳米粒子的一个特点。不同的转运途径和转运机制，可以使纳米粒子到达不同的肺外组织和器官。其中最为重要的有通过呼吸道上皮细胞的转运到肺的间质组织及跨过气 - 血屏障直接进入血液循环或经淋巴道分布于全身。新近研究发现的另一条重要的转运机制是被嗅神经末梢摄取，并通过轴浆运输而分布到神经节及中枢神经系统。这一转运机制及分布特征为纳米粒子所独有。

呼吸道内沉积的纳米粒子可以物理的或化学的方式被清除。化学性清除主要是对于那些可以溶解的粒子而言。纳米粒子溶解释放的溶质或可溶性成分最终进入血液或淋巴循环。这种方式的清除转运可发生于肺内的任何部位，虽然有量的不同。物理性清除是指以其粒子形式被转运清除。这些机制中，有一些具有明显的粒子尺度依赖性：对某种尺度的粒子具有特别有效的转运效率，但对另一些尺度粒子的转运效率则极低。这种转运能力的差异，自然导致不同尺度的纳米粒子在体内分布的差异。

对于吸入的纳米粒子，目前了解最多的清除途径是肺泡巨噬细胞的吞噬。有几项研究表明，粒子灌流后 24 h，0.5，3 和 10 μm 的粒子有 80% 存在于肺巨噬细胞，而 15 ~ 20 nm 及 80 nm 的粒子则只有 ~20% 存在于肺巨噬细胞。事实上，在对肺进行充分灌洗之后，吸入的超细粒子约有 80% 仍存留于肺部，而大于 0.5 μm 的粒子则约只有 20% 仍被存留于肺部。这些结果表明较大的粒子存在于呼吸道腔内，易于被灌洗液带出肺部，而超细粒子则已被转运到上皮细胞内或间质组织内。

人们由前面的实验结果可以想到，既然肺泡巨噬细胞对纳米粒子的吞噬效果不好，那么其消除就有可能与上皮细胞有关。实际上已有几项实验表明，沉积于呼吸道的纳米粒子很容易接近上皮细胞和间质部位：暴露于超细腾氟龙烟雾 15 min，即可于导气管道的间质组织及粘膜下部位及邻近胸膜的肺间质组织见到含氟粒子[255]。这种纳米粒子在间质的分布可在其中直接引起粒子性效应。

1992 年 Oberdörster 进行了一项实验，研究肺对二氧化钛的炎症反应，所用粒子为直径 12 - 150 nm 色谱纯的二氧化钛纳米粒。结果发现较高剂量诱发的效应却较低[256]。这一结果使 Oberdörster 感到惊奇，但进一步工作发现在较高的剂量下，50% 或更多的纳米二氧化钛进入了肺的间质（剂量以表面积表示），使其诱发的炎症细胞反应从肺泡转移到间质。12 ~ 20 nm 的粒径相对于 220 和 250 nm 来说要小，因此在相同的重量剂量下所投用的粒子数要相差 3 个数量级，这似乎是像总剂量和剂量速率一样的决定纳米粒子透肺泡上皮转运分布的一个重要的因子[257]。已有研究表明，纳米粒子透肺泡上皮转运，向间质分布在高级种属动物（犬、非人灵长类等）比在啮齿类动物更为明显[258,259]，因此至少可以假定吸入纳米粒子在人类与在啮齿类具有相似量的较高的透肺泡上皮分布。

9. 3. 1. 2　通过血液循环的转运分布：粒子一旦到达肺间质组织，就有可能被摄取进入血液循环或淋巴系统，这一过程同样是粒径依赖性的。Berry 等于 1977 年就发现[260]，给大鼠经气管滴入直径 30 nm 的金粒子，30 min 内肺毛细血管中的血小板中就有大量的金粒子出现，提出这是吸入纳米粒子清除的一条重要通路，并且在污染空气中的细粒子，特别是烟草中的纳米粒子向肺外远隔器官分布中具有重要意义。他们还假设纳米粒子使血小板倾向于形成微血栓性动脉硬化斑。

此后，又有若干研究用不同的纳米粒子证明肺吸入粒子的跨气血屏障清除通路的存在。总的来说，这些研究都表明粒子的大小及其表面化学（或包被物质），可能还有表面电荷，支配着粒子的跨上皮细胞层和内皮细胞层的转运。2004 年 Heckel 给啮齿类静脉注射血清白蛋白包被的金纳米粒子进行实验，发现了受体（血清白蛋白结合蛋白）介导的经细胞膜穴样内陷性的跨细胞粒子转运[261]，开纳米粒子细胞内分布研究的先河。这些 50 ~ 100 nm 的小泡性载体，于 1975 年曾由 Simionescu 等进行描述：由胞浆膜的内陷形成并被胞穴素 - 1 蛋白所包绕[262]。血清白蛋白是血浆中和组织间质中最为丰富的蛋白质，似乎可以促进细胞对纳米粒子的内吞作用。这一作用就像卵磷脂。用卵磷脂包裹聚乙烯粒子，即使直径达 240 nm，也能跨肺泡 - 毛细血管屏障转运，但未包被的卵磷脂粒子则不能[263]，可见血清白蛋白和卵磷脂的存在对于沉积于肺泡腔面的纳米粒子的上皮细胞摄取是十分重要的促进因素。

Rejman 等 2004 年对各种物质的细胞内吞通路进行了回顾[264]。这些通路包括巨噬细胞吞噬、吞饮、clathrin 和穴样内陷所介导的内吞。在用非吞噬细胞所进行的体外实验中，经 clathrin - 被覆的穴样内陷，是直径在 200 nm 以下的乳胶微球被摄入细胞内的主要方式，而对于直径达 500 nm 以上的粒子，胞膜的穴样内陷成为纳米粒子被细胞内吞的主要方式。用血清白蛋白对纳米粒子进行包被后，即使最小的粒子的内吞也是以穴样内陷的方式发生。胞穴素蛋白在各种细胞上的丰度不同：在肺毛细血管和肺泡Ⅰ型上皮细胞最为丰富，而在脑毛细血管并不存在[265]。肺泡在吸气时扩张，在呼气时收缩。这使具有 40 nm 孔洞的胞穴随之出现和消失，由此不断地形成小泡，成为生物大分子跨细胞分布的运输通道[266]。由病毒获得的关于纳米粒子经 clathrin 和胞穴机制也是值得考虑的通路之一，对于工程制备的纳米粒子进入细胞及与亚细胞结构相互作用并在其中分布的机制，具有一定的启发意义。

在人类，吸入纳米粒子进入血液循环的证据并不十分确定。有一项研究表明人类吸入 99Tc 标记的 20 nm 的炭粒子[267]可在血液中迅速出现并在肝脏中积累，而另一项使用同一种纳米粒子所进行的研究则报道在肝脏中没有积累[268]。综合来自动物和人类的所有证据，考虑纳米粒子自肺泡向血液循环转运及向肺外组织分布是可能的，但肺外转运和肺外组织中分布的量高度地依赖于粒子的大小、表面特征和化学特性。纳米粒子能够自肺组织向血液循环转运，可为流行病学研究发现吸入环境中的超细胞颗粒具有心血管系统效应[269,270]及临床研究发现血管可对吸入超细元素碳发生反应[271]提供解释。

当然，吸入纳米粒子在肺部引起的炎症反应，也会通过改变血液凝固性或全身性反应而影响到心血管系统的功能。

一旦纳米粒子进入血液循环，就有可能分布于全身各种组织和器官。肝脏是主要的分布器官，次之的是脾脏，二者都是单核巨噬细胞系统中的重要器官。用 PEG 对粒子进行包被可以使纳米粒子避免肝脏和脾脏分配，实现到达其他靶向器官的目的。吸入纳米粒子在心脏、肾脏和免疫调节器官（如脾和骨髓）中的分布已有报道。例如，几种类型的直径为 10 ~ 240 nm 的纳米粒子静脉注射后在骨髓中有明显的分布。这种靶向特异性对药物靶向递送研究具有特殊的价值。例如，由血载纳米粒子向中枢神经系统递送药物需要对纳米粒子表面进行修饰，以促进通过特殊的受体透血脑屏障转运，达到在中枢神经系统分布的目的。虽然纳米粒子具有这种高度理想的性质，但还要将其靶向纳米药物递送的不良的血管反应结合起来进行权衡，有必要进行充分的毒理学评价。

9.3.1.3 神经末梢摄取与神经系统分布：近来研究发现，吸入呼吸道的纳米粒子可以通过神经元的突起末梢摄取，并被转运到神经元。这是对于纳米粒子的一种特异性转运和分布通路。这一通路在近 70 年前都已被描述，但从未引起毒理学家们的注意和重视。这些早期的研究包括将 30 nm 的小儿麻痹病毒滴入黑猩猩和恒河猴鼻腔进行的一系列实验[272-274]。这些研究揭示嗅神经和嗅球是鼻腔滴入具有纳米尺度的纳米粒子进入中枢神经系统的门户。鼻腔嗅粘膜与嗅球邻近，使末梢向神经元的转运只是一种“短途”运输。Bodian & Howe 测定病毒在轴浆中的运输速度为 2.4 mm/h，这与后来由 Adams & Bray 测定的通过微注射技术注入螃蟹的巨神经轴突中的固体粒子（500 nm）[275]和 deLorenzo 在松鼠猴测定的用银包被的胶体金（50 nm）在神经轴突中[276]的运输速度十分一致。

deLorenzo 1970 年在松鼠猴进行的实验表明，鼻腔内滴入银包被的胶体金粒子在神经轴突中沿嗅神经前向运输至嗅球。滴入后 1 h 内，50 nm 的胶体金粒子甚至能够跨过嗅球的突触，到达僧帽细胞的树突。这项研究中的一个有趣的发现是嗅球中的纳米粒子不是自由地分布于细胞质，而是倾向分布于线粒体。这一重要发现具有重要的毒理学意义。

新近的研究表明，吸入纳米粒子经神经末梢摄取，向中枢神经系统转运也是可能的。吸入直径 35 nm 的元素 13C 粒子后第一天，嗅球中 13C 的含量就明显升高并在此后的 7 天内持续升高[277]。另一项在大鼠进行的固体纳米锰吸入研究表明，暴露 12 天后，嗅球中的锰增加 3.5 倍以上，而肺组织中的锰才只增加了一半。当将一侧鼻孔堵塞时，锰的积累只限于鼻孔未被堵塞的一侧嗅球[278]。用 1.3 ~ 18 μm 的粒子进行实验，吸入 15 天嗅球内并见有锰含量的增加[279]。这些结果与单根嗅神经丝的直径只有 100 ~ 200 nm 有关[280,281]。

综合目前已有的研究资料，可以认为嗅神经可以被考虑为人类吸入气载纳米粒子后的一个进入中枢神经的通路。但必须明白，人类与啮齿类动物之间存在着重要的种属差异。人类鼻腔中嗅粘膜的面积只占总面积的 5%，而啮齿类则可占到 50%。因此，人们可能会说，嗅神经通路可能仅是对于那些具有发达的嗅神经系统的动物是纳米粒子向中枢神经系统转运的一个重要通路，对于只有一些残留的嗅神经系统的人类可能还有疑问。但用粒子沉积预测模型估计及 Obdörster 综述的数据表明从其他部位转运至人类嗅球的 20 nm 粒子的浓度可比大鼠高 1.6 ~ 10 倍[254]。

纳米粒子向更深的脑组织部位转运分布也同样是可能的，例如用可溶性的锰粒子在大鼠所进行的实验[282]，但对于固体纳米粒子还需要有进一步的实验来证实。纳米粒子在人类沿神经轴突和树突运动的进一步证据来自毒理学家长期的知识积累，他们早就知道，人类脑膜炎病毒可以沿嗅神经和三叉神经元运动，带状疱疹病毒可沿三叉神经上下行，触发带状疱疹冷痛的发作[283,284]。

纳米粒子向神经元分布的转运途径还有三叉神经和气管支气管感觉神经。Hunter & Dey 1998 年在大鼠进行的一项研究表明，鼻腔内滴入诺丹明标记的 20 ~ 200 nm 的微球可被视神经和下颌神经摄取，并转运到颅内的三叉神经节[285]。视神经和下颌神经都是三叉神经的分支，其感觉性末梢分布于整个鼻腔粘膜。Hunter & Undem（1999）在另一项实验中，将同样的微球滴入豚鼠气管，发现这些固体纳米粒分布于颈部的结状神经节[286]。这一神经节的突起汇入迷走神经系统，形成颈部的神经网络。这一发现对于理解环境纳米粒子对心血管系统疾病的影响具有意义，说明流行病学研究发现至少部分地是由于超细粒子对自主神经系统的直接影响（心脏的活动受自主神经系统的迷走神经支配）。

从空气污染对中枢神经系统的影响的角度来考虑，近来有两项针对环境细和超细粒子的研究应被提及。这两项研究的作者发现空气中的污染粒子可引起 TNFμ 的明显增加及多巴胺能神经元的减少[287,288]，这一结果支持关于环境粒子引起中枢神经系统退行性变的学说。Calderon - Garciduenas 也曾发现空气污染与中枢神经系统疾病间的有趣的联系：来自墨西哥城空气严重污染区域的狗的嗅粘膜、嗅球、脑皮质和皮质下结构中都有明显的炎症或神经退行性变，而在那些来自没有污染的对照城市的狗的这些结构中没有发现这些病变[289]。

由上述结果可知纳米粒子经神经纤维转运及在中枢神经系统中的分布已基本上成为确立的事实，并且这种分布与粒子的大小关系密切。需要强调的是，粒子尺度的本身只不过是支配这一过程的一个粒子性参数之一。纳米粒子的其他特征（如表面化学、电荷、形态及聚集状态等）同样也是基本的决定因素。应当记住的是，纳米粒子具有独特的生物动力学行为，包括细胞吞噬、跨细胞转运、神经纤维和循环系统转运及在全身的分布等，使其有药物治疗和诊断应用方面大有作为，但同时也可能具有生物安全性问题。

9.3.2　胃肠道吸收后的体内分布

胃肠道是纳米粒子侵入人体的另一个重要途径。经呼吸道吸入的纳米粒子被气管支气管的柱状纤维毛上皮的波浪式运动排出到咽部时，可随吞咽动作而进入胃肠道；空气中的纳米粒子污染食品后可被食入；纳米粒子制备、生产过程中，含有纳米粒子的排放物污染水源后可经饮水进入胃肠道；用于唇部的化妆品中的纳米粒子可从口腔进入胃肠道；纳米粒子作为药物的载体可被直接食入胃肠道。虽然如此，人们对于胃肠道食入纳米粒子后的转运及分布的研究很少。这些仅有的研究表明纳米粒子可以经胃肠道吸收或被迅速排出。给大鼠口服放射性同位素标记的功能基化的 C60 富勒烯（用 PEG 和白蛋白溶解，18 kBq /100 μl），98% 在 48 小时内随粪便排出，其余的可见于尿液，表明大约有 2% 由胃肠吸收进入血液循环[290]。在同一实验中将放射性标记的富勒烯经静脉注射（9. 6 kBq/ ~ 50 μl 或 14 – 18 kBq/215 μl）后一周内，有 73 ~ 80% 的放射性分布于肝内。用超细^{192}Ir 进行的实验[291,292]则未能发现胃肠道对其有明显的吸收，而较早期用 150 ~ 500 nm 的较大的二氧化钛粒子进行的实验则发现能够被胃肠道吸收入血并分布于肝脏[293,294]。这些结果说明胃肠道对粒子物质的吸收不仅依赖于粒子的大小，很可能还依赖于粒子的表面化学特性。总的来说，关于胃肠道对纳米粒子的吸收情况还研究得较少，但吸收后的分布是以肝脏为主。

9.3.3　皮肤吸收与体内分布

由于纳米粒子在抗染色衣物、化妆品及防晒霜中的应用愈来愈多，其经皮肤吸收及其分布的研究也较胃肠道的研究为多。皮肤侵入途径对于环境中的纳米粒子，也是一个重要的暴露途径，因为空气中的纳米粒子可聚集沉淀到皮肤表面，而且人们也很难避免这种接触。已有几项实验用紫外吸收的方法通过考查防晒霜中的纳米二氧化钛含量来检测其穿透人类志愿者、动物或体外模型表皮的能力[295-299]。这些研究中应用的初级纳米粒子粒径为 10 ~ 60 nm，其中也能有这些粒子的聚集体的存在。所有这些研究都未能发现纳米粒子能够穿过表皮的角质层，尽管在某些病例可见到纳米粒子在毛囊积聚[300]。另有研究发现 20 nm 的带有表面负电荷的聚乙烯粒子似乎与二氧化钛具有同样的毛囊分布特性，也不穿透角质层[301]。

最近对于量子点的研究表明这些纳米粒子与二氧化钛和聚乙烯纳米粒子形成了对照。量子点可以穿过皮肤[302]，虽然其穿透的量有限。Ryman – Rasmussen 等的研究使用的是扫描荧光共聚焦显微镜，可以考查粒子的大小、形态、及表面电荷对穿透皮肤作用的影响。使用的动物模型为猪的皮肤[302]。

结果表明一些种类的量子点的一小部分可以穿透表皮的角质层，有更小的一部分可以穿透表皮到达真皮并在其中积聚。这种穿透作用依赖于量子点的大小、形状及表面电荷。粒径较小的圆形的量子点比较大的椭圆形的量子点具有较大的穿透能力。没有任何一种量子点能够穿透皮肤的整个厚度。这种有限的透皮肤能力在体外人类皮肤模型上用小于 10 nm 的铁和磁赤铁矿纳米粒子也能观察得到[303]。这些结果表明，"较小"的粒子具有较强的透皮肤能力。目前为止，还没有研究皮肤的完整性或生理病理状态对纳米粒子透过的影响，但可以想象，皮肤的损伤将会减弱皮肤的屏障作用使纳米粒子的吸收增多。这对于在某种情况下，如在皮肤已被损伤的情况下使用含有纳米粒子的防晒霜时可能具有毒理学意义。Rouse 等用体外研究发现皮肤的折曲活动可增加微米尺度的右旋糖酐粒子的透此作用[304]。用右旋糖酐衍生化的富勒烯也观察到了损伤皮肤对纳米粒子透皮作用的促进现象[305]。从目前所进行的这些实验研究来看，健康完整的皮肤对于某些纳米粒子是一有效的屏障，不允许其透过整个厚度而进入体内，而只能分布于皮层的有限深度内。

参 考 文 献

1. Jonathan Black. Biological Performance of Materials: Fundamentals of Biocompatibility, Third Edition, Marcel Dekker, New York, 1999.
2. G Schwarzbart, J Lubin. Experience with auto suture surgical stapling instruments. Fate of enterically applied staples. Int Surg, 1978, 63:146-151.
3. FA Lyons, CA Rockwood Jr. Migration of pins used in operations on the shoulder. J Bone Joint Surg Am, 1990, 72: 1262-1267.
4. JS McCaughan Jr, PR Miller. Migration of Steinmann pin from shoulder to lung. JAMA, 1969, 207:1917.
5. RI Joshi, A Butler-Manucl. Intra-articular migration of. 1 broken screw tip presenting as a locked knee. Injury, 1997, 707-708.
6. A Ekclund. Cartilage injuries in the shoulder joint caused by migration of suture anchors or mini screw. J. Shoulder Elbow Surg, 1998, 7:537-539.
7. Y Nakazato, Y Nakata. A case of dislodged airi. Il screw-in lead with migration to the ventricle 1 year posroperatively. Pacing Clin Electrophysiol, 1999, 22:831-832.
8. CL Posman, LG Morawa. Vascular injury from intrapelvic migration of a treaded pin. A case report. J Bone Joint Surg Am, 1984, 66:175-180.
9. JD Zukerman, FA Matsen 3d. Complications about the glenohumeral joint related to the use of screws and staples. J Bone Joint Surg Am, 1984, 66:175-180.
10. M Richardson, M Gomes, E Fsou. Transtracheal migration of an mira vertebral Steinmann pin to the left bronchus. J Thorac. Cardiovasc. Surg, 1987, 93:939-941.
11. FA Potter, AJ Fiorini, J Knox, et al. The migration of a Kirschner wire from shoulder to spleen: brief report. J Bone Joint Surg Br, 1988, 70:326-327.
12. I Nordback, H Markkula. Migration of kirschner pin from clavicle into ascending aorta. Acta Chir Scand, 1985, 151: 177-179.
13. Freund E, Nachman R, Gips H, Hiss J. Migration of a Kirschner wire used in the fixation of a subcapital humeral fracture, causing cardiac tamponade: case report and review of literature. Am J Forensic Med Pathol, 2007, 28 (2):155-166
14. SR Haxelngg, B Staller. Migration of siernal wire into. I. Scciulmg aort. I. Ann Thorac Surg, 1994, 57:1023-1024.
15. R Demaria, E Picard, M Bodino, et al. Migration of a clavicular bone win; aculely perforating the ascrnding aorta. Presse Med, 1998, 27:1013. In French.
16. JW Leonard. RW Gifford Jr. Migration of a Kirschner wire from the clavicle into the pulmonary artery. Am J Cardiol, 1965, 16:598-600.

17. HP Liu, CH Chang, PJ Lin, et al. Pulmonary artery perforation after Kirschner wire migration: case report and review of the literature. J Trauma, 1993, 34 : 154 – 156.
18. A Comhalia – Aleu, S Garcia. Pulmonary arlery perforation after Kirschner wire migration: case report and review of literJ-ture. J Trauma, 1994, 37 : 514 – 515.
19. NS Chou, MH Wu, CS Chan, et al. Intrathoracic migration of Kirschner wires. J Formos Med Assoc, 1994, 93 : 974 – 976.
20. J Majeski. Migration of wire mesh into the intestinal lumen causing an intestinal obstruction 30 years after repair of a ventral hernia. South Med J, 1998, 91 : 496 – 498.
21. VL Makarchuk. Migration of a Kirschner pin into the abdominal cavity and its exit through the anterior abdominal wall. Vesin Khir Im I I Grek, 1974, 113 : 127 – 128. In Russian.
22. T Hinzpeter, K Sartor. The problem of material migration following osteosynthesis: Penetration of a Kirschner wire into the spinal canal, ROFO Fortschr Geb Rontgenstr Nuklearmed, 1977, 127 : 493 – 494. In German.
23. RE Stanford, L Kohan. Migration of a Knowle's pin from the neck of the femur to the knee joint. Orchopedics, 2000, 23 : 281 – 282.
24. SR Kjeldsen, PJ Tordrup. Migration of a Kirschner wire from hand to elbow – A case report. Ugeskr. Laeger, 1993, 155 : 3930 – 3931. In Danish.
25. BR McGardel, LE Dahners, JB Rcnner. Kirschner wire migration from the pelvis to the heart and a new method of fixation of articular fracture fragments, acetabular reconstruction. J Orthop Trauma, 1989, 3 : 257 – 259.
26. SZ Kleinman, LA Russin. Migration of left hip pin with involvement of left ureter. Urology, 1980, 16 : 396 – 397.
27. M Richardson, M Gomes, E Tsou. Transtracheal migration of an intravertebral Steinmann pin to the left bronchus. J Thorac Cardiovasc Surg, 1987, 93 : 939 – 941.
28. JA Lawson, J Bender. Migration of a Kirschner wire from the right hip to the left lung. Ned Tijdschr Genecskd, 1977, 121 : 1706 – 1710. In Dutch.
29. Nishizaki K, Seki T. Intracardiac migration of a Kirschner wire from the right clavicle. Asian Cardiovasc Thorac Ann, 2007, 15 (3) : 272 – 3.
30. JH Kirn, JH Kwon, ED Hwang, et al. Intrathoracic migration of Steinmann pins. J Thorac Imaging, 2000, 15 : 301 – 303.
31. PJ Retief, FA Meintjes. Migration of a Kirschner wire in the body. A case report. S Afr Med J, 1978, 53 : 557 – 558.
32. FA Potter, AJ Fiorini, J Knox, et al. The migration of a Kirschner wire from shoulder to spleen: brief report. J Bone Joint Surg Br, 1988, 70 : 326 – 327.
33. S Tcchakampuch, P Talalak. Migration of Kirschner's wire into abdominal cavity and transrectal removal. J Med Assoc Thai, 1977, 60 : 572 – 575.
34. AE Vashchenko, NI Tutchenko, PP Moldovan. Migration of a moral bone pin from the left clavicle into the liver. Klin Khir, 1983, 9 : 63. In Russian.
35. Y Megumi. Double eyelid procedure by removal of transconjunctival orbital fat and buried sutures combined with sling technique to avoid wounding the eyelid. Aesthetic Plast Surg, 1997, 21 : 254 – 257.
36. H Klyver, AK Ehasen. Migration of suture material from the abdominal cicatrix to the urinary tract. Ugeskr Laeger, 1992, 154 : 2764 – 2765.
37. MD Silver, JP Daigneault. Symptomatic interarticular migration of glenoid suture anchors. Arthroscopy, 2000, 16 : 102 – 105.
38. JA Foster, KB John, E Castro, et al. Blepharoptosis surgery complicated by late suture migration. Am J Ophihalmol, 2000, 130 : 116 – 117.
39. F Siclari, H Klein, J Trosrer. Intraventricular migration *of* an ICD patch. Pacing Clin Electrophysiol, 1990, 13 : 1356 – 1359.
40. AR Shah, NU Rehman, N Shaokh, et al. External migration of an infected subcutaneous ICD patch through mammary tissue. J Cardiovasc Electrophysiol, 1999, 10 : 1690.
41. JP Kapp, I Gielchinsky, K Jelsma. Metallic fragment embolization to the cerebral circulation. J Trauma, 1973, 13 :

256 – 261.

42. BR McGardel, LE Dahners, JB Renner. Kirschner wire migration from the pelvis to the heart and a new method of fixation of articular fracture fragments, acetabular reconstruction. J. Orthop Trauma, 1989, 3 : 257 – 259.

43. RG Buch, CB Kernek, JA Madura, et al. Intrapelvic migration of Knowles pin through external iliac vein. Orthopedics, 1985, 8 : 1023 – 1024.

44. E Harinck. J Rohmer. Atraumatic retrieval of catheter fragments from the central circulation in children. Eur J Cardiol, 1974, 1 : 421 – 422.

45. B Krahenbuhl. Clinical aspects of arterial insufficiency of the lower extremities. Side – branch thrombosis and arterio – arrerial embolism. Scbweiz Mod Wochenschr, 1983, 113 : 1828 – 1830. In French.

46. W Moolenaar, CB Earners. Cholesterol crystal embolization in the Netherlands. Arch Intern Med, 1996, 156 : 653 – 657.

47. JM Rhodes. Cholesterol crystal embolism: An important new diagnosis for the general physician. Lancet, 1996, 347 : 1641.

48. B Balestra, M Reiner, G Noseda. Cholesterol crystal embolisms: an exciting search tor pearls. Scbweiz Rundsch Med Prax, 1997, 86 : 615 – 618.

49. N Kutlu, I Kaklikkaya, S Bahadir, et al. Cholesterol crystal embolism. Case report. Scand J Plast Reconstr Surg Hand Surg, 1998, 32 : 113 – 116.

50. A Radauceann, A Avignon, J Ribstein, et al. Use of a prostacyclin analogue in cholesterol crystal embolism. Diabet Med, 1998, 15 : 262 – 263.

51. SP Bell, A Frankel, EA Brown. Cholesterol emboli syndrome—uncommon or unrecognized? J R Soc Med, 1997, 90 : 543 – 546.

52. X Belenfant, A. Meyner. C Jacquot. Supportive treatment improves survival in multivisceral cholesterol crystal embolism. Am J Kidney Dis, 1999, 33 : 840 – 850.

53. MG Sheehan. JJ Condemi, SI Rosenfield. Position dependent livedo reticularis in cholesterol emboli syndrome. J. Rheumatol, 1993, 20 : 1973 – 1974.

54. B Balestra. Cholesterol embolism: a diagnostic puzzle and a therapeutic dilemma. Schweiz Rundsch Med Prax, 1994, 83 : 566 – 569. In German.

55. NB Argent. Renal failure due to cholesterol embolism. Postgrad. Med J, 1995, 71 : 510.

56. R Ramos, JM Cruzado. X Palom, et al. Cholesteral embolism associated with macroscopic renal infarction. Nephrol Dial Transplant, 1999, 14 : 962 – 965.

57. R Kazancioglu, et al. Clinical outcomes of renal cholesterol crystal embolization. J Nephrol, 1999, 12 : 266 – 269.

58. JW Gittinger Jr. GR Kershaw. Retinal cholesterol emboli in the diagnosis of renal atheroembolism. Arch Intern Med, 1998, 158 : 1265 – 1267.

59. C Quintart, S Ireille, P Letebvre, et al. Penile necrosis following cholesterol embolism. Br J Urol, 1997, 80 : 347 – 348.

60. T Mondragon, P Descombes, J Bollmann, et al. Penile necrosis in a haemodialysis patient: a rare manifestation of cholesterol crystal embolism. Nephrol Dial Transplant, 1998, 13 : 3233 – 3235.

61. MA Ezzeddinc, JM Primavera, J Rosand, et al. Clinical characteristics of patliologically proved cholesterol emboli to the brain. Neurology, 2000, 54 : 1681 – 1683.

62. JP Claudel. J Ninet, B Coppere. Cholesterol embolism in the lower limbs. Rev Prat, 1995, 45 : 56 – 61, In French.

63. RM Applebaum, I Kronzon. Kvaluanon and management of cholesterol embolization and the blue toe syndrome. Curr Opin Cardiol, 1996, 11 : 533 – 542.

64. T Ishihara, T Ohkubo, T Nakano, et al. Cholesrerol (cholestelin) embolization syndrome – blue toe syndrome. Ryoikibetsu Shokogun Shirizu, 1996, 14 : 469 – 472. In Japanese.

65. KJ Margevicius, LE Claes. I Durselen, et al. Identification and distribution of synthetic ligament wear parricles in sheep. J Biomed. Mater. Res, 1996, 31 : 319 – 320.

66. E Tatrai, M Timar, P Sass, et al. Experimental pneumoconiosis due to dusts of ore mines, I, Acta Morphol Acad Sci

Hung, 1982, 30：79 – 87.

67. PM Urban, JJ Jacobs, MJ Tomlinson, et al. Dissemination of wear parricles to the liver, spleen, and abdominal lymph nodes of patients with hip or knee replacement. J Bone Joint Surg Am, 2000, 82：457 – 476,

68. DM Barrett, DC O' Sullivan, AA Malizia, et al. Particle shedding and migration from silicone genitourinary prosthetic devices. J Urol, 1991, 146：319 – 322.

69. CP Case, VC l Angkamer, C James. et al. Widespread disseminarion of metal debris from implants. J Bone Joint Surg, 1994, 76B：701 – 712.

70. JJ Jacobs, RM Urban, JL Gilbert, et al. Local and distant products from modularity. Clin Orthop, 1995, 319：94 – 105.

71. BI Hofrbrand, RP Forsyth. Validity studies for rhe radioactive microsphere method for the study of the distribution of cardiac output, arm blood flow, and resistance in the conscious rhesus monkey. Card 10 vase. Res, 1969, 3：426 – 432; RF Buchin, RF Edlich, Quanritation of gastric arteriovenous blood flow, by the microsphere clearance technique. Arch Surg, 1969, 99：579 – 581.

72. BA Levine, KR Sirinek, HV Gaskill 3rd. The radiolabeled microsphere technique in gut blood flow measurement—current practice. J Surg Res, 1984, 37：241 – 255.

73. FW Prinxen, RW Cilenny. Developments in non – radioactive microsphere techniques for blood flow measurement. Cardiovasc Res, 1994, 28：1467 – 1475; FW Prinzen. JB Bassingthwaigbte. Blood flow distributions by microsphere deposition methods. Cardiovasc Res, 2000, 45：13 – 21.

74. PR Saxena, PD Verdouw. Tissue blood flow and localization of arteriovenous anastomoses in pigs with microspheres of four different sizes. Pflugers Arch, 1985, 403：128 – 135.

75. A P Selwyn, et al. Regional myocardial and organ blood flow after myocardial infarcrion: Application of the microsphere principle in man. Circulation, 1986, 73：433 – 443.

76. RA Yokel, JP Sabo, GH Simmons, et al. Acute toxicity of latex microspheres. Toxicol Lett, 1991, 9：165 – 170.

77. L Illum. SS Davis. The targeting of drugs parenterally by use of microspheres. J Parenter Sci Tech, 1982, 36：242 – 248.

78. MS Roy, KS Harrison, E Harvey, et al. Ocular blood flow in dogs using radiolabelled microspheres. Nucl Med Biol, 1989, 16：81 – 84.

79. U Bagge, B Amundson, C Lauritzen. White blood cell deformability and plugging of skeletal muscle capillaries in hemorrhagic shock. Acta Physiol Scand, 1980, 108：159 – 163.

80. PL La Celle. Alterations by leukocytes of erythrocyte flow in microchannels. Blood Cells, 1986, 12：I79 – 189.

81. I Vermes, F Strik. Altered leukocyte rheology in patients with chronic cerebrovascular disease. Stroke, 1988, 19：631 – 633.

82. MJ Eppihimer, HH Lipowsky. Leukocyte sequestration in the microvasculature in normal and low flow states. Am J Physiol, 1994, 267：H1122 – H1134; MJ Eppihimer, HH Lipowsky. The mean filtration pressure of leukocyte suspensions and its relation to the passage of leukocytes through nuclepore filters and capillary networks. Microcirculation 1994, 1, 1：237 – 250

83. R Fadilah, S Berliner, I Yuli, et al. Instability of leukocyte aggregation: lack of evidence for leukoembolization during various states of inflammation. Inflammation, 1988, 12：425 – 432.

84. HS Jacob, IM Goldstein, I Shapiro, et al. Sudden blindness in acute pancrearitis. Possible role of complement – induced retinal leukoembolization. Arch Intern Med, 1981, 141：134 – 136.

85. I Shapiro, HS Jacob. Leukoembolizarion in ocular vascular occlusion. Ann Ophthalmol, 1982, 14：60 – 62.

86. N Arora, EH Lambrou Jr, MW Stewart, et al. Sudden blindness associated with central nervous symptoms in a hemodialysis patient. Nephron, 1991, 59：490 – 492.

87. HS Jacobs. Complement – induced vascular leukostasis. Its role in tissue injury. Arch Pathol Lab Med, 1980, 104：617 – 620.

88. DE Hammerschmidt, PD Harris, JH Wayland, et al. Complement – induced granulocyte aggregation in vivo. Am J Pathol, 1981, 102：146 – 150.

89. T Yasaka, LA Boxer, RL Baehner. Monocyte aggregation and superoxide anion release in response to formyl – methionyt – leucyl – phenylalaninc (fMLP) and platelet – activating factor (PAF). J Immunol, 1982, 128 : 1939 – 1944.

90. MA Boogaerrs, C Roelanr, W Goossens, et al. Complement activation and adult respiratory distress syndrome during intermittent flow apheresis procedures. Transfusion, 1986, 26 : 82 – 87.

91. RA Freitas Jr. Microbivores: Artificial mechanical phagocytes using digest and discharge protocol. Zyvex preprint, March 2001; See also: Microbivores: Artificial mechanical phagocytes. Foresight Update No. 44, 31 March 2001, 11 – 13.

92. MR Bliss. Hyperaemia. J Tissue Viability, 1998, 8 : 4 – 13.

93. JM Pique, BJ Whittle, JV Esptugues. The vasodilator role of endogenous nitric oxide in the rat gastric microcirculation. Eur J Pharmacol, 1989, 174 : 293 – 296; C Baylis, C Qiu. Importance of nitric oxide in the control of renal hemodynamics. Kidney Int, 1996, 49 (June 1996): 1727 – 1731; M Feletou, E Bonnardel, E Canet. Bradykinin and changes in microvascular permeability in [he hamster cheek pouch: role of nitric oxide. Br J Pharmacol, 1996, 118 : 1371 – 3376; C Meiot, E Vermeulen, M Maggiorini E Gilbert, et al. Site of pulmonary vasodilarion by inhaled nitric oxide in microembolic lung injury. Am J Respir Crit Care Med, 1997, 56 : 75 – 85. M Oda, JY Han, H Yokomori. Local regulators of hepatic sinusoidal microcirculation: recent advances. Clin Hemorheol Microcirc, 2000, 23 : 85 – 94; Z Ashley, B Jugg, R E Brown, et al. Effects of inhaled nitric oxide on the anesthetized, mechanically ventilated, large white pig. Inhal Toxicol, 2002, 14 : 1175 – 1185.

94. AR Butler, IL Megson, KG Wright. Diffusion of nitric oxide and scavenging by blood in the vasculature. Biochim Biophys Acta, 1998, 1425 : 168 – 176; S Calarayud, B Beltran, J Brines. et al. Foeral erythrocytes exhibit an increased ability coscavenge for nitric oxide. Eur J Pharmacol, 347 : 363 – 366; L Olmos, JV Mombouli, N Wasserstrum, et al. Ability of sickle cells to scavenge endothelium – derived nitric oxide is reduced. Acta Pharmacol Sin, 2002, 23 : 967 – 973; KT Huang, TH Han, DR Hyduke, et al. Modulation of nitric oxide bioavailability by erythrocytes. Proc Natl Acad Sci USA, 2001, 98 : 11771 – 11776.

95. JC Liao, TW Hein, MW Vaughn, et al. Intravascular flow decreases erythrocyte consumption of nitric oxide. Proc Natl Acad Sci USA, 1999, 96 : 8757 – 8761.

96. RP Patel. Biochemical aspects of the reaction of hemoglobin and NO: implications for Hb – based blood substitutes. Free Radic Biol Med, 2000, 28 : 1518 – 1525.

97. L Raij, E Jaimes, D del Castillo, et al. Parhophysiology of the vascular wall: the role of nitric oxide in renal disease. Prostaglandins Leukot. Essenr Fatty Acids, 1996, 54 : 53 – 58; M Ziche, L Morbidelli. Nitric oxide and angiogenesis. J. Neurooncol, 2000, 50 : 139 – 148; SB Abramson, AR Amin, RM Clancy, et al. The role of nitric oxide in tissue destruction. Best Praci Res Clin Rheumatol, 2001, 15 : 831 – 845.

98. C Burnstock, V Ralevic. New insights into the local regulation of blood flow by perivascular nerves and endothelium. Br J Plast Surg, 1994, 47 : 527 – 543; CL Speyer, CP Steffes, JG Tyburski, et al. Lipopolysaccharide induces relaxation in lung pericytes by an iNOS. independenr mechanism. Am J Physiol Lung Cell Mol Physiol, 2000, 278 : L880 – L887; R Zakaria, DA Spain PD, Harris, RN Garrison. Generalized dilation of the visceral microvasculature by peritoneal dialysis solutions. Perk Dial Int, 2002, 22 : 593 – 601.

99. MW Kanan, TJ Ryan, AG Wcddell. The behavior of the nasal mucosa towards blood borne colloidal carbon in experimemal animals. Pathol Eur, 1975, 10 : 263 – 276.

100. H Latta, S Fligiel. Mesangial fenestrations, sieving, filtration, and flow. Lab Invest, 1985, 52 : 591 – 598.

101. SS Davis, L Illum. Polymeric microspheres as drug carriers. Biomaterials, 1988, 9 : 111 – 115.

102. MI Townsley, JC Parker, GL Longenecker, et al. Pulmoary embolism: analysis of endothelial pore si/cs in canine lung. Am J Physiol, 1988, 255 : H1075 – H1083.

103. A Johnson, AB Malik. Effects of different – size. microemboli on lung fluid and protein exchange. J Appl Physiol, 1981, 51 : 461 – 464.

104. RP Rapp, BA Bivins. Final in – line filtration: removal of contaminants from Ⅳ fluids and drugs. Hosp Formul, 1983, 18 : 1124 – 1128.

105. JD Slack, M Kanke, GH Simmons, et al. Acute hemodynamic effects and blood pool kinetics of polystyrene microspheres following intravenous administration. J Pharm Sci, 1981, 70 : 660 – 664.

106. HG Schroeder, GH Simmons, PP Deluca. Distribution of radiolabeled subvisible microspheres after intravenous administration to beagle dogs. J Pharm Sci, 1978, 67 : 504 – 507.

107. M Kanke, GH Simmons, DL Weiss, et al. Clearance of Ce^{141} – labeled micro – spheres from blood and distribution in specific organs following intravenous and intraarrenal administration in beagle dogs. J Pharm Sci, 1980, 69 : 755 – 762.

108. T Hoshioka, M Hashida, S Muranishi, et al. Specific delivery of mitomycin C to the liver, spleen and lung: nano – and microspherical carriers of gelatin. Int J Pharm, 1981, 8 : 131 et seq.

109. DJ Wilkins, PA Myers. Studies on the relationship between the electrophoretic properties of colloids and their blood clearance and organ distribution in the rat. Br J Exp Pathol, 1966, 47 : 568 – 576; DJ Wilkins. The – biological recognition of foreign from native particles as a problem in surface chemistry. J Colloid Interface Sci, 1967, 25 : 84 er seq.

110. IJ Fidler, A Raz, WE Fogler, et al. Design of liposomes to improve delivery of macrophage – augmenting agents to alveolar macrophages. Cancer Res, 1980, 40 : 4460 – 4466.

111. IJ Fidler, A Raz, WE Fogler, et al. Pulmonary localization of intravenously injected liposomes. Recent Results Cancer Res, 1980, 75 : 246 – 251.

112. X Li, IS Benjamin, B Alexander. The relationship between intrahepatic portal systemic shunts and microsphere induced portal hypertension in the rat liver. Gut, 1998, 42 : 276 – 282.

113. I Kassissia, A Brault, P M. Huet. Hepatic artery and portal vein vascularizanon of normal and cirrhoric rat liver. Hepatology, 1994, 19 : 1189 – 1197.

114. PM Huet, C Pomier – Eayrargues, J P Villeneuve, et al. Intrahepatic circulation in liver disease. Semin Eiver Dis, 1986, 6 : 277 – 286.

115. P Basrian, R Bartkowski, H Kohler, et al. Chemo – embolizarion of experimental liver metastases. Part T. distribution of biodegradable microspheres of different sizes in an animal model for the locoregional therapy. Eur J Pharm Biopharm, 1998, 46 : 243 – 254.

116. E. Barbera – Guillem F Vidal – Vanaclocha. Sinusoidal structure of the liver. Revis Biol Celular, 1988, 16 : 1 – 34, 54 – 68.

117. H Eguchi, N Sato, M Minamiyama, et al. Heterogeneous response in hepatic sinusoidal blood flow to acute ethanel ingestion in rats. Alcohol Alcohol, 1987, 1 (Suppl) : 519 – 521.

117. JH Henriksen, NA Lassen. Pressure profile in liver sinusoids. A model of localization of sinusoidal resistance in the normal and cirrhoric liver. Eiver, 1988, 8 : 88 – 94.

119. E Wisse, RB De Zaneer, et al. Scanning electron microscope observations on the structure of portal veins, sinusoids and central veins in rat liver. Scan Electron Microsc, 1983, III : 1441 – 1452.

120. G Macchiarelli, PM Motta. The three – dimensional microstructure of the liver. A review by scanning electron microscopy. Scan. Electron Microsc, 1986, III : 1019 – 1038; PM Mona. The three – dimensional microanatomy of rhe liver. Arch Hisiol Jpn, 1984, 47 : 1 – 30.

121. T Horn, JH Henriksen, P Christoffersen. The sinusoidal lining cells in normal human liver. A scanning electron microscopic invesrigation. Liver, 1986, 6 : 98 – 110.

122. E Wisse, Braet D Luo, et al. Structure and function of sinusoidal tining cells in the liver. Toxicol Pathol, 1996, 24 : 110 – 111.

123. AJ Schwab, CA Goresky. Hepatic uptake of protein – bound ligands: effect of an unstirred disse space. Am J Physiol, 1996, 270 : G869 – G880.

124. EM Kekonen, VP Jauhonen, IE Hassinen. Oxygen and substrate dependence of hepatic cellular respiration: sinusoidal oxygen gradient and effects of ethanol in isolated perfused liver and hepacocytes. J Cell Physiol, 1978, 133 : 119 – 126.

125. E Wisse, RB De Zanger, K Charels, et al. The liver sieve: considerations concerning the structure and function of endothelial fenestrae, the sinusoidal wall and the space of disse. Hepatology, 1985, 5 : 683 – 692.

126. L Bouwens, M Baekeland, RB De Zanger, et al. Quantitation, tissue distribution and proliferation kinetics of Kupffer cells in normal rar liver. Heparology, 1986, 6 : 718 – 722.

127. M Nairo, E Wisse. Filtration effect of endothelial fenestrations on chylomicron transport in neonatal rat liver sinusoids. Cell Tiss Res, 1978, 190 : 371 – 382.

128. R Fraser, LM Bowler, WA Day, et al. High perfusion pressure damages the sieving ability of sinusoidal endothelium in rat livers. Br J Exp Pathol, 1980, 61 : 222 - 228.

129. R Fraser, BR Dobbs, GWT Roger. Lipoprotems and the liver sieve: the role of the tenestrated sinusoidal endothelium in lipoprotein metabolism, atherosclerosis, and cirrhosis. Hepatology 21, 1995, 863 - 874.

130. S Dueland, P Helgerud, JI Pedersen, et al. Plasma clearance, transfer, and distribution of vitamin 113 from intestinal lymph. Am J Physiol, 1983, 245 : E326 - E331.

131. XM Pan, I Staprans, TE Read, et al. Cigarette smoke alters chylomicron metabolism in rats. J Vasesurg, 1993, 18 : 161 - 167, 168 - 169 (discussionJ).

132. M Hultin, C Carneheim, K Rosenqvist, et al. Intravenous llpid emulsions: Removal mechanisms as compared to chylomicrons. J Lipid Res, 1995, 36 : 2174 - 2184.

133. K Okahara, J Kambayashi, T Shibuya, et al. An infection - resistant PTFE vascular graft; spiral coiling of the graft with ofloxacin - bonded PTFE thread. Eur J Vase Endovasc Surg, 1995, 9 : 408 - 414.

134. F Braet, R De Zanger, E Crabbe, et al. New observations on cytoskeleton and fenestrae in isolated rat liver sinusoidal endothelial cells. J Castroenterol Heparol, 1995, 10 (Suppl 1) : S3 - S7.

135. Z Gatmaitan, L Varricovski, I Ling, et al. Studies on fenestral contraction in rat liver endothelial cells in culture. Am J Pathol, 1996, 148 : 2027 - 2041.

136. AM Steffan, GA Pereira, A Bingen, et al. Mouse hepatitis virus type 3 infection provokes a decrease in the number of sinusoidal endothelial cell fenestrae both in vivo and in vitro. Hepatology, 1995, 22 : 395 - 401.

137. KM Mak, CS Lieber. Alterations in endothelial fenestrations in liver sinusoids of baboons fed alcohol: A scanning electron microscopic study. Hepatology, 1984, 4 : 386 - 391.

138. T Horn, P Christoffersen, JH Henriksen. Alcoholic liver injury: Defenestration in noncirrhotic livers - a scanning electron microscopic study. Hepatology, 1987, 7 : 77 - 82; T Horn, J Junge, P Christoffersen. Early alcoholic liver injury: changes of the disse space in acinar zone 3. Liver, 1985, 5 : 301 - 310.

139. WC Maddrey. Alcoholic hepatitis: pachogenesis and approaches to treatment. Scand J Casrroenrerol, 1990, 175 (Suppl) : 118 - 130.

140. T Mori, T Okanoue, H Kanaoka, et al. Experimental study of the reversibility of sinusoidal capillarizarion. Alcohol Alcohol, 1994, 29 (Suppl) : 67 - 74.

141. E Braet, R De Zanger, M Baeketand, et al. Structure and dynamics of the fenestrae - associated cytoskeleton of rat liver sinusoidal endothelial cells. Hepatology, 1995, 21 : 180 - 189.

142. F Braet, WH Calle, RB De Zanger, et al. Comparative atomic force and scanning electron microscopy: An investigation on tenestrated endothelial cells in vitro. J Microsc, 1996, 181 : 10 - 17.

143. T Daemen, M Velinova, J Regts, et al. Different intrahepatic distribution of phosphatidylglycerol and phosphatidylserine liposomes in the rat. Hepatotogy, 1997, 26 : 416 - 423; bur compare: EL Romero, MJ Morilla, J Regts, et al. On the mechanism of hepatic transendothelial passage of large liposomes. FEBS Lett, 1999, 448 : 193 - 196.

144. A Koo, IY Liang, K K Cheng. Hepatic sinusoidal responses to intra portal injections of phenylephrine and isoprenaline intherat. Clin Exp Ph Irmacol Physiol, 1976, 3 : 391 - 395.

145. EI Vidins, RS Britton, A Medline, et al. Sinusoidal caliber in alcoholic and nonalcoholic liver disease: Diagnostic and pathogenic implications. Hepatology, 1985, 5 : 408 - 414.

146. Y Ito, M Katori, M MaJima, et al. Constriction of mouse hepatic vcnules and sinusoids by endothclins through ETB receptor subtype. Int J Microcirc Clin Exp, 1996, 16 (5) : 250 - 258.

147. H Wadenvik, J Kurri. The effect of an isoprenalin infusion on the splenic blood flow and intrasplenic platelet kinetics. Eur J Haematol, 1987, 39 : 7 - 13; The effect of an adrenalin infusion on the splenic blood flow and intrasplenic platelet kinetics. Br J Haematol, 1987, 67 : 187.

148. H Ashida, K Takagi, A . Nishioka, et al. Hemodynamic changes in splenic blood flow during and after distal splenorenal shunt. Am J Gasiroenterol, 1990, 85 : 1609 - 1613.

149. K Haag, A Weimann, O Zeiler, et al. Splenic size and duplex sonography determination of blood flow in the vena lienalis and vena portae in liver cirrhosis. Bildgebung, 1992, 59 : 81 - 83; In Gcrnian.

150. A Oguro, H Taniguchi, H Koyama, et al. Quaniification of human splenic blood flow: quantitative measurement of splenic blood flow with 112 (15) 0 and. 1 dynamic state method: 1. Ann Nucl Med, 1993, 7 : 245 - 250; Relationship between liver function and splenic blood flow: quainitative measurement of splenic blood flow with H2 (15) 01 and a dynamic state method: 2. Ann Nucl Med, 1993, 7 : 251 - 255.
151. Rob Leemans. Chapter 1. General Introduction. The Human Spleen After Trauma: Saving Techniques and Autotransplantation, University Library Groningen, 1999, 11 - 44.
152. LP Smith, KW Hunter, EG et al. Murine malaria: blood clearance and organ sequestration of Plasinodiuni yoelii - infected erythrocytes. Infect Immun, 1982, 38 : 162 - 167.
153. T Nakamura, S Hasegawa, H Shio, et al. Rheologic and pathophysiologic significance of red cell passage ill rough narrow pores. Blood Celts, 1994, 20 : 151 - 165, 166 - 168 (discussion).
154. J Horton, ME Ogden, S Williams, et al. The importance of. splenic blood flow in clearing pneumococcal organisms. Ann Surg, 1982, 195 : 172 - 176.
155. SM Moghimi, CJH Porter, IS Muir, et al. Non - phagocytic uptake of inrravenously injected microspheres in rat spleen: Influence of particle size and hydrophilic coating. Biochein Biophys Res Commun, 1991, 177 : 861 - 866.
156. E Claassen, N Van Rooijen. The effect of elimination of macrophages on the tissue distribution of liposomes containing [^{3}H] - methotrexate. Biochim Biophys Acta, 1984, 802 : 428 - 434.
157. T Fujita. A scanning electron microscope study of the human spleen. Arch Histol Jpn, 1974, 37 : 187 - 216.
158. JH van Krieken, J de Velde. Normal histology of the human spleen. Am J Surg Pathol, 1988, 12 : 777 - 785.
159. Thomas Caceci. Lymphatic system: Spleen and olher organs. VM8054 Veterinary Histology, Exercise 13; http://educarion. Vet mod. vr. Edu/Ciirriculum/ VM8054/Labs/Lab13/Lab13. Hrm.
160. B Steiniger, P Banh, Microanatomy and Funciion of the Spleen. Springer - Verlag, New York, 1999.
161. A Chadburn. The spleen: Anatomy and anatomical function. Semin Hematol, 2000, 37 (Suppl 1) : 13 - 21.
162. R Pabst, J Westermann. The unique role of the spleen and its compartments in lymphocyte migration. Res Immunol, 1991, 142 : 339 - 342.
163. CA Linker. Chapter 12. Blood. In: Lawrence M Tierney Jr, Stephen J McPhce, Maxine A Papadakis (eds). Current Medical Diagnosis and Treatment, 35th Edition, Appleton and Lange, Stamford, CT, 1996, 434 - 488.
164. KT Kafidi, JC Rotschafer. Bacterial vaccines for splenectomized patients. Drug Intell Clin Pharm, 1988, 22 : 192 - 197.
165. V Cattell. A Gaskin de Urdaneta, S Arlidge, et al. Uptake and clearance of ferritin by the glomerular mesangium. I. Phagocytosis by mesangial cells and blood monocytes. Lab Invest, 1982, 47 : 296 - 303.
166. T Satoh, R Takeda, H Oikawa, et al. Immunohistochemical and structural characteristics of the reticular framework of the white pulp and marginal zone in the human spleen. Anat Rec, 1997, 249 : 486 - 494.
167. G Kraal. Cells in the marginal zone of the spleen. Int Rev Cytol, 1992, 132 : 31 - 74.
168. T Snook. The origin of the follicular capillaries in the human spleen. Am J Anat, 1975, 144 : 113 - 117.
169. G Adebahr. Fat embolism in the spleen. Z Rechtsmed, 1985, 94 : 309 - 315. In German.
170. EE Schmidt, IC MacDonald, AC Groom. Microcirculaiory pathways in normal human spleen, demonstrated by scanning electron microscopy of corrosion casts. Am J Anat, 1988, 181 : 253 - 266; Comparative aspects of splenic microcirculatory pathways in mammals: The region bordering the white pulp. Scanning Microsc, 1993, 7 : 613 - 628.
171. W C Kopp The immune functions of the spleen. In: AJ Bowdler (ed). The spleen. Chapman and Hall Medical, London, 1990, 103 - 126.
172. M Brozman, J Jakubovsky. The red pulp of the human spleen. Structural basis of blood filtration. Z. Mikrosk Anat Forsch, 1989, 103 : 316 - 328.
173. DA McCarthy, JR Archer, PA Biro. Lecture 10: Immunophysiology 2: The structure and function of secondary lymphoid organs. Basic Immunology, Queen Mary University of London. 2 October 2000; http://alpha. Qmul. Ac. Uk/ - ugbtll0/hasicimmunology/lecwcek4. Doc.
174. R. Pabst, "The role of the spleen in lymphocyte migration," In: A J Husband (ed). Migration and homing of lymphoid cells. CRC Press, Boca Raton, FL, 1988, 63 - 84; JK Chamberlain. The microanatomy of the spleen in man. In: AJ Bowdler (ed). The spleen, Chapman and Hall Medical, London, 1990, 9 - 22.

175. W Timens, S Poppema. Lymphocyte compartments in human spleen. An immunohistologic study in normal spleens and uninvolved spleens in Hodgkin's disease. Am J Pathot, 1985, 120:443-454.

176. JH van Krieken, J te Velde. Normal histology of the human spleen. Am J Surg Parhol, 1988, 12:777-785.

177. E Claassen. Histological organization of the spleen: implications for immune functions in different species. Introduction. Res Immunol, 1991, 142:315-316.

178. S Irino, T Murakami, T Fujita. Open circulation in the human spleen: Dissection scanning electron microscopy of conductive - stained tissue and observation of re sin vascular casts. Arch Histol Jpn, 1977, 40:297-304.

179. GR Cokelet. Dynamics of erythrocyte motion in filtration tests and in vivo flow. Scand J Clin Lab, Invest Suppl, 1981, 156:77-82.

180. K Ogura, PJ Abatti, T Moriizumi. Measurement of human red blood cell derormability using a single micropore on a thin Si_3N_4 film. IEEE Irans Biomed Eng, 1991, 38:721-726.

181. E Ogura, PJ Abatti, T Moriizumi. Passage time measurement of individual red blood cells through arrays micropores on Si_3N_4 membrane. J Biomed Eng, 1991, 13:503-506.

182. R Skalak, PL Branemark, R Ekholm. Erythrocyte adherence and diapedesis. Some aspects of a possible mechanism based on viral and electron microscopic observations. Angiology, 1970, 21:224-239.

183. IC MacDonald, DM Pagan, EE Schmidr, et al. Kinetics of red blood cell passage through interendothelial slits into venous sinuses in rat spleen, analyzed by in vivo microscopy. Microvasc Res, 1987, 33:118-134.

184. IC MacDonald, EE Schmidr, AC Groom. The high splenic hematocrit: a rheological consequence of red cell now through the reticular meshwork. Microvasc Res, 1991, 42:60-76.

185. V Lorian, OZak, J Surer, et al. Staphylococci, in virro and in vivo. Diagn Microbiol Infect Dis, 1985, 3:433-444.

186. R Satodate, A Suxiiki, T Iwasaki, et al. Distribution of blood - borne particles of two different sizes in rat spleens. Virchows Arch Cell Pathol Incl Mol Pathol, 1986, 51:97-105.

187. DM Ragan, EE Schmidt, IC MacDonald. et al. Spontaneous cyclic contractions of the' capillary wall in vivo, impeding red cell flow: A quantitative analysis - Evidence for endothelial contractility. Microvasc. Res, 1988, 36:13-30,

188. AH Rebar, HB Lewis, DB DeNicola, et al. Red cell fragmentation in the dog: an editorial review. Vet. Pathol, 1981, 18:415-426.

189. R Shah, CH Mahour, EG Ford, et al. Partial splenic embotization. An effective alternative to splenectomy for hypersplenism. Am Surg, 1990, 56:774-777.

190. JD Elema, JR Hoyer, RL Vernier. The glomerular mesangium: uptake and transport of intravenously injected colloidal carbon in rats. Kidney Int, 1976, 9:395-406.

191. A Bohle, H von Cise, B Schubert, et al. Transmission and scanning electron microscopy investigations on the structure of the ultrafilter of glomeruli in human acute renal failure. Am J Nephrol, 1998, 8:112-117.

192. FC Luft, AP Evan. Glomerular filtration barrier in aminoglycoside - induced nephrotoxic acute renal failure. Ren Physiol, 1980, 3:265-271; FC Luft. GR Aronoff, AP Evan, et al. The effect of aminoglycosides on glomerular endothelium: a comparative study. Res Commun Chem Pathol Pharmacol, 1980, 34:89-95.

193. C Cojocel, N Docius, K Maita, et al. Effects of aminoglycosides on glomerular permeability, tubular reabsorption, and intracellular catabolism of the cationic low - molecular - weight protein lysozyme. Toxicol Appl Pharmacol, 1983, 68: 96-109; C Cojocel, N Docius, E Ceacmacudis, et al. Nephrotoxic effects of aminogtycoside treatment on renal protein reahsorption and accumulation. Nephron, 1984, 37:113-119; C CoJocel, N Docius, K Malta, et al. Renal uttrastructural and biochemical injuries induced hy aminoglycosides. Environ - Health Perspect, 1984, 57:293-299.

194. AP Evan, VH Gattone 2nd, RS Filo, et al. Glomerular endothelial injury related to renal perfusion. A scanning electron microscope study. Transplantation, 1983, 35:436-441.

195. ES OfJord, G Clausen. Relative flow of blood cells, platelets, and microspheres in outer and inner renal cortex. Am J Physiol, 1986, 251:H242-H246.

196. JL McNay, Y Abe. Pressure dependent heterogeneity of renal cortical blood flow in dogs. Circ Res, 1970, 27: 571-587.

197. JR Utiey, WG Marshall, GB Boatman, et al. Trapping, nontrapping, and release of nine and fifteen micron spheres in

dog kidneys. Surgery, 1980, 87 : 222 - 229.

198. S Gelman, K Patel, SP Bishop, et al. Renal and splanchnic circulation during infrarenal aonic cross - clamping. Arch Surg, 1984, 119 : 1394 - 1399.

199. AM Stone, T Stein, J LaFortune, et al. Changes in intrarenal blood flow during sepsis. Surg Gynecol Obstet, 1979, 148 : 731 - 734.

200. L Morkrid, J Ofstad, Y Willassen. Diameter of afferent arterioles during auto regulation estimated from microsphere data in the dog kidney. Circ Res, 1978, 42 : 181 - 191.

201. NS Nahman, et al. Microsphere - adenoviral complexes target and transduce the glomerulus in vivo. Kidney Int, 2000, 58 : 1500 - 1510.

202. A Adwards, EP Silldforff, TL Pallone. The Renal Medullary Microcirculation. Frontiers in Bioscience, 2000, 5 : e36 - e52.

203. J Ofstad, L Morkrid, Y Willassen. Diameter of the afferent arteriole in the dog kidney estimated by the microsphere method. Scand J Clin Lab Invest, 1975, 35 : 767 - 774.

204. JE Dion, RN Rankin, F Vinuela, et al. Dextran microsphere embolization: Experimental and clinical experience with radiologic - pathologic correlation. Work in progress. Radiology, 1986, 160 : 717 - 721.

205. A Mimran, D Casellas. Microsphere size and determination of intrarenal blood flow distribution in the rat. Pflugers Arch, 1979, 382 : 233 - 240.

206. GA Tanner. Effects of kidney tubule obstruction on glomerular function in rats. Am J Physiol, 1979, 237 : F379 - F385.

207. GA Tanner, LC Knopp. Glomerular blood flow after single nephron obstruction in the rat kidney. Am J Physiol, 1986, 250 : F77 - F85.

208. WE Yarger, MA Boyd, NW Schrader. Evaluation of methods of measuring glomerular and nutrient blood flow in rat kidneys. Am J Physiol, 1978, 235 : H592 - H600.

209. M Sossenheimer, JT Fleming, M Steinhausen. Passage of microspheres through vessels of normal and split hydronephrotic rat kidneys. Am J Anat, 1987, 180 : 185 - 194.

210. DJ Warren, JG Ledingham. Measurement of intrarenal blood - flow distribution in the rabbit using radioactive microspheres. Clin Sci Mol Med, 1975, 48 : 51 - 60.

211. R Gomori. Anerio - venous shunts of the kidney. Acta Med Acad Sci Hung, 1968, 25 : 267 - 272.

212. L Nilsson, G Bergman, K Fait, et al. Development of arteriovenous shunts in rejecting rat kidneys. Eur Surg Res, 1985, 17 : 173 - 178; L Nilsson, H Ekberg, K Fait, et al. Renal arteriovenous shunting in rejecting allograft, hydro nephrosis, or haemorrhagic hypotension in the rat. Nephrol Dial Transplant, 1994, 9; 1634 - 1639; L Nilsson, G Sterner, H - Ekberg. Presence of arteriovenous shunting in transplanted but not in native single kidney in the rac. Scand J Urol Nephrol, 1999, 33 : 363 - 367.

213. R Zimmerman, S Sprayregen. Arterio - venous shunting in renal transplant rejection. Angiology, 1978, 29 : 40 - 47.

214. JH Grau, P Gonick, A Wilson. Post - biopsy intrarenal arteriovenous fistula. J Urol, 1979, 122 : 233 - 236.

215. DG Marsetl, DP Jones, TF Boulden, et al. Arteriovenous fistula after biopsy of renal transplant kidney: Diagnosis and treatment. Pediatr Nephrot, 1992, 6 : 562 - 564.

216. J Gothlin. Arteriovenous shunting in carcinomas evaluated by a dye dilution technique. Scand J Urol Nephrol, 1977, 1 : 159 - 163.

217. KH Barth, RI White Jr, FF Marshall. Quantification of arteriovenous shunting in renal cell carcinoma. J Urol, 1981, 125 : 161 - 163.

218. A Rangel, H Albarran, F Gomez - Orta, et al. A case of giant arteriovenous shunt in a renal carcinoma. Rev Invest. Clin, 1997, 49 : 277 - 280.

219. A Battler, et al. Intracoronary injection of basic fibroblast growth factor enhances angiogenesis in infracted swine myocardium. J Am Coll Cardiol, 1993, 22 : 2001 - 2006.

220. RP Hof, A Hot, R Saizmann, et al. Trapping and intramyocardial distribution of microspheres with different diameters in cat and rabbit hearts in vitro. Basic Res Cardiol, 1981, 76 : 630 - 638.

221. BJ Belthouse, EH Bellhouse. Fluid mechanics of a model mitral valve and left ventricle. Cardiovasc Res, 1972, 6 :

199 – 210.

222. CSF Lee, L Talbot. A fluid mechanical study on the closure of heart valves. J Fluid Mechanics, 1979, 91 : 41 – 63.

223. WY Kirn, T Bisgaard, SL Nielsen, et al. Two – dimensional mitral flow velocity profiles in pie models using epicardial Doppler echocardiography. J Am Coll Cardiol, 1994, 24 : 532 – 545.

224. RH Mohiaddin. Flow patterns in the dilated ischemic left ventricle – studied by M R imaging with velocity vector mapping. J Magn Rcson Imaging, 1995, 5 : 493 – 498.

225. BJ Belthouse, FH Bellhouse. Fluid mechanics of model normal and stenosed aortic valves. Circ Res, 1969, 25 : 693 – 704.

226. BJ Bellhouse, FH Bellhouse, JA Abbott, et al. Mechanism of valvular incompetence in aortic – sinus dilatation. Cardiovasc Res, 1973, 7 : 490 – 494.

227. K Atfeld, 1 Goubergrits, O Holberndt. Novel cardiac assist valve with a purge flow in the valve sinus. ASAIO J, 1998, 44 : M642 – M647.

228. LS Wann, AE Weyman, JC Dillon, et al. Premature pulmonary valve opening. Circulation, 1977, 55 : 128 – 133.

229. RA O'Rourke, MH Crawford. Mitral valve rcgurgitation. Curr Probl Cardiol, 1984, 9 : 1 – 52.

230. DD Miller. Radionuclide evaluation of aortic regurgitation. Curr Probl Cardiol, 1990, 15 : 59 – 85.

231. KH Nguyen. Congenital heart surgery nomenclature and database project: Aortic valve disease. Ann Thorac Surg, 2000, 69 : S118 – S131; SN Mirruka. JJ Lamberti. Congenital heart surgery nomenclature and database project: Mitral valve disease. Ann Thorac Surg, 2000, 69 : S132 – S146.

232. MJ Thubrikar, F Robicsek, BL Fowler. Pressure trap created by vein valve closure and its role in graft stenosis. J Thorac Cardiovasc Surg, 1994, 107 : 707 – 716; F. Robicsek, MJ Thubrikar, A Fokin, et al. Pressure traps in fern oro – popliteal reversed vein grafts. Are valves culprits? J Cardiovasc Surg (Torino), 1999, 40 : 683 – 689.

233. GC Okoye, JH Kvans, J Beanie, et al. Response of femoral venous oxygen tension to graduated pressure stockings—possible relationship to deep vein thrombosis. Thromb Haemost, 1984, 51 : 103 – 104.

234. LA Cala, BK Armstrong. A 'triple – steal syndrome' resulting from innominate and left subclavian arterial occlusion. Aust N Z JMed, 1972, 2 : 275 – 277.

235. JF Toole, CP McGraw. The steal syndrome. Annu Rev Med, 1975, 26 : 321 – 329.

236. PM Paulman, D Farris. Subclavian steal syndrome. Am Fam Physician, 1983, 28 : 199 – 203.

237. CM Rodkiewicz, J Centkowski, S Zajac. On the subclavian steal syndrome in vitro studies. J Biomech Eng, 1992, 114: 527 – 532.

238. M Paivansalo, O Heikkila, T Tikkakoski, et al. Duplex ultrasound in the subclavian steal syndrome. Acta Radiol, 1998, 39 : 183 – 188.

239. JC Farkas, JM Fichelle, C Laurian, et al. Long – term follow – up of positive cultures in 500 abdominal aortic aneurysms. Arch Surg, 1993, 128 : 284 – 288.

240. N Coldberg, N Krasnow. Sinus of Valsalva aneurysms. Clin Cardiol, 1990, 13 : 831 – 836.

241. D Kalimanovska – Ostric, M Ostojic, P Petrovic, et al. Un ruptured congenital aneurysm of the right sinus of Valsalva. Dissecting into the imerventricular septum. Tex Heart Inst J, 1996, 23 : 217 – 221.

242. H Akoudad, M Cherri, S Chaouki, et al. Giant aneurysm of the inter – atrial septum. Ann Med Interne (Paris), 1999, 150 : 61 – 66. In French.

243. HG Bogren, RH Mohiaddin, GZ Yang, et al. Magnetic resonance velocity vector mapping of blood flow in thoracic aortic aneurysms and grafts. J Thorac Cardiovasc Surg, 1995, 110 : 704 – 714.

244. L Egloff, M Rothlin, J Kugelmeier, et al. The ascending aortic aneurysm: Replacement or repair? Ann Thorac Surg, 1982, 34 : 117 – 124.

245. JP Rehm, JJ Grange, BT Baxter. The formation of aneurysms. Semin Vasesurg, 1998, 11 : 193 – 202.

246. R Ludemann, LL Swansrrom. Totally laparoscopic abdominal aortic aneurysm repair. Semin Laparosc Surg, 1999, 6 : 153 – 163.

247. S Takeda, K Wakabayashi, K Yamazaki, et al. Intracranial fungal aneurysm caused by Candida endocarditis. Clin Neuropathol, 1998, 17 : 199 – 203.

248. M Paccalin, et al. Infectious aneurysm due to Listeria monocytogenes: a new case and review of the literature. Rev Med Int, 1998, 19:661 - 665.

249. GW Sullivan, IJ Sarembock, J Linden. The role of inflammation in vascular disease. J Leukoc Biot, 2000, 67: 591 - 602.

250. NL Benowitz. How toxic is cocaine? Ciba Found Symp, 1992, 166:125 - 143, 143 - 148 (discussion).

251. I Fourneau, V Reynders - Frederix, H Lacroix, A Nevelsteen, et al. Aneurysm of the iliofemoral vein. Ann Vasesurg, 1998, 12:605 - 608.

252. JM Castle, EJ Arous. Femoral vein aneurysm: a case report and review of the literature. Cardiovasc Surg, 1995, 3: 317 - 319.

253. A Miyauchi, S Okada, T Hashimoro, et al. Surgical treatment of an enormous aneurysmcal porraheparic venous risrula: Report of a case. Surg Today, 1995, 25:855 - 858.

254. Günter Oberdörster, Eva Oberdörster, Jan Oberdörster. Nanotoxicology: an emerging discipline evolving from studies of ultrafine particles Jan Oberdörster doi: 10. 1289/ehp. 7339 (available at http://dx. doi. org/) Online, 2005, 22 March

255. Oberdörster G Toxicology of ultrafine particles: in vivo studies. Phil Trans R Soc Lond A, 2000, 358:2719 - 2740.

256. Oberdörster G, Ferin J, Gelein R, et al. Role of the alveolarmacrophage in lung injury: Studies with ultrafine particles. Environ Health Persp 97:193 - 197.

257. Ferin J, Oberdörster G. Translocation of particles from pulmonary alveoli into the interstitium. Journal of Aerosol Medicine, 1992, 5 (3) :179 - 187.

258. Kreyling WG, Scheuch G. Chapter 7: Clearance of Particles Deposited in the Lungs. In: Particle - Lung Interactions (Gehr P, Heyder J, eds). New York - Basel: Marcel Dekker, Inc, 2000. 323 - 376.

259. Nikula KJ, Avila KJ, Griffith WC, etal. Lung tissue responses and sites of particle retentin differ between rats and Cynomolgus monkeys exposed chronically to diesel exhaust and coat dust. Fund Appl Toxicol, 1997, 37:37 - 53.

260. Berry JP, Arnoux B, Stanislas G, et al. A microanalytic study of particles transport across the alveoli: Role of blood platelets. Biomed, 1977, 27:354 - 357.

261. Heckel K, Kiefmann R, Dorger M, et al. Colloidal gold particles as a new *in vivo* marker of early acute lung injury. Am J Physiol Lung Cell Mol Physiol, 2004, 287:L867 - L878.

262. Simionescu N, Simionescu M, Palade GE. Permeability of muscle capillaries to small heme - peptides, 1975, J Cell Biol 64:586 - 607.

263. Kato T, Yashiro T, Murata Y, et al. Evidence that exogenous substances can be phagocytized by alveolar epithelial cells and transported into blood capillaries. Cell Tiss Res, 2003, 311:47 - 51.

264. Rejman J, Oberle V, Zuhorn IS, et al. Size - dependent internalization of particles via the pathways of clathrin - and caveolae - mediated endocytosis. Biochem J, 2004, 377:159 - 169.

265. Gumbleton M. Caveolae as potential macromolecule trafficking compartments within alveolar epithelium. Adv Drug Deliv Rev, 2001, 49:281 - 300.

266. Patton JS. Review - - Mechanisms of macromolecule absorption by the lungs. Adv Drug Deliv Rev, 1996, 19:3 - 36.

267. Nemmar A, Hoet PHM, Vanquickenborne B, et al. Passage of inhaled particles into the blood circulation in humans. Circulation, 2002, 105:411 - 414.

268. Brown JS, Zeman KL, Bennett WD. Ultrafine particle deposition and clearance in the healthy and obstructed lung. Am J RespirCrit Care Med, 2002, 166:1240 - 1247.

269. Pekkanen J, Peters A, Hoek G, et al. Particulate air pollution and risk of ST - segment depression during repeated submaximal exercise tests among subjects with coronary heart disease. The exposure and risk assessment for fine and ultrafine particles in ambient air [ULTRA] study. Circulation, 2002, 106:933 - 938.

270. Wichmann HE, Cyrys J, Stölzel M, et al. Sources and elemental composition of ambient particles in Erfurt, Germany. In: Fortschritte in der Umweltmedizin (Wichmann HE, Schlipköter HW, Fülgraff G, eds). Erfurt, Germany: Ecomed Publishers, 2002.

271. Pietropaoli A, Frampton M, Oberdörster G, et al. Blood markers of coagulation and inflammation in healthy human subjects exposed to carbon ultrafine particles. In: Proceedings of the Intl Inhalation Symposium , 2004, June: 11 - 14.

272. Bodian D, Howe HA. Experimental studies on intraneural spread of poliomyelitis virus. Bulletin of the Johns Hopkins Hospital. 1941a, LXIX: 248 -267.

273. Bodian D, Howe HA. The rate of progression of poliomyelitis virus in nerves. Bulletin ofthe Johns Hopkins Hospital. 1941b, LXIX (No. 2) :79 -85.

274. Howe HA, Bodian D. Portals of entry of poliomyelitis virus in the chimpanzee. Proc soc Exp Biol and Med, 1940, 43: 718 -721.

275. Adams RJ, Bray D. Rapid transport of foreign particles microinjected into crab axons. Nature, 1983, 303:718 -720.

276. deLorenzo A. The olfactory neuron and the blood - brain barrier. In: Taste and smell in vertebrates (Wolstenholme G, Knight J, eds). London: J. & A. Churchill, 1970, 151 -176.

277. Oberdörster E. Toxicity of nC60 fullerenes to two aquatic species: Daphnia and largemouth bass. American Chemical Society, Anaheim, CA, Abstract IEC 21, 2004, March 27 - Aprill.

278. Feikert T, Mercer P, Corson N, Gelein R, Opanashuk L, Elder A, et al. Inhaled solid ultrafine particles (UFP) are efficiently translocated via neuronal naso - olfactory pathways. Presented at: 43rd Annual SOT meeting, 2004, Orlando, abstract 2113, March 21 -25, 2004. The Toxicologist 78 (S -1), 2004.

279. Fechter LD, Johnson DL, Lynch RA. The relationship of particle size to olfactory nerve uptake of a non - soluble form of manganese into brain. NeuroToxicol, 2002, 23:177 -183.

280. deLorenzo J. Electron microscopic observations of the olfactory mucosa and olfactorynerve. J Biophys Biochem Cytol, 1957, 3 (No. 6) :839 -850.

281. Plattig K - H. Electrophysiology of taste and smell. Clin Phys Physio. Meas, 1989, 10 (No. 2) :91 -126.

282. Gianutsos G, Morrow GR, Morris JB. Accumulation of manganese in rat brain following intranasal administation. Fund Appl Tox, 1997, 37 (Article No. FA972306) :102 -105.

283. Kennedy P, Chaudhuri A. Herpes simplex encephalitis. J Neurol Neurosurg Psychiatry, 2002, 73 (3) :237 -238.

284. Terasaki S, Kameyama T, Yamamoto S. A case of zoster in the 2nd and 3rd branches of the trigeminal nerve associated with simultaneous herpes labialis infection - a case report. Kurume Med J, 1997, 44 (1) :61 -66.

285. Hunter DD, Dey RD. Identification and neuropeptide content of trigeminal neurons innervating the rat nasal epithelium. Neurosci, 1998, 83 (No. 2) :591 -599.

286. Hunter DD, Undem BJ. Identification and substance P content of vagal afferent neurons innervating the epithelium of the guinea pig trachea. Am J Respir Crit Care Med, 1999, 159:1943 -1948.

287. Veronesi B, Makwana O, Pooler M, Chen LC. Effects of subchronic exposure to CAPs in ApoE -/- mice: VII. Degeneration of dopaminergic neurons. Inhal Tox, 2005, in press.

288. Campbell L. Sustaining nurse - managed practice. Nurs. Clin. North. Am. 2005. 40, 739 -745.

289. Calderon - Garcidueñas L, Azzarelli B, Acune H, et al. Air Pollution and Brain Damage. Toxicol Path, 2002, 30 (3) :373 -389.

290. Yamago S, Tokuyama H, Nakamura E, et al. In vivo biological behavior of a water - miscible fullerene: 14C labeling, absorption, distribution, excretion and acute toxicity. Chem Biol, 1995, 2:385 -389.

291. Kreyling W, Semmler M, Erbe F, et al. Translocation of ultrafine insoluble iridium particles from lung epithelium to extrapulmonary organs is size dependent but very low. J Toxicol Environ Health, 2002, 65A (20) :1513 -1530.

292. Semmler M, Seitz J, Erbe F, et al. Long - term clearance kinetics of inhaled ultrafine insoluble iridium particles from the rat lung, including transient translocation into secondary organs. Inhal Tox, 2004, 16 (6/7) :453 -459.

293. Jani PU, McCarthy DE, Florence AT. Titanium dioxide (rutile) particle uptake from the rat GI tract and translocation to systemic organs after oral administration. Intl J Pharmaceut, 1994, 105:157 -168.

294. Bockmann J, Lahl H, Eckert Th, et al. Titan - Blutspiegel vor und nach Belastungsversuchen mit Titandioxid. Pharmazie, 2000, 55:140 -143.

295. Gamer, A O, Leibold E van Ravenzwaay B. The in vitro absorption of microfine zinc oxide and titanium dioxide through porcine skin. *Toxicol. In Vitro*, 2006, 20:301 -307.

296. Lademann, J, Weigmann, H, Rickmeyer, C, et al. Penetration of titanium dioxide microparticles in a sunscreen formulation into the horny layer and the follicular orifice. *Skin Pharmacol. Appl. Skin Physiol*, 1999, 12:247 -256.

297. Pflucker, F, Wendel, V, Hohenberg, H, et al. The human stratum corneum layer: An effective barrier against dermal uptake of different forms of topically applied micronised titanium dioxide. *Skin Pharmacol. Appl. Skin Physiol* , 2001, 14:92-97.

298. Schulz, J, Hohenberg, H, Pflucker, F, et al. Distribution of sunscreens on skin. *Adv. Drug. Deliv. Rev*, 2002, 54:S157-S163.

299. Mavon, A, Miquel, C, Lejeune, O, et al. In vitro percutaneous absorption and in vivo stratum corneum distribution of an organic and a mineral sunscreen. *Skin Pharmacol. Physiol*, 2007, 20:10-20.

300. Nohynek, G J, Lademann, J, Ribaud, C, et al. Grey goo on the skin? Nanotechnology, cosmetic and sunscreen safety, 2007, 37:251-77.

301. Alvarez-Roman, R Naik, A Kalia, et al. Skin penetration and distribution of polymeric nanoparticles. *J. Control. Release*, 2004, 99:53-62.

302. Ryman-Rasmussen J P, Riviere J E, Monteiro-Riviere N A. Penetration of intact skin by quantum dots with diverse physicochemical properties. *Toxicol. Sci*, 2006, 91:159-165.

303. Baroli, B, Ennas, M G, Loffredo, F, et al. Penetration of metallic nanoparticles in human full-thickness skin. *J. Invest. Dermatol*, 2007, 127:1701-1712.

304. Rouse J G, Yang J Ryman-Rasmussen J P et al. Effects of mechanical flexion on the penetration of fullerene amino acid-derivatized peptide nanoparticles through skin. *Nano. Lett*, 2007, 7:155-60.

305. Tinkle S S, Antonini J M, Rich B A, et al. J. Skin as a route of exposure and sensitization in chronic beryllium disease. *Environ. Health Perspect*, 2003, 111:1202-1208.

第十章 纳米粒子的体内转运

纳米粒子的转运系指纳米粒子从某一部位进入人体之后，在体内各种生理机制的作用下被转运至其他部位的过程。纳米粒子在体内的转运，是其分布到远隔部位并引起生物学效应或病理性改变的必由途径，也是实现其体内分布的动力学基础。没有体内的转运，纳米粒子就只能停留于其接触或给药时的部位，也就没有分布到其他部位或器官的可能性。纳米粒子在体内的转运，也是注入体内或自然进入体内的纳米粒子到达排泄器官而最后被排出体外的必然和必需过程。对于作为药物靶向载体的纳米粒子，研究其在体内的转运规律及其影响因素，是达到有目的地对其实施导向技术，使之到达与疾病治疗有关靶部位或靶器官，发挥药物疗效，而较少地或不进入与其治疗作用无关的器官或部位，因而可以避免其毒副作用的理论基础。对于自然环境中存在的纳米粒子，可以利用其在体内转运的规律及其影响因素的作用机制，采取必要的导向措施，使进入体内后可以尽快地分布到相应的排泄器官，最终由体内排出体外，避免或彻底消除其对机体的损伤作用。因此，研究纳米粒子的转运过程及其机制，在纳米毒理学具有重要的地位。

10.1 粒子自无血液组织或间隙的清除

一般情况下，人或其他生物体接触微纳米粒子后，这些粒子首先进入无血液的组织或组织间隙。作为人体的防御反应，机体会对这些粒子发生清除作用。清除作用的方向可以有两个方面：一是反向地将其排出到体外，如吸入肺部的粒子通过呼吸道粘膜纤毛柱状上皮的运动，将其转运到鼻咽部，再通过咳嗽将之排出；另一方面是将其转运到组织的深部，进入淋巴道或血液循环。这种转运过程具有十分复杂的过程和机制，目前人们关于这方面的知识仍然不多。这部分内容介绍目前已有的一些关于注入组织、摄入或吸入的物质微粒子的清除的有限的知识。

在肾脏中形成的惰性粒子，如痛风病者的结晶，微小肾结石等。这些微纳米尺度的粒子正常情况下应当从肾脏以机械性运动的方式清除。尿液中有些吞噬细胞是正常的[1]，但脓尿或白细胞尿（$>10/mm^3$）就是病理现象了，常常见于肾盂肾炎、泌尿系感染、糖尿病[2]、老年人[3]等。由纳米机器人或微粒子造成尿路部分梗阻可产生与一些病理状态相似的症状如少尿[4]，前列腺阻塞，实验性慢性部分性尿路梗阻[5]或结晶尿[11]（可能用增加尿量的办法进行治疗，传统方法是使用利尿剂[6]）。

女性生殖器官中的微纳米尺度的惰性粒子，也应当能更为缓慢地自阴道腔经机械性液体运动而被清除。淋巴细胞和巨噬细胞常常只存在于健康妇女的宫颈阴道的分泌物中，除了月经期[7]、感染[8]或组织学的绒毛膜炎症[9]，虽然具有吞噬作用的朗格汉斯（Langerhans）细胞已在鼠科动物阴道和宫颈中被观察到[10]。

10.1.1 组织中粒子的清除

血管外没有运动功能的纳米粒子要不就被驻留组织的巨噬细胞吞噬，要不就被其他吞噬细胞如成纤维细胞或被新来的吞噬细胞如中性粒细胞和单核细胞吞噬。中性粒细胞和单核细胞是经渗出作用通过血管壁自血液移行进入邻近组织的。Sell 注意到[12]，微粒子注入结缔组织，就被局部吞噬细胞摄取；如果注入脑组织，就被胶质细胞摄取。

巨噬细胞可以游走或容易进入腹膜[13]和胸膜[14]组织。在体外，大鼠腹膜巨噬细胞可捕获 300 nm ~ 3μm 的聚乙烯粒子[15]。巨噬细胞能最有效地聚集 600 nm 的粒子，细胞内指数为 4.56μm^3/细胞 - 秒[15]。通过羟甲基化而具有亲水作用的 3μm 的粒子比未亲水化粒子的捕获率增加 10 倍，吞噬指数为 37.9μm^3/细胞 - 秒[15]。在注入大鼠腹腔时，3μm 粒子选择性的积聚于网膜而 800 nm 的粒子则更容易离开腹腔[15]。5 个小时后，大多数（72% ~86%，依离子类型不同）仍然存在于腹腔的粒子已被细胞吞噬[15]。

其他相似的实验发现：1 ~5μm 的微球可被巨噬细胞有效地摄取，无论是在培养的巨噬细胞或是小鼠腹腔内注射。3 小时后吞噬作用达到饱和[16]；来自条纹石鲈的腹腔吞噬细胞与 3μm 胶乳珠共同孵育 30 分钟，胶乳珠被吞噬细胞摄取，吞噬容量为 4/细胞[17]；空间稳定化的（有外衣的）具有较厚包膜的聚乙烯微球被大鼠腹腔巨噬细胞的吞噬减少[18]；30 ~ 120μm 的微球给大鼠腹腔注射，可或多或少地永远存在于腹腔而直径小于 24μm 的微球可自腹腔清除，途径可以是穿入膈肌，最终可在淋巴系统观察到[19]；小鼠腹腔注射的微球，1.4 和 6.4μm 的 PMMA 粒子和 1.2 和 5.2μm 的聚乙烯粒子被巨噬细胞吞噬，但 12.5μm 的聚乙烯粒子不被吞噬[20]；混合的铝 - 硅微粒子比格犬腹腔注射后被转运到肠系膜，左胸骨旁和右胸骨旁淋巴结，一小部分被转运到气管支气管旁淋巴结[21]；惰性钨粒子滴入犬胸膜腔，1 ~7 天被转运到胸淋巴结[22]。

胶体碳粒子注入鸡眼睛的玻璃体，第二天就被玻璃体细胞活跃地摄取，不引起明显的白细胞募集[23]。研究者描述说在第二阶段（7 ~ 14 天），大量的巨噬细胞浸润到睫状体并移行进入玻璃体室。在第三阶段（30 天），巨噬细胞对睫状体的浸润结束。装载有碳粒子的巨噬细胞自玻璃体消失，但积聚在眼梳膜和视网膜。它们无一例外地通过虹膜角膜角的巩膜静脉窦“引流”。另一项实验中，20 ~ 70 nm 的碳粒子注入猴的玻璃体液，1 周后导致单核吞噬细胞和炎症细胞的增生。3 周后持续存在的巨噬细胞反应伴随有纤维性血管增生，长入玻璃体。4 ~5 周后细胞外纤维材料沉积，视网膜发生牵引性剥离。10 周后，满载炭粒子的巨噬细胞聚集于视斑和中央凹，伴有视盘周围新血管增生和囊性斑点样水肿[24]。

在眼中除巨噬细胞外还有其他吞噬细胞。眼中的小梁网结构就是前房一种特化的组织。这种组织的功能主要是调节水性液体的外流及眼压[25]。网络细胞具有活跃的吞噬功能，因此可保持引流通路中没有细胞碎片、色素和其他颗粒物质[26,27]。当网络细胞接触胶乳微球时，4 小时内可有短暂的细胞与基质的粘附性消失，细胞移行活性增强，24 小时后恢复正常[25]。对胶乳的摄取率为每细胞 3 ~4 个[26]。但是，Buller 等报道异物粒子的存在并不总是引起人小梁细胞的吞噬反应，因为可以观察到在小梁内间隙和 Shlemm 管内有游离的粒子。胶乳微球注入兔角膜层后被角质细胞（角膜成纤维细胞）吞噬并在角质细胞质中储存达 800 天以上[28]。

有研究考虑了脑组织中的吞噬细胞。一项实验[29]显示鼠星形细胞具有摄取 50 ~200 nm 的荧光聚乙烯微球的能力。另一项实验[30]中胶体炭粒子注入新生小鼠的脑皮质，可以膜包小泡的形式摄取并被捕获于幼稚星形胶质细胞的溶酶体内。星形胶质细胞是一种具有许多分支突起的，功能上具有吞噬活性的神经胶质细胞。4 天后，装载有炭粒子的星形胶质细胞可见于直接邻近注射部位的区域（10 ~ 21 天后即变得非常丰富），神经元周围区域和血管周围区域。这表明幼稚星形胶质细胞能够吞噬注入发育状态的脑组织中的异物粒子。在成年脑组织，星形胶质细胞似乎只作为第二线的防御机制来吞噬[31]细胞碎片和异物颗粒[32]。小胶质细胞[33-38]似乎是第一线的防御机制。小胶质细胞与星形胶质细胞不同，它分布于整个脑组织（除了覆盖区域）[36]。小胶质细胞属于 MPS，是脑组织、脊髓和视网膜中的常驻巨噬细胞[36]。在一项实验[39]中，聚乙烯微球注入大鼠脑小胶质细胞和非特异性的星形细胞（具有增生能力），最初几天即可见到脑组织反应。反应的表现与 CNS 系统损伤后的反应相似。与此同时也观察到一些异物巨细胞。9 个月之后，微球似乎被组织细胞吞噬，微球团簇被非坏死性的胶原和星形胶质细胞鞘所包绕[39]。其他发现与脑组织的吞噬细胞包括巨噬细胞[40,41]如周细胞[42]、血管周细胞[43,44]和脑膜[44]细胞。研究者还对下列问题进行了探讨：①6 ~ 10μm 的微球在整个脑实质中的被动性移位[45]；②在大鼠和人，脑脊液中的粒子直接从蛛网膜下腔引流入鼻咽淋巴系统[46]（达 20% ~30% 的 CNS 淋巴液沿此途径引流[47]；③外周神经细胞内的胶乳微球的细胞内运输方向可以是向前的，也可以是向后的[48]。

存在于组织中的已吞噬异物颗粒性物质的吞噬细胞如果不能溶解被吞噬的物质，则可以在摄入的位置持续存在。已经表明，有些细胞在不溶性异物颗粒部位存在数年之久[49]。文身[50]是这种持久性的一个最好的例子。在一项实验[50]中，印度墨水粒子和聚乙烯胶乳珠注入鼠科动物耳郭和背部真皮和真皮下层，用肉眼、光镜和电镜对粒子的命运进行观察。肉眼观察表明，按照文身图案注射的墨水粒子基本上终生都不改变。光学显微镜观察揭示印度墨水粒子和胶乳珠均被真皮和真皮下的成纤维细胞和巨噬细胞吞噬。在成纤维细胞中，大量的墨水粒子或小胶乳珠（220 nm）堆积成 100 nm ~ 10μm 的小泡占据细胞体胞质和伪足容积的大部分。在巨噬细胞中，大量的墨水粒子和较大的胶乳珠（220 nm ~ 2. 0μm）被摄入胞体。摄入和储存粒子和乳珠的真皮和真皮下成纤维细胞运动性很差，因此几乎是固定于结缔组织，使文身图案终生保持。研究描述说[50]这是一种特殊的非炎症性防御机制。这种机制不需要通过免疫系统就能对活的生物体提供保护，使其不受外源性非毒性物质的损伤和入侵。这样的描述可能同样适用于惰性纳米粒子的情况。

10. 1. 2 食入粒子的清除

食入金刚石粒子用其相关物体的机械毒性已在前面部分进行探讨。这里讨论其不能运动的纳米机器和其他纳米粒子被食入消化道后的命运问题。因为对于制备口服的基于微粒子和微囊的药品制剂有着极大的商业兴趣，因此对这个问题已有大量的文献报道，对其进行无所不包的综述，大大超出纳米毒理学的范围。这里只讨论许多相关实验和研究的结果中的一小部分。绝大多数实验是检验能够跨肠壁吸收的粒子的类型和大小及其在体内的移行和命运。

1980 年，LeFevre 等将 5. 7μm 和 15. 8μm 的聚乙烯微球给小鼠口服。他们发现较大的粒子不在肠道的 Peyer 斑、肠系膜淋巴结、其他单核 - 吞噬细胞系统器官和血液中积聚，甚至在剂量大至每天 8×10^6 粒子，连续 60 天。但是较小的粒子在最大剂量（4.5×10^8 粒子/天，60 天）口服后可发现于 Peyer 斑、肠系膜淋巴结和肺。食入结束后 77 天，5. 7μm 粒子仍然存在于这些组织，但在脾和肝中却并没有发现[51]。这些可穿过肠壁的较小粒子的摄取部位是 Peyer 斑。吸收的粒子被滞留于 Peyer 斑的巨噬细胞中。躲过这种滞留的粒子经淋巴道运输而不是经门静脉运输[51]。用碳和氧化铁粒子进行的相关实验提示粒子的大小及其表面性质决定其在 Peyer 斑的积聚[52]。

后继工作大体上证实和扩展了这些结果。针对通过肠腔的颗粒性物质进行肠附属淋巴样组织（Peyer 斑[53 - 55]）连续取样，并对肠内容物进行免疫学检验，和引起适宜的免疫反应[56,57]。1989 年发现[58]，口服可生物降解的 10μm 或更大的聚（DL - 丙交酯 - co - glycolide）微球不能被肠壁吸收而小于 10μm 的微球可被肠附属淋巴组织的 Peyer 斑特异性地摄取。5 ~ 10μm 的微球在相当长的时期（达 35 天）内固定于 Peyer 斑。小于 5μm 的微球则随巨噬细胞弥散到肠系膜淋巴结、血循环和脾脏[58]。Kofler 等[59]此后发现 PLG 微球移位于鼠科动物 Peyer 斑。Peyer 斑对 800 nm 的微球比对 2μm 的微球的吸收更为有效。Carr 等[60]发现在数量上有较多的 2μm 的粒子被摄取（特别是经上皮组织）的同时，在体积上则表现为移位到淋巴结的 6μm 的粒子的总体积较大。

在1989～1990年间，Jani等[61]给大鼠喂饲平均50 nm～3μm的聚乙烯微球10天，（剂量1.25 mg/kg）。他们证实粒子在Peyer斑的跨胃肠道摄取后经肠系膜淋巴引流通路和淋巴结到达肝和脾。心脏、肾脏和肺对这些粒子没有摄取。最小的50 nm的粒子有34%被吸收；100 nm的粒子26%被吸收，其中50 nm粒子的7%，100 nm粒子的4%存在于肝、脾、血液和骨髓；大于100 nm的粒子没有到达骨髓；在血液中未发现大于300 nm的微球[61]。

1996年，Tabata等[62]将600 nm～26μm的可生物降解的取（D，L－乳酸）微球给小鼠口服，发现摄入Peyer斑的微球的量在11μm以下随粒子的增大而增加，在11μm以上时，则随粒子的增大而减少。到21μm以上时降至0水平。在被摄入Peyer斑后，大于5μm的粒子停留于Peyer斑，而5μm或小于5μm的粒子则被转运到脾。还是在1996年，Damge等[63]将1～5μm和5～10μm的微球注入成年大鼠的回肠。发现于肠系膜静脉中的微球数量迅速增加，4小时后两种大小的粒子达到最大，然后开始下降，较大的粒子下降得较快。小粒子总量的12%和大粒子的11%最终被吸收，主要是通过Peyer斑部位的肠粘膜[63]。小量的微球偶然发现于上皮细胞，只有最小的粒子在肝、淋巴结、脾和基底膜中可以找到[63]。1996年进行的另一项研究[64]发现6μm的结晶纤维素粒子在剂量达5 g/kg－天，连用90天，没有跨肠壁移位。

1997年，Porter等[65]将0.2～20μm的微球注入鸡的肠腔。1小时后6、10和20μm的微球在各段肠管都没有观察到，也没有进入上皮和固有膜。2μm或较小的粒子可被大部分肠段所摄取，摄取的量之间没有不同。1小时之后，200 nm、500 nm和2μm微球沿上皮细胞的刷状缘定向排列，并被摄入上皮和固有层。摄入现象可在十二指肠、回肠、盲肠、盲肠扁桃体和结肠[65]。Peyer斑组织摄取微粒子能力比邻近的非斑组织在2～200倍，对100 nm的摄取效率比利1～10μm粒子高15～250倍[66]。Mathiowitz等[67]也发现0.3～2μm共聚物包衣的微球可自粘膜和上皮细胞之间‘溜过’，进入Peyer斑的淋巴组织和血流最后到达脾和肝。

1998年，Beier和Gebert[57]将3.4μm的酵母粒子注入猪肠腔中的Peyer斑部位。他们发现在数小时之内粒子经膜（M）细胞通过肠上皮被肠腔外组织吞噬，未见肠上皮巨噬细胞有明显的吞噬作用。粒子然后向下移行，2.5～4小时内跨过基底层，同时在那里被迅速吞噬并被转运出Peyer斑丘[57]。

除了粒子的大小[51,60,62,66]和表面修饰情况[61,68]，影响微球在肠道吸收的其他因素包括粒子剂量[69,73]、剂量的持续时间[70,71]、动物的年龄[72－74]及饮食[75－77]。LeFevre等[72]将1.8μm的胶乳微球给年轻和老年小鼠口服25天，发现老年小鼠的Peyer斑比年轻小鼠积聚更多粒子，肺部较年轻小鼠少，虽然所有小鼠肠系膜淋巴结和无Peyer斑的肠段都含有可检测量的粒子[73]。Seifert等的一项相似的研究[74]用1 μm聚乙烯微球十二指肠注射后计数存在于胸导管淋巴液中的粒子数（因为粒子最有可能经淋巴道转运），发现较老的动物较年轻的动物摄取较大的粒子。摄取也是剂量依赖性的：十二指肠内注射3.7×10^5粒子后，胸导管淋巴液含有5个粒子/cm^3；当粒子量为3.7×10^9时，胸导管淋巴液的粒子含量为221个粒子/cm^3[74]。饮食也影响肠道对粒子的摄取。Simen等[77]发现，喂饲液体大鼠肠腔中2μm聚乙烯微球的保留比喂饲固体饲料大鼠保留的粒子数量为多。与870 nm的粒子一起给予较大体积的水量，可以增加粒子在血流中出现的速度和数量[75]。由Simen小组进行的关于胶乳微粒子跨大鼠小肠上皮移位和内脏器官对粒子摄取情况的定量研究[70]发现，在脾、肾、肺、肝、和脑都随时间而增加，但在肠系膜淋巴结和心肌组织则随时间减少。1.82μm的胶乳粒子的摄取和移位可始于肠腔注射粒子后5～10分钟[71,78]。微米大小的肠腔细菌也很容易地由巨噬细胞将其从肠腔移位到肠系膜淋巴结[79]。

10.1.3 吸入粒子的清除

粒子吸入可能具有机械毒性，正常的环境尘粒水平，粒子经粘膜纤毛的波浪式运动自肺部的排出。吞噬了粒子的、死亡或受损的肺泡巨噬细胞与结晶性粒子，尤其是金刚石自肺部清除中的作用已都有实验研究。

10.1.3.1 吸入粒子清除的途径：大多数到达肺泡的微米大小的粒子被波浪性纤毛运动迅速地清除[80-86]。这种清除过程受粒子表面化学[87]和总的粒子表面积[88]的影响。单纯的纤毛运动方式的粒子运输有一平均为2~3小时的半衰期[89]，这可由口服或静注氨茶碱来加速[90]。以这种方式清除的粒子可被吞咽入胃，然后经消化道排出体外，除非在煤尘粒子的情况下，粒子在胃肠道可以再吸收，增加发生胃癌的危险性[91]。

那些不能被纤毛运动所排出的微粒子可由吞噬细胞摄取。大多数由驻留于肺泡空气间隙的肺泡巨噬细胞来执行[92-94]。(肺灌流揭示存在于人肺的巨噬细胞的总数为10^9个[95]，含有0.5~1.2μm大小的驻留粒子[96,97]。在一个没有暴露的肺脏，每个肺泡中驻留1~2个巨噬细胞，存在于几乎是无菌的环境中[100])。已知吞噬细胞摄取粒子的过程，部分地是粒子表面物理性质和化学性质的函数[98,99,101]，但其机制还没有研究进行广泛而深入的分析（这将是纳米设备或纳米机器人的严密设计的基础）。

成纤维细胞[29]和白细胞[102,103]同样也可能与粒子的清除有关。在一项实验中[102]，大鼠肺脏滴入0.5×10^9微球引起中性粒细胞（PMN）自组织浸润到肺泡的空气间隙。然而，1天之后，77%的重新出现于支气管肺泡灌流液中的微球被肺泡巨噬细胞吞噬，只有19%是被PMN吞噬，4%的粒子仍为游离状态[102]。2天之后，95%的微球位于巨噬细胞内，4~7天之后几乎100%的粒子仍然如此[102]。粒子进入细胞内之后，巨噬细胞一般以下列两种方式的一种离开肺脏：①移行到最近的小支气管，以利于通过粘膜纤毛运动而排出[102-103]；或者②进入肺间质组织（或在间质巨噬细胞的情况下，形成粒子在间质的积累[43]），经血管或淋巴系统离开肺部，经常积累于局部淋巴结[104-109]。肺泡巨噬细胞可摄入直径1.5μm的玻璃纤维。这些纤维可达5μm长，但不能吞噬60μm的玻璃纤维[110]。纤维的吸入可影响其后肺脏对微球的清除[111]。

10.1.3.2 正常肺清除粒子的速度：由Falk等进行的一系列研究[112,113]中，6μm的单分散腾氟龙粒子由不抽烟的健康人缓慢（沉积于纤毛上皮的小气道）或正常（沉积于大支气管和肺泡区）地吸入。在慢吸入过程中，大约60%的粒子沉积于传导性气道，24小时后被清除。剩余粒子的35%的清除半衰期限为3.6天，65%的清除半衰期为170天[112]。正常吸入后，14%粒子滞留24小时后开始清除，半衰期为3.7天；86%清除半衰期为217天[113]。一项用6.05μm和4.47μm的腾氟龙和聚乙烯粒子所进行的相关研究中也发现在24小时内清除50%[114]。Langenback等将2.85μm碳化可溶性聚乙烯粒子滴入羊肺的研究[80,81]发现，气管支气管的沉积粒子在44小时内经纤毛波浪性运动迅速清除。这包括沉积于1 mm气管的粒子在2~4小时内清除，其后30天是主要是缓慢的肺泡沉积粒子的清除。肺泡沉积的粒子被巨噬细胞捕获，没有明显地进入间质。吞噬这些粒子的巨噬细胞在粒子负担较轻的情况下，每个细胞可只向着一个方向运动，即自间质到肺泡，然后到纤毛上皮并随其波浪运动而排出[81]。清除的效率一般是随粒径的增加而增加[115,116]。大量作为粒子大小的函数的肺清除数学模型已被设计出来用于肺清除率与粒子大小间的关系的研究[117-125]。碳粒子自肺清除简单地描述于后。

吞噬细胞也可能将粒子自肺运送到淋巴结并呈递给T淋巴细胞[86,104-109]。融合的铝-硅粒子注入比格犬肺可被肺泡巨噬细胞运送到左纵隔、左、右气管支气管（TBLN）和左中及右中TBLN淋巴结[126]。钨酸钙微粒子给犬喷雾吸入被肺巨噬细胞运载到局部淋巴结，24小时后粒子开始到达，7天后达到高峰[127]。犬的中性粒细胞可有相似的行程[128]。淋巴结可因载有粒子的肺泡巨噬细胞的到达和固有驻留增生的组织细胞吞噬粒子而肿大[127]。

小量的颗粒性物质可逃过被肺泡PAM和PMN的吞噬，穿过呼吸道上皮，滞留于细胞之间的间质[129]。在一项实验中，在小鼠肺脏炭粒子过负荷后12小时，一些游离碳粒子穿过肺泡Ⅰ型细胞到达间质，此后在气管周围和血管周围间质细胞中可以观察到[130]。这触发游离的间质巨噬细胞的爆发性增生[130]。这些巨噬细胞可以吸收这些粒子并将之反向通过间质运送，再穿过内皮，进入肺泡空间以正常方式排除。不被这种机制被返回的颗粒性物质此后沿毛细淋巴管（起始淋巴管）经淋巴循环到引流淋巴结，特别是胸膜、肺门，或远隔淋巴结[131-134]。21~50 nm的碳粒子鼻粘膜滴入后一般不能通过上皮基膜除非炎症细胞（嗜酸性粒细胞）在它们之前出现。即使此时，惰性粒子也不能进一步穿粘膜运动，因为变态反应时间质液自鼻粘膜向外流出[135]。

像早先注意到的那样，暴露两小时之后，2%的滞留于肺泡的小粒子可穿透气道内层，进入肺间质和淋巴系统内皮细胞的吞噬泡。在第24小时，这些粒子可在支气管周围淋巴管和淋巴结中检测到[101]，但总的淋巴清除率很低[101]。例如，在Snipes等进行的一项研究[136]中，1.7%的3μm的聚乙烯微球滴入比格犬的肺脏，在为期128天的研究中，被转运到气管支气管淋巴结，而只有2%的7μm的粒子在气管支气管淋巴结积聚。13μm的粒子则没有在气管支气管淋巴结积聚。一项相关的研究[137]发现，1%的3μm的胶乳微球被大鼠和豚鼠吸入后从肺转运到肺所属淋巴结，而同样吸入9μm和15μm的微球在这些淋巴结中不能检测到。很小的粒子如发现于柴油机尾气中的粒子，具有典型的200 nm的平均空气动力学直径[138]，大鼠吸入28天后，从肺移行到纵隔淋巴结[139]。暴露于煤尘的犬肺中粒子的4%一年后被转运到气管支气管淋巴结[140]。大鼠吸入硅气溶胶粒子积聚在纵隔淋巴结和胸腺[141]，吸入的直径小于2.3μm的煤飞灰粒子被转运到支气管肺淋巴结[142]。

传统的纤维生物相容性通常是集焦于粒子剂量、尺度、持久性及由吸入物所引起的生物反应的持久性（一般是指暴露5天后在肺部的潴留情况及清除半衰期）和实验室消退速率［纤维消退速率Kdis单位：ng/（cm^2·h）］[100]。

10.2　淋巴系统粒子的清除

外源性粒子一旦进入血液或组织，除了肺部纤维上皮的波浪运动，人类生物学没有一种系统机制能以物理的形式将其排出体外。有些吞噬细胞能够在身体的其他地方吞噬粒子，然后将其转运到肺，通过气管支气管上皮的纤毛的波浪运动排出或将其呼出[143]。至少有一项报道说500 nm～5μm的植入小鼠皮下和动脉的铝粒子此后见于肺间质组织[144]。另一篇相似的研究报道说，为治疗尿失禁[145-147]和膀胱输尿管反流[148-150]而注入人肠道并通过Peyer斑吸收的5.7μm的聚乙烯粒子[51]和腾氟龙粒子[151]此后被转运到肺。但是，跨过肺泡空间进入肺间质的粒子可被外来的中性粒细胞和间质巨噬细胞摄入并被向回转运至肺泡空间，已是一个熟知的事实。作者从医学文献中未能找到证实由巨噬细胞吞噬粒子然后转运到肺并自肺排出的系统性长途粒子清除机制的相关资料。生理系统使粒子能够循环运动，进入各种清除机制，但只能是在后述的两个事件的其中之一发生后：①粒子被化学性分解、消化或溶解，其余部分被代谢或分泌，或者能够像氟碳化合物那样以蒸汽的形式自肺部呼出[152]；②粒子在身体的其他部位被捕获。对于不溶性的惰性粒子如不具运动性的医用纳米粒子或纳米设备，第一种可能性是没有的。最后，这些粒子在原位或在骨组织发生肉芽肿或进入淋巴循环，最终被捕获于淋巴结，或继续沿淋巴系统运动经锁骨下静脉注入血液循环系统。

淋巴循环从身体的各个部位一收集异物粒子，包括组织间隙如腹膜[153]、真皮[154,156]、足掌[157,158]和器官如肝[155,159,160]、脾[155]、心脏[161]和肺[162]。如来自髋和膝关节替换患者成形材料的金属和聚乙烯粒子，粒径大多小于1μm，可移行到肝、脾、腹主动脉旁淋巴结[155]。唇膏中的结晶硅粒子通过复发性嘴角的炎症进入身体，移行到咬肌下淋巴结并在此处形成肉芽肿[154]。吸入的硅粒子可被从肺转运到肺门淋巴结，使含有许多硅和巨噬细胞的肉芽肿的淋巴结发生肿大[162]。Dodson等[163]提出，淋巴结是在一生中起作用的较肺组织更好的关于暴露于尘埃的指示器。因为淋巴结可不停地捕获不消化的粒子如石棉并将之保留终生。

淋巴系统是一个辅助循环系统。这个系统自其开放的毛细淋巴管盲端吸收组织液。淋巴管壁由具有静止细胞间空隙的内皮细胞构成。细胞间空隙正常为100 nm到几个微米[164]。但是，Allen[165]将粒径达22.5μm的粒子注射入腹腔，所有大小的粒子都出现于膈肌淋巴液中。这提示两边的腹膜间皮和淋巴道内皮的基膜都可以开放到足够大，以使游离的粒子能够进入。用1μm的胶乳微球测定，小鼠尾部毛细淋巴管淋巴的流速为4.7μm/s，其波动与鼠科动物2 Hz的呼吸运动同步[166]。一个仰卧的人[167]，在直径为 54.8μm 的毛细淋巴管中淋巴液的平均静止流速是 9.7μm/s。但是流速与许多因素有关，包括体位方向和管径大小。毛细淋巴管不断地融合、变大直到与静脉的直径大约相等。许多淋巴液汇合在一起进入最大的淋巴管－胸导管。胸导管通向胸腔上方的左锁骨下静脉，淋巴液从这里进入血液循环。头、颈、心、胸右半部及右臂和右肺的淋巴液经右淋巴管进入右锁骨下静脉。淋巴管树有 450 个淋巴结。这些淋巴结是对细菌和粒子进行滤过的器官，是不消化粒子的最终归宿。每个淋巴结的血液供应占心输出量的 0.01% 或约 24 ml/（g·h）[168]。随血流进入淋巴结的淋巴细胞每 4 个中有一个从血液中逸出，进入输出淋巴管。每五天有 60% 的血液中淋巴细胞流过每个淋巴结的血管[168]。尽管淋巴液流速很慢，通过淋巴结对淋巴液的滤过可迅速发生。如在一项实验中，给鼠科动物足掌皮下注射 150～167 nm 的碳粒子，在 1～8 分钟之内就可将局部淋巴结黑染[169]。很小的粒子如直径 50 nm 的脂质体一般不在淋巴结中潴留，但较大的粒子如直径 500～700 nm 的脂质体则可以潴留于淋巴结[169]。

淋巴结组织是一个疏松结构材料构成的，包括海绵状的 stroma 和游离细胞。淋巴窦中有固定的吞噬细胞（淋巴结组织细胞），具有滤器作用，从淋巴液中清除并破坏颗粒性物质如老化的红细胞、细菌、病毒、从呼吸道进入的和支气管淋巴结巨噬细胞所收集的大尘埃粒子。一个 5 mm 的淋巴结可能含有 10^8 个细胞[170]，主要包括淋巴细胞、固定的组织细胞和游动的吞噬细胞。淋巴结周围区域中的有核细胞有 85% 是淋巴细胞，13% 是单核细胞和巨噬细胞，2% 为中性粒细胞。

静脉注射的粒子迅速分布于全身淋巴结[171]。在一项实验中[172]，胶体炭给小鼠静脉注射，很容易被毛细血管后小静脉（PCV）捕获并通过 PCV 的内皮细胞间隙或细胞吞噬过程，注射 1 小时后即可从其中游离出来。在此后的 24 小时，胶体炭粒子被 PCV 周围的周细胞和巨噬细胞所摄取，并被运输到局部淋巴结，分布到整个淋巴结的皮质和髓质，最后被血液带到髓质淋巴窦被结内皮细胞所吞噬[172]。有些粒子可经淋巴窦从局部淋巴液进行重新分布，根据淋巴结的不同可在 10～14 天观察到。在另一项实验[160]中，明胶化的炭粒子注入肝门静脉，结果揭示了一个新的肝淋巴通路。注射后 6 小时，重载炭粒子的巨噬细胞从肝静脉窦移行进入小叶间结缔组织，然后进入肝门淋巴管。9～12 小时后，这些巨噬细胞开始经两种淋巴通路移行进入腹腔淋巴结。从腹腔淋巴结的边缘窦，这些巨噬细胞移行进入表面皮质的小叶间区域，12～24 小时后积聚于皮质旁区域，最后停止于皮质和髓质的接合部[160]。还有一项实验[159]表明，来自鼠肝淋巴液中的钽粒子于静脉注射后 7～8 小时进入肝门淋巴结。接着是从边缘区、小梁和髓窦重新分布到皮质旁区域，最后分布到髓索。

血管外注射的粒子主要分布到注射部位局部引流淋巴结的淋巴窦、滤泡和皮质旁。只有小量的粒子分布到远隔淋巴结、肝脏、脾脏和骨髓[170]。在一项研究[173]中，Pelican 墨水注入小鼠足掌，外周组织中吞噬了炭粒子的巨噬细胞通过不同的淋巴管到达局部淋巴结。然后这些粒子主要通过淋巴滤泡的髓柱进入生发中心[173]。在另一项研究[174]中，250 nm 的印度墨水粒子给豚鼠皮下注射 15～20 分钟内，小量的散在于腘窝淋巴结生发中心的固定巨噬细胞摄入小量的粒子，这些粒子便停留于此。有大量的载有墨水粒子的游走巨噬细胞自个周组织移行，发现于生发中心的髓质部，与许多成淋巴细胞样细胞共处。墨水粒子堆积的吞噬细胞在淋巴结作短暂停留后都有离开淋巴结，将那些粒子带向下一个目的地[174]。

粒子负荷过重的淋巴结可发生严重的损伤。在一项病例研究中，一个人暴露于小于 0.1 mg/m^3 浓度的硅尘 30 年，导致了肺门淋巴结纤维化和钙化。接着，他又暴露于 2 mg/m^3 的硅尘 5 年，结果是致命的，因为所有捕获尘粒的肺泡都部分地潴留于肺中，这是由于淋巴结已被粒子所饱和[175]。第二个人暴露于 1.5 mg/m^3 的硅尘中 6 年，肺门淋巴结发生肿大，继之发生钙化。当淋巴结负荷过多来自肺部的尘粒时，特别是硅这一种强大的嗜淋巴材料，像 Seal 等[176]所说，尘粒在中央淋巴结积聚，导致在囊中扩散，破坏支气管或肺血管，因而装载尘埃的激活细胞再回到肺部，产生进行性的大量纤维化。

就 2002 年以前的现状而言，对进入淋巴结的金刚石和蓝宝石的行为还没有实验研究，也没有关于其长期接触的细胞行为研究，也没有关于金刚沙尘吸入后的生物相容性的研究。因此，现在还无法断定这些粒子会不会像不消化的硅粒子一样在淋巴结中积聚。但似乎没有很严重的危险，因为金刚沙尘[177]和蓝宝石尘埃粒子[178]不引起巨噬细胞明显的生物化学反应 - 这一点与石英尘不同，石英尘一般具有高度的细胞毒性[177,178]。可能金刚石粒子更像云母沙，也易从肺部转运到淋巴结，但一旦进入淋巴结，也只在暴露至少一年后引起‘维持有正常结构的装载尘粒的肿胀’[179]，伴随有局限于网状纤维增厚局部的纤维化性损害。

细菌或其他外源性颗粒的潴留会引起淋巴结肿大，例如在对疫苗发生反应时可从正常的 0.5 cm 肿大至 0.7 ~ 1 cm[180]。但被吸入和转运的粒子产生最大的肿大反应。例如，火山灰滴入大鼠肺部引起的淋巴结的肿大比在由富细胞性微肉芽肿形成及早期纤维化时的淋巴结肿大要大 8 ~ 10 倍[181]。在大鼠吸入性暴露 8 天之后，荷有硅粒子的巨噬细胞到达后纵隔淋巴结并积聚成肉芽肿样结构，并不引起细胞凋亡，只是在暴露的 52 天时间内使淋巴结进行性增大，可从 3.5 ~ 35 倍[182]。锡粒子也引起局部引流淋巴结的肿胀[183]。汞制品可引起淋巴结肿大 3 倍[184]。

目前为止，人们还不知道人淋巴结对尘粒的最大安全容量是多少。但是，对英国煤矿工人肺纤维化性损害和肺门淋巴结尘埃含量和成分的检查发现，淋巴结和纤维化组织中最高平均尘粒浓度约为 20%，大多数煤尘粒子与一些由石英、瓷土和云母飞灰混合在一起[185]。石主要被转运到淋巴结。由矿工淋巴结取出的尘粒中，石英尘粒占 20.3%，而从肺部取出的尘粒中石英只占 6.1%[185]。具有尘粒相关性损害淋巴结中含有典型的 1 ~ 9 μm 的粒子；只有最严重损害的淋巴结中的粒子为大于 10μm[186]。在一项更近来的研究中，来自外科肺切除术患者的病肺胸淋巴结被发现有病理性粒子负荷，每克干淋巴结组织中的粒子含量为 10^{10} ~ 10^{11} 个粒子。这些粒子的平均粒径为 0.5 ~ 0.9μm[96]。这意味着淋巴对于粒子的容积性负荷为 0.07% 到 4%。取 1% 的粒子负荷为合理的最大值，假定淋巴结的未肿大时的直径为 0.5 cm，则每个淋巴结可安全地潴留 10^9 个容积为 1μm 的粒子。因此，如果粒子是均匀地分布于全身所有的 450 个淋巴结，则整个人体就最多可以安全耐受 4.5×10^{12} 个这样的粒子。这个估计与粒子潴留模型是一致的。这种模型预测一个暴露于 2 mg/m^3 浓度的可吸入煤尘 45 年，在 75 岁时，肺和淋巴结的粒子负荷分别为 12 g 和 1.9 g。另外，一些肺超负荷的测量[187]提示较为保守的最大粒子负荷只有 0.1%[187]。

脾脏也可用于粒子的储存，但在暴露于像影响淋巴结同样效应的同样粒子时易于形成肉芽肿和发生肿大[189]，如脾[188,190]和淋巴结[183,191]中的滑石粉和锡粒子。金属锡粒子静脉注射引起大鼠脾脏肿大 6 倍[188]。假定脾脏白髓最大的安全容积性粒子负荷为 1%，此时能够避免肉芽肿和脾肿大，则脾脏最多可再储存另外 10^{12} 个容积为 1μm^3 的粒子而不致于发生脾肿大。尽管金刚石材料的惰性，这种最大粒子储存的安全性限制与可能的纳米医疗诊断和治疗剂量相比是出人意料地低。这提示纳米粒子、纳米设备和纳米机器人要避免这些不良效应，必须能够避免或逃离各种吞噬细胞的吞噬作用。

10.3 血液中粒子的清除

血液中粒子的清除主要由于各内脏器官的捕获（第九章）及吞噬细胞的吞噬（第十一章）。

参 考 文 献

1. B B Davis. Chapter 17 - 6. Pyuria. In J Willis Hursi, Medicine for the Practicing Physician, third edition. Buttrrwurih - Heincmann, Boston, 1992. 1229 - 1231; P Froom, I Shochat, J Benbassat. Factors associated with leukocyturia in a-symptomatic pilots. Avial Space Environ Med, 1991, 62 : 890 - 892.
2. I Lerman - Garber, JJ Calva - Mercado, C Martinez - Sibaja, et al. Leukocyturia in women with diabetes and its clinical implications. Arch Med Res, 2000, 31 : 210 - 215.

3. PF Abreu, LR Rames, R Sesso. Abnormalities of renal function in the elderly. Geriatr. Nephrolurol, 1999, 9 : 141 - 145.
4. J Lesko, JP Johnston. Oliguria. AACN Clin issues, 1997, 8 : 459 - 468.
5. MA Ghafar, A Shabsigh, P Chichesier, et al. Effects of chronic partial oiulel obstruction on blood flow and oxygenation of the rat bladder. J Urol, 2002, 167 : 1508 - 1512.
6. Z Kaid - Omar, A Belouatck. A Driouch, et al. Eftecrs of diuretic therapy on spont. Ineous expulsion of urinary calculi, urinary pH, and crysialliim in lithiasic patients. Prog Urol, 2001, 11 : 450 - 457.
7. JA Hill, DJ Anderson. Haman vaginal leukocytes and the effects of vaginal fluid on lymphocyte and macrophage defense functions. Am. J Obstet Cuynecol, 1992, 166 : 720 - 726.
8. D Buchvald, P Demes, A Gombosova, et al. Vaginal leukocyte characteristics in urogenital trichomoniasis. APMIS, 1992, 100 : 393 - 400.
9. T Yamada, S Maisnbara, H Minakami A Ohkuchi, et al. Relation between viability of vaginal polymorphonuclear leukocytes and presence of histologic chorioamnionitis. Ada Obstet Gynecol Scand, 2000, 79 : 818 - 823.
10. MB Parr, L Kepple, EL Parr. Langerhans cells phagocytose vaginal epithelial cells undergoing apoptosis during the murine estrous cycle. Biol Reprod, 1991, 45 : 252 - 260.
11. GB Fogazzi. Crystalluria: a neglected aspect of urinary sediment analysis. Nephrol Dial Transplant, 1996, 11 : 379 - 387.
12. S Sell. Immunology, innnunopathology and immunity. fourth edition, Kisevier, New York, 1987.
13. RH Beelen, WS Walker. Dynamics of cytochemically distinct subpopulations of macrophages in elicited rat peritoneal exudates. Cell Immunol, 1983, 82 : 246 - 257; PS Morahan, MA Rozner. EJ Jessee. Effect of elicitation on peritoneal macrophage subpopulations: size distributions, ectoenzyme phenotypes and antitumor activity. Int J Cancer, 1982, 30 : 787 - 794.
14. BE Lehnert. Pulmonary and thoracic macrophage subpopulations and clearance of particles from the lung. Environ Health Perspect, 1992, 97 : 17 - 46.
15. L Seymour, E Schacht, R Duncan. The effect of size of polystyrene particles on their retention within the rat peritoneal compartment, and on their interaction with rat peritoneal macrophages in vitro. Cell Biol Int Rep, 1991, 15 : 277 - 286.
16. J Mullerad, S Cohen, E Voronov, et al. Macrophage activation for the production of immunostimutatory cytokines by delivering interleukin 1 via biodegradable microspheres. Cytokine, 2000, 12 : 1683 - 1690.
17. RE Polonio, RE Wolke, SA MacLean, et al. An in vitro assay to measure phagocytosis in striped bass hybrids. Fish Shellfish Immunol, 2000, 10 : 405 - 418.
18. L Illum, LO Jacobsen, RH Muller, et al. Surface characteristics and the interaction of colloidal particles with mouse peritoneal macrophages. Biomaierials, 1987, 8 : 113 - 117.
19. RT Liggins, SD Amours, JS Demerrick, et al. Pacliraxet loaded poly (L - lactic acid) microspheres for the prevention of intraperitoneal carcinomatosis after a surgical repair and tumor cell spill. Biomaterials, 2000, 21 : 1959 - 1969.
20. VJ Tomazic - Jezic, K Merrirt, TH Umbreir. Significance of the type and the size of biomaterial particles on phagocytosis and tissue distribution. J Biomed Mater Res, 2001, 55 : 523 - 529.
21. MB Snipes, BA Muggenburg, DE Bice. Translocarion of particles from lung lobes or the peritoneal cavity to regional lymph nodes in beagle dogs. J Toxicol Environ Health, 1983, 11 : 703 - 712.
22. AS Pereira, NR Grande. Particle clearance from the canine pleural space into thoracic lymph nodes: An experimental study. Lymphology, 1992, 25 : 120 - 128.
23. M Uehara, T Imagawa, H Kiragawa. Morphological studies of the hyalocytes in the chicken eye: scanning electron microscopy and inflammatory response after the intravitreous injection of carbon particles. J Anat, 1996, 188 : 661 - 669.
24. P Algvere, IH Wallow, B Martini. The development of vitreous membranes and retinal detachment induced by intravitreal carbon microparticles. Craefes Arch Clin Exp Ophthalmol, 1988, 226 : 471 - 478; P Algvere, B Martini. Sequelae of intravitreal phagocytic activity in response to microparticles. Acta Ophthalmol Suppl, 1985, 173 : 107 - 110; B Martini. Proliferative vitreo - retinal disorders: Experimental models in vivo and in vitro. Acta Ophthalmol Suppl, 1992, 201 : 1 - 63.

25. L Zhou, Y Li, BY Yue. Alteration of cytoskeletal structure, integrin distribution, and migratory activity by phagocytic challenge in cells from an ocular tissue— the trabecular mesh work, In: Vitro Cell Dev. Biol Anim, 1999, 35: 144 - 149.

26. Y Matsumoto, DH Johnson. Trabecular meshwork phagocytosis in glaucomacous eyes. Ophthalmologica, 1977, 211: 147 - 152.

27. DH Johnson, TM Richardson, DL Epstein. Trabecular meshwork recovery after phagocytic challenge. Curr Eye Res, 1989, 8: t 121 - 1130.

28. M Uehara, T Imagawa, H Kiragawa. Morphological studies of the hyalocytes in the chicken eye: scanning electron microscopy and inflammatory response after the intravitreous injection of carbon particles. J Anat, 1996, 188: 661 - 669.

29. K Fujikawa - Yamanioro, H Yokoe, S Odashima. Evaluation of the phagocytosis of microspheres in V79 cells by flow cytometry. Cell Struct Funct, 1987, 12: 83 - 91.

30. SY Al - Ali, AG AI - Zuhair, B Dawod. Ultrastructural study of phagocytic activities of young asrrocytes in injured neonatal rat brain following intracerebral injection of colloidal carbon. Glia, 1988, 1: 211 - 218.

31. K Watabe, D Osborne, SU Kirn. Phagocytic activity of human adult astrocytes and oligodendrocytes in culture. J Neuropathol Exp Neurol, 1989, 48: 499 - 506.

32. SY al - Ali, SM al - Hussain. An ultrastructural study of the phagocytic activity of asrrocytes in adult rat brain. J Anat, 1996, 188: 257 - 262.

33. WE Thomas. Brain macrophages: Evaluation of microglia and their functions. Brain Res Brain Res Rev, 1992, 17: 61 - 74.

34. EA Ling, WC Wong. The origin and nature of ramified and amoeboid microglia: A historical review and current concepts. Glia, 1993, 7: 9 - 18.

35. EJ Davis, TD Foster, WE Thomas. Cellular forms and functions of brain microglia. Brain Res Bull, 1994, 34: 73 - 78.

36. CW Kreutzberg. Microglia, the first line of defence in brain pathologies. Arzneimittel forschung, 1995, 45: 357 - 360.

37. KD Barren. The microglial cell. A historical review. J Neurol Sci, 1995, 134 (Suppl): 57 - 68.

38. C Eder. Ion channels in microglia (brain macrophages). Am J Physiol, 1998, 275: C327 - C342.

39. P Menei, A Croue, V Daniel, et al. Fate and biocompatibility of three types of microspheres implanted into the brain. J Biomed Mater Res, 1994, 28: 1079 - 1085; P Menei, V Daniel, C Montero - Menei, et al. Biodegradation and brain tissue reaction to poly (D, L - lactide - co - glycolide) microspheres. Biomaterials, 1993, 14: 470 - 478.

40. PE McKeever, JD Balentine. Macrophages migration through the brain parenchyma to the perivascular space following particle ingestion. Am J Pathol, 1993, 93: 153 - 164.

41. M Tomita, Y Fukuuchi. Leukocytes, macrophages and secondary brain damage following cerebral ischemia. Acta Neurochir Suppl (Wien), 1996, 66: 32 - 39.

42. WL Thomas. Brain macrophages: on the role of pericytes and perivascular cells. Brain Res Brain Res Rev, 1999, 31: 42 - 57.

43. SKida, PV Steart, KT Zhang, et al. Perivascular cells act as scavengers in the cerebral perivascular spaces and remain distinct from pericytes, microglia and macrophages. Acta Neuropathol (Berl), 1993, 85: 646 - 652.

44. ET Zhang, HK Richards, S Kida, et al. Directional and compartmentalized drainage of interstitial fluid and cerebrospinal fluid from the rat brain. Acta Neuroparhol (Berl), 1992, 83: 233 - 239.

45. J Wells, BP Vietjc, DC Well. et al. Cell - sized microspheres in the hippocampus show cleavage planes and passive displacement. Brain Res Bull, 1998, 21: 601 - 605.

46. S Kida, A Pamazis, RO Weller. CSF drains directly from the subarachnoid space into nasal lymphatics in the rat. Anatomy, histology and immunological significance. Neuropathol Appl Neurobiol, 1993, 19: 480 - 48K.

47. G Kiwic, K Slusarezyk, R Slusarezyk. The central nervous system and the lymphatic system. Lymphatic drainage of the cerebrospinal fluid. Neurol Neurochir, Pol, 1998, 32: 633 - 641. In Polish.

48. NJ Dawson, FK Pierau. Transport of latex microspheres by peripheral nerves of the rat. Cytobios, 1994, 79: 31 - 43.

49. EE Peacock, Jr. Wound Repair. WB Saunders Company, Philadelphia, 1984.

50. H Fujita, Y Nishii, K Yamashita, et al. The uptake and long - term storage of India ink particles and latex beads by

rihroblasts in the dermis and subcutis of mice, with special regard to the non – inflammatory defense reaction by fibroblasts. Arch Histol Cytol, 1988, 51：285 – 294.

51. MK LeFevre, DC Hancock, DD Joel. Intestinal barrier to large parriculates in mice. J Toxicol. Environ Health, 1980, 6：691 – 704.

52. ME LeFevre, JB Warren, DD Joel. Particles and macrophages in murine Peyer's parches. Exp Cell Biol, 1985, 53：121 – 129.

53. MA Jepson, NL Simmons, DT O'Hagan, et al. Comparison of poly (Dl. – lactide – co – lactide) and polystyrene microsphere targeting to intestinal M cells. Drug Target, 1993, 1：245 – 249.

54. TH Krmak, EP Dougherry, HR Bhagat, et al. Uptake and transport of copolymer biodegradable microspheres by rabbit Payers patch M cells. Cell Tissue Res, 1995, 279：433 – 436.

55. A Gebert, HJ Roth Kotter, R Pabst. M cells in Peyer's patches of the intestine. Int Rev Cytol, 1996, 167：91 – 159.

56. Rita Beier, Andreas Gebert. Kinetics of particle uptake in the domes of Peyer's patches. Am J Physiol, 1998, 275：G130 – G137.

57. JR Kraehenbuhl, MR Neutra. Molecular and cellular basis of immune protection of mucosal surfaces. Physiol Rev, 1992, 72：853 – 879.

58. JH Eldridge, JA Meulbroek, JK Staas, et al. Vaccine – containing biodegradable microspheres specifically enter the gut – associated lymphoid tissue following oral administration and induce a disseminated mucosal immune response. Adv Exp Med Biol, 1998, 251：191 – 202; JH Eldridge, RM Gilley, JK Staas, et al. Biodegradable microspheres: vaccine delivery system for oral immunization. Curr Top Microbiol Immunol, 1989, 146：59 – 66; JH Eldridge, JK Staas, JA Meulhroek, et al. Biodegradable microspheres as a vaccine delivery system. Mol Immunol, 1991, 28：287 – 294.

59. N Kofler, C Ruedt, C Rieser, et al. Oral immunization with poly – (D, L – lactide – co – glycolide) and poly – (L – lactic acid) microspheres containing pneumotropic bacterial antigens. Int Arch Allergy Immunol, 1997, 113：424 – 431.

60. KK Carr, RA Hazard, S Reid, et al. The effect of size on uptake of orally administered latex microparticles in the small intestine and transport to mesenteric lymph nodes. Pharm Res, 1996, 13：1205 – 1209.

61. P Jani, GW Halbert, J Langridge, et al. The uptake and translocarion oi latex nanospheres and microspheres after oral administration to rats. J Pharm Pharmacol, 1989, 41：809 – 812; Nanoparticle uptake by the rat gastrointestinal mucosa: quantitation and particle size dependency. J Pharm Pharmacol, 1990, 42：821 – 826.

62. Y Tabata, Y Inoue, Y Ikada. Size effect on systemic and mucosal immune responses induced by oral administration of biodegradable microspheres. Vaccine, 1996, 1：41677 – 1685.

63. G Damge, M Aprahamian, H Marchais, et al. Intestinal absorption of PLAGA microspheres in the rat. J Anat, 1996, 189：491 – 501.

64. LA Kotkoskie, MT Butt, et al. Qualitative investigation of uptake of fine particle microcrystalline cellulose following oral administration in rats. J Anat, 1996, 189: 531 – 535.

65. RE Porter Jr, MA Suckow, NP Macri, et al. Microsphere uptake by the intestine of White Leghorn chickens. Avian Dis, 1997, 41：981 – 987.

66. MP Desai, V Labhasecwar, GL Amidon, et al. Gastrointestinal uptake of biodegradable microparticles: Effect of particle size. Pharm Res, 1996, 13：1838 – 1845.

67. E Mathiowitz, et al. Biologically erodable microspheres as potential oral drug delivery systems. Nature, 1997, 386：410 – 414.

68. AT Florence, AM Hillery, N Hussain, et al. Factors affecting the oral uptake and translocalion of polystyrene nanoparticles: histological and analytical evidence. J Drug Target, 1995, 3：65 – 70.

69. J Limpanussorn, L Simon, AD Dayan. Transepihelial transport of large particles in rat: A new model tor the quantitative study of particle uptake. J Pharm Pharmacol, 1998, 50：753 – 760.

70. L Simon, G Shine, AD Davan. Translocation of particulates across the gut wall—a quantitative approach. J Drug Target, 1995, 3：217 – 219.

71. RA Hazard, GM Hodges, JD Scot, et al. Early intestinal microparticle uptake in the rat. J Anat, 1996, 189：265 – 271,

72. ME LeFevre, AM Boccio, DD Joel. Intestinal uptake of fluorescent microspheres in young and aged mice. Proc Soc Exp Biol Med, 1989, 190:23 - 27.

73. L Simon, G Shine, AD Dayan. Effect of animal age on the uptake of large particulates across the epithelium of the rat small intestine. Int J Exp Pathol, 1994, 75:369 - 373.

74. J Seifert, B Haraszti, W Sass. The influence of age and particle number on absorption of polystyrene particles from the rat gut. J Anat, 1996, 189:483 - 486.

75. J Kyles, O Alpar, WN Field, et al. The transfer of polystyrene microspheres troin rlie gastrointestin. It iraci to llie circulation after oral administration in the rat. J Pharm Pharmacol, 1995, 47:561 - 565.

76. J Khan, et al. Total parenteral nutrition increases uptake of latex beads by Peyer's parches. JPEN J Parenter Enteral Nutr, 1997, 21:31 - 35.

77. L Simon, I Warren, AD Dayan. Effect of solid and liquid diet on uptake of large particulates across intestinal epithelium in rats. Dig Dis Sci, 1997, 42:1519 - 1523.

78. W Sass, HP Dreyer, J Seifert. Rapid insorption of Small particles in the gut. Am J Gastroenterol, 1990, 85:255 - 260.

79. CL Wells, MA Maddaus. RL Simmons. Role of the macrophage in the rranslocation of intestinal bacleria. Arch Surg, 1987, 122:48 - 53.

80. EG Langenback. KH Bergofsky. JG Halpern. et al. Determining deposition sites of inhaled lung particles and their effect on clearance. J Appl Physiol, 1990, 68:1427 - 1434.

81. EG Langenhack, EH Bergofsky, JG Halpern, et al. Supramicron - sized particle clearance from alveoli: route and kinetics. J Appl Physiol, 1990, 69:1302 - 1308.

82. A Wanner. Mucociliary clearance in [be trachea. Glin - Ghest Med, 1986, 7:247 - 258.

83. P Pityn, M J Chamberlain, TM Eraser, et al. The topography of particle deposition inthehuman lung. Res pit Physiol, 1989, 781:19 - 29. 3068.

84 T Deitmer. Physiology and pathology of the mucoLiiiary system. Special regards to mucociliary transport in malign am lesions of the human larynx. Adv Otorhinolaryngol, 1989, 43:1 - 136.

85. M Jorissen. Correlations among mucociliary transport, ciliary function, and ciliary structure. Am J Rhinol, 1998, 12: 53 - 58.

86. P Gehr, V Im Hot, M Geiser, et al. The muconliary system of the lung—role of surfactanis. Schweiz Med Wochenschr, 2000, 130:691 - 698. In German.

87. T Todisco, M Dottorini, RP Alumho, et al. Fate of human albumin microsphere and spherocyre radioaerosols in the human tracheobronchial tree. Lung, 1990, 168:665 - 671.

88. CL Tran, D Buchanan, RT Cullen, et al. Inhalation of poorly soluble particles. II. Influence of particle surface area on inflammation and clearance. Inhal Toxicol, 2000, 12:1113 - 1126.

89. DD Wilkey, PS Lee, FJ Has, et al. Mucociliary clearance of deposited particles from the human lung: Intra - and inter - subject reproductivity, total and regional lung clearance, and model comparisons. Arch. Environ Health, 1980, 35: 294 - 303.

90. D Kohler, J Fischer, KH Ruhle, H Wokaiek, et al. Stimulation of limited sperm motility and mucociliary clearance or the lung with theophyllin - erhylendiamin. Klin Wochenschr, 1983, 61:243 - 250. In German.

91. GM Swaen, JM Meijers, JJ Slangen. Risk of gastric cancer in pneumoconiotic coal miners and the direct of respiratory impairment. Occup. Environ Med, 1995, 52:606 - 610.

92. AO Fris, ZA Cohn. The alveolar macrophage. J Appl Physiol, 1986, 60:353 - 369.

93. JL Perez - Arellano, MC Alcaz Ar - Montero, A Jimene'z - Lopex. Alveolar macrophage: origin, kinetics and relationship with cells of the alveolo - intersritial region. Allergol Immunopathol, 1990, 18:175 - 183.

94. A Holian, RK Scheule. Alveolar macrophage biology. Hosp Pract, 1990, 25:53 - 52.

95. JL Wilt, et al. Reduction of lung dust burden in pneumoconiosis by whole - lung lavage. J Occup Environ Med, 1996, 38:619 - 624.

96. P Dumotier, P De Vuyst, JC Yernautt. Comparative analysis of inhaled particles contained in human bronchoalveolar lavage fluids, liung parenchyma and lymph nodes. Environ Health Perspect, 1994, 102 (Suppl 5):257 - 259.

97. P Dumortier, P De Vuyst, JC Yernault. Non – fibrous inorganic particles in human bronchoalveolar lavage fluids. Scanning Microsc, 1989, 3 : 1207 – 1216, 1217 – 1218 (discussion).
98. I Trosic, M Maiausic – Pisl, N Hors. Pathways and quantification of insoluble particles in the lung compartments of the rat. Int J Hyg Environ Health, 2000, 203 : 39 – 43.
99. JD Brain, J Godleski, W Kreyling. In vivo evaluation or chemical biopersistence or non fibrous inorganic panicles. Environ Health Perspect, 1994, 102 : 119 – 125.
100. R Potter. Fiber health science. Speaker Presentation from Space Elevator Conference, Seattle, WA, 12 – 13 August 2002; http://www. Highliftsystems. Com/ converted I oHTME/ FiberHealthScience2. Hrm and htrp://www. Highliftsystems. Com/ presentations/potter – SpaceElevator. Ppt.
101. DH Bowden, IY Adamson. Response of pulmonary macrophages to unilateral instillation of carbon. Am J Pathol, 1984, H5 : 151 – 155.
102. MB Snipes, JR Harkema, JA Hotchkiss, et al. Neurrophil involvement intheretention and clearance of dust mtratracheally instilled into the lungs of F344/N rats. Exp Lung Res, 1997, 23 : 65 – 84.
103. Y Sibitle. FX Marchandise. Pulmonary immune cells in health and disease: polymorphonuclear neutrophils. Eur Respir, 1993, 6 : 1529 – 1543.
104. KP Lee, HJ Trochimowicz, GF Reinhardt. Transmigration of titanium dioxide (TiO_2) particles in rats after inhalation exposure. Exp Mol Parhol, 1985, 42 : 331 – 343.
105. BK Lehnert, YE Valdez, CC Stewart. Translocation of partiles to the tracheobronchial lymph nodes after lung deposition: Kinetics and particle – cell relationships. Exp Lung Res, 1986, 10 : 245 – 266.
106. Y Oghiso, Y Yamada, Y Kuhota, et al. Pulmonary deposition and efrects of inhaled silica particles after short – term exposures in the rat. J Toxicol Sci, 1986, 11 : 1 – 13.
107. KP Lee, DP Kelly. Translocation of particle – laden alveolar maeropbages and intra – alveolar granuloma formation in rats exposed to Ludox colloidal amorphous silica by inhalation. Toxicology, 1993, 77 : 205 – 222.
108. MN Peao, AP Aguas, GM de Sa, N R Grande. Morphological evidence for migration of particle – laden macrophages through the interalveolar pores of Kohn in the murine lung. Acta Anat. (Basel), 1993, 147 : 227 – 232.
109. Thomas A Godwin. Respiratory system: structure and function of the lung. Weill Medical College of Gornetl University; bttp: //edcenter. Med. cornel 1. edu/GUMG_ Path Notes/ Respiratory/Respiiatory. HrmI.
110. G Forget, MJ Lacroix, RC Brown, RH Evans, et al. Response of perifused alveolar macrophages to glass fibers: effect of exposure duration and fiber length. Environ Res, 1986, 39 : 124 – 135.
111. TW Hesterberg, EE McConnel, WC Miller, et al. Use of lung toxiciry and lung particle clearance to estimate the maximum tolerated dose (MID) for a fiber glass chronic inhalation study in the rat. Fundam Appl Toxicol, 1996, 32 : 31 – 44.
112. R Falk, K Philipson, M Svartengren, et al. Assessment of long – term bronchiolar clearance of panicles from measurements of lung retention and theoretical estimates of regional deposition. Exp Lung Res, 1999, 25 : 495 – 516.
113. R Falk, K Philipson, M Svartengren, et al. Clearance of particles from small ciliated airways. Exp Lung Res, 1997, 23 : 495 – 515.
114. K Philipson, R Falk, M. Svartengren, et al. Docs lung retention of inhaled particles depend on their geometric diameter? Exp Lung Res, 2000, 26 : 437 – 455.
115. MB Snipes, GT Chavez. , BA Muggenburg. Disposition of 3 – , 7 – , and 13 – microns microspheres instilled into lungs of dogs. Environ Res, 1984, 33 : 333 – 342.
116. C Scheuch, W Stahlhoren, J Heyder. An approach to deposition and clearance – measurements in human airways. J Aerosol Med. 1996, 9 : 35 – 41.
117. CL Tran, AD Jones, RT Cullen. et al. Mathematical modeling of the retention and clearance of low toxicity particles in the lung. Inhal Toxicol, 1999, 11 : 1059 – 1076.
118. CP Yu, DB Tiulbee. A theory of predicting respiratory tract deposition of inhaled panicles in man. Inhaled Part, 1975, 4 : 35 – 47.
119. TK Gerrily, CS Garrard, DB Yeates. A mathematical model of particle reteniion in the air – spaces of human lungs. Br J

Ind Med, 1983, 40:121-130; TR Gerrity., PS Lee, F J Hass, A. et al. Calculated deposition of inhaled particles in the airway generations of normal subjects. J Appl Physiol, 1979, 47:867-873.

120. CN Davies. Deposition of panicles in the human lungs as a function or particle size and breathing pattern: an empirical model. Ann Occup Hyg, 1982, 26:119-135.

121. BO Stuart. Deposition and clearance of inhaled particles. Environ Health Perspect, 1984, 55:369-390.

122. L Gradon, A Podgorski. Kinetics or particle retention in the hitman respiratory tract. Ann Occup Hyg, 1991, 35:249-259.

123. W Holmann. Modeling techniques for inhaled particle deposition: the state of the art. J. Aerosol Med, 1996, 9:369-388.

124. W Stoher, PO McGlellan. Pulmonary retention and clearance of inhaled biopersistent aerosol particles: data-reducing interpolation models and models of physiologically based systems—a review of recent progress and remaining problems. Crit Rev Toxicol, 1997, 27:539-598.

125. W Stober. POCK model simulations of pulmonary quartz, dust retention data in extended inhalation exposures of rats. Inhal Toxicol, 1999, 11:269-292.

126. MB Snipes, BA Muggenburg, DE Bice. Translocarion of particles from lung lobes of the peritoneal cavity to regional lymph nodes in beagle dogs. J Toxicol Environ Health, 1983, 11:703-712.

127. NR Grande, CM de Sa, et al. Time course and distribution of tungsten-laden macrophages in the hilar lymph nodes of the dog lung after experimental instillation of calcium tungsrate into the left apical bronchus. Lymphology, 1990, 23:171-182.

128. AG Harmsen, MJ Mason, BA Muggenburg, et al. Migration of neutrophils from lung to tracheobronchial lymph node. J Leukoc Biol, 1987, 41:95-103.

129. BA Katsnelson, LK Konysheva, LI Privalova, et al. Development of a multicompartmental model of the kinetics of quartz dust in the pulmonary region of the lung during chronic inhalation exposure of rats. Br J Ind Med, 1992, 49:172-181.

130. IY Adamson, DH Bowden. Adaptive responses of the pulmonary macrophagic system to carbon. II. Morphologic studies. Lab Invest, 1978, 38:430-438.

131. M Lippmann, DB Yeates, RE Albert. Deposition, retention, and clearance of inhaled particles. Br J Ind Med, 1980, 37:337-362.

132. AG Harmsen, BA Muggenburg, MB Snipes, et al. The role of macrophages in particle translocation from lungs to lymph nodes. Science, 1985, 230:1277-1280.

133. T Thepen, E Claassen, K Hoeben, et al. Migration of alveolar macrophages from alveolar space to paracorrical T cell area of the draining lymph node. Adv Exp Med Biol, 1993, 329:305-310.

134. K Philipson, R Falk, J Gusrafsson, et al. Long-term lung clearance of 195Au-labeled teflon particles in humans. Exp Lung Res, 1996, 22:65-83.

135. K Watanabe, Y Tanaka. Exudation into the nasal cavity of carbon particles injected into nasal polyps. Rhinology, 1996, 34:105-109.

136. MB Snipes, GT Chavez, BA Muggenburg. Disposition of 3-, 7-, and 13-microns microspheres instilled into lungs of dogs. Environ Res, 1984, 33:333-342.

137. MB Snipes, TR Olson, HC Yeh. Deposition and retention patterns for 3-, 9-, and 1 5-micron latex microspheres inhaled by rats and guinea pigs. Exp Lung Res, 1988, 14:37-50.

138. CP Yu, GB Xu. Predictive models for deposition of inhaled dicsel exhaust particles in humans and laboratory species. Res Rep Health Eff Inst, 1987, 10:3-22.

139. TL Chan, PS Lee, WE Hering. Deposition and clearance of inhaled diesel exhaust particles in the respiratory tract of Fischer rats. J Appl Toxicol, 1981, 1:77-82.

140. PE Morrow, CL Yuile. The disposition of coal dusts in the lungs and tracheobronchial lymph nodes of dogs. Fundam Appl Toxicol, 1982, 2:300-305.

141. MP Absher, DR Hemenway, KO Leslie, et al. Intrathoracic distribution and transport of aerosolized silica in the rat. Exp Lung Res, 1992, 18:743-757.

142. I Tanaka. Particle size distributions in lungs and bronchopulmonary lymph nodes due to long－term exposure to coal fly ash aerosol in rats. J UOEH, 1987, 9:361－367.

143. IA Styles, J Wilson. Comparison between in vitro toxicity of′two novel fibrous mineral dusts and their tissue reactions in vivo. Ann Occup Hyg, 1976, 19:63－68.

144. Peter Criss, Gunther Heimke. Biocompatibility of high density alumina and its applications in orthopedic surgery. In: David F Williams (ed.). Biocompatibility of clinical implant materials. Volume 1, CRC Press, Boca Raton, FL, 1981, 155－198.

145. RM Leth. Spread of teflon particles from periuretherally injected teflon paste to pulmonary tissue. Ugeskr Laeger, 1994, 156:981－982. In Danish.

146. AA Malizia Jr, HM Reiman, RP Myers, et al. Migration and granulomatous reaction after periurethrat injection of polytef (Teflon). JAMA, 1994, 251:3277－3281.

147. P Kiilhoima, J Makinen. Disappointing effect of endoscopic Teflon injection for female stress incontinence. Eur Urol, 1991, 20:197－199.

148. H Dodat. Endoscopic treatment of vesicorenal reflux in children. Arch Pediatr, 1994, 1:93－100. In French.

149. M Vandenbossche, O Delhove, P Dumonier, et al. Endoscopic treatment of reflux: experimental study and review of teflon and collagen. Eur Urol, 1993, 23:386－393.

150. IA Aaronson, RA Rames, WB Cireene, et al. Endoscopic treatment of reflux: Migration of Teflon to the lungs and brain. Eur Urol, 1993, 23:394－399.

151. H Miyakila, DS O'Briain, P Puri. Absence of brain parenchymal damage tollowing intravascillar inJection of polyrerranuoroethylene paste. Eur Urol, 1998, 34:233－236.

152. K Yokoyama, R Naito, Y Tsuda, et al. Selection of 53 RFC substances for better stability of emulsion and improved artificial blood substitutes. Prog Clin Biol Res, 1983, 122:189－196; Thomas E Zuck, Jean G. Riess. Current status of injectable oxygen carriers. Crit Rev Clin Lab Sci, 1994, 31:295－324.

153. K Kume. Influence of coxsackie B4 virus on uptake and transport of colloidal carbon by glomerular mesangium, Nippon Jinzo Ciakkai Shi, 1990, 32:777－789. In Japanese.

154. AJ Ligthelm, KW Butow, A Weber. Silica granuloma of a lymph node. Int J Oral Maxillofac Surg, 1988, 17: 352－353.

155. PM Urban, JJ Jacobs, MJ Tomlinson, et al. Dissemination of wear parricles to the liver, spleen, and abdominal lymph nodes of patients with hip or knee replacement. J Bone Joint Surg Am, 2000, 82:457－476.

156. F Ikomi, GK Hanna, GW Schmid－Schonbein. Mechanism of colloidal particle uptake into the lymphatic system: basic study with percutaneous lymphography. Radiology, 1995, 196: 107 － 113; Imracellular and extracellular transport of pernuoro carbon emulsion from subcutaneous tissue to regional lymphatics. Artif Cells Blood Substit Immobil Biotechnol, 1994, 22:1441－1447.

157. A Hagiwara, et al. Lymph node vital staining with newer carbon particle suspensions compared with India ink: Experimental and clinical observations. Lymphology, 1992, 25:84－89.

158. M Kotani, T Ezaki, H FuJii, et al. Peritoneal macrophages introduced into mouse foot pads enter the germinal center of regional lymph nodes nonspecifically. Acta Anat (Basel), 1979, 104:406－413.

159. AE Dumunt, AB Marrelli, RA Schinella. The intranodal distribution of lymph－borne particles injected intravenously. Br J Exp Pachol, 1982, 63:479－484.

160. K Matsuno, K Miyakawa, T Ezaki, M. Kotani. The liver lymphatics as a migratory pathway of macrophages from the sinusoids to the celiac lymph nodes in the rat. Arch Histol Cytol, 1990, 53 (Suppl) :179－187.

161. LH Michael, JR Hunt, RM Lewis, et al. Microspheres in cardiac lymph: control and ischemic states. Lymphology, 1981, 14:133－137.

162. IY Adamson, H Prieditis. Silica deposition in the lung following epithelial injury potentiates fibrosis and increases particle translocation to lymph nodes. Exp Lung Res, 1998, 24:293－306.

163. RE Dodson, J Huang, JR Bruce. Asbestos content in the lymph nodes of nonoccupationally exposed individual. Am J Ind Med, 2000, 37:169－174.

164. YC Fung. Biodynamics: Circulation, Springer – Verlag, New York, 1984.

165. L Alien. On the penetrability of the lymphatics of the diaphragm. Anat Record, 1956, 124:639 – 652.

166. DA Berk, MA Swarrz, AJ Leu, et al. Transport in lymphatic capillaries. II. Microscopic velocity measurement with fluorescence photobleaching. Am J Physiol, 1996, 270: H330 – H337.

167. M Fischer, UK Franzeck, I Herrig, et al. Flow veocity of single lymphatic capillaries in human skin. Am J Physiot, 1996, 270: H358 – H363.

168. JB Hay, BB Hobbs. The flow of blood to lymph nodes and its relation to lymphocyre traffic and the immune response. J Exp Med, 1977, 145:31 – 44.

169. K Hirano, CA Hunt. Lymphatic transport of liposome – encapsulated agents: effects of liposome size following inrraperitoneal administration. J Pharm Sci, 1985, 74:915 – 921.

170. RS Cajulis, N Sneige. Objective comparison of cellular yield in fine – needle biopsy of lymph nodes with and without aspiration. Diagn Cytopathol, 1993, 9:43 – 45; CH Dunphy, RL Katz, CV Fanning, et al. Leukemic lymphadenopathy: Diagnosis by fine needle aspiration. Hematol Pathol, 1989, 3:35 – 44.

171. Y Oghiso, O Marsuoka. Distribution of colloidal carbon in lymph nodes of mice injected by different routes. Jpn J Exp Med, 1979, 49:223 – 234.

172. Y Oghiso, O Maisuoka. Time – dependent changes of microscopic localization of intravenously administered colloidal carbon particles in mouse lymph nodes. J Toxicol Sci, 1983, 81:291 – 301.

173. K Soballe, S Overgaard, ES Hansen, et al. A review of ceramic coatings for implant fixation. J Long Term Eff Med Implanis, 1999, 9:131 – 151.

174. M Kotani, K Okada, H Fujii, et al. Lymph macrophages enter the germinal center of lymph nodes of guinea pigs. Acta Anat (Basel), 1977, 99:391 – 402.

175. A Seaton, JW Cherrie. Quartz exposures and severe silicosis: a role for the hilar nodes. Occup Environ Med, 1998, 55:383 – 386.

176. RM Seal, A Cockcroft, I Kung, et al. Central lymph node changes and progressive massive fibrosis in coalworkers. Thorax, 1986, 41:531 – 537.

177. AC Allison, JS Harington, M Birbeck. An examination of the cytotoxic effects of silica on macrophages. J Exp Med, 1966, 124:141 – 154.

178. S Dogra, JL Kaw. Changes in some histochemically demonstrable enzymes in macrophages exposed to quartz dust in vitro. J Appl Toxicol, 1988, 8:23 – 27.

179. R Shanker, AP Sahu, RK Dogra, et al. Effect of intratracheat injection of mica dust on the lymph nodes of guinea pigs. Toxicology, 1975, 5:193 – 199.

180. T Mon, Y Yamauchi, K Shiozawa. Lymph node swelling due to bacille Calmette – Guerin vaccination with multipuncture method. Tuber Lung Dis, 1996, 77:269 – 273.

181. CL Sanders, K Rhoads, JA Mahaffey. Long – term reactivity of lung and mediastinal lymph nodes following intratracheal instillation of sandy loam soil or Mount St. Helens volcanic ash. Environ Res, 1983, 32:188 – 198.

182. A Friedetzky, H Cam, A Kirchner, et al. Histopachological changes in enlarged thoracic lymph nodes during the development of silicosis in rats. Immunobiology, 1998, 199:119 – 132.

183. S Levine, A Saltzman. Metallic tin – induced lymphadenopathy in rat strains and hybrids. Biol Trace Elem Res, 1996, 52:303 – 308; Percutaneous inoculation of lymph nodes. J Immunol Methods, 1986, 92:227 – 230.

184. S Levine, A Saltzman. The topography of mercurial lymphadenopathy in brown Norway rats. Lymphology, 1998, 21: 161 – 168.

185. JS Chapman, VA Ruckley. Microanalyses of lesions and lymph nodes from coalminers' lungs。Br J Ind Med, 1985, 551 – 555.

186. AN Douglas, A Robenson, JS Chapman, et al. Dust exposure, dust recovered from the lung, and associated pathology in a group of British coalminers. Br J Ind Med, 1986, 43:795 – 801.

187. G Oberdorster. Lung particle overload: implications for occupational exposures to particles. Regul Toxicol Pharmacol, 1995, 21:123 – 135.

188. S Levine, R Sowinski, S Kouli. Sh. Plasmaccltuinr and grainilomatous splenomegaly produced in rais by tin. Exp Mol Pathol, 1983, 39:364-376.

189. MV Pucevich, EW Rosenberg, GE Bale, et al. Widespread foreign-body granulomas and elevated serum angiotensin-converting enzyme. Arch Dermatol, 1983, 119:229-234.

190. I Ben Drot, R Koren, UA Liberman, et al. Foreign body granulomatous inflammation increases the sensitivity of splenocytes to immunomodulation by 1,25-dihydroxyvitamin D3. Int J Immunopharmacol, 1993, 15:275-280; A Marusic, K Kos, A Stavljenic, et al. Role of 1, 25-dihydroxyvitamin D_3 in the generation of acute-phase response in rats with talc-induced granulomatosis. Experientia, 1993, 49:693-698.

191. I Housini, DJ Dabbs, L Coyne. Fine needle aspiration cytology of talc granulomatosis in a peripheral lymph node in a case of suspected intravenous drug abuse. Acta Cyrol, 1990, 34:342-344.

第十一章　纳米粒子的细胞吞噬

细胞吞噬是机体对于异物的一种防御性反应。纳米粒子、纳米设备、纳米器件或纳米机器人作为一种异物，可以触发细胞吞噬反应。表面或吞噬细胞是这样一种细胞，它具有摄入和降解颗粒性物质的能力。这些颗粒性物质包括细菌、原虫、细胞和细胞碎片、尘埃粒子、胶体粒子、纳米粒子或纳米机器人。吞噬细胞的这种对颗粒的吞噬的能力、过程及其行为被称之为吞噬作用[1,2]。有些粒子被细胞吞噬后可被破坏或降解，如细菌、蛋白、脂质体等；可被降解的粒子的破坏降解后的产物可被释放入血，并被血液运输到肾脏排出，有些则可在血液中继续被代谢，或用于其他物质的合成，或被氧化分解成二氧化碳和水。二氧化碳最终经肺部呼出，水经肾脏被排出体外。生物惰性物质被吞噬后不能被破坏降解，如纳米炭管、炭黑、活性炭及一些金属材料的纳米粒子。这些不能被生物降解的粒子可长期在吞噬细胞内存在或造成吞噬细胞的损伤、破坏或死亡。

这一部分内容以吞噬细胞、吞噬作用和单核－吞噬细胞系统的描述开始，然后描述吞噬细胞对血液、循环外间隙和淋巴系统中微粒子的清除作用和异物性反应。最后以对避免吞噬的技术的讨论结尾。

11.1　吞噬细胞、吞噬作用和单核－吞噬细胞系统

生物体内有两大类“职业性”的吞噬细胞。首先是多形核白细胞（PMN）。PMN 具有马靴状的分为多叶的细胞核。PMN 正常情况下存在于血液循环中。PMN 包括中性粒细胞（最普通的粒细胞）、嗜碱性粒细胞和嗜酸性粒细胞。第二是非粒细胞或单核吞噬细胞（MNP）。这些细胞只有一个细胞核。单核吞噬细胞包括血液循环中的单核细胞、淋巴细胞（多存在于淋巴组织中）和巨噬细胞。巨

噬细胞是离开血液，驻留于组织中的由单核细胞转化而来的吞噬细胞。体内许多其他细胞如内皮细胞[3-6]、成纤维细胞[7]、破骨细胞[8]、外周细胞[3,4]和血小板[9-15]都具有一些吞噬作用，甚至甲状腺和膀胱上皮细胞在体内也吞噬红细胞[2]。但只有中性粒细胞和巨噬细胞对颗粒性物质进行清除起主要作用，是“职业”的吞噬细胞[16]。

11.1.1 巨噬细胞

巨噬细胞在正常情况下没有活性。在接触凋亡细胞、异体细胞或异物粒子时才被激活[17]。被激活时以代谢活性和细胞形态的改变为特征，如氧化代谢的增强或“呼吸爆发”。当遇到并通过膜受体与抗原的相互作用识别异物性粒子时，吞噬细胞的胞膜伸出伪足，将粒子包围。在对异物粒子形成包围的细胞膜相互接触部分相互融合。这样被吞噬的粒子就进入细胞内。被吞噬的物质仍带有吞噬细胞所遗留的细胞膜，二者被共同称之为吞噬小泡或吞噬体。这种吞噬体与细胞内被称之为溶酶体的一种细胞器融合，形成吞噬溶酶体。在吞噬溶酶体内，溶酶体酶对被吞噬的物质如细菌或变性蛋白[17]发生降解作用。在中性粒细胞内含有 ~200 个胞质溶酶体颗粒[18]。氧化爆发[19,20]产生过氧化氢的超氧化物阴离子[21]，它们非特异性地消化非蛋白性的不能被溶酶体消化的外源性物质。此后，吞噬体小泡可被吸收或被排出到细胞的外表面（细胞外排作用），产生较大的细胞膜流动。例如，在培养的巨噬细胞与整个细胞表面积几乎相等的细胞膜可在 30 分钟内全部被替换[22]，巨噬细胞每小时可吞噬约为其本身体积 25% 的异物[23]。对于直径为 25 ~ 30μm 的巨噬细胞[24]，这些数据表明，最大的包裹粒子的细胞膜的周转率为 1.1 ~ 4.4$\mu m^2/s$，最大体积摄入率为 0.6 ~ 4.6$\mu m^3/s$，提示巨噬细胞的最大粒子摄入率为每细胞每秒 1μm^3。

当然，吞噬作用的正常速率与理论最大吞噬能力相比是很低的[25]。如果外源性粒子的化学成分允许它们被降解，它们就会被破坏。例如，吞噬的白蛋白在巨噬细胞内被消化，半衰期为 13 ~ 23 分钟[26]；大鼠巨噬细胞对调理素作用的红细胞和影子红细胞的消化分别可在 24 小时和 3 小时内完成[27]；③肝库普弗细胞对细胞器膜蛋白的消化半衰期为 1.5 ~ 2 小时，对脂质成分为 2.0 ~ 3.5 小时[28]；在 37℃，表面结合的免疫复合物被巨噬细胞消化的半衰期为 15.5 小时[29]；大鼠肝库普弗细胞对线粒体的消化半衰期为 3 ~ 4 小时，对微粒体为 8 小时[31]；阿米巴原虫消化红细胞的半衰期为 2 小时[30]；在大鼠库普弗细胞中，核糖体完全消化需要 24 小时以上。

但是如果外源性粒子对消化具有对抗作用，它们将以孤立的吞噬体的方式留于吞噬细胞内这样就可避免其与宿主继续相互作用[24]。

11.1.2 中性粒细胞

中性粒细胞，典型直径为 8 ~ 10μm，发现和吞噬细菌是其主要功能。它们也能识别异物离子并被异物粒子所激活。无机粒子被识别及 PMN 的激活过程仍未被完全理解，但似乎可以从几方面的机制来进行考虑。这些方面包括粒子的化学成分，局部的 pH 差异，与粒子相关的电化学及环境因素，调理素对粒子的作用及最重要的是有较富裕的细胞膜面积[32]。但是医用纳米粒子可以设计得不激活白细胞，不被吞噬。这是因为这些纳米粒子不能激活补体，不引起白细胞产生化学趋向活性[33-35]，在中性细胞内不引起溶酶体脱颗粒[36]。金刚石粒子被 PMN 细胞吞噬后，很明白，这是一个使其不能完成使命的事件，但是这里是说它被吞噬后没有明显的进一步的生物学反应。在一项实验中[34]，4 ~ 8μm 的金刚石晶体粒子以 0.2% 的纳米压积（Nec）存在于培养液中，可被 PMN 摄取，但没有不良影响。在另一项实验中[34]，3μm 的金刚石晶体粒子（浓度为 2 mg/cm^3，在培养液中的压积为 0.06），45 分钟后中性粒细胞吞噬了 21%（中性粒细胞的浓度为 7250 细胞/mm^3），但没有产生化学趋向活性。嗜酸性粒细胞与中性粒细胞具有相似的结构和功能，也可以吞噬抗原抗体复合物[17]，但纳米粒子一般都设计得没有抗原性，因此可能不会与嗜酸性粒细胞发生作用。中性粒细胞和嗜酸性粒细胞是组织中对异物性材料进行防御的第一线细胞。其职责可被后来的单核细胞所取代[17]。白细胞为终末细胞，不能再分裂和复制。它们在血液中的寿命为几个小时，在组织中为数天，在完成吞噬功能后迅速死亡[17]。未受异物刺激的人中性粒细胞的产热率为 9 pW/细胞，在吞噬作用过程中则可上升至 28 pW/细胞，而且与摄入粒子的数量呈正比[37]。

11.1.3　单核细胞

单核细胞是循环中的最大的白细胞，直径可达 12～15μm[38]。单核细胞移行进入组织中转化为巨噬细胞，并永远停留于组织中。在组织中存在一个可转化的单核细胞池[17]。据估计，成人单核细胞的生成率平均为 11000/s[39]，在血液循环中停留 8～70 小时[39]。在此期间，它们的体积增大，向组织中移行，8～12 小时后分化成组织特异性的巨噬细胞[40]。单核细胞能够活跃地吞噬和消化异物材料[41]，也能合成和释放一系列的生化因子，介导其他局部细胞如淋巴细胞和成纤维细胞的活性[17]。巨噬细胞的寿命可达几个月，自我更新率为 1%/d[40]。它们的典型直径为 25～50μm[38]。有些巨噬细胞能进行有丝分裂，因此可以增殖，或相互融合生成多核异物巨细胞（FBGC）。这是对较大的异物粒子的直接反应[42,43]。FBGC 的直径可达 80μm。这样大的巨噬细胞主要发现于异物存在部位和异体植入的部位[17]。

单核－吞噬细胞系统（MPS）[44]，也即过去所称的网状内皮系统（RES）[45]，是人体内一个非常活跃的系统，主要功能是从血液循环中清除损伤的细胞、细胞碎片、病原体和其他异物离子[46]。MPS 主要由固定细胞所组成，但也包括一些游走细胞。这些细胞都来源于骨髓单核细胞[47]。MPS 吞噬细胞大量存在于脾脏（窦细胞）、淋巴结（淋巴细胞）和肺（尘细胞和肺泡巨噬细胞）。但肝脏的库普弗（Kupffer）细胞占全身巨噬细胞总量的 50%。其他巨噬细胞以小量存在于血液（单核细胞）、脑（小胶质细胞）、肾（肾小球膜细胞）、骨髓、肾上腺、胸腺、粘膜、浆膜腔、乳腺、胎盘和结缔组织（组织细胞）。人的单核－吞噬细胞系统至少含有 200×10^9 个吞噬细胞[48]。

吞噬细胞的存在和活性与小粒子的存在密切相关。例如，0.325μm 的 10^{10}～10^{11} 粒子/cm^3 浓度 PMMA 粒子在试管中促进人巨噬细胞细胞激动素的释放[49]。大小为 0.1～2.0μm 的粒子具有最大的刺激作用[17,50]。虽然吞噬作用经常是指对于大于 0.5μm 的粒子的摄取[2]。

在较大的尺度，鼠科生物骨髓巨噬细胞，直径 13.8μm 可摄入大于 20μm 的 IgG 和调理素作用过的珠子[51]。调理素作用的 15μm 粒子的摄入需要 30 分钟才能完成[51]，而由一个巨噬细胞吞噬一个淋巴细胞只需要 3 分钟（可观察到剧烈的形态改变，包括长达 155μm 的伪足的形成）[52]。中性粒细胞伪足伸长的最大速度为～50μm/min[53]。另外，一项实验[54]发现培养的鼠科生物巨噬细胞可吞噬直径达 20μm 惰性碳纤维加强炭粒子。更大的粒子不能被吞噬，但可被巨噬细胞的聚合体所包绕，其中一些可移行到粒子的表面[54]。当与这些较大粒子共存时，几个巨噬细胞可融合形成一个巨细胞，继之经淋巴系统运至肺部被咳出或被转运到腹腔周围组织，重新排出到腹腔[55]。大于 50μm 的更大粒子一般不引起比宏观材料更强的反应[17]，除非它们在一维方向上具有较小的尺度，如细长的纤维[56]。能被中性粒细胞吞噬的最大粒子似乎比巨噬细胞能吞噬的最大粒子小一些。例如，豚鼠 PMN 不能吞噬直径大于 7μm 的粒子。人血液单核细胞可容易吞噬 0.39μm 的惰性粒子，罕见能吞噬 1.52μm 的粒子，而绝不能吞噬 5.1μm 的粒子[57]单个巨噬细胞罕见能吞噬直径大于 5μm 的粒子[58,49]。这些粒子可被 FBGC 吞噬。在较大的细胞中，摄入粒子的过程可能有些不同。例如，在阿米巴原虫只摄取较大的粒子而较小的粒子却积累在细胞外。当达到某一临界容积时，小粒子的聚集体可被立即吸附[17,59,60]。

对不可消化粒子或毒性粒子的消化作用的失败可激活吞噬细胞，如肺泡巨噬细胞吸附的硅晶体。这引起溶酶体和氧化产物的细胞外释放，这个过程称之为‘钝挫吞噬’[19,20,61]。在这种情况发生时，伤害性粒子常以其不变的形式被排出巨噬细胞之外，再被另一个巨噬细胞摄取，后者将也被杀死。这种现象引起持续的炎症，导致大量中性粒细胞和巨噬细胞的死亡。这些死亡细胞和细胞碎片的积聚形成脓液，类似于大量细菌感染时的情况[17]。但2~4μm的金刚石粒子可被巨噬细胞大量地吞噬而对细胞没有有害影响[62]。在含有金刚石粒子的吞噬体中释放的磷酸酶只在该吞噬体内存在而不会进入胞质或细胞核[62]。在另一项研究中，2~15μm的金刚石粒子浓度为0.5 mg/cm^{3}的无血浆混悬液不引起单核细胞的形态学改变，表明金刚石粒子不引起吞噬细胞的激活[63]。

在培养的摄入8~20μm惰性炭粒子后的鼠科动物巨噬细胞的观察揭示，吞噬作用的平均吞噬速度可达2.5粒子/小时[54]。第二项实验[64]发现，摄入2500单位0.6μm的铝陶瓷粒子的鼠科巨噬细胞中，只有10%的死亡率，但在高浓度的直径大于2μm粒子死亡率大于30%。血浆白蛋白的清除率与对金属、染料和其他惰性粒子的清除速率相似。一个70 kg的成年男性单核-吞噬细胞系统对聚集的白蛋白的最大整体清除率为1.07 mg/（kg·min），或1.25 mg/s[48]。

在自然过程中，惰性物质粒子，一旦被摄取，便以孤立的吞噬体的形式在吞噬细胞中终生存在。吞噬了太多惰性粒子的巨噬细胞将失去它们的吞噬功能，一个称之为‘封闭’的现象[65-67]，并缩短其寿命。这样，大量组织的化学惰性纳米粒子的负荷过重可以封闭吞噬细胞。如果细胞内的异物积累容积过大（达到吞噬细胞总容积的10%~20%），甚至可杀死大量的吞噬细胞。在用炭粒子所进行的实验[54]中，与大量的惰性粒子共同存在的细胞变为圆形，并脱离基底。有些细胞被溶解。一个被封闭的吞噬细胞的溶解释放惰性粒子至细胞间隙将被另一个巨噬细胞所重新摄取或被淋巴系统吸收滤过，最终被捕获于淋巴结或发生肉芽肿。

一般的规则是，吞噬细胞的反应随粒子的增大而减弱，因此表现出不同的组织学反应[68]和细胞激动素的生成量[69]。例如，大于15μm的羟磷灰石不被单核细胞吞噬[63]，因此表现为具有相对的惰性[70]。但同样成分的小于15μm的粒子，当加入有血浆的培养液中时，刺激单核细胞产生具有骨吸收作用的细胞激动素[71,72]，这在无血浆条件下已被证实[73]。

吞噬细胞表面电荷的影响尚且不太了解。一项研究没有发现阴离子表面和阳离子表面之间有明显差异[50]。其他用具有大分子修饰表面的聚乙烯微球实验对带负电荷和正电荷的表面产生了不同的清除和器官沉积情况[74]。这些结果提示表面正电荷促进吞噬细胞摄取而负电荷则减少之[75]。带正电荷的粒子倾向沉积于肺部，而带负电荷的粒子则倾向于肝脏，很少见于肺和脾[74]。但总的MPS分布相对于非MPS组织没有改变。尽管在这些器官分布上的差异，表面电荷改变的最终结果仍然是在MPS内部的再分布[76]。

亲水性粒子较少被吞噬[75]。如疏水性表面的微粒子较那些具有亲水性表面的微粒子更容易被鼠科动物腹腔巨噬细胞吞噬[50]。表面疏水性对于调理素作用过程和粒子被MPS摄取似乎是一个决定因素[77]。亲水性表面的粒子可因为IgG的吸附变得较为疏水然后更为容易地为巨噬细胞吞噬[78]。与此相反，疏水性表面的粒子不需要受调理素的作用即可被巨噬细胞摄取[79]。在一项实验中，可观察到具有非离子型亲水性表面的纤维素微球具有最少的巨噬细胞吞噬[50]。由于所有这些性质都较易于设计控制，医用纳米材料或纳米机器可以具有这样的能力：可以根据需要避开或脱离MPS。

直径小于500 nm的疏水性粒子如聚集的LDL，微结晶胆固醇，聚乙烯微球或疏水的金粒子可触发试块样吞噬作用（phagocytosis）。试块样吞噬作用是细胞对粒子的一种独特的巨噬细胞内吞方式：外部粒子诱发并进入迷宫样细胞内部膜结合池。这样的细胞内膜结合池仍与吞噬细胞的表面相连[80]。小于500 nm的疏水性聚乙烯微球以通常方式即细胞吞噬作用进入巨噬细胞[80]。

有趣的是，组织细胞在它们的胞质中含有内源性佐剂。这些佐剂释放出来时（如在细胞凋亡所造成的细胞损伤和死亡）可明显增强CD8T淋巴细胞对粒子和细胞相关抗原的反应，但对于同种抗原的水溶性形式却没有这种作用[81]。这是一种不同于经典免疫刺激剂或细菌佐剂如Freund's的一种作用方式。实验性地将细胞质和荧光粒子共同注射增加树状体细胞和巨噬细胞在引流淋巴结中的积聚。这些巨噬细胞含有被吞噬的粒子并高水平表达协同刺激分子[82]。结果，吞噬细胞捕获可免疫识别的医疗机器人或纳米粒子的企图在细胞外伤或凋亡的“现场”地点就变得更为重要，除非内源性佐剂分子可被纳米机器人去除或代谢。

11.2 血载粒子的吞噬

一个动物体内 MPS 的吞噬容量（摄入粒子的容积）的传统测定方法是靠测定稳定、惰性和均匀的粒子如明胶稳定的炭粒子的消失率来实现的。当注射这些粒子时，大约 90% 被肝脏摄取，其余的大部分被脾脏摄取[83]。直径 1μm 的荧光珠给大鼠静脉注射优先被肾、肝和肺通过复杂的几何性相互作用和吞噬作用清除[84]。在小鼠用 0.1 ~ 1μm 的氨基修饰的聚乙烯粒子进行实验，发现这些粒子的血液清除半衰期为 80 ~ 300 秒[85]。除了纯粹从几何学的角度考虑，一旦惰性医用纳米粒子受调理素作用，就会被巨噬细胞吞噬，这些巨噬细胞中主要是驻留于肝脏的巨噬细胞，有些可能是在肺和肾脏。

小于 100 nm 最小的粒子（如 30 ~ 100 nm 的 technitium 粒子[86]）主要分布于骨髓[86,87]。骨髓中单核吞噬细胞[88-92]和吞噬性骨髓成纤维细胞[93]已被实验证明可摄入各种各样的粒子如聚乙烯微球[93]和聚酰胺微粒子[88]。微球和脂质纳米粒子常被用于将抗肿瘤药输送至肿瘤[94-96]。例如，1 ~ 2μm 的阳离子磁性氨基糊精微球优先聚集于脑肿瘤，可与中性的磁性糊精微球相比[97]。

在血液中被吞噬的惰性微粒子的最终命运有各种各样但都可能涉及被转运到特殊的脏器，淋巴流或者脑脊液[98]或在原位引起肉芽肿的形成。

11.2.1 血液中的吞噬作用和调理素作用

当一种粒子注入血液中时发生的第一个关键性事件是通过血浆蛋白与粒子表面的相互作用，并对其进行迅速和有效的修饰[99]。粒子摄取的速率和程度和对材料修饰的性质决定于粒子尺度和粒子本身的性质[100,101]。疏水性粒子如未修饰的纯金刚石可以为各种血液成分所组成的外衣所被覆。这个过程就是所谓的“调理作用”。这种作用使粒子更能为血液池的吞噬细胞、肝脏中的库普弗细胞和脾脏中的巨噬细胞所识别。调理素也可能引起粒子的聚集。

重要的调理作用的成分可包括补体[102]和免疫球蛋白。已发现对肝和脾巨噬细胞存在着一种器官特异性的调理作用[103]。但是，如果粒子是亲水性的并存在有对外部环境起稳定作用的空间位阻，粒子处理的程度可被大大减小，处理方式也会改变。例如，这样的机制早就经建立：某些表面能促进反常调理素因子的摄取。反常调理素因子将使粒子更不易被固定巨噬细胞细胞所识别[77,104,105]。调理作用和反调理作用过程的本质是二者竞争性作用的动态平衡和摄取与脱位的连续相。白蛋白常常是首先被吸附的成分，因为它是最丰富的血浆蛋白质。其他成分都以较低的浓度存在，但对粒子表面有较高的亲和力，因此具有一定的吸附竞争力。但应注意即使在没有特异性调理素的存在，巨噬细胞也能够结合和吞噬某些粒子[106]。

在循环中的中性粒细胞和单核细胞对来自损伤组织的化学趋向信号发生反应而渗出和变形之前，医用纳米粒子或纳米机器人应当试图避免被循环中的中性粒细胞和单核细胞非欲想的吞噬作用。例如，有一项实验研究了 3 种类型的 1.5μm 的聚合物粒子的吞噬作用。这些粒子具有不同的表面可湿性。这项实验是在心肺分流术之前将之与血液共同孵育[101]。3 种类型中的其中一种粒子，PMMA，良好地附着于吞噬细胞，容易被摄取。每个单核细胞可摄取 14 个粒子，每个中性粒细胞可摄取 11 个粒子。其他两种类型的粒子 MMA/HEMA 和 PMMA/PVAL，表现几乎没有粘附和吞噬。但分流术后白细胞明显被激活而能吞噬所有的 3 种类型的粒子[101]。隐身脂质体也使巨噬细胞的吞噬作用明显减低[107]。

11.2.2 肺血管的吞噬作用

除了肺血管的几何性滤过，在有些哺乳动物，如在反刍动物，粒子可以自通过肺的血流中被清除。这种清除作用是通过活跃的肺血管内单核吞噬细胞（PIMP）或肺毛细血管内的固定巨噬细胞（PIM）来完成的[108-115]。PIM 是大的（直径 20～80μm）的结合于毛细血管内皮上的成熟巨噬细胞。这些细胞的形态不规则，核内陷，含有溶酶体颗粒，有伪足，吞噬体和吞噬溶酶体，管状微吞饮蠕虫结构和绒毛状糖萼[105,109]。PIM 优先附着于气－血屏障的较厚部分[109,117]，这样可以减少对气体交换的潜在干扰[105]。对大鼠的组织学检查发现肺微血管含有的吞噬细胞的量为每个肺泡 1 个单核巨噬细胞，0.3 个有活性中性粒细胞[118]。在羊被 PIM 覆盖的肺毛细血管内皮表面的面积为 15 m^2[116]。

在 13 种动物，20 nm 的金粒子的清除半衰期为 1～2 分钟，10 分钟后的清除率为 90%[115]。500 nm 的氧化铁粒子在羊和孕牛首次通过肺部时即被清除[115]。给羊静脉注射 1μm 的胶乳微珠，1 小时后 70% 被捕获于肺血管内巨噬细胞的吞噬体内[121]。Warner[119]等发现，给羊静脉注射的 P. aeruginosa 细菌 90% 被肺摄取。

人类有 PIM 吗？Dehring 和 Wismar[120]报道，临床人类活检肺样品中有大单核细胞，细胞内还有吞噬小泡。但有关人类肺脏的形态学的一项研究[119]表明，在肺毛细血管中没有巨噬细胞或巨噬细胞样细胞。粒子摄取研究也提示，人类在正常情况下没有驻留组织的 PIM[117]。人类只是有肺泡巨噬细胞。在人类静脉注射的放射性核素标记的胶体粒子通常是被肝和脾脏巨噬细胞摄取，这是临床常用的肝脾放射性核素扫描诊断的生理学、组织学和细胞学基础[101]。可检测到的肺脏摄取偶可见到，通常是在肝脏受到严重损害时[101]。实际上情况可能是这样：人类肺摄取在库普弗细胞摄取能力降低时才增加到可检出的水平[102]。或者是当器官损伤引起单核细胞移行到肺部毛细血管，这些单核细胞在肺部分化成成熟巨噬细胞[103,122]。

11.2.3 肝脏血管的吞噬作用

已经很清楚如果将炭粒子如印度墨水[123,124]或生物染料注入人类血液，其大部分被肝脏巨噬细胞（库普弗细胞）和脾脏的巨噬细胞样细胞摄取[83]。库普弗细胞 15～20 μm，厚 70 nm，具有微绒毛外衣包括 15 nm 厚的糖萼的星形巨噬细胞[125]，机械性地附着于肝脏的窦内皮细胞。库普弗细胞使窦腔部分地闭合，对内皮细胞及其下层的肝细胞没有功能性附着，具有一些运动功能[126]。它们通常的位置主要是在静脉窦的门周围端，证明它们可以对血液进行监视，随时发现粒子并将其自血流中清除[127]。在肝小叶中的局部分布情况是 43% 在门周区，28% 在中间带，29% 在中央静脉周围区，门周区的细胞较大些，比中央区细胞的活性更强[128]。库普弗细胞可吞噬灰尘颗粒，老化的血液细胞包括红细胞和血小板。在未来的纳米医学中可能还吞噬纳米机器人或纳米粒子。这些细胞因为细胞膜的皱褶或卷曲，因而有大量的富余细胞膜库存。这使其能够更迅速地捕获颗粒性物质[126]。库普弗细胞可吞噬 5μm 大小的被 IgG 包被的羊红细胞，速度峰值为 3～4 红细胞/分。也可吞噬被 C3b 补体成分包被的羊红细胞，速度峰值为 5～6 红细胞/分[127]。

库普弗细胞总体构成肝窦细胞的 31%[128]，每 g 肝组织 14～20 个库普弗细胞或整个肝脏中有 250 亿库普弗细胞[127,129]。长期观察揭示细胞的数量和分布在 3 个月内不变，意味着这些在肝脏的驻留巨噬细胞有较长的寿命和能够自我更新。总体更新较慢，一个细胞周期为 52 小时，包括 7 小时的 S 期[130]。大约库普弗细胞总体增长的 75% 是靠细胞复制，剩余的 25% 是肝外巨噬细胞前体募集到肝脏后再发育成巨噬细胞[124,130,131]。

经调理素作用的胶体粒子被肝巨噬细胞迅速而有效地清除[99]。然后，粒子被运至溶酶体。在溶酶体中受酶的作用，而其不稳定的结构被降解[99]。对经过调理素作用的小粒子（小于 100 nm）的摄取过程的半数期不超过1分钟，大于90%的注射的胶体粒子被捕获于细胞内[132]。

纳米粒子或纳米机器人避免库普弗细胞吞噬作用的第一道防线是绕开血液蛋白的调理作用，这种调理作用使其能够为MPS所识别。纳米粒子或纳米设备可设计得具有疏水蛋白性外衣是可能的。例如，没有血浆蛋白质外衣的颗粒性物质不会粘附于衬于肝窦细胞70 nm的绒毛样外衣[133]。在正常情况下，血液中的有形成分和像乳糜微粒样的脂质小滴也不粘附于静脉窦的窦壁[133]。如果纳米粒子或纳米设备表面能够不被纤维蛋白原或其他血液蛋白所湿润或能被适宜地掩蔽或伪装[99]，那么物理上完整的纳米粒子或纳米设备或纳米机器人就不会被库普弗细胞或其他肝脏的巨噬细胞样细胞所识别和吞噬。

如果纳米粒子或纳米设备被识别为适宜于吞噬的外源性物体，那么其摄取和分布就在一定程度上决定于其大小。有关摄取和分布与其大小之间的函数关系已被研究。在一项研究[134]中，直径为50和500 nm的聚乙烯微球给大鼠静脉注射，两种大小的粒子的绝大多数都分布于肝脏，分布于肺脏（在50 nm粒子）和脾脏（在500 nm粒子）的粒子虽然较少但也很明显。在肝脏，50 nm的小粒子库普弗细胞摄取59%，肝实质细胞（肝细胞）摄取28%，内皮细胞摄取23%。500 nm的粒子在肝脏库普弗细胞摄取71%，内皮细胞摄取24%，只有5%被肝实质细胞摄取[134]。被动地循环中的惰性粒子很有可能也有同样的分布。

另有一项用化学惰性的胶乳粒子进行的实验[134]发现，被一种特殊类型的吞噬细胞样细胞的吞噬是由粒子的大小所决定的。窦内皮细胞在体内生理条件下可吞噬的粒子大小可达230 nm，而较大的粒子通常是被库普弗细胞所摄取。但当库普弗细胞的摄取受到障碍（如乙醇对肝脏的损害）时，注射过量的胶乳粒子，内皮细胞可摄取粒子的直径可达1μm[134]。对于脾巨噬细胞也有同样的情况[135]。这样，内皮细胞构成肝脏防御功能的第二道屏障，在肝库普弗细胞的吞噬功能受到障碍时承担起自血液中清除外源性物质的责任。每种肝吞噬细胞的细胞膜表面积，以每cm^3肝实质细胞计算，肝窦内皮细胞为1160 cm^2，库普弗细胞为325 cm^2[136]。

一项相似的关于330、460和800 nm胶乳颗粒被大鼠肝脏窦内皮细胞和库普弗细胞吞噬情况的研究[137]发现，在体外10分钟后，所有3种大小的粒子都进入内皮细胞的核周围和较厚的部分（重碳酸灌流肝脏）但在数量上远少于库普弗细胞。但这些粒子在体内的吞噬作用可发现于库普弗细胞而没有发现于窦内皮细胞。被内皮细胞摄入的粒子被一大片毛刺样外衣所包绕，在库普弗细胞中粒子则是被皱褶的细胞膜所吞没或沉入细胞质而没有毛刺样外衣的包绕，提示两种类型的细胞有不同的吞噬机制[124,137]。

如果库普弗细胞不能分解所吞噬的粒子，这些细胞的最终命运会如何呢？Fujita及其同事研究了印度墨水静脉注射后的小鼠库普弗细胞的长期改变[123]。注射后3~4天，含有许多充满10~100 nm炭粒子的小泡的库普弗细胞聚集在一起的聚集体出现在静脉窦腔内、Disse间隙和小叶间结缔组织间隙。1个月之后，含有大量直径可达9μm的充满炭粒子小泡的库普弗细胞聚集体的巨大团块分布于Disse间隙和其他结缔组织内，细胞之间相互接触和部分融合。3~6个月之后，巨大的多核异物巨细胞在肝组织中随处可见。这种巨细胞可能是由充满炭粒子的库普弗细胞融合而成，含有大量的充满致密堆积的墨水粒子的吞噬泡。一些内皮细胞也能在胞质泡中储存墨水粒子达6个月[123]。在这个实验中，粒子并没有产生对小鼠肝脏功能可检测的影响，很明显是由于粒子的剂量太小。由同一课题组此后进行的实验[138]中，小鼠体内库普弗细胞摄取了200 nm和2μm的聚乙烯胶乳粒子，2天后大多数细胞就被粒子充满。1个月后，巨大的库普弗细胞团块或聚集体（作者将此称为肉芽肿），直径可达120μm，观察见于肝结缔组织间隙如Disse间隙和小叶间结缔组织间隙，主要由严重装载有胶乳粒子的细胞组成。肝窦细胞的形态学改变较少，也吞噬200 nm的粒子，存在于它们的胞质中[138]。吞噬2μm粒子的情况极为罕见。8个月之后，大量的巨大肉芽肿分布于整个肝脏的小叶间和腹膜下结缔组织间隙[138]。

这些结果提示，为了防止肝脏明显的异物巨细胞和肉芽肿的形成和非预期的MPS封闭，医疗用纳米粒子、纳米设备或纳米机器人的设计首先要考虑怎样避免被巨噬细胞所识别和摄取，再者是考虑在被吞噬后怎样脱离这些细胞。

11.2.4 脾血管的吞噬作用

脾脏是一个“免疫协调中心”[139]，可考虑为两个具有明显不同作用的器官：一是由动脉周围淋巴鞘和主要由40~200μm^3 脾淋巴细胞组成的生发中心所组成的免疫器官（白髓）[140,141]；二是可考虑为一个吞噬器官（红髓），由粒细胞（中性粒细胞和嗜酸性粒细胞），NK 细胞（占脾淋巴细胞的25%[142]），衬于血管内皮间隙（脾索和窦）和驻留于滤泡周围和外周区域的巨噬细胞[143]。

脾脏巨噬细胞在形态学和功能性质上都相似于肝脏库普弗细胞[144]。这些巨噬细胞自通过的血流中，以细胞吞噬的方式，清除某些寄生虫[145]、细菌[146]、老化的血细胞（红细胞[147-149]、白细胞[147]和血小板[147,150]等）及其他粒子[147]。脾巨噬细胞也降解血红蛋白，使其成为胆红素[151,152]。胆红素被释放入血浆，然后由肝、肾和骨髓将其清除。（脾自循环中清除中度损伤的红细胞，而更为严重损伤的红细胞则主要被肝脏清除）每天大约有 10^{11} 的红细胞在红髓髓索中吞噬细胞吞噬。鼠科动物巨噬细胞的平均更新时间为 6 天，巨噬细胞总体的 55% 是由血液中的单核细胞流入，45% 由局部产生[153]。

目前关于脾巨噬细胞摄入类似于医疗机器人的惰性粒子的倾向性的直接观察相对地还比较少，但可以想象应当与库普弗细胞相似。有一系列的实验发现无外衣的 100 nm 的聚乙烯微球静脉注射后 24 小时内只有 1% 在鼠脾循环中被摄取，而 220 nm 的粒子有 5% 被脾脏摄取，500 nm 的微球则有 30% 被脾脏摄取[99]。如果同样的微球用 poloxamine-908 表面活性剂作为外衣或者在静脉注射之前使自由 poloxamine-908 在粒子上沉积 1~3 小时，那么这些较大的粒子的脾脏摄取就急剧地减少，但这是因为在肝脏库普弗细胞中的吸收增多[154,155]而并非是因为脾脏巨噬细胞对微球亲和性能的改变。实际上，如果不进行预沉积，脾脏的摄取是急剧增加的[156]。

另外一项实验发现，用胶体炭激发小鼠 MPS，只引起脾淋巴细胞总体的增多，虽然有急性皮质萎缩继之是激发后的细胞再补充[157]。脾巨噬细胞对胶体炭的摄取发生于静脉注射后 20~30 秒之内，大多数是由 Billroth 索的巨噬细胞而不是由窦内皮细胞吞噬。24 小时后，粒子的绝大部分仍然在红髓，一小部分存在于白髓的外周区域但从不在该区域弥散分布[158]。20~30 nm 的 percoll 微球也能够自鼠科动物的肠腔到达胸腺皮质，在那里被血管周围巨噬细胞吸收[159]。小于 100 nm 的亲水性微球被脾脏和肝脏巨噬细胞摄取的量是可以忽略的，增加粒子的大小可增加 MPS 摄取[160]。

假定完全是被动的纳米粒子、纳米设备和纳米机器人被脾巨噬细胞摄入后，这些粒子的最终命运是什么？目前的实验研究尚未少。惰性的炭粒子注入鼠的脾动脉后，发现充满粒子的巨噬细胞从红髓外周区域缓慢移行到白髓的外周区域，进入白髓深部最后进入生发中心[161]。有限数量的巨噬细胞在 12~24 小时内完成这一旅程，但大多数在 10 天之后完成，进入淋巴组织[162]。胶乳微球在体外鼠科动物脾细胞不引起肉芽肿形成，但糊精微粒子可以[163]。致肉芽肿作用显然可用地塞米松、PGE_2 或某些 T 细胞来源的淋巴因子如 IL-4 和 IFN-γ 等进行抑制[164]。50 nm 的磁性糊精纳米粒子剂量过大可导致小鼠脾肿大[165]，金属锡粉粒子给大鼠静脉注射可导致脾肿大 6 倍，并有上皮样肉芽肿发生[166]。很明显，逃避活跃的吞噬作用对于纳米粒子通过脾脏是非常有用的。粒子自淋巴系统中的清除也将在后面给予讨论。

11.2.5 肾血管的吞噬作用

正常人类肾脏的血液单核细胞主要存在于肾小球和小管间毛细血管，不同的肾小球含有的数量有很大的不同，但在单个肾小球最多可达 14 个单核细胞[167]。在肾小球膜中驻留的单核细胞不超过 1%[167]。肾小管中通常没有巨噬细胞，间质中实际上从未见到有巨噬细胞，除非是在瘢痕组织正在形成的区域[167]。在肾石病中草酸盐沉积区域[168]、在胎儿肾脏[169,170]和疾病的肾脏[171,172]可能会有存在。在Bowman间隙和肾小球的膜区域[171]可以发现巨噬细胞。在这些区域同时可见有白细胞浸润[173]。在肾脏发现的巨噬细胞的行为与身体内其他部位的巨噬细胞的行为非常相像。

肾小球膜是肾小球的中心，是炎症时单核细胞移行的目的地[174]。肾小球膜由基质（粘多糖和糖蛋白）和两类型的细胞组成。在两类细胞中，至少有85%为可收缩的肾小球膜细胞。这些细胞与平滑肌细胞。余下的15%为驻留于肾小球膜的巨噬细胞。这些细胞来源于骨髓[175]，属于白细胞家族[174]。肾小球膜巨噬细胞摄入蛋白质和颗粒性物质[176,177]，包括酵母聚糖粒子[178]，凋亡细胞[173]和我们已熟悉的胶体炭粒子[180-186]。像其他巨噬细胞一样，在细胞内可释放活性氧族[192]。在用大鼠进行的一项有趣的实验中，摄入有惰性胶乳微球的单核细胞移行24小时后进入已被除去肾小球膜细胞的肾脏，占据细胞空缺的位置，4~6天后首先转化成巨噬细胞样细胞，2~4周后成为与正常肾小球膜细胞不可区分的细胞[193]。

然而相对来说，对于肾脏驻留及渗入的巨噬细胞粒子摄入的详细研究仍然很少[186-191]。具有BSA外膜的胶体金粒子给鸭静脉注射，大多数被捕获于肾小球膜通道系统，被肾小球膜细胞吞噬，并被再反向排出到肾小球膜通道，在细胞外向着肾门血管转运，被致密斑细胞再吞噬，然后被排出至肾小管腔[189]。另外，一项研究发现，在肾小球肾炎时，巨噬细胞在炎症部位积聚，继之移行到肾引流淋巴结[194]。这提示一种摄入大量完全是被动的纳米粒子的巨噬细胞的可能的命运。

11.3 吞噬作用的避免和逃离

容易吸引吞噬细胞，易被摄取和杀死的入侵微生物，一般来说都会像寄生虫一样成功。与此相反，许多像寄生虫一样成功的细菌会在一定程度上干扰吞噬细胞的活性，或发现一些途径来避开吞噬细胞的注意。细菌病原已设计出大量的各种方案来避开吞噬细胞的吞噬和杀灭。这些方案大多是以阻断吞噬作用的一个或多个步骤，来终止吞噬过程。

与此相似，吞噬细胞与任何有意义浓度的纳米粒子或颗粒性物质相处，都有对这些特质进行吞噬的倾向。这样的情形所发生的可能性有多大呢？在每$3\times10^5\mu m^3$的人类血液中平均有~730 μm^3的多核粒细胞或PMN，在每$2\times10^6\mu m^3$血液中有$1525\mu m^3$的单核细胞，在每$2\times10^5\mu m^3$的人类组织中，有多于$1525\mu m^3$的巨噬细胞。按照在静止液体中随机热运动，一个$2\mu m$的粒子所占据的空间在37℃下70秒内就可能遇到一个PMN，或者4000秒内在纳米粒子和其最为邻近的十分水性的体液中的巨噬细胞间移动$40\mu m$的自由距离。在一段直径为1 mm的小动脉中，血液若以100 mm/s的速度流动，每个$2\mu m$的粒子，若在血液中的含量总体为10^{12}个，那么这样的粒子就有可能每3秒钟就会与血管附近的PMN细胞相遇一次，但在血管的中心则需要300秒才能相遇一次。这种血液流变学所造成的不对称性，可由巨噬细胞细胞的靠边现象及纳米粒子在血液中的运动而进一步放大。巨噬细胞对粒子的吞噬作用的动力学研究表明，在局部粒子的浓度自每细胞5个粒子增多至150个粒子时，每个吞噬细胞所摄入的粒子的数量可增加10倍[64]。

这些数据都是粗略的估计，这些估计忽略了诸如血流速率、大血管涡流及其他各种因素，很明显，人体内的纳米粒子或纳米机器人在其执行任务的过程中将要与吞噬细胞发生许多次的物理性相遇。因此，所有具有可被巨噬细胞吞噬的尺度的纳米机器或纳米设备，必须有避免或逃离这些吞噬细胞的物理机制或操作方案[195,196]。吞噬过程可能需要许多秒至许多分钟的时间才能完成。这个时间依赖于要被摄入粒子的大小，所以一个纳米机器人将完全有时间进行探测并积极地防止这种过程的发生。

基本战略的第一步首先是要避免吞噬性接触、识别、结合和激活。第二是在第一步失败时，需要对细胞的吞噬作用进行抑制，或将吞噬体包裹或剪切去除。如果被捕获，医疗纳米机器人应能够引起其所在的吞噬小泡的胞裂外排或抑制吞噬体的融合及代谢。在罕见情况下，有必要杀死吞噬细胞或封闭整个吞噬系统。

当然，对于一个功能完善的纳米医疗机器人，其最直接的手段是利用运动机制，远离或离开欲对其进行吞噬的吞噬细胞。这个过程可能涉及反向的细胞穿透。这需要谨慎行事，因为已有关于非合孢病毒迅速穿出细胞可能具有细胞毒作用的报道[197]。

受到钝挫的细胞吞噬作用可引起局部代偿性的肉芽肿反应。医疗纳米粒子或纳米机器人可能也需要采取简单而积极的防御战略，防止肉芽肿的形成。

11.3.1 避免接触

有些病原体避免被吞噬的简单的方法对于纳米机器人或纳米粒子可能具有实际意义，这就是要使其活动范围仅限于吞噬细胞不能到达的部位。例如，腺腔、膀胱和肾小管等内脏组织及皮肤等表面组织常常没有巨噬细胞[198]。心脏和肌肉组织里的巨噬细胞也相对较少[39]。

如果能找到可靠边的方法对附近存在的巨噬细胞进行遥感探测（非接触式的探测）——如果巨噬细胞的存在或活动像细菌由代谢而产生的化学热流一样具有可探测性，那么大多数纳米机器人就能够摆脱任何吞噬细胞的追逐。例如，激活的巨噬细胞可释放各种表明，其行踪的化学物质[199]，如细胞激动素[200-206]、酶[207-209]、组胺[210]、牛磺酸[211]等。Lipoxins[212]可募集健康的巨噬细胞吞噬凋亡的中性粒细胞，是另一种需要注意避开的物质。当然，纳米机器人应当能够识别出这些物质的释放与其正常情况下的背景浓度的区别。

如果找不到对吞噬细胞进行遥感探测的可靠方法，那么不具运动性的纳米机器或纳米粒子就必须采用避免接触的技术。一个具有潜在用途的方法是利用细胞化学趋向性（沿空间梯度的运动或定向运动）和化学动力作用（一般的随机运动或非定向运动）的天然介导因子[213,214]。对于各种细胞类型都有已知的特殊物质对其具有化学相斥作用、化学趋向性拮抗作用、化学趋向因子酶类或抗体或化学激动作用的抑制剂。另外，由纳米机器人释放诱饵化学吸附物质，继之迅速改变其行程，也能对吞噬细胞的追逐受到阻击。

从正常细胞驱逐病原体在医学领域具有极大的兴趣。因此，在诱发病原微生物负性化学趋向性方面已有许多研究是不足为奇的。在细菌当中，大肠杆菌可由受刺激的吞噬性白细胞所产生的化学排斥分子游走远离。这些化学排斥分子包括过氧化物、次氯酸盐和 N－氯牛磺酸[215]。化学排斥分子吲哚和苯甲酸酯马达的定向转动[216]。亲脂性弱酸降低细胞外 pH。尼日利亚菌素也引起化学排斥反应[245]。短链醇和二甲基亚砜是革兰阴性菌 Myxococcus xanthus 的排斥剂[217]。苯酚是鞭毛菌 Vibrio alginolyticus[218]的化学排斥剂。已知的细菌 Basillus subtilis 的化学排斥剂包括氯普吗嗪（一种中枢抑制剂）、局部麻醉药和四苯基硼（一种亲脂性阴离子）[219]。当然这些物质中有些对人类细胞具有毒性，因此在纳米机器人情况下可能不是适宜的化学排斥剂。

在原生动物中，Trichomonas vaginalis 对过氧化物显示负化学趋向性[220]，杀精子剂 Nonoxynol－9 和硝基呔唑类如甲硝呔唑对其具有明显的化学排斥作用[221]。有些化学排斥作用也见于对抗真菌药咪唑类如 ketoconazole 和 micronazole[221]。溶菌酶对 paramecia 在 0.5～1.0 μmol/L 浓度下即有化学排斥作用[222,223]。溶菌酶对于单细胞的真核纤毛原生动物 Tetrahymena thermophila 也有化学排斥作用[224]。脑垂体腺苷酸环化酶激活肽（PACAP－38）对 Tetrahymena 是一种肽激素类化学排斥剂，其半数有效浓度为 10 nmol/L[223,225]。白细胞 N－t－BOC－去甲亮氨酸－亮氨酸－苯丙氨酸对于 Tetrahymena 也具有化学排斥作用，在浓度为～1 pmol/L 时作用即达最强[226]。其他在 nmol/L 和 μmol/L 浓度下有效的无毒的 Paramecia 化学排斥剂包括 GTP、氧化剂 NTP 和细胞色素 c，促分泌素爱辛蓝和 AED，及染料西巴克隆蓝[223]等。所有这些染料除 AED 和细胞色素 c 外，都对 Tetrahymena 也有效[223]。

对于神经细胞也已知有化学排斥剂，包括信号蛋白（semaphorins）[227-234]、netrins[233-236]、裂隙配位体[237,238]、和其他的神经因子[239,240]。鼠科动物脾细胞的化学趋向性可由于脂氧化酶抑制剂

azelastine 和 ketotiphen 的存在而减弱[241]。有趣的是，负坏死趋向性（离开坏死细胞的运动[242-245]）可在具有运动能力的单细胞绿藻 Euglena gracilis 上观察到[245]。无色的单胞隐球菌 Chilomonas paramecium 及有纤毛的 Tetrahymena pyriformis 显示同种细胞或 Euglena 细胞溶解后的负的坏死趋向性，由激光照射加热或机械性方法溶解的 Euglena 细胞成分对于完整的 Euglena 细胞是一种化学排斥剂[245]。

对于吞噬细胞的化学排斥剂的情况是怎样的呢？中性粒细胞可对小至 1% 的空间浓度梯度发生反应。抑制吞噬细胞化学趋向性的研究已有报道。例如，单核细胞移动抑制因子（MIF）[246]抑制巨噬细胞的移行，对已受激活和未受激活的巨噬细胞的最大抑制效应发生于浓度为 1 ng/ml 时[246,247]。人肺泡细胞可释放单核细胞毒性因子，抑制中性粒细胞的化学趋向性和随机移行[248]。过量的锌对巨噬细胞具有制动作用[266]。来自高免疫球蛋白 - E（HIE）血症患者的培养单核细胞可产生一种 ~61kD 的蛋白质因子，对中性粒细胞和单核细胞没有毒性，但有抑制其化学趋向性的作用[249]而来自这些患者的血浆则含有一种 30 ~40 kD 的 PMN 和单核细胞化学趋向性的抑制剂[250]。一种对热稳定的中性粒细胞化学趋向性抑制剂在 1975 年阐明，但没能化学分离[251]。现在已知磷脂酶 A2 抑制剂[252]和一种 ubiquitin 样肽[253]抑制 PMN 的化学趋向性。淋巴细胞特异性蛋白 - 1（重命名为白细胞特异蛋白 1，LSP1）是一种中性粒细胞化学趋向性的负性调节剂[254]。多胺如腐胺在 1 mmol/L 和精胺在 0.1 ~0.5 mmol/L 浓度在体外抑制 PMN 的化学趋向作用，但不抑制吞噬作用[255]。PMN 的运动也可被二氯苯磺酰钠，一种非甾体抗炎药抑制。抑制浓度可低于 10μg/ml[213]。Eicosapentaenoic 酸有些使人中性粒细胞膜刚性增强的作用，导致其化学趋向性的减弱[256]。PMN 的化学趋向性可被静脉注射 γ - 球蛋白（血液浓度 >3 mg/ml）所抑制，虽然同时也提高了对微生物的粘附作用[257]。

许多吞噬细胞化学排斥剂研究是以阐明，避开细菌的机制为出发点。有些细菌或它们的产物抑制吞噬细胞的化学趋向性。例如，链球菌溶血素 O（这也能杀死吞噬细胞）一种已被证实的化学趋向排斥剂[198,267]，在很低浓度下即有作用。金黄色葡萄球菌分泌抑制吞噬细胞运动的毒素[258]。当给予 12μg/ml 的纯化金黄色葡萄球酯酶时，中性粒细胞的几乎被完全制动[259]。由细菌 Bordetella pertussis 产生的化脓性毒素抑制中性粒细胞和其他吞噬细胞的化学趋向性[260]。结核分枝杆菌的碎片抑制白细胞的移动[198]。梭状芽胞杆菌 perfringens 的 f 毒素抑制中性粒细胞的化学趋向性[198]。其他的特异性抗原可抑制嗜碱性粒细胞的化学趋向性[261]。吞噬细胞的化学趋向性一般都可被抗生素所减弱，如 sefotaximine、rifampin 和 teicoplanin[262]。Rifampin 和四环素抑制中性粒细胞的化学趋向活性[263]。白细胞、淋巴细胞和单核细胞的化学趋向性可被甲基波尼松龙和咪唑硫嘌呤所抑制，而的化学趋向性可被环孢菌素所抑制[264]。

吞噬细胞的化学吸引剂起到特殊的信号作用。这种信号作用可被特异性抑制剂所抑制。甲酰肽如 fMLP（n - 甲酰 - 蛋氨酰 - 亮氨酰 - 苯丙氨酸）通常由细菌产生，可作为中性粒细胞的化学吸引剂。已知大量的 fMLP 化学吸引作用的抑制剂：①重组人肿瘤坏死因子 - α 抑制 PMN 对 fMLP 的化学趋向性达 80%[255]；②子宫球蛋白（一种类固醇依赖性分泌的球蛋白）抑制人吞噬细胞对甲酰肽吸引物反应时的化学趋向性，最大抑制浓度为 1.2μmol/L；③CD11B/CD18 复合物 α - 链的单克隆抗体抑制 PMN 对 fMLP 的化学趋向性反应[265]；④抗干扰素相关蛋白抗体抑制 PMN 和单核细胞的化学趋向性情；⑤合成类刀豆素 CP55，940 引起明显抑制大鼠腹腔巨噬细胞化学动力作用和 fMLP 诱发的化学趋向性（经典剂量为 0.4 mg/kg）[268]；⑥人重组粒细胞巨噬细胞集落刺激因子抑制人中性粒细胞对 fMLP 和补体裂解产物 C5a 的化学趋向性，而其本身没有任何化学趋向性或化学动力活性[269]。补体因子 C5a 提高化学趋向性但其抑制剂也已知晓。例如，C5a 介导的白细胞向着化脓性链球的移行可被可溶性 C5a 肽酶片段的抑制[271]。这种片段是由细菌产生的半胱氨酸蛋白酶所释放[270-272]。而且，一种新的补体受体阻滞剂（环肽苯 - ［鸟氨酰 - 脯氨酰 - D - 环己酰胺 - 色氨酰 - 精氨酸］）[273]抑制 C5a 诱导的中性粒细胞化学趋向性。正义 - 反义技术已被用于设计新的补体肽，作为 N - 乙酰 PGP 中性粒细胞吸引剂的抑制剂[274]。人中性粒细胞向几种共同的化学吸引剂的化学趋向性可被蛋白激酶抑制剂 1 - （5 - 异喹啉磺酰）哌拉嗪抑制 85% ~90%，在浓度为 50μmol/L 时达到最大，但并不抑制中性粒细胞的趁机移行[275]。猴白细胞化学动力素诱发的化学趋向性一般在 μ - 阿片受体激动剂如吗啡、DAMGO，美沙酮和内啡肽[276]存在时受抑制[276]。肠血管活性肽（VIP）抑制肺泡巨噬细胞对内毒素激活的鼠血浆的化学趋向性。抑制的最强作用为在浓度为 0.1μmol/L 时的 46%[277]。各种细菌内毒素抑制中性粒细胞对化学激动素 IL - 8 的化学趋向性，但它们本身却对中性粒细胞有化学趋向性[278]。白细胞的移行受葡萄球菌侵袭蛋白的抑制[279]。对中性粒细胞的特异的化学吸引剂在体外可用化学吸引剂受体阻滞剂将其完全封闭，在体内可封闭 46%，激动剂本身无明显化学趋向活性[280]。促胃液素 - 17和促胃液素 - 34 抑制人外周血中性粒细胞的运动能力[281]。促胃液素的抑制效应相似于用 EGTA 所获得者。EGTA 已是一种熟知的钙螯合复合物。

利用化学吸引抑制剂的可能避免或减少吞噬细胞对纳米粒子的吞噬。有些物质在不同的浓度下对巨噬细胞化学趋向性具有不同的影响，如 α - 1 蛋白酶抑制剂在很低浓度（0.02 mg/ml。这是肺中正常肺泡表面液体浓度）可诱发化学趋向性和化学动力作用，但在较高浓度（2 ~ 10 mg/ml，相当于炎症时的血液水平）对 PMN 对已知的化学吸引剂的化学趋向性具有抑制作用[214]。信号蛋白起初被描述为中性粒细胞化学排斥剂，现在已在免疫系统中证实[282]。人 CD100 是一种白细胞信号蛋白[282,283]，虽然在写此书时还没有实验能够证实 CD100 具有化学排斥活性。信号蛋白也发现于鼠科动物淋巴细胞的表面[284]，也可能存在于人淋巴细胞表面[285]和人单核细胞[286]，虽然还没有关于其化学排斥活性的肯定的实验证据。重要的是要注意到这些化学趋向作用的抑制剂没有细胞选择性或细胞特异性，对其他细胞和细胞活性也会有明显的影响，因此用于纳米机器人时并不会有明显优越性。

需要进行更多的研究来选择或更可能是设计一种理想的化学排斥剂，可由纳米机器人释放（可在 nmol/L 浓度水平，~1 分子/μm^3 或更低），以使其能够避免与吞噬细胞接触。这些化学排斥剂也可以是系连于纳米机器人的表面。注意纳米机器人局部释放的生物活性物质此后可以相似的方式进行监测，避免纳米治疗后这些物质的非局部积聚。

11.3.2 避免识别

化学排斥作用对于少量的纳米设备或纳米药物载体在有限的时间内执行简单任务是足够的，但对于大量的纳米设备或纳米机器人执行更为复杂的任务或在某些情况下，如缓释药物载体需要在体内长期存留，或有些不能代谢和排出的载体，将不可避免地要与许多吞噬细胞发生物理性相遇。如果在物理性相遇时纳米机器人表面能够使巨噬细胞不能识别，那么就能够实现短暂地打断正常的免疫过程的目的（对于需要从生物体内排出的纳米粒子，则最好能够被巨噬细胞识别，以完成正常的免疫过程）。在涉及体内大总体的纳米机器人时，以分子的一部分与表面结合对于自由释放的分子可能更好。例如，在内部通讯网中，驻存于距组织 100 m 之外的每一个纳米机器人成员，都必须具有持久避免路过于此的吞噬细胞的吞噬。任何主要依赖于抗吞噬作用化学释放的方法都有灭活全身吞噬细胞活性，减弱整个免疫系统免疫能力的危险性。

2002 年以来，抗吞噬作用的长循环粒子[94,289,290,291]，隐身药物载体[132]和隐身纳米粒子[292]是一个十分活跃的研究领域。大家已十分清楚吞噬细胞对纳米粒子的吸附和摄入可由于具有刷状结构的多糖（如肝素和糊精）链外衣或强亲水性外衣的存在而被抑制[287,293]。用表面重量/体积浓度为 2% ~ 5% 的 PEG 可以实现低吞噬细胞摄取。这给予足够的空间稳定性（如在被覆刷状缘两相邻的以其末端附着的 PEG 链间具有 1.5 nm 的距离[288]），可避免 PMN 细胞的摄取[288]。Illum，Davis 等的实验[132,294]提示，以吸附的 poloxamer 聚合物的作用而具有稳定的空间结构的聚乙烯粒子，有 10 nm 厚外膜的 60 nm 的粒子或 23 nm 厚外膜的 5.25μm 的粒子可以实现外推为零的吞噬细胞摄取，因而消除非特异性的吞噬作用。另一项研究[295]发现，人单核细胞不能有效地吞噬 PEG 化的羊红细胞，不像对于未处理的羊红细胞那样。对聚乙烯珠的吞噬作用（以细胞的氧耗测定）似乎强烈地依赖于粒子的表面电位，这样也就依赖于固定的表面电荷[296]，跨小至 1 ~ 4μm 微域的表面电荷的不均一性可极大地影响吞噬能力[267]。

不是因为吞噬细胞完全不能识别外膜，而是纳米机器的外衣可被吞噬细胞识别为“自己的”。例如，可使用模拟免疫特免细胞的外膜。纳米机器人外部可与红细胞外衣的基本成分结合，即模拟红细胞表面的外膜对于在血液中执行任务的纳米设备可能是有用的，尽管可能引起组织反应。与此相似，免疫系统不能识别的成纤维细胞样表面在组织中就特别有用。在进入血流的成纤维细胞漏出物能引起反应时[297]，甚至在血液中也有用。有些成纤维细胞起源于叫作纤维细胞[299]的外周血细胞[298]，这种纤维细胞已被观察到可分化成成纤维细胞[300]。来源于骨髓的成纤维细胞 CFU 也可在血液中观察到[301]。在这两种表现形式间转换的间期表面，在体内某些部位也是可行的。但采用模拟的中性粒细胞或单核细胞表面可能更好，因为这些细胞正常情况下是从血液移行到组织，因此免疫系统可能到处都可见到这些细胞表面。淋巴细胞正常时同样存在于血液和组织中，而且也易于穿过血管内皮、淋巴管和淋巴结而不被滞留或捕获，最终进入动脉循环[17]。对于纳米机器人最理想的解决方案是在其表面有精心设计的一整套自我标志。这些标志可能包括如 CD47、aka、整合素相关蛋白或 IAP 等分子部分。CD47 是一种存在于所有类型的细胞的表面蛋白，可为 NK 细胞和巨噬细胞提供明确的吞噬细胞抑制信号[267]。

微生物病原体利用同样的方法以产生抗吞噬表面，因而能避免引起强大的炎症反应，阻止宿主集中发起防御性的吞噬反应[198]。有包膜病毒和有些病原菌可以被宿主吞噬细胞和免疫系统识别为“自己”的生物化学分子成分作为自体细胞的表面，而将其真正的表面抗原隐藏起来。因此，在与吞噬细胞接触时，就不会被吞噬细胞识别出来，因此受到调理素作用提高吞噬作用的可能性就会被降到最低程度[198]。

例如，A 组链球菌能够合成由透明质酸组成的囊膜。这种“基础物质”或称为“组织水泥”也可发现于人结缔组织[198,272,302,303]。链球菌的透明质酸囊没有抗原性，因此在防止病原体与吞噬细胞相互附着方面十分有效。另外，化脓性链球菌的胞质膜含水量有类似于人心脏[305]、骨骼[305]和平滑肌细胞、心脏瓣膜的成纤维细胞及在神经元或神经组织的抗原成分，因此形成分子模拟，对宿主的免疫反应产生耐受性[303-305]。致病性金黄色葡萄球菌可产生结合于细胞的凝血酶。凝血酶可使纤维蛋白在细菌的表面形成凝块[198,306-310]。梅毒病原体 Treptonema palidum 可将人纤维连接蛋白结合于其表面[198]。引起脑膜炎的各种细菌除能够避免吞噬作用，还能够：①由其表面的唾液酸阻止被体成分在其表面的沉积；或②修饰脂多糖（LPS）[272]（通常免疫系统对脂多糖敏感）。另外抗吞噬表面的例子是嗜血性流感杆菌可表达一种粘多糖囊，可防止宿主吞噬细胞的消化[311]。有一些菌株通过对它们 LPS 的 O－抗原侧链进行修饰对调理素作用和血清具有抗性。这种修饰使体内的防御机制“看不见”这些菌株[311]。

噬菌体，被称为细菌病毒，1922 年被 d'Herelle 用于抗菌，曾作为可以自我复制的一种药品制剂[312]。在噬菌体治疗[313-316,317]中，注入细菌感染患者的体内时，噬菌体可以在病原菌细胞内生长并将其破坏。噬菌体也存在生物相容性的问题，对此已有研究报道[317]。即使在没有免疫反应的情况下，静脉治疗性注射噬菌体也能被 MPS 迅速地从血液循环中清除，大部分被脾脏捕获[315]。但 Merril 等[318]发现，使噬菌体连续通过小鼠的血液循环系统，分离出对捕获具有对抗作用的突变体，则可以大大减少脾脏的捕获。这种选择过程通过自酸性到碱性的双电荷改变引起噬菌体表面蛋白性质的改变。在噬菌体的溶剂暴露面用带正电荷的赖氨酸替代带负电荷的谷氨酸即可实现这种“双电荷改变”。这种突变的噬菌体注射后 24 小时，与原先的噬菌体相比，其避开 MPS 捕获的能力提高 13 000 倍到 16 000 倍[318]。相似的表面可用于医疗用纳米粒子、纳米设备或纳米机器人的设计。

11.3.3 避免吞噬细胞的结合和激活

一旦发生与吞噬细胞的物理性接触，粒子结合于特异性的细胞表面受体是吞噬作用的第一个步骤。能够介导吞噬作用的受体几乎都是在中性粒细胞、单核细胞和巨噬细胞内。受体的团聚发生于粒子结合之后。这种结合依次发出吞噬信号，激活吞噬过程[319]。有几种吞噬信号传导系统已得到证实[319]，包括酪氨酸激酶或丝氨酸/苏氨酸激酶C的激活。这个途径的激活导致受体和其他蛋白的磷酸化，使这些蛋白募集到吞噬作用发生的部位。Rho和ARF家族的GTP酶单聚体处于受体激活的下游，与磷酸肌醇4－磷酸5－激酶和磷酸肌醇3－激酶脂质修饰酶具有协同作用，可以在细胞膜下对肌动微丝系统进行局部性的调节，导致粒子被吞噬入细胞内[319]。纳米粒子、纳米机器人肯定能够通过物理的、化学的或其他的方式，来影响、调节甚至消除吞噬细胞激活信号。这些方式有GTP酶或激酶抑制剂[320-327]（如50μmol/L的染料木黄酮[320,326]，17μmol/L的herbimycine[320]，staurosporine和三氟哌拉嗪[323]等)。在许多情况下，有两种或两种以上的途径必须同时被抑制，虽然在一些情况下这些途径可有共同的抑制剂[322]。例如，CNI－1493就是一种强大的巨噬细胞灭活剂或称之为“和平使者”[328-330]。

粒子结合于吞噬细胞也可能被直接抑制。吞噬作用需要胞质膜的明显的部分内陷。这将导致大粒子在细胞内的沉积。但这种内陷并不减少细胞表面受体的数量，不影响受体介导的摄取。

在受体介导与吞噬细胞结合的情况下，dansylcadaverine、amantadine和rimantadine都引起人外周PMN对有补体外膜的酵母聚糖粒子的吞噬作用。这些药物阻断受体介导吞噬作用，可能是由于它们对磷脂代谢的作用或者与细胞膜的共价耦联作用。金黄色葡萄球诱发的细胞结合或可溶性蛋白A附着于IgG的Fc区域[331]，且阻断抗体的亲细胞区域。这样，IgG作为一种调理因子的作用就受到抑制，调理素介导的对细菌的吞噬作用（“调理素吞噬作用”[332]）就被阻断。

在非受体介导的吞噬细胞结合的情况下，医疗纳米粒子、纳米设备或纳米机器人可以释放或使其表面出现一些化学物质，排斥脂质双层的细胞壁，也就是说，减少纳米机器人的粘附系数到非常低的水平，甚至为负值。

许多其他物质抑制吞噬作用（请记住吞噬细胞受体，这些受体的许多信号域和许多下游因子通路间的对话导致肌动蛋白的聚合和粒子的摄取[333]）可被进一步研究，使其能够应用于纳米医学领域。

11.3.3.1 阿片类及麻醉剂：在鼠科动物巨噬细胞[334]和大鼠脾巨噬细胞[335]细胞激动素诱发的吞噬作用可由于μ－阿片受体激动剂，如吗啡、DAMGO、美沙酮和内啡肽的存在而被抑制[276]。30 mmol/L的利多卡因明显抑制小牛单核细胞对胶乳粒子的吞噬作用[336]。膜活性药物普鲁卡因可抑制正常单核细胞对胶乳粒子的吞噬作用，并且抑制异基因白细胞混合培养中的淋巴细胞增生[337]。最后，在人血液单核细胞对胶乳粒子的吞噬作用不受乙醇存在的影响[338]的同时，库普弗（Kupffer）细胞对调理素作用的红细胞的吞噬作用可受到乙醇的轻度抑制[339]。

11.3.3.2 激素：肠血管活性肽（VIP）抑制肺泡巨噬细胞对聚乙烯珠的吞噬作用，在0.1μmol/L浓度下作用达到最强，抑制率可达46%[277]。地塞米松在体外可抑制人小梁网细胞的吞噬作用，使对聚乙烯粒子的摄取自3.5/细胞减少到1.5/细胞，减少率为57%[340]。两种胆囊收缩素八肽（CCK－8s和CCK－8）明显抑制中性粒细胞对胶乳珠的摄取，在浓度为0.1 nmol/L时达到最强作用[341]。对中性粒细胞运动性和吞噬作用的抑制可通过增加细胞内cAMP水平而实现[281,341]。促胃液素－17和－34抑制人外周血中性粒细胞对胶乳珠的摄取[281]，在浓度为0.1 nmol/L时抑制作用达到最大。前列腺素也抑制对粒子的摄取[342]。

11.3.3.3 毒素：百日咳毒素减少人粒细胞对IgG调理素作用的金黄色葡萄球菌病原体的吞噬作用[343]。许多腺苷酸环化酶类的细菌内毒素如炭疽杆菌毒素的水肿因子[344]和百日咳毒素[345]降低吞噬细胞活性。鼠肺泡巨噬细胞吞噬 Saccharomyces cerevisae 和金黄色葡萄球菌微生物的能力在体外可由于浓度大于0.1μmol/L 的 T－2 毒素的存在而明显减弱[346]。真菌毒素如黄曲霉毒素 B_1[347] 明显影响库普弗（Kupffer）细胞的吞噬作用，但黄曲霉毒素是已知的基因毒素，因此不能用于抗吞噬用途。

11.3.3.4　细菌因子和酶：从百日咳杆菌细胞提取的 PMN 抑制因子（PIF）几乎没有细胞毒性但能够抑制 PMN 对调理素作用后的靶粒子的吞噬作用[260]。葡萄球菌侵袭毒素可减弱中性粒细胞的吞噬活性[348]。表皮葡萄球菌产生的细胞外粘质在体外干扰人中性粒细胞的功能，包括脱颗粒和吞噬作用。在 12μg/ml 葡萄球菌脂酶存在下，人粒细胞几乎不能杀灭葡萄球菌，主要是因为不能摄入细菌[259]。Yops[349] 和其他的耶尔森菌属的 Yop 蛋白[350] 抑制人粒细胞[349] 和巨噬细胞[350] 对小肠结肠炎耶尔森菌的吞噬作用。

11.3.3.5　抗生素：红霉素、roxithromycine、cefotaxime、四环素、阿莫西林、庆大霉素和 bacitracin 可减弱或抑制吞噬作用[262,263]。

11.3.3.6　机械性原理：秋水仙碱（150 mg/kg）和细胞松弛素 B（0.15 mg/kg）抑制细胞骨架肌动微丝的聚合，因而大大抑制仓鼠肺巨噬细胞内吞或粒子摄取作用[351]。细胞松弛素 B 抑制吞噬作用[342]。细胞松弛素 D，一种影响肌动蛋白聚合和粒子内吞的药物，也抑制吞噬作用的结合阶段[352,353]。Eicosapentaenoic 酸增加人中性粒细胞质膜的刚性，使吞噬作用减弱[256]。宏观上的物理性休克[352,354] 和外科手术[355] 可抑制库普弗细胞的吞噬功能。对培养的小鼠腹腔巨噬细胞施加 5% 的环形张力，1 Hz，24～48 小时部分地抑制它们对胶乳粒子的吞噬作用。

11.3.3.7　其他：乙酸胺以剂量依赖的方式抑制人小胶质细胞和星形胶质细胞对甘露糖基化胶乳微球的吞噬性摄取[356]。这种作用的阈值对于小胶质细胞大于～2 mmol/L[357]。许多溶解的金属离子如 Ni^{2+} 和 Cr^{3+} 抑制吞噬效率。例如，使 Ni 的浓度从 29 ppm 增至 58 ppm，使培养兔肺泡巨噬细胞的吞噬效率抑制 78%[17,358]。$CDCl_3$ 可防止粒子对库普弗细胞表面的附着[359]。但是，这些金属离子在抑制吞噬效率的浓度下可能具有细胞毒性或基因毒性。一种热稳定的中性粒细胞吞噬作用的抑制剂已在肉瘤细胞上得到阐明，[357]。肝内皮细胞和库普弗细胞对脂质体粒子的摄取可被聚肌酸和其他阴离子大分子所抑制[360]。甲基棕榈酸盐[361] 和硅[362] 可减少库普弗细胞的吞噬活性。短链的神经酰胺抑制 IgG 介导的 PMN 的吞噬作用[363]。糖蛋白辣根过氧化酶抑制吞噬作用的结合阶段[352]。单克隆 IgM 冷凝集素（1mg/ml）妨碍人吞噬细胞的各种功能，包括 PMN 的粘附、吞噬作用、吞噬指数和细胞内的杀菌活性[364]。降低通过肝 MPS（肝窦）灌流液的 pH，增加炭粒子的摄取，所以跨肝小叶的 pH 梯度也可能在小叶下水平的粒子摄取的调节中起有作用[365]。Amantidine，一种金刚烷类药物，对 PMN 的吞噬作用具有微弱的抑制作用[373]。用亲水性或阴离子表面也可以减少吞噬细胞粘附[374]。在考虑这些因素时，重要的是要注意这些物质中的许多可影响其他的细胞和细胞的其他功能，提示在设计纳米粒子、纳米设备或纳米机器人时应当予以小心。

同时还应当注意避免使用具有或会引起 fusogenic 结构外膜[366－370]。在这种情况下，应当考虑同时使用特异性的 fusogen 抑制剂[367－372]。

11.3.4　抑制吞噬性内吞

即使纳米粒子已经被识别且已附着于吞噬细胞的外表面（典型者在 20 nm 的间隙间有 12 nm 的条索[353]），仍有机会阻止被完全吞入。粒子型的被吞噬对象激活的巨噬细胞结合的吞噬物通常要比实际摄入的吞噬物要多得多[352]。而且，被吞噬物的内化是一个相对缓慢的过程，许多已与吞噬细胞表面结合的粒子并不被摄入细胞[352]。在罕见的情况下，被吞噬的粒子实际上会被排出细胞[53,375]。最近一项研究发现白细胞 CD31（也即血小板－内皮细胞粘附分子－1，PECAM－1[376]）的同性结扎在低剪切率时可促进白细胞的去粘附，导致巨噬细胞对活性细胞的积肥极的排斥作用，而在凋亡的白细胞，这种 CD31 介导的去粘附失去作用，促使死亡细胞的捕获、紧密结合及被巨噬细胞摄入。所以

CD31 是这样的细胞分子的一个例子。这些分子促进凋亡细胞与吞噬细胞的系连与结合，但能通过传导“去粘附信号”阻止吞噬细胞对已置于其表面的有活力细胞的摄取[377]。

吞噬作用是受肌动蛋白骨架支配的对大粒子的摄取，是一动力学过程，包括为将粒子内化肌动蛋白在粒子周围的聚合，伴随由肌动蛋白、Arp2/3 复合物、Rho 家族 GTP 酶、微丝盖蛋白、原肌球蛋白、Rho 激酶和肌球蛋白Ⅱ[378-380]所组成的复杂混合物支配下的吞噬体的成熟过程。已受补体调理素作用（CO）和抗体调理素作用（AO）的粒子在被巨噬细胞吞噬过程中的表现有所不同[381,382]。CO 粒子沉入细胞内部而 AO 粒子则被层状伪足包裹而突出于细胞表面。在 CO 粒子被摄入的过程中，富于 F－肌动蛋白、结合蛋白、α－辅肌动蛋白，paxilint 和含磷酸酪氨酸蛋白的细孔样结构遍布于吞噬体表面[382]。这些小灶性结构可在细胞被激活后 30 秒内在结合的 CO 粒子下面检测到。他们的形成需要激活蛋白激酶 C。补体－受体介导的内化需要完整的微管并伴随有在正在形成的吞噬体之下的吞噬泡的积累[382]。与此形成对照的是，AO 粒子的摄入过程中（γ－片段受体介导的吞噬作用），所有的蛋白质都均一地分布于吞噬体表面或其附近。AO 珠有摄入可被酪氨酸激酶抑制剂所阻断而 CO 粒子的吞噬则否[382]。

吞噬性的粒子摄取需要肌动蛋白的装配和伪足的延伸。这是两个可在时间和空间上共存的两个事件，但可能是通过截然不同的信号传导事件或通路[383]。医疗用纳米粒子或纳米设备如果已结合到吞噬细胞表面，可试图抑制这些信号传导通路的其中之一或将其同时抑制。

例如，在肌动蛋白装配过程中，受体为 IgG 的 Fc 部分所利用的结合有粒子的免疫球蛋白 IgG 配体引起受体的聚合和胞质酪氨酸激酶的募集，特别是 Syk[384]。摄取作用的发生伴随着几种蛋白质的酪氨酸的磷酸化，可持续达 3 分钟，集中于吞噬细胞杯和新生的吞噬体，并且与肌动微丝的积聚相关[385]。（此后在吞噬体成熟过程中，酪氨酸磷化的蛋白和微丝自吞噬体周围区域消失[385]）。酪氨酸残基的磷酸化发生于免疫受体酪氨酸激活的过程之内，与发现于 Fc－γ 受体亚单位的顺序一致，这进一步可使 Syk 募集和激活[384]。Fc－γ 受体介导的肌动蛋白装配需要 Syk 酪氨酸激酶活性，这是由几种 GTP 酶（包括 Rac1 和 CDC42[384]）所控制的。Rac1 和 CDC42（通过 Fc 受体的信号传导中所涉及的两种 Rho 蛋白）在两种情况下是需要的：①协调肌动微丝组织和膜的延伸以形成吞噬杯；②在 FcR 介导吞噬作用时使粒子内化；③使粒子内化所需要的磷酸酪氨酸的脱磷酸化成为可能[386]。

肌动蛋白装配可被 Clostridium difficile 毒素 B 所抑制。这是一种 RhoGTP 结合蛋白的一种非特异性抑制剂[386]。Rac1 和 CDCD42 的抑制进一步严重地抑制粒子的内化但不抑制 F－肌动蛋白的积聚[386]。在用细胞进行的实验中，在一个突破性变细胞系用基因敲除来造成 CDC42 功能的抑制产生柱脚样结构，外源性粒子处于吞噬细胞表面的顶部。Rac1 的抑制导致粒子在其表面结合，这些粒子被尚未融合的薄层细胞膜突起所包围[386]。这表明，Rac1 和 CDC42 具有明显不同的功能，在吞噬杯的装配中具有协同作用[386]。当用蛋白磷酸酪氨酸磷酸酶抑制剂氧化苯基胂处理吞噬细胞抑制磷酸酪氨酸脱磷酸化时，吞噬杯的闭合和粒子的内化也都被阻断[386]。神经酰胺也抑制人中性粒细胞的酪氨基酸磷酸化[387]。

在伪足延伸过程中，磷酸肌醇酯 3－激酶（PI3K）募集到浆膜，触发来自细胞内部胞膜成分的细胞外吐作用以适应伪足的延伸[384]。（巨噬细胞铺展于调理素化的表面，伴随来自细胞内的膜成分插入胞质膜[383]）。为实现最大的伪足延伸，需要一个或多个 PI3K 的异构体，这虽然对于吞噬作用的本身是不需要的。PI3K 对于协调外吐膜的插入和伪足伸展也是需要的[383]。

用渥漫青霉素（WM）或 LY294002 可部分抑制伪足的延伸。这是两种 PI3K 抑制剂[383]。这两种物质都抑制吞噬作用但不抑制 Fc－γ 受体引导的肌动蛋白的聚合。减小实验用珠的大小，因此也减小吞噬作用所需要的伪足伸展的大小，在很小的亚微米粒子可使吞噬作用去抑制达 80%。对较大的异物粒子，吞噬作用被阻断于吞噬体闭合以前。两种化合物也抑制巨噬细胞在调理素作用的表面上的铺展（如结合有 IgG 的基底表面）[383]。

Amphiphysin Ⅱ与巨噬细胞初期吞噬体相联系，以募集 DTP 酶动力素到新生内吞体的方式参与受体介导的内吞作用。在一条信号链中需要 PI3K 向吞噬体募集 amphiphysin Ⅱ，此后依次由 amphiphysin Ⅱ募集动力素至吞噬体[388]。将 amphiphysin Ⅱ与动力素结合部位进行修饰去除，可在被结合异物粒子周围的膜延伸阶段抑制吞噬作用[388]。苯乙丁氮酮和氯霉素也表现对培养人单核细胞对酵母粒子的吞噬作用的吞入阶段有抑制作用[389]。当然，找到对其他细胞或细胞的其他功能具有最小影响的这种物质将是十分重要的。

像可期望的那样，细菌在于宿主吞噬细胞物理性接触时，有各种避开吞噬的方案[198]。这些方案中，有些在原理上可为纳米设备或纳米机器人所仿效。最通常的，许多重要的病原菌在它们的表面携带有抑制吞噬细胞吸附和吞噬的物质。对吞噬性摄取的抗性通常是由于细菌细胞表面的抗吞噬成分如：

（1）细胞物质：由绿脓杆菌产生的多糖表面粘质（藻酸盐粘质[390]和生物膜多聚体）[198,391]，大肠杆菌（平滑株）的 LPS 相关 O 抗原[198]，大肠杆菌的 K 抗原和伤寒杆菌的 Vi（K）（微囊）类似抗原[198]。

（2）纤毛和 M 蛋白：大肠杆菌的纤毛[332]；A 组链球菌的 M 蛋白和纤毛[198,332]。例如，化脓性链球菌有 M 蛋白，是一种纤维状表面蛋白，其远端带有负电荷，干扰吞噬作用[272]。肠球菌也有抗吞噬表面蛋白[392]如 M 蛋白。

（3）荚膜：肺炎球菌的多糖荚膜（除非有抗体存在）、梅毒螺旋体、肺炎杆菌、脆弱类杆菌、产气荚膜杆菌和肠球菌抑制吞入[198,332,392]。流感嗜血杆菌可表达一种断面厚 1μm 的粘多粘荚膜，防止被宿主吞噬细胞消化，虽然这些细菌中的许多对调理素作用仍然敏感[198,311,332]。耶尔森鼠疫杆菌细胞表面的蛋白荚膜对细胞吞入具有抵抗作用[198]。

在没有调理素存在时，巨噬细胞也能结合和吞噬各种粒子，这种过程即已知的非特异性吞噬作用[393]，不需调理作用的吞噬作用[394]或不依赖于调理素的吞噬作用[395]。聚乙烯微球经常用来阐明这种作用[395]。例如，在对吞噬细胞对大于 500 nm 的疏水性粒子的试块吞噬实验中，不依赖于肌动蛋白的对浆膜上疏水性聚乙烯微球的覆盖先于肌动蛋白依赖的将微球摄取进入与表面相连的细胞内池的过程[80]。微球自浆膜内陷运输进入内部微绒毛展开层所形成空间的过程可被投用的伯氨喹所抑制[80]。有关小鼠腹腔巨噬细胞对脂质体的非特异性内吞和结合研究也发现粒子的内化在细胞锚着于聚乙烯基质后有明显的降低[396]。对于纳米粒子终止这些过程有潜在用途的抑制剂。例如，staurosporine 选择性抑制非特异性吞噬作用而对受体介导的吞噬作用没有影响[393]。

11.3.5　抑制包封和剪除

假定一个纳米粒子已被一个吞噬细胞部分或全部吞入，还有可能阻止吞噬泡的陷进和分离成含有粒子的游离的细胞内吞噬体（也就是包封和剪除的过程）。

正常情况下细胞是经过细胞内吞作用摄入可溶性配体或小粒子，经过肌动蛋白参与的吞噬作用吞噬较大的粒子。GTP 酶的动力蛋白家族[397,398]介导膜的去稳定、收缩、分裂（剪除）和将内吞小泡自胞质膜的向内运输，但动力蛋白 -2 在巨噬细胞的吞噬过程中也起有作用[399]。实验揭示早期吞噬体富于动力蛋白 -2。这个分子的无活性突变版如果被表达，将在粒子周围的膜延伸阶段抑制粒子的内化[399]。这种吞噬作用的终止类似于见于 PI3K 抑制剂的情况，阻止动力蛋白募集到粒子结合部位。动力蛋白具且种微管激活的 GTP 酶活性的微管结合酶。磷酸化可将其激活[400]。动力蛋白可与肌动蛋白骨架相互作用，调节肌动蛋白重组，结果是调节细胞形态的改变[401]。

观察提示，动力蛋白在独立的吞噬过程中介导 calthrin 外膜的陷窝和小泡自浆膜的剪除[402]。例如，动力蛋白 -1 是内吞小泡自浆膜剪除过程所需要的 100 kD 的 GTP 酶，以四聚体存在于溶液中。它们募集到有外膜的陷窝后，动力蛋白自组装成更高一级的寡聚体，相似于围绕新生外膜芽体颈部的领带。动力蛋白在这些领带中水解 GTP，将吞噬小泡自浆膜“拧掉”[403]。动力蛋白可利用 GTP 水解物理性推动小泡形成，或可作为经典的G蛋白开关，或二者均可[404]。实验室工作表明，纯化的动力蛋白容易自我装配成环状或螺旋状，提示它可能包绕小泡芽体的颈部，进而收紧挤压并将其“拧掉”[405-408]。换句话说就是巨大的GTP酶动力蛋白是一种机械酶[409]。不同的动力蛋白异构体可局限于明确的细胞池但在新生胞质泡的形成过程中可提供相似的功能[402]。再说一遍，能够被纳米机器人利用的抑制性工具可能是存在的。例如，抗动力蛋白抗体已被用于特异性的抑制培养哺乳动物内皮细胞动力蛋白的功能，从而抑制这些细胞对外部粒子的摄取[402]。这些抗体也已被用于抑制肝细胞对clathrin介导的内吞作用[410]。Ca^{2+}抑制动力学蛋白-1 GTP酶[411]和动力蛋白-2 GTP酶[412]，也有可能作为被吞噬的纳米粒子小泡形成的抑制剂。另外，丁二酮单肟，一种Ⅱ型肌球蛋白抑制剂，已被表明能够防止封闭吞噬体的串珠样收缩，而并不抑制起初的伪足延伸[413]。

另外一种应用于已被捕获但尚未被封闭的医用纳米粒子的手段是依据于实验观察[414]。被包裹粒子经内吞噬内化引起正在进行吞噬行为的白细胞总的细胞表面积的净增加。这提示细胞外吐作用也同时正在发生[414]。如果吞噬细胞使其胞质膜循环用于细胞表面的能力被破坏，内吞作用最终会停止下来。与此相应在一项实验中[414]，用细菌神经性毒素选择性地裂解（去组装）分泌机器的各种成分，引起吞噬作用的明显抑制。不同于其他类型的细胞，巨噬细胞缺乏形态学上明确的中心周围循环池，但有发达的转铁蛋白受体阳性的小管网和参与循环的小泡[415]。转铁蛋白的再利用是非常迅速的：GTP酶Rab11通过介导转铁蛋白的外流[415]参与可迅速运动的内吞噬池募集到巨噬细胞表面。化学性地抑制Rab11[416]或脂的合成[417]，因此能够减缓这种外流，最终限制吞噬细胞质膜的更新，这将大减小粒子内化的速率，给予被捕获的纳米粒子更多的逃逸时间。

11.3.6 诱导吞噬体小泡的外排

考虑一个纳米粒子已被捕获于细胞内小泡或吞噬体，这些小泡或吞噬体已被“拧掉”而完全处于吞噬细胞的细胞内空间。在没有离开吞噬体和在与溶酶体融合之前，纳米设备仍可以重新将吞噬体的运输导向返回胞质膜的办法进行逃逸，在胞质膜处完全被排出细胞外。

为实现这一目的，现有的向心（吞入的）的靶向蛋白必须首先被自小泡壁去除，然后新的离心的（胞吐的）靶向蛋白必须嵌入吞噬体的外表面，使小泡的运输重新定向，返回到胞质膜。一项关于胞质膜靶向（也即有控制的细胞外排[418-421]、反向内吞作用[422]或其相关的过程[423]）的例子是突触小泡靶向蛋白突触短杆素（VAMP-1和-2）。这种蛋白只结合于神经元特异性的浆膜蛋白syntaxin 1A和1B，因此使自细胞内起源的小泡停泊并只与神经元胞质膜融合[424]。在没有靶向蛋白参与时，两独立的脂质双层膜的融合在能量上是不允许的。控制细胞外排作用在神经元及内分泌和外分泌细胞已是一种熟知的现象[419]，甚至在传统的溶酶体对细胞内游离钙浓度的增加发生反应时[425]。在吞噬细胞已证实还存在有相似的离心性运输通路[319,426]。在这种通路中，细胞内小泡无一例外地靶向胞质膜表面受体（如CD11b，CD18）[426]。其他分泌小泡的调节性细胞外排的可能的介导因子[427-429]正在被研究。小泡重新靶向方案可被细菌利用，如肺军团菌（Legionella pneumophila）一旦被内化进入吞噬小泡，明显地重新定向运输到内织网[430]。最近发现含有小珠的巨噬细胞吞噬体基于肌动蛋白的运动性[380]也可以进行有目的操纵。但要找到特异性的蛋白质和机制来助于纳米粒子自吞噬体逃逸，还需要进行更多的研究。

被吞噬的惰性粒子可被吞噬细胞迅速外排。在一项实验[431]中，约50的摄入的惰性油乳粒子负荷在37℃下，2400秒内自兔中性粒细胞释出。电子显微镜证实了细胞胞吐外排的过程。粒子通过一个网状过程的外突经常伴随有膜性小泡。中性粒细胞经历粒子的胞吐后细胞仍然完整。研究表明，通过给予细胞不同标记的粒子，同样粒子的吞噬作用和胞吐作用可同时发生，粒子的摄入可加速粒子的释出[431]。

对于医用纳米机器或机器人一个不甚完好的靶向手段是通过为细胞释放促分泌素诱导它们自己自

细胞内脱颗粒排出。例如，IgA 和粒细胞-巨噬细胞集落刺激因子（GM-CSF）对于人嗜酸性粒细胞是两种强大的促分泌素。IL-5，IL-3，TNFα 和 RANTES 也能诱发嗜酸性粒细胞脱颗粒[432,437]。C3b、IL-1、IL-6、fMLP、二价的钙离子载体 A23187 和 GM-CSF 对人中性粒细胞是强大的促分泌素[433-437]。细胞内游离钙水平的提高可刺激细胞外排，也能抑制由动力蛋白 I 小泡形成和动力蛋白 IIGTP 酶活性激发的或受体介导的内吞作用[412]。

细胞内容物的外翻和外突也可以化学的方法来触发。例如，如果用 etoposide 和环磷酰胺处理细胞（化学去核），卵细胞的细胞核就会被排出细胞[438-440]。微管毒素秋水仙碱、colcemide 和长春花碱都可引起细胞核的外排[441-443]。EDDF 则在类红细胞脱核中起有作用[444]。较为早期就有关于淋巴细胞[445,446]胞核外排、细胞去核[447]、细胞核激烈转动[448]和胞核起泡[449]的报道，虽然 Bradbury 解释说细胞分裂过程的正常失败可引起微核或星形细胞核的产生，这并不是正常的过程。这个过程可以生物化学的方法诱发产生，但更可能是发生于癌细胞之前或癌细胞的一种病理性情况。另外，也应当注意的是纳米机器人的逃逸最好不要破坏吞噬细胞。

纳米机器人更具选择性地诱发局部的无核细胞质的外突也是可能的。这种控制性的外突性在功能原理上相似于膜层突起或伪足的产生或许多相关的结构包括巨颗粒[450]、管状蛹足[451]、胞质泡状突起[452]、毛细胞性白血病性不规则胞质突出[453-456]、胞质膜起泡（zeiosis）[457]、在下列情况下的细胞分支：①凋亡[458]（化学[459-464]或生物学[465-469]引起的）；②细胞毒性 T 细胞攻击[470]；③病毒性出芽[471-473]；④非致死性细菌激惹[474]；⑤化学诱发[475-479]；⑥机械性外伤[480,481]；⑦运动[482,483]或⑧小泡释放[484-485]。这些外突导致含有被捕获粒子的胞质向外起泡并被排出，只伴有细胞内物质的小量的损失，对吞噬细胞生命力无明显影响。细胞内志贺细菌和李斯特菌以同样的过程进行外排。

在一些情况下，医疗纳米机器人首先自其被捕获的细胞吞噬体中逃逸的效率可能会增加，这可能是在达到最终从细胞中脱出的目的之前通过反向穿透而实现。这种逃逸并不困难，并已被一些细胞内病原体所掌握。例如，李斯特单胞基因菌依赖于几种分子可迅速地将吞噬体溶解。这几种分子包括李斯特溶素（一种成孔性溶血性毒素）[486,487]和两种形式的磷脂酶 C[488,489]。李斯特 ivanovii 利用几种磷脂酶可达到同样的目的[490]。一旦在胞质中游离，李斯特菌通过诱发宿主细胞肌动蛋白聚合和彗星尾内的微丝形成而实现其自身的运动[491-494]。其他的细胞内细菌如弗氏志贺菌也可能以溶解吞噬体小泡并逃出[495]，然后引起细胞骨架肌动蛋白的聚合，实现其细胞内运动[496]，最终实现在细胞之间的自身传播[497]。志贺菌用于突破吞噬小泡膜的细菌因子是 IpaB[495]，这是一种侵入细胞所用的分泌性侵袭蛋白[498-500]。立克次体也进入宿主细胞吞噬体，但短暂的时间之后就可在检测到胞质中的游离病原体[501]，最早可见于 30 秒钟后[198]。在一项实验[502]中，仅仅 12 分钟后就有一半被吞噬的细菌自吞噬体中游离到胞质。一种细菌酶，磷脂酶 A2，和其他的溶血素和毒素似乎与立克次体溶解吞噬体膜的作用相关[503,504]细胞内的寄生原虫克鲁斯锥虫也可以借助于溶血素[508]和磷脂酶 C[509]自吞噬泡中脱出而进入细胞质[505,506]。实验表明，感染后仅 2 小时内[507]，就有 70% 的寄生虫游离到胞质。

一旦纳米机器人或纳米粒子游离于胞质，对于从吞噬细胞中最终脱出就有多种途径可供选择。首先，它可以使用现有信号系统在其表面打出靶向蛋白所需要的信号，使其最终能够自然地自吞噬细胞外排而脱出。第二，在纳米机器人情况下，如果纳米机器人仍然能够运动，则可以首先移行到细胞膜的胞质面，然后直接实施穿细胞过程，这可能需要借助于融合剂或像 n-丁醇一样的膜溶解剂[265]。第三，它可以进入另一个已定向于细胞外排的小泡中，“乘小泡”而到达细胞外。

从细菌身上我们可以得到经验教训。通常当病原体在宿主细胞内进行积极复制的时候，细胞往往死亡，经常是由于细胞溶解，最后将病原体释出细胞外[430]。但是，有一些细胞内细菌能迅速地自吞噬体限制中逃脱，进入宿主细胞的胞质。这样的细菌复制体能够实验细胞-细胞间的播散，但原先的细菌从不离开邻近细胞的胞质池。志贺菌和李斯特菌在到达胞质膜时，诱发浆膜突起的形成。这种突起深入相邻的细胞，导致一个含有细菌的双层膜小泡的生成，其本身的膜随后溶解，将细菌释放入另一个邻近的细胞[430]。弗氏志贺菌在这种过程中需要粘附分子 E-cadherin[511]。其他介导因子的研究目前非常活跃[497,510]。一个医疗纳米机器人可利用与此相似的手段实现自吞噬细胞中的逃逸和细胞-细胞间的漫游，以完成对所有的细胞实施检测或其他的使命。

11.3.7 抑制吞噬体融合

溶酶体与含有捕获粒子的吞噬体的融合，形成一个消化性的吞噬溶酶体。这对于生物惰性的粒子或纳米机器人的内核的完整性并不造成威胁。但是吞噬溶酶体中存在的消化性物质可能改变粒子的表面性质包括其“生物相容性外膜”或部分地消化或溶解一些含有有机成分的信号配体、传感器和外部的结合部位。因此，有时使纳米机器人能够调节或控制吞噬溶酶体的融合过程可能是有用的。这可发生于继受体介导的摄取之后的30分钟之内，但对于其他摄入的粒子如胶乳小珠[2]，完成吞噬溶酶体的形成过程则需要数小时。

有几种细菌可防止吞噬溶酶体的形成，因此被摄入吞噬体后仍可存活[198]。能够抑制吞噬体与溶酶体融合的最简单的化学物质似乎是氨的化合物如氯化氨[512]。结核分支杆菌[513-515]可以高水平地产氨，因此可干扰吞噬体与溶酶体的融合[516]和溶酶体的跳跃性运动[517]。更近来已经发现细菌可以在分支杆菌吞噬体中募集和保留TAGO（含色氨酸，天冬氨酸的外膜蛋白质），防止被运输或递送到溶酶体[518]。还有人提出，结核分支杆菌细胞壁含有硫脂（阴离子海藻糖糖脂[519]）和硫酸酯的多阴离子性质能够修饰溶酶体膜，抑制巨噬细胞中吞噬体-溶酶体的融合[519-524]，尽管这种机制还存在有争论[525]。微生物也可能具有溶细胞性造孔能力[526]，抑制补体受体的钙信号[527]，表现出只对含有质子-ATP酶的溶酶体小泡的融合具有选择性的抑制[528]。沙门菌也具有抑制吞噬体与溶酶体的融合，但同时也要获得溶酶体膜糖蛋白，使融合行为重新定向于与经典的成熟溶酶体不同的lgp丰富的区域[529]。神经因子[530]，佐剂溴化二甲基-二十八酰基氨[531]，抗锥虫药物苏拉明[532]和大肠杆菌细胞膜的一种未知成分[533]都是另外的吞噬体-溶酶体融合的抑制性物质。

肺军团菌具有溶细胞活性，在与吞噬细胞接触时可能在吞噬细胞的细胞膜上插入孔洞[526]。这明显可以促进细菌来源的效应分子向宿主胞质的递送。这些效应因子可能抑制吞噬体与溶酶体的融合。含有吞噬体的军团菌也可能具有拦截作用，可与早期分泌性囊泡溶合，募集原来以内织网为目标的蛋白质，建立特殊的膜性池，抵制与溶酶体的融合，允许产生一个供细菌繁殖的细胞器[494]。Afipia[534]、包特菌（Bordella）[535]、布鲁杆菌[536-538]、衣原体属（Chlamydia）[539]、埃尔利希体（Cytoecetes）[540]、Glugia孢子[541]、流感[542]和副流感病毒[543]、李斯特菌[544]、淋球菌[545]、奴卡菌[546]、假单胞菌[547]和弓形虫[548]也都表现具有对吞噬体与溶酶体融合的完全或部分的抑制作用。共生生物来源的脂多糖在含有细菌内共生体的阿米巴，涉及防止共生体与溶酶体的融合[549]。这些微生物所利用的机制的进一步证实和分离对于纳米机器人的设计将是十分重要的。

11.3.8 抑制吞噬细胞代谢

缓慢地和暂时地抑制吞噬细胞的代谢对于提高避免和逃逸的可能性将是有用的。最简单的方法就是吸收细胞内氧气和葡萄糖（最理想的情况是已逃离吞噬体而游离于胞质中时），这样使吞噬细胞缺氧或处于饥饿状态。这假定这些物质不是被束缚于一个细胞内微域或邻近消耗它们的代谢装置的封闭膜池，细胞内机器人能够以比其进入细胞的最大运输速率更快的速度吸附这些物质。另外，细胞外纳米机器人的协作群体在吞噬细胞到来时可暂时地和可逆地使局部处于低氧或低葡萄糖状态。低氧抑制巨噬细胞的移行[550]，可能是由于细胞代谢的改变。

其他的方法是通过选择性吸收细胞内ATP，剥夺细胞的能量供应。再次说明，ATP不是被束缚于特定的细胞内区域或封闭性的膜池。纳米机器人不能接近其中的ATP。同时，细胞内纳米机器能够以比细胞内线粒体产生ATP最大速度更大的速度吸收ATP。在性质上，腺苷酸环化酶相关的细菌毒素如炭疽杆菌的水肿因子[344]和百日咳毒素[345]可以同样的方式抑制吞噬细胞的活性。例如，百日咳杆菌释放细胞外腺苷酸环化酶。这种酶被细胞吞噬后通过将细胞内 ATP 转化成 AMP 破坏吞噬细胞内的代谢机制，有效地剥夺细胞的能量供应[345]。耶尔森菌用杂交的 YopT 腺苷酸环化酶可以同样的方式解除细胞的武装[551]。线粒体外细胞内的 ATP 的消耗可使受两种经典的凋亡触发剂作用的人 T 淋巴细胞由凋亡转变成坏死[552]。

丹酰尸胺、amantadine 和 rimantadine 影响磷脂代谢[553]，减少膜磷脂如磷脂酰胆碱的生成，后者对于吞噬作用十分必要。已知有大量的物质可以是吞噬细胞膜磷脂和胆碱合成的抑制剂[417]。细胞内的自由氧，可被细胞内纳米机器人随带压缩气体氧库中释放，可控制细胞内局部氧张力。氧张力通过硫解作用对酶进行激活或灭活来调节酶的活性[554]。细胞内氧也影响肺巨噬细胞花生四烯酸的代谢及其吞噬功能[555-558]，具有细胞内毒性[560,561]。自然抗氧化作用的抑制，增加细胞对氧毒性的敏感性[561,562]，在氧压超过 2.5 大气压时，就会引起动物的惊厥[562]。

11.3.9 杀死吞噬细胞

如果用尽了一切其他的办法，在罕见的情况下，可能有必要将摄入纳米粒子或纳米机器人的吞噬细胞杀死。这并不是一个理想的办法，除非全身纳米粒子用量非常小，因为即使是小量的活性纳米机器人也会很容易地迅速地将全身专门从事吞噬作用的吞噬细胞的一大部分消除，明显地影响单核－吞噬细胞系统的功能，从而有可能加重或引起炎症或自身免疫性疾病[563]。而且，一个纳米粒子对一个吞噬细胞的持久毒性使其成为一个有害的设备，对于其在人体内的应用将不可能通过管理部门的许可。许多杀死细胞和病毒的技术可能都可用于杀死吞噬细胞。

在被吞噬物的内化之前，纳米机器人必须杀死巨噬细胞，无论是采取机械性方式或化学的方式（如 $GdCl_3$[562]，磷酸铍[564]，或二磷酸二氯甲烯[565]）。由抗原对 T 细胞进行过度刺激，即所谓的高剂量抑制，也可诱发 T 细胞的死亡[566]。各种病原体产生的引起吞噬细胞死亡的物质被称之为侵袭素[198,362-364,430]。所有的侵袭素都是细胞外酶和毒素，可以杀死吞噬细胞，包括：

链球菌素 O（一种氧易变、硫激活的溶细胞蛋白）：来自化脓性链球菌（一种卵圆形的革兰阳性菌，直径 0.6 ~ 1μm[567]）可与哺乳动物细胞和细胞器[568]膜上的胆固醇结合，产生各种毒性效应[569,570]。

杀白细胞毒素：包括 β－溶血素和杀白细胞素[571-574]，来自革兰阳性球菌如金黄色葡萄球菌[571-574]和中间型金黄色葡萄球菌[574]。与细胞结合的杀白细胞素来自 Psedomonas aeruginas[575]。

外毒素 A：是来自绿脓杆菌的一种细菌细胞外毒素，抑制蛋白合成，抑制率可达50%，在 10 ng/ml 浓度，1 小时内可杀死巨噬细胞[576-578]。

肠球菌分泌的各种物质：对吞噬细胞具有溶细胞毒性[392,579]。

内化进入细胞之后，纳米机器人可以化学方式杀死吞噬细胞，如以足够的速度和量自其携带的压缩气体库中释放二氧化碳[580]，克服细胞内的缓冲能力，使细胞内酸化而发挥细胞毒性作用[581-586]。像淋巴细胞、红细胞、和血小板[587]（但不像脑[584-586]和肌肉[583]细胞）、肺泡巨噬细胞都对 H^+/HCO_3^- 具有通透性[582]。在大鼠肾内皮细胞胞质的 pH 平均值经测定为 7.1[588]，在鼠心肌细胞为 7.09 ~ 7.19[589]，在鼠成纤维细胞为 7.18 ~ 7.21[589]，在正常人血小板为 7.21[590]，在人红细胞为 7.33[591]，在人淋巴细胞为 7.39[592]。在不通透细胞中致死性细胞内二氧化碳酸化约为 5.8 ~ 6.2[584]，所以二氧化碳引起死亡需要细胞内 pH 降低 1.6 以上，与 1 个含水量为 70% 的 20μm 的细胞内注射 5 200 000 二氧化碳分子（呼吸细胞[580]储存容量的 0.1%）的作用相当。当然，人工地氧化碳酸化引起可恢复性的碱化反应[581]，包括向细胞外运输[582]，因此实际上杀死吞噬细胞所需要的细胞内剂量可能要更高一些。

纳米粒子也可以像巨噬细胞内的寄生菌如分支杆菌、布鲁菌和李斯特菌那样，引起吞噬细胞死亡。例如，临床感染分支杆菌后经淋巴激动因子激活的杀伤因子介导的单核细胞溶解[593]。一个更为直接的例子是疟原虫孢子体[594-596]。这些微生物进入肝脏固定吞噬细胞（Kupffer 细胞），被包裹于吞噬泡中，但对吞噬体与溶酶体的融合具有抵抗能力。但在形成寄生囊泡之前，孢子体可漫游整个吞噬细胞体。另一方面了有可能退出吞噬细胞[596]。然后侵入 Kupffer 细胞附近的肝细胞。孢子体通过向吞噬细胞内释放大量的环孢子（CS）蛋白，一种抑制吞噬细胞蛋白合成的核糖体毒素，以实现对其所在的 Kupffer 细胞的选择性杀死[596]。

人们相信所有的真核细胞包括吞噬细胞，会进入一种进化保留下来的自我破坏性机制——程序性细胞死亡或凋亡。这是一种细胞内一系列遗传决定的步骤的连续过程。在这个过程中，细胞在 30 ~ 60 分钟之内，以有序的方式自我解体[597]。吞噬细胞的凋亡可以各种方式触发。例如，B 淋巴细胞和 T 淋巴细胞分别对 IgM 抗体和地塞米松（一种糖皮质激素）发生反应而开始凋亡程序[598]。暴露于 4.25% 葡萄糖 - 乳酸腹腔灌流液引起培养的单核细胞和中性粒细胞[599]凋亡的加速。佛波醇 12 - 马来酸 13 - 乙酸（PMA）在体外 3 ~ 6 小时内引起猪 PMN 的形态学退化和细胞死亡[600]。凋亡诱发的 CD95L 配体表达已在与免疫豁免相关的章节中讨论。福氏志贺菌分泌 IpaB 蛋白引起培养巨噬细胞的凋亡。IpaB 与白介素 - β - 转换酶（ICE，一种可启动凋亡程序的半胱氨酸蛋白酶）结合[601]。在体内福氏志贺菌引起巨噬细胞的广泛凋亡。B 淋巴细胞和 T 淋巴细胞位于肠壁的 M 细胞之下[601]。来自耶尔森家族的 Yop 蛋白给巨噬细胞发出信号，使之经历迅速的凋亡过程[602-605]。伤寒杆菌也诱发巨噬细胞的凋亡[430,606]，像在李斯特菌感染肝细胞时的李斯特菌那样[607]。二者在体内和体外均可发生，都是由李斯特溶解素 O 所介导[608]。

在生物机器人设计具有明确的生物来源的类似于凋亡的自我破坏机制是可能的。但是，对于允许生物相容的有计划地生物降解 - 纳米机器人凋亡的金刚石纳米机器人，实现任意的这种工程的每一个步骤都将是困难的。在其自我解体的中间阶段可能会由于程序控制的减少而发生危险。

11.3.10 系统的吞噬细胞封闭

最后，还存在这样一种可能性，即将全身的吞噬细胞完全封闭[609-614]。我们已熟知，肺泡巨噬细胞中大量炭粒子的存在将降低细胞中溶酶体酶的浓度和抑制吞噬功能[615]。在粒子剂量大到足以装载全身吞噬细胞时，‘职业性’吞噬活性就会终止。MPS 的吞噬细胞将被医疗用纳米粒子‘充满’。此时我们说 MPS 已被‘封闭’。结果是所有后续到来的纳米粒子将不再被 MPS 的吞噬细胞所留意，因为这些粒子的数量已大超过了吞噬细胞的功能容量。对于可代谢的粒子，急性封闭典型地持续 1 ~ 4 小时[48,616]但如果是非毒性的不可消化的粒子如炭[617,618]或以金刚石为材料的纳米机器人，急性封闭可持续 24 ~ 48 小时。MPS 封闭可被临床上用来提高移植受体的移植物的存活率[617,618]。另一方面，MPS 的封闭会影响粒子的清除。由细小病毒粒子所 MPS 封闭对粒子清除的影响已在貂类动物进行观察[619]。有报道过量地使用发胶可导致 MPS 的部分封闭[620]。用化学的方法也可以造成 MPS 的封闭，如在大鼠应用 0.005 mg/kg 的 $GdCl_3$[359]或可的松[621]。

诱发人 MPS 的完全封闭需要多大容积的纳米粒子呢？已有的来自动物模型的实验数据可供参考：0.0025 cm^3/kg 放射性碘标记的胶体白蛋白对人 Kupffer 细胞造成‘可观的吞噬细胞负荷’但没有产生‘封闭’[147]；20 mg（0.05 cm^3/kg）的胶体炭[65,622]在大鼠引起 MPS 的完全封闭，但另外一项实验[11]发现在 320 mg/kg（0.16 cm^3/kg）没有造成 MPS 的封闭；0.03 cm^3/kg 的硫酸糊精[623,624]、5 ~ 10 mg 的炭[618,625]或 carrageenan 0.10 ~ 0.20 cm^3/kg 或 2×10^9 羊红细胞（3 cm^3/kg）的粒子负荷造成小鼠 MPS 的封闭；1 mg/kg 的炭黑给小鼠静脉注射[66]产生完全的巨噬细胞封闭（0.5 cm^3/kg）。

假定血液中的粒细胞为 $3.8 \times 10^6/cm^3$（容积约为 700μm^3），单核细胞为 $0.4 \times 10^6/cm^3$（容积约为 1500μm^3），组织中的 MPS 吞噬细胞[48]为 200×10^9（容积约 1500μm^3[341]），那么人吞噬细胞的总容量为 300 cm^3。如果每个细胞的粒子储存容量为其细胞本身容积的 10%，则全身吞噬细胞的最大吞噬容量，也就是吞噬细胞封闭的最大需要量应当是 30 cm^3 医疗用粒子或纳米机器人，或 0.4 cm^3/ kg，这很粗略地与上述啮齿类动物的实验资料一致。因为只有 2 cm^3 微米尺度的粒子可被淋巴结和脾脏捕获而不产生有害作用，因此用惰性粒子封闭人 MPS 可能不行。但是，用可生物降解的粒子进行暂时的封闭将可能使后续的医疗纳米机器人在可一段时间内进行任务操作而不会被 MPS 捕获。

持续的全身封闭可能也不是理想的情况，因为它可使机体对外源性粒子的吞噬性防御系统瘫痪，造成异物粒子积累和病原体的入侵，增加某些感染的致死能力[48]及可能引起或加重炎症反应或自身免疫性疾病[563]。正常成人血液含有 4000 000 中性粒细胞/cm^3。如果活性中性粒细胞数量下降至 500 000/cm^3，感染的危险性就明显地增加[626]。全身吞噬活动的突然停止可产生类似于急性中性粒细胞减少症和淋巴细胞减少症的症状，伴随免疫防御的障碍，易患许多种平时不易感染的细菌引起的疾病，如曲菌病、巨细胞病毒、毛霉菌病和奴卡菌病[626]等。在封闭粒子团块由于封闭的吞噬细胞的死亡，其所吞噬的惰性粒子被重新吞噬，永久性地肉芽肿形成，或吞噬细胞被储存池或骨髓中粒细胞形成加速[627]所替代而渐渐被自 MPS 清除后，这些症状才会消退（需要很长时间）。但是，脾脏循环利用红细胞、血小板和滤过粒子碎片的功能将被减弱。遗留永久性的淋巴结肿大、慢性肝脾肿大[628]，甚或明显的器官坏死。此后，广泛弥散的及潴留的粒子负荷将必须用注射其他的清结性纳米机器人来进行清除，使问题变得复杂化。用炭粒子胶体实验诱发的鼠 MPS 的封闭也产生：①明显的终末肺泡腔的减小；②毛细血管流入和流出的减少；③对血管收缩剂（如去甲肾上腺素）的高度反应性和对血管扩张剂（如乙酰胆碱）的低反应性；④肺泡的痉挛和⑤内皮细胞对炭粒子的明显摄取，内皮细胞不同程度的肿胀，经常突破性入微血管腔[65]。在医疗用纳米机器人设计中，应当有意地避免用惰性粒子对 MPS 进行非特异性的封闭。

11.3.11 生物工程改造吞噬细胞

如果抗体和相关的生物学受体能够识别惰性材料，那么就有可能通过生物工程对人吞噬细胞的基因进行轻微的修饰以产生新的吞噬细胞表型。这种新的表型不能识别由惰性材料所组成的粒子，或不能被这些粒子激活，或这些粒子可被吞噬细胞积极地排斥。纳米机器人或纳米材料，如果被修饰的吞噬细胞识别，能够机械性地或化学地激活设想的或人工设计的胞质传导通路，可预先作为一个转基因和基因组磁带[629-633]安装于人工吞噬细胞表型[634]（大于 1000 bp 的磁带已在人成纤维细胞上得以阐明[635]）。这种传导通路将引起吞噬细胞的化学排斥样行为，或积极地抑制与肌动蛋白相关的吞噬体的形成或其他在粒子内化过程中的关键性多通路事件。例如，当自然吞噬细胞被用基因工程导致单因子（CCAAT/促进剂结合蛋白）缺失时，小鼠中性粒细胞吞噬细菌的能力降低一半[636]。

从上面大致所述的吞噬避免和逃离的技术丰富性的观点来看，这种对人类吞噬细胞基因的修饰在许多情况下都应当是必要的，虽然 Bradbury 指出这样一种可能的情况：成熟的基因疗法和整个的基因组工程技术将使调节人免疫系统反应的能力成为一件十分通常的医疗手段——这将远远超前于成熟的纳米机器人工程。免疫系统的整体替换也是一个已经许多实践的疗法（如白血病的全身照射[637]和去髓化疗[638]、对狼疮性肾炎的全身淋巴照射[639]或移植性宿主疾病的预防[640]）。用发展的生物成分[641,642]来对免疫系统进行代换或改进是通向生物技术（先于纳米机器人）纳米医学的具有高度可能性的道路。

注意人工生物学吞噬细胞要与人工机械性吞噬细胞进行区别（非生物学的纳米机器人如 microbivores）[643]。

11.3.12 粒子碎片

纳米医疗机器人在体内部分或完全的解体应当是十分罕见的事件。然而，如果这样的事件发生，当其发生时已失去物理完整性的纳米机器人将被游走的或驻留组织的巨噬细胞如 Kupffer 细胞识别为异物而被吞噬。没有外膜的和具有粗糙暴露面的这些惰性材料设备将迅速受到调理素作用（血液蛋白标记）而经几何性的或吞噬性过程而自血液或组织中清除。但有另外一类粒子碎片则是可能存在但容易被人们所忽略。例如，人们经常用活性炭血液灌流的方法来清除血液中的毒物或过量的药物。这些活性炭在包装、运输和使用过程中对其所施加的压力、振动和揉搓，会造成这些粒子的破碎。实际上有些活性炭本身就是经过机械性粉碎而制成的颗粒。这就使人们不得不考虑粒子碎片的生物相容性问题。

大的带有尖锐而不可降解的纳米粒子或机器人碎片可破坏吞噬细胞，使其破裂和细胞内容物的释出。这将依次导致局部的急性炎症和化学趋向性物质的释放，吸引间皮细胞向此部位募集，然后分化成成纤维细胞，形成永久纤维性的肉芽肿囊，使这种碎片被埋藏于其邻近组织中。研究表明，机械性产生的锯齿状的 PMMA 磨损粒子比圆形的平滑的胶乳粒子引起更为严重的炎症反应[644]。机械性产生的具有粗糙表面的粒子[645]、粗糙粒子的表面积[644]及其他相关因子[644]增加吞噬细胞的粘附。轻度锯齿状纳米机器的碎片最终被捕获于淋巴结或其他淋巴器官，或在原位形成肉芽肿性埋藏。由牙齿研磨产生的纳米机器碎片可被吞咽入腹，经消化道排出体外。另外，这些碎片可被嵌入口腔粘膜，继之被包埋于永久性肉芽肿之中或从口腔粘膜中排出，重新回到口腔液体中被吞咽入腹，经消化道排出体外，也有可能被通过肠壁吸收入淋巴或血液。

一个医疗性纳米机器，像任何一种机器一样，最有可能在其最薄弱的部位破坏。非共价（如范德华键）键将先于共价键断裂，因此起初遭受破坏性物理力的纳米机器最可能裂解为具有相对低反应性的纳米零件或纳米组装体而不是这些成分的具有更高反应性半随机分子片段。若干代表性的金刚石纳米机器人已经由 Drexler，Merkle 和 Freitas Jr 设计出来。这些纳米零件基本上是一些非常大的分子，由内部的共价键和非共价键（也包括空间位阻）共同将其维系到一起形成一个组合结构。这个组合结构材料具下列基本化学式：$C_{20}H_{24}Si_2$ 和 $C_{20}H_{24}Ge_2$ 用于二聚体替代的机械性合成工具的尖端[646,647]；$C_{1433}N_{536}H_{403}O_{134}Si_{44}S_{34}F_{12}$ 用作微细运动控制器[648]；$C_{1826}H_{1806}Si_{1645}O_{367}N_{224}S_{220}P_{77}$ 用于氖气泵[649]；$C_{2461}Si_{2792}H_{864}N_{628}P_{452}O_{367}S_{356}$ 用于不同的齿轮[650]；$C_{1472}H_{1000}$ 用于携带碳水化合物[651]和 $C_{4708}H_{2020}$ 用于碳水化合物万能关节[652]。这些纳米成分显然不是纯粹的金刚石结构。用于上述设计的每种原子的平均原子量为 7.0～18.8 Daltons/结构原子，平均每原子 12 Daltons。蓝宝石（氧化铝）作为纳米机器人结构成分也是可能的。在 2002 年这种成分很小在分子结构水平上进行准确的定义，因此它们的生物化学和生物学活性基本上尚且未知。它们会受调理素作用而被吞噬吗？大量具有不规则外部轮廓和电荷分部的游离纳米零件可能具有免疫原性，因此有可能被免疫系统和 MPS 识别。已知无定形碳和纯金刚石的纳米大小的碎片在有光、氧和水的存在下可发生光氧化作用[653]。蓝宝石在某些条件下可被缓慢地化学性溶解。设计用于真空中构建和操作者[654]常常具有能量张力性外壳结构，每一单个零件在体内可能与水、氧、离子和自由基、蛋白质和其他丰富存在于体内的生物学物质具有化学反应性。解离的蛋白表面的信号器也可能具有免疫原性。稳定功能基化的金刚烷是最小的金刚石块，可以相当的生物相容性存在，并且一般可以不变的形式自尿中排泄。

游离的纳米零件具有细胞毒性、化脓性或全身毒性吗？大的固体的纯碳水化合物样的分子，带有伸展的暴露的氢原子，可能是无毒的，因为这与大块的长链线性碳水化合物如石蜡的情况相似。但一些短链的线性石蜡碳水化合物（C_nH_{2n+2}）如丙烷被认为是有毒的。NEPA 官方危害健康物质分级为‘轻度毒性物质’。以氢原子为末端的金刚石或金刚石样外膜似乎是无毒的和惰性的，像蓝宝石样粒子一样。具有暴露的硫原子和氮原子的纳米零件在体内可能具有更高的反应活性。用活细胞在体外进行的超细粒子实验表明，这些粒子产生自由基的能力增强，可引起细胞损伤[655-657]，可表现为基因毒性[656]或凋亡速率的改变[656-659]。像 Howard 所提出的那样，超细粒子肺毒性的尺度上限还不十分清楚但相信是在 65～200 nm 之间[660]。肺泡膜中的吞噬小泡可以在 40～100 nm，可能与大分子蛋白，在偶然情况下与病毒摄入细胞有关[661]。医用纳米机器人或大于 100～200 nm 的钝化的惰性纳米粒子应当具有较小的细胞内运输的可能性，虽然较小的粒子，游离的纳米零件或设备的可能性有所增加。

有这样的可能性，即游离的纳米零件在其他条件都相同的情况下，比整个纳米机器或设备具有相对较强的致炎性。一项实验[662]发现，14 nm 的炭黑粒子（相当于一个纳米零件的大小）产生比 260 nm 的炭黑粒子（相当于整个纳米机器人的大小）强得多的中性粒细胞性炎症反应。这在很低水平上预计游离纳米零件的剂量尤其重要。此时粒子表面积支配着炎症反应，明显区别于相对不可能的更高的超负荷剂量。在后一情况下，总体粒子的质量和容积起主导作用而粒子的总表面积没有影响[662]。几项体内研究发现，暴露于超细（小于 100 nm）粒子气溶胶的动物肺脏的炎症较为严重[660,663-668]。Donaldson 提出[666]由低溶解性、低毒性材料制备的超细粒子较用同样材料制备的细粒子对大鼠的肺脏具有更强的致炎性。使超细粒子具有更强的致炎症作用的性质尚且未知，但很可能与粒子的表面积有关并涉及氧化的紧张性。超细粒子还可以干扰巨噬细胞吞噬和清除其他粒子的能力，这可能是致炎性的原因。Seaton 等[669]提议，纳米粒子的慢性吸入可引起肺泡炎症，损害血管的内层，导致动脉性疾病，虽然有证据[670]表明，纳米粒子引起的肺部炎症和外周血管的血栓形成可部分地脱耦联。Oberdoster 报道[671]将大鼠暴露于含有 20 nm 的 PTFE 纳米粒子的空气中 15 分钟，大多数动物死亡，而暴露于含有大得多的 130 nm 的同种材料粒子的空气中的动物没有表现出病理效应。组织病理学研究表明，正常时清除异物材料的巨噬细胞不能自组织中清除小粒子。

迷失的纳米零件的生物学分布是怎样的呢？Kreyling 等[672]考查了用放射性铱标记的 15 ~ 80 nm 的化学惰性粒子在大鼠体内的生物学分布。吸入的纳米粒子包括沉积于肺泡部位的粒子主要经气道清除进入胃肠道和粪便，只有小于 1% 的纳米粒子移位于第二器官如肝脏、脾脏、心脏和脑。这一小部分粒子是由于肺部的粒子被全身吸收。15 nm 粒子移位的比例比 80 nm 的粒子大 10 倍。铱纳米粒子静脉注射后迅速地和大量地积聚于肝和脾，并在其中滞留。胃肠道灌流注入的纳米粒子不能通过肠壁吸收。这项研究得出结论说"只有一相当小的一部分惰性纳米粒子从外周的肺组织进入系统循环和肺外器官。"由同一研究小组进行的一项相似的对于 20 ~ 29 nm 的炭粒子的研究[673]发现在暴露一天后只有从肺到肝脏的移位是明显的，但仍不清楚这种移位是经过系统循环或者是胃肠道。Oberdoster 报道[671]也发现大鼠吸入碳 - 13 和镁纳米粒子可到达嗅球，然后移行到整个大脑[672]。

Bradbury 注意到发生于生物组织的 3 种最常见的无引导的活跃的化学反应是氧化/自由基损伤、硝化（如 NO 攻击酪氨酸和可能的其他氨基酸）和糖基化。对游走的纳米机器零件或它们的随机结构片段潜在的催化和促进这些反应的能力应当进行研究，无保护纳米机器表面对这些反应性分子的攻击的抵抗能力同样也应当进行研究。

在生物机器人碎片的情况下，细胞零件的生物相容性具有特殊意义[674,675]。例如，Glaumann 和 Trump[676]将疏松的线粒体和微粒体细胞器给小鼠静脉注射，发现注射剂量的一半可重新见于肝脏，只有一小部分发现于肺、肾、脾和心脏。微粒体的血浆清除半衰期为 5 ~ 15 分钟，线粒体的为 30 ~ 60 分钟[676]。Glaumann 及其他一些研究者还考查了 Kupffer 细胞对注射肝细胞膜[677]、红细胞影子细胞膜[26]、核糖体[678]和其他亚细胞器官，人胶质细胞对线粒体[674]，卵母细胞对精子尾巴[679]，成纤维细胞对胶原[680,681]、纤维连接蛋白[681]和黑素体和各种细胞对淀粉样纤维[682]、DNA/RNA、ECM[683]、髓鞘碎片[684]和红细胞影子细胞膜[685-688]的摄入情况。肌动蛋白（自正在死亡和溶解的细胞中释放出来）在外周血液中可以 μmol/L 的浓度水平循环，对血浆依赖性的反应进行调节[689]。游离的 α - 肌动蛋白在心绞痛和心肌梗死或贫血患者血液中的浓度可达 0. 112 mg/ml[690]。血载肌动蛋白被维生素 D 结合蛋白[691-693]或 gelsolin[693,694]清除或捕获，在肝脏中游离肌动蛋白的血浆清除半衰期限为 30 分钟[693]。败血症时，血液中可测到颗粒白细胞的碎片。最后，主要含有游离细菌核糖体的吸入性痘苗可用一治疗呼吸道感染[695-698]，引起血液中免疫球蛋白浓度的明显增加[699]。

纳米促分泌素——由纳米机器人或游离的纳米零件触发释放的酶——是另一个一直被担心的问题。在某些情况下，吞噬细胞对具有某些物理化学特征的粒子发生反应可直接释放酶类至细胞外液中。例如，将其他补体通路如酵母聚糖或聚葡萄糖粒子与单核细胞一起培养，引起单核细胞释放其细胞内储存溶酶体，N - 乙酰葡萄糖氨基酶的 9% ~ 18% 直接进入培养液[700-702]。相似的释放可见于暴露于胶乳珠（纳米压积为5% ~10%）[700,701]和石棉[701]的人单核细胞，也可偶然见于嗜酸性和中性粒细胞[703]。有趣的是，由胶乳珠引起的单核细胞酶的释放几乎可被8μg/ml的真菌代谢物细胞松弛素B完全抑制[700]。纳米机器碎片在非预期地模拟葡聚糖或其他刺激性粒子时，可在体内引起不受欢迎的突然释放。有几种金刚烷衍生物在体外对小鼠胰岛是促分泌素[704]。已知蛋白质可具有多种功能，如离子通道和酶[705]，也可能具有促分泌素的作用。

参 考 文 献

1. K Merchnikoff. Immunity in Infective Diseases. Cambridge University Press, Cambridge, U K, 1905.
2. Alan Aderem, David M, Underbill. Mechanisms of phagocytosis in macrophages. Annu Rev Immunol, 1999, 17: 593 - 623.
3. MW Kanan, TJ Ryan, AG Weddell. The behavior of the nasal mucosa towards blood borne colloidal carbon in experimemal animals. Pathol Eur, 1975, 10: 263 - 276.
4. Y Oghiso, O Maisuoka. Time - dependent changes of microscopic localization of intravenously administered colloidal carbon particles in mouse lymph nodes. J Toxicol Sci, 1983, 8: 291 - 300.
5. P Gorog, JD Rearson, VV Kakkar. Generation of reactive oxygen metabolites by phagocytosing endothelial cells. Arterosclerosis, 1988, 72: 19 - 27.
6. Y Shiratori, M Tananka, T Kawase, et al. Quantification of sinusoidal cell function In vivo. Semin Liver Dis, 1993, 13: 39 - 49.
7. H Fujita, Y Nishii, K Yamashita, et al. The uptake and long - term storage of India ink particles and latex beads by rihroblasts in the dermis and subcutis of mice, with special regard to the non - inflammatory defense reaction by fibroblasts. Arch Histol Cytol, 1988, 51: 285 - 294.
8. JI Alvarez, FP Ross, NA Athanason, et al. Osteoclast precursors circulate in avian blood. Calcif Tissue Int, 1992, 51 (1): 48 - 53.
9. KJ Donald, RJ Tennent. The relative roles of platelets and macrophages in clearing particles from the blood; the value of carbon clearance as a measure of reticuloendothelial phagocytosis. J Pathol, 1975, 17: 235 - 245.
10. BS Dhodapkar, JL Vegad, GN Kolte. Demonstration of the phagocytic activity of chicken basophils in the reversed Arthus reaction using colloidal carbon. Res Vet Sci, 1982, 33: 377 - 379.
11. YC Chia, V Cattell. The role of platelets in mesangial localization: carbon uptake in thrombocytopenic rats. Br J Exp Pathol, 1985, 66: 465 - 474.
12. EL Dobson, LS Kdly, CR Finney, et al. The association of blood platelets and colloidal carbon removal. J Reticuloendothel Soc, 1971, 9: 376 - 382.
13. KJ Donal. The role of platelets in the clearance of colloidal carbon from hlood in rabbirs: A light and electron microscope study. Pathology, 1972, 4: 295 - 301.
14. RP Awadhiya, JI Vegad, GN Kolte. Demonstration of the phagocytic activity of chicken thrombocytes using colloidal carbon. Res Vet Sci, 1980, 29: 120 - 122.
15. E Endo, H Fujimoto, A Ishimori, et al. In vitro test of phagocytic ability of human platelets using colloidal carbon. Tohoku J Exp Mod, 1984, 142: 131 - 139.
16. JM Castle, EJ Arous. Femoral vein aneurysm: a case report and review of the literature. Cardiovasc Surg, 1995, 3: 317 - 319.
17. J Black. Biological performance of materials: Fundamentals of biocompatibility. third edition, Marcel Dekker, New York, 1999.
18. D Cooper. Peripheral blood cells. Cell and tissue biology. 1998; htip: // www. Sacs. Ucsf edu/riome/coopcr/blood97/bloodsyl. Lnm.
19. H Bergstrand. The generation of reactive oxygen - derived species by phagocytes. Agents Actions Suppl, 1990, 30: 199 - 211.

20. L Liu, H Elwing, A Karlsson, et al. Surface – related triggering of the neutrophil respiratory burst. Characterization of the response induced by IgG adsorbed to hydrophilic and hydrophobic glass surfaces. Clin Exp Immunol, 1997, 109 : 204 – 210.

21. ML Karnovsky, JA Badwey. Determinants of the production of active oxygen species by granulocytes and macrophages. J Clin Chem Clin Biochem, 1983, 21 : 545 – 553.

22. I Koga, R Qu, H Fukuda. The central pattern generator for vomiting may exist in the reticular area dorsomedial to the retrofacial nucleus in dogs. Exp Brain Res, 1998, 118 : 139 – 147.

23. RK Murray, Daryl K Granuer, Peter A Mayes, Victor W Rodwell, Harpers. Biochemistry. 23rd Edition, Appleton & Lange, Norwalk CT, 1993.

24. Human Disease. http://www. Britannica. Coni/bcom/eb/article/priiitable/8/0, 5722, It 9798. 00. Html.

25. H Harshima, N Hirai, FL Kiwada. Kinetic modeling of liposome degradation in peritoneal macrophages. Biopharm Drug Dispos, 1995, 16 : 113 – 123.

26. DJ Loegering, LM Commins, FL Minnear, et al. Effect of Kupffer cell phagocytosis of crythrocytes and erythrocyte ghosts on susceptibility to endotoxemia and bacteremia. Infect. Immun, 1987, 55 : 2074 – 2081.

27. E Henell, JL Ericsson. H Glaumann. Degradation of phagocytosed lysosomes by Kupffer cell lysosomes. Lab Invest, 1983, 48 : 556 – 564.

28. RG Leslie. Macrophage handling of soluble immune complexes. Ingestion and digestion of surface – bound complexes at 4, 20, and 37 degrees C. Eur J Immunol, 1980, 10 : 323 – 333.

29. H Glaumann, BF Trump. Lysosomal degradation of cell organelles. II. Ultrastructural analysis of uptake and disappearance in Kupffer cells of intravenously injected isotope – labeled mitochondria and microsomes in vivo and in vitro. Lab Invest, 1975, 33 : 262 – 272.

30. J Mora – Galindo, F Anaya – Velazquez. Intracellular digestion of human erythrocytes by 1 – mtamoeba histolytica: A kinetic study in vitro. Arch Med Res, 1993, 24 : 347 – 351.

31. S Ohashi, T Kubo, T Ikeda, et al. Cationic polymer – mediated generic transduction into cultured human chondrosarcoma – derived HCS. 2/8 cells. J Orthop Sci, 2001, 6 : 75 – 81.

32. SI Simon, GW Schmid – Schonbein. Biopbysical aspects of microsphere eagulfment by human neutrophils. Biophys J, 1998, 53 : 163 – 173.

33. M Hedenborg, M Klockars. Quartz – dust – induced production of reactive oxygen metabolites by human granulocytes. Lung, 1989, 167 : 23 – 32.

34. RL Tse, P Phelps. Polymorphonuclear leucocyte motility in vitro. V. Release of chemotactic activity following phagocytosis of calcium pyrophosphate crystals, diamond dust, and urate crystals. J Lab Clin Med, 1970, 76 : 403 – 415.

35. FK Higson, OT Jones. Oxygen radical production by horse and pig neutrophils induced by a range of crystals. J Rheumatol, 1984, 11 : 735 – 740.

36. A Swan, B Dularay, P Dieppe. A comparison of the effects of urate, hydroxyapatite and diamond crystals on polymorphonuclear cells: relationship of mediator release to the surface area and adsorptive capacity of different particles. J Rheumatol, 1990, 17 : 1346 – 1352.

37. H Hayatsu, T Miyamae, M Yamamura. Heat production as a quantitative parameter of phagocytosis. J Immunol Methods, 1988, 109 : 157 – 160.

38. SD Douglas, W – Z Ho. Chapier 86. Morphology of monocytes and macrophages. In: William's Hematology. fifth edition, McGraw – Hill, New York, 1995, 861 – 868.

39. T Ganz, RI Lehrer. Chapter 88. Production, distribution, and fate of monocytes and macrophages. In: William's Hematology. fifth edition, McGraw – Hill, New York, 1995, 875 – 878.

40. MICR3453: Immunology. 1998, http://www. Urep. Edu/eerael/iniinunology. Htm.

41. A Ryter. Relationship between ultrastructure and specific functions of macrophages. Comp Immunol Microbiol Infect Dis, 1985, 8 : 119 – 133.

42. M Mariano, WG Specter. The formation and properties of macrophage polykaryons (inflammatory giant cells). J Pathol, 1974, 113 : 1 – 19.

43. TJ Chambers. Fusion of macrophages following simultaneous attempted phagocytosis of gluraraldehyde – fixed red cells. J Pathol, 1977, 122 : 71 – 80.

44. R van Furrh, ZA Cohn, JG Hirsch, et al. The mononuclear phagocyte system: A new classification of macrophages, monocytes, and their precursor cells. Bull World Health Organ, 1972, 46 : 845 – 852.

45. L Aschoff. Das reticuloendothelialen systim. Ergebn Innere Med Kinderheilkde, 1924, 26 : 1 – 118.

46. C Halma, MR Daha LA van Es. In vivo clearance by the mononudear phagocyte system in humans: an overview of methods and their interpretation. Clin Exp Immunel, 1992, 89 : 1 – 7.

47. J Willis Hurst (ed). Medicine for the practicing physician. third edition, Butterworth – Heincmann, Boston, 1992.

48. JW Athens. Chapter 12. The reticuloendothelial (mononuclear phagocyte) system and the Spleen. In: GR Lee. IC Bithell, J Foerster, et al (eds). Winnobe's clinical hematology. ninth edition, Lea & Febiger, Philadelphia, 1993, 311 – 325.

49. O Gonzalez, RL Smith SB Goodman. Effect of size, concentration, surface area, and volume of polymetbylmethacrylate particles on human macrophages in vitro. J Biomed Mater Res, 1996, 30 : 463 – 473.

50. Y Tabata, Y Ikada. Effect of the size and surface charge of polymer microspheres on their phagocytosis by macrophage. Biomaterials, 1988, 9 : 356 – 362.

51. GJ Cannon, JA Swanson. The macrophage capacity for phagocytosis. J Cell Sci, 1992, 101 : 907 – 913.

52. EE Schmidt, IC MacDonald, AC Groom. Interactions of leukocytes with vessel walls and with other hlood cells, studied by high – resolution infra vitalvideomicroscopy of Spleen. Microvasc Res, 1990, 40 : 99 – 117.

53 JE Smolen, LA Boxer. Chapter 77. Functions of neutropbils. In: William's Hematology. fifth edition, McGrraw – Hill, New York, 1995, 779.

54. A Brandwood, KR Noble, K Schindhelm. Phagocytosis of carbon particles by macrophages in vitro. Biomaterials, 1992, 13 : 646 – 648.

55. IA Styles, J Wilson. Comparison between in vitro toxicity of two novel fibrous mineral dusts and their tissue reactions in vivo. Ann Occup Hyg, 1976, 19 : 63 – 68.

56. T Blake, V Castianova, D Scbwegler – Berry, et al. Effect of fiber length on glass microfiber cytotoxicity. J Toxicol Environ Health, 1998, 54 : 243 – 259.

57. LZ Solomon, BR Birch, AJ Cooper, et al. Nonhomologous bioinjectable materials in urology: 'size matters'. BJU Int, 2000, 85 : 641 – 645.

58. K Tsukioka, K Morigami, K Mizukami, et al. Clinical experience in using alumina ceramic pins for rib fractures. Kyobu Ceka, 1988, 41 : 122 – 125. In Japanese.

59. J Roberts. JH Quastel. Biochem J Particle uptake by polymorphonuclear leucocytes and Ehrlich ascites – carcinoma cells, Biochem. J, 1963, 89 : 150.

60. RA Weisman, ED Korn. Pbagocytosis of latex beads by Acanthamoeba. I. Biochemical properties. Biochemistry, 1967, 6 : 485 – 497; KD Korn, RA Weisman. Phagocytosis of latex beads by Acanthamoeha. I. Electron microscopic study of the initial events. I Cell Biol, 1967, 34 : 219 – 227.

61. G Macchiarelli, PM Motta. The three – dimensional microstructure of the liver. A review by scanning electron microscopy. Scan Electron Microsc, 1986, 111 : 1019 – 1038; PM Mona. The three – dimensional microanatomy of the liver. Arch Hisiol Jpn, 1984, 47 : 1 – 30.

62. AC Allison, JS Harington, M Birbeck. An examination of the cytotoxic effects of silica on macrophages. J Exp Med, 1966, 124 : 141 – 154.

63. L Nordsletten, AK Hogasen, YT Konttinen, et al. Human monocytes stimulation by particles of hydroxyapatite, silicon carbide and diamond: in vitro studies of new prosthesis coatings. Biomaterials, 1996, 17 : 1521 – 1527.

64. I Catelas, OL Huk, A Petit, D. et al. Flow cytometric analysis of macrophage response to ceramic and polyethylene particles: Effects of size, concentration, and composition. J Biomed Mater Res, 1998, 41 : 600 – 607; I Catelas, A Petit, R Marchand, et al. Cytotoxicity and macrophage cytokine release induced by ceramic and polyethylene particles in vitro. J Bone Joint Surg Br, 1999, 81 (May 1999): 516 – 521.

65. BM Altura, A Gebrewold. Chemical blockade of the rericutoendothelial system results in arteriolar spasms: Possible role of

endothelial cells. Microcirc. Endothelium Lymphatics, 1985, 2:151 - 159.

66. S Boonpucknavig, R Bandaso, V Boonpucknavig, et al. Immunoparhological studies of Plasmodium berghei infected mice: (effect of carbon particles). J Trop Med Hyg, 1979, 82:79 - 83.
67. AA Vandenbark, YK Chou, DN Bourdette, et al. T cell receptor peptide therapy for autoinimune disease. J Autoimmunl, 1992, 5 (Suppl A) :83 - 92.
68. SB doodman, VL Fornasier, J Lee, et al. The histological effects of the implantation of different sizes of polyethylene particles in the rabbit tibia. J Biomed Mater Res, 1990, 24:517 - 524.
69. AS Shanbhag, JJ Jacobs, J Black, et al. Macrophage/particle interactions - effect of size, composition and surface area. J Biomed Mater Res, 1994, 28:81 - 90.
70. S Santavirta, D Nordsirom, P Ylinen, et al. Biocompatibility of hydroxyapatite - coated hip prostheses. Arch Orthp Trauma Surg, 1991, 110:288 - 292.
71. WH Alwan, PA Dieppe, CJ Elson, et al. Hydroxyapatite and urate crystal induced cytokine release by macrophages. Ann Rheum Dis, 1989, 48:476 - 482.
72. R Pacifici, A Carano, SA Sanroro, et at. Bone matrix constituents stimulate interlcukin - 1 release from human blood mononuclear cells. J Clin Invest, 1991, 87:221 - 228.
73. L Nordsleiten, AKM Hogasen, H Carlsen, et al. Hydroxyapatite particles stimulate interleukin IL - 1 beta production in mononuclear cells from postmenopausal women. Trans Orthop Res Soc, 1995, 20:779.
74. DJ Wilkins, PA Myers. Studies on the relationship between the electrophoretic properties of colloids and their blood clearance and organ distribution in the rat. Br J Exp Pathol, 1966, 47:568 - 576; DJ Wilkins. The - biological recognition of foreign from native particles as a problem in surface chemistry. J Colloid Interface Sci, 1967, 25:84 er seq.
75. H Ayhan A Tuncel, N Bor K Piskin. Phagocytosis of monosize polystyrene - based microspheres having different size and surface properties. J Biomater Sci Polym Ed, 1995, 7:329 - 342.
76. L Illum, SS Davis. Targeting of colloidal particles to the bone marrow. Life Sci, 1987, 40:1553 - 1560.
77. CJ van Oss. Phagocytosis as a surface phenomenon. Annul Rev Microbiol, 1978, 32:19 - 39.
78. DF Bainton. R lakemura, PE Stenberg, et al. Rapid fragmentation and reorganization of Golgi membranes during frustrated phagocytosis of immobile immune complexes by macrophages. Am J Pathol, 1989, 134:15 - 26.
79. L Illum. SS Davis. The Targeting of drugs parenterally by use of microspheres. J Parenter Sci Tech, 1982, 36: 242 - 248.
80. HS Kruth, J Chang, I Ifrim, et al. Characterization of phagocytosis: Endocytosis into macrophage surface - connected compartments. Eur J Cell Biol, 1999, 78:91 - 99.
81. EJ Chambers, GB Bloomberg, SM Ring, et al. Structural studies on the effects of the deletion in the red cell anion exchanger (band 3, AE1) associated with south east Asian ovalocytosis. J Mol Biol, 1999, 285:1289 - 1307.
82. Y Shi, K. L Rock. Cell death releases endogenous adjuvants that selectively enhance immnune surveillance of particulate antigens. Eur J Immunol, 2002, 32:155 - 162.
83. Stewart Sell. Immunology, Innnunopathology and Immunity. fourth edition, Kisevier, New York, 1987.
84. DA DuBosc. C Matthew, E Schroder, et al. Flow cytometric method using nuorescent microspheres to measure reticuloendothelial fuction or particulate translocation. Biolech Histochem, 1999, 74:261 - 265.
85. BH Simon, HY Audo, PK Cupra. Circulation time and body distribution of ^{14}C - labeled ammo - modified polystyrene nanoparticlcs in mice. J Pharm Sci, 1995, 84:1249 - 1253.
86. JG McAfee, G Suhramanian, T Aburano, et al. A new formulation of Tc - 99m minimicroaggregated albumin for marrow imaging: Comparison with other colloids, In - 111 and He - 59. J Nucl Med, 1982, 23:21 - 28.
87. Liver - Spleen Imaging. Madigan. Army Medical Center; http:// www. Mamc. Amedd. Army. Mil/withams/NucMed/GiO 1 - htm.
88. P Edman, I Sjoholm, U Brunk. Acrylic microspheres in vivo VII: Morphological studies on mice and cultured macrophages. J Pharm Sci, 1983, 72:658 - 665.
89. L Penchansky, JR Krause. Phagocytic macrophages in the bone marrow biopsies of children with Hodgkins disease. Pediatr Pathol, 1986, 6:369 - 375.

90. SH Ciregory. Substratum - dependent proliferation and survival of bone marrow - derived mononuclear phagocytes. J Leukoc Biol, 1988, 43:67-79.
91. JM Papadimitriou, RB Ashman. Macrophages: current views on their differentiation, structure, and function. Ultrastruct Pathol, 1989, 13:343-372.
92. R Kellcr, R Keist, P Joller, et al. Mononuclear phagocytes from human bone marrow progenitor cells: Morphology, surface phenotype, and functional properties of resting and activated cells. Clin Exp Immunol, 1993, 91:176-182.
93. SA Bentley, TS Tralka, O Alabaster. Phagocytic properties of bone marrow fibroblasts. Exp Hematol, 1981, 9: 313-318.
94. MA Monck, A Mori, D Lee, et al. Stabilized plasmid - lipid particles: pharmacokinetics and plasmid delivery to distal tumors following intravenous injection. J Drug Target, 2000, 7:439-452.
95. PA Kramer, T Burnstein. Phagocytosis of microspheres containing an anticancer agent by tumor cells in vitro. Life Sci, 1976, 19:515-519.
96. MJ Done, RF Kallman, DH Rapacchietta, et al. Migration and internalization of cells and polystyrene microspheres in tumor cell spheroids. Exp Cell Res, 1982, 141:201-209.
97. SK Pulfer, JM Callo. Enhanced brain tumor selectivity of cationic magnetic polysaccharide microspheres. J Drug Target, 1998, 6:215-227.
98. HA Ling. Ultrastructure and origin of epiplexus cells in the telencephalic choroid plexus of postnatal rats studied by intravenous injection of carbon particles. J Anat, 1979, 129:479-492.
99. S Davis. Chapter 16. Biomedical Applications of Particle Engineering. In: Richard RH Coombs, Dennis W Robinson (eds). Nanotechnology in medicine and the biosciences. Gordon & Breach Publishers, Netherlands, 1996, 243-262.
100. ME Norman, P Williams, L Illum. Human serum albumin as a probe for protein adsorption (opsonizariun) to block co-polymer coated microspheres. Biomatcrials, 1992, 13:841-849.
101. H Ayhan, E Piskin. Interaction of activated leukocytes with polymeric microspheres. Int J Artif Organs, 1997, 20: 704-707.
102. TA Gaither, I Vargas, S Inada, et al. The complement fragment C3d facilitates phagocytosis by monocytes. Immunology, 1987, 62:405-411; 1988, 63:559.
103. SM Moghimi, HM Patel. Differential properties of organ - specific serum opsomns for liver and spleen macrophages. Biochim Biophys Acta, 1989, 984:379-383; Serum opsonins and phagocytosis of saturated and unsaturaced phospholipid tiposomes. Biochim Biophys Acta, 1989, 984:384-387; Calcium as a possible modulator of Kupffer cell phagocytic function by regulating liver - specific opsonic acrivicy. Biochim Biophys Acta, 1990, 1028:304-308; Altered tissue - specific opsonic activities and opsuno - recognition of liposomes in tumour - bearing rats. Biochim Biophys Acta, 1996, 1285:56-64.
104. SM Moghimi, IS Muir, L Illum, et al. Coating particles with a block copolymer suppresses opsonization but permits the activity of dysopsonins in the serum. Biochim Biophys Acta, 1993, 1179:157-165.
105. SM Moghimi, T Gray. A single dose of intravenously injected poloxamine - coated long - circulating particles triggers macrophage clearance of subsequent doses in rats. Clin Sci (Colch), 1997, 93:371-379.
106. BB Lehnert, C Tech. Quantitative evaluation of opsonin - independcnt phagocytosis by alveolar macrophages in monolayer using polystyrene microspheres. J Immunol Methods, 1985, 78:337-344.
107. A Vertur - Doi, H Ishiwata, K Miyajima. Binding and uptake of liposomes containing a poly (ethylene glycol) derivative of cholesterol (stealth liposomes) by the macrophage cell line - J774: influence of PEG content and its molecular weight. Biochim Biophys Acta, 1996, 1278:19-28.
108. O At - wal, K Saldanha. Erythrophagocytosis in alveolar capillaries of goat lung: Ultrastructural properties of blood monocytes. Acta Anat (Basel), 1985, 124:245-254.
109. G Winkler, N Cheville. Postnatal colonization of porcine lung capillaries by intravascular macrophages: An ultrastructural, morphometric analysis. Microvasc Res, 1987, 33:223-232.
110. AE Warner, JD Brain. Intravascular pulmonary macrophges: a novel cell removes particles from blood. Am J Physiol, 1986, 250:R728-R732; The cell biology and pathogenic role of pulmonary intravascular macrophages. Am J Physiol,

1990, 258 : L1 – L12.

111. K Longworth, A West – gace, M Grady, et al. Development of pulmonary intravascular macrophage function in newborn lambs. J Appl Physiol, 1992, 73 : 2608 – 2615.

112. NC Staub. Pulmonary intravascular macrophages. Annu Rev Physiol, 1994, 56 : 47 – 67.

113. AE Warner. Pulmonary intravascular macrophages: Role in acute lung injury. Clin Chest Mod, 1996, 17 : 125 – 135.

114. KE Longworth. The comparative biology of pulmonary intravascular macrophages. Front Biosci, 1997, 2 : d232 – d241.

115. JD Brain, RM Molina, MM DeCamp, et al. Pulmonary intravascular macrophages: their contribution to the mononuclear phagocyte system in 13 species. Am J Physiol, 1999, 276 : L146 – L154.

116. A Warner, B Barry, J Brain. Pulmonary intravascular macrophages in sheep. Lab Invest, 1986, 55 : 276 – 288.

117. C Winkler. Pulmonary intravascular macrophages in domestic animal species: review of structural and functional properties. Am J Anat, 1988, 181 : 217 – 234.

118. CD Niehaus, SR Mehendale. Quantifying rat pulmonary intravascular mononuclear phagocytes. Anat Rec, 1998, 252 : 626 – 636.

119. A Warner, R Molina, J Brain. Uptake of bloodborne bacteria by pulmonary intravascular macrophages and consequent inflammatory responses in sheep. Am Rev Respir Dis, 1987, 136 : 683 – 690.

120. DJ Dehring, BL Wismar. Intravascular macrophages in pulmonary capillaries of humans. Am Rev Respir Dis, 1989, 139 : 1027 – 1029.

121. S Suzuki, T Tanita, H Kubo, et al. Stimulation of pulmonary intravascular macrophages increases microvascular permeability in awake sleep. Tohoku J Exp Med, 1993, 169 : 1059 – 1062.

122. A Warner, R Molina, C Bellows, et al. Endotoxemia enhances pulmonary mononuclear cell uptake of circulating particles and pathogens in a species without pulmonary intravascular macrophages. Chest, 1994, 105 : 50S – 51S.

123. H Fujita, S Kawamata, K Yamashita. Electron microscopic studies on multinucleate foreign body giant cells derived from Kupffer cells in mice given Indian ink intravenously. Virchows Arch B Cell Pathol Incl Mol Pathol, 1983, 42 : 33 – 42.

124. M Ohata, I Ito. Experimental study on the fine structure of chicken liver parenchyme with special references to extrasinusoidal macrophages and sinusoidal blood cells. Part 1. Sinusoidal cells and macrophages in the normal and India ink – perfused livers. Arch Histol Jpn, 1986, 49 : 83 – 103.

125. E Wisse. Ultrasrructure and function of kupffer cells and other sinusoidal cells in the liver. In: E Wisse, DL Knook (eds). Kupffer cells and other liver sinusoidal cells. Elsevier/North – Holland Biomedical Press, New York, 1977, 33 – 60.

126. MH Ross, EJ Reith, LJ Romrell. Histology: A text and Atlas. second edition, Williams & Wilkins, Baltimore, 1989.

127. F Anthony Jones, JA Sunintertield. Chapter 37. Kupffer cells. In: Irwin M Arias, William B Jakoby, Hans Popper, et al. (eds). The liver: Biology and pathobiology. second edition, Raven Press, New York, 1988, 683 – 704.

128. L Bouwens, M Baekeland, RB De Zanger, et al. Quantitation, tissue distribution and proliferation kinetics of Kupffer cells in normal rar liver. Hepatology, 1986, 6 : 718 – 722.

129. RC Meeks, Steadman D Harrison, Richard J Bull (eds). Hepatotoxicology. CRC Press, Boca Raron, 1991.

130. L Bouwens, M Baekeland, E Wisse. Cytokinetic analysis of the expanding Kupffer – cell population in rat liver. Cell Tissue Kinet, 1986, 19 : 217 – 226.

131. M Ohata, T Ito. Experimental study on the fine structure of chicken liver parenchyme with special references to extrasinusoidal macrophages and sinusoidal blood cells. Part 2. Sinusoidal blood cells in normal and India ink perfused livers. Arch Histol Jpn, 1986, 49 : 199 – 209.

132. SS Davis, L Illum. Polymeric microspheres as drug carriers. Biomaterials, 1988, 9 : 111 – 115.

133. EH Bloch, RS McCuskey. Biodynamics of phagocytosis: An analysis of the dynamics of phagocytosis in the liver by in vivo microscopy. In: E Wisse, DL Knook (eds). Kupffer cells and other liver sinusoidal cells. Elsevier/ North – Holland Biomedical Press, NY, 1977, 21 – 32.

134. K Ogawara, M Yoshida, K Higaki, et al. Hepatic uptake of polystyrene microspheres in rats: Effect of particle size on intrahepatic distribution. J Control Release, 1999, 59 : 15 – 22.

135. Y Shiratori, H Jinnai, H Teraoka, et al. Phagocytic properties of hepatic endothelial cells and splenic macrophages com-

pensating for a decreased phagocytic function of Kupffer cells in the chronically ethanol – fed rats. Exp Cell Biol, 1989, 57 : 300 – 309.

136. Andre Blouin. Morphometry of liver sinusoidal cells. In: E Wisse, DL Knook (eds). Kupffer cells and other liver sinusoidal cells. Elsevier/North – Holland Biomedical Press, New York, 1977, 61 et seq.

137. C Dan, K Wake. Modes of endocytosis of latex particles in sinusoidal endothelial and Kupffer cells of normal and perfused rat liver. Exp Cell Res, 1985, 158 : 75 – 85.

138. K Yamashira, H Eujita, S Kawamata. Fine structural and cytochemical aspects of granuloma formation derived from Kupffer cells in mice injected with latex particles. Arch Histol Jpn, 1985, 48 : 315 – 326.

139. PA Linnemeyer. The immune system—An overview. November 1993, Fact Sheet from the Seattle Ireatment Education Project; http://www.thebody.com/step/immune.html.

140. WA Kammerer, DG Osmond. Surface morphology of bone marrow lymphocytes. I. Scanning electron microscopy of small lymphocytes in bone marrow and spleen. Anat Rec, 1978, 192 : 423 – 433.

141. ML Jelachich, EK Lakey, L Casten, et al. Antigen presentation is a function of all B cell subpopulations separated on the basis of size. Eur J Immunol, 1986, 16 : 411 – 416.

142. T Witte, K Wordelmann, RE Schmidt. Heterogeneity of natural killer (NK) cells in the human spleen. Immunl Infekl, 1989, 17 : 65 – 67. In German.

143. B Steiniger, P Barth, B Herbsr. et al. The species – specific structure of microanatomical compartments in the human spleen: strongly sialoadhesin – positive macrophages occur in the perifollicular zone, but not in the marginal zone. Immunology, 1997, 92 : 307 – 316.

144. AR Nusrar, SD Wright, AA Aderem, et al. Properties of isolated red pulp macrophages from mouse spleen. J Exp Med, 1988, 168 : 1505 – 1510.

145. MA Tomai, TJ Fitzgerald. Splenic macrophagc function in early syphilitic infection is complex stimulation versus down – regulation. J Immunol, 1991, 146 : 3171 – 3176.

146. LH Arp, NF Cheville. Interaction of blood – borne Escherichia coli with phagocytes of spleen and liver in turkeys. Am J Vet Res, 1981, 42 : 650 – 657.

147. RP Spencer, HA Pearson. The spleen as a hematological organ. Semin Nucl Med, 1975, 5 : 95 – 102.

148. GD Bennett, MM Kay. Homeostatic removal of senescent murine erythrocytes by splenic macrophages. Exp Hematol, 1981, 9 : 297 – 307.

149. GM Baerlocher, E Schlappritzi, PW Straub, et al. Erythrocyte deformabiliry has no influence on the rate of erythrophagocytosis in vitro by autologous human monocytes/macrophages. Br J Haematol, 1994, 86 : 629 – 634.

150. I Klonizakis, AM Peters, M I Fitzpatrick, et al. Spleen function and platelet kinetics. J Clin Pathol, 1981, 34 : 377 – 380.

151. BA Schacter, B Yoda, LC Israels. Human spleen heme oxygenasc in normal, hemolytic and other pathological states. Ann Clin Res, 1976, 17 : 28 – 34.

152. RF King, SB Brown. The mechanism of haem catabolism. A study of haem breakdown in spleen microsomal traction and in a model system by 180 labelling and metal substitution. Biochem J, 1978, 174 : 103 – 109.

153. R van Furth, MM Diesselhoff – den Dulk. Dual origin of mouse spleen macrophages. J Exp Med, 1984, 160 : 1273 – 1283.

154. SM Moghimi, H Hedeman, IS Muir, et al. An investigation of the filtration capacity and the fate of large filtered sterically – stabilized microspheres in rat spleen. Biochim Biophys Acta, 1993, 1157 : 233 – 240.

155. SM Moghimi. Re – establishing the long circulatory behavior of poloxamine – coated particles after repeated intravenous administration: applications in cancer drug delivery and imaging. Biochim Biophys Acta, 1999, I 1472 : 399 – 403.

156. SM Moghimi, CJ H Porter, IS Muir, et al. Non – phagocytic uptake of inrravenously injected microspheres in rat spleen: influence of particle size and hydrophilic coating. Biochein Biophys Res Commun, 1991, 177 : 861 – 866.

157. SR Wellhausen, MS Warson. Challenge of the mononuclear phagocytic system with colloidal carbon alters lymphocyte distribution and responsiveness. Immunol Invest, 1990, 19 : 185 – 197.

158. JS Burke, GT Simon. Electron microscopy of the spleen. II. Phagocytosis of colloidal carbon. Am J Paihol, 1970,

58：157 - 181.

159. K Marsuno, T Schaffner, HA Gerber, et al. Uptake by enterocytes and subsequent translocation to internal organs, e g, the thymus, of Percoll microspheres administered per os to suckling mice. J Reticuloendothel Soc, 1983, 33：263 - 273.

160. U Gaur, SK Sahoo, T K De P C Ghosh, et al. Biodistribution of fluoresceinated dextrin using novel nanoparticles evading rericuloendothelial system. Int J Pharm, 2000, 202：1 - 10.

161. K Miyakawa, K Matsuno, J Olimon, et al. I, ocalization in the rat spleen of carbon - laden macrophages introduced into the splenic artery: a subpopulation of macrophages entering the white pulp. Anat Rec, 1990, 227：464 - 474.

162. K Marsuno, K Miyakawa, M Kotani. Macrophages migrate from the marginal zone into the germinal centre of the rodent spleen. Adv Exp Med Biol, 1985, 186：421 - 426.

163. Y Shikama, et al. Granuloma formation by artifatial microparticles in vitro. Macrophages and monokines play a critical role in granuloma formation. Am J Parhol, 1989, 134：1189 - 1199.

164. IY Sato, K Kobayashi, N Yamagata, et al. Modulation of granuloma formation in vitro by endogenous mediators. Immunopharmacology, 1991, 21：73 - 82.

165. EE Okon, D Pulikan, AT Pereverzev, et al. Toxicity of magnetite - dextran particles: morphological study. Tsitologiia, 2000, 42：358 - 366. In Russian.

166. S Levine, R Sowinski, S Koulish. Plasmacellular and granullomatous splenomegaly produced in rats by tin. Exp Mol Pathol, 1983, 39：364 - 376.

167. RJ Marshall, AC MacIver. The monocyte/macrophage population ol the normal human kidney. J Pathol, 1984, 143：275 - 280.

168. R de Water, C Noordermeer, AB Houtsmuller, et al. Role of macrophages in nephrolithiasis in rats: analysis of the renal interstitium. Am J Kidney Dis, 2000, 36：615 - 625.

169. V Camp, P Martin. The role of macrophages in clearing programmed cell death in the developing kidney. Anat Embryol (Bcrl), 1996, 194：341 - 348.

170. M Yasui, N Tanaka, Y Seine. The role of tissue - fixed macrophages in apoptosis in the developing kidney. Nephron, 1997, 77：325 - 332.

171. S Arima, M Nakayama, M Naito. et al. Significance of mononuclear phagocytes in IgA nephropathy. Kidney Int, 1991, 39：684 - 692.

172. I Bodi, AA Abraham, PL Kimmel. Macrophages in human immunodeficiency virus - associated kidney diseases. Am J Kidney Dis, 1994, 24：762 - 767.

173. C Marin J Mosquera, B Rodriguez - kurbe. Neuraminidase promotes neutrophil, lymphocyte and macrophage infiltration in the normal rat kidney. Kidney Int, 1995, 47：88 - 95.

174. GF Schreiner. The mesangial phagocyte and its regulation of contractile cell biology. J Am Soc Ncphrol, 1992, 2：S74 - S82.

175. CF Schreincr, ER Unanue. Origin of the rat mesangial phagocyte and its expression of the leukocyte common antigen. I Ah Invest, 1984, 51：515 - 523.

176. R Mancilla - Jimenez, B Bellon, J Kuhn, et al. Phagocytosis of heat - aggregated immunoglobulins by mesangial cells: An immunoperoxidase and acid phosphatase study. Lab Invest, 1982, 46：243 - 253.

177. V Cattell. AC Askin de Urdaneta, S Arlidge, et al. Uptake and clearance of ferritin by the glomerular mesangium. I. Phagocytosis by mesangial cells and blood monocytes. Lab Invest, 1982, 47：296 - 303.

178. L Baud, J Hagege, J Sraer, et al. Reactive oxygen production by cultured rat glomerular mesangial cells during phagocytosis is associated with stimulation of lipoxygenase activity. J Exp Med, 1983, 158：1836 - 1852.

179. J Hughes, Y Liu, J Van Damme, et al. Human glomerular mesangia1 cell phagocytosis of apoptotic neutrophils: mediation by a novel CD - 36 - independent vitronectin receptor/thrombospondin recognition mechanism that is uncoupled from chemokine secretion. J Immunol, 1997, 158：4389 - 4397.

180. JD Elema, JR Hoyer, RL Vernier. The glomerular mesangium: uptake and transport of intravenously injected colloidal carbon in rats. Kidney Int, 1976, 9：395 - 406.

181. SM Mauer, M Numata, DE Sutherland. The effects of polyvinyl alcohol on the uptake and processing of colloidal carbon

by the glomerular mesangium in rats. Lab Invest, 1979, 41 : 475 – 482.

182. J Cirond, JD Klema. Glomerular mesangium. Analysis of the increased activity observed in experimental acute aminonucleoside nephrosis in the rat. Lab Invest, 1981, 45 : 400 – 409.

183. I Ishiyama. Functional and morphological studies of the gtomerular mesangium. ILuptake and transport of carbon particles in the mesangium of normal rabbit kidney. Nippon Jinzo Cakka Shi, 1983, 25 : 397 – 414.

184. T Nagamatsu, Y Suzuki. Effects of prostaglandin El and dipyridamole on disposal of colloidal carbon via glomerular mesangial channels. Jpn J Pharmacol, 1987, 45 : 1 – 6.

185. K Kume. Influence of Coxsackie B_4 virus on uptake and transport of colloidal carbon by glomerular mesangium. Nippon Jinzo Ciakkai Shi, 1990, 32 : 777 – 789. In Japanese.

186. M Kimura, M Nagase, A Hishida, et al. Intramesangial passage of mononuclear phagocytes in murine lupus glomerulonephritis. Am J Parhol, 1987, 127 : 149 – 156.

187. M Sano. Participation of monocytes in glomerulonephritis in acute serum sickness of rabbit. Acta Pathol Jpn, 1976, 26 : 423 – 433.

188. RP Cornell. Reticuloendothelial hyperphagocytosis occurs in streptozotocin – diabetic rats. Studies with colloidal carbon, albumin microaggregates, and soluble fibrin monomers. Diabetes, 1982, 31 : 110 – 118.

189. H Ditrich, H Splechtna. Processing of colloidal gold particles in the glomerular mesangium and macula densa of the duck kidney. Tissue Cell, 1988, 20 : 891 – 898.

190. MF McEniee, MD Ficken. Blood clearance of radiolabeled gold colloid by the turkey mononuclear phagocytic system. Avian Dis, 1990, 34 : 393 – 397.

191. O Hanger, C Delalande, H Trillaud, et al. MR imaging of intrarenal macrophage infiltration in an experimental model of nephrotic syndrome. Magn. Reson. Med, 1999, 41 : 156 – 162; Y Zhang, SJ Dodd, KS Hendrich, et al. Magnetic resonance imaging detection of rat renal transplant rejection by monitoring macrophage infiltration. Kidney Int, 2000, 58 : 1300 – 1310.

192. L Baud, J Perez, R Ardaillou. Dexamethasone and hydrogen peroxide production by mesangial cells during phagocytosis. Am J Physiol, 1986, 250 : F596 – F604.

193. S Toyabe, T Iwanaga. An ultrastructural study of proliferative nephritis induced experimentally by a monoclonal antibody against mesangial cells: Replacement of mesangial cells by cells of the monocyte – macrophage system. Virchows Arch B Cell Pathol Incl Mol Pathol, 1992, 61 : 397 – 407.

194. HY Lan, DJ Nikolic – Paterson, RC Atkins. Trafficking of inflammatory macrophages from the kidney to draining lymph nodes during experimental glomerulonephritis. Clin Exp Immunol, 1993, 92 : 336 – 341.

195. RA Freitas Jr. How nanorobots can avoid phagocytosis by white cells— Part II. Foresight Update No. 46, 30 September 2001, 10 – 12.

196. RA Freitas Jr. Robots in the bloodstream: the promise of nanomedicine. Pathways, The Novartis Journal, 2001, 2 : 36 – 41.

197. JO Oh. Immunology of viral infections. Int Ophthalmol Clin, 1985, 25 : 107 – 116.

198. Kenneth Todar. Invasion of host phagocytic defenses. University of Wisconsin – Madison; http://www.bact.wisc.edu/microtexrbook/disease/evadephago.html.

199. WA Scott, NA Pawlowski, EB Cramer, et al. Secetory functions of rhe mononuclear phagocyte. Adv Exp Med Biol, 1985, 183 : 17 – 25.

200. C Camussi, E Bussolino, C Tetta, et al. Biosynthesis and release of platelet – activating factor from human monocytcs. int Arch Allergy Appl. Immunol, 1983, 70 : 245 – 251.

201. E Bazzoni, MA Cassatella, E Rossi, et al. Phagocytes ing neutrophils produce and release high amounts of the neutrophil – activating peptide 1/interleukin 8. J Exp Med, 1991, 173 : 771 – 774.

202. EJ Leonard, A Skeel, T Yoshimura, et al. Secretion of monocyte chemoattractant protein – 1 (MCP – 1) by human mononuclear phagocytes. Adv Exp Med Biol, 1993, 351 : 55 – 64; A Wuyts, P Proost, W Put, et al. Leukocyte recruitment by monocyte chemotactic proteins (MCPs) secreted by human phagocytes. J Immunol Methods, 1994, 174 : 237 – 247.

203. JE Losa Garcia, EM Rodriguez, MR Martin de Caho, et al. Evaluation of inflammatory cytokine secretion by human alveolar macrophages. Mediators Inflamm, 1999, 8 : 43 – 51.

204. TJ Lin, N Hirji, GR Stemon, et al. Activation or macrophage GD8: pharmacological studies of TNE and IL – 1 beta production. J Immunol, 2000, 164 : 1783 – 1792.

205. M von Der Ohe, J Altstaedt, U Gross, et al. Human neutrophils produce macrophage inhibitory protein – 1 beta but not type I interferons in response ro viral stimulation. J Interferon Cytokine Res, 2001, 21 : 241 – 247.

206. K Kamikawa, Y Harada, K Nagata, et al. Differential effects of oxidized and non – oxidized polyethylene particles on human monocyte/macrophages in vitro. J Bone Joint Surg. Br, 2001, 83 : 593 – 597.

207. GP Smith, TJ Peters. The release of granule components from human polymorphonuclear leukocytes in response to both phagocytic and chemical stimuli. Biochim Biophys Acta, 1982, 719 : 304 – 308.

208. B Hurlen, I Olsen, E Lingaas, et al. Neutrophil phagocytosis of Treponema denticola as indicated by extracellular release of lactoferrin. Acta Pathol Microbiol Immunol Scand, 1984, B 92 : 171 – 173.

209. M Bergenfeldt, L Axelsson, K Ohisson. Release of neutrophil proteinase 4 (3) and leukocyte elasrase during phagocytosis and their interaction with proteinase inhibitors. Scand J Clin Lab Invest, 1992, 52 : 823 – 829.

210. LM Lichtenstein, G Marone, LL Thomas, et al. The role of basophils in inflammatory reactions. J Invest Dermarol, 1978, 71 : 65 – 69.

211. M Wettstein, T Peters – Regehr, R Kubitz, et al. Release of osmolytes induced by phagocytosis and hormones in rat liver. Am J Physiol Gastrointest Liver Physiol, 2000, 278 : G227 – G233.

212. C Godson, S Mirchell, K Harvey, et al. Cutting edge: Lipoxins rapidly stimulate nonphlogistic phagocytosis of apoptotic neutrophils by monocyte – derived macrophages. J Immunol, 2000, 164 : 1663 – 1667.

213. A Perianin, MA Gougerot – Pocidalo, JP Giroud, et al. Diclofenac sodium, a negative chemokinetic factor for neutrophil locomotion. Biochem Pharmacol, 1985, 34 : 3433 – 3438.

214. K Aoshiba, A Nagai, Y Ishihara, et al. Effects of alpha 1 – proteinase inhibitor on chemotaxis and chemokinesis of polymerphonuclear leukocytes: its possible role in regulating polymorphonuclear leukocyte recruitment in human subjects. J Lab Clin Med, 1993, 122 : 333 – 340.

215. L Benov, I Fridovich. Escherichia coli exhibits negative chemotaxis in gradients of hydrogen peroxide, hypochlorite, and N – chlorotaurine: Products of the respiratory burst of phagocytic cells. Proc Natl Acad Sci USA, 1996, 93 : 4999 – 5002.

216. M Montrone, D Oesterhelt, W Marwan. Phosphorylation – independent bacterial chemoresponses correlate with changes in the cytoplasmic level or fumarate. J Bacteriol, 1996, 178 : 6882 – 6887.

217. W Shi, T Kohler, DR Zusman. Chemotaxis plays a role in the social behavior of Myxococcus xanthus. Mol Microbiol, 1993, 9 : 601 – 611.

218. M Homma, H Oota, S Kojima, et al. Chemotactic responses to an attracrant and a repellent by the polar and lateral flagellar systems of vibrio alginolyricus. Microbiology, 1996, 142 : 2777 – 2783.

219. ML Kirsch, AR Zuberi, O Henner, et al. Chemotactic methyltransferase promotes adaptation to repellents in Bacillus subtilis. J Biol Chem, 1993, 268 : 25350 – 25356; GW Ordal, DP Villani. Action of uncouplers of oxidative phosphorylation as chemotactic repellents of Bacillus subtilis. J Gen Microbiol, 1980, 118 : 471 – 478; GW Ordal. Recognition sites for chemotactic repellents of Bacillus subtilis. J Bacteriol, 1976, 126 : 72 – 79.

220. B Styrt, B Sugarman, N Mummaw, et al. Chemorepulsion of trichomonads by products of neutrophil oxidative metabolism. J Infect Dis, 1991, 163 : 176 – 179.

221. B Sugarman, N Mummaw. Effects of antimicrobial agents on growth and chemotaxis of Trichomonas vaginalis. Antimicrob Agents Chemother, 1988, 32 : 1323 – 1326.

222. TM Hennessey, MY Kim, BH Satir. Lysozyme acts as a chemorepellent and secretagogue in Paramecium by activating a novel receptor – operated Ca^{2+} conductance. J Membr Biol, 1995, 148 : 13 – 25.

223. JT Francis, TM Hennessey. Chemorepellents in Paramecium and Tetrahymenal. J Eukaryot Microbiol, 1995, 42 : 78 – 83.

224. HG Kuruvilla, TM Hennessey. Purification and characterization of a novel chemorepellent receptor from Tetrahymena ther-

mophila. J Membr Biol, 1998, 162:51 -57.

225. SR Mace, JG Dean, JR Murphy, et al. PACAP -38 is a chemorepellent and an agonist for the lysozyme receptor in Tetrahymena thermophila. J Comp Physiol, 2000, A 186:39 -43.

226. L Kohidai, P Kovacs, G Csaba. Chemotactic response of unicellular Tetrahymena to a leukocyte attractant peptidc and its repellent derivative: evolutionary conclusions. Cell Biol Int, 1994, 18:119 -122.

227. Z He, M Tessier - Lavigne. Neuropilin is a receptor for the axonal chemorepellent Semaphorin III. Cell, 1997, 90:739 -751.

228. A Elhabazi, V Lang, C Herold, et al. The human semaphorin - like leukocyte cell surface molecule CD100 associates with a serine kinase activity. J Biol Chem, 1997, 272:23515 -23520.

229. MD Mark, M Lohrum, AW Puschel. Patterning neuronal connections by chemorepulsion: the semaphorins. Cell Tissue Res, 1997, 290:299 -306.

230. N Miyazaki, T Furuyama, M Amasaki, et al. Mouse semaphorin H inhibits neurke outgrowth from sensory neurons. Neurosci Res, 1999, 33:269 -274.

231. F de Castro, L Hu, H Drabkin, et al. Chemoattraction and chemorepulsion of olfactory bulb axons by different secreted semaphorins. J Neurosci, 1999, 19:4428 -4436.

232. B Rohm, A Ottemeyer, M Lohrum, et al. Plexin/neuropilin complexes mediate repulsion by the axonal guidance signal semaphorin 3A. Mech Dev, 2000, 93:95 -104.

233. JG Culotti, AL Kotodkin. Functions of netrins and semaphorins in axon guidance. Curr Opin Neurobiol, 1996, 6:81 - 88.

234. A Varela - Echavarria, A Tucker, AW Puschel, et al. Motor axon subpopulations respond differentially to the chemorepellents netrin -1 and semaphorin D. Neuron, 1997, 18:193 -207.

235. GL Ming, HJ Song, B Berninger, et al. cAMP - dependent growth cone guidance by netrin -1. Neuron, 1997, 19:1225 -1235.

236. FJ Livesey, SP Hunt. Netrin and netrin receptor expression in the embryonic mammalian nervous system suggests roles in retinal, triatal, nigral, and cerebellar development. Mol Cell Neurosci, 1997, 8:417 -429.

237. KT Nguyen Ba - Charvet, K Brose, et al. Slit2 - mediated chemorepulsion and collapse of developing forebrain axons. Neuron, 1999, 22:463 -473.

238. HS Li, et al. Vertebrate Slit, a secreted ligand for the transmembrane protein round about, is a repellent for olfactory bulb axons. Cell, 1999, 96:807 -818.

239. M Hatiori, M Osterfield, JG Flanag. In: Regulated cleavage of a contact - mediated axon repellent. Science, 2000, 289:1360 -1365.

240. B. Monschau, et al. Shared and distinct functions of RAGS and EFL -1 in guiding retinal axons. EMBO J, 1997, 16:1258 -1267.

241. Y Shirarori, K Hai, H Takada, et al. Mechanism of accumulation of macrophages in galactosamine - induced liver injury: effect of lipoxygenase inhibitors on chemotaxis of spleen cells. Pathobiology, 1992, 60:316 -321.

242. CL Hu, FS Barnes. A theory of necrotaxis. Biophys J, 1970, 10:958 -969.

243. M Bessis. Necrotaxis: Chemotaxis towards an injured cell. Antibiot Clnemother, 1974, 19:369 -381.

244. H Gruler. Necrotaxis and galvanotaxis. Methods Enzymol, 1988, 162:115 -127.

245. R Ragot. Negative necrotaxis. Blood Cells, 1993, 19:81 -88, 88 -90 (discussion).

246. M Lind M C Trindade, Y Nabshima, DJ Schurman, et al. Chemotaxis and activation of particle - challenged human monocytes in response to monocyte migration inhibitory factor and C - C chemokines. J Biomed Mater Res, 1999, 48:246 -250; A Hmn Inowski - Vosatka, SS Munch, JM Ayala, et al. Enzymatically inactive macrophagr migration inhibitory f. K - tor inhibil's monocyte chemotaxis and random migration. Biochemistry, 1999, 38:12841 -12849.

247. J Nishihira. Macrophage migranon inhibitory factor (MIF): Its essential role in the immune system and cell growth. J Interferon Cytokine Res, 2000, 20:751 -762; Novel pathophysiological aspects of macrophage migration inhibitory factor. Int J Mol Med, 1998, 2:17 -28.

248. Y Sibille, WW Merrill, GP Naegel, et al. Human alveolar macrophages release a factor that inhibits phagocyte function.

Am J Respir Cell Mol Biol, 1989, 1:407-416.

249. H Donabedian, JI Gallin. Mononuclear cells from palicuts with the hyperimmunoglobulin E - recurrent infection syndrome produce an inhibitor of leukocyte chemotaxis. J Clin Invest, 1982, 69:1155-1163.

250. S Chikaz Awa, H Nunoi, F Endo, et al. Hyper - immunoglobulin - E - associated recurrent infection syndrome accompanied by chemotactic inhibition of polymorphonuclear leukocytes and monocytes. Pediatr Res, 1984, 18:365-369.

251. T Ruuru, P Ruuru, P Vuopio, et al. An inhibitor of chemotaxis and phagocytosis in reticulum cell sarcoma. Scand J Haematol, 1975, 15:27-34.

252. M Hinder. Investigation on the effect of experimental phospholipase A2 inhibitors on the formyl - methionyl - leucyl - phenylalanin - stimulated chemotaxis of human leukocytes in vitro. Arzneimittelforschung, 1998, 48:77-81.

253. G Cohen, M Rudnicki, WH Horl. A peptide isolated from a patient on continuous ambulatory peritoneal dialysis has homology to ubiquitin and inhibits the chemotactic response of polymorphonuclear leukocytes. Miner Electrolyte Metab, 1997, 23:210-213.

254. J Jongstra - Bilen, VL Misencr, C: Wang, et al. LSPl modulates leukocyte populations in resting and inflamed peritoneum. Blood , 2000, 96:1827-1835.

255. JD Walters, TJ Milki, AC Cario, et al. Polyamines found in gingival fluid inhibit chemotaxis by human polymorphonuclear leukocytes in vitro. J Periodontol, 1995, 66:274-278.

256. S Spika, 1 Dey, C Buda, et al. The mcchanism of inhibitory effect of eicosapentaenoic acid on phagocyte activity and chemotaxis of human neutrophil granutocytes. Clin Immunol Immunopathol, 1996, 79:224-228.

257. W Pruzanski, S Saito. Modulation of functional activity of human polymorphonuclear and mononuclear phagocytes by intravenous gamma globulin. Inflammation, 1989, 13:341-357.

258. Alan Kennedy. Immune evasion by bacteria; http://wwwaolac/ - alank/C. ROHNS/ P. RIMER/imuncvad. htm.

259. J Rallof, JH Braconier, C Sodersirom, et al. Interference of Staphylococcus aureus lipase with human granulocyte function. Eur J Clin Microbiol Infect Dis, 1988, 7:505-510.

260. S Utsumi, S Sonoda, T Imagawa, et al. Polymorphonuclear leukocyte - inhibitory factor of Bordftella pertussisa. I. Extraction and partial purification of phagocytosis and chemotaxis - inhibitory activities. Biken J, 1978, 21:121-135.

261. PA Ward, HF Dvorak, S Cohen, et al. Chemotaxis of basophils by lymphocyte - dependent and lymphocyte - independent mechanisms. J Immunol, 1975, 114:1523-1531.

262. B Van VIem, R Vanholder, P De paepe, et al. Immuno - modulating effects of antibiotics: literature review. Infection, 1996, 24:275-291.

263. PJ van den Brock. Antimicrobial drugs, microorganisms, and phagocytes. Rev Infect Dis, 1989, 11:213-245.

264. DH Adams, LF Wang, JM Neuberger, et al. Inhibition of leukocyte chemotaxis by immunosuppressive agents, fpecific inhibition of lymphocyte cbemotaxis by cyclosporine. Transplantation, 1990, 50:845-850.

265. JL Salyer. JE Bohnsack, WA Knape. et al. Mechanisms of tumor necrosis factor - alpha alteration of PMN adhesion and migration. Am J Pathol, 1990, 136:831-841.

266. Erle E Peacock Jr. Wound Repair. WB Saunders Company, Philadelphia, 1984.

267. Per - Arne Oldenborg, Alex Zheteznyak, Yi - Fu Fang, et al. Role of CD47 as a marker of self on red blood cells. Science, 2000, 288:2051-2054, 1945-1946 (discussion); PA Oldenborg, HD Gresham, FR Lindberg. CD47 - signal regulatory protein alpha (SIRPalpha) regulates Fc gamma and complement receptor - mediated phagocytosis. J Exp Med, 2000, 193:855-862.

268. P Sacerdote, P Massi, AE Panerai, et al. In vivo and in vitro treatment with the synthetic cannabinoid CP55, 940 decreases the in vitro migration of macrophages in the rat: Involvement of both CB1 and CB2 receptors. J Neuroimmunol, 2000, 109:155-163.

269. E Kownatz Ki, E Liehl, H Aschaner, et al. Inhibition of chemotactic migration of human neurophilic granulocytes by recombinant human granulocyte - macrophage colony - stimulating factor. Immunopharmacology, 1990, 19:139-143.

270. CC Chen, PP Cleary. Complete nucleotide sequence or the streptococeal C5a peptidase gene of Streptococcus pyogenes. J Biol Chem, 1990, 265:3161-3167; PP Cleary, J Pererson, C Chen, et al. Virulent human strains of group G streptococci express a C5a peptidase enzyme similar to that produced by group A streptococci. Infect Immun, 1991, 59:

2305 – 2310; PP Cleary, U Prahbu, JB Dale. et al. Streptococeal C5a peptidase is a highly specific endopeptidase. Infect Immun, 1992, 60 : 5219 – 5223.

271. A Berge, L Bjorck. Streprococcal cysteme proteinase releases biologically active fragments of streptococcal surface proteins. J Biol Chem, 1995, 270 : 9862 – 9867.

272. SB Galsworthy. Bacteria IV: Pus – forming Bacteria. Bio221aF99, Lecture 12, 1999; http://bio221. mni. uwo. Ca/W2000/lecrures/lecturel2_ 99. html.

273. DR Haynes, DG Harkin, LP Bignold, et al. Inhibition of C5a – induced neutrophil chemotaxis and macrophage cytokine production in vitro by a new C5a receptor antagonist. Biochem Pharmacol, 2000, 60 : 729 – 733.

274. RR Pfister, JL Haddox, JK Blalock, et al. Synthetic complementary peptides inhibit a neutrophit chemoattractant found in the alkali – injured cornea. Cornea, 2000, 19 : 384 – 389.

275. L Harvath, CK McCall, DA Bass, et al. Inhibition of human neutrophil cbemotaxis by the protein kinase inhibitor, 1 – (5 – isoquinol inesuifonyl) piperazine. J Immunol, 1987, 139 : 3055 – 3061.

276. Y Choi, LF Chuang. KM Lam, et al. Inhibition of chemokine – induced chemotaxis of monkey leukocytes, mu – opioid receptor agonists. In Vivo, 1999, 13 : 389 – 396.

277. DK Litwin, AK Wilson, SI Said. Vasoactive intestinal polypepride (VIP) inhibits rat alveolar macrophage phagocytosis and chemotaxis in vitro. Regul Pept, 1992, 40 : 63 – 74.

278. LP Bignold, SD Rogers, TM Siaw, et al. Inhibition of chemotaxis of neutrophil leukocytes to imerleukin – 8 by endotoxins of various bacteria. Infect Immun, 1991, 59 : 4255 – 4258.

279. GC Fossati, D Fumarola, E Cerra, et al. Inhibition of leukocyte migration by a staphylococcal aggressin. Riv. Emoter Immunoematot, 1969, 16 : 119 – 127. In Italian.

280. J Zagorski, SM Wahl. Inhibition of acute peritoneal inflammation in rats by a cytokine – induced neutrophil chemoattractant receptor antagonist. J Immunol, 1997, 159 : 1059 – 1062.

281. M De la Fuente, M Carrasco, A He – manz. Modulation of human neutrophil function in vitro by gastrin. J Endocrinol, 1997, 153 : 475 – 483.

282. KT Hall, L Boumsell, JL Schultze, et al. Human CD100, a novel leukocyte semaphorin that promotes B – cell aggregation and differentiation. Proc Narl Acad Sci USA, 1996, 93 : 11780 – 11785.

283. S Delaire, A Elhabazi, A Bensussan, et al. CD 100 is a leukocyte semaphorin. Cell Mol Life Sci, 1998, 54 : 1265 – 1276.

284. T Furuyama, et al. Identification of a novel transmembrane semaphorin expressed on lymphocytes. J Biol Chem, 1996, 271 : 33376 – 33381.

285. T Mine, K Harada, T Matsumoro, et al. CDw108 expression during T – cell development. Tissue Antigens, 2000, 55 : 429 – 436.

286. MR Comcau, et al. A poxvirus – encoded semaphorin induces cytokine production from monocytes and binds to a novel cellular semaphorin receptor, VESPR. Immunity, 1998, 8 : 473 – 482.

287. N Jaulin, M Appel, C Passirani, et al. Reduction of the uptake by a macrophagic cell line of nanoparticles bearing heparin or dextran covalently bound to poly (methyl methacrylate). J Drug Target, 2000, 8 : 165 – 172.

288. R Gref, M Luck, P Quellec, et al. Stealth corona – core nanoparticles surface modified by polyethylene glycol (PEG): Influences of the corona (PEG chain length and surface density) and of the core composition on phagocyric uptake and plasma protein adsorption. Colloids Surf. B Bioimerfaces, 2000, 18 : 301 – 313.

289. Michaella Vittaz, Didier Bazile, Cities Spenlehauer, et al. Effect of PEO surface density on long – circulating PLA – PEO nanoparticles which are very low complement activators. Biomaterials , 1996, 17 : 1575 – 1581.

290. YN Konan, R Gurny, E Allemann. State of the art in the delivery of photosensitizers for photodynamic therapy. J Photochem Photobiol, 2002, B66 : 89 – 106.

291. P Calvo, B Guritin, H Villarroya, et al. Quantification and localization of PEGylated polycyanoacrylate nanoparticles in brain and spinal cord during experimental allergic encephalomyelitis in the rat. Eur J Neurosci, 2002, 15 : 1317 – 1326.

292. WR Lacefield. Current status of ceramic coatings for denial implants. Implant Dent, 1998, 7 : 315 – 322.

293. C Passirani, G Barratt, JP Devissaguer, et al. Long – circulating nanoparticles bearing heparin or dextran covalently

bound to poly (methy) methacrylate. Pharm Res, 1998, 15:1046-1050.

294. L Illum, LO Jacobsen, RH Muller, et al. Surface characteristics and the interaction of colloidal particles with mouse peritoneal macrophages. Biomaierials, 1987, 8:113-117.

295. MD Scott, KI Murad, F Koumpouras, et al. Chemical camouflage of antigenic determinants: stealth erythrocytes. Proc Natl Acad Sci USA, 1997, 94:7566-7571.

296. R Kapur, J Lilien, GL Picciolo, et al. Human monocyte morphology is affected by local substrate charge heterogeneity. J Biomed Mater Res, 1996, 32:133-142. See also: R Kapur, JM Calven, AS Rudolph. Electrical, chemical, and topological addressing of mammalian cells with mi ero fabricated systems. J Biomech Eng, 1999, 121:65-72.

297. M Schreiner, T Hartung. Induction of the chemokmes IL-8 and MCP-I in human whole blood by a cell-lysate of human fibroblast cells. Immunol Lett, 2001, 75:163-165.

298. JK Dunphy. The fibroblast: A ubiquitous ally for the surgeon. N Engl J Med, 1963, 268:1367.

299. R Bucala, LA Spiegel, J Chesney, et al. Circulating fibrocytes define a new leukocyte subpopulation that mediates tissue repair. Mol Med, 1994, 1:71-81; J Chesney, R Bucala. Peripheral btoud fibrocytes: novel fibroblast-like cells that present antigen and mediate tissue repair. Biochem Soc T'rans, 1997, 25:520-524; J Chesney, R Bucala. Peripheral blood fibrocytes: mesenchymal precursor cells and the pathogcnesis of fibrosis. Curr Rheumatol Rep, 2000, 2:501-505; Ruchiro Abe, Seamas C Donnelly, T ina Peng, et al. Peripheral blood fibrocytes: Differentiation pathway and migration to wound sites. J Immunol, 2001, 166:7556-7562; http://www. Jimmunol. Org/cgi/content/full/166/12/7556.

300. SJ Oh, H Kurz, B Christ, et al. Platelet-derived growth factor-B induces transformation of fibrocyces into spindle-shaped myofibroblasts in vivo. Histochem Cell Biol, 1998, 109:349-357.

301. H Gastro-Malaspina, W Kbell, S Wang. Human bone marrow fibroblast colony-forming units (CFU-F). Prog Clin Biol Res, 1984, 154:209-236; KH Wlodarski, A Janowska-Wieczorek. Precursor cells of fibroblast colony forming unit in the normal and pathologic human bone marrow and in the peripheral blood. Folia Haematol Int Mag Klin Morphol. Blutforsch, 1984, 111:686-691; KA Lurua, A La Fridenshtein, AG Grosheva, et al. Colony-forming fibroblast precursors of the circulating blood. Biull Eksp Biol Med, 1989, 108:712-714 (in Russian); G Prindult, Z Ben-lshay, W Kbcll, et al. CFU-F circulating in cord blood. Blut, 1987, 54: 351-359.

302. HM Schrager, JG Rheinwald, MR Wessels. Hyaluronic acid capsule and the role of streptococcal entry into keratinocytes in invasive skin infection. J Clin Invest, 1996, 98:1954-1958.

303. Streptococcus pyogenes; http://bifido. Net/HTML-data/micro/IStreprococcus% 20pyo genes-I. htm.

304. D Kingston, I-E Glynn. A cross-reaction between Str. pyogenes and human fibroblasts, endothelial cells and astrocytes. Immunology, 1971, 21:1003-1016.

305. K Krisher, MW Cunningham. Myosin: a link between streptococci and heart. Science, 1985, 227:413-415.

306. P Phonimdaeng, M O'Reilly, P Nowlan, et al. The coagulase of Staphylococcus aureus 8325-4. Sequence analysis and virulence of site-specific coagulase-deficient mutants. Mot Microbiol, 1990, 4:393-404.

307. MK Boden, JI Flock. Fibrinogen-binding protein/clumping factor from Staphylococcus aureus. Infect Immun, 1989, 57:2358-2363.

308. MK Boden, JI Flock. Evidence for three different fibrinogen-binding proteins with unique properties from Staphylococcus aureus strain Newman. Microh Pathog, 1992, 12:289-298.

309. MK Boden, JI Flock. Cloning and characterization of a gene for a 19 kD fibrinogen-binding protein from Staphylococcus aureus. Mol Microbiol, 1994, 12:599-606.

310. D McDevirr, P Vaudaux, TJ Foster. Genetic evidence that bound coagulase of Staphylococcus aureus is not clumping factor. Infect Immun, 1992, 60:1514-1523.

311. Haemophilus influenza (Hib) —Virulence and Evasion Strategies. 1999; http:// cweh. Middlehury, edii/s99/hi330a/proJects/Balamotis/virulent/virulent. Shtml.

312. RJ Payne, D Phil, VA Jansen. Phage therapy: the peculiar kinetics of self-replicating pharmaceuticals. Clin Pharmacol Ther, 2000, 68:225-230.

313. F d'Herelle. The Bacteriophage: Its Role in Immunity. Williams & Wilkins, Baltimore, 1922. Translated by GH

Smith. See also: F d'Herelle. The Bacteriophage and Its Clinical Applications. Thomas, Baltimore , 1930; A Raiga – Clemenceau. d'Herelle's bacteriophage and its therapeutic property. Sem Hop Ther, 1974, 50:229 – 231 (In French).
314. AD Doorman. Lysis and lysis inhibition with Escherichia coli bacreriophage. J Bacteriol, 1948, 55:257 – 275.
315. MR Geier, ME Trigg, CR Merril. Fate of bacteriophage lambda in non – immune germ – free mice. Nature, 1973, 246:221 – 223.
316. HW Smith, RB Huggins. Successful treatment of experimental Escherichia coli infections in mice using phage: its general superiority over antibiotics. J Gen Microbiol, 1982, 128:307 – 318.
317. B Weber – Dabrowska, M Zimecki, M Mulczyk, et al. Effect of phage therapy on the turnover and function of peripheral neutrophils. FEMS Immunol Med Microbiol, 2002, 34:135 – 138.
318. CR Merril, B Biswas, R Carlton, et al. Long – circulating bacteriophage as antibacterial agents. Proc Natl Acad Sci USA, 1996, 93:3188 – 3192.
319. K Kwiarkowska, A Sobota. Signaling pathways in phagocytosis. Bioessays, 1999, 21:422 – 431.
320. O Dorseuil, MT Quinn, GM Bokoch. Dissociation of Rac translocation from p47phox/p67phox movements in human neutrophils by tyrosine kinase inhibitors. J Leukoc Biol, 1995, 58:108 – 113.
321. K Takalshi, T Sasaki, Y Takai. Cell motility assay and inhibition by Rho – GDP dissociation inhibitor. Methods Enzymol, 1995, 256:336 – 347.
322. MC Dagher, A Fuchs, N Bonrmeyster, et al. Small G proteins and the neutrophil NADPH oxidase. Biochemie, 1995, 77:651 – 660.
323. S Lloret, JJ Moreno. Rule of kinases and G – proteins on arachidonate release induced by zymosan in mouse peritoneal macrophages. Int J Biochem Cell Biol, 1996, 28:465 – 472.
324. V Diatchuk, O Loran, V Koshkin, et al. Inhibition of NADPH oxidase activation by 4 – (2 – aminoerhyl) – benzenesulfonyl fluoride and related compounds. J Biol Chem, 1997, 272:13292 – 13301.
325. DJ Seastone, L Zhang, G Buczynski, et al. The small Mr Ras – like GTPase RapI and the phospholipase C pathway act to regulate phagocytosis in Dictyostelium discoideum. Mol Biol Cell, 1999, 10:393 – 406.
326. YS Bae, Y Kim, Y Kim, et al. Trp – Lys – Tyr – Met – Val – D – Met is a chemoattraciant for human phagocytic cells. J Leukoc Biol, 1999, 66:915 – 922.
327. JM Watson, TW Harding, V Golubovskaya, et al. Inhibition of the calcium – dependent tyrosine kinase (CADTK) blocks monocyte spreading and motility. J Biol Chem, 2001, 276:3536 – 3542.
328. M Bianchi, et al. An inhibitor of macrophage arginine transport and nitric oxide production (CNI – 1493) prevents acute inflammation and endotoxin lethality. Mol Med, 1995, 1:254 – 266; PS Cohen, H Naksharri, J Dennis, et al. CNI – 1493 inhibits monocyte/ macrophage tumor necrosis factor by suppression of translation efficiency. Proc Nail Acad Sci USA, 1996, 93:3967 – 3971.
329. J Yang, W Denham, G Carter, et al. Macrophage pacification reduces rodent pancreatitis – induced hepatocellular injury through down – regulation of hepatic tumor necrosis factor alpha and interleukin – 1 beta. Hepatology, 1998, 28:1282 – 1288; J Yang, W Denham, KJ Tracey, et al. The physiologic consequences of macrophage pacification during severe acute pancreatitis. Shock, 1998, 10:169 – 175.
330. C Granen, H Abdalla, L Lindquist, et al. Suppression of macrophage activation with CNI – 1493 increases survival in infant rats with systemic Haemophilus influenzae infection. Infect Immun, 2000, 68:5329 – 5334.
331. B Jansson, M Uhlen, PA Nygren. All individual domains or staphylococcal protein A show Fab binding. FEMS Immunol Med Microbiol, 1998, 20:69 – 78.
332. CG Gemniell. Changes in expression of bacterial surface antigens induced by antibiotics and their influence on host defenses. Pathol Biol (Paris), 1987, 35:1377 – 1381.
333. LA Alien, A Adercrn. Mechanisms of phagocytosis. Curr Opin Immunol, 1996, 8:36 – 40.
334. EZ Tomei, FL Renaud. Effect of morphine on Fc – mediared phagocytosis by murine macrophages in vitro. J Neuroimmunol, 1997, 74:111 – 116.
335. R Gomez – Plores, JL Suo, RJ Weber. Suppression of splenic macrophage functions following acute morphine action in the rat mesencephalon periaqueductal gray. Brain Behav Immun, 1999, 13:212 – 224.

336. WS Hu, C C. Muscoplat. Lidocaine: Effect on phagocytosis and purification of monocytes in bovine peripheral blood. Am J Vet Res, 1980, 41 : 447 – 449.

337. AR Jurjus, D Jarrush – Saadeh, C Nassar. Modulation of some human mononuclear cells activities by procaine. Middle East J Anesthesiol, 1988, 9 : 417 – 428.

338. H Mor land, B Morland. Different effects of ethanol on particle phagocytosis via different receptors in human monocytes. APMIS, 1989, 97 : 853 – 857.

339. I Lautenschlager, H Vaananen, E Kulonen. Qualitative study on the Kupffer cells in the liver of ethanol and carbon tetrachloride – treated rats. Acta Pathol Microbiol Immunol Scand, 1982, C 90 : 347 – 351.

340. Y Matsumoto, DH Johnson. Dexamethasone decreases phagocytosis by human trabecular meshwork cells in situ. Invest Ophthalmol Vis Sci, 1997, 38 : 1902 – 1907.

341. M Carrasco, M Del Rio, A Hernanz, et al. Inhibition of human neutrophil functions by sulfated and nonsulfated cholecystokinin ocrapeptides. Peprides, 1997, 18 : 415 – 422.

342. RJ Smith. Modulation of phagocytosis by and lysomal enzyme secretion from guinea – pig neutrophils: Effect of nonsteroid anti – inflammatory agents and prostaglandins. J Pharmacol Exp Ther, 1977, 200 : 647 – 657.

343. PS Hiemstra, A Annema, EF Schippers, et al. Pertussis toxin partially inhibits phagocytosis of immunoglobulin G – opsonized Staphylococcus aureus by human granulocytes but does not affect intracellular killing. Infect Immun, 1992, 60 : 202 – 205.

344. J O'Brien, A Friedlander, T Dreier, et al. Effects of anthrax toxin components on human neutrophils. Infect Immun, 1985, 47 : 306 – 310.

345. DL Confer, JW Eaton. Pathogen – host jujitsu: Phagocyte impotence caused by internalized bacterial adenylate cyclase. Trans Assoc Am Physicians. 1982, 95 : 1 – 7; Phagocyte impotence caused by an invasive bacterial adenylate cyclase, Science, 1982, 217 : 948 – 950; Bordetella adenylate cyclase: Host toxicity and diagnostic utility. Dev Biol Stand, 1985, 61 : 3 – 10.

346. GF Gerbenck, WG Sorenson, DM Lewis. The effects of T – 2 toxin on alveolar macrophage function in vitro. Environ Res, 1984, 33 : 246 – 260.

347. NK Mohapatra, JF Rs. In vitro effect of aflaroxin Bl on rat liver macrophages (Kupffer cells). Toxicol Lett, 1985, 29 : 177 – 181; V Cosumano, GB Costa, R Trifiletti, et al. Functional impairment of rat Kupffer cells induced by aflaroxin Bl and its metabolkes. FEMS Immunol Med Microbiol, 1995, 10 : 151 – 155.

348. E Cerra, D Fumarola, GC Fossari, et al. Effects of a new staphylococcal aggressin on the phagocytic activity of neutrophils. Riv Emoter Immunoematol, 1969, 16 : 133 – 147. In Italian.

349. LG Visser, E Seijmonsbergen, PH Nibbcring, et al. Yops or Yersinia enterocolitica inhibit recepior – dependent superoxide anion production by human granulocytes. Intect Immun, 1999, 67 : 1245 – 1250.

350. VT Lee, O Schneewind. Type III machines of pathogenic yersiniae. secrete virulence factors into the extracellular milieu. Mol Microbiol, 1999, 31 : 1619 – 1629; Mol Microbiol, 1993, 34 : 196 (eratum).

351. PA Valberg, JD Brain, DKane. Etrects of colchicine or cytochalasin B on pulmonary macrophage endocytosis in vivo. J Appl Physiol, 1981, 50 : 621 – 629.

352. H Bos, W de Souza. Phagocytosis of yeast: a method for concurrent quantification of binding and imernalization using differential interference contrast microscopy. J Immunol Methods, 2000, 238 : 29 – 43.

353. J Aggeler, Z Werb. Initial events during phagocytosis by macrophages viewed from outside and inside the cell: Membrane – particle interactions and chlathrin. J Cell Biol, 1982, 94 : 613 – 623.

354. JE Kaplan. TM Saba. Humoral deficiency and reticuloendothelial depression after traumatic shock. Am J Phy Siol, 1976, 230 : 7 – 14; DJ Loergering, JE Kaplan, TM Saba. Correlation of plasma lyso. Somal enz Yme levels with hepatic reticuloendothelial function after trauma. Proc Soc Exp Biol Med, 1976, 152 : 42 – 46.

355. TM Saba, IG Antikatzides. Decreased resistance to intravenous tumour – cell challenge during reticuloendothelial depression following surgery. Br J Cancer, 1976, 34 : 381 – 389.

356. CL Atanassov. CD Muller, S Dumont, et al. Effect of ammonia on endocytosis and cytokine production by immortalized human microglia and astroglia cells. Neurochem Int, 1995, 27 : 417 – 424.

357. CL Atanassov, CD Muller, S Sarhan, et al. Effect of ammonia on endocylosis, cytokine production ami lysosomal enzyme activity of a microglial cell line. Res Immunol, 1994, 145 : 277 – 288.

358. JA Graham, DE Gardner, MD Waters, et al. Effect of trace metals on phagocytosis by alveolar macrophages. Infect Immun, 1975, 11 : 1278 – 1283.

359. Elizabeth Husztik, George Lazar, Stephen Szilagyi. Study on the mechanism of Kupffer cell phagocytosis blockade induced by gadolinium chloride. In: E Wisse, DL Knook (eds). Kupffer cells and other liver sinusoidal cells. Elsevier/North – Holland Biomedical Press, New York, 1977, 387 – 395.

360 JA Kamps, HW Morselt, GI Sclicrphof. Uptake of liposomcs containing phosphatidylserine by liver cells in vivo and by sinusoidal liver cells in primary culture: in vivo – in vitro differences. Biochem Biophys Res Commun, 1999, 256 : 57 – 62.

361. SJ Riggi, NR di Luzio. Hepatic function during reticuloendothelial hyperfunction and hyperplasia. Nature, 1962, 193 : 1292 – 1294.

362. SJ Chadwick, M Aldridge, HA Dudley. Detection of rcticulo – endothelial blockade with low – dose test agent. Br J Exp Pathol, 1985, 66 : 483 – 491.

363. SJ Suchard, V Hinkovska – Gakheva. PJ Mansfield, et al. Ceramide inhibits IgG – dependent phagocytosis in human polymorphonuclear leukocytes. Blood, 1997, 89 : 2139 – 2147.

364. W Pruzanski, S Saito, S Styliano. et al. Influence of monoclonal IgM cold agglutinins on adhesiveness, phagocytosis. and bactericidal activity on human granulocytes and monocytes. Inflammation, 1989, 13 : 201 – 209.

365. JM te Koppele, RG Thurman. Phagocytosis by Kupffer cells predominates in pericentral regions of the liver lobule. Am J Physiol, 1990, 259 : G814 – G821.

366. HJi, W Shu, FT Burling, et al. Inhibition of human immunodeficiency virus type 1 infectivity by the gp41 core: Role of a conserved hydrophobic cavity in membrane fusion. J Virol, 1999, 73 : 8678 – 8586.

367. RM Epand, RF Epand, CD Richardson, et al. Structural requirements for the inhibition of membrane fusion by carbobenzoxy – D – Phe – Phe – Gly. Biochim Biophys Acta, 1993, 1152 : 128 – 134.

368. J Corver, R Bron, H Snippe, et al. Membrane fusion activity of Semliki Forest virus in a liposomal model system: Specific inhibition by Zn^{2+} ions. Virology, 1997, 238 : 14 – 21.

369. KA Staschke, SD Hatch, JC Tang, et al. Inhibition of influenza virus hemaeglutinin – mediated membrane fusion by a compound related to podocarpic acid. Virology, 1998, 248 : 264 – 274.

370. TS Scantchev, CC Broder. Consistent and significant inhibition of human immunodeficiency virus type 1 envelope – mediated membrane fusion by beta – chemokines (RANTES) in primary human macrophages. J Infect Dis, 2000, 182 : 68 – 78.

371. S Gunther – Ausborn, A Praetor, T Stegmann. Inhibition of influenza – induced membrane fusion by lysophosphatidylcholine. J Biol Chem, 1995, 270 : 29279 – 29285; RL Yeagle, FT Smith, JE Young, et al. Inhibition of membrane fusion by lysophosphatidylcholine. Biochemistry, 1994, 33 : 1820 – 1827.

372. L Liu, JQ Lao, HL Li, et al. Inhibition of lung surtactant secretion from alveolar type Ⅱ cells and annexin Ⅱ tetramer – mediated membrane fusion by phenothiazines. Arch Biochem Biophys, 1997, 342 : 322 – 328.

373. M Garcia Gil, M Sanchez Crespo. Dansylcadaverine and rimantadine inhibition of phagocytosis, PAF – acether release, and pliosphatidylcholine synthesis in human polymorphonuclear leukocytes. Imniunopharmaology, 1983, 6 : 317 – 325.

374. WG Brodbeck, J Parel, G Voskerician, et al. Biomaterial adherent macrophage apoptosis is increased by hydrophilic and anionic substrates in vivo. Proc Natl Acad Sci USA, 2002, 99 : 10287 – 10292.

375. R Bjerknes. Exocytosis of zymosan particles by human phagocytes. Scand J Haematol, 1984, 33 : 197 – 206.

376. RJ Newman. The biology of PECAM – 1. J Clin Invest, 1997, 99 : 3 – 8.

377. S Brown, I Heinisch, E Ross, et al. Apoptosis disables CD31 – mediated cell detachment from phagocytes promoting binding and engulfment. Nature, 2002, 418 : 200 – 203, 139 – 141 (discussion).

378. TH Millard, B Behrendt, S Launay, et al. Identification and characterization of a novel human isoform of Arp2/3 complex subunk p16 – ARC: /ARPC5. Cell Motil Cytoskelcton, 2003, 54 : 81 – 90; S Launay. Actin, tail me about phagosome motility. BioMedNet Com, 10 January 2003; http://news. bmn. bom/commentary/backuid = l 1102.

379. IM Olazabal, E Caron, RC May, et al. Rho – kinase and myosin – II control phagocytic cup formation during CR, but not Fc gammar, phagocytosis. Curr Biol, 2002, 12 : 1413 – 1418.

380. F Zhang, FS Southwick, DL Purich. Actin – based phagosome motility. Cell Motil. Cytoskeleton, 2002, 53 : 81 – 88.

381. G Kaplan. Differences in the mode of phagocytosis with Fc and C3 receptors in macrophages. Scand. J Immunol, 1977, 6 : 797 – 807.

382. LA Alien, A Aderem. Molecular definition of′distinct cytoskeletal structures involved in complement and Fc receptor – mediated phagocytosis in macrophages. J Exp Mod, 1996, 184 : 627 – 637.

383. D Cox CC Tseng, G Bjekic, et al. A requirement for phosphatidylinositol 3 – kinase in pseudopod extension. J Biol Chem, 1999, 274 : 1240 – 1247.

384. S Greenberg. Modular components of phagocytosis. J Leukoc Biol, 1999, 66 : 712 – 717.

385. A Strzelecka, B Pyrzynska, K Kwiatkowska, et al. Syk kinase, tyrosine – phosphorylaied proteins and acrin filaments accumulate at forming phagosome's during Fcgamma receptor – mediated phagocytosis. Cell Motil Cytoskeleton, 1997, 38 : 287 – 296.

386. P Massol, P Monrcourrier, JC Guillemot, et al. Fc receptor – mediated phagocytosis requires CDC42 and RacI. EMBO J, 1998, 17 : 6219 – 6229.

387. SJ Suchard, PJ Mansfield, LA Boxer, et al. Mitogen – acrivated protein kinase activation during IgCi – dependent phagocytosis in human neutrophils: inhibition by ceramide. J Immunol, 1997, 158 : 4961 – 4967.

388. ES Gold, NS Morrissetre, DM Underhill, et al. Amphiphysin IIm, a novel amphiphysin II isoform, is required for macrophage phagocytosis. Iminunity, 2000, 12 : 285 – 292.

389. A Odegaard, J Lamvik. The effect of phenylbutazone and chloramphenicol on phagocytosis of radiolabelled Candida albicans by human monocytes cultured in vitro. Acta Pathol Microbiol Scand, 1976, C 84 : 37 – 44.

390. LS Stanislavsky, JS Lam. Pseudomonas aeruginosa antigens as potential vaccines. FEMS Microbiol Rev, 1997, 21 : 243 – 277.

391. PF Bartell. Determinants of the biologic activity of surface slime in experimental Pseudomonas aeruginosa infections. Rev Infect Dis, 1983, 5 : S971 – S978.

392. LE Hancock, MS Culmore. Pathogeniciry of Enterococci. In: Vincent Fischetti, Richard Novick, Joseph Ferretti, et al. (eds). Gram – Positive Pathogens. ASM Press, Washington, 2000; http://www. enterococctls. ouhsc. edu/lynn _ revirew. asp.

393. T Hishikawa, JY Cheung, RV Yelamany. et al. Calcium transients during Fc receptor – mediated and nonspecific phagocytosis by murine peritoneal macrophages. J Cell Biol, 1991, I5 : 59 – 66.

394. I Ofek, J Goldhar, Y Keisari, et al. Nonopsonic phagocytosis of microorg – anisms. Annu Rev Microbiol, 1995, 49 : 239 – 276.

395. BEI Ehnert. C Tech. Quantitative evaluation of opsonin – independenr phagocytosis by alveolar macrophages in monolayer using polystyrene microspheres. J Immunol Methods, 1985, 78 : 337 – 344.

396. VS Goldmacher. Macrophages – inhibition of endocytosis by anchorage to substrate. Exp Cell Res, 1984, 154 : 632 – 635.

397. R Urrutia, JR llenlcy, I Cook, et al. The dynamins: redundant or distinct functions tor an expanding family of related GTPases? Proc Natl Acad Sci USA, 1997, 94 : 377 – 384.

398. KN Burger, RA Demel, SL Schmid, et al. Dynamin is membrane – active: Lipid insertion is induced by phosphoinositides and phosphatidic acid. Biochemistry, 2000, 39 : 12485 – 12493.

399. US Cold, DM Underbill. NS Morrissette, et al. Dynamin 2 is required tor phagocytosis in macrophages. J Exp Med, 1999, 190 : 1849 – 1856.

400. PJ Robinson, JM Somag, JP Liu, et al. Dynamin GTP'ase regulaled by protein kinase Cphosphorylation in nerve terminals. Nature, 1993, 365 : 163 – 166.

401. MA McNiven, L Kim, FW Krueger, et al. Regulated interactions between dynamin and the actin – binding protein cortactin modulate cell shape. J Cell Biol, 2000, 151 : 187 – 198.

402. JR Henley, H Cao, MA McNiven. Participation of dynamin in the biogenesis of cytoplasmic vesicles. FASEB J, 1999,

13 (Suppl 2) : S243 - S247.

403. AI Ee. DW Frank, MS Marks, et al. Dominant - negative inhibition of receptor - mediated endocytosis by a dynamin - 1 mutant with a detective plecksirin homology domain. Curr Biol, 1999, 9 : 261 - 264.

404. W Yang, RA Cerione. Endocytosis: Is dynamin a blue collar or white collar worker? Curr Biol, 1999, 9 : R511 - R514.

405. PM Okamoto. B Tripet. J Litowski, et al. Multiple distinct coiled - coils are involved in dynamin self - assembly. J Biol Chem, 1999, 274 : 10277 - 10286.

406. JU Hinshaw. Dynamin spirals. Curr Opin Struct Biol, 1999, 9 : 260 - 267.

407. M Li Stowell, B Marks, T Wigge, et al. Nucleotide - dependent conformational changes in dynamin: evidence for a mechanochemical molecular spring. Nat Cell Biol, 1999, 1 : 27 - 32.

408. JE Hinshaw. Dynamin and its role in membrane fission. Annu Rev Cell Dev Biol, 2000, 16 : 483 - 519.

409. MA McNiven, H Cao, KR Pitts, et al. The dynamin family of inechanoenz Ymes: Pinclung in new places. Trends Biochem Sci, 2000, 25 : 115 - 120.

410. JR Henley, EW Krueger, BJ Oswald, et al. Dynamin - mediated internalization of caveolae. J Cell Biol, 1998, 141 : 85 - 99.

411. JP Liu, QX Zhang, C Baldwin, et al. Calcium binds dynamin I and inhibits its GTPase activity. J Neurochem, 1996, 66 : 2074 - 2081.

412. MA Cousin, PJ. Robinson. Ca (2 +) influx inhibits dynamin and arrests synaptic vesicle endocytosis at the active zone. J Neurosci, 2000, 20 : 949 - 957.

413. JA Swanson, MT Johnson, K Beningo, et al. A contractile activity that closes phagosomes in macrophages. J Cell Sci, 1999, 112 : 307 - 316.

414. DJ Hackam, OD Rotstein, C Sjolin, et al. v - SNARE - dependenr secretion is required for phagocytosis. Proc Natt Acad Sci USA, 1998, 95 : 1691 - 11696.

415. D Cox, DJ Lee, BM Dale, et al. A Rabi 1 - containing rapidly recycling compartment in macrophages that promotes phagocytosis. Proc Natl Acad Sci USA, 2000, 97 : 680 - 685.

416. W Chen, Y Feng, D Chen, et al. Rabi 1 is required for trans - Golgi nerwork - to - plasma membrane transport and a preferential target for GDP dissociation inhibitor. Mol Biol Cell, 1998, 9 : 3241 - 3257.

417. MC Pike, R Snyderman. Lipid requirements for leukocyte chemotaxis and phagocytosis: effects of inhibitors of phosphohpid and cholesterol synthesis. J Immunol, 1980, 124 : 1963 - 1969.

418. C Fischer von Mollard, B Stahl, C Li, T. C. Sudhof, R. Jahn. Rab proteins in regulated exocytosis. Trends Biochem Sci, 1994, 19 : 164 - 168.

419. A Morgan. Exocytosis. Essays Biochem, 1995, 30 : 77 - 95.

420. EL Watson. GTP - bindmg proteins and regulated exocytosis. Crit Rev Oral Biol Med, 1999, 10 : 284 - 306.

421. RR Duncan, MJ Shipston, RH Chow. Double C2 protein. A review. Biochimie, 2000, 82 : 421 - 426.

422. P Henon, I Gerota, S Palacios. Functional abnormalities of neutrophils in cancer patients: inefficient phagocytosis and reverse endocytosis. Biomedicine, 1977, 27 : 261 - 266.

423. Y Abu - Amer, SL Tcitelhaum, JC Chappel, et al. Expression and regulation of RAB3 proteins in osteoclasts and rheir precursors. J Bone Miner Res, 1999, 14 : 1855 - 1860.

424. N Calakos, MK Bennen, KE Peterson, et al. Protein - protein interactions contributing to the specificity of intracellular vesicular trafficking. Science, 1994, 263 : 1146 - 1149.

425. NW Andrews. Regulated secretion of conventional lysosomes. Trends Cell Biol, 2000, 10 : 316 - 321; A Rodriguez, P Webster, J Orrego, et al. Lysosomes behave as Ga^{2+} - regulated exocytic vesicle's in fibrobtasts and epithelial cells. J Cell Biol, 1997, 137 : 93 - 104.

426. A Shukia, L Berglund, LP Nielsen, et al. Regulated exocytosis in immune function: are SNARE - proteins involved? Respir Med, 2000, 94 : 10 - 17.

427. D Jones, C Morgan, S Cuckcroft. Phosphohpase D and membrane trarfic. Potential rules in regulated exncytosis, membrane delivery and vesicle budding. Biochim Biophys Acta, 1999, 1439 : 229 - 244.

428. R Fcrnandez – Chacon, JA de Toledo, RE Hammer, et al. Analysis of SCAMP1 function in secretory vesicle exocytosis by means of gene targeting in mice. J Biol Chem, 1999, 274 : 32551 – 32554.

429. K Paumet, JLe Mao, S Martin, et al. Soluble NSF attachment protein receptors (SNAREs) in RBI. – 2FL3 mast cells: functional role ofsynraxin 4 in exocytosis and identification of a vesicle – associated membrane protein 8 – containing secretory compartment. J Immunol, 2000, 164 : 5850 – 5857.

430. B Brett Finlay, P Cossart. Exploitation of mammalian host cell functions by bacterial pathogens. Science, 1997, 276 : 728 – 725.

431. RD Berlin, JP Fera, JR Pfeiffer. Reversible phagocytosis in rabbit polymorphonuclear leukocytes. J Clin Invest, 1979, 63 : 1137 – 1144.

432. S Horie, GJ Gleich, H Kita. Cytokines directly induce degranulation and superoxide production from human eosinophilsl J Allergy Clin Immunol, 1996, 98 : 371 – 381.

433. JE Smolen, G Weissmann. Stimuli which provoke secretion of axurophil enzymes from human neutrophils induce increments in adenosine cyclic 3' – 5' – monophosphate. Biochim Biophys Acta, 1981, 672 : 197 – 206.

434. RJ Smith, BJ Bowman, SC Spexiale. Inrerleukin – 1 stimulates granule exocytosis from human neutrophils. Int J Immunopharmacol, 1986, 8 : 33 – 40); Properties of interleukin – 1 as a complete secretagogue for human neutrophils. Biochem Biophys Res Commun, 1985, 130 : 1233 – 1240.

435. S Nourshargh, JR Hoult. Inhibition of human neutrophil degranulation by forskolin in the presence of phosphodiesterase inhibitors. Eur. J. Pharmacol, 1986, 122 : 205 – 212.

436. L Borish, R Rosenbaum, L Albury, et al. Activation of neutrophils by recombinant interleukin 6. Cell Immunol, 1989, 121 : 280 – 289.

437. M Carlson, C Peterson, P Venge. The influence of IL – 3, IL – 5, and GM – CSF on normal human eosinophil and neutrophil C3b – induced degranulation. Allergy, 1993, 48 : 437 – 442.

438. J Fulka Jr, RM Moor. Noninvasive chemical enucleation of mouse oocytes. Mol Reprod Dev, 1993, 34 : 427 – 430.

439. ASF Lsheikh, Y Takahashi, M Hishinuma, et al. Development ability of mouse late 2 – cell stage blastomeres fused to chemically enucleated oocytes in vitro. J Vet Med Sci, 1997, 59 : 107 – 113.

440. L Karnikova, M Horska, M Tomanek, et al. Chemically enucleated mouse oocytes: ultrastrucrure and kinetics of histone HI kinase activity. Reprod Nutr Dev, 1998, 38 : 643 – 651.

441. JW Shay, MA Clark. Morphological studies on the e nuclear ion of colchicine – treated L – 929 cells. J Ultrastruct Res, 1977, 2 : 155 – 161.

442. G Poste, NC Lyon. Enucleation of cultured animal cells by cytochalasin B. Front Biol, 1978, 46 : 161 – 189.

443. Y Mori, H Akedo, T Matsuhisa, et al. Extrusion of nuclei of murine suspension culture cells wirh microtubule poisons. Exp Cell Res, 1984, 153 : 574 – 580.

444. SP Xue, SH Zhang, Q Du, et al. The role of cytoskeletal elements in the two – phase denucleation process of mammalian erythroblasts in vitro observed by laser confocal scanning microscope. Cell Mol Biol, 1997, 43 : 851 – 860.

445. DG Newell, U Jayaswal, J Smith, et al. Unusual lymphocyte morphology in a case of chronic lymphatic leukaemia: apparent nuclear extrusion. Acta Haemarol, 1978, 59 : 25 – 30.

446. M Djaldetti, Z Malik, U Lewinski. Ultrastructural and functional studies on the lymphocytes of a patient with chronic lymphocytic leukaemia and nuclear extrusion. Scand J Haematol, 1979, 23 : 393 – 402.

447. JW Shay. Cell enucleation, cybrids, reconstituted cells, and nuclear hybrids. Methods Enzymol, 1987, 151 : 221 – 237.

448. M Djaldetti, F Salamon, I Avidor, et al. Extreme nuclear convolution in the mononuclear cells of a patient with monocytic leukemia. Haematologica, 1984, 69 : 10 – 14.

449. NC McDuffie. Nuclear blebs in human leukaemic cells. Nature, 1967, 214 : 1341 – 1342.

450. AJ Altman, B Condos, JA Grasso. Giant granules and rod – shaped inclusions arising de novo in monocytes and macrophages cultured from a patient with acute monocyric leukemia. Am J Pediatr Hematol Oncol, 1982, 4 : 293 – 298.

451. FN Cihadially, LF Skinnider/Vermipodia—a new type of cell process. Experientia, 1976, 32 : 1061 – 1062; LF Skinnider, FN Chadially. Ultrastructure of cell surface abnormalities in neoplastic histiocytes. Br J Cancer, 1977, 35 :

657 – 667.

452. S Inouye, K Iyama, C Araki, et al. Phagocytosis of cytoplasmic blebs derived from smooth muscle cells by fibroblast – like cells and macrophages in the post – partum rat uterus. Virchows Arch B Cell Pathol Incl Mol Pathol, 1983, 42: 235 – 242.

453. M Morroni, G Ripa, G Bolognesi, et al. Ultrastructural modifications in one case of hairy cell leukemia during alpha – interferon therapy. Tumori, 1992, 78: 190 – 197.

454. J Burthem, PK Baker, JA Hunt, et al. Hairy cell interactions wirh extracellular matrix: Expression of specific integrin receptors and their role in the cell's response to specific adhesive proteins. Blood, 1994, 84: 873 – 882.

455. X Troussard, F Maloisel, G Flandrin. Hairy cell leukemia. What is new forty years after the first description? Hematol Cell Ther, 1998, 40: 139 – 148.

456. ML Wu, HC Kwaan, CL Goolsby. Atypical hairy cell leukemia. Arch Pathol Lab Med, 2000, 124: 1710 – I713.

457. GG Rose. Zeiosis I. Ejection of cell nuclei into zeiotic blebs. J R Microsc Soc, 1996, 86: 87 – 102.

458. FG Blankenberg, J Tait, K Ohtsuki, et al. Apoprosis: The importance of nuclear medicine. Nucl Med Commun, 2000, 21: 241 – 250.

459. GC Godman, AF Miranda, AD Deirch, et al. Action of cytochalasin D on cells of established lines. III. Zeiosis and movements at the cell surface. J Cell Biol, 1975, 64: 644 – 667; G Godman, B Woda, R Kolberg, et al. Redistribution of contractile and cytoskeletal components induced by cytochalasin. II. In HeLa and HEp2 cells. Eur J Cell Biol, 1980, 22: 745 – 754.

460. A Abro, KA Abraham. Heparin effects on cultured mammalian cells. Experientia, 1975, 31: 1452 – 1456.

461. M Rabinovitch, MJ DeStefano. Cell shape changes induced by cationic anesthetics. J Exp Med, 1976, 143: 290 – 304.

462. TH Howard, J Casella, S Lin. Correlation of the biologic effects and binding of cytochalasin to human polymorphonuclear leukocytes. Blood, 1981, 57: 399 – 405.

463. LR Bignold, A Ferrante. Effects of cytochalasin B, N – formyl peptide and plasma on polarisation, zeiosis (blebbing) and degranulation of polymorphonuclear leukocytes in suspension. Cell Biol Int Rep, 1988, 12; 195 – 203.

464. JP Petrali, SB Oglesby, HL Meier. Ultrascructural correlates of the protection afforded by macinamide against sulfur mustard – induced cytotoxicity of human lymphocytes in vitro. Ultrastruct Pathol, 1990, 14: 253 – 262.

465. SS Matsumoto, AL Yu, J Yu. Morphological changes in leukemic lymphoblasts and normal lymphocytes treated with deoxyadenosine plus deoxycoformycin. Cancer Invest, 1985, 3: 225 – 233.

466. MB Bishop, AL Baltch, LA Hill, et al. The effect of Pseudomonas aeruginosa cytotoxin and toxin A on human polymorphonuclear leukocytes. J Med Microbiol, 1987, 24: 315 – 324.

467. PK Stevens, CJ Czuprynski. Pasteurella haemolytica leukotoxin induces bovine leukocytes to undergo morphologic changes consistent with apoptosis in vitro. Infect Immun, 1996, 64: 2687 – 2694.

468. LM Chen, K Kaniga, JE Galan. Salmonella spp. are cytoioxic for cultured macrophages. Mol Microbiol, 1996, 21: 1101 – 1115.

469. S Arakawa, T Nakajima, H Ishikura, et al. Novel apoptosis – inducing activity in Bacteroides forsythus: a comparative study with three serotypes of Actinobacillus actinomyceteincomitans. Infect Imniun, 2000, 68: 4611 – 4615.

470. A Matter. Microcinematographic and electron microscopic analysis of target cell lysis induced by cytotoxic T lymphocytes. Immunology, 1979, 36: 179 – 190.

471. F Palmer, CS Goldsmith. Ultrastrucrure of human retroviruses. J Electron Microsc. Tech, 1988, 8: 3 – 15.

472. MM Eibl, Z Kupcu, JW Mannhalter, et al. Dual tropism of HIV – 1 IIIB for chimpanzee lymphocytes and monocytes. AIDS Res Human Retroviruses, 1992, 8: 69 – 75,

473. SM Brookes, LK Dixon, RM Parkhouse. Assembly of African Swine fever virus: quantitative ultrastructural analysis in vitro and in vivo. Virology, 1996, 224: 84 – 92.

474. RE Merchant. Scanning electron microscopy of epiplexus macrophages responding to challenge by bacillus Calmette – Guerin. Acta Ncuropaihol (Berl), 1979, 47: 183 – 188.

475. V Viklicky, P Draber, P Sima, et al. Cytochalasin B – induced changes in concanavalin A – activated lymphocytes. Cell Tissue Res, 1978, 194: 279 – 285.

476. AI Gotlieb. Prostaglandin induced shape changes in fibroblasis grown in cell culture. Prosraglandins, 1980, 19 : 865 – 871.

477. JH Temmink, IM Bruggeman, PJ van Bladeren. Cytomorphological changes in liver cells exposed to allyl and benzyl isothiocyanate and their cysteine and glutathione conjugates. Arch Toxicol, 1986, 59 : 103 – 110.

478. G Kaur, EA Ling, P Gopalakrishnakone, et al. Response of intraventricular macrophages to crotoxin – coated microcarrier beads injected into the lateral ventricle of postnatal rats. J Anat, 1990, 168 : 63 – 72.

479. HP Ting – Beall, AS Lee, RM Hochnuirh. Effect of cytochalasin D on the mechanical properties and morphology of passive human neutrophils. Ann Biomed Eng, 1995, 23 : 666 – 671.

480. T McLemore, M Corson, M Mace, et al. Phagocytosis of asbestos fibers by human pulmonary alveolar macrophages. Cancer Lett, 1979, 6 : 183 – 192.

481. RP Hamernik, G lurrentinc, CG Wright. Surface morphology of the inner sulcus and related epithelial cells of the cochlea following acoustic trauma. Heart Res, 1984, 16 : 143 – 160.

482. RD Nelson, VD Fiegel, RL Simmons. Chemotaxis of human polymorphonuclear neutrophils under agarose: morphologic changes associated with the chemotactic response. J Immunol, 1976, 117 : 1676 – 1683.

483. F Grinnell. Migration of human neutrophils in hydrated collagen lattices. J Cell Sci, 1982, 58 : 95 – 108.

484. SJ Dixon, S Pitaru, U Bhargava, et al. Membrane blobbing is associated with Ca^{2+} – activated hyperpolarizations induced by serum and alpha 2 – macroglobulin. J Cell Physiol, 1987, 132 : 473 – 482.

485. B Mehul, RC Hughes. Plasma membrane targetting, vesicular budding and release ofgalactin 3 from the cytoplasm of mammalian cells during secretion. J Cell Sci, 1997, 110 : 1169 – 1178.

486. J Bielecki, P Youngman, P Connelly, et al. Bacillus subtilis expressing a haemolysin gene from Listeria monocytogenes can grow in mammalian cells. Nature, 1990, 345 : 175 – 176.

487. DA Portnoy, RK Tweten, M Kehoe, et al. Capacity of listeriolysin O, streptolysin O, and perfnngolysm O to mediate growth of Bacillus subtilis within mammalian cells. Infect Immun, 1992, 60 : 2710 – 2717.

488. RW Titball. Bacterial phospholipases C. Microbiol Rev, 1993, 57 : 347 – 366.

489. GA Smith, H Marquis, S Jones, et al. The two distinct phospholipases C of Listeria monocytogenes have overlapping roles in escape from a vacuole and cell – to – cell spread. Infect Immun, 1995, 63 : 4231 – 4237.

490. B Gonzalez – Zorn, G Domingue – z – Bernal, M Suarez, et al. The smcL gene of Listeria ivanovii encodes a sphingomyelinase C that mediates bacterial escape from the phagocytic vacuole. Mol Microbiol, 1999, 33 : 510 – 523.

491. JA Theriot, TJ Mitchison, LG Tilney. et al. The rate of actin – based motility of intracellular Listeria monocytogenes equals the rate of actin polymerization. Nature, 1992, 357 : 257 – 260.

492. P Cossart, C Kocks. The actin – based motility of the facultative intracellular pathogen Listeria monocytogenes. Mol Microbiol, 1994, 13 : 395 – 402.

493. GA Smith, DA Porrnoy. How the Listeria monocytogenes actin protein converts actin polymerization into a motile force. Trends Microbiol, 1997, 5 : 272 – 276.

494. J Skoble, DA Portnoy, MD Welch. Three regions within actin promote Arp2/ 3 complex – mediated actin nucleation and Listeria nionocytogenes motility. J Cell Biol, 2000, 150 : 527 – 538.

495. N High, J Mounier, MC Prevost, et al. IpaB of Shigella flexneri causes entry into epithelial cells and escape from the phagocytic vacuole. EMBO J, 1992, 11 : 1991 – 1999.

496. T Vasselon, I Mounier, MC Prevosr, et al. Stress fiber – based movement of Shigella flexneri within cells. Infect Immun, 1991, 59 : 1723 – 1732.

497. R Schuch, KC Sandlin, AT Maurelli. Shigella flexneri in intercellular disseminahon. Mol Microbiol, 1999, 34 : 675 – 689.

498. PJ Sansonetti, C Egile. Molecular bases of epithelial cell invasion by Shigella flexneri. Antonie Van Leeuwenhoek, 1998, 74 : 191 – 197.

499. HK Thirumalai, KS Kim, A Zychlinsky. IpaB, a Shigella flexneri invasin, colocalizes with interleukin – 1 beta – converting enzyme in the cytoplasm of macrophages. Infect Immun, 1997, 65 : 787 – 793.

500. C De Geyter, R Wattiez, P Sansonetti, et al. Characterization of the interaction of IpaB and IpaD proteins required for

entry of – Shigella flexneri into epithelial cells, with a lipid membrane. Eur J Biochem, 2000, 267 : 5769 – 5776.

501. Y Rikihisa, S Ito. Intracellular localization of Rickettsia tsiftsugamushi in polymorphonuclear loukocytes. J Exp Mod, 1979, 150 : 703 – 708.

502. N Teyssoire, JA Boudier, D Raoult. Rickettsia conorii entry into Vero cell. Infect Immun, 1995, 63 : 366 – 374.

503. HH Winkler, ET Miller. Phospholipase A and the interaction of Rickettsia prowazekii and mouse fibroblasts L – 929 cells. Infect Immun, 1982, 38 : 109 – 113.

504. DM Ojcius, M Thibon, C Mounier, et al. pH and calcium dependence of hemolysis due to Rickettsia prowazekii: Comparison with phospholipase activity. Infect Immun, 1995, 63 : 3069 – 3072.

505. BK Hall. Trypanosoma cruzi: Mechanisms for entry into host cells. Semin Cell Biol, 1993, 4 : 323 – 333.

506. S Stenger, et al. An antimicrobial activity of cytolytic T cells mediated by granulysin. Science, 1998, 282 : 121 – 125.

507. V Ley, ES Robbins, V Nussenzweig, et al. The exit of Trypanosoma cruzi from the phagosome is inhibited by raising the pH of acidic compartments. J Exp Med, 1990, 171 : 401 – 413.

508. NW Andrews, MB Whitlow. secretion by Trypanosoma cruzi of a hemolysin active at low pH. Mol Biochem Parasitol, 1989, 33 : 249 – 256.

509. BK Hall, P Webster, AK Ma, et al. Desialylation of lysosomal membrane glycoproteins by Trypanosoma cruzi: A role for the surface neuraminidase in facilitating parasite entry into the host cell cytoplasm. J Exp Med, 1992, 176 : 313 – 325.

510. M Rathrnan, N Jouirhi, A Allaoui, et al. The development of a FACS – based strategy for the isolation of Shigella flexneri mutants that are deficient in intercellular spread. Mol Microbiol, 2000, 35 : 974 – 990.

511. PJ Sansonelli. J Mounier, MC Prevost, et al. Cadherin expression is required tor the spread of Shigella flexneri between epithelial cells. Cell, 1994, 76 : 829 – 839.

512. J Pizarro – Cerda, M Desjardins, E Moreno, et al. Modulation of endocytosis in nuclear factor IL – 6 (– / –) macrophages is responsible for a high susceptibility to intracellular bacterial infection. J Immunol, 1999, 162 : 3519 – 3526.

513. MA Horwirz. Characterization of the Mycobacterium tuberculosis phagosome and evidence that phagosomal maturation is inhibited. J Exp Med, 1995, 181 : 257 – 270.

514. Matthew J Fenton, Mary W Vermeulen. Immunopathology of tuberculosis: roles of macrophages and monocytes. Infect Immun, 1996, 64 : 683 – 690.

515. RA Irani, I Vergne, J Chua, et al. Regulators of membrane trafficking and Mycobacterium tuberculosis phagosome maturation block. Eloctrophoresis, 2000, 21 : 3378 – 3385.

516. J Chan, UK Kaurmann. Immune mechanisms of protection: From tuberculosis pathogenesis, protection, and control. ASM Press, Washington, 1994.

517. P D'Arcy Hart, MR Young, AH Gordon, et al. Inhibition of phagosome – lysosome fusion in macrophages by certain mycobacteria can be explained by inhibition of lysosomal movements observed after phagocytosis. J Exp Med, 1987, 166 : 933 – 946.

518. C Ferrari, HI Angen, M Naito, et al. A coat protein on phagosomes involved in the intracellular survival of mycobacteria. Cell, 1999, 97 : 435 – 447; J Catfield, Jean Pieters. Essential role for cholesterol in entry of mycobacreria into macrophages. Science, 2000, 288 : 1647 – 1650.

519. MB Coren, P D'Arcy Hart, MR Young, et al. Prevention of phagoso me – lysosome fusion in cultured macrophages by sulfatides of Myco bacterium tuberculosis. Proc Natl Acad Sci USA, 1976, 73 : 2510 – 2514.

520 AH Ciordon, PD Mart, MR Young. Ammonia inhibits phagosome – lysosome fusion in macrophages. Nature, 1980, 286 : 79 – 80; PO Hart, MR Young. Ammonium chloride, an inhibitor of phagosome – lysosome fusion in macrophages, concurrently induces phagosome – endosome fusion, and opens a novel pathway: studies of a pathogenic mycobacterium and a nonpathogenic yeast. J Exp Med, 1991, 174 : 881 – 889.

521. MB Goren, AE Vatter, J Fiscus. Polyanionic agents as inhibitors of phagosome – lysosome fusion in cultured macrophages: Evolution of an alternative interpretation. J I Eukocyte Bid, 1987, 41 : 111 – 121.

522. J Slots, MA Tabman. Contemporary Oral Microbiology and Immunology. Mosby Yearbook, Chicago, II, 1992.

523. Project TB: Mycobacterium tuberculosis and its Host Cell, the Macrophage; http://www. Sp. iiconn. Edii/ – terry/

Spring96/WebTB2/CroLips/Croup5/Final. Html.

524. N Fujiwara. Distribution of antigenic glycolipids among Mycobacterium tuberculosis strains and their contribution to virulence. Kekkaku, 1997, 72 : 193 – 205; Kekkaku, 1997, 72 : 423 (erratum). In Japanese.

525. MB Goren, AE Vatter, J Fiscus. Polyanionic agents do not inhibit phagosome – lysosome fusion in cultured macrophages. J Leukoc Biol, 1987, 41 : 122 – 129.

526. DM Zuckman, JB Hung, CR Roy. Pore – forming activity is not sufficient for Legionella pneumophila phagosome trafficking and intracellular growth. Mol Microbiol, 1999, 32 : 990 – 1001.

527. ZA Malik, G – M Denning, DJ Kusner. Inhibition of Ca (2 +) signaling by Mycobacterium tuberculosis is associated with reduced phagosome – lysosome fusion and increased survival within human macrophages. J Exp Med, 2000, 191 : 287 – 302.

528. S Scurgill – Koszycki, PH Schlesinger, P Chakraborry, et al. Lack ofacidification in Myco bacterium phagosomes produced by exclusion of the vesicular proton – ATPase. Science, 1994, 263 : 678 – 681, 637 – 639 (comment); Science, 1994, 263 : 1359 (erratum).

529. F Garcia – del Portillo. Interaction of Salmonella with lysosomes of eukaryotic cells. Microbiologia, 1996, 12 : 259 – 266.

530. LM Crowe, BJ Spargo, T Ioneda, et al. Interaction of cord factor (alpha, alpha′– trehalose – 6, 6′– dimycolate) with phospholipids. Biochim Biophys Acta, 1994, 1194 : 53 – 60.

531. C Van Der Meer, PM Hofhuis, JM Willers. Delayed – type hypersensitivity and acquired cellular resistance in mice immunized with killed Listeria monocytogenes and adjuvants. Immunology, 1979, 37 : 77 – 82.

532. CA Brown, IN Brown, VS Sljivic. Phagosome/lysosome fusion: A possible prerequisite for the enhancement of antibody responses in vitro by BCG, Mycobacterium leprae and Corynebacterium parvum. Parasite Immunol, 1979, 1 : 309 – 316.

533. E Ivanova, V Dimov, S Bachev, et al. Chemiluminescent activity of macrophages during phagocytosis of different bacterial forms. Acta Microbiol, Bulg, 1993, 29 : 39 – 46.

534. P Brouqui, D Raoult. Proteinase K – sensirive and filterable phagosome – lysosome fusion inhibiting factor in Afipia felis. Microb Pathog, 1993, 15 : 187 – 195; H Le Pocher, P Brouqui, D Raoult. Killing kinetics of intracellular Afipia felis treated with amikacin. J Antimicrob Chemother, 1998, 42 : 825 – 829.

535. LL Steed, M Setareh, RL Friedman. Intracellular survival of virulent Bordetella pertussis in human polymorphonuclear leukocytes. J Leukoc Biol, 1991, 50 : 321 – 330; LL Steed, ET Akporiaye, RL Friedman. Bordetella pertussis induces respiratory burst activity in human polymorphonuclear leukocytes. Infect Immun, 1992, 60 : 2101 – 2105.

536. J Pizarro – Cerda, E Moreno, V Sanguedotce, et al. Virulent Brucella abortus prevents lysosome fusion and is distributed within autophagosome – like compartments. Infect Immun, 1998, 66 : 2387 – 2392.

537. GN Arenas, AS Staskevich, A Aballay, et al. Intracellular trafficking of Brucella abortus in J774 macrophages. Infect Immun, 2000, 68 : 4255 – 4263.

538. A Naroeni, N Jouy, S Ouahrani – Bettache, et al. Brucella suis – impaired specific recognition of phagosomes by lysosomes duel to phagosomal membrane modifications. Infect Immun, 2001, 69 : 486 – 493.

539. LG Eissenberg, RB Wyrick. Inhibition of phagolysosome fusion is localized to Chlamydia psittaci – laden vacuoles. Infect Immun, 1981, 32 : 889 – 896; LG Eissenberg, PB Wyrick, CH Davis, et al. Chlamydia psittaci elementary body envelopes: ingestion and inhibition of phagolysosome fusion. Infect Immun, 1983, 40 : 741 – 751.

540. HI Gokce, G Ross, Z Woldehiwet. Inhibition of phagosome – lysosome fusion in ovine polymorphonuclear luecocytes by Ehrlichia (cytoecetes) phagocytophila. Pathol, 1999, 120 : 369 – 381.

541. E Weidner, LD Sibley. Phagocytized intracellular microsporidian blocks phagosome acidification and phagosome – lysosome fusion. J Protozool, 1985, 32 : 311 – 317.

542. JS Abramson, JC Lewis, DS Lyies, et al. Inhibition of neutrophil lysosome – phagosome fusion associated with influenza virus infection in vitro. Role in depressed bactericidal activity. J Clin Invest, 1982, 69 : 1393 – 1397.

543. WW Laegreid, HD Liggitt, RM Silflow, et al. Reversal of virus – induced alveolar macrophage bactericidal dysfunction by cyclooxygenase inhibition in vitro. J Leukoc Biol, 1989, 45 : 293 – 300.

544. C Alvarez – Dominguez, R Robers, PD Stahl. Internalized Listeria monocytogenes modulates intracellular trafficking and

delays maturation of the phagosome. J Cell Sci, 1997, 110:731 – 743.

545. T Rudel, A Schmid, R Benz, et al. Modulation of Neisseria porin (PorB) by cytosolic ATP/GTP of target cells: parallels between pathogen accommodation and mitochondrial endosymbiosis. Cell, 1996, 85:391 – 402.

546. BL Beaman, L Beaman. Nocardia species: host – parasite relationship. Clin Microbiol. Rev, 1994, 7:213 – 264; C Davis – Scibienski, BL Beaman. Interaction or Nocardia asteroides with rabbit alveolar macrophages: Effect of growth phase and viability on phagosome – lysosome fusion. Infect Immun, 1980, 29:24 – 29.

547. CD McClure, NL Schiller. Inhibition of macrophage phagocytosis by Pseudomonas aeruginosa rhamnolipids in vitro and in vivo. Curr Microhiol, 1996, 33:109 – 117.

548. J Mauel. Macrophage activation and effector mechanisms against microbes. Adv Exp Med Biol, 1982, 155:675 – 686. Also: J Mauel. Mechanisms of intracellular microbicidel. Bull Eur Physiopathol Respir, 1983, 19:115 – 122. In French.

549. KJ Kim, YE Na, KW Jeon. Bacterial endosymbiont – derived lipopolysaccharides and a protein on symbiosome membranes in newly infected amoebas and their roles in lysosome – symbiosome fusion. Infect Immun, 1994, 62:65 – 71.

550. L Turner, C Scotton, R Negus, et al. Hypoxia inhibits macrophage migration. Eur J Immunol, 1999, 29:2280 – 2287.

551. M Iriarre, CR Cornelis. YopT, a new Yersinia Yop effector protein, affects the cytoskeleton of host cells. Mol Microbiol, 1998, 29:915 – 929.

552. M Leisr, B Single, AF Castoldi, et al. Intracellular adenosine triphosphate (ATP) concentration: A switch in the decision between apoptosis and necrosis. J Exp Med, 1997, 185:1481 – 1486.

553. M Carlson, C Pcterson, P Venge. The influence of IL – 3, IL – 5, and CM – CSF on normal human eosinophil and neutrophil C3b – induced degranulation. Allergy, 1993, 48:437 – 442.

554. IS Longmuir. Control of non – respiratory metabolism by tissue oxygen. Adv Exp Med Biol, 1988, 222:169 – 173.

555. TA Raffin, LM Simon, D Braun, et al. Impairment of phagocytosis by moderate hyperoxia (40 to 60 percent oxygen) in lung macrophages. Lab Invest, 1980, 42:622 – 626.

556. N Suttorp, LM Simon. Decreased bactericidal function and impaired respiratory burst in lung macrophages after sustained in vitro hyperoxia. Am Rev Respir Dis, 1983, 128:486 – 490.

557. MW Sutherland, M Glass, J Nelson, et al. Oxygen toxicity: loss of lung macrophage function without metabolite depletion. J Free Radio Biol Med, 1985, 1:209 – 214.

558. HJ Forman, DC Skelton. Protection of alveolar macrophages from hyperoxia by gamma – glutamyl transpeptidase. Am J Physiol, 1990, 259:L102 – L107.

559. CD Puglia, SR Powell. Inhibition of cellular antioxidants: a possible mechanism of toxic cell injury. Environ Health Perspect, 1984, 57:307 – 311.

560. SR Powell, CD Puglia. Effect of inhibition of glutathione reductase by carmustine on central nervous system oxygen toxicity. J Pharmacol Exp Ther, 1987, 240:111 – 117.

561. WJ Wang, XP Ho, YL Yan, et al. Intrasynaptosomal free calcium and nitric oxide metabolism in central nervous system oxygen toxicity. Aviat Space Environ Med, 1998, 69:551 – 555.

562. MJ Hardonk, FW Dijkhuis, CE Hulstaert, et al. Heterogeneity of rat liver and spleen macrophages in gadolinium chloride – induced elimination and repopulation. J Leukoc Biol, 1992, 52:296 – 302.

563. Y Ren, J Saviil. Apoptosis: the importance of being eaten. Cell Death Differ, 1998, 5:563 – 568.

564. K Rhoads, CL Sanders. Selective injury to rat liver Kupffer cells caused by beryllium phosphate: an explanation of reticuloendothelial blockade. Br J Exp Pathol, 1981, 62:383 – 392.

565. N Van Rooijen, A Sanders. Liposome mediated depletion of macrophages: Mechanism of action, preparation of liposomes and applications. J Immunol Methods, 1994, 174:83 – 93.

566. JM Critchfield, MK Racke, J Carlos Zuniga – Pflucker, et al. T cell deletion in high antigen dose therapy of auroimmune encephalomyelitis. Science, 1994, 263:1139 – 1143.

567. MJ Hill. A staphylococcal aggressin. J Med Microbiol, 1968, 1:31 – 43.

568. LW Wannamaker. Streptococcal toxins. Rev Infect Dis, 1983, 5:S723 – S732.

569. S Gupta, RK Cilipta, DR Varma. Studies on the toxic effects of streptolysin 'O': Effect on the contractility of isolated and intact mammalian and amphibian heart. Indian J Physiol Pharmacol, 1976, 20:164 – 167.

570. T Tanigawa, J Suzuki, T Ueta, et al. Different sensitivity to streptolysin – O of cells in macrophage lineage. Microbiol Iminunol, 1996, 40:81 – 84.

571. Y Kamio, A Rahman, H Nariya, et al. The two Staphylococcal bi – component toxins, leukocidin and gamma – hemolysin, share one component in common. FEBS Lett, 1993, 321:15 – 18.

572. E Gouaux, M Hobaugh, L Song. Alpha – hemolysin, gamma – hemolysin, and leukocidin from Staphylococcus aureus: Distant in sequence but similar in structure. Protein Sci, 1997, 6:2631 – 2635.

573. M Ferreras, F Hoper, M Dalla Serra, et al. The interaction of Sraphylococcus aureus bi – component gamma – hemolysins and leucocidins with cells and lipid membranes. Biochim Biophys Acta, 1998, 1414:108 – 126.

574. S Szmigielski, G Provost, H Monteil, et al. Leukocidal toxins of staphylococci. Zentralbl Bakteriol, 1999, 289:185 – 201.

575. W Scharmann. Formation and isolation of leucocidin from Pseudomonas aeruginosa. J Gen Microbiol, 1976, 93: 283 – 291.

576. M Pollack, SE Anderson Jr. Toxicity of Pseudomonas aeruginosa exotoxin A for human macrophages. Infect Immun, 1978, 19:1092 – 1096.

577. MJ Wick, DW Frank, DG Storey, et al. Structure, function, and regulation of Pseudomonas aeruginosa exotoxin A. Annu – Rev Microbiol, 1990, 44:335 – 363.

578. JE Laithwaite, SI Benn, J Yamate, et al. Enhanced macrophage resistance to Pseudomonas exotoxin A is correlated with decreased expression of the low – density lipoprotein receptor – related protein. Infect Immun, 1999, 67:5827 – 5833.

579. S Miyazaki, A Ohno, I Kobayashi, et al. Cytotoxic effect of hemolytic culture supernatant from Enterococcus faecalis on mouse polymorphonuclear neutrophils and macrophages. Microbiol Immunol, 1993, 37:265 – 270.

580. RA Freiras Jr. Exploratory design in medical nanotechnology: A mechanical artificial red cell. Artificial cells, blood substitutes, and immobil. Biolech, 1998, 26:411 – 430.

581. P De Weer. Intracellular pH transients induced by CO_2 or NH_3. Respir Physiol, 1978, 33:41 – 50.

582. D Laman, J Theodore, ED Robin. Regulation of intracytoplasmic pH and 'apparent' intracellular pH in alveolar macrophages. Exp Lung Res, 1980, 2:141 – 153.

583. DC Jackson, EA Arendt, KC Inman, et al. ^{31}P – NMR study of normoxic and anoxic perfused turtle heart during graded CO_2 and lactic acidosis. Am J Physiol, 1991, 260:R1130 – R1136.

584. Y Xu, Y Cohen, L Lilt, et al. Tolerance of low cerebral intracellular pH in rats during hyperbaric hypercapnia. Stroke, 1991, 22:1303 – 1308.

585. P Hsu, J Haffner, ML Albuquerque, et al. pHi in piglet cerebral microvascular endothelial cells: recovery from an acid load. Proc Soc Exp Biol Med, 1996, 212:256 – 262.

586. G Zhu, C Liu, Z Qu, et al. CO_2 inhibits specific inward rectifier K (+) channels by decreases in infra – and extracellular pH. J Cell Physiol, 2000, 183:53 – 64; H Xu. N Cui, Z Yang, et al. Modulation of kir4. 1 and kir5. 1 by hypercapnia and intracellular acidosis. J Physiol, 2000, 524:725 – 735; Z Yang, H Xu, N Cui. Z Qu, et al. Biophysical and molecular mechanisms underlying the modulation of heteromeric Kir4. 1 – Kir5. 1 channels by CO_2 and pH. J Gen Physiol, 2000, 116:33 – 45.

587. OA Gende, HE Cingolani. Identification of a sodium – bicarbonate symport in human platelets. Biochim BJophys Acta, 1996, 1278:119 – 124.

588. RM Henderson, PB Bell, RD Cohen, et al. Measurement of intracellular pH with microclectrodes in rai kidney in vivo. Am J Physiol, 1986, 250:F203 – F209.

589. C Asrarie, M David – Dufilho, E Millanvoye – Van Brussel, et al. Cytosolic pH in cultured cardiac myocytes and fibroblasts from newborn spontaneously hypertensive rats. Am J Hypertens, 1992, 5:281 – 287.

590. C Astarie, J Levenson, A Simon, et al. Platelet cytosolic proton and free calcium concentrations in essential hypertension. J Hypertens, 1989, 7:485 – 491.

591. A Alonso, A Arrazola, A Garciandia, et al. Erythrocyte anion exchanger activity and intracellular pH in essential hyper-

tension. Hypertension, 1993, 22 : 348 – 356.

592. A Garciandia, R Lopez, J Tisaire, et al. Enhanced Na (+) – H + exchanger activity and NHE – 1 mRNA expression in lymphocytes from patients with essential hypertension. Hypertension, 1995, 25 : 356 – 364.

593. A Molloy, PA Meyn, KD Smith, et al. Recognition and destruction of Bacillus Calmette – Guerin – infected human monocytes. J Exp Med, 1993, 177 : 1691 – 1698.

594. HD Danrorrh, M Alkawa, et al. Sporozoltes of mammalian malaria: Attachment to. interiorizarion and fate within macrophages. J Protozool, 1980, 27 : 193 – 202.

595. KU Hugel, G Pradelu Freverr. Release of malaria circumsporozoite protein into the host cell cytoplasm and interaction with ribosomes. Mol Biochem Parasitol, 1996, 81 : 151 – 170.

596. MM Mota, G Pradel, JP Vanderberg, et al. Migration of Plasmodium sporozoites through cells before infection. Science, 2001, 291 : 141 – 144; Ute Frevert, MR Calinski, FU Hugel et al. Malaria circumsporozoite protein inhibits protein synthesis in mammalian cells. EMBO J, 1998, 17 : 3816 – 3826.

597. Nancy A Thornberry, Yuri Lazehnik. Caspases: Enemies Within. Science, 1998, 281 : 1312 – 1316.

598. Cierard Evan Trevor I Ittlewood. A matter of life and cell death. Science, 1998, 281 : 1317 – 1322.

599. HM Jin, YD Di, QJ Xu. Effects oi commercial glucose – based peritoneal dialysates on peripheral blood phagocytes apoptosis. Pent Dial Int, 1999, 19 : S388 – S393.

600. K Suzuki, T Namiki. Phorbol 12 – myristate 13 – acetate induced cell death of porcine peripheral blood polymorphonuclear leucocytes. Cell Struct Funct, 1998, 23 : 367 – 372.

601. A7 – ychlinsky, MC Prevost, PJ Sansonetti. Shigella flexneri induces apoptosis in infected macrophages. Nature, 1992, 358 : 167 – 169; YJ Chen, MR Smith, K I hirumalai, et al. A bacterial invasin induces macrophage apopptosis by binding directly to ICE. EMBO J, 1996, 15 : 3853 – 3860; A Zychlinsky, K Thirumalai, J Arondel, et al. In vivo apoptosis in Shigella Hexneri infections. Infect Immun, 1996, 64 : 5357 – 5365.

602. DM Monack, J Mecsas, N Cihori, et al. Yersinia signals macrophages to undergo apopptosis and YopJ is necessary for this cell death. Proc Nati Acad Sci USA, 1997, 94 : 10385 – 10390.

603. SD Mills, A Boland, MP Sory. et al. Yersinia enterocolitica induces apoptosis in macrophages by a process requiring mncuonal type III secretion and translocation mechanisms and involving YopP, presumably acting as an effector protein. Proc Natl Acad Sci USA, 1997, 94 : 12638 – 12643.

604. K Ruckdeschel, A Roggenkamp, V Latent, et al. Interaction of Yersinia enterocolitica with macrophages leads to macrophage cell death through apoptosis. Infect Immun, 1997, 65 : 4813 – 4821.

605. CR Cornelis. Molecular and cell biology aspects of plague. Proc Natl Acad Sci USA, 2000, 97 : 8778 – 8783.

606. DM Monack, B Raupach, AE Hromockyj, et al. Salmonella ryphimurium invasion induces apopptosis in infected macrophages. Proc Natl Acad Sci USA, 1996, 93 : 9833 – 9838.

607. HW Rogers, MP Cillery, B Deck, et al. Listeria monocytogenes induces apoptosis of infected hepatocytes. J Immunol, 1996, 156 : 679 – 684; CA Guzman, E Domann, M Rohde, et al. Apoptosis of mouse dendritic cells is triggered by lisreriolysm, the major virulence determinant of Listeria monocytogenes. Mol Microbiol, 1996, 20 : 119 – 126.

608. C Georirroy. JL Gailtard, JE Alour, et al. Purification, characterization, and toxicity of the sulthydryl – activated hemolysin listeriolysin O from Listeria monocytogenes. Infect. Immun, 1987, 55 : 1641 – 1646.

609. HJ Altermatt, JO Gebbers, W Arnold, et al. Phagocytosis and transport of injected teflon paste. An animal experiment study. Laryngol Rhinol Otol (Stuttg.), 1986, 65 : 570 – 574. In German.

610. J Torhorst. Growth stimulation in a Ewing sarcoma after macrophage blockade in athymic (nude) mice. Schweiz Mod Wochenschr, 1981, 111 : 1319 – 1321. In German.

611. LJ Wheat, et al. Systemic salmonellosis in patients with disseminated histoplasmosis. Case tor ‘macrophage blockade’ caused by Hi stop I as in a capsulamm. Arch Intern Med, 1987, 147 : 561 – 564.

612. H Nakamshi. Y Horii, K Terashima. et al. Effect of macrophage blockade on the resistance to a primary Brugia pahangi infection of female BAl – B/c mice. Trop Med Para Sitol, 1989, 40 : 75 – 76.

613. SS Kashino, R dos A Fazoli, M Moscardi – Bacchi, et al. Effect of macrophage blockade on the resistance of inbred mice to Paracoccidioides brasiliensis infection. Mycopathologia, 1995, 130 : 131 – 140.

614. RI Souhami, JW Bradfield. The recovery of hepatic phagocytosis after blockade of Kupffer cells. J Reticuloendothlial Soc, 1974, 16:75 - 86.

615. T Tarvainen, H Patiala, T Tunturi, et al. Bone growth into glassy carbon implants: A rabbit experiment. Acta Orthop Scand, 1985, 56:63 - 66.

616. ME Lanser, TM Saba. Neutrophil - mediated lung localization of bacteria: a mechanism for pulmonary injury. Surgery, 1981, 90:473 - 481.

617. S Kadowaki, K Sugimoto, Y Tsurumaki, et al. Application of poly (L - lactic acid) particles tor the suppression of genetic resistance to bone marrow allografts by reticuloendothelial system blockade. Biomed Pharmacother, 1993, 47: 385 - 391.

618. S Kadowaki, S Taniguchi, J Suzuki, et al. Prevention of genetic resistance ro bone marrow allografts by rericuloendothelial system blockade. Biomed Pharmacother, 1991, 45:417 - 422.

619. DL Lodmell, RK Bergman, ME Bloom, et al. Impaired phagocytosis by the mononuclear phagocytic system in sapphire mink affected with Aleutian disease. Proc Soc Exp Biol Med, 1990, 195:75 - 78.

620. JO Gebbers, C Tetzner, A Burkhardt. Alveolitis due to hair - spray: Ultrasrructural observations in two patients and the results of experimental investigations. Virchows Arch A Pathol Anat. Histol, 1979, 382:323 - 338.

621. J Wiener, TS Cottrell, W Margaretten, et al. An electron microscopic study of steroid induced reticuloendothelial blockade. Am J Pathol, 1967, 50:187 - 201.

622. NN Perrovichev. Effect of splenectomy and India ink blockade of Kupffer cells on hepatocyto mitotic activity following hepatectomy. Biull Eksp Biol Med, 1975, 80:91 - 93. In Russian.

623. JW Bradfield, RI Souhami, IE Addison. The mechanism of the adjuvant effect of dextran sulphate. Immunology, 1974, 26:383 - 392.

624. J. WB Bradfield. Rcticulo - Endothelial Blockade: A Re - Assessment. In: E Wisse, DL Knock (eds). Kupffer cells and other liver sinusoidal cells. Elsevier/North - Holland Biomedical Press, New York, 1977, 365 - 372.

625. S Nakamura, KJ Mon. Effects of reticuloendothelial blockade on acute saponin poisoning in mice. Toxicology, 1984, 29:235 - 242; Effects of carbon particles on phagocytic activity of reticuloendothelial system in X - irradiated mice. J Radiat Res, 1974, 15:14 - 16.

626. R Berkow, Mark H Beers, Andrew J Fletcher (eds). The merck manual of medical information. merck research laboratories, Whitehouse Station, 1997.

627. Stephen R Wilson, Bernard Erianger, Bradford Braden, et al. Fullerene nanorools from biology. 9th Foresight Conference on Molecular Nanotechnology, November 2001; hitp: //www. foresight. org/conferences/MNT9/Abstracts/Wilson/index. html. See also: Bernard F. Iirlanger. Recognition of Single Wall Carbon Nanombes by an Anti - Fullerene Antibody. Nanotech and Biolech Convergence - 2002, 6 - 7 May 2000. Stamford, CT. May 7th Session; http:// www. Bccresearch. Com/nanohio2002.

628. EF Fowler, AW Thomson. Effect of carrageenan on activity of the mononuclear phagocyte system in the mouse. Br J Exp Pathol, 1978, 59:213 - 219.

629. EngeneOS (Engineered Genomic Operating Systems); hrtp: //www. engeneos. com.

630. YQ Feng, J Seibler, R Alami, et al. Site - specific chromosomal integration in mammalian ceils: Highly efficient CRE recombinase - mediated cassette exchange. J Mol Biol, 1999, 292:779 - 785; EE Bouhassira, K Westerman, P Leboulch. Transcriptional behavior of LCR enhancer elements integrated at the same chromosomal locus by recombinase - mediated cassette exchange. Blood, 1997, 90:3332 - 3344; http://www. bloodjournal. brg/cgi/content/rull/90/9/3332.

631. E Frengen, B Zhao, S Howe, et al. Modular bacterial artificial chromosome vectors for transfer of large inserts into mammalian cells. Genomics, 2000, 68:118 - 126.

632. BN Kholodenko, HV Westerhoff, J Schwaber, et al. Engineering a living cell to desired metabolite concentrations and fluxes: pathways with multifunctional enzymes. Metab Eng, 2000, 2:1 - 13.

633. M Del Rio, F Larcher, E Serrano, et al. A preclinical model for the analysis of genetically modified human skin in vivo. Hum Gene Ther, 2002, 13:959 - 968.

634. Una Chen. Chapter 33. Lymphocyte engineering, its status of art and its future. In: RP Lanza, R Langer, William L

Chick (eds). Principles of Tissue Engineering. RC Landes Company, Georgetown TX, 1997, 527 - 561.

635. R Hirata, J Chamberlain, R Dong, et al. Targeted transgene insertion into human chromosomes by adeno - associated virus vectors. Nat Biolechnol, 2002, 20 : 735 - 738.

636. J Lekstrom - Himes, KC Xanthopoulos. CCAAT/enhancer binding protein epsilon is critical for effective neutrophil - mediated response to inflammatory challenge. Blood, 1999, 93 : 3096 - 3105.

637. H Khoury, D Adkins R Brown, H Pence, et al. Low incidence of transplantation related acute complications in patients with chronic myeloid leukemia undergoing allogeneic stem cell transplantation with a low - dose (550 cGy) total body irradiation conditioning regimen. Biol. Blood Marrow Transplant, 2001, 7 : 352 - 358; WS Wang, CH Tzeng, et al. Successful pregnancy following very high - dose total body irradiation (1575 cCy) and bone marrow transplantation in a woman with acute Myeloid leukemia. Bone Marrow Transplant, 1998, 21 : 415 - 417; CW Sanies. Busulfan and cyclophosphamide versus cyclophosphamide and total body irradiation for marrow transplantation in chronic myelogenous leukemia - a review. Leuk Lymphoma, 1993, 11 : 201 - 204.

638. JL Schukxe, JW Donovan, JC Gribben. Minimal residual disease detection after myeloablative chemotherapy in chronic lymphatic leukemia. J Mol Med, 1999, 77 : 259 - 265.

639. MC Genovese, Z Uhrin, DA Bloch, et al. Long - term followup of patients treated with total lymphoid irradiation for lupus nephritis. Arthritis Rheum, 2002, 46 : 1014 - 1018.

640. SM Rigby, T Rouse, EH Field. Total lymphoid irradiation nonmyeloablative preconditioning enriches for IL - 4 producing CD4 + - TNK cells and skews differentiation of immunocompetent donor CD4 + cells. Blood, 2003, 101 : 2024 - 2032.

641. KJ Radford, Darren E Higgins, S Pasquini, et al. A recombinant E coli vaccine to promote MHC class 1 - dependem antigen presentation: Application to cancer immunotherapy. Gene Ther, 2002, 9 : 1455 - 1463.

642. AG Niethammer, R Xiang, JC Becker, et al. A DNA vaccine against VEGF receptor 2 prevents effective angiogenesis and inhibits tumor growth. Nat Med, 2002 : 1369 - 1375.

643. RA Freitas Jr. Microbivores: Artificial mechanical phagocytes. Foresight Update No, 2001, 44, 2001, 11 - 13.

644. H Cielb, HR Schumacher, J Cruckler, et al. In vivo inflammatory response to polymethylmethacrylate particulate debris - effect of size, morphology, and surface area. J Orthopaed Res, 1994, 12 : 83 - 92.

645. S Ross, ID Morrison. Size and surface area. Colloid Systems and Interfaces, J Wiley and Sons, New York, 1988, 31 - 43.

646. RA Freitas Jr, Ralph C Merkle. Diamond Surfaces and Diamond Mechanosynthesis. 2004. http://www. molecularmssembler. com.

647. Ralph C Merkle, RA Freitas Jr. Theoretical analysis of a carbon - carbon dimer placement tool for diamond mechanosynthesis. J Nanosci Nanotechnol, 2003, 3 : 1 - 6.

648. K Eric Drexler. A Fine - Motion Controller for Molecular Assembly. http:// www. imm. org/parts/parts2. Hrml; atomic coordinates for all atoms available at http://www. imm. org/parts/finemotion970116 - pdb.

649. K Eric Drexler. Simple Pump Selective for Neon. http://www. imm. org/parts/partsl. html; atomic coordinates for all atoms available at http://www. imm. org/parts/fmalpump96. 09. 06. pdb.

650. K Eric Drexler. A molecular differential Cear. http://www. imm. org/parts/parts3. html; atomic coordinates for all atoms available at http://www. imm. org/parts/diffgear. pdb.

651. A hydrocarbon bearing (designed by R. C. Merkte). http://www. Carol. Com/ HCbearing. Pdh; see also at http:// www. Zyvex. Com/nanorech/visuals. Html.

652. A hydrocarbon universal joint (designed by K. E. Drexler and R. C. Merkle). http://www. carol. com/umversaljoint. pdb; see also at http://www. zyvex. com/nanotech/visuals. html.

653. K Knoevenagel, R Himmelreich. Degradation of compounds containing carbon atoms by photooxidation in the presence of water. Arch Environ Contain Toxicol, 1976, 4 : 324 - 333.

654. K. Eric Drexler, Nanosystems: Molecular Machinery. Manufacturing, and Computation, John Wiley & Sons, New York. 1992.

655. N Li, C Sioutas, A Clio, et al. Ultrafine particulate pollutants induce oxidative stress and mitochondrial damage. Environ. Health Perspect, 2003, 11 : 455 - 460.

656. Q Rahman, M Lohani. E Dopp, et al. Evidence that ultrafine titanium dioxide induces micronuclei and apoptosis in Syrian hamster embryo libroblasis. Eniviron. Health Perspect, 2002, 110 : 797 – 800.

657. T Uchino, H Tokunaga, M Ando, et al. Quantitative determination of OH radical generation and its cytotoxicity induced by TiO_2 – UVA treatment. Toxicol in Vitro, 2002, 16 : 629 – 635.

658. JK Kim, WK Lee, EJ Lee, et al. Mechanism of silica – and titannium dioxidc – induced cytoioxicity in alveolar macrophages. J Toxicol Environ Health, 1999, A 58 : 437 – 450.

659. E Afaq, P Abidi, R Matin. et al. Cytotoxicity, pro – oxidant effects and antioxidant depletion in rat lung alveolar macrophages exposed to ultrafine titanium dioxide. J Appl Toxicol, 1998, 18 : 307 – 312.

660. K Donatdson, V Stone, PS Cilmour, et al. Ultrafme particles: mechanisms of lung injury. Phil Trans Roy Soc Lond, 2000, 358 : 2741 – 2749.

661. M Gumbleton. Caveolae as potential macromolecule trafficking compartments within alveolar epithelium. Adv Drug Delivery Rev, 2001, 49 : 281 – 300.

662. XY Li, D Brown, S Smith, et al. Short – term inflammatory responses following intratracheal instillation of fine and ultrafine carbon black in rats. Inhal Toxicol, 1999, 11 : 709 – 731.

663. J Donaldson, V Stone, W MacNee. The toxicology of ultrafine particles. In: CV Howard, RL Maynard (eds). Paticulate matter: Properties and effects upon health. BIOS Scientific Publishers Ltd (Oxford), Springer (New York), 1999, 115 – 129.

664. Oberdorster. Toxicology of ultrafine particles: in vivo studies. Phil Trans R Soc Lend, 2000, 358 : 2719 – 2740.

665. J Donaldson, V Stone, A Clouter, et al. Ultrafine particles. Occup Environ Med, 2001, 58 : 211 – 216.

666. K Donaldson, D Brown, A Clouter, et al. The pulmonary toxicology of ultrafine particles. J Aerosol Med, 2002, 15 : 213 – 220.

667. CA Dick, DM Brown, K Donaldson, et al. The role of free radicals in the toxic and inflammatory efrecrs of four different ultrafine particle types. Inhal Toxicol, 2003, 15 : 39 – 52.

668. AL Lambert, JB Mangum, MP DeLorme, et al. Ultrafine carbon black^ particles enhance respiratory syncytial virus – induced airway reactivity, pulmonary inflammation, and chemokine expression. Toxicol Sci, 2003, 72 : 339 – 346.

669. A Seaton, W MacNee, K Donaldson, et al. Particulate air pollution and acute health effects. Lancet, 1995, 345 : 176 – 178.

670. A Nemmar, MF Hoylaerts, PH Hoet, et al. Size effect of intratracheally instillled particles on pulmonary inflammation and vascular thrombosis. Toxicol Appl Pharmaco1, 2003, 186 : 38 – 45.

671. G Oberdorster. Effects and fate of inhaled ultrafine particles. paper 22, Nanotechnology and the Environment session, 225th ACS National Meeting, 23 – 27 March 2003. abstract online at http://www. Cheniisiry. Org; Exposure to airborne ultrafine and nanoparticles:Potential health effects, NanoDays 2002,CBEN/Rice University,14 October 2002.

672. RF Service. Nanomaterials show signs of tosicity. Science, 2003, 300 : 243; WG Kreyling, M Semmler. F Erbe, et al. Translocation of ultrafine insoluble iridium particles from lung epithelium to extrapulmonary organs is size dependent but very low. J Toxicol Environ Health, 2002, A 65 : 1513 – 1530.

673. G Oberdorster, Z Sharp, V Atudorei, et al. Extrapulmonary translocation of ultrafine carbon particles following whole – body inhalation exposure of rats. J Toxicol Environ Health, 2002, A 65 : 1531 – 1543.

674. VP Collins, B Arborgh, U Brunk, et al. Phagocytosis and degradation of rat liver mitochondria by cultivated human glial cells. Lab Invest, 1980, 42 : 209 – 216.

675. H Rieder, K Decker. Phagocytosis of hepatocytc mitochondria by rat Kupffer cells in vitro. Hoppe Seylars Z Physiol Chem, 1984, 365 : 175 – 184.

676. H Glaumann, BF Trump. Lysosomal degradation of cell organelles. III. Uptake and disappearance in Kupffer cells of intravenously injected isotope – labeled mitochondria and microsomes in vivo and in vitro. Lab Invest, 1975, 33 : 262 – 272.

677. H Claumann, BF Trump. Lysosomal degradation of cell organelles. IV. Heterophagocytosis and acute inflammation in liver after intravenous injection of isolated liver – cell plasma membranes. Exp Mol Patho 1, 1976, 25 : 371 – 389; H Claumann, L Marzella. Degradation of membrane components by Kupffer cell lysosomes. Lab Invest, 1981, 45 :

479 -490.

678. H Glaumann, IK Berezesky, JL Ericsson, et al. Lysosomal degradation of cell organelles. ILultrastructural analysis of uptake and digestion of intravenously injected microsomes and ribosomes by Kupffer cells. Lab Invest, 1975, 33: 252 -261.

679. J Hiraoka, Y Hirao. Fate of sperm tail components after incorporation into the hamster egg. Gamete Res, 1988, 19: 369 -380.

680. MT van de Pauw, T Van den Bos, V Everts, et al. Phagocytosis of fibronectin and collagens type I, III and V by human gingival and peridotal ligament fibroblasts in vitro. J Peridontal, 2001, 72:1340 -1347.

681. GC Knowles, M McKeown, J Sodek, et al. Mechanism of collagen phagocytosis by human gingival fibroblasts: importance of collagen structure in cell recognition and internalization. J, Cell Sci, 1991, 98:551 -558.

682. MK Badman, RA Pryce, SB Charge, et al. Fibrillar islet amyloid polypeptide (amylin) is internalised by macrophages but resists proteolytic degradation. Cell Tissue Res, 1998, 291:285 -294.

683. PJ Coopman, M T Do, EW Thompson, et al. Phagocytosis of cross - linked gelatin matrix by human breast carcinoma cells correlates with their invasive capacity. Clin Cancer Res, 1998, 4:507 -515.

684. JP Vos, ML Ciudici, LM van Coldc, et al. Cultured oligodendrocytes metabolize a fluorescent analogue of sulphatide; inhibition by moncnsin. Biochim Biophys Acta, 1992, 1126:269 -276.

685. A Lejeune, M Moorjani, C Gicquaud, et al. Nanoerythrosome, a new derivative of erythrucyte ghost: preparation and antineoplasric potential as drug carrier for daunorublcin. Anticancer Res, 1994, 14:915 -919.

686. M MoorJani, A Lejeune, C Cicquaud, et al. Nanoerythrosomes, a new derivative of crythrocyte ghost 1) identification of the mechanism of action. Anticancer Res, 1996, 16:2831 -2836.

687. A Lejeune, P Poyet, RC Gaudreault, et al. Nanoeryrhrosomes, a new derivative of erythrocyte ghost: III. Is phagocytosis involved in the mechanism of action? Anticancer Res, 1997, 17:3599 -3603.

688. J Desilers, A Lejeune, J Mercer, et al. Nanoeryrhrosomes, a new derivative of erythrocyte ghost: IV. Fate of reinjectcd nanoeryrhrosomes. Anticancer Res, 2001, 21:1741 -1747.

689. SE Lind, CJ Smith. Actin is a noncomperitive plasmin inhibitor. J Biol Chem, 1991, 266:5273 -5278.

690. AE Aranega, A Reina, C Velez, et al. Circulating alpha - actin in angina pectoris. J Mol Cell Cardiol, 1993, 25: 15 -22; AE Aranega, A Rcina, MA Muros, et al. Circulating alpha - actin protein in acute myocardial infarction. Int J Cardiol, 1993, 38:49 -55; J Prados, C Melguizo, AE Aranega, et al. Circulating alpha - actin in non - insulin - dependent diabetics with autonomic dysfunction. Int J Cardiol, 1995, 51:127 -130.

691. KD Harper, JF McLeod. MA Kowalski, et al. Vitamin D binding protein sequesters monomeric actin in the circulation of the rat. J Clin Invest, 1987, 79:1365 -1370; J Clin Invest, 1987, 80:277 (erratum).

692. PJ Goldschmidt - Clermont, H Van Baden, R Bouillon, et al. Role of group - specific component (vilumn V) binding protein) in clearance of actin from the circulation in the rabbit. J Clin Invest, 1988, 81:1519 -1527.

693. SE Lind, DB Smith, PA Janmey, et al. Role of plasma gelsolin and the vitamin D - binding protein in clearing actin from the circulaton. J Clin Invest, 1986, 78:736 -742.

694. DB Smith, PA Janmey, SE Lind. Circulating actin gelsolin complexes following oleic acid - induced lung injury. Am J Paihol, 1988, 130:261 -267.

695. F Minonzio, AM Ongari, L Vencgoni, et al. Immunomodulation of polymorphomulear leukocytess by D53 Immucytal and its constitutive fractions. Boll 1st Sieroter Milan, 1989, 68:241 -248.

696. A Fiocchi, B Vignati, P Cinquepalmi, et al. Treatment using immucytal In children with recurrem respiraiory infections: an Italian multicenter experience. Pediatr Mod Chir, 1989, 11:285 -291. In Italian.

697. A Fiocchi, R Arancio, P Ginquepalmi, et al. Recurrent respiratory iniections in childhood: Experience with a bacterial extract plus bacterial ribosomes (Immucytal). J Int Med Res, 1990, 18:50 -60.

698. B Balbl. A Aufielo, A Pesci, et al. Lower respiratory tract inflammation in chronic bronchitis. Evaluation by bronchoalveolar lavage and changes associated wlth treatment with Immucytal, a biological response modifier. Chest, 1994, 106: 819 -826.

699. R Mora. M Barbieri, GC Passali, et al. A preventive measure for otitis media in children with upper resoiratory tract in-

fections. Int J Pediatr Otorhinolaryngol, 2002, 63 : 111 – 118.

700. Pamela J. Keeling, Peter M. Henson. Lysosomal enzyme release from human. monocytes in response to particulate stimuli. J Immunul, 1982, 128 : 563 – 567.

701. Patricia Leoni, Roger T Dean. Mechanisms of lysosomal enzyme secretion by human monocytes. Biochim Biophys Acta, 1983, 762 : 378 – 389.

702. Michael J Janusz, K Frank Austen, Joyce K. Czop. Lysosomal enzyme release from human monocytes by particulate activators is mediated by b – glucan inhibitable receptors. J Immunol, 1987, 138 : 3897 – 3901.

703. Hiroshi Ogawa, Steven L Kunkel, Joseph C Fantone, et al. Comparative study ofeosinophll and neutrophil chemotaxis and enzyme release. Am J Pathol, 1981, 105 : 149 – 155.

704. HW Fink, C Schonenberger. Electrical conduction through DNA molecules. Nature, 1999, 398 : 407 – 410.

705. Novel Protein is Both Ion Channel and Enzyme. Howard Hughes Medical Institute, 19 January 2001; http://wtvw. hhmi. org/news/clapham. html.

第十二章 纳米材料的免疫反应性

用于生物体的纳米材料必须具有免疫学相容性。相容性是指两种或两种以上的体系共存时相互之间的相互影响而言的。如果这些体系在共存时互不影响，互不损伤，互不破坏，我们就说这些体系间有完全的相容性。比如空气中的氧和氮可以长期共存而相互之间不发生影响。如果这些体系之间在共存时相互影响，相互破坏，导致不能长期共存时，我们就说这些体系之间的相容性差或没有相容性，如活泼金属在酸性溶液中很容易被破坏，因此我们可以说酸与金属是不相容的或酸与金属之间没有相容性。生物相容性则是指生物的或非生物的外源性材料与生物体、生物组织、生物系统、细胞或蛋白之间的共存能力或性质。关于生物相容性的最一般的定义是“某种材料在其特殊的用途中引起宿主适当反应的能力”[1]或“机体蛋白和细胞利用一种材料以满足某种特殊的目的”[2]。但这些定义实际上都不能完全概括生物相容性的含义。从本书的目的出发，生物相容性似乎应当这样来定义：生物相容性[3]是指任何一种外源性物质，无论是天然材料[4]、治疗用的外源性细胞、植入的器官、人工材料的植入体或本书所涉及的主要内容纳米粒子，为治疗目的植入或通过某种方式进入生物体，或与生物组织共存时，对生物体和生物组织造成损伤或引起生物体或生物组织发生反应的能力和性质及/或生物体容许这种材料在体内存在及与这种材料的相互作用的能力和性质。

纳米材料或纳米粒子对于生物体来讲，一般都是外源性物质，属于医学上的“异物”范畴。异物一般对生物体都有损伤作用，生物体对异物都具有防护能力。这种防护能力是通过免疫系统来实施的。因此，对于纳米材料或纳米粒子的生物相容性首先遇到的问题就是免疫系统对纳米材料或纳米粒子的反应的问题。纳米技术还是一门刚刚兴起的技术，因此直接用纳米材料或纳米粒子进行的研究为数尚且不多，但我们可以从这些不多的材料当中获得一些重要的信息。另外，一些有关的粒子，包括一些微米级的粒子和亚微米的粒子，与生物体的相互作用已有相当丰富的实验资料和研究文献。这些文献和资料也可以给予我们一些重要的启示。目前关于外源性物质材料与生物体相互作用的研究可归纳为下列 4 个水平：

分子水平：也就是生物组织的基本组成成分，如蛋白、脂质或类脂、核酸或多糖与纳米粒子的共存能力及对纳米粒子发生反应的能力和性质。例如，阳光照射纳米二氧化钛粉催化 DNA 损伤[5]，C_{60} 以其与环糊精复合物的形式掺入大鼠肝微粒体，受到紫外或可见光照射时，对脂质和蛋白质引起明显的氧化性损伤等。

细胞水平：也就是细胞对纳米材料或纳米粒子共存能力或对纳米粒子的反应及纳米粒子对细胞的损伤作用。例如，细胞对纳米粒子的主动性作用包括吞噬作用、粘附作用、消化作用等。纳米粒子对细胞的作用是指纳米粒子与细胞的粘附、穿入、撞击等机械性作用及对细胞功能、代谢和活动等化学性影响。当然，这些影响和作用不能被截然分开，因此在讨论时往往是放在一起进行。

系统或组织水平：某一生物系统或生物组织与纳米粒子的共存能力或纳米粒子引起某一生物系统或生物组织发生反应的能力。系统性反应如血液系统、神经系统、免疫系统与纳米粒子的相互作用；组织性反应如上皮组织、表皮组织、纤维组织、结缔组织等与纳米粒子的相互作用。

整体水平：是指在整体水平上对纳米粒子所发生的反应，如纳米热及过敏反应等的全身性反应。

本章拟从这 4 个水平上对纳米材料或纳米粒子与免疫系统的相互作用进行讨论。

12.1 传统医疗植入材料

20 世纪，人工材料和人工设备的发展已达到这样的程度：可以成功地将人体内某一患有疾病或失去功能的器官用人工材料进行成功的代换[6]。这些特殊的材料可以在体内发挥其所替代的器官的功能的同时，虽然与机体组织或生物溶液直接接触，但并不引起机体的不良反应，也不被机体所排斥，也就是说具有良好的生物相容性。这些材料因此而被称之为生物材料[7-11]。用生物材料制备的可植入体内完成某一特殊功能的设备可以以是植入器官、生物医疗装置或生物植入体。截止 20 世纪 90 年代中期，生物材料已被用于 2700 多种不同种类的医疗设备，2500 多种临床诊断用产品和 39000 多种药物制剂[12]。

最早的医疗植入体的成功的例子是 20 世纪初期用于骨折固定和辅助骨折愈合的骨板[13]。骨板常常是可以在骨折愈合后或可以承受负荷而不再发生骨折时拆除[14]或将骨板用可吸收的材料制成[15-17]。20 世纪 50 年代，材料工程的进步和外科技术的发展使人们开始对血管的替换进行实验。人工心脏瓣膜和髋关节于 20 世纪 60 年代开始开发[7]。到 20 世纪末，生物材料几乎在每一人体的主要系统的替换或功能的改善中都起着主要的作用。在体外系统中如氧发生器、透析器和 apheresis 系统中也有重要作用。一些常见的植入体包括：①正骨成形植入体如全膝关节和全髋关节替代植入体，脊柱植入体，骨骼固定器和肌腱韧带成形体[18]；②心血管植入体[9]如人工心脏瓣膜、血管移植和血管支架、心脏起搏器及可植入除颤器等；③神经植入体如植入耳蜗和脑脊液引流系统，如脑积水分流系统等；④塑料和可重建植入材料如乳腺增容和乳腺重建、面颌骨重建、人工喉、阴茎植入体及用于软组织增容的可注射胶原；⑤替代牙齿牙根系统的牙植入体及口腔内骨组织的替代品等；⑥眼的接触和眼窝内晶体；⑦导管和膀胱刺激器；⑧给药植入体如胰岛素泵；⑨一般的外科用品如缝合线、骨钉及血液替代品等。据估计，在 1988 年美国有 674 000 成人使用 811 000 个人工髋骨[19]；1994 年全世界约有 170 000 人接受人工心瓣膜移植[6,20]；1996 年全世界有 1 百万人应用了人工关节替代材料[21]；截止 2001 年，在美国约有 10 万人使用体外胰岛素泵，全世界有 1 100 人使用体内胰岛素泵[22]。

12.1.1 矫形材料

在关节损伤和退行性关节炎，当用物理疗法不能获得改善时，常常需要用人工关节进行关节替换[23-25]。人工关节是由超分子聚乙烯制成的杯状成形材料。这种材料置于关节窝中，一个由钛或钴与铬的合金制成的金属球固定于一个金属球置于这种材料杯中形成关节。这种关节可用于替换髋、膝、肩、腕、指和趾关节。估计在美国每年有 30 万人接受关节替换手术[6]。在大多数情况下，可以减轻疼痛和获得良好的行走能力。

矫形植入设备中的一个重要问题纯粹是与材料相关：磨损和疲劳引起的关节替代品的脱层现象[26]。对于关节的任何方式的使用，如在膝和髋关节情况下的行走，都会导致聚合物杯与金属球之间的相对运动。由于球与窝之间明显的局部接触应力，聚乙烯材料倾向粘附于金属或陶瓷球[6]。在正常使用关节时，由于它们之间的相对运动，粘附区域的纤维被自聚合物表面拉下，形成亚微米大小的碎片[27]。这种粘附性磨损机制，与聚乙烯疲劳相关性层化反应（在膝关节中最为常见）一起，使无数的细小的多聚体粒子进入人工关节周围的滑液及组织。此后体内组织与这些粒子之间的相互作用就成为生物学效应的关键环节。人体的免疫系统常常是企图将这些粒子像细胞或病毒那样给消化掉，但总是不成功[28]。与这些过程相关的酶类最终导致骨组织的溶解和邻近骨细胞的死亡[29]。久之，植入体周围的骨组织的吸收达到一定的程度，引起植入体的松脱，需要痛苦和代价昂贵的再次代换或“修正”。既然松脱并非是由其所伴发的炎症所引起，那么这种现象就应当被称作是“无菌性松脱”[26]。一个替换的完整关节的寿命一般为 8 ~ 12 年[30]，在年轻人或活动较多者甚至更为短暂。对于这种松脱关节的处理只需要清除周围的一些骨组织，因此往往是简单的修复手术就可以解决问题。这使替换植入只限于老年和活动较少的患者[6]。

对来自无菌性松脱患者样品中磨损粒子的研究发现了关于磨损粒子大小、形态和表面情况的有意义的信息[31]。令人感兴趣的是南方研究所的研究者用原子力显微镜获得了聚乙烯磨损粒子详细的和高分辨的成像。这些粒子的大小有几百个纳米，可表现为菜花样形态[6]。将这种碎片研究与细胞反应研究结合起来，工程师和生物学家正在试图对植入体失败及再植入中所存在的问题进行进一步的研究[29]。目前进行的实验研究是关于植入体表面被覆材料的研究[32]。Fahy 说，炎症细胞没有超高密度的聚乙烯及其碎片的受体，但仍能够识别这些异物并对其进行攻击。这种识别所依据的信息基础可能是比免疫细胞具有更高能量的非特异性表面而并非是特异性的表面形态或化学基团。免疫细胞对这些粒子的行为可能是试图将高能量表面给包括起来，以减少聚乙烯与细胞联合界面的自由能。其具体行为也就是粘附于这些粒子表面，如果可能的话就将之吞噬。这种现象提供了一条怎样减少非预期粘附作用的信息，这就是要避免高能量表面。对于有些纳米粒子表面的表面能情况有专门的章节进行讨论。

12.1.2　心瓣膜材料

一项对于人体生命存在的至关重要的植入技术的一个成功的例子是人工心脏瓣膜[33]。虽然过去由于瓣膜的设计不够精密而导致临床失败，但至2002年，人工心瓣膜植入长期成功的限制因素已被局限于瓣膜所用材料本身的问题。通常用于人工心瓣膜的材料主要有两种类型，人造的硬心瓣膜和柔性的生物成形材料瓣膜[20,34]，虽然有第3种材料－聚合材料心瓣膜[35]正在被研究之中。在机械性心瓣膜中最为常用的是人造材料的硬心瓣膜，占所有心瓣膜植入的60%。机械性心瓣膜的主要问题是血栓形成[6]。这可以表现为栓塞、固定或游离的凝血块的形成，在不适宜的抗凝情况下还可以有出血。有热解炭膜的石墨已成为机械性心脏瓣膜的选择材料之一。这种材料具有良好的抗血栓形成作用[35-37]。在1969～1994年间，估计有2百万成功植入病例，至少使患者的寿命平均延长5年[38]。已有人提出热解炭心脏瓣膜服役期限的限制因素可来自材料的周期性疲劳[39]和由于涡流引起的空腔张力[40]，因为这种材料[6]可以发生环形裂隙并且这种裂隙可以增大[41]。但是体外加速磨损实验表明，双叶热解炭心瓣膜可以经受21亿个开闭周期（52.5人年）而没有机械性失败和功能的减退[42]。近来的实验[43]提示，现代双叶人工心瓣膜设计的各向异性热解炭心瓣膜在生理相关的张力实验体系中，可以经受～10^9周期而不发生疲劳。人工心瓣膜其他缺点方面的问题包括噪音过大及一旦失败后则出现灾难性的后果。另外，即使热解炭等材料具有较好的抗凝效果，但仍需要终生抗凝治疗以预防血凝块的形成所导致的栓塞[44]。在所有与血液的接触面都有金刚石样炭膜的血注泵已被开发出来作为左心室的辅助装置[45]。

第二种最为常见的心脏瓣膜材料是柔性的生物成形材料（占所有心瓣膜的40%）或被称之为组织瓣膜[20,44]。这类瓣膜包括变性的猪主动脉瓣[46]，牛[47]或其类似的[48,49]心包，人主动脉瓣的同种移植[50,51]及组织工程生物心瓣膜[52]。人们相信，类似于心包的情况，在存活期间内，应当不会像固定的猪瓣膜那样被快速地降解。生物成形瓣膜[46]在儿童是唯一的选择，常常由于钙化（血流中的钙在植入体上的沉积）而失败。这种钙化使瓣膜的机械性功能丧失，导致血管阻塞或血栓栓塞[53,54]。生物成形材料瓣膜可以有较少的血栓形成和免疫反应性但也易于发生机械性疲劳。周期性的负荷可促进疲劳性裂隙的增宽，常常导致灾难性的失败[55]。基于组织的心瓣膜的尚未解决的问题还有它们的持久性问题，其寿命一般为5～15年[44]。对于几项关于临床心瓣膜植入的大型比较性研究的回顾发现瓣膜感染（成形瓣膜性心内膜炎）、非结构性的功能不全和10年后的总体后果对于组织瓣膜和机械性瓣膜大致相同[20]。

12.1.3　生物活性材料

一种人工材料植入人体后，组织对植入物的反应方式依赖于材料的类型[9]。组织附着的机制（如果有附着的话）则依赖于这种组织对植入体表面反应。一般的这些材料根据组织反应的类型可被分为三类：化学惰性材料、可生物吸收材料和生物活性材料[6]。

12.1.3.1　化学惰性材料：诸如钛[56-58]、钽[58]、聚乙烯[56]和氧化铝[59,60]与其邻近组织之间很少表现有化学性相互作用。但是，即使这些物质在物理上不是完全惰性的，一个保护性的纤维性囊也会在植入体的周围形成[6]。这种反应类似于机体以包囊形成的方式控制侵入的结核菌的情况。组织也可以物理性的方式附着于这些材料。其机制是长入材料表面的一些不规则的结构，发生骨凝结或压入适宜的表面缺损。这些机制似乎都与植入材料表面的粗糙度具有一定的关系。因此，如果这些材料的表面都能达到纳米级或原子级的表面平滑程度，对于组织与植入体间的反应有何种影响，就成为一个值得探讨的问题。这种形态学固定对于永久性植入体的长期稳定性是不够的。单单是这种方式的附着是矫形或牙齿植入治疗中的一个问题[6]。这部分地是因为缺乏强度。而且许多聚合物植入设备一般被认为在数月到数年之间为安全有效的。生物体对植入体可能发生攻击作用，但这可能通过表面设计而得到补偿[61]。

12.1.3.2 生物吸收材料：诸如磷酸三钙[60,62]、聚乳酸－聚甘油酸共聚物[62]及一些金属[63]之类的植入材料可以缓慢地由组织（如骨和皮肤）将其吸收替换。它们被用于药物递送系统[15-17]或可生物降解性可植入结构如外科缝合线[64-68]、缝合支撑物[69-75]、半月箭[76]、支架[77]及其他设备等[76]。美国有两家公司正在制备一种电纺纳米纤维聚合物网膜能够防止组织创伤愈合后的粘连，并可以像生物降解缝合线那样被机体消化吸收。用纤维素或 hyaluronan 制备的抗粘附材料也已有公司出售，但医生们对这些材料还不十分满意，因为这些材料可粘附于医生的湿手套而在病人体内应用的效果也并不总是很好。据称纳米网，使用直径为 150 nm 的纤维，具有更好的可柔曲性，同时又易于夹持，且可以直接局部微量地递送抗生素、镇痛药或其他药物到局部组织。电纺技术也是一种正在商业化的由有机的和生物的聚合体制备的纳米纤维。

12.1.3.3 生物活性材料：这类材料包括某些种类的玻璃[74]、陶瓷、玻璃陶瓷[74]、浆喷羟磷灰石[59]等。这些材料含有硅、钠、钙和磷等元素的氧化物，构成可以与骨骼形成化学键的复合材料。由这种材料制备的植入体可与骨形成牢固的键合[75]。之所以称这类材料为生物活性材料[76-78]，是因为当它们被植入活的骨组织时，它们可以触发骨组织的反应。这种反应对其表面进行化学修饰，使其能够与活骨组织之间成键结合。这种结合是时间依赖性的，其表面的化学修饰具有动力学特征。特别是在生物活性植入材料与其周围液体之间发生一种离子交换反应。这种交换反应的实质是植入材料中的化学成分弥散进入其周围的组织液，而组织液中的某些成分则可以反向进行植入材料。这种离子的交换引起化学级层面的形成。这种化学级层面可成为植入物表面具有生物活性的碳水化合物磷灰石，在化学上和晶体学上都等同于骨骼的矿物质相，形成相对牢固的界面结合[6]。虽然生物活性材料看起来解决了生物医疗植入体的固定问题，但现在所能得到的生物活性玻璃（或叫生物玻璃）不适应于承受负荷的用途，因而并未被用于矫形植入。事实上，它们在其他方面，甚至在一些牙科方面的应用也受限制，因为它们对裂隙产生的对抗作用很低。

具有更好强度的陶瓷材料，呈晶体结构但却不具有生物活性。已有研究用离子束照射的方法以改变这些晶体陶瓷的表面原子结构和化学性质以改善其生物活性，使其能够在植入时能够与其周围液体发生离子交换反应[6]。例如，Sheffield 大学的 France 已研究了表面化学对人表皮皮肤细胞附着性的影响。他使用一种被称之为浆聚合反应的技术使陶瓷材料的表面含有特定浓度的某种功能基团[79]。他发现角质细胞对特定浓度的羧基功能基"有好感"。这种表面促进细胞粘附及胶原的沉淀，而胶原则是角质细胞在真皮－表皮结合部中的天然底物。这些细胞也"喜欢"高浓度的氨基和醇基，虽然在具有这些基团的表面上的附着很少能够与具有胶原的表面上的附着相比。这些血浆聚合物可支持细胞生长数天。在 2000 年被开发为移植性敷料，允许使细胞在其上培养并用于某些伤口如烧伤和溃疡以促进愈合[79]。

艾丁堡大学的 Curtis 及其同事们已用蚀刻技术研究了植入表面形貌对生物活性的影响。在钛表面上，细胞按照表面的微尺度特征进行排列。表面微形态的尺度和形态特征可以控制不同的细胞的行为。例如，成纤维细胞（与创伤愈合过程中新生胶原的沉积有关）可以在微尺度沟中移行，而巨噬细胞（血液中与消化异物有关的白细胞）可被捕获于这种表面的结构之中[79]。生物材料科学家们可以利用这些表面控制来提供指导再生和愈合的新的方法[79]。需要注意的是在许多纳米医疗用途中，组织与植入材料的整合是一种理想的情况。这些过程可能涉及宿主细胞与生物活性植入物表面相互作用并粘附于其上。对于其他的用途，如血流动力学系统，非粘附性的生物惰性的纳米设备表面对于预防血栓和感染灶的形成则是理想的[80]。换句话说对于特殊的用途，对于材料的生物相容性就具有不同的要求。

12.1.4 植入材料感染和生物膜

在 20 世纪后期，全世界有数百万接受组织和器官替换的患者发生与生物植入材料相关的感染。感染已成为生物材料应用中的一种最为普遍和最具破坏性的并发症。感染于全髋关节替换的发生率小于1%，但在全膝关节替换的发生率在2%～4%之间，而在全肘关节替换中的发生率为7%[80]。在长期磨损的接触性镜片中，绿脓杆菌是最为常见的角膜炎的病原菌[81]。血管移植在易感人群中的发生率为6%。如果不采取定期地换用新导管，则血管内导管将会无例外地发生感染[80]。左心室辅助设备在使用30天以下时感染的发生率为20%[82]。20世纪80年代晚期全人工心脏1个月之后的感染危险性为100%[83]。生物材料上生物膜的形成（顽固性的炎症的形成）通常会导致受影响的设备或器官的植入失败而拆除[6]，对患者产生严重的后果。

生物膜是由嵌入植入设备表面粘附性聚合物内的细菌所组成。膜内的细菌受到膜的保护而不会受到抗生素的攻击。就像已熟知的工业领域中的情况，细菌生物膜可以破坏许多管状结构的表面如船壳、水下油开采设备、管道系统的内表面和冷却塔引起金属的腐蚀及金属设备的破坏。生物膜可感染生物气体滤器[84]，塑料矿泉水瓶[85]和食品制备系统[86]。但生物膜形成也是一个严重的医疗问题。这些总是表现为与生物材料相关的设备感染包括气管内插管、缝合线、静脉导管、尿道导管、IUD、及接触性镜片，成形材料的感染包括机械性心瓣膜、动静脉分流和血管移植、关节替换、胆道支架、牙齿移植、阴茎成形和脊柱移植[87]等。表皮葡萄球菌是其最为常见的感染微生物[88]。根据所感染的微生物，这些感染可以是急性的，材料植入后迅速出现症状，或慢性的，表现为症状在很长的时间内症状才能消失[6]。感染的医疗设备表面的电子显微镜观察可发现大量的细菌存在于粘质之中[89]。生物膜的厚度变动范围很大，其主要的限制因素是营养的运输问题而不在于结构的粗糙与否。例如，厌氧性绿脓杆菌生物膜在其单培养时，可以生长至30～40μm厚而当有厌氧细菌对培养基进行修饰后则可以长至130μm[90]。

一般的细菌生长可用消毒剂进行清洗和全身使用抗生素进行根治。但细菌在液体中的人工或天然表面上的粘附可以是不可逆的。不幸的是，粘附的细菌细胞形成生物膜最易发生于化学惰性表面[91]。这些惰性表面可能包括可用做纳米机器人材料的金刚石等。例如，已知真菌生物膜易粘附于聚乙烯板[92]。一旦粘附这些细菌就可以增生，可以形成复杂性的多层微克隆，产生粘质性材料包裹细菌细胞。这种细菌生物膜已被描述为细菌细胞的结构共同体。这种结构共同体被包括于自身产生的基质之中，粘附于惰性的或活的表面[91]。固着的生物膜结构对抗生素、吞噬细胞和抗体都具有对抗作用[91]，因为其表面硫化的20 kD的酸性多糖[93]粘性基质可以作为保护细菌免受攻击的物理性和化学性屏障。聚焦切片的检查表明，生物膜是由73%～98%的细胞外基质和无膜空间所组成的高度水化的开放性结构[94]。水化生物膜的原子力显微镜成像[6]揭示有无数的0.25μm的孔和0.5μm的通道。这些不连续的通道被认为可作为通向生物膜各层的营养运输通路[84]。借助于这些营养通路，使细菌的生命活动及增生能力得以维持。原子力显微镜还已被用来研究分析细菌粘附的早期事件[94,95]。生物膜中不同区域的细胞显示有不同的基因表达[96]及不同的功能基因。

所有的生物材料表面，不管其制备方法如何，都具有特定类型的有机物或离子的污染，其分布是由植入材料外表面原子层的特性所决定的[97]。糖蛋白性的有条件的膜——来自含有血浆蛋白如纤维蛋白原、纤维蛋白、胶原和其他蛋白质的液体或基质相——会立即覆盖生物材料或组织移植体[98]，成为细菌或粘附物的受体部位[88]。这种膜的不同成分的作用视细菌或组织细胞类型的不同而不同。例如，金黄色葡萄球菌对胶原和纤维连接蛋白都有其独特的结合位点[99,100]。Gristina预言[80]，在原子水平上对生物材料表面进行修饰将可以使有计划地安排细胞与各层表面的相互作用事件。

纳米材料表面特征和性质包括粗糙度和表面积、碎裂尺度、致密度和孔隙度、疏水性、及其化学特征对于宿主的细胞反应和细胞或细菌与其表面的粘附和其上的菌落形成都具有重要的作用[101-103]。当组织细胞在一种金属或聚合物表面形成集落，或与植入材料表面结合时，无论是通过直接的化学性相互作用或是通过宿主来源的生物大分子，都使后来到达的细菌细胞要面对有活力的结合有组织的表面。这种表面由于其本身具有一定的活性，组织细胞的完整的胞膜，表面多糖、宿主功能性防御机制及组织细胞对结合部位的占据，因而能对抗细菌在其表面的生长。但是，如果细胞的粘附首先发生，或已发生稳定的微小克隆，而后到达的组织细胞将不能将这些原来的克隆取代而占据表面或与表面结合[80]。

感染性生物膜一旦建立，那么单靠宿主的防御机制就很难解决问题，即使是很健康的宿主也不可能[89]。抗生素疗法可纠正由生物膜释放的浮游细菌细胞所引起的症状，但却不能消灭生物膜中的细菌及破坏生物膜本身[91]。对于生物膜内的细菌对抗生素的敏感性有各种各样的估计，可以比处于浮游状态的微生物低 20 ~ 1 000倍[87]或500 ~ 5 000倍[104]。这种敏感性的降低似乎是依赖于与生物膜中微生物生长缓慢相关的生理性改变[105]，可能包括由于粘附引起的基因抑制效应[106]。用抗生素浸润来阻止生物膜的形成的效果有限[107]，其部分原因可能是因为不能对这种表面持续地供应抗生素。未来的纳米医疗设备应设计得能够给表面持续提供足够浓度的抗生素。

一种很成功地对抗生物膜问题的表面处理是在 PVC 或聚乙烯表面用离子束沉积的方法镀一层银膜。银及其化合物很久以来就被认为是具有杀菌作用[108]。对镀银的植入材料样品，用改进的 Robbins 设备和表皮葡萄球菌进行实验，发现在这种银膜材料上比在无膜材料上的生物膜形成减少[32]。1977 年开发的一种称之为“银区制备”的离子束改善植入材料质地的过程心瓣膜缝合袖的金属银浸润成为可能[109]，有助于防止缝合袖上的细菌生长，能够减少替换术后的心内膜炎的发生率。这种心内膜炎是终生威胁患者生命的炎症。有公司用同样的方法处理中央静脉导管和外科导线以减少血块形成的可能性和增加润滑性以使插入过程更为容易[110]。Erlanger 银导管和其他类型的浸银导管[111-114]已表现出强大的减少细菌粘附和生物膜形成的能力。银膜聚氨基甲酸乙酯胆管支架材料的体外试验表明，可使细菌粘附减少为原来的 1/10 ~ 1/100[115]。银膜 Gore - Tex 有助于抑制生物膜生长[116]。

永久性疏水化玻璃和陶瓷表面在口腔环境下可大大抑制生物膜形成[117]。金刚石也是高度疏水的，虽然在其表面进行的生物膜形成实验还没有文献报道。捕获于聚乙烯甘油水凝胶中的含有 ciprofloxacin 的脂质体的外膜被显示可以完全抑制细菌对硅导管的粘附作用[118]。另外，已发现在细菌对材料表面的粘附焓与生物膜细菌对那些材料表面的粘附强度存在有一定关系[119]。特别地，似乎有一个不依赖于聚合物表面的最小的细菌粘附倾向存在。用负电荷表面修饰聚合物给予细菌接近于最小的粘附性[119]。

另外一个从纳米医学方面来讲的有趣的手段是将低能量超声与氨基甙类抗生素（如庆大霉素）联合应用，以提高抗生素治疗的有效性和减小固着细菌（如绿脓杆菌）的生命力（减小的程度可达数个数量级）[120-129]。这是因为生物学与声学之间的加强效应[123,128]。在一项实验中在生物膜上应用 $12\mu m^3$ 的庆大霉素，并暴露于 70 kHz，在峰强 100 W/m^2 的超声两小时杀死 99% 的生物膜中的绿脓杆菌；在峰强为 10 W/m^2 时杀死 90%，与不用超声的情况相比效果明显提高[128]。这些声强远远低于体内超声能量供应及通讯应用典型安全值 1000 W/m^2 的限制。随着频率的增加，抗生物膜效应呈对数线性下降：就与庆大霉素使用的情况而言，0.1 Hz 的声波的杀菌效应比 10 Hz 声波的杀菌效应强 10 倍[128]。有人假定，超声增加庆大霉素的跨细胞膜运输，其机制可能是通过高压、高切应力、或空腔形成。电[130-137]和磁[138]提高抗生素抗菌活性也已有文献报道。单纯使用超声也能去除食品制备设备上的生物膜[139]。

12.1.5 具有生物相容性的现代测试方法

Black 指出[3]，一个植入体的生物学行为所要考虑的问题包括宿主的反应和材料对植入的反应。传统手段[9]是以宿主反应来定义（因此被称之为生物相容性），然后以体外和体内测试来观察材料降解的证据。Black[3]提出材料质量研究应从 5 方面着手：①根据工程性质和以前的宿主反应的信息选择材料；②实验确定对于相应的用途，宿主反应是否可以接受；③在宿主反应研究中获取不可接受的材料反应的证据；④在长期体内植入研究中确证满意的材料反应；⑤在实际服役期间监控关于其性能详细变化的临床报告。

体外筛选方法一般有两种类型：组织培养试验和血液接触试验（用于接触血液的用途）。按照

Black 的意见，组织培养测试涉及用下述 3 种方法中的任一种在各种状态下维持部分活组织：①细胞培养：游离的细胞种植于无基质培养基，通常是单层；细胞也可种植于溶液、琼脂糖或其他培养基，通过直接接触宏观材料、通过间接层弥散或与培养液中生物材料粒子或洗脱成分接触；②组织培养：不进行细胞游离过程，直接将部分完整组织进行培养，通常是基上而不是以游离的形式种植于混悬液，其与材料的接触方式同细胞培养；③器官培养：整体器官在体外进行培养。来自胎儿骨的各种提取物可以在不需要外源性支持物的条件下使成人的完整器官如肾或心脏成活。组织培养测试用于研究宿主反应包括细胞的存活情况（毒性、细胞器和细胞膜的完整性等）、细胞繁殖（生长抑制）、代谢活性（能量利用、物质合成、分解代谢等）、细胞活动（化学趋向性、细胞运动、吞噬作用、大小和形态等）、细胞损伤（染色体破坏、致癌性[140]、致突变性[141]）和特异性的免疫系统反应（包括迟发型超敏反应）[142,143]。组织培养使用一个或多个正常的哺乳动物细胞系如鼠科动物巨噬细胞、异常细胞如 HeLa 细胞或淋巴瘤细胞或细菌细胞系如金黄色葡萄球菌或埃希大肠杆菌。每种测试选择某一细胞系以用于特殊的目的。每一种的使用都依赖于与宿主体内反应[144-146]。

血液接触试验涉及检验血液在与外源性材料接触期间或接触之后静态或动态条件下凝固时间和凝血速率。因为这些反应不仅仅对于材料来说是固有的问题，而且也受植入设备功能、界面的存在、流速及涡流等条件的影响。一种新的生物材料的测试常常需要 3 个连续的阶段：①体外静态测试（如相对于参考表面的凝血时间[147,148]）；②体外动力学测试（如在对照流体和暴露于全血条件下的血小板粘附时间[149,150]及红细胞损速率等）和③体内的运动力学测试。尽管体外实验还有缺陷或不足，但它们在筛选试验中的应用非常普遍，因为相对来说体外试验的代价较低而很小产生假阴性反应（如对于心瓣膜的情况，在体外测试结果不好时，就肯定其在体内的效果也不好）[3]。

体外试验取得良好的结果后，一种新的生物材料就可以进入整体动物的延期体内研究[151]。整体动物试验在人体临床试验以前进行，是将生物材料暴露于与人体相似的系统生理过程。起初非功能性的测试通常是在软组织中进行因细胞毒性反应具有普遍性。同时也因为动物的软组织测试可以通过相对简单的外科手术达到目的[3]。最常见的测试性植入部位包括皮下、肌内、腹腔内[152]、跨骨皮质（如股骨和颅骨）和骨髓（如股骨和胫骨骨髓）。测试可分为两种类型：功能性的和非功能性的。在非功能性测试，植入体具有精心选择的和标准的形态，被动漂浮于相应的组织部位[153]。非功能性测试集中观察植入材料与植入的生物化学环境间的相互作用，研究周期较短（如 0.5 ~ 24 个月）[3]。非功能性测试必须要提供充分的实验对照，要包括组织与植体之间的相对运动和植入体与组织界面上的电荷密度。后者会影响所观察到的宿主反应。功能性测试需要将植入体以所要经历的实际功能方式置入其在体内的相应部位[3]。这能够研究组织长入孔性材料的情况，及这种长入在固定作用中的意义[154,155]；研究在实际应用中所遇到的机械性力的效应[156]；研究新生内膜的形成、血栓形成的程度及类型[157,158]及机械性负荷对血管相关性过程的影响[159]；研究承载负荷设备磨损粒子的产生和与它们相关的临床组织反应。功能性测试的代价较高（ > $ 1000/动物），也比非功能性测试更为复杂[3]及试验动物比人类的寿命短而代谢率高[160]，因此结果中具有更多的不确定性。

总的结论是只有临床试验才是能够获得确定任何一种生物材料的生物学行为的最确切测试方法。但是任何人体临床实验必须要对所涉及的患者能够提供潜在的益处，能够基本上避免利用人体对生物材料进行测试。

12.2　与植入材料表面的粘附性作用

著名的生理化学家 Leo Vroman 曾经夸张地说："面对冰雹一样的五花八门的鸡蛋，我们不可能期望能够一身洁净地离开。除非它们已被煮得很老或者是我们能够迅速地穿上薄薄的外衣，以能够不直接接触大量的易碎的鸡蛋的内容物。与此相似，没有这样的界面存在，使面临血浆而能逃过被最丰富的和最易碎的血浆蛋白给镀上一层外膜。"

紧接着一种生物材料被植入宿主组织，首先发生的事件是在组织与材料的界面间，血液中的血浆蛋白被非共价地吸附到植入材料的表面[161]，如果材料的表面直接与血液接触。只有皮下的用于递送药物的微型渗透泵有可能避开这个过程。蛋白吸附非常迅速，要比宿主细胞被运输到异物表面的速度要快得多。一旦蛋白被吸附到异物的表面，宿主细胞就不再能“看到”蛋白层之下的物质，所看到的只是由蛋白质组织的覆盖层而不是异物材料的本身。因此，蛋白的吸附有可能介导细胞吸附的类型。细胞的粘附则最终决定在移植物表面所形成的组织的类型[162]。因此，吸附的蛋白的类型和状态包括它们的构型变化，是决定材料的生物相容性的关键因素[161]，也因此表面的预处理可能成为一个对生物相容性进行控制的机制之一。甚至早至20世纪60年代的晚期，Vroman 和 Adams[163-165]及 Baier 和 Dutton[166]就已发现在接触血液或血浆 10 秒内，均匀的 6 nm 的纤维蛋白原层就能够在 Ge、Pt、Si 和 Ta 的表面形成；60 秒后，纤维蛋白原层表现有轻度的不均匀，平均厚度为 12. 5 nm，但仍然以纤维蛋白原为主。Rudee 和 Price[167]的测定表明，人血浆白蛋白的分子尺度为 8 nm ×3. 8 nm，在 pH 5 ~7 溶液中单分子旋转半径为 3. 2 ~ 3. 4 nm，在接触无定形碳表面 1. 3 秒就能形成一层连续的薄膜。纤维蛋白原形成薄膜需要 2. 5 秒。在介于疏水性和亲水性之间的表面，蛋白吸附的典型值为 0. 3 ~ 12 mg/m^2 （500 ~20，000 分子/μm^2）[168]。

许多在细胞中合成的分子具有“尾巴”部分，去掉这个尾巴后才具有活性[3]。这个尾巴的去除是借助于酶的过程。有活性的分子可以被释放到细胞外的活性基质池。因为具有粘附力，所以在接触异物时可引起成熟前激活。事实上，有些分子是专门设计得以此种方式激活。一个普通的例子就是纤维蛋白原，在血凝期间遇到异物后最终转变成分子量较小的活性蛋白纤维蛋白。

用原子力显微镜[169-171]和扫描电镜[173]已能获得吸附的人纤维蛋白原分子的三维成像。通过测定一个固定于 AFM 探针尖端和短暂接触硅表面的纤维蛋白原分子的粘附强度可以考查其吸附的机械运动学[174]。发生于植入物表面的纤维蛋白原吸附事件的更为清晰的分子图像（继之将是炎症反应的清晰图像）正在慢慢地浮现[175,176]。蛋白吸附的精确机制一旦被理解，我们就能够将纳米设备、纳米粒子或纳米机器人的表面设计得具有疏蛋白性。这方面的可能性已由部分的疏蛋白性分子表面的出现给予支持。这些表面包括：①聚乙烯甘油（PEG）[177]和其他空间位阻性外膜；②表面固定的纤维蛋白溶解酶如 lumbrokinase[178-180]或更为普遍的固定的溶蛋白酶，可溶解粘附的蛋白或使其去粘附；③水溶性的 cuprophane[181-185]，化学修饰的 cuprophane[186]、聚砜[184,185]和聚丙烯腈[187]血液透析膜；④白蛋白钝化表面[61]，减少纤维蛋白原吸附，血小板粘附和激活及凝血酶活性[188]。其上只能积累很少的中性粒细胞和巨噬细胞[189]；⑤四乙烯甘油二甲基醚弧光放电浆液沉淀表面，在许多不同的基底上，都可使纤维蛋白原的吸附减少至 0. 2 mg/m^2 （350 分子/μm^2）[190]；⑥表面固定肝素。肝素为天然的抗凝剂；⑦人工糖萼样的非粘附性表面[172]、低蛋白吸附膜[189]、植入性聚丙烯酰胺及其他生物吸附性表面工程的例子[190]。

更一般地，纳米医疗植入材料及设备可能需要具有工程设计的生物吸附性表面，并带有另外的生物材料外膜，可能包括细胞外基质蛋白、层连蛋白、纤维连接蛋白、白蛋白和Ⅳ型胶原子力显微镜蛋白。这种外膜可以促进或者抑制细胞的生长和铺展[191]。Ratner[22]给出了抑制特异性的蛋白粘附并同时能够控制植入材料表面的细胞蛋白相互作用，并因而能减轻异物反应，促进愈合的生物材料的实例。很显然对这些方面的问题还需要更多的系统研究。Chang 等的粘附动力学模型[192]对牢固粘附、滚动粘附和非粘附的分子特征进行定义，但仅限于白细胞在血管表面的滚动性相互作用。在另一项研究中，电子计算机模拟提示有机分子很容易与金刚石或其他纳米表面成键，以赋予其理想的生物相容性特征。其例子包括近来关于双极分子于 C（100）－（2×1）金刚石表面的环加成的密度功能理论（DFT）研究[193]和相关的实验研究[194]及将酶共价固定于 γ－白蛋白表面[198]。一些传统的方法可被用于杆状分子在 DLC 表面的定向为液晶阵列[195]、定向纳米线[196]或蓝宝石/铝表面的碳纳米管的定向[197]。就 2002 年的情况，已有大量的公司都在对创制可植入医疗设备和医用材料的生物相容性表面提供商业设计服务。

12.2.1　非粘附性纳米粒子表面

血液蛋白在纳米设备表面的非特异性吸附可能导致临床困难，如血栓形成和非预期的蛋白介导的识别性相互作用，如细胞与纳米粒子和纳米粒子与纳米粒子之间的粘附（聚集）。这种相互作用不仅引起病人的损伤，而且也引起纳米设备或纳米机器人的灭活，结果是纳米医疗的失败。因为有数以千计的血浆蛋白（主要是血浆蛋白为白蛋白）可供选择，未修饰的设备表面可以迅速地吸附一层含有许多种蛋白质的单层。其中的蛋白有各种各样的结构和方向排列状态。早先到达的蛋白质可以被后来的蛋白质部分地或全部地取代，如果后来的蛋白质比先到的蛋白质对特异性的表面具有更高的亲和性。这种现象被称之为 Vroman 效应[163]。有许多局部和系统的细胞过程的触发依赖于蛋白在表面上的吸附及它们的生物学活性。这依次依赖于某种特殊的蛋白质的特异性活性肽的序列对于到达的细胞如中性粒细胞和巨噬细胞是否可以接近。对植入材料的最终反应将由同时发生并平行进行的一些反应之间的竞争结果所支配，产生一种相对随机的或混乱的结局——与正与高度有序的程序性过程相反[114]。

在有些情况下，至关重要的问题就是植入材料要能够对抗细胞的粘附。例如，在心血管系统中，如果人工血管就需要能够对抗凝血反应。在较大的植入物的情况下，对于植入物表面可能存在着一种竞争，在细菌和其他微生物粘附并分泌一种粘质糖萼，在其中它们繁殖并能防止机体免疫系统的消化和破坏之前，机体可以其本身组织的运动将植入物拒之于门外[199]。

对于一种具有恒定质量、容积和剂量的纳米机器，血浆蛋白在一种纳米粒子表面吸附的量[200]与纳米粒子表面的大小呈反比关系。对植入材料的细胞粘附、致凝血性、异物反应和其他的反应与吸附的蛋白有关，所以当一种植入体体积变小时，对于局部细胞群的生物学信号可大量地增加，因为吸附于植入体上的蛋白的总量要大得多。结果是，对于涉及物理上无联系的纳米粒子个体，抑制非特异性的粘附性相互作用总是一种理想的情况。这种抑制允许发挥纳米机器人的运动性，在人体内可以自由动作和避免粒子聚集。在植入体试图达到这种目的的早期方案是用一种被吸附的蛋白在其表面形成膜层，形成人工表面，通常是使用牛血清白蛋白（BSA）或高密度脂蛋白，作为细胞和其他蛋白吸附的抑制性蛋白质。这种方法简单而且价廉但由于可以通过 Vroman 效应与溶液中的其他蛋白进行交换，因此蛋白膜的稳定性不好。另外，其本身也有生物活性肽的序列。Vroman 效应可以在纳米设备表面，用化学键合白蛋白本身或构建模仿白蛋白外膜的结构方法加以避免。因此，用伪装层来对此进行替换是没有必要的。

细菌具有高度亲水性的表面，可以避免中性粒细胞和巨噬细胞的破坏，可以在体内循环中存在很长时间。在生物医疗植入物对蛋白吸附的钝化效应和减少或防止细胞粘附方面，各种亲水性吸附的外膜已用于人工表面以使它们具有更强的对抗蛋白的效应[201]。这种典型的外膜可能包括含有通常被称为聚乙烯甘油（PEG）的表面固定的乙烯甘油基团的自组装单层膜。PEG 代表面显示 PEG 分子的刷状排列[177]。带有乙烯甘油基寡聚体，如 HS（CH_2）$_{11}$（OCH_2CH_2）n（n = 2 ~ 7），末端的烷乙醇单层（在金表面）可完全对抗几种蛋白的吸附[202]。甚至含有疏水性甲基末端的烷基乙醇酸 50% 之多的单层，如果与寡聚乙烯甘油基末端的烷基乙醇酸混合，仍然具有充分的疏水性，能够在原位对抗蛋白的吸附。DeGenes 和 Andrade 认为，用长 PEG 链修饰表面对蛋白吸附的抗性是通过“位阻效应”：蛋白吸附于表面引起溶解和紊乱的甘油链受压，因此溶解甘油链和限制链的构型自由的能量障碍对抗蛋白的吸附。Fahy 则注意到与 Timasheff's 同样的现象[203]：防冻剂样的甘油受到蛋白表面的排斥，因为蛋白倾向于与水进行缔合。如果纳米设备表面与紧密装配的甘油类似，即么纳米设备逃过与亲水的或疏水的蛋白的相互作用就是一件比较容易的事。由丙烯酸和三羟甲基丙烷三丙烯酸高度交叉联接的基质中的 PEG 组成的聚合物基底能够完全对抗蛋白吸附和细胞粘附，虽然在用细胞结合肽修饰后则能支持粘附。Whitesides 小组[204]使用金系连的多胺单层制备了一种表面，可与未修饰的金表面相比可以

100 的因子减少粘附细菌（表皮葡萄球菌和金黄色葡萄球菌）的数量。与传统的抗细菌聚氨基甲酸乙酯相比，其减少细菌粘附因子为 10。

在 200 nm 的聚乳酸（PLA）纳米球表面的 PEG 外膜产生一个刷状位阻势垒，阻碍调理化作用及单核吞噬细胞系统对粒子的吞噬作用[205,206]，因此增加其血浆半衰期。Fahy 将具有刷状势垒膜的粒子比之为“海胆”，其棘刺的尖端构成非常小的惰性材料表面，因而可以限制其与外部环境间的可能的相互作用。PEG 化的纳米微球已被作为一种用于可控制药物递送系统、定向药物递送系统和医疗诊断成像的可注射的长循环纳米粒而被进行研究。人血浆白蛋白（HSA）分子量66 000，pH 7. 4 环境中在 PEG 化的纳米球表面的吸附平衡（5 天之后）时为 0. 15 mg/m^2（1400 分子/μm^2）。未 PEG 化的聚合物微球表面的人血浆白蛋白吸附稳定时为 2. 2 mg/m^2（20 000 分子/μm^2）。两者相比减少约 15 倍。这些差异与其他疏水性表面处于同一数量级[207]。HSA 在疏水性表面的最大吸附可在其等电点（pH 4. 8 ~5. 0）附近可观察到）。但是，在 37℃ 和 pH 7. 4 的体内情况下，2 周后大约 1/3 的吸附 PEG 自 PLA 纳米微球脱离。脱离的速度几乎呈线性[208]。Langmuir 膜的研究表明，正在形成中的 PEG“刷”需要延长的随机卷曲链的紧密堆积。但这种紧密堆积的水化链可以“脱水”和聚集而自溶液中析出，这可以解释为什么在用 PEG 稳定药物递送纳米粒子如脂质体时其“PEG 化”的程度要限制在 10 mol% 以下（Roger E Marchant，个人通讯 2002）。吸附的 PEG 化的表面对于执行长期任务的驻留体内的纳米设备或对于永久性植入体内或作为扩充材料，都将不是一种完美的解决方案，尽管由 PEG 衍生的粘附调节性表面可使用一些周期性更新的信号设备。

一个更为有效的创制无粘附纳米设备表面的方法是采用生物仿制的手段[172]。例如，细胞膜的外部区域，即所谓的糖萼部分，是由糖基化的分子所组成的。一些细胞与细胞间的相互识别等特异性相互作用就是由这些糖萼部分来支配的，并且对防止其他分子与细胞间的非特异性相互作用的空间位阻斥力具有重要意义。Marchant 及其同事们用攻击寡糖表面活性剂聚合物的方法对热解石墨表面进行了修饰。寡糖表面活性剂像糖萼一样，给寡糖被覆一层致密而光滑的外膜。寡糖模拟了糖萼的非粘附性质。表面活性剂聚合物由柔性的聚维尼龙氨基骨架（分子量6 000，直径 0. 25 nm）与多随机间隔的葡聚糖（分子量 1 600，直径 0. 9 nm）和烷基（已烷基或月桂烷基）侧链所组成。烷基侧链的作用是将聚合物骨架限制于与基底平行的状态。溶解的葡聚糖侧链具有稳定的螺旋结构突出于液相，相邻葡聚糖间有位阻斥力。这就产生一种糖萼样的单层膜，用振动式原子力显微镜测定，这个单层膜厚约 0. 7 ~1. 2 nm[172]。体外实验表明，生物模拟表面对各种疏水性生物材料表面如聚乙烯[209]具有自发性的吸附并在其上形成单层膜，有效地消除自人血浆蛋白溶液中吸附所有的蛋白，消除率至少为 90%[172]。作者认为，由高度水化的葡聚糖所提供的位阻势垒是为了抑制血浆蛋白的非特异性吸附[211]，而高能量的去吸附和吸附的低水溶性的表面活性剂聚合物是为了将可能的与高度活性的血浆蛋白的置换或交换反应减至最低程度。

相似地，Ruegsegger 和 Marchant[209] 用两个 M2，7 个 M7 或 15 个糖单位将一系列寡聚麦芽糖表面活性剂聚合物加于高度定向的热解石墨表面形成完全的单层覆盖。抗蛋白粘附作用随厚度增加。M2 可对抗 81. 4%，M7 对抗 85. 8%，M15 对抗 95. 8%。所有厚度的膜都可使静态的血小板粘附实质性地减少至 15% ~17%（以对玻璃的吸附为 100%）。其他一些研究试图用表面结合寡糖[212] 来控制细胞表面的反应性，用聚糖表面活性剂[210] 或植入聚合物[213] 减少蛋白吸附。这些物质都可能具有免疫原性能，必须常常给予考虑。

其他显示有低蛋白低血小板粘附性的分子是磷脂酰胆碱（PC）[214-218] 和磷酰胆碱[219]。PC 是真核细胞，尤其是血小板细胞膜的主要脂质成分。在一项实验[215] 中，有 PC 膜的硅不支持血小板粘附；血小板对 PC 植入的聚丙烯和 PTFE 的粘附分别被抑制 80% 和 90%。在另一项实验[220] 中，有 PC 膜的冠状动脉成形术导线表现没有血栓形成，不同于硅、亲水性多聚体和腾氟龙膜的导线。结合磷脂的聚氨基甲酸酯[221]，磷脂酰胆碱类似物[222] 及其相关聚合物也都表面出强大的减少血小板粘附的作用。磷脂酰胆碱占人红细胞膜的 17% ~19%，神经鞘磷脂占 18%，大肠杆菌 E coli 细胞膜不含有这两类磷脂，不像磷脂酰乙醇胺和心磷脂。E coli 细胞膜含有 65% ~70% 的磷脂酰乙醇胺，而人类细胞膜只含有 18% 的磷脂酰乙醇胺。E coli 含有 12% 的心磷脂，人线粒体膜含有 21% ~23% 的心磷脂。由这些数据看来磷脂酰乙醇胺和心磷脂主要发现于细菌的细胞膜[222]，因此可能更容易引发非预期的免疫反应。

其他应用共价固定限制植入体与生物组织界面间蛋白伪膜的方法，与依赖于物理性吸附的蛋白层的方法相比可能具有许多优越之处。共价附着的蛋白层不易自植入材料表面脱离，也不易于与其周围液体中的蛋白进行交换。各种各样的选择化学可提供对于吸附过程的高水平的控制。例如，一种细胞色素 c 突变蛋白分子只有一个半胱氨酸基团，当固定于以巯基为末端的自组装单层膜表面时，就形成一均一定向的蛋白质层[223]。不幸的是细胞内释放细胞色素 c 可触发凋亡，所以这种特殊的蛋白对于纳米材料的伪蛋白膜不是一种良好的选择。纳米设备表面可与伪装蛋白幼稚红细胞的浆膜成分形成共价结合。对于单核 - 吞噬细胞系统这种伪装蛋白具有隐身性质。具有相似设计的这类隐身粒子包括长循环纳米粒子和微粒子药物载体（在血液中通常可存在 10 ~48 小时[224]）、长循环噬菌体[225]和影红细胞形成的‘纳米红细胞体’[226]。吸附 PEG 的脱离可以用更好的成键化学技术加以避免，如将 PEG 的一端与纳米设备表面接合。

相对非粘附性的化学分子，被称之为‘隐身’脂质体[227]可以不被机体的单核 - 吞噬细胞系统识别和摄取，具有较长的循环半衰期（1 天）[228,229]，已进入临床试验。有趣的是，金刚石粒子已被包裹于隐身脂质体之中。在一项实验[230]中，血红蛋白不可逆地吸附于碳水化合物膜的 75 nm 的金刚石粒子，然后这种复合物再被标准的磷脂混合物进行包囊。这种方法制备出没有内毒素的圆形脂质体制剂。这种制剂可稳定 48 小时以上，结合的血红蛋白浓度接近 100 mg/L，只含有小于 1% 的游离血红蛋白。氧不稳定性考查表明，正常的乙状结肠氧结合行为，在氧分压为 50 mmHg 时和别位效应器控制下，从 12 mmHg 上升至 37 mmHg[230]。

华盛顿大学的工程生物材料组有一个开发分子工程隐身表面的大胆计划[232]。这些表面能够用表面附着肽或蛋白进行装饰，可以发出特异性的信号及触发分子识别和识别部位的成簇反应，并持续具有细胞受体的可接近性[231]。这个计划的目的是创制分级结构组件系统，个体构件可以方便地改变，如改变化学功能基团。此后可普遍用于大量不同的材料的被膜，包括聚合物、金属和陶瓷[231]。北卡罗林纳州立大学的 Genzer[233]用半氟化分子锚着于预牵张的基底表面制备机械性组装的单层膜。半氟化分子此后再被释放出来，使单层膜紧密堆压成无通透性的超疏水性表面。这种单层膜据报道长期与水接触也不被破坏。已知还有其他的超疏水性膜[234]。有人提议氟化蛋白用于制备抗粘附表面[235]。非天然的氟化氨基酸[239]已被用于合成 α - 螺旋卷曲的氟化肽[236]和合成 melittin 类似物。这些化合物与野生型肽相比提高了对脂质双层膜的亲和力[237]。当然，模拟有包膜的病毒或病毒体的方法[238]，最终的结果是以细胞运载而具有隐身效果。在这种技术里，纳米粒子隐藏于具有运动能力的体细胞如成纤维细胞或巨噬细胞。外部细胞粘附于纳米粒子的可能性可以排除而只是细胞内部蛋白的吸附需要处理，直到纳米粒子自细胞内释放。

是否有纯粹的原子级平滑表面的金刚石材料能够提供足够非粘附性表面或是否工程化的外膜或可主动发出信号的表面对于保证医疗用纳米粒子的足够生物相容性是必要的将是一个十分杰出的研究课题，相信能够在将来的实验研究中得到解决。这之所以是一个非常关键的问题，是因为纳米设备不像用于关节成形的材料，它要在关键器官的所有微血管系统中普遍地存在。纳米设备在使用之前必须要考查数以千百计的血浆蛋白对人工纳米设备表面的粘附性。这些血浆蛋白的浓度可能在每天的不同时间或不同的个体都会有所改变或有所不同。与此相关的研究应当尽可能研究透彻。

12.2.2　粘附性纳米设备表面

在许多纳米医疗用途，体内纳米设备需要与其要接触的机体组织要有良好的亲和性是一个十分重要的问题。例如，金刚石材料的骨植入体应当显示有良好的骨结合作用，最好有骨组织长入外源性材料结构的某一部分。细胞应能够紧密地粘附于材料的表面，将其以前述的生物活性材料的方式进行牢固的固定。粘膜结合性的附着可以帮助自由纳米粒子自肠管跨过肠壁进入体内[240]。对于人工纳米器官表面，希望有些类型的细胞能够附着、移行并在其表面形成膜层。这能够促进血液或组织与其内的机械结构之间的生物化学转化作用，帮助避免免疫排斥，或在植入物周围空间建立良好的机械稳定性。一般地，细胞通过吸附的粘附性蛋白如纤维连接蛋白，附着于人工材料表面。控制人工表面的化学特性，就有可能实现对蛋白吸附的调节，然后可实现对细胞的附着和铺展的支配。对于许多表面，细胞的铺展与吸附的纤维连接蛋白有关[241-243]。细胞移行的速率依赖于聚合物表面预吸附的粘附性蛋白的浓度[243-245]。这些移行速率在中度的基底粘附性表面最大[246]，与用细胞移行模型模拟的结果一致[247]。

目前为止，还没有精确预言培养细胞在各种表面如聚合物表面[246]附着[248,249]、铺展或生长的程度。材料表面的某些化学基团可以改变细胞反应[250]。对于一些特异的细胞类型，在体外发现了一些有趣的关系。这些关系与上些参数有关。这些参数包括表面羟基[251]和磺酸基[253]密度、表面 C－O 功能基密度[254]、表面自由能[255-257]及表面湿润性[258,259]、氢化无形非饱和碳相[260]、纤维连接蛋白吸附[254]、平衡水含量[252]等。但所有这些方面都有可能有例外的情况[256]。巨噬细胞在水凝胶表面形成多核巨细胞的能力与表面存在的某些化学基团有关。巨噬细胞的融合随下列基团的顺序减少：$(CH_3)_2N-$ > $-OH$ > $-CO-NH-$ > $-SO_3H$ > $-COOH$ ($-COONa$)[261,262]。细胞表面的吸附和生长随下列功能基团的顺序减少：$-CH_2NH_2$ > $-CH_2OH$ > $-CONH_2$ > $-COOH$[263]。

在体内，细胞对周围环境物质的附着可由各种如寡肽、多糖[264-266]或糖脂（由葡萄糖残基附着于细胞脂质形成）[267-270]等小的生物活性功能基团通过蛋白分子内的特殊序列介导。肽或肽序列可作为信号分子、附着位点、生长因子等以其信息丰富的动态结构，介导细胞与其周围环细胞外基质间的对话。这些动态过程可见于发育和创伤愈合过程。在这些事件中，成纤维细胞产生一种基质，以特殊控制的方式指导细胞的增生和发育。纳米设备表面的适宜的功能基化可以在很大程度上影响这些过程。

也许最熟知的例子是精氨酸－甘氨酸－天冬氨酸（RGD）这样的一段肽序列[270-272]。这个序列首先发现于纤维连接蛋白的细胞结合区域[271]。纤维连接蛋白是一种粘附相关蛋白，对整个细胞被称作整合素的表面受体提供结合部位。RGD 也存在于许多其他的蛋白如胶原、entactin、层连蛋白、tenascin、thrombospondin 及 vitronsctin 等，并都具有受体特异性，所以它所参与的相互作用可以是构形依赖性的[270]。层连蛋白中的 YIGSR 和 IKVAV 序列[246]及 FHRRIKA 序列也表明，有细胞结合活性，介导某些细胞的粘附。

理论上，用 RGD 功能基化的纳米设备表面应当具有对细胞粘附能力的大幅度提高，因为对于细胞而言，其表面似乎与基质十分相像。Saltzman 总结说[246]，RGD 已被实验性地附着于氨基功能基化的石英、玻璃及合成的聚合物表面膜包括 PEG、PET、PEU、PLA、聚丙烯酰胺、聚氨基甲酸酯、聚(N－异丙基丙烯酰胺－co－N－n－丁基丙烯酰胺、PLGM 膜[282]、PMMA/PEG 胶乳、PTFE 和 PVA。将 RGD 或 RGDS[273]加于这些表面，诱发细胞粘附、铺展或局部接触的形成。这些表面在体外实验中都是非粘附性的或只有弱粘附性。在一项实验中，用具有精确空间类型细胞粘附区域和细胞排斥区域的功能基化的玻璃表面能够控制神经细胞和神经突起向外跨表面生长的方向。另外，一项实验，用粘附性与非粘附性相结合的方法调节细胞的铺展。

既然细胞含有只识别某些细胞外基质分子的细胞粘附受体，那么用适宜的细胞结合序列对表面进行功能基化就能够制备出细胞选择性的表面。在这种表面上，细胞结合的类型是由具有特定序列的肽段结构所决定的。在体内，血浆蛋白的存在可减弱有肽植入表面的粘附活性。这个问题可以通过将肽附着于具有生物相容性又能对抗蛋白粘附的基础表面的办法来解决，如 PEG 含量丰富的基底。

除了细胞结合肽，其他的生物活性分子也已被用于提高细胞与人工表面的粘附。对于某些细胞类型，可以用吸附碱性氨基酸如聚鸟氨酸和聚赖氨酸等同源多聚体的方法提高其对表面的粘附性能。例如，聚 L－赖氨酸（分子量 21 400），是一种水溶性的多阳离子蛋白，可与细胞外基质中和细胞表面的糖蛋白或蛋白多糖的阴离子部位结合。共价结合的氨基影响细胞的附着和生长。聚合物固定的多糖也影响细胞的附着和功能。例如，在体外鼠肝细胞可通过唾液糖蛋白受体粘附于用乳糖[266]或 N－乙酰葡糖胺衍生化的表面。最后，完整的蛋白质分子如胶原可被固定到人工表面，给细胞提供粘附性的基底，非常类似于存在于组织中的天然细胞外基质。

其他一些简单的修饰也可以提高细胞的粘附[274-276]。例如，银负离子以（1～600）$\times 10^{18}$离子/m^2 的剂量种植于疏水性聚乙烯表面可促进人血管内皮细胞的生长[276]。内皮细胞的粘附和增生同样地被种植有 Ne^+ 和 Na^+ 的聚乙烯表面所急剧地提高，虽然在 10^{18}离子/m^2 或其以下时没有这种作用[274]。内皮细胞在聚乌拉坦表面不能增生（除了在有炭沉积的区域）。炭沉积表面对内皮细胞增生的促进作用可能是由于粘附性蛋白在其表面的附着[275]。血浆离子植入现在已被常规应用于改变医用多聚体表面的少原子层[277]。这一事件控制它们的可湿性以允许粘附键的形成：①用于血管成形气球和导管的制备；②血液滤膜的处理；③改变体外结构的表面条件，提高或抑制培养细胞的生长[277]。已知现在已有用具开关功能的疏水/亲水性质的智能聚合物[278]。微球对膀胱粘膜的吸附性的各种参数也已有研究[279]。

在对于生物相容性表面的非特异性蛋白吸附的系统研究中，Satulovsky 等[280]提出在中等长度时间内执行体内任务期间需要控制蛋白吸附的系统中，最好要使用长度较大的聚合物来制备相对致密的聚合物层。这种聚合物不附着于其下的表面。这种方案应能提供最佳的动力学控制。对于那些必须接触血液数年的材料，理想类型的聚合物可能是附着于其下表面者，这种对其下表面的附着提供最佳的热力学控制。因为植入聚合物的高度的表面覆盖率用普通的实验技术很难得到[281]，在开发出机械纳米技术以前，其他可供选择的手段可能包括聚合材料的混合物。这些混合物在实验可实现的条件下允许进行理想的动力学和热动力学控制。分子制造技术的发展将使植入聚合物膜的制造及其与纳米设备的表面的结合具有更高程度的可变性、最大的堆积密度和比现在更为精确的定位。

12.2.3　对定形表面的细胞反应

一个植入纳米器官的微观尺度质地对于植入区域的细胞行为具有明显的影响[246]。与平滑表面相比，粗糙表面表现具有更好的骨整合作用，更好的经皮植入的整合作用和在提高乳腺植入材料的整合作用的同时，减少纤维性包绕。这些方面的改善是因为增加了结缔组织细胞在粗糙表面上的粘附，使组织与植入材料能够更紧密地相邻接。不同的细胞类型对材料质地的反应不同。例如，巨噬细胞就不像成纤维细胞。巨噬细胞倾向于在粗糙的疏水表面上积聚。仅仅是表面粗糙度（如 0.2～4μm）似乎就是在决定肋软骨软骨细胞[283]和 MG63 面骨细胞样细胞[284]的增生、分化、蛋白合成和局部因子产生的一个最重要的变量。

一类重要的表面特征是其孔隙、隧道和突起。在一项研究中，具有大于 6μm 孔和直径小于 5μm 的纤维的孔性聚合物膜与促进新血管的生长有关。另外一项研究发现，在植入的微孔滤器周围纤维肉瘤有很高的发生率，在 50～450μm 范围内发瘤率随微孔尺度的减小而增加。一般地，纤维和血管组织可侵入大于 10μm 的孔，侵入率随设备的孔的大小和总孔度而增加。这种入侵引起发育中组织的毛细血管网的形成。为满足代谢需要和与周围组织的整合，新生粘附组织的血管化可能是需要的，虽然在泌尿学用途中无孔的植入材料腔面对于防止尿液自组织漏出是必要的。在另一项涉及直径 100 nm～3μm、深 100 nm 的孔的实验中，0.9μm 和更大的孔抑制牛角膜上皮组织的长出，即使当其具有可使细胞粘附的化学性质时也是如此。控制生长的因子似乎是孔的大小而不是孔的数量密度。在具有 3μm 孔的膜上细胞单层和游离细胞的移行虽然减少，但并未被完全抑制，细胞的个体可以通过这些最大的孔移行。

至于表面突起或“柱子”，培养于用相互之间间隔45μm的15μm立柱方阵微成形的聚乙烯和达可伦上的成骨细胞和羊膜细胞也向上突出，在立柱之间形成桥梁[199]。Picha 和 Drake 应用直径100μm，高500μm的微立柱进行实验发现这种表面质地可减少植入材料周围纤维化及提高其周围附近的血管生长。

细胞对阶梯和沟槽的反应的研究由 Harison 起始于1911年。他描述生长于蜘蛛网上的细胞反应。在20世纪的60年代，Crutis 和 Varde 发现，生长于柱形玻璃纤维上的细胞排列成纤维状，对于弯曲曲率十分敏感。在许多情况下，细胞沿表面的纤维或脊定向或移行。这种现象曾被称之为“接触导向作用”[285]或“表面反应”[286]。这些研究起源于早期对神经细胞的培养。现在知道培养细胞在具有脊、沟或其他表面特征的表面上的行为明显不同于在平滑表面上的行为[287]。典型的现象是阶梯抑制细胞的跨阶梯运动[288]。细胞具有内部骨架，它们的正常行为是避免使这种骨架不适宜的弯曲的运动[288]。一种理论认为接触导向是由细胞丝状伪足的机械性力引起的。这种机械性力使它们的细胞骨架肌动微丝采取新的形态以适应基底的形貌[289]。接近阶梯的细胞倾向于退回或沿阶梯的脊行进，只是罕见的情况下才跨越阶梯的有角度的表面。例如，只有少于10%的新生鼠肾细胞会跨过10μm高的台阶[288]。不同的细胞对台阶具有不同的反应。这些反应依赖于它们的生物学作用：白血细胞可较为容易地跨过阶梯，而上皮细胞则总是表现为避开具有尖锐的角度的台阶[288]。有些类型的细胞如内皮细胞[290]、成纤维细胞[291]、巨噬细胞[292]及其他细胞[293]，可对纳米级的粗糙度和纳米级形貌发生反应，如对于浅至11~13纳米的台阶[286]和合成的纳米结构质地表面发生的反应已表明，可影响细胞的行为[294,295]。按照 Curtis 和 Wilkinson[286]，细胞对形貌的反应可能是由于对细胞下层的牵张反应而不是由于下层的化学反应。一个给定的细胞类型对由不同材料的不同形貌制备的同样貌的表面的反应方式是极其相同的。当化学类型和貌类型都给予细胞时，形貌比化学类型对细胞的影响更为明显。

细胞对沟槽的反应有几种方式[287]。它们倾向于沿沟槽的方向排列，倾向于沿沟槽的方向移行，比在平坦表面上更易于呈延长性生长[288]。排列的程度和定向的速率最为明显地依赖于沟的深度[288]和倾斜度[296]、在一定水平上依赖于宽度[288]。运动细胞和它们的突起都沿沟槽的方向排列[288]。人成纤维细胞在有呈V字形沟槽的表面上的粘附表现比在生长于平滑表面上的同样细胞具有更高水平的纤维连接蛋白合成和分泌[297]。成纤维细胞在具有沟槽表面上的定向现象已被观察到[298]，尤其是当质地尺度在1~8μm时[299]。在一项序列实验[298]中，成纤维细胞沿3~10μm的深的沟槽定向，但斜行插入22μm深的沟槽。培养于其他一致表面上的细胞对沟槽反应的变化比直径的变化要小得多。BHK（新生仓鼠肾）和 MDCK（Madin－Darby 犬肾）细胞在融全石英上的100~300 nm 的沟槽定向排列，而大脑神经元则没有这种现象[300]。成纤维细胞、单核细胞和巨噬细胞培养于有1.2μm深、0.9μm切口沟槽的二氧化硅表面时可以铺展，而角质细胞和中性粒细胞则不能[296]。炎症细胞与成纤维细胞相比表现出极少的接触导向现象[296]。

某些植入失败的主要方式是“造袋化”或排斥。这种造袋化现象发生于设备穿过上皮层的区域，“袋”是由上皮组织的向下生长所形成[301]。钛植入材料微形貌的修饰可抑制皮肤上皮组织的这种向下生长。例如，10μm或19~30μm的沟槽就足以限制上皮的向下生长，促进结缔组织在植入材料表面的整合。

对于具有良好限定的峰、谷和岛的成型表面也影响粘附细胞的功能。例如，具有2~5μm起伏的 PDMS 表面使巨噬细胞获得最大程度的铺展[302]。具有均匀分布的4~25μm峰的相似表面比具有100μm峰或4、25、或100μm谷的表面更能促进成纤维细胞的生长[302]。在另一项实验中，在金表面上的微观尺度的自组装硫醇粘附岛将细胞的铺展限制于这些岛上[303]。10 000μm^2的更大的岛促进肝细胞的生长，而1 600μm^2的较小的岛则促进白蛋白的分泌。成纤维细胞附着于在 pHEMA 基底上微石印成形术制备的500μm^2的铂岛，但并不在其上面铺展，但可以相同的程度在4 000μm^2岛上进行附着和铺展成一无限制的单层[304]。Ingber 小组[305]已将大小相似的圆形和正方形的表面用于一种细胞。当岛有细胞外基质膜时，细胞向外铺展，采取与岛相同的形状，不管岛是圆形的还是方形的。圆细胞在随机方向上伸出层状伪足（可变的细胞膜伸展，顾名思义为‘分层的’伪足），但方形细胞则主要是从它们的‘角’上伸出突起。已有研究者试图用计算机对这些相关的过程进行模拟[306]。在材料表面造成生物活性梯度，已被发现对于考查肝细胞趋向性、细胞沿有固定的因子梯度有的表面定向移行的细胞生物学非常有用[307,308]。

12.2.4　吸附和粘附调节性表面

在更为复杂的用途，在纳米医疗任务的一部分的执行期间，特异性和非特异性相互作用可能都是需要的，或在任务的不同阶段、不同时间或生理位置，需要不同的特异性粘附。对于这些情况，对纳米设备表面的粘附性质进行调节是十分必要的。一个吸附调节性表面可以是一个活性的、允许纳米机器人对其特征、数量密度[309]或其表面配体排列和表面受体的空间类型进行实时的调节，以促进或抑制特殊生物分子的粘附。总的来说，一个吸附调节性表面能够在原位调节表面的选择性结合特征，医疗人员的指令和随机携带计算机固定程序的指令发生反应。也就是要在感测资料信息、预定条件或时间表的驱动下做出相应的选择。

吸附调节性表面的一个简单模型是信号呈递装置。在这个模型中，结合于活塞上的各种类型的配体在纳米设备表面交互地暴露或回缩，因此能够使表面在 1μs 内完成疏水性或亲水性之间的转换。基于配体的吸附调节性表面在纳米设备表面可表现出特殊的吸附类型，如疏水性的头部和亲水性的尾部就可以各表面出不同的吸附特征。这种表面在一项纳米医疗任务的某一部分的执行期间展现出一个空间位阻势垒，而在执行另一部分任务时将这种表面回缩。以这种方式使某一种非特异性吸附只能在特定的需要的时间内出现。或者这种表面可携带可牺牲的融合蛋白以促进其穿细胞作用。用吸附调节性表面为外衣的纳米器官可以定期地以自表面一侧向另一侧的波动的方式对于其上附着的生物膜进行脱除[310-314]。

2002 年，受体呈递表面的实验研究已经开始。在一项研究[315]中，5 ~ 300 nm 的金刚石纳米粒子，其表面已进行修饰，用作提高对抗原的免疫反应的佐剂，能够使配体的构型得以稳定并获得对抗原蛋白的高度表面接触和包膜效率。

另外一个构建吸附调节性表面的手段是使用人工受体而不使用配体排列机制对表面进行包膜。例如，对白蛋白具有高度选择性的受体表面暴露于血浆时会选择性地吸引大量白蛋白，因此就会立即建立起空间势垒，使其他粘附性相互作用无法进行。排斥杆可以定期地自下面插入受体之间，弃去结合的某种分子，使势垒外膜可以经常和迅速地进行换新。注意被纤维蛋白原完全覆盖的单分子层所需要的量为 10^4 分子 μm^2[316]或 100 nm^2/分子。这个数值非常相似于一个分子选择性转子的表面积。在更为先进的系统，在纳米医疗任务的执行期间将可重构的结合部位进行编程以适应于不同的受体特异性。一个十字交叉的纳米医疗设备是一个粘附性调节设备的另一个例子。这种设备可经使其双臂成功地附着于细胞外基质或自细胞外基质撤回或可成功地与细胞内骨架结构附着和脱离。虽然人工受体的实验研究领域现在已经建立[317-323]，但仍然需要人工结合部位设计的更为系统的手段[324-330]和涉及纳米腔的单分子实验[331]。与更为精密控制下的体外环境相比，丰富的蛋白在体内环境中的潜在的构型差异也必须进行考虑。

粘附调节性表面属于一种间形性表面，这种间形性表面的粘附性特征可以修饰，如改变其表面的几何形状。例如，一种粘附调节性机制可以使纳米器官表面直立、移动、缩回台阶、沟槽变平或立柱消失以影响细胞的运动。另外，非共价粘附的蛋白包括补体或抗体或其他生物分子可以使用严密契合的具有间形表面的滑板将其裂开而进行物理性去吸附。物理性去粘附也可以使用表面嵌入的大小和形态可变的纳米孔或外部携带的自清洁擦刮片或其他刮削机制。表面含有嵌入通风孔或可逆性选择转子可以吹脱许多欲与之结合的细胞或分泌内部储存的或原位制造的洗涤分子，也可以达到同样的目的。所有这些粘附调节性机制可同样用于促进或抑制纳米机器人或纳米器官表面的生物粘附。为保证纳米设备表面和受体的足够的竞争结合特异性，保证纳米设备表面的配体不会通过纳米器官附近的受体触发非预想的信号通路，需要进行更多的有意义的研究。

对可湿性的控制可以通过光诱发[332,333]和所涉及反应的电化学表面[334-337]修饰进行。Lahann等[338]已阐明，另一种对界面性质进行动态控制的方法。他的方法是利用金表面电势的改变以获得完全可逆性的位于亲水性和中度疏水性之间的表面限制分子构型状态而不改变表面的化学一致性。按照一项报道[339]，新的开关性表面主要由许多只有 1/10 亿米高的，相互之间具有精确间隔的分子所组成。在这种特殊的情况下，使这些分子的顶部都带有负电荷和具有亲水性，其分子躯干则带有阳电荷和疏水性。当加上正电势时，产生的引起力使头部向下弯曲。其结果使分子呈半环状，其暴露的分子部分是疏水性的，因而表面呈疏水性。使电势的方向逆转，这些分子则呈伸展状态，因而表面又恢复其亲水状态。研究者解释说[338]，这项研究阐明，低密度开关表面的可逆性控制。控制下的单层分子的构型改变引起可湿性改变的事实提示这些发现，如果进一步研究，可能对宏观性质具有动态调节的意义。这些性质包括可湿性、粘附、磨擦和生物相容性。

天然粘附调节的一个有趣的例子发现于细菌 E coli。华盛顿大学的研究者最近发现[340]一种机制。由这种机制细菌粘附蛋白 FimH 可以探测尿道剪切流体的存在并阻止正在入侵的细菌。与细菌的结合随剪切应力的增加而提高。细菌粘附蛋白可作为纳米尺度的机械性开关，可感测到力的下降，使细菌只有在被逐出的危险性减到最小时于低流速期间才能运动。

12.3 纳米粒子的免疫反应性

人类免疫系统是用来识别进入人体的异物并对其发生反应的完整体系。所以一个外源性材料的免疫反应性是这种物质的生物相容性的关键的衡量标准。在我们考虑这种反应怎样可以有目的的对其进行设计之前，让我们来回顾一下人类免疫系统的广泛意义是有用的。继之我们讨论补体和抗体系统，包括它们与纳米粒子所可能发生的相互作用。最后简短描述有目的的免疫抑制和免疫耐受、免疫特许和免疫逃避。所有这些问题都与纳米医学有关。对吞噬细胞系统的分析放到其他章节讨论。

12.3.1 人类免疫系统

人类免疫系统由两个主要部分组成：①天然的、可遗传的或先天的免疫系统。其特点是作用迅速，也就是对免疫试剂在几分钟内起反应，称之为非特异性免疫反应；②获得性的、经验性的或适应性系统。其特点是作用发生慢。初次反应约需时 5~7 天，继发反应约需 1~3 天。又称之为特异性免疫反应。

12.3.1.1　非特异性免疫系统：免疫系统的非特异性免疫反应部分具有先天性意义，即人自出生时就有与生俱来的自动识别某些外源性物质的能力。先天性反应不管是多少次接触异物或多少次感染之后，所发生的反应程度都是一样的。除了像皮肤和粘膜这些纯机械性的机制或机械性屏障，非特异性免疫反应系统有 3 种主要成分：补体、吞噬细胞和自然杀伤细胞（NK 细胞）。

非特异性免疫反应的第一种成分是补体，由 20 余种血液蛋白所组成。这些蛋白在功能上具有有序性和连续性。这些连续的反应应构成连锁式反应，即由前一种反应激活后一反应，直接识别和破坏微生物。这些蛋白影响炎症反应过程，是 B 细胞介导的免疫反应即抗原抗体反应的最初介导者。除少数的例外情况，补体系统的蛋白均以字母 C 命名，如 C2、C3、C4、C5 等。补体连锁反应一旦被激活，其主要功能之一就是装配成一个多成分的双分子产物，称之为膜攻击复合物（MAC）。这种复合物可使细菌的细胞壁发生穿孔，导致细菌的死亡，因此说具有直接的杀菌作用[3]。这一系统可受机体的精确调节，具有对抗主调节蛋白。这些调节机制和调节蛋白可保证补体系统不会在不应该激活的情况下被激活。

非特异性免疫反应的第二种成分是吞噬细胞系统，由单核细胞、巨噬细胞和中性粒细胞组成。例如，巨噬细胞是驻存于组织的大单核白细胞，装配有对细菌细胞壁多糖敏感的化学性受体。这种受体使单核细胞能够识别，然后吞噬和破坏细菌。在遇到入侵的微生物时，在补体系统还不能识别的时候，巨噬细胞就可以分泌细胞激动素、可溶性介导剂如白介素-6（IL-6）、α-和β-干扰素和肿瘤坏死因子。这些物质可继续激活其他的免疫细胞。IL-6的功能之一是作为信号蛋白，指导肝脏分泌一种继发性信号蛋白，依次结合于细菌表面的甘露糖残基。这种结合具有标记作用，使细菌能够被补体系统识别，触发补体系统的连锁反应。巨噬细胞也可作为抗原呈递细胞。在血液中存在的吞噬细胞如中性粒细胞（是在脓液中所现的主要白细胞）具有补体和免疫球蛋白受体。中性粒细胞可向炎症区域募集，协助巨噬细胞摄取入侵的细菌。嗜碱性粒细胞，是另一种有颗粒的白细胞，在非特异性免疫反应中具有重要作用，可以释放组胺和其他的生物化学物质如IL-4和IL-13。IL-4和IL-13可作用于血管。嗜酸性粒细胞对免疫反应具有调节作用，与IgE抗体、寄生虫感染（尤其是肠道寄生虫）、抗体依赖的和细胞介导的细胞毒作用（ADCC）和中间型过敏反应的关系非常密切。巨噬细胞也识别和摄入体内凋亡的自体细胞，保护组织不受死亡细胞的毒性成分的损害，调节其他巨噬细胞对炎症和免疫反应的影响。

非特异性免疫反应的第3种成分是特化的血液白细胞，被称之为大颗粒淋巴细胞（LGL）或自然杀伤细胞[341]。NK细胞是比T和B淋巴细胞稍大的颗粒细胞，一旦生成就可以杀死它们的靶细胞而不是像T和B淋巴细胞那样需要一个成熟和训练过程[342]。NK细胞通过使细胞核碎裂而引起细胞死亡（凋亡）或释放穿孔蛋白在靶细胞膜上造成穿孔而使靶细胞死亡。NK细胞不直接威胁纳米设备除非是在细胞运载的情况下。在这种情况下，NK细胞的凋亡活性可以表达信号或引导肽的方式加以防止。这些信号或引导肽如来自多形的经典的组织相容性分子HLA-A、HLA-B、和HLA-C等。这些分子结合于细胞表面HLA-E Ⅰ型MHC分子。这种HLA-E分子与NK细胞表面植物凝集素受体发生相互作用（CD94/NKG2A/B/C），对NK细胞发出抑制信号[343-345]。人工纳米机器人或纳米设备可以储存或装备有HLA-E分子。

12.3.1.2　特异性免疫系统：免疫系统的特异性免疫反应部分具有适应性意义。人体具有学会识别它从未遇到过的外源性物质的能力。在反复接触一种新的大分子后，适应性反应的速度、幅度及保护能力都增加。免疫系统的特异性免疫反应部分有两种主要成分：体液免疫反应和细胞免疫反应。

第一种特异性免疫反应成分，也即已知的体液反应，是来源于骨髓的B-淋巴细胞，也被称之为特化的白血细胞。正常人体内存在有1千亿~1万亿B细胞（B淋巴细胞）。其中每一个的细胞表面只含有10^8~10^9可能的抗原受体类型中的一种类型[346,347]。一般认为在一个个体中有10^7不同的种类[349]，但人体抗体组合库在多样性上接近10^{11}[348]。每个B淋巴细胞制造一种不同的受体蛋白，所以每个B淋巴细胞识别一种不同的外源性分子。每个B淋巴细胞上有10^5个膜结合抗体分子，与这种细胞程序化产生的特异性抗体相应。例如，果一个B淋巴细胞通过其特异性受体探测出一种入侵者，它就迅速地分裂，制备出大量的携带同一类型受体的克隆细胞。这些克隆的B细胞然后分化成浆细胞，浆细胞的寿命约1周。这些浆细胞分泌探测到的受体类型的同版本蛋白，也即所谓的免疫球蛋白，记为Ig或更为普遍地称为“抗体”。这些抗体与侵入微生物细胞的细胞膜结合，给这些细胞带上标记，使非特异性免疫反应系统能够“看到”它们，并被吞噬和巨噬细胞所摄取和破坏。免疫球蛋白主要有五大类型，分别为IgA、IgG、IgM、IgD和IgE，占人血液中所有蛋白质的25%。激活的B细胞系克隆分化成记忆性B细胞系，在淋巴器官中形成生发中心，当再次遇到同样的抗原时能够更为迅速地发生反应。

免疫系统的特异性免疫反应部分的第二种成分是细胞介导的免疫反应，是被称之为胸腺来源的淋巴细胞的特化的血白细胞，即T淋巴细胞或T细胞。T细胞有许多作用，如识别和杀死表面带有非自身分子的细胞，或帮助B细胞产生抗体。B和T淋巴细胞的直径都大约为6~12μm。体内的T淋巴细胞可能有1万亿之多[350]。为提高遇到抗原的机会，淋巴细胞在体内每天随血液到淋巴结，然后再回到血液，如此循环数十次。人血液中的10^{10}淋巴细胞在血液中的平均存留时间为30分钟[351]。每个T细胞有10^5暴露于T细胞表面的特异性抗原结合分子。术语CD或‘分化簇’用于表面标志蛋白以区别各种T细胞亚群，包括最重要的CD4淋巴细胞（成熟辅助诱发T细胞）和CD8淋巴细胞（细胞毒/杀伤和抑制T细胞）。CD3多肽复合物是在T细胞和胸腺细胞的表面进行表达的。正常个体外周血淋巴细胞的75%为T淋巴细胞，其中50%为辅助诱发T淋巴细胞，25%为细胞毒或抑制CD8 T细胞[40,47]。许多T细胞功能是由细胞激动素介导，最值得注意的是白介素（IL）、干扰素（IFN）、肿瘤坏死因子（TNF）和粒细胞/巨噬细胞集落形成刺激因子（GM-CSF）。人类T细胞表面标志物和寿命与鼠科动物的记忆T细胞者大致相等[352,353]，因此，人类记忆T细胞的存在，虽然存在一段时期的争论[354]，现在已是一个已建立的事实[355]。

免疫系统有两个识别成分系统。可溶性抗体和附着于细胞的T细胞受体。二者均由相似的基因（免疫球蛋白基因超家族）成分所产生。调理素作用是这样一个过程。在这个过程中，可溶性抗体结合于抗原粒子并在其上形成膜，介导吞噬作用和补体激活的破坏作用[356]，也能阻断病原体入侵所需要的蛋白的作用。细胞结合T细胞受体（与抗体具有相似的结合部位）提供对细胞内微生物如病毒和分支菌属的保护作用。宿主细胞膜可对这些微生物进行保护，使其免受抗体的作用。但几乎所有的脊椎动物细胞表面都有来自其胞质中消化蛋白质的肽段样品，包括微生物和病毒蛋白碎片。T细胞利用它们的T细胞受体不断地对其他细胞表面进行扫描，以检测或杀灭任何带有可识别的外源性物质标志的细胞。

体液和细胞介导的免疫反应都需要有一个表明，非自体蛋白的信号来发动。在许多情况下，这个信号都是一系列细胞内反应的最终结果。在这些细胞内过程中，外源性蛋白被破坏和被制备成较短的寡肽，典型者含有8~10个氨基酸。在细胞内，这些抗原片段变得与一套被称为主要组织相容性复合物（MHC）分子的糖蛋白联系在一起。MHC分子的功能是选择地与某些肽段结合并将之递送给细胞膜，供T细胞识别。异物蛋白片段被识别后，T细胞开始增生。这种将抗原递送给T细胞膜的过程称之为抗原呈递。自体免疫性疾病就是因为MHC上的自体蛋白被识别为非自体蛋白而发生的。

来源于细胞内微生物的肽段或其碎片被转运到细胞的外部，与MHC Ⅰ类分子形成复合物，并在此抗原被呈递给CD8淋巴细胞。许多细胞具有MHC-I分子，不断地对细胞内蛋白进行取样，形成对病毒感染和细胞内细菌进行强有力的监督机制。对细胞内微生物提供保护主要是细胞介导的免疫反应，虽然有几种病原体与抗体的反应也对宿营主的防御反应有贡献[357]。对于具有细胞内修复机器的细胞，从避免免疫攻击的观点看来，似乎避免使这些机器被MHC抗原呈递系统所扫描并呈递给细胞表面，是很重要的。

已被吞噬进入细胞内的来自外源性抗原的肽碎片，无论是游离的或是已与抗体结合，都被MHC Ⅱ类分子转运到细胞膜并呈递给CD4细胞。Ⅱ类分子只存在于被称之为抗原呈递细胞（APC）的特殊的细胞中。这些特殊的细胞包括B细胞、巨噬细胞和树枝状细胞。由MHC-Ⅱ分子呈递的肽段可激活相应化学过程的连锁反应，导致抗体形成。当然，细胞内纳米设备或纳米粒子能够通过自身携带的人工或制备的抗原对其所在局部的MHC分子群进行装载，对免疫反应进行调节。

树枝状细胞（DC）是弥散存在于体内各处的抗原呈递细胞，包括各种微生物进入的入口。在此处它们以非成熟的形式存在，其作用好像是免疫反应的感受器[361]。它们是骨髓来源的白细胞[360]。像淋巴细胞一样，DC在原型、功能和存在的部位上可被分为亚类。在人皮肤，DC被称为朗格汉斯（Langerhans）细胞[358-360]，存在于表皮。间质DC存在于真皮。在血液中有一种类型的不成熟DC可对抗原刺激发生反应而分化成成熟的DC。其他的DC前体细胞可病毒、肿瘤和其他刺激发生反应而分化成类浆细胞样DC[362-365]。在小鼠，其他DC也发现于胸腺皮层和继发性淋巴细胞器官的T细胞区，脾脏的外周区淋巴结的被膜下淋巴窦和派耶结（衬于小肠的粘膜上的一种卵圆形淋巴组织）的上皮下层[363-365]。

当一种微生物入侵组织的时候，驻留DC利用嵌于它们的细胞表面的类型识别受体识别那些整合于微生物的碳水化合物、脂质和核酸[361]的生物进化中所保留的分子类型，以感知微生物的存在。例如，大肠杆菌 E. coli 的脂多糖（LPS）由钟形的细胞受体 TLR4 所识别，金黄色葡萄球菌的糖肽和 Porphyromanas gingivalis 的 LPS 被 TLR2，细菌鞭毛由 TLR5 识别等[366-369]。一旦一种微生物被检测到，关于病原体的物理性信息就被吞噬作用、内吞作用及在液体抗原情况下的微吞饮作用所捕获[363]，并被传递给引流淋巴结的天然 T 淋巴细胞。未成熟的 DC 从炎症部位退出，经不同的淋巴管游走至邻近淋巴结的 T 细胞区。继之提高 6Ckine 浓度梯度和 MIP-3β 细胞激动素在淋巴器官中的表达[363]。在这一旅程中，DC 分化成熟，失去抗原捕获能力，但获得了经 MHC-Ⅱ分子在它们的细胞表面处理和展示肽抗原，并向 T 淋巴细胞呈递的能力。

12.3.2 补体激活

补体系统[370]由约 20 种血浆蛋白和细胞膜蛋白组成。这些蛋白主要由肝脏和免疫系统的某些细胞（如巨噬细胞）所合成。这些蛋白以连续或调节的方式相互作用，全面促进炎症反应，包括介导血管反应如组胺释放和通过化学趋向性使白细胞向着炎症区域募集，并通过膜攻击复合物与细胞膜的结合使某些细胞及易感微生物细胞溶解。这个过程的目标是细菌、病毒感染的细胞、支原体、螺旋体、原虫或肿瘤细胞[371]。补体系统有两条激活通路：即经典通路和补偿通路。两者中的任一通路都可激活补体的涉及 MAC 装配的系列连续反应。

补体系统的经典通路由在靶细胞表面形成的抗原抗体复合物所激活。补体因子 1 分子量 900 kD，可与 Ig M 抗体分子的可结晶部分（Fc 片段）或在抗原表面相邻位置与一对 IgG1、IgG2、IgG3 抗体分子结合。C1 是由 C1q 和一对 C1r 和 C1s 组成的一个大分子。各组成成分之间以 Ca^{2+} 相联接。C1q 与抗体结合，激活 C1r 和 C1s，形成 C1-。C1-本身就具有酶活性，可以裂解 210 kD 的 C4。C4 的裂解释放 6 kD 的 C4a 片段。C4a 片段附着于较大的 C4b 片段，组成 C14b 复合物。C14b 复合物可与 110 kD 的 C2 结合。这个结合过程需要 5～10 分钟[372]。二者一旦结合，C2 就可以被 C1-复合物或其他蛋白溶解酶如胰蛋白酶和糜蛋白酶裂解。C2 的裂解释放较小分子的 C2b（35 kD）片段，而较大的 C2a（75 kD）片段仍在原来部位附着于复合物，形成 C14b2a 复合物。C14b2a 复合物是两种形式的 C3 转换酶的其中之一。

补偿通路在补体系统中对于发动对感染的防御性反应具有十分重要的作用，因为它不在很大程度上依赖于费时的抗体产生过程[373]。这个通路可以由抗原与聚集的 IgA 或 IgE 的抗原结合片段接触，在有些情况下是在靶细胞表面与 IgG 抗体的 $F(ab')_2$ 部分结合。更重要的是，补偿通路在没有抗体存在的情况下可由某些外源性分子所激活。这些可激活补体系统补偿性通路的外源性分子包括重复的糖或蛋白单位，如胞质素、细菌脂多糖（LPS）、酵母酵素原、锥虫体、植物多糖、多阴离子底物如硫酸葡聚糖、眼镜蛇毒素因子、异体红细胞、碳水化合物如琼脂糖及许多其他物质。这些物质激活因子 P（properdin，220 kD），再依次激活 C3 转换酶放大环路。在这个放大环路中，预先已存在的 180 kD 的 C3b 片段对靶细胞产生调理作用。193 kD 的因子 B 可逆性地与 C3 片段表面受体结合。因子 D 是一种循环酶，由低浓度的活性形式存在，分子量 22 kD[374]，可裂解结合的因子 B，向溶液中释放 30 kD 的 Ba。较大的（63 kD）Bb 仍然处于附着状态形成 C3bBb 复合物。C3bBb 复合物可裂解更多的 195 kD 的 C3 分子。这种分子的一部分共价结合于激活表面。但是，C3bBb 酶可以迅速地解离，除非由激活因子 P 与其形成复合物而使其稳定。激活因子 P 的结合又进一步形成 C3bBbP 复合物。C3bBbP 复合物是 C3 转换酶的两种形式的第二种，可以完成放大环路，引起许多更多的 C3b 分子与同一表面结合。

补体系统系列反应最后形成 MAC。这个过程是两种形式的 C3 转换酶在靶细胞表面的积累所触发的。C3 转换酶具有特异性的裂解 C3 的酶活性，可以释放 9 kD 的 C3a 进入溶液而较大的 C3b 片段则依然在结合部位附着于 C3 转换酶分子，组成 C5 转换酶。C5 转换酶具有特异性裂解 190 kD 的 C5 的酶活性。裂解产物为较小的11 kD的C5a片段（为一具有74个氨基酸残基的糖基多肽）和180 kD的较大片段。其后的MAC装配是非酶促过程。溶液相的C5b首先与120 kD的C6结合，然后与110 kD的C7结合，形成稳定的C5b67复合物。与C7的结合使复合物由亲水状态转变为疏水状态，因此使复合物倾向于插入细胞膜的脂质双层，包括补体活性集中的初级表面直接邻近区域的所有的细胞膜。然后是由152 kD的C8结合于C5b67复合物的C5b部位，在插入细胞膜的同时，形成C5b678复合物。最后，C5b678复合物引起C9聚合成中空管状结构，有12～18个69 kD的C9单聚体附着于每个C5b678复合物[375]，完成MAC的装配过程。聚C9呈管柱状，内径和外径分别为9 nm和15 nm，管长15 nm，边缘为有一4.6 nm的凸起，末端内径和外径分别为11 nm和22 nm[376]。

MAC为1650 kD的C5b6789[377]复合物的二聚体，其本身形成一个跨膜的单通道，允许水和电解质通过[378]，引起细胞渗透压调节障碍，其结果是导致细胞的溶解[379]。这种作用方式与T淋巴细胞对哺乳动物细胞的溶解方式相似。T淋巴细胞杀死靶细胞的方式是以一个67 kD的称之为‘成孔素’的可形成孔道的分子插入细胞膜[380－382]。穿孔素的结构与C9相似。类似的分子也可见于嗜酸性粒细胞的颗粒、各种细菌病原体[382]和原虫寄生虫克鲁锥虫。补体介导的细胞溶解已见于许多种类的细胞包括红细胞、血小板、淋巴细胞、细菌、和具有脂蛋白包膜的病毒[372]。Flitman曾说，临床上像红斑性狼疮那样的自身免疫性疾病可检测到C3和C4水平的降低。

尽管补体系统主要是靶向微生物入侵者，但仍与纳米医学有关，因为已知有几种可能的纳米设备的构件材料可与补体系统的一些成分发生相互作用。例如，石墨可吸附C1q和C3。腾氟龙可激活C5a。蓝宝石或铝陶瓷还没有发现激活补体[383]或补体的受体。有些富勒烯可以诱发特异性的IgG抗体的产生[384,385]，因而可通过上述的两条途径中的任何一种激活补体。金刚石可以像其他疏水性表面一样吸附C3，虽然一般认为金刚石不被认为会引起与补体系统有关的炎症。在一项实验中，金刚石粒子明显引起了补体激活，不像单水尿酸单钠、羟磷灰石、透钙磷石、二水焦磷酸钙结晶和黑刺李粒子。所有这些粒子经C3电泳分离后进行的免疫固定测定和它们的激活产物测定表明，都通过补偿通路激活补体成分C3。手术个伤部位的补体激活也已报道可见于心脏手术[386]。

补体激活后有3种主要的生理性结果[375]，所有这3种结果都直接与纳米医学有关。纳米设备或纳米粒子都有具有激活补体的潜力。这可引起细胞死亡、血管活性物质释放和休克及刺激自身免疫反应。

首先，溶细胞复合物MAC是在靶表面上进行装配。这对于坚硬的纳米材料表面来讲可能不是一种直接的威胁。纳米粒子的外表面不同于异物细胞或病毒，也可以用不可能被MAC破坏的材料制备。但MAC可像破坏细菌细胞那样破坏与纳米粒子邻近的细胞（例如在细胞植入体），引起非预期的细胞坏死[3]。天然的血细胞对这些复合物的攻击具有保护作用。例如，在一个中性粒细胞表面可以装配25 000个MAC而不发生细胞溶解，因为MAC在37℃情况下可以迅速被粉碎，清除半衰期为2分钟[387]。有2/3的MAC自浆膜小泡经胞吐方式被排斥离开细胞，1/3被细胞内吞和蛋白水解作用消除。同样的过程也可在血小板[388]和有些类型的天然细胞[389,390]。第二，由连续的补体激活链所产生的许多短肽裂解碎片可引起潜在的有害作用。这些有害作用可以包括由胞质修饰后的C2b和C2激肽引起的局部炎症、抗原抗体复合物生长的抑制（经C3a通路）和对C3a和C5a的过敏反应（对C4a反应的程度可能轻一些）。这些反应本身就是可结合于干细胞的过敏性毒素，使干细胞和嗜碱性粒细胞脱颗粒和引起像组胺那样介导血管扩张的血管活性物质释放，增加血管通透性和引起支气管平滑肌的收缩。第三，补体裂解片段也包括化学趋向因子如C3a、C5a和可溶性的C5b67复合物。这些因子吸引中性粒细胞、巨噬细胞和其他吞噬细胞，增加纳米粒子被这些天然的保护性细胞摄取的机会。巨噬细胞在它们的细胞表面表达C3b受体，提高结合于C3b的非自体粒子的摄取。可溶性的C5b67释入液相可以是纳米机器人或纳米设备存在或活动的结果，可进入附近无关细胞，最终导致这些邻近细胞的死亡。

理想的纳米设备或纳米机器人的设计应当包括其外部表面不引起补体成分的激活[391]。单纯的金刚石或蓝宝石表面可能不会激活补体。但是纳米设备表面应当需要有吸附调节性和粘附调节性、抗炎作用或抗血栓形成作用。具有这些作用所需要的配体现在还没有被广泛地研究。有一种手段可能用于纳米设备表面模拟人体自身的细胞表面[375]。这种自身表面含有 Cr1（一种天然的 C3b 受体）分子和/或结合于 C3b 的膜辅因子蛋白（MCP），可以促进因子 H 的优先结合而不是促进因子 B 与 C3b 的结合。这将有效地限制 C3 的沉积，防止稳定的 C3 转化酶的形成。作为对比，非自身表面则允许许多 C3 分子的迅速沉积。在自身表面多余的衰减加速因子（DAF）[392]的存在，与 CR1 一起，抑制 C3b 与 B 之间的解离，促进 C3bBb 复合物的解离。膜唾液酸似乎也是一种对自身细胞膜免受放大的 C3b 沉积的损伤的一种保护性碳水化合物。恶性肿瘤细胞也被观察到利用膜结合的补体调节蛋白避免补体介导的损伤。

其他抗补体表面也已有研究。例如，C3a 的放射免疫测定表明，含有磷酰胆碱极性基团的聚合物可实现明显的补体结合的减少[186]。用动物植入模型和带有用巯基系连的功能基的金表面对生物材料介导的补体激活的另一项研究发现，带有巯基甘油和巯基乙醇的表面减弱最强的炎症反应（由大量的不同的中性粒细胞和单核细胞/巨噬细胞所反映）而具有 L-赖氨酸膜的表面内引起微弱的炎症反应。谷胱甘肽修饰的和未处理的金植入体，都吸引小量的炎症细胞。巯基甘油表面也具有羟基和高度的 IgG 亲和性，可引起血浆中 C3b 和 C5b6789 的大量产生，增加 C3 在表面的沉积。通过对比，可知裸露的金表面和巯基丙酸表面很少引起补体激活。含有大于 0.20 分子/nm^2 的 PLA-PEO 双组件粒子表面明显减少 PLA-PEO 纳米粒子的补体调理素作用[393]。可接受的补体水平的降低可以用实验来进行测定。一般来说，与带有阳电荷的表面相比，带有负电荷或中性的表面不会激活补体。

如果表面不可避免地会激活补体，纳米机器人或纳米设备能够主动地打断它们附近的补体激活过程。这可以通过耗竭基本因子或其他适宜于某一特殊任务或纳米设备设计的方式控制 11 种激活控制蛋白中的一种或更多种的释放来实现[375]。在体内补体是不断地被激活的，无论是在健康人体或患病的机体。内皮细胞、循环细胞和其他接触血浆的组织都是不断地处于被攻击之中[375]。为防止对自身细胞的明显损伤，补体系统的功能必须受到精确的调节。

在经典通路中，人 C1 酯酶抑制剂（C1INH）[371]或 C1 激活剂（C1INA）是一种天然的不机时热和酸的血浆 α2-神经免疫糖蛋白，分子量 109 kD，以化学计量的方式与 C1-结合，不仅抑制 C1r 和 C1s，而且抑制血浆血管调节性激素、胞质素、胰蛋白酶、糜蛋白酶、激活原海格曼因子（凝血因子 Ⅻa）和激活的凝血网素（因子Ⅺa）[372]等。C1 的正常血浆浓度为 6×10^5 g/cm^3（360 分子/μm^3）。10^3 分子/s（0.0002μm^3/s）的释放速度就能在不断受到 1 mm 的毛细血管血流冲洗的直径 1μm 的圆形区域附近 1 nm 厚的皮肤层中维持等量的 C1INH 浓度。天然的血浆也含有称之为 C4bp 或 C4b-bp (540 kD)[394]的糖蛋白，对 C4b 具有特异性的结合亲和力，是经典的 C3 转换酶的控制蛋白。

在补偿层通路，因子 H（β1H 或 C3b INA 加速因子，150 kD）可以稳定 C3b，并防止其与因子 B 的相互作用。C3b-因子 H 复合物然后被因子 I（C3b/C4b 灭活因子或 C3INA，93 kD）裂解，对此，细胞膜辅因子蛋白（MCP）是必需的辅助因子[371]。DAF 是一种表面结合糖蛋白，加速经典和补偿通路中 C3 转换酶的衰变[371]。纳米设备或纳米机器人也可以利用分子选择性转子消除局部激活的因子 D（分子量 22 kD，血浆浓度 1.5×10^6 gm/cm^3 或 40 分子/μm^3）[372]的供应或利用捕获/释放过程灭活局部的因子 D。对于一个败血症患者，灭活补体似乎是有害的，但对于一个纳米设备来说是保护性的，而且可以是纳米机器人或其他纳米设备抗感染治疗中的一个组成部分。一个相似的过程可以被中性粒细胞用来灭活过敏性毒素。例如，中性粒细胞表面含有 50 000~113 000 个 C5a 受体（C5aR，分子量 40~60 kD）[374]。受体结合之后，C5a 被摄入细胞内部，降解成无活性的肽段[374]。一个相关的方案是释放可溶性的补体受体以消除补体成分。

在较远的下游，血浆羧基肽酶 N（CPN）或过敏性毒素灭活因子（AI，280 kD）从 C3a 和 C5a 分子的末端去除精氨酸，消除两种补体成分的活性[372]。一种 56 kD 的血浆蛋白在 1$\mu g/cm^3$（10 分子/μm^3）可消除 C5a 的化学趋向活性。在更远的下游，S 蛋白（vitronectin，83 kD）结合于液相的

C5b67，阻止其插入脂质双层[374]。调节性糖蛋白簇集素分子量 80 kD，具有相似的功能[395]，是一个具有摩尔剂量基础和活性更强的抑制剂，但两种抑制剂的效应可以相加[395]。自身细胞也有两种 MAC 抑制蛋白，称之为自我限制因子（HRF C8 结合蛋白，65 kD）和一种 20 kD 的糖蛋白 CD59。这两种蛋白对细胞提供保护，使其不被 MAC 溶解[374]。CD59 存在于所有的循环细胞、内皮、表皮、和许多器官[375]。每个红细胞含有 25 000 个拷贝[396]，许多有核细胞则表达更多。在如此之远的下游打断这种连锁反应不能防止上游肽裂解片段的不良炎症反应和化学趋向性效应。

已有实验研究用控制蛋白对这种连锁反应进行定向。在一项研究中，用各种二羧酸酐对再生纤维素上的反应性表面巯基进行修饰，发现可明显限制这些材料的补体激活能力。马来酸酐与未修饰的纤维素相比表现出最大和最持久的对补体激活的抑制作用，C3b 的沉积和 C3a/C5a 的产量只有对照值的 0～10%。这种马来酸的衍生物促进因子 H 对 C3 转换酶和 C5 转换酶的控制作用，因此限制补体激活，并通过正常的调节机制抑制其他炎症递质的产生。一种结合 DAF 和 CD59 的嵌合分子具有对两种补体成分的抑制活性[397]。

多种补体成分的单克隆抗体已制备出来，包括 C4[398]、C5[399,400]、C5a[401,402]和 C5a 受体、C6[403]和 C8[404]。C5a 受体的肽拮抗剂的体外实验正在进行[405-409]。关于许多补体抑制剂的研究也很活跃[410]，包括 C5[411]的 RNA aptamer[412]抑制剂。肝素也抑制补体的激活[413]但不作为一种常规选择，因为肝素的主要生物化学活性为强大的抗凝血作用。

正如可期望的那样，细菌的进货也已使自己具有逃避补体激活的各种方式。在原理上，细菌的这些逃避补体激活的方式可以为纳米设备或纳米机器人所借鉴。细菌在血液中不被血清 MAC 杀死和破坏的现象被称之为抗血清作用。许多引起全身感染的革兰阴性菌都具有抗血清作用如：流产杆菌可利用其 O－抗原对其细胞膜形成屏蔽而不被 C1q 结合；脑膜炎球菌的细菌包囊含有唾液酸（一种常见的宿主细胞糖蛋白成分），可抑制 C3 的调理作用和补偿通路的激活；幽门螺杆菌尿素酶被认为可降解结合的 C3b，抑制调理素作用；由耶尔森小肠炎菌所产生的 YadA 蛋白与因子 H 结合，可能通过迅速灭活 C3b，减少 C3b 在细菌表面沉积；脑膜炎球菌和流感嗜血杆菌（也可引起细菌性脑膜炎）可使唾液酸共价附着于 LPS 的 O－特异性糖部分，阻止 C3 转换酶的形成，并如此参与抗 MAC 作用；在体内血浆敏感性淋球菌脂质寡糖的唾液酸化使它们转变成具有血浆抗性；绿脓杆菌产生细胞外弹性蛋白酶和碱性蛋白酶，灭活补体成分；牙龈类杆菌产生一种蛋白酶可以灭活 C3；链球菌 M 蛋白与因子 H 结合，抑制补体激活[414]；A 组和 B 组链球菌都能表达一种细胞膜酶，从 C5a 上裂解掉 6 个氨基酸而使其灭活[415]；17 kD 外膜蛋白 Rck 干扰 C9 的聚合，提高伤寒杆菌对补体杀伤的对抗作用；有些细菌具有完整长度的 O 抗原侧链 LPS，阻止 MAC 于离易损细胞膜较远的部位，因而防止有效的补体杀伤作用。

许多病毒可获得对宿主补体具有调节作用的因子，尤其是对 CD59[416-422]、糖蛋白 C（gC）[423]。gC 发与于单纯疱疹病毒 HSV－1 和 HSV－2 的包膜，可与 C3b 结合。糖蛋白Ⅲ（gⅢ）[424]发现于假狂犬病毒，与 gC 具有同样的功能。有几种寄生虫已被报道可在细胞表面表达一些活性分子，抑制 MAC 形成，特别是曼氏裂体吸虫[425-427]、克鲁锥虫[428]和溶组织性肠阿米巴[429,430]。

12.3.3 免疫球蛋白（抗体）

12.3.3.1 免疫球蛋白 G（IgG）：IgG 是血液中最丰富的抗体，也是初次免疫反应晚期和第二次免疫反应中最常见的抗体。IgG 单聚体分子量为 150 kD，占血浆 Ig 的 76%，浓度为 13.5 mg/ml，半衰期为 3 周。母亲 IgG 正常情况下是唯一能够通过胎盘的免疫球蛋白。IgG 结合于体细胞或细菌细胞的表面，使这些细胞被细胞毒性细胞吞噬或杀灭。IgG 和 IgM 是主要的补体激活因子。IgG 也通过重链恒区的 Fc 受体与补体结合。IgG 是唯一能够通过血脑屏障的抗体，在中枢神经系统总有 0.1% 的 IgG 存在。IgG 有 4 种亚类，具有不同的活性和血液浓度。IgG1 为 9 mg/ml，IgG2 为 3 mg/ml，IgG3

为1 mg/ml，IgG4 为0.5 mg/ml。

12.3.3.2 免疫球蛋白 A（IgA）：IgA 是发现于分泌物如泪液、汗液、唾液、初乳和乳液、支气管粘膜分泌物、胃肠和泌尿生殖管分泌物的最重要的一类抗体。在这些部位存在的 IgA 被称为分泌性 IgA。IgA 是由两个 Y 形单位通过一条15 kD 的 J 链而在 Y 字的下端连接在一起所组成的二聚体。在二聚体被吞噬进入分泌组织的腔隙后，一种 70 kD 的被称为分泌成分的多肽附着于 IgA 的 Fc 部分，所以在分泌物中常常可以发现有400 kD 的复合物，半衰期约为6 天。分泌性 IgA 在宿主对病毒和细菌感染中具有很重要的作用。IgA 可与细菌结合，阻断其与粘膜的结合和跨粘膜运输，为哺乳期婴儿提供被动免疫。“血浆 IgA”是一种简单的160 kD 的 Ig 单聚体是血液中第二最常见的抗体，占血浆免疫球蛋白的15%，浓度为2.7 mg/ml。IgA 有两种亚型：IgA1 和 IgA2。

12.3.3.3 免疫球蛋白 M（IgM）：IgM 是在 B 细胞发育期间所产生的第一种抗体，也是在初次免疫反应中最先分泌入血液的主要抗体类型。IgM 主要发现于细胞内和淋巴细胞表面，正常情况下不存在于器官和组织，通常不通过胎盘。碳水化合物抗原如血液组物质可刺激 IgM。IgM 可有效地激活补体系统，促进入侵微生物的死亡。IgM、IgG1、IgG2 和 IgG3 补体固定抗体，其余的免疫球蛋白不是被子体固定抗体。膜结合 IgM 通常是175 kD 的 Y 形单聚体，一端为疏水性的，锚插于细胞膜中，可作为膜受体。血浆 IgM 为水溶性的，为由二硫桥加上 15 kD J 链结合在一起的5 聚体，总分子量约 900 kD，构成所有血浆免疫球蛋白的8%，浓度为1.5 mg/ml，半衰期为5 天。

12.3.3.4 免疫球蛋白 D（IgD）：IgD 是一种成熟淋巴细胞表面的180 kD 的抗体，与 IgM 共存，但极少量的细胞可分泌 IgD，所以只占所有血浆免疫球蛋白的0.2%，浓度为0.03 mg/ml，半衰期为3 天。IgD 的功能是在抗原驱动的免疫反应中最有效地募集 B 淋巴细胞的抗原受体[431]，可以取代 IgM 的作用[432]。膜 IgD 的表达似乎与具有发动自反应性抗体的能力的 B 细胞的清除有关。所以 IgD 的主要生物学意义可能是在 B 细胞发育期使自反应性的 B 细胞静止[433]。

12.3.3.5 免疫球蛋白 E（IgE）：IgE 是一种190 kD 的单聚体抗体。血液中含量很少，只构成全部血浆免疫球蛋白的0.003%，浓度为0.0005 mg/ml，半衰期两天。IgE 在变态反应性疾病中具有重要意义，因为 IgE 结合于干细胞和嗜碱性粒细胞的表面。IgE，尤其是与嗜酸性粒细胞一起，诱发炎症反应，对清除细胞外的寄生虫感染有益。抗原在两个相邻的 IgE 抗体分子间产生交叉连接。在特异性抗原的存在下，IgE 诱发细胞释放含有血管活性胺（如组胺和五羟色胺）的颗粒。颗粒中还含有与变态反应有关的物质包括白三烯、前列腺素、血小板激活因子、蛋白酶和缓激肽，引起支气管痉挛、血管扩张、平滑肌收缩，并具有对炎症和免疫细胞的化学吸引作用。

12.3.4 抗免疫反应

用于药物载体的纳米粒子，环境中的纳米粒子进入机体后都可能会引起人体的免疫反应。虽然人体的免疫反应是一种保护性反应，但并不是这些反应都有益于人类的健康，而是有许多免疫反应可导致人类疾病，因而在许多情况下，需要采取避免免疫反应的措施。

12.3.4.1 抗原抗体的结合：在抗体与表型（一种抗原或一种免疫原性大分子的特异性抗体结合部分）间相互作用期间没有共价键的形成[433]。抗原抗体结合力相对较弱，主要由范德华力、静电力和疏水力构成。所有这些力都需要相互作用部分之间十分接近。这些相互作用的部分常被比喻为锁和钥匙。很低的结合能允许抗原抗体复合物在低或高 pH 下，或被高盐浓度或趋混乱离子容易地解离。趋混乱离子的例子有氰基。氰基可干扰水分子的氢键结合[433]。

12.3.4.2 免疫系统对纳米粒子的识别：人类的免疫系统能够识别纳米粒子、纳米设备或纳米机器人吗？答案可能在很大程度上依赖于纳米设备的外表面的成分。纯的金刚石一般被认为没有免疫原性，如在人工关节表面化学沉积的金刚石外膜据称具有很低的免疫原性[434]。目前为止还没有关于机体对金刚石产生抗体的报道。低分子量的基于 adamantane 的衍生物可制备成无抗原性的抗病毒药物，虽然当掺入二肽凝胶时，这些药物可引起兔产生高滴度的特异性抗体[435]。其他 adamantane 衍生物如 rimantidine 可干扰和抑制细胞免疫反应[436]。

对于非金刚石炭材料，石墨内成形材料不引起免疫反应[437]。印度墨水炭粒子只有在用葡萄球菌蛋白 A 处理过时才诱发人体血清 IgG 反应[438]。另一方面，炭黑在小鼠对过敏原的全身特异性 IgE 反应有明显的佐剂效应[439]。可溶性的 C_{60} 和 C_{70} 富勒烯衍生物可诱发特异性抗体的产生[384,385]。这种作用通常是通过与 IgG 的结合部位的相互作用[385]。有人假定高度疏水性的富勒烯可被抗体结合部位的疏水性氨基酸所识别[385]或者可能与供体 $-NH_2$[440] 和 $-SH$[441] 基团发生相互作用。已有一些关于对单壁纳米炭管产生抗体的报道[443]。例如，小鼠对 C_{60} 产生的抗体可以牢固地结合于单壁纳米炭管[442]。计算机模拟提示构建选择性地结合于特定直径或旋光性的单壁纳米炭管的抗体的可能性是存在的[444]。至于非碳材料，纯蓝宝石似乎是相当地非免疫原性的，虽然相似的亲水性表面确实可以吸附 IgG[445]。腾氟龙表面吸附的 IgG 的变性并不导致完全的去折叠形成伸展的肽链，而是使相当 IgG 分子的 Fc 片段仍然保持球状[446]。结晶硅[447]、硅陶瓷[448]、PTFE 膜[449]和腾氟龙[450]免疫分离离子在植入后的长时期内似乎也都是非免疫原性的。许多生物材料也都表面为免疫学惰性，如羟磷灰石[451]。

但是，还应当进行寻找对金刚石的抗体的协同实验。过去的经验表明，失败的实验很难进入文献。免疫学家往往喜欢做关于具有足够的多种可能性的可靠的抗体常备实验以保证对任何抗原分子的抗体的产生[452]。Izhaky 和 Pecht[453]提出，因为富勒烯（和其他的类金刚石材料）是高度有序的和以对称的分子，关于这方面的资料很少，因此进行一些脊椎动物免疫系统对类似于非金刚石的水溶性的高度有序的抗原的反应的比较实验将是很有用的。

例如，将水溶性的结晶给予实验动物，发现可作为抗原处理[454]，包括产生特异性抗体。Kessler 等[453]制备出了具有明确分子水平结构的 1，4－二硝基苯结晶的单克隆特异性抗体。这些抗体的特异性很强，以至于当耦联于其他蛋白载体上时就不能再与同一分子结合。抗体结合部位典型的接触面积为 6～9 nm^2[455,456]，所以一个抗体可与暴露于结晶表面上的 5～20 个分子的阵列结合[384]，如同人工的信号显示阵列。自注射尿酸单钠单水结晶或八水尿酸镁的兔血浆分离出来的 IgG 抗体在它们的结合部位明显带有结晶表面结构的印痕，因为在体外它们可作为结晶形成的核化模板。尽管两种结晶具有相似的分子和结构特征，但各自的抗体与二者之间都很小有交叉反应[457]。抗体与尿酸单钠结晶结合被认识已有数十个之久[458,459]。病毒已被制备成作为量子点应用的 ZnS 纳米晶的特异性识别部分[460]。有趣的是，已有报道抗体在体内可结合于水的冰晶[461]。

像具有多种有序表型的抗原一样，晶体有化学和几何学特征的暴露表面。可以想象，不同的抗体可以相似于与存在于蛋白表面的重复表型的特异性抗体的相互作用[462]那样，结合不同的结晶表面，可能包括纳米设备的暴露表面。例如，对二硝基苯晶体的单克隆抗体已表明，与这些结晶的分子的平坦、芳香和极性（101）表面具有特异性相互作用[463]。其中的一种[464]表明，特异性地结合于晶体的阶梯表面。在此，胆固醇疏水的碳水化合物骨架暴露于分子阶梯的一侧，而带有羟基的残基和水分子无一例外地暴露于其他侧面。在两种情况下，结晶特异性抗体都是 IgM 独特型[465]。这些现象与这样的假设一致：与通常的抗原不同，晶体不能被抗原呈递细胞进行处理，所以晶体特异性抗体必须通过 T－淋巴细胞的途径诱发产生[465]。半导体结合[466]和方解石结合[467]蛋白能够区分给定材料的各种表面，在有些情况下能够晶体生长的类型[468]。不含硫的金结合蛋白（GBP）可以识别和选择性结合于 Au（111）表面。这种结合是以其多重复的 14～30 的残基序列进行的[475]。透明质酸类被认为是草酸钙单水晶体的结合蛋白[460]。

用非自体吸附蛋白单层作为金刚石表面的外膜可能具有抗原性，就像基于蛋白的信号发生器那样通过退化性的细胞内化学过程而解体，其碎片由 MHC 呈递到细胞的表面。对于许多纳米设备的任务，避免这种解体是一个重要的设计目标。另外，一个担心的问题是对于纳米设备表面的结合部位可能产生抗体。例如，选择性转子穴，相似于传统的生物传感器或操作器的终端效应器。这些抗体然后可能作为这些部位的激动剂[472]或拮抗剂[470,474]，因为对生物学结合部位的特异性单克隆抗体是已熟知的事实[460-474]。如果纳米设备采用非自体生物分子成分，这种风险就会增加。相反，如采用纯金刚石刚性表面或自身生物分子受体，则这种风险就会减小。这在实验中必须提出的一个完整的设计限制因素。

如果对纳米设备表面抗体存在于自然人体抗体特异性的所有技能之中，那么有许多免疫逃逸技术可以利用以避免免疫识别。

12.3.4.3　伪装：给纳米设备包上一层与成纤维细胞、血小板、或甚至红细胞膜的“自体”蛋白或碳水化合物膜。正常情况下，对这些表面的抗体已经从系统信号发生器中去除，以避免自体免疫反应，所以具有外膜的纳米设备在理论上是无免疫原性的。理想的情况是，人工表面必须设计得只有最小量的必要的配体，以保证设备的非免疫原性。如果需要的表面配体浓度明显低于单层膜的厚度，则可以使用呈递信号发生器。非免疫原性的自体细胞如 NK[476]、TH1 和逃过免疫监督的恶性细胞（通过 HLA-G 表达）[477]及能躲过抗体反应的细菌[478-481]的存在提示这种非免疫原性的外部表面是可能的。灵长类动物实验已表明，用 T 细胞辅助刺激抑制剂和抗 CD40 单克隆抗体联合应用可获得长期的无排斥异体移植的存活[482]。在其表面上显示自体 MHC 受体的个体化的纳米设备将具有非常特殊类型的伪装。自纳米设备表面解体的自身分子部分的自体免疫的危险性及病原体借此而逃避免疫攻击的危险性，特别是在活体局部有大量的这种设备的情况下发生这些现象的危险性应当进一步研究。

12.3.4.4　化学抑制：纳米设备可以缓慢地释放一些化学物质进入设备的周围环境，使其不适应于免疫球蛋白分子对具有免疫原性的纳米设备表面的粘附。例如，大于 0.01% 浓度的十二烷基硫酸钠表面活性剂可以破坏几乎所有的抗原抗体的结合反应[453]，但这种物质的释放必须是高度局限的，以避免在使抗体变性之前对其他细胞的溶解作用。低 pH 的胃中环境不利于免疫球蛋白的沉积，因此可使幽门螺杆菌逃避人体的体液免疫而得以滋生[483]。诸如出血败血性巴斯特菌[484]、绿脓杆菌[485]和粘质沙雷菌[486]可分泌细胞外蛋白酶。这些蛋白酶可以裂解免疫球蛋白分子。共价 PEG 化的抗原蛋白可诱发特异性耐受[348]。使用这种手段有导致局部炎症的风险。

12.3.4.5　诱捕：释放云雾状的可溶性纳米设备表型抗原于纳米设备的周围，将不会影响纳米设备的操作因为诱饵分子与纳米设备的表面并不互补。但是诱饵将使抗体特异性地结合于纳米设备表型，进一步防止针对纳米设备的抗体活性。使用诱捕手段时必须十分小心，以避免触发血浆病或补体激活。另外，诱饵碎片必须疏松地粘附于纳米设备的表面，与诱饵结合事件一旦被探测到，就需要立即将其抛弃。这种方法有可能限制任务的时间，因为所使用的诱饵会在有限的时间内耗竭。因此，诱饵的释放在体内必须能够精确地控制，因为触发免疫反应的抗原水平存在着一个阈值。

12.3.4.6　主动中和：给纳米设备装配分子选择性转子，使其具有相似或等同于纳米设备表型（这种表型提高靶向抗体的水平）的结合部位。靶向抗体将与转子穴结合，并被转运到纳米设备的内部。此过程中，抗体的分子可受到化学作用而发生改变以消除它们令人讨厌的抗体结合部位或抗体决定簇或使它们的效应区去功能化。然后它们再以无害的中和状态被反向释放入机体，其间必须小心避免可触发自体免疫反应的对这些分子的随机修饰。效率较次的方法（尤其是当免疫系统被完全激活时）摄入的靶抗体可被化学降解或裂解[485-487]成适宜于自由释放的安全肽段，或简单地储存起来直到任务的结束。如果纳米设备或纳米机器人的任务是短期的，那么对于首次接触来说，抗体的产生就不是一个重要的问题，虽然连续的多次接触会引起迟发性的过敏反应。有人还提议纳米设备能够主动地防止记忆细胞的形成。

12.3.4.7　耐受化：纳米设备被置入新生动物可能对新生的免疫系统进行训练，使其将这些异物材料认为是‘本身’的，因此消除通过天然克隆探测对纳米设备具有活性的抗体[488,489]。这个过程常常被称为‘耐受诱发’。在这个例子中，假定成熟的纳米医疗技术具有明确的纳米设备表面特征。这些特征在新生动物发育成熟且长大成成年动物的过程中并不会发生改变。妊娠的雌性动物对胎儿抗原和异物可发生特异性的免疫耐受[490]，因此对妊娠期间置入体内的纳米设备也可能产生耐受。非妊娠动物可通过工程设计的抗原特异性T细胞抑制细胞[491]或其他方式进行人工诱发耐受。如果纳米设备只使用少数几种关键性的表面材料，这种方法似乎是可行的，因为灭活免疫反应可能会导致严重的并发症，也就是说有可能由于交叉耐受的产生而有可能对病原体也不能识别并将其杀死。

12.3.4.8 克隆检测：一旦抗体结合纳米设备的结合部位被发现，表达那些结合穴的免疫毒素分子就可以进行工程制备。将其注入生物体时，这些靶向免疫毒素将与所有那些表面具有这种结合穴的T细胞受体结合，杀灭那些对纳米设备敏感的T细胞[492-499]。工程免疫毒素也有可能消除所有具有前述的纳米设备结合簇的能够制造抗体的B细胞[500-505]。EC_{50}浓度可低至2.5～70 ng/ml（0.03～0.8分子/μm^3）[503]。这种干预方法可在局部、淋巴道或系统的水平使用[506]。最终的结果是，通过人工克隆去除T细胞[507-513]和B细胞[514-517]的过程，免疫系统识别纳米设备表型的能力可被选择性地去除。在效应上是将纳米表面纳入到‘自我’物质之中。

12.3.5 免疫抑制

移植是将活的细胞、组织、或器官从一个个体（供体）植入另一个个体（受体）或从身体的一个部分植入到另一个部分（如皮肤移植），其目的是替代丧失功能或缺失的器官，恢复丧失的功能[518]。但是，即使病人的组织相容性位点抗原（HLA）类型与供体严密地匹配，移植器官还是常常被排斥。这种排斥作用开始于移植术后的数分钟或数小时之内[519]。除非受体患者的免疫系统被良好地控制，否则这种排斥作用注定要发生。植入术后，需要立即防止预先存在的能够识别植入体的成熟T淋巴细胞的致敏。一旦植入体躲过了起初的急性期的排斥反应，随着受体不断地接触供体的MHC，发生不反应性的累积。这是一个相对稳定的阶段，有时依赖于抗原特异性的T抑制细胞的产生[491]。

12.3.5.1 抑制细胞分裂：在发达的纳米医学时代，直接使用基因工程或其他手段限制免疫系统或使免疫反应程序化是可能的，如暂时捕获全身的白细胞，在纳米医学治疗期间减少或消除免疫反应性等。传统的方法太不理想。在纳米技术出现之前最常用的抑制免疫系统急性反应性的方法称之为抗原非特异性免疫抑制。抗原非特异性方法包括用细胞毒药物干扰体内所有细胞的分裂[520]。对抗原的免疫反应需要细胞的克隆性增殖，因此那些阻断有丝分裂的制剂就是有效的免疫反应抑制剂。但这种免疫抑制是全身性的，非特异性的，因此患者往往易患感染。如果感染发生，免疫抑制就必须终止，因此就只好眼睁睁地看着移植组织被排斥掉[491]。这些制剂也损伤所有细胞增生活跃的正常组织如胃肠道上皮和骨髓等，同时还有可能引起其他的不良反应。因此，未来的纳米医疗技术肯定不能采用这种方式来避免对纳米设备的排斥作用。真菌的代谢产物环孢菌素A[521,522]对淋巴样细胞比对其他细胞具有更强的特异性。单独使用时，环孢菌素A 10 mg/（kg·d）可无限期地有效地抑制整个免疫系统[523]，尽管有很大的肾毒性风险。其他更新的caicineurin阻断剂可能具有较少的副作用[524]。

12.3.5.2 皮质激素及嘌呤类似物：其他一些纳米技术出现之前的非特异性淋巴细胞毒性物质通常包括皮质激素及嘌呤类似物波尼松和波尼松龙[525]，此二药可强烈抑制伴随排斥危象的炎症反应，似乎也抑制Ⅱ型组织相容性抗原的表达，因此减轻机体对植入材料的免疫反应。早期应用的抗癌药嘌呤类似物如6-巯基嘌呤干扰DNA合成，因此具有强大的抗有丝分裂活性和免疫抑制作用。其他熟知的这类制剂还有咪唑硫嘌呤[525]、tacrolimus（FK506）[526]、拉帕霉素（sirolimus）[526]、真菌酚酸（mycophenolate mofetil）[522,526]和裂氟罗酰胺（leflunomide）及其类似物[526,527]等。

12.3.5.3 抗淋巴细胞球蛋白（ALG）：ALG由免疫大动物如用人淋巴细胞免疫马，然后从马血浆中纯化出的γ-球蛋白部分。将ALG给植入的受体患者注射对植入排斥有强大的抑制作用[527]。

12.3.5.4 全身淋巴照射（TLI）：对病人的淋巴组织包括脾、胸腺及颈、胸、腹部淋巴结进行连续的亚致死剂量的照射，而身体的其他部位如骨髓和其他生命器官则采取相应的保护措施避免照射[526]。在此过程中，骨髓中的干细胞使外周的淋巴系统重建，但新生成的T淋巴细胞则把植入体视为‘自体成分’[528]。TLI已使一些患者不再同时使用其他的免疫抑制剂。光泳[526]也被用于重复注射的处理。

12.3.5.5　其他：经过修饰的肽类配体[529,530]或合成肽[531]或Ⅰ类和Ⅱ类 MHC 抗体[532-537]或 T 细胞受体的抗体[538-541]，及这些分子的可溶性形式的存在[491]可阻断 T 细胞的激活反应。抗 CD3 单克隆抗体可对抗所有的淋巴细胞的作用[542,543]，现已有商业销售。其他终止淋巴细胞反应的方法已有文献进行讨论[544-549]。为减少血液中已存在的抗体，有人提出可以用血浆等离子体电泳对血浆进行处理。

这些手段具有严重的并发症或副作用，因此使用时的风险和利益应当进行充分的考虑。在未来的成熟的纳米技术环境下，这些方法被使用的可能性很小。此处将这些方法作一介绍，主要是希望它们也能给予我们一些启发。也许在这些方法的基础上能够发现更为有用的免疫处理技术。

一些病毒和原虫也能够引起抗原非特异性的免疫抑制。在慢性细菌感染如结核病和麻风病过程中可偶然观察到免疫反应的抑制。在麻风杆菌引起的麻风病，免疫系统对麻风杆菌抗原和其他的无关抗原的反应都很弱。在获得成功治疗后，免疫学反应可以恢复正常。有一项观察表明，麻风杆菌微生物可能是这种全身性免疫抑制的原因。目前对于这种由微生物引起全身免疫抑制的机制还仅有很少了解，只是初步认为可能部分地是因为对 B 细胞、T 细胞和巨噬细胞功能的干扰。但是，这种方案在细菌之中还是很罕见的，因为如果是由于具有竞争性的无关的微生物来促进感染的话，则由微生物引起的全身的免疫抑制对于入侵者就不是特别有用。许多病毒也含有可调节免疫反应的基因，例如 Epstein-Barr 病毒编码的一种基因可产生一种蛋白。这种蛋白与 IL-10 同源，可以使免疫反应下调。新型隐球菌可散发大量的荚膜多糖，干扰组织中的炎症反应[357]。

抗原特异性的免疫抑制剂使免疫系统内失去对特异性抗原的靶向作用。例如，在特异性抗激活之后，反应性 T 细胞群扩大，在细胞的表面表达 IL-2 受体。淋巴细胞激动性毒素耦联于 IL-2 与这种细胞群结合并将之清除。对 IL-2 的特异性抗体也有存在。这些毒素和特异性抗体的存在阻止 T 细胞对 IL-2 的反应性增生[528]。阻断 CD28 介导的 T 细胞辅助刺激信号的制剂抑制 T 细胞的激活，在体内和体外都可以诱发抗原特异性的不反应状态[550,551]。树枝状细胞是一种通常的天然 T 细胞高强度激活剂，用 CD95 配体 cDNA 转染后，被称作杀手树枝状细胞。在与抗原特异性相互作用后，杀手树枝状细胞递送死亡信号，而不是激活信号给 T 细胞[552]，导致 T 细胞死亡。已有报道经过修饰的 C3 可直接抑制补体激活的反应[553]。另外，在轻型的麻风病例，细菌可引起仅对麻风杆菌特异性的抗原特异性免疫抑制。这可能是由于辅助刺激信号的缺乏（干扰细胞激动素分泌）、抑制性 T 细胞的激活或 TH1/TH2 细胞活性的紊乱。

在传统的器官移植工作中，对移植物上的组织相容性抗原的免疫学耐受可用耐受原抗体[554]或其他制剂所诱发。这些制剂称之为“耐受原”。用耐受原诱发免疫耐受，对某些疾病进行治疗则称之为免疫疗法[555,556]。例如，在进行移植之前给予受体患者输入小量的供体血液，可改善植入体的保留或存活[557-559]。植入前进行骨髓移植诱发了供体特异性的免疫耐受。经丝裂霉素 C 处理的供体大鼠的脾细胞移植术前给受体鼠注射，使受体在接受供体的异体心脏时呈免疫不反应状态[560]。缺乏免疫活性的抗原特异性 T 细胞可抑制由不同的Ⅱ型 MHC 分子约束的 T 细胞。无能 T 细胞竞争性地与抗原呈递细胞的细胞膜和局部产生的 IL-2 结合，因而具有抑制细胞的作用。对单一异体抗原诱发免疫耐受可用于调节对携带几种 MHC 和次要抗原差异的异体植入物的免疫反应[561]。将欲使对其产生耐受作用的材料置入受体的胸腺[562]，受体的机体就能“学会”将异物材料作为“自体”材料接受。在胸腺中，能识别植入体的细胞被灭活或杀死。使受体机体学会接受异体植入体还有一种方法，这就是将来自器官供体骨髓的具有移植体特异性的免疫细胞与移植体一起植入，使那些攻击植入体的细胞的本身也受到免疫细胞的攻击[563]。已知肝脏具有一定程度的‘固有免疫耐受原性’。

到 20 世纪的 90 年代，大家都在积极寻找能够诱发对生物学异体移植物的免疫耐受而不影响其他免疫功能的方案。‘否决效应’[564-570]是指这样的一种技术[570]：在这种技术中，例如 CD8 T 细胞抑制 MHC 限制的 T 淋巴细胞前体对那些 CD8 否决细胞表达的抗原的反应。否决抑制一般不能导致对异源性移植体的完全免疫耐受，因为否决抑制仅是在表达 CD8 的细胞群上起作用。但 Staerz，Qi 及其同事们[571]已制备了一种将对Ⅰ型MHC分子的单克隆抗体与可溶性CD8分子结合在一起的杂交抗体（Hab）。这种杂交抗体可特异性地有效地将否决抑制转移到不同的刺激细胞群，因此能够选择性地完全耐受植入体特异性的细胞毒性T淋巴细胞而不影响正常的免疫反应。其他的Hab可将CD4与抗Ⅱ型MHC抗体杂交。这种Hab与将CD4附件分子携带到具有Ⅱ型MHC的刺激细胞表面的Ⅱ型分子结合。CD4 T细胞对Hab外膜的刺激细胞具有特异性，不能使用CD4分子，不再能被激活[572]。也有证据表明，退行性病毒感染的细胞可能能够利用否决抑制样机制逃避免疫T细胞的识别[573]。

12.3.5.6 减小免疫原性的纳米技术：从纳米医学的角度出发的一项更有价值的方法是减小植入体本身的免疫原性。传统上许多这样的工作涉及植入细胞的伪装。例如，Scott和Murad[574]使用无免疫原性的长链聚合物如甲氧聚乙烯甘油（mPEG）外衣对异物细胞表面进行全面伪装，有效地减少了对表面表型的抗体的生成，减小了异物细胞，甚至是异种的细胞的固有免疫原性。PEG化的红细胞（RBC）失去ABO血型反应性，抗血型抗体的结合被大大地减少。人单核细胞不能有效地吞噬PEG化的绵羊RBC，对红细胞的结构和功能没有有害效应[575]。未用PEG处理的绵羊红细胞能被人单核细胞有效地吞噬。抗原呈递细胞和T淋巴细胞的PEG化阻止T细胞对外源性Ⅱ型MHC分子的识别和T细胞对异物MHC分子的反应性增生[574]。外周血单核细胞（PBMC）增生能力的丢失不是由于mPEG诱发的细胞毒性作用，因为单核细胞的生命力正常，也不是因为细胞能量的减少，因为植物凝集素刺激的mPEG－PBMC显示了正常的增生反应。加入外源性白介素－2也没有增生效应，提示mPEG修饰的T细胞没有受抗原的修饰[576]。对PEG化的内皮细胞进行实验也表明，mPEG可抑制几种抗体、LPS和细胞激动素TNF－α与细胞的结合[577]。

有些类型的人类成熟细胞比其他细胞对异物可引起更强的免疫反应。这些细胞包括白细胞和内皮细胞[578]。角质细胞、平滑肌细胞和成纤维细胞不发生免疫反应[578]。胚胎细胞在细胞表面不表达明确类型的HLA－G分子[579]，因此可表现为免疫耐受。纳米设备或纳米粒子的表面应小心避免不可逆地触发或能够促进自体免疫反应的产生。自体免疫性疾病是免疫系统对自体抗原发生免疫反应的结果，导致人体的某些器官成为免疫系统靶器官，对其造成损害或使其永久性地丧失功能。在大多数情况下，免疫反应的触发事件并不清楚，尽管数10年来，人们假定感染是自体免疫反应的诱因，并用之来解释自体免疫性疾病的发生原理。按照‘分子模拟’假说[580]，当一个易感宿主感染了某种病原体或某种异物进入体内，而这种病原体或异物带有在免疫学上与宿主相似的抗原时，这些病原体的感染性物质或其他异物就能够触发免疫系统对自体抗原的免疫反应，但抗原被呈递给T细胞时，所发生的免疫反应有很大的不同。在自体免疫反应发生时，自体抗原的免疫耐受性被破坏，本来是病原体特异性的抗体可与宿主组织细胞或分子成分发生交叉反应，因此造成组织损伤和疾病。如果纳米医疗性设备是用有机成分构成，在表型上相似于成熟的人体成分，那么就有可能触发自体免疫反应，可同时对体组织和纳米医疗设备进行免疫攻击。其他在外表面同时携带人体和病毒或细菌[581]成分的纳米设备可能提高人类患者自体免疫的敏感性，因为病原体和人类表型间的桥接物质可能是体内原先并不存在的物质。

另外，细菌抗原与宿主表型间的相似性，也称之为分子模拟现象，通过诱发一定程度的对病原体的免疫耐受，可减弱对细菌的免疫反应。这是一种纳米设备或纳米粒子治疗的副作用。通过良好的设计可以避免这种副作用。

抗原伪装是发现于自然的另一种简单的策略。通过用宿主蛋白如纤维蛋白、纤维连接蛋白或免疫球蛋白在病原体上形成一层膜，在效果上等于病原体的独特抗原隐藏在这些宿主自身的抗原内，因此不会受到调理性抗体或补体的作用。例如，金黄色葡萄球菌分泌细胞结合的凝血酶[582]。凝血酶与纤维蛋白原[583－585]和凝血酶原[584－586]结合，并将之激活，形成葡萄球菌凝血酶，使纤维蛋白凝结成块并沉积在细胞表面[584]。这些细胞表面的沉积物对细菌进行免疫学伪装，所以其本质的免疫原性不会被免疫系统识别而不引起免疫反应的攻击对象。金黄色葡萄球菌产生的蛋白A[592]和化脓性葡萄球菌产生的蛋白G[587,588]结合于免疫球蛋白的Fc或Fab区域，这样就使细菌用抗体包装起来，同时使抗体的调理作用丧失。还有另外的例子是梅毒螺旋体的纤维连接蛋白外膜可以对这种病原体提供免疫学伪装。微生物也可以刺激哺乳动物细胞表面的复杂的碳水化合物以利用其免疫面具，如 N - 乙酰 heparosan[589]、colominic 酸、大肠杆菌的果糖软骨素类似物[590]、幽门螺杆杆菌的 LeX[590] 和有些细菌的透明质酸[591]。

12.3.6　免疫特免

免疫特免[593-602]，首次描述于 130 年前[603]，使某些部位的移植物不被排斥。Medwar 对这种现象最原始的解释是[604]："免疫特免不过是免疫不识别。免疫特免部位是独立存在于血液 - 组织屏障后，缺乏淋巴引流的部位。被捕获于这些部位的抗原性材料不能被免疫系统所发现。"这种解释现在看来是不正确的。从那时起已经发现在特免部位的异物组织最终可以引起抗原特异性的系统免疫[605]，某些特免部位如睾丸有广泛的淋巴通路[606]。与免疫不识别相反，免疫系统能够识别特免部位的抗原，而且相互配合，造成并维持一种植入友好环境[607]。纳米医疗设备可以借鉴这些天然的技术，使人体的免疫系统相信这些设备或纳米器官具有免疫特免而避免被攻击。

体内有两类明确的免疫特免部位：一是免疫特免位点如胎儿；另一是特免组织。免疫特免的位点和组织包括[607]眼前室、角膜和视网膜[602]，脑[596]、毛囊[608,609]、软骨、肝脏[594,597]、肾上腺皮质、子宫和胎盘[610]、卵巢和睾丸[593]、前列腺[606]和肿瘤[601]。免疫特免对于妊娠成功来说具有生物学必要性[611]。眼前房的免疫特免对于避免基质性角膜炎也是很关键的。基质性角膜炎是伴随 HSV - 1 眼窝感染的致盲性角膜疾病。在小鼠，HSV - 1 角膜炎的发病率和严重性在免疫特免丧失的眼睛急剧上升[612]。菱形异体角膜移植在人类固体器官移植中是最成功的，因为眼睛是免疫特免部位而角膜是免疫特免组织[614]。角膜移植体置入失去免疫特免的眼睛可发生急性排斥反应[613]。

12.3.6.1　免疫特免位点：是体内的这样一些部位，在这些部位移植的异体性或外源性组织或器官，相对于非特免部位，能够长期地或无限期地存活。在这些区域或部位，免疫系统似乎不起作用[615]。在免疫特免区域的感染微生物或肿瘤细胞不引起破坏性或对机体的保护性反应[616,617]。眼是免疫特免部位的一个例子。在眼睛，如果感染不进行有效的控制，那么即使是微弱的炎症都有可能引起视力障碍或者失明[615]。HSV - 1 病毒直接注入小鼠眼睛前房立即引起中性粒细胞和淋巴细胞的浸润，但这些浸润的炎症细胞会在 24 小时内发生广泛的凋亡。这些动物具有功能性的 CD95（aka. Fas 或 APO - 1）受体和 CD95L 配体表达[615]。借助于 CD95L，眼睛可直接杀死激活的免疫细胞，否则这些细胞就会侵入眼球，破坏视力[615]。睾丸中 CD95L 的表达可行使同样的功能[618,619]。正像 Streilein 总结[607]的那样：特免部位使许多结构交织在一起，使它们能够接受异物植入。这些结构包括：①眼和脑的血液与组织间的屏障；②输出淋巴管的缺失，如眼睛；③组织液直接引流入血如眼和脑；④脾脏的功能完整性[620]；⑤强大的免疫抑制环境[614]的建立，包括生长因子如眼、脑、胎盘和睾丸中的 TGF - β[621] 和眼睛的神经肽[622,623]；⑥眼前房的可溶性膜结合的补体激活和固定的抑制因子[624,625]。置于特免部位的抗原材料引起异常的免疫状态，通常有免疫炎症的介导因子如迟发性过敏反应 T 细胞和补体固定抗体都受到制约，其他的介导因子如细胞毒性 T 细胞和非补体固定 IgG 抗体则被提高[626-628]。例如，注入眼睛的抗原被眼球局部树枝状细胞摄取，然后这些细胞经血液移行到脾脏白髓，在此激活抗原特异性的效应 T 细胞[607]。已知至少有 4 条通路使免疫特免可以导致 T 细胞耐受[629]、克隆去除[630]、克隆不能、免疫偏向[605]和 T 细胞抑制[627]。

12.3.6.2　免疫特免组织：免疫特免组织植入通常的非特免部位时，能够对抗免疫排斥反应。例如，睾丸植入体 Sertoli 细胞 CD95L 的连续表达可触发受体 $CD95^+$ 抗原激活的 T 细胞的凋亡，而这种 T 细胞对于植入体的存活是一种危险因素[631]。在小鼠用遗传工程表达 FasL 的成肌细胞和肌细胞通过诱发访问 T 细胞的凋亡可防止邻近的植入岛细胞存活达 80 多天之久[632]，尽管被改变了的成肌纤维细胞最终还是引起了明显的炎症反应并被破坏[633]。有 CD95L 膜的组织如眼、睾丸和肿瘤细胞一般不会与巡游的免疫细胞接触。但是 Chen 等[634]已观察到当表面表达的 CD95LT 淋巴细胞凋亡的时候[635-638]，同时也刺激中性粒细胞和其他细胞。然而，这种促进作用可由局部存在的 TGF-β 所抑制。CD95L 和 TGF-β 一起，促进淋巴细胞克隆消除和抑制炎症反应[634]。特免的组织也常常以组织内结构屏障为特征如在实质性细胞间广泛存在的紧密连接（Sertoli 和视网膜色素上皮细胞）[637]；透明质酸在细胞膜上的精确表达（胎盘和眼睛的小梁网）；Ⅰ型和Ⅱ型 MHC 分子的减少或缺失（脑、眼和胎盘）；细胞Ⅰb 型分子的表达（胎盘）[601]；Ⅰ型分子的释放（肝脏）[639]；免疫抑制性细胞激动素（眼）及皮质类固醇（性腺）的分泌[640-642]；及齿龈口腔粘膜的胎儿样成纤维细胞[643]等。

另外的免疫特免细胞的例子有胎盘。胎盘发育中的细胞可制造一种所谓的吲哚胺 2,3-二氧化酶（IDO）。IDO 破坏 5-羟色胺。5-羟色胺是一种母体 T 细胞所需要的一种必需氨基酸（人体内不能制造这种氨基酸）。这种局部细胞诱发的营养去除被认为可以抑制母体 T 细胞的活性，否则这些母体细胞会通过胎盘而攻击胎儿的血液和组织细胞[610]。其他研究也已经表明，有些巨噬细胞可对来自激活的 T 细胞的 γ-干扰素发生反应，诱发 IDO 表达，通过迅速消耗 5-羟色胺而抑制 T 细胞增生[630]。羊膜是一种相关的免疫特免组织，来源于胎儿，为多能性组织。羊膜组织位于母亲和胎儿之间，但并不发生相互作用。羊膜可以在种属之间移植而并不需要进行免疫抑制。在实验研究中，人类羊膜兔膝关节的表面再生[646]，也可能用于眼移植[644]或其他的移植[645]手术。成纤维细胞不会连续表达Ⅱ型 HLA 分子，不能诱发所需要的辅助 T 细胞的形成，因此在宿主相互之间进行移植时，不刺激排斥反应[548]。人干细胞原来被认为不引起免疫反应，因为它们还没有分化。但是近来结果发现即使在未分化的人胚胎干细胞也有虽然很低但呈持续状态的Ⅰ型 MHC 分子表达[646]。随着细胞分化，它们产生更高水平的蛋白质，可能高至足以引起免疫反应[647]，使其在移植时可发生排斥反应[646]。即使胚胎干细胞不能被免疫系统发现，但这些细胞可经遗传工程化以能够表达 MHC 蛋白，或可使用核移植技术制造个体蛋白的基因匹配的干细胞[647]。

12.3.7 免疫逃避

有些寄生虫也能表现免疫特免性质。这种特免应当称之为“免疫逃避”更为确切[648-653]。免疫逃避也可以作为一种纳米医疗设备设计可借鉴的方式。例如，活的血吸虫成虫一般不直接产生损害，罕见引起症状[654]或变态反应[651]。血吸虫尽管为长达几毫米的多细胞生物，但能够在哺乳动物宿主的血液里存活数十年[652]，即使在被感染的宿主有抗寄生虫免疫反应的发生[648]。这种寄生虫的成熟或成虫阶段免疫系统是极有可能发现的[652]。在体外，结合的补体发现于寄生虫肠管的内折凹陷内而并不存在于其他的游离表面[655]。被吸附的人类血浆补体也能抑制寄生虫体表面的特异性抗原抗体相互作用，提示寄生虫自宿主吸附物质的过程中具有一定程度的特异性[656]。成虫可吸附异源特异性的[657]和同源特异性的[658]抗体于它们的肠管表面。结合于蠕虫肠管抗原的抗体引起 37℃吸附 20 分钟的粘附复合物的破碎[659]。可溶性成虫抗原的抽提物（SWAP）触发健康和感染个体的外周血单核细胞激动素 IL-10 的释放[661]。IL-10 可抑制淋巴细胞对 SWAP 的反应性增生[660]。T 细胞增生的低反应性[661,662]，非特异性 T 细胞免疫抑制[663]和免疫反应的调制[664]是慢性血吸虫病的常见现象。

人类机体不认为成年蠕虫是异物材料，因为虽然纯化的血吸虫肠管蛋白具有很强的免疫原性[665]，但这种寄生虫的成虫可以不断地改变其体表结构和成分，用来自人体宿主的天然蛋白成分被覆于它们的表面[666]。这种覆盖物可能包括来自宿主红细胞[667]、中性粒细胞[668]、LDL[669]和其他来源[659]的物质或材料。表面的更新非常缓慢。放射免疫测定表明，来自成虫肠管的宿主红细胞抗原消失，在体外的半衰期可达 45 小时，在体内可达 5 天[649]。成虫表面的脂质双层成分具有最快更新率的是磷脂酰胆碱。更新是由于磷脂酰胆碱的乙酰化和脱乙酰化，而不是由于整个膜层的脱落和再生[653]。就是以此种方式，一种相对稳定的血吸虫成虫虫体表面膜就可以逃脱免疫识别和免疫性损伤[648]。这对于未来成熟的纳米医疗设备设计是一种可以借鉴的原理。有人提出早期简单的纳米医疗设备可以联合使用各种生物学原理，形成一种分离的同心层状洋葱样结构来服务于各种特殊的目的，如器官靶向、细胞穿透、细胞内运输，顺序进行的脱落和吸附等等。

通过良好的设计，医疗用纳米设备或纳米粒子可以改变它们的抗原印记。这种改变的速度可以快至足以完全避免抗体的形成。有些微生物已经能够应用相关的技巧。Todar 指出一个免疫逃避的一个相似的例子是回归热螺旋体病。回归热螺旋体是引起人类反复发热的螺旋体[670,671]。这种疾病以数周或数月为周期的复发性阵发性发热为特征。感染这种螺旋体后，它们在组织内增生，引起发热性疾病，直到约一周后发生免疫反应。螺旋体然后自血液中消失，因为由抗体介导的吞噬作用、溶细胞作用和凝聚作用开始对螺旋体进行清除，螺旋体引起的发热也即消退。此后，螺旋体在感染个体产生抗原独特型突变体。这种突变体又在体内增生，4～10 天后突变的螺旋体就又重新出现于血液中，发生发热性症状的再次发作。此时免疫系统重新受到刺激，并消灭新的抗原变异体，但这种突变与免疫反应呈周期性发生，构成回归热的典型症状。在最终恢复之前，可能会经历 10 余次发热发作。伴随每一次发作，就出现一种新螺旋体变异体，宿主体内就出现新的一套抗体。这种螺旋体在同一感染的宿主个体可以不断地改变其抗原印记[672]，其机制尚不清除。一般来说，抗原变异[673]通常是微生物 DNA 由部位特异性的反转或基因转换或基因重排而引起的。抗原变异也发现于疟原虫[674,675]和锥体虫。疟原虫和锥体虫可以在估计有 1000 种变异体表面糖蛋白基因[677]的转录之间进行转换。抗原变异也发现于其他寄生虫[676]。

许多病原菌在自然界中以多抗原型和血浆型存在，意味着它们本身就是同一病原种属的变异株。例如，根据细胞壁 O 抗原和鞭毛抗原的差异，沙门伤寒杆菌有 1800 多种血浆型[678]。根据细胞表面的 M 蛋白，金黄色葡萄球菌有 80 多种不同的抗原类型。根据夹膜多糖抗原，肺炎球菌有 100 多种菌株。根据表面结构化学的微小差异，霍乱弧菌、金黄色葡萄球菌、大肠杆菌、淋病球菌和各种各样其他的细菌性病原都有许多不同的血清型。在病原性病毒中也同样存在着抗原变异体。

淋病球菌在一次感染中可以改变其菌毛抗原。在一次感染的初级阶段，淋病球菌通过纤维的参与粘附于尿道或宫颈的上皮细胞。人们不愿看到的是同样有效地粘附于吞噬细胞。控制 pili 基因的迅速关闭和开放在感染的不同阶段是必需的。淋病球菌能够经历这种‘pili 开关’或‘相变’[679,680]。基因控制下的外膜蛋白的改变也可以发生于一次感染过程中。这种 pili 和表面蛋白在基因的精细控制下的表达，可以改变细菌对不同宿主细胞粘附的特征，增加对宫颈蛋白酶的抗性，增加对吞噬作用和免疫性细胞溶解的抗性。这些过程对于成功的感染可能是必要的[681]。

另外一种纳米医疗设备或纳米粒子免疫逃避可用的方式是使之驻留于免疫系统的成分不易到达的部位。有些病原体长久地存在于胃肠道、输尿管、口腔或唾液腺、腮腺腺腔或肾小管的腔面。如果没有宿主细胞的破坏，病原菌就有可能避免引起炎症反应，因为敏感的淋巴细胞或循环中的抗体不能够到达感染的地点。分泌性 IgA 可与细菌细胞的表面抗原发生反应，但补体连锁反应不可能被激活，细胞也并不被破坏。

微生物病原菌或肿瘤细胞至少可以利用两种免疫逃避战略。但这些战略为纳米设备所用的可能性不大。其原因首先是引诱作用也就是第一种方法，是抗原以可溶性形式释放入周围组织。在其到达细菌表面之前，可能与抗体结合，产生‘擦除’效应。Shope 病毒[682]和天花病毒[683-685]可使用可溶性受体为诱饵已是熟知的事实。另外的例子是可溶性的细菌细胞壁成分是一种强大的抗原和补体激活因子，于脑膜炎和肺炎主要的病理通路中具有重要作用。蛋白 A 是金黄色葡萄球菌产生的一种蛋白，正常情况下结合于金黄色葡萄球菌的细胞膜表面，但也可以可溶性形式释放，然后结合于 IgG 的 Fc 区，因此使 IgG 凝集并使其部分地灭活。恶性肿瘤细胞可分泌大量的 MIC，一种主要的 I 型组织相容性抗原类似物，明显地使许多自然杀伤细胞上的 NKG2D 受体下调，干扰肿瘤特异性的效应 T 细胞的作用[686]。其第二个原因是酶的作用。这种方法是产生破坏抗体的酶。例如，机体表面驻留细菌[687]如淋病球菌、脑膜炎球菌、流感嗜血杆菌和金黄色葡萄球菌变异体产生 IgA 蛋白酶。这种蛋白酶在 IgA 的铰链区裂解存在于粘膜表面的分泌性 IgA，并使之脱离免疫球蛋白的 Fc 区[357]，因此将分泌性

IgA 灭活。念珠菌属的酵母菌也具有相似的活性[688]。

如果诱饵技术和酶学的方法都被纳米医疗技术所利用，那么就需要纳米设备能够携带或储存这些技术所需要的物质，因而就增加设备的复杂性，增加设备的体积，而且将难以执行持久性的任务。这些方法的特征是需要将一些生理活性物质释放入设备周围附近的组织，与只需表面修饰的纳米设备相比，就显得不够理想或具有较大的引起副作用的风险。

免疫逃避对于纳米设备或纳米机器人来说是一件相对简单的事件。这些设备进入细胞，由特殊工程设计和制备的表面激活细胞内Ⅱ型分子是不可能的。许多微生物逃避免疫反应的技术与此有些类似。在细菌世界[689]，布鲁杆菌、麻风分枝杆菌和李斯特菌感染的细胞可以在保护这些细菌不受机体免疫系统的作用的同时，还支持细菌的生长。其他细胞内病原体如耶尔森菌属（中世纪瘟疫病原体）和志贺菌属在细胞内是生存或住留而不是具有防御意义的被吞噬，也不是要被呈递给免疫系统。他们的抗原不被运输至感染细胞的表面。Chlamydia pneumoniae 可发现于单核细胞[690]和血白细胞内[691]。Benjamini 等[357]指出，细菌能以几种方式被吞噬作用杀死，因而可在细胞内存活。结核菌和 Chlamydia 阻断溶酶体与吞噬小泡的融合。H. capsulatum 干扰吞噬体小泡的修饰。李斯特单胞菌产生一种细菌产物，使其能够自吞噬小泡逃脱而进入胞质。福氏志贺菌明显地可以触发吞噬细胞凋亡性死亡。鼠弓形虫可生成自体小泡，避免与宿主溶酶体融合，因此避免触发免疫系统对感染细胞的识别。

在病毒病原体中，单纯性疱疹病毒可通过抑制 MHC－Ⅰ型分子在感染细胞表面的呈递，阻断其与病毒肽的相互作用的机制，干扰免疫系统对感染细胞的识别[357]。病毒所利用的免疫逃避[692]技术可能还包括：干扰病毒沿细胞内通路的运输；干扰Ⅰ型 MHC 分子在内织网中的合成；干扰病毒蛋白在胞质中的溶解；翻转内织网靶向肽运输系统的方向；Ⅰ型 MHC 分子的潴留和破坏；MHC 被呈递到细胞表面后功能的修饰；阻断Ⅱ型 MHC 蛋白的转录；表面抑制性 NK 细胞受体分布，阻止 NK 细胞对病毒感染细胞的破坏：负性细胞激动素调节；和凋亡的抑制。

在原虫之中，细胞内寄生可使它们逃避免疫系统的作用，在细胞内完成它们的生命周期。伴随宿主细胞的死亡，导致更多的寄生虫被释放进入宿主组织系统。其中一个例子是疟原虫。这种原虫寄生于血液红细胞引起一种称为疟疾的疾病。这种疾病以其周期性发作为特征[693]，与数以百万计的疟原虫的生命周期完全一致。这数以百万计的疟原虫可同时处于生命的同一阶段。另一个例子是利什曼原虫，一种有鞭毛的原生寄生虫。这种原虫隐藏于巨噬细胞内。巨噬细胞不能识别存在于自己内部的原虫，因此不能够将之破坏[694,695]。其他的细胞内寄生虫包括弓形虫属原虫、隐孢子虫属和肺孢子虫等。这些原虫可引起暂时的或严重威胁生命的疾病，有些是可以治疗的，有些则尚无有效的治疗办法。这些例子进一步提供纳米医疗用粒子或机器人类似的细胞内运输的手段。

值得注意的是，纳米设备或纳米机器人通过利用病原体所利用的相似技术逃过免疫系统的潜在能力并不意味着病原体能够逃过纳米机器人的探测。可以感染运动的吞噬细胞的细胞内病原体表面（如分支杆菌属的结核杆菌和李斯特菌都存活于巨噬细胞内[696]）不能被纳米检测设备所检测到，因为处于细胞外的纳米检测设备的抗原感测器或治疗性的纳米设备无法接近这些病原体。但细胞表面的标志物往往揭示细胞内有感染物的存在，所监督性的纳米医疗设备可以通过检测这些标志物的存在，然后将感染细胞破坏或将病原体从细胞内驱逐出去，也就是使细菌再也无处藏身。例如，田鼠分支杆菌感染的巨噬细胞细胞膜表面有不同于未感染细胞不同的抗原性[697]。李斯特菌肽发现在感染巨噬细胞的浆膜上可作为膜结合蛋白[698]。其他的李斯特菌感染的抗原呈递细胞只有在被感染的时候，才能在其细胞表面表达 HSP60[699]。作为另外的例子，布鲁杆菌表面蛋白[700-702]中的抗原变异蛋白和其他表面暴露蛋白[703,704]的保留不变区[705-707]是其可靠的病原印记，可做为纳米检测设备的检测目标。

12.4　全身和非特异性炎症

炎症是对各种组织损伤，包括外伤、感染、异物材料的侵入、局部细胞死亡等的一种防御性反应，或作为对免疫反应的辅助反应、组织重构或新生物反应。如果血管组织也被破坏，那么复杂的出血过程就会叠加于炎症反应上。如果涉及感染，则可以激活补体系统。

12.4.1　局部急性炎症

局部急性炎症有四项最基本的临床症状和体征，首先是被古代罗马人报道，包括发红、发热、肿胀和疼痛，中国医学将之总结为红、肿、热、疼四大症状。这些急性症状的程度与炎症刺激的强度和范围有关，与炎症反应所涉及的细胞有关。在炎症反应中，还涉及 100 多种化学性的介导因子。

12.4.1.1　局部充血：发红反应炎症刺激周围局部有大量的红细胞[3]。这种现象发生是对炎症刺激的最初反应。主要原因包括：①由于局部代谢率的增加，导致毛细胞血管床的血流增加，这适应局部血流的增，因此局部毛细血管迅速扩张；②血管内皮细胞的通透性增加，即有更多的血浆成分透过毛细血管壁进入炎症组织；③血小板和红细胞的粘性增加，导致血流缓慢或停滞。血管扩张是由海格曼因子（即凝血因子Ⅻ）通过与一些带负电的体内或异物接触被激活所引起。这些可激活海格曼因子的物质包括胶原或外源性蛋白[3]、生物医疗性聚合物[708]或玻璃[709]、高岭土粒子[710]或其他一些不溶性的带有负电荷的表面。血管舒缓素的直接接触性激活导致另外一组分子转换成激肽[711]。激肽是一组强大的血管活性介导因子，可引起低血压、全身血流增加、毛细血管通透性增加，并刺激疼痛受体。在局部充血的同时，还有局部的温度升高，即熟知的发热。

12.4.1.2　肿胀或水肿：肿胀或水肿发生于炎症刺激的周围。其发生的原因是毛细血管内皮的通透性增加，使血液中的液体成分进入炎症部位的组织[3]。正常情况下，血管内皮的结构紧密，只允许水和一些小分子缓慢地通过进入周围组织，然后经淋巴管引流再回到血液。血管中的液体与组织之间的液体量之间由正常的毛细血管通透性、毛细血管压力、组织液压力和淋巴引流等因素保持着动态的平衡。组织中正常的液体含量维持组织容积和压力。在毛细血管的动脉端，血管内压力与组织间的压力差为 10 ~ 15 mmHg[3]。血管通透性的增加，使水分和小分子甚至一些较小的蛋白分子如血浆蛋白和局部激活的激肽进入组织，使组织体积增大而表现为水肿，除非淋巴引流能同时增加。但是，局部淋巴管可被原来的病因所切断、压迫、闭合或堵塞而导致引流能力减弱或完全丧失，而且炎症部位外的淋巴管也不会无缘无故地扩张，增加引流能力，因此就使液在局部积聚。这些在炎症部位使淋巴引流功能减弱或丧失的病还可以包括损伤的组织细胞碎片、纳米粒子团聚体、流体静压、由组织中蛋白成分的增加而引起的组织渗透压的增加等。在极端的情况下，液体运动的被阻断导致所谓的“隔室综合征”[712]，有时与解剖学障碍有关如筋膜平面等[713]。这些障碍如不被清除，则会引起细胞死亡和组织坏死[3]。

12.4.1.3　疼痛：疼痛发生于炎症刺激的附近，产生的原因部分是因为局部的水肿激活局部深部的痛觉感受器。炎症性疼痛具有搏动性，即每每在动脉收缩压的高峰而更为明显[3]。缓激肽直接作用于神经末梢，引起急性的或持久性的疼痛。缓激肽 B_2 受体支配急性炎症性疼痛而 B_1 受体则支配持久的炎症性疼痛[711]。缓激肽也与外周或中枢的炎症对中枢神经系统的刺激引起的痛觉过敏有关。缓激肽与其他炎症介导因子间的相互作用，许多也都有与伴随痛觉过敏的发生和维持有关[714]。前列腺素，细胞激动素和 5 – 羟色胺也在痛觉感受器的激活和致敏过程中起有作用。有证据表明，这些介导因子在炎症性疼痛中与缓激肽之间具有强大而复杂的相互作用[714]。作为一种刚性材料的纳米设备的可能类似物，至少有一项报道[715]认为疼痛可能可以由肾小管内大量的微小不溶性结晶引起。按照此说，在纳米粒子任务设计中必须小心避免纳米粒子的结晶或结晶样聚集体[716]或由许多纳米设备个体所组成的范德华固体[717]。这些聚集体或固体可在某些脱水或 pH 条件下形成，尤其是在纳米设备有目的地制造这种形式的空间填充聚集体时。

12.4.1.4 发热：发热发生于炎症部位附近的组织中，通常引起组织中血流的增加，和局部流体的紊乱。其原因主要是由于细胞代谢活性的增加和大量的炎症细胞浸润所引起的局部代谢水平的提高。引起全身性发热的化脓性物质也可由局部组织坏死或细菌或病毒毒素的激活所引起。

这些全身炎症反应的早期事件大多都是由化学因素引起的[3]。此后短期内一系列细胞如中性粒细胞、巨噬细胞和成纤维细胞等侵入受影响的组织。这些细胞具有清除死亡组织，吞噬异物、修复损伤和组织重建的作用。对异物粒子的炎症性细胞反应，也可能发生于纳米粒子、纳米设备和纳米机器人的情况下。

12.4.2 全身炎症

对于纳米机器人或纳米器官的表面会不会触发人体的全身炎症的问题也已有人进行探讨。一项早期的实验[718]测定了置入大鼠脚掌皮下的各种植入材料的炎症效应，发现注射 2 ~ 10 mg/cm^3（10 ~ 20μm，10^5 ~ 10^6粒子/cm^3）的天然金刚粉悬液引起处理足底相对于对照足底体积的轻度增加，但是两种金刚石粉浓度下的水肿效应都在 30 ~ 60 分钟后消退。这些结果提示这种水肿完全是由于注射时产生的机械性损伤引起而并非由金刚石粉本身所引起。同一实验室所进行的另外一项实验[719]发现膝关节内注射金刚石粉在兔骨关节中不引起红肿，没有致炎作用。传统上金刚石粒子被认为具有生物学惰性，对中性粒细胞没有炎症作用[720-723]，往往被用作典型的阴性对照[719]。CVD（化学蒸发沉积）金刚石[724]和 DLC（金刚石样碳）金刚石[725]表面都只引起很小的炎症反应或不引起炎症反应。原子级平滑的金刚石表面似乎具有更为良好的行为。据说金刚石粒子很少或没有表面电荷[722,726]，但未修饰的 Graphene 表面在水性悬液中易于获得负电荷[727,728]。Adamantane 复合物可促进或抑制炎症反应，具有双重作用。因此，需要有实验来确定是否带负电荷的富勒烯或金刚石物质能够接触性激活海格曼因子或激肽释放酶，触发炎症反应。纳米炭管和球状的富勒烯似乎没有致炎作用[729,730]。

其他可能的纳米设备材料在炎症方面的性质似乎是肯定的。例如，玻璃碳可自轻度的炎症[731]到生物惰性[732]不等。热解炭有轻度的致炎效应[731,733]至生物惰性[734]之间的情况。石墨的致炎效应最小[437,735,736]，虽然 1μm 的粒子在大鼠细胞具有明显的刺激一些一氧化氮产物的作用（这些产物可能是炎症反应的指标）[730]。炭纤维不引起明显的组织炎症[737,738]或异物性反应[739]。有关蓝宝石的实验一般都发现在牙齿软组织[740-743]或骨组织[744]都没有严重的炎症反应或只有轻度的反应[745]。但是有少数例外的情况[746,747]，包括在特殊情况下[748,749]的短暂的急性炎症反应，所以关于蓝宝石的非致炎性特征还不是肯定地成立。

在更为负性的一面，炭黑有时被发现引起各种软组织[750-752]和肺部[753]中等程度的炎症，虽然也有一些相反的报道[752]。腾氟龙作用是混合性的[754]，依使用材料的形式和植入组织的类型而异。炎症性反应的程度可分为 4 个水平：无炎症反应[377]；轻度[755]；中度[398]和重度[756]。腾氟龙刺激激肽释放酶的作用较刺激海格曼因子的作用强 4 倍[757]。进一步的细节将在有关的章节讨论。各种天然结晶性物质可产生晶体诱发的炎症而不需要任何粒子结合的调理素[758]。例子包括痛风中的尿酸单钠结晶[758]、肺部疾病中的硅结晶[759]、肾脏疾病和关节炎中的草酸钙[760]和二水磷酸钙[761]晶体及在各种结晶沉积性疾病中的羟磷灰石及其相关的碱性磷酸钙[762]。

既然全身性的炎症反应都是由化学因素介导的，那么利用纳米设备或纳米机器人表面分布的分子选择性转子就能够选择性地吸附激肽或其他可溶性激活因子如 HMGB1[763]，以此来使炎症过程发生短路。由结合的蛋白酶如明胶酶 A 组成的主动信号发生器可以部署于纳米设备的表面以裂解或降解单核细胞化学吸引分子[764]或其他化学激动素，抑制细胞炎症反应。相反，纳米设备可以释放关键的炎症抑制因子。例如，海格慢因子接触性激活抑制剂如 22.5 kD 内皮细胞分泌的蛋白 HMG-I[765]、表面固定的未分馏肝素[766]和 C1 抑制剂将可能需要比阿司匹林和类固醇更低的释放剂量。对凝血因子Ⅻ激活的治疗性阻断也已有实验显示[767]。前激肽释放酶单克隆抗体抑制海格曼因子对前激肽释放酶的激活作用[768]。组织中激肽释放酶的直接抑制剂也已被发现[770]。一种血浆蛋白酶抑制剂强烈抑制海格曼因子和激肽释放酶激活[769]。的可罗芬钠是一种非固醇类抗炎药（NSAID），可以与环氧化酶结合，与花生四烯酸具有竞争性的作用，导致前列腺素的生成减少[771]。多价 guanylhydrazone CNI－1493 抑制巨噬细胞的激活，抑制急性炎症反应[772－774]。再一个例子，是血小板激活因子（PAF）是一种直接过敏的细胞激动素介导因子，可引起炎症反应。PAF 是由许多不同种类的被刺激的细胞所产生的。这些细胞如嗜碱性粒细胞、内皮细胞、巨噬细胞、单核细胞和中性粒细胞等。在低至 0.01 pM/ml 的浓度下，它的血管活性比组胺和聚集的血小板强 100～10 000 倍[775]。各种 PAF 阻断剂和抑制剂[776]也已被发现。这些抑制剂及其他相关的抑制分子，如果可由纳米设备释放或在其表面带有这些分子，则对于限制全身的免疫反应可能是有用的。

还有一种非特异性的炎症反应[777]也是人们已熟知的。这种非特异性炎症反应常常，虽然并不总是[778]，引起[779]或伴随机械性损伤或刺激。例如，血管生成反应就可由对跨心肌的机械性血管再通[780]和针灸机械性损伤[781]的非特异性炎症所引起；一例非特异性角膜炎症继发于激光 keratomileusis 术后[782]；在血管手术中切除皮肤可引起局部非特异性细胞炎症[783]；大鼠吸入纤维玻璃粒子的可吸入成分可产生类似于吸入惰性尘埃的效应的非特异性炎症反应[784]。由设计合理和具有操作活性的纳米设备或纳米机器人的表面成分引起非特异性炎症的可能性几乎是没有的，也是可以避免的，但这仍然是一个值得研究的有趣的问题。

12.5　过敏和其他敏感性反应

这节内容简单讨论可能的意外反应。这些反应可能是被人体内纳米设备或纳米机器人所触发。包括变态反应性过敏反应、恶心呕吐和休克。

12.5.1　变态反应（超敏反应）

变态反应又称超敏反应，是一种异常的免疫反应，其所发生的疾病俗称过敏性疾病。这种反应是获得性的，是对被称为变应原的特质的一种异常的免疫系统反应。变态反应需要一般在其发生前都至少有一次接触过变应原，变应原对免疫系统进行致敏。与变应原连续地接触引起各种形式的过敏性炎症反应。过敏的共同症状包括湿疹或特异性皮炎、过敏性鼻炎、支气管哮喘、荨麻疹和食物性可引起发作等。变应原可通过皮肤接触（如美容品和钻石等）、摄入（如食物等）、吸入（如花粉等）或注射（如药物等）引起变态反应。大多变态反应是由 IgE 抗体介导。过敏反应可以很轻微，只引起皮疹，也可能很严重，以至于引起致死性的过敏性休克。纳米设备和纳米粒子会不会成为变应原而引起过敏反应？这里给予简短的讨论。

变态反应常常按照组织损伤的类型来进行分类。有的变态反应引起多种类型的组织损伤。有些变态反应涉及抗原抗体反应，而有些变态反应则抗原特异性的淋巴细胞而不是抗体。常见的变态反应有 4 种类型。

12.5.1.1　Ⅰ型：超敏反应：超敏反应是中间型的过强敏感性的最为极端的全身表现形式。在超敏反应中，抗原抗体复合物结合于肥大细胞和嗜碱性粒细胞，引起这些细胞的脱颗粒，释放组胺、白三烯和前列腺素，引起低血压、支气管收缩和肺水肿[144]。超敏反应发生于特异性变应原结合 IgE 并与之发生交叉连接而固定于循环中的嗜碱性粒细胞和组织中的肥大细胞引起主要的肥大细胞反应时[785]，例如对豚草花粉的反应和变态反应性支气管哮喘。肥大细胞存在于直接位于上皮表面之下的结缔组织、浆膜腔中和血管周围，其主要功能是合成和储存组胺（一种强大的血管扩张剂和支气管收缩剂)、五羟色胺、缓激肽和其他炎症递质如细胞内颗粒中的中性粒细胞和嗜酸性粒细胞化学趋向因子。在肥大细胞的反应中，释放这些储存物质。这些介质的释放引起发红、荨麻疹、哮喘血管性水肿、平滑肌紧张度的改变、粘稠粘液分泌增加、低血压、心脏收缩性能改变和白细胞的局部性募集。严重的全身性反应可引起呕吐、发绀、严重的支气管堵塞、血管扩张、静脉通透性增加和血液容积减少、喉头和肺水肿乃至危及生命。另外，一个严重的全身性反应就是休克，也就是循环衰竭，若不及时治疗，则迅速引起死亡。休克是继发于深度的血管扩张和全身血压的降低的一种全身性反应。休克也可以涉及有限的和局部性的反应。例如，补体来源的过敏性毒素可刺激血管内中性粒细胞的聚集和肺微血管的栓塞。在栓塞的肺部的中性粒细胞产物有弹性蛋白酶和自由基。这些产物可引起一种被称为休克肺[786]的状态。症状在接触过敏原后的 2 小时内发生。IgE 介导的过敏反应的临床病例有对血浆蛋白的反应、毒蛇和昆虫叮咬、酶、疸苗、激素、半血浆、食品、多糖、药物及过敏原纯化品等[785]的反应。

12.5.1.2 Ⅱ型：细胞毒性反应：在这种变态反应中，在细胞表面有 IgG 和 IgM 介导的抗原抗体反应，由于补体的释放而引起血细胞包括红细胞、白细胞和血小板的溶解。这型变态反应的临床病例有机体对输入的不相容性血液细胞的反应，产生溶血性输血反应。症状有寒战、发热、头痛、低血压，在严重病例可有循环衰竭；有胎儿性成红细胞增多症及 Goodpasture 综合征。

12.5.1.3 Ⅲ型：免疫复合物反应：在这型变态反应中，在体内的液体性空腔内有 IgG 和 IgM 介导的抗原抗体反应。这种反应产生毒性的抗原免疫球蛋白复合物。这种免疫复合物随血液循环，可粘附于血管壁，引发被称之为血管炎的炎症反应。血浆病发生于接受青霉素、磺胺或动物来源的抗毒素的敏感患者，其症状以发热、关节炎、肌肉疼痛、淋巴腺病和荨麻疹为特征。局限性的免疫复合物反应，也称为亚瑟氏反应可损伤器官、关节和其他结构。

12.5.1.4 Ⅳ型：迟发型变态反应或细胞介导的免疫反应：在这型变态反应中，有抗原与抗原特异性致敏的 T 淋巴细胞而不是抗原与抗体间的反应。这种反应连续释放炎症性物质、毒性物质和淋巴细胞激动素。这些物质可吸引其他白细胞。这类变态反应的临床病例可包括结核病、移植排斥反应和对普通变应原的反应性皮炎。普通的变应原如弹性材料中的橡皮、皮革中的铬和服装钻石中的镍。这些变应原可改变皮肤蛋白自身抗原而产生新的异物抗原。

目前为止，在分子变态反应学领域，还没有能够出现变应原分子[790]的精确特征的详细图像。许多变应原为 15~40 kD 的酸性蛋白或糖蛋白[787,788]，或其他化学物质[789]。许多已知的食品变应原为病原相关性的蛋白质[790]——病原体、损伤或某些环境应激反应。其他非病原相关变应原[790]属于其他蛋白家族如谷物种子中的 - 蛋白酶和胰蛋白酶抑制剂、水果中的 profilins、蔬菜和花粉[791]及水果蛋白酶。食物过敏原有 10~70 kD 的典型分子量[792]。这些抗原是一些非常稳定的分子，可以耐受处理、烹调和胃液的消化[792]，可以诱发抗原特异性 IgE 的产生。非食物性变应原可与食物性变应原发生交叉反应[793,794]。例如，胶乳过敏的患者对发现于土豆和香蕉中[794]的数目众多的被称之为 patatins 的植物蛋白也敏感。

非蛋白性变应原可有镍[795-800]、铬[796-798]、钴[796-798]、金[798]、铂离子[798,799]和其他金属及含有金属的物质[800]、丙烯酸复合物[801]、环氧树脂[802]、碳水化合物[803]和腾氟龙植入体[804]及几种矿物质如硅酸铝[805]、硅酸锆结晶和粘土材料[806]、至少有一种磷酸三钙陶瓷[816]，可能有硅尘[807]。硅是一种熟知的免疫佐剂。另一方面，合成的孔性材料[808,809]、至少有一种生物活性玻璃陶瓷[810]、羟磷灰石陶瓷[813]、铝陶瓷[813,811]和石墨[810,812]被认为是无变应原性。陶瓷外膜被用于消除植入材料表面的变应原性[813,814]。对口服陶瓷的过敏反应只有罕见报道[815]。炭黑粒子对通常的蛋白抗原的全身特异性 IgE 反应可能有免疫佐剂效应[439]。有报道在少数病例用内镜进行结肠绘图时发生对印度墨水粒子的过敏反应[817]。有一例报道[818]说小鼠腹腔内注射腾氟龙粒子可能有免疫佐剂效应，提高血浆抗原特异性抗体 IgE 和 IgG2a 的水平。目前还没有关于金刚石、蓝宝石、富勒烯和其他金刚石外表面材料具有变应原性的报道。这些材料似乎不可能具有变应原性，但应当有实验来证明这种期望。有趣的是，以小鼠巨噬细胞花生四烯酸代谢产物改变进行的测定表明，细胞对锆结晶具有过敏反应，提示纯结晶过敏反应的可能性[811]。这项测试中，方晶系锆的变应原性为阴性结果，而单晶系锆的变应原性为阳性结果。

医疗性纳米机器人或纳米设备的设计首先必须保证没有表面成分（包括任何有机的生物相容性相关外膜）或化学性释出物对人类具有变应原性，都不会引起变态反应。如果不能保证在所有的病例都不会引起变态反应，其他一些方法也可以用于消除意外的变态反应。例如，人肥大细胞中的主要蛋白酶类胰蛋白酶[819]（6～19 pg/细胞）已被表明，为一种变态反应和炎症反应的介导因子，在哮喘病中表现最为明显[820]。虽然类胰蛋白酶在对许多蛋白性抑制剂的对抗作用中有别于其他丝氨酸蛋白酶，但最近已发现了它们的抑制剂[822]。这些抑制剂对自细胞里释放的酶活性具有抑制作用。但是，因为能自肥大细胞释放的类胰蛋白酶的量对纳米设备能够释放的抑制剂的量具有压倒的优势，所以肥大细胞的类胰蛋白酶释放抑制剂[821]从目前的角度来看似乎更具有意义。这种抑制剂可以减少乃至使肥大细胞完全不能释放类胰蛋白酶。在原理上，这些类胰蛋白酶抑制剂及其相似的其他抑制剂可由纳米机器人迅速释放或由精细设计的内部纳米器官进行分泌，因此可迅速淬灭变态反应。

传统的对过敏反应的治疗选择是注射肾上腺素。肾上腺素分子量为183，是一种强大的拟交感胺，具有强大的血管收缩作用，在全血中的治疗浓度为6×10^{-8} g/ml 或200 分子/μm^3[523]。全身由30亿10μm^3 的血载纳米机器人可在1秒钟内释放0.3 mg 的肾上腺素。每个机器人释放的量只是其储存量的1%，且每个纳米机器人的外表面可以有300个左右的选择性转子。这些分析说明体内纳米设备完全有可能对自己诱发的过敏反应进行自我救治。但是像这样危险的变态反应，最好是不使其发生。而且肾上腺素本身也有副作用，如在卒中时引起心脏骤停，具有严重的后果。对其使用应十分小心。

为预防普通的过敏性鼻炎症状，常用的手段是直接靶向组胺，可能使用 cetirizine[823]。Cetirizine 是一快速组胺阻断药。也可使用种类繁多的其他 H_1 受体阻滞剂，抑制组胺自肥大细胞或嗜碱性粒细胞的释放，如 ambroxol[824]、CGP41251[825]、chlorphenirazine maleate[523]、epinastine[825]、loratadine[826,827]或 oxatomide[821]。当然，许多抗组胺药物也都有程度不等的意外或不良的副作用。所以一个更好的手段是使用纳米机器人嵌带分子选择性转子，迅速吸收、化学中和组胺分子。为获得最明显的效果，转子结合部位应当理想地带有更大数量的抑制剂和比自然受体介导因子具有更大的结合亲和性。转子应当被置于尽可能近于释放部位的位置，以在其释放入血之前就将它们捕获。甚至正在有变态反应发作的患者，已发现血浆组胺只有很低的浓度水平[828]，为1 ng/ml。类胰蛋白酶的浓度为15 ng/ml。大部原因为当不能被结合于预期的自然受体时被迅速降解。如此小量的组胺由血液中中等数量的纳米机器人就能相对地很快地将其做出适当的处理。一个选择性转子每秒可以自1 ng/ml 浓度的血液中转运5分子的组胺。所以一个具有10 000个表面转子的纳米机器人能够清除1000μm^3 血浆中的组胺含量的99%以上。组胺在鼻腔分泌物是最丰富，达2 000～7 000[829]。但选择性转子自溶液中提取组胺的速度几乎是与溶液的浓度正比于溶液中的浓度。

参 考 文 献

1. DE Williams (ed). Definitions in biomateriats: proceedings of a consensus conference of the european society for biomaterials, Chester, England, 3-5 March 1986, Progress in Biomedical Engineering, Vol. 4, Elsevier, Amsterdam, 1987.
2. B. D. Ratner. New ideas in biomaterials science - a path to engineered bimaterials. J Biomed Mater Res, 1993, 27: 837-850.
3. J. Black, Biological performance of materials: Fundamentals of biocompatibility, third edition, Marcel Dekker, New York, 1999.
4. Eugene Khor, Chitin: Fulfilling a Biomaterials Promise, Elsevier Health Sciences, 2001.
5. R Dunford, A Salinaro, L Cai. "Chemical oxidation and DNA damage catalysed by inorganic sunscreen ingredients," FEBS

Lett. , 1997, 418 : 87 – 90.

6. C R Btanchard, "Biomaterials: Body Parts of the Future," Technology Today (Fall 1995); http://www. wri. org/3pubs/ttoday/fall/implarit. htm
7. JB Park, RS Lakes, Biomarerials: An introduction, Plenum Press, New York, 1992.
8. R S Greco, et al. Implantation biology: The host response and biomedical devices, CRC Press, Boca Raton, FL, 1994.
9. B D Ratner, AS Hoffman, FJ Schoen, et al. Biomaterials science: an Introduction to Materials in medicine, Academic Press, New York, 1996.
10. Buddy D Ratner, David G. Castner (eds). Surface modification of polymeric biomaterials. Plenum Publ Corp, New York, 1997.
11. Black, J. Hastings, G. Handbook of Biomaterial Properties. Kluwer Academic Publishers, 1998.
12. Nicholas A Peppas, R Langer. New challenges in biomaterials. Science, 1994, 263 : 1715 – 1720.
13. RH Haug. Retention of asymptomatic bone plates used for orthognathic surgery and facial fractures. J Oral Maxillofac Surg, 1996, 54 : 611 – 617.
14. P Matter, HB Burch. Clinical experience with titanium implants, especially with the limited contact dynamic compression plate system. Arch Orthop Trauma Surg, 1990, 109 : 311 – 313.
15. WS Pietrzak, ML Versrynen, DR Sarver. Bioabsorbable fixation devices: status for the craniomaxillofacial surgeon. Craniofac. Surg, 1997, 8 : 92 – 96.
16. AV Kumar, DA Staffenberg, JA Petronio, et al. Bioabsorbable plates and screws in pediatric craniofacial surgery: A review of 22 cases. J Craniofac Surg, 1997, 8 : 97 – 99.
17. JA Simon, JL Ricci, PE Cesare. Bioresorbable fracture fixation in orthopedics: A comprehensive review. Am J Orthop, 1997, 26 : 665 – 671.
18. 3744 K. B Kashuk, H Haber. Tendon and ligament prostheses. Clin Podiatry, 1984, 1 : 131 – 143.
19. AV Kumar, DA Staffenberg, JA Petronio, et al. Bioabsorbable plates and screws in pediatric craniofacial surgery: A review of 22 cases. J Craniofac Surg, 1997, 8 : 97 – 99.
20. Frederick J Schoen. RJI Evy. Tissue Heart Valves: Current Challenges and Future Research Perspectives. J Biomed Mater Res, 1999, 47 : 439 – 465. See also: FI Schoen. Approach to the analysis of cardiac valve prostheses as surgical pathology or autopsy specimens. Cardiovasc Pathol, 1995, 4 : 2241 – 255.
21. Joseph Pranks, Dudley Finch. Chapter 9. Medical applications of diamond – like carbon coatings. In: Richard RH Coombs, Dennis W Robinson (eds). Nanotechnology in medicine and the biosciences. Gordon and Breach Publishers, The Netherlands, 1996, 133 – 138.
22. M Shen, YV Pan, MS Wagner, et al. Inhibition of monocyte adhesion and fibrinogen adsorption on glow discharge plasma deposited terraethylene glycol dimethyl ether. J Biomater Sci. Polym Ed, 2001, 12 : 961 – 978.
23. David F Williams Biocompaiibiliry of orthopedic implants. Vols. I and II, CRC Press, Boca Raton, FL, 1982.
24. Cunther Heimke (ed). Osseo – integrated implants. Vol. T. basics, materials, and joint replacements, CRC Press, Boca Raton, FL, 1990.
25. JS Siopack, HE Jergesen. Total hip arthroplasty. West J Med, 1995, 162 : 243 – 249.
26. SR Goldring, CR Clark, TM Wright. The problem in total joint arthroplasty: aseptic loosening. J Bone Joint Surg Am, 1993, 75 : 799 – 801.
27. Kenneth R St John (ed). Inarticulate debris from medical implants: Mechanisms of formation and biological consequences. ASTM Special Technical Publication No 1144. American Society for Testing, 1992.
28. DD Dean. Z Schwartz, CR Blanchard et al. Ultrahigh molecular weight polyethylene particles have direct effects on proliferation, differentiation, and local factor production of MC63 osteoblasi – like cells. J Orthop Res, 1999, 17 : 9 – 17.
29. H McKellop, FW Shen, B Lu, et al. Development of an extremely wear – resistant ultra high molecular weight polyethylene for total hip replacements. J Orthop Res, 1999, 17 : 157 – 167.
30. W H Harris. Osteolysis and particle disease in Hip replacement: A Review. Acta Orthopaed, Scand, 1994, 65 : 113 – 123.
31. JD Mabrey, A Afsar – Keshmiri, GA McClung 2nd, et al. Comparison ofUHMWPE particles in synovial fluid and tissues

from failed THA. J Biomed Mater Res, 2001, 58 : 196 - 202.

32. R Lappalainen, A Anttila, H Heinonen. Diamond coated total hip replacements. Clin. Orthop, 1998, 352 : 118 - 127.
33. CL Berry (ed). The pathology of devices, current topics in pathology. Vol. 86, Springer - Verlag, New York, 1994.
34. Frederick J Schoen, RJ Levy, HR Piehler. Biocompatibility of cardiovascular materials. Cardiovasc Pathol, 1992, 1 : 29 - 52.
35. JA Hyde, JA Chinn, RE Phillips Jr. Polymer heart valves. J Heart Valve Dis, 1999, 8 : 331 - 339.
36. A. D. Haubold, H. S. Shim, J. C. Bockros, "Carbon in medical services," in David F. Williams, ed., Biocompatibility of Clinical Implant Materials, Volume II, CRC Press, Boca Raton, FL, 1981, pp 3 - 42.
37. SJ Phillips. Thrombogenic influence of biomaterials in patients with the omniseries heart valve: Pyrolytic carbon versus titanium. ASAIO J, 2001, 47 : 429 - 431.
38. AD Haubold. On the durability of pyrolytic carbon in vivo. Mod Prog Technol, 1994, 20 : 201 - 208.
39. H Cao. Mechanical performance of pyrolitic carbon in prosthetic heart valve applications. J Heart Valve Dis, 1996, 5 : S32 - S49.
40. N H Hwang. Cavitation potential of pyrolytic carbon heart valve prostheses: a review and current Status. J Heart Valve Dis, 1995, 7 : 140 - 150.
41. K Xiao, AI Appleby. Stress corrosion cracking in Bjork - Shiley convexo - concave prosthetic heart valves due to random in vivo elecrrochemical pulsing. Int J Artif Organs, 1996, 19 : 477 - 486.
42. P Arru, S Rinaldi, C Stacchino, et al. Wear assessment in bileaflet heart valves. J Heart Valve Dis, 1996, 5 : S133 - 143, 144 - 148 (discussion).
43. L Ma, D Sines. Fatigue behavior of a pyrolyric carbon. J Biomed Mater Res, 2000, 51 : 61 - 68.
44. Jack W. Love. Chapter 25, Cardiac Prosiheses. In: RPL anza, R Langer, William L. Chick, (eds). Principles of Tissue Engineering, R. G. Landes Company, Georgetown TX, 1997, 365 - 379.
45. K Yamazaki, P Lirwak, O Tagusari, et al. An implantable centrifugal blood pump with a recircularing purge system (Cool - Seal system). Anit Organs, 1998, 22 : 466 - 474.
46. IE David. Aortic valve replacement with stentless porcine bioprostheses. J Card Surg, 1998, 13 : 344 - 351.
47. TE David. The use of pericardium in acquired heart disease: A review article. J Heart Valve Dis, 7 : 13 - 18.
48. A Senning. Fascia iata replacement of aortic valves. J. Thorac. Cardiovasc Surg, 1967, 54 : 465 - 470.
49. Jack W Love, Autologous Tissue Heart Valves. R. G. Landes, Austin P. X, 1993.
50. DN Ross. Replacement of aortic and mitral valves with a pulmonary autograft. Lancet, 1967, 290 : 956 - 958.
51. ME Staab, RA Nishimura, JA Dearani, et al. Aortic valve homografts in adults: A clinical perspective. Mayo Clin. Proc, 1998, 73 : 231 - 238.
52. JE Mayer Jr. T Shin'oka, D Shum - Tim. Fissile engineering of cardiovascular structures. Curr Opin Cardiol, 1997, 12: 528 - 532.
53. PR Schuster, JW Wagner. A preliminary durability study of two types of low - profile pericardial bioprosthetic valves through the use of accelerated fatigue testing and flow characterization. J Biomed Mater Res, 1989, 23 : 207 - 222.
54. HN Sabhah, MS Hamid, PD Siein. Mechanical factors in the degeneration of porcine bioprosthetic valves: an overview. J Card Surg, 1989, 4 : 302 - 309.
55. MS Hamid, HN Sabbah PD Stein. Vibrational analysis of bioprosthetic heart valve leaflets using numerical models: Effects of leaflet stiffening, calcification, and perforation. Circ. Res, 1987, 61 : 687 - 694.
56. S Santavirta, A Gristina, YT Konttinen. Cemented versus cememtless hip arthroplasty. A review of prosthetic biocompatibility. Acta Orthop. Scand, 1992, 63 : 225 - 232; WC Head, DJ Bank, RH Emerson Jr. Titanium as the material of choice for cementless temoral components in total hip arthroplasty. Clin. Orthop, 1995, 311 : 85 - 90.
57. TJ Chang, MB Word, C Hovelsen. Metallic implanis used in foot surgery. Clin Podiatr Med Surg, 1995, 12 : 457 - 474; L. Stadtmauer, MV Sauer. Reversal of tubal sterilization using laparoscopically placed titanium staples: preliminary experience. Hum. Reprod, 1997, 12 : 647 - 649.
58. H Prigent, P Pellen - Mussi, G Cathelmeau, et al. Evaluation of the biocompatibility of titanium - tantalum alloy versus titanium. J Biomed Mater Res, 1998, 39 : 200 - 206.

59. WR Lacefield. Current status of ceramic coatings for dental implants. Implant Dent, 1998, 7:315 -322.
60. D Plester, K Jahnke. Ceramic implants in otologic surgery. Am J Otol, 1981, 3:104 -108.
61. RC Kberhart. Surface treatments to improve the albumin affinity and blood compatibility of polymers. IEEE Engng Med Blol Mag, 1989:26 -29.
62. Y Imai, M Nagai, M Watanabe. Degradation of composite materials composed of tricalcium phosphate and a new type of block polyester containing a poly (L - lactic acid) segment. J Biomater Sci Polym Ed, 1999, 10:421 -432; Y Imai, A Fukuzawa, M Watanabe. Effect of blending tricalcium phosphate on hydrolytic degradation of a block polyester containing poly (L - lactic acid) segment. J Biomater Sci Polym Ed, 1999, 10:773 -786.
63. R Morgan, A Adam. Use of metallic stents and balloons in the esophagus and gastrointestinal tract. J Vasc Intern Radiol, 2001, 12:283 -297.
64. DE Cutright, EE Hunsuck. Tissue reaction to the biodegradable polylactic acid suture. Oral Surg Oral Med Oral Pathol, 1971, 31:134 -139.
65. RJ Ruderman, H Bernstein, E Kairinen, et al. Scanning electron microscopic study of surface changes on biodegradable sutures. J Biomed Mater Res, 1973, 7:215 -229.
66. CC Chu. A comparison of the effect of pH on the biodegradation of two synthetic absorbable sutures. Ann Surg, 1982, 195:55 -59.
67. BE Frueh, ST Feldman, RM Feldman, et al. Running nylon suture dissolution after penetrating keratoplasty. Am J Ophthalmol, 1992, 113:406 -411, 1992, 114:240 -241 (comment).
68. L Zhang, CC Chu, IH Loh. Effect of a combined gamma irradiation and parylene plasma treatment on the hydrolytic degradation of synthetic biodegradable sutures. J Biomed Mater Res, 1993, 27:1425 -1441.
69. M Yoneda, K Hayashida, K Izawa, et al. A simple and secure anchoring system for Caspari's transglenoid multiple suture technique using a biodegradable poly - L - lactic acid button. Arthroscopy, 1996, 12:293 -299.
70. G F Dervin, KJ Downing, GC Keene, et al. Failure strengths of suture versus biodegradable arrow for meniscal repair: an in vitro study. J. Arthroscopy, 1997, 13:296 -300.
71. K Ono. GR Williams, M Clem, et al. Repair of soft tissue to bone using a biodegradable suture anchor. Orthopedics, 1997, 20:1051 -1055.
72. P Albrecht - Olsen, T Lind, G Kristensen, et al. Failure strength of a new meniscus arrow repair technique: biomechanical comparison with horizontal suture. Arthroscopy, 1997, 13:183 -187; EK Song. KB Lee. Biomechanical test comparing the load to failure of the biodegradable meniscus arrow versus meniscal suture. Arthroscopy, 1999, 15:726 -732.
73. M Ichikawa, H Muneshige, Y Ikuta. Comparison of tensile strength and rhrombus formation between mechanical microvascular anastomoses using a biodegradable ring device and sutured anastomoses. J Reconstr Microsurg, 2002, 18:131 -136, 137 -139 (discussion).
74. ID Thompson, LL Hench. Mechanical properties of bioactive glasses, glass - ceramics and composites. Proc Inst Mech Eng, 1998, 212:127 -136.
75. LL Hencli, I Wilson. Bioceramics. Materials Research Society Bulletin, 16:62 -74.
76. JA Huhbell. Bioactive biomaterials. Curr Opin Biotechnol, 1999, 10:123 -129.
77. IM Brook, PV 11 a Eton. Glass - ionomers: Bioactive implant materials. Biomaterials, 1998, 19:565 -571.
78. EJ Harper. Bioactive bone cements. Proc Inst Mech Eng, 1998, 212:113 -120.
79. Richard France. Biomaterials join in the regeneration game. Materials World, 2000, 8:19 -21.
80. Anthony G Gristina, Quentin N Myrvik, Lawrence X Webb. Biomaterial surfaces: Tissue cells and bacteria, compatibility versus infection. In: Richard Skalak, C Fred Fox (eds). Pissue Engineering, Alan R Liss Inc., New York, 1988, 99 -107.
81. MM Slusher, QN Myrvik, JC Lewis, et al. Extended - wear lenses, biofilm. and bacterial adhesion. Arch Ophthalmol, 1987, 105:110 -115.
82. DJ Farrar, JD Hill, LA Gray Jr, et al. Heterotopic prosthetic ventricles as a bridge to cardiac transplantation. A multicenter study in 29 patients. N Engl J Med, 1988, 318:333 -341.
83. Artificial Heart issue. JAMA, 1988, 259:849.

84. S Moller, AR Pedersen, LK Poulsen, et al. Activity and three - dimensional distribution of toluene - degrading Pseudomonas putrid in a multispecies bio film assessed by quantitative in situ hybridization and scanning conrocal laser microscopy. Appl. Environ. Microbiol, 1996, 62 : 4632 - 4640.

85. CR Jones, MR Adams, PA Zhdan, et al. The role of surface physicochemical properties in determining the distribution of the autochthonous microflora in mineral water bottles. J Appl Microbiol, 1999, 86 : 917 - 927.

86. MW Mittelman. Structure and functional characteristics of bacterial biofilms in fluid processing operations. J Dairy Sci, 1998, 81 : 2760 - 2764.

87. MJ Elder, F Stapleton, E Evans, et al. Biofilm - related infections in ophthalmology. Eye, 1995, 9 : 102 - 109.

88. J Dankei - t, AH Hogt, J Feijen. Biomedical polymers: bacterial adhesion, colonization. and infection. CRC Crit Rev Biocompat, 1986, 2 : 219 - 301. Sec also: A Ⅱ Hogt J, Dankert, CE Hulstaert, et al. Cell surface characteristics or coagulase - negative staphylococci and their adherence to fluorinated poly (ethylenepropylene). Infect. Immun, 1986, 51 : 294 - 301; AH Hogt, J Dankert, I Leifen. Adhesion of coagulase - negative staphylococci to methacrylate polymers and copolymers. J Biomed Mater Res, 1986, 20 : 533 - 545.

89. AE Khoury, K Lam, BD Ellis, et al. Prevention and control of bacterial infections associated with medical devices. Am Soc Artif. Intern. Organs J, 1992, 38 : M174 - M178.

90. JW Costerton, Z Lcwandowski, DE Caldwell, et al. Microbial biofilms. Annu Rev Microbiol, 1995, 49 : 711 - 745.

91. JW Costerton, Philip S Stewart, ER Greenberg. Bacterial Biofilms: A Common Cause of Persistent Infections. Science, 1999, 284 : 1318 - 1322.

92. Todd B. Reynolds, Gerald R Fink. Bakers′ yeast, a model for fungal biofilm formation. Science, 2001, 291 : 878 - 881.

93. NK Karamanos, A Syrpkou, HS Panagiotopoulou, et al. The major 20 kD polysaccharide of Staphylococcus epidermidis extracellular slime and its antibodies as powerful agents for detecting antibodies in blood serum and differentiating among slime - positive and - negative S. epidermidis and other staphylococci species. Arch Biochem Biophys, 1997, 342 : 389 - 395.

94. JR Lawrence. DR Korber, BD Hoyle, et al. Optical sectioning of microbial biofilms. J Bacteriol, 1991, 173 : 6567.

95. A Razatos, YL Ong, MM Sharma, et al. Molecular determinants of bacterial adhesion monitored by atomic force microscopy. Proc Natl Acad Sci (USA, 1998, 95 : 1 1059 - 11064; Evaluating the interaction of bacteria with biomaterials using atomic force microscopy. J Biomater Sci Polym Ed, 1998, 9 : 1361 - 1373.

96. RJ Palmer Jr. C Sternberg. Modern microscopy in biofilm research: confocal microscopy and other approaches. Curr. Opin. Biotechnol, 1999, 10 : 263 - 268.

97. DG Davies, AM Chakrabarcy, GG Geesey. Exopolysaccharide production in biofilms: substratum activation of alginate gene expression by Pseudomonas aeruginosa. Appl Environ Microbiol, 1993, 59 : 1181 - 1186.

98. Y F Missirlis, W Lemm (eds). Modern aspects of protein adsorption on biomaterials. Khiwer Academic Publishers, New York, 1991.

99. T Albrektsson. The response or bone to titanium implants. CRC Grit Rev Biocompar, 1985, 1 : 53 et seq.

100. GD Christiansen, WA Simpson, EH Beachey. Adhesion of bacteria to animal tissues: complex mechanisms. In: DC Savage, M Fletcher (eds). Bacterial adhesion: Mechanisms and physiological significance, Plenum Press, New York, 279 et seq.

101. N Crawtord. Interaction of cells with natural and foreign surfaces, Plenum Publ., New York, 1986.

102. C. Picioreanu, MC vanl Oosdrecht, JJ Heijnen. Mathematical modeling or biofilm structure with a hybrid differential - discrete cellular automaton approach. Biotechnol. Bioeng, 1998, 58 : 101 - 116.

103. Y Ll An, RJ Friedman. Concise review of mechanisms or bacterial adhesion to biomaterial surfaces. J Biomed. Mater. Res, 1998, 43 : 338 - 348.

104. JL Bohnert, BC Fowler, TA Horbett, et al. Plasma gas discharge deposited fluorocarbon polymers exhibit reduced elulaibility of adsorbed albumin and fihrinogen. J Biomater Sci Polym Ed, 1990, 1 : 279 - 297.

105. P Gilbert, MRW Brown. Influence of growth rate and mutient limitation on the gross cellular composition of Pseudomonas. aeruginsa and its resistance to 3 - and 4 - chlorophenol. J Bacteriol, 1978, 133 : 1066 - 1072.

106. V Deretic, MJ Schurt, JC Boucher. Conversion of Pseudomonas aeruginosa to mucoidy in cystic fibrosis: environmental stress and regulation of bacteral virulence by alternative sigma factor. J Bacteriol, 1994, 176:2773-2780.

107. K Okahara, J Kambayashi, T Shibuya, et al. An infection-resistant PTFE vascular graft; spiral coiling of the graft with ofloxacin-bonded PTFE thread. Eur J Vase Endovasc Surg, 1995, 9:408-414.

108. H Akiyama, O Yamasaki, H Kanzaki, et al. Effects of sucrose and silver on Staphylococcus aureus biofilms. J Antimicrob. Chemother, 1998, 42:629-634.

109. RG Seipelt, JF Vazquez-Jimenez, IM Seipelt, et al. The St. Jude Silzone′valve: Midterm results in treatment of active endocarditis. Ann Thorac. Surg, 2001, 72:758-762, 762-763 (discussion).

110. Spire's Ion-Beam Applications. In: Joan Zimniermann (ed). BMDO technologies for biomedical applications, report prepared by the National Technology Transfer Center, Washington Operations for the Ballistic Missile Defense Organization, The Pentagon, Washington DC 20301-7100, 1997, 72-73.

111. H Liedberg, T Lundeberg. Silver coating of urinary catheters prevents adherence and growth of Pseudomonas aeruginosa. Urol Res, 1989, 17:357-358.

112. MK Dasgupta. Silver peritoneal catheters reduce bacterial colonization. Adv Pent Dial, 1994, 10:195-198.

113. J Nakada, M Kawahara, S Onodera, et al. Clinical study of Silver Lubricath Folcy catheter. Hinyokika Kiyo, 1996, 42:433-438. In Japanese.

114. DJ Stickler, NS Morris, TJ Williams. An assessment of the ability of a silver-releasing device to prevent bacterial contamination of urethral catheter drainage systems. Br J Urol, 1996, 78:579-588.

115. JW Leung, GT Lau, JJ Sung, et al. Decreased bacterial adherence to silver-coated stent material: an in vitro study. Gastrointest Endosc, 1992, 38:338-340.

116. SC Malaisrie, S Malekzadeh, JF Biedlingmaier. In vivo analysis of bacterial biofilm formation on facial plastic bioimplants. Laryngoscope, 1998, 108:1733-17.38.

117. J Olsson, Y van der Heijde, K Holmberg. Plaque formation in vivo and bacterial attachment in vitro on permanently hydrophobic and hydrophilic surfaces. Caries Res, 1992, 26:428-433.

118. V DiTizio, CW Ferguson, MW Mittelman, et al. A liposomal hydrogen for the prevention of bacterial adhesion to catheters. Biomacerials, 1998, 19:1877-1884.

119. B. Jansen, W Kohnen. Prevention of biofilm formation by polymer modification. J Ind. Microbiol, 1995, 15: 391-396.

120. WG Pitt, MO McBride, JK Lunceford, et al. Ultrasonic enhancement of antibiotic action on Gram-negative bacteria. Antimicrob. Agents Chemorher, 1994, 38:2577-2582

121. Zhen Qian, P Stoodley, William G Pitt. Effect of low-intensity ultrasound upon biofilm structure from con focal scanning laser microscopy observation. Biomaterials, 1996, 17:1975-1980.

122. Zhen Qian. Antibiotic and ultrasonic treatment of bacteria1 biofilm. MS Thesis, Brigham Young University. Provo, UT, 1996.

123. Zhen Qian, Richard D Sagers, William G Pitt. The effect of ultrasonic frequency upon enhanced killing of Pseudomonas aeruginosa biofilms. Ann. Biomed. Eng, 1997, 25:69-76.

124. RG Williams, WG Pitt. In vitro response of Escherichia coli to antibiotics and ultrasound at various insonation intensities. J Biomater. Appl, 1997, 12:20-30.

125. Zhen Qian, Richard D Sagers, William G. Pitt. The role of insonation intensity in acoustic enhanced antibiotic treatment of bacterial biofilms. Colloids Surfaces B: Biointerfaces, 1997, 9:239-245.

126. LL Johnson, RV Petcrson, WG Pin. Treatinent of bacterial biofilms on polymeric biomaterials using antibiotics and ultrasound. J. Biomater Sci Polym Ed, 1998, 9:1177-1185.

127. AM Rediske, N Rapoport, WG. Pitt. Reducing bacterial resisiance to antibiotics with ultrasound. Lett Appl Microbiol, 1999, 28:81-84.

128. Zhen Qian, Richard D Sagers, William G Pitt. Investigation of tie mechanism of the bioacousric effect. J Biomed Mater Res, 1999, 44:198-205.

129. AM Rediske, BT Roeder, JL Nelson, et al. Pulsed ultrasound enhances the killing of Escherichia coli biofilms by ammo-

glycoside antibiotics in vivo. Antimicrob. Agents Chemother, 2000, 44:771-772.

130. SA Blenkinsopp, AE Khoury, JW Costerton. Electrical enhancement of biocide efficacy against Pseudomonas aeruginosa biofilms. Appl. Environ. Microbiol, 1992. 58:3770-3773.

131. JW Costerton, B Ellis, K Lam, et al. Mechanism of electrical enhancement of efficacy of antibiotics in killing biofilm bacteria. Antimicrob Agents Chemorher, 1994, 38:2803-2809.

132. J Betehradek, S Orlowski, LH Ramirez, et al. Electropermeabilization of cells in tissue assessed by the qualitative and quantitative electroloading of bleomycin Biochem Biopbys Acta, 1994, 1190:155-163.

133. J Jass, JW Costerton, HM Lappin-Scott. The effect of electrical currents and robramycin on Pseudomonas aeruginosa biofilms. J Ind Microbiol, 1995, 15:234-242.

134. N Wellman, SM Fortun, BR McLeod. Bacterial biofilms and the bioelectric effect. Antimicrob. Agents Chemorher, 1996, 40:2012-2014.

135. J Jass, HM Lappin-Scott. The efficacy of antibiotics enhanced by electrical currents against Pseudomonas aeruginosa biofilms. Antimicrob Chemother, 1991, 38:987-1000.

136. PS Stewart, W Wattanakaroon, L Goodrum, et al. Electrolytic generation of oxygen partially explains electrical enhancement of tobramycin efficacy against Pseudomonas aeruginosa biofilm. Antimicrob Agents Chemother, 1999, 43:292-296.

137. B R McLeod, S Fonun, JW Costerton, et al. Enhanced bacterial biofilm control using electromagnetic fields in combination with antibiotics. Methods Enzymol, 1999, 310:656-670

138. DE Benson, CB Grissom, GL Burns, et al. Magnetic field enhancement of antibiotic activity in biofilm forming Pseudomonas aeruginosa. ASAIO J, 1994, 40:M371-M376.

139. N Oulahal-Lagsir, A Martial-Gros, E Boistier, et al. The development of an ultrasonic apparatus for the noninvasive and repeatable removal of fouling in food processing equipment. Lett Appl Microbiol, 2000, 30:47-52.

140. BN Ames. Identifying environmental chemicals causing mutations and cancer. Science, 1979, 204:587-593.

141. R Forster. In: DF Williams (ed). Techniques of biocompatibility testing. Vol. II, CRC Press, Boca Raton, FL, 1986, 137.

142. K Merritt, SA Brown. Tissue reaction and metal sensitivity. An animal study. Acta Orthop Scand, 1980, 51:403-411.

143. K Merritt, In: DA Williams (ed). Techniques of biocompatibility testing, Vol. Ⅱ, CRC; Press, Boca Raton, FL, 1986, 123.

144. RE Wilsnack. Quantitative cell culture biocompatibility testing of medical devices and correlation to animal tests. Biomater. Med. Devices Artif. Organs, 1976, 4:235-261.

145. HJ Johnson, SJ Northup In: SA Blown (ed). Cell-culture test methods, ASTM STP 810, American Society for Testing and Materials. Philadelphia, PA, 1983, 25.

146. A Wieslander, A Magnusson, P. Kjellstrand. Use of cell culture to predict toxicity of solid materials in blood contact. Biomater Artif Cells Artif. Organs, 1990, 18:367-374.

147. DD Lindholm, E Klein, JK Smith. Relative thrombogenicity of blood interface material: method and results. Proc Clin Dial Transplant Forum, 1973, 3:39-45.

148. RG Mason. Blood compatibility of biomaterials: evaluation of a simple screening test. Biomater Med Devices Artif Organs, 1973, 1:131-139; RG Mason, BA Shinoda, WC Blackwelder, et al. Blood compatibility of biomaterials: further evaluation of the Lindholm test. Biomater. Med, Devices Artif. Organs, 1974, 2:21-30.

149. EF Grabowski, P Didisheim, JC Lewis, et al. Platelet adhesion to foreign surfaces under controlled conditions of whole blood flow: human vs rabbit, dog, calf, sheep, pig, macaque, and baboon. Trans Am Soc Artif Intern Organs, 1977, 23:141-151.

150. GA SkarJa, RL Kinlough-Rathbone, DW Perry. et al. A cone-and-plate device for the investigation of platelet biomaterial interactions. JB iomed Mater Res, 1997, 34:427-438.

151. LC Anderson, HC. Hughes. In: AF von Recum (ed). Handbook of biomaterials evaluation, Macmillan, New York, 1986, 255.

152. RS Wortman, K Merritt, SA Brown. The use of the mouse peritoneal cavity for screening for biocompatibility of polymers. Biomater Med Devices Artif Organs, 1983, 11:103 - 114.

153. AB Ferguson Jr, P G. Laing, ES Hodge. The ionization of metal implants in living tissue. J Bone Joint Surg, 1960, 42A:77 - 90.

154. DM Nunanuker, J Black, Trans. Orthop Res Soc, 1978, 3:160.

155. DP Rivero, J Fox, AK Skipor, et al. Calcium phosphate - coated porous titanium implants for enhanced skeletal fixation. J Biomed. Mater Res, 1988, 22:191 - 201.

156. A Berzins, DR Sumner, TM Turner, et al. Effects of fixation technique on displacement incompatibilities at the bone - implant interface in cementless total knee replacement in a canine model. J Appl Biomater, 1994, 5:349 - 352.

157. B. Kusserow, R Larrow, J Nichols. Observations concerning prosthesis - induced thromboembolic phenomena made with an in vivo embolus test system. Trans Am Soc Artif Intern Organs, 1970, 16:58 - 62.

158. VL Gott, AEuruse. Antithromhogenic surfaces, classification and in vivo evaluation. Fed Proc, 1971, 30: 1679 - 1687.

159. AF von Recum, H Imamura. PS Freed. Biocompatibiliry tests of components of an implantable cardiac assist device. J Biomed Mater Res, 1978, 12:743 - 765.

160. S. Brody. Bioenergetics and Growth, with Special Reference to the efficiency complex in Domestic Animals. Reinhold, New York, 1945, 352.

161. WG Pitt, K. Park, SL Cooper. Sequential protein adsorption and rhromhus depo. Sition on polymeric bimaterials. J. Colloid Interface Sci, 1968, 111:343 - 362.

162. TO Collier, CR Jenney, K M De - Fife, et al. Protein adsorption on chemically modified surfaces. Biomed. Sci. Instrum, 1997, 33:178 - 183.

163. Leo Vroman, Ann L Adams. Identification of rapid changes at plasma - solid interfaces. J Biomed Mater Res, 1969, 3:43 - 67.

164. Leo Vroman, Ann L Adams. Identification of Adsorbed Protein Films by Exposure to Antisera and Water Vapor. J Biomed Mater Res, 1969, 3:669 - 671.

165. Leo Vroman, Ann L Adams. Findings with the recording ellipsometer suggesting rapid exchange of specific plasma proteins at liquid - Solid Interfaces. Surface Sci, 1969, 16:438 - 448.

166. RF Baier, RC Dunon, Initial events in interactions of blood with a foreignsurface. J Biomed Mater Res, 1969, 3:191 - 206.

167. ML Rudee, TM Price. The initial stages of adsorption of plasma derived proteins on artificial surfaces in a controlled flow environment. J Biomed Mater Res, 1985, 19:57 - 66.

168. DR Absolom, W Zingg, AW Neumann. Protein adsorption to polymer particles: role of surface properties. J Biomed Mater Res, 1987, 21:161 - 171.

169. RH Marchant, MD Barb, JR Shainoff, et al. Three dimensional structure of human fibrinogen under aqueous conditions visualized by atomic force microscopy. Thromb. Haemost, 1997, 77:1048 - 1051.

170. DJ TaarJes, AS Quinn, RJ Jenny, et al. Tertiary structure of the hepatic cell protein fibrinogen in fluid revealed by atomic force microscopy. Cell Biol. Int, 1997, 21:715 - 726.

171. R Wigren, H Elwing, R Eriandsson, et al. Structure of adsorbed fibrinogen obtained by scanning force microscopy. FEBS Lett, 1991, 280:225 - 228.

172. Nolan B Holland, Yongxing Qiu, Mark Ruegsegger, et al. Biomimecic engineering of non - adhesive glycocalyx - like surfaces using otigosaccharide surfactant polymers. Nature, 1998, 392:799 - 801. See also: Y Qiu, NB Holland, M Ruegsegger, R IiMarchanr. Biomimetic surface enginc'ering: Synthesis and surface - induced assembly of novel oligosaccharide surfactant polymers. In: S Manne, CC Warr (eds). Supramolecular structure in Confined cieometries. ACS Symposium Series, Washington DC, 1999, 180 - 193 (Chapter 12).

173. H Nygren, M Stenberg. Molecular and supramolecular structure of adsorbed fibrinogen and adsorption isotherms of fibrinogen ar quartz surfaces. J Biomed MaterRes, 1988, 22:1 - 11.

174. J. Hemmerle, SM Akmann, M Maaloum, et al. Direct observation of the anchoring process during the adsorption of fi-

brinogen on a solid surface by force - spectroscopy mode atomic force microscopy. Proc Natl Acad Sci USA, 1999, 96: 6705 - 6710.

175. L Tang, TP Ugaruva, EF Plow, et al. Molecular determinants of acute inflammatory responses to biomaterials. J Clin Invest, 1996, 97:1329 - 1334.

176. L Tang. Mechanisms of fibrinogen domains: biomaterial interactions. J BiomaterSci Polym Ed, 1998, 9:1257 - 1266.

177. M Zhang, T Desai, M Ferrari. Proteins and cells on PEG immobilized silicon surfaces. Biomaterials, 1998, 19:953 - 960.

178. GH Ryu, S Park, M Kim, et al. Antithrombogeniciry of lumbrokinase - immobilized polyurethane. J Biomed Mater Res, 1994, 28:1069 - 1077; G H Ryu, S Park, DK Han, et al. Antithrombotic activity of a lumbrokinase immobilized polyurethane surface. ASAIO J, 1993, 39: M314 - M318.

179. GH Ryu, DK Han, S Park, et al. Surface characteristics and properties of lumbrokinase - immobilized polyurethane. J Biomed Mater Res, 1995, 29:403 - 409.

180. Y Park, E Ryu, H Kirn, et al. Characterization of antirhrombotic activity of lumbrokinase - immobilized polyurethane valves in the total artificial heart. Artif. Organs, 1999, 23:210 - 214.

181. JL Brash, P ten Hove. Transient adsorption of fibrinogen on foreign surfaces: similar behavior in plasma and whole blood. J Biomed Mater Res, 1989, 23:157 - 169.

182. RM Cornelius, JL Brash. Identification of proteins absorbed to hemodialyser membranes from heparinized plasma. J Biomater Sci Polym Ed, 1993, 4:291 - 304.

183. S Parzer, P Balcke, C Mannhalter. Plasma protein adsorption to hemodialysis membranes: studies in an in vitro model. J Biomed Mater Res, 1993, 27:455 - 463.

184. B Ljungberg, SH Jacobson, LE Lins, et al. Effective anticoagulation by a low molecular weight heparin (Fragmin) in hemodialysis with a highly permeable polysulfone membrane. Clin Nephrol, 1992, 38:97 - 100.

185. M P Gawaz, SK Mujais, B Schmidt, et al. Platelet - leukocyte aggregates during hemodialysis: effect of membrane type. Artif Organs, 1999, 23:29 - 36.

186. J Yu, NM Lamba, JM Courtney, et al. Polymctic biomaterials: influence of phosphorylcholine polar groups on protein adsorption and complement activation. Int J Artif Organs, 1994, 17:499 - 504.

187. SM Baumgartner - Parzer, UT Seyfert, C Mannhalter. Possible clinical effects or the interaction of hemodialysis membranes with adhesion proteins. Kidney Int, 1995, 47: 1115 - 1120; errata in Kidney Int, 1995, 47: 1838, 1840 - 1841.

188. HV Roohk, J Pick, R Hill, et al. Kinetics of fibrinogen and platelet adherence to biomacerials. Trans Am Soc Artif Intern Organs, 1976, 22:1 - 8.

189. BE Rabinow, YS Ding. C Qin, et al. Biomaterials with permanent hydrophilic surfaces and low protein adsoprtion properties. J. Biomater. Sci Polym. Ed, 1994, 6:91 - 109.

190. J I Ranicri, R Bellamkonda, J Jacob, et al. Selective neuronal cell attachment to a covalently patterned monoamine on fluorinated erhylene propylene films. J Biomed Mater Res, 1993, 27:917 - 925; JR Ranien, R Bellamkonda, EJ Bekos, et al. Spatial control of neuronal cell attachment and differentiation on covalently patterned laminin oligopeptide substrates. Int J Dev Neurosci, 1994, 12:725 - 735.

191. MJ Ignarius, N Sawhney, A Gupta, et al. Bioactive surface coatings for nanoscale instruments: effects on CNS neurons. J Biomed Mater Res, 1998, 40:264 - 274.

192. Kai - Chien Chang, David FJ Tees, Daniel A. Hammer. The state diagram for cell adhesion under Row: Lcukocyte rolling and firm adhesion. Proc Natl Acad Sci USA, 2000, 97:11262 - 11267.

193. X Lu, X Xu N Wang, Q. Zhang. A DFT study of the 1, 3 - dipolar cycioadditions on the surface. J Org Chem, 2002, 67:515 - 520.

194. RI Hamers. SK Coulter. MD et al. Cycloaddition chemistry of organic molecules with semiconductor surfaces. Acc. Chem. Res, 2000, 33:617 - 624.

195. J Stohr, MG Samant, J Liming, et al. "Liquid crystal alignment on car lion. Ic eons surfaces with oncntational order. Science, 2001, 292:2299 - 2302; T. Chaudhari et al," Atomic - beam alignment of inorganic materials for liquid -

crystal displays. Nature, 2001, 411:56 – 59.

196. MH Huang, S Mao, H. Feick, et al. Room – temperature ultraviolet nanowire nanolasers, Science, 2000, 292: 1897 – 1899.

197. SA Miller, VY Young, CR Martin. Electroosmotic how in template – prepared carbon nanotube membranes. J Am Chem Soc, 2001, 123:12335 – 12342.

198. BC Dravis, PE Swan son, AJ Russell. Haloalkanc hydrolysis with an immobilized haloalkane dehalogenase. Biorechnol Bioeng, 2001, 75:416 – 423.

199. Stephen Fewster, Richard Coombs, Jonathan Kitson, et al. Chapter 8. Ultrafine texturing of biomarerials for cellular Adhesion. In: Richard RH Coombs, Dennis WRobinson (eds). Nanotechnology in medicine and the biosciences. Gordon and Breach Publishers, The Netherlands, 1996, 125 – 132.

200. RA Freiras Jr. Will serum proteins stick to nanorobot surfaces? Foresight Update No. 42, 30 September 2000, 12 – 14; http://www. Imm. Org/Reports/ Rep020. htmi.

201. BE Rabinow, YS Ding. C Qin. M. L. McHalsky, J. H. Schneider, K. A. Ashlinc, I. L. Shelbourn, R. M. Albrecht, "Biomaterials with permanent hydrophilic surfaces and low protein adsoprtion properties," J. Biomater. Sci. Polym. Ed. 6 (1994) :91 – 109.

202. E Zhang, ET Kang, KC Neoh W Huang. Modification of gold surface by grafting of poly (ethylene glycol) for reduction in prolein adsorption and platelet adhesion. J Biomater. Sci Polym Ed, 2001, 12:515 – 531.

203. K Gekko, SN Tima sheft. Thermodynamic and kinetic examination of protein stabilization by glycerol. Biochemistry, 1981, 20:4677 – 4686; K Gekko, S N Timasheff. Mechanism of protein stabilization by glycerol: preferential hydration in glycerol – water mixtures. Biochemistry, 1981, 20:4667 – 4676.

204. RC Chapman. P Oastuni, MN Liang, et al. Polymeric thin films that resist the adsorption of proteins and the adhesion of bacteria. Langmuir, 2001, 17:1225 – 1233.

205. N Jaulin, M Appel, C Passirani, et al. Reduction of the uptake by a macrophagic celi line of nanoparticles bearing heparin or dextran covalently bound to poly (methyl methacrylate), J Drug Target, 2000, 8:165 – 172.

206. R Gref, M Luck, P Quellec, et al. Stealth corona – core nanoparticles surface modified by polyethylene glycol (PEG): Influences of the corona (PEG chain length and surface density) and of the core composition on phagocyric uptake and plasma protein adsorption. Colloids Surf. B Bioimerfaces, 2000, 18:301 – 313.

207. ME Norman, P Williams, L Illum. Influence of block copolymers on the adsorption of plasma proteins to microspheres. Biomate rials, 1993, 14:193 – 202.

208. P Quellec, R Gref, E Dellacherie, et al. Protein encapsulation within poly (ethylene glycol) – coated nanospheres. II. Controlled release properties. J Biomed. Mater, 1999, 47:388 – 395.

209. MA Ruegsegger, RE Marchant. Reduced protein adsorption and platelet adhesion by controlled variation of oligomaltose surfactant polymer coatings. J Biomed Mater Res, 2001, 56:159 – 167.

210. RE Marchant, S Yuan, Cszakalas – Graizl. Interactions of plasma proteins with a novel polysaccharide surfactant physisorbed to polyethylene. J Biomater Sci Polym Ed, 1994, 6:549 – 564.

211. E Osterberg, et al. Protein – rejecting ability of surface bound dextran in end – on and side – on configurations: Comparison to PEG. J Biomed Mater Res, 1995, 29:741 – 747.

212. Lara K Mahal, Kevin J Yarema, Carolyn R Bertozzi. Engineering chemical reactivity on cell surfaces through oligosaccharide biosynthesis. Science, 1997, 276:1125 – 1128; K. J. Yarema, L K Mahal, R E Bruehl, et al. Metabolic delivery of ketone groups to sialic acid residues. Application to cell surface glycoform engineering. J Biol Chem, 1998, 273:31168 – 31179.

213. J Saiulovsky, MA Carignano, I Szleifer, Kinetic and thermodynamic control of protein adsorption. Proc Natl Acad Sci USA, 2000, 97:9037 – 9041.

214. K Ishihara, H Oshida, Y Endo, et al. Effects of phospholipid adsorption on nonthrombogenicity or polymer with phospholipid polar group. J Biomed Mater Res, 1993, 27:1309 – 1314; K Ishihara, N Nakabayashi. Specific interaction between water – soluble phospholipid polymer and liposome. J Poly Sci, 1991, 29:831 – 835.

215. AS Kohler, PJ Parks. DL Mooradian, et al. Platelet adhesion to novel phospholipid materials: Modified phosphotidyl-

choline covalently immobilized to silica, polypropylene, and PITE materials. J. Biomed. Mater. Res, 1996, 32: 237 - 242.

216. Patrick TCahalan. Chapter 42. Bioinert Biomaterials: Are Their properties irreplaceable. In: Peter Zilla, Howard V. Greisler (eds). Tissue engineering of prosthetic vascular Grafts, RG Landes Company, Austin TX, 1999, 463 - 467.

217. PW Baker, KA Rye, JR Gamble, et al. Phospholipid composition of reconstituted high densily lipoproteins influences their ability to inhibit endothelial cell adhesion molecule expression. J Lipid Res, 2000, 41: 1261 - 1267.

218. A Raudino, A Cambria, MG Sarpietro. Binding of lipid vesicles to protein - coated solid polymer surfaces: A model for cell adhesion to artificial biocompatible materials. J Colloid Interface Sci, 2000, 231: 66 - 73.

219. AL Lewis. Phosphorylcholine - based polymers and their use in the prevention of biofouling. Colloids Surf B Biointerfaces, 2000, 18: 261 - 275.

220. F Gobeil, C Juneau, S Plante. Thrombus formation on guide wires during routine PICA procedures: A scanning electron microscopic evaluation. Can J Cardiol, 2002, 18: 263 - 269.

221. YJLT Nakaya, Z Zhang, M Kodama. Blood compatible phospholipid - containing polyurethanes: Synthesis, characterization, and blood compatibility evaluation. J Biomater Appl, 1997, 12: 167 - 191.

222. G Guidotti. Membrane proteins. Annu Rev Biochem, 1972, 41: 731 - 752.

223. H G Hong, M Jiang, SG Sligar, et al. Cysteine - specific surface tethering of genetically engineered cytochromes for fabrication of metalloprotein nanostructures. Langmuir, 1994, 10: 153 - 158.

224. C Passirani, G Barratt, JP Devissaguer, D Labarre. Long - circulating nanoparticles bearing heparin or dextran covalently bound to poly (methy) methacrylate). Pharm. Res, 1998, 15: 1046 - 1050.

225. T Daemen, M Velinova, J Regts, et al. Different intrahepatic distribution of phosphatidylglycerol and phosphatidylserine liposomes in the rat. Hepatotogy, 1997, 26: 416 - 423; bur compare: EL Romero, MJ Morilla, J Regts, et al. On the mechanism of hepatic transendothelial passage of large liposomes. FEBS Lett, 1999, 448: 193 - 196.

226. A Lejeune, M Moorjani, C. Gicquaud, et al. Nanoerythrosome, a new derivative of erythrocyte ghost: preparation and antineoplastic potential as drug carrier for daunorubicin. Anticancer Res, 1994, 14: 915 - 919; M MoorJani, A Lejeune, C Cicquaud, et al. Nanoerythrosomes, a new derivative of crythrocyte ghost 1) identification of the mechanism of action. Anticancer Res, 1996, 16: 2831 - 2836; A Lejeune, P Poyet, RC Gaudreault, et al. Nanoeryrhrosomes, a new derivative of erythrocyte ghost: Ⅲ. I, s phagocytosis involved in the mechanism of action? Anticancer Res, 1997, 17: 3599 - 3603; J Desilers, A LeJeune, J Mercer, et al. Nanoeryrhrosomes, a new derivative of erythrocyte ghost: IV. Fate of reinjected nanoeryrhrosomes. Anticancer Res, 2001, 21: 1741 - 1747.

227. NM Wassef, GR Maryas, CR Alving. Complement - dependent phagocytosis of liposomes by macrophages: suppressive effects of stealth lipids. Biochem Biophys Res Commun, 1991, 176: 866 - 874.

228. D. D. Lasic, D. Needham, Chem. Rev. 95 (1995): 2601 - 2628; D. Needham, TJ McInTosh, D D Lasic. Repulsive interactions and mechanical stability of polymer - grafted lipid membranes. Biochim. Biophys Acta 1108, 1992: 40 - 48.

229. H. Du, P. Chandaroy, S W Hui, drafted poly - (ethylene glycol) on lipid surfaces inhibits protein adsorption and cell adhesion, Biochim. Biophys. Acta, 1326, 1997: 236 - 248.

230. N Kossovsky, A Gelman, H. Sponsler. Cross linking encapsulated hemoglobin with solid phase supports: lipid enveloped hemoglobin adsorbed to surface modified ceramic particles exhibit physiological oxygen lability. Artif. Cells Blood. Substr. Immobil. Biotechnol, 1994, 22: 479 - 485.

231. Viola Vogel. Mol ocularly Engineered Stealth Surfaces. Department of Bioengineenng, University of Washington Engineered Biomatenals (UWEB), 25 June 1498; http://www. uweb. engr. washington. edu/uweh/research/projects/vogel. html

232. BD. Ratner. Blood compatibility - a perspective. J. Biomater. Sci. Polym. Ed. II, 2000: 1107 - 1109.

233. J Genzer, K Efimenko. Creating long - lived superhydrophobic polymer surfaces through mechanically assembled monolayers, Science, 2000, 290: 2130 - 2133; T Wu K Erimenko, J Genzer, Preparing high - density polymer brushes by Mechanically Assisted Polymer Assembly (MAPA) Macromolccules, 2001, 34: 684 - 686; K. Efimenko, J. Genzer. Tuning the surface properties of elastomers using hydrocarbon - based mechanically assembled monolayers, Mat. Res.

Sac. Symp. Proc, 2002, 705.
234. H Yildirim Erbil, A Levent Demirel, Yonca Avci, Olcay Men, "Transformation of a simple plastic into a superhydrophobic surface", Science , 2003, 299 : 1377 - 1380.
235. E Nell, G Marsh. Towards the nonstick egg: designing fluorous proteins. Chem. Biol, 2000, 7 : 153 - 157.
236. B. Bilgicer, A. Fichera, K. Kumar. A coiled coil with a fluorous core. J. Am. Chem. Soc, 2001, 123 : 4393 - 4399.
237. A. Niemz, D A Tirrell. Self - association and membrane - binding behavior of melittins containing trifluoroleucine. J Am. Chem. Soc, 2001, 123 : 7407 - 7413.
238. Y. Kaneda, Virosomes: evolution of the liposome as a targeted drug delivery system, Adv. Drug Deliv. Rev, 2000, 43 : 197 - 205.
239. J T Anderson, PL. Toogood, E N Marsh. A short and efficient synthesis of L - 5, 5, 5, 5′, 5′, 5′ - hexafluoroleucine from N - Cbz - L - serine. Org. Lett, 2002, 4 : 4281 - 4283.
240. E. Mathiowkz et al. Biologically erodable microspheres as potential oral drug delivery systems. Nature, 1997, 386 : 410 - 414.
241. T. Horbett, M Schway, B. Ratner. Hydrophilic - hydrophobic copolymers as cell substrates: Effects on 3T3 cell growth rates. J. Colloid Interface Sci, 1985, 104 : 28 - 39.
242. J. Chinn, T. Horbett, B. Ratner, et al. "Enhancement of serum fibronectin adsorption and the clonal plating efficiencies of swiss mouse 313 fibroblast and MM 14 mouse myoblast cells on polymer substrates modified by radiofrequency plasma deposition," J. Colloid Interface Sci, 1989, 127 : 67 - 87.
243. D K Pettit, A S Hoffman, L A Horbett. Correlation between corneal epithelial cell outgrowth and monoclonal antibody hinding to the cell binding domain of adsorbed fibronectin. J. Biomed. Mater. Res, 1994, 28 : 685 - 691.
244. AL Calof, AD Lander. Relationship between neuronal migration and ccll - subsiramm adhe - sion: laminin and mero, sin promote olfactory neuronal migraiion but are antiadhesive. J Cell Biol, 1991, 115 : 779 - 794.
245. PA DeMilla, JA Stone, JA Quinn, et al. Maximal migration of human smooth muscle cells on fibronectin and type IV collagen occurs at an intermediate attachment strength. J Cell Biol, 1993, 122 : 729 - 737.
246. W Mark Saltzman. Chapter 16. Cell Interactions with Polymers. In: RP LAnzA, R Langer, William L Chick (eds). Principles of tissue lngineering, R G Landes Company, Georgetown IX, 1997, 225 - 246.
247. DA Lauffenburger, JJ Linderman. Receptors: Models for binding, trafficking, and signaling. Oxford University Press, New YOrk, 1993.
248. E. Evans, D Berk, A I Eeung. Detachment of agglutinin - bonded red blood cells. I. forces to rupture molecular - point attachments. Biophy S J, 1991, 59 : 838 - 848.
249. Michael D Ward, Micah Dembo, Daniel A Hammer. Kinetics of cell detachment: Effect of L. Iagand Density. Annals Biomed Eng, 1995, 23 : 322 - 331.
250. TG Ruardy, J M Schakenraad, H C van der Mei, et al. Preparation and characterization of chemical gradient surfaces and their application for the study of cellular interaction phenomena. Surf Sci Reports, 1997, 29 : 1 - 30.
251. A Curtis, J Porrester, C. Mclnnes. P. Lawrie. "Adhesion of cells to polystyrene surfaces." J. Cell Biol, 1983, 97 : 1500 - 1506.
252. M. Lydon, T. Minett, B. Tighe, "cellular interactions with synthetic polymer surfaces in culture," Biomaierials, 1985, 6 : 396 - 402.
253. HM Kowalczynska J Kaminski. Adhesion of L1210 cells to modified styrene copolymer surfaces in the presence of serum. J Cell Sci, 1991, 99 : 587 - 593.
254. J Chinn, T Horbett, B Ratner, et al. Enhancement of serum fibronectin adsorption and the clonal plating efficiencies of swiss mouse 3T3 fibroblast and MM 14 mouse myoblast cells on polymer substrates modified by radiofrequency plasma deposition. J Colloid Interface Sci, 1989, 127 : 67 - 87.
255. P. van der Valk, A van Pelt, H Busscher, et al. Interaction of fibroblasts and polymer surfaces: relationship between surface free energy and fibroblast - spreading. J Biomed Mater Res, 1983, 17 : 807 - 817.
256. R Baier, V DePalma, D Goupil, et al. Human platelet spreading on substrata of known surface chemistry. J Biomed

Mater Res, 1985, 19 : 1157 - 1167.

257. JM Schakenraad, HJ Busscher, CRH Wudevuur, et al. The influence of substratum surface free energy on growth and spreading of human fibroblasts in the presence and absence of serum proteins. J Biomed Mater Res, 1986, 211 : 773 - 784.
258. PB van Wachem, T Beugeling, J Feijen, et al. Interaction of cultured human endothelial cells with polymeric surfaces of different wettabilities. Biomaterials, 1985, 6 : 403 - 408.
259. I Eliades, G Eliades, WA Brantley. Microbial attachment on orthodontic appliances. I. Wettahiliry and early pellicle formation on bracket materials. Amer J Orthodont Demofacial Orthoped, 1995, 108 : 351 - 360.
260. B Pignataro, E Conte, A Scandurra, et al. Improved cell adhesion to ion beam - irradiated polymer surfaces. Biomarerials, 1997, 18 : 1461 - 1470.
261. K Smerana, J Vacik, D Souckova, et al. The influence of hydrogel functional groups on cell behavior. J Biomed Mater Res, 1990, 24 : 463 - 470.
262. K Smetana. Cell biology of hydrogels. Biomaterials, 1993, 14 : 1046 - 1050.
263. J H Lee, H W Jung, I - K Kang, et al. "Cell behavior on polymer surfaces with different functional groups," Biomaterials , 1994, 15 : 705 - 711.
264. R L Schnaar, P H Weigel, M S Kuhlenschmidt, et al. Adhesion of chicken hepatocytes to polyacrylamide gels derivalized with N - acetylglucosamine. J. Biol Chem, 1978, 253 : 7940 - 7951.
265. O A Weisz, R L Schnaar. Hepatocyte adhesion to carbohydrate - derivatized surfaces. I. Surface topography of the rat hepatic lectin. J. Cell Biol, 1991, 115 : 485 - 493.
266. ATGutsche, H. Lo, J Zurlo, et al. Engineering of a sugar - derivatized porous network for hepatocyte culture. Biomaterials , 1996, 17 : 387 - 393.
267. C C Blackburn, R L Schnaar, "Carbohydrate - specific cell adhesion is mediated by immobilized glycolipids," J. Biol. Chem. 258 (1983) : 1180 - 1188.
268. J Nakano, H Yasui, K OLloyd, et al. Biologic roles ofgangliosides G (M3) and G (D3) in the attachment of human melanoma cells to extracellular matrix proteins J. Investig. Dermatol. Symp, 1999, 4 : 173 - 176.
269. K Kasahara, Y Sanai. Possible roles of glycosphingolipids in lipid rafts. Biophys. Chem, 1999, 82 : 121 - 127.
270. D S Eggleston, S H Feldman. Structure of the fibrinogen binding sequence: Arginylglycylasparric acid (RGD). Int. J Peptide Protein Res, 1990, 36 : 161 - 166.
271. S D Souza, M H Ginsberg, E E Plow. Arginyl - glycyl - aspartic acid (ROD): a cell adhesion motif. Trends Biochem. Sci, 1991, 16 : 246 - 250.
272. E Ruoslahri. RGD and other recognition sequences for integrins. Annu. Rev Cell Dev. Biol, 1996, 12 : 697 - 715. See also: E. Ruoslahti, M. D. Pierschbacher. New perspectives in cell adhesion: RGD and integrins. Science, 1987, 238 : 491 - 497.
273. Kevin C Olhnch, I homas 1 Andersen, Frank A Blumensrock, Rena Bizios. "Surfaces modified with covalenrly - immobilized adhesive peptides affect fibroblast population motility," Biomaterials, 1996, 17 : 759 - 764.
274. J S Lee, M Kaibara, M Iwaki, Selective adhesion and proliferation of cells on ion - implanted polymer domains. Biomaterials, 1993, 14 : 958 - 960.
275. M Kaibara, H Iwara, H Wada, et al. Promotion and control of selective adhesion and proliferation or endothelial cells on polymer surface by carbon deposition. J. Biomed. Mater. Res. 1996, 31 : 429 - 435.
276. Hiroko Sato, Hiroshi IsuJi, Shigeo Ikeda, Noburo Ikemoto, Junzo Ishikawa, Sei - ichi Nishimoto. Enhanced growth of human vascular endothelial cells on negative ion (Ag) - implanted hydrophobic surfaces. J. Biomed. Mater. Res, 1999, 44 (1999) : 22 - 30.
277. Jim Scheppele. Surface Modification of Plastics for Medical Device Applications. http://www. A2c2. Com/archive/699surfacemod. htm.
278. I Y Galaev, B Mamasson. "Smart polymers and what they could do in biotechnology and medicine," Trends Biotechnol, 1999, 17 : 335 - 340.
279. M Bogataj, A Mrhar, L Koro. Influence of physicochemical and biological parameters on drug release from microspheres

adhered on vesical and intestinal mucosa. Int. J. Pharm, 1999, 77:211 -220.

280. J Saiulovsky, M A Carignano, I Szleifer. Kinetic and thermodynamic control of protein adsorption. Proc Natl Acad Sci USA, 2000, 97:9037 -9041.

281. A Halperin, M Tirrell, TP Lodge. Tethered chains in polymer microstructures, Adv Pol Sci, 1922, 100:31 -71; I McPherson, A Kidane, I Szleifer, et al. Prevention of protein adsorption by terhered poly (ethylene oxide) layers: Experiments and single - chain in mean - field analysis. Langmuir, 1998, 14:176 -186.

282. BA Miller Jr. The galvanic corrosion of graphite epoxy composite materialscoupled with alloys, Report AD - AO 1932, Wright - Patterson Air Force Base, 1975.

283. BD Boyan, J Lincks, CH Lohmann VL Sylvia, et al. Effect of surface roughness and composition on costochondral chondrocytes is dependent on cell maturation state. J Orthop Res, 1999, 17:446 -457.

284. J Lincks, BD Boyan, CR Blanchard, et al. Response of MG63 osteoblast - like cells to titanium and titanium alloy is dependent on surface roughness and composition. Biomarerials, 1998, 19:2219 -2232.

285. GA Dunn. How do cells respond to ultrathin surface contours? Bioessays, 1991, 13:541 -543.

286. A Curtis, C Wilkinson. New depths in cell behaviour: reactions of cells to nano topography. Biochem Soc Symp, 1999, 65:15 -26; AS Curtis, CD Wilkinson. Reactions of cells to topography. J Biomater Sci Polym Ed, 1998, 9:1313 -1329.

287. A Curtis, C Wilkinson. Topographical control of cells. Biomaterials, 1997, 18:1573 -1583.

288. Chris DW Wilkinson, Adam SG Curtis. Chapter 3. Nanofabrication and its applications in medicine and biology. In: Richard RH Coombs, Dennis W. Robinson (eds). Nanotecbnology in Medicine and the Biosciences, Gordon and Breach Publishers, The Netherlands, 1996, 41 -55.

289. XFW alboomers, HJE Croes, LA Ginse1. et al. Growth behavior of fibroblasts on microgrooved polystyrene. Biomaterials, 1998, 19:1861 -1868.

290. MJ Dalby, MO Riehle, H Johnsione, et al. In vitro reaction of endothelial cells to polymer demixed nanotopography. Biomaterials, 2002, 23:2945 -2954.

291. MJ Dalby, SJ Yarwood, MO Riehle, et al. Increasing fibroblast response to materials using nanotopography: morphological and genetic measurements of cell response to 13 - nm - high polymer demixed islands. Exp Cell Res, 2002, 276:1 -9.

292. B Wojciak - Stothard, A Curtis, W Monaghan, et al. Guidance and activation ofmurine macrophages by nanometric scale topography. Exp Cell Res, 1996, 223:426 -435.

293. Y Xie, T Sproule, Y Li, et al. Nanoscale modifications of PET polymer surfaces via oxygen - plasma discharge yield minimal changes in attachment and growth of mammalian epithelial and mesenchymal cells in vitro. J Biomed Mater Res, 2002, 61:234 -245.

294. RG Flemming, CJ Murphy, GA Abrams, et al. Effects of synthetic micro - and nano - structured surfaces on cell behavior. Biomaterials, 1999, 20:573 -588.

295. AS Curtis, B Casey, JO Gallagher, et al. Substratum nanotopography and the adhesion of biological cells. Are symmetry or regularity of nanotopography important? Biophys. Chem, 2001, 94:275 -283.

296. J Meyle, K Gultig, W Nisch. Variation in contact guidance by human cells on a microstructured surface. J Biomed. Mater. Res, 1995, 29:81 -88.

297. L Chou, JD Firth, V J Uitto, et al. Substratum surface topography alters cell shape and regulates fibronectin mRNA level, mRNA stability, secretion and assembly in human fibroblasts. J Cell Sci, 1995, 108:1563 -1573.

298. DM Brunette. Fibroblasts on micromachined substrata orient hierarchically to grooves of different dimensions. Exp. Cell Res, 1986, 164; 11 -26; Effects of surface topography on cell behavior in vitro and in vivo. In: HC Hoch (ed). Nanofabrication and biosystems, Cambridge University Press, New York, 1996, 335 -366.

299. C A Dunn, AF Brown. Alignment of fihroblasts on grooved surfaces described by a simple geometric transformation. J Cell Sci, 1986, 83:313 -340.

300. R Clark, P Connolly, Adam SG Curtis, et al. Cell guidance by ultrafine topography in vitro. J Cell Sci, 1991, 99:73 -77.

301. AP von Recuni. Applications and failure modes of percutaneous devices: A review. J Biomed Mater Res, 1984, 18:323-336.
302. JA Schmidt, AF von Recum. Macrophage response to microtextured silicone. Biomarerials, 1992, 12:385-389.
303. R Singhvi, A Kumar, GP Lopez, et al. Engineering cell shape and function. Science, 1994, 264:696-698.
304. C. O'Neill P Jordan, C Ireland Evidence for two distinct mechanisms of anchorage stimulation in freshly explained and 3T3 swiss mouse fibroblasts. Cell, 1986, 44:489-496.
305. Christopher S. Chen, Milan Mrksich, Sui Huang, et al. Geometric control of cell life and death. Science, 1997, 276:1425-1428; 1345-1346 (comment).
306. GW Brodiand, JH Veldhuis. Computer simulations of mitosis and interdependencies between mitosis orientation, cell shape and epithelia reshaping. J Biomech, 2002, 35:673-681.
307. B K Brandley, JH Shaper, RL Schnaar. Tumor cell haptotaxis on immobilized N-acetylglucosainine gradients. Devel-op. Biol, 1990, 140:161-171.
308. B Brandley, R Schnaar. Tumor cell haptotaxis on covalenrly immobilized linear and exponential gradients of a cell adhesion peptide. Dev Biol, 1989, 135:74-86.
309. CS Ranucci, PV Moghe. Substrate microtopography can enhance cell adhesive and migratory responsiveness to matrix Hgand density. J Biomed Mater Res, 2000, 54:149-161.
310. P Clark, S Britland, P Connolly. Growth cone guidance and neuron morphology on micropatterned laminin surfaces. J Cell Sci, 1993, 105:203-212.
311. M Matsuzawa, P Licsi, W Knoll. Chemically modifying glass surfaces to study substratum-guided neurite outgrowth in culture. J Neurosci. Methods, 1996, 69:189-196.
312. HC Tai, HM Buettner. Neurite outgrowth and growth cone morphology on micropatterned surfaces. Biotechnol Prog, 1998, 14:364-370.
313. YW long, MS Shoichet. Peptide surface modification of poly (tetrafluoroethylene-co-hexaftuoropropylene) enhances its interaction with central nervous system neurons. J Biomed Mater Res, 1998, 42:85-95.
314. M Marsuzawa, T Tabata, W Knoll, et al. Formation of hippocampal synapses on patterned substrates of a laminin-derived synthetic peptide. Eur. J Neurosci, 2000, 12:903-910.
315. N Kossovsky A Celman, HI Hnaryszyn, S Rajguru, et al. Surface-modified diamond nanoparticles as antigen delivery vehicles. Bioconjug Chem, 1995, 6:507-511.
316. H Nygren, M Stenberg, C Karlsson. Kinetics supramolecular structure and equilibrium properties or fibrinogen adsorprion at liquid-soilid interfaces. J Biomed. Mater. Res, 1992, 26:77-91.
317. T Mizutani, T Murakami, TKurahashi, et al. An artificial receptor for dimethyl aspanate. J Org Chem, 1990, 61:539-548.
318. B Linton, AP Hamilton. Formation of artificial receptors by metal-templated self-assembly. Chem. Rev, 1997, 97:1669-1680.
319. M Inouye. Y Hyodo, H Nakammi. Nucleobase recognition by artificial receptors possessing a ferrocene skeleton as a novel modular unit for hydrogen bonding and stacking interactions. J Org Chem, 1999, 64:2704-2710.
320. I Hamachi, JI Watanabe, R Eboshi, et al. Incorporation of artificial receptors into a protein/peptide. Biopolymers, 2000, 55:459-468.
321. Y Yano. Artificial flavin receptors: effects or hydrogen bonding on redox properties of a flavin mimic. Antioxid. Redox Signal, 2001, 3:899-909.
322. J Chin, J Oh, SY Jon. et al. Tuning and dissecting electronic and steric effects in ammonium receptors: nonactin vs artificial receptors. J Am Chem Soc, 2002, 124:5374-5379.
323. A Ojida, Y Mito-Oka, MA Inoue, et al. First artificial receptors and chemosensors toward phosphorylated peptide in aqueous solution. J Am Chem Soc, 2002, 124:6256-6258.
324. IA Nicholls. Towards the rational design of molecularly imprinted polymers. J Mol Recognit, 1998, 11:79-82.
325. R Norel, D Petrey, HJ Wolfson, et al. Examination of shape complementarity in docking of unbound proteins. Proteins, 1999, 36:307-317.

326. A P Singh, JC Latombe, DL Brutlag. A motion planning approach to flexible ligand binding. Proc Int Conf Intell Syst Mol Biol, 1999 : 252 – 261.
327. HJ Wolfson, R Nussinov. Geometrical docking algorithms. A practical approach. Methods Mol Biol, 2000, 143 : 377 – 397; R Nussinov, HJ Wolfson. Efficient computational algorithms for docking and for generating and marching a library of functional epitopes. II. Computer vision – based techniques for the generation and utilization of functional epitopes. Comb Chem. High Throughput Screen, 1999, 2 : 261 – 269.
328. ML Johnson, M Straume. Deriving complex ligand – binding formulas. Methods Enzymol, 2000, 323 : 155 – 167.
329. I Luque, E Freire. Structural stability of binding sites: Consequences for binding affinity and allosteric effects. Proteins, 2000, 4 : 63 – 71 (Suppl).
330. DA Spivak, J Campbell. Systematic study of steric and spatial contributions to molecular recognition by non – covalent imprinted polymers. Analyst, 2000, 126 : 793 – 797.
331. LQ Gu, S Cheley, H Bayley. Capture of a single molecule in a nanocavity. Science, 2001, 291 : 636 – 640.
332. S Abbott, J Ralston, G Reynolds, et al. Reversible wettability of photoresponsive pyrimidine – coated surfaces. Langmuir, 1999, 15 : 8923 – 8928.
333. K Ichimura, SK Oh, M Nakagawa. Light – driven motion of liquids on a photoresponsive surface. Science, 2000, 288 : 1624 – 1626.
334. Anna Iannelli, Jim Merza, Jacek Lipkowski. Adsorption of pyrazine at the Au (111) /aqueous solution interface. J Electroanal Chem, 1994, 376 : 49 – 57.
335. NL Abbott, CB German, GM Whitesides. Active control of wetting using applied electrical potentials and self – assembled monolayers. Langmuir, 1995, 11 : 16 – 18.
336. BS Gallardo, VK Gupta, FD Eagerton, et al. Electrochemical principles for active control of liquids on submillimeter scales. Science, 1999, 283 : 57 – 60.
337. M Byloos, H Al – Maznai, M Morin. Phase transitions of alkanethiol self – assembled monolayers at an electrified gold surface. J Phys Chem B, 2001, 105 : 5900 – 5905.
338. Joerg Lahann, Samir Mitragotri, Thanh – Nga Tran, et al. A reversibly switching surface. Science, 2003, 299 : 371 – 374; See also: R. F. Service. Chemists concoct quick – change surface. Science, 2003, 299 : 321 – 323.
339. Elizabeth Thomson. MIT's smart surface switches properties reversibly. January 2003; http://www. Eurekalert. Org/pub _ releases/2003 – 01/miot – mss011303. Php
340. Wendy E Thomas, Elena Trintchina, Manu Forero, et al. Bacterial adhesion to target cells enhanced by shear force. Cell, 2002, 109 : 913 – 923.
341. JY Djeu. Natural killer cells. Rote in resistance to cancer and infection. J Fla Med Assoc, 1991, 78 : 763 – 765.
342. CE Kampe, GP Rodgers, JD et al. Exercise – induced fragmentation hemolysis: a simple in vivo test to evaluate heart valve hemolysis. South Med J, 1998, 91 : 970 – 972.
343. VM Brand, DS Allan, CA O'Callaghan. K. Soderstrom, et al. HLA – E binds to natural killer cell receptors CD94/NKG2A, B, and C. Nature, 1998, 391 : 795 – 799; 740 – 741 and 743 (comment).
344. N Lee, M Llano, M Carretero, et al. HLA – E is a major ligand for the natural killer inhibitory receptor CD94/NKG2A. Proc Natl Acad Sci USA, 1998, 95 : 5199 – 5204, 4791 – 4794 (comment).
345. CA O'Callaghan. Molecular basis of human natural killer cell recognition of HLA – E (human leucocyte antigen – E) and its relevance to clearance of pathogen – infected and tumour cells. Clin. Sci. (Colch), 2000, 99 : 9 – 17; CA O'Callaghan. Natural killer cell surveillance of intracellular antigen processing pathways mediated by recognition of HLA – E and Qa – lb by CD94/ NKG2 receptors. Microbes Infect, 2000, 2 : 371 – 380.
346. T Petteri Arstila, Armanda Casrouge, et al. A direct estimate of the Human alphabeta T Cell Receptor Diversity. Science, 1999, 286 : 958 – 961.
347. Lubert Stryer Biochemistry. 4th edition, W. H. Freeman and Company, New York, 1995.
348. Philipp Holliger, Hennie R Hoogenboom. Artificial Antibodies and Enzymes: Mimicking Narure and Beyond. Trends in Biotechnology, 1995, 13 : 7 – 9.
349. Daniel C Adelman, Abba Terr. Allergic and Immunologic Disorders. In: Lawrence M Tierney, Jr. Stephen J Mcphee,

Maxine AP Ipadakis (eds). Current medical diagnosis and treatment. 35th edition, Appleton and Lange, Stamford, CT, 1996, 694 - 718.

350. Philippa Marrack, J W Kappler. How the immune system recognizes the body. Scientific American, 1993, 80 - 89.

351. M Vandenbossche, O Delhove, P Dumonier, et al. Endoscopic treatment of reflux: experimental study and review of Teflon and collagen. Eur Urol, 1993, 23 : 386 - 393.

352. C A Michie, A McLean, C Alcock, et al. Lifespan of human lymphocyte subsets defined by CD45 isoforms. Nature, 1992, 360 : 264 - 265.

353. DF Tough, J Sprent. Life span of naive and memory T cells. Stem Cells, 1995, 13 : 242 - 249;. Turnover of naive - and memory - pheno type T cells. J Exp Med, 1994, 179 : 1127 - 1135.

354. Rafi Ahmed, David Cray. Immunological memory and protective immunity: Understanding their relation. Science, 1996, 272 : 54 - 60.

355. J Sprent, DF Tough, S Sun. Factors controlling the turnover of T memory cells. Immunol Rev, 1997, 156 : 79 - 85.

356. Abul K Abbas, Andrew Hl Ichtman, Jordan S Pober. Cellular and molecular Immunology WB Saunders Company, Philadelphia, 1991.

357. Eli Benjamini, Richard Coico, Geoffrey Sunshine. Immunology: A Short Course. fourth edition, John Wiley & Sons Inc, New York, 2000.

358. T Jakob, MC Udey. Epidermal Langerhans cells: From neurons to nature's adjuvants. Adv Dermaiol, 1999, 14 : 209 - 258, 259 (discussion).

359. L Pieri, L Domenici, P Romagnoli. Langerhans cells differentiation: a three - act play. Ital J Anat Embryol, 2001, 106 : 47 - 69.

360. N Romani, G Ratzinger, K Pfaller, et al. Migration of dendritic cells into lymphatics - the Langerhans cell example: Routes, regulation, and relevance. Int Rev Cytol, 2001, 207 : 237 - 270.

361. Ball Pulendran, Karolina Palucka, Jacques Banchereau. Sensing pathogens and tuning immune responses. Science, 2001, 293 : 253 - 256.

362. FP Siegal, N Kadowaki, M Shodell, et al. The nature of the principal type 1 interferon - producing cells in human blood. Science, 1999, 284 : 1835 - 1837, 1746 (comment); M Cella, D Jarrossay, F Facchetti, O. et al. Plasmacytoid monocytes migrate to inflamed lymph nodes and produce large amounts of type I interferon. Nature Med. 5 : 919 - 923, 868 - 870 (comment).

363. J Banchereau, PM Steinman. Dendritic cells and the control of immunity. Nature, 1998, 392 : 245 - 252; J Banchereau, F Briere, C Caux, et al. Immunobiology of dendritic cells. Annu Rev Immunol, 2000, 18 : 767 - 811.

364 A Lanzavecchia, F Sallusto. Dynamics of T lymphocyte responses: intermediates, effectors, and memory cells. Science, 2000, 290 : 92 - 97; The instructive role of dendritic cells on T cell responses: Lineages, plasticity and kinetics. Curr Opin Immunol, 2001, 13 : 291 - 298.

365. M Moser, KM Murphy. Dendritic cell regulation of THl - TH2 development. Nature Immunol, 2000, 1 : 199 - 205; A Langenkamp, M Messi, A Lanzavecchia, et al. Kinetics of dendritic cell activation: impact on priming of TH1, TH2 and nonpolarized T cells. Nat Immunol, 2000, 1 : 311 - 316.

366. JA Hoffmann, EC Kafaros, CA Janeway, et al. Phylogenetic perspectives in innate immunity. Science, 1999, 284 : 1313 - 1318.

367. R Medzhitov, C Janeway Jr. Innate immune recognition: mechanisms and pathways. Immunol. Rev, 2000, 173 : 89 - 97.

368. A Aderem, RJ Ulevitch. Toll - like receptors in the induction of the innate immune response. Nature, 2000, 406 : 782 - 787.

369. BW Bainbridge, RP Darveau. Porphyromonas gingivalis lipopolysaccharide: An unusual pattern recognition receptor ligand for the innate host defense system. Acta Odontol Scand, 2001, 59 : 131 - 138.

370. Mark J Walport. Complement. New Engl J Med, 2001, 344 : 1058 - 1066.

371. Thomas J Spira. Terminal complement component deficiencies (C5, C6, C7, C8, C9). In: J Willis Hurst (ed). Medicine for the Practicing Physician. Third edition, Butterworth - Heinemann, Boston MA, 1992, 159 - 161.

372. M Loos. The Complement System: Activation and Control. In: Michael Loos (ed). Bacteria and Complement Springer - Verlag, New York, 1985, 7 - 18.

373. Henry O Trowhridge, RC Emiling. Inflammation: A review of the process, fifth edition, Quintessence Publishing Co Inc, Chicago, II, 1997.

374. Ivan M Roitt, Jonathan BrostorF, David K Male, Immunology. dower Medical Publishing, New York, 1989.

375. BP Morgan. Regulation of the complement membrane attack pathway. Crit Rev Immunol, 1999, 19 : 173 - 198.

376. L Marrinez - Pineiro, J Jimenez de Leon, JM Cozar, et al. Obstructive uropathy secondary to the periurethral injection of teflon paste. Arch. Esp. Urol, 1989, 42 : 571 - 573. In Spanish.

377. RJ Reid, DV Witson, KK Chaii, et al. Tissue responses to Hydron, assessed by iniramuscular implamation. Int Fndod J, 1992, 25 : 199 - 204.

378. JH Humphrey, RR Dourmashkin. The lesions in cell membranes caused by complement. Adv Immunol, 1969, 11 : 75 - 115. See also: TR Hesketh, RR Dourmashkin, SN Payne, et al. Lesions due to complement in lipid membranes. Nature, 1971, 233 : 620 - 623.

379. BP Morgan. Mechanisms of tissue damage by the membrane attack complex of complement. Complement Inrlamm, 1989, 6 : 104 - 111.

380. O Krahenbuhl, J Tschopp. Involvement of granule proteins in T cell - mediated cytolysis. Nat Immun Cell Growth Regul, 1990, 9 : 274 - 282.

381. JD Young, CC Liu, PM Persechini. Molecular mechanisms of lymphocyte - mediated killing. Braz J Med Biol Res, 1988, 21 : 1145 - 1153.

382. A Hameed, KJ Olsen, MK Lee, et al. Cytolysis by Ca - perineable transmembrane channels. Pore formation causes extensive DNA degradation and cell lysis. J Exp Med, 1989, 169 : 765 - 777.

383. JR Monties, P Havlik, T Mesana, et al. Development of the Marseilles pulsatile rotary blood pump for permanent implantable left veniricular assistance. ArtifOrgans, 1994, 18 : 506 - 511; JR Monties, I Dion, P Havlik, et al. Cora rotary pump for implantable left ventricular assist device: Biomaierial aspects. Artif Organs, 1997, 21 : 730 - 734,

384. David Izhaky, Israel Peclit. What else can the immune system recognlze? ProcNatl Acad Sci USA, 1998, 95 : 11509 - 11510.

385. BX Chen, SR Wilson, M Das, et al. Amigenicity of fullerenes: Antibodies specific for fullerenes and their characteristics. Proc Narl Acad Sci USA, 1998, 95; 10809 - 10813.

386. S Zhang, Q Li, S Yao. Effect of complement 4 genetic polymorphism on complement activation during cardiopulmonary bypass in open heart surgery among children. Zhonghua Yi Xue Za Zhi, 2001, 81 : 418 - 920. In Chinese.

387. BP Morgan, JR Dankert, AF Esser. Recovery of human neutrophils from complement attack: removal of the membrane attack complex by endocytosis and exocytosis. J Immunol, 1987, 138 : 246 - 253; JM Stein, JP Luzio, Ectocytosis caused by sublytic autologous complement attack on human neutrophils The sorting of endogenous plasma - membrane proteins and lipid into shed vesicles. Biochem J, 1991, 274 : 381 - 386.

388. PJ Sims, I Wiedmer. Repolarization of the membrane potential or blood platelets after complement damage: evidence for a Ca^{2+} - dependent exocytotic eliminatior of C 5b - 9 pores. Blood , 1986, 68 : 556 - 561; PJ Sims, EM Faioni, T Wiedmer, et al. Complement proteins C5b - 9 cause release of membrane vesicles from the platelet surface that are enriched in the membrane receptor for coagulation Factor Va and express prothrombinase activity. J Biol Chem, 1988, 263: 18205 - 18212.

389. DF Carney, CL Koski, ML Shin. Elimination of terminal complement intermediates from the plasma membrane of nucleated cells: The rate of disappearance differs for cells carrying C5b - 7 or C5b - 8 or a mixture of C5b wilh a limited number of C 5b - 9. J Immunol, 1985, 134 : 1804 - 1809; DI Carney, CH Hammer, ML Shinet et al. Elimination of terminal complement complexes in the plasma membrane of nucleated cells: influence of extracelltllai Ca^{2+} and association with cellular Ca^{2+}. J. immunol, 1986, 137 : 263 - 270.

390. K Iida, MB Whitlow, V Nussenzweig. Membrane vesiculation protect erythrocytesfrom destruction by complement. J Immunol, 1991, 147 : 2638 - 2642.

391. RJ Johnson. The design of cellulosic based membranes that do not activate complement. Med Prog Technol, 1989, 15 :

77 – 81; JR Frautschi, RC Eberhan, JA Hubbell, et al. Alkylation of cellulosic membranes results in reduced complement activation. J Biomater Sci Polym Ed, 1996, 7 : 707 – 714; SK Bowry, TH Synthetically modified cellulose (SMC): A cellulosic hemodialysis membrane with minimized complement activation. ASAIO J, 1998, 44 : M 579 – M583.

392. SM Bhambhani, OR Bolanos. Tissue reactions to endodontic materials implanted in the mandibles of guinea pigs. Oral Surg. Oral Med. Oral Pathol, 1993, 76 : 493 – 501.

393. Michaella Vittaz, Didier Bazile, Cities Spenlehauer, et al. Effect of PEO surface density on long – circulating PLA – PEO nanoparticles which are very low complement activators. Biomaterials, 1996, 17 : 1575 – 1581.

394. PB van Wachem, CM Vreriks, T Beugeling, et al. The influence of protein adsorption on interactions of cultured human endothelial cells with polymers. J Biomed Mater Res, 1987, 21 : 701 – 718.

395. BF Murphy, JR Saunders, MK O'Bryan, et al. SP – 40, 40 is an inhibitor of C5b – 6 – initiated haemolysis. Int Immunol, 1989, 1 : 551 – 554.

396. S Meri, BP Morgan, A Davies. et al. Human protectin (CD59), an 18, 000 – 20, 000 MW complement lysis restricting factor, inhibits C5b – 8 catalysed insertion of C9 into lipid bilayers. Immunology, 1990, 71 : 1 – 9.

397. WL Fodor, SA Rollins, ER Cuilmette, et al. A novel bifuncnonal chimeric complement inhibitor that regulates C3 convertase and formation of the membrane attack complex. J Immunol, 1995, 155 : 4135 – 4138.

398. HJ Altermatt, JO Tiebbeis, W Arnold, et al. Phagocytosis and transport of injected teflon paste. An animal experiment study. Laryngol Rhinol Otol (Sttittg.), 1986, 65 : 570 – 574. In German.

399. H Miyakita, DS O'Briain, P Puri. Absence of brain parenchymal damage following intravascular injection of polytetrafluoroethylene paste. Eur Urol, 1998, 34 : 233 – 236.

400. HH Dedo. Injection and removal of Teflon for unilateral vocal cord paralysis. Ann Otol Rhinol Laryngol, 1992, 108 : 81 – 86.

401: EA Amsterdam, GL Srahl, HL Pan, et al. Limitation of repcrfusion injury by a monoclonal antibody to C5a during myocardial infarction in pigs. Am J Physiol, 1995, 268 : H448 – H457.

402. MS Mulligan, E Schmid, B Beck – Schimmer, et al. Requirement and role of C5a in acute lung inflammatory injury in rats. J Clin Invest, 1996, 98 : 503 – 512.

403. G Biesecker, CM Comez. Inhibition of acute passive transfer experimental autoimmune myasrhenia gravis with Fab antibody to complement C6. J Immunol, 1989, 142 : 2654 – 2659.

404. SA Rollins, LA Matis, JP Springhorn, et al. Monoclonal antibodies directed against human C5 and C8 block complement – mediated damage ofxenogeneic cells and organs. Transplantation, 1995, 60 : 1284 – 1292.

405. Y Kaneko, N Okada, L Baranyi, et al. Antagonistic peptides against liuman anaphylaroxin C5a. Immunology, 1995, 86 : 149 – 154.

406. PC Astles, TJ Brown, PCox, et al. New nonpeptideic C5a receptor antagonists. Bioorg Medicinal Chem Lett, 1997, 7: 907 – 912.

407. X Zhang, W Boyar, N Cialakatos, et al. Solution structure of a unique C5a semi – synthetic antagonist: implications in receptor binding. Protein Sci, 1997, 60 : 65 – 72.

408. TC Pellas, LP Wennogle. C5a receptor antagonists. Curr Pharm Des, 1999, 5 : 737 – 755.

409. AK Wong, AM Finch, OK Pierens, et al. Small molecular probes for G – protein – coupled C5a receptors: Conformationally constrained antagonists derived from the C terminus of the human plasma protein C5a. J Medicinal Chem, 1998, 41 : 3417 – 3425; AM Finch, AK Wong, NJ Paczkowski, et al. Low – molecular – weight peptidic and cyclic antagonists of the receptor for the complement factor C5a. J Med Chem, 1999, 42 : 1965 – 1974.

410. SS Asghar, MC Pasch. Therapeutic inhibition of the complement system. Y2K update. Front Biosci, 2000, 5 : E63 – E81.

411. C. Biesecker, L Dibel, K Enney, et al. Derivation or RNA aptamer inhibitors of human complement C5. Immunopharmacology, 1999, 42 : 219 – 230.

412. DJ Patel, AK Suri. Structure, recognition and discrimination in RNA aptamer complexes with coraciors, ammo acids, drugs and aminoglycoside antibiotics. J Biotechnol, 2000, 74 : 39 – 60.

413. C Passirani, G Barratt, J P Devissaguet, et al. Interactions of nanoparricles bearing heparin or dextran covalencly bound to poly (methyl methacrylare) with the complement system. Life Sci, 1998, 62:775 – 785.

414. K Hong, T Kinoshita, J Takeda, et al. Inhibition of the alternative C3 converrase and classical C5 convertase of complement by group A srrepiococcal M protein. Infect. Immun, 1990, 58:2535 – 2541.

415. DE Wexler, RD Nelson, PP Lleary. Human neutrophil chemotactic response to group A streptococci: Bacteria – mediated interference with complement – derived chemotactic factors. Infect. Immunity, 1983, 39:239 – 246; OK Wexler, DE Chenoweth, PP Cleary. Mechanism of action of the group A streptococcal C5a inactivator. Proc Natl Acad Sci USA, 1985, 82:8144 – 8148; P P Cleary, II. Prahhu, JB Dale, et al. Streptococcal C5a Peptidase is a highly specific endopeptidase. Infect. Immun, 1992, 60:5219 – 5223.

416. JC Albrechl, JNicholas, KR Cameron, et al. I lerpesvirus sainnn has a gene specifying a homologue uf the cellular membrane glycoprotein CD59. Virology, 1992, 190:527 – 530.

417. M Saifuddin, CJ Parker, ME Peeples, et al. Role of virion – associated glycosyl phos – phatidylinositol – linked proteins CD55 and CD59 in complement resistance of cell line – derived and primary isolates of HIV – I. J Exp Med, 1995, 182: 501 – 509: GT Spear, NS Lurain, CJ Parker, et al. Host cell – derived complement control proteins CD55 and CD59 are incorporated into the virions of two unrelated enveloped viruses: Human I cell leukemia/lymphoma virus type I (HTLV – 1) and human cylomegalovirus (HCMV). J Immunol, 1995, 155:4376 – 4381; M Saifuddin, I Hedayaii, JP Atkinson, et al. Human immunodeficiency virus type 1 incorporates both glycosyphosphatidylinosilol – anchored CD55 and CD59 and integral membrane CD46 at levels that protect from complement – mediated destruction. J Gen Virol, 1997, 78:1907 – 1911.

418. MP Dierich, II Stoilter. A Clivio. A 'complementary' AIDS vaccine. Nature Med, 1996, 2:153 – 155.

419. M Nakamura, H Okada, H Sasaki, et al. Quantification of the CD55 and CD59, membrane inhibitors of complement l on HIV – 1 particles as a function of complement – mediated virolysis. Microbiol, Immunol, 1996, 40:561 – 567.

420. O B Spiller, B P Morgan, F Tufaro, et al. Altered expression of host – encoded complement regulators on human cytomegalovirus – infected cells. Eur J Immunol, 1996, 26:1532 – 1538.

421. A Vanderplasschen, H Marhew, M Hollingshead, et al. Extracellular enveloped vaccinia virus is resistant to complement because of incorporation of host complement control proteins into its envelope. Proc Natl Acad Sci USA, 1998, 95: 7544 – 7549.

422. GE Smith. Vaccinia virus immune evasion. Immunol Lett, 1999, 65:55 – 62.

423. J Lubinski, L Wang, D Mascellos, et al. In vivo role of complement – interacting domains of herpes simplex virus type 1 glycoprotein gC. J Exp Med, 1999, 190:1637 – 1646; I Kostavasili, A Sahu, HM Friedman, et al. Mechanism of complement inactivation by glycoprotem C of herpes simplex virus. J Immunol, 1997, 158:1763 – 1771; HM Friedman, L Wang, NO Fishman, et al. Immune evasion properties of herpes simplex virus type 1 glycoprorein gC. J Virol, 1996, 70:4253 – 4260.

424. HP Huemer, C Larcher, NE Coe. Pseudorabies virus glycoprotein III derived from virions and infected cells binds to the third component of complement. Virus Res, 1992, 23:271 – 280.

425. M Marikovsky, M Parizade, R Arnon, et al. Complement regulation on the surface of cultured schistosomula and adult worms of Schistosoma mansoni. Eur J Immunol, 1990, 20:221 – 227; M Parizade, R Arnon, PJ Lachmann, et al. Functional and antigenic similarities between a 94 – kD protein of Schistosoma mansoni (SC 1P – 1) and human CD59. J Exp Med, 1994, 179:1625 – 1636.

426. Z Fishelson. Novel mechanisms of immune evasion by Schistosoma mansoni. Mem Inst Oswaldo Cruz, 1995, 90:289 – 292.

427. Y Cihendler, M Parizade, R Arnon, et al. Schistosoma mansoni: Evidence for a 28 – kD membrane – anchored protease on schistosomula. Exp Parasitol, 1996, 83:73 – 82.

428. K Iida, MB Whitlow, V Nussenzweig. Amasrigotes of Trypanusoma cruzi escape – destruction by the terminal complement components. J Exp Med, 1989, 169:881 – 891.

429. LL Braga, H Ninomiya, JJ McCoy, et al. Inhibition of complement membrane attack by the galactose – specific adhesin of Entamoeba histolytica. J Clin Invest, 1992, 90:1131 – 1137.

430. L Gutierrez – Kobeh, N Cabrera, R Perez – Montfort. A mechanism of acquired resistance to complement – mediated lysis by Entamoeba histolytica. J Parasitol, 1997, 83 : 234 – 241.

431. J Roes, K Rajewsky. Immunoglobulin D (IgD) – deficient mice reveal an auxiliary receptor function for IgD in antigen – mediated recruitment of B cells. J Exp Med, 1993, 177 : 45 – 55.

432. C Lutz, B Ledermann, MH Kosco – Vilbois, et al. IgD can largely substitute for loss of IgM function in B cells. Nature, 1998, 393 : 797 – 801.

433. T Diamond, VE Boston. Reflux following endoscopic treatment of ureteroceles. A new approach using endoscopic subureteric Teflon injection. Br J Urol, 1987, 60 : 279 – 280.

434. Michael Pinneo. Diamond Growrh: Today and Tomorrow. In: Markus Krunimenacker, James Lewis, eds. Proospects in Nanotechnology: Toward Molecular Manufacturing. Proceedings of the first General Cofference on Nanotechnology: Development, Applications, and Opportunities, 11 – 14 November 1992, John Wiley & Sons, New York, 1995, 147 – 172.

435. R Vegners, I Shcstakova, I Kalvinsh, et al. Use of a gel – forming dipeptide derivative as a carrier for antigen presentation. J Pept Sci, 1995, 1 : 371 – 378.

436. WC Koп, DL Peavy, V Knight. Inhibition ur in vitro proliferative responses of human lymphocytes by rimantadmc hydrochloride. Infect. Immun, 1979, 23 : 665 – 669.

437. U Weber, H Rettig. The use of carbon as manufacturing material or endoprotheses. Z Orthop, 1979, 117 : 268 – 276. In Gmnan.

438. NR Bergquist, T Waller. A novel simple immunoassay for rapid detection of human IgG antibodies to Toxoplasma gondii. J Immunol Methods, 1983, 61 : 339 – 344.

439. M Lovik, AK Hogseth, PI Gaarder, et al. Diesel exhaust particles and carbon black have adjuvant activity on the local lymph node response, and systemic IgE production to ovalbumin. Toxicology, 1997, 121 : 165 – 178.

440. Andreas Skiebe, Andreas Hirsch, Holger Klos, et al. [DBU] C_{60} Spin pairing in a fullerene salt. Chem Phys Lett, 1994, 220 : 138 – 140.

441. Ramakrishnan Subramanian, Pierre Boulas, MN ViJayshec, et al. A Facile and Selective Method for the Solution – phase Generation of C_{60} and C_{60}. J Chem Soc Chem Comnuin, 1994, : 1847 – 1848.

442. William A Goddard, NagaraJan Vaidehi, Wely Floriano, Brian Palmer, et al. Bionanotechnology—de novo simulations and design. lecture at the 8th Foresight Conference on Molecular Nanotechnology, November 2000; http://www. Foresight. Org/Conferences/MNT8/Abstracts/Goddard/ index. html.

443. Stephen R Wilson, Bernard Erianger, Bradford Braden, et al. Fullerene nanotools from biology. 91h Foresight Conference on Molecular Nanotechnology, November 2001; hitp://www. Foresight. Org/Conferences/MNT9/ Ahsrracts/Wilson/ index. html. See also: Bernard F Iirlanger. Recognition of Single Wall Carbon Nanotubes by an Anti – Fullerene Antibody. Nanotech and Biotech Convergence – 2002, 6 – 7 May 2000. Stamford, CT. May 7th Session; http:// www. Bccresearch. Com/nanohio2002.

444. Stephen R Wilson, Austin N Kirschner, Bernard F Erianger, et al. presentation at NanoSpace 2000, reported by R. Dagani. NASA Goes Nano. Chem. Eng. News 78 (28 February 2000) : 39 – 42. See also: http://www. Nyu. Edu/ projects/nanotechnology /nanotube/ nanotube. htm.

445. C Ryu, D Han Y Kim. B. Min. Albumin immobilized polyurethane and its blood compatibility. ASAIO J, 1992, 38 : M644 – M648.

446. AW Vermeer, MG Bremer, W Norde. Structural changes of IgG induced by heat treatment and by adsorption onto a hydrophobic Teflon surface studied by circular dichroism spectroscopy. Biochim Biophys Acta, 1998, 1425 : 1 – 12; AW Vermeer, W Norde, CD spectroscopy of proteins adsorbed at flat hydrophilic quartz and hydrophobic Teflon surfaces. J Colloid Interface Sci, 2000, 225 : 394 – 397; AW Vermeer, CE Giacomelli, W Norde. Adsorption of IgG onto hydrophobic teflon. Differences between the E (ab) and F (c) domains. Biochim Biophys Acta, 2001, 1526 : 61 – 69.

447. TA Desai, WH Chu, JK Tu, et al. Microfabricated immunoisolating biocapsules. Biotechnol. Bioeng, 1998, 57 : 118 – 120; Tejal A. Desai, et al. Nanopore technology for biomedical applications. J Biomed Microdevices, 1999, 2 : 11 – 40.

448. KP Peterson, CM Pcterson, EJ Pope. Silica sol - gel encapsulation of pancreaticislets. Proc Soc Exp Biol Med, 1998, 218 : 365 - 369.

449. E Rafael, A Werncrson, P Arner, et al. In vivo evaluation of glucose permeability of an immunoisolation device intended for islet transplantation: A novel application of the microdialysis technique. Cell Transplant, 1999, 8 : 317 - 326; Ehab Rafael. Cell transplantation and immunoisolation: Studies on a macroencapsulation device. dissertation 99 : 698, Karolinska Instirurel, 17 December 1999: lntp://diss. Kib. Ki. Se/1999/91 - 628 - 3883 - 0/.

450. TT Ton - Thai, D Doron, BS Pollard. J. Bacher, HB Pollard. In vivo bypass oi hemophilia A coagulation detect by Factor Xlla implant. Nat. Bioiechnol, 2000, 18 : 289 - 295.

451. S Santavina, D Nordstrom, P Ylinen, et al. Biocompatibility of hydroxyapatite - coated hip prostheses. Arch. Orthop. Trauma Surg, 1991, 110 : 288 - 292.

452. K Landsteiner. The Specificity of serological reactions. Harvard University Press, Cambridge, MA, 1946.

453. N Kessler, D Perl - Treves, L Addadi. Monoclonal antibodies that specifically recognize crystals of dinkrobenzene. FASEB J, 1996, 10 : 1435 - 1442.

454. L Addadi, S Weiner, M Geva. On how proteins interact with crystals and their effect on crystal formation. Z Kardiol, 2001, 90 : 92 - 98.

455. DK Davies, GH Cohen. Interactions of protein antigens with antibodies. Proc. Natl Acad Sci, USA, 1996, 93 : 7 - 12.

456. WR Tulip, JN Varghese, WG Laver, et al. Refined crystal structure on the influenza virus N9 neuraminidase - NC41 Fab complex. J Mol Biol, 1992, 227 : 122 - 148; J N Varghese, WG Laver, P M Cohnaii. Structure of the influenza virus glycoprotein antigen neuraminidase at 2. 9 A resolution. Nature, 1983, 303 : 35 - 40.

457. M Kam, D Perl - Treves, R Sfez. et al. Specificity in the recognition of crystals by antibodies. J Mol Recognit, 1994, 7 : 257 - 264; M Kam, D Perl - Treves, D Caspi, et al. Antibodies against crystals. FASEB J, 1992, 6 : 2608 - 2613.

458. P Hasselhacher, HR Schumacher. Immunoglobulin in tophi and on the surface of monosodium urate crystals. Arthritis Rheum, 1978, 21 : 353 - 361; P Hasselbacher. Binding of IgC and complement protein by monosodium urate monohydrate and other crystals. J Lab Clin Med, 1979, 94 : 532 - 541.

459. E Kozin, D J McCarry. Molecular orientation of immunoglobulin C adsorbed to microcrystalline monosodium urate monohydrate. J Lab Clin Med, 1980, 95 : 49 - 58.

460. T Bardin, P Varghese Cherian, HR Schumacher. Immunoglobulins on the surface of monosodium urate crystals: An immunoelectron microscopic study, J Rheumatol, 1984, 11 : 339 - 341.

461. JM Verdier, KV Ewart, M Griffith, et al. An immune response to ice crystals in North Atlantic fishes. Eur J BioJiem, 1996, 241 : 740 - 743.

462. M Cross. Molecular recognition. Crystallographic antibodies. Nature, 1995, 373 : 105 - 106.

463. N Busch, E Lammert, S Matern. Biliary secretory immunoglobulin A is a major constituent of the new group of cholesterol crystal - binding proteins. Gastroenterology, 1998, 115 : 129 - 138; D Izhaky, L Addadi. Stereoselective interactions of a specialized antibody with cholesterol and epicholesterol monolayers. Chemistry, 2000, 6 : 869 - 874; M Cieva D Izhaky, DE Mickus, SD Rychnovsky, et al. Stereoselective recognition of monolayers of cholesterol, enpicholesterol, and epicholesterol by an antibody, Chembiochem, 2001, 2 : 265 - 271; K Lammert, S Sudfeld, N Busch, et al. Cholesterol crystal binding of biliary immunoglobulin A: visualization by fluorescence light microscopy. World J Castroenterol, 2001, 7 : 198 - 202; M Epple, P Lanzer. How much interdisciplinarity is required to understand vascular calcifications? Formulation of four basic principles of vascular calcification. Z. Kardiol, 2001, 90 : 2 - 5.

464. D Perl - Treves, N Kesslcr, D Izhaky, et al. Monoclonal antibody recognition ofcholesterol monohydrate crystal faces. Chem Biol, 1996, 3 : 567 - 577.

465. JJ Mond, AI Ees, CM Snapper. T cell - independent antigens type 2. Annu Rev Immunol, 1995, 13 : 655 - 692.

466. Seung - Wuk Lee, Chuanbin Mao, Chrislien E Flynn, et al. Ordering of quantum dots using genetically engineered viruses. Science, 2002, 296 : 892 - 895; Comment at: OKOber. Self - assembly. Persistence pays off. Science, 2002, 296 : 859 - 861.

467. DA Walters, BL Smith, AM Belcher, et al. Modification of calcite crystal growth by abalone shell proteins: an atomic force microscope study. Biophys. J, 1997, 72 : 1425 - 1433.

468. JB Thompson, GT Paloczi, JH Kindt, et al. Direct observation of the transition from calcite to aragonite growth as induced by abalone shell proteins. Biophys. J, 2000, 79 : 3307 - 3312.

469. CF Verkoelen, BC Van Der Boom, et al. Identification of hyaluronan as a crystal - binding molecule at the surface of migrating and proliferating MDCK cells. Kidney Int, 2000, 58 : 1045 - 1054. See also: CF Verkoelen, BG van der Boom, AB Houtsmuller, et al. Increased calcium oxalate monohydrate crystal binding to injured renal tubular epithelial cells in culture. Am J Physiol, 1998, 274 : F958 - F965.

470. J Fauque, JL Borgna, H Rochefort. A monoclonal antibody to the estrogen receptor inhibits in vitro criteria of receptor activation by an estrogen and an anti - estrogen. J Biol Chem, 1985, 260 : 15547 - 15553.

471. A Vincenot, JL Pitter, M Aiach, et al. A monoclonal antibody recognizing the activation domain of protein C in its calcium - free conformation. FEBS Lett, 1998, 432 : 94 - 97.

472. ML Fu, PS Leung, G Wallukat, et al. Agonist - like activity of antibodies to angiotensin II receptor subtype 1 (ATI) from nits immunized with ATI receptor peptide. Blood Press, 1999, 8 : 317 - 324.

473. T Kimura. T Hosoi, K Yamamoto, et al. Epitope mapping of monoclona1 antibodies specific for a macrophage lectin: a calcium - dependent epitope is in the carbohydrate recognition domain. Mol Immunol, 2000, 37 : 151 - 160.

474. LM Wright, AM Brzozowski, RE Hubbard, et al. Structure of fab hGR - 2F6, a competitive antagonist of the glucagon receptor. Acta Crystallogr D Biol Crystallogr, 2000, 56 : 573 - 580.

475. H Klyver, AK Ehasen. Migration of suture material from the abdominal cicainx to the urinary tract. Ugeskr. Laeger, 1992, 154 : 2764 - 2765.

476. DH Raulet. Development and tolerance of natural killer cells. Curr. Opin. Immunol, 1999, 11 : 129 - 134; DH Raulet W Held, I Correa, J. R. Dorfman, M. F. Wu, L Corral. Specificity, tolerance and developmental regulation of natural killer cells defined by expression of class I - specific Ly49 receptors. Immunol. Rev, 1997, 155 : 41 - 52.

477. P Paul, N Rouas - Freiss, I Khalil - Daher, et al. HLAG expression in melanoma: a way for tumor cells to escape from immunosurveillance. Proc Natl Acad Sci USA, 1998, 95 : 4510 - 4515.

478. JN Radoir, MV Norgard, WW Schuiz. Outer membrane ultrastructure explains the limited antigenicity of virulent Treponema pallidum. Proc Natl Acad Sci USA, 1989, 86 : 2051 - 2055.

479. JF Bohnsack, XN Zhou, JN Ciustin, et al. Bacterial evasion of the antibody response: Human IgG antibodies neutralize soluble but not bacteria - associated group B streptococcal C5a - ase. J Infect. Dis, 1992, 165 : 315 - 321.

480. N Burman, A Shamaei Touse, S Bergstrom. The spirochete Borrelia crocidurae causes crythrocyte resetting during relapsing fever. Infect Immun, 1998, 66 : 815 - 819.

481. R Ramasamy, S Yasawardena, R Kanagaratnam, et al. Antibodies to a merozoite surface protein promote multiple invasion of red blood cells by malaria parasites. Parasite Immunol, 1999, 21 : 397 - 407.

482. ATJ Kirk, DM Harlan, NN Armstrong, et al. CTLA4 - Ig and anti - CD40 ligand prevent renal allograft rejection in primates. Proc Natl Acad Sci USA, 1997, 94 : 8789 - 8794.

483. LF Quatriere, AG Andersen, P Meyers. Effects of ionic and nonionic detergents on antigen - antibody reactions. J Immunol, 1977, 119 : 1645 - 1651; HH Weetall, JBozicevich. Effect of surfactants on antigen - annbody reactions. Nature, 1967, 215 : 1479 - 1480.

484. PR Darwin, MB Sztein, QX Zheng, et al. Immune evasion by Helicobacier pylori: gastric spiral bacteria lack surface immunoglobulin deposition and reactivity with homologous antibodies. Helicobacter, 1996, 1 : 20 - 27.

485. P Pouedras, PM Andre. PY Donnio. et al. Cleavage of immunoglohulin A1, A2 and G by proteases from clinical isolates of Pastcurella multocida. J Med Microbiol, 1992, 37 : 128 - 132.

486. A Kliarazmi. Mechanisms involved in the evasion of the host defence by Pseudomonas aeruginosa. Immunol. Lett, 1991, 30 : 201 - 205.

487. A Molia, 1 Kagimoto, H Maeda. Cleavage of immunoglobulin G (IgG) and IgA around the hinge region by proteases from Serratia marcescens. Infect. Immun, 1988, 56 : 916 - 920.

488. J Alferink, A Tafuri, D Vestweber, et al. Control of neonatal tolerance to tissue antigens by peripheral T cell trafficking.

Science, 1998, 282：1338 – 1341; JAlferink, S Aigner, R Reibke, et al. Peripheral T – cell tolerance: The contribution of permissive T – cell migration into parenchymal tissues of the enonate. Immunol. Rev, 1999, 169：255 – 261.

489. B Min, KI Legge, LLi, et al. Neonatal tolerant immunity for vaccination against autoimmunity. Int Rev Immunol, 2000, 19：247 – 264.

490. T Fischer, H Schohel, M Barenbrock. Specific immune tolerance during pregnancy after renal transplantation. Eur J Obstet Cynecol Reprod Biol, 1996, 70：217 – 219.

491. Ivan M Roitt, Jonathan Brostoff, David K Male. Immunology. Cower Medical Publishing, New York, 1989.

492. BR Clark, SV Deshpande, SD Sharma, et al. Antigen – specific deletion of cloned T cells using peptide – roxin conjugate complexed with purified class II major histocompatibility complex antigen. J Biol Chem, 1994, 269：94 – 99.

493. AD Weinberg, et al. Selective depletion of myelin – reactive T cells with the anti – OX – 40 antibody ameliorates autoimmune encephalomyelitis. Nat Med, 1996, 2：183 – 189.

494. H Hu, S Stavrou, B Cairns Baker, et al. Depletion ofT lymphocytes with immunotoxin retards the progress of experimental allergic encephalomyelitis in rhesus monkeys. Cell Immunol, 1997, 177：26 – 34.

495. Y Reiter, A Di Carlo, L Fugger, et al. Peptide – specific killing of antigen – presenting cells by a recombinant antibody – toxin fusion protein targeted ro major histocompatibility complex/peptide class I complexes with T cell receptor – like specificity. Proc Narl Acad Sci USA, 1997, 94：4631 – 4636.

496. N Armstrong, P Buckley, T Oberley, et al. Analysis of primate renal altografts after T – cell depletion with anti – CD3 – CRM9. Transplantation, 1998, 66：5 – 13.

497. D Monragna, E Yvon, V Calcacerra, et al. Depletion of alloreactive T cells by a specific anti – interleukin – 2 receptor p55 chain immunotoxin does not impair in vitro antileukemia and antiviral activity. Blood, 1999, 93：3550 – 3557.

498. CA Huang, K Yamada, MC Murphy, et al. In vivo T cell depletion in miniature swine using the swine CD3 immunotoxin, pCD3 – CRM9. Transplantation, 1999, 68：855 – 860.

499. C McCoig, G Van Dyke, CS Chou, et al. An anti – CD45RO immunotoxin eliminates T cells latently infected with HIV – 1 in vitro. Proc Natl Acad Sci USA, 1999, 96：11482 – 11485.

500. RD May, HT WHeeler, FD Finkelman, et al. Imracellular routing rather than cross – linking or rate of internalization determines the potency of immunotoxins directed against different epitopes of sIgD on murine B cells. Cell Immunol, 1990, 135：490 – 500.

501. RM Parkhouse, L Santos – Argumedo, C Teixeiral, et al. Two surface antigen targets for immunotoxin – media fed elimination of normal and neoplastic murine B cells. Curr Top Microbiol Immunol, 1992, 182：331 – 335.

502. DC Roy, C Perreault, R Belanger, et al. Elimination of B – lineage leukemia andlymphoma cells from bone marrow grafts using anti – B4 – blocked – ricin immunotoxin. J Clin Immunol, 1995, 15：51 – 57.

503. JA Francisco, LK Gilliland, MR Stebbins, et al. Activity of a single – chain immunotoxin that selectively kills lymphoma and other B – lineage cells expressing the CD40 antigen. Cancer Res, 1995, 55：3099 – 3104.

504. G Bergamaschi, V Perfetti, L Tonon, et al. Saporin, a ribosome – inactivaring protein used to prepare immunotoxins, induces cell death via apoptosis. Br J Haematol, 1996, 93：789 – 794.

505. B Hazes, RJ Read. Accumulating evidence suggests that several AB – toxins subvert the endoplasmic reticulum – associated protein degradation pathway to enter target cells. Biochemistry, 1997, 36：11051 – 11054.

506. Jeffrey M Critchfield, Michael K Racke, Juan Carlos Zuniga – Pflucker, et al. T cell deletion in high antigen dose therapy of autoimmune encephalomyetitis. Science, 1994, 263：1139 – 1143.

507. JF Markmann, JS Odorico, H Bassiri, et al. Deletion of donor – reactive T lymphocytes in adult mice after intrathymic inoculation with lymphoid cells. Transplantation, 1993, 55：871 – 876, 876 – 877 (discussion).

508. Y Chen, J Inobe, R Marks, et al. Peripheral deletion of antigen – reactive T cells in oral tolerance. Nature, 1995, 376：177 – 180; 1995, 377：257 (erratum).

509. B Nag, T Kendrick, S Arimilli, et al. Soluble MHC II – peptide complexes induce antigen – specific apoptosis in T cells. Cell Immunol, 1996, 170：25 – 33.

510. WE Gillanders, T Arima, F Tu, et al. Evidence for clonal deletion and clonal anergy after intrathymic antigen injection in a transplantation model. Transplantation, 1997, 64：1159 – 1166.

511. HB Kirn, AF Shaaban, R Milner, et al. In utero bone marrow transplantation induces donor - specific tolerance by a combination of clonal deletion and clonal anergy. J Pediarr Surg, 1999, 34 : 726 - 729, 729 - 730 (discussion).
512. K Honey, K Bemclman, SP Cobbold. et al. High dose bone marrow transplantation induces deletion of antigen - specific T cells in a Fas - indepcndcnt manner. Transplantation, 2000, 69 : 1676 - 1682.
513. MM Durham, AW Bingaman, AB Adams, et al. Cutting edge: Administration of anti - CD40 ligand and donor bone marrow leads to hemopoietic chimensm and donor - specific tolerance without cytoreductive conditioning. J Immunol, 2000, 165 : 1 - 4.
514. M Zoller. 2, 4, 6 - trinitrophenyl (TNP) responsiveness of anti - TNP (Sp6) transgenic mice. Eur J Immunol, 1991, 21 : 1601 - 1610.
515. J Quintans, J Kilkus, CL McShan, et al. Ceramide mediates the apoptotic response of WEH1 231 cells to anti - immunoglobulin, corticosteroids and irradiation. Biochem Biophys Res Commun, 1994, 202 : 710 - 714.
516. B Pulendran, C Kannourakis, S Nouri, et al. Soluble antigen can cause enhanced apoptosis of germinal - centre B cells. Nature, 1995, 375 : 331 - 334.
517. JW Reim, OK Symer, DC Watson, et al. Low molecular weight antigen arrays delete high affinity memory B cells without affecting specific T cell help. Mol Immunol, 1996, 33 : 1377 - 1388.
518. R Berkow, Mark H Beers, Andrew J Fletcher (eds). The merck manual of medical information, Merck Research Laboratories, Whitehouse Station NJ, 1997.
519. RP Lanza, David KC Cooper, William L Chick. Xenotransplantation. Scientific American, 1997, 277 : 54 - 59.
520. J E Borel. The mode of action of immunosuppressive drugs. Jpn I Ophthalmol, 1987, 31 : 521 - 531.
521. AD Hess, PM Colombani, A H. Esa. Cyclosporine and the immune response: Basic aspects. Crit Rev Immunol, 1986, 6 : 123 - 149.
522. N Breeders, KM Wissing, A Crusiaux, et al. Mycophenolate mofetil, together with cyclosponn A, prevents anti - OKT_3 antibody response in kidney transplant recipients. J Am Soc Nephrol, 1998, 9 : 1521 - 1525.
523. Physicians Desk Reference. 48th edition Medical Economics Daia Production Company Montvale, NJ, 1994.
524. Jose Aramburu, Michael B Yafife, Cristina Lopez - Rodriguez, et al. Affinity - driven peptide selection of an NFAT inhibitor more selective than cyclosporin A. Science, 1999, 285 : 2129 - 2133.
525. RH Dennin, E Schultz, K Sack, et al. Influence of immunosuppressive therapy with azathioprine and prednisolone on serum - immunoglobulin concentration in renaltransplanted patients. Klin Wochenschr, 1985, 63 : 1110 - 1116.
526. B Hausen, RE Morris. Review of immunosuppression for lung transplantation - Novel drugs, new uses for conventional immunosuppressants, and alternative strategies. Clin Chest Med, 1997, 18 : 353 - 366.
527. WJ Wall. Use of antilymphocyte induction therapy in liver transplantation. Liver Transpl Surg, 1999, 5 : S64 - S70.
528. JW Kimball. Introduction to Immunology, Third Edition, Macmillan PublishingCompany, New York, 1990.
529. S Nihira. Immune intervention by peptides having a MHC class II binding motif —application of MHC. blockers to autoimmune disease models. Nippon Rinsho, 1997, 55 : 1525 - 1530. In Japanese.
530. A Faith, CA Akdis, M Akdis, et al. An altered peptide ligand specifically inhibits Th2 cytokine synthesis by abrogating TCR signaling. J Immunol, 1999, 162 : 1836 - 1842.
531. AA Vandenbark, YK Chou, DN Bourdette, et al. T cell receptor peptide therapy for autoinimune disease. J Autoimniun, 1992, 5 : 83 - 92.
532. HC O'Neili. Effects of anti - class I antibodies on proliferation of murine I lymphocytes. Cell Immunol, 1988, 112 : 236 - 243.
533. N Amirayan, C Vernet, P Machy. Class I - specific antibodies inhibit proliferation in primary hut not secondary mouse I cell responses. J Immunol, 1992, 148 : 1971 - 1978.
534. M Ropke, C Ropke, MH Claesson. Tcell activation. VI. Inhibitory and stimulatory effects of anti - major histocompatibility complex class I antibodies in allogenetic mixed lymphocyte culture. Immunology, 1993, 79 : 263 - 269.
535. H DerSimonian, L Pan, C Yatko, et al. Human anti - porcine T cell response: Blocking with anti - class I antibody leads to hyporesponsiveness and a switch in cytokine production. J Immunol, 1999, 162 : 6993 - 7001.
536. RM Smith, ZK Chen, R Foulkes, et al. Prolongation of murine vascularized heart allograft survival by recipient - specif-

ic anti – major histocompatibility complex class 11 antibody. Transplantation, 1997, 64 : 525 – 528.

537. NE Saxton, RV Hallaway, HM Ladyman, et al. Anti – major histocompatibility complex class II treatment prevents graft rejection in the hamster – to – rat cardiac xenograh. Transplantation, 1999, 67 : 1599 – 1606.

538. NL Ascher. Amelioration of acute CVHD disease and reesrablishment of tolerance by short term treatment with anti ICR antibody. Liver Transpl Surg, 1995, 1 : 257 – 258.

539. K Dehghanpisheh, JJ Marchalonis. Retiovirally induced niouse anti – TCR monoclonals can synergize the in vitro proliferative I cell response to bacterial superantigens. Scand J Immunol, 1997, 45 : 645 – 654.

540. Y Okura, R Tanaka, K Ono, et al. Treatment of rat hemiparkinson model with xenogeneic neural transplantation: tolerance induction by anti – T – cell antibodies. J Neurosci Res, 1997, 48 : 385 – 396.

541. E Zipp, M Kerschensteiner, K Dornmair, et al. Diversity of the anti – T cell receptor immune response and its implications for Tcell vaccination therapy of multiple sclerosis. Brain, 1998, 121 : 1395 – 1407.

542. ML Alegre, DJ Lenschow, JA Bluesionc. Immunomodulation of transplant rejection using monoclonal antibodies 4 ml soluble receptors. Dig – Dis Sci, 1995, 40 : 58 – 64.

543. MS Cole, KE Stellrechr. JD Shi, et al. HuM291, a humanized anti – CD3 antibody, is imnuinosuppressive to T cells while exhibiting reduced mitogencity in vitro. Transplantation, 1999, 68 : 563 – 571.

544. JR Utiey, WG Marshall, GB Boatman, et al. Trapping, nontrapping, and release of nine and fifteen micron spheres in dog kidneys. Surgery, 1980, 87 : 222 – 229.

545. S Gelman, K Patel, SP Bishop, et al. Renal and splanchnic circulation during infrarenal aonic cross – clamping. Arch. Surg, 1984, 119 : 1394 – 1399.

546. AM Stone, T Stein, J LaFortune, et al. Changes in intrarenal blood flow during sepsis. Surg Gynecol Obstet, 1979, 148 : 731 – 734.

547. L Morkrid, J Ofstad, Y Willassen. Diameter of afferent arterioles during autoregulation estimated from microsphere data in the dog kidney. Circ Res, 1978, 42 : 181 – 191.

548. NS Nahman et al. Microsphere – adenoviral complexes target and transduce the glomerulus in vivo. Kidney Int, 2000, 58 : 1500 – 1510.

549. Aurelie Adwards, Erik P Silldforff, Thomas L Pallone. The Renal Medullary Microcirculation. Frontiers in Bioscience, 2000, 5 : e36 – e52.

550. J Gratiol – Deans, LA Turka. New biologic immunosuppressive agents in transplantation. Curr Opin Nephrol Hypertens, 1994, 3 : 596 – 601.

551. MH Sayegh, LA Turka. T cell costimulatory pathways: promising novel targets for immunosuppression and tolerance induction. J Am Soc Nephrol, 1995, 6 : 1143 – 1150.

552. H Maisue, K Marsue, M Walters, et al. Induction of antigen – specific immunosuppression by CD95L cDNA – Transfected killer dendritic cells. Nat Med, 1999, 5 : 930 – 937.

553. W Fecke, TC Parries, IG D'Cruz, et al. Expression of factor I – resistant mutants of the human complement component C3 in beterologous systems. Xenotransplantation, 1998, 5 : 29 – 34.

554. L Chaienoud. Tolerogenic antibodies and fusion proteins ro prevent graft rejection and treat autoirnmunity. Mol Mod Today, 1998, 4 : 25 – 30.

555. S Aradhye, LA lurka. Will tolerance become a clinical reality? Am J Med Sci, 1997, 313 : 310 – 314.

556. S Ehl, P Aichele, H Ramseier et al. Antigen persistence and time of T – cell tolerization detemine the efficacy of tolerization protocols for prevention of skin graft rejection. Nat Med, 1998, 4 : 1015 – 1019.

557. JA Rradley. The blood transfusion effect: experimental aspects. Immunol Lett, 1991, 29 : 127 – 132.

558. M Cihio, P Contini, C Maz Xei, et al. Soluble HLA class I, HL. A class II, and Has ligand in blood components: A possible key to explain the immunomodulatory effects of allogenetic blood transfusions. Blood, 1999, 93 : 1770 – 1777.

559. L Yang, B Du Temple, Q Khan, et al. Mechanisms of long – term donor – specific allograft survival induced by pretransplant infusion of lymphocytes. Blood, 1998, 91 : 324 – 330.

560. I Tanigawa, M dotoh, H Nagano, et al. Injection of mitomycin – C – treated spleen cells induces donor – specific unresponsiveness to cardiac allografts in rats. Transplantation, 1999, 67 : 653 – 658.

561. L Frasca, P. Carmichael, R. Lechler, et al. Anergic T cells effect linked suppression. Eur J Immunol, 1997, 27 : 3191 -3197.

562. A Naji. Induction of tolerance by intrathymic inoculation of alloantigen. Curr. Opin. Immunol, 1996, 8 : 704 - 709; CE Barker, AM Posselt, JS Odorico, et al. Intrathymic transplantation as a model for tolerance. Adv Nephrol Necker Hosp, 1993, 22 : 387 - 400.

563. SK Salgar, R Shapiro, F Dodson, et al. Infusion of donor leukocytes to induce tolerance in organ aliograft recipients. J. Leukoc. Biol, 1999, 66 : 310 - 314; SM Pham, AS Rao, A Zeevi, et al. Effects of donor bone marrow infusion in clinical lung transplantation. Ann Thorac Surg, 2000, 69 : 345 - 350; TB Starzl. History of clinical transplantation. World J. Surg, 2000, 24 : 759 - 782.

564. HG Rammensee, PJ Fink, MJ Bevan. Functional clonal deletion of class I - specific cytotoxic T lymphocytes by veto cells that express antigen. J Immunol, 1984, 133 : 2390 - 2396.

565. JM Thomas, PM Carver, PR Cunningham, et al. Kidney allograft tolerance in primates without chronic immunosuppression - the role of veto cells. Transplantation, 1991, 51 : 198 - 207.

566. T scherning, MH Claesson. Veto suppression: The peripheral way of T cell tolerization. Exp Clin Immunogenet, 1993, 10 : 179 - 188.

567. JM Thomas, KM Verbanac, PM Carver, et al. Veto cells in transplantation tolerance. Clin Transplant, 1994, 8; 195 - 203.

568. IM Jacobsen, MH Claesson. Veto cell suppression mechanisms in the prevention of allograft rejection. APMIS, 1998, 106 : 345 - 353.

569. JF Ceorge, JM Thomas. The molecular mechanisms of veto mediated regulation ofalloresponsiveness. J Mol Med, 1999, 77 : 519 - 526.

570. UD Staerz, YQi. Treatment of an autoimmune disease with 'classical' T cell veto: A proposal. J Clin Immunol, 1999, 19 : 195 - 202.

571. Y Qi, K Berg, MA Singleton, et al. Hybrid antibody mediated veto of cytotoxic T lymphocyle responses. J Exp Med, 1996, 183 : 1973 - 1980.

572. Y Qi, UD Staerz. Specific inhibition of CD4 + T lymphocytes by a hybrid antibody. Nat Biotechnol, 1998, 16 : 271 - 275.

573. RF Rich, WR Creen. Antiretroviral cytolytic T - lymphocyte nonresponsiveness: FasL/Pas - mediated inhibition of CD4 (+) and CD8 (+) antiviral T cells by viral antigen - positive veto cell. J Virol, 1999, 73 : 3826 - 3834.

574. MD Scott, KL Murad. Cellular camouflage: Fooling the immune system with polymers. Curr Pharm Des, 1998, 4 : 423 - 438.

575. KL Murad, KL Mahany, C Brugnara, et al. Structural anil functional consequences of antigenic modulation of red blood cells with methoxypoly (ethylene glycol). Blood, 1999, 93 : 2121 - 2127.

576. KL Murad, EJ, Gosselin, JW Eaton, et al. Stealth cells: prevention of major histocompatibility complex class II - Mediated T - cell activation by cell surface modification. Blood, 1999, 94 : 2135 - 2141.

577. KM Stuhlmeicr, Y Lin. Camoutlaging endothelial cells: Does it prolong graft survival? Biochim Biophys Acta, 1999, 142H : 177 - 190.

578. Janet Hardin Young, Jenrey Teumer, Paul D Kemp, et al. Chapter 20. Approaches to transplanting Engineered Cells and Tissues. In: RP Lanza, R Linger, William LChick (eds). Principles of Tissue Engineering, RG. Landes Company Georgetown TX, 1997, 297 - 307.

579. ED Carosella, J Dausset, N Rouas - Freiss. Immunotolerant functions of HLA - G. Cell Mol Life Sci, 1999, 55 : 327 - 333.

580. VK Singh, K Nagaraju. Experimental autoimmune uveitis: molecular mimicry and oral tolerance. Immunol. Res, 1996, 15 : 323 - 346.

581. Zi - Shan Zhao, Francesca Granucci, I. Ily Yeh, et al. Molecular mimicry by herpes simplex virus - type 1: Autoimmune disease after viral infection. Science, 1998, 279 : 1344 - 1347.

582. P Phonimdaeng, M O'Reilly, P Nowlan, et al. The coagulase of Staphylococcus aureus 8325 - 4. Sequence analysis and

virulence of site - specific coagulase - deficient mutants. Mol. Microbiol, 1990, 4 : 393 - 404.

583. MK Boden, JI Flock. Fibrinogen - binding protein/clumping factor from Staphylococcus aureus. Infect Immun, 1989, 57 : 2358 - 2363.

584. MK Boden, JI Flock. Evidence for three different fibrinogen - binding proteins with unique properties from Staphylococcus aureus strain Newman. Microh. Pathog, 1992, 12 : 289 - 298.

585. MK Boden, JI Flock. Cloning and characterization of a gene for a 19 kD fibrinogen - binding protein from Staphylococcus aureus. Mol. Microbiol, 1994, 12 : 599 - 606.

586. D McDevirr, P Vaudaux, TJ Foster. Genetic evidence that bound coagulase of Staphylococcus aureus is not clumping factor. Infect. Immun, 1992, 60 : 1514 - 1523.

587. JP Derrick, DB Wigley. Crystal structure of a - sireptococcal protein C domain bound to an Fab fragment. Nature, 1992, 359 : 752 - 754.

588. SY Cai, YY Wang, ZJ Yao. Structure analysis of streptococcal protein C Fc binding domain. Sci China B, 1993, 36 : 75 - 80.

589. B Саян, G Graz. Ioli, N Razi, et al. Heparin - like compounds prepared by chemical modification of capsular polysaccharide from E. coli K5. Carbohydr Res, 1994, 263 : 271 - 284.

590. RK Noel Jr. TT Saco, C Mendez, et al. Activation of human endothelial cells byviable or heat - killed gram - negative bacteria requires soluble CD14. Infect Immun, 1995, 63 : 4046 - 4053.

591. HM Schrager, JG Rheinwald, MR Wessels. Hyaluronic acid capsule and the role of streptococcal entry into keratinocytes in invasive skin infection. J Clin Invest, 1996, 98 : 1954 - 1958.

592. B Jansson, M Uhlen, PA Nygren. All individual domains or staphylococcal protein A show Fab binding. FEMS Immunol Med Microbiol, 1998, 20 : 69 - 78.

593. JK Head, WB Ncavcs, RT Rillingham. Immune privilege in the testis. I. Basic parameters of allogratt survival. Transplantation, 1993, 36 : 423 - 431.

594. H Jahr, H Wolff, The liver—an immunologically privileged organ Allerg Immunol, Leipz, 1989, 35 : 155 - 166. In German.

595. S Maddocks, BP Setchell. Recent evidence for immune privilege in the testis. J Reprod Immunol, 1999, 18 : 9 - 18.

596. J Mokry. Transplantation immunology of the brain as a privileged site for neural grafting. Sb. Vd. Pr. Lek. Fak. Karlovy Univerzity Hradci Kralove, 1992, 35 : 307 - 326.

597. TE Starzl, AJ Demetris, AS Rao, et al. Migratory nonparenchymal cells after organ allotransplantation: with particular reference to chimerism and the liver. Prog Liver Dis, 1994, 12 : 191 - 213.

598. JW Streilein. Peripheral tolerance induction: lessons from immune privileged sites and tissues. Transplant Proc, 1996, 28 : 2066 - 2070.

599. TA Ferguson, TS Griffith. A vision of cell death: insights into immune privilege. Immunel Rev, 1997, 156 : 167 - 184.

600. MK Matyszak. Inflammation in the CNS: Balance between immunological privilege and immune response? Prog. Neurobiol, 1998, 56 : 19 - 35.

601. FA Cabestre, SI Efebvre. P Moreau, et al. "HIA - G expression: immune privilege for tumour cells?" Semin Cancer Bioi, 1999, 9 : 27 - 36.

602. IW Streilein. Immunologic privilege of the eye. Springer Semin. Immunopatbol, 1999, 21 : 95 - 111.

603. JC Van Dooremaal. Albrecht von Graefe's Arch. Clin Exp Ophthalmol, 1973, 19 : 359 et seq.

604. RB Medawar. Immunity to homologous grafted skin. III. The fate of skin homografts transplanted to the brain, to subcutaneous tissue, and to the anterior chamber of the eye. Br J Exp Pathol, 1948, 29 : 58 - 69.

605. HJ Kaplan, JW Streilein. Immune response to immunization via the anterior chamber of the eye. I. F. lymphocyte - induced immune deviation. J Immunol, 1977, 118 : 809 - 814.

606. WB Neaves, RE Billingham. The lymphatic drainage of the rat prostate and its status as an irnmunologically privileged site. Transplantation, 1979, 27 : 127 - 132.

607. J Wayne Streilein. Unraveling Immune Privilege. Science, 1995, 270 : 1158 - 1159.

608. GE Westgate, RI Craggs, WT Gibson. Immune privilege in hair growth. J Invest Dermatol, 1991, 97:417-420.
609. AJ Reynolds, C Lawrence, PB Cserhalmi-Friedman, et al. Trans-gender induction of hair follicles. Nature, 1999, 402:33-34.
610. David H Munn, Min Zhou, JT Attwood, et al. Prevention of allogeneic fetal Rejection by tryptophan catabolism. Science, 1998, 281:1191-1193.
611. Anna Tafuri, Judith Alferink, Perer Moller, et al. T Cell Awareness of Paternal Alloantigens During Pregnancy, Science, 1995, 270:630-633.
612. W McLeish, R Rub Samen, SS Athcnon, et al. Immunobiology of Langerhans cells on the ocular surface. II. Role of central corneal Langerhans cells in stromal keratitis following experimental HSV-1 infection in mice. Reg. Immunol, 1989, 2:236-243.
613. Y Sano, BR Ksander, JW Streilein. Fate of orthotopic corneal allografts in eyes that cannot support anterior chamber-associated immune devianon induction. Invest Ophthalmol. Visual Sci, 1995, 36:2176-2185.
614. JW Streilein. Immunological non-responsiveness and acquisition of tolerance in relation to immune privilege in the eye. Eye, 1995, 9:236-240.
615. Thomas S Griffith, Thomas Brunner, Sharon M Fletcher, et al. Fas ligand-Induced apoptosis as a mechanism of immune-privilege. Science, 1995, 270:1189-1192.
616. JY Niederkorn, JW Streilein. Intracameralty induced concomitant immunity: Mice harboring progressively growing intraocular tumors are immune to spontaneous metastases and secondary tumor challenge. J Immunot, 1983, 131:2587-2594.
617. SS Arherton, GA Pesicka, JW Streilein. Retinitis and deviant immune responses following intravitreal inoculation of HSV-1. Invest Ophthalmol Visual Sci, 1987, 28:859-866.
618. T Suda, T Takahashi, R Golstem, et al. Molecular cloning and expression of rhc Fas ligand, a novel member of the tumor necrosis factor family. Cell, 1993, 75:1169-1178.
619. T Suda, T Okazaki Y Naito, T Yokota, et al. Expression of the Fas ligand in cells of T cell lineage. J Immunol, 1995, 154:3806-3813.
620. HJ Kaplan, JW Streilein. Do immunologically privileged sites require a functioning spleen? Nature, 1974, 251:553-554.
621. G A Wilbanks, JW Streilein. Studies on the induction of anterior chamber-associated immune deviation (ACAID). 1. Evidence that an antigen-specific, ACAID-inducing, cell-associated signal exists in the peripheral blood. J Immunol, 1991, 146:2610-2617.
622. AW Taylor, JW Streilein. Immunoreactive vasoactive intestinal peptidc contributes to the immunosuppressive activity of normal aqueous humor. J Immunol, 1994, 153:1080-1086.
623. T A Ferguson, S Fletcher, J Herndon, et al. Neuropeptides modulate immune deviation induced via the anterior chamber of the eye. J Immunol, 1995, 155:1746-1756.
624. K Shimada. The complement components and rheir inacrivators in the - intraocular fluids of the guinea pig. Invest. Ophrhalmot. Visual Sci, 1970, 9:307-315.
625. NS Bora, CL Cobleman, JP Atkinson, et al. Differential expression of the complement proteins in the human eye. Invest. Ophthalmol Visual Sci, 1993, 34:3579-3584.
626. JW Streilein, JY Niederkorn, JA Shadduck. Systemic immune unresponsiveness induced in adult mice by anterior chamber presentation of minor histocumpatihility antigens. J Exp Med, 1980, 152:1121-1125.
627. JY Niederkorn, JW Streilein. Alloantigens placed into the anterior chamber ofthe eye induce specific suppression of delayed-type hypersensitiviry bur normalcytoroxic T lymphocyte and helper T lymphocyte responses. J Immunol, 1983, 131:2670-2674.
628. JW Streilein. Immune privilege as the result or local tissue barriers and immunosuppressive microenvironments. Curr Opin. Immunol, 1993, 5:428-432.
629. JW Streilein, M Takeuchi, AW Taylor. Immune privilege, T-cell tolerance, and tissue-restricted autoimmunity. Hum. Immunol, 1997, 52:138-143.

630. DH Munn, J Pressey, AC Beall, et al. Selective activation - induced apoptosis of peripheral T cells imposed by macrophages. A potential mechanism of antigen - specific peripheral lymphocyte deletion. J Immunol, 1996, 156 : 523 - 532.

631. D Bellgrau, D Gold, H Selawry, et al. A role for CD95 ligand in preventing graft rejection. Nature, 1995, 377 : 630 - 632; see erratum at Nature, 1995, 394 : 133.

632. HT Lau, M Yu, A Fonrana, et al. Prevention of islet allograft rejection wirh engineered myoblasts expressing FasL in mice. Science, 1996, 273 : 109 - 112.

633. SE Turvey, V Gonzalez - Nicolini, CI Kingsley, et al. Fas ligand - rransfected myoblasts and islet cell transplantation. Transplantation, 2000, 69 : 1972 - 1976.

634. Jian - Jun Chen, Yongnian Sun, CaryJ. Nabel. Regulation of the proinnammatory effects of Fas ligand (CD95L). Science, 1998, 282 : 1714 - 1717.

635. J Dhein, H Walczak, C Baumler, et al. Autocrine T - cell suicide mediated by APO - 1. Nature, 1995, 373 : 438 - 441.

636. T Brunner, RJ Mogil, D LaFace, et al. Cell - autonomous Fas (CD95) / Fasligand interaction mediates activation - induced apoptosis in T - cell hybndomas. Nature, 1995, 373 : 441 - 444.

637. ST Ju, DJ Panka, H Cui, et al. Fas (CD95) /FasL interactions required for programmed cell death after T - cell activation. Nature, 1995, 373 : 444 - 448.

638. S Nagata, P Golstein. The Fas death factor. Science, 1995, 267 : 1449 - 1456.

639. SC Spencer, JW Fabre. Bulk purification of a naturally occuring soluble form of RTl—A class I major histocompatibility complex antigen from DA rat liver, and studies of specific immunosuppression. Transplantation, 1987, 44 : 141 - 148.

640. P Hooper, NS Bora, HJ Kaplan, et al. Inhibition of lymphocyte proliferation by resident ocular cells. Curr. Eye Res, 1991, 10 : 363 - 372.

641. GA Wilbanks, M Mammolenci, JW Streilein. Studies on the induction of anterior chamber - associated immune deviation (ACAID). III. Induction or ACAID depends upon intraocular transforming growth factor - beta. Eur J Immunol, 1992, 22 : 165 - 173.

642. PT Khaw, GS Schulrx, SL MacKay, et al. Detection of transforming growth factor - alpha messenger RNA and protein in human corneal epithelial cells. Invest. Ophthalmol. Visual Sci, 1992, 33 : 3302 - 3306.

643. SL Schor, I Ellis, CR Irwin, et al. Subpopulations of fetal - like gingival fibroblasts: characterisation and potential significance for wound healing and the progression of periodonral disease. Oral Dis, 1996, 2 : 155 - 166.

644. SC Tseng, P Prabhasawat, SH Lee. Amniotic membrane transplantation for conjunctival surface reconstruction. Am J Ophthalmol, 1997, 124 : 765 - 774.

645. Z Zachanou. Amniotic membranes as prosthetic material: Experimental utilization data of a rat model. J Pediatr Surg, 1997, 32 : 1458 - 1463.

646. A Curtis, C Wilkinson. Topographical control of cells. Biomaterials, 1997, 18 : 1573 - 1583.

647. A Curtis, C Wilkinson. New depths in cell behaviour: reactions of cells to nano topography. Biochem Soc Symp, 1999, 65 : 15 - 26; AS Curtis, CD Wilkinson. Reactions of cells to topography. J Biomater Sci Polym Ed, 1998, 9 : 1313 - 1329.

648. EJ Pcarce, A Sher. Mechanisms of immune evasion in scbisiosomiasis. C OnrribMicrobiol Immunol, 1987, 8 : 219 - 232.

649. N Saunders, RA Wilson, PS Cnnilson. The ouicr bilayrr of the adult schistosome tegument surface has a low turnover rate in vitro and in vivo. Mol Biochem Parasitol, 1987, 25 : 123 - 131.

650. J Modha, MJ Doenhoff. Schistosoma mansoni host - parasite relationship: Interaction of contrapsin with adult worms. Parasilology, 1994, 109 : 487 - 495.

651. JE Alien, RM Maiwis. Immunology of liuman helminth infection. Int Arch AllergyImmunol, 1996, 109 : 3 - 10.

652. JH McKerrow. Cytokine induction and exploitation in schistosome infections. Parasirology, 1997, 115 : S107 - S112.

653. JF Brouwers, PJ Skelly, LM Van Golde, et al. Studies on phospholinid turnover argue against sloughing of rcgumental membranes in adult Schistosoma mansoni. Parasirology, 1999, 119 : 287 - 294.

654. RS Goldsmith. Chapter 34. Infectious Diseases: Protozoal & Helminthic. In: Lawrence, M. Tierney, Jr., Stephen J. McPbee, Maxine A. Papadakis (eds). Current medicaldiagnosis and treatment, 35th edition, Appleton and Lange, Stamford, CT, 1996, 1246 – 1305.
655. KR Rasmussen. WM Kemp. Schistosoma mansoiii: interactions of adult parasites with the complement system. Parasite Immunol, 1987, 9 : 235 – 248.
656. KR Rasmussen, WM Kemp. Inhibition of specific antibody binding to adult male Schistosoma mansoni by adsorbed host serum components, J Parasirol, 1985, 71 : 530 – 534.
657. WM Kemp, SC Merritt, MS Bogucki, et al. Evidence for adsorption of heterospecific host immunoglobulin on the tegument of Schisrosoma mansoni. J Immunol, 1977, 119 : 1849 – 1854.
658. KR Rasmussen, WM Kemp. Schisrosoma mansoni: Demonstration of homospecific antibody adsorbed to the tegumental surfaces of adult male parasites from mice. J Parasitol, 1987, 73 : 448 – 451.
659. WM Kemp, PR Brown, SC Merritt, et al. Tegument – associaled antigen modulation by adult male Schistosoma mansoni. J Immunol, 1980, 124 : 806 – 811.
660. MI Araujo, AR de Jesus, O Baccllar, et al. Evidence of a T helper type 2 activation in human schisiosomiasis. Eur J Immunol, 1996, 26 : 1399 – 1403.
661. C. L. King, A Medhat, I Malhotra, et al. Cytokine control of parasite – specific anergy in human urinary schistosomiasis. IL – 10 modulates lymphocyte reactivity. J. Immunol, 1996, 156 : 4715 – 4721.
662. JL Grogan, PC Kremsner. AM Decider. et al. Antigen – specific proliferation and inierferon – gamma and iiiterlcukin – 5 production are down – regulated during Schistosoma haematobium infeciion. J Infect. Dis, 1998, 177 : 1433 – 1437.
663. MI Muniz – Junqueira, CE Tosia, A Prota. T cell – dependent immunodepression invivo in Schistosoma mansoni infected patients. Rev Soc Bras Med Trop, 1990, 23 : 27 – 31.
664. H Eeldmeier, GA Gasri, U Poggensec, et al. Immune response in chronic Schistose miasis haematobium and mansoni. Reversibility of alterations after anti – parasitic treatment with praziquantel. Scand. J. Immunol, 1988, 28; 147 – 155.
665. G Payares, DJ McLaren, WH Evans, et al. Antigenicity and immunogenicity of the regumental outer membrane of adult Schistosoma mansoni. Parasite Immunol, 1985, 7 : 45 – 61.
666. Roger M Knutson, Fearsome P auna. A field Guide to the creatures who live inYou, WH Freeman and Company, New York, 1999.
667. HS Thane, MR Kasschau, ST Eurlong, et al. Schistosoma mansoni: Membranes from adult worms reversibly perturb shape, volume, and membrane organiz Ation of intact human red blood cells. Exp Parasitol, 1993, 76 : 13 – 22.
668. RA Rogers, RM Jack, ST Eurlong. Lipid and membrane protein transfer from human neutrophils to schisiosomcs is mediated by lig. Ind binding. J Cell Sci, 1993, 106 : 485 – 491.
669. AJ Tempone, ML Bianconi, FD Rumjanek. The interaction of human LDL with the tegument of adult Schistosoma mansoni. Mol Cell Biochem, 1997, 177 : 139 – 144.
670. PR Murray, EJ Baron, MA Pfaller. et al. (eds). Manual of clinical microbiology, 6th edition, American Society for Microbiology, Washington DC, 1995.
671. A Nordstrand, AG Barbour, S Bergstrom. Borrelia pathogenesis research in the post – genomic and post – vaccine era. Curr Opin Microbiol, 2000, 3 : 86 – 92.
672. Tom G Schwan, B Joseph Hinnebusch. Bloodstream – versus tick – associated variants of a relapsing fever bacterium. Science, 1998, 280 : 1938 – 1940.
673. AC Barbour. Antigenic variation of surface proteins of Borrelia species. Rev. Infect. Dis, 1988, 10 : S399 – S402.
674. JC Reeder, CV Brown. Antigenic variation and immune evasion in Plasmodium falciparum malaria. Immunol. Cell Biol, 1996, 74 : 546 – 554.
675. KW Deitsch, A del Final, TE Wellems. Intra – cluster recombination and var transcription switches in the antigenic variation of Plasmodium falciparum. Mol Biochem Parasitol, 1999, 101 : 107 – 116.
676. DR Allred. Antigenic variation in Babesia bovis: how similar is it to thatin Plasmodium falciparum? Ann Trop Med Parasitol, 1998, 92 : 461 – 472.
677. G Rudenko. Mechanisms mediating antigenic variation in Irypano – sonia brucei. Mem Inst Oswaldo Cruz, 1999, 94 :

235 – 237; R McCulloch, JD Barry. A role for RAD51 and homologous recombination in Trypanosoma brucei antigenic variation. Cenes Dev, 1999, 13 : 2875 – 2888; P Borst, W Bitter, PA Blundell, et al. Control of VSC gene expression sites in Trypanosoma brucei. Mol. Biochem. Parasitol, 1998, 91 : 67 – 76; G Rudenko, R McCulloch, A Dirks – Mulder, et al. Telomere exchange can be an important mechanism of variant surface glycoprotein gene switching in Trypanosoma brucei. Mol Biochem Parasitol, 1996, 80 : 65 – 75.

678. Ralph A Giannella. Salmonella. In: Samuel Baron (ed). Medical microbiology. 4th edition, University of Texas Medical Branch, 1996, Chapter 21; http://gsbs.utmb.edu/microbook/ch021.htm.

679. P Hagblom, E Segal, E Billyard, et al. Intragenic recombination leads to pilus antigenic variation in Neisseria gonorrhoeae. Nature, 1985, 315 : 156 – 158.

680. RJ Belland, SC Morrison, JH Carlson, et al. Promoter strength influences phase variation of neisserial opa genes. Mol Microbiol, 1997, 23 : 123 – 135.

681. SF Lee. Active release of bound antibody by Streptococcus mutans. Infect Immun, 1995, 63 : 1940 – 1946.

682. Craig A Smith, T Davis, D Anderson, et al. A receptor for tumor necrosis factor defines an unusual family of cellular and viral proteins. Science, 1990, 248 : 1019 – 1023.

683. Chris Upton, Karen Mossman, Grant McFadden. Encoding of a homolog of the IFN – gamma receptor by myxoma virus. Science, 1992, 258 : 1369 – 1372.

684. A Alcami, GL Smith. Soluble interferon – gamma receptors encoded by poxvi ruses, Corp. Immunot Microbiol Infect Dis, 1996, 19 : 305 – 317; Vaccinia, cowpox, and camelpox viruses encode soluble gamma imerferon receptors with novel broad species specificity. J Virol, 1995, 69 : 4633 – 4639.

685. CA Smith, FQ Hu, TD Smith, et al. Compox virus genome encodes a second soluble homologue of cellular TNF receptors, distinct from CrmB, that binds TNF but not LT alpha. Virology, 1996, 223 : 132 – 147.

686. V Groh, J Wu, C Yee, et al. Tumour – derived soluble MIC ligands impair expression ofNKG2D and T – cell activation. Nature, 2002, 419 : 734 – 8, 679 – 680 (comment).

687. K Kobayashi, Y Fujiyama, K Hagiwara, et al. Resistance of normal serum IgA and secretory IgA to bacterial IgA proteases: evidence for the presence of enzyme – neutralizing antibodies in both serum and secretory IgA, and also in serum IgA. Microbiol. Immunol, 1987, 31 : 1097 – 1106.

688. R Ruchel. Cleavage of immunoglobulins by pathogenic yeasts of the genus Candida. Microbiol. Sci, 1986, 3 : 316 – 319.

689. LJ Paradise. H Friedman, M BendineUi (eds). Opportunistic intracellular pathogens and immunity, Plenum Press, New York, 1999.

690. M Maass, J Jahn, J Gieffers, et al. Detection of chlamydia pneumoniae within peripheral blood monocytes of patients with unstable angina or myocardia1 infarction. J Infect Dis, 2000, 181 : S449 – S451.

691. J Boman, CA Gaydos. Polymerase chain reaction detection of chlamydia pneumonae in circulating white cells. J. Infect. Dis, 2000, 181 : S452 – S454

692. C Herzel, RM Anderson. The withiN – Host cellular dynamics of bloodstage malaria: theoretical and experimental studies. Parasitology, 1996, 113 : 25 – 38.

693. C Bogdan, M Rollinghoff. The immune response to Leishmania: Mechanisms of parasite control and evasion. Int J Parasitol, 1998, 28 : 121 – 134.

694. E. Handman. Cell biology of Leishmania. Adv. Parasitol, 1999, 44 : 1 – 39.

695. Amy L Decatur, Daniel A Pormoy. A PEST – like sequence in listeriolysin 0 essential for Listeria monocytogenes pathogenicity. Science, 2000, 290 : 992 – 995.

696. S Majumdar, H Kaur, H Vohra, et al. Membrane surface of Mycobacterium w/cr – infected macrophages amigenically differs from that of uninfected macrophages. FEMSImmunol Med Microbiol, 2000, 28 : 71 – 77.

697. PM Alien, DI Beller, J Braun, et al. The handling of Ustcrui mofuxytogenes bymacrophages: the search for an immunogcnu. molecule in antigen presentation. JImmunol, 1984, 132 : 323 – 331; PM Alien, FR Unanue. Antigen processing and presentationby macrophages. Ani J Anat, 1984, 170 : 483 – 490.

698. Cindy Belles, Alicia Kuhl, Rachel Nosheny, et al. Plasma membrane expression of heat shock protein 60 in vivo 111 re-

sponse to infection. Infect. Immun, 1999, 67:4191 -4200.

699. MJ Mathiesen, A Holm, M Christiansen, et al. The dominant epitope of BorreliaGarenii outer surface protein C recognized by sera from patients with neuroborreliosis has a surface - exposed conserved structural motif. Infect. Immun, 1998, 66:4073 -4079.

700. C Eicken, V Sharma, T Klabunde, et al. Crystal structure of Lyme disease antigen outer surface protein C from Borrelia hurgdorfen. J Biol Chem, 2001, 276:10010 - 10015.

701. M Ikushima, K Matsui, F Yamada, et al. SpecifK - immune response to a synthetic peptide derived from outer surface protein C of Borrelia burgdorferi predictsprotective horreliacidal aniihodies. FEMS Immunol. Med. Microbiol, 2000, 29:15 -21.

702. WS Probert, KM Allsup, RB LeFebvre. Identification and characterization of a surface - exposed, 66 - kilodalton protein from Borrelia Burgdorferi. Infect Immun, 1995, 63:1933 - 1939.

703. M Labandeira - Rey, EA Baker, JT Skare. VraA (BBП 6) protein of Borrelia burgdorferi is a surface - exposed antigen with a repetitive motif that confers partial protection against experimental Lyme borreliosis. Infect. Immun, 2001, 69: 1409 - 1419.

704. FT Liang, AC Steere, AR Marques, et al. Sensitive and specific serodiagnosis of Lyme disease by enzyme - linked immunosorbent assay with a peptide based on an immunodominant conserved region of Borrelia burner fen vIsE. J Clin. Microbiol, 1999, 37:3990 -3996.

705. FT Liang, F Aberer, M Cinco, et al. Antigenic conservation of an immunodominant invariable region of the VisE lipoprotein among European pathogenic genospecies of borrelia burgdorferi SL. J Infect Dis, 2000, 182:1455 - 1462.

706. MT Philipp, LC Bowers, PT Fawcett, et al. Antibody response to IR6, a conserved immunodominant region of the VIsF, lipoprorein, wanes rapidly after antibiotic treatment of Bom - lia burgdorfen infection in experimental animals and in humans. J. Infect. Dis, 2001, 184:870 -878.

707. NP Ziats, DA Pankowsky, BP Tierney, et al. Adsorption ofHageman factor (factor XII) and other human plasma proteins to biomedical polymers. J Lab Clin Med, 1990, 116:687 -696.

708. KW van der Kamp, KD Hauch, J Feijen, et al. Contact activation during incubation of five different polyurethanes or glass in plasma. J Biomed. Mater. Res, 1995, 29:1303 - 1306; F. Citarella, D. M. Ravon, B. Pascucci, et al. Structure/function analysis of human factor XII using recombinant deletion mutants. Evidence for an additional region involved in the binding to negatively charged surfaces. Eur J Biochem, 1996, 238:240 - 249.

709. MF Lewin, AP Kaplan, PC Harpel. Studies of G1 inactivator - plasma kallikrein complexes in purified systems and in plasma. J Biol Chem, 1983, 258:6415 -6421; T Shimada, T Sugo, H Kato, et al. Activation of factor XII and prekallikrein with polysacchande sulfates and sultatides: comparison with kaolin - mediated activation. J Biochem (Tokyo), 1985, 97:429 -439.

710. Stephen G Farmer, (ed). The kinin system, handbook of immunopharmacology Systems. Academic Press, New York, 1997.

711. J Bailey. MJ Sliapiro. Abdominal compartment syndrome. Crit Care, 2000, 4:23 - 29; MD Perry, A Manoli 2nd. Foot compartment syndrome. Orthop Clin North Am, 2001, 32:103 - 111; J Morken, MA West. Abdominal compartment syndrome in the intensive care unit. Curr Opin Crit Care, 2001, 7:268 -274.

712. DC Smith DA Mitchell, CW Peterson, et al. Medial brachial fascial compartment syndrome: anatomic basis of neuropathy after transaxillary arteriography. Radiology, 1989, 173:149 - 154; JA Ortiz Jr. RA Berger. Compartment syndrome of the hand and wrist. Hand Clin. 1998, 14:405 -418.

713. MN Perkins. Interactions between kinins and the inflammatory pain process. In: S. D Brain, Ph, K Moore (eds). Pain and Neurogenic Inflammation, Progress in Inflammation Research. Birkhauser Verlag, Basel, Switzerland, 1999.

714. BL Strom, SL West, E Sim. JL Carson. The epidemiology of the acute flank pain syndrome from suprofen. Clin Pharmacol Ther, 1989, 46:693 -699.

715. V Georgakilas, E Pellarini, M. Prato, et al. Supramolecular self - assembled fullerene nanostructures. Proc Natl Acad Sci USA, 2002, 99:5075 -5080; AB Harris RSachidanandam. Orientational ordering of icosahedra in solid C_{60}. Phys RevB Condensed Matter, 1992, 46:4944 -4957; Q Zhang, JY Yi, J Bernhole. Structure and dynamics of solid C_{60}.

Phys Rev Lett, 1991, 66 : 2633 – 2636.

716. S Hoen, NG Chopra, X Xiang, et al. Elastic properties of a van der Waals solid C_{60}. Phys Rev B Condensed Matter, 1992, 46 : 12737 – 12739; Y Wang, D Tomanek, G E Bertsch. Stiffness of a solid composed of C_{60} clusters. Phys Rev B Condensed Matter, 1991, 44 : 6562 – 6565.

717. RJ Royer, JL Dclongcas, P Nener, et al. Inflammatory effect of aluminium phosphate oil rat paws. Pathol Biol (Paris), 1982, 30 : 211 – 215.

718. JL Delongeas, P Netter P Boz, G. Faure, et al. Experimetal synovitis induced by aluminium phosphate in rabbits. Comparison of the changes produced in synovial tissue and in articular cartilage by aluminium phosphate. carrageenin, calcium hydrogen phosphate dihydrate, and natural diamond powder. Biomed Pharmacother, 1984, 38 : 44 – 48.

719. Mikael Hedenborg, Matti Klockars. Quartz – dust – induced production of reactive oxygen metabolites by human granulocytes. Lung, 1989, 167 : 23 – 32.

720. Per Aspenberg, Asko Antiila, Yrjo T Konttinen, et al. Benign response to particles or diamond and SiC bone chamber studies of new joint replacement coating materials in rabbits. Biomaterials, 1996, 17 : 807 – 812.

721. RL Tse, P Phelps. Potymorphonuclear leucocyte motility in vitro. V. Release of chemotacric activity following phagocytosis of calcium pyrophosphare crystals, diamond dust, and urate crystals. J Lab Clin. Med, 1970, 76 : 403 – 415.

722. FK Higson, OT Jones. Oxygen radical production by horse and pig neutrophils induced by a range of crystals. J Rheumatol, 1984, 11 : 735 – 740.

723. L Rang, C Isai, W W Gerberich, et al. Biocompatibility of chemical – vapor – deposited diamond. Biomaterials, 1995, 16 : 483 – 488.

724. L Anne Thomson, Frances C Law, Neil Rushton, et al. Biocompatibility of diamond – like carbon coating. Biomaterials, 1991, 12 : 37 – 40.

725. A Swan, B Dularay, P Dieppe. A comparison of the effects of urate, hydroxyapatite and diamond crystals on polymorphonuclear cells: Relationship of mediator release to the surface area and adsorptive capacity of different particles. J Rheumatol, 1990, 17 : 1346 – 1352.

726. Karsten Bubka, Harald Cnewuch, Martin Hempstead, et al. Optical anisotropy ofdispersed carbon nanotubes induced by an electric field. Appl. Phys. Lett, 1997, 71 : 1906 – 1908.

727. AC Rinzler, RF Smalley, et al. Fullerene Pipes. Science, 1998, 280 : 1253 – 1256.

728. Andrzej Huczko, et al. Physiological testing of carbon nanotubes: Are they asbestoslike? Fullerene Sci and Technol, 2001, 9 : 251 – 254.

729. Jessica German. Taming high – tech particles. Science News, 2002, 161 : 200.

730. PS Maropis, JA Molinari, BN Appel, et al. Comparative – study of vitreous carbon, pyrolytic carbon, pyrolytic graphite/silicon – carhide, and titanium implants in rabbit mandibles. Oral Surg Oral Mod Oral Pathol, 1977, 43 : 506 – 512.

731. DH Klassun, P Scheman. Purified carbon as a tissue replacement. Int Surg, 1977, 62 : 179 – 182.

732. G Helbing, C Burri, W Mohr, et al. Chapter 38. The reaction of tissue to carbon Particles. In: George D Winter, Jean L Leray, Klaas de Groot (eds). Evaluation of Biomarerials, John Wiley & Sons, New York, 1977, 373 – 380.

733. DH Markle, DE Grenoble, RJ Melrose. Hisrologic evaluation of vitreous carbon endosteal implants in dogs. Biomarer Mod Devices Artif Organs, 1975, 3 : 97 – 114; D. E Grenoble, RJ Melrose, DH Markte. Histologic evaluation of vitreous carbon endosteal implants in occlusion in dogs. Biomarer Med Devices Artif Organs, 1975, 3 : 245 – 258.

734. C Eriksson, H Nygren. The initial reactions of graphite and gold with blood. J Biomed Mater Res, 1997, 37 : 130 – 136.

735. RS Anderson, SM Thomson, LL Gutshall Jr. Comparative effects of inhaled silica or synthetic graphite dusts on rat alveolar cells. Arch Environ Contam Toxicol, 1989, 18 : 844 – 849.

736. PE Owen, JR Glaister, B Ballantyne, et al. Subchronic inhalation toxicology of carbon fibers. J Occup Med, 1986, 28 : 373 – 376.

737. L Podoshin, RH Nodar, C B Hughes, et al. Long – term histologic study of a new carbon – carbon ossicular replacement prosthesis. Am J Otol, 1988, 9 : 366 – 375.

738. D Welter. Biocompatibiiity of carbon fibre and carbon fibre microparticles. Aktuelle Probl Chir Orthop, 1983, 26 : 28 –

36; D Wolter. Biocompatibiiity of carbon fibers and carbon microparticles. Aktuelle Probl Chir Orthop, 1983, 25:30-38.

739. B Fartash, K Arvidson, 1 Ericsson. Histology of tissues surrounding single crystal sapphire endosseous dental implants: an experimental study in the beagle dog. Clin Oral Implants Res, 1990, 1:13-21.

740. B Fartash, T Tangerud, J Silness, et al. Rehabilitation of mandibular edentulism by single crystal sapphire implants and overdentures: 3-12 year results in 86 patients. A dual center international study. Clin. Oral Implants Res, 1996, 7:220-229.

741. C Anncroth, AR Ericsson, L Zetterqvisi. Tissue integration of Al_2O_3 - ceramic dental implants (Frialit) - a case report. Swed Dent J, 1990, 14:63-70.

742. J di Costanzo, B Sastre, R Choux. et al. Mechanism of thrombogenesis during total paremeral nutrition: role of catheter composition. JPEN J Parenter Encenil Nutr, 1988, 12:190-194.

743. H Oonishi, LL Hench, J Wilson, et al. Comparative bone growth behavior in granules of bioccramic materials of various sizes. J Biomed Mater Res, 1999, 44:31-43.

744. T Iizuka, H Fujimoto, T Ono. A new material (single crystal sapphire screw) for internal fixation of the mandibular ramus. J Craniomaxillofac Surg, 1987, 15:24-27.

745. K Arvidson, B Fartash, M Hilliges, et al. Histological characteristics of peri-implant mucosa around Brancmark and single-crystal sapphire implants. Clin Oral Implants Res, 1996, 7:1-10; K Arvidson, B Fartash, LE Moberg, et al. In vitro and in vivo experimental studies on single crystal sapphire dent. Il implants. Clin. Oral Implants Res, 1991, 2:47-55.

746. M Di Silvestre, S Guizzardi, N Bettini, et al. Powdered alumina implants in the experimental animal: a histological study conducted in the rat. Chir Degli Organi. di Mov, 1991, 76:167-172.

747. Peter Criss, Gunther Heimke. Biocompatibility of high density alumina and its applications in orthopedic surgery. In: David F. Williams (ed). Biocompatibility of Clinical Implant Materials, Volume 1, CRC Press, Boca Raton, FL, 1981, 155-198.

748. Q Ye, K Ohsaki, L, et al. A subcutaneous tissue reaction in the early stageto a synthetic auditory ossicle (Bioceram) in rats. J Med Invest, 1998, 44:173-177.

749. DC Hammond, FR Lane, RA Welk, et al. Endoscopic tattooing of the colon. An experimental study. Am Surg, 1989, 55:457-461.

750. P Dell'Abate, A losca, A Galimberri, et al. Endoscopic preoperative colonic tattooing: A clinical and surgical complication. Endoscopy, 1999, 31:271-273.

751. SA Murphy, KA Berube, ED Pooley, et al. The response of lung epithelium co well characterised fine particles. Life Sci, 1998, 62:1789-1799.

752. XY Li, D Brown, S Smith, et al. Shorr-ierm inflammatory responses following intratracheal instillation of fine and ultrafine carbon black in rats. Inhal Toxicol, 1999, 11:709-731.

753. RH Rigdon. Inflammation associated with dacron and teflon: an experimental study in mice, rats and rabbits. Tex Rep Bid Med, 1974, 32:535-551.

754. LA. Lobes Jr, MG Grand, PG Rehkopf, et al. Polytetrafluoroethylene in experimental retinal detachment surgery, Ann. Ophthalmol. 13 (August 1981):921-923.

755. LM Wolford. DA Conrell, CH Henry. Temporomandibular joint reconstruction of the complex patient with the Techmedica custom-made total joint prosthesis. J Oral Maxillofac Surg, 1994, 52:2-10, 11 (discussion).

756. KW van der Kamp, W van Oeveren. Factor XII fragment and kallikrein generationin plasma during incubation with biomaterials. J Biomed Mater Res, 1984, 28:349-352.

757. R lerkekaub. Chapter 49. Gout: Crystal-Induced Inflammation. In: John. I. Callin, Ira M. Goldstein, Ralph Snyderman, (eds). Inflammation: Basic principles and clinical correlates. second edition, Raven Press, New York, 1992, 977-981.

758. IY Adamson, DH Bowden. Role of po1ymorphonuclear leukocytes in silica-induced pulmonary fihrosis. Am J Pathol, 1984, 117:37-43.

759. AJ Reginato, B Kurnik. Calcium oxalate and other crystals associated with kidney diseases and arthritis. Semin Arthritis Rheum, 1989, 18：198 –224.

760. LM Ryan, DJ McCarty. Calcium pyrophosphate crystal deposition disease. In：OJMcCarry (ed). Arrhritis and Allied Conditions. Lea & Febiger, Philadelphia, 1989, 1711 –1736.

761. PB Hal verson, DJ McCarty. Basic calcium phosphate (apatite, octacalciurn phosphate, tricalcium phosphate) crystal deposition diseases. In：D J McCarty (ed). Arthritis and Allied Conditions. Lea & Fehiger, Philadelphia. 1989, 1737 –1755.

762. Paola Scarffidi, Tom Misteli, Marco E Bianchi. Release of chromatin protein HMCB1 by necrotic cells triggers inflammation. Nature, 2002, 418：191 –195.

763. G Angus McQuibban Jiang –Hong Cong, Eric M Tarn, Christopher AG et al. Inflammation dampened by celatmase a cleavage of monocyte chemoattraclant protein –3. Science, 2000, 289；1202 –1206.

764. J Kleniewski, VH Donaldson. Fndorhelial cells produce a substance that inhibits contact activation of coagulation by blocking the activation of Hageman factor. Proc Natl Acad SciUSA, 1993, 90：198 –202；VH Donaldson, CJ Wagner, BH Mirchell, et al. An HMG –1 protein from human endothelial cells apparently is secreted and impairs activation of Hageman factor (factor XII). Proc Assoc Am Physicians, 1998, 110：140 –149.

765. G Elgue, J Sanchez, N Egherg, et al. Effect of surface –immobilized heparin on the activation of adsorbed factor XII. Artif Organs, 1993, 17：721 –726.

766. G Fuhrer, MJ Gallimore, W Heller, H. E. Hoffmeisier. FXII. Blood, 1990, 61：258 –266.

767. D Veloso, LD Silver, S Hahn, et al. A monoclonal anti –human plasma prekallikrein antibody that inhibits activation of prekallikrein by factor XIIa on a surface. Blood, 1987, 70：1053 –1062.

768. GF Scott, RW Carrell, CB Glaser, et al. Alpha –1 –antitrypsin –Pittshurgh. A potent inhibitor of human plasma factor XIa, kalfikrein, and factor XIIf. J Clin Invest, 1986, 77：631 –634.

769. C Sollner, R Mentele, C Fekerskorn, et al. Isolation and characterization of hirustasin, an antistasintype serine –proteinase inhibitor from the medical leech Hirudo medicinalis. Eur J Biochem, 1994, 219：937 –943.

770. RE Small. Diclofenac sodium. Clin Pharm, 1989, 8：545 –558.

771. M Bianchi. et al. An inhibitor of macrophage arginine transport and nitric oxide production (CNI –1493) prevents acute inflammation and endotoxin lethality. Mol. Med, 1995, 1：254 –266；P S Cohen, H Naksharri, J Dennis, et al. CNI –1493 inhibits monocyte/macrophage tumor necrosis factor by suppression of translation efficiency. Proc Nail Acad Sci USA, 1996, 93：3967 –3971.

772. J Yang, W Denham, G Carter, et al. Macrophage pacification reduces rodent pancreatitis –induced hepatocellular injury through down –regulation of hepatic tumor necrosis factor alpha and interleukin –1 beta. Hepatology, 1998, 28：1282 –1288；J Yang, W Denham, KJ Tracey, et al. The physiologic consequences of macrophage pacification during severe acute pancreatitis. Shock, 1998, 10：169 –175.

773. C Granert, H Abdalla, L Lindquist, et al. Suppression of macrophage activation with CNI –1493 increases survival in infant rats with systemic Haemophilus influenzae infection. Infect. Immun, 2000, 68：5329 –5334.

774. Peter A. Mayes. Metabolism of Acylglycerols and Sphingolipids. In：RK Murray, Daryl K Cranner, Peter A Mayes, et al. Harper's biochemistry, 23rd edition, appleton & Lange, Norwalk CT, 1993, 241 –249.

775. PV Peplow. Regulation of platelet –activating factor (PAF) activity in human diseases by phospholipase A2 inhibitors, PAF acetylhydrolases, PAF receptor antagonists and free radical scavengers. Prostaglandins Leukot. Essent. Fatty Acids, 1999, 61：65 –82.

776. I Mayers, D Johnson. The nonspecific inflammatory response to injury. Can J Anaesth, 1998, 45：871 –879.

777. YT Konttinen, JE Michelsson, E Tolvanen, et al. Primary inflammatory reaction in synovial fluid and tissue in rabbit immobilization osteoarthritis. Clin. Orthop, 1990, 260：280 –286.

778. K Buchmann. Immune mechanisms in fish skin against monogeneans –a model. Folia Parasitol. (Praha), 1999, 46：1 –9.

779. J Hoher, HD Moller, FH Fu. Bone tunnel enlargement after anterior cruciate ligament reconstruction：fact or fiction? Knee Surg Sports Traumatol Arthrosc, 1998, 6：231 –240.

780. T Saito. MP Pelletier, H Shennib, et al. Nitric oxide system in needle – inducedtransmyocardial revascularization. Ann Thorac. Surg, 2001, 72:129 – 136.

781. VA Keszei. Diffuse lamellar keratins associated with iritis 10 niontha after laser in situ keratomileusis. J Cataract Refract. Surg, 2001, 27:1126 – 1127.

782. N van der Laan L de Leij, H J ten Duis. Local cellular inflammation as a result of elective standardized vascular surgery. Acta Histochem, 2001, 103:139 – 149.

783. TW Hesterberg, WC Miller, EE McConell, et al. Chronic inhalation Toxicityof size – separated glass fibers in Fischer 344 rats. Fundam. Appl Toxicol, 1993, 20:464 – 476.

784. C Warren Bierman. Anaphylaxis. In: J Willis Hurst. Medicine for the practicingphysician, third edition, Butterwonh – Heinemann, Boston, MA, 1992, 165 – 169.

785. A. D. Haubold, U. S. Shim, Jack C. Bokros, "Carbon in Medical Devices," in David F. Williams, ed., Biocompatibility of Clinical Implant Materials, Volume II, CRC Press, Boca Raton, FI, 1981, 3 – 42.

786. RW Weber. Allergens. Prim. Care, 1987, 14:435 – 445.

787. SB Lehrer, JE Salvaggio. Allergens: standardization and impact of biotechnology – a review. Allergy and Asthma Proceedings, 1990, 11:197 – 208.

788. DI Bernstein. Allergic reactions to workplace allergens. JAMA, 1997, 278:1907 – 1913.

789. H Breiteneder, C Ebner. Molecular and biochemical classification of plant – derived food allergens. J Allergy Clin. Immunol, 2000, 106:27 – 36.

790. R Valenta et al. Profllins constitute a novel family of functional plant pan – allergens. J Exp Med, 1992, 175: 377 – 385.

791. SB Lehrer, WE Horner, G Reese. Why are some proteins allergenic? Implications for biotechnology. Crit Rev Food Sci Nutr, 1996, 36:553 – 564.

792. F de Blay, G Pauli, JC Bessot. Cross – reactions between respiratory and food allergens. Allergy Proc, 1991, 12: 313 – 317.

793. DH Beezhold, CL Sussman, CM Liss, et al. Latex allergy can induce clinical reactions to specific foods. Clin, Exp Allergy, 1996, 26:416 – 422.

794. K Lammintausta, K Kalimo, CT Jansen. Experimental nickel sensitization in theguinea pig: Comparison of different protocols. Contact Dermatitis, 1985, 12:258 – 262.

795. HF Hildebrand, CVeron, R Martin. Nickel, chromium, cobalt dental alloys and allergic reactions: an overview. Biomaterials, 1989, 10:545 – 548.

796. DA Basketter, G Briatico – Vangosa W Kaestner, C Laily, et al. Nickel, cobalt and chromium in consumer products: A role in allergic contact dermatitis? Contact Dermatitis, 1993, 28:15 – 25.

797. DJ Gawkrodger, FM Lewis, M Shah. Contact sensitivity to nickel and other metals in jewelry reactors. J Am Acad Dermatol, 2000, 43:31 – 36.

798. DW Berzins, I Kawashima, R Graves, et al. Electrochemica1 characteristics of high – Pd alloys in relation to Pd – allergy. Dent Mater, 2000, 16:266 – 273.

799. L Budinger, M Hertl. Immunologic mechanisms in hypersensitivity reactions to metal ions: An overview. Allergy, 2000, 55:108 – 115.

800. B Bjorkner, B Niklasson. Influence of the vehicle on elicitation of contact allergic reactions to acrylic compounds in the guinea pig. Contact Dermatitis, 1984, 11:268 – 278.

801. CG Mathias. Allergic contact dermatitis from a nonbisphenol A epoxy in a graphite fiber reinforced epoxy laminate. J Occup Med, 1987, 29:754 – 755.

802. JT Lear, AH Heagerry, BB Tan, et al. Transient re – emergence of oil of turpentine allergy in the pottery industry. Contact dermatitis, 1996, 35:169 – 172.

803. KG Raphael, JJ Marbach, EM Wolford, et al. Self – reported systemic, immune – mediated disorders in patients with and without proplast – teflon implants of the temporomandibular joint. J. Oral Maxillofac. Surg, 1999, 57:364 – 370, 370 – 371 (discussion).

804. HP Schwarze, F Giordano - Labadie, F Loche, et al. Delayed - hypersensirivity granulomatous reaction induced by blepharopigmentation with aluminum - silicate. J AmAcad Dermarol, 2000, 42 : 888 - 891.

805. KK Liippo, SL Anttila, O Taikina - Aho, et al. Hypersensitivity pneumonitis and exposure to zirconium silicate in a young ceramic tile worker. Am Rev Respir Dis, 1993, 148 : 1089 - 1092.

806. VC Artamonova, NR Kuznetsov, AM Kadyskina. Functional indicators of individual sensitivity to silicate dust in workers of ceramic tile and claydite industry. Med Tr Prom Ekol, 1993, 11 - 12 : 10 - 12. In Russian.

807. AO Ransford, T Morley, MA Edgar, et al. Synthetic porous ceramic compared with autograft in scoliosis surgery. A prospective, randomized study of 341 patients. J Bone Joint Surg. Br, 1998, 80 : 13 - 18; 1998, 80 : 562 (erratum).

808. R Cavagna, G Dacuisi, JM Bouler. Macroporous calcium phosphate ceramic: Aprospective study of 106 cases in lumbar spinal fusion. J Long Term Eff Med Implants, 1999, 9 : 403 - 412.

809. K Urban, J Stehlik. Initial clinical experience with BAS O, a bioactive glass - ceramic material. Acta Chir Orthop Traumatol Cech, 1993, 60 : 40 - 60. In Czech.

810. JL Charissoux, A Najid, JC Moreau, et al. Development of in vitro biocompatibility assays for surgical material. Clin. Orthop, 1996, 326 : 259 - 269.

811. I Matsunaga, A Shigematsu, N Nakamura. Detection of rat basophilic leukemia by cyclic voltammetry for monitoring allergic reaction. Anat. Chem, 1989, 61 : 2471 - 2474; N Nakamura, I Inoue, Y Kitajima, et al. Detection of human leucocytes by cyclic volrammetry and its application to monitoring of allergic reaction. Biosens Bioetectron, 1991, 6 : 431 - 437; N Nakamura, S Kumazawa, T Matsunaga. In vitro electrochemical detection of wheat allergen using rat basophilic leukaemia (RBL - 1) cells. Appl. Microbiol. Biotechnol, 1995, 43 : 622 - 625.

812. C Sella, JC Martin, J Lecoeur, et al. Corrosion protection of metal implants by hard biocompatible ceramic coatings deposited by radiofrequency sputtering. Clin Mater, 1990, 5 : 297 - 307.

813. G Szabo, L Kovacs, K Vargha, et al. A new advanced surface modification technique—titanium oxide ceramic surface implants: The background and long - term results. J Long Term Eff Med Implants, 1999, 9 : 247 - 259.

814. N Martin, NM Jedynakiewicz. Clinical performance of CEREC ceramic inlays: A systematic review. Dent Mater, 1999, 15 : 54 - 61.

815. M Nagase. Antigenecity of alumina ceramic and calcium phosphate ceramics - genetic control of the immune response. Nippon Seikeigeka Gakkai Zasshi, 1985, 59 : 183 - 191, In Japanese.

816. R Gallo, A Parodi, E Cozxani, et al. Allergic reaction to India ink in a black tattoo. Contact Dermatitis, 1998, 38 : 346 - 347.

817. B tiranuni, PI Tiaarder, P Tiroeug. RI Eikvold, et al. Fine particles of widely different composition have an adjuvant effect on the production of allergen - specific antibodies. Toxicol. Lett, 2001, 118 : 171 - 181.

818. LB Schwartz, RA Lewis, KF Austen. Tryptase from human pulmonary mast cells. Purification and characterization. J Biol Chem, 1981, 256 : 11939 - 11943.

819. CP Sommerhoff, W Bode, G Matschiner, et al. The human mast cell tryptase tetramer: a fascinating riddle solved by structure. Biochim. Biophys. Acta, 2000, 1477 : 75 - 89; C P Sommerhoff, W Bode, PJ Pereira, et al. The structure of the human betall - tryptase tetramer: Fo (u) r better or worse. Proc Nad Acad Sci USA, 1999, 96 : 10984 - 10991.

820. V Patella, G deCrescenzo, O Marino, et al. Oxatomide inhibits the release of proinflammatory mediators from human basophils and mast cells. Int. Arch. Allergy Immunol, 1996, 111 : 23 - 29; G Marone, F Granata, G Spadaro, et al. Antiinflammatoryeffects of oxaromide. J Investig Allergol Clin Immunot, 1999, 9 : 207 - 214.

821. S Di Marco, JP Priestle. Structure of the complex of leech - derived tryptase inhibitor G. DTI) with trypsin and modeling of the LDTI - rryprase system. Structure, 1997, 5 : 1465 - 1474.

822. BK Ballmer - Weber, C Gex - Cullet, B Wuthrich. Inhibition of histamine or allergen - induced wheals by a single dose of acrivastine, fexofenadine or cetirizine. J Investig Allergol Clin Immunol, 1999, 9 : 351 - 355.

823. BE Gibbs, W Schmutzler, IB Vollrath, et al. Ambroxol inhibits the release or histamine, leukotrienes and cytokines from human leukocytes and mast cells. Inflamm. Res, 1999, 411 : 86 - 93.

824. U Amon, E von Stcbut, N Suhramanian, et al. CGP 41251, a novel protein kinase inhibitor with in vitro selectivity for

protein kinase C, strongly inhibits immunological activation of human skin mast cells and human basophils. Pharmacology, 1993, 47 : 200 – 208.

825. J Kleine – Tebbe, C Josties. G Frank, et al. Inhibition of IgE, – and non – IgE. – mediated histamine release from human basophil leukocytes in vitro by a histamine H1 – antagonist, desethoxycarbonyl – loratadine. J Allergy Clin Immunol, 1994, 93 : 494 – 500.

826. A Miadonna, N Milazzo, M Lorini, et al. Inhibitory effect of the H1 antagonist loratadine on histamine release from human basophils. Int Arch Allergy Immunol, 1994, 105 : 12 – 17.

827. RY Lin, LB Schwartz, A Curry, et al. Histamine and tryptase levels in patients with acute allergic reactions: An emergency department – based study. J Allergy Clin Immunol, 2000, 106 : 65 – 71.

828. A Linder, K Strandberg, H Deusclil. Variations in histamine concentration in nasal secretion in patients with allergic rhinitis. Allergy, 1988, 43 : 119 – 126.

第十三章 纳米粒子对凝血功能的影响

用作药物载体的纳米粒子注入体内或环境中的纳米粒子透过各种生物屏障进入血液循环，即与血液接触。纳米粒子与血液接触后，可能与凝血系统发生相互作用并影响其功能。凝血系统的功能障碍可引起出血或血管内凝血，严重时可危及生命。因此，注入循环的纳米粒子必须与血液系统具有良好的相容性。了解纳米粒子与凝血系统的相互作用，是纳米毒理学的一个重要内容。血液凝固涉及一系列的连续反应。在这个系列反应中，各种各样的蛋白质被以连续的方式激活，使液态的血液转变成胶状的团块，然后形成稳定的由血小板、纤维蛋白和红细胞组成的凝血块。纤维蛋白原引起的血液的机械性阻断有助于防止微生物入侵者的自由扩散，有助于减少血液的损失。血液损失过多会有生命危险已是众所周知的事实。凝血过程的系列反应可由两条通路来激活，即外源性通路和内源性通路，涉及十多种凝血因子。两种通路最后会聚在一起，最终结果都是血块的形成[1,2,3]。进入血液循环的纳米粒子可能与一种或多种凝血因子发生相互作用，影响凝血过程。纳米医疗设备及体内植入纳米器件的表面与凝血系统可以发生相互作用，启动或激活凝血系统。凝血系统的激活也会反过来影响这些设备或器件的功能。这里首先就凝血系统的基本因子成分及凝血的基本过程和原理作一介绍，再对目前已有的一些研究资料作一简述。

13.1 血液凝固概述

血管内皮损伤、血管损伤时，血液将流出血管外过多时，就会危及生命。此时避免失血过多的机体所具有的天然措施就是通过血液的凝固而达到止血目的。当血管破损时，血液内会发生一系列的酶促反应过程，使血液由液体状态转变为凝胶状态，所形成的血液凝块阻塞血管壁的破损处，从而达到止血作用。人体自然止血的过程分为4个阶段：①受损血管收缩，以减少受损部位的血流，减慢受损部位血液流速；②血管受损部位的血管内皮细胞产生一种称为 von Willebrand 因子（vWF）的大分子糖蛋白。vWF 可与血小板糖蛋白和内皮下胶原结合，因而成为血小板粘附于血管内皮的桥梁。粘附的血小板被皮下组织或局部形成的凝血酶原激活，发生血小板因子的释放反应和触发花生四烯酸代谢，释放反应使大量 ADP 从血小板中释放，花生四烯酸代谢产生衍生物血栓素（TX）A_2。ADP 和 TXA_2 均可引起血小板聚集，与纤维蛋白原聚集成团，形成白色血栓；③水溶性蛋白原转变为不溶性纤维性蛋白，并聚合成网状，血细胞粘附于其上或被网络于其中，形成牢固的红色血栓；④止血任务完成后，血液中的血栓溶解系统启动，部分或完全地将血栓溶解。血液从液体状态转变为血液凝块的过程称为凝血。

13.2　凝血因子与抗凝血成分

正常情况下，血液中存在有由各种凝血因子组成的凝血系统和由抗凝血因子和纤溶系统组成的抗凝血系统。凝血系统和抗凝血系统维持着动态的平衡，既可防止血液的流失过多，又能保持血液在血管内的正常流动。

13.2.1　凝血因子

参与血液凝固的蛋白质统称为凝血因子。目前已知的血浆和组织中的凝血因子主要有14种。国际凝血因子命名委员会将这些凝血因子按其被发现的顺序用罗马字进行统一命名。现已命名到XIII。其中因子Ⅳ是钙离子，因子Ⅵ为血清中活化的因子Ⅴ。这两种物质已不再被认为是独立的凝血因子，因此被称为辅因子。还有两个因子发现较晚，尚未被用罗马字命名。现将已知的凝血因子及其部分特点列于表13－1。除因子Ⅳ即钙离子外，其他的凝血因子均为糖蛋白，大部分都是由肝脏合成的。

表13－1中的凝血因子都存在于血浆中，只有因子Ⅲ不存在于正常人的血浆，而是分布于各种不同的组织细胞，因此又称之为组织因子（tissue factor，TF）。TF蛋白肽链的氨基末端伸展到细胞膜外，起因子Ⅶ受体作用。

表13－1　凝血因子及其某些特征

因子	别名	残基数	电泳位置	合成部位（是否依赖维生素K）	血浆浓度（mg/L）	功能
Ⅰ	纤维蛋白原	2964	γ	肝（否）	2000～4000	结构蛋白
Ⅱ	凝血酶原	579	α_2/β	肝（需）	150～200	蛋白酶原
Ⅲ	组织因子	263	α/β	组织、内皮、单核细胞（否）	0	辅因子/启动因子
Ⅳ	Ca^{2+}				90～100	辅因子
Ⅴ	易变（前加速）因子	2196	白蛋白	肝（否）	5～10	辅因子
Ⅵ	稳定因子	406	α/β	肝（需）	0.5～2	蛋白酶原
Ⅷ	抗血友病球蛋白	2332	α_2/β	肝、内皮细胞（否）	0.1	辅因子
Ⅸ	Christmas因子、血浆凝血活酶成分	415	β	肝（需）	3～4	蛋白酶原
Ⅹ	Stuart－Prower因子	448	α	肝（需）	6～8	蛋白酶原
Ⅺ	血浆凝血活酶前质	1214	β/γ	肝（否）	4～6	蛋白酶原
Ⅻ	Hageman因子	596	β	肝（否）	2.9	蛋白酶原
XIII	纤维蛋白稳定因子	2744	α_2/β	骨髓（否）	25	谷氨酰胺转移酶原
	前激肽释放酶	619	γ	肝（否）	1.5～5	蛋白酶原
	高分子量激肽原	626	α	肝（否）	7.0	辅因子

因子Ⅱ、Ⅶ、Ⅸ、Ⅹ、为依赖维生素K的凝血因子。体内有一种以维生素K为辅酶的维生素依赖性γ-羧基化酶可将这些凝血因子蛋白肽链中的某些谷氨酸残基羧基化。γ-羧基谷氨酸有较大的电负性，能与钙离子形成盐键。Ca^{2+}在凝血过程中起有桥梁作用：一侧与凝血因子的带负电荷的γ-羧基谷氨酸连接，另一端则与带负电的磷脂连接，由此形成的多本科复合物是凝血反应的基础。

因子Ⅻ、Ⅺ、激肽释放酶原和高分子激肽原参与接触活化。当血浆暴露于带负电荷物质表面时，可以发生一系列的水解反应，失去一些小肽段而转变成活化因子，启动凝血过程。其他的凝血因子活化过程也与此相似，故凝血过程是一系列酶促级联反应，具有放大作用。

凝血因子Ⅰ、Ⅴ、Ⅷ和ⅩⅢ对凝血酶敏感。因子Ⅰ-纤维蛋白原是凝血酶的底物。活化的因子Ⅴ是活化的因子Ⅹ的辅助因子，加速活化因子Ⅹ对凝血酶原的激活。活化的因子Ⅷ是活化的因子Ⅸ的辅助因子，参与活化因子Ⅸ对因子Ⅹ的激活。活化的因子ⅩⅢ是一种谷胺酰胺转移酶，能使可溶性纤维蛋白原（因子Ⅰ）变成不溶性的纤维蛋白多聚体，从而使纤维蛋白凝块得以稳定。

13.2.2 抗凝血成分

在生理情况下，血管内皮也可能发生损伤，血小板也可能发生少量的活化及凝血因子的少量激活，从而发生血管内凝血，影响血流的通畅。但在正常情况下，体内有抗凝血系统防止血管内凝血的发生。在病理情况下有许多因素，如细菌内毒素等可引起弥散性的血管内凝血。纳米粒子或纳米器件或设备表面与凝血系统相互作用，也会激活凝血系统。体内的抗凝血系统在这些情况下对于维持血液流动的通畅具有重要意义。体内的抗凝血系统中有3种主要的抗凝血成分，包括抗凝血酶-Ⅲ（AT-Ⅲ）、蛋白C系统和组织因子凝血途径抑制物。

13.2.2.1 抗凝血酶-Ⅲ：AT-Ⅲ是体内最重要的抗凝血物质，属于一种α_2球蛋白。AT-Ⅲ主要在肝脏合成，肺、脾、心、肠、脑、血管内皮细胞及巨核细胞中也都能合成少量AT-Ⅲ。AT-Ⅲ能永久灭活凝血酶，抑制凝血因子Ⅹa（活化的因子Ⅹ）、Ⅸa（活化的因子Ⅸ）、Ⅺa（活化的因子Ⅺ）、Ⅻa（活化的因子Ⅻ）、纤维溶酶、胰蛋白酶、和激肽释放酶，因而起到抗凝作用。

13.2.2.2 蛋白C系统：蛋白C系统包括蛋白C（PC）、蛋白S（PS）和PC抑制物。PC是肝脏合成的一种依赖于维生素K的糖蛋白。凝血酶、胰蛋白酶和高浓度的因子Ⅴa都可以激活PC。激活的PC（APC）具有蛋白水解酶活性，在Ca^{2+}的参与下，使Ⅴa和Ⅷa灭活。APC灭活Ⅴa后，阻碍Ⅹa与血小板的结合，大降低因子Ⅹa的凝血活性。APC还可以直接促进纤维蛋白溶解。PS也是由肝脏合成的一种依赖于维生素K的蛋白质，可作为APC的辅因子加速APC对Va的灭活，中断血液凝固的级联反应。蛋白C抑制物的作用是与PC结合形成复合物，灭活APC，对抗凝血系统具有拮抗作用，有助于凝血过程的进行。

13.2.2.3 组织因子凝血途径抑制物（TFPI）：TFPI是一种单链的糖蛋白。凝血因子Ⅲ可与凝血因子Ⅶ或Ⅶa结合成复合物，从而使因子Ⅶ能更有效地被血液中痕量的因子Ⅹa激活，从而激活外源性凝血途径。TFPI能直接抑制Xa而抑制凝血过程的进行。

13.3 凝血途径

凝血因子Ⅹ被活化成Ⅹa是使凝血酶原激活，最终形成血凝块的关键步骤。激活因子Ⅹ有两条途径，即内源性途径和外源性途径。

13.3.1　外源性通路

外源性通路起始于组织损伤的部位，伴有组织因子的释放（因子Ⅲ或组织凝激酶）[4]。这些因子发现于许多血管外细胞的表面。在钙离子的存在下，因子Ⅲ激活因子Ⅶ为Ⅶa。因子Ⅶa激活因子Ⅹ[5-7]为Ⅹa，然后进入两条通路的共同通路。

13.3.2　内源性通路

内源性通路起始于带有负电荷表面的接触因子的激活[8,9]。例如，体内的组织成分如血管暴露表面上的胶原[1]，或体外的玻璃[10]或颗粒性材料如高岭土粒子[11]和尿酸结晶[12,13]。内源性通路由Ⅻ因子（FⅫ或海格曼因子）开始。因子Ⅻ为一种由肝脏产生的蛋白酶，在循环中以 80 kD 的单链无活性酶原的形式存在。激活这种酶原的方式包括与负电荷表面的相互作用；细菌 LPS[14]；由激肽释放酶进行溶蛋白性裂解（激肽释放酶是由血浆激肽原激活前激肽所产生[3]）。在这种激活过程之后，酶原蛋白被激肽释放酶水解成两条链的活性蛋白酶，即 FⅫa[15]。FⅫa 可激活血浆中的几个连锁反应系统，包括接触性系统[16]，纤溶系统和补体系统以及凝血反应的内源性通路。FⅫa 攻击前激肽释放酶，产生更多的激肽释放酶，构成一个放大性正反馈控制环路。FⅫa 在钙离子的存在下，也激活接触性因子Ⅺ为Ⅺa。同时增多的激肽释放酶使激肽原转变为缓激肽（具有强大的扩血管活性和致痛作用）。因子Ⅺa 在钙离子或外源性系统的因子Ⅻa 的存在下，激活因子Ⅸ，产生丝氨酸蛋白因子。因子Ⅸa 然后裂解因子Ⅹ的一个键[5-7]，产生双链的丝氨酸蛋白水解酶因子Ⅹa。在血小板表面上的十酶复合物（由因子Ⅷa、Ⅸa、Ⅹ和钙离子组成）启动最后的共同通路。

13.3.3　最后共同通路

在最后的共同通路中，因子Ⅴ[17-19]在钙离子和痕量的凝血酶的存在下被激活为因子Ⅴa[20-23]。因子Ⅴa 然后与因子Ⅹa 和已激活的血小板表面的阴离子性血小板磷脂发生相互作用，将凝血酶原转化成凝血酶（一种胰蛋白酶家族的丝氨酸蛋白酶）。更为丰富的凝血酶使更多的因子Ⅴ被激活成因子Ⅴa，并将因子Ⅷ、Ⅺ和Ⅷ分别激活为因子Ⅷa、Ⅺa 和Ⅷa。在这种连续反应的最后一步，纤维蛋白原被凝血酶的蛋白溶解作用裂解，导致 A 和 B 两纤维蛋白的肽段及纤维蛋白单聚体的释放。在钙离子的存在下，因子Ⅷa 使纤维蛋白原单聚体发生交叉联接和聚合反应，生成不溶性的多聚体，此也即所谓的血凝块。血液凝块形成之后，可在纤维蛋白溶解作用下被溶解。这个过程首先是由组织纤溶酶原致活酶裂解并激活纤溶酶原，释放一种丝氨酸蛋白酶，即纤维蛋白溶解酶，简称纤溶酶。纤溶酶使纤维蛋白的多聚体裂解。裂解后的纤维蛋白可重新溶解于血浆。

为了使血凝块产生，血小板必须经历粘附和被激活的过程[24]。血小板在损伤血管暴露的胶原上的粘附由 vWF[25]桥接分子所介导。vWF 由血管内皮细胞分泌进入血浆。这种因子可加强血小板的粘附而防止在血管壁附近的高剪切应力的作用下使血小板自管壁的凝血部位脱落。正常情况下新生血小板的激活是一个复杂的现象。在此过程中，血小板需要改变形态、增加活动、聚集和释放其颗粒性内容物。这种颗粒性内容物含有磷酸核苷酸、5－羟色胺[26]、各种因子、酶和血浆蛋白。体内血小板激活的最强大的因子是凝血酶[27]。凝血酶与血小板膜浆膜上的受体发生相互作用，继之是信号的跨膜传导，结果是血小板的激活。胶原[28]是另一种重要的血小板激活因子。ADP 可使血小板聚集但不能促进其颗粒的释放。

现将整个凝血过程示于图 13－1。

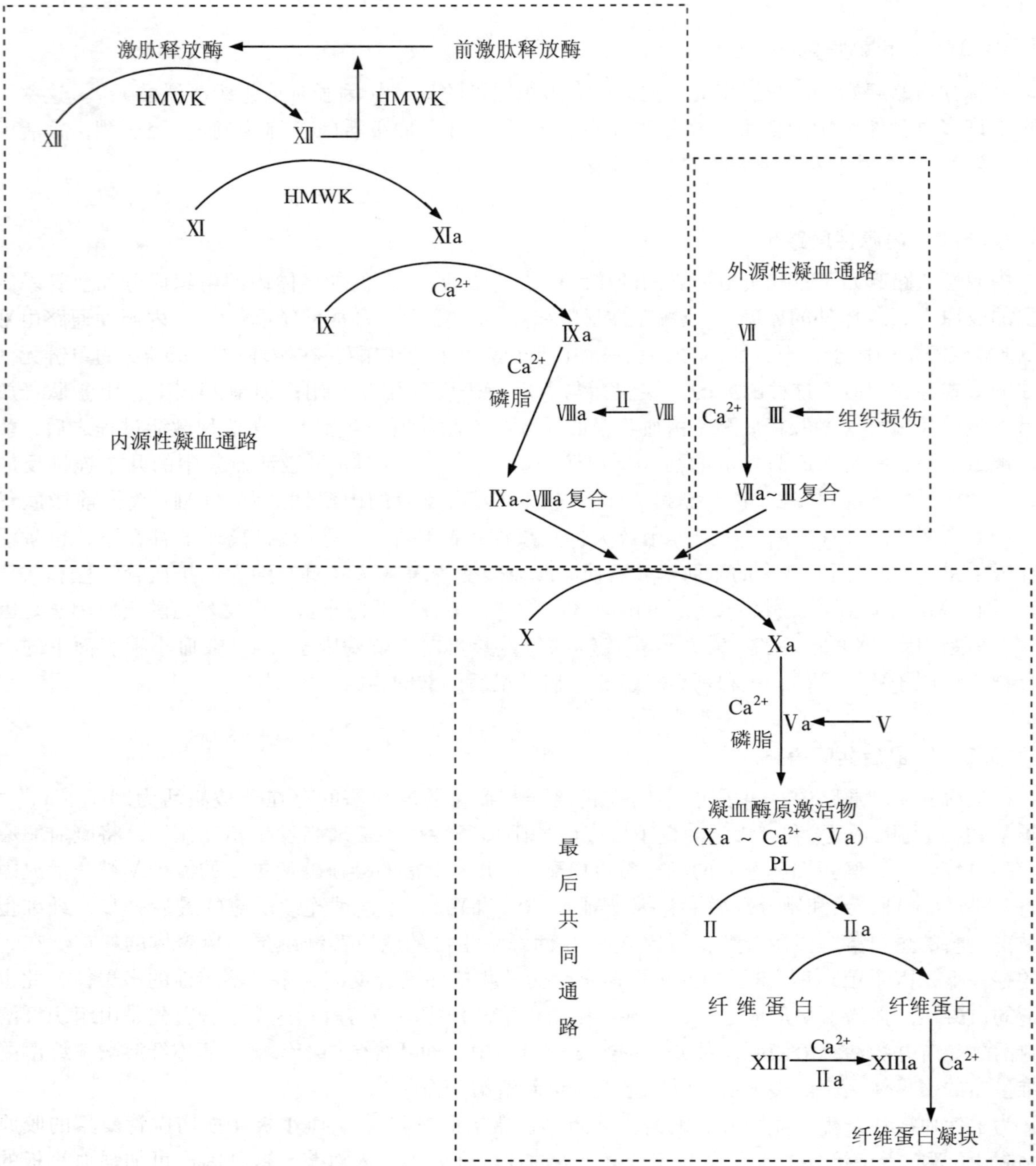

图 13-1 凝血系统级联酶促反应过程示意图

13.4 纳米粒子或纳米表面对凝血过程的影响

在原理上，纳米器官或纳米设备的血液接触面，如果在血流中有足够的数量和浓度，将能够激活血小板及两条凝血通路中的任何一条或两者被同时激活。就是说，如果纳米设备设计时不注意，使其表面带有负电荷，将会接触性激活内源性凝血通路。纳米设备在体内的不适当的机械性活动则有可能引起对血管外细胞的损伤而足以激活外源性凝血通路。材料的严密选择和精密的活动控制应当能够减少乃至消除纳米器官或纳米设备本身固有的凝血酶作用和对红细胞的溶解作用。天然的血管内皮无凝血酶作用[29]是一种有力的证据。这种证据表明，无凝血作用的表面的存在是一不争的事实。而且这种证据还强有力的提示，用人工材料包括提供有用的抗凝血介质的控制性释放的活性成分[30]可以制备出类似天然血管内皮样的无凝血表面。通过将天然的活血管内皮作为纳米器官或纳米设备表面的外膜[31]，此即所谓的将纳米设备表面“内皮化”的过程，也能达到同样的目的。血管的内皮化在血管移植术中也已是熟知的事实[32-38]。

例如，有 DLC 膜的支架[39]、心脏瓣膜[40]和其他的血液接触性左心室辅助设备的表面[41]和基质[42]。一般地都表现出减少致凝血作用，只有较弱的或没有激活血小板的作用[42]。热解炭（LTIC）在短暂与血液接触时表现有些凝血作用[43]，但 LTIC 被认为长期与血液接触[44]是一种相当的无凝血作用的材料并且激活血小板的作用也很弱[45]，如用于心脏瓣膜时。尤其是质地高度纯净时则具有更为良好的性能[46]。富勒烯的凝血性能尚且未知，虽然有几种形式的石墨有一些凝血作用[47]。炭复合材料至少在短期情况下具有抗凝血作用，虽然表面上可以有血小板的聚集[48]。炭黑粒子可以产生迅速的血小板减少[49]，伴随有脑栓塞[50]，可能是由于无控制性的表面化学吸附作用的后果。在长期接触血液后，血小板对腾氟龙表面不易粘附[51]，但它们的反应性可以被提高[52]，提示宏观的腾氟龙可能有凝血作用[53]。但也有相反的证据[54]，可能是由于在使用中的材料的形式的不同。结合有白蛋白的腾氟龙[55,56]和低粗糙度的表面[57]可以有中度的抗凝血作用，但腾氟龙成形材料[58]、导管[59]和小管[60]已报道有明显的凝血作用。蓝宝石（铝陶瓷）有很低的凝血活性[61-63]，血小板的粘附[64]和激活作用也很弱[63]。金刚石[65]、石墨[66]和铝粉[66]的溶血作用几乎为零。在 20 世纪 70 年代用于房间隔缺损修复术中的腾氟龙补片有时有机械性的溶血作用[67,68]。

13.5　纳米材料的抗凝血

未来的实验必须确定是否普通的金刚石表面必须带有抗凝血作用的外膜才能够完成纳米设备或纳米机器人的使命。

13.5.1　抗凝血表面

为了使纳米材料的表面具有抗凝血功能，一种简单的可能性是要在其表面固定有肝素。肝素是一种 15 kD 直链的酸性阴离子粘多糖，可以形成各种长度的聚合体。肝素于 1916 年被发现[69]，由人肝脏干细胞和嗜碱性粒细胞所产生。它的作用是抑制血液的凝固。其作用原理是使抗凝血酶活性提高约 1000 倍，灭活数种凝血酶，包括凝血酶和激活的凝血因子Ⅹ、Ⅻ、Ⅺ和Ⅸ[70]。纳米设备的外表面可以进行“肝素化”[71-78]。也就是在所有的接触血液的表面都有固定上肝素，使肝素在表面上形成单分子层，约 7～10 pM/cm^2，因而使其具有抗凝血作用。用 3.6 pM/cm^2 的血管内皮细胞表面硫酸肝素包被于纤维素膜可完全抑制血小板的粘附[79]。有白蛋白－肝素耦联物膜的表面也表现有抗凝血活性[80]。预先粘附的内皮细胞在这种表面上增生，显著减少此后粘附到表面上的血小板的数量。其他固定的肝素的耦联物也给出了有前景的结果[81]。但是，肝素可引起不理想的副作用，如与血小板因子 4 结合，然后引起抗体的产生，导致血小板减少[82,83]。所以需要对肝素的分子形式进行改造，合成肝素样类似物，使其具有与低分子量的肝素的性质，如 enoxiparin[87]可减少继发于应用肝素的凝血综合征的风险[70]。亲水性的丙烯酸与水杨酸的共聚物外膜在动物实验中也表现出良好有抗凝血行为[84]。吸附于玻璃表面的水蛭素与凝血酶的复合物没有刺激纤维蛋白原的激活[85]。聚乙烯水电体膜的抗凝血性质也已被研究[86]。

13.5.2　耗竭局部因子

如果不能找到满意的钝化无凝血表面，纳米设备可采用下面一些策略来防止在其执行治疗任务的过程中的致凝血作用：

因子X和因子V是两条凝血通路中的关键性因子。在纤维蛋白形成之前清除这两种因子可阻断内源性和外源性两条凝血通路。方便的因素是这两种因子在血液中的浓度都很低，分别为0.005 mg/ml（50分子/μm^3）和0.005～0.012 mg/ml（9～20分子/cm^3），虽然因子X是优选的消除对象，因为因子5不仅存在于血浆而且也存在于血小板，而因子X仅存在于血浆。弥散系数为8×10^{-11} $\mu m^2/s$的56kD的因子X分子向直径为1μm的圆形纳米设备表面的扩散限制在浓度为10分子/μm^3时，约为10^4分子/s。纳米设备表面所携带的选择性转子可以选择性地自血浆中耗竭因子X和因子V。其耗竭速率可达每转子10分子/s。这种耗竭在血液学上孤立的环境中可以消除凝血作用；在不断有血液对因子进行补充的部位则可以大大减少凝血的可能性。有趣的是，使用金膜的聚尿烷膜化学性吸附3种不同的肽段的任何一种发现这种膜的行为像是凝血酶清除剂，对凝血酶具有高亲和性的吸附能力，选择性地从血浆中清除凝血酶[88]。

13.5.3 全身因子耗竭

全面处理整个血流中已有的凝血因子对全身进行实时监控，对于纳米设备似乎也是可行的。这种方法不同于用肝素或华法林进行暂时的抗凝血处理。在整个血液体积内，以自由形式存在的因子X和因子V约为10^7分子。一个10^{12}的血液驻留的10 μm^3的纳米机器人群体，如果每个个体在其外表面上有10^4个分子选择性转子，那么要将整个血浆中的凝血因子清除90%则需要10秒左右的时间。消除速率的主要限制因素是每种因子分子的扩散速度。每种分子被进行一些微小的结构修饰，使其灭活后，可以再被释放回血流。这样就可以免去随机储存的麻烦。凝血酶原分子量为72 kD，血浆中的浓度为800分子/μm^3，在其转变为有活性的凝血酶之前，也能够自血浆中被选择性地耗竭。这种耗竭可以是局部的，也可以是全身的。甚至凝血酶的本身（分子量34 kD，血浆浓度的基础值为0.3分子/μm^3[89]，在凝血过程中可达700～900分子/μm^3[90]）也能够被纳米机器人所耗竭、进行化学性消除并再将其释放回血。这种方法对于出血患者需要止血者则不适用，除非医疗纳米设备表面还同时具有适宜的止血功能。在血液学功能正常的患者，对于纳米机器人可能诱发的凝血过程，因子耗竭可能是最为适宜的措施。

13.5.4 释放抑制剂

如果不采用耗竭凝血因子的方法，纳米设备或纳米机器人还可以释放凝血抑制剂[91,92]。释放的凝血抑制剂的作用可以是局部的，也可能是全身的。在退出身体之前，也可以将这些抑制剂进行回收，以免造成这些因子在体内的潴留。最为简单的方法是抑制凝血酶。凝血酶是整个凝血连锁反应中的关键性因子。在正常血浆中有4种凝血酶抑制剂[107]：抗凝血酶Ⅲ（其作用可被酸性糖蛋白如肝素所增强）；α_2－巨球蛋白；肝素辅因子－Ⅱ和α_1－抗胰蛋白酶或α_1－抗蛋白溶解酶。已知还有许多其他的凝血酶抑制剂[93]包括水蛭素[94]、几种因子X抑制剂包括香豆素类药物如华法林、低分子量（4～6.5 kD）肝素[95]如只有纯粹的抗因子Xa活性的肝素戊糖[96]及数量极多的其他的抑制剂[92]，包括没有肝素副作用的肝素类似物[97]。例如，合成的因子X抑制剂FX－2212在体外浓度为272 nmol/L时，对因子X活性的抑制率为50%[98]。因子V或Va的间接或直接抑制剂也已有报道。另外，还已知有激活凝血酶原的抑制剂。有几种凝血蛋白的抑制性单克隆抗体也已制备出来了[99]。

纳米机器人也能够释放若干血小板抑制剂中的任何一种以防止凝血。血小板粘附抑制剂已为人们所熟知。潘生丁、前列腺环素、依普罗芬，甚至一氧化氮都具有抗血小板沉积的效应。血小板的粘附可以用含有RGD（Arg－Gly－Asp）三肽序列多肽来进行防止。这种三肽序列的行为类似于血小板表面纤维蛋白原受体阻滞剂，如以0.6 ng/s·ml血液给活体犬投用。血小板激活抑制剂也已为人们所熟知，包括一氧化氮、前列腺环素、激肽原和一些人工肽。血小板聚集抑制剂包括激肽原和数目繁多的抗血小板聚集药如阿司匹林[100]、clopidogrel[101]、ticlopidine[102,103]、克罗塔林（抑制剂量在小鼠血浆

为 10^6 g/ml 或 100 分子/μm^3)、adamantane 衍生物[106]和强大的天然血小板聚集抑制剂如前列腺环素[104]。在释放抑制剂方法中的一个潜在困难是，表面上由许多酶参与的连锁反应都是以复杂的复合物的形式才能进行，凝血因子的空间排列[105]可以影响释放的抑制因子、蛋白溶解酶和特异性抗体对凝血因子的灭活，除非这些因子可能进行局部供应。这对于精心设计的纳米机器人来说应当不很困难。需要注意的是对凝血因子的全身性中和在纳米设备执行长期任务的过程中有引起微小出血的可能性，对于有出血倾向的患者有可能引起并发症。当然这是在临床上，医生会对这些方法的应用给予周密的权衡，以确定一个患者是否可以使用这种方法进行治疗。

13.6　调节控制

凝血系统是一个多酶参与的连锁反应。在连锁反应的一些节点由反馈机制控制着激活与抑制之间的精确平衡。纤维蛋白性血凝块不断地形成，又不断的溶解。形成与溶解之间保持着动态的平衡状态。这个状态的破坏将引起相应的出血性或凝血性疾病。纳米医疗设备或纳米粒子当然可以介入此过程。除能够能保持在其执行任务期间不会引起意外的凝血和出血现象，还能够参与对血液的凝固和血块溶解之间的动态平衡的调节过程。例如，蛋白 C 和蛋白 S 是两种维生素 K 依赖性凝血蛋白，在凝血连锁反应过程中提供关键性控制机制。凝血酶和凝血酶调理素一起将蛋白 C 激活成有活性的蛋白 Ca（APC）。然后 APC 与其辅助因子蛋白 S 一起，对已被激活的因子Ⅴa 和Ⅷa 以溶蛋白性降解的方式进行灭活[108,109]，接着就是抑制凝血酶被因子Ⅹa 激活的反应。蛋白 S 具有钙依赖性的抗凝血活性，但其本身则被因子Ⅹa 裂解和灭活[110]。当然，蛋白 C 的抑制剂也是天然存在的[111]。蛋白 C 或蛋白 S 的缺乏会引起静脉栓塞。过多的人工蛋白 Ca[112,113]和蛋白 S 可以明显地阻断凝血过程。正常情况下，天然活性蛋白 Ca 在循环中的浓度为 3～5 mg/L[114]或 30 分子/μm^3，血浆半衰期约为 1000 S[115]。相似地，一种因子Ⅹa 的抑制剂[116]可以从顶部抑制内源性通路；组织通路因子抑制剂（TPFI）在有些情况下则可以自中部打断外源性凝血通路[4]。关于纳米粒子、纳米设备或纳米机器人引起出血的情况目前尚且少见。

参　考　文　献

1. Jonathan Black. Biological performance of materials：Fundamentals of biocompatibility. third edition，Marcel Dekker，New York，1999.
2. K Ogura，PJ Abatti，T Moriizumi. Measurement of human red blood cell deformability using a single micropore on a thin Si_3N_4 film. IEEE Irans Biomed Eng，1991，38：721－726.
3. RW Colman，Jack Hirsch，Victor J，Marder，et al（eds）. Hemostasis and thrombosis：Basic principles and clinical practice. Third Edition，Lippincott，Williams & Wilkins Publishers，1994.
4. JH McVey. Tissue factor pathway. Baillieres Best Pract Res Clin. Haematol，1999，12：361－372；Baillieres Glin Haematol，1994，7：469－484.
5. CM Jackson. Factor Ⅹ. Prog Hemost Thromb，1994，7：55－109.
6. RT MacGiltivray. Molecular biology of factor X. Bailheres Clin Haematol，1989，2：897－917.
7. M Henzberg. Biochemistry of factor X，Blood Rev，1994，8（1）：56－62.
8. Erle EPeacock Jr，Wound Repair. WB Saunders Company，Philadelphia，1984.
9. CL Cameron，B Fisslthaler，A Sherman，et al. Studies on contact activation：Effects of surface and inhibitors. Med Prog Technol 1989，15：53－62.
10. KW van der Kamp，KD Hauch，J Feijen，et al. Contact activation during incubation of five different polyurethanes or glass in plasma. J Biomed Mater Res，1995，29：1303－1306；F Citarella，DM Ravon，B Pascucci，et al. Structure/function analysis of human factor XII using recombinant deletion mutants. Evidence for an additional region involved in the

binding to negatively charged surfaces. Eur J Biochem, 1996, 238 : 240 – 249.

11. MF Lewin, AP Kaplan, PC Harpel. Studies of Gl inacrivator – plasma kallikrein complexes in purified systems and in plasma. J Biol Chem, 1983, 258 : 6415 – 6421; T Shimada, T Sugo, H Kato, et al. Activation of factor Xll and prekallikrein with polysacchande sul fates and sultatides: comparison with kaolin – mediated activation. J Biochem (Tokyo), 1985, 97 : 429 – 439.
12. B Epe. Genotoxicity of singlet oxygen. Chem Biol. Interact, 1991, 80 : 239 – 260.
13. S Stirman, AM Dcckhut, MA Blackman, et al. MHC – specific recognition of a bacterial superantigen by weakly reactive T cells. J Immun, 1994, 152 : 4893 – 4902.
14. M Sola. Chapter 1. Overview: Antigens In: DM Weir, LA Herzenberg, Caroline Blackwell, et al (eds). Volume T. Immunochemistry. fourth edition, Blackwell Scientific Pblications, Oxford, UK, 1986, 11 – 17.
15. SD Revak, CG Cochrane, AR Johnson, et al. Structural changes accompanying enzymatic activation of human Hageman facfor. J Clin Invest, 1974, 54 : 619 – 627; BA McMutlcn. K Fujikawa. Amino acid sequence of the heavy chain of human alpha – factor Xlla (activated Hageman factor). J Biol Chem, 1985, 260 : 5328 – 5341.
16. CL Cameron, B Fisslthaler, A Sherman, et al. Studies on contact activation: Effects of surface and inhibitors. Med Prog Technol, 1989, 15 : 53 – 62.
17. MF Nesheim, JA Katzmann, PB Tracy, et al. Factor V. Methods Enzymol, 1981, 80 : 249 – 274.
18. RJ Jenny, KG Mann. Factor V: A prololypr pro – cofector for vitamin K – dependent enzyme complexes in blood clotting. Baillirres Glin Haematol, 1989, 2 : 919 – 944.
19. J Rosing, G Tans. Factor VInt J Biochem Cd1 Biol, 1997, 29 : 1123 – 1126; Coagulation factor V: An old star shines again. Thromb Haemost, 1997, 78 : 427 – 433.
20. JW Fenion 2nd, FA Otosu, DG Moon, et al. Thrombin. Structure and hmction: why thrombin is the primary target tor antithrmoborics. Blood Coagul Fibrinolysis, 1991, 2 : 69 – 75.
21. P Di Cera, QD Dang, YM Ayala. Molecular mechanisms of thrombin function. Cell Mol Life Sci, 1997, 53 : 701 – 730.
22. NR Goldsack, RC Chambers, K Dabbagh, et al. Thrombin Int J Biochem. Cell Biol, 1998, 30 (June 1998) : 641 – 646.
23. S Narayanan. Multifunctional roles of thrombin. Ann Clin Lab Sci, 1999, 29 : 275 – 280.
24. YF Missirlis, JL Wautier (eds). The role of platelets in blood – biomaterial interactions, Kluwer Academic Publishers, 1993.
25. ZM Ruggeri. Structure and function of von Willebrand factor. Thromb Haemost, 1999, 82 : 576 – 584.
26. F De Clerck. The role of serotonin in thrombogenesis. Clin Physiol Biochem, 1990, 8 : 40 – 49 (Suppl 3).
27. A McNicol, JM Cerrard. Post – receptor events associated with thrombin – induced platelet activation. Blood Coagul Fibrinolysis, 1993, 4 : 975 – 991.
28. Huzoor – Akbar. NG Ardlie. Platelet activation in haemostasis: role of thrombin and other clotting factors in platelet – collagen interaction. Haemostasis, 1977, 6 : 59 – 71.
29. Michael A Cimbrone, Jr. Vascular endotheliurn in hemostasis and thrombosis, churchill livingstone. New York, 1987; Raymund MacHovich (ed). Blood vessel wall and thrombosis. CRC Press, Boca Raton, FL, 1988.
30. RJ Gryglewski, RM Boning, JR Vane. Mediators produced by the endothelial cell. Hypertension, 1988, 12 : 530 – 548.
31. PI Leikes, MM Samet. Endothelialization of the luminal sac in artificial cardiac proscheses: A challenge for both biologists and engineers. J Biomech Eng, 1991, 113 : 132 – 142.
32. R Zilla. Endothelialization of vascular grafts Curr Opin Cardiol, 1991, 6 : 877 – 886.
33. MJ Wissink, R Beernink, AA Foot, et al. Improved endothelialization of vascular grafts by local release of growth factor from heparinized collagen matrices. J Control. Release, 2000, 64 : 103 – 114.
34. HJ Salacinski, NR Tai, G Punshon, et al. Optimal endothelialisation of a new compliant poly (carbonate – urea) urethane vascular graft with effect of physiological shear stress. Eur J Vasc Endovasc Surg, 2000, 20 : 342 – 352.
35. P Fernandez, R Bareille, V Conrad, et al. Evaluation of an in vitro endothelialized vascular graft under pulsatile shear stress with a novel radiolabeling procedure. Biomacerials, 2001, 22 : 649 – 658.
36. A Rademacher, M Paulitschke, R Meyer, et al. Endothelialization of PTFE vascular grafts under flow induces significant

cell changes. Int J Artif Organs, 2001, 24 : 235 – 242.

37. TR Santhosh Kumar, LK Krishnan. A stable matrix for generation of tissue – engineered nonthrombogenic vascular grafts. Tissue Eng, 2002, 8 : 763 – 770.

38. C Wang, Q Zhang, S Uchida, et al. A new vascular prosthesis coated with polyamino – acid urethane copolymer (PAU) to enhance endothelialization. J Biomed Mater Res, 2002, 62 : 315 – 322.

39. K. Gutensohn, C. Beythien, J. Bau, T. Fenner, P. Grewe, R. Koester, K. Padmanaban, P. Kuehnl. In vitro analyses of diamond – like carbon coated stents. Reduction of metal ion release, platelet activation, and thrombogenecity. Thromb. Res. 99 (2000) : 577 – 585.

40. K Yamazaki, P Lirwak, O Tagusari, et al. An implantable centrifugal blood pump with a recircularing purge system (Cool – Seal system), Artif Organs, 1998, 22 : 466 – 474.

41. JR Monties, P Havlik, T Mesana. et al. Development of the Marseilles pulsatile rotary blood pump for permanent implantable left veniricular assistance. Artif, Organs1994, 18 : 506 – 511; JR Monties, I Dion, P Havlik, et al. Cora rotary pump for implaniable left venrricular assist device: Biomaierial aspects. Artif Organs, 1997, 21 : 730 – 734.

42. MI. Jones, IR. McColl, DM Grant, et al, Haemocompatibility of DLC and TiC – TiN interlayers on titanium. Diam Rel Mat, 1999, 8 : 457 – 462.

43. Y Yang, SF Franzen, C L Olin. In vivo comparison of the biocompatibility of materials used in mechanical heart valves. J Heart Valve Dis, 1996, 5 : 532 – 537.

44. L Feng, J D Andrade. Protein adsorption on low – temperature isotropic carbon: I. Protein conformational change probed by differential scanning calorimetry. J Biomed Mater Res, 1994, 28 : 735 – 743.

45. R Malhotra, J Lu, U Holmskov, et al. Collectins, collecrin receptors and the lectin pathway of complement activation. Clin. Exp Immunol, 1994, 97 (Suppl 2) : 4 – 9.

46. JL Ely, MR Emken, JA Accuntius. et al. Pure pyrolyric carbon: prcpaiauon and properties of a new material, On – X carbon for mechanical heart valve prostheses. J Hean Valve Ills, 1998, 7 : 626 – 632.

47. JS Wright, JB Johnsron. Thromhosis on graphite – coated prostheses. Surgery, 1966, 60 : 1036 – 1039.

48. CBauuey, L Bordenave, N More, et al. Biocompatibiiity of carbon – carbon materials: Blood tolerability. Biomaterials, 1989, 10 : 435 – 440.

49. YC Chia, V Cattell. The role of platelets in mesangial localization: Carbon uptake in thrombocytopenic rats. Br J Exp Pathol, 1985, 66 : 465 – 474.

50. Y Kitamura, T Taguchi, M Yokoyama, et al. Higher susceptibility of mast – cell – deficient W/WV mutant mice to brain thromboembolism and mortality caused by intravenous injection of India ink. Am J Pathol, 1986, 122 : 469 – 480.

51. BT Alien, CJ Mathias, GA Sicard, et al. Platelet deposition on vascular grafts. The accuracy of in vivo quantitation and the significance of in vivo platelet reactivity. Ann. Surg, 1986, 203 : 318 – 328.

52. JE Coleman, CS McKnroe, JA Gelfand, et al. Complement activation by vascular sutures both alone and in combination with synthetic vascular prostheses. J V asc Surg, 1991, 5 : 287 – 290.

53. P Swartbol, H Parsson, L Nassberger, et al. Metabolic response of blood cells to synthetic graft – materials with special reference to a Fluoromer Passivated Dacron graft. An in vitro study using microcalorimetry. Int J Artif Organs, 1995, 18 : 372 – 379.

54. YS Yeh, Y Iriyama, Y Matsuzawa, et al. Blood compatibility of surfaces modified by plasma polymerization. J. Biomed. Mater. Res, 1988, 22 : 795 – 818.

55. JL Bohnert, BC Fowler, TA Horbett, et al. Plasma gas discharge deposited fluorocarbon polymers exhibit reduced durability of adsorbed albumin and fibrinogen. J Biomater. Sci Polym. Ed, 1990, 1 : 279 – 297.

56. D Kiaei, AS Hoffman, TA Horbett. Tight binding of albumin to glow discharge treated polymers. J Biomater Sci Polym. Ed, 1992, 4 : 35 – 44.

57. G Clarotti, F Schue, J Sledz, et al. Modification of the biocompatible and haemocompatible properties of polymer substrates by plasma – deposited fluorocarbon coatings, Biomaterials, 1992, 13 : 832 – 840.

58. KW Wakon, G Slaney, F Ashion. Atherosclerosis in vascular grafts for peripheral vascular disease. Part 2. Synthetic – arterial prostheses. Atherosclerosis, 1986, 61 : 155 – 167.

59. J di Costanzo, B Sastre, R Choux. et al. Mechanism of thrombogenesis during total paremeral nutrition: role of catheter composition. JPEN J Parenter Enterl Nutr, 1988, 12:190-194.
60. H Nygren, M Braide, C Karlsson. Different kinetics of the respiratory burst response in granulocytes, induced by serum from blood coagulated in contact with polymer materials. Biomaterials, 2000, 21:173-182.
61. Y Takami, T Nakazawa, K Makinouchi, et al. Biocompatibility of alumina ceramic and polyethylene as materials for pivot bearings of a centrifugal blood pump. JBiomed Mater Res, 1997, 36:381-386.
62. Y Takami, S Yamane, K Makinouchi, et al. Protein adsorption onto ceramic surfaces. J Biomed Mater Res, 1998, 40: 24-30.
63. Y Takami, S Yamane, K Makinouchi, et al. Evaluation of platelet adhesion and activation on materials for an implantable centrifugal blood pump. Artif Organs, 1998, 22:753-758.
64. A A de-Queiroz EP Vianna, LA Genova, et al. The interaction of blood proteins with alpha-alumina. Braz J Med Biol Res, 1994, 27:2569-2571.
65. HS Cheung, MT Story, DJ McCarry. Mitogenic effects of hydroxyapatite and calcium pyrophosphate dihydrate crystals on cultured mammalian cells. Arthritis Rheum, 1984, 27:668-674.
66. I Dion, M Lahaye, R Salmon, et al. Blood haemolysis by ceramics. Biomaterials, 1993, 14:107-110.
67. HD Schulte, E Sygula, M Bourgeois, et al. Severe mechanical haemolysis after correction of a partial atrioventricular canal.. Thoraxchir Vask Chir, 1978, 26:117-123. In German.
68. GL Hines, TT Finnerry, E Doyle, et al. Near fatal hemolysis following repair of ostium primum atrial septal defect. J Cardiovasc Surg (Torino), 1978, 19:7-10.
69. J Me Lean. The thromhoplastic action of cephalin: Am J Physiol, 1976, 41:250-257.
70. R K Srohing. Pharmacology and physiology of anesthetic practice, third edition, Lippincott-Raven, Philadelphia, 1999.
71. GP Stewart, MA Wilkov. Mechanism of failure of biocompatibly-treated surfaces. J Biomed Mater Res, 1976, 10: 413-428.
72. H Mohri, T Ishitoya, H A Hessel 2d, et al. Use of athrombogenic tubing for perrusion rewarming following surface-induced deep hypothermia. J Thorac Cardiovasc Surg, 1979, 77:277-282.
73. Y Noishiki, T Miyata. A simple method to heparinize biological materials. J Biomed Mater Res, 1986, 20:337-346.
74. AS Hoffman. Modification of material surfaces to affect how they interact with blood. Ann N Y Acad Sci, 1987, 516: 97-101.
75. S W Kim, H Jacob S, JY Lin, et al. Nonthrombogenic bioactive. Surfaces. Ann NY Acad Sci, 1987, 516:116-130; S. C Inn, HA Jacob. SW Kim. Heparin immobilization increased through chemical amplification. J. Biomed. Mater, Res, 1991, 25:791-795; SW Kim, H Jacobs. Design of nonthrombogenic polymer surfaces for blood-contacting medical devices. Blood Purif, 1996, 14:357-372.
76. PV Narayanan. Surface functionalization by RF plasma treatment of polymers for iminobilization of bioactive molecules. J Biomater Sci Polym. Ed, 1994, 6:181-193.
77. M S Beena, T Chandy, et al. Heparin immobilized chitosan-polyethyleneglycol interpenetrating network: antithrombogenicity. Art Cells Blood Subst Immobil. Biotech, 1995, 23; 175-192.
78. H Baumann. R. Keller. Which glycosaminoglycans are suitable for antithrombogenic or athrombogenic coatings of biomatenals? Part 1. Covalently immobilized endothelial cell. Surface heparan sulfate (FSHS) and heparin (HF,) on synthetic polymers and results of animal experiments. Semin Thromb Hemost, 1997, 23:215-223.
79. M Erdtmann, R Keller. H Baumann Photochemical immobilization of heparin, dermaian sulphate. dextran sulphate and endothelial cell surface heparan sulphate onto cellulose memhranes for the preparation of athrombogenic and antithrombogenic polymers. Biomarerials, 1994, 15:1043-1048.
80. CW Bos, NM Scharenborg, AA Pool, et al. Blood compatibility of surfaces with immobilized albumiN-Heparin conjugate and effect of endothelial cell seeding on platelet adhesion. J Biomed Mater Res, 1999, 47:279-291.
81. HA Jacobs, T Okano, SW Kim. Antithrombogenic surfaces: Characterization and bioactivity of surface immobilized PGE1-heparin conjugate. J Biomed Mater Res, 1989, 23:611-630.
82. F Fabris, G Luzxatto, PM Stefani, et al. Heparin-induced thrombocytopenia. Haematologica, 2000, 85:72-81.

83. P M Newman, BH Chong. Heparin – induced thrombocytopenia: New evidence for the dynamic binding of purified anti – PF4 – heparin antibodies to platelets and the resultant platelet activation. Blood, 2000, 96 : 182 – 187.

84. J San Roman, el at. Experimental study of the antithrombogenic behavior of Dacron vascular grafts coated with hydrophilic acrylic copolymers bearing salicylic acid residues. J Biomed Mater Res, 1996, 32 : 19 – 27.

85. R Parel, HA Jacobs, SW Kim. Surface adsorption and fibrinogen interactions with hirudin – thrombin complex. J. Biomed. Mater. Res, 1996, 32 : 11 – 18.

86. B Lowkis, M Szymonowicz . An assessment of athrombogenic properties of electret polyethylene film. Poiim. Mod, 1998, 28 : 3 – 13.

87. MC Genovese, Z Uhrin, DA Bloch, et al. Long – term follow up of patients treated with total lymphoid irradiation for lupus nephritis. Arthritis Rheum, 2002, 46 : 1014 – 1018.

88. X Sun, H Sheardown, P Tengvall. et al. Peptide modified gold – coated polyurethanes as thrombin scavenging surfaces. J Biomed Mater Res, 2000, 49 : 66 – 78.

89. P. Zoldhelyi, JH Cliesebro, WC Owen. Hirudin as a molecular probe for thrombin in vitro and during systemic coagulation in the pig. Proc Nail Acad Sci USA, 1993, 90 : 1819 – 1823.

90. W. Jeske, J. Fareed, "In Vitro studies on the biochemistry and pharmacology of low molecular weight heprins," Semin. Thromb. Hemost. 25 (1999) : 27 – 33 (Suppl).

91. Louis M Aledort, Leon W Hoyer, et al. Inhibitors to coagulation factors. Plenum Press, New York, 1995.

92. Arthur A Sasahara, Joseph Loscaizo, (eds). New therapeutic agents in thrombosis and thrombolysis marcel Dekker, New York, 1997.

93. S Odake, CM Kim, JC Powers. Inhibition of thrombin by arginine – containing peptide chloromethyl ketones and bis chloromethyl ketone – albumin conjugates. J Enzyme Inhib, 1995, 9 : 17 – 27.

94. JM Maraganore, P Bourdon, J Jablonski, et al. Design and characterization of hirulogs: a novel class of bivalent peptide inhibitors of thrombin. Biochemistry, 1990, 29 : 7095 – 7101.

95. E M Amman, M Cohen. Newer antithrombin agents in acute coronary syndromes. Am. Heart J, 1999, 138 : S563 – S569.

96. JM Walenga, J Fareed. Current status on new anticoagulant and antithrombotic drugs and devices. Curr Opin Pulm Mod, 1997, 3 : 291 – 302.

97. M Petitoul. P Herault, A Bernat, et al. Synthesis of thrombin – inhibiting heparin mimetics without sick – effects. Nature, 1999, 398 : 417 – 422.

98. JA Osrrem et al. Discovery of a novel, potent, and specific family of factor Xa inhibitors via combinatorial chemist ry. Biochemistry, 1998, 37 : 1053 – 1059.

99. Enzyme Research Laboratories. "Monoclonal antibodies to coagulation proteins," 2002; http://www. enzymeresearch. com/monoclonals. html.

100. K Schror. Aspirin and platelets: The antiplatelet action of aspirin and its role in thrombosis treatment and prophylaxis. Semin Thromb Hemost, 1997, 23 : 349 – 356.

101. PA Gurbel, CM O'Connor, C Commings, et al. Clopidogrel: the future choice for preventing platelet activation during coronary stenting? Pharmacol Res, 1999, 40 : 107 – 111.

102. A Keyser. Platelet aggregation inhibitors in neurology. Pharm. World Sci, 1993, 15 : 243 – 251.

103. MK Ito, AR Smith, ML Lee. Ticlopidine: a new platelet aggregation inhibitor. Clin. Pharm, 1992, 11 : 603 – 617.

104. B B Weksler. Prostacyclin. Prog. Hemost. Thromb, 1982, 6 : 113 – 138.

105. S Klodi, P F Lodi. Surface – governed molecular regulation of blood coagulation. Mol Aspects Mod, 1983, 6 : 291 – 353.

106. LJ Haacke, W Wesemann. Induction of the platelet release reaction by 1. 3 – dimethyl – 5 – aminoadamantane, a new adamantane derivative. Thromb. Haemost, 1977, 37 : 62 – 72.

107. Elizabeth J Hartenisi, RK Murray. Chapter 59. Plasma proteins, immunoglobulins, & blood coagulation. In: R K Murray, Daryl K Cranncr, Peter A Mayes, et al. (eds). Harper's Biochemistry. 23rd Edition, Appleton & Lange, Norwalk CT, 1993. 665 – 687.

108. CT E smon. The regulation of natural anticoagulant pathways. Science, 1987, 235 : 1348 – 1352; The roles of protein C: and thrombomodulin in the regulationof blood coagulation. J Biol Chem, 1989, 264 : 4743 – 4746.
109. WA Dittman, PW Majerus. Structure and function of thrombomodulin: A natural anticoagulant. Blood, 1990, 75 : 329 – 336.
110. GL Long, DLu, RL Xie, et al. Human protein S cleavage and in activation by coagulation factor Xa. J Biol Chem, 1998, 273 : 11521 – 11526.
111. K Suzuki. Protein C inhibitor. Methods Enzymol, 1993, 222 : 385 – 399; S T Cooper, FC. Church, PCI: protein C inhibitor Adv Exp Med Biol, 1997, 425 : 45 – 54.
112. MC Roback, AM Stack, C Thompson, et al. Activated protein C concentrate for the treatment of meningococcal endotoxin shock in rabbits. Shock, 198, 9 : 138 – 142.
113. AP Betrosian, M Balla, C Kofinas, et al. Protein C in the treatment of coagulopathy in memingococcal sepsis. Crit Care Med, 1999, 27 : 2849 – 2850.
114. Ladislav Chrobak, Petr Dulicek, "Resistance to activated protein C as pathogenic factor of venous thrombo embolism." Acta Medica (Hradec Kralove), 1996, 39 : 55 – 62.
115. MJ Heeb, A Cruber, J H Griffith. Identification of divalent metal ion – dependent inhibition of activated protein C by alpha 2 – macroglobulin and alpha 2 – antiplasmin in blood and comparisons to inhibition of factor Xa, thrombin, and plasmin. J Biol Cnem, 1991, 266 : 17606 – 17612.
116. M Muldbjerg, S Markiissen, S Maenusson, et al. Bovine factor Xa inhibitor. Blood Coagut Fibrinolysis, 1993, 4 : 47 – 54.

第十四章 纳米粒子的组织增生性反应

进入生物体内的纳米粒子，特别是惰性纳米粒子，难以被体内的代谢系统所降解，因而可在局部组织中长期或永久存在，并对其发生持久的机械性的刺激或特理性作用。如果这种纳米粒子表面的化学性质比较活泼，则还可以与其周围组织或细胞发生化学性相互作用。这些持久的机械性刺激或化学性相互作用，可引起机体对异物的非特异性反应，其中最为常见的就是组织增生性反应。已有证据表明，微纳米尺度粒子尤其是金属性微纳米尺度的粒子，可发现于肉芽肿及肿瘤性病变中，且发现率相当高。这些现象表明了微纳米尺度粒子与生物体增生性病变之间的联系。肉芽肿及肿瘤之类的病变，都属于增生性反应。本章就这些问题进行一些讨论。

14.1 异物性肉芽肿反应

肉芽肿是机体对异物的一种反应。纳米粒子可在机体内引起肉芽肿已被实验所证实，其详细资料请参见有关章节。这里对肉芽肿的一般病理现象进行讨论。

14.1.1 小粒子性疾病

一般原则是[1]，人体对置入其内的不溶性异物的反应不外乎有两种方式：一是将其排出体外(如果它们可被移动或已被包裹)；二是与外伤性肉芽肿形成同样的方式将其与正常组织隔离开来。Willert 等[2]已经指出，在小量的不可降解的粒子可被局部地储存或通过淋巴引流系统进行转运的同时，大量的粒子可损害一些正常过程并引起两种反应：一是由企图包裹和隔离反应而引起由纤维化形成的组织细胞性颗粒性组织；二是进行性的坏死导致组织丢失及企图重建[5]。这种现象有时被称之为“小粒子性疾病”[2,5]或“纳米病理”。

作为例子，在一项研究中剂量达 7.5 mg/kg 的玻璃纤维滴入大鼠腹腔，在 1 ~ 2 天之内被腹部器官摄取。但在更高剂量下，过量的异物形成了纤维包块（小结）。这些小结可游离于腹腔或疏松地结合于腹部器官。这些小结显示典型的由异物性肉芽肿性炎症为特征的异物性反应[3]。机体对腾氟龙粒子的肉芽肿性异物性反应已被用于治疗疾病。已有许多关于许多材料引起肉芽肿性异物反应的报道，包括胶体炭[4]、胆固醇[6,7]胶原[7]、药棉和其他医用纺织品[8-10]、鱼骨[11]、胆石[12]、玻璃[13]、石墨[14]、毛发[15,16]、汞[17]、金属粒子[18]、塑料[19-21]、硅[22-24]、银针[25]、缝线[26,27]、海绵[28]、滑石粉[29]、蒺藜[30-32]和木头[33-35]等。关于纳米材料粒子异物致癌性已在前面章节中进行讨论。

14.1.2 硅粒子引起纤维化

有关硅引起纤维化的研究提示，异物材料对巨噬细胞的激活[36,37]，是化学趋向因子（引起其他炎症细胞向异物部位募集的物质）和细胞激动素释放的一个先决条件[38]。可吞噬粒子的化学活性似乎并不是他们的细胞刺激效应的主要原因[5]。遇到直径大于几个微米的异物粒子的被激活的巨噬细胞可以有丝分裂的形式倍增或受刺激后与其他巨噬细胞融合[39,40]，形成相对不能移动的多核异物巨细胞（FBGC）[41]。直径可达80μm的FBGC可比单个中性粒细胞、嗜酸性粒细胞更为积极地吞噬更大的粒子。例如，大鼠、仓鼠和豚鼠吸入短于5 μm的无机纤维被巨噬细胞吞噬，但长于10 μm的长纤维则由FBGC来吞噬[42]。还有就是，宏观的眼晶体给小鼠植入，引起多巨噬细胞性FBGC的聚集[43]。然后成纤维细胞包围FBGC聚集体，在物体周围形成纤维性囊壁。包裹和造袋是未能避免激活巨噬细胞吞噬作用的固定纳米设备和纳米机器人最可能的命运。

14.1.3 白介素与化学激动素受体

一般的原则是，肉芽肿是由局部释放白介素如IL-1β[44]和其他的白介素[45,46]及前炎症C-C细胞激动素原如单核细胞化学趋向蛋白MCP-1和MCP-2[44]和其他细胞激动素[47-50]来介导，并紧接其后而发生的。这些细胞激动素有助于新的白细胞募集到异物所在部位。肉芽肿显示特征性的细胞激动素伴随协同性表达的情形。协同性表达属于细胞激动素介导的调节内容[50]。医用纳米设备可配备分子选择性转子，吸附一些或所有的募集因子和起关键介导作用的细胞激动素[51]，这样就能够减少其在局部的浓度至基础水平，有效地减少肉芽肿形成过程。这种效应将相似于基因敲除的小鼠，缺乏关键的化学激动素受体，因此其形成肉芽肿的能力就人为地受到障碍[52-54]。另一不太优雅的选择是释放抗白介素的抗体。这已在小鼠体内实验表明，可部分地消除肺肉芽肿形成和抑制白细胞的募集[55]或者释放IL-1的受体阻滞剂[59]。还有其他可行的肉芽肿形成抑制战略[56-58]。在执行长期任务的纳米粒子、纳米机器或纳米设备或加强应用的情况下，与设计相关的一个关键性问题是是否能在这些物体存在的部位抑制肉芽肿的形成，而不会影响系统功能，换句话说就是一旦天然的机制被系统地持久的抑制时，怎样用人工的手段，以代替肉芽肿形成所能发挥的功能（肉芽肿形成是人体的一种保护性反应）。

14.1.4 肉芽肿形成过程

Peacock[1]对肉芽肿形成过程进行了简洁的描述："在肉芽肿反应中，巨噬细胞通常见于邻近刺激材料的部位或者已将这些材料吞噬。成纤维细胞移动进入该区域，包围丛集的巨噬细胞。随着胶原的产生，最终将损伤组织包围于一个致密的纤维组织囊。这些坚硬的纤维组织球构成肉芽肿。"

肉芽肿可由巨噬细胞（异物反应）、上皮细胞（免疫性肉瘤样肉芽肿，结核性肉芽肿）、皮肤巨噬细胞或朗格汉斯（Langerhans）[60]组成。这些细胞吞噬了异物材料，但不能降解它们，也不能将它们排出细胞外。激活的巨噬细胞和组织单核细胞释放细胞激动素如血管生长因子（诱发毛细血管长入肉芽肿组织[5]）。大量的粘多糖和胶原被合成，形成该组织细胞重构和重建的支架。这一过程称之为"纤维增生"[5,61]。发生于被捕获于真皮结缔组织的、充满胶乳珠和墨水粒子的成纤维细胞的同样的肉芽肿形成过程，就是文身的长期效应的原因[63]。植入物植入1个月后肉芽肿开始变成相对地无细胞[62]的纤维组织囊，由植入物的存在进行维持才不至于消失[5]。如果异物被清除，这种纤维囊坍陷或崩溃成为残留的瘢痕或可能会完全重建正常组织[5]。这种囊化的潜力可用于孤立的粒子如纳米设备、纳米机器或纳米粒子的聚集体或宏观植入体的外表面，如人工纳米器官。即使是在纳米机器人的由辅助装置执行的穿肉芽肿运动能力已丧失的情况下，被捕获的纳米机器人应当仍能与外部环境进行化学性通讯，如单纯的小分子通过肉芽肿壁的化学弥散[62]。

14.1.5　肉芽肿囊的形成影响因素

许多因素可以影响纤维性囊的厚度。具有化学活性的材料如可蚀性金属或可漏出的多聚体可以诱发肉芽肿囊的形成，其厚度直接与这些成分的释放速度成正比[5,47]。除了浓度，释放的材料的化学性质和表面成分可以具有细胞毒性、抑制作用或是中性的[45-47]。例如，纯钛材料在有些情况下可引起很小的纤维组织囊，而不锈钢植入物可诱发形成达 2 mm 厚的纤维组织囊壁层[47]。在一项大鼠实验中[46]，用 RGD（一种三肽）或聚 L-赖氨酸包膜的聚乙烯植入物比 RGE 包膜的植入物所形成的纤维囊更厚。主观能动性的纳米机器或纳米设备应当能够控制这些成分的释放，控制其表面特征。即使是已不能运转的设备，如果是用金刚石材料构建的并保持着物理上的完整性，应当能够保持其化学惰性而不会被腐蚀或有物质浸出。

14.1.5.1　机械性刺激：颗粒性物质在化学上表现为惰性。但其机械性因素在介导包囊形成的过程中却具有重要作用[5]。例如，绝对平滑的表面不支持广泛的纤维化，虽然稍粗糙的表面，甚至仅有显微镜下的不规则性，特别是当这种粗糙性是有序的（如线性擦痕或是纤维性交织）可增加纤维化反应[1]。如果在植入物表面刻上微细的线条，包围纳米器官植入物的纤维囊的形成就会得到明显的促进，因为成纤维细胞表现为按照一个称之为“接触引导”的机制在一个定向基底上具有方向性运动。

在植入物与其周围组织间可有相对运动。这种运动的增加会使纤维囊增厚[5,64-70]，有时[1]但不总是[65]对邻近组织的轻微损伤的结果。植入物和组织间的张力分布的变化可改变植入物周围的纤维组织厚度的空间类型[74]。在极端的情况下，一个模拟滑膜囊的致痛性液体充满的滑囊可在植入物的周围形成[5]。一项研究发现，插入犬股骨的柱形植入物在体内侧向振动每天 8 小时，在振幅为 20 μm 时有稳定的骨长入，而在振幅为 40～150μm 的振动则没有骨组织的长入，而只是过量纤维的长入。在进行植入时应当注意的是植入材料应当具有与周围组织大致相似的机械性质[70-73]。如果在机械性质方面有明显的不匹配，如在植入物与周围组织间的 Young 模量有差异，会引起相对厚的纤维囊的形成。这个因素与纳米医疗系统有着密切的关系，如体内的连接材料、纤维骨架、抗压力性溃疡的纳米外衣、血管内运动的纳米聚集体、穿皮肤通道及纳米器官等，都要有外部的机械效应器。

14.1.5.2　粒子形态：植入物的形状也可以影响纤维囊的厚度[5,75-78]。纤维囊在植入物向着楔形和尖锐的形态改变，将使囊壁愈来愈厚。例如，围绕一个矩形条片状的反应性材料的囊将是试块状或棒状，这种现象称之为“成棒现象”[75]。所有其他的均衡的柱状植入体形成的软组织附着较扁平直角的植入体所形成者具有更大强度[77]。植入物固体角的减小，一旦发生炎症，周围组织不易于为起杀菌作用的中性粒细胞的接近[5]。与此相似，植入体如果有许多锐角，即使在无感染的情况下也引起较强的炎症反应。在一项研究中[79]，具有三角形状的植入物表现出最大的酶活性和细胞反应，五角形者表现较少的，圆棒状者表现最弱的反应活性。死空间（无细胞的液体所充满的一定容积）的存在是一种特殊的几何性损害因素，因为这些液体可以是细菌的良好的活体培养基[5]。因此，在纳米器官的情况下，软组织对植入体的粘附是一种理想的现象。软组织的附着可消除这些液体性死空间，以此来减少感染的危险性。其他可导致表面感染和生物膜铺展的植入体特点已在前面述及。

14.1.5.3　电流：电流，如从植入式刺激电极所发出的电流，也能够产生纤维囊[80-82]，其厚度有时与电流的密度有关[5]虽然有时很少或没有纤维性反应[83]。电极可释放腐蚀性产物，引起局部 pH 和 pO_2 的改变。这使直接的电刺激效应（法拉第性的）与间接的电化学刺激效应（电极性的）很容易被混淆[5]。

14.1.5.4 位置：植入体在体内的位置，也影响纤维组织囊的厚度。在用大鼠所进行的一系列实验[68]中，将植入物置于腹腔比置入皮下具有更广泛的纤维化和血管组织形成，伴随更大量的炎症细胞反应。在用犬进行的另一项实验[81]中，置于肌肉内的电极比放置于肌外膜的电极引起的纤维组织囊更厚。

14.1.5.5 时间：最后囊的厚度倾向于随在体内植入的时间而增加，如围绕一植入体的外部纤维囊在植入后 19 年达 4 ~5 mm 厚[84]。这种纤维囊厚度随粒子在体内存在时间的延长而增加的现象是比较容易理解的，此处不再赘述。

14.1.6 消溶：Black 注意到植入物的“消溶”现象，这是有关植入物反应的一种最后阶段，此后不再会有进展性的生物学改变发生。这一现象可能有 4 个可能的后果，包括吸收、排出、整合及包裹。

14.1.6.1 吸收：可吸收的植入物[85]最终消失，由瘢痕组织取代。在骨的情况下将会完全消失。许多纳米机器人或纳米设备将是不可吸收的。但是，如果纳米机器人或纳米机器具有运动能力，它们可以从囊中移行出来，离开原来的部位。因此，可能产生与吸收相似的结果。

14.1.6.2 排出：宿主对与上皮组织相接触的植入物的局部反应是凹陷或憩室的形成。这种憩室与邻近的上皮组织膜相连续。因为这种结构与袋鼠的袋子相似，因此这个过程被称之为“造袋现象”[86,87]。在外部表皮（如皮肤）的情况下，造袋过程引起植入物从宿主组织被排除，除非植入物是锚插于深部结缔组织或其他深部组织[86]。纳米设备应当的控制和运动系统应当能够避免这种结果，除非是想要将其排除的时候。

14.1.6.3 整合：在极少数的情况下，如纯钛的骨组织植入[88]，一个封闭的、可能是粘附性的、附近的正常宿主组织与植入物接近而没有肉芽肿性囊介于其间，尽管可有少量的炎症细胞存在。在具有良好设计的适宜表面的纳米设备或纳米器官，良好的组织整合是非常可能的。

14.1.6.4 包裹：包裹是这是对植入物磨损粒子[89]、炭粒子[90]或美容用微植入物粒子[19-21]最通常的反应：是颗粒状组织与包绕异物体的纤维囊所构成。如果植入物是置于骨可以形成的部位（如骨髓腔），又不能进行骨整合，那么纤维性囊就被钙化。在这种情况下，肉芽肿被称之为“死骨”。小粒子也可以引起细胞激动素的释放，刺激被称之为破骨细胞的大吞噬细胞吸收骨组织[91]。这些粒子甚至可有抑制骨细胞的成骨过程的作用[92]，引起全面的骨丢失，植入物与骨界面上发生松脱，可能还会伴随有局部组织坏死。由纳米医疗植入物所致的选择性的吸收或适宜因子的释放（如细胞激动素的成骨作用[93-95]或经血管形成的再血管化[96-98]，或骨成形蛋白[99]）可引起或消除这些负面效应。如果包裹是一种不可避免的情况，则纳米机器人可设计得能够与这种自然反应相容。例如，一个被包裹的纳米机器人能够通过囊壁伸出尖端带有感受器的遥感杆，收集囊外的信息资料。一旦获得足够的读数，就可将遥感杆收回纳米机器人而不再干扰包囊的状态。

是否这些消散的结果的每一个都代表植入物的成功或者失败要视具体情况而定，看是否取得了预想的结果。这就是生物相容性的基本思想：一个特殊用途的生物学行为要以是否适应于具体情况的要求。

14.2 纳米粒子的致突变和致癌作用

生物相容性的另一个关键的方面是植入的纳米器官、纳米粒子或活体内的纳米机器人[100]是否会引不良的基因改变，这很可能会是纳米医学的一个负面效应。这种不良效应可表现为许多不同的方式。例如，基因突变[101,102]、基因毒性[103,104]、致畸效应[105-107]、致肿瘤和致癌等。致突变效应是使染色体上的遗传密码出现异常，但这些异常的遗传密码仍具有遗传功能。所有的致癌性物质可能都具有致突变性，但具有致突变性的物质则不一定有致癌性。基因突变对于一个细胞可能是致死性的，可能抑制细胞的复制、分裂、分化、生长或影响细胞的代谢，或者对这些过程的影响很轻微，不会使细胞的各种功能受到明显影响，也不会使细胞产生恶性行为[5]。基因毒性[103,104]是对细胞染色体更为严重的一种损伤，致使细胞分裂时出现染色体碎片和微核。这些染色体碎片和微核可遗留在分裂后的细胞质中。致畸效应[105-107]是异物诱发或增加胚胎发生异常结构或先天性结构缺损的能力。致癌性是引起癌的产生或增加肿瘤发生的危险性的能力——一种物质的本身可有致癌性，也可以增加其他物质致癌强度[5]。致肿瘤物质的意义较致癌的含意更为广泛一些，可以包括引起非癌性恶性和良性肿瘤的能力。

可能用于纳米医疗设备的构建材料的致癌性的直接的实验探索还很少开展，但迄今为止已有的资料比较乐观。例如，体外实验表明，金刚石外膜对人成纤维细胞的致突变性很低[108]，没有关于金刚石有致癌性或致肿瘤性的报道。铝或蓝宝石材料对培养的人成骨细胞[109]或用作血液离心泵的接触血液材料时[110-112]没有表现致癌性或致突变性效应。蓝宝石中的漏出铝离子在所能达到的最高浓度 10^{-5} mol/L 可引起真核细胞的基因转录[113]。实验提示铝的致突变性、致癌性和致畸性都很低[114]。有关铝与老年性痴呆间的关系已开始令人怀疑[115]。Filtaman 认为这种联系可能是一种实验错误，因为宏观脑组织在进行分析之前可以吸收高浓度的铝离子。而且老年性痴呆并非一种由突破性变引起的疾病，而是一种具有遗传性倾向的蛋白积累性疾病（ApoE、APP、PS1、PS2）。腾氟龙聚合物粒子似乎无致癌性[116,117,118,119]，但生产腾氟龙所用的单聚体－四氟乙烯长期吸入后对小鼠肝脏有致癌性[119]。关于热解炭、石墨和印度墨水在人类的致癌作用还没有报道。在啮齿类动物炭黑粒子的吸入可引起肺肿瘤[120]和肺癌[121]。在体外粒子诱发的巨噬细胞和中性粒细胞对大鼠上皮细胞具有致突变效应[122]。关于富勒烯的致癌性十多年前就有提示[119,123]但甚至在 1998 年以前还未引起人们的重视[124]。在小鼠皮肤接触纯的 C_{60} 和 C_{70} 分子时，这两种分子不掺入 DNA（掺入 DNA 时有可能引起基因突变或肿瘤）[119]，但水溶性的富勒烯羧酸衍生物可选择性地在鸟嘌呤部位裂解 DNA[125]，提示这种富勒烯衍生物可能会具有致富勒烯致突变性或致癌性。富勒醇形式的 C_{60} 在原核细胞上没有观察到致突变性和基因毒性。在最高浓度下在真核细胞只见到有轻度的基因毒性[126,127]。溶于聚乙烯吡咯烷酮的 C_{60} 由于单线态氧形成对几种沙门菌株有致突变性[129]。纯的 C_{60} 是已知的单线态氧发生器[130]而单线态氧已知具有基因毒性[131]。实验表明，小鼠皮肤反复给予富勒烯 24 周没有引起良性或恶性肿瘤，虽然在用佛波醇酯进行激发时引起了皮肤良性肿瘤[128]。有些 C_{60} 衍生物实际上已表现出抗癌[132,133]和抗肿瘤[134,135]的应用前景。卷层 graphene 如纳米炭管的致癌性研究还应进一步研究。

致癌作用中，有 4 种类型可能与纳米医学有关：

14.2.1 化学致癌作用

化学致癌作用实际上是不常见的材料性质。对 6 000 种可能具有致癌作用的化学物质所进行的耗费巨大的一项研究只发现 1 000 种‘可能’具有致癌性[5]。由 Innes 等所进行的经典研究[136]发现所测试的 120 种粒子和毒性工业化学品中具有致癌作用者少于 10%。但这项研究仍因过于悲观而受到同行的批评，因为在测试毒性致癌潜力时所用的剂量过大，这可能由于诱发细胞的过度分裂而人工地加重它们的致癌活性[137]。医用纳米设备应当具有化学惰性和无离子漏出的表面，其设计应当保证所有可能的流出物无致癌性。潜在的纳米设备的输出物应当使用现有的计算机毒理技术进行预筛选[101]。

14.2.2 非特异性致癌作用

肿瘤可以由组织对慢性刺激的反应而产生。这些慢性刺激可以是对植入物的慢性炎症反应或肉芽肿所引起。化学品[138]、异物[139]、感染和机械性外伤[140]可以使这种新生物发生转化而形成肿瘤。这种转化的特征是不忠实复制，也就是说，由一个细胞所产生的子细胞与它的母细胞不一样。例如，高度增生的过多的瘢痕组织就是一种非恶性的‘瘢痕疙瘩’[5]。这种瘢痕疙瘩就是对成纤维细胞及其他组织细胞的不忠实复制的产物。在偶然的情况下，这些良性的损害显然可以自发性地转变成恶性新生物，如纤维性组织细胞瘤[141-144]。

14.2.3 细胞外异物致癌

在20世纪的50年代发现，许多先前被认为没有致癌性的物质当以固体形式植入而不是以溶液或分散形式注射或饲入时，在啮齿类动物产生了很高的肿瘤发生率。这种效应被称为异物致癌作用[145-153]、固体致癌作用[154,155]或奥本海母效应[156,157]。肿瘤的发生率与随植入物的大小和炎症反应的减弱而增加。从长远的观点出发，有良好而受性的材料有较强的异物致癌性。转化的危险受植入物微观尺度的表面形态学的影响[158]。在平均直径大于220 nm的孔性材料表面，这种危险性减小。有细胞尺度的分散的孔性材料在啮齿类动物比平滑的非孔性材料的致癌性弱，发生癌症的危险性小[5,158]。无穿孔的聚合物膜可诱发小鼠和大鼠皮下肉瘤，但植入其他形态的异物如穿孔的或切细的膜或具有450 nm孔的滤膜[158]或具有粗糙表面的植入物[159]时致癌作用很弱或没有致癌作用，除非在总的异物表面积超过1 mm^2[160]。在研究小鼠成纤维细胞对聚碳酸板的附着效应的离体[147]和在体[145]实验中，发现先使细胞在体外接触后再行植入，产生可移植的、未分化的肉瘤，导致这些研究者得出结论说具有平滑表面的聚碳酸板至少在肿瘤形成的起始阶段具有异物致癌作用，而这种致癌作用不依赖于材料的化学成分。Brand[145]列举了6种可能的机械来源的异物致癌作用，然后得出这样的结论：基于生长细胞群的肿瘤行为的可遗传性，细胞生长调节很有可能发生紊乱；细胞间接触和通讯的破坏也可能在肿瘤表达和成熟（而不是诱发产生）中起有作用。现在已知，具有平滑表面的异物，不管它们的化学成分如何，在皮下植入时可引起啮齿类动物产生肉瘤[147]。小鼠皮下异物性肉瘤的生长似乎对在正常情况下对肿瘤生长具有抑制作用的物质具有抗性[150]。上述的资料都来源于动物实验，那么人类是否也对异物致癌作用敏感呢？目前为止还没有证据表明，仅仅由于外伤就能引起癌症[161]。但是，已知有28例人类肿瘤病例与部分或整个关节置换有关。这些肿瘤发生于植入术后不久或很长时间以后(10~15年)。在很长时间以后发生的肿瘤中主要是恶性的纤维组织细胞瘤[5,162]。但所有这些肿瘤都与不锈钢或钴合金材料相联系，似乎提示这些肿瘤与植入物附近组织中金属离子浓度的升高有关[5]。在金属-金属合金设备可使循环中的血浆铬浓度升高10~15倍[163]。关于可能的远隔部位肿瘤也有少数几例报道[5,164-166]，但其他研究发现，这些与植入相关的肿瘤发生作用很弱或者说根本就不存在[167-170]。有些研究者[171-173]由此得出结论：在人类，异物性癌症发生几乎没有临床证据；所谓的奥本海母效应可能是啮齿类相当于人类的相对初级的免疫系统的反应的结果[5]；也可能是小鼠不具有端粒酶缩短抑制通路的结果，而人类则具有这种缩短抑制通路。但Black力主[5]对此应当小心，因为在罕见情况下在人类可由不吸收的异物引起肉瘤[151-153]。这种不吸收的异物肯定包括类金刚石的纳米机器人和纳米器官。有极性的异物粒子也在三例类肉瘤病患者发现与皮下肉芽肿有关[174]。但仍有人对此持怀疑态度：至少在可运动的纳米机器人个体情况下，纳米机器人在组织中存留的短暂时间将不足以引起纤维组织细胞瘤。

14.2.4 细胞内异物致癌

虽然位于细胞外部的所产生的异物致癌作用似乎罕见于人类，但具有能够穿越细胞形式的固体材料可能具有致癌性。这即所谓的Stanton假设[175]。最熟悉的例子是水合硅酸镁石棉纤维[176-178]。石棉被认为有致癌作用只是因为它引起了相对罕见的肺肿瘤[179]。此后关于石棉及其相关纤维的动物模型研究揭示间皮肿瘤可能由直径小于250 nm~1.5 μm和长度大于4~8 μm的纤维引起，而与纤维的化学成分无关[175,182]。定量研究[175]发现10^5致癌尺度的纤维嵌合于人体组织，在一年内引起肿瘤的发生率约为10%；2×10^7纤维使肿瘤发生的几率提高到50%；10^9纤维则可使之提高到90%。在体外，纤维的细胞毒性与纤维的尺度[180-183]，尤其是纵横比[183-185]和纤维作用的持久性[180]具有良好的相关性，而与纤维的宏观成分无关，但与活性表面性质的分子本质具有相当大的关系，这也可能在致癌作用强度中起有作用[180,184]。刚性的细长纤维如矿物细丝能够穿过细胞膜，对细胞核和染色体[186]具有机械性的或化学性的损伤作用，而与它们的组织材料无关。这些可能的致肿瘤作用的机制是氧自由基活性因为抗氧化酶似乎可保护细胞免于水合硅酸镁石棉的基因毒性损害[187]。在设计纳米设备或纳米机器人时，必须牢记这种危险因子（包括它们可能的操作性损伤和破坏后的物理结构），因为任何潜在的可折分的亚系统可与细胞毒性纤维具有相似的刚性和尺度。

参 考 文 献

1. Erle E Peacock Jr. Wound Repair. WB Saunders Company, Philadelphia, 1984.
2. HG Willert. Reactions, of the articular capsule to wear products of artificial joint prostheses. J Biomed Mater Res, 1977, 11：157－164.
3. CG Cother, KI Morris, KA Launder, et al. The behavior of glass fibers in the rat following intraperitoncal injection. Regul Toxicol Pharmacol, 1994, 20：S89－S103.
4. A Patrikens, EJ Wylie, A Bourke, et al. Imaging of carbon granulomas of the breast following carbon track localization. Clin Radiol, 1998, 53：845－848.
5. Jonathan Black. Biological performance of materials：Fundamentals of biocompatibility. third edition, Marcel Dekker, New York, 1999.
6. M Kujas, R van Effentcrre, I Lalam, et al. Intracranial cholesterol granulomas. Report of 2 cases. Ann Pathol, 1999, 19：536－539. In French.
7. N Brooks. A foreign body granuloma produced by an injectable collagen implant at a test site. J Dermatol Surg Oncol, 1982, 8：111－114.
8. H Koga, J Mukawa, T KinJo, et al. A case of foreign－body granuloma. No shinkei Geka, 1990, 18：547－550. In Japanese.
9. R Fernandez, I Obato, EJ Marin Lucas, JM I-radejas Lopez, et al. Postoperative texulomas：review of 14 cases. Int Surg, 1998, 83：63－66,
10. DN Parmar, MM Sharr. Cotton gauze foreign body granuloma following microvascular decompression. Br J Neurosurg, 1999, 13：87－89.
11. R Junghans, U Schumann, H Finn, et al. Foreign body granulonia of the head of the pancreas caused by a fish bone—a rare differential diagnosis in head of the pancreas tumor. Chirurg, 1999, 70：1489－1491. In German.
12. F Herbst, R Fugger. Intra－abdominal foreign body granuloma—a rare complication of laparos copi c cholecystectomy. Chirurg, 1994, G 5：810－811. In German.
13. H Tsur, E Lin. Glass foreign body granuloma of the nose. Injury, 1982, 13：343－345.
14. S Yoshitatsu, T Takagi. A case of giant pencil－core granuloma. J Dermatol, 2000, 27：329－332.
15. M Hannuksela, J Hassi. Hairdresser's hand. Derm Beruf Umwelt, 1980, 28：149－151.
16. S Kremmer, JM Rohrbach, A Frohn, et al. Tarantule hairs as corneal foreign bodies. Klin Monatsbl Augenheilkd, 1995, 206：277－278. In German.
17. CC Alien, KA Lund, P Ireadwell. Elemental mercury foreign body granuloma. Int J Dermatol, 1992, 31：353－354.
18. FJ Fasano Jr, RH Hansen. Foreign body granuloma and synovitis of the finger：a hazard of ring removal by the sawing technique. J Hand Surg (Am), 1987, 12：621－623.
19. G Lemperle, H Ott, LJ Charrier, et al. PMMA microspheres for intradermal implantation：Part 1. Animal research. Ann Plast Surg, 1991, 26：57－63；G Lemperle, N Gauthier－Hazan, MI Emperle. PMMA－microspheres (Artecoll) for skin and soft－tissue augmentation. Part II：Clinical investigations. Plast Reconstr Surg, 1995, 96：627－634；GI Emperle, N Gauthier－Hazan, MI Emperle. PMMA－microspheres (Artecoll) for long－lasting correction of wrinkles：refinements and statistical results. Aesthetic Plast. Surg, 1998, 22：356－365：G Lemperle, P Kind. Biocomparibility

of artecoll. Plast Recon Str Surg, 1999, 103 : 338 – 340.

20. CM Rudolph, HP Soyer, S Schuller – Petrovic, et al. Bioplastique granuioma. Hautarzt, 1997, 48 : 749 – 752. In German.
21. CM Rudolph, HP Soyer, S Schulter – Petrovic. et al. Foreign body granulomas due to injectable aesthetic microimplants. Am J Surg Pathol, 1999, 23 : 113 – 117.
22. J Fin ley, J Knabb. Cutaneous silica granuloma. Plast Reconstr Surg, 1982, 69 : 340 – 343.
23. AJ Ligthelm, KW Butow, A Weber. Silica granuloma of a lymph node. Int J Oral Maxillofac Surg, 1988, 17 : 352 – 353.
24. M Murphy, P Wiehe, L Barnes. Silica granuloma: another cause of tennis elbow. Br J Dermarol, 1997, 137 : 477.
25. K Asano. Foreign body granuloma caused by a broken silver needle for acupuncture. Jibiinkoka, 1969, 41 : 289 – 291. In Japanese.
26 A Ishida, K Pak, S Omatsu, et al. The foreign body granuloma after pyeloplasty: report of a case. Hinyokika Kiyo, 1989, 35 : 485 – 488.
27. IM Ziyal, Y. Aydin, GK Bejjani. Suture granuloma mimicking a lumbar disc recurrence. Case illustration. J Neurosurg, 1997, 87 : 473.
28. M Djindjian, R Brugieres, E Razavi – Encha, et al. Post – operative intracranial foreign body granuloma: a case report. Neuroradiology, 1987, 29 : 497 – 499.
29. L Shustin, YS Haviv, M Weinberger, et al. Talc granuloma of the uterus. Eur J Med Res, 1995, 1 : 49 – 50.
30. SF Hughes, N Marfulli, JA Fixsen. Thorn – induced granuloma of the medial cuneiform. J Foot Surg, 1992, 31 : 247 – 249.
31. M Barry, N Maffulli, C Good. The missed thorn. Acta Orthop Belg, 1992, 58 : 468 – 470.
32. WP Butler. Plant thorn granuloma. Mil Med, 1995, 160 : 39.
33. SA Goldstein, JF Imbrigllia. Erosion of the triquetrum and pisiform bones caused by a foreign body granuloma. J Hand Surg (Am), 1986, 11 : 899 – 901.
34. AS Shah, BM Coldiron. Foreign – body granuloma due to an unsuspected wooden thorn. Am Earn Physician, 1992, 45 : 673 – 674.
35. H Ochiai, Y Yamakawa, I lukushima, et al. Neuroimaging of a wooden foreign body retained for 5 months in the remporatis muscle following penetrating trauma with a chopstick – case report. Neurol Med Chir (Tokyo), 1999, 39 : 744 – 747.
36. N Ishiguro, et al. Macrophage activation and migration in interface tissue around loosening total hip anhroplasty components. J Biomed Mater Res, 1997, 35 : 399 – 406.
37. LM Ossege, B Voss, KM Muller. Expression and secretion of alpha – 2 – macroglobulin by dust – stimulated alveolar macrophages. Pneumologie, 1994, 48 : 236 – 239.
38. TJ Krau KM Robertson, JB Liesch, AJ Waterman, et al. Differential production of interleukin 1 on the surface of biomaterials. Arch Surg, 1990, 125 : 1158 – 1160.
39. M Manano, WG Specter. The formal ion and properties of macrophage polykaryons inflammatory giant cells. J Pathol, 1974, 113 : 1 – 19.
40. TJ Chambers. Fusion of macrophages following simultaneous attempted phagocytosis of gluraraldehyde – fixed red cells. J Pathol, 1977, 122 : 71 – 80.
41. M Anderson. Multinucleated giant cells. Curr Opin Hematol, 2000, 7 : 40 – 47.
42. KP Lee, CE Barras, ED Griffith, et al. Pulmonary response and transmigration of inorganic fibers by inhalation exposure. Am J Pathol, 1981, 102 : 314 – 323.
43. K Uenoyama, M Tamura. C Kinoshita, et al. Experimental intraocular lens implantation in the rabbit eye and in the mouse peritoneal space. Part V: Phagocytosis and nuclear patterns of giant cells observed on the implanted lens surface. J Cataract Refract Surg, 1990, 16 : 465 – 470.
44. Y Akimoto, H Nishimura, M Komiya, et al. Ampicillin concentrations in human dental granuloma after a single oral administration of talampicillin. Antimicrob Agents Chemother, 1988, 32 : 566 – 567; A Uda, H Omata, J Shibucani, et al. Josamycin concentrations in human dental granuloma after a single oral administration of josamycin. Gen Pharmacol,

1989, 20:823 - 825; Y Akimoto, K Kaneko, A Fujii, et al. Ampicillin concentrations in human radicular granuloma following a single oral dose of bacampicillin. J Oral Maxillofac Surg, 1992, 50:11 - 13; Y Akimoto, Y Mochizuki, A Uda, et al. Josamycin concentrations in radicular cysts following a single oral administration. Gen Pharmacol, 1993, 24: 143 - 145; Y Akimoto, Y Mochizuki, A Uda, et al. Ampicillin concentrations in radicular cysts following a single oral administration of bacampicillin. Gen Pharmacol, 1993, 24:895 - 898; Y Akimoto, Y Mochizuki, A Uda, et al. Concentrations of lomefloxacin in radicular cyst and oral tissues following single or multiple oral administration. J Nihon Univ Sch Dent, 1993, 35:267 - 275; Y Akimoto, A Uda, H Omata, et al. Cephalexin concentrations in radicular granuloma following a single oral administration of 250 - or 500 - mg cephalexin. Gen Pharmacol, 1994, 25:1563 - 1566; Y Akimoto. M Ikeda, H Omata, et al. Cefaclor concentration in radicular granuloma after a single oral administration. Gen Pharmacol, 1998, 31:283 - 285.

45. K Butler, H Benghuzzi, M Tucci, et al. A comparison of fibrous tissue formation surrounding intraperitoneal and subcutaneous implantation of Al. CAP, HA, and TCP ceramic devices. Biomed Sci Instrum, 1997, 34:18 - 23.

46. R Johnson, D Harrison, M Tucci, et al. Fibrous capsule formation in response to ultrahigh molecular weight polyethylene treated with peptides that influence adhesion. Biomed Sci Instrum, 1997, 34:47 - 52.

47. I Matsunaga, S Oka, N Fujiwara, et al. Relationship between induction of macrophage chemotactic factors and formation of granulomas caused by mycoloyl glycolipids from Rhodococcus ruber (Nocardia rubra). J Biochem (Tokyo), 1996, 120:663 - 670.

48. N Ishiguro, T Kojima, I Ito, et al. Macrophage activation and migration in interface tissue around loosening total hip arthroplasty components. J Biomed Mater Res, 1997, 35:399 - 406.

49. D Smith, H Hansch, C Bancroft, et al. Tcell - independent granuloma formation in response to Mycobacterium avium: Role of tumour necrosis factor - alpha and interferon - gamma. Immunology, 1997, 92:413 - 421,

50. B Qiu, KA Frait, F Reich, et al. Chemokine expression dynamics in mycobacterial (type - 1) and schistosomal (type - 2) antigen - elicited pulmonary granuloma formation. Am J Pathol, 2001, 158:1503 - 1515.

51. CM Hogaboam, SW Chensue, ML Steinhauser, et al. Alteration of the cytokine phenotype in an experimental lung granuloma model by inhibiting nitric oxide. J Immunol, 1997, 159:5585 - 5593.

52. C Senaldi, S Yin, CL Shaklee, et al. Corynebacterium parvum - and Mycobacterium bovis bacillus Calmette - Guerin - induced granuloma formation is inhibited in TNF receptor 1 (TNF - RI) knockout mice and by treatment with soluble TNF - RI. J Immunol, 1996, 157:5022 - 5026.

53. KS Warmington, L Boring, JH Ruth, et al. Effect of C - C chemokine receptor 2 (CCR2) knockout on type - 2 (schistosomal antigen - elicited) pulmonary granuloma formation: analysis of cellular recruitment and cytokine responses. Am J Pathol, 1999, 154:1407 - 1416.

54. X Shang, B Qiu, KA Frait, et al. Chemokine receptor 1 knockout abrogates natural killer cell recruitment and impairs type - 1 cytokines in lymphoid tissue during pulmonary granuloma formation. Am J Pathol, 2000, 157:2055 - 2063.

55. JH Ruth, KS Warmington, X Shang, et al. Interleukin 4 and 13 participation in mycobacterial (type - 1) and schistosomal (type - 2) antigen - elicited pulmonary granuloma formation: multiparameter analysis of cellular recruitment, chemokine expression and cytokine networks. Cyrokine, 2000, 12:432 - 444.

56. M Hirara, M Kage, T Hara, et al. Inhibitory effect of circulating egg antigens on Schisrosoma Japonicum egg - induced granuloma formation. J Parasitol, 1997, 83:842 - 847.

57. DL Boros, JR Whitfield. Enhanced Th1 and dampened Th2 responses synergize to inhibit acute granulomatous and fibrotic responses in murine schistosomiasis mansoni. Infect Immun, 1999, 67:1187 - 1193.

58. X Song, L Zeng, CM Pilo J Zagorski, et al. Inhibition of bacterial cell wall - induced leukocyce recruitment and hepatic granuloma formation by TGF - beta gene transfer. J Immunoi, 1999, 163:4020 - 4026.

59. P Conti, MR Panara, S Fridas, et al. Inhibition of granuloma formation induced by potassium permanganate in the mouse by a specific human recombinant receptor antagonist for interleukin - 1 (hrIL - 1ra). Cell Immunol, 1993, 147: 446 - 457.

60. P So Ier, J P Bernaudin. Physiology of gran Ulorn as. Rev Pneumol Clin, 1993, 49:257 - 261. In French.

61. RA Clark. Regulation or fibroplasta in cutaneous wound repair. Am J Med Sci, 1993, 306:42 - 48.

62. L Strukelj. Research on the carcinomatous and granulomatous pocket. II. Diffusion of tetracycline in the carcinomatous and granulomatous pockets. Friuli Med, 1965, 20:923-928. In Italian.
63. I Collas, JC Courvalin. Sorting nuclear membrane proteins at mitosis. Trends Cell Biol, 2000, 10:5-8.
64. I. Gotman. Characteristics of metals used in implants. J Endourol, 1997, 11:383-389.
65. P Asperberg, SB Goodman, JS Wang. Influence of callus deformation time. Bone chamber study in rabbits. ClinOrthop, 1996, 322:253-261.
66. P Aspenbcrg, P I lerbertsson. Periprosthetic bone resorption. Particles versus movement. J Bone Joint Surg Br, 1996, 78:641-646.
67. M Jasry, CR Bragdon, 1J Burke, et al. In vivo skeletal responses to porous-surfaced implants subjected to small induced motion. J Bone Joint Surg. Am, 1997, 79:707-714.
68. BD Schmit. JI Mortimer. The tissue response to epimysial electrodes for diaphragm pacing in dogs. IEEE Irans Biomed Eng, 1997, 44:921-930.
69. K Soballe, S Overgaard, ES Hansen, et al. A review of ceramic coatings for implant fixation. J Long Term Eff Med Implants, 1999, 9:131-151.
70. CR Bragdon, D Burke, JD1 Owenstein, et al. Differences in stiffness of the interface between a cementless porous implant and cancellous bone in vivo in dogs due to varying amounts of implant motion. J Arrhroplasty, 1996, 11:945-951.
71. DF Williams, R Roaf. Implants in Surgery. WB Saunders Company Ltd, London, 1973.
72. LT. Vincent. Structural biomaterials, revised Edition. Princeton University Press, Princeton, New Jersey, 1990.
73. IH Silver, YP Kato, M Ohno, et al. Analysis of mammalian connective tissue: relationship between hierarchical structures and mechanical properties. J Long Term Eff Med Implants, 1992, 2:165-198.
74. SA Wainwright, WD Biggs, JD Currey, et al. Il Design in Organisms, John Wiley & c Sons, New York, 1976.
75. NK Wood, KI Kaminski, RJ Oglesby. The significance of implant shape in experimenial testing of biological materials: disc vs. rod. J Biomed Mater Res, 1970, 4:M2.
76. CA Ksander, LM Vistnes. The incidence of experimental contracture varies with the source of the prosthesis. Plast Reconstr Surg, 1985, 75:668-676.
77. D Greene, LPruitt, CS Maas. Biomechanical effects of e-PTEE implant structure on soft tissue implantation stability: A study in the porcine model. Laryngoscope. 1997, 107:957-962.
78. CS Zhu, K Ohsaki, K Li, et al. Long-term observation of subcutaneous tissue reaction to synthetic auditory ossicle (bioceram) in rats. J Med Invest, 1999, 46:97-103.
79. BI Matlaga, LP Ya Senchak, TN Salthouse. Tissue response to implanted polymers: The significance of sample shape. J Biomed Mater Res, 1976, 10:391-397.
80. RK Shepherd, J Matsushima, RL Martin, et al. Cochlear pathology following chronic electrical stimulation of the auditory nerve: II. Deafened kittens. Hear Res, 1994, 81:150-166.
81. JM Akers, PH Packham, MW Keith, et al. Tissue response to chronically stimulated implanted epimysial and intramuscular electrodes. IEEE Trans Rehabil Eng, 1997, 5:207-220.
82. PJ Rousche, RA Normann. Chronic recording capability of the Utah Intracortical Electrode Array in cat sensory cortex. J Neurosci Methods, 1998, 82:1-15.
83. PP Karpawich, KB Stokes, K Proctor, et al. In-line bipolar, steroid-eluting, high impedance, epimyocardial pacing lead. Pacing Clin Electmphysiol, 1998, 21:503-508.
84. WJ Peters, DC Smith. Ivalon breast prostheses: evaluation 19 years after implantation. Plast Reconstr Surg, 1981, 67:514-518.
85. N Chegini, JA von Eraunhofer, DL Hay, et al. Tissue reactions to absorbable ligating clips. J Reprod Med, 1988, 33:187-192.
86. TG Heaney, PJ Doherty, DF Williams. Marsupialization of percutaneous implants in presence of deep connective tissue. J Biomed Mater Res, 1996, 32:593-601.
87. A E von Recum. Applications and failure modes of percutaneous devices: A review. J Biomed Mater Res, 1984, 18:323-336.

88. L Linder, T Albrektsson, PI Branemark, et al. Electron microscope analysis of the bone – titanium interface. Acta Orthop Scand, 1983, 54 : 45 – 52.

89. PM Urban, JJ Jacobs, MJ Tomlinson, et al. Dissemination of wear particles to the liver, spleen, and abdominal lymph nodes of patients with hip or knee replacement. J Bone Joint Surg Am, 2000, 82 : 457 – 476,

90. G Helbing, C Burri, W Mohr, et al. Chapter 38. The reaction of tissue to carbon particles. In: George D Winter, Jean L Leray, Klaas de Groot (eds). Evaluation of biomarerials. John Wiley & Sons, New York, 1977, 373 – 380.

91. J Lassus, et al. Macrophage activation results in bone resorption. Clin Othop, 1988, 352 : 7 – 15.

92. DD Dean. Z Schwartz, CR Blanchard, et al. Ultrahigh molecular weight polyethylene particles have direct effects on proliferation, differentiation, and local factor production of MC63 osteoblasi – like cells. J Orthop Res, 1999, 17 : 9 – 17.

93. Y Taguchi, M Yamamoto, T Yamate, et al. Interleukin – 6 – type cytokines stimulate mesenchymal progenitor differentiation toward the osteoblastic lineage. Proc Assoc Am Physicians, 1998, 110 : 559 – 574.

94. DS Wang, K Sato, H Demura, et al. Osteo – anabolic effects of human growth hormone with 22K – and 20K Daltons on human osteoblast – like cells. Endocr J, 1999, 46 : 125 – 132.

95. LC Yeh, MC Zavala, JC Lee. Osteogenic protein – 1 and interleukin – 6 with its soluble receptor synergistically stimulate rat osteoblastic cell differentiation. J Cell Physiol, 2002, 190 : 322 – 331.

96. BL Eppley, M Doucet, DT Connolly, et al. Enhancement of angiogenesis by bFGF in mandibular bone graft healing in the rabbit. J Oral Maxillofac Surg, 1988, 46 : 391 – 398.

97. KM Dickson, JJ Bergeron, A Philip, et al. Localization of specific binding sites for ^{125}I – TGF – betal to fenestrated endothelium in bone and anastomosing capillary networks in enamel organ suggests a role for TGF – beta in angiogenesis. Calcif Tissue Int, 2001, 68 : 304 – 315.

98. J Street, M Bao, L deGuzman, et al. Vascular endothelial growth factor stimulates bone repair by promoting angiogenesis and bone turnover. Proc Natl Acad Sci USA, 2002, 99 : 9656 – 9661.

99. MM Deckers, RL van Bezooijen, G van der Horst, et al. Bone morphogenetic proteins stimulate angiogenesis through osteoblast – derived vascular endothelial growth factor A. Endocrinology, 2002, 143 : 1545 – 1553.

100. RA Freitas Jr. Could medical nanorobots Be carcinogenic? Foresight Update No, 2002, 49, August 2002, pp. 8 – 9; http://www. Imm. org/Reports/R. EP033. Html.

101. AM Richard. Structure – based methods for predicting mutagenicily and carcinogenicity: are we there yet? Mutat Res, 1998, 400 : 493 – 507.

102. E Zeiger. Mutagenicity of chemicals added to food. Mutat Res, 1993, 290 : 53 – 61.

103. A Harrwig. Current aspects in metal genotoxicity. Biometals, 1995, 8 : 3 – 11.

104. RE Powers, GP Lawron, IM Modlin. Genotoxicity. carcinogenicity and acid – suppressing medications. Pharmacol Ther, 1995, 65 : 303 – 317.

105. MR Juchau. Chemical teratogenesis in humans: biochemical and molecular mechanisms. Prog Drug Res, 1997, 49 : 25 – 92.

106. JB Bishop, KL Witt, RA Sloane. Genetic toxicities of human teratogens. Mutat Res, 1997, 396 : 9 – 43.

107. RH Finnell. Teratology: General considerations and principles. J Allergy Clin Immunol, 1999, 103 : S337 – S342.

108. DP Dowling, PV Kola, K Donnelly, et al. Evaluation of diamond – like carbon – coated orthopaedic implants. Diam Rel Mat, 1997, 6 : 390 – 393.

109. Y Josset, Z Oum'Hamad, A Zarrinpour, et al. In vitro reactions of human osteoblasts in culture with zirconia and alumina ceramics. J Biomed Mater Res, 1999, 47 : 481 – 493.

110. Y Takami, T Nakazawa, K Makinouchi, et al. Biocompatibility of alumina ceramic and polyethylene as materials for pivot bearings of a centrifugal blood pump. J Biomed Mater Res, 1997, 36 : 381 – 386.

111. Y Takami, S Yamane, K Makinouchi, et al. Protein adsorption onto ceramic surfaces. J Biomed Mater Res, 1998, 40 : 24 – 30.

112. Y Takami, S Yamane, K Makinouchi, et al. Evaluation of platelet adhesion and activation on materials for an implantable centrifugal blood pump. Artif Organs, 1998, 22 : 753 – 758.

113. JS Hanas, CC Cunn. Inhibition of transcription factor IIIA – DNA interactions by xenobiotic metal ions. Nucleic Acids

Res, 1996, 24 : 924 – 930.

114. A Leonard, GB Gerber. Mutagenicity, carcinogenicity and teratogeniciry of aluminum. Mutat Res, 1988, 196 : 247 – 257.

115. RA Yokel. The toxicology of aluminum in the brain: A review. Neurotoxicology, 2000, 21 : 813 – 828.

116. MJ Remade, E Marbaix, BM Benrand. The value of injectable collagen in vocal and glottic rehabilitation. Arch Ororhinolaryngol, 1986, 243 : 233 – 237.

117. CB Stephens, GE Arnold, JW Stone. Larynx injected with polytef paste. Arch Otolaryngol, 1976, 102 : 432 – 435.

118. S Laustriat, S Geiss, E Becmeur, et al. Medical history of Teflon. Eur Urol, 1990, 17 : 301 – 303.

119. HH Hong, TR Devereux, JH Roycroft, et al. Frequency of ras mutations in liver neoplasms from B6C3F1 mice exposed to tetrafluoroethylene for two years. Toxicol Pathol, 1998, 26 : 646 – 650.

120. DS Swafford, KJ Nikula, CE Mitchell, et al. Low frequency of alterations in p53, K – ras, and mdm2 in rat lung neoplasms induced by diesel exhaust or carbon black. Carcinogenesis, 1995, 16 : 1215 – 1221.

121. M Marsuzawa, T Tabata, W Knoll, et al. Formation of hippocampal synapses on patterned substrates of a laminin – derived synthetic peptide. Eur J Neurosci, 2000, 12 : 903 – 910.

122. KE Driscoll, LC Deyo, JM Carter, et al. Effects of particle exposure and particle – elicited inflammatory cells on mutation in rat alveolar epithelial cells. Carcinogenesis, 1997, 18 : 423 – 430.

123. CS Foote, FN Diedrich, R Wheiten. Chem Eng News, 1990, 68 (51) : 2.

124. RF Service. Nanotubes: The Next Asbestos? Science, 1998, 281 : 941.

125. H Tokuyama, S Yamago, E Nakamura. Photoinduced biochemical activity of fullerene carboxylic acid. J Am Chem Soc, 1993, 115 : 7918 – 7919; E Nakamura, H Tokuyama, S Yamago, et al. Biological activity of watersoluble fullerenes. Structural dependence of DNA cleavage, cytotoxicity, and enzyme inhibitory activities including HIV – protease inhibition. Bull Gliem Soc Japan, 1996, 69 : 2143 – 2151.

126. LP Zakharenko, IK Zakharov, SN Lunegov, et al. Demonstration of the absence of genotoxicity of fullerene C60 using the somatic mosaic method. Dokl Akad Nauk, 1994, 335 : 261 – 262. In Russian.

127. IP Zakharenko, IK Zakharov, EA Vasiunina, et al. Determination of the genotoxicity of fullerene C60 and fullerol using the method of somatic mosaics on cells of Dro. Sophila meianogaster wing and SOS. chromotest. Genetika, 1997, 33 : 405 – 409. In Russian.

128. MA Nelson, FE Domann, CT Bowden, et al. Effects of acute and subchronic exposure of ropically applied fullerene extracts on the mouse skin. Toxicol Ind Health, 1993, 9 : 623 – 630.

129 N Sera, H Tokiwa, N Miyata. Mutagenicity of the fullerene C_{60} – generated singlet oxygen dependent formation of lipid peroxides. Carcinogenesis, 1996, 17 : 2163 – 2169.

130. SB Horowitz, TW Pearson. Intracellular monosaccharide and amino acid concentrations and activities and the mechanisms of insulin action. Mol Cell Biol, 1981, 1 : 769 – 784.

131. B Epe. Genotoxicity of singlet oxygen. Chem Biol Interact, 1991, 80 : 239 – 260.

132. LY Chiang, FJ Lu, JT Lin. In: KM Kadish, RS Ruoff (eds). Fullerenes: recent advances in the chemistry and physics of fullerenes and related materials. Electrochemical Society, Pennington NJ, Vol. 3, 1995, 699 – 706.

133. K Okuda, M Hirobe, M Mochizuki, et al. Fullerenes: Recent advances in the chemistry and physics of fullerenes and related materials. Electrochemical Society, Pennington NJ, Vol, 5, 1997, 337 – 344.

134. Y Tabata, Y Murakami, Y Ikada. Photodynamic effect of polyethylene glycol – modified fullerene on tumor. Jpn J Cancer Res, 1997, 88 : 1108 – 1116; Y Tabata, Y Murakami, Y Ikada. Antitumor effect of poly (ethylene glycol) – modified fullerene. Fullerene Sci Technol, 1997, 5 : 989 – 1007.

135. Y Maeda, M Okada, Y Okuno, et al. Clinical application of implant stabilizers: combined use of single – crystal sapphire endodontic implants with hydroxyapacite particles. J Osaka Univ Dent Sch, 1984, 24 : 131 – 144.

136. JRM Innes, et al. Bioassay of pesticides and industrial chemicals for tumorigenicity in mice: A preliminary note. J Natl Cancer Inst, 1969, 42 : 1101 – 1114.

137. BN Ames, LS Cold. Too many rodent carcinogens: Mitogenesis increases mutagenesis. Science, 1990, 249 : 970 – 971; Chemical carcinogenesis; too many rodent carcinogens. Proc Natl Acad Sci USA, 1990, 87 : 7772 – 7776; LS

Cold, TH Slonc, BN Ames. What do animal cancer tests tell us about human cancer risk? Overview of analyses of the carcinogenic potency database. Drug Metab Rev, 1998, 30:359-464.

138. S Preston-Martin, MC Pike, RK Ross, et al. Increased cell division as a cause of human cancer. Cancer Res, 1990, 50:7415-7421.

139. PR Bouchard, J Black, BA Alhrechi, et al. Carcinogenicity of CoCrMo (F-75) implants in the rat. J Biomed Mater Res, 1996, 32:37-44.

140. S Vieira de Olivcira, JL Viana de Camargo, PR Cardoso, et al. Effects of uracil calculi on cell growth and apoptosis in the BBN-initiated Wistar rat urinary bladder mucosa. Teratog Carcinog Mutagen, 1999, 19:293-303.

141. NG Heselson, SK Price, EED Mills, et al. Two malignant fibrous histiocytomas in bone infarcts. Case report. J Bone Joint Surg, 1983, 65:1166-1171.

142. D Theegarten, M Meisel. Malignant fibrous histiocytoma of the thoracic wall in the area of a tuberculous pleural callociry. Pneumologie, 1993, 47:458-460. In German.

143. MD Alconchel, C Ohvares, R Alvarez. Squamous cell carcinoma, malignant melanoma and malignant fibrous hi-stiocytoma arising in burn scars. Br J Dermatol, 1997, 137:793-798.

144. S Kenan, IF Abdelwahab, C Hermann, et al. Malignant fibrous histiocytoma associated with a bone infarct in a patient with hereditary bone dysplasia. Skeletal Radiol, 1998, 27:463-467.

145. KG Brand. In: EE Becker (ed). Cancer: A comprehensive Treatise. Volume 1, Plenum Press, New York, 1975, 485.

146. DJ Ferguson. Cellular attachment to implanted foreign bodies in relation to tumorigenesis. Cancer Res, 1977, 37:4367-4371.

147. CW Boone, N Takeichi, S del A Eaton, et al. Spontaneous neoplastic transformation in vitro: A form of foreign body (smooth surface) tumorigenesis. Science, 1979, 204:177-179.

148. TG Moizhess. JM Vasiliev. Early and late stages of foreign-body carcinogenesis can be induced by implants of different shapes. Int J Cancer, 1989, 44:444-453; Tumorigenicity of sarcoma cells is enhanced by the local environment of implanted foreign body. Int J Cancer, 1982, 30:521-524.

149. GE Moore. Foreign body carcinogenesis. Cancer, 1441, 67:2731-2732.

150. M Mhic Iomliair, SMI Avelle. Effect of 3 growth control substances on foreign body sarcomagenesis: IFN, UldR. MCBG. Br J Med Sci, 1444, 168:42-44.

151. TA Jennings, I Peterson, CA Axiolis, et al. Angiosarcoina associated with foreign body material. A report of three cases. Cancer, 1988, 62:2436-2444.

152. G Lindeman, MI McKay, KI Tatibman, et al. Malignant fibrous histiocytonia developing in bone 44 years after shrapnel trauma. Cancer, 1940, 66:2224-2232.

153. M Mhic Iomhair, SMLavelle. Effect of film size on production of foreign body sarcoma by perforated film implants. Technol Healrh Care, 1447, 5:331-334.

154. J Atltian, AR Singh, IE Turner, et al. Carcinogenesis from polyurethans. Cancer Res, 1975, 35:1541-1546.

155. K Stokes, K Cobiaii. Polyether polyurethanes for implantable pace-maker leads. Biomaterials, 1482, 3:225-231.

156. BS Oppenheimer, FT Oppenheimer, L Danishefsky, et al. Further studies of polymers as carcinogenic agents in animals. Cancer Res, 1985, 15:333-340.

157. V Alexander, FS Horning. Observations on the Oppenheimer method of inducing tumours by subcutaneous implantation of plastic films. In: d KW Wolstenholme, M O'Connor (eds). Carcinogenesis: Mechanisms of Action, Ciba Foundation Symposium, Little Brown. Boston, 1454, 12-25.

158. SJ James, M Pogribna, BJ Miller, et al. Characterization of cellular response to silicone implants in rats: implications for foreign-body carcinogenesis. Biomateriats, 1997, 18:667-675.

159. Y Harada, M Iwai, S Tanaka, et al. Highly efficient-suicide gene expression in hepatocellular carcinoma cells by Epstein-Barr virus-based plasmid vectors combined with polyamidoamine dendrimer. Cancer Gene Ther, 2000, 7:27-36.

160. AP Betrosian, M Balla, C Kofinas, et al. Protein C in the treatment of coagulopathy in memingococcal sepsis. Crit Care

Med, 1999, 27 : 2849 – 2850.

161. L Weiss. Some effects of mechanical trauma on the development of primary cancers and their meiastases. J Forensic Sci, 1940, 35 : 614 – 627.

162. M Rock. Cancer. In: J Black, C Hastings (eds). Handbook of biomaterial properties. Chapman & Hall, London, 1448, 524 – 544.

163. JJ Jacobs, AK Skipor, PF Doorn, et al. Cobalt and chromium concentrations in patients with metal on metal total hip replacements. Clin Orthop, 1496, 329 : S256 – S263.

164. WJ Cillespie, CMA Frampton. RJ Henderson, et al. The incidence of cancer following total hip replacement. J Bone Joint Surg, 1488, 70 : 534 – 542; WJ Cillespie, P Doorn. Incidence of cancer after total hip replacement. J Bone Joint Surg Br, 1996, 78 : 680.

165. T Visuri, M Koskenvuo. Cancer risk after Mckee – Farrar total hip replacement. Orthopedics, 1991, 14 : 137 – 142.

166. P Paavolainen, E Pukkala, P Pulkkinen, et al. Cancer incidence after total knee arthroplasty: A nationwide burnish cohort from 1480 to 1446 involving 4, 444 patients. Acta Orthop Scand, 1999, 70 : 604 – 617.

167. O Nyren, IK McLaughlin, C Cridley. A Ekbom, et al. Cancer risk after hip replacement with metal implants: a population – based cohort study in Sweden. J Natl Cancer Inst, 1995, 87 : 28 – 33.

168. EB Mathiesen, A Ahlbom, C Bermann, et al. Total hip replacement and cancer. A cohort study. J Bone Joint Surg Br, 1995, 77 : 345 – 350.

169. T Visuri, E Pukkala. T Paavolainen, et al. Cancer risk after metal on metal and polyethylene on metal total hip arthroplasty. Clin Orthop, 1996, 324 : S280 – S284.

170. P Paavolainen, K Pukkala, T Pulkkinen, et al. Cancer incidence in Finnish hip replacement patients from 1980 to 1995: A nationwide cohort study involving 31651 patients. J Arthroplasty , 1999, 14 : 272 – 280; 2000, 15 : 136 – 137 (erratum).

171. H Berkel, DC Birdsell, H Jenkins. Breast augmentation: A risk factor for breast cancer? N Engl J Med, 1992, 326 : 1644 – 1653.

172. KC Brand. In: LR Rubin (ed). Biomaterials in reconstructive surgery. CV Mosby, St Louis, MO, 1483, 36 – 48; KC Brand. Do implanted medical devices cause cancer. J Biomater Appl, 1994, 8 : 325 – 343.

173. KH Kjoller, C Krag, S Friis. Silicone breast implants and breast cancer. Ugeskr, Laeger, 1997, 154 : 1744 – 1748. In Danish.

174. NM Walsh, JG Hanly, R Tremaine, et al. Cutaneous sarcoidosis and foreign bodies. Am J Dermatopathol, 1993, 15 : 203 – 207.

175. Mearl F Slanton, M Layard, A Tegeris, et al. Relation of particle dimension to carcinogenicity in amphibole asbestoses and other fibrous minerals. J Natl Cancer Inst, 1981, 67 : 965 – 475; Mearl F Stanton, M Layard, A Tegeris, et al. Carcinogenecity of fibrous glass: pleural response in the rat in relation to fiber dimension. J Natl Cancer Inst, 1477, 58 : 587 – 603.

176. JS Haringron. The carcinogenecity of chrysotile asbestos. Ann NY Acad Sci, 1991, 643 : 465 – 472.

177. TK Hei, CO Piao, ZY He, et al. Chrysotile is a strong mutagen in mammalian cells. Cancer Res, 1992, 52 : 6305 – 6309.

178. PJ Landrigan, WJ Nicholson, Y Stizuki, et al. The hazards of chrysotile asbestos: A critical review. Ind Health, 1444, 37 : 271 – 280.

179. US Department of Health and Human Services. Seventh Annual Report on Carcinogens, DHHS Pub. No. (PHS) PB85 – 134633, NTIS, Springfield, VA, 1444.

180. JC Barrett, PW Lamb, RW Wiseman. Multiple mechanisms for the – carcinogenic effects of asbestos and other mineral fibers. Environ. Health Perspect, 1989, 81 : 81 – 89.

181. TW Hesterberg, JC Barrett. Dependence of asbestos – and mineral dust – induced transformation of mammalian cells in culture on fiber dimension. Cancer Res, 1984, 44 : 2170 – 2180.

182. LE Lipkin. Cellular effects of asbestos and other fibers: correlations with in vivo induction of pleural sarcoma. Environ Health Perspect, 1980, 34 : 41 – 102.

183. A Chtirg, B Wiggs. Fiber size and number in amphibole asbestos – induced mesothelioma. Am J Pathol, 1984, 115 : 437 – 442.

184. L Bonneau, C Malard, H Pezerar. Studies on surface properties of asbestos. II. Role of dimensional characteristics and surface properties of mineral fibers in the induction of pleural tumors. Environ Res, 1486, 41 : 268 – 275.

185. Y Murai, M Kitagawa, K Matsui, et al. Asbestos fiber analysis in nine lung cancer cases with high asbestos exposure. Arch Environ Health, 1495, 50 : 320 – 325.

186. E Dopp, D Schiffmann. Analysis of chromosomal alterations induced by asbestos and ceramic fibers. Toxicol Lett, 1998, 96 – 47 : 155 – 162.

187. TK Hei, ZY He, K Suzuki. Effects of antioxidants on fiber mutagenesis. Carcinogenesis, 1995, 16 : 1573 – 1578.

第十五章 纳米粒子的机械性损伤

相对于化学性粒子，与生物组织的机械性相互作用是纳米粒子的特点之一，这是一种非化学粒子依赖性的相互作用。因此，在考虑纳米粒子的损伤作用时，就不能像对待化学性粒子那样，仅考虑其化学性作用，然而对于化学性粒子，仅考虑其化学性损伤作用是合理的，因为它们与生物体的反应基本上是化学性的。纳米粒子与机体组织和细胞的反应则既有化学性的，又有机械性的。纳米粒子或纳米器官可对微小或分子水平的生物组织施加异源性机械力。因此，在谈到纳米粒子的生物安全性时，就不可避免地需要谈及其机械危害性。

15.1　食入纳米粒子的机械性损伤

食入纳米粒子后，消化道受其机械性作用受到损伤，可能是一般的生物惰性物质，碳纳米材料如金刚石、巴吉球、巴吉管、活性炭、玻璃及金属等无生物活性物质对消化道造成损伤的主要方式。这些纳米粒子进入消化道的方式有各种各样。例如，珠宝研磨工作产生的金刚石纳米粒子可首先沾染人的皮肤，然后再沾染食物进入消化道；牙医用钻石在人的牙齿上打洞，可产生钻石纳米粒子，这些粒子可被食入消化道；可作为自杀方式吞入金刚沙；如今，对于那些从事钻石纳米粒子、各种类型碳及其他金属纳米粒子制备的人员，如不采用适宜的防护措施，纳米粒子进入消化道也是不可避免的事。这些具有强硬度的纳米粒子进入消化道后，消化道的自然蠕动可使之嵌入胃壁和肠壁，并且不断深入，直到进入各种内脏器官。这种微小的粒子可使各种器官产生无数微小的穿孔。这些微小的穿孔有可能导致器官的功能障碍，最后导致人体的死亡。对于小至纳米粒子尺度的体内异物的诊断上的困难，是可以想象的。对于这些粒子的清除也几乎是不可能的，无论外科手术医师的技术有如何之高。因此，对这种情况的处理，最好是做好防护，勿要食入。

15.2　吸入纳米粒子的机械性损伤

吸入纳米粒子可造成肺部严重的机械性损伤。人们很早就知道，具有研磨作用的粒子可增加上呼吸道疾病的发生率，有的粒子具有诱发肺部纤维化的作用，导致慢性肺病，最后造成呼吸功能的机械性障碍、衰竭而死亡。与纤维化相关的保健科学通常集中于对粒子的剂量、大小及其接触的时间。世界卫生组织抗污染条例规定，总悬浮粒子的浓度为 0. 23 mg/m^3 时，接触时间不能大于 7 天，否则就会危害健康。这对于纳米粒子显然不太适用，因为在同样的重量浓度下，纳米粒子的数量则远远大于传统概念的粒子。

微米级的微粒可以通过肺的粘膜纤毛上皮和细胞的防御机制，侵入肺实质，引起炎症反应。鼻腔的涡流可以使大于 2 ~ 5 μm 的粒子不能进入下呼吸道。较大的粒子靠惯性沉积于较大的呼吸道的分叉处（因为支气管分叉与气管几乎成直角，气流突然转弯，微粒的运动惯性使其难以随气流转弯），容易随气管内的粘液流动被排出。但如果用口呼吸，这些粒子就有可能被吸入下呼吸道。进入呼吸道的小于 500 nm 的粒子一般情况下仍然可随气流被呼出，但有一小部分可沉积于肺泡。许多实验也表明，在微米尺度上无害的粒子，在纳米尺度上是有害的。例如，260 nm 的碳微粒子引起的中性粒细胞性肺泡的炎症最轻，50 nm 碳粒引起者较重，而 14 nm 的碳粒引起者最重，在吸入这样的碳粒剂量为 0. 5 mg/kg 即可发生。这些纳米粒子引起的粒子反应由其表面效应支配。但在剂量足够大，超过肺的负荷时，较大粒子引起炎症的能力则与它们的单位质量或容积有关。

在矿业、石英、陶瓷及研磨工业，小于 5 μm 的游离硅粒子引起疾病的临界危险值（即最小的毒性剂量）为 2 亿/m^3 空气。这些粒子的 25% 将进入并沉积于呼吸道。在 20 世纪，未经过滤的工业尘埃中含有 20% 的粒径小于 1 μm 的粒子，70% 在 1 ~ 3 μm 之间，约 10% 粒子的粒径大于 3 μm。

15.3　纳米粒子与人体上皮的相互作用

纳米粒子与人体的机械性相互作用，包括对伤害感受器的过度刺激，由于与外界大气中纳米粒子相互作用所产生的过大的听觉和视觉能量密度，由于纳米粒子在穿过皮肤时引起的痒感，吸入纳米粒子时所引起的呼吸道损伤，对粘膜的物理性损伤，及其穿过相应上皮时诱发喷嚏，恶心和呕吐，在罕见的情况下，位于皮下或近皮部位的特殊纳米粒子产生的过多热量会诱发疼痛感觉，如红斑性疼痛病。但所有这些对机体的损伤在适宜的防护措施和操作规程下，似乎都不严重。下面我们所要谈及的将主要是较为严重的瘙痒，皮痛，异常性疼痛（allodynia），表皮压力性溃疡，以及纳米粒子的粘膜相容性和对肠蠕动的影响。

15.3.1 瘙痒

瘙痒是上皮的一种不愉快的感觉[1,2]，经常（并不总是[3]）使人们必须立即搔抓。这种难以准确定位的初级感觉冲动通常是由无髓 C 神经纤维通过脊丘束上传到丘脑和大脑的感觉皮层[4,5,6]。搔抓动作似乎是打断向脊髓传导冲动的节律，缓解痒感[5]。化学的致痒物质有组胺、木瓜蛋白酶[7]（一种植物酶），及刺激组胺释放的物质如缓激肽、神经紧张素、肠促胰激素及 P 物质等。有许多物理因素也可以引起瘙痒：皮质腺管的堵塞，如痱子、汗疹等；物理性刺激，如玻璃纤维性皮炎、接触性皮炎等。纳米粒子也可以通过物理性刺激导致化学致痒物质的释放。为了不引起皮肤瘙痒，首先纳米粒子的设计要使其表面无致痒性，这可通过其表面的化学处理达到目的。其次是要使其粒径小于皮脂腺管道，表面应尽可能平滑，使之对皮肤无或极少物理性或机械性刺激。在未来的纳米医学中，我们可能需要制备一些在皮肤内穿行的纳米机器人来诊断或治疗疾病。1 ~ 100 μm 的机器人以 < 1 m/s 的速度通过人体时的物理性刺激似乎是感觉不到的。但是，>1000 的纳米机器人同时穿过一个皮肤角觉感受器的接受场（10 ~ 100 mm^2）时，在高度敏感区如舌头和指尖，当速度大于 45 cm/s 时，就可以使具有痒感。这意味着皮肤对纳米粒子感觉的最低域值的数量密度为 10^3 ~ 10^4/cm^2，或覆盖皮肤面积的 10% ~100%。人类已有的疥癣皮屑的直径为 100 ~ 300 μm，可能是引起皮肤瘙痒的最小的‘机器人’。但这种瘙痒是由第Ⅳ型迟发型变态反应所引起而并非机械性刺激。由不运动的纳米医疗机器人引起瘙痒的可能性不能被排除，因为有实验表明，与之大小相似的玻璃纤维可产生机械研磨性皮炎。很显然，对于纳米粒子对皮肤引起的机械性瘙痒的原理及不同的纳米粒子是否可以引起皮肤瘙痒，还有大量的研究工作需要进行。

15.3.2 皮痛

现代的皮针技术，可以使其外径超过 200 μm（33 号）[8]而使患者并无明显的疼痛。许多微细针刺的感觉可能是由于针头的悬臂性运动而非针刺的本身所引起。中国医学常用的针灸针的直径约为 120 ~ 180 μm[9]，当刺入皮肤时很少有疼痛的感觉，实际上在很多场合，这种针刺可以起到镇痛的作用[10]。皮下静脉注射可能会引起液体流入静脉的感觉，其原因可能有①注射液与静脉血液之间的温度和粘性的不匹配；②由于局部液压的增加引起血管的轻度扩张；③液体的剪切张力；④在有些情况下可能由于药物的化学刺激[11]。

1 ~ 10 μm 的粒子或纳米机器人穿过皮肤时，对皮肤的刺将远远小于针刺，而且几乎没有所谓的“悬臂式运动”，因此可能很少或不产生疼痛。纳米机器人在注射时可自体产热，在化学上应是惰性的，纳米导管在直径大于 100 μm 时应采取辅助性镇痛措施。

15.3.3 异常性疼痛

异常性疼痛（allodynia）是皮肤对无害性刺激所发生的一种疼痛反应，包括纳米粒子诱发的皮肤触觉性异常性疼痛[12,13]、机械性异常性疼痛[14]、机械性痛觉过敏[15]和机械性感觉过敏[16]。机械痛觉过敏和机械性感觉过敏的一个例子是头发的弯曲就引起头痛的感觉。有实验表明，[17]，A 纤维触觉感受器纤维对单纤维刺激的中位域值是 207 ~ 1639 kPa，平均 744 kPa。对于 C 纤维，此值为 130 ~ 764 kPa，平均 411 kPa。因此，引起异常性疼痛需要 >1 atm。头发的毛囊神经的感觉场约为 0.01 mm^2，所以纳米粒子诱发异常性疼痛需要施加 >1 mN 的力于发根。正常情况下，这样的力似乎是不可能的。

食管扩张的感觉阈值是 ~2900 N/m^2，发生胸痛的扩张压则为 6100 N/m^2[18]，结肠、直肠的机械性异常性疼痛的阈值在大鼠为 1300 ~ 1500 N/m^2[19]。

15.3.4　表皮压力性溃疡

压力性溃疡通常是对皮肤组织长期机械性压迫所导致。压力、剪切力、摩擦力和潮湿的协同作用[20-21]，使局部组织缺血缺氧而发生坏死。如果不进行治疗，溃疡可呈进行性发展，累及皮肤深层，甚至达到皮下乃至骨组织[21]。需要长期接触和压迫皮肤组织的纳米医药设备往往带有外用固定设备、外用假体，或护甲等，必须具有能避免压迫性溃疡和与皮肤接触的内表面。分子分类转子可从设备与皮肤间的界面去除水分[22-23]、废气、皮肤分泌的盐类和其他有机材料。一个感受器指导下的能够动态地反映表皮组织的微环境的变构内表面能够积极进行机械性调节，使其下的皮肤得到足够的血液供应。一薄层轻微加压的氮气可被维持在设备与皮肤的界面腔隙，可大减轻剪切力和磨擦力。这可以从我们熟知的一些宏观的方法得到启示，如在手术等原因需要长期卧床时，水性递质可减少压迫性溃疡的发生。纳米设备的内面应使用与其所接触的组织具有相似的机械性质，对皮肤组织施加的压力应减到 1 psi[24]或 50 mm Hg 以下，同时应避免机械性钳夹。

15.3.5　机械性蠕动和粘膜相容性

医疗纳米粒子或机器人的机械运动有可能刺激不良的生物反应。例如，胃和小肠的粘膜表面含有机械性致呕吐感受器[25]，食管的机械性刺激[26]和肠机械[27]感受器的刺激可引起集团性蠕动，但腔壁的空腔运动的剪切力可以被控制在低水平而不致于引起恶心和呕吐。粗糙物质通过结肠或直接的机械性摩擦粘膜组织可引起结肠的蠕动[28-31]，但纳米粒子或纳米机器人的机械性活动也可以被控制在引起腹泻的阈值之内。这种阈值在人类还没有测定出来，但已经知道狒猴的空肠的集团蠕动的阈值 < 1000 N/m^2[32]，犬肠壁和猫科动物的小肠为 2700 N/m^2[33]，引起人食管集团性蠕动的扩张压阈值为 1500 ~ 1900N/m^2[33]，刺激鸡输尿管集团性蠕动的阈值为 770 ~ 9330 N/m^2[34]。有趣的是，来自咽部的机械性感觉冲动可抑制食管的蠕动[35]。纳米机器人的机械性活动不会引起蠕动，但可能引起肠表面粘液的分泌，如猫科动物胃粘膜的机械性刺激可使粘膜下腺体分泌的速率增加 1 倍[36]。在大鼠，胃十二指肠粘膜表面的粘附性粘液的厚度为 5 ~ 500 μm[37]。在肺中滴注颗粒性物质，包括惰性尘埃[38]，可引起肺泡吞噬细胞数量和活动的增加和粘液流动的加速[39-41]。自鼻腔至支气管的呼吸道的快速适应性受体对机械性刺激的反应是增加气道粘液的分泌，咳嗽和支气管内收缩[42]。实验表明，置于鼻腔的微粒子[43]和微管[44]促进鼻粘液流动，引起鼻窦炎。鼻咽部的机械性刺激增加猫气管粘液的排出量[45]。在微粒子直接触及的区域，纤毛的运动最强[46]。

15.3.6　纳米粒子组织穿透性和穿孔

一些医用纳米机器人为执行特殊的目的，必须能够通过皮肤或肠管的上皮屏障，穿过血管内皮，并在组织中游走而不引起微生物的感染和增殖，不引起与机械性外伤有关的水肿、淤血等损伤。这对于各种细菌、中性粒细胞、成纤维细胞和吞噬细胞，是一种通常的行为。如果病人有可能发生异常性疼痛，避免引起损伤，可避免感觉过敏。

15.3.6.1　上皮穿透：过去的研究[47]已经表明，微粒被动性经皮透入是微粒直径的函数。近来，有关的研究不断增多，例如，Tinkle 等[48]用激光共聚焦显微镜研究了死后人类皮肤对带荧光的粒子的选择性穿透作用。他们发现 500 nm ~ 1.0 μm 的粒子可穿透角质层，到达表皮，偶然情况下可达真皮（在此情况下，有可能被皮下淋巴组织摄取）。如果皮肤有松紧活动（像腕部皮肤），1 小时后 50% 以上的样品表现出穿透活动。Lademann 等[49]发现，防晒膏中 100 nm 的二氧化钛粒子可穿透皮肤毛囊，在毛囊中的粒子浓度小于 1%。但在毛囊间区域的最深角质层即使在重复应用的情况下也没有发现粒子的穿透；微粒仅发现于毛囊皮脂腺孔。

纳米机器人穿过人类皮肤可造成微穿孔。通过这些微穿孔，微生物和一些无用的环境物质进入机体，引起疾病。伴随大量频繁的上皮穿孔的病理情况包括由大量虱子穿透皮肤所引起的皮肤深层的色素沉着和脱色，及皮肤对螨虫的防御性的‘痤疮’[50,51]。在纳米机器人表面涂上亲脂性物质层，以封闭透皮时的穿孔，可避免这种现象的发生。但淋巴液和其他体液自纳米机器人所造成的穿孔中溢出体外几乎是不可能的。皮下组织间质的时间压力为0.8～5 mmHg[52,53]，平均为～1.4 mmHg。在最高压力和组织不会自我封闭的情况下，如果微孔的直径大于60～600 μm，内部液体可以克服液气界面上的表面张力而自孔隙中渗出。然而，大多数医用纳米粒子及他们所造成的穿孔应当远远小于这个直径，而且软组织能够堵塞任何微孔或将其重新封闭，除非给予其极大的牵扯力。

对于纳米机器人穿过胃、肠、或膀胱等衬以细胞紧密连接的上皮，可以给予同样的考虑。我们知道，出血和穿孔是胃十二指肠溃疡的两个常见并发症。溃疡下层的胃壁组织受胃酸和胃蛋白酶的消化作用可导致穿孔。5%的胃十二指肠溃疡患者可发生穿孔。穿孔后可引起腹腔及腹膜的炎症。炎症可以是化学性的和细菌性的，引起全腹突然的严重的疼痛。胃肠道中的气体向腹腔漏出，使腹腔中可有游离气体的存在，这种情况可见于约75%的病例[52]。正常的胃壁具有一富含碳酸盐的粘液层，紧紧粘附于胃壁上皮表面。纳米粒子穿过胃肠上皮所造成的微穿孔，破坏胃壁的防御机制，可使其下的组织受到胃酸和蛋白酶的消化作用而损伤，使穿孔扩大，最后导致传统的溃疡和穿孔。但在正常情况下胃肠粘膜的粘液层可以阻止胃肠内容物通过微孔。已有人注意到，10～15 μm的纳米机器人大小的粒子穿过小肠到达淋巴组织而没有并发症的发生。结肠中富有细菌，其微小穿孔有可能使细菌进入血流及其周围组织。即使在正常排便过程中，肠内微生物也可以进入血流，因此可以认为偶然的极其小量的微生物经纳米粒子所造成的微孔进入血流应当不会造成严重问题。虽然如此，还是应当采用亲脂性物质包被粒子或封闭手段以减少或避免微生物的入侵。大量的纳米粒子对眼睛角膜的磨损和穿透作用可造成视力的减退乃至丧失。按照Sano等[52]的研究，强大的研磨作用能够将角膜上皮层中的细胞去除，引起内皮下的细胞中线粒体的大量增加和纤维颗粒状物质向细胞内移行，因而导致进行性的视力丧失。

15.3.6.2 内皮穿透、淤血和水肿：纳米粒子注射入血管或淋巴管或由于纳米机器人依靠自己的动力可穿透血管或淋巴管进入组织或从组织进入血管和淋巴管。医用纳米粒子或纳米机器人透过血管或淋巴管壁进入组织可导致意外的病理现象，小如微小淤血或淤斑，大如血肿和广泛性出血，其严重程度可与丝状病毒引起的出血热相比[54]，甚至出现像化疗[55]或其他药物[56]外渗所造成的全皮层坏死。这些结果可采取措施加以避免，如细胞间的膜封闭方案及注意避免意外的细胞的机械性杀伤等。由组织向血管的反向渗透[57]或内向渗透[58]也可发生于纳米粒子的局部应用，如纳米活性炭吸附抗癌药进行腹腔化疗或淋巴化疗等，和组织中像细胞一样的纳米机器人穿过血管壁进入血液一样。在正常情况下，纳米机器人的渗透包括内皮间隙的增宽，渗透及间隙的封闭。这个过程可在几十秒内完成。如果内皮细胞间连接的间隙和正在穿过的纳米机器人的外表面控制在1 μm以下，那么血小板、红细胞和白细胞就不会自血管中溢出，因此能够避免淤血或出血。顶部具有传感器的变形针直接将纳米机器人导入预想的组织部位时，透皮注射可避免穿透血管，因而不会像20世纪的皮下硬针那样常常出现局部淤血。

虽然血细胞不会自血管内溢出，但血管内的蛋白及一些小分子物质则不可避免地会通过纳米粒子所造成的穿孔而外渗。这种外渗透最常见的病理现象就是血管与组织间的液体平衡的紊乱。假定在整个穿透过程中内皮与纳米粒子间的间隙等效于一个直径为100 nm，长度为10 μm，组织与动脉间的压差为0.1 atm，血液粘度为0.001 kg/（m·s），那么按照泊肃叶方程，通过每个渗透间隙的血浆液体最多为～40 m^3/s。假定在最坏的情况下，同时有10^{12}纳米机器人平行穿过10^{12}人血管树的内皮细胞，则可从血管内多渗出40 ml液体。总体液体漏出为0.5～1 L（约为人体总液量的1%～2%，血液量的9%～18%）。这个量远小于每小时的淋巴－血浆循环量，对于健康人是可以忍受的。但其耐受程度主要依赖于病人的液体状态（低血容量或高血容量）和心血管功能状态（如心脏对血容量的减少能否进行有效的补偿等）。因此，在进行与纳米机器人有关的任何医疗计划时，应对患者的健康状态及其风险进行充分的评估－没有任何一项措施是没有风险的。

纳米粒子或纳米机器穿透引起的血管漏出的特殊病症可能相似于：①液体潴留综合征[59]或特发性水肿，具有组织肿胀、疲劳、虚弱、头痛、视物模糊、腹痛腹泻、及纤维性肌肉疼痛[59]等；②少血浆容积综合征（相对的红细胞增多）[60]；③免疫治疗中出现的血管漏出综合征[61]；④其他一些全身症状[62]。但高原病患者全身水含量可由4.7%[63]改变至18%[64]，血细胞比容增高至62%以上[64]。严重慢性贫血的水肿患者全身水含量可比正常高出14%[65]。未经治疗的慢性肢体水肿[66]、临床上严重的水肿性充血性心力衰竭[67]和水肿性阻塞性肺部疾病[68]全身含水量分别可比正常高出13%，16%和21%。与此相比，对于纳米粒子的最坏的情况，即总体水分布发生1%～2%的改变，持续数十分钟可能不至于产生麻烦。血压降低9%～18%就引起昏厥也似乎是不可能的。在一项高压实验[69]中，暂时的50%的减压，即使动脉血压在20秒内自120/80 mmHg降至60/53 mmHg，也没有使健康的年轻成人失去知觉或发生明显的精神问题。在儿童身上进行的另一项关于不明原因的昏厥的实验[70]发现，从卧位到起立姿势，血压平均降低45/23 mmHg（收缩压降低40%，舒张压降低30%）。恢复时间需要27.7秒，而正常儿童则只需16.5秒。还有另外一项关于老年患者饭后低血压的研究[71]发现在进行口服葡萄糖耐受试验后，血压平均下降30 mmHg，只有一例患者有短暂的‘头轻’感觉，其他并无异常。在此需要指出的是，需采用纳米医疗手段的患者都不是健康的成人，所以这些研究资料外推用于其他人群时应当小心。在进行纳米治疗之前，应首先确定患者的健康状态。有幸的是，纳米粒子或纳米机器人治疗引起的血压改变比上述的那些情况少1～2个数量级。总的结论是由于纳米医疗机器或纳米粒子引起的暂时性血管穿透所造成的向外或向内的液体渗出都将是可以接受的，不会引起水肿、出血。患者对此甚至不会有明显感觉。虽然这种危险在实际上是不可避免的，但比传统所用的皮下穿刺针所造成的损伤还要小得多。

正常情况下有一些小分子蛋白可以从毛细胞血管壁漏出，其后由淋巴管吸收。淋巴管的阻断使蛋白不能回到到血液循环而长期存在于组织间隙，这可使组织的胶体渗透压增高[72]。当组织胶体渗透压达到与血浆胶体渗透压一样高时，血管就失去了保留液体的能力，因此有大量的液体进入组织间隙并在其中积聚，造成水肿。因此，必须注意避免血管和淋巴管的阻断。这种阻断可由于大量的纳米粒子的聚集所引起或由于几何形状的契合而被捕获于淋巴管孔或淋巴结中。

15.4　纳米粒子与血管的机械相容性

医疗纳米粒子或各种原因进入血管的各种纳米粒子可能长期存在于人体的血管内。这些微型设备可以一维、二维或三维阵列的聚集体形式存在，也可以是游离的单体，血管运动性的或是锚于血管内皮。所有的这些存在形式都必须与血管壁具有生物相容性，不能产生阻塞性的或破坏性的机械性血管病，不能引起血管通透性的紊乱。

所有血管和淋巴管的内表面都衬有一层由扁平的多角的鳞状上皮，是内膜的一部分（内上皮加上基底膜和弹力层）。其外是血管平滑肌。两层组织都受与其表面呈切线方向的剪切力并对其发生反应。这些力归因于：①整体血液的流动[73-76]；②压力波的传播所产生的正常的液体静压；③血管环形扩张所致的环形伸展和张力[76-78]。结果，这两层组织受到期同样的由静止的或细胞载动的纳米粒子所施加的机械力。血管硬度的增加，可引起收缩压和舒张压差进行性的增大，结果使血管性事件如卒中的危险性增加。Sprintz注意到，纳米粒子的穿透作用和存在于血管中的纳米粒子的另一危险是使血管壁变得脆弱，增加血管瘤形成的几率或直接破坏血管内皮。总之，血管内纳米粒子对血管乃至整个循环系统的影响是一个急需研究的课题。

15.4.1 流体剪切力

在流体剪切力较低的区域，内皮细胞（EC）的方向是随机的，但在剪切力高的区域，内皮细胞是按流体的方向延伸和排列的。体外实验中，预先适应于生理溶液剪切力的内皮细胞对局部剪切力发生缓慢的反应。反应可分为3个阶段[79]。第一阶段为EC对剪切力改变的起始反应发生于最初3小时，它们提高它们对基质及其相邻细胞间的附着力。细胞延伸而且紧张纤维和顶端微丝增多，细胞间连接增粗。反应的第二阶段，发生于6小时之后，EC重新排列，活动性减小，外周致密带缺失，更多的组织中心微管和细胞核重新定位于细胞的上流区域。12小时后为反应的第三阶段，EC胞体延长，按新的流体方向定向。张力纤维增粗增长，细胞间连接增高增粗，顶端微丝的数量和高度增加。这种反应产生一个新的细胞骨架结构，改变流体力作用于细胞及细胞内部和基质的方式[79]。

生理溶液的机械性刺激是局部内皮表型和功能的重要调节因素[80-84]。例如，暴露于流体剪切力的内皮，依流体流动的方向，经历细胞形变、重新排列和微丝网的重构。血管内或细胞内的纳米粒子可妨碍这种重构，如用nocodazol破坏微管所表现的那样。稳定的剪切层流，可使人前列腺素转运子基因上调。这种上调发生于转录激活的水平，而相似水平的涡流剪切力（非生理性刺激）和低水平的剪切力则没有这种作用[84]。调节剪切张力反应的详细分子机制还不清除，但细胞与细胞间的粘附部位可能是流体敏感部位。PECAM-1是在该部位发现的一种细胞粘附分子，有人提议[85]在可能的机械性反应机制中起作用。在狒狒髂动脉移植后，血流动力学增强4倍，也引起新生内膜SMC凋亡的增加[86]。犬静脉移植第一周期间血流量和流速增加，引起静脉外膜和中膜凋亡的增加[87]。

血管内皮固着的纳米粒子可降低剪切力的水平，因此有可能影响这种基因的适应性表达。持久生理溶液剪切力引起EC反应的大小范围为0.02~100 N/m^2，覆盖了自主动脉至毛细胞血管的剪切力[88,89]。对于静脉循环，内皮细胞对0.14~0.63 N/m^2 的剪切力发生反应[89,90]。血管中运动的纳米粒子在腔面附着时或由细胞携带以1 cm/s的速度游走时，至少可以施加40~200 N/m^2 或者更高的剪切力。这样的剪切力，如果由大量的紧密装配的纳米粒子朝向同一方向所施加，时程在于10^3s，则可以诱发受作用的内皮细胞群形态、方向和生理功能的改变。如果每个纳米粒子个体的这些力的方向是随机的，并且持续很短时间，则可以没有这些影响。纳米粒子的聚集体可以屏蔽剪切力对细胞的影响，如果时间延长，则可以使这些细胞逆转回未受剪切力作用时的表型并发生凋亡。与这种情况类似，在体外培养的缺乏剪切力影响的内皮细胞会迅速失去许多分化特征，变得不足以附着于人工的表面以对抗生理剪切力。一项研究表明，人工减小血流剪切力至接近外伤后的水平，24小时后局部内皮细胞的长度减小，含有较少的中心微丝束，并表现出缓慢的修复过程。

15.4.2 牵张力

内皮细胞可以包括凋亡的许多方式对静态的过度牵张发生反应。例如，由水静压性水肿引起的高压可引起毛细血管内皮细胞的凋亡[91]。在体内血管壁可对由于环形血管扩张的侧向牵张发生反应。例如，在一项实验[92]中，用小牛主动脉内皮细胞在柔性膜上种植以实现汇流。然后对此膜施加环形张力，周期1 Hz（0.5秒牵张，0.5秒松弛），持续0~60分钟。15分钟后，细胞中的腺苷酸环化酶（AC）、环磷酸腺苷（cAMP）和蛋白激酶A（PKA）活性比对照组增加1.5~2.2倍。但有6%的张力刺激没有引起活性增加。很明显，超过某一阈值的环形张力引起含有cAMP反应促进成分的基因的表达，激活内皮细胞AC信号传导通路。牵张对小牛主动脉内皮细胞阳离通道的激活作用可被10 μmol/L的$GdCl_3$抑制[93]。人脐静脉内皮细胞受3秒钟的脉冲式牵张表现细胞内Ca^{2+}浓度峰值的迅速增加，继之是一个长时程的缓慢内流。其原因是由于牵张引起的钙通道的开放，使Ca^{2+}呈双相性的进入细胞。Mn^{2+}也能通过机械敏感性离子通道，在对细胞进行机械性牵张后立即进入细胞内空间[78]。给予1 Hz的10%的环形牵张引起细胞内Ca^{2+}[94]、二酰基甘油[95,96]三磷酸肌醇[95,96]和蛋白激酶C

(PKC)[95]浓度增加。峰反应时间为 10～35 秒，经常持续达 500 秒。这些牵张也引起转录因子的激活，反应时间在 0.25～24 小时之间[73,96-98]。有几种内皮细胞激动素可被环形机械性牵张所激活[99]。环形机械牵张也对组织因子的活性具有调节作用，对不同组织来源的内皮细胞的作用可以不同[100]。含有可移动零件的纳米器官的物理和任务设计中必须对这些差异进行适当的考虑。

种植于硅橡胶膜上的小牛主动脉平滑肌细胞（SMC）受达 24% 的环形牵张后，各水平的张力都提高 SMC 的增殖[101]，尽管在这项实验中高张力（7%～24%）比低张力（0%～7%）的作用更强高度牵张的 SMC 呈与张力梯度垂直的方式排列，而低度牵张的 SMC 则呈随机排列。高度牵张细胞的 PKA 活性和 CRE（cAMP 反应成分）结合蛋白水平增加较低度牵张的细胞为多[101]。其他实验发现一些与刺激 SMC 增生相矛盾的结果：对人 SMC 1 Hz 1%～4% 的机械性牵张细胞内 PDGF 或 TNFα 诱发的基质金属蛋白（MMP）-1 合成[102]；用 0.5 大气压扩张隐静脉 SMC 促进细胞的凋亡[103]；正常生理水平的环形机械性牵张减少血管 SMC DNA 的合成，使 SMC 的增生处于低水平[104]；1 Hz，10% 的环形张力激活 SMC 的酪氨酸磷酸化及 PKC、PKA 和 cAMP 通路，反应时间在 10 秒至 30 min 之间[101,105]；0.5 Hz，20% 的环形牵张 6 小时诱发血管 SMC 凋亡[106]。

纳米粒子的聚集体有可能对血管形成屏蔽，免受正常情况下的环形张力，导致血管 SMC 的过度生长。在正常情况下这种生长由动脉搏动的节律性牵张所控制。另一方面，血管内纳米粒子聚集体可施加超出一定水平的环形机械性张力，可能足以增加 SMC 的增生，激活内皮细胞机械敏感性和牵张激活性离子通道，在最高张力水平伴随有细胞的重新排列及细胞凋亡。在设计纳米机器人的任务时，必须将这些因素加以考虑，以避免或减轻这种作用。

目前还不清楚大于千 Hz 的环形机械性张力能否用于血管运动性医疗纳米机器及这种使用会不会产生类似于或不同于上述低频环形张力的生物学效应——除了某些特化的机械性受体细胞如耳蜗纤毛细胞[107]、其他的毛细胞[108-110]和体感神经元[111-113]，因为许多机械性细胞刺激实验都是用低频刺激进行的。因此，还不能排除存在有尚未认识到的能被环形高频张力所引起的效应。但考虑到血管内超声技术[114-123]使用 10～20 MHz 频率[114-116]的安全性（只有不到 1.1% 的并发症，包括痉挛、血管破裂和导线的卡死等[117]），纳米医疗机器或设备的通讯装置所用的 kHz 或 MHz 的声波强度或电源供应不可能损伤血管的内皮细胞。有趣的是，相对高强度的血管内超声已被安全有效地用于心肌梗死[119]和支架术后再狭窄[122]，来溶解富含血小板的阻塞性栓子。

在侵入性管状设备的情况下[123]，这些设备可能需要对 SMC 增生进行控制[124-131]。在最简单的情况下，是释放特异的细胞激动素于类管状结构的内皮空间。这些因子包括那些已知的 SMC 增生促进剂[132,133]如低浓度的凝血酶（如 α-凝血酶）、PDGFs（如 PDGF-AA）、FGF（如碱性 FGF）、HBEGF（肝素结合表皮生长因子）和 TGF-β（转移生长因子-β），高浓度的血管紧张素Ⅱ、thrombospondin-1（牵张/紧张）、和已知的 SMC 增生抑制剂[134-140]如硫酸肝素、TGFβ 及一氧化氮、前列腺素、钙离子通道阻滞剂、鸟苷酸和腺苷酸环化酶激活剂、血管紧张素转换酶抑制剂、干扰素 γ、18-β-雌二醇、水杨酸钠、立体异构酶Ⅰ抑制剂 topotecan。注意这些促进剂或抑制剂对其他细胞的多方面的效应，应用之前必须认真考虑。成人动脉壁含有分化的和不成熟的 SMC[141]。为弄清 SMC 怎样处理同时到来的“分裂”和“不分裂”的信号，还需要更多的研究。

15.4.3 血管对支架的反应

对于可能长期与血管壁接触的纳米粒子必须具有与血管壁的生物相容性。一个良好的医疗类似物的例子是血管支架。支架是可变形金属圈或带有网眼的小管，可通过手术放置于狭窄的动脉，然后用 10～20 atm 压力使其扩张并插入血管，提供一个支架，使局部血管在长时期内保持开放。4 天之后，内膜中开始出现平滑肌细胞[142]。几个月后，支架完全被一层新内皮所包埋，形成新内膜，尽管在支架接触区域中膜受到压迫，平滑肌细胞萎缩。直径大于 10 mm 的血管可以避免狭窄，但小于 6 mm 的血管也是有可能的[143]。在组织学上，支架内的再狭窄几乎毫无例外地由新内膜的过度增生所引起[144,145]。这种增生在支架似乎比在气囊扩张术更常见。也更常见于具有较大长度和较小直径的支架或支架扩张不充分的情况下[146]。支架放置6～12个月后，有22～46的病例发生再狭窄[147]。有些情况下需要在第一个支架中放置第二个支架[148]。再狭窄的情况随使用的材料有所不同。在一项实验[149]中，在放于犬主动脉中的线网支架表面上，新内膜增生的厚度在金支架表面为83.9 μm，在不锈钢支架表面为103.9 μm，在聚四氟乙烯支架表面为115 μm，在硅有机树脂支架表面为209.6 μm，在银支架表面为228.6 μm。铜质支架引起血管壁的严重糜烂，明显的血栓形成和动脉破裂[149]。

有报道认为金刚石包被的支架是一种有希望的支架。支架的表面包被和质地可影响血小板、白细胞聚集和血小板的激活[150]。但所有这些设计离与血管壁的相容性还远远不够。例如，在放入犬主动脉内4～45周，然后进行组织学检查，显示中膜的萎缩、内膜形成（组织长入）和微血管的增殖在被覆的支架都较无被覆的支架明显。血管壁缺氧可能是细胞增殖的原因[151]。在缺氧最严重的主动脉细胞的增生程度最显著[152]。医疗纳米粒子的聚集可完全覆盖血管内皮，通过直接利用血液氧源控制其下组织的供氧量，能够实现对血管壁供氧量的精确调节。

纳米支架应当能够抑制由血管平滑肌细胞增生、移行和新内膜形成所导致的狭窄而不引起凋亡。例如，可能通过释放表面异构酶ISMC－增生抑制剂topotecan[153]，或使用其他相似的药物[154]。2002年，新一代的血管支架在欧洲经过实验后在美国问世。这种新支架利用相似的策略。这些新的支架浸有抗生素如rapamune（sirolimus或rapamycine）[155－160]或支架洗脱剂如paclitaxel（一种抗有丝分裂药，体外可抑制平滑肌增生）[160－165]，docetaxel（一种微管聚合剂，具有抗增生性质）[166]或taxane[167]。在一些病例，确实可消除再狭窄。其对再狭窄的保护作用甚至可持续到洗脱剂耗竭之后。其他浸润剂如重组人肝细胞生长因子（一种强大的内皮细胞有丝分裂促进剂）[168]可以通过使迅速内膜化而减轻新内膜增殖，由此可能避免再狭窄。可发出β粒子辐射的支架[169－173]可减轻管腔再狭窄但诱发边缘再狭窄（"包糖"效应[160]）和其他不希望的并发症[174]。

动脉支架也可能由于剪切力、接触生物材料和金属离子的释放激活血小板，触发血栓形成。这些触发因子在金刚石被覆的支架可大大减少，降低血栓形成和内膜增生的发生率[175－176]。药物（如地塞米松[154,177]）被覆的支架可减轻或消除炎症。

15.4.4 机械阻塞性血管病

如果纳米机器人的物理尺寸等于或大于毛细胞血管的直径（4～7 μm），则可造成机械堵塞性血管病。部位稳定的纳米设备的突出物突入血管腔如精细的能量器官，必须精心设计，避免几何性和增生相关性的血管阻塞。

对于高浓度并长期在血管中存在的纳米粒子，必须小心避免"交通阻塞"和局部栓子的形成。这些情况可造成某些特殊的血管的阻塞，物理性地阻断血液循环[178]。例如，导管栓子[179]为异物，必须自血管中清除。被动纳米粒子的纳米压积如果大于10%，可导致血液粘度的增加，堵塞血流和造成明显的体循环障碍。与此相比，红细胞的易变形性使他们能够离心成为100%的细胞聚集体，而硬化的红细胞就只能形成60%的细胞聚集体[180]。白细胞的变形性比红细胞要小得多，特别是中性粒细胞被激活后或是吞噬局部密集的细菌时[181]更是如此。大量白细胞的存在可引起白细胞阻滞[182－186]。白细胞阻滞是一种微循环的堵塞，尤其是在机械性介入疗法中产生手术外伤[187,188]和非预期的补体系统的无序激活[189]时。

置于循环中的任何表面都会有新内皮的聚集，导致血管的物理性阻塞。1963年Strump等[190]就观察到，一个4.5 cm的达可伦（聚对苯二甲酸乙二醇酯）血管移植物给予猪移植7天后，被完全内皮化，结果，有一小片方形达可伦悬浮于达可伦成形术腔的中央（并没有与成形术壁直接接触）。给犬移植后4周，也完全被内皮细胞覆盖。循环血自发性的内皮细胞化自此又被其他研究所证实[191－195]。

除非经过特殊设计避免这种现象，大的位置稳定的纳米机器人或纳米粒子聚集体的突出物，终究要被内皮细胞所覆盖。这种细胞可来自于邻近动脉或毛细血管内皮的移行，或血液中 $CD34^+$ 内皮细胞前体干细胞。这种干细胞可种植于纳米机器人或纳米粒子聚集体表面，然后分化成内皮细胞[195]。具有电场或直接向血流中释放葡萄糖的能量器官可吸引微生物和吞噬细胞，促进良性瘤生长和内皮化，增加血管阻塞的可能性。

15.4.5　机械破坏性血管病

某些情况下，医疗机器人或纳米粒子聚集体的物理构型和活动可破坏血管组织，造成破坏性血管病[196]。Owens 和 Clowes[197]指出，动脉损伤的严重性是决定最终病理生理反应的重要因素。他们基于损伤的组织学表现描述了一个分类系统[198]。Ⅰ型损伤没有明显的血管基本细胞构架的消失，虽然有内皮细胞结构的轻度改变并伴随有细胞粘附。例子有脂肪酸冲击，血流动力学因素和血流的紊乱。这些因素只引起已有的细胞结构的修饰。Ⅱ型损伤有内皮层的缺失，可在缺失面上诱发血小板粘附和血栓形成，但内弹力膜仍然完整，中膜很少或没有损伤。这种损伤类似于动脉导管及血管内操作，静脉移植体的制备，和颈动脉微丝诱发的内皮细胞剥蚀等。Ⅲ型损伤为跨壁性损伤，内弹力膜常常断裂，较大部分的中膜细胞被致死。在这种情况下，内皮缺失的部位有血小板沉积和血栓形成。炎症反应包括起于血管壁的内膜增生。这种损伤可见于自发性动脉切除及各种形式的血管外科修复和重建，如气囊扩张术、动脉内膜切除术和动脉切除术。纳米设备及其任务设计应当永远避免Ⅱ和Ⅲ型损伤，尽管在某些情况下是不可能的。破坏性血管病可分为溃疡性的，撕裂性的和冲击性的。

15.4.6　溃疡性血管病

宏观尺度的纳米粒子聚集体可由于对内膜组织长期的机械性压迫引起血管腔面的溃疡，类似于压迫性坏死或上皮的压迫性溃疡。症状似乎与坏死性血管炎相似（病因未知，但可能与自身免疫因子有关[199]）。长期的压迫可引起凋亡，例如，机械性牵拉可引起哺乳动物心脏细胞凋亡[200]，静水性水肿所致的高血压可引起毛细血管内皮细胞的凋亡[91]。另一项机械性溃疡的例子是 IUD 引起的子宫出血（非月经性子宫出血）[201]，虽然严格来讲这种溃疡并不在血管内。在这种情况下，是子宫内的设备引起子宫血管的反应，在邻近设备的周围的反应最为明显。这种血管反应包括血管的增多及退行性变伴随有缺损形成。这可导致间质性出血。出血主要是由于机械性张力所造成的机械性损伤。这种机械性张力是由 IUD 通过子宫内膜传导到子宫的血管网。

除一些罕见病例[202]，内置导管可依附于血管壁在时期内并无并发症。通常说内置导管应当在 2～7 天更换一次[203]是由于随时间的延长，细菌感染的危险性增加而不是造成血管的危险性增加。在涉及永久性和半永久性植入等长期医疗设备时，使其具有生物化的表面将进一步减少与纳米机器人有关的血管溃疡。在一项研究中，一个动脉支架放入雄性绵羊主动脉 6 周后发现与动脉有良好的结合而没有压迫性坏死。虽然在支架周围有异物性反应，在支架与动脉壁之间有机化的血块[204]。已知在几种情况下，有血管溃疡的形成，例如，慢性内置导管导致右心室前壁的腐蚀和破裂，产生附近的血管扩张性出血[205]，比传统的心脏压塞更严重。

理想情况下，必须长期与内皮保持紧密接触的纳米器官和纳米粒子聚集体应当采用相似于细胞外基质性质的机械相容性被膜。所有这些联动装置都不应当只具有免疫相容性而应当同时具有机械相容性，具有弹性或与其下牢固附着组织的机械相容性[206]。相容性设计包括：①环周相容性（测定心动周期中管径的变化，包括压力半径曲率[207]、动力学相容性[208]和机械磁滞效应[206]）；②纵向相容性（选定的血管段的弹性，包括任何局部的硬度[209]）；③管型相容性（成形导管与动脉之间弹性的不分离性，弹性能的储存和由于界面阻抗不匹配的搏动弹性能的丢失[210]）；④解剖相容性。缝合线解剖相容性不匹配，解剖超相容性区[211,212]局部过度的机械性牵张[213－215]，对血管平滑肌细胞和细胞外基质复制的环形牵张效应[214,217]，有相对顺应性的动脉和很少顺应性的金属支架[218]和组织支架之间机械性质之间的不匹配，已被认为可影响不闭合性[213]和假内膜增生[214-216]。较大的近中心的动脉比远端小口径动脉具有更好的顺应性[219]。由血流施加于管壁的剪切张力对于一段弯曲的血管两边的血管壁是不同的。这种牵张不在搏动性环形牵张张力相之内[220]。宿主动脉与成形器件间明显的顺应性的不匹配可促进内膜下组织的增生[211]。

15.4.7 撕裂性血管病

在血管内自由漂浮的纳米机器人个体或者或血管内运动的个体设备或纳米粒子的聚集体偶然情况下可刮伤、擦伤和凿伤血管的腔面，引起局部内皮的部分或完全丢失，导致机械性血管炎或毛细血管炎的形成（Ⅱ型损伤）。因为血载纳米机器人的典型尺寸与内皮的厚度大致相当（0.2～2.0 μm[221-224]，对中膜的Ⅲ型跨壁性损伤是不可能的。大鼠内皮的更新研究表明：①损伤的内皮3小时内[225]可恢复的面积约为一个细胞大小（1000 μm^2）；②每天的自然损失率大约0.1%内皮细胞面积（1 μm^2）[226]；③稳态血管剥蚀面积为0.125 μm^2/细胞[227]。平滑的纳米粒子或纳米机器人外壳没有尖锐的边缘和突起、没有层流边界效应和血液低流速的条件，可以保证即使在最高纳米粒子压积（与血流一致）的情况下，在人类血管中也不会发生严重的磨蚀性损伤[228,229]。自由漂浮的纳米粒子撞击血管壁（假定没有脱露）只产生很小的剪切力（约在 $<0.1\ N/m^2$ 量级）。这个数值小于通常动脉和毛细血管可遇到的正常血流1.0～2.6 N/m^2，在静脉可遇到的0.14～0.63 N/m^2 的剪切力，但足以引起较小的血管内皮反应。假定血液最大流速为1 m/s，根据方程 $X_{scratch} \leqslant (\rho L v^2)/(2q^2\sigma_{tear})$（米），即使在动脉最大涡流情况下，粒子对血管壁的撞击也只产生无害的亚微米凹槽。但已有实验在大鼠主动脉观察到，天然内皮细胞损伤1%～18%，可能由于内皮糜烂所引起[230]。用声压为～10^6 N/m^2 的MHz超声造成培养成纤维细胞单层（模拟血管内皮）糜烂，可由于微泡（粒子）对照物的存在而加重[231]。以大于110 mmHg的声压和高于25 ml/s的最高流量将类结晶的cardiopledgic溶液注入犬心脏，可提高对血管内皮和心内膜的机械－物理性损伤的发病率[232]。其他不常见的情况是吸毒者自静脉自我注射含有微结晶纤维素（填充剂）的片剂，可产生大量的微结晶纤维素性栓子、血管内异物性肉芽肿、肺实质的局灶性坏死和致命性血管损害[233]。这些实验结果表明，纳米机器人或纳米粒子在血管内仍有引起严重机械性损伤的可能性，在纳米技术的生物安全性中必须考虑纳米粒子对血管的机械性损伤。单独的内皮摩擦并不能刺激新内膜的增厚[234]，但不可避免的会涉及一些内皮细胞的损失[235]和其他的生物反应。例如，对培养的内皮细胞进行机械性的搔抓，由于浆膜的破坏，在5分钟内可引起生长因子的释放，且至少在其后的24小时内持续不止[236]。在血管切割的情况下，一段内皮被剥离下来，其创伤常常较深而进入中膜，形成一个内膜片，限定真或假血管腔的区域[114]。有时这可动脉壁膜内血肿[114]。用刀片造成内膜机械性损伤30秒内可激活细胞外调节性激酶，释放成纤维细胞生长因子（FGF-2），后者依次再引起内膜增生[237]。用分子选择性转子吸收细胞激动素，促进其增生的信号可被抑制。但是剪切力诱发犬动脉内皮的剥落似乎至少不发生于低200 N/m^2 的剪切张力[238]。红细胞与血管壁的碰撞在内皮细胞剥脱中的作用刚开始被认真地进行研究[239]。

15.4.8 振荡性血管病

纳米粒子在体内可能会聚集成具有宏观尺度的多聚体。当病人受到明显的外界撞击或震荡时，小量的体内的纳米粒子聚集体可脱离它们的正常运行规道。在具有宏观尺度的纳米聚集体时，可有如下的危险性。首先是来自外部的突然的机械性压力，可以改变细胞的功能，特别是脑组织细胞[240]。例如，对传导到脑血管内皮的振动能测试发现经受 $\Delta P = 1.2 \sim 10$ atm，频率为200～500 Hz的压力波的内皮细胞导致人脑微血管内皮细胞（HCME）立即失去正常时抑制活性血小板粘附的能力。低于 $\Delta P = 6.5$ atm的压力波被定义为非致死范围[241]。非致死性振荡性外伤也能引起HCME产生炎症性细胞激动素 TNF - α 和 IL - 1β[242]，改变 HCME 对细胞激动素诱发的 ICAM - 1 上调作用的反应，尽管氧自由基清除剂可使正常反应恢复[243]。

第二是存在有这样的可能性：突然的来自外部的对组织的压力能够推动宏观尺度的纳米粒子聚集体穿过软组织，造成组织穿透和穿孔或其他严重的机械性外伤。密度超过生物组织的聚集体在强大的加速度的作用下，产生像推动明胶通过金属线滤器那样的作用。医学文献中与此相关但仅仅是粗略类似的报道包括：①腕动脉糜烂、血栓栓子、手指贫血和由手掌玻璃性异物所造成的皮肤坏死[244]；②冠状动脉血管内超声加重的钽环支架损伤[118]；③锁骨下导向心脏的导管引起心脏的穿孔[245]；④冠状动脉旁路移植术中的肺动脉导管引起右心室穿孔[246]；⑤ICD 片移行和穿入右心室腔[247]；⑥支架倾斜移行穿过主动脉，3 年后产生 7 cm 的假动脉瘤[248]；⑦导管引起肺动脉破裂（一种已充分认识的介入性监测的并发症，经常导致致命性出血）[249-251]；⑧股动脉插管外伤引起血肿，股血管的动脉瘤和动静脉漏[252]；⑨中央静脉插管引起的医源性锁骨下动脉损伤[253]；⑩反复长期的静脉插管导致狭窄（假定是由于血管腔的机械性损伤）[254]；⑪高压注射损伤引起炎症和异物性肉芽肿反应，进行性发展导致坏死[255]；⑫过度牵拉造成动脉的撕裂[256]；和⑬可能的自发性的冠状动脉切割（动脉壁因机械性原因而失去功能）[257]。

再者是来自外部的突然的压力，可使相邻的纳米聚集体相互发生物理性接触，引起严重的结构损伤或产生机械碎片。当纳米设备的装配密度增高时，这种危险性就随之增加，尤其是在其撞击的轴线上。给予足够大的力或者机械性打击，特别是当这些纳米装置邻近骨骼或其他的相对不可压缩的组织或材料时，纳米器官及一些较为疏松的纳米聚集体就会被挤压破碎或被撞击破碎。这在造成组织损伤的同时，所产生的碎片则造成与前述的相似纳米粒子所引起的损伤。医疗文献中的一些相关事件包括：①施加于支架上的外部压力引起过早狭窄[258]；②管状成形术中跨腹腔腾氟龙支架突破性入腹腔[259]；③强烈跳动的心脏击走心包引流导管[260]；④正常使用的 Hickman 导管的破裂和栓塞[261]；⑤内驻导管折断，其远端部分栓塞右心室流出道和主要的肺动脉，几乎导致心肺功能衰竭[262]；⑥一个接受心导管的患者进行较强的锻炼由于外部对导管的挤毁造成栓塞，虽然并未产生症状或并发症[263]；⑦内驻静脉导管导致血管漏出[264]；和⑧其他导管折断和栓塞[265-268]，其中一例导致心脏骤停[269]。

15.4.9　纳米聚集体减少血管通透性

覆盖毛细血管腔宏观尺度面积的纳米粒子聚集体[123]可降低血浆液体的正常流动[270]，其他的物质则通过超滤作用而离开循环。血浆水的流动可清除来自细胞外组织细胞周围空间的废物。这种功能由于血管内皮的被覆盖及血流的障碍所减弱，除非这种聚集体可使液流过或绕过其本身。许多血管活性物质需要相似的药物运输，不管是自身存储的或自血液中吸收并储存起来的，并有一定量或以其他方式到达血管表面之下。例如，以间接测定的健康非妊娠妇女血液中一氧化氮的浓度为 ~3.4 ±2.1 μmol/L 或 10^{-7} g/cm^3[271]。如果由于纳米聚集体的存在减弱了这些纳米聚集体的机械运动，纳米粒子聚集体也应当具有搏动性运动以替代像运输淋巴液那样的蠕动性运动。

15.4.10　非封闭性的血管内阻塞

在有些用途情况下，肯定要使外部物体进入血管腔，如精心设计的能量器官的附属电源和能量输出突起部分、通讯纤维网、临时或永久性的纳米导管、支架和纳米聚集体的腔面外膜包括类管状系统[123]。纳米尺度的电缆、电线和其他纤维状设备突入血流可引起红细胞溶血。与此类似，强行挤压活细胞通过微孔刚性滤器可破坏细胞。在红细胞通过小动脉和毛细血管内的血小板和纤维蛋白所形成的血栓时，红细胞可被其中的纤维索撕成两半[272,273]。溶血性贫血可以是由外周微血管中的微血管病性纤维蛋白索所产生的机械剪切力损伤[273-277]。内驻材料的脱落物或其本身的移行可阻塞关键的血管结构，引起明显的病态或死亡。

未经过适宜的工程制备的内置外源性物体所产生的机械性张力可能成为炎症、感染或钙化的核心，最终导致动脉硬化斑的破碎[278-280]或增长[281-286]。但是，血管的血小板/白细胞粘附和 SMC 的增生容易被抑制[287]。而且，长线状犬恶丝虫可达犬肺动脉的全长，在血管中的慢性存在并不引起直接与血流相关的病理性结果，虽然有相当程度的血管损伤[288-292]。这种现象提示有可能设计出具有近长期的生物相容性和机械稳定性的内置纳米系统，可能的途径包括实际的[292]或生物模拟的内皮再生机制。有趣的是，动脉瘤的血管内线圈阻断（铂质线圈永久地置于动脉瘤袋内）似乎在临床上可被良好地耐受[293-295]。

15.5 细胞外基质和组织细胞的机械相容性

纳米医疗系统与细胞外基质（ECM）的作用主要在两种情况下发生。首先是在纳米机器人通过组织的时候作为运动的结果对细胞外基质纤维施加非破坏性力。再者就是在通过细胞丰富且装配紧密的组织或在进行宏观的外科手术时，需要首先用纳米医疗系统将其切断，然后再将其再连接。其重要性在于，组织细胞与它们所接触的所有基质简单的分离[296]，及细胞形态的物理性改变[297]可引起实验性的细胞凋亡。机械敏感性离子通道也可能引起细胞移行[298]。这里的简短讨论首先考虑与 ECM 具有物理性连接被机械性破坏的细胞对力发生反应阈值及这种破坏可以模拟的与 ECM 的机械性损伤有关的已知疾病。最后考虑在纳米机器在组织内穿行时，病人感知所需的力的大小阈值。许多其他有趣的但高度专业化的机械相容性问题如机械性流体在脊椎动物胚胎发育过程中的左右不对称性的产生中的作用问题[299]，已超出本书的范围。

15.5.1 生物学反应的力的阈值

机械性张力可通过细胞骨架、细胞外基质及传统的信号传导分子间的各种连接，以激活或调节信号传导通路的方式，调节细胞的功能[300]。施加于细胞外基质的振动力或拉力，被传导到附近组织细胞质膜面局部的粘附点和附着点。细胞外基质-细胞骨架间的耦联通过跨膜结合蛋白而发生，较相似的跨膜 E-cadherin 耦联具有更强的机械强度[301]。在组织细胞表面，简单的浆膜牵拉，或与细胞膜相联系的细胞骨架成分张力的增加就可以激活膜上的门控性离子通道[302,303]。机械紧张性变形可调节关节软骨骨细胞[304,305]、气管[306]和血管[307]平滑肌细胞、初级星形细胞和胶质瘤细胞[308]、神经元[309]、声感细胞[298]、内皮细胞[93]，甚至还有前列腺癌细胞[310]的形态、代谢和激活。液流的尖部和机械性尖刺可诱发大鼠肌细胞[311]和神经元[309,312]的机械敏感性。在细胞和细胞外基质间，由微吸管对含有结合蛋白的点状局部粘附复合物所施加的机械性拉力，可导致这些结构的装配并延长成条状机械性接触。这样局部复合物就作为细胞的机械感受器，展示有对施加于局部的力发生反应的定向装配[313]。对机械性张力的反应可在数年之内发生[314]，也可迅速发生于数分钟[311,315]甚或数秒钟[308,316]之后。

机械性张力的化学性传导也已在正常负荷情况下的骨细胞进行定量研究。小于 0.05% 的线性张力没有激活作用；0.05% ~0.15% 之间的机械性张力维持正常骨质；大于 0.15% 的机械性张力激活成骨细胞使骨质增加[317-319]；大于 1% 的线性张力引起成骨细胞形态的改变为成纤维细胞样[320]。例如，鸡成骨细胞受到 1.3%，0.25 Hz，动力学空间均匀的双轴性张力 2 小时，出现 osteopontin 表达的增加。张力开始后 9 小时这种增加达到最大，为未受张力时的 4 倍[321]。培养于硅膜上的分化的机械敏感性小鼠足细胞（球细胞）受到 5%，0.5 Hz，双轴环形张力 3 天，引起细胞体的缩小，细胞突起变细延长，肌动蛋白细胞骨架的可逆性重组，放射性张力纤维的形成和横向张力纤维的消失[322]。15% 的表面-表面张力施加于关节软骨 ECM 触发软骨细胞高度减小 17%，容积减少 11.4%，软骨细胞核高度减少 8.8%，容积减少 9.8%[323]。

在不同的细胞引起生物反应所需要的力值的范围为0.08～400 pN。在这个范围内，机械敏感性几乎是各种细胞的普遍共性[311]。有一些生物反应似乎发生于这个范围的低限。例如，当在体外用激光镊对单个骨和软骨来源的细胞施加0.7 pN 的力时，可观察到细胞内钙离子的立即增加。这种现象已在人源性的成骨细胞上观察到。施加于细胞的不同区域可引起细胞的不同反应[324]。这种反应可由于钙离子通道阻滞剂尼非地平所抑制[324]。在鼠股骨来源的成骨细胞，对于相似的负荷发生反应而钙离子水平增加的水平较低。在初级软骨细胞和骨细胞系，这种反应则完全缺损[324]。当受到～1.2 pN/μm^2 的液体剪切力时，骨细胞也会表达一些蛋白质。这种表达也被细胞内钙螯合剂或钙耗竭剂 thapsigarin 所抑制[325]。在分离的鸡骨细胞（机械性感觉细胞，可将机械性信号转变成适应反应所需要的调节生化骨代谢的刺激），机械性剪切张力足以引起前列腺素 E_2 的急性释放。这种现象可被0.7 pN/μm^2，5 Hz 的脉冲性液流于10 分钟内诱发[326]。有报道这种现象也可被几种抑制剂所抑制[326]。神经球用光镊以 pN 水平的力进行处理不对浆膜造成损害，但刺激机械诱发的，膜通道介导的钙离子自胞外向胞内流动[327]。

组织可耐受更高的纳米机器人或纳米粒子进入组织或穿透细胞时所施加于细胞间质的力，而没有细胞外基质的反应。因为在每个体内正常的运动性细胞经常对其施加这种更高的力。例如，变形疟原虫的粘附力强度为100～1000 nN[328]，在约1000 μm^2 的接触面上的瞬间粘附力值为100～1000 pN/μm^2[329]。运动中的成纤维细胞可施加的张力为165 nN[330]或1 000 pN/μm^2（1 000 N/m^2）。T 细胞与靶细胞间的粘附力为1 500 pN/m^2[331]。活细胞可对其所粘附的局部 ECM 施加5 500 pN 的恒定张力[316]。前述的数据提示对纳米机器人操作时所施加的力，人组织细胞发生生物学反应的阈值的绝对力可能约10 pN，剪切应力约1～100 pN/μm^2，细胞膜线性张力约0.1%。由于诊断或治疗目的，必须施加超过这些阈值的力时，可用各种各样的抑制剂来抑制异常的反应[78,315,309,304,327,298,322,307]，但为了获得明显效果，必须使其浓度达 μmol/L 或 mmol/L 水平。

最近用椎实螺属神经元进行实验[332]，所期望的机械性敏感性通道处于开放状态的几率结果正比于膜的紧张度，和不期望的许多通道在体内似乎对机械性刺激不敏感的结果，都已被发现。不能在具有丰富的离子通道的在体细胞诱发机械性的内流，提示在正常情况下，通道可能处于被保护状态，只有在细胞膜（‘皮层’细胞骨架）受到外伤的情况下，才不能防止机械性刺激传导到膜通道。作者称之为‘机械性保护’或‘易变性机械敏感性’（已知对于培养的软骨细胞，必须从外部施加大于0.5 MPa 的负荷，才能防止其细胞骨架的 vimentin 成分免于解体[333]）。如果这些结果能在人体细胞得到证实，则能说明原位组织细胞可免于对纳米机器人发生生物反应，纳米机器人或纳米粒子在穿过过程中，只对它们的表面造成非破坏性的机械性张力。

Zhang 和 Hamill[334] 也发现，用吹胀、微吸和局部压痕等方法对爪蟾卵进行机械性刺激甚至达细胞膜损伤的水平，也没有激活机械敏感性离子通道。作者将其归因于膜几何形态的改变（如来自表面长1.4 μm，直径0.12 μm，密度6～7/μm^3 的微绒毛缓冲膜[335]），对机械性刺激具有缓冲作用。这就引起了细胞膜片和整个细胞机械敏感性相矛盾的问题。动物细胞具有富余的胞膜面积（与正好覆盖其容积的圆球相比），可以缓冲由机械性刺激引起的双层膜的张力。Owen Hamilll 在一篇个人通讯中写道：对于纳米机器人的情况，具有这样的特殊问题，如果机器人在细胞局部施加的力超过了双层膜的弹性限度，我将假定，纳米机器人将不太可能对整个细胞产生施加张力。例如，当机器人腿深入双层膜的暴露部分时，可能发生局部的改变，牵张一片细胞膜，正像在用膜片钳吸管抽吸所发生的情况一样。

15.5.2　细胞外基质蛋白的机械性损伤

由医用机器人所引起的不可纠正的细胞外基质的损伤可比拟于几种人类疾病中的任何一种。例如，肌萎缩可由穿过浆膜界面细胞内和细胞外骨架结构连接错乱引起[336,337]。纳米机器人或纳米粒子所诱发的细胞基质的损伤在症状上类似于囊性纤维化（CF）（也引起基质的降解[338]），尽管CF是一种与氯离子通道蛋白的缺损相关的一种遗传性疾病而不是机械性损伤的本身。纳米机器人或纳米粒子可切断细胞间的联系，产生类似于某些与桥粒有关的遗传性疾病[339]或肿瘤细胞破坏正常组织结构[340]。结缔组织的疾病和机械性组织异常的范围很广[341,342]，包括自发性动脉割裂[343]，皮肤的穿孔性疾病[344]和基质的遗传性疾病[345]，尽管这些遗传编码的错误并不是于外源性的机械性损伤。上皮与间质组织间的相互作用被阻断后，毛囊的生长被延缓[346]。在高张力的动脉肩部区域的动脉硬化斑中，甚至细胞间质的软弱可引起纤维性覆盖物的断裂[347]。所有这些形式的损伤可通过合理的设计而避免。对细胞外基质造成损伤的特异性力和持续时间阈值应由进一步实验来确定。纤维化是组织损伤的结果，其特征是过多的胶原和其他细胞外基质成分的堆积，导致正常组织结构和功能的丧失[348]。如果设计不够精心，运动的被覆纤维的机器人或纳米粒子可在细胞外空间造成人工纤维，导致类似的正常组织结构的中断。

15.5.3 对穿组织运动感知的尺度和力值阈

直径小于100 μm的纳米机器人的穿组织运动不可能引起可感知的感觉，只要避免对神经细胞的物理性刺激，通过组织的路线不产生扩大或错位的周皮组织容积（如通过直接的机械性扩张或间接的水肿）。扩大或错位的周皮组织容积可引起：①激活皮肤的压力或振动感受器，牵张性受体或皮肤的触觉感受器。每一这种感受器都与它们最邻近的另一感受器相距500～3000 μm；或②激活血管牵张感受器和压力感受器。已有报道[349]，肾小管中大量不溶性结晶（与纳米机器人大小相近）可能引起疼痛。但可运动的生物细胞如中性粒细胞（随机运动系数（1.6～13.3）$\times 10^{-13}$ m^2/s）[350]、T细胞[351]、树突状细胞[352]、成纤维细胞（穿组织运动15～55 μm/h）[353]、生血始祖细胞[354]、人类干细胞[355]、脑巨噬细胞[356]和组织巨噬细胞[357]（直径可达80 μm）通常往来返回于人类组织，人类却完全不能感知，没有疼痛。虽然这种运动的速度很低，但提示纳米机器人的设计完全可做到其穿组织运动不引起机体的感知。

由大小L＝100 μm，以速度v＝100 μm/s穿过密度$\rho = 1000\ kg/m^3$和粘度$\eta = 10^{-3}\ kg/(m \cdot s)$的基质的单个纳米机器人产生的惯性和粘性剪切力分别为$P_{inertial} = F_{inertial}/L^2 = \rho v^2 = 10^{-4}\ N/m^2$和$P_{viscous} = F_{viscous}/L^2 = \eta v/L = 0.001\ N/m^2$。两项数字都远低于食管壁扩张期间的第一感觉的阈值约2 900 N/m^2[18]或灵敏度测试的最小表皮刺激阈值2 000 N/m^2或活细胞的剪切应力激活阈的1 N/m^2。但多于1000的直径100μm的纳米机器同时穿过一个皮肤感受器的感受场（1～1000 mm^3，假定深度为1 mm）就能引起一些生物学反应。多于10^6的这样的纳米机器人通过同样容积的组织，就会引起病人的感觉。粘性压与长度L成正比，因此对于1 μm的纳米机器人被感知的数量密度阈值可高达10万到1亿/mm^3，但这些数字只是很粗略的估计。这些问题的解还需要进行直接的实验研究。

15.6 非组织细胞的机械相容性

纳米机器人与非组织细胞的机械相容性，因为这些细胞在人体内大量存在而显得非常重要。据估计，不引起人体健康的损害的纳米机器人所造成的最大细胞损伤率，对于红细胞为0.3细胞/纳米粒子或纳米机器人/天；对于血小板为0.2细胞/天；对于白细胞为0.03～0.2细胞/天。本节内容简短讨论纳米粒子或纳米机器人与3种主要的非组织细胞，即血液中的红细胞（RBC）、白细胞（WBC）和血小板（PL）的相互作用及可能的作用机制。对于纳米粒子与大多数人类细胞具有共同特点的细胞糖萼及细胞内成分的机械性相互作用，则放到此后的章节讨论。

15.6.1　与红细胞的相互作用

仅发生于纳米粒子和纳米机器人之间的可能的机械病理性相互作用，可能包括纳米粒子或纳米机器人诱发的溶血、红细胞膜波动的意外改变和正常红细胞聚集体的破坏。

15.6.1.1　溶血：血流中红细胞遇到过多的机械性力[358,359]会发生血管内溶血[272]，使细胞受损或破坏。这种类型的溶血的特点是可检出红细胞碎片和称之为‘裂细胞’的不规则收缩的细胞。裂细胞见于所有的‘碎片综合征’，可有头盔型的、三角形的、锯齿状的、新月状的或微球状的形态。这些形态发生于机械性外伤引起的细胞受到振动切力之后。此时被撕裂的细胞膜将残余的血红蛋白重新包封。裂细胞的刚性相对较强，不能忍受循环的血流的冲击，不久就被破坏。如果从解体的红细胞释放入血的血红蛋白超出血粘蛋白的结合能力，则就会有过多的血红蛋白通过肾脏丢失而出现于尿中，即血红蛋白尿。

红细胞碎片性疾病通常出现于3种临床情况下：①心脏或主要动脉中发生迅速的涡流时。这种涡流可由人工心瓣膜[360-362]、狭窄的动脉[363,364]、主动脉狭窄和动静脉漏等；②长期剧烈运动导致血流速度的增加如行军性血红蛋白尿及游泳性溶血等；③许多后天获得性小血管疾病如多发性微血管病包括溶血性血尿综合征、惊厥和脉管炎。这些微血管病通常涉及不同程度的血栓形成或弥散性血管内凝血[272]和各种红细胞病。血栓形成凝血细胞减少性紫癜的碎片综合征显然是由于红细胞在穿过小动脉和毛细血管中的血小板-纤维蛋白性栓子时受到切应力作用所引起的，尤其是在肾小球附近，红细胞可被纤维蛋白索撕为两半[272,273]。溶血也可发生于静脉注射低张溶液或蒸馏水之后。在这种情况下，红细胞肿胀，变为球形，最终发生破裂。因此，临床上用于注入人体的溶液都必须与血液等张。血液涡流产生的溶血性贫血也可见于静脉曲张情况下，如腹内脐静脉的曲张引起胎儿的裂细胞性溶血性贫血[365]。

经典的冲击性溶血或者行军性血红蛋白尿[332]见于马拉松赛跑运动员，但也有见于武术[367,368,387-389]、篮球[385]、气健舞蹈[272]和击鼓[384-386]等运动员。长距离游泳比赛时，可见有轻度的血管内溶血[390,391]。虽然在这些情况下非机械性因素也可能起有作用，但一般认为其主要损伤是由机械性的撕裂作用所引起。一个体重为10^3 N的赛跑运动员，他的落脚力量分布于100 cm^2的区域，对机体组织产生临时超压10^5 N/m^2。这一数值远远超出红细胞剪切张力的150～250 N/m^2的限度[392,393]。自由漂浮的机器人的剪切力在小于0.1 N/m^2的量级。血管内运动的或支架样纳米粒子聚集体能够施加10^2～10^3量级的力，只表现出较小的机械性溶血的危险性。通常的支架球充气力和短暂的纳米机器人振动所施加的力可大于10^6 N/m^2。在这种情况下至少存在着潜在的溶血危险性。人的手置于120 Hz，250 μm的振动场中，产生贫血性的振动性手指苍白，伴随血浆血红蛋白浓度和血液粘性的增高[394]。

纳米尺度或亚微米尺度的电缆、电线或其他纤维状的物体突入血流可以直接引起红细胞的溶血。强行挤压活细胞通过微孔刚性滤器可破坏细胞。在红细胞通过小动脉和毛细血管内的血小板和纤维蛋白所形成的血栓时，红细胞可被其中的纤维索撕成两半[272,273]。溶血性贫血可以是由外周微血管中的微血管病性纤维蛋白索所产生的机械切应力损伤[273,277]。裂细胞（重新形成的细胞碎片）的存在于血液中的数量似乎与血管中纤维蛋白沉积的程度有关[275]。中度的裂细胞血症常见于器官移植后，没有明显的临床症状[395]。以每1 000个红细胞中的碎片红细胞的数量百分比进行计量，人在轻度裂细胞血症的血液含有0.1%～1%的裂细胞[395-397]。裂细胞计数1%～2%时被考虑为中度[395-397]。在大于2%时临床上视为严重的裂细胞症[395]。外科大手术后2小时内，裂细胞计数可达6%[397]。输血后可达10%[397]。脾切除患者可达35%[397]。在1万亿剂量下，纳米机器人溶血每日可达红细胞总量的1%，或大约0.25个红细胞/纳米机器人-天，应能为人体所良好地耐受。机械性溶血所造成的贫血在有些情况下可用红细胞生成素进行缓解或治疗[398]。金刚石[399-401]、石墨[399]、和铝粉[399]等材料引起机械性溶血的发生率近于零，虽然自由铝离子可以引起溶血[402]。宏观的腾氟龙具有高度的机械性溶血性[403,404]胶体硅也可能是溶血性的[405]。血管内放置支架似乎不引起微血管病性溶血或栓塞性微血管病[406]。心瓣膜替换同时进行机械性成形只产生亚临床的血管内溶血[407,408]。

由于穿透细胞的纳米粒子或纳米机器人所造成的红细胞膜的穿孔，可发生大致类似于伴随某些膜穿孔性寄生虫感染，如巴贝西虫病所造成的溶血[409]。应用适宜的细胞穿透技术或避免过度迅速的操作运动，可减少或消除这种危险性。在某些情况下，10～60 pN 的力可能就足以引起细胞膜碎裂[410]。以种种与临床相关的流速通过的红细胞可发生明显的溶血[411,412]。以 91 ml/min，2 m/s 的峰速通过 14 号的血液透析针可对 0.001%（在血流的中央）到 0.1%（在针壁附近）的红细胞造成损伤[413]。水静压增高时红细胞外伤增多，特别是在高剪切力情况下[414]。较大的红细胞对机械性溶血的易感性高于较小的红细胞[415]。另外，血管、导管或纳米材料的表面硬度及表面质地的溶血作用正在被研究，但可能只与流速超过 3 m/s 和表面粗糙度超过 1 μm 的情况有关[416]。遗传性球形或椭球形红细胞血症[417-422]是一种常见的良性情况。在这种患者血液中，红细胞形态为卵圆形或圆形，在 2 000 例新生儿中可见到一例[423]。热不规则性红细胞血症可有轻度较高的红细胞机械性破碎的危险性，因为这些异常红细胞的细胞膜具有更大的脆性[422-424]。药物可以减轻血管内溶血的严重性，如增加细胞膜弹性和顺应性[425]。

15.6.1.2 红细胞表面的波动和弹性：细胞膜低频率亚微米的波动，即所谓的细胞膜波动(CMF)[426]在不同类型的细胞具有不同的特征[427-433]。频率范围在 0.3～30 Hz 之间[426]。对于红细胞[434]，这些波动，根据在 0.25 μm^2 的表面膜片上的观察[433-437]，在去氧的红细胞表现振幅为 160 nm 的移位波，在充氧的红细胞则表现为 290～400 nm 的移位波[433,435,436]（在糖尿病患者为 236 nm[436]）。很明显，这些波动提供了细胞骨架复合物弯曲变形的动力学控制[437]，可以改善红细胞通过比它们本身狭窄的毛细血管的效率[436]，有助于红细胞运输氧气的功能[438]。

纳米粒子可以因其存在或其对细胞表面的活性而改变红细胞膜的机械性质或可以有目的地在局部去除、释放或注射特异性化学物质以改变这些机械性质。例如，纳米机器人可以通过在局部释放心房利钠肽来提高红细胞膜波动起伏的振幅[438]。肾上腺素和去甲肾上腺素[437]可使最大波动振幅增加 45% 肾上腺素仅增加 0.3～3 Hz 的低频成分的振幅，20～30 分钟后达到最大效应，60 分钟后完全消散[437]。细胞外溶剂中加入大分子如糊精、聚乙烯甘油或羧甲基纤维素提高溶液的宏观粘度，可减少细胞膜波动[426]。麦胚凝集素可使这种波动减小 10 倍。0.01% 的甲醛溶液可完全抑制这种波动，也使 RBC 对玻璃的粘附性减少 2 倍[439]。增加红细胞磷脂膜中的胆固醇成分可大减少膜内液体的流动，改变其尤先曲折的方向而并不改变细胞膜的大体刚性。另一方面，增加细胞内多胺尤其是精胺的浓度增加细胞膜骨架的粘附性和细胞膜硬度[440]。两亲性药物也能够改变细胞质膜的性质[441]。展平 10～20 μm 的人工磷脂膜小泡外膜的热波动和布朗运动所需要的张力经实验测定为（0.01～0.1）$\times 10^{-3}$ N/m[442]。

15.6.1.3 红细胞聚集体的分散：在低剪切力情况下，聚集成缗钱状聚集体（钱币样堆集样构型），并向内移行，在血管的中心形成线性网状或分支链状聚集体。单体缗钱聚集体可含有 10～20 个红细胞或更多，其体积较血液内存在的任何细胞成分都还要大。在最高剪切率的情况下，缗钱状聚集体完全破碎为单个的红细胞，然后这些红细胞呈均匀的放射状分布。当细胞悬液的剪切张力升高至 0.2 N/m^2 以上时，红细胞聚集体基本上可完全解聚[443]。

纳米粒子是否能以相似的方式使红细胞聚集体解聚呢？自由漂浮的纳米粒子与缗钱体相撞所产生的剪切力小于 0.1 N/m^2。使单体红细胞解聚所需要的能量估计为 $10^4 ergs/cm^2$（10 $pJ/\mu m^2$）[444]或约为 70 pN 的力。一个由 10 pW 能源驱动的纳米操作器可以在 10 秒量级的时间内有目的地拉开两个接触面积为 10 μm^2 的聚集红细胞。但在游离纳米粒子与红细胞缗钱状聚集体间的单纯性弹性撞击期间，随机的自然解聚是不可能的，因为 1 μm^3 的粒子，即使是金刚石粒子以 1 m/s 的速度运动，其动能也才仅有 0.001 pJ。在管状流体，缗钱体向内移行，在血管的中心聚集成网，由细胞较少的外层环绕，可含有单个红细胞、偶然情况下也可含有小缗钱体、白细胞、血小板或可能的纳米粒子。这种结果导致流体的两相性：一个相对较高剪切速率的外周区环绕着一个相对较低的剪切速率，高细胞浓度的中央区[445]。即使在最大的10%的血液纳米压积浓度下，纳米粒子也仅代表最多20%的红细胞的质量，因此高剪切外周区的碰撞性分散也可能仅仅是轻度的，有效的扩散速率应当仍然很高。况且，自由漂浮的纳米粒子可能没有轴向集中的倾向[445]。即使在高剪切的情况下也能最大程度地向着血管壁靠边。这种现象与粒子的生物化学上的惰性表面一起，提示血液中仅仅因为纳米粒子的存在应当不会干扰远离血管壁的剪切率很低的中央区轴向缗钱体形成中的粘附性过程。

15.6.2　与血小板的机械性相互作用

血小板又称为凝血细胞，比红细胞脆性更大，在伤口处更易于破裂，物理性开放并释放其内容物进入局部组织。这些内容物物质触发生物化学的连锁反应。这种连锁反应涉及大量的蛋白质使可溶性的纤维蛋白原被转化成不溶性的纤维蛋白，形成一个供凝血块形成的纤维性支架。非预期的凝血细胞溶解的主要危险在于具有质地粗糙的胆固醇层和脂质斑的而且承受最高剪切力的动脉壁。幸运的是成千上万的血小板可在其附近破裂，而不触发凝血事件。正常人体有2.1万亿个循环或局域化的血小板。每个血小板的寿命为10天[446]，所以血小板的破坏速率为2.4×10^6/s，几乎与红细胞的破坏速率相等。存在于纳米粒子与血小板之间的独特的病理性机械性相互作用可能包括机械性的凝血细胞溶解和血小板聚集体的驱散。纳米粒子也有可能干扰血小板的吞噬作用[447-453]和血小板的运动性[454-458]。这是血小板的两种次要功能，这里不再进行详细的讨论。

15.6.2.1　血小板溶解：血流中血小板与纳米粒子碰撞将可能与正常情况下的血小板与其他自然血液成分碰撞的速率和频率相同。所以纳米粒子应当不会明显增加血小板的机械性溶解及作用为其结果的血栓形成。例如，在含有10%纳米压积的2 μm的纳米粒子的人血液中存在的直径为2 μm[459]的血小板，每秒钟可经历两次与邻近纳米粒子的碰撞。碰撞的平均速度为2 mm/s但也可能经历每秒0.5次速度为2 mm/s的与其他血小板的碰撞，每秒110次速度为3 mm/s的与附近红细胞的碰撞和每秒100次速度为0.5~5 mm/s的与毛细血管壁的碰撞。这种很大的纳米粒子剂量可产生最高的碰撞率，因为红细胞是不呈比例地占据血管的轴心区域[459]，迫使血小板和纳米粒子趋向于外周。同时也因为红细胞的摇摆式运动[445]，给予血小板和纳米粒子额外的动能。

甚至具有额外的碰撞能情况下，每次碰撞也仅具有小于0.1 N/m^{2}的最大剪切张力。这远小于：①正常血管中血液循环的1.5~2.0 N/m^2（0.5~5.6 N/m^2）的时间平均剪切应力[460,461]；②诱发血小板聚集的剪切应力6~9 N/m^{2}的阈值[461-466]；③大于14 N/m^{2}的诱发大的血小板聚集体（直径大于10 μm）形成所需要的剪切应力[467]；④动脉硬化和血管痉挛引起小动脉和微动脉血管堵塞可达到的10~40 N/m^{2}的力[464-466,468]。因此，自由漂浮于血流中的纳米粒子产生溶血小板作用是极其不可能的。

15.6.2.2　血小板聚集体的打散：血液凝聚需要血小板的聚集。关于两体相撞的动力学和血小板活性[469]的详细研究提示，血小板聚集的速率为192.5纤维蛋白原键/（μm^2·s），每个血小板浆膜有50 000GPⅡb/Ⅲa纤维蛋白原横桥受体[469]和46000个血纤维蛋白溶酶原结合位点（血小板表面作为血浆纤维蛋白溶酶原和组织纤维蛋白溶酶原激活因子的装配部位，促进血浆纤维蛋白溶酶原的激活）[470]。

现在的问题是人血液中的纳米粒子是否能够无意或有目的地对这个过程发生干扰。分开已经由纤维蛋白交叉连接（共价键）起来的粘附在一起的两个血小板所需要的力，已用受体包膜的胶乳微球实验[471]进行测定。实验中血小板二聚体受到0.6~2.9 N/m^{2}的剪切应力，在（70~150 pN）到（230~310 pN）范围内，二者间的结合被打破。所有的解聚都发生于二聚体的最初10次转动。剩余的83%在达到310 pN时仍不解聚。另外，有实验[472]发现，当剪切率自250/s（Fbond = 172 pN）降低到100/s（Fbond = 86 pN）时中性粒细胞和激活的血小板之间的粘附在130 ~ 630 ms内被断开。这些结果提示要机械性地分开以共价键相互粘附在一起的两个血小板，需要施加数百pN的力。这个力处于为此目的而设计的纳米机器人的能力范围之内但不可能意外发生于典型的带有操作装置的纳米机器人的相关操作过程中。当然，如果这是纳米聚集体的预期功能的话，它们在施加所需要的力的方面将不会有困难：用AFM测定的人血小板的弹性模在1 ~ 50 Hz的频率范围内为1 ~ 50 kPa[473]。

15.6.3 与白细胞的机械性相互作用

纳米粒子或纳米机器人必须与白血细胞具有机械相容性。白细胞是一组血细胞，包括粒细胞（中性粒细胞、嗜碱性粒细胞、嗜酸性粒细胞）和非粒性白细胞（单核细胞和淋巴细胞）。只涉及纳米粒子和白细胞的可能的机械性病理性的相互作用可能包括纳米粒子的机械性溶白细胞作用、对白细胞膜波动非预期的影响、对白细胞靠边及移行的干扰及对白细胞聚集的影响等。

15.6.3.1 溶白细胞作用：纳米粒子的溶白细胞作用，由纳米粒子或纳米聚集体以机械性作用造成白细胞碎片，与溶血作用和溶血小板作用相比显得不那么重要，因为正常血液中白细胞与红细胞的比例为1∶740，与血小板的比例为1∶36。然而，机械性的白细胞破碎至少已见于1例使用单腔锁骨下血液透析导管的患者[411]。一位白血病患者[474]接受机械性leukapheresis治疗后出现白细胞破碎，伴有肾功能衰竭和弥散性血管内凝血等并发症。在另一病例[475]，具有严重白细胞血症的患者的血液中发现有大量的血小板大小的颗粒，起初被作为血小板来计数，但死后的免疫学分析揭示是白细胞碎片，浓度为4倍于正常白细胞计数。还有另外一项研究[277]，来自所有败血病休克或DIC患者一半的血液涂片显示有白细胞碎片，经常伴有破碎的红细胞。所有这些白细胞血症患者此后都证明这些疾病是致命的。这些病例的白细胞碎片的表现被认为是与通过微血管病性纤维索的机械性剪切有关，这也能引起红细胞破碎[277]，尽管DIC死亡是血栓形成和出血同时发生的结果。

白细胞对机械性张力的反应已为熟知的事实。例如，突然施加0.04 N/m^2的液体剪切应力引起粘附的白细胞缩回它们的伪足。这是一个涉及F－肌动蛋白的破坏的问题，最终引起细胞成为圆形，死于玻璃表面[476]。使液体应力的峰值升高到0.07 N/m^2并不增加伪足回缩的速率[476]。伪足回缩可用于这样一个有用的目的：将白细胞在毛细血管中的捕获降至最低。有趣的是，剪切应力的这些效应可被整合素介导的细胞膜粘附现象所掩盖[477]。这是说，剪切应力抑制伪足形成的能力可用刺激剂来进行对抗。

支持白细胞在选择素膜表面上的滚动需要大于0.04 N/m^2的切应力阈值[478]。在一项实验[479]中，对在粘附分子外膜表面上滚动的白细胞的剪切力在VCAM－1为0.2 ~ 1.5 N/m^2，在选择素达3 ~ 4 N/m^2。另一项实验[480]涉及在内皮上滚动的白细胞。作用于白细胞的液体切应力与在其与内皮接触部位的附着力间的平衡力，在猫肠系膜直径为23 ~ 49μm的小静脉中对壁切应力为0.2 ~ 2.5 N/m^2时，为0.11 ~ 7.61 nN。另一项实验[481]发现粘附性人中性粒细胞在切应力为1 N/m^2时，实际上都自人脐静脉内皮单层上脱离下来。但是，经200选择素结合位点/μm^2而附着于内皮的白细胞在达至少3.2 N/m^2的切应力下仍然以65 μm/s的速度滚动。一个直径8.5 μm的中性粒细胞有240条微绒毛。每条微绒毛有260个L－选择素分子。在滚动时可用9条微绒毛来将其“脚”系联于其下的表面[482]。附着表面的性质很重要。例如，在液体切应力为2 N/m^2时，所有粘附的人成纤维细胞将从FEP－腾氟龙表面脱离而大于一半的相似的粘附于玻璃表面的细胞‘变圆’之后却需要35 N/m^2才能脱离[483]。

至于细胞溶解，临界切应力水平已经明确[484]。对于哺乳动物细胞的生命力、形态、大小和粘附处于1 ~ 2.5 N/m^2之间。例如，粘附于心血管装置材料的中性粒细胞受到0.6 N/m^2的切应力1小时全部发生凋亡，显示不可逆的细胞质和细胞核固缩而细胞膜维持完整[485]。暴露于更高切应力的白细胞悬液发生细胞肿胀和溶解[393]。在T淋巴细胞还有增生性反应的抑制[486]。在另一项研究中，中性粒细胞暴露于7.5 ~ 15 N/m^2的切应力10 min，有酶自嗜苯胺蓝颗粒和特异性颗粒中释出[487]。破碎白细胞的数量在这些水平的机械性外伤情况下明显增多。在 15 N/m^2，剩余的完整细胞发生形态学改变包括球拍状细胞突起、圆形和细胞质颗粒的环形分布[487]。出现细胞质中的碱性磷酸酶的脱颗粒[393]。在 15 N/m^2 以上的切应力破坏白细胞的频率增加[393]。在液体切应力为 1.2 ~ 3 N/m^2 的生理范围内，人中性粒细胞可发生同种细胞的聚集，伴随细胞内 Ca^{2+} 浓度的增高[488]，但是暴露于 45 N/m^2 的切应力 10 分钟后，破裂细胞的聚集体消失[393]。在 60 N/m^2 的更高切应力，人白细胞的 25% 遭受破坏[393]。另一方面，50 N/m^2 的非剪切性水静压对白细胞的切应力反应没有明显影响[476]。在微管吸技术中，白细胞不对 100 N/m^2 及其以上的静水压发生反应，既不收缩伪足也不伸出伪足[476]。有趣的是，用将细胞挤压通过两平行板的实验测定，整个哺乳动物杂交瘤细胞的暴发性长度表明，所需要的暴发力对于直径为 10 μm 的细胞为 2 000 nN（6400 N/m^2）；对于 20 μm 的细胞为 4 500 nN（3600 N/m^2）。从这项资料，可得出结论在白细胞和纳米机器或纳米粒子的相互作用中，施加超过 1 N/m^2 的剪切力 1 小时以上可引起白细胞凋亡，或在 10 ~ 50 N/m^2 时破裂。这对于纳米粒子或纳米机器人的设计是一个重要的限制因素。

15.6.3.2　白细胞表面的波动和弹性：像对于红细胞的情况一样，低频的亚微米波动（CMF）也已在白细胞和单核细胞观察到，甚至非白细胞如成纤维细胞表面也可观察到 0.2 ~ 30 Hz 的低频波动[430-433]，但这些波动的振幅在 0.25 μm^2 的面积上的典型值只有 20 ~ 30 nm，远远小于红细胞表面的 160 ~ 400 nm。然而，鼠科动物 B 淋巴细胞表现在 0.2 μm^2 的微域上有 131 nm 的横向移位，频率为 0.1 ~ 15 Hz[430]。1 μmol/L 浓度的秋水仙碱使这些膜波动减小到 88 nm 而二羟基细胞松弛素 B 在 2 μmol/L 却增加膜移位的振幅至 184 nm[430]。纳米粒子可以白细胞作为细胞载体，无论是附着于细胞膜上或是存在于其胞质，都应当注意不能使其对细胞膜的波动发生影响。这些波动的生物学功能对于白细胞自血管游出似乎是重要的。

白细胞的变形性与红细胞相比也要弱得多[430]，尤其是被激活后，对于从其附近经过的纳米粒子的变形作用具有良好的对抗作用。职业性暴露于 120 Hz 机械性振动引起的振动性贫血性“手指苍白”患者的血液含有硬度大及不易变形的粒细胞亚群[493]，但经手指传导的振动在体外对白细胞的流变学没有影响[493]。

15.6.3.3　白细胞靠边和移行：当在低剪切条件下发生聚集时，红细胞倾向于液流的轴心，因此引起血小板和白细胞的靠边，以增加这些非红细胞成分与内皮细胞的粘附作用及与其他细胞壁的相互作用[494]。医疗用纳米粒子似乎并不干扰红细胞的聚集和轴向移行或作为其结果的白细胞和血小板的靠边或向外周移行。这种移行还包括其他血液中较小的成分包括血载纳米粒子。这一点很重要，因为没有白细胞的靠边，自然吞噬性防御机制就会受到很大的干扰。

假如血液中自由漂浮的纳米粒子在低剪切率情况下会随着白细胞和血小板一起向着血管壁的边缘移行，那么这样的行为的后果有可能影响这些细胞的与其靠边有关的功能。例如，纳米粒子可与这些细胞共享与白细胞和血小板最近的周边血浆层或周边血浆区。在这些区域所发生的碰撞所产生的切应力最大也小于 0.1 N/m^2，所以纳米粒子应当不会影响白细胞的形态和功能。在血管中最高剪切率的情况下，红细胞的聚集体被打破，红细胞将采取更为均匀的分布，白细胞此时也向中心集中，以血管的轴心部位最多。相似于血小板大小或小于血小板的纳米粒子将仍然靠向外周区域。在这些流体条件下，白细胞和纳米粒子的相互作用频率大减少。已有证据表明，乳糜微粒具有靠边现象[495-497]。乳糜微粒是人血液中尺寸小于纳米粒子的唯一主要的粒子群体，所以在理论上能够替代，至少是部分地替代外周区自由漂浮的纳米粒子。

血管运动性纳米粒子也可与运动缓慢地围绕局部内皮滚动的白细胞发生碰撞。白细胞在其微绒毛所形成的“足”上进行跨内皮的滚动。这些微绒毛在白细胞表面存在的数量密度为 1.1/μm^2[482]。微绒毛的平衡长度范围在 0.35 μm（无系连的平衡状态下）到 1.75 μm（系连的，充分伸展的情况下）。滚动的步长范围在 1.25 μm（外推至滚动速度为零时）到连续接触运动时的 2 ~ 5 μm[482]。因此，一个滚动的白细胞有可能跨越一个锚于内皮的、分离的和不运动的侧向直径 1 ~ 2 μm 的低纵横比的纳米机器人。

更为通常的情况是血管运动性的纳米机器人可以高达 10 000 μm/s 的速度游走，而一个滚动的白细胞的最大速度只有 10 ~ 80 μm/s[482]。用腿行走的血管运动性纳米机器人的可视性运动力处于 200 pN 的量级。这个力分布于 1 ~ 10 μm 的白细胞纳米机器人的接触面上，引起 20 ~ 200 N/m^2 的切应力，可能足以将一个滚动的白细胞逐开。因此，血管运动性纳米机器人必须含水量有特殊的与白细胞相遇时的操作方案。这些操作方案应能使纳米机器人产生力或速度，并同时考虑到这些力和速度在一个滚动的白细胞附近会大大地减小，或纳米机器人会改变自己的行程而环绕或越过较大但运动更为缓慢的血细胞。爬越白细胞障碍对于一个游离的纳米机器人或纳米聚集体可能是一个较好的选择。这样可以在其跨越时将其所施加的切应力维持于低水平，以避免意外地激活白细胞，使其发生形态和功能的改变。当多个纳米机器人长时间地处于这种跨越同一白细胞的状态时，实现这一目的是一个严峻的挑战。在大鼠和小鼠脾脏静脉血管中靠边白细胞的平均数量为每 1 000 μm^2 血管壁面积 0.1 ~ 4.5 个白细胞，细胞间的平均中心距为 15 ~ 100 μm，滚动速度为 11 ~ 20 μm/s[498]。白细胞与血管壁的粘附时间呈常用对数分布，对于淋巴细胞、PMN 和巨噬细胞分别为 30 s、130 s 和 560 s[498]。

纳米机器人通过缝隙透出只需要毫秒的时间，缝隙的处理可能还需要数秒钟。白细胞通过静脉壁的移行可以快至 1 ~ 2 分钟[498]，慢至 3 ~ 10 分钟[499,500]，比纳米机器人的速度慢约 100 倍。即使是涉及 10^9 医疗纳米机器的一个庞大的队伍，也有可能在一个白细胞跨越所需的最短时间内完成其外渗的过程。只要这种通过不经常发生，那么将不会影响白细胞的活动。

人们已很熟悉白细胞对机械性张力的反应。例如，突然给予 0.04 N/m^2 的流体剪切力，使已粘附的白细胞的伪足收缩，最终使其恢复其圆形，自所吸附表面上脱离。伪足回缩为一有意义的生物学反应：减小其在毛细血管内的捕获。白细胞的伪足是实现其功能的一种动态结构。有了这种伪足，才能向着需要白细胞的地方运动，发挥其防御功能，如吞噬细菌，异物，清理坏死组织等。大量的纳米粒子对白细胞的机械性刺激引起大量的白细胞的伪足回缩，将引起人体防御功能的减弱，容易患感染性疾病。

15.6.3.4 白细胞聚集体的分散：人白细胞在这样一些情况下发生聚集：①吞噬细菌[181,501]；②通过不同的设计和表面质地的血管支架时[150]；③外科手术后[188]；或④其他情况如脑缺血和心肌梗死[499,500]。白细胞在各种炎症引起血管损伤中也起有作用[377]。但这种聚集在体外是可逆性的，白细胞栓子在体内也不产生临床症状[502]，所以来自纳米机器人的解聚性影响无论是无意的或有意的，都不可能是病理现象。在急性心肌梗死时白细胞有可比于红细胞的聚集性[500]和在感染[503]或炎症[504]时白细胞和红细胞的共聚性提示这两种类型的细胞可能有同样的粘附蛋白。因为仅有纳米机器人的存在不可能影响正常的红细胞聚集，因此也可能不影响白细胞的聚集。

15.6.4 受限受压和干燥细胞的生命力

在纳米机器人表面与生物组织间长时间的机械性压力的作用已有论述。但在有些用途中[123]，有必要将单体细胞限制于部分或完全封闭的容器中进行运输、储存、诊断或修复。

限制于石印制备的具有相似表面积的小岛室的细胞可附着并产生正常的分泌物，而较大的小岛可促进细胞铺展和更大的小岛则可以促进细胞生长和复制。置于与其大小一致的正方形底坐上的细胞将会有正方形的形态。细胞，包括血小板、成纤维细胞和成骨细胞和巨噬细胞，沉积或种植于金刚石表面可维持它们的完整性，表现出正常的细胞粘附性，没有细胞毒性表现。培养于裂解碳或 LTIC 的内皮细胞粘附性没有明显改变，并在其表面的铺展良好（非圆形）。至于腾氟龙，单核细胞和巨噬细胞微弱地粘附于腾氟龙表面，没有有明显的结构或功能的缺损。白细胞和淋巴细胞在体外不被腾氟龙激活，虽然血小板可被激活。内皮细胞、表皮细胞神经细胞和细菌细胞对腾氟龙表面的粘附性都很差。成纤维细胞和内皮样细胞都可以良好地粘附于蓝宝石表面，而没有细胞毒性和抗增生作用，成骨细胞在蓝宝石表面表现良好的生物化学性质和功能。

完全的三维限制，细胞被限制在容器里面是否会引起细胞的凋亡或促进细胞增生时的有丝分裂，是需要弄明白的一个问题。我们已很清楚组织细胞不能在跨膜蛋白的介导下与内皮细胞接触时[505]，就会发生凋亡。在正方形的平面粘附岛上培养细胞，强迫细胞采取不通常的形态姿势，可提高凋亡性细胞死亡的速率。其特征是线粒体外膜的通透性增高，线粒体跨内膜电位的消失和细胞核凋亡几率的增加等[506]。在细胞被限制之后，被释放之前将细胞容器化期间应用凋亡抑制剂[507]或 IAP，然后用分子选择性转子将 IAP 自胞质中去除或其他的措施，可以避免这种结局。

有许多证据[508-515]支持机械性应力可引起细胞的肥大、促进细胞有丝分裂和增生。因此，如果发现细胞的限制对细胞有不可接受的机械性应力，建议应用一些有丝分裂抑制剂来减少细胞的有丝分裂。这些抑制剂此后可以将之去除，然后使细胞恢复其正常功能。在细胞被限制期间，细胞 mRNA 的转录机制几乎可以完全被关闭。细胞 mRNA 转录也有许多抑制剂[516-518]。这里举出几个核苷酸糖体抑制剂的例子，如氨基苷类与细菌核糖体的 A 部位结合，抑制细菌 DNA 的转录[519]；抗 RNA 抗体抑制与核糖体相关的 GTP 水解，使转录过程得不到能量供应而停止[520]；其他一些完全可逆性的转录抑制剂包括 eIF4E 结合蛋白（4EBP），抑制转录机器向 mRNA 的募集[521]，使转录作用无法开始。精确地识别和选择特异性的 mRNA 链和传导各种有丝分裂信号的各种细胞内的信使分子进行抑制是可能的。这之所以是可能的，是因为抗 mRNA 抗体可以靶向抑制细胞内单一种类的 mRNA 分子[522]。但 Bradbury 解释说，mRNA 分子从其产生的部位即细胞核到它们被利用的核糖体部位有着十分直接的路线。阅读一个 mRNA 分子比找到一个简单的蛋白信号分子，寻找单一的氨基酸标签，需要较长的时间。结果是选择过程的延搁会轻度改变细胞的功能。

虽然红细胞在体内常常被限于缗钱状，但其浆膜间的范德华粘附性生物学效应并不清楚，还需要进行进一步研究。例如，物理性抑制红细胞或白细胞质膜表面的波动的生物学后果还没有被研究。在这个例子的情况下，在细胞与纳米粒子界面之间插入薄层的顺应性相互匹配的外膜应当可以减轻某些负面效应。这个措施也放需要与胞质的生物化学修饰相结合。

细胞可以耐受 300 ~ 1 000 atm 的流体静压而没有生理功能的改变。但使细胞受压，迫使其通过小孔和小管，或从一个紧压池到另一个紧压池时必须对其施加足以引起生物学效应的剪切力。例如，大于 0.04 N/m^2 的切应力（16 pN/20 μm^2 细胞膜表面）可使粘附的白细胞缩回其伪足，最终变为圆形并自玻璃表面脱离[520]。需要引起信号传导的最小的力可低到 10 pN。如果说在细胞转运所需要的力值必须大于这一数值，则必须使用上述或其他的方法限制细胞的功能活性，除非已明确这些功能所产生的后果是应力去除以后是可以恢复的。

在为了减小细胞容积以更利于特殊的纳米载体运输而细胞部分脱水，可能触发细胞的牵张激活性的离子通道的反应。Owen Hamill 认为这是不可能的，因为激活这些细胞通道的方式通常是细胞的膨胀而不是细胞体积的缩小。在骨细胞的情况下，只需大于 0.15% 的线性张力就有可能刺激这些反应。对于有些牵张敏感性的细胞，必要时必须主动地封闭这些反应。但许多哺乳动物细胞可以在失去 50% 水分的情况下存活[523]。成纤维细胞经脱水失去 45[524]% ~ 65%[525]（细胞失水 85%[526]）的细胞总容积而依然可以存活。红细胞在由脱水引起容积减少 73% 时依然存活[527]。其他细胞，尤其是细菌[528-531]，可以耐受明显的细胞收缩而并不影响生命力。然而，微生物的脱水可导致剧烈的脂相改变，此时碳水化合物、蛋白质和核酸米氏反应激活能开始自发性地和可逆性地降低，形成具有更为缓慢重排和交叉联结等非天然状态的产物[532]。当水分恢复时，这些初始产物可以自发性地恢复其天然状态。后期的产物则只能在耗能的条件下经酶的作用才能恢复，也即经修复过程[532]。

Fahy[533]于 20 世纪 80 年代在 LifeCell 公司设计了一种技术。用这种技术，细胞被制成“干燥玻璃”：细胞被迅速致冷，而不至于结冰，也不形成损伤细胞的小结晶，然后以太空质量的真空和极低温度条件下，让水分升华[534]。这样干燥的细胞在室温下作短暂的储存后，它们可以重新水化，据称可以恢复其生命功能，但不再能够分裂[534]。此后在 20 世纪 90 年代其他人进行的一些实验发现在空气中干燥的人间质干细胞在真空中储存12小时后重新充水仍具有生命力[535]。真空条件大大地提高了培养人细胞对干燥的耐受力。用这种方式缓慢干燥的细胞，结构得以维持，黑暗条件下储存于真空，即使在没有碳水化合物或多元醇的存在下，也能耐受干燥[536]。无水生物有机体如缓步纲的节肢动物(如熊虫)[537]实际上不冷冻也可以在完全干燥的条件下存活，这是由糖、海藻糖的存在下所具有的一种特殊的生存本领。这些糖的几何结构能够代替脂质极性端的水分支持细胞膜结构，使其在脱水时不至于坍陷[531,538]。有一个研究小组报道海藻糖生物合成基因的介入使培养的人类细胞能够经受5天干燥，仍然可以恢复功能[536]。表达海藻糖和不含有可检测水分的人初级成纤维细胞也可以在干燥状态下维持5天[539]。但另外的一个小组报道在小鼠细胞海藻糖不能改善对干燥的耐受。这个问题还需要更多的研究才能解决。

15.7　细胞膜和细胞内容物的机械相容性

纳米粒子或纳米机器人在穿过细胞膜进入活细胞的过程中，其物理结构和活动必须具有与细胞的糖蛋白，胞质和细胞器膜及所有的细胞骨架系统具有机械相容性。纳米粒子或纳米机器人必须避免引起细胞内空泡、冲击波损伤、减压使核解聚、中断细胞内微区域、机械性诱发蛋白溶解、细胞凋亡或细胞核染色体的机械性破坏。

15.7.1　与糖蛋白的作用

已知某些疾病与细胞糖蛋白的损伤有关[540-551]，包括一些在感染发生时吞噬[552]或以其他方式破坏宿主细胞的糖蛋白的细菌[553-556]。糖蛋白的损伤促进免疫复合物结合、补体激活和血管内凝血，伴随血液和组织液间梯度的丧失[557]。去唾液酸内皮糖蛋白也增加内皮细胞自动脉壁脱离的速度[558]。以血液局部氧和葡萄糖为能源的纳米机器人或其任务包括有与环境进行大量小分子物质交换的纳米机器人，可以具有$10^4\sim10^5$的分子选择性转子嵌埋于它们的外表面[559,560]。这些旋转着的选择性转子，不可能直接引起对血液有形成分的物理性损伤，理由有许多方面。首先，转子是原子级平滑的，隐于它们所处的结构中，减少与碰撞表面的物理性接触和消除潜在的可引起凝血的成核点，气体栓子或泡沫的形成。第二，在某一时刻，只有所有转子中的一小部分在活动，进一步减小物理性外伤的可能性。第三，在这些有限的物理性接触发生的时候，也是相对良性的。最大的转子边缘的速度为2.6 mm/s，少于平均动脉血液流速的1%，只略微高于最大毛细血管血液的流速。

甚至隐凹的转子，也能对存在于所有组织和非组织细胞表面的糖蛋白链造成损伤吗？纳米机器人的选择性转子与小分子（小于20个原子）结合的位点涉及小于2.7 nm的结合穴。这些结合穴对物理性容纳10~20 nm厚的细胞膜和典型的由10 000个以上的5~8 nm厚和100 nm长的糖蛋白[561]突起的主体来说是太小了。如果说一个偶然的一个糖残基会被剪切掉，那么这个结合穴是可以设计得更为精细，使其与细胞膜糖蛋白和蛋白糖具有最大的机械相容性，进一步减小剪切的可能性。剪切一个共价的C－C、C－O或C－N键可能需要>500 zJ/分子的剪切能，但为泵压达30 000大气压的选择性转子只有100 zJ/分子。偶然情况下，糖蛋白的一部分似乎更可能阻塞转子而不是被转子剪切掉。如果这种现象发生，其结果是一个纳米机器人被系连于细胞的表面。这种情况下，需要设计一个转子去阻塞方案以释放被捕获的转子。

糖蛋白细胞外衣是一种分泌性蛋白质，被分泌后掺入细胞的浆膜。糖蛋白不断地进行更新。因此，自组织细胞上被剪切掉的糖蛋白可迅速地由新合成的糖蛋白所弥补。糖蛋白的合成在核糖体上进行，最终在高尔基复合体中装配上寡糖部分，最后被输出到浆膜[562]。被剪掉糖蛋白链或散在的糖残基释放入细胞外基质。这些物质无免疫原性，可被迅速代谢。但是这些糖分子有可能被附近的寄生虫或细菌吸附。在这些病原微生物的表面成为伪装层而使其能够逃避体内免疫系统的攻击[563]。

15.7.2　对细胞膜的机械性破坏

与活细胞作用的纳米粒子或纳米机器人可使细胞的脂质双层膜损伤，特别是浆膜层，细胞器，小泡膜。细胞膜机械相容性问题包括自然性细胞膜损伤、细胞穿孔和再封闭、跨膜纳米设备和纳米粒子或纳米机器人对细胞器膜造成的损伤。脂质双层膜的分子动力学模拟研究已有十多年的历史[564-571]。

15.7.2.1　细胞膜自然损伤：位于组织中的细胞似乎常有浆膜的破裂，如活体动物的肠及皮肤等组织的常常暴露于机械性力的上皮，这似乎是一种自然性的胞膜的机械性损伤[572]。实验上动物运动可造成皮肤各种细胞质膜的暂时性损伤，这使一些不通透的示踪剂进入并被捕获于胞质。一项研究[572]估计，积极活动的动物的手指上皮含有10.5%的有伤细胞，而静止的动物则含有3.7%的有伤细胞。损伤的成纤维细胞、粒细胞和内皮细胞也见于受到机械性张力的皮肤[572]。上皮细胞的搔抓性损伤可激活细胞内与修复有关的基因表达[573]。运动可损伤肌细胞[574]、血红细胞，萎缩的肌细胞尤其易感[575]。强度的收缩和血管压力的超负荷可损伤心肌细胞的浆膜（由过度的血流动力学引起）[576]。动脉内皮损伤细胞的比例在不同的动物个体之间的变化范围很大，可自1.4%至17.9%，平均6.5%[230]。受伤的内皮细胞呈不均匀分布。可明确地簇集成沿血管长轴排列成条状或环绕血管分叉处开口的边缘的部分或完整的环形，如在肋间动脉孔[230]。但身体锻炼（如跑步）和自发性高血压并不增加主动脉内皮细胞膜损伤的比率[230]。粗暴的操作也引起细胞的损伤。例如，用注射器来回抽动其中的细胞或使细胞通过狭窄的小孔可引起细胞膜的暂时性破裂[577]。血液在14号血液透析针中以2.2 mm/s的峰速度运动，每次都在靠针壁部位有0.1%红细胞损伤率[413]。揭去胶条和针灸穿刺的机械性张力也引起各种皮肤细胞膜的机械性损伤，虽然这些细胞能够耐受这样的损伤[572]。细胞膜表面的纳米粒子可穿透这些表面。有人建议[578]，复合抗体铁溶液的粒子，选择性地结合于病毒感染的细胞的表面，通过外加磁场可使其快速振动，穿透感染细胞的胞膜，或损伤它们的细胞内结构，导致其靶向的细胞溶解。但神经元能够经得起膜片钳实验。这种实验涉及机械性吸取和钳夹去除30～100 μm的细胞膜，时间可持续一周[579]。从红细胞[580]、神经元[581]和中性粒细胞[582]膜可机械性地抽吸没有细胞骨架的脂质双层。

15.7.2.2　细胞膜的穿孔及其闭合：生物学家用常规的细胞核移植常常是成功的，显示细胞能够自极度的胞膜和胞质损伤中自然恢复。我们常常可以观察到浆膜的迅速自然地再封闭，很少损失细胞内容物[566,567]。在一项实验中，用2～3 μm的微吸管穿刺组织细胞的浆膜造成的穿孔，可见于10～30 s后自发性地封闭，注入的染料几乎没有丢失[566]。据估计，一个穿透细胞的1 μm的纳米机器人或纳米粒子在1 ms内穿透细胞膜，只造成0.006～0.03 μm^3 的细胞内容物的外露，只占典型细胞容积的0.0001%～0.0004%。有趣的是，Maroto和Hamil[583]指出许多类型的动物细胞[584]都可自发性地向细胞外基质释放ATP或GTP。这些外部分子在μmol/L浓度水平[585]作用于ATP受体，对多种功能具有调节作用，包括痛觉和触觉、平滑肌收缩性能、突触传递、血小板聚集、上皮的溶液分泌和内皮血管松弛素的分泌[585-589]。ATP释放量的异常可促进人类某些特殊疾病的发生，最显著者为囊性纤维化[590,591]。ATP的释放是机械敏感性的，似乎是由于对含有ATP运输小泡的brefeldin A敏感性膜的机械性刺激所引起的[310,583,584,586,590,592-595]。爪蟾卵细胞以1.3 ATP分子/（$\mu m^2 \cdot s$）的基础速率释放ATP，但甚至是轻微的机械性刺激也能使ATP的释放急剧地增加至6700 ATP分子/（$\mu m^2 \cdot s$）（假定细胞直径为1.2 mm[583]。设计纳米机器人和纳米粒子时必须小心以避免病理性的ATP释放。

传统用于细胞内注射的微电极针尖的直径为5 μm，有1～2 μm长有斜面，注射压力非常之高，为0.3～1.5 atm[596]。高压下（0.1～0.2 atm）刺入性注射对于小细胞（直径2～15 μm）存在一定的问题，因为这些细胞的核/质比较高，因此在刺入时有可能对细胞核造成损伤。在一项实验[597]中，不到5%的中性粒细胞在受高压刺入后存活，但通过脂质桥在低压下（0.01 atm）进行注射则存活率可达100%。直径100 nm的光纤尖端插入细胞测定细胞内pH和一些物质的细胞内浓度的分析，在一个细胞或大鼠胚胎只造成几个立方微米的穿孔，对这些细胞和组织没有不良影响[564,565]。细胞膜在电穿孔后的封闭也已有研究[598]。

成纤维细胞质膜微针穿孔后的细胞外排性封闭[567-569]发生于穿孔后5~10 s[569]，但在同一部位处第二次次穿孔后的封闭速度较第一次穿孔后要快[568]。在第一次损伤，细胞使用已有的细胞内池提供封闭穿孔所需要的细胞膜。但在一次损伤时 Ca^{2+} 进入细胞内，刺激高尔基复合体形成小泡，对第二次损伤所造成的膜的破坏的封闭更为迅速[568]。胞质膜的破裂可由细胞骨架结构的改变（部分解聚）[570]和通过主动的分子机制而封闭。后者可能涉及驱动蛋白、钙调蛋白激酶，snap-25 和突触（小）泡蛋白[571]。透射电镜[571]揭示各种不同大小的小泡大量地迅速积聚于破裂部位周围的胞质中，微绒毛样的表面突起叠加于该部位之上。受伤细胞表面迅速出现微绒毛丛，引起局部的细胞外排反应而不是整个细胞的外排反应。一个或多个细胞内膜池在破裂部位聚集，与此处的胞质膜融合，封闭机械性损伤细胞膜[571]。在有些种类的动物已知存在有特化的细胞膜修复细胞器。例如，海胆卵中的“库存颗粒”或“蛋黄颗粒”等具有融合能力的胞质细胞器允许钙调节性融合，并出现建立大于1 000 μm^2 的连续性细胞边界的迅速反应（$t_{1/2} < 1$ s）[569]。许多种类的真菌细胞具有特化的含有过氧化物体胞质封闭细胞器。这种细胞器被称之为 Woronin 体[599]。在有些情况下，甚至在大部分切除后细胞仍能进行自我封闭而继续存活。例如，迅速振动的直径1 μm 的微吸管尖已用于完全切断单个神经元的树突而并不对细胞的生命能力造成损伤[600]。

15.7.2.3 驻留跨膜穿通器：对于有些用途，建立穿浆膜装置对于持久性的纳米机器人的任务是比较有用的。这种用途可能包括必须通过固定鞘或者人工传感器、泵、或其他机制的电杆、电缆或者小管从细胞外部进入细胞内空间。而这些使电杆、电缆或小管通过的装置必须安装于细胞质膜壁上，在整个执行任务期间行使某些有用的功能，而不引起非预期的机械敏感性生物学反应。

自然跨膜整合蛋白的存在和人工跨膜离子通道[601-611]，合成的胞孔和胞孔蛋白[612-614]，生物工程制备的抗生素通道形成肽[615-618]，和人工有机纳米管表明，设计、安装和固定人工膜穿透管状装置是可能的。这些设备以双噬性外衣锚插于细胞膜，其方式类似于整合蛋白。例如，按照膜中极性脂质分子头部的位置而位于浆膜之上或之下的亲水性外膜和按照膜中非极性脂质尾部的位置而位于膜上或膜下的亲脂性外膜。当设备被置于合适位置，并进行有效锚插时，这种设计给予每个纳米设备以与膜的最大亲和力。这些锚插外衣的分布可以通过信号呈递阵列由纳米机器人进行可逆性控制。中空的穿细胞鞘管应当提供一个液体密封的低摩擦力界面，以使来自滑过管鞘的电缆、电杆或其他物体的力不会被有效地传导到鞘管，然后到达细胞膜及其所附着的骨架成分。Hamill 在一次个人通讯中建议纳米机器人可能能够将自己插入选择性的细胞膜区域。其方式可以是通过搭跨高尔基体小泡的便车。高尔基小泡用于将新合成的胞膜蛋白运输或引导到细胞表面的特异性区域。

Hamill 和 Martinac[619,620]已经发现，脂质双层厚度的亚纳米改变能够使短杆菌肽 A 在牵张激活型和牵张灭活型通道之间进行转换。由双层厚度控制的机械换能通道所提供的信号开关突出地表明，脂质双层的功能远远不止是一中性的溶剂，可能对细胞膜蛋白提供的信号具有积极的和忠实的调节作用。这个特征，与不仅决定蛋白加入脂质微域而且决定脂质双层本身的组织动力学的蛋白相关因子一起，提示脂蛋白间的动态交互作用。这种动态交互作用对于信号的高量级的时空控制可能是必要的。如果一个细胞的浆膜上有相当数量的人工固定穿透装置，其存在或运动或其施加的力，可以改变邻近双层的厚度，对邻近机械敏感性或传导机械力的整合蛋白的行为进行局部性调节。这些调节从信号方面影响细胞功能——诱发伴随胞膜再封闭的细胞反应[619]。在脂质膜的碳水化合物部分和跨膜装置的疏水外表面间静态和动态疏水性的不匹配可减小开关效应[619,620]。其他复杂的因素包括浆膜的恒定更新率和这样的一种可能性：没有锚插于细胞骨架的跨膜装置可被“膜微域筏”[621,622]和非系连整合蛋白[623]（如红细胞的水通道蛋白[624]）的拖拽而发生通常的侧向运动。但这些运动在许多细胞的表面都应当被限于亚微米大小的区域[625-629]。假定纳米穿透装置在细胞壁上存在的数量不多，它们可能不明显影响浆膜的流动性或者粘性，尤其是在剪切力差很低时，如 $<1\ N/m^2$[630]。

15.7.2.4 细胞器膜破坏：固定的纳米粒子似乎具有与细胞内环境的机械相容性。例如，直径为 20~200 nm 的细胞内的人工粒子的存在并不对细胞具有机械性破坏作用[565,631]。在人吞噬细胞内的铝粒子可诱发细胞内基本成分的改变和吞噬能力的降低[632]，但没有证据表明，这是一种机械性作用。微型硅片导入兔白细胞，结果被转运到一个损伤部位，没有显示细胞的功能障碍[633]。浆膜只代表存在于细胞的膜性成分的很小一部分。实际上，99.5%的细胞脂质双层存在于其他部位，大多是在细胞器表面。每种类型的细胞器的膜都有结构上的特点，都有不同的疾病易感性[634]。但都应当具有一定的机械相容能力[635-637]，因此穿孔力应与浆膜相似。因为高尔基体是由细胞内的游离小泡聚集和溶合而成，在有小泡存在的情况下容易自己重组[638]，一个纳米粒子的被动性插入这些动态结构不可能有机械性的影响。纳米粒子围绕或通过这些结构的运动可有暂时性破坏，尽管这些结构可以自行修复。这就像在高 G 离心情况下强行将人工小泡插入膜中所破坏的高尔基膜有 10 分钟的修复时间[639]。对于机械性破坏的高尔基复合体膜，目前已有一些证据表明，内织网对机械性膜损伤[640]和支持性的微管网络的物理性破坏[641]更敏感。但是，在有丝分裂期间，内织网的稳定性可以维持，没有或很少有碎片或空泡形成[642]。来自细胞器膜破裂的对细胞活性的最大威胁可能是线粒体膜的破坏及其内容物的露出。纳米粒子破坏这种细胞器的完整性[643]，可引起有害的线粒体蛋白自膜间空间释放入细胞，尤其是包括细胞色素 c，这是一种半胱天冬酶-9 的直接激活复合物的一部分[644]。半胱天冬酶-9 是一种与细胞的凋亡解体有关的上游酶[645]。细胞色素 c 的细胞内浓度为 0.1 μmol/L 就足以触发凋亡[646]，但人体细胞色素 c 含有 3 mg 的铁[647]，分布于全身组织中 $4\,10^{12}$ 细胞中的线粒体或 ~0.20 pg/细胞（假定细胞的直径为 20 μm）。这样，所有细胞线粒体就至少有 5%必须被纳米机器人或纳米粒子的机械性活动所完全破坏，或具有相应量的细胞器内液体漏出，才能诱发细胞的凋亡。这似乎是一个不可能的事件。试图进入细胞器的蛋白被阻滞于跨线粒体膜的状态可阻塞蛋白质的输入部位，但并不破坏线粒体内膜的跨膜电位[648]。

对于溶酶体的情况怎样呢？虽然溶酶体在正常情况下十分稳定，但在有些情况下可变得较为脆弱。这些情况包括：①细胞损伤[649]或缺氧时[650]；②当有过量维生素 A（维生素 A 过多症[651]）或过量铁存在时[652]；③长期暴露于庆大霉素，虽然此时没有细胞死亡率的增加[653]；④在某些先天性血管异常的情况下[654]。在微小自吞噬情况下，溶酶体会发生急剧的形态改变，包括它们的边缘膜的内陷入细胞器腔，伴随小泡与膜脱离而进入细胞器腔[655]。直径为 75 nm，长为 2~3 μm 的管状溶酶体自核向外延伸，常见于巨噬细胞。如果起支持作用的微管网架由物理因素所破坏，则溶酶体会被破坏成碎片[657]。但如果使溶酶体单独存在而没有进一步的环境紊乱，破碎的微管会重新装配，在10~20 分钟内重新出现[656]。

对于机械性应力的情况会怎样呢？一项实验[657]发现，动物源性的心肌施万（Schwann）细胞在受到高重力加速度时，溶酶体膜受到损伤。但有另外的实验[658]发现，对培养的视网膜色素上皮细胞和成纤维细胞施加足以破坏细胞内附着点的机械性张力，并不破坏溶酶体膜的完整性。吞噬后的李斯特单核细胞增多菌，以穿过溶酶体壁的方式离开溶酶体，对于溶酶体是一种机械性的扰动，但并不直接影响宿主细胞的功能[659]。

溶酶体曾被称之为“自杀囊”，因为其破坏可引起细胞的自我消化，即自溶过程。但现在认识到溶酶体是吞噬作用相关的细胞内合成、储存和运输[660]，甚至包括细胞器内小泡[661]的细胞消化器的一部分。在缺血或死亡[662,663]甚至是微波照射的细胞[664]，溶酶体的结构并不迅速破坏。细胞器液体露出，如果发生的话，造成的直接性损伤应当很小，因为溶酶体的大多数消化酶的活性依赖于溶酶体小泡中的低 pH 环境。过氧化物体膜表现有同样的耐受性[665]。溶酶体膜的破坏可释放有限的脂褐素，因为这些细胞器是储存脂褐素的主要部位[666]，但这应当是无害的。改变细胞机械力的平衡的关于细胞核骨架[667]的操作可引起细胞核形态的改变[668,669]。在高盐浓度的存在下，核膜的脆性增加[670]。但是用微管向细胞核注射 DNA 材料已是一个常用的技术手段[671-674]，细胞很容易耐受。正常情况下有丝分裂时，细胞核膜的去装配和重新装配过程是可逆的，是一高度可调节的过程[675,676]，包括由核外穿过细胞核的微管对核膜的物理性撕裂。不属于细胞有丝分裂周期的被外部任意的人工力（如核外纳米机器人的活动）机械性地破坏、破碎或完全解体的核膜的重新装配不能依赖于被精密调节的正常有丝分裂周期[642,677]来指导其重新装配。这种破坏可以导致凋亡，尤其是当原位染色体或它们的核内支撑物受到任何方式的物理性损伤[678-681]或染色质消化时。例如，单股或双股的环形质粒 DNA 在哺乳动物胞质内的半衰期为 50～90 分钟（可能是因为核酸酶的作用）[674,682,683]。在一些情况下，细胞内的纳米机器人可能诱发紊乱的核膜的重新装配[684]。机械性运动速度的基本限制因素是其对于染色质是否安全。

15.7.3 与细胞骨架的机械性相互作用

活细胞内的纳米粒子或纳米机器人可干扰或破坏细胞骨架的功能，包括：①机械性支持（细胞运动、与细胞外基质及相邻细胞的粘附性作用及包括细胞牵张分布的细胞形态的稳定）[685]；②各种细胞活动的整体性（包括运输和定位于适宜的细胞器、细胞内颗粒，RNA 和蛋白质位置的细胞内运动）；③细胞内信号传导（包括细胞起源和分化的结构信息）[686]。在许多细胞类型和许多生物过程中，微管和机动微丝网功能是互相协调的，如小泡和细胞器的运输、分裂沟定位、定向的细胞移动、纺锤体旋转及细胞核的移动[687]。纳米机器人在细胞内运动时，可能对任何一种或所有的这些功能造成机械性破坏，如果细胞骨架与细胞膜间的联系受到扰乱[688]。最重要的两个危险性似乎是细胞骨架直接的重组[689]和小泡运输的破坏及相关的分子马达病。在这两种情况下，稳健的设计可能会避免这些潜在的问题。

15.7.3.1 细胞骨架的机械性解体：细胞骨架的广泛性破坏对活细胞的危害性很大。细胞骨架结构的解体可伴随心力衰竭[690,691]、轮状病毒感染[692]、镰状细胞贫血[693-695]、无脑回畸形[696]及阿尔茨海默病[697-700]等疾病而发生。神经微丝侧臂微域的‘塌陷时刻’可能引起肌萎缩性侧索硬化和帕金森症[701,702]。应力相关性的细胞骨架的‘骨折’可由机械性探针施加于分离的大鼠心肌细胞 1 Hz 的应力引起[311]。迫使癌细胞通过 5～12 μm 的聚碳膜小孔，可使其产生细胞外周、细胞骨架和细胞核等成分间的外伤性空间脱离，包括机械性外伤造成的 1 周时间的静止状态[703]。

纳米粒子或纳米机器人通过破坏特殊的细胞骨架可诱发多种细胞病。这些细胞骨架由约直径 6 nm 的肌动蛋白微丝，约 10 nm 的中级纤维，25 nm 的微管及许多与之相联系的蛋白所组成[704,705]。其损伤的效应与化学性破坏者相似[706]。这些特殊的细胞骨架的功能在表皮细胞可受机械完整性及创伤愈合的影响，在单纯上皮受细胞极性的影响，在肌细胞受收缩的影响，在内耳细胞受听力及平衡的影响，在神经元受轴向运输的影响，在肌细胞和运动神经元间神经－肌接头形成的影响[705]。

当纳米粒子或纳米机器人进入细胞的时候，首先发生的危险是跨膜联系的中断。胞内细胞骨架和细胞外基质间联系的破坏可引起肌萎缩[336]，与相邻细胞间粘附性相互作用的破坏可引起细胞外组织结构的致命性缺陷[707]。活体内受到机械性牵张的上皮细胞可释放蛋白酶，这种蛋白酶可切断细胞间的粘附[658]。从内部看来，细胞的机械保护性适应涉及细胞膜及其附属的细胞骨架的协调性重构[708]。例如，在心肌细胞中浆膜和外周肌纤维间的主要的细胞骨架附着的破坏预示着由细胞肿胀和缺血性收缩所造成的进一步的机械性损伤[709]。在真菌感染细胞时，攻击的真菌伸出菌丝，穿过细胞膜，引起防御性的细胞骨架重组[710]。用与插入宿主细胞的真菌菌丝直径相同的针刺入细胞产生局部机械性刺激，同样引起胞质和胞核向着刺激部位移位、产生细胞内反应性氧中间产生的生成和一些反应诱发基因的表达。没有机械性刺激，就没有可测出的形态学改变[710]。

由于纳米粒子或纳米机器人的通过所造成的与细胞骨架相联系的蛋白的破坏，可能引起各种细胞病理现象。例如，网格蛋白是一 580 kD 的细胞内蛋白，联系中间微丝，肌动微丝，微管和浆膜。这种蛋白功能的破坏，引起严重的皮肤水疱和肌退行性变。这与网格蛋白在对抗外部机械力[711]，稳定细胞和作为细胞内肌动蛋白动力学的调节因子[712]的作用一致。中心体[713,714]和其他细胞内固定的极性标志物[715]的动乱在连续的细胞分裂过程中可引起发育和形态基因的缺损。细胞骨架附属蛋白的动乱也可以改变细胞的机械性质，如细胞骨架变形和流动的能力。有一个研究组[716]相信，细胞以近玻璃转化态存在。这是一种由细胞骨架蛋白调节的状态，可以减小基质的噪声热效应。在原理上，这种状态因此也可能由纳米粒子或纳米机器人来改变或调节。

医用机器人或纳米粒子的机械性活动可破坏肌动蛋白微丝。在最简单的情况是暴露于剪切应力的内皮经历细胞形态在流体方向上的改变、重排及微丝网的重构，虽然这些过程可被噻氨酯哒唑所阻断[717]。肾小球的扩张也可伴随细胞的机械性牵张而发生。肾小球膜细胞的可收缩性细胞骨架是由含有肌动蛋白的 F 张力纤维形成的。其功能是维持结构完整和调节肾小球的扩张。肾小管膜细胞具有一能收缩的细胞骨架。这种细胞骨架在长期糖尿病后解体。张力纤维的解体可能是糖尿病滤出增多的一个原因[718]。切断肌动纤维网格可减弱细胞收缩性[719]和机械信号向细胞核的传导[720]。在纳米机器人的设计方面，必须注意细胞内机器人的表面及其活动不会提供一个肌动蛋白意外的聚合灶，假定肌动蛋白的聚合动力学是自动催化的和基于肌动蛋白的功能微球的运动性在体外只由 5 个纯蛋白就可以重构[721]。广泛的肌动蛋白的破坏可产生类似于椭圆形红细胞性贫血[417-422]和其他遗传性溶血性疾病[722-725]的症状。这些疾病是由血红蛋白表面的影子蛋白－肌动蛋白皮层的解体所引起的[424]。

中间纤维也可遭受机械性破坏。角质细胞和神经元中的中间纤维结构的紊乱可引起皮肤、肌细胞和神经系统的退行性变[726-729]。广泛的角质纤维网的敲除危及上皮细胞的机械完整性，细胞脆性增加和溶解出现表现为有水疱的皮肤病[726]。缺乏中间纤维的组织互相分离，在机械性上不稳定，不能抵抗物理性张力，导致细胞的蜕变[730]。角质中间纤维碎片在核周的丛集伴有皮肤、毛发和指甲的许多角质性疾病[731]。在活动性肌肉，中间纤维在肌纤维膜附着点的组织和稳定性方面具有重要作用。它们的破坏可使深部肌膜内陷消失。这种内陷正常情况下存在于健康的肌膜[727]。神经元的中间纤维正常情况下锚插于由肌动蛋白构成的细胞骨架。如果不能正常地锚插，细胞表现为缩短，组织紊乱及微管不稳定，不能正常参与轴浆运输。神经元的存活需要所有 3 种细胞骨架网的各种相互连接[729]。在 Charcot－Marie 牙病中，正常轴突细胞骨架组织的障碍引起远端轴突的退行性变和纤维的丢失[732]。

由于意外的或有意的纳米机器人的细胞内操作，微管细胞骨架可变得结构紊乱。可能产生下列结果：①刺激先天性大脑畸形[733]；②产生用长春新碱进行治疗一样的结果。长春新碱是一种使微管解聚的抗肿瘤药，在人类可产生外周性神经病，伴有痛性感觉异常和感觉迟钝[734]；或③产生类似于乙醇治疗的结果，导致氧化性损伤，胃肠道屏障失去完整性[735]。微管细胞骨架的机械性紊乱在哺乳动物组织细胞引起细胞周期依赖性的 EGA 钾通道的电生理学特性的改变[736]。机械性张力可导致成骨细胞微管产量的明显降低[737]。纳米机器人的机械性操作可能诱发弯曲或环形微管纤维的形成。这就像当收缩泡的张力克服纤维的 Euler 弯曲力时在收缩泡内所观察到的现象[738]。另外，还观察到细胞内的微管扭曲成 5 μm 的球拍样形态[739]。

在低重力条件下形成的微管，表现几乎没有自我组装，并有局部性紊乱，不像在 1 g 条件下形成的微管[740]。纳米机器人对偏移、减少或取消重力刺激作用的骨架元素的操作可能产生像在微重力条件下观察到的相似的细胞结构的解体。微重力条件改变微管定向的类型[741]。带有锐利边缘的纳米粒子或纳米机器人切断微管，可能是使 α 和 β 单聚体间的氢键断裂，而不是单聚体内共价键的断裂。在许多情况下，这对细胞都有不是致命的，实际上，正常情况下很少有影响，因为大尺度的微管网类型是自我装配的和马达分子依赖性的[742]。但是，只要有可能，细胞内纳米粒子或纳米机器人都有要尽可能避免对细胞骨架的物理性切断。施加于典型直径的纤维的机械性力的简单估计提示张力断裂的强度在肌动蛋白微丝是 170 pN，在微管是 300～500 pN，在中间纤维是 20,000 pN。纳米机器人在这些纤维附近应当避免施加大于这些幅度的局部力。细胞激活的力阈值与张力失败的强度相比要小得多。对于失败的绝对力阈值，对机械性频率反应的范围及引起细胞反应所需要的扰动细胞骨架的阈值分数，迄今还没有进行过精确测定。例如，在有丝分裂期间要将结合微管的染色体的分离需要 15～

20 pN 的力[745]，但要使微管自着丝点分离则需要张力达 210 pN[743]。况且一个纳米机器人在细胞内运动时，有 1 μm 的前表面，在其通过 20 μm^3 的组织细胞时，每移动 20 μm 只有 0.25% 的细胞骨架被切断。在医疗用纳米机器人，其运动的速度在细胞内无障碍通路上可能限于 10 μm/s，在跨微丝运动时，则可能限于 1 μm/s。为使纳米机器人能够通过，有时可能会暂时地切断一些微丝，这些微丝在纳米机器人通过后即可重新联接起来。纳米机器人在细胞核内的运动，保守地说，其速度不应大于有丝分裂时，染色体被拖拽时的运动速度[744,745]或是 0.5 μm/s，所施加的力不大于 50 pN。

15.7.3.2 分子马达和运输小泡的破坏：人类与细胞骨架相联系的分子马达的功能损失有关的疾病有各种各样[746]，包括基于马达的疾病，如细胞肌球蛋白马达缺损[747-749]，包括 Grisceli 综合征[750]、听力丧失[751]、肥大性心肌病[747]和其他肌球蛋白性肌病[752]；纺锤体装配和功能相关性疾病[753]；或驱动蛋白和 dynesin 相关的马达病如 2A 型 Charcot - Marie 牙病[754,755]、Kartagener 综合征[756]或初级纤毛运动不能[757]、无脑回脑病[758]、多发性肾囊肿[759]和色素性视网膜炎[760,761]等；其他引起细胞疾病的途径[754,762-764]。细胞马达也参与微管网状结构的自组装[742]。但分子马达的最重要的功能可能是细胞内囊泡运输，尤其是神经元内的轴浆运输[763-770]。典型的，直径 100 nm 或稍大的细胞器、囊泡和颗粒的运载峰速度在 60 nm 的 kinesin 运输分子的背部可达 2 μm/s，以 ATP 为能源的步长为 8 nm，沿贯穿整个细胞的微管轨道进行[771-775]。无负荷的驱动蛋白马达的运动速度通常只有 0.5 ~ 0.8 μm/s。驱动蛋白为由两个一样的 120 kD 的蛋白链组成的二聚体[776]，扩散系数为 ~ $2 \times 10^{-11}/s$[742]。附着有小泡的驱动蛋白马达分子将 ATP 水解的能量转化成机械能，向着微管的正电端进行步进运动。

在遇到细胞内机器人或纳米粒子的撞击时，囊泡会自它们的微管轨道中脱出吗？一个驱动蛋白分子的机械性分离力 F_{detach} 约为 13 pN[777]，需要一个体积为 1 μm^3，质量 m_{nano} 为 210^{-15} kg 的金刚石机器人必须碰撞和携带囊泡 1 nm 的距离以使其以恒定速度 $v > (2S_{vesicle}\ F_{detach}/m_{nano})^{1/2}$ 3500 μm/s 脱离其轨道。这远大于自我施加的 10 μm/s 的细胞内运动速度的限度，甚至略大于纳米粒子在 37 ℃ 水中的 2500 μm/s 的热运动速度。Kinesin 的扭曲刚性很低，分子易于自其静止方向扭转 360°以上[778]，因此很容易转出与其碰撞的异物的轨道。而且正常情况下驱动蛋白马达会在数秒后自其微管轨道脱离。还有，纳米机器人或纳米粒子能够施加远大于 13 pN 的力。因此，必须小心减小这些运动速度和控制运动轨道，以避免使驱动蛋白脱离轨道。类似地，已有实验发现在细胞核附近细胞内微球的弥散速度在很短时间内提高，可能就是由于与微管马达蛋白的相互作用[779]。

已固定或牢牢地结合于微管上某一位置的一个纳米机器人会阻碍微管所载囊泡的通过，引起囊泡在其后面集拢或脱离吗？遇到阻碍的驱动蛋白马达分子会受到永久性的损伤吗？最可能的是从一个轨道上脱离的泡与附近另一个没有囊泡的轨道重新结合，沿着新的轨道继续迁移[780,781]，或重新与原来的微管在阻塞的下游结合。在有些情况下，细胞器可以利用多马达分子[783]同时附着和沿着多条微丝运动[782]，可能减轻来自单条微丝阻断对其前进运动的干扰。

Coppin，Pierce，Hsu 和 Vale[777]已仔细研究了其向前运动受到限制的驱动蛋白分子的行为。Kinesin 具有一 5 pN 的阻塞负荷[775,777,784,785]。随着负荷的增加，解离的速率也增加。在负荷为 1 pN 时，解离速率为 0.2/s；2 pN 时，解离速率为 0.5/s；3 pN 时，解离速率为 1/s；5 pN 时，解离速率为 2/s[777]。速率可因与微管相联系的蛋白的存在而改变[786]。但是超阻塞负荷的 5 ~ 13 pN 的力也不能使驱动蛋白倒退，可能是因为支配驱动蛋白运动的某一个环节是不可逆的。然而，当遇到超阻塞时，驱动蛋白马达通常必须向后运动，然后从微管上解离。偶然情况下重新结合于同一微管，恢复其正常运动。这明确地显示由阻塞负荷引起脱离的驱动蛋白马达仍然具有正常功能。就是说，超负荷诱发的脱离轨道并不对分子马达造成破坏。结论是，由纳米粒子或纳米机器人所造成的同样的机械性干扰，将不会损伤行进中的蛋白马达分子。有趣的是，ATP 与微管结合部位脱耦联的驱动蛋白突变体可紧紧地与微管结合而马达不能行进[787]。这种情况与纳米机器人紧紧抓住一个微管的时间与驱动蛋白行进的时间尺度相比要长的情况大致相似。

一个沿微管行走的纳米机器人应当努力避免施加大于 13 pN 的驱动蛋白脱离力[777]。这可能具有使结合的囊泡去结合的作用，就像一树枝在通过紧缩的金属环时叶子被全部捞光一样。Block 小组的研究者用两维光力钳观察到行进中的驱动蛋白分子受到来自一侧的 8 pN 的力，速度只减慢 30%，而从后面所施加的力只能轻微地影响其前进速度。典型的，行进中的驱动蛋白分子在被释放以前只行走数百个步长[776,778,789]，所以偶然的早期脱离的本身应当不会引起细胞功能失调。只要行进中的马达蛋白不遭受物理性损坏，许多脱离轨道的囊泡会在纳米机器人通过之后重新附着并继续前进。驱动蛋白马达沿微管的最小空间（最大密度）为 8 nm，沿轴向重复[790]。用分离的微管在 kinesin 被覆的玻璃表面滑动进行实验发现在驱动蛋白之间有 47 nm 的间隔，具有最大运动[791]。但在细胞内，直径为 100 ~ 2000 nm 的细胞器的囊泡运输意味着驱动性的驱动蛋白接触正常情况下沿微管轨道的间距至少为 0. 1 ~ 2 μm。这给予大量的未占据的立足空间，使纳米机器人能够避免破坏行进中的马达蛋白。协调的细胞内纳米机器人群应当避免由于疏忽强行在具有很小容积的细胞内给予大量的囊泡或马达分子。马达分子浓度的增加会增加局部微管的聚合率[742]。类似的情况是在囊泡运输被在局部积聚的大量驱动蛋白分子所阻断的运动神经元病。这种阻断引起人脊索运动神经元轴索的严重肿胀，影响快速前向性运输的机械性装置[792]。细胞内交通堵塞涉及堵塞的驱动蛋白所载物的积聚所引起的囊泡和细胞器的重新定位[793,794]。这种现象常见于有关神经元的报道[795,796]，因为在神经元，这种现象的影响最为严重。例如，由驱动蛋白分子进行的细胞器的轴浆运输的堵塞引起细胞器的阻塞，破坏前向及后向的轴索运输，导致动作电位缺损，神经末梢萎缩，神经递质释放减少和远端性麻痹。这些现象与运动性疾病如肌萎缩性侧索硬化的病理过程相平行[797]。对轴突细胞骨架的牵张性损伤引起微管的大量丧失，破坏轴索运输，导致膜性细胞器在局部积聚，轴突肿胀[794]。化学性无微管区可作为一种收集器，引起轴索运输的粒子在肿胀区域聚集[795]。纳米机器人或纳米粒子应避免在细胞内造成这样的区域。对于存在于的以肌动蛋白为基础的马达[798]，RNA 多聚酶马达[799]和细胞核内的其他马达分子，则给予同样的考虑。

15. 7. 4 细胞内空腔、震荡波及减压性核化

细胞内操作的纳米机器人能源转换和通讯用的声学活塞或其机械性成分的快速运动可在细胞内造成暂时性的空腔。空腔空泡可在直径为数微米的局部区域内使温度增加 1 000 ℃，压力达 1 000 大气压。因为空腔或空泡可引起细胞的凋亡[800]，因此在操作时应当避免发生。纳米机器人或纳米聚集体可产生声波，导致细胞的内损伤。不同的细胞成分对施加的声脉冲的能量密度的敏感性不同。例如，产生可观察的脂质膜缺损的声能密度可低至 120 J/m^2；在 vimentine（一种中间纤维细胞骨架的附着蛋白）为 210 J/m^2；在线粒体为 330 J/m^2；在核膜为 500 J/m^2。以 210 J/m^2/脉冲给予 200 脉冲后，可观察到生长于微载体上的细胞消失[801]。另有实验[802]表明，250 Hz 的压力波施加于大鼠背根神经节细胞持续 0. 5 ~ 1. 5 s，数分钟内引起神经突起微管的负性改变。6h 后可观察到神经细胞胞质和细胞器肿胀，神经微丝缠绕。在几种类型的非听觉细胞的细胞膜，甚至很低的噪声即可引起短暂的机械性微损伤。这是一种轻微损伤，细胞能够存活，功能也可以恢复[803]。

突然减压会引起细胞内空泡形成吗？在没有细胞内粒子存在的情况下，压力自 200 atm 突然降低并不引起红细胞和微生物细胞细胞内或纯水中的空泡形成[804,805]。在 10 ~ 50 atm 条件下进行测试，自水性悬液中摄入了石墨粒子的有鞭毛梨状四膜虫细胞在减压时产生了细胞内空泡，虽然自高达 25 atm 的外界压力下进行减压的过程中有可能改变细胞内石墨粒子的表面状态以避免细胞内气泡的形成[806]。如果使用最有效的成核粒子，几个大气压下的气体张力就可引起大量的气泡形成核心。但当加入有鞭毛的微生物的悬液时，被摄入的有效的气泡形成促进粒子在细胞内失去诱发气泡形成的能力，在压力高达 175 atm 时也是如此。虽然这些结果在外推到人体时必须小心，但如果这不过是细胞

内部的一种性质，那么它就可能意味着在减压期间罕见有细胞内的气泡形成，因为在被摄入的过程中，粒子的表面可能已被微生物细胞的某种化学过程所修饰[805]。如果纳米粒子的表面对这种化学修饰过程有对抗作用，那么细胞内气泡形成的可能性就会增加。

细胞内气泡或纳米气球的膨胀达到什么样的程度就能够引起细胞破裂或严重损伤？这里只有一些供参考的例子。Skalak[807]发现置于低张溶液中的红细胞的形态自双凹圆盘状变为圆球状，在 ~3.1 × 10^6 N/m^2（31 atm）达到其渗透性破裂的压力。细胞内形成的气泡在 20 ~ 50 atm 时造成四膜虫细胞的破裂[806]。机械性细胞匀浆器对细胞施加的压力达 1500 atm 时，使细胞通过一个迅速减压注口，可以使细胞破裂[808]。在两平坦表面间进行挤压要使 0.7 ~ 7 μm 的微囊破裂，需要 20 ~ 220 μN（14 ~ 130 atm）的力[809]。用相对地脆性较大的杂交瘤细胞进行实验发现直径 10 μm 的细胞在 0.06 atm 下就能使之破裂[810]。

15.7.5 细胞内微域的机械性破坏

无膜封闭的细胞内低分子量代谢物（包括 O_2[811-813]、钠[814,815]、钾[814,815]、钙[816]、氨基酸[814,817]、糖[814,817]、碳水化合物[811]、ATP[811,813,814,818]和 pH[811,819]）的分区（也就是生理上持久的，局限的和基本的细胞内化学梯度）已在活细胞内进行测定[811,814,818]，尽管在爪蟾卵细胞，宏观胞质 ATP 和膜下 ATP 似乎没有梯度[820]。即使在缺乏细胞器的血红细胞，也能将 ATP 局限于某一区域[821]。连续的酶相互作用复合物提供了底物或代谢物通道[822]和局限于胞质特殊区域[823,824]或与细胞骨架特殊成分[825]相联系的生物大分子池。精密调节下的细胞内循环系统可与 1 ~ 80 μm/s 的胞质流共存[826]。甚至水都可以分隔于某一细胞内微域[814]。对微生物盘基网柄菌的即时细胞内水动力学的观察揭示了在胞质的浆膜面附近，有一显微区域的存在。在此区域中，水分子的运动十分受限[827]。与细胞器或膜结构联系一致的特殊代谢区域的形成对于成年哺乳动物细胞的正常功能及其调节是必需的[811]。细胞内运动的纳米粒子和纳米机器人的通过可能会破坏这些稳定的微域，引起局部细胞代谢和正常细胞环境的暂时紊乱。已观察到显微注射后细胞质的露出引起人工的细胞内物质弥散梯度[828]。一旦理解了细胞是怎样产生并维持微域的，我们将能够设计出不破坏这些自然机制或能够修复被破坏了的这些自然机制的纳米机器人。

15.7.6 机械性诱发的蛋白溶解、凋亡或病理性蛋白折叠结构

纳米机器人的机械活动或电活动会损伤胞质蛋白，导致局部蛋白溶解加速或触发其他可以增加蛋白更新率的过程吗？纳米机器人的机械性活动会使局部组织产生动力学紧张。最近一项实验[829]发现，遭受动力学紧张的小牛心包组织与遭受同样的等幅静态机械性负荷的同样组织相比，局部蛋白溶解加速。例如，细胞内 αβ - 晶体蛋白是一种由人小梁网状细胞产生的小分子热休克蛋白，在细胞受到单纯的 10% 的线性牵拉后，由于蛋白的降解率的增加，浓度暂时降低 90%[830]。在培养的软骨细胞，囊性张力也引起细胞外基质的降解[831]。

另一方面，在培养的大鼠心肌细胞，肌球蛋白的重链的蛋白更新率并不受细胞收缩活动改变的影响[832]。10 Hz 的连续电刺激并不改变兔肌肉蛋白的更新率，虽然静态牵张增加蛋白合成[833]。受到双倍的动脉压的大鼠心脏细胞有蛋白降解的减少 - 机械性牵张限制了蛋白溶解[834]。但其他实验[835]发现，游离大鼠心脏的净蛋白溶解率不受机械性负荷的影响。解决这个问题需要更多的研究。

纳米粒子或纳米机器人的机械性活动可导致不期望的凋亡，这是必须要避免的。例如，已有实验表明，组织细胞与细胞外基质的脱离[296]，细胞形态的改变[297]，细胞高强度超声辐射[800]，明显的 DNA 的物理性损伤[678]和其他的细胞机械性外伤[836]诱发细胞的凋亡。一项研究[836]发现大鼠运动神经元的机械性外伤增加泛素，减少 HSP70。泛素是一种使细胞内许多蛋白降解的小分子蛋白；HSP70 则

是一种凋亡的抑制剂。细胞的集装像线粒体或核的破坏或细胞内声学空泡的形成一样可触发凋亡。与此有关的其他的细胞程序性死亡的方式如自我消化[837]也必须避免。

如果凋亡被触发，细胞内纳米机器人可使其迅速中止。我们已经熟知凋亡的抑制剂[838-844]阻断胱门蛋白酶和其他连锁反应中的分子。一些基于富勒烯和树枝状多聚体的抗凋亡药物的抗凋亡作用已有文献描述[845]。纳米机器人可释放相似的物质。表面存在的特异性多肽，也能够防止凋亡活动，如在自然杀伤细胞。另外，细胞内纳米机器人通过分子滤过转子迅速检测胞质中凋亡程序的调节、催化及触发分子，并可以终止不期望的受体细胞中的凋亡程序，就像医疗纳米机器人耗竭补体、炎症、凝血和高温反应中的各种因子一样。

对于纳米机器人的外部表面及其机械性操作会不会诱发蛋白的折叠构型的病理性改变[846]，就像淀粉样变和朊蛋白化[847-850]，目前尚未可知。应当注意研究并加以避免。

15.7.7　生物大分子的跨表面粘附

巨大的生物分子如在在中自由漂浮的驱动蛋白马达[851]在一个界面的两侧两点或多点的粘附对于纳米设备来说是一种外力。这种外力将会影响机械的自由转动或相邻部件的相对移动，导致设备的固定及不能执行正常的功能。同样的问题也存在于通过细胞外空间或血管系统的纳米粒子或纳米机器人。

对这种情况的十分详细深入的分析，已超越本书的范围。这里仅举一些简单的例子来作为解决这些问题的参考。考虑一个7界面的遥感操作器[852,854]。在负荷为零的情况下以1 cm/s速度运动时，由摩擦损失的能量可达0.1 pW[853]（假定对于100 nm长，直径30 nm的微管操作结构的无负荷能量密度为10^9 W/m^3）。重负荷下的最大能量还未有人进行估计，但其他的纳米机械系统如滑动的连接杆和德雷克斯勒纳米机械计算机的计数器[853]的能量密度估计为接近10^{12} W/m^3。在这个最大的能量密度情况下，遥感操作器可提供70 pW的机械能或每滑动表面或每小管节段10 pW。一个直径1.5 nm的驱动杆，如果其切线速度为1 m/s，推动一段小管完成一次转动需要转动700次，所以小管以2.85 cm/s的速度转动。所以每个小管节段可以对其邻近的组织提供约350 pN的剪切力。这个力大于通常在单个蛋白质－蛋白质相互作用中所遇到非共价粘附力，但大致在一个数量级。超过单分子驱动蛋白马达微管－微管之间的结合力[844]几乎两个数量级。其他的因素也可提供保护。这些因素包括所有活动节段不停的细小运动以减少跨界面粘附；设计自我清理装置及抗粘附外衣等。

15.8　纳米粒子和纳米机器人本身之间的机械相容性

在涉及从体内存在大量的血载金刚石纳米机器人的临床应用中，或由于任何原因在大量纳米粒子进入人体时，纳米机器人和纳米粒子经常碰到的物体将是自己的同类：其他的纳米粒子或纳米机器人。这些粒子或机器人之间的机械性相互作用，也是一个纳米技术的生物安全性方面必须考虑的问题。例如，1000万亿剂量的纳米机器人或纳米粒子在最大压积自血流输入时，意味着每个设备或粒子与其相邻的粒子碰撞的几率为40～200/s，大多发生于血管壁附近区域，即使是在高剪切力的情况下。这些碰撞将产生碎片，其纳米碎片粒子有可能像弹片一样损伤血管壁。其碰撞时产生的能量也可能造成血管壁或血液成分的机械性损伤。非特异性的纳米粒子聚集体或非弹性的丛集在体内可能不是一个重要的问题，因为非生物性的粘附力可被液体环境所大大地减小。另外，人们可以对纳米粒子或纳米机器人进行设计控制，减少其聚集的可能性。

考虑两个具有半径为R，密度为ρ，质量为m的圆形纳米粒子，其组织材料为金刚石，其失败强度为σ，以速度v进行弹性碰撞，在相互作用的部位产生一个微凹。微凹的半径为R_d，深度为X_d，张力为S。则两个纳米粒子的减速时间$T = X_d/v$，加速度为负值$a = v^2/(2X) = v^2/(2SR)$。撞击力

$F = ma$，分布在相互作用面 $A = \pi R_d$。撞击压 $P < \sigma$ 以避免材料撞毁。粒子质量 $m = (4/3)\pi\rho R^3$。所以两粒子相撞所产生的应力 $S = (2\rho R^2 v^2) / (3\sigma R_d^2)$。对于半径为1μm，密度为2000 kg/m³，在37℃的血液中的热运动速度为1 mm/s的纳米机器人，预期的撞击速度为1～2 mm/s。保守地取 $v = 1$ cm/s，$\sigma = 1000$ atm（10^8 N/m²），$R_d = 10$ nm，金刚石最大允许张力 Smax = 5%，那么撞击时间 T～1 ns，负加速度 $a \sim 4 \times 10^5$ g，张力 S～0.001%，远小于 Smax 的5%。所以这种撞击可能不会产生什么危险。对于其他的纳米粒子、纳米设备和纳米聚集体可给予同样的考虑。具有表面突出部件的非圆形纳米粒子，具有一定长度的操作器或诸如此类纳米器官或纳米器件也应当成为将来研究的对象。

纳米粒子间的非特异性碰撞或非弹性碰撞不是一个重要问题，因为在液体环境下非生物学粘附力被大减小，而且也可以在设计时就对这些问题加以控制或减到最小。

参 考 文 献

1. O. Hagermark. Itch mediators. Semin Dermacol, 1995, 14：271－276. Peripheral and central mediators of itch. Skin Pharmacol, 1992, 5：1－8.
2. JL Rees, A Laidlaw. Pruritus：more scratch than itch. Clin Exp Dermatol, 1999, 24：490－493.
3. J A Savin. How should we define itching? J Am Acad Dermatol, 1998, 38：268－269.
4. Sanford M Goldstein, Richard B Odom. Chapter 5. Skin & Appendages. In：Lawrence M Tierncy Jr, Stephen J McPhee, Maxine A., Papadakis (eds). Current medical diagnosis and treatment. 35th edition, Appleton and Lange, Stamford, CT; 1996, 89－155.
5. R L Rietschel. Section 12－18 Pruritis. In：J Willis Hurst. Medicine for the practicing physician. third edition, Butterworth－Heinemann, Boston MA, 1992, 758－760.
6. M Schmelz, R Schmidt A Bickel, HO Handwerker, et al. Specific C－receptor for itch in human skin. J Neurosc, 1997, 17：8003－8008.
7. WB Shelley, RP Arthur. Mucunain, the active pruritogenic proteinase of cowhage. Science, 1955, 122：469－470.
8. Syndel International Inc. Hypodermic needle size conversions. 2001; http://www.syndel.com/equipment supplies/needle sizes.html.
9. Masamichi D. Shibata. Japanese acupuncture. http://www.japanese acupuncture.Ca/acupuncture/; ABenja－Athon. Acupuncture Traditional. 1999, http://musclejointnerve.corn/traditional.html; Wen－Ching Liu, Dung－Liang Hung, Andrew Kalnin, Andrei Holodny, Barry Komisaruk. Brain activation of acupuncture induced analgesia. Poster No. 710, Neuroimage Human Brain Mapping 2000 Meeting; http://www.academicpress.com/www/journal/ hbm2000/6361.html.
10. C Takeshige, K Oka, T Mizuno, et al. The acupuncture point and its connecting central pathway for producing acupuncture analgesia. Brain Res Bull, 1993, 30：53－67.
11. K Taylor. Propofol causes a burning sensation on injection. AANA J, 1991, 59：4.
12. L S Sorkin, S Puig. Neuronal model of tactile. Allogynia produced by spinal strychnine：Effects of excitatory amino acid receptor antagonists and a mu－opiate receptor agonist. Pain, 1996, 68：283－292.
13. R Burstein, MF Cuirer, D Yarnirsky. The development of cutaneous allodynia during a migraine attack：Clinical evidence for the sequential recruiimenr of spinal and supraspinal nociceprive neurons in migraine. Brain, 2000, 123：1703－1709.
14. VM Goetti, AE Lindsey, NH Neff, et al. CM1 ganglioside restores abnormal responses to acute thermal and mechanical stimuli in aged rats. Brain Res, 2000, 858：380－385.
15. M Koltzenburg, LE Lundberg, HE Torebiork. Dynamic and sialic componenrs L. of mechanical hyperalgesia in human hairy skin. Pain, 1992, 51：207－219; Pain, 1993, 53：363 (eratum).
16. Y Shir, Z Seltzer. A－fihers mediate mechanical hyperesthesia and allodynia and C－fibers mediate thermal hyperalgesia in a new model of causilgiform pain disorders in rats. Neurosci Lett, 1990, 115：62－67.
17. D Andrew, J D Greenspan. Motality－specific hyper－responsivity of regenerated cat cutaneous nociceptors. J Physiol, 1999, 516：897－906.
18. SS Rao, B Hayek, RW Summers. Impedance planimeny：An integrated approach for assessing sensory, active, and pas-

sive biomechanical properties of the human esophagus. Am J Gastroenterol, 1995, 90:431 - 438.

19. MI Smith, SE Banner, GJ Sanger. 5 - HT4 receptor antagonism potentiates inhibition of intestinal allodynia by 5 - HT3 receptor antagonism in conscious rars. Neurosci, Lett, 1999, 271:61 - 64.
20. GD Spoelhor, K Ide. Pressure ulcers in nursing home patients. Am Fam Physician, 1993. 47:1207 - 1215.
21. LF Kanj, SV Wilking, TJ Phillips. Pressure ulcers. J Am Acad Dermatol, 1998, 38:517 - 536.
22. MD Sebern. Pressure ulcer management in home health care: efficacy and cost effectiveness of moisture vapor permeable dressing. Arch Phys Med Rehabil, 1986, 67:726 - 729.
23. G PNicholson, JT. Scales, RP Clark, et al. A method for determining the heat transfer and water vapour permeability of patient support systems. Med Eng Phys, 1999, 21:701 - 712; Med Eng Phys, 2000, 22:155 - 156 (erratum).
24. M J. Rosenrhal, RM Felton, DL Hileman, et al. A wheel chair cushion designed to redistribute sites of silting pressure. Arch Phys Med Rehabit Rehabil, 1996, 77:278 - 282.
25. IM Lang. Noxious stimulation of emesis. Dig Dis Sci, 1999, 44:58S - 63S.
26. AS Manoguerra, EP Krenzelok. Rapid emesis from high - dose ipecac syrup in adults and children intoxicated with antiemetics or other drugs. Am J Hosp Pharm, 1978, 35:1360 - 1362.
27. JR Martin. Coeliactomy: differential toxiphobia conditioning with apomorphine and copper sulfate. Pharmacol Biochem Behav, 1979, 11:331 - 334.
28. EW Hellendoorn. Beneficial physiologic action of beans. J Am Diet Assoc, 1976, 69:248 - 253.
29. DC Savage. Factors involved in colonization of the gut epithelial surface. Am J Clin. Nntr, 1978, 31:S131 - S135.
30. Margaret Wahl. Gut reactions: Correcting constipation in neuromuscular disorders. Quest, 2000, 7; http://www.mdausa.org/publicanons/quesr/ q74gut.html.
31. Ingrid Naiman. Cancer salves, a botanical approach to treatment: Elimmation. 2001, http://www.cancersalves.corn/elimination.html; Ask Dr Sears. Family nutrition: Fantastic Fiber. 2000, http://www.askdrsears.corn/html/4/T041500.Asp; Diet cure for common ailments: Constipation. http://www.healthlibrary.hom/reading/diet/constip.htm; Joanne Larsen. Ask the dietitian: Fiber & constipation. 2001, http://www.dietinan.com/fiber.html.
32. BR Tuladhar, B Costall, RJ Naylor. 5 - HT3 and 5 - HT4 receptor - mediated facilitation of the emptying phase of the peristaltic reflex in the marmoset isolated ileum. Br Pharmacol, 1996, 117:1679 - 1684.
33. CC Chou, B Grassmick. Motility and blood flow distribution within the wall of the gastrointestinal tract. Am J Physiol, 1978, 235: H34 - H39.
34. K Hammer, H Sann, FK Pierau. Functional properties of mechanosensitive units from the chicken ureter in vitro. Pflugers Arch, 1993, 425:353 - 361.
35. U Ohman. Studies on small intestinal obstruction. V. Blood circulation in moderately distended small bowel. Acta Chir Scand, 1975, 141:763 - 770.
36. VF German, R Corrales, IF. Ueki, JA Nadel. Reflex stimulation of tracheal mucus gland secretion by gastric irritation in cats. J Appl Physiol, 1982, 52:1153 - 1155.
37. A Alien, DA Hutton, JP Pearson, et al. Mucus glycoprotein structure, gel formation and gastromiestinal mucus function. Ciba Found, Symp, 1984, 109:137 - 156.
38. AM Morin, J Zahringer, M Kasper, et al. Acute respiratory insufficiency afler inhaling concrete dust - a case report. et al. Anasthesiol Intensivmed Notfallmed Schmerzther, 1997, 32:56 - 60. In Cerman.
39. E Reichrrova L. Takac, Z. Kovacikova, J Foltinova, et al. Bioaccmulation of metals from nickel smelter waste in P and F1 generations of exposed animals. I. Dynamics of metal distribution in the organs and AM activity. J Hyg Epidemiol Microbiol Immunol, 1989, 33:1 - 10.
40. DF Rogers. Airway goblet cells: responsive and adaptable front - line defenders. Eur. Respir. J, 1994, 7: 1690 - 1706.
41. M Sagai, A Furuyama, T. Ichinose. Biological effects of dicsel exhaust particles. (DEPJ. Ⅲ. Pathogenesis of asthma like symptoms in mice. Free Radio Biol Med, 1996, 21:199 - 209.
42. G SanP Ambrogio, J Widdicombe. Reflexes from airway rapidly adapting receptors. Respir Physiol, 2001, 125:33 - 45.
43. JSI Acroix. Environment and nasal hyperreactivity. Rev Med Suisse Romande, 1996, 119:619 - 621. In French.

44. A Michelson, HD Kamp, B Schuster. Sinusitis in long – term intubated, intensive care patients: nasal versus oral intubation. Anaesthesist, 1991, 40 : 100 – 104. In Cerman.

45. RJ Iliipps, PS Richardson. The effects of irritation at various levels of the airway upon trachea mucus secretion in the cat. J Physiol, 1976, 261 : 563 – 581.

46. B Spungin, A Silberberg. Stimulation of mucus secretion, ciliary activity, and transport in frog palate epithelium. Am J Physiol, 1984, 247 (November1984) : C299 – C308.

47. A Rolland, N Wagner, A Chatelus, et al. Sitespecific drug delivery to pilosebaceous structures using polymeric microspheres. Pharm Res, 1993, 10 : 1738 – 1744.

48. Sally S Tinkle, James M Antonini, Brenda A Rich, et al. Skin as a route of exposure and sensitization in chronic beryllium disease. Environ Health Perspect doi: 10.1289/ehp.5999 (available at http://dx.Doi.Org/), online 24 February 2003; http://ehpnetl.niehs.nih.gov/docs/2003/5999/abstract.pdf(abstract).

49. J Demann, N Otberg, H Richter, et al. Investigation of follicular penetration of topically applied substances. Skin Pharmacol Appl. Skin Physiol, 2001, 14 : 17 – 22; J Lademann, H J Weigmann, C Rickmeyer, et al. Penetration of titanium dioxide microparticles in a sunscreen formulation into the horny layer and the follicular orifice.. Skin Pharmacol Appl Skin Physiol, 1999, 12 : 247 – 256.

50. Roger M Knutson, Furtive Fauna. A field guide to the creatures who Live on you. Ten Speed Press, Berkeley, CA, 1996.

51. Pests That Affect Human Health: Chiggers. MF – 2107, Kansas State University, 24 April 2000; http://www.ozner.ksu.edu/library/entml2/samplers/mf2107.htm.

52. Y Sano, Y Itoh, H Tsuneoka, et al. Changes in descemet membrane and endothelium after corneal epithelial abrasion alone and with photorefractive keratectomy in rabbits. Arch Ophthalmol, 1996, 114 : 1105 – 1108; Arch Ophthalmol, 1997, 115 : 44 (erratum).

53. YC Fung. Biomechanics: Motion, flow, stress, and growth. Springer – Verlag, New York, 1990.

54. N Stone, S Sheerin, S Burge. Toxic epidermal necrolysis and graft vs. host disease: A clinical spectrum but a diagnostic dilemma. Clin Exp Dermatol, 1999, 24 : 260 – 262.

55. PA Faraci, RA Deierling Jr, AM Stein, et al. Warfarin induced necrosis of the skin. Surg Clynecol Obstet, 1978, 146 : 695 – 700.

56. I Carr, P Norns, F McGinty. Reverse diapedesis: the mechanism of invasion of lymphatic vessels by neoplastic cells. Experientia, 1975, 31 : 590 – 591.

57. I Carr. The passage of macrophages across lymphatic walls by reverse diapedesis: An ultrastructural study. J Reticuloendorthel Soc, 1977, 21 : 397 – 402.

58. S Paku N Paweletx, E Spiess, P Aulenbacher, et al. Ultrastructural analysis of experimentally induced invasion in the rat lung by tumor cells metastasizing lymphatically. Anticancer Res, 1986, 6 : 957 – 966.

59. AA Deodhar, RA Fisher, CV Blacker, et al. Fluid retention syndrome and fibromyalgia. Br J Rheumatol, 1994, 33 : 576 – 582; Br J Rheumatol, 1994, 33 : 997 (comment).

60. JP Isbister. The contracted plasma volume syndromes (relative polycythaemias) and their haemorheological significance. Baillieres Clin Haematol, 1987, 1 : 665 – 693. Contract plasma volume syndromes. Int J. Microcirc Clin Exp, 1984, 3 : 93 – 108.

61. R Baluna, ES Vitetta. Vascular leak syndrome: A side effect of immunotherapy. Immunopharmacology, 1997, 37 : 117 – 132.

62. JR Young. The swollen leg. Am Fam Physician, 1977, 15 : 163 – 173.

63. SC Jain, JBardhan, YV Swamy, et al. Body fluid compartments in humans during acute high – altitude exposure. Aviat Space Environ Med, 1980, 51 : 234 – 236.

64. IS Anand. Y Chandrashekhar, SK Rao, et al. Body fluid compartments, renal blood flow, and hormones at 6, 000 m in normal subjects. J Appl Physiol, 1993, 74 : 1234 – 1239.

65. IS Anand, Y Chandrashekhar, R Ferrari, et al. Pathogenesis of oedema in chronic severe anaemia: Studies of body water and sodium, renal function, haemodynamic variables, and plasma hormones. Br Heart J, 1993, 70 : 357 – 362.

66. MD Anvar, HZ Khiabani, AJ Kroese, et al. Alterations in capillary permeability in the lower limb of patients with chronic critical limb ischaemia and oedema. Vasa, 2000, 29:106 - 111.
67. IS Anand, R Ferrari, GS Kaira, et al. Edema of cardiac origin. Studies of body water and sodium, renal function, hemodynamic indexes, and plasma hormones in untreated congestive cardiac failure. Circulation, 1989, 80:299 - 305.
68. IS Anand, Y Chandrashekhar, R Ferrari, et al. Pathogenesis of congestive stare in chronic obstructive pulmonary diseasestudies of body warer and sodium, renal function, hemodynamics, and plasma hormones during edema and after recovery. Circulation, 1992, 86:12 - 21.
69. P Radermacher, CM Muth, B Santak, et al. A case of breath holding and ascent - induced circulatory hypotension. Undersea Hyperb, Med, 1993, 20:159 - 161.
70. H Tanaka, O'Phulesius, H Yamaguchi, et al. Circulatory responses in children with unexplained syncope evaluated by continuous non - invasive finger blood pressure monitoring. Acta Paediatr, 1994, 83:754 - 761.
71. BJ Edwards, HM Perry 3rd, FE Kaiser, et al. Relationship of age and calcitonin gene - related peptide to postprandial hypotension. Mech Ageing Dev, 1996, 87:61 - 73.
72. V Casrranova, V Vallyarhan. Silicosis and coal workers' pneumoconiosis. Environ Health Perspect, 2000, 108:675 - 684; NL Lapp, V Casrranova. How silicosis and coal workers' pneumoconiosis develop: A cellular assessment. Occup Med State of the Art Rev, 1993, 8:35 - 56.
73. N Resnick, H Yahav, S Schubert, et al. Signalling pathways in vascular endothelium activated by shear stress: relevance to atherosclerosis. Curr Opin Lipidol, 2000, 11:167 - 177.
74. RM Nerem, DG Harrison, WR Taylor, et al. Hemodynamics and vascular endothelial biology. J Cardiovasc Pharm, 1993, 21:S6 - S10.
75. PF Davies. Flow - mediated endothelial mechanotransduction. Physiol Rev, 1995, 75:519 - 560.
76. Ira Mills, Bauer E Sumpio. Chapter 39. Mechanical forces and cell differentiation. In: Peter Zilla, Howard P. Greisler (eds). Tissue engineering of prosthetic vascular grafts, RG Landes Company, Austin TX, 1999, 425 - 438.
77. BL Langille. Arterial remodeling: relation to hemodynamics. Can J Physiol Pharmacol, 1996, 74:834.
78. K Naruse, M Sokabe. Involvement in stretch - activated ion channels in Ca^{2+} mobilization to mechanical stretch in endothelial cells. Am J Physiol, 1993, 264:C1037 - C1044.
79. CG Galbraith, R Skalak, S Chien. Shear stress induces spatial reorganization of the endothelial cell cytoskeleton. Cell Motil Cytoskeleton, 1998, 40:317 - 330.
80. SP Olesen, DE Clapham, PF Davies. Haemodynamic shear stress activates a K^+ current in vascular endothelial cells. Nature, 1988, 331:168 - 170.
81. M Nakache, HE Gaub. Hydrodynamic hyperpolarization of endothelial cells. Proc Natl Acad Sci USA, 1988, 85:1841 - 1843.
82. SL Diamond, SG Eskin, LV Mclntire. Fluid flow stimulates tissue plasminogen activator secretion by cultured human endochelial cells. Science, 1989, 243:1483 - 1485.
83. PF Davies. Mechanical sensing mechanisms: Shear stress and endothelial cells. J Vasesurg, 1991, 13:729 - 731; see also News Physiol. Sci, 1989, 4:22 et seq.
84. JN Topper, J Cai, G Sravrakis, et al. Human prostaglandin transporter gene (hPGT) is regulated by fluid mechanical stimuli in cultured endothelial cells and expressed in vascular endothelium in vivo. Circulation, 1998, 98:2396 - 2403.
85. K Fujiwara, M Masuda, M Osawa, et al. Is PECAM - 1 a mechanoresponsive molecule? Cell Struct Funct, 2001, 26:11 - 17.
86. SA Berceli, MG Davies, RD. et al. Flow - induced neointimal regression in baboon polytetrafluoroethylene grafts is associated with decreased cell proliferation and increased apoptosis. J Vasc. Surg, 2002, 36:1248 - 1255.
87. M Kaira, VM Miller. Early remodeling of saphenous vein grafts: proliferation, migratiand apoptosis of adventitial and medial cells occur simultaneously with changes in graft diameter and blood flow. J Vasc Res, 2000, 37:576 - 584.
88. A Kamiya, R Bukhari, T Togawa. Adaptive regulation of wall shear stress optimizing vascular tree function. Bull Math Biol, 1984, 46:127 - 137.
89. Michael LaBarhera. Principles of design of fluid transport systems in zoology, Science, 1990, 249:992 - 1000.

90. CK Zarins, MA Zatina, DP Giddtns, et al. Shear stress regulation of artery lumen diameter in experimental atherogenesis. J. Vasesurg, 1987, 5 : 413 – 420.

91. N Gotoh, K Kambara, XW Jiang, et al. Apoptosis in microvascular endothelial cells of perfused rabbit lungs with acute hydrostatic edema. J Appl Physiol, 2000, 88 : 518 – 526.

92. CR Cohen, 1 Mills, W Du, et al. Activation of the adenylylcyclase/cyclic AMP/protein kinase A parthway in endothelial cells exposed to cyclic strain. Fxp Cell Res, 1997, 231 : 184 – 189.

93. AM Malek, J Zhang, J Jiang, et al. Endothelm – 1 gene suppression by shear stress: Pharmacological evaluation of the role of tyrosine kinase, intracellular calcium, cytoskeleton, and mechanosensitive channels. J Mol Cell Cardiol, 1999, 31 : 387 – 399.

94. OR Rosales, CM Isales, PQ Barrett, et al. Exposure of endothelial cells to cyclic strain induces elevations of cytosolic Ca^{2+} concentration through mobilization of intracellular and extracellular pools. Biochem J, 1997, 326 : 385 – 392.

95. OR Rosales, BE Sumpio. Changes in cyclic strain increase inositol trisphosphate and diacylglycerol in endothelial cells. Am J Physiol, 1992, 262 : C956 – C962.

96. L Evans, L Frenkel, CM Brophy, et al. Activation of diacylglycerol in cultured endothelial cells exposed to cyclic strain. Am J Physiol, 1997, 272 : C650 – C656.

97. LM Khachigian, N Resnick, MA Gimbrone Jr, et al. Nuclear y factor – kappa B interacts functionally with the platelet – derived growth factor B – chain shear – stress response element in vascular endothelial cells exposed to fluid shear stress. J. Clin Invest, 1995, 96 : 1169 – 1175.

98. W Du, I Mills, BE Sumpio. Cyclic strain causes heterogeneous induction of transcription factors, AP – 1, CRE binding protein and NF – kB, in endothelial cells: species and vascular diversity. J. Biomech, 1995, 28 : 1485 – 1491.

99. M Okada, A Matsumori K Ono, Y Furukawa T Shioi, et al. Cyclic stretch upregulates production of inierleukin – 8 and monocyte chemotactic and activating factor/monocyte chemoattractant prorein – 1 in human endothelial cells. Arterioscler Thromb Vasc Biol, 1998, 18 : 894 – 901.

100. MD Silverman, VG Manolopoulos, BR Unsworth, et al, Tissue factor expression is differenlially modulated by cyclic mechanical strain in various human endothelial cells. Blood Coagul Fibrinolysis, 1996, 7 : 281 – 288.

101. I Mills, CR Cohen, K Kamal, et al. Strain activation of bovine aortic smooth muscle cell proliferation and alignment: Study of strain dependency and the role of protein kinase A and C signaling pathways. J Cell Physiol, 1997, 170 : 228 – 234.

102. JH Yang, WH Briggs, P Libby, et al. Small mechanical strains selectively suppress matrix metalloproteinase – 1 expression by human vascular smooth muscle cells. J Biol Chem, 1998, 273 : 6550 – 6555.

103. J Galea, J Armstrong, SE Francis, et al. Alterations in c – fos, cell proliferation and apopiosis in pressure distended human saphenous vein Cardiovasc Res, 1999, 44 : 436 – 448.

104 A Hipper. G Isenberg. Cyclic mechanical strain decreases the DNA synthesi. of vascular smooth muscle cells. Pflugers Arch, 2000, 44U : 19 – 27.

105. MG Davis, S Ali, GD Leikaufet, et al. Tyrosine kinase inhibition prevents deformation – stimulated vascular smooth muscle growth. Hypertension, 1994, 24 : 706 – 713.

106. M Cattaruzza, C Dimigen, H Ehrenreich, et al. Stretch – induced endothelin B receptor – mediated apoptosis in vascular smooth muscle cells. FASEB J, 2000, 14 : 991 – 998.

107. YN Shvarev, B Canlon. Recepror potential characteristics during direct stereocilia stimulation of isolated outer hair cells from the guinea – pig. Acta Physiol Scand, 1998, 162 : 155 – 164; GK Yates, DL Kirk. Cochlear electrically evoked emissions modulated by mechanical transduction channels. J Neurosci, 1998, 18 : 1996 – 2003.

108. MC Goprert, H Bregel, DR Mosquito hearing: Sound – induced antennal vibrations in male and female Aedes aegypri. J Exp Biol, 1999, 202 : 2727 – 2738.

109. GP Bailey. WF Sewell. Calcitonin gene – related peptide suppresses hair cell responses to mechanical stimulation in the Xcnopus lateral line organ. J Neurosci, 2000, 20 : 5163 – 5169.

110. J Esther, C Wiersinga – Post, SM van Netten. Temperature dependency of copular mechanics and hair cell frequency selectivity in the fish canal lateral line organ. J Comp Physiol, 2000, A 186 : 949 – 956.

111. H Bester, V Chapman, JM Besson, et al. Physiological properries of the lamina I spinoparabrachial neurons in the rat. J Neurophysiol, 2000, 83 : 2239 – 2259.
112. B Salinas, A Hernandez, A Zainos, et al. Periodicity and firing rate as candidate neural codes for the frequency of vibrotactile stimuli. J Neurosci, 2000, 20 : 5503 – 5515.
113. Y Kawakami, M Miyata, T Oshima. Mechanical vibratory stimulation of feline forepaw skin induces long – lasting potentiation in the secondary somatosensory cortex. Eur J Neurosci, 2001, 13 : 171 – 178.
114. AR Weintraub, et al. Intnavascular ultrasound imaging in acute aotie dissection. J Am Coll Cardiol, 1994, 24 : 495 – 503.
115. G Gorge, J Ge, M Haude. et al. Initial experience with a steerable intravascular ultrasound catheter in the aorta and pulmonary artery. Am J Card Imaging, 1995, 9 : 180 – 184.
116. P Wong, JS Hung, N Miyamoto, et al. Utility of 10 MHz ultrasound catheters in the intraaortic assessment of coronary artery osrial stenoses. Am J Cardiol, 1996, 77 : 870 – 872.
117. BW Batkofr. DT Linker. Safety of intracoronary ultrasound: data from a Multicenter European Registry. Cathet Cardiovasc Diagn, 1996, 38 : 238 – 241.
118. A Nicosia, WJ van der Giessen, SG Airiian, et al. Is inrnivascular ultrasound after coronary stenting a safe procedure. Three cases of stenr damage attributable to ICUS in a tantalum coil stent. Cathet Cardiovasc Diagn, 1997, 40 : 265 – 270, 271 (comment).
119. CW Hamm. W Steffen, W Torres. et al. I nrra vascular therapeutic ultrasound thrombolysis in acute myocardial infarctions. Am J Cardiol, 1997, 80 : 200 – 204.
120. A Chavan, D Hausmann, C Dresler, et al. Inira vascular ultrasound – guided percutaneous fenestration of llic inrim. Il Nap in the dissected aorta. Circulation, 1997, 96 : 2124 – 2127.
121. R. Lopex – Palop, et al. Feasibility and safety of intracoronary ultrasound. Experience of a single center. Rev Esp Cardiol, 1999, 52 : 415 – 421, In Spanish.
122. I Rassin, W Desmet, J Piessens, et al. Ultrasound thromholysis in stent thrombo sis. Catheter Cardiovasc Interv, 2000, 51 : 332 – 334.
123. SF Nissen, P Yock. Intravascular ultrasound: novel parhophysiological insights and current clinical applications. Circulation, 2001, 103 : 604 – 616.
124. W Casscells. Smooth muscle cell growth factors. Prog. Growth Factor Res, 1991, 3 : 177 – 206.
125. T Scott – Burden, AW Hahn, FR Buhler, et al. Vasoactive peptides and growth factors in the pathophysiology of hypertension. J Cardiovasc Pharmacol, 1992, 20 : S55 – S64.
126. PE DiCorleto. Cellular mechanisms of atherogenesis. Am J Hypertens, 1993, 6 : 314S. 318S.
127. PA D'Amore, SR Smith. Growth factor effects on cells of the vascular wall: A survey. Growth Factors, 1993, 8 : 61 – 75.
128. T Scott – Burden, PM Vanhoutte. Regulation of smooth muscle cell growth by endothelium – derived factors. Tex Heart Inst J, 1994, 21 : 91 – 97.
129. PE Chabrier. Growth factors and vascular wall. Int Angiol, 1996, 15 : 100 – 103.
130. P Delafontaine. Growth factors and vascular smooth muscle cell growth responses. Eur Heart J, 1998, 19 : G18 – G22.
131. GA Stouffer, MS Runge. The role of secondary growth factor production in thrombin – induced proliferation of vascular smooth muscle cells. Semin Thromb Hemost, 1998, 24 : 145 – 150.
132. KE Bornfeldt, EW Raines, LM Graves, et al. Platelet – derived growth factor. Distinct signal transduction pathways associated with migration versus proliferation. Ann N Y Acad Sci, 1995, 766 : 416 – 430.
133. MK Patel, JS Lymn, GF Clunn, et al. Thrombospondin – 1 is a potent mitogen and chemoattractant for human vascular smooth muscle cells. Arterioscler Thromb Vasc Biol, 1997, 17 : 2107 – 2114.
134. BR Brehm, C Bock, S Wesselborg, et al. Prevention of human smooth muscle cell proliferation without induction of apoptosis by the topoisomerase I inhibitor topotecan. Biochem Pharmacol, 2001, 61 : 119 – 127.
135. AB Dodge, X Lu PA D'Amore. Density – dependent endothelial cell production of an inhibitor of smooth muscle cell growth. J Cell Biochem, 1993, 53 : 21 – 31.

136. DV Young, D Serebryanik, DR Janero, et al. Suppression of proliferation of human coronary artery smooth muscle cells by the nitric oxide donor, S. nitrosoglutathione, is cGMP – independent. Mol Cell Biol Res Commun, 2000, 4 : 32 – 36.

137. M Raicu, S Florca, G Costache, et al. Clotrimazole inhibits smooth muscle cell proliferation and has a vasodilator effect on resistance arteries. Fundam Clin Pharmacol, 2000, 14 : 477 – 485.

138. M Oberhoff, W Kunert, C Herdeg, et al. Inhibition of smooth muscle cell proliferation after local drug delivery of the antimitotic drug pacliraxel using a porous balloon catheter. Basic Res Cardiol, 2001, 96 : 275 – 282.

139. K Hayashi, H Takahata, N Kitagawa, et al. N – acetylcysteine inhibited nuclear factor – kappaB expression and the intimal hyperplasia in rat carotid arterial injury. Neurol Res, 2001, 23 : 731 – 738.

140. N Ferri, L Arnaboldi, A Orlandi, et al. Effect of S (–) perillic acid on protein prenylation and arterial smooth muscle cell proliferation. Biochem Pharmacol, 2001, 62 : 1637 – 1645.

141. S Sarrore, A Chiavegato, R Franch, et al. Myosin gene expression and cell phenotypes in vascular smooth muscle during development, in experimental models, and in vascular disease. Arterioscler Thromb Vasc Biol, 1997, 17 : 1210 – 1215.

142. J Thyberg, K Blomgren, U Hedin, et al. Phenotypic modulation of smooth muscle cells during the formation of neointimal thickcnings in the rat carotid artery after balloon injury: an electronic – microscopic and stereological study. Cell Tissue Res, 1995, 281 : 421 – 428.

143. F Castaneda, SM Ball – Kell, K Young, et al. Assessment of a polyester – covered Nitinol stent in the canine aorta and iliac arteries. Cardiovasc Intervent Radiol, 2000, 23 : 375 – 383.

144. GJ Becker. Intravascular stents. General principles and status of lower – extremity arterial applications. Circulation, 1991, 83 : 1122 – 1136.

145. GS Mintz, JJ Popma, MK Hong, et al. Intravascular ultrasound to discern device – specific effects and mechanisms of restenosis. Am J Cardiol, 1996, 78 : 18 – 22.

146. CR Narins, SG Ellis. Prevention of in – srent restenosis. Semin Interv Cardiol, 1998, 3 : 91 – 103.

147. A Betriu, et al. Randomized comparison of coronary stent implantation and balloon angioplasty in the treatment or de novo coronary artery lesions (START): A four – year follow – up. J Am Coll Cardiol, 1999, 34 : 1498 – 1506; L Maitlard, et al. A comparison of systematic stenring and conventional balloon angioplasty during primary percutaneous transluminal coronary angioplasty for acute myocardial infarction. STENTIM – 2 Investigators. J Am Coll Cardiol, 2000, 35 : 1729 – 1736; LA Mattos, et al. Safety and efficacy of coronary stent implantation. Acute and six month outcomes of 1, 126 consecutive patients treated in 1996 and 1997. Arq Bras Cardiol, 1999, 73 : 23 – 36; M Yano, et al. Long – term follow – up of primary stenting with coil stent in acute myocardial infarcrion. Angiology, 2000, 51 : 107 – 114; C Le Feuvre, et al. Clinical outcome following coronary angioplasty in dialysis patients: A case – control study in the era of coronary stenting. Heart, 2001, 85 : 556 – 560; A Witkowski, et al. High – pressure bail – out coronary stenting without anticoagulation: Early outcome and follow – up results. J Invasive Cardiol, 1998, 10 : 83 – 88.

148. D Antoniucci, R Valenti, G Moschi, et al. Stenting for in – stent restenosis. Catheter Cardiovasc Interv, 2000, 49 : 376 – 381.

149. N Tamgawa, S Sawada, M Kobayashi. Reaction of the aortic wall to six metallic stent materials. Acad Radiol, 1995, 2 : 379 – 384.

150. A Tarnok, A Mahnke, M Muller, et al. Rapid in vitro biocompatibility assay of endovascular stents by flow cytometry using platelet activation and platelet – leukocyte aggregation. Cyrometry, 1999, 38 : 30 – 39.

151. JI Sanada, O Matsui, J Yoshikawa, et al. An experimental study of endovascular stenring with special reference to the effects on the aortic vasa vasorum. Cardiovasc Intervent Radio1, 1998, 21 : 45 – 49.

152. ES Lee, GE Bauer, MP Caldwell, et al. Association of artery wall hypoxia and cellular proliferation at a vascular anastomoses. J Surg Res, 2000, 91 : 32 – 37.

153. BR Brehm, C Bock, S Wesselborg, et al. Prevention of human smooth muscle cell proliferation without induction of apoptosis by the topoisomerase I inhibitor topotecan. Biochem Pharmacol, 2001, 61 : 119 – 127.

154. JM Schierholz, J. Beuth. Sophisticatied medical devices as local drug – delivery systems. Med Device Technol, 2000, 11 : 12 – 14, 16 – 17.

155. BJ Rensing, J Vos, PC Smits, et al. Coronary restenosis elimination with a sirolimus eluting stent: first European human experience with 6 – month angiographic and intravascular ultrasonic follow – up. Eur Heart J, 2001, 22:2125 – 2130, 2054 – 2057 (comment).
156. JE Sousa, MA Costa, AC Abizaid, et al. Suppression of neointimal proliferation by sirolimus – eluting stents: One – year angiographic and intravascular ultrasound follow – up. Circulation, 2001, 104:2007 – 2011, 1996 – 1998 (comment).
157. M Oberhoff, C Herdeg, A Baumbacb, et al. Stent – based antirestenotic coatings (sirolimus/paclitaxel). Catheter Cardiovasc. Interv, 2002, 55:404 – 408.
158. PW Serruys. F Regar, AJ Carter. Kapamycin eluting stent: the onset of a new era in interventional cardiology. Heart, 2002, 87:305 – 307.
159. K Nieman, JM Ligthart, PW Serruys, et al. Images in cardiovascular medicine. Left main rapamycin – coated stent: invasive versus noninvasive angiographic follow – up. CirculaTion, 2002, 105:130 – 131.
160. E Regar, G Sianos, PW Serruys. Stent development and local drug delivery. Br Med Bull, 2001, 59:227 – 248.
161. DE Drachman, ER Edelman, P Seifert, et al. Neointimal thickening after stent delivery of paclitaxel: Change in composition and arrest of growth over six months. J Am Coll Cardiol, 2000, 36:2325 – 2332.
162. AW Heldman, L Cheng, GM Jenkins, et al. PacLItaxel stent coating inhibits neointimal hyperplasia at 4 weeks in a porcine model of coronary restenosis. Circulation, 2001, 103:2289 – 2295.
163. N Kipshidze, JW Moses, MB Leon. Paclitaxel – coated srent: is there a light ar the end of the tunnel? J Am Coll Cardiol, 2001, 38:292 – 293.
164. A Farb, PF Heller, S Shroff, et al. Pathological analysis of local delivery of paclitaxcl via a polymer – coated stent. Circulation, 2001, 104:473 – 479.
165. MK Hong, R Kornowski, O Bramwcll, et al. Paclitaxel – coated Gianturco – Roubin Ⅱ (GR 11) stents reduce neointimal hyperplasia in a porcine coronary in – stent restenosis model. Coron Artery Dis, 2001, 12:513 – 515.
166. S Yasuda, T Noguchi, M Gohda, et al. Local delivery of low – dose docetaxel, a novel microtubulc polymerizing agent, reduces neointimal hyperplasia in a balloon – injured rabbit iliac artery model. Cardiovasc Res, 2002, 53:481 – 486; M Sturek, HK Reddy. New tools for prevention of restenosis could decrease the' oculo – stento reflex. Cardiovasc. Res, 2002, 53:292 – 293.
167. Y Honda, E Grube, L M. de La Fuente, et al. Novel drug – delivery stent: intravascular ultrasound observations from the first human experience with the QP2 – eluting polymer stent system. Circulation, 2001, 104:380 – 383.
168. S Yasuda, T Noguchi, M Gohda, et al. Single low – dose administration of human recombinant hepatocyte growth factor attenuates intimal hyperplasia in a balloon – injured rabbit iliac artery model. Circulation, 2000, 101:2546 – 2549.
169. JR Laird, AJ Carter, WM Kufs, et al. Inhibition of neointimal proliferation with low – dose irradiation from a beta – particle – emitting stent. Circulation, 1996, 93:529 – 536.
170. A Farb, AL Tang, S Shroff, et al. Neointimal responses 3 months after (32) P beta – emitting stent placement. Int J Radiat Oncol Biol Phys, 2000, 48:889 – 898.
171. A Farb, S Shroff, M John, et al. Late arterial responses (6 and 12 months) after (32) P beta – emitting stent placement: sustained intimal suppression with incomplete healing. Circulation, 2001, 103:1912 – 1919.
172. G Tepe, LM Dinkelborg, U Brehme, et al. Prophylaxis of restenosis with (186) Re – labeled stents in a rabbit model. Circulation, 2001, 104:480 – 485.
173. M John, S Shroff, A Farb, et al. Local arterial responses to 32P beta – emitting stents. Cardiovasc Radiat Med, 2001, 2:143 – 150.
174. AJ Taylor, PD Gorman, A Farb, et al. Long – term coronary vascular response to (32) P beta – particle – emitting stents in a canine model. Circulation, 1999, 100:2366 – 2372: http://circ. Ahajournals. Org/cgi/ content/full/100/23/2366.
175. K Gutensohn, C Beythien, J Bau, et al. In vitro analyses of diamond – like carbon coated stents. Reduction of metal ion release, platelet activation, and thromhogenicity. Thromb Res, 2000, 99:577 – 585.
176. I De Scheerder, M Szilard, H Yanming, et al. Evaluation of the biocompatibility of two new diamond – like stent coat-

ings (Dylyn) in a porcine coronary stent model. J Invasive Cardiol, 2000, 12:389-394.

177. AM Lincoff, JG Furst, SG Ellis, et al. Sustained local delivery of dexamethasone by a novel intravascular eluting stent to prevent restenosis in the porcine coronary injury model. J Am Coll Cardiol, 1997, 29:808-816; SH Park, AM Lincoff. Anti-inflammatory stent coatings: Dexamethasone and related compounds. Semin Interv Cardiol, 1998, 3:191-195.
178. JM Vascik, JM Tew Jr. Foreign body embolization of the middle cerebral artery: review of the literature and guidelines for management. Neurosurgery, 1982, 11:532-536.
179. GD Royc, EE Breazeale, JP Byrnes, et al. Management of catheter emboli. South Med J, 1996, 89:714-717.
180. S Chien, RJ Dellenback, S Usami, et al. Centrifugal packing of erythrocytes hardened with acetaldehyde. Proc Soc Exp Biol Med, 1968, 127:982-985.
181. PA Henricks, ME van der Tol, J Verhoef. Aggregation of human polymorpho nuclear leucocytes during phagocytosis of bacteria. Immunology, 1984, 52:671-678.
182. H Redl, HP Dinges, G Schlag. Quantitative estimation of leukostasis in the posttraumatic lung - canine and human autopsy data. Prog Clin Biol Res, 1987, 236A:43-53.
183. AM Megaludis, A Winkelstein, ZR Zeigler, et al. Leukostasis: a phenomenon of prolymphocytic leukemia. Am J Hematol, 1989, 32:146-147.
184. P Hansell, P Borgstrom, KE Arfors. Pressure-related capillary leukostasis following ischemia-reperfusion and hemorrhagic shock. Am J Physiol, 1993, 265:H381-H388.
185. P Nowacki, C Fryze, B Zdziarska, et al. Central nervous system leukostasis in patients with leukemias and lymphomas. Folia Neuropathol, 1995, 33:59-65.
186. DA Kaminsky, CG Hurwitz, JL Olmstead. Pulmonary leukostasis mimicking pulmonary embolism. Leuk Res, 2000, 24:175-178.
187. T Frost, JP Isbister, RB Ravich. Respiratory failure due to leukostasis in leukaemia. Med J Aust, 1980, 2:94-95.
188. I Molad, S Berliner, N Arber, et al. Increased leukocyte adhesiveness/aggregation and tissue leukostasis following surgical trauma. Int Surg, 1993, 78:20-24.
189. HS Jacobs. Complement-induced vascular leukostasis. Its role in tissue injury. Arch Pathol Lab Med, 1980, 104:617-620.
190. MM Stump, GJ Jordan, ME De Bakey, et al. Endothelium gruwn from circulating blood on isolated intravascular dacron hub. Am J Path, 1963, 43:361-367.
191. JR Mackenzie, M Hackett, C Topuzlu, et al. Origin of arterial prosthesis lining from circulating blood cells. Arch Surg, 1968, 97:879-885.
192. MI Bossart, SA Turner, JD Milam, et al. Multipotential cells in the circulating blood: ultrastructural evidence in the calf. Trans Am Soc Artif Intern Organs, 1982, 28:185-189.
193. W Feigl, M Susani. W Ulrich, et al. Organisation of experimental thrombosis by blood cells. Evidence of the transformation of mononuclear cells into myofibroblasts and endothelial cells. Virchows Arch A Pathol Anat Histopathol, 1985, 406:133-148.
194. Q Shi, MH Wu, N Hayashida, et al. Proof of fallout endothelialization of impervious Dacron grafts in the aorta and inferior vena cava of the dog. J Vasc Surg, 1994, 20:546-556, 556-557 (discussion).
195. Willie R Koen. Chapter 34. Circulating stem cells: A fourth source for the endothelialization of cardiovascular implants. In: Peter Zilla, Howard P Greisler (eds). Tissue engineering of prosthetic vascular grafts. RG Landes Company, Austin TX, 1999, 371-378.
196. MR Nehler, LM Tayior Jr, JM Porter. Iatrogenic vascular trauma. Semin Vasc Surg, 1998, 11:283-293.
197. Erik L Owens, Alexander W Clowes. Chapter 22. Pathobiology of hyperplasric intimal responses. In: Peter Zilla, Howard P Greisler (eds). Tissue engineering of prosthetic vascular grafts. R G Landes Company, Austin TX, 1999, 229-240.
198. LW Kraiss, AW Clowes. Response of the arterial wall to injury and intimal hyperplasia. In: AN Sidway, BE Sumpio. RG DePalma (eds). The basic science of vascular disease. Futura Publ Co, Armonk NY, 1997, 289-317.

199. Necrotizing vasculitis. NLM/Medline Online Medical Encyclopedia; http://www.nlm.nih.gov/medlineplus/ency/article/000432.htm.

200. RE Shaddy. Apoptosis in heart transplantation. Coron Artery Dis, 1997, 8:617-621.

201. ST Shaw Jr, LK Macaulay, WR Hohman. Morphologic studies on IUD - induced metrorrhagia I. Endometrial changes and clinical correlations. Contraception, 1979, 19:47-61.

202. PK Ng, MJ Ault, MC Fishhein. The stuck catheter: a case report. Mt Sinai J Med, 1997, 64:350-352.

203. DW Birnbaum. Safety of maintaining intravenous sites for longer than 48 hours. J Clin Microbiol, 1981, 13:833-835; CD Viall. Daily access of implanted venous ports: implications for patient education. J Intraven Nurs, 1990, 13:294-296; I Raad, J Umphrey. A Khan, et al. The duration of placement as a predictor of peripheral and pulmonary arterial catheter infections. J Hosp Infect, 1993, 23:17-26; DG Maki. Infections caused by intravascular devices used for infusion therapy: Pathogenesis, prevention, and management. In: AL Bisno, FA Waldvogel (eds). Infections associated with indwelling medical devices. second edition, American Society for Microbiology Press, Washington, DC, 1994, 155-212; LA Mermel, DG Maki. Infectious complications of Swan - Ganz pulmonary artery catheters. Pathogenesis, epidemiology, prevention, and management. Am J Respir Crit Care Med, 1994, 149): 1020-1036; Health Canada. Insertion site care, including dressing and site change intervals. Infection Control Guidelines: Preventing Infections Associated with Indwelling Intravascular Access Devices, Canada Communicable Disease Report 23S8 (December 1997), http://www.hc-sc.gc.ca/hpb/lcdc/publicat/ccdr/97vo123/vo123s8/iiadie.html.

204. JG White, NJ Mulligan, DR Gorin. et al. Response of normal aorta to endovascular grafting: a serial histopathological study. Arch Surg, 1998, 133:246-249.

205. IN Nuno, KA Ashton, KM Uppal, et al. Indwelling catheter - induced right ventricular rupture. Ann Thorac Surg, 1999, 68:1085-1086.

206. Alexander M Seifalian, Alberto Giudiceandrea, Thomas Schmitz - Rixen, et al. Chapter 2. Noncompliance: The Silent Acceptance of a Villain. In: Peter Zilla, Howard P Greisler (eds). Tissue engineering of prosthetic vascular grafts. RG Landes Company, Austin TX. 1999, 45-58.

207. S Cavalcanti, A Tura. Hemodynamic and mechanical performance of arterial grafts assessed by numerical simulation: A design oriented study. Artif Organs, 1999, 23:175-185.

208. S Hsu, H Kambic. On matching compliance between canine carotid arteries and polyurethane grafts. Artif Organs, 1997, 21:1247-1254.

209. M O'Rourke. Arterial compliance and wave reflection. Arch Mal Coeur Vaiss, 1991, 84:45-48; ED Lehmann. Elastic properties of the aorta. Lancet, 1993, 342:1417.

210. F Giron, WS Birtwell, HS Soroff, et al. Hemodynamic cffects of pulsatile and nonpulsatile flow. Arch. Surg, 1966, 93:802-810; DE Strandness, DS Summer. Hemodynamics for Surgeon. Grune & Stratton, New York, 1975.

211. JE Hasson, J Megerman, WM Abbott. Increased compliance near vascular anastromoses. J Vasc Surg, 1985, 2:419-423.

212. WM Abbott, JM Megerman. Adaptive responses of arteries to grafting. J Vasc Surg, 1989, 9:377-379; T. Schmitz - Rixen, G Hamilton. Compliance: A critical parameter for maintenance of arterial reconstruction? In: RM Greenhalgh, L. H. Hollier (eds). The maintenance of arterial Reconstruction. WB Saunders, London, 1991, 23-43.

213. WM Abbott, JM Megerman, JE Hasson. et al. Effect of compliance mismatch on vascular graft patency. J Vasc Surg, 1987, 5:376-382.

214. AW Clowes, MM Clowes, J Fingerle, et al. Kinetics of cellular proliferation after arterial injury. V. Role of acute distension in the induction of smooth muscle proliferation. Lab Invest, 1989, 60:360-364.

215. HS Bassiouny, S White, S Glagov, et al. Anastomotic intimal hyperplasia: mechanical injury or flow induced. J Vasc Surg, 1992, 15:708-716, 716-717 (discussion).

216. WM Abbott, RP Cambria. Control of physical characteristics (elasticity and compliance) of vascular grafts. In: J C Stanley, ed. Biological and synthetic vascular prostheses. Grune and Stratton, New York, 1982, 189 et seq.

217. VS Sottiurai, SL Sue, EL Feinberg 2^{11nd}, et al. Distal anastomotic intimal hyperplasia: Biogenesis and etiology. Eur

Vasesurg, 1988, 2:245 – 256 HC, Predel. Z Yang, L von Segesser, et al. Implicalion of pulsatile stretch on growth of saphenous vein and mammary artery smooth muscle. Lancet, 1992, 340:878 – 879.

218. CM Agrawal, HG Clark. Deformation characteristics of a bioahsorbable intravascular stem, Invest Radiol, 1992, 27: 1020 – 1024.

219. Joseph I Zarge, Peter Huang, Howard P Greisler. Chapter 24. Blood vessels. In: RP Lanza, R Langer, William L, Chick (eds). Principles of tissue – engineering, RG Landes Company, Georgetown TX. 1997, 349 – 364.

220. Y Qiu, JM Tarbell. Numerical simulation of pulsalile flow in a compliant curved tube model of a coronary artety. I Biomech Eng, 2000. 122:77 – 85.

221 GR Cokelet. Dynamics of erythrocyte motion in filtration tests and in vivo flow. Scand J Clin Lab Invest Suppl, 1981, 156:77 – 82.

222. B. Meyrick, L Reid. Endothelial and subinrimal changes in rat hilar pulmonary artery during recovery from hypoxia. A quantitative ultrastructural study. Lab Invest, 1980, 42:603 – 615.

223. S Robergc, Y Boucher, PE Roy. Transient ultrastructural variations of pulmonary lymphatic capillaries during the respiratory cycle of the rat lung. Anat Rec, 1985, 213:551 – 559.

224. A Koch. TM Bingold, J Oberlander, et al. Capillary endothelia and cardiomyocytes differ in vulnerability to ischemia/reperfusion during clinical heart transplantation. Eur J Cardiothorac Surg, 2001, 20:996 – 1001.

225. MA Reidy, SM Schwartz. Endothelial regeneration. Ⅲ. Time course of. Intimalchanges after small defined injury to rat aortic endothelium. Lab Invest, 1981, 44:301 – 308.

226. SM Schwartz, EP Benditt. Cell replication in the aortic endothelium: A new method for study of the problem. Lab Invest, 1973, 28:699 – 707. Aortic endothelial cell replication. I. Effects of age and hypertension in the rat. Circ Res, 1977, 41:248 – 255.

227. Ronald L Heimark, Stephen M Schwartz. Endothelial Morphogenesis. In: Nicolae Simionescu, Maya Simionescu (eds). Endothelial cell biology in health and disease. plenum Press, New York, 1988, 123 – 143.

228. MS Clarkc, CR Vanderburg. ED Hay, et al. Cytoplasmic loading of dyes, protein and plasmid DNA using an impact – mediated procedure. Biotechniques, 1994, 17:1118 – 1125.

229. M Horowitz, P Purdy, T Kopitnik. Subarachnoid hemorrhage during arteriovenous malformation embolization as a result of vessel wall sandblasting. Surg Neurol, 1998, 50:403 – 406, 400 – 407 (discussion).

230. QC Yu, PL McNeil. Transient disruptions of aortic endothelial cell plasma membranes. Am J Pathol, 1992, 141: 1349 – 1360.

231. AA Brayman, LM Lizotte, MW Miller. Erosion of artificial endothelia in vitro by pulsed ultrasound: acoustic pressure, frequency, membrane orientation and microbubble contrast agent dependence. Ultrasound Med Biol, 1999, 25: 1305 – 1320.

232. JE Molina, CA Galliani, S Einzig, et al. Physical and mechanical effects of cardioplegic injection on flow distribution and myocardial damage in hearts with normal coronary arteries. J Thorac Cardiovasc Surg, 1989, 97:870 – 877.

233. M Roger, TO Rognum, J Ingum, et al. Intravenous abuse of crushed tablets. A case with fatal outcome. Tidsskr Nor Laegeforen, 1990, 110:2080 – 2081. In Norwegian.

234. WC Grinstead, G P Rodgers, W Mazur, et al. Comparison of three porcine restenosis models: the relative importance of hypercholesterolemia, endothelial abrasion, and stenting. Coron Arery Dis, 1994, 5:425 – 434.

235. I Harich, M Bohnke, J Dnaeper. Endothehium protective effect of the high viscosity substances hyaluronic. Acid and methylcellulose in mechanical damage. Forrschr Ophlhalmol, 1990, 87:475 – 478. In German.

236. PL McNeil. L Muthukrishnan, E Warder PA D'Amore. Growth factors are released by mechanically wounded endothelial cells. J cell Biol, 1989, 109:811 – 822.

237. G Pintucci, et al. Mechanical endothelial damage results in basic fibrohlast growth factor – mediated activation of extracellular signal – regulated kinases. Surgery, 1999, 126:422 – 427.

238. LB Langille. Integrity of arterial endothelium following acute exposure to high shear stress. Biorheology, 1984, 21: 333 – 346.

239. E Sirois, J Charara, J Ruel, et al. Endothelial cells exposed to erythrocytes under shear stress: an in vitro study. Bio-

materials, 1998, 19 : 1925 - 1934.

240. DS R. son. The percussion reactions involved in brain function. Med Hypotheses, 2002, 59 : 682 - 695.

241. T Orfeo, JM Doherty, G Adey, et al. Sublethal percussion trauma in vitro causes a persisting derangement in the non-thrombogenic properties of brain endothelial cells. J Trauma, 1994, 37 : 347 - 357.

242. CG Gourin, SR Shackford. Production of tumor necrosis factor - alpha and interleukin - lbeta by human cerebral microvascular endothelium after percussive trauma. J Trauma, 1997, 42 : 1101 - 1107.

243. CG Gourin, SR Shackford. Influence of percussion trauma on expression of intercellular adhesion molecule - 1 (ICAM - 1) by human cerebral microvascular endothelium. J Trauma, 1996, 41 : 129 - 135.

244. JR Wendt, SM Ackley. Vascular complications of a foreign body in the hand of an asymptomatic patient. Ann Plasr Surg, 1995, 34 : 92 - 94.

245. L San Vicente, ME Martinez, J Codina, et al. Cardiac perforation from a subclavian catheter. Nephron, 1983, 35 : 276.

246. D Karakaya, S Baris, A Tur. Pulmonary artery cather - induced right ventricular perforation during coronary artery bypass surgery. Br J Anaesth, 1999, 82 : 953.

247. F Siclari, H Klein, J Trosrer. Intraventricular migration of an ICD patch. Pacing Clin Electrophysiol, 1990, 13 : 1356 - 1359.

248. G Dorros, MR Jaff, A. Parikh, et al. In vivo crushing of an aortic stent enables endovascular repair of a large infrarenal aortic pseudoaneurysm. J Endovasc Surg, 1998, 59 : 359 - 364.

249. JD Urschel, PD Myerowitz Catheter - induced pulmonary artery rupture in the setting of cardiopulmonary bypass. Ann Thorac Surg, 1993, 56 : 585 - 589.

250. MH Mullerworth, P Angelopoulos, MA Couyant, et al. Recognition and management. of catheter - induced pulmonary artery rupture. Ann Thorac Surg, 1998, 66 : 1242 - 1245.

251. ED Stancofski, A Sardi, GL Conaway. Successful outcome in Swan - Ganz catheter - induced rupture of pulmonary artery. Am Surg, 1998, 64 : 1062 - 1065.

252. SP Rivers, ES Lee, RT Lyon, et al. Successful conservative management of iatrogenic femoral arterial trauma. Ann Vasc Surg, 1992, 6 : 45 - 49.

253. SC Stoica, M Fleet, A Howd. Subctavian artery injury following percutaneous insertion of dialysis catheter. Rev Med Chir Soc Med Nat Iasi, 1998, 102 : 194 - 197.

254. V Fourestie, B Godeau, JL Lejonc, et al. Left innominate vein stenosis as a late complication of central vein catheterization. Chest, 1985, 88 : 636 - 638.

255. MJ Schoo, FA Scott, JA Boswick Jr. High - pressure injection injuries of the hand. J Trauma, 1980, 20 : 229 - 238.

256. Y Sato, T Kondo, T Ohshima. Traumatic tear of the basilar artery associated with vertebral column injuries. Am J Forensic Med Pathoi, 1997, 18 : 129 - 134.

257. RJ Siegel, M Koponen. Spontaneous coronary artery dissection causing sudden death. Mechanical arterial failure or primary vasculitis? Arch Pathol Lab Med, 1994, 118 : 196 - 198; Arch Pathol Lab Med, 1994, 118 : K63 - 864 (comment).

258. F Hammer, D Becker, P Goffette, et al. Crushed stents in benign left brachiocephalic vein stenoses. J Vasesurg, 2000, 32 : 392 - 396.

259. BF Rigney. Case report: mechanical failure of a spinal transabdominal teflon stent in tuboplasty. Fertil Steril, 1975, 26 : 186 - 189.

260. CT Johnson, LA Osborn. Indwelling pericardial drainage catheter break secondary to heart movement and catheter angulation. Cathet Cardiovasc Diagn, 1997, 42 : 58 - 60.

261. B Peskin, M Soudack, A Ben - Nun. Hickman catheter rupture and embolization—a life - threatening complication. Isr Med Assoc, 1999, 1 : 289.

262. S Dakshinamurti, J Ducas, J N Odim. Retrieval of Silastic catheter fragment. from heart in septic thromboembolism complicating aplastic anemia. Can J Cardiol, 1996, 12 : 794 - 796.

263. G Roggla, M Linkesch, M Roggla, et al. A rare complication of a central venous catheter system (Port - a - Cath). A

case report of a catheter embolization arter catheter fracture during power training. Int J Sports Med, 1993, 14: 345 - 346.

264. WY Hou, WZ Sun, YA Chen, et al. Pinch - off sign and spontaneous fracture of an implanted central venous catheter: report of a case. J Formos Med Assoc, 1994, 93: S65 - S69. In Chinese.

265. JM Debets, JA Wils, JT Schlangen. A rare complication of implanted central - venous access devices: Catheter fracture and embolization. Support Care Cancer, 1995, 3: 432 - 434.

266. P Vadlamani, B Dawn, MC Perry. Catheter fracture and embolization from totally implanted venous access ports—case reports. Angiology, 1998, 49: 1013 - 1016.

267. E Desruennes. Mechanical complications at implantation sites. Pathol Biol (Paris), 1999, 7: 269 - 272. In French.

268. JW Mazcl, FJ Idenburg, OM van Delden. Catheter fracture and embolization: a rare complication of a permanent implanted intravenous catheter system. Ned Tijdschr Geneeskd, 2000, 144: 1360 - 1363. In Dutch.

269. JM Suarez - Penaranda, Guitian - Barreiro, L Concheiro - Carro. Longstanding intracardiac catheter embolism. An unusual autopsy finding. Am J Forensic Med Pathol, 1995, 16: 124 - 126.

270. AS Verkman. Water permeability measurement in living cells and complex tissues. J Membr Biol, 2000, 173: 73 - 87.

271. T Okutomi, K Nomoto, K Nakamura, et al. Nitric oxide metabolite in pregnant women before and after delivery. Acta Obstet Gynecol Scand, 1997, 76: 222 - 226.

272. E Randy Eichner. Chapter 13 - 48. Hemolytic anemia due to red blood cell fragmentation. In: J Willis Hurst. Medicine for the practicing physician. third edition, Butterworth - Heinemann, Boston MA. 1992, 873 - 875.

273. M Kizaki, Y Ikcda. Red cell fragmentation and hemolysis in thrombotic thrombocytopenic purpura (TTP). Nippon Rinsho, 1993, 51: 117 - 121. In Japanese.

274. BS Bull, IN Kuhn. The production of schistocytes by fibrin strands (a scanning electron microscope study). Blood, 1970, 35: 104 - 111.

275. H Heyes, W Kohle, B Slijepcevic. The appearance of schistocytes in the peripheral blood in correlation to the degree of disseminated intravascular coagulatin An expermental study in rats. Haemostasis, 1976, 5: 66 - 73.

276. TW Young, GL Keeney, BS Bull. Red cell fragmentation in human disease (a light and scanning electron microscope study). Blood Cells, 1984, 10: 493 - 501, 503 - 504 (J V Dacie).

277. M Hirokawa. T Manabe, S Ishimatsu, et al. Leukocytic fragments in blood smears. Acta Pathol Jpn, 1990, 40: 908 - 912.

278. AP Schroeder, E Falk. Vulnerable and dangerous coronary plaques. Atherosclerosis, 1995, 118: S141 - S149.

279. RT Lee, H Huang. Mechanotransduction and arterial smooth muscle cells: New insight into hypertension and atherosclerosis. Ann Med, 2000, 32: 233 - 235.

280. HB Hangler, K Pfaller, H Antretter, et al. Coronary endothelial injury after local occlusion on the human beating heart. Ann Thorac Surg, 2001, 71: 122 - 127; 2002, 73: 344 - 345 (comment).

281. A Kadar, S Bjorkerud. Arterial remodeling following mechanical injury. The role and nature of smooth muscle cells. Pathol Res Pract, 1985, 180: 342 - 347.

282. CJ Schwartz, JL Kelley, RM Nerem, et al. Pathophysiology of the atherogenic process. Am J Cardiol, 1989, 64: 23G - 30G.

283. GS Abela, PD Picon, SE Friedl, et al. Triggering of plaque disruption and arterial thrombosis in an atherosclerotic rabbit model. Circulation, 1995, 91: 776 - 784: http://circ. AhaJournals. Org/ cgi/content/full/91/3/776.

284. T Oniki, M Iwakami. Is arterial remodeling truly a compensatory biological reaction? A mechanical deformation hypothesis. Atherosclerosis, 1997, 132: 115 - 118.

285. GD Lowe. The relationship between infection, inflammation, and cardiovascular disease: An overview. Ann Perodontol, 2001, 6: 1 - 8.

286. D Tang, C Yang, S Kobayashi, et al. Steady flow and wall compression in stenotic arteries: a three - dimensional thick - wall model with fluid - wall interactions. J Biomech Eng, 2001, 123: 548 - 557.

287. RG Schaub, JC Keith Jr, CA Simmons, et al. Smooth muscle proliferation in chronically injured canine pulmonary arteries is reduced by a potent platelet aggregation inhibitor U - 53, 059. Thromh Haemost, 1985, 53: 351 - 355; RG

Schaub, JC Keith Jr, CA Rawlings. Effect of acetylsalicylic acid on vascular damage and myointimal proliferation in canine pulmonary arteries subjected to chronic injury by *Dirofilaria immitis*. Am J Vet Res, 1983, 44 : 449 - 454.

288. RG Schaub, CA Rawlings. Pulmonary vascular response during phases of canine heartworm disease: scanning electron microscopic study. Am J Vec Res, 1980, 41 : 1082 - 1089.
289. JF Munnell, JS Weldon, RE Lewis, et al. Intimal lesions of the pulmonary artery in dogs with experimental dirofilariasis. Am J Vet Res, 1980, 41 : 1108 - 1112.
290. RG Schaub, CA Rawlings, JC Keith Jr. Effect of long - term aspirin treatment on platelet adhesion to chronically damaged canine pulmonary arteries. Thromb Haemost, 1981, 46 : 680 - 683.
291. JC Keith Jr, RC Schaub, C Rawlings. Early arterial injury - induced myointimal proliferation in canine pulmonary arteries. Am J Vet Res, 1983, 44 : 181 - 186.
292. RS Crissman, JN Ross Jr. Electron microscopy of intimal lesions in the pulmonary trunk of a dog with *Dirofilaria immitis* J Submicrosc Cytol, 1983, 15 : 509 - 517.
293. D Birchall, M Khangure, W McAuliffe, et al. Endovascular management of acute subarachnoid haemorrhage in the elderly. Br J Neurosurg, 2001, 15 : 35 - 38.
294. AA Rabinstein, DA Nichols. Endovascular coil embolization of cerebral aneurysm remnants after incomplete surgical obliteration. Stroke, 2002, 33 : 1809 - 1815.
295. A Molyneux. International Subarachnoid Aneurysm Trial (ISAT) of neurosurgical clipping versus endovascular coiling in 2143 patients with ruptured intracranial aneurysms: A randomised trial. Lancet, 2002, 360 : 1267 - 1274.
296. Manuela Martins - Creen. Chapter 3. The dynamics of cell - ECM interactions with implications for tissue engineering. In: RP Lanza, R Langer, William L Chick (eds). Principles of Tissue Engineering, RG Landes Company, Georgetown TX, 1997, 23 - 46.
297. Christopher S Chen, Milan Mrksich, Sui Huang, et al. Geometric control of cell life and death. Science, 1997, 276 : 1425 - 1428; 1345 - 1346 (comment).
298. J Verrall, SP Fraser, MB Djamgoz. Effects of gadolinium ions upon rat prostatic cancer cell lines of markedly different metastatic potential. Cancer Lett, 1999, 145 : 79 - 83.
299. S Nonaka, H Shiratori, Y Saijoh, et al. Determination of left - right patterning of the mouse embryo by artificial nodal flow. Nature, 2002, 418 : 96 - 99, 29 - 30 (comment).
300. FJ Alenghat, DE Ingber. Mechanotransduction: all signals point to cyroskeleton, matrix, and integrins. Sci STKE, 2002, PE6; CJ Meyer, FJ Alenghat, P Rim, et al. Mechanical control of cyclic AMP signalling and gene transcription through integrins. Nat Cell Biol, 2000, 2 : 666 - 668; CS Chen, DE Ingber. Tensegrity and mechanoregulation: From skeleton to cytoskeleton. Osteoarthritis Cartilage, 1999, 7 : 81 - 94.
301. US Potard, JP Butler, N Wang. Cytoskeletal mechanics in confluent epithelial cells probed through inregrins and E - cadherins. Am J Physiol, 1997, 272 : C1654 - C1663.
302. YC Fung. Biomechanics: Mechanical properties of living tissues. second edition, Springer - Verlag, New York, 1993.
303. Jingdong Liu, Bertold Schrank, RH Waterston. Interaction between a putative mechanosensory membrane channel and a collagen. Science, 1996, 273 : 361 - 364.
304. F Guilak, RA Zell, GR Erickson, et al. Mechanically induced calcium waves in articular chondrocytes are inhibited by gadolinium and amitoride. J Orthop Res, 1999, 17 : 421 - 429.
305. NM Bachrach, WB Valhmu, E Stazzone, et al. Changes in proteoglycans synthesis of chondrocytes in articular cartilage are, associated with the time - dependent changes in their mechanical environment. J Biomech, 1995, 28 : 1561 - 1569.
306. CM Hai. Mechanosensitive modulation of receptor - mediated crossbridge activation and cytoskeletal organization in airway smooth muscle. Arch Pharm Res, 2000, 23 : 535 - 547.
307. X Wu, MJ Davis. Characterization of stretch - activated cation current in coronary smooth muscle cells. Am J Physiol Heart Circ Physiol, 2001, 280 : H1751 - H1761.
308. J Niggel, W Sigurdson, F Sachs. Mechanically induced calcium movements in astrocytes, bovine aortic endothelial cells and C6 glioma cells. J Membr Biol, 2000, 174 : 121 - 134.
309. JT Cunningham, RE Wachtel, FM Abboud. Mechanical stimulation of neurites generates an inward current in putative

aortic baroreceptor neurons in vitro. Brain Res, 1997, 757:149 - 154.

310. H Sauer, J Hescheler, M Wartenberg. Mechanical strain - induced Ca (2+) waves are propagated via ATP release and purinergic receptor activation. Am J Physiol Cell Physiol, 2000, 279:C295 - C307.

311. GC Bett, F Sachs. Whole - cell mechanosensitive currents in rat ventricular myocytes activated by direct stimulation. J Membr Biol, 2000, 173:255 - 263.

312. H Gotoh, A Takahashi. Mechanical stimuli induce intracellular calcium response in a subpopulation of cultured rat sensory neurons. Neuroscience, 1999, 92:1323 - 1329.

313. D Riveline, E Zamir, NQ Balaban, et al. Focal contacts as mechanosensors: exterrnally applied local mechanical force induces growth of focal contacts by an imdial - dependent and ROCK - independent mechanism. J Cell Biol, 2001, 153: 1175 - 1186.

314. NA Castelo Branco, E Rodriguez, M Alves - Pereira, et al. Vibroacoustic disease: Some forensic aspects. Aviat Space Environ Med, 1999, 70:A145 - A151.

315. M Liu, J Xu, J Liu, et al. Mechanical strain - enhanced fetal lung cell proliferation is mediated by phospholipase C and D and protein kinase C. Am J Physiol, 1995, 268:L729 - L738.

316. NQ Balaban, et al. Force and focal adhesion assembly: a close relationship studied using elastic micropatterned substrates. Nat Cell Biol, 2001, 3:466 - 472, E110 - E112 (comment).

317. LE Lanyon, AE Goodship, CJ Pye, et al. Mechanically adaptive bone remodeling. J Biomechanics, 1982, 15: 141 - 154.

318. LE Lanyon. Functional strain as a determinant for bone remodeling. Calcif Tiss Res, 1984, 36:556 - 561.

319. CT Rubin, LE Lanyon. Regulation of bone mass by mechanical strain magnitude. Calcif Tiss Res, 1985, 37: 411 - 417.

320. DB Jones, H Nolte, JG Scholubbers, et al. Biochemical signal transduction of mechanical strain in osteoblastlike cells. Biomaterials, 1991, 12:101 - 110.

321. CD Toma, S Ashkar, ML Gray, et al. Signal transduction of mechanical stimuli is dependent on microfilament integrity: Identification of osteopontin as a mechanically induced gene in osteoblasts. J Bone Miner Res, 1997, 12:1626 - 1636.

322. N Endlich, KR Kress, J Reiser, et al. Podocytes respond to mechanical stress in vitro. J Am Soc Nephrol, 2001, 12: 413 - 422.

323. F Guilak. Compression - induced changes in the shape and volume of the chondrocyres nucleus. J Biomech, 1995, 28: 1529 - 1541.

324. LM Walker, A Holm, L Cooling. et al. Mechanical manipulation of bone and cartilage cells with optical tweezers. FEBS Lett, 199, 459:39 - 42.

325. NX Chen, KD Ryder, FM Pavalko, et al. Ca (2+) regulates fluid shear - indiced cytoskeletal reorganization and gene expression in osteoblasts. Am J Physiol Cell Physiol, 2000, 278:C989 - C997.

326. NE Ajubi, J Klein - Nulend, MJ Alblas, et al. Signal transduction pathways involved in fluid flow - induced PGE2 production by cultured osteocytes. Am J Physiol, 1999, 326:E171 - E178.

327. A Holm, T Sundqvist, A Oberg, et al. Mechanical manipulation of polymorphonuclear leukocyte plasma membranes with optical tweezers causes influx of extracellular calcium through membrane channels. Med Biol Eng Comput, 1999, 37: 410 - 412.

328. M Opas, L Kalinina. Comparison of locomotion and adhesion in four strains of Amoeba proteus. Acta Procozool, 1980, 19:339 - 344.

329. Michal Opas. V. 3 The transmission of forces between cells and their environment. In: J Bereiter - Hahn, OR Anderson, WE Reif (eds). Cyromechanics: The mechanical basis of cell form and structure. Springer - Verlag, Berlin. 1987, 273 - 285.

330. DW James, JF Taylor. The stress developed by sheets of chick fibroblasrs in vitro. Exp Cell Res, 1969, 54:107 - 110.

331. KLP Sung, LA Sung, M Crimmins, et al. Determination of junction avidity of cytolytic T cell and target cell. Science, 1986, 234:1405 - 1408.

332. X Wan, P Juranka, CE Morris. Activation of mechanosensitive currents in traumatized membrane. Am J Physiol, 1999,

276:C318 - C327.

333. LA Durant, C W Archer, M Benjamin, et al. Organisation of the chondrocytc cytoskeleton and its response to changing mechanical conditions in organ culture. J Anat, 1999, 194:343 - 353.

334. Yong Zhang, Owen P Hamill. On the discrepancy between whole - cell and membrane patch mechanosensirivity in Xenopus oocytes. J Physiol, 2000, 523:101 - 115.

335. GA Zampighi, M Kreman, KJ Boorer, et al. A method for determining the unitary functional capacity of cloned channels and transporters expressed in Xenopus laevis oocytes. J Membr Biol, 1995, 148:65 - 78.

336. B Constantin, N Imbert, C Besse, et al. Cultured rat skeletal muscle cells treated with cycochalasin exhibit normal dystrophin expression and incracellular free calcium control. Biol Cell, 1995, 85:125 - 135.

337. RD Cohn, KP Campbell. Molecular basis of muscular dystrophies. Muscle Nerve, 2000, 23:1456 - 1471.

338. I Durleu, S Peyrol, D Gindre, et al. Subepithelial fibrosis and degradation of the bronchial extracellular matrix in cystic fibrosis. Am J Respir Crit Care Med, 1998, 158:580 - 588.

339. JA McGrath. Hereditary diseases of desmosomes. J Dermatol Sci, 1999, 20:85 - 91.

340. C Hagios, A Lochter, MJ Bissell. Tissue architecture: the ultimate regulator of epithelial function? Philos Trans R Soc Lond B Biol Sci, 1998, 353:857 - 870.

341. KA Holbrook, PH Byers, SR Pinnell. The structure and function of dermal connective tissue in normal individuals and patients with inherited connective tissue disorders. Scan Electron Microsc, 1982:1731 - 1744.

342. ME Rosenberg, TM Tervo, J Gallar, et al. Corneal morphology and sensitivity in lattice dystrophy type Ⅱ (familial amyluidosis, Finnish type). Invest Ophthalmol Vis Sci, 2001, 42:634 - 641.

343. T Brandt, I Hausser, K Orberk, et al. Ultrastructural connective tissue abnormalities in patients with spontaneous cervicocerebral artery dissections. Ann Neurol, 1998, 44:281 - 285.

344. MB Morgan, CA Truitt, J Taira, et al. Fibronectin and the extracellular matrix in the perforating disorders of the skin. Am J Dermaropathol, 1998, 20:147 - 154.

345. JD Eudy, et al. Mutation of a gene encoding a protein with extracellular matrix motifs in Usher syndrome type Iia. Science, 1998, 280:1753 - 1757.

346. RE Link, R Pans, KS Stenn. et al. Epithelial growth by rat vibrissae follicles in vitro requires mesenshymal contact via native extracellular matrix. J Invest Dermatol, 1990, 95:202 - 207.

347. LH Arroyo, RT Lee. Mechanisms of plaque rupture: mechanical and biologic interactions. Cardiovasc Res, 1999, 41:369 - 375; RT Lee. Atherosclerotic lesion mechanics versus biology. Z Kardiol, 2000, 89 (Suppl):80 - 84.

348. BL Strom, SL West, E Sim, et al. The epidemiology of the acute flank pain syndrome from suprofen. Clin Pharmacol Ther, 1989, 46:693 - 699.

349. A Shukla, N Meisler, KR Cutroneo. Perspective article: transforming growth factor - beta: crossroad of glucocorticoid and bleomycin regulation of collagen synthesis in lung fibroblasts. Wound Repair Regen, 1999, 7:133 - 140.

350. MR Parkhurst, WM Saltzman. Quantification of human neutrophil motility in three - dimensional collagen gels. Effect of collagen concentration. Biophys J, 1992, 61:306 - 315; PM Kuntz, WM Saltzman. Neutrophil motiliry in extracellular matrix gels: mesh size and adhesion aflect speed of migration. Biophys J, 1997, 72:1472 - 1480; J Tan, WM Saltzman. Influence of synthetic polymers on neutrophil migration in three - dimensional collagen gels. J Biomed Mater Res, 1999, 46:465 - 474.

351. P Friedl, EB Brocker. T cell migration in three - dimensional extracellular matrix: Guidance by polarity and sensations. Dev Immunol, 2000, 7:249 - 266.

352. M Gunzer, P Friedl, B Niggemann, et al. Migration of dendritic cells within 3 - D collagen lattices is dependent on tissue origin, state of maturation, and matrix structure and is maintained by proinflammatory cytokines. J Leukoc Biol, 2000, 67:622 - 629.

353. Gargi Maheshwari, Alan Wells, Linda G Griffith, et al. Biophysical integration of effects of epidermal growth factor and fibronectin on fibrobtasr migration. Biophys. J, 1999, 76:2814 - 2823; MF Ware, Alan Wells, Douglas A Lauffenburger. Epidermal growth factor alters fibroblast migration speed and directional persistence reciprocally and in a matrix - dependent manner. J Cell Sci, 1998, 111:2423 - 2432; LF Brown, N Lanir, J McDonagh, et al. Fibroblast migra-

tion in fibrin gel matrices. Am J Pathol, 1993, 142 : 273 – 283.

354. ES Strobel, D Mobest, S von Kleist, et al. Adhesion and migration are differentially regulated in hematopoietic progenitor cells by cytokines and extracellular matrix. Blood, 1997, 90 : 3524 – 3532.

355. K Hartmann, et al. C3a and C5a stimulate chemotaxi of human mast cells. Blood, 1997, 89 : 2863 – 2870.

356. MA Cuadros, J Navascues. The origin and differentiation of microglial cells during development. Prog Neurobiol, 1998, 56 : 173 – 189.

357. PC Singhal, N Franki, N Gibbons, et al. Matrix – mesangial cell interaction modulates migration of macrophages. J Investig Med, 1998, 46 : 453 – 459; N Lanir PS Ciano, L Van de Water, et al. Macrophage migration in fibrin gel matrices, Ⅱ. Effects of clotting factor ⅩⅢ, fibronectin, and glycosaminoglycan content on cell migration. J Immuol, 1988, 140 : 2340 – 2349; PS Giano, RB Colvin, AM Dvorak, et al. Macrophage migration in fibrin gel matrices. Lab Invest, 1986, 54 : 62 – 70; JM Boswcll, AP Swan.

358. JA McBride. Red cell fragmentation and mechanical hemolytic anemia. Med Treat, 1971, 8 : 419 – 435.

359. AR Williams. Shear – induced fragmentation of human erythrocyltes. Biorheology, 1973, 10 : 303 – 311.

360. J Dale, E Myhre. Intravascular hemolysis in the late course of aortic valve. Am Heart J, 1978, 96 : 24 – 30.

361. CE Kampe, G P Rodgers, JD Oswalt, et al. Exercise – induced fragmentation hemolysis: a simple in vivo test to evaluate heart valve hemolysis. South Med J, 1998, 91 : 970 – 972.

362. D Alehan, R Dogan, S Ozkutlu, et al. Severe hemolytic anemia after repair of primum septal defect and cleft mitral valve. Turk J Pediatr, 2001, 43 : 329 – 331.

363. SB Saxman, SE Graber. Red cell fragmentation produced by renal artery stenosis. Am J Med Sci, 1989, 297 : 257 – 259.

364. VP Srivastava. Particle – fluid suspension model of blood flow through stenonc vessels with applications. Int J Biomed Comput, 1995, 38 : 141 – 154.

365. DG Batton, A Amanullah, C Comstock. Fetal schistocytic hemolytic anemia and umbilical vein varix. J Pediatr Hematol Oncol, 2000, 22 : 259 – 261.

366. G Pallisgaard. March hemoglobinuria. Ugeskr Laeger, 1965, 127 : 1678 – 1680; M Horder. March hemoglobinuria. Ugeskr Laeger, 1967, 129 : 974 – 975. In Danish.

367. C Trincao. March hemoglobinuria. An Inst Med Trop (Lisbon), 1966, 23 : 523 – 528. In Portuguese.

368. H Joshua, A de Vries. Effect of exercise on red blood cell in march hemoglobinuria. Am J Clin Pathol, 1966, 46 : 341 – 344.

369. A Miolin, B Radojicic. Syndrome of march hemoglobinuria. Vojnosanit Pregl, 1967, 24 : 537 – 539; S Susa, B Dumovic, R Pantovic. March hemoglobinuria associated with acute renal failure. Vojnosanit Pregl, 1972, 29 : 407 – 410; Z Ciko, B Radojicic, D Lazic. Pathogenesis of acute renal insufficiency in march hemoglobinuria. Vojnosanit Pregl, 1973, 30 : 198 – 200. In Serbo – Croatian (Cyrillic).

370. H Hornhostel, R. Huenges. Recent results in march hemoglobinuria. Verh Dtsch Ges Inn Med, 1968, 74 : 177 – 179; R Flury, FW Reutter. March hemoglobinuria. Schweiz Med Wochenschr, 1970, 100 : 1979 – 1981; E Heilmann, G Lunke, J Behr, et al. Marching hemoglohmuria. Verh Dtsch Ges Inn Med, 1975, 81 : 1021 – 1023. In German.

371. H Chaplin Jr, GT Perkoff, JH Frisbie, et al. March hemoglohinuria associated with asymptomatic congenital hearr disease. JAMA, 1969, 208 : 1700 – 1702.

372. DN Mohler. Impact hemolysis. Med Times, 1969, 97 : 109 – 113.

373. AJ Spicer. Studies on march haemoglobinuria. Br Med J, 1970, 1 : 155 – 156.

374. TD Pollard, IW Weiss. Acute tubular necrosis in a patient with march hemoglobinuria. N Engl J Med, 1970, 283 : 803 – 804.

375. SE Sagov. March hemoglobinuria treated with rubber insoles: two case reports. J Am Coll Health Assoc, 1970, 19 : 146.

376. B Oube, RK Duhe, VN Tripathi. March hemoglobinuria. Report of a case. Indian J Med Sci, 1973, 27 : 327 – 328.

377. Y Ohno, M Sato, I Kurokawa, et al. Exerriona1 hemoglobinuria. Tohoku J Exp Med, 1975, 117 : 187 – 191.

378. K Takeuchi, M Kimoto, H Yamaguchi, et al. Exertional hemoglobinuria: A report of two cases (author's trans1.).

Rinsho Ketsueki, 1975, 16 : 887 – 895. In Japanese.

379. MD Altschule. Runner' hemoglobinuria – in men, dogs and horses. Pharos Alpha Omega Alpha Honor Med Soc, 1981, 44 : 33.

380. H Wakui, J Yamashira, H Obuchi, et al. March hemoglobinuria during a school excursion in a high school girl—a report of a case, and a review of the Japanese literature. Nippon Naika Gakkai Zasshi, 1986, 75 : 788 – 791. In Japanese.

381. P Weber. Paroxysmal march hemoglobinuria—a 1 – year duration in a young man. Bratisl Lek l Isty, 1989, 90 : 45 – 47. In Czech.

382. BJ Miller, RR Pate, W Burgess. Foot impact forc and intravascular hemolysis during distance running. Int J Sports Med, 1988, 9 : 56 – 60.

383. HT Uhrig, BJ Gainer. A case of march hemoglobinuria. Mil Med, 1991, 156 : A9.

384. Hemoglobinuria following drumming. Dtsch. Med. Wochenschr, 1970, 95 : 1949. In German. No authors lisled.

385. KA Schwarrz, HC Flessa. March hemoglobinuria. Report of a case after basketball and congo drum playing. Ohio State Med J, 1973, 69 : 448 – 449.

386. XJ Caro, PW Sutherland, DB Mitchell, et al. Traumatic hemoglohinuria associated with conga drumming. West J Med, 1975, 123 : 141 – 144.

387. K Mincoka, K Yamamoto, T Isemura, et al. A case of march hemoglobinuria following 'kendo' (Japanese fencing) exercise. Rinsho Ketsueki, 1984, 25 : 1680 – 1685. In Japanese.

388. I Asai, et al. March hemoglobinuria caused by Kendo: Report on 3 cases with exertion test of Kendo and study on erythrocyte membrane SDS – PAGE. Rinsho Ketsueki, 1986, 27 : 179 – 184. In Japanese.

389. M Urabe, Y Hara, A Hokama, et al. A female case of march hemoglohinuria induced by kendo (Japanese fencing) exercise. Nippon Naika Gakkai Zasshi, 1986, 75 : 1657 – 1658. In Japanese.

390. GB Selby, ER Eichner. Endurance swimming, intravascular hemolysis, anemia, and iron depletion. New perspective on athlete's anemia. Am J Med, 1986, 81 : 791 – 794.

391. AW Nichols. Nonorthopaedic problems in the aquatic athlete. Clin Sports Med, 1999, 18 : 395 – 411, viii.

392. SP Sutera, MH Mehrjardi. Deformation and fragmentation of human red blood cells in turbulent shear flow. Biophys J, 1975, 15 : 1 – 10.

393. TS Dewitz, TC Hung, RR Martin, et al. Mechanical trauma in leukocytes. J Lab Clin Med, 1977, 90 : 728 – 736. LV Mclntire, TS Dewitz, RR Martin. Mechanical trauma effects on leukocytes. Trans Am Soc Artif Intern Organs, 1976, 22 : 444 – 449.

394. D Greenstein, RC Kesrer. The hemorheologic effects of hand – transmitted vibration. Angiology, 1977, 48 : 813 – 819.

395. A Zomas, R Saso, R Powles, et al. Red cell fragmentation (schistocycosis) after bone marrow transplantation. Bone Marrow Transplant, 1998, 22 : 777 – 780.

396. PJ Klein, H Pullman, WF de Lacroix, et al. Quantitative determination of fragment erythrocytes (schistocytes) in healthy subjects and patients after surgery. Klin Wochenschr, 1975, 53 : 847 – 851.

397. JD Bessman. Red blood cell f ragmentation. Improved detection and identification of causes. Am J Clin Pathol, 1988, 90 : 268 – 273.

398. XJ Caro, PW Sutherland, DB Mitchell, et al. Traumatic hemoglohinuria associated with conga drumming. West J Med, 1975, 123 : 141 – 144.

399. I Dion, M Lahaye, R Salmon, et al. Blood haemolysis by ceramics. Biomaterials, 1993, 14 : 107 – 110.

400. MI Jones, IR McColl, DM Grant, et al. Haemocomparibility of DLC and TiC – TiN interlayers on titanium. Diam Rel Mat, 1999, 8 : 457 – 462.

401. HB Skinner. Ceramic bearing surfaces. Clin Orthop, 1999, 369 : 83 – 91; C Rieker, R Konrad, R Schon. In vitro comparison of the two hard – hard articulations for total hip replacements. Proc Inst Mech Eng, 2001, [H] 215 : 153 – 160.

402. K Zaman, A Zaman, J Batcabe. Hematological effects of aluminum on living organisms. Cotp Biochem Physiol, 1993, C 106 : 285 – 293.

403. HD Schulte, E Sygula, M Bourgeois, et al. Severe met – banical haemolysis a (ter correction of a parnal atrioventricuLr

cAnat. Thoraxchir Vask Chir, 1978, 26 : 117 – 123. In German.

404. GL Hincs, TT Finnerry, E Doyle, et al. Near fatal hemolysis following repair of ostium primum atrial sepial defect. J Cardiovasc Surg, (Torino), 1978, 19 : 7 – 10.

405. BI Gerashchenko, II Gerashchenko, CC Pantazis. Possible selective elimination of red blood cells under the influence of colloidal silica. Med Hypotheses, 1996, 47 : 69 – 70.

406. S Mansoor. A Roman, R Weinstein. Intravascular stents do not cause microangiopathic hemolysis or thromboric microangiopathy. J Clin Apheresis, 1999, 14 : 130 – 134.

407. G Ismeno, A Renzulli, A Carozza, et al. Inrravascular hemolysis after mitral and aortic valve replacement with different types of mechanical prostheses. Int J Cardiol, 1999, 69 : 179 – 183; M Ninomiya, K Yagyu, Y Kaneko, et al. Hemolysis after mitral valve replacement with mechanical valve prostheses. Jpn J Thorac Cardiovasc Surg, 2001, 49 : 230 – 235.

408. C Mecozzi. AD Milano, M De Carlo, et al. Intiavascular hemolysis in patients with new – generation prosthetic heart valves: a prospective study. J Thorac Cardiovasc Surg, 2002, 123 : 550 – 556.

409. MJ Homer, I Aguilar – Delfin, SR Telford 3rd, et al. Babesiosis. Clin Microbiol Rev, 2000, 13 : 451 – 469.

410. BD Smith. Abnormal erythrocyte fragmentation and membrane deformability in paroxysmal nocturnal hemoglobinuria. Am J Hematol, 1985, 20 : 337 – 343.

411. S Nand, VK Bansal, G Kozeny, et al. Red cell fragmentation syndrome with the use of subclavian hemodialysis catheters. Arch Intern Med, 1985, 145 : 1421 – 1423.

412. RO Oloya, HJ Feick, ME Bozynski. Impact of venous catheters on packed red blood cells. Am J Perinatol, 1991, 8 : 280 – 283.

413. DS De Wachter. PR Verdonck, RF Verhoeven, et al. Red cell injury assessed in a numeric model of a peripheral dialysis needle. ASAIO J, 1996, 42 : M524 – M529.

414. I Yasuda, A Funakubo, Y Fukui. An investigation of blood damage induced by static pressure during shear – rate conditions. Artif Organs, 2002, 26 : 27 – 31; T Yasuda A Funakubo, K Miyawaki, et al. Influence of static pressure and shear rate on hemolysis of reci blood cells. ASAIO J, 2001, 47 : 351 – 353.

415. MW Miller, AA B ray man, IA S her man, et al. Comparative sensitivity of human fetal and adult erythrocytes to hemolysis by pulsed 1 MHz, ultrasound. Ultrasound Med Bid, 2001, 27 : 419 – 425.

416. T Yasuda, K Shimokasa, A Funakubo, et al. Effect of wait hardness on hemolysis. Artif Organs, 2000, 24 : 614 – 617; T Yasuda, K Shimokasa, A Funakubo, et al. An investigation of blood flow behavior and hemolysis in artificial organs. ASAIO J, 2000, 46 : 527 – 531.

417. SC Liu, 1H Derick, P Agre, et al. Alteration of the erythrocyte membrane skeletal ultrastructure in hereditary spherocytosis, hereditary clliprocytosis, and pyropoikilocytosis. Blood, 1990, 76 : 198 – 205.

418. J Delaunay, N Alloisio, I Morle, et al. Molecular genetics of hereditary elliptocytosis and hereditary spherocytosis. AnnGenet, 1996, 39 : 209 – 221.

419. PG Gallagher, L Kotula, Y Wang, et al. Molecular basis and haplotyping of the alpha 11 domain polymorphisms of spectrin: Application ro the study of hereditary elliptocytosis and pyropoikilocytosis. Am J Hum Cenet, 1996, 59 : 351 – 359.

420. IC Hansen, R Skal Ik, S Chien, A Hoger. Influence of network topology on the elasticity of the red blood cell membrane skeleton. Biophys J, 1997, 72 : 2369 – 2381.

421. 1D Willensky. ZT Shi S Blackshaw, et al. Neurobehavioral deficits in mice lacking the erythrocyte membrane cytoskelctal protein 4. 1. Curr Biol, 1998, 8 : 1269 – 1272.

422. AF Muro, ML Marro, S Gajovic F Porro, et al. Mild spherocytic hereditary elliptocycosis and altered levels of alpha – and gamma – adducins in beta – adduc in – deficient mice. Blood, 2000, 95 : 3978 – 3985; http://www. Btoodjournal. Org/ cgi/content/full/95/12/3978.

423. P Jarolim, J Paiek, TL Coetzer, et al. Severe hemolysis and red cell fragmentation caused by the combination of a spectrin mutation with a thrombotic microangiopathy. Am J Hematol, 1989, 32 : 50 – 56.

424. Z Zhang, SA Weed, PC Gallagher, et al. Dynamic molecular modeling of pathogenic mutations in the spectrin self – as-

sociation domain. Blood, 2001, 98 : 1645 – 1653.

425. A Usui, Y Takagi, Y Ohara, et al. Sarpogrelate reduces mechanical liemolysis in patients with heart valve prostheses. Jpn J Thorac Cardiovasc Surg, 2000, 48 : 769 – 774; A Sabo, M Sranulovic, V Jakovljevic. Phytomenadione improves red cell deformability in laboratory animals. Int J Clin Pharmacol Ther Toxicol, 1992, 30 : 587 – 590.

426. Shmuel Tuvia, Ada Almagor, Arkady Bitler, et al. Cell membrane fluctuations are regulated by medium macroviscosity; Evidence for a metabolic driving force. Proc NatJ Acad Sci USA, 1997, 94 : 5045 – 5049.

427. PV Zinin, VM Levin, RG Maev. Self – oscillations of biological microbodies. Biofizika, 1987, 32 : 185 – 191. In Russian.

428. RB Tishler, FD Carlson. Quasi – elastic light scattering studies of membrane morion in single red blood cells. Biophys J, 1987, 51 : 993 – 997.

429. S Levin, R Korenstein. Membrane fluctuations in erythrocytes are linked to MgATP – dependent dynamic assembly of the membrane skeleton. Biophys J, 1991, 60 : 733 – 737; S Tuvia, S Levin, R Korenstein. Correlation between local cell membrane displacements and filterability of human red cells. FEBS Lett, 1992, 304 : 32 – 36; S Tuvia, S Levin. A Bitler, et al. Mechanical fluctuations of the membrane – skeleton are dependent on F – actin ATPase in human erythrocytes. J Cell Bid, 1998, 141 : 1551 – 1561.

430. L Mittelman, S Levin, R Korenstein. Fast cell membrane displacements in B lymphocytes. Modulation by duhydrocytochalasin B and colchicine. FEBS Lett, 1990, 293 : 207 – 210.

431. L Mittelman, SV Levin, R Korenstein. Direct correlation between cell membrane fluctuations, cell filterability and the metastatic potential of lymphoid cell lines. Biochem Biophys Res Commun, 1994, 203 : 899 – 906.

432. R Korenstein, S Tuvia, L Mittelman, et al. (eds) Biomechanics of active movement and division of cells, NATO ASI Series H: Cell Biology. Vol. 84, Springer, New York, 1994. 415 – 423.

433. A Yu Krot, MG Grinfeldt, SV Levin et al. Local mechanical oscillations of the cell surface within the range 0. 2 – 30 Hz. Eur Biophys J, 1990, 19 : 93 – 99. See also: AI Krol, MG Grinfeldt, SV Levin. Spontaneous oscillations of the cell surface in the frequency interval 0. 2 – 30 Hr. Tsitologiia, 1989, 31 : 556 – 562 (in Russian); AI Krol, MG Grinfeldt. AD Smilgiavichius, et al. Rapid local oscillations of the surface of the human erythrocyte. Tsitologiia, 1989, 31 : 563 – 568 (in Russian).

434. F Brochard, JF Lennon. Frequency spectrum of the flicker phenomenon in erythrocytes. J Physique, 1975, 36 : 1035 – 1047.

435. S Tuvia, S Levin, R Korenstein. Oxygenarion – deoxygenation cycle of erythrocytes modulates submicron cell membrane fluctuations. Biophys J, 1992, 63 : 599 – 602.

436. Y Alster, A Loewenstein, S Levin, et al. Low – frequency submicron fluctuations of red blood cells in diabetic retinopathy. Arch Ophthalmol, 1998, 116 : 1321 – 1325.

437. S Tuvia, A Moses, N Gulayev, et al. Beta – adrenergic agonists regulate cell membrane fluctuations of human erythrocytes. J Physiol, 1999, 316 : 781 – 792.

438. N Zamir, S Tuvia, R Riven – Kreitman, et al. Atrial narriuretic peptide: direct effects on human red blood cell dynamics. Biochem Biophys Res Commun, 1992, 188 : 1003 – 1009.

439. MC Crinfeldt, AI Krol, SV Levin. The suppression of rapid local surface oscillations in human erythrocytes slows and weakens their adhesion to glass. Tsitologiia, 1989, 31 : 1395 – 1397. In Russian.

440. AR Dluzewski, K Rangachari, RJ Wilson, et al. Relation of red cell membrane properties to invasion by Plasmodium falciparum. Parasitology, 1985, 91 : 273 – 280.

441. G Bazzoni, M Rasia. Effects of an amphipathic drug on the rheulogical properties of the cell membrane. Blood Cells Mol Dis, 1998, 24 : 552 – 559.

442. EA Evans, W Rawicz. Entropy – driven tension and bending elasticity in condensed – fluid membranes. Phys Rev Lett, 1990, 64 : 2094 – 2097.

443. Shu Chien. Chapter 26. Biophysical Behavior of Red Cells in Suspensions. In: Douglas MacN Surgenor (ed). The red blood cell. second edition, Volume Ⅱ, Academic Press, NY, 1975, 1031 – 1133.

444. S Chien, LA Sung, S Simchon, et al. Energy balance in red cell interactions. Ann N Y Acad Sci, 1983, 416 : 190 –

206.

445. HL Goldsmith, VT Turitto. Rhcological aspects of thrombosis and haemostasis: basic principles and applications. Thromb Haemostasis, 1986, 55:415-435.

446. KJ Donald, RJ Tennent. The relative roles of platelets and macrophages in clearing particles from the blood; the value of carbon clearance as a measure of reticuloendothelial phagocytosis. J Pathol, 1975, 17:235-245.

447. BS Dhodapkar, JL Vegad, GN Kolte. Demonstration of the phagocytic activity of chicken basophils in the reversed Arthus reaction using colloidal carbon. Res Vet Sci, 1982, 33:377-379.

448. YC Chia, V Cattell. The role of platelets in mesangial localization: Carbon uptake in thrombocytopenic rats. Br J Exp Pathol, 1985, 66:465-474.

449. EL Dobson, LS Kdly, CR Finney, et al. The association of blood platelets and colloidal carbon removal. J Reticuloendothel Soc, 1971, 9:376-382.

450. KJ Donal. The role of platelets in the clearance of colloidal carbon from hlood in rabbirs: A light and electron microscope study. Pathology, 1972, 4:295-301.

451. RP Awadhiya, JL Vegad, GN Kolte. Demonstration of the phagocytic activity of′ chicken thrombocytes using colloidal carbon. Res Vet Sci, 1980, 29:120-122.

452. E Endo, H Fujimoto, A Ishimori, et al. In vitro test of phagocytic ability of human platelets using colloidal carbon. Tohoku J Exp Med, 1984, 142:131-139.

453. Etsuko Ito, Ken Suzuki, Masayuki Yamato, et al. Active platelet movements on hydrophobic/hydrophilic microdomain-structured surfaces. J Biomed Mater Res, 1998, 42:148-155.

454. Sidney F Stein, Bruce Evatt. Chapter 13-2. Thrombocytopenia. In: J Willis Hurst. Medicine for the practicing physician. third edition, Butterworth-Heinemann, Bo Sron MA, 1992, 769-771.

455. FC Chao, D Shepro, JL Tullis, et al. Similarities between platelet contraction and cellular motility during mitosis: role of platelet microtubulcs in clot retraction. J Cell Sci, 1976, 20:569-588.

456. J Jandak, XL Li, N Kessimian, et al. Unequal distribution of membrane components between pseudopodia and cell bodies of platelets. Biochim Biophys Acta, 1990, 1029:117-126.

457. Thomas P Stossel. On the crawling of animal cells. Science, 1993, 260:1086-1094.

458. K Uchida, K Sakai, E Itu, et al. Temperature-dependent modulation of blood platelet movement and morphology on poly (N-isopropy1acrylamide) -grafted surfaces. Biornaterials, 2000, 21:923-929. Two different types of nonthrombogenic surfaces: PEC suppresses platelet adhesion to ATP-independently but HEMA-St block copolymer requires ATP consumption of platelets to prevent adhesion. J Biomed Mater Res, 2000, 50:585-590.

459. J Anthony Ware, Barry S Coller. Chapter 119. Platelet morphology, biochemistry, and function. In: Ernest Beurler, Marshall A Lichtman, Barry S Coller, et al. (eds) William's hematology. fifth edition, McGrraw-Hill, New York, 1995, 1161-1201.

460. JL Moake, NA Turner, NA Stathopoulos, et al. Shear-induced platelet aggregation can be mediated by vWF released from platelets, as well as by exogenous large or unusually large vWF multimers, requires adenosine diphosphare, and is resistant to aspirin. Blood, 1988, 71:1366-1374.

461. ZM Ruggeri. HL Goldsmith, VT Turitto. Rhcological aspects of thrombosis and haemostasis: basic principles and applications. Thromb Haemostasis, 1986, 55:415-435; S of shear-induced platelet adhesion and aggregation. Thromb Haemostasis, 1993, 70:119-123.

462. Y Ikeda, M Handa, K Kawano, et al. The role of von Willebrand factor and ribrinogen in platelet aggregation under varying shear stress. J Clin Invest, 1991, 87:1234-1240.

463. MH Kroll, JD Heliums, Z Cuo, et al. Protein kinase C is activated in platelets subjected to pathological shear stress. J Biol Chem, 1993, 268:3520-3524.

464. Y Ikeda, M Murata, Y Araki, et al. Importance of fibnnogen and platelet membrane glycoprotein Ⅱb/Ⅲa in shear-induced platelet aggregation. Thromb Res, 1988, 51:157-163.

465. Suraj C Kamat, Atan D Michelson, Stephen E Benoit, et al. Fibrinolysis inhibits shear stress-induced platelet aggregation. Circulation, 1995, 92:1399-1407.

466. K Konstanropoulos, TW Chow, NA Turner, et al. Shear – stress – induced binding of von Willebrand factor to platelets. Biorheology, 1997, 34 : 57 – 71.

467. BK Konstantopoulos, KK Wu, MM Udden, et al. Flow cytometric studies of platelet responses to shear stress in whole blood. Biorheology, 1995, 32 : 73 – 93.

468. JL Moake, NA Turner, NA Stathopoulos, et al. Involvement of large plasma von Willebrand factor (vWF) multimers and unusually large vWF forms derived from endothelial cells in shear stress – induced platelet aggregation. J Clin Invest, 1986, 78 : 1456 – 1461.

469. P Tandon, SL Diamond. Hydrodynamic effects and receptor interactions of platelets and their aggregates in linear shear flow. Biophys J, 1997, 73 : 2819 – 2835.

470. H Ouimet, J Loscaizo Reciprocating autocatalytic interactions between platelets and the activation system. Thromb Res, 1993, 70 : 355 – 364.

471. Harry L Goldsmith, Fiona A Mclniosh, Jason Shahiii, et al. Time and force dependence of the rupture of glycoproiein llb – llla – ribrinogen bonds between latex spheres. Biophys J, 2000, 78 : 1195 – 1206.

472. DW Schmidtke, SL Diamond. Dirct observation of membrane terhers formed during neutrophil attachment to platelets or P – selectin under physiological flow. J Cell Biol, 2000, 149 : 719 – 730.

473. M Radmacher, M Fritz, CM Kacher, et al. Measuring the viscoelasnc properties of human platelets with the atomic force microscope. Biophys J, 1996, 70 : 556 – 567.

474. JJ Van Rybroek, JD Olson, CP Burns. White cell fragmentation after therapeutic leukapheresis for acute leukemia. Transfusion, 1987, 27 : 353 – 355.

475. J Hammerstrom. Spurious platelet counts in acute leukaemia with DIC due to cell fragmentation. Clin Lab Haematol, 1992, 14 : 239 – 243.

476. F Moazzam, FA DeLano, BW Zweifach, et al. The leukocyte response to fluid stress. Proc Natl Acad Sci USA, 1997, 94 : 5338 – 5343.

477. KI Ohashi, DKL Tung, JM Wilson, et al. Transvascular and interstitial migration of nutrophils in rat mesentery. Microcirculation, 1996, 3 : 199 – 210.

478. R Alon, S Chen, R Fuhlbriggc, et al. The kinetics and shear threshold of transient and rolling interactions of L – selectin with its ligand on leukocytes. Proc Natl Acad Sci USA, 1998, 95 : 11631 – 11636; MB Lawrence, GS Kansas, EJ Kunkel, et al. Threshold levels of fluid shear promote leukocyte adhesion through selectins (CD62L, P, F, E). J Cell Biol, 1997, 136 : 717 – 727; J Cell Biol, 1997, 137 : 261 (erratum).

479. PH Reinhardt, P Kuhes. Diffrential Ieukocyte recruitment from whole blood via endothelial adhesion molecules under shear conditions. Blood, 1998, 92 : 4691 – 4699.

480. SD House, HH Lipowsky. In vivo determination of the force of leukocyte – endothelium adhesion in the mesenreric miltovasculaturc of the cat. Circ Res, 1988, 63 : 658 – 668.

481. S Callik, S Usami, KM Jan, et al. Shear stress – induced detachment of human polymorphonuclear leukocytes from endothelial cell monolayers. Biorheology, 1989, 26 : 823 – 834.

482. S Chen, FA Springer. An automatic braking system that stabilizes leukocyte rolling by an increase in selectin bond number with shear. J. Cell Biol, 1999, 144 : 185 – 200.

483. TG van Kooten, JM Schakenraad. HC van der Mei, et al. Influence of glutaraldehyde fixation of cells adherent to solid substrata on their detachment during exposure to shear stress. Cell Biophys, 1992, 20 : 149 – 159.

484. A Ludwig, G Kretzmcr, K Schugcrl. Determination of a ‘critical shear stress level’ applied to adherent mammalian cells. Enzyme Microb. Fechnol, 1992, 14 : 209 – 213.

485. MS Shive, ML Salloum, JM Andersen. Shear stress – induced apoptosis of adherent neurrophils: A mechanism for persistence of cardiovascular device infections. Proc Natl Acad Sci USA, 2000, 97 : 6710 – 6715.

486. Krishnan K Chittur, LV Mclntire, RR Rich. Shear stress effects on human T cell function. Biotechnol Progr, 1988, 4 : 89 – 96.

487. TS Bewitz, LV Mclntire, RR Martin, et al. Enzyme release and morphological changes in leukocytes induced by mechanical trauma. Blood Cells, 1979, 5 : 499 – 512.

488. M Okuyama, J Kambayashi, M Sakon, et al. FA - 1/ICAM - 3 mediates neutrophil homorypic aggregation under shear stress. J Cell Biochem, 1996, 60 : 550 - 559.

489. D Greenstein, RC Kester. The role of leukocytes in the pathogencsis of vibration - induced white finger. Angiology, 1998, 49 : 915 - 922.

490. RM Hochmuth. Measuring the mechanical properties of individual human blood cells. J Biomech Eng, 1993, 115 : 515 - 519.

491. K Sharma. Cellular deformability studies in teukcmia. Physiol Chem Phys Med NMR, 1993, 25 : 293 - 297.

492. TW Secomb. Mechanics of blood flow in the microcirculation. Symp Soc Exp Biol, 1995, 49 : 305 - 321.

493. D Greenstein, RC Kesrer. The hemorheologic effects of hand - transmitted vibration. Angiology, 1997, 48 : 813 - 819.

494. MJ Pearson, HH Lipowsky. Influence of erythrocytc aggregation on leukocyte margination in postcapillary venules of rat mesentery. Am J Physiol Heart Circ Physiol, 2000, 279 : H1460 - H1471.

495. M Hultin, R Savonen, I Ohvecrona. Chylomicron metabolism in rats: Lipolysis, recirculation of triglyceride - derived fatty acids in plasma FFA, and fate of core lipids as analyzed by compartmental modeling. J Lipid Res, 1996, 37 : 1022 - 1036.

496. F Karpe, T Olivecrona, A Hamsten, et al. Chylomicron/chylomicrons remnant turnover in humans: evidence for margination of chylomicrons and poor conversion of larger to smaller chylnmicrons remnants. J Lipid Res, 1997, 38 : 949 - 961.

497. Y Park, BD Damron, JM Miles, et al. Measurement of human chylomicrons triglyceride clearance with. 1 labeled commercial lipid emulsion. Lipids, 2001, 36 : 115 - 120.

498. EE Schmidt, IC MacDonald, AC Groom. Interactions of leukocytes with vessel walls and with other hlood cells, studied by high - resolution infra vital videomicroscopy of spleen. Microva - sc. Res, 1990, 40 : 99 - 117.

499. M Silvestrini, A Pietroiusti A, Magrini, et al. Leukocyte aggregation in patients with a previous cerebral iscliemic event. Stroke, 1994, 25 : 1390 - 1342; M Silvesrrini, A Pietroiusli, E Troisi, et al. Leukocyte count and aggregation during the evolution of cerebral ischemic injury. Cerebrovasc Dis, 1998, 8 : 305 - 309.

500. I Shapira. R Rotstein, R Fusman, et al. Combined leukocyte and erythrocyre aggregation in patients with acuic myocardial infarction. Int J Cardiol, 2001, 78 : 299 - 305.

501. BZ Carty, S Berliner. K Liberman, et al. Cerehrospinal fluid leukocyte aggregaiion in meningitis. Pediatr Infect Dis J, 1997, 16 : 647 - 651; LC Michelow, M Nicol, C Tiemessen, et al. Value of cerebrospinal fluid leukocyte aggregation in distinguishing the causes of meningitis in children. Pediair Infect Dis J, 2000, 19 : 66 - 72.

502. R Fadilah, S Berliner, I Yuli, et al. Instability of leukocyte aggregation: lack of evidence for leukoembolization during various states of inflammation. Inflammation, 1988, 12 : 425 - 432.

503. AS Berliner, et al. Combined leukocyte and erythrocyte aggregation in the peripheral venous blood during sepsis. An indication of commonly shared adhesive protein (s). Int J Clini Ab Res, 2000, 30 : 27 - 31.

504. O Ragowski, el al. Correlated expression or adhesive properties for both white and red blood cells during milammarionj. Biorheology, 2000, 37 : 361 - 370.

505. WH Goldmann. Mechanical aspects of cell shape regulation and signaling. Cell Biol Int, 2002, 26 : 313 - 317.

506. KF Ferri, H Jacotot, P Leduc, et al. Apoptosis of syncytia induced by the H I V - 1 - envelope gtycoprotein complex: Influence of cell shape and size. Exp Cell Res, 2000, 261 : 119 - 126.

507. M Holcik, H Gibson, RG Korneluk. X1AP: Apoptotic brake and promising therapeutic target. Apoptosis, 2001, 6 : 253 - 261.

508. B Swynghedauw, C Delcayre. Biology of cardiac overload. Pathobiol Annu, 1982, 12 : 137 - 183.

509. TJ Ryan. Biochemical consequences of mechanical forces generated by distenrion and distortion. J Am Acad Dermatol, 1989, 21 : 115 - 130.

510. N Hatta, M Takata, S Kawara, et al. Tape stripping induces marked epidermal proliferation and altered TCiF - alpha expression in non - lesional psoriatic skin. J Dermatol Sci, 1997, 14 : 154 - 161.

511. J Lamote, G Willems. DNA synthesis, cell proliferation index in normal and abnormal gallbladder epithelium. Microsc Res Tech, 1997, 38 : 609 - 615.

512. MW Otter, KJ McLeod, CT Rubin. Effects of electromagnetic fields in experimental fracture repair. Clin Orthop, 1998, 355 : S90 – S104.

513. Y Van Nieuwenhove, D Chen, G Willems. Postprandial cell proliferation in the esophageal epithelium of rats. Regul Pept, 2001, 97 : 131 – 137.

514. S Egginton, AL Zhou, MD Brown, et al. Unorthodox angiogenesis in skeletal muscle. Cardiovasc Res, 2001, 49 : 634 – 646.

515. J Camacho, A Sanchez, W Stuhnier, et al. Cytoskeletal interactions determine the electrophysiological properties of human EAG potassium channels. Pflugers Arch, 2000, 441 : 167 – 174.

516. JD Ahn, R Morislma, Y Kaneda, et al. Transcription factor decoy for activaror protein – 1 (AP – 1) inhibits high glucose – and angioiensin Ⅱ – mduced type 1 plasmmogen activaror inhibitor (PAI – 1) gene expression in cultured human vascular smooth muscle cells. Diaberologia, 2000, 44 : 713 – 720.

517. M Futamura, S Kamiya, M Isukamoto, et al. Malolactoniycin D, a potent inhibitor or transcription controlled by llie Ras responsive element, inhibits Ras – mediated transformation activiry with suppression of MMP – 1 and MMP – 9 in NIH3T3 cells. Oncogene, 2001, 20 : 6724 – 6730.

518. IJ Huang, IM Adcock, KF Chung. A novel transcription factor inhibitor, SP100030, inhibits cytokine gene expression, but not airway eosinophilia or hyperresponsiveness in sensitized and allergen – exposed rat. Br J Pharmacol, 2001, 134 : 1029 – 1036.

519. F Walter, J Putz, R Giegc, et al. Binding of tobramycin leads to conformational changes in yeast tRNA (Asp) and inhibition of aminoacylation. EMBO J, 2002, 21 : 760 – 768.

520. T Uchiumi, R Kominami. A functional site of the GTPase – associated center within 28S ribosomal RNA probed wilt an anti – RNA autoantibody. EMBO J, 1994, 13 : 3389 – 3394.

521. AC Cingras, B Raught, SP Gygi, et al. Hierarchical phosphoryla tion of the translation inhibitor 4E – BP1. Genes Dev, 2001, 15 : 2852 – 2864.

522. S Pesika, BL Daugherty, V Jung, et al. Anti – mRNA: Specific inhibition of translation of single inRNA molecules. Proc Natl Acad Sci USA, 1984, 81 : 7525 – 7528; BL Daugherry, K Hotta, C Kumar, et al. Antisense RNA: effect of ribosome binding sites, target location, size, and concentration on the translation of specific mRNA molecules. Gene Anal Tech, 1989, 6 : 1 – 16.

523. IS Clegg, P Sentz, W Seitz, et al. Cellular responses to extreme water loss: The water – replacement hypothesis. Cryobiology, 1982, 19 : 306 – 316.

524. JS Clegg, EP Gordon. Respiratory metabolism of L – 929 cells at different water contents and volumes. J Cell Physiol, 1985, 124 : 299 – 304.

525. JL Mansell, JS Clegg. Cellular and niolecular consequences of reduced cell water content. Cryobiology, 1983, 20 : 591 – 612.

526. JS Clegg. SA Jackson, K Fendl. Effects of reduced cell volume and water content on glycolysis in L – 929 celts. J Cell Physiol, 1940, 142 : 386 – 391.

527. S Eskelinen, P Saukko. Effects of gluraraldehyde and critical point drying on the shape and size of erythrocytes in isoronic and hypotonic media. J Microsc, 1983, 130 : 63 – 71.

528. V Mamniore. JR Battista. Radio resistance of Deinococcus radiodurans: functions necessary to survive loniz Ing radiation are also necessary to survive prolonged desiccation. J Bacteriol, 1946, 178 : 633 – 637.

529. D Billi. DJ Wrighr. RK Helm, et al. Engineering desiccation tolerance in Eschenchia coli. Appl. Environ. Microbiol. 66 (April 2000): 1680 – 1684.

530. A Garcia De Castro, H Bredholt, AR Strom, et al. Anhydrobiotic engineering of gram – negative bacteria. Appl Environ Microbiol, 2000, 66 : 4142 – 4144.

531. M Ports. Desiccation tolerance of prokaryotes. Microbiol Rev, 1994, 58 : 755 – 805; PS. de – Aranjo. The role of rrehalose in cell stress. Braz J Med Biol Res, 1996, 24 : 873 – 875; CL Paiva, AD Panek. Biotechnological applications of the disaccharide trehalose. Biorechnol Annu Rev 1996, 2 : 293 – 314; J Bradbury. Of tardigrades, trehalose, and tissue engineering. Lancet, 2001, 358 : 392.

532. CS Cox. Roles of water molecules in bacteria and viruses. Orig Life Evol Biosph, 1993, 23:24-36.

533. Gregory M Fahy. Cryobiology: The study of life and death at low temperatures: hllp://www. 21cm. com/articfes/cryobiology. html.

534. JC Linner, SA Livesley. Low temperature molecular distillation drying of cryonxed biological samples. In: JJ McCrach, K. R Diller (eds). Low temperature biotechnology: emerging applications and engineering contributions. Amer Soc Mech Kngineering, New York, 1988, 147-157.

535. SL Cordon. SR Oppenhemier, AM Mackay, et al. Recovery of human mesenchymal stem cells following dehydration and rehydration. Cryobiology, 2001, 43:182-187.

536. I Piihlev, N Cuo, DR Brown, et al. Desiccation tolerance in human cells. Cryobiology, 2001, 42:207-217.

537. JH Crowe, AH Cooper Jr. Cryptiosis. Scietific American, 1971, 225:30-36.

538. JH Crowe, LM Crowe. Water and carbohydrate interactions wirh membranes: studies with infrared speciroscopy and ditterenrial scanning calorimerry methods. Methods Enzymol, 1988, 127:696-703.

539. N Guo, 1 Puhlev, DR Brown, et al. Trehalose expression confers desiccation tolerance on human cells. Nat Biotechnol, 2000, 18:168-171, 145-146 (comment); 2000, 18:473 (comment).

540. DM Nelson, AC Unders, BE King. Galactosyltransferase activity of the microvillous surface of human placcntal syncynal trophoblast. Gynecol. Invest. 8 (1977):267-281.

541. VA Krylenkov, KA Samoilova, SV Levin. Destructive changcs in the outer pcrimembrane layers (glycocalyx) of Zajdela ascites hcpatoma cells under the action of UV radiation. Tsitologiia, 1979, 21:594-601. In Russian.

542. D Vasmant, G Fcldmann, JL Foniame. Ultrasrruc'tural localization of concanavalin A surface receptors on brush-border enterocytes in normal children and during celiac disease. Pediatr Res, 1982, 16:441-445.

543. P Sirhigorngul, T Burton, T Nishihaia, et al. Effects of sodium salicylare on epithelial cells of the rectal mucosa of the rat: a light and electron microscopic study. Life Sci, 1983, 33:1025-1032.

544. JS Frank. Ca depletion of the sarcolemma—ultrastructural changes. Eur Heart J, 1983, 4:23-27 (Suppl. 11); JS Elz, WG Nayler. Uki-astrucrural damage associated with the Ca^{2+} paradox. The protective effect of Mn^{2+}. Am J Pathol, 1984, 117:131-139.

545. JR Poley. Loss of the glycocalyx of entcrocyres in small intestine: A feature detected by scanning electron microscopy in children with gastroinrestinal intolerance to dietary protein. J Pediatr Gastroemerol Nutr, 1988, 7:386-394.

546. M Takumida, D Bagger-Sjoback, Y Harada, et al. Sensory hair fusion and glycocalyx changes following gentamicm exposure in the guinea pig vestibular organs. Acta Otolaryngol, 1989, 107:39-47.

547. S MukerJee, RK Upreri, BI Tc'kwani, et al. Biochemkal analysis of jejuna1 brush border membrane of golden hamster: Pathogenic modulations due to ancyclosromiasis. Indian J Biochem Biopbys, 1992, 29:82-86.

548. Y Qiao, M Yokoyama, K Kameyama, et al. Effect of vitamin E on vascular integrity in cholesterol-fed guinea pigs. Arterioscl1i. Thromb, 1993, 13:1885-1892.

549. DV Parke. The cytochromes P450 and mechanisms of chemical carcinogenesis. Environ Health Perspcci, 1994, 102: 852-853.

550. R Funfstuck, KJ Halbhuber, B Kuhn, et al. Dysmorphic erythrocytes in glomniilonephrkis. I. Electron microscopical and hisiochemical investigation. Cell Mol Biol, 1994, 40:1113-1124.

551. HK Manner, CA Hart, B Getty, et al. Characterization of intestinal morphologic, biochemical, and ultrasrructurat features in gluten-sensitive Irish Setters during controlled oral gluten challenge exposure after weaning. Am J Vet Res, 1998, 59:1435-1440.

552. S Walbaum, S al Nahhas, C Gabrion, et al. EL-hinococcus mulriocularis: In virro interaction, between protoscohecs and Kupffer cells. Parasitol Res, 1994, 80:381-387.

553. RJ Rothbaum, JC Partin, K Saaltield, et al. An ultra-Structural study of enteroparhogenic Escherichia coli infection in human infants. Ultrastruct Pathol, 1983, 4:291-304.

554. P Horstedt, A Danielsson, H Nyhlin, et al. Adhesion of bacteria to the human small-intestinal mucosa. A scanning electron microscopic study. Scand J Gastroemcrol, 1989, 24:877-885.

555. SM el-Shoura. Helicobacler pylori: 1. Ultrasrructural sequences of adherence, attachment, and penetration into the

gastric nnicosa. Ultrastruct Pathol, 1995, 19:323 - 333.

556. LJ Fagundes - Neto, lC Sea let sky. The gut at war: The consequences of en ero pathogenic Escherichia coli in tec lion as a factor of diarrhea and malnutrition. Sao Paulo Med, 2000, 118:21 - 29.
557. US Ryan, JW Ryan. The ultrastrucrural basis of endothelial cell surface functions. Biorheology, 1984, 21:155 - 170.
558. P Gorog, JD Pearson. Sialic acid moieties on suiTai; rglycoproieins protect endothelial cells from proieolytk dilii - iagc. J Parhol, 1985, 146:205 - 212.
559. RA Freitas Jr. Microbivores: Artificial mechanical phagocytes using digest and discharge protocol. Zyvex preprint, March 2001; http://www. Zyvex. Com/Publications/artictes/Microhivores. Html. See also: Microbivores: Artificial Mechanical Phagocytes. Foresight Update No. 44, 31 March 2001, pp. 11 - 13; http://www. Imm. Org/Reports/Rep02 J. Hrml and http://www. Kurzweilai. Net/meme/frame. Html?main = /articles/art0453. Html.
560. RA Freiras Jr. Exploratory design in medical nanotechnology: A mechanical artificial red cell. Artificial Cells, Blood Substitutes, and Immobil. Biotech, 1998, 26:411 - 430. http://www. Ncbi. Nlm. Nih. Gov/entrez/ query. Fcgi?cmd-Rerrieve&db = PubMed&:list_ uids = 9663339&dopt = Abstract(abstract);http://www. Foresight. Org/Nanomedicine/Respirocytes. Html(paper J. See also: RA Freitas Jr. Respirocytes: High performance asrtificial nanotechnology red cells. Nanotechnology Magazine, 1996, 2:18 - 23.
561. EDP de Rohertis, E MT dc Robcrtis. Cell and molecular biology. eighth edition, Lea & Fehiger, Philadelphia PA, 1987.
562. IK Cipson, M Yankauckas, SJ Spurr - Michaud, et al. Characteristics of a glycoprotein in the ocular surface glycocalyx. Invest Ophthalmol Vis Sci, 1992, 33:218 - 227.
563. AM Gilauert, DA l Amrn; is, WP Duffus. Ultrastructural observations on the interaction in vitro between bovine eosinophils and juvenile Fasciola hepatica. Parasitology, 1985, 91:459 - 470.
564. W Tan, ZY Shi, S Smith, et al. Submicrometer intracellular chemical optical fiber sensors. Science, 1992, 258: 778 - 781.
565. J Lu, Z Rosenzweig. Nanoscale fluorescent sensors for intracellular analysis. Fresenius J Anat Chem, 2000, 366: 569 - 575.
566. RA Steinhardt, CBi, JM Alderton. Cell membrane resealing by a vesicular mechanism similar to neuro transmitter release. Science, 1994, 263:390 - 393.
567. Gi Bi, JM Aldenon, RA Steinhardt. Calcium - regulated exocytosis is required for cell membrane resealing. J Cell Biol, 1995, 131:1747 - 1758.
568. T Togo, JM Alderton, C Q Bi, et al. The mechanism of facilitated cell membrane resealing. J Cell Sci, 1999, 112: 719 - 731.
569. PL McNeil, SS Vogel, K. Miyake, et al. Patching plasma membrane disruptions with cytoplasmic membrane. J Cell Sci, 2000, 113:1891; M Terasaki, K Miyake, PL McNeil. Large plasma membrane disruptions are rapidly resealed by Ca^{2+} - dependenr vesicle - vesicle fusion events. J Cell Biol, 1997, 139:63 - 74.
570. XY Xie, JN Barrett. Membrane resealing in cultured rat septal neurons after neurite transection: Evidence for enhancement by Ca^{2+} - triggered protease activity and cytoskeletal disassembly. J Neurosci, 1991, 11:3257 - 3267.
571. K Miyake, PL McNeil. Vesicle accumulation and exocytosis at sites of plasma membrane disruption. J Celt Biol, 1995, 131:1737 - 1745.
572. PL McNeil, S Ito. Molecular traffic through plasma membrane disruptions of cells in vivo. J Cell Sci, 1990, 96:549 - 556. Gastroimesrinal cell plasma membrane wounding and resealing in vivo. Gastroenterology, 1989, 96:1238 - 1248.
573. PDF Llis. KM Hadfleld, JC Pascall, et al. Heparin - binding epidermal - growth - factor - like growth factor gene expression is induced by scrape - wounding epithelial cell monolayers: involvement of mitogen - acrivated protein kinase cascades. Biochem. J, 2002, 354:99 - 106.
574. PL McNeil, R Khakec. Disruptions of muscle fiber plasma membrane. Role in exercise - induced damage. Am J Pathol, 1992, 140:1097 - 1109.
575. MS Clarke, R Kliakee, PL. McNeil. l. Oss of cytoplasmic basic fibroblast growth factor from physiologically wounded myohhers of normal and dystrophic muscle. J Cell Sci, 1993, 106:121 - 133.

576. MS Clarke, RW Caldwell, H Chiao, et al. Contraction – induced cell wounding and release of fibroblast growth factor in heart. Circ Res, 1995, 76 : 927 – 934; TA Fischer, PL McNeil, R Khakee, et al. M Pfeffer. Cardiac myocytes membrane wounding in the abruptly pressure – overloaded rat heart under high wall stress. Hypertension, 1997, 30 : 1041 – 1046.

577. MS Clarke, RW Caldwell, H Chiao, et al. Contraction – induced cell wounding and release of fibroblast growth factor in heart. Circ Res, 1995, 76 : 927 – 934; TA Fischer, PL McNeil, R Khakee, et al. Cardiac myocytes membrane wounding in the abruptly pressure – overloaded rat heart under high wall stress. Hypertension, 1997, 30 : 1041 – 1046.

578. KW Peasley. Destruction of human immunodeficiency – infected cells by ferrofluid particles manipulated hy an external magnetic field: mechanical disruption and selective introduction of cytotoxic or anti – retroviral substances into target cells. Med Hypotheses , 1996, 46 : 5 – 12.

579. B Schubert. R Bodewei, S Hering, A Wollenberger. Cell – attached parch clamp measurement of macroscopic rapid inward sodium current in cultured heart cell reaggregates. J Mol Cell Cardiol, 1987, 19 : 1129 – 1139.

580. PM Hochmuth, EA Fvaiis. Exrensional flow of erythrocyte membrane from cell body to elastic tether. 1. Analysis. Biophys J, 1982, 39 : 71 – 81.

581. RM Hochmuth, JY Sbao, J Dal, et al. Deformation and flow of membrane into tethers extracted irom neuronal growth cones. Biophys J, 1996, 70 : 358 – 369.

582. JY Shao, RM I iochmuth. Micropipette sticrion for measuring piconewton forces of adhesion and tether formation from neutrophil membranes. Biophys J, 1996, 71 : 2892 – 2901.

583. Rosario Maroto, Owen P Hamill. Brefeldm A block of integrin – dependent mechanosensitive ATP release from Xenopus oocyres reveals a novel mechanism ofmechanotransducrion. J Biol Chem, 2001, 276 : 23867 – 23872.

584. ER I-azarowski, L Homolya, RG Boucher, et al. Direct demonstration of mechanically induced release of cellular UTP and its implication for uridine nucleotide receptor activation. J Biol Chem, 1997, 272 : 24348 – 24354.

585. GR Dubyak, C el – Moatassim. Signal rransduction via P2 – purinergic receptors for extracellular ATP and other nucleotides. Am J Physiol, 1993, 265 : C577 – C606.

586. G Burnstock. Release of vasoactive sulisi – inces rrom endothelial cells by shear stress and punnergic mechanosensory transd notion. J Anat, 1999, 194 : 335 – 342.

587. AL Taylor, BA Kudlow, KL Marrs, et al. Bioluminescence deiccnon of Al I[1] release mechanisms in epithelia. Am J Physiol, 1998, 275 : C1391 – C1406.

588. R Le Feuvre, D Brough, N Rothwcll. Extracellular ATP and P2X7 receptors in neurodegeneration. Kur J Pharmacol, 2002, 447 : 261 – 269.

589. JD Troadec, S Thirion. Multifacered purinergic regulation of stimulus – secretion coupling in the neurohypophysis. Neuroendocrinol Lett, 2002, 23 : 273 – 280.

590. R Grygorczyk, JW Hanrahan. CFTR – independcnt ALP release from epithelial cells triggered by mechanical stimuli. Am J Physiol, 1997, 272 : C1058 – C1066.

591. Q al – Awqati. Regulation of ion channels by ABC transporters that secrete ATP. Science, 1995, 269 : 805 – 806.

592. SE Schlosser, AD Burgsiahler, MH Nathanson. Isolated rar hepatocytes can signal to other hcpatocytes and bile duct cells by release of nucleotides. Proc Natl Acad Sci USA, 1996, 93 : 9948 – 9953.

593. F Nakamura, SM Strittmatter. P2Y1 purinergic receptors in sensory neurons: Contribution to touch – induced impulse generation. Proc Natl Acad Sci USA, 1996, 93 : 10465 – 10470; hitp://www. Pnas. Org/cgi/reprint/93/19/10465. Pdf

594. Y Wang, R Roman, SD Lidotsky, et al. Autocrine signaling through ATP release represents a novel mechanism for cell volume regulation. Proc Natl Acad Sci USA, 1996, 93 : 12020 – 12025.

595. M Romanello, B Pani, M Bicego, et al. Mechanically induced ATP release from human osteoblastic cells. Biochem Biophys Res Commun, 2001, 289 : 1275 – 1281.

596. G Isenberg. Risk and advantages of using strongly beveled microelectrodes for electro physiological studies in cardiac Purkinje fibers. Pflugers Arch, 1979, 380 : 91 – 98.

597. I Laffafian, MB Hallett. Lipid – assisred microinjection: Introducing material into the cytosol and membranes of small cells. Biophys. J, 1998, 75 : 2558 – 2563.

598. Martin Bier, Wei Chen, TR Gowrishankar, et al. Resealing dynamics of a cell membrane after electroporation. Phys Rev 2003, 66:062905.

599. C Jedd. NH Chua. A new self - assembled peroxisomal vesicle required for efficient resealing of the plasma membrane. Nat Cell Biol, 2000, 2:226 - 231.

600. ED Kirson, Y Yaari. A novel technique for micro - dissection of neuronal processes. J Neurosci Methods, 2000, 98:119 - 122.

601. P Jhosh, RM Stroud. Ion channels formed by a highly charged peptide. Biochemistry, 1991, 30:3551 - 3557.

602. K Anzai, M Hamasuna, H Kadono, et al. Formation of ion channels in planar lipid bilayer membranes by synthetic basic peptides. Biochim Biophys Acta, 1991, 1064:256 - 266.

603. T Iwata, S Lee, O Oishi, et al. Design and synthesis ofamnhipathic 3 (10) - helical peptides and their interactions with phospholipid bilayers and ion channel formation. J Biol Chem, 1994, 269:4928 - 4933.

604. AD Pcchulis, RJ Thompson, JP Fojtik, et al. The design, synthesis and transmembrane transport studies of a biomimetic steroLbased ion channel. Bioorg Med Chem, 1997, 5:1893 - 1901.

605. S Futaki. Peptide ion channels: design and creation of function. Biopolymers, 1998, 47:75 - 81.

606. DP Wallace, JM Tomich, JW Eppler, et al. A synthetic channel - forming peptide induces Cl (-) secretion: modulation by Ca (2 +) - dependent K (+) channels. Biochim Biophys Acta, 2000, 1464:69 - 82.

607. E Biron, N Voyer, JC Meitlon, et al. Conformational and orientation studies of artificial ion channels incorporated into lipid bilayers. Biopolymers, 2000, 55:364 - 372.

608. GW Gokel, R Ferdani, J Liu, et al. Hydraphile channels: models for transmembrane, cation - conducting transporters. Chemistry, 2001, 7:33 - 39; GW Gokel. Synthetic, cation - conducting channels. Sci Prog, 1998, 81:153 - 172.

609. D Wang, L Guo, J Zhang, L. et al. Artificial ion channels formed by a synthetic cyclic peptide. J Pept Res, 2001, 57:301 - 306.

610. TM Fyles, CW Hu, R Knoy. Transmembrane ion conductance by an acyclic bolaamphiphile. Org Lett, 2001, 3:1335 - 1337.

611. H Ishlda, Z Qi, M Sokabe, et al. Molecular design and synthesis of artificial ion channels based on cyclic peptides containing unnatural amino acids. J Org Chem, 2001, 66:2978 - 2989.

612. M Montal, MS Montal, JM Tomich. Synporins—synthetic proteins that emulate the pore structure of biological ionic channels. Proc Nad Acad Sci USA, 1990, 87:6929 - 6933.

613. S Lee, T Kiyota, T Kunitake, et al. De novu design, synthesis, and characterization of a pore - forming small globular protein and its insertion into lipid bilayers. Biochemistry, 1997, 36:3782 - 3791.

614. H Bayley. Designed membrane channels and pores. Curr Opin Biotechnol, 1999, 10:94 - 103.

615. E Bamberg, HJ Apell, H Alpes, et al. Ion channels formed by chemical analogs of gramicidin A. Fed Proc, 1978, 37:2633 - 2638.

616. P Grigoriev, R Schlegel, K Dornberger, et al. Formation of membrane channels by chrysospermins, new peptaihol antibiotics. Biochim Biophys Acta, 1995, 1237:1 - 5.

617. RE Koeppe 2nd, OS Anderson. Engineering the gramicidin channel. Annu. Rev Biophys Biomol Struct, 1996, 25:231 - 258.

618. Y Sokolov, T Mirzabekov, DW Martin, et al. Membrane channel formation by antimicrobial protegrins. Biochim Biophys Acta, 1999, 1420:23 - 29.

619. Owen P Hamill, Boris Martinac. Molecular basis of mechanotransduction in living cells. Physiol Rev, 2001, 81:685 - 740.

620. Boris Martinac, Owen P Hamill. Gramicidin A channels switch between stretch activation and stretch inactivation depending on bilayer thickness. Proc Natl Acad Sci USA, 2002, 99:4308 - 4312; http://www. Pnas. Org/cgi/reprint/ 99/7/4308.

621. T Kobayashi, Y Hirabayashi. Lipid membrane domains in cell surface and vacuolar systems. Glycoconj. J, 2000, 17:163 - 171.

622. S Manes, et al. Membrane raft microdomains mediate lateral assemblies required for HIV - 1 infection. EMBO Rep,

2000, 1 : 190 – 196.
623. SJ Bussell, DL Koch, DA Hammer. Effect of hydrodynamic interactions on the diffusion of integral membrane proteins: diffusion in plasma membranes. Biophys J, 1995, 68 : 1836 – 1849.
624. MR Cho, DW Knowles, BL Smith, et al. Membrane dynamics of the water transport protein aquaporin – 1 in intact human red cells. Biophys J, 1999, 76 : 1136 – 1144.
625. Michael F Didin, Scot C Kuo, Michael P Sheetz. Lateral movements of membrane glycoproteins restricted by dynamic cytoplasmic barriers. Science, 1991, 254 : 1379 – 1382.
626. A Kusumi, Y Sako, M Yamamoto. Confined lateral diffusion of membrane receptors as studied by single particle tracking (nanovid microscopy). Effects of calcium – induced differentiation in cultured epithelial cells. Biophys J, 1993, 65 : 2021 – 2040.
627. Y Sako, A Kusumi. Compartmentalized structure of the plasma membrane for lateral diffusion of receptors as revealed by nanometer – level motion analysis. J Cell Biol, 1994, 125 : 1251 – 1264.
628. R Simpson, B Yang, P Doherty, et al. The mosaic structure of cell membranes revealed by transient confinement of GPI – linked NCAM – 125. Biophys J, 1995, 68 : A436.
629. Yasushi Sako, Akihiro Kusumi. Barriers for lateral diffusion of transferrin receptor in the plasma membrane as characterized by receptor dragging by laser tweezers: fence vs. techer. J Cell Biol, 1995, 129 : 1559 – 1574.
630. RJ Butler, G Norwich, S Weinbaum, et al. Shear stress induces a time – and position – dependent increase in endothelial cell membrane fluidity. Am J Physiol Cell Physiol, 2001, 280 : C962 – C969.
631. HA Clark, M Hoyer, MA Philbert, et al. Optical nanosensors for chemical analysis inside living cells. 1. Fabrication, characterization, and methods for intracellular delivery of PEBBLE sensors. Anat Chem, 1999, 71 : 4831 – 4836; HA Clark, R Kopelman, R Tjalkens, et al. Optical nanosensors for chemical analysis inside living cells. 2. Sensors for pH and calcium and the intracellular application of PEBBLE sensors. Anat Chem, 1999, 71 : 4837 – 4843.
632. EM Nkamgueu, JJ Adnet, J Bernard, et al. In vitro effects ofzirconia and alumina particles on human blood monocy re – derived macrophages: Xray microanalysis and flow cytometnc studies. J Biomed Mater Res, 2000, 52 : 587 – 594.
633. M Bhamra, MR Tyrrell, AL Hulme, et al. Targeting of microdiscs in white cells to tibial abscesses in rabbits. J Orthop Res, 1993, 11 : 412 – 415.
634. DM Goldberg, JR Riordan. Role of membranes in disease. Clin Physiol Biochem, 1986, 4 : 305 – 336.
635. D Needham, RS Nunn. Elastic deformation and failure of lipid bitayer membranes containing cholesterol. Biophys J, 1990, 58 : 997 – 1009.
636. V Heinrich, B Bozic, S Sverina, et al. Vesicle deformation by an axial load: From elongated shapes to tethered vesicles. Biophys J, 1999, 76 : 2056 – 2071; http://www. Biophysj. Org/cgi/content/full/76/4/2056.
637. E Guilak, JR Tedrow, R Burgkart. Viscoelastic properties of the cell nucleus. Biochem Biophys Res Common, 2000, 269 : 781 – 786.
638. F Kano, K Nagayama, M Murata. Reconstitution of the Gotgi reassembly process in semi – intact MDCK cells. Biophys Chem, 2000, 84 : 261 – 268.
639. BC Waldman, G Rudnick. A method for replacing intravesicular contents of Golgi vesicles using an air – driven ultracentnfuge. Anat Biochem, 1989, 180 : 216 – 221.
640. M Rakowska, R Jasinska, J Lenart, et al. Membrane integrity and phospholipid movement influence the base exchange reaction in rat liver microsomes. Mol Cell Biochem, 1997, 168 : 163 – 176.
641. N Benlimame, D Simard, I R Nabi. Autocrine motility factor receptor is a marker for a distinct membranous tubular organelle. J Cell Biol, 1995, 129 : 459 – 471.
642. Brian Burke, Jan Fllenherg. Remodelling tliL – walls of the nucleus. Nature Reviews Molecular Cell Biology, 2002, 3 : 487 – 497.
643. TJ Col I ins, MJ Ber ridge, P Lipp, et al. Mitochondria are morphologically and runctionally heterogeneous within cells. EMBO J, 2002, 21 : 1616 – 1627.
644. P Li, D Nijhawan, I Budihardjo, et al. Cytochrome c and dATP – dependent formation of Apaf – 1/caspase – 9 complex initiates an apoptotic protease cascade. Cell, 1997, 91 : 479 – 489.

645. NJ Waterhouse, DR Green. Mitochondria and apoptosis: HQ or high - security prison? Clin Immunol, 1999, 19: 378 - 387.

646. Ruth M Kluck, Seamus J Martin, Brian M Hoffman, et al. Cytochrome cactivation of CPP32 - like proteolysis plays a critical role in a Xenopus cell - free apoptosis system. EMBO J, 1997, 16: 4639 - 4649.

647. Ian Mackay. Impaired red blood cell (RBC) production. Haematology Down Under, University of Queensland, Brisbane, Australia, 2001; http://www.uq.edu.au/vdu/haemanem.htm.

648. D Vestweber, G Schatz. A chimeric mitochondrial precursor protein with internal disulfide bridges blocks import of authentic precursors into mkochondria and allows quantitation of import sites. J Cell Biol, 1988, 107: 2037 - 2043.

649. LE McCann, HY Yang, M Walterson. Manifestations of cell damage after freezing and thawing. Cryobiology, 1988, 25: 178 - 185.

650. C Ambrosio, A Pellegrino, M Cappelli - Bigazzi, et al. Paradoxical effects of cardiac arrest by multidose potassium cardioplegia on myocardial lysosome integrity and phospholipid content. J Surg Res, 1990, 49: 132 - 137.

651. R Chandra, R Beri, UK Misra. Effect of spermine on membranolyric effect of vitamin A in rats. Int J Viram Nutr Res, 1988, 58: 13 - 15.

652. BM Myers, KC Prendergast, R Holman, et al. Alterations in the structure, physicochemical properties, and pH of hepatocyte lysosomes in experimental iron overload. J Clin Invest, 1991, 88: 1207 - 1215; G Link, A Pinson, C Hershko. Iron loading of cultured cardiac myocytes modifies sarcolemmal structure and increases lysosomal fragility. J Lab Clin Med, 1993, 121: 127 - 134; ET Adams, KA Schwartz. Iron - induced myocardial and hepatic lysosomal abnormalities in the guinea pig. Fox I col P athol, 1993, 21: 321 - 326; CA Seymour, TJ Peters. Organelle pathology in primary and secondary haemochromatosis with special reference to tysosomal changes. Br J Haematol, 1978, 40: 239 - 253.

653. AL Regec, BF Trump, AL Tririllis. Effect of gentamicin on the lysosomal system of cultured human proximal tubular cells. Endocytotic activity, lysosomal pH and membrane fragility. Biochem Pharmacol, 1989, 38: 2527 - 2534.

654. HC Rutgers, RM Ban, S Haywood, et al. Hepatic organelle pathology in dogs with congenital portosystemic shunts. J Ver Intern Med, 1990, : 351 - 356; J Vet Intern Med, 1992, 6: 198 (comment).

655. T Sattler, A Mayer. Cell - free reconstitiition or microanrophagic vacin > le invaginarion and vesicle formation. J Cell Biol, 2000, 151: 529 - 538.

656. J Swanson, A Bushnell, SC Silverstein. Tubular lysosome morphology and distribution within macrophages depend on the integrity of cytoplasmic microoibules. Proc Natl Acad Sci USA, 1987, 84: 1921 - 1925.

657. RT Dowell, LA Sordahl, JN Lindsey, et al. Heart biochemical responses in miniature swine subjected to + Cz acceleration. Aviar Space Environ Med, 1975, 46: 1378 - 1382.

658. HL Kain, U Reutcr. Release of lysosomal protease from retinal pigment epithelium and fibroblasts during mechanical stresses. Craefes Arch Clin Exp Ophthalmol, 1995, 233: 236 - 243.

659. EC Dold, JM Sanger, JW Sanger. Intact alpha - actinin molecules are needed for both the assembly of actin into the tails and the locomotion of Listc'ria monocytogenes inside infected cells. Cell Motil Cytoskeleton, 1994, 28: 97 - 107; Cell Motil Cytoskeleton, 1998, 39: 339 - 340 (comment).

660. Ariel C Locwy, Philip Siekevirz, JR Menninger, et al. Cell structure and function: An integrated approach, I bird edition, Saunders College Publishing, Philadelphia PA, 1991.

661. J Ahlberg, H Claumann. Uptake - microautophagy - and degradation of exogenous proteins by isolated rat liver lysosomes. Effects of pH, ATP, and inhibitors of proteolysis. Exp Mol Pathol, 1985, 42: 78 - 88.

662. Hal K Hawkins, Jan LE Encsson, Peter Biberfeld, et al. Lysosome and phagosome stability in lethal cell injury. Am J Physiol, 1972, 68: 255 - 288.

663. Hannu Kalimo, Julio H Carcia, Yoshinari Kamijyo, et al. Trump. The ultrasiructure of brain death. Ⅱ. Electron microscopy of feline cortex after complete ischemia. Virchows Archiv. B Cell Path, 1977, 25: 207 - 220.

664. MJ Calvin Jr, DL Parks, DL McRee. Microwave irradiation and in vitro release of enzymes from hepatic lysosomes. Radiat Environ Biophys, 1980, 18: 129 - 136.

665. P Van Veldhoven, LJ Debeer, CP Mannaerts. Water - and solute - accessible spaces of purified peroxisomes. Evidence that peroxisomes are permeable to NAD +. Biochem J, 1983, 210: 685 - 693.

666. SM Hughes, CW Kay, TW Jordan, et al. Disease – specific pathology in neurons cultured from sheep affected with ceroid lipofuscinosis. Mol Cenet Metab, 1999, 66 : 381 – 386.

667. K Djabali. Cytoskeletal proteins connecting intermediate filaments to cytoplasmic and nuclear periphery. Histol. Hisropathol, 1999, 14 : 501 – 509.

668. JR Sims, S Karp, DE Ingber. Altering the cellular mechanical force balance results in integrated changes in cell, cyroskeletal and nuclear shape. J Cell Sci, 1992, 103; 1215 – 1222; http://jcs. Biologists. Org/cgi/reprint/103/4/1215.

669. AJ Maniotis, GS Ghen, DE Ingber. Demonstration of mechanical connections between integrins, cytoskeletal filaments, and nucleoplasm that stabilize nuclear structure. Proc Natl Acad Sci USA, 1997, 94 : 849 – 854; http://www. Pnas. Org/cgi/content/full/94/3/849.

670. MP Czubryt, B RamJiawan, CN Pierce. The nuclear membrane integrity assay. Mol Cell Biochem, 1997, 172 : 97 – 102.

671. E Alcamo, DNA Technology. Times Higher Education Croup, Inc, 1996.

672. RW Wong, MH Sham, YL Lau, et al. An efficient method of generating transgenic mice by pronuclear microinJection. Mol Biorechnol, 2000, 15 : 155 – 159.

673. E Wolf, W Schernthaner, V Zakhartchenko, et al. Transgenic technology in farm animals—progress and perspectives. Exp Physiol, 2000, 85 : 615 – 625.

674. H Pollard, C Toumaniantz, JL Amos, et al. Ca^{2+} sensitive cyrosolic nucleases prevent efficient delivery to the nucleus of injected plasmids. J Cene Med, 2001, 3 : 153 – 164.

675. SD Ceorgatos, PA Theodoropoulos. Rules to remodel by: what drives nuclear envelope disassembly and reassembly during mitosis? Crit Rev Eukaryot Cene Expr, 1999, 9 : 373 – 381.

676. I Collas, JC Courvalin. Sorting nuclear membrane proteins at mitosis. Trends Cell Biol, 2000, 10 : 5 – 8.

677. B Burke, L Cerace. A cell free system to study reassembly of the nuclear envelope at the end of mitosis. Cell, 1986, 44 : 639 – 652.

678. CJ Norbury, ID Hickson. Cellular responses to DNA damage. Aniui Rev Pharmacol Toxicol, 2001, 41 : 367 – 401.

679. IR Radford. Initiation of ionizing radial ion – induced apoptosis: DNA damage – mediated or does ceramide have a role? Int J Radiat Biol, 1999, 75 : 521 – 528.

680. CM Li. The role of mismatch repair in DNA damage – induced apoptosis. Oncol Res, 1999, 11 : 393 – 400.

681. PA Johnson, P Clements, K Hudson, et al. The mitoric spindle and DNA damage – induced apoptosis. Toxicol Lett, 2000, 112 – 113 : 59 – 67; PA Johnson. P Clements, K Hudson, et al. A mitotic spindle requirement for DNA damage – induced apoptosis in Chinese hamster ovary cells. Cancer Res, 1999, 59 : 2696 – 2700.

682. D Lechardeur, KJ Sohn, M Ilaardi, et al. Mel Ibolic instability ofplasmid DNA in the cytosol: a potential barrier to gene transfer. Cene Ther, 1999, 6 : 482 – 497.

683. KS Famulski, M Liuzzi, S Bashir, et al. Purification and characterization of a novel human acidic nuclease/intra – cyclobutyl – pyrimidine – dimer – nNA phosphodiesterase. Biochem J, 2000, 345 : 583 – 593.

684. J Nakagawa. CI Kitten, EA Nigg. A somatic cell – derived system for studying both early and laic mitotic evems in vitro. J Cell Sci, 1989, 94 : 449 – 462.

685. N Wang, K Naruse, D Stamenovic, et al. Mechanical behavior in living cells consistent with the tensegrity model. Proc Natl Acad Sci USA, 2003, 98 : 7765 – 7770.

686. D Broekaert. Cytoskeleta1 polypeptides: cell – type specific markers useful in investigative otorhinolaryngology. Int J Pediatr Otorhinolaryngol, 1993, 27 : 1 – 20.

687. BL Goode, DC Drubin, C Barnes. Punctional cooperation between the microtubule and actin cytoskelelons. Cun Opin Cell Biol, 2000, 12 : 63 – 71.

688. S Fais, F Luciani, M Logozzi, et al. Linkage between cell membrane proteins and actin – based cytoskeleton: the cytoskeleton – driven cellular functions. Histol Histopathol, 2000, 15 : 539 – 549.

689. RA Freitas Jr. Will Intracellular medical nanorobots disrupt the cytoskeleton (Part I)? Foresight Update No. 51, March 2003, pp. 15 – 17; http:// ww. Imm. Org/Reports/Rep038. Html.

690. S Hein, S Kosrin, A Heling, et al. The role of the cytoskeleton in heart failure. Cardiovasc Res, 2000, 45 :

273 - 278.

691. MS Lemler, RD Bics, MC Frid, et al. Myocyle cytoskeletal disorganization and right heart failure in hypoxia - induced neonatal pulmonary hypertension. Am J Physiol Heart Circ Physiol, 2000, 279 : H1365 - H1376.

692. JP Brunet, N Jourdan, J Coite - LafUtte, et al. Rotavirus infeciion induces cytoskeleton disorganization in human intestinal epithelial cells: implication of an increase in intracellular calcium concentration. J Virol, 2000, 74 : 10801 - 10806.

693. B Magdoff - Fairchild, CC Chiu. X - ray diffraction studies of fibers and crystals of dcoxygenated sickle cell hemoglobin. Proc Natl Acad Sci USA, 1979, 76 : 223 - 226.

694. K Adachi, I Asakura. Multiple nature o polymers of deoxyhemoglobin S prepared by different methods. J Biol Chem, 1983, 258 : 3045 - 3050.

695. K Kuezera. Free energy simulations of axial contacts in sickle - cell hemoglobin. Biopolymers, 1996, 39 : 221 - 242.

696. I Sapir, M Elbaum, O Reiner. Reduction of microrubule catastrophe events by I. ISI. platelet - activating factor acetylhydrolase subunit. EMBO J, 1997, 16 : 6977 - 6984.

697. RL Neve, NK Robakis. Alzheimer's disease: A reexamination of the amyloid hypothesis. Trends Neurosci, 1998, 2 : 15 - 19.

698. RD Terry. The cytoskeleton in Alzheimer's disease. J Neural Transm Suppl, 1998, 53 : 141 - 145.

699. VM Lee. Disruption of the cytoskeleton in Alzheimer's disease. Curr Opin Neurobiol, 1995, 5 : 663 - 668.

700. S Kittur, JH Hoh, H Endo, et al. Cytoskeleral neurofilament gene expression in brain tissue from Alzheimer's disease patients. 1. Decrease in NF - L and NF - M message. J Cieriatr Psychiatry Neurol, 1994, 7 : 153 - 158.

701. Henry G Brown, Jan H Hoh. EntropK: exclusion by neurofilament sidearms: a mechanism for maintaining interfilament spacing. Biochemistry, 1997, 36 : 15035 - 15040.

702. Sanjay Kumar, Xinghua Yin, Bruce D Trapp, et al. Role of long - range repulsive forces in organizing axonal neurofilament distributions: Evidence from mice deficient in myelin - associaced glycoprotein. J Neurosci Res, 2002, 68 : 681 - 690; http://hohlab. Bs. Jhmi. Edu/Hoh_ lab, Media/neuroJNR. Pdf.

703. H Cabor, L Weiss. Mechanically induced trauma suffered by cancer cells in passing through pores in polycarbonate membranes. Invasion Metastasis, 1985, 5 : 71 - 83.

704. NO Ku, X Zhou, DM Toivola, et al. The cytoskeleton of digestive epithelia in health and disease. Am J Physiol, 1999, 277 : C1108 - C1137.

705. E Fuchs. The cytoskeleton and disease: Genetic disorders of intermediate filaments. Annu Rev Genet, 1996, 30 : 197 - 231.

706. C Rotsch, M Radmacher. Drug - induced changes of cytoskeletal structure and mechanics in fihroblasts: an atomic: rorce microscopy suidy. Biophys J, 2000, 78 : 520 - 535.

707. C Hagios, A Lochter, MJ Bissell. T issue architecture: the ultimate regulator of epithelial function? Philos. Trans. RSoc. Lond. B. Biol. Sci, 1998, 353 : 857 - 870.

708. KS Ko, CA McCulloch. Partners in prelection: interdependence of cytoskeleton and plasma membrane in adaptations to applied torces. J Membr Biol, 2000, 174 : 85 - 95.

709. MD Sage, RB Jennings. Cytoskeletal injury and subsarcolemmal bleb formation in dog heart during in vitro loial ischemia. Am J Palliol, 1988, 133 : 327 - 337.

710. S Cus - Mayer, B Naton, K Hahlbrock, et al. 1. Ocal mechanical stimulation induces components of the pathogen defense response in parsley. Proc Natl Acad Sci USA, 1998, 95 : 8398 - 8403.

711. PC Alien, JV Shah. Brains and brawn: Plectin as regulator and reinforcer of the cytoskeleton. Bioessays, 1999, 21 : 45I - 454.

712. K Andra, B Nikolic, M Stocher, et al. Not just scaffolding: Pleciin regulates actin dynamics in cultured cells. Cenes Dev, 1998, 12 : 3442 - 3451; C Wiche. Role of pleciin in cyroskelcton organization and dynamics. J Cell Sci, 1998, 111 : 2477 - 2486.

713. Edward H Hincheliffe, Frederick J Miller, Matthew Cham, et al. Requirement of a cenirosomal activity for cell cycle progression through Cl into S phase. Science, 2001, 291 : 1547 - 1550.

714. Matthieu Piel. Joshua Nordberg, Ursula Elite n euer, Miche I B omens. Centrosome - dependem exit of cytokinesis in

animal cells. Science, 2001, 291 : 1550 – 1553.

715. Tracy Chen, lakatoshi Hiroko, Amitahha Chaudhuri, et al. Multigenerarionat cortical inheritance of the Rax2 protein in orienting polarity and division in yeast. Science, 2000, 290 : 1975 – 1478.

716. Ben Fabry, Cieoffrey N Maksym, James P Butler, et al. Scaling the microrheology of living cells. Phys Rev Lett, 2001, 87 : 148102; http://link. Aps. Org/abstract/P. RL/v87/ el 48102, http://focus. Aps. Org/v8/sl 16. Html.

717. AM Maiek, S Izumo. Mechanism ofr endothelial cell shape change and cytoskcletal remodeling in response to fluid shear stress. J Cell Sci, 1996, 109 : 713 – 726.

718. P Cortes, M Mendez, BL Riser, et al. F – actin fiber distribution in glomerular cells: structural and functional implications. Kidney Int, 2000, 58 : 2452 – 2461.

719. J Pourati. A Maniotis, J Spiegel, et al. Is L – ytoskeletal tension a major determinant of cell deformabilily in adherent endothelial cells? Am J Physiol, 1998, 274 : C1283 – C1289.

720. F Guilak. Compression – induced changes in the shape and volume of the chondrocyte nucleus. J Biomech, 1995, 28 : 1529 – 1541.

721. Dominique P Intaloni, Chri Siophe I Clainche, et al. Mechanism of aciin – based motility. Science, 2001, 292 : 1502 – 1506.

722. J Delaunay. Genetic disorders of the red cell membranes. FEBS Lett, 1995, 369 : 34 – 37.

723. Y Yawata, A Kanzaki, T Inoue, et al. Red cell membrane disorders in the Japanese population: Clinical, biochemical, electron microscopic, and genetic studies. Int J Hematol, 1994, 60 : 23 – 38. See also: Y Yawara. Characteristics of red cell membrane disorders in the Japanese population. Rinsho Byori, 1997, 45 : 367 – 376. In Japanese.

724. EJ Chambers, GB Bloomberg, SM Ring, et al. Structural studies on the effects of the deletion in the red cell anion exchanger (band 3, AE1) associated with South East Asian ovalocytosis. J Mol Biol, 1999, 285 : 1289 – 1307.

725. S Perrona, EM del Giudice, Aalolascon, et al. Reversible erythrocyte skeleton destabilizaiion is modulated by beta – spectrin phosphorylation in childhood leukemia. Leukemia , 2001, 5 : 440 – 444.

726. Y Chan, I Anton – l Amprechi, QC Yu, et al. A human keratin 14 ‘knockout’: the absence of Kl4 leads to severe cpidermolysis builosa simplex and a function for an intermediate filament protein. Denes Deve, 1994, 8 : 2574 – 2587.

727. RB Gary, MW Klymkow sky. Disruption of intermediate filament organization leads to siruciural defects at the intersomite junction in Xenopus myotonal muscle. Development, 1995, 121 : 1041 – 1052.

728. E Fuchs. Ot mice and men: Generic disorders of the cytoskeleton. Mol Biol Cell, 1997, 8 : 189 – 203.

729. Y Yang, C Bauer, G Str Isser, et al. Integrators of the cytoskeleton that stabilize microtubules. Cell, 1999, 98 : 229 – 238.

730. M Galou, JG Io, J Humbert, et al. The importance of iniermediale filaments in the adaptation of tissues to mechanical stress: evidence from gene knockout studies. Biol Cell, 1997, 89 : 85 – 97.

731. E Sprecher, A l Shida – Yamamoro, O M Becker, et al. Evidence for novel functions of the keratin tail emerging from a mutation causing ichthyosis hystrix. J Invest Dermatol, 2001, 116 : 511 – 519.

732. Z Sahenk, 1 Chen, JR Mendell. Effects of PMP22 duplication and deletions on the asonal cytoskeleton. Ann Neurol, 1999, 45 : 16 – 24.

733. D Horesh, T Sapir, F Francis, et al. Douhlecortin, a srabilizer of microtubules. Hum Mol Genet, 1999, 8 : 1599 – 1610.

734. KD Tanner, JD Levine, KS Topp. Microtubule disorientation and axonal swelling in unmyelinated sensory axons during vineristine – induced painful neuropathy in rat. J Cotp Neurol, 1998, 395 : 481 – 492.

735. A Banan, JZ Fields, H Docker, et al. Nitric oxide and its metabolitcs mediate ethanol – induced microtubule disruption and intestinal barrier dysfunction. J Pharmacol Exp Ther, 2000, 294 : 997 – 1008.

736. J Camaclio, A Sanchez, W Stulimer, et al. Cytoskeletal interactions determine the electrophysiological properties of human KACi potassium channels. Pflugers Arch, 2000, 441 : 167 – 174.

737. MC Meazzini, CD Toma, JL Schaffer, et al. Osteoblast cytoskeletal modulation in response to mechanical strain in vitro. J Orthop Res, 1998, 16 : 170 – 180.

738. M Elbaum, D Kuchnir Eygensun, A Lihchaber. Buckling microtubules in vesicles. Phys Rev Lett, 1996, 76 :

4078 -4081.

739. D Fygenson, JE Marko, A Libehaher. Mechanics of microtubule - based membrane extension. Phys Rev Lett, 1997, 79:4497 -4500.

740. C Papaseit, N Pochon, J. Tabony. Microtubule self - organization is gravity - dependent. Proc Natl Acad Sci USA, 2000, 97:8364 -8368.

741. KH Ikirger, J Klein - Nulend. Microgravity and bone ceil mechanosensitivity. Bone, 1998, 22:127S - 130S.

742. T Surrey, F Nedelec, S Leibler, et al. Physical properties determining self - organization of motors and microtubules. Science, 2001, 292:1167 -1171.

743. RB Nicklas. Measurements of the force produced by the initotic spindle in anaphase. J Cell Biol, 1983, 97:542 -548.

744. A Forer. Chapter 23. Chromosome movements during cell - division, In: A Lima - de - Pana (ed). Handbook of molecular cytology, Volume 15, North Holland Publ Co, Amsterdam, 1969, 553 -601.

745. AJ Hunt. J R Mclntosh. The dynamic behavior of individual microrubules associated with chromosomes in vitro. Mol Biol Cell, 1998, 9:2857 -2871.

746. T Chaussepied, C Smyczynski, J Van Dijk. Mechanisms of action and cellular functions of molecular motors. CR Seances Soc Biol Fil, 1998, 192:319 -334. In French.

747. I Payment, HM Holden, JR Sellers, et al. Structural interpretation of the mutations in the beta - cardiac myosin that have been implanted in familial hypertrophic cardiomyopathy. Proc Natl Acad Sci USA, 1995, 92:3864 -3868.

748. V Mermall. PL Post, MS Mooseker. The conventional myosins in cell movement, membrane traffic, and signal transduction. Science, 1998, 279:527 -533.

749. BJ Kears, DP Corey. The usher syndromes. Am J Med Genet, 1999, 89:158 -166.

750. V Mountain, DA Compron. Dissecting the role of molecular motors in the miroric spindle. Anat Rec, 2000, 261:14 - 24.

751. W Wesibroek, J Lambert, JM Naeyaert. The dilute locus and Criscelli syndrome: gateways towards a betiei understanding of melanosome transport. Pigment Cell Res, 2001, 14:320 -327.

752. KB Avrahun. The genetics of deafness: a model for genomic and biological complexity. F Rnsi Schering Res Found Workshop, 2002, 36:271 -297.

753. JC Seldman, C Seidman. The genetic basis for cardiomyopathy: from muraiion identification to mechanistic paradigms. Cell, 2001, 104:557 -567.

754. Manfred Schliwa Cumber Woehike. Molecular motors. Nature, 2003, 422:759 -765.

755. C Zhao, J Takita, YT Mak, et al. Charcot - Marie - Tooth disease type 2A caused by mutation in a microtubule motor KIF - 1B beta. Cell, 2001, 105:587 -597; Cell, 2001, 106:127 (erratum).

756. JR Mar Sz: ilek, V Ruiz - Lozano, E. Roberts, K. R. Chien, et al. Situs inversus and embryonic ciliary morphogenesis detects in mouse mutants lacking the KIF3A subunit of kinesin - Ⅱ. Pioc Natl Acad Sci USA, 1999, 96:5043 - 5048; DM Supp, DP Witte, SS Potter, et al. Mutation of an axonemal dynein affects left - right asymmetry in inversus viscerum mice. Nature, 1997, 389:963 -966.

757. H Olbrich, et al. Mut. Uions in DNAH5 cause primary ciliary dyskinesia and randomization of left - right asymmetry. Nature Genet, 2002, 30:143 -144; L Bartoloni, et al. Mutation in the DNAH11 (axonemal heavy chain dynein type 11) gene cause one form of situs inversus toralis and mo, st likely primary ciliary dyskinesia. Proc Natl Acad Sci USA, 2002, 99:10282 -10286.

758. RB Vallee, C Pai, NF Faulkner. LIS1 cellular function of a disease - causing gene. Trends Cell Biol, 2001, 11: 155 -160.

759. H Qin, JL Rosenbaum, MM Barr. An autosomal recessive polycystic kidney disease gene homolog is involved in intraflagellar transport in C, elegans ciliated sensory neurons. Curr Biol, 2001, 11:457 -461.

760. AW Tai, JZ Chuang, C Bode, et al. Rhodopsins carboxy - terminal cytoplasmic tail acts as a membrane receptor for cytoplasmic dynein by binding to the dynein light chain Tctex -1. Cell, 1999, 97:877 -887.

761. JR Marszalek, X Liu, EA Roberts, et al. Genetic evidence for selective transport of opsin and arrestin by kinesin - Ⅱ in mammalian photoreceptors. Cell, 2000, 102:175 -187; DS Williams. "Transport to the photoreceptor outer segment

by myosin Vila and kinesin Ⅱ. Vision Res, 2002, 42 : 455 – 462.

762. JA Fischer. Molecular motors and developmental asymmetry. Curr Opin Genet Dev, 2000, 10 : 489 – 496.

763. AR Reilein, SL Rogers, MC Tuma, et al. Regularion of molecular motor proteins. Int Rev Cytot, 2001, 204 : 179 – 238.

764. M Schliwa (ed). Molecular motors, VCH – Wiley, Weinheim, 2003.

765. DL Coy, J Howard. Organelle transport and sorting in axons. Curr Opin Neurobiol, 1994, 4 : 662 – 667.

766. SJ Susalka, WO Hancock, KK Pfisrer. Distinct cytoplasmic dynein complexes are transported by different mechanisms in axons. Biochim Biophys Acta, 2000, 1496 : 76 – 88.

767. DD Hurd, M Stern, WM Saxion. Mutation of the axonal transport motor kinesin enhances paralytic and suppresses Shaker in Dro. Sophila. Genetics, 1996, 142 : 195 – 204.

768. S Gunawardena, LS Goldstein. Disruption of axonal transport and neuronal viability by amyloid precursor protein mutations in Drosophila. Neuron, 2001, 32 : 389 – 401.

769. BH LaMome, KE Wallace, BA Holloway, et al. Disruption of dynein/dynactin inhibits axonal transport in motor neurons causing late – onset progressive degeneration. Neuron, 2002, 34 : 715 – 727.

770. Majid Haifzparast, et al. Mutations in dynein link motor neuron degeneration to detects in retrograde transport. Science, 2003, 300 : 808 – 812.

771. J Travis. Stepping out with kinesin. Science, 1993, 261 : 1112 – 1113.

772. Mark J Schnitzer, Steven M Block. Kinesin hydrolyses one ATP per 8 – nm step. Nature, 1997, 388 : 386 – 390.

773. Wei Hua, Edgar C Young, Margaret L Fleming, et al. Coupling of kinesin sreps ro ATP hydrolysis. Nature, 1997, 388 : 390 – 393.

774. Nobutaka Hirokawa. Kinesin and dynein superfamily proteins and the mechanism of organelle transport. Science, 1998, 279 : 519 – 526.

775. H Kojima, F Muto, H Higuchi, et al. Mechanics or single kinesin molecules measured by optical trapping nanometry. Biophys J, 1997, 73 : 2012 – 2022.

776. S Rice, et al. A structural change in the kinesin motor protein that drives motility. Nature, 1999, 402 : 778 – 784.

777. Chris M Coppin, Daniei W Pierce, Long Hsu, et al. The load dependence of kinesin's mechanical cycle. Proc Natl Acad Sci USA, 1997, 94 : 8539 – 8544.

778. AJ Hunt, J Howard. Kinesin swivels to permit microtubule movement in any direction. Proc Natl Acad Sci USA, 1993, 90 : 11653 – 11657.

779. A Caspi, R Granek, M Elbaum. Enhanced diffusion in active intracellular transport. Phys Rev Lett, 2000, 85 : 5655 – 5658.

780. JH Hayden, RD Alien, RD Goldman. Cytoplasmic transport in keratocytes: Direct visualization of particle translocation along microtubules. Cell Motil, 1983, 3 : 1 – 19.

781. Y Wada, I Hamasaki, P Satir. Evidence for a novel affinity mechanism or motor – assisted transport along microrubules. Mol Biol Cell, 2000, 11 : 161 – 169.

782. RD Vale, BJ Schnapp, TS Reese, et al. Movement of organellcs along filaments dissociated from the axoplasm of the squid giant axon. Cell, 1985, 40 : 449 – 454.

783. A Ashkin, Karin Schutze, JM Dziedzic, et al. Force generation of organelle transport measured in vivo by infrared laser trap. Nature, 1990, 348 : 346 – 348.

784. Karel Svoboda, Christoph F Schmidt, BruceJ Schnapp, et al. Direct observation of kinesin stepping by optical trapping interferomerry. Nature, 1993, 365 : 721 – 727.

785. Michael E Fisher, Anatoly B Kolomeisky. The force exerted by a molecular motor. Proc Natl Acad Sci USA, 1999, 96 : 6597 – 6602.

786. B Trinczek, A Ebneth, EM Mandelkow, et al. Tau regulates the arcachment/detachment but not the speed of motors in microtubule – dependent transport of single vesicles and organelles. J Cell Sci, 1999, 112 : 2355 – 2367.

787. H Song, SA Endow. Decoupling of nucleotide – and microcubule – binding sites in a kinesin mutant. Nature, 1998, 396 : 587 – 590.

788. RD Vale, T Funatsu, DW Pierce, et al. Direct observation of single kinesin molecules moving along microtubules. Nature, 1996, 380:451-453.

789. WO Hancock, J Howard. Kinesin's processiviry results from mechanical and chemical coordination between the ATP hydrolysis cycles of the two motor domains. Proc Natl Acad Sci USA, 1999, 96:13147-13152.

790. BC Harrison, SP Marchese-Ragona, SP Gilbert, et al. Decoration of the microtubule surface by one kinesin head per tubulin heterodimer. Nature, 1993, 362:73-75.

791. KJ Bohm, R Stracke, E Unger. Speeding up kinesin-driven microtubule gliding in vitro by variation of cofactor composition and physicochemical parameters. Cell Biol Int, 2000, 24:335-341.

792. I Toyoshima, M Sugawara, K Kato, et al. Kinesin and cytoplasmic dynein in spinal spheroids with motor neuron disease. J Neurol Sci, 1998, 159:38-44.

793. RA Spritz. Multi-organelle disorders of pigmentation: intracellular traffic jams in mammals, flies and yeast. Trends Genet, 1999, 15:337-340; Multi-organelle disorders of pigmentation: tied up in traffic. Clin Genet, 1999, 55:309-317.

794. Bill Saxton. Vesicle transport & organelle movement-Kinesin. The Kinesin Home Page, 2000; http://mcll.mcri.ac.uk/khome/fxnvesstrans.html.

795. H Horie, T Takenaka, M Kaiho. Effects of disruption of microtubules on translocarion of particles and morphology in tissue cultured neurites. Brain Res, 1983, 288:85-93.

796. WL Maxwell. Histopathological changes at central nodes of Ranvier after stretch-injury. Microsc Res Tech, 1996, 34:522-535.

797. DD Hurd, WM Saxton. Kinesin mutations cause motor neuron disease phenotypes by disrupting fast axonal transport in Drosophila. Genetics, 1996, 144:1075-1085.

798. L Pestic-Dragovich, et al. A myosin I isoform in the nucleus. Science, 2000, 290:337-341.

799. Patrick Cramer, David A Bushnell, Roger D Kornberg. Structural basis of transcription: RNA polymerase Ⅱ at 2.8 Angstrom resolution. Science, 2001, 292:1863-1876; Averell L Gnarc, Patrick Cramer, Jianhua Fu, et al. Structural basis of transcription: an RNA polymerase Ⅱ elongation complex at 3.3 A resolution. Science, 2001. 292:1876-1882, 1844-1846 (comment).

800. H Ashush, LA Rozenszajn, M Blass, et al. Apoptosis induction of human myeloid leukemic cells by ultrasound exposure. Cancer Res, 2000, 60:1014-1020; LA Rozenszajn, F Firestein, H Ashush, et al. Therapeutic ultrasound induces apoptosis in p53 positive and p53 negative malignant hemopoietic cell lines. Exp Hematol, 2000, 28:1503.

801. P Steinbach, F Hofstadter, H Nicolai, et al. In vitro investigations on cellular damage induced by high energy shock waves. Ultrasound Med Biol, 1992, 18:691-699.

802. A Suneson, HA Hansson, E Lycke, et al. Pressure wave injuries ro rat dorsal root ganglion cells in culture caused by high-energy missiles. J Trauma, 1989, 29:10-18.

803. MJ Mulroy, WR Henry, PL McNeil. Noise-induced transient microlesions in the cell membranes of auditory hair cells. Hear Res, 1998, 115:93-100.

804. EA Hemmingsen, BB Hemmingsen, JO Owe, et al. Lack of bubble formation in hypobarically decompressed celts. Aviat Space Environ Med, 1987, 58:742-746.

805. EA Hemmingsen, BB Hemmingsen. Bubble formation properties of hydrophobic particles in water and cells ofTetrahymena. Undersea Biomed. Res, 1990, 17:67-78.

806. BB Hemmingsen. Promotion of gas bubble formation by ingested nuclei in the ciliate, Tetrahymena pyriformis. Cell Biophys, 1986, 8:189-200.

807. R Skalak, A Tozeren, RP Zarda, et al. Strain energy function of red blood cell membranes. Biophys J, 1973, 13:245-264.

808. Stelios T. Tzannis-RPI 1991, Tutorial On Cell Disruption. 3 June 1996; http://web.archive.org/web/20020612014720/http://www.esb.ucp.pt/bungah/working/disrupt.html.

809. Z Zhang, R Saunders, CR Thomas. Mechanical strength or single microcapsules determined by a novel micromanipulation technique. J Microencapsul, 1999, 16:117-124.

810. Z Zhang, MA Ferenczi, AC Lush, et al. A novel micromanipulation technique for measuring the bursting strength of single mammalian cells. Appl Microbiol Biotechnol, 1991, 36:208-210.

811. TY Aw. Intracellular comparrmentation of organelles and gradients of low molecular weight species. Int Rev Cytol, 2000, 192:223-253.

812. OY Gnnberg, PE James, HM Swartz. Arc ihcrc significant gradients of p02 in cells? Adv Exp Med Bid, 1998, 454: 415-423.

813. DP Jones. Intracellular diffusion gradients of 0_2 and ATP. Am J Physiol, 1986, 250:C663-C675.

814. SB Horowitz., DS Miller. Solvent proncrtii. 's of ground substance studied by cryomicrodissection and iniracellular reference-phase techniques. J Cell Biol, 1984, 99:172s-179s.

815. L Tluczek, YT Lau, SB Horowitz. Water, potassium, and sodium during amphibian oocyte development. Dev Biol, 1984, 104:97-105.

816. M Wahl, RG Sleight, E Gruenstein. Association of cytoplasmic free Ca^{2+} gradient, with subceltular organelles. J Cell Physiol, 1992, 150:593-609.

817. SB Horowitz, TW Pearson. Intracellular monosaccharide and amino acid concentrations and activities and the mechanisms of insulin action. Mol Cell Biol, 1981, 1:769-784.

818. DS Miller, SB Horowitz. Intracellular compartmentalization of adenosme trisphosphate. JBiol Chem, 1986, 261: 13911-13915.

819. C Dciitsch, M Erecinska, R Werrlein, et al. Cellular energy metabolism, trans-plasma and trans-mitochondrial membrane potentials, and pH gradients in mouse neuroblastoma. Proc Natl Acad Sci USA, 1979, 76:2175-2179.

820. KM Cribble, C Loussouarn, SJ Tucker, et al. A novel method ror measurement of submembrane ATP concentration. J Biol Chem, 2000, 275:30046-30049.

821. JF Hoffman. ATP compartmentation in human erythrocytes. Curr Opin Hematol, 1997, 4:112-115.

822. GR Welch, JS Easterby. Metabolic channeling versus free diffusion: Transition-time analysis. Trends Biochem. Sci, 1994, 19:193-197; JM Rohwer, PW Postma, BN Kholodenko, et al. Implications of macromolecular crowding for signal transduction and metabolite channeling. Proc Natl Acad Sci USA, 1998, 95:10547-10552; HO Spivey, J Ovadi. Substrate channeling. Methods, 1999, 19:306-321.

823. M al-Habori. Microcompartmentation, metabolic channeling and carbohydrate metabolism. Int J Biochem Cell Biol, 1995, 27:123-132; J Ovadi, PA Srere. Macromolecular compartmentation and channeling. Int Rev Cytol, 2000, 192:255-280.

824. K Luby-Phelps. Cytoarchitecture and physical properties of cytoplasm: Volume, viscosity, diffusion, intracellular surface area. Int Rev Cytol, 2000, 192:189-221.

825. C Masters. Interactions between glyculync enzymes and coniponmts of the cytomatrix. J Cell Biol, 1984, 99:222-225; HR Knull, JL Walsh. Association of glyculync enzymes with the cytosketeton. Curr Top Cell Regul, 1992, 33:15-30; H Knull, AP Minton. Structure within L'ukaryolic cytoplasm and its relationship to glycolytic metabolism. Cell Biochem Funct, 1996, 14:237-248; J Wang, DR Tolan, LPagliaro. Metabolic compartmemarion in living cells: Structural association ofaldolase. Exp Cell Res, 1997, 237:445-451.

826. PW Hochachka. The metabolic implications of intracellular circulation. Proc Natl Acad Sci USA, 1999, 96: 12233-12239.

827. E Potma, WP de Boeij, PJ van Haasren, et al. Real-time visualization of intracellular hydrodynamics in single living cells. Proc Natl Acad Sci USA, 2001, 98:1577-1582.

828. DS Miller, YT Lau, SB Horowirz. Artifacts caused by cell microinjecnon. Proc Natl Acad Sci USA, 1984, 81:1426-1430.

829. JC Ellsmere, RA Khanna, JM Lee. Mechanical loading of bovine pericardium accelerates enzymatic degradation. Biomarerials, 1999, 20:1143-1150.

830. KP Mitton, SJ Tumminia, J Arora, et al. Transient loss of alphaB-crysrallin: an early cellular response to mechanical stretch. Biochem Biophys Res Commun, 1997, 235:69-73.

831. T Fujisawa, T Hattori, K Takahashi, et al. Cyclic mechanical stress induces extracellular matrix degration in cultured

chondrocytes via gene expression of matrix metalloproteinases and iiiterleukin - 1. J Biochem Tokyo, 1999, 125 : 966 - 975.

832. KL Byron, JL Puglisi, JR Holda, et al. Myosin heavy chain turnover in cultured neonatal rat heart cells: effects of [Ca^{2+}] l and contractile activity. Am J Physiol, 1996, 271 : C1447 - C1456.

833. DF Coldspink, VM Cox, SK Smith, et al. Muscle growth in response to mechanical stimuli. Am J Physiol, 1995, 268 : E288 - E297.

834. EE Gordon, Y Kira, LM Demers, et al. Aonic pressure as a determinant of cardiac protein degradation. Am J Physiol, 1986, 250 : C932 - C938.

835. L Takala, JK Hiltunen, IE Hassinen. The mechanism of ammonia production and the effect of mechanical work load on proteolysis and ammo acid catabolism in isolated perfused rat heart. Biochem J, 1980, 192 : 285 - 295.

836. B Morrison Ⅲ, JH Eberwine, DF Meaney, et al. Traumatic injury induces differential expression of cell death genes in organorypic brain slice cultures determined by compie me Ⅲ arg DNA array hybridization. Neuroscience, 2000, 96 : 131 - 139.

837. W Bursch, A Fllinger, C Corner, U. Frohwein, et al. Programmed cell death (PCDJ. Apoptosis, auiophagic PCD, or others? Ann NY Acad Sci, 2000, 926 : 1 - 12; W Bursch, K Hochegger, L Torok, et al. Auiophagic and apoptotic types of programmed cell death exhibit different rates of cyroskelelal filaments. J Cell Sci, 2000, 113 : 1189 - 1198.

838. QL Deveraux, HR Stennicke, GS Salvesen, et al. Endogenous inhibitors ofcaspases. J Clin Immunol, 1999, 19 : 388 - 398.

839. GS R. son, SJ Crocker, DW Nichol Son, et al. Neruoprotection by the inhibition of apoptosis. Brain Pathol, 2000, 10 : 283 - 292.

840. YL Yang, XM Li. The IAP family: endogenous caspase inhibitors with multiple biological activities. Cell Res, 2000, 10 : 169 - 177.

841. RJ Clem. Baculoviruses and apoptosis: the good, the bad. and the ugly. Cell Death Differ, 2001, 8 : 137 - 143.

842. JL Shisler, B Moss. Immunology 102 at poxvirus U: Avoiding apoptosis. Semin Immunol, 2001, 13 : 67 - 72.

843. SB Bratton, GM Cohen. Apoptotic death sensor: An organelle's alter ego? Trends Pharmacol Sci, 2001, 22 : 306 - 315.

844. G Powis, WR Monirort. Properties and biological activities of thioredoxin. Annu Rev Biophys Bioinol Struct, 2001, 30 : 421 - 455; Annu Rev Pharmacol Toxicol, 2001, 41 : 261 - 295.

845. M Kawase, T Shiomi, H Matsui, et al. Suppression of apoptosis in hepatocyles by fructose - modified dendrimers. J Biomed Mater Res, 2001, 54 : 519 - 524.

846. LC Walker, H LeVine 3rd. Proteopathy: the next therapeutic frontier? Curr Opin Investig Drugs, 2002, 3 : 782 - 787; LC Walker, E Bian, MJ Callahan, et al. Modeling Alzheimer's disease and other proteopathies in vivo: Is seeding the key? Amino Acids, 2002, 23 : 87 - 93; LC Walker, H LeVine. The cerebral proteopathies: Neurodegenerative disorders of protein conformation and assembly. Mol Neurobiol, 2000, 21 : 83 - 95.

847. YA Goffin, Y Thoua, PR Porvliege. Microdeposiiion of amyloid in the joints. Ann Rheum Dis, 1981, 40 : 27 - 33.

848. OK Wong, CS Lin. Friction amyloidosis. Int J Deimatol, 1988, 27 : 302 - 307.

849. EM Castano, B Frangione. Non - Alzheimer disease amyloidoses of the nervous system. Curr Opin Neurol, 1995, 8 : 279 - 285.

850. K Ohashi. Pathogenesis of beta2 - microglobulin amyloidosis. Pathol Int, 2001, 51 : 1 - 10.

851. E Pascual, V Jovani. A quantitative study of the phagocytosis of urare crystals in the synovial fluid of asymptomatic joints of patients with gout. Br J Rheumatol, 1995, 34 : 724 - 726.

852. RA Freiras Jr, Nano medicine. Volume I. Basic Capabilities, Landes Bioscience, Austin, TX, 1999; http://www.nanomedicine.com/NML

853. K Eric Drexler. Na - nosys terns: Molecular Machinery, Manufacturing, and Computation, John Wiley & Sons, New York, 1992.

854. RA Freitas Jr. Nanomedicine. Vol Ⅱ A: Biocompatibility. Landes Bioscience/Eurekah. Com. Austin, Texas, USA, 2004.

第十六章 纳米粒子化学性损伤

从本质上，纳米粒子都有其化学性质。这些化学性质决定着粒子的表面在与生物体接触时所表现出的生物化学性质。这些性质有可能对生物体的生命在动是有益的，也可能是有害的，即可能对生物组织或细胞造成结构或功能的损伤。这种损伤方式完全是一种化学粒子依赖性的作用方式，是人们最为关注和研究得最多的一种作用方式。这种方式所造成的生物组织或细胞的损伤，有可能通过给予一些具有对抗性的化学物质或药物，避免损伤的发生。

虽然许多非医疗性材料以某种方式进入人体对人体的损伤作用尚且不为人们所知，但各种可用于纳米机器人制造的材料的生物相容性已为我们所了解，如下面的一些材料。这一部分内容将综述一些已有的资料，讨论一些损伤的可能性及可能的预防和处理措施。

16.1　金刚石

金刚石已被某些作者称之为 21 世纪的生物材料[1]。金刚石表面的许多用途已被提出[2,3]，包括人工心脏瓣膜[4,5,6]、修复装置[7,5,8,9]、关节替代品[10,11,12]、导管和支架[6]、矫形夹[13]、义齿根[13]、牙科仪器的尖端[6]、外科手术刀和微切片机刀片[4,7]，甚至完全的人工心脏瓣膜[4]等。金刚石电极也已被广泛地应用于生物传感器[14-19]，也被认为是将来最有可能用于医用纳米机器人的纳米材料。因此，金刚石及其粒子的生物安全性在纳米医学中占有重地位[20]。这里我们对金刚石生物相容性的分析自其蛋白吸附和细胞反应开始，继之讨论已提出、已开发及已应用于临床的金刚石材料，有关金刚石粒子的生物相容性的实验资料，最后论及金刚石的化学惰性。总的结论是金刚石似乎是与活细胞具有非常或杰出的生物相容性。有资料提示有关金刚石原子级精确的表面可能通过工程技术制备成高度抗蛋白吸附性的，但目前还未得到充分的证明（虽然即使是今天已有的粗糙的金刚石及其粒子表面也具有高度的生物相容性和化学惰性）。对此应当进行进一步研究。

16.1.1　金刚石表面的蛋白吸附

在金刚石表面进行蛋白的吸附研究，由 Tang 等于 1995 年首开记录[21]。这项研究主要集中于纤维蛋白原。纤维蛋白原是一 340 kD 的血浆糖蛋白，长约 47.5nm[22]，是发动凝血过程的主要表面蛋白[23-26]。也是炎症过程包括植入材料周围的纤维化[27-29]的主要蛋白。原纤维蛋白原的吸附和构型状态常被用作生物相容性的指标[30]。表面积聚的‘变性’纤维蛋白原的量与生物材料介导的炎症反应密切相关[31]。Tang 及其同事[31]将金刚石表面浸人 20 μg/ml 纤维蛋白原溶液中，在室温下 8 小时后，测定人纤维蛋白原在化学蒸发沉积的金刚石粗糙表面（CVD）的吸附率为 3.7mg/m^2。所有这些吸附的纤维蛋白原都只是疏松的结合。十二酰基磺酸钠溶液可以除去这些疏松结合或‘可洗脱’的纤维蛋白原（十二酰基酸钠是一种常用的阴离子洗涤剂，用于溶解蛋白质。也就是一种提供电负性表面粘附能的表面活性剂）。用十二酰基磺酸钠浸洗后，44% 的结合纤维蛋白原分子脱离，但仍有 2.1mg/m^2 的自发变性的纤维蛋白原存留于 CVD 金刚石表面。

我们可以设想，使用原子级平滑的金刚石材料能够实现完全不吸附纤维蛋白原的表面，但我们不应当忘记表面变性中疏水力的重要作用。达到此一目的，需要对彻底了解纤维蛋白原的吸附及构型性质。

很早以来我们就知道，纤维蛋白原倾向结合于疏水表面，而白蛋白则倾向结合于亲水性表面[32]。一项实验[33]表明，纤维蛋白原以 2.9μmol/L 的浓度孵育 30 秒后，在疏水石英表面的完全单层覆盖的吸附量为 10 800 分子/μm^2，而在新水表面孵育 60 秒的吸附量才只有 8 400 分子/μm^2。一般情况下，疏水性表面对粘附性蛋白如补体 C3、纤维连接蛋白和 vitronectin 具有较强的吸附，而亲水性表面则对白蛋白和免疫球蛋白 IgG 具有较强的吸附[34]。纤维蛋白原分子的亲水性很强，凝血过程中转变为纤维蛋白后具有中度疏水性[35]。氟碳膜一般表现对蛋白质有高度的潴留作用[38,39]。已经表明，表面功能基影响蛋白与材料表面间的相互作用[36-38]。Tang 等[31]发现，高浓度的特异功能基包括羟基（亲水）、氨基（疏水）、氟碳基（疏水）和硅氧基（疏水）的表面使吸附的纤维蛋白原的吸附和变性具有明显的差异。但单独的疏水性并不支配在这些表面纤维蛋白原与表面的相互作用。浸入盐溶液 15 天可增加 $-NH_2$、硅氧基和 CF_3 丰富膜中氧的掺入率，轻度增加 $-OH$ 丰富膜中的氧含量。经过浸泡后，两种亲水性膜变得有些不太亲水，而两种疏水膜则变得具有较大的可湿性[31]。这些变化对于在活体中存在较长时间的纳米机器人可能是重要的。Rapoza 和 Horbett[40]观察到，被不含氧多聚体吸附后，快速变性期 < 2 小时。较为缓慢的构型改变见于含氧的疏水性多聚体，发生于次后的 1 ~4 小时。应该注意，目前文献报道的改变所涉及的都是对短期接触所发生的反应。对于持续数月或数年的长期反应，目前还知道得很少。对于这种接触及其结果也应当进行研究，因为纳米器官的长期植入用于警戒和检测疾病的纳米机器人的任务期是很长的。

疏水性和表面功能基化是金刚石纳米机器人设计中可达到的参数。一般地，天然金刚石的高表面能使其具有高度的疏水性[13,4,7,41]。Yoder[5]报道海洋茗荷介（一种吸附于水下船底或柱石表面的贝属动物）不吸附于金刚石表面。但金刚石的表面可以是几个不同的结晶面的任何一个。这些平面可用钝化原子或分子进行钝化。所有这些处理都影响表面的疏水性。例如，一个氢末端的结晶表面，每个氢都与单个碳成键，看起来像碳水化合物而不被湿润[42]。另一方面，金刚石表面的氧化（如在有氧环境中加热 > 250℃或以离子轰击），可促进具有复杂的表面化学特性[43,44]的亲水性表面基团的形成[43]，其中包括占有很大比例的碳氧（C = O）基[44]。天然疏水的金刚石外表面可以是部分带有氢末端，部分带有桥氧（C - O - C）[42]。将这种表面浸入水中数周使其老化，可使它们的行为发生改变，具有亲水性[44]，意味着向羟基转变的可能性。Hansen[43,45]提议，在大气平衡的打磨表面的少量的氧大量以羟基形式存在，因为表面的可湿润性在 pH 11 以下对 pH 的改变不敏感。Fe^{3+}（Al^{3+} 作用很弱）可与这些羟基形成复合物，而 Na^+、Ca^{2+} 和 Cr^{3+} 不能。医用纳米粒子或纳米机器人外表面金刚石钝化层的位置和成分完全的原子级控制允许通过工程技术得到具有适宜的疏水性、亲水性和吸附性的，对蛋白质的吸附具有选择性的表面。例如，我们熟知通过选择性的离子移植[45]或 RF 浆膜处理[36-38]，疏水性表面可以进行性地变为亲水性的。Hosotani 已制备了一种用类似金刚石的碳膜被覆的眼球晶体，比无被覆的晶体具有更大的疏水性或亲油性[46]。

在水性环境下，表面依赖性的结构改变和吸附的纤维蛋白原的铺展在带阳性电荷的表面较带阴性电荷的移植表面更大。特别是，纤维蛋白原的分子长度及 D 和 E 域宽度增加，而分子高度则相应地减少[47]。作为一种绝缘体，金刚石在水中不表现有高度带电的表面[48-50]。但表面电荷仍属于金刚石纳米机器人设计的范围。例如，具有氢末端的金刚石表面具有具有阴性电子亲和性[51,52]。既然氢比碳具有较小的电负性[53]，外部表面就表现为分子接触距离的微弱的阳性点电荷的阵列，原因是由于像极化共价键的表面偶极子一样是可期望产生的[52]。另一方面，氧化的金刚石表面具有阳性的电子亲和性[54]，就像氟化的金刚石（111）表面。氧和氟的电负性都强于碳[53]，因此两种表面在分子接触距离，都极度地表现为一种负性点电荷的阵列。用不同电负性原子对金刚石表面进行控制性被覆可精确控制电亲和性并保持其化学惰性。在糖尿病血液分析中使用的金刚石葡萄糖传感器就是以重硼涂布的金刚石为其中的一个电极。在另一个电极上，以电化学沉积的方法将葡萄糖氧化酶固定于金刚石表面或与电极表面进行共价键合[55]直接在金刚石电极上“布线”。

另一种血液蛋白质也已被测试过对金刚石的吸附性。例如，一项关于金刚石样碳膜（DLC）上的蛋白吸附研究[57]发现，DLC 接触浓度为 5mg/ml（约为人血清白蛋白浓度的 10%）的牛血清白蛋白，吸附量少于 SiO_2 和 TiO_2 对照表面 20 倍。这项研究的发起者[56,57]及 DLC 表面支架的唯一制造者声称，“金刚石样表面只表现具有最少的蛋白吸附，并且这种吸附是可逆的，不引起蛋白质变性”。

16.1.2　细胞对金刚石表面的反应

发生于组织和移植物界面的细胞与表面间的相互作用是生物相容性的另一个重要方面[21,59-61]。例如，中性粒细胞，一种人血液中最丰富的白细胞，可直接吸附于蛋白被覆的移植物表面，导致炎症反应。

最早对于细胞与金刚石表面间的反应的研究，由 Thompson 及其同事完成于 1991 年[62]。他们使用表面镀有 0.4μm 的金刚石样碳（DLC）的培养皿进行细胞培养，观察细胞与培养皿间的相互作用。DLC 是无定型碳水化合物的一种多聚体，碳键的类型大部分为金刚石型的而非石墨型的[63]，因此具有许多金刚石的有用性质[64]。金刚石碳 sp3 原子向石墨碳 sp2 原子的转化率有所不同，所以 DLC 的行为会有些不同。DLC 可在接近室温情况下进行沉积[65]。小鼠成纤维细胞在 DLC 表面培养 7 天，与对照细胞相比没有明显的乳酸脱氢酶释放（一种催化乳酸氧化的酶，当组织受损时释放入血液）。这种结果表明，DLC 没有破坏细胞的完整性。培养于 DLC 上的小鼠腹膜吞噬细胞也没有明显过多的乳酸脱氢酶和溶酶体酶 β－N－乙酰－D－葡萄糖氨酶（炎症时由巨噬细胞释放的一种酶）的释放。形态学检测揭示对成纤维细胞和巨噬细胞都没有物理性损伤。这证实了生化研究的结果，即 DLC 对这两种细胞没有毒性作用，也没有引起炎症反应。1994～1995 年的随访研究发现，鼠科动物的巨噬细胞、人成纤维细胞和人成骨细胞样细胞，在 DLC 被覆的各种材料上都表现生长正常，形态也无异常，也没有体外细胞毒性[66,67]。2001 年，又是同一研究组[68]将两种成骨细胞样细胞系培养于 DLC 被覆的培养皿，对 3 种成骨细胞特异标志蛋白质（碱性磷酸酶、骨细胞钙化素和 I 型胶原）进行测定，72 h 后未发现对这些细胞有不良反应。

其他的一些实验大致也都证实了这些结果。例如，人的造血成髓细胞 ML.1 细胞和人胚胎肾细胞在 DLC 膜上可持续增生，表现了高度的生命力而没有毒性[67]。扫描电镜用于研究成骨细胞的形态学行为发现这些细胞被置于 DLC 或无定形氮化碳膜上时，可正常地附着、铺展和繁殖而没有细胞生理学方面的障碍。在细胞被置于硅表面时，细胞能够附着但不能铺展[10]。培养于 DLC 被覆孔中的人骨源性肉瘤 T385 细胞和 1BR3 成纤维细胞也表现出与 DLC 具有生物相容性[6]。Parker 及其同事[69]在体外用 3T3－L1 小鼠成纤维细胞和 Kenacid 蓝实验，对 DLC 被膜的细胞毒性研究发现，在金刚石表面细胞可以正常生长。这个研究队伍用其他的标准细胞系对‘无定形碳氢化合物’进行的生物相容性的研究表明，这种膜对细胞没有毒性，似乎可以增加细胞附着，细胞具有正常的生长率[70]。Dion 等[1,71,72]观察了 DLC 表面对 3T3/BALB/c 克隆细胞的一般毒性及生物相容性。从胎盘分离的内皮细胞也被作为细胞分化的模型进行研究。没有观察到 DLC 对细胞生命力的负性效应，所有这些细胞都表现了正常的代谢活动。O'leary 及其同事[73]对在鞍形场源在钛合金表面沉积的 DLC 膜对鼠科动物成纤维细胞的细胞毒性和细胞的粘附进行了评估，发现细胞在 DLC 表面具有正常的粘附、密度和细胞铺展。其他有关 DLC 生物相容性的研究[8,9,74-76]也已经表明了这些具有前景的结果。

在以前曾经报道过的一项研究中，Tang 等[21]考查了中性粒细胞对血浆预孵育的 1 cm^2，350m 厚的 CVD 金刚石片的附着情况。用纯化的人中性粒细胞，以 2×10^6 cm^3 的浓度预孵育 1 小时，附着率为 4×10^9 细胞/m^2，大约与 316 不锈钢相等，比钛低 40%。316 不锈钢和钛为两种常见的具有良好耐受性的移植材料。CVD 金刚石片在活的小鼠腹腔植入 1 周后，用扫描电镜观察只揭示了很小的炎症反应。有趣的是，在较粗的‘打磨’面（1μm），有小量的铺展和溶合的直径为 10～13μm 的巨噬细胞存在，提示具有一定程度的激活反应。但在较为平滑的‘未打磨’（0.25μm）面，样品被部分圆形的，非铺展型（未激活的）的，直径为 4～7μm 的细胞所覆盖。这些细胞没有伪足和间桥的形成。Tang 注意到，未打磨的 CVD 金刚石表面的形态可能与防止粘附细胞在其表面的激活有关，但吞噬细胞的这种不同的反应机制目前仍未了解。如果表面皱褶[79-80]，形貌[81,82]或晶体结构[83]可以解释这些反应的差异，那么，就可能使原子级精确的具有小于 1nm 纹理特征（构成医用机器人或纳米器官的色大部分）的金刚石表面具有抗吞噬细胞的足够能力。

2002 年，Linder 等[84]发现：①初级人类单核细胞对 DLC 被覆的玻璃盖玻片表面的粘附与未被覆的盖玻片表面相比没有明显的提高；②成熟人吞噬细胞肌动蛋白和微管细胞骨架在 DLC 表面表现发育正常；③以细胞体的级性判断，在 DLC 表面生长不影响人吞噬细胞的激活状态。研究得出的结论是，在人体内细胞与金刚石样碳被覆表面的接触不可能引起炎症信号。Jones 等[85,86]将 DLC 和其他被覆物沉积在钛基底表面，测试它们的血液相容性，凝血性及其与血小板的相互作用。DLC 被覆没有溶血作用，不激活血小板，没有血栓形成倾向。血小板铺展与被覆膜的表面能有关（在 DLC，典型值为 ~40mJ/m^2）[87]，DLC 被膜具有最小的铺展[86]。一般情况下，增加表面的可湿性及血小板粘附抑制剂（如激肽原）都可以减少血小板粘附[88]。在必要的时候，可以使纳米机器人或纳米器官具有这些性质或带有这些抑制剂。血小板对 DLC 或多晶金刚石表面的粘附已用实验进行过测定。与管壁剪切率为 50s^{-1}的新鲜人类血流接触 5 分钟时为 0.007 血小板/μm^2。任何疏水性物质制备的小物体都有可能嵌入双层类脂膜。但至今尚未见有文献资料。原因是尚无适宜大小的粒子可用。一旦获得这些适宜的粒子，就可以对金刚石纳米机器人与类脂膜之间的相互作用进行研究，并有可能观察到粒子在双层膜上的嵌入。正像 Pinkhassik 所说，金刚石纳米机器人的臂或其他突起部分如果得不到充分控制，就可能以溶剂波推动细胞穿透的方式，自动地进入某些细胞的细胞膜。

16.1.3 金刚石包被修复物的生物相容性

目前，生物医学用的金刚石所期待的用途都在于矫形和人工修复材料方面。早期的体内实验涉及在羊体内植入的 DLC 包被的矫形夹，显示具有很少生物活性[13]。在大鼠胫骨植入 DLC 包被的锆 30 天，表现出在组织和植入物界面间具有良好的骨整合[89]。以化学蒸发沉积法（CVD）对人工关节进行金刚石包被所形成的被膜被称之为具有很低的免疫反应性[90]。对可能在关节内出现的金刚石磨损粒子进行的体外测定发现这些粒子‘相对无害’[90]。沉积于奥氏体不锈钢髋植入物表面的 DLC 被覆物经细胞毒性、细胞粘附和致突变性体外测试，表现出具有良好的生物相容性，与用 4mm 宽的 DLC 包被的不锈钢柱植入羊的骨皮质和肌肉组织的体内实验结果[9]一致。Allen 等[91]用 DLC 包被的钴－铬合金柱植入大鼠肌肉内和羊体内的跨皮质部位，在手术后进行 90 天观察并对样品进行检测，发现对所有的植入物都具有良好的耐受。这些结果表明，DLC 被膜不论在体内和体外以及在骨骼肌系统都具有良好的生物相容性。其他的 DLC 型植入骨材料的被覆物也都表现了良好的生物相容性[92]及韧性——对无定形金刚石研磨作用与传统的髋关节材料相比是可以忽略的[93]。无定型金刚石被覆物（80% sp^3 键，0.2 ~ 10μm 厚，sp^2/sp^3 膜结构）可以进行实验性调节[94]以滤过脉冲－电弧放电沉积于不锈钢合金表面，发现具有生物相容性，不引起局部组织反应。这些被覆物已被研究，其目的是将髋骨全部进行代换[95]。一些用 DLC 包被的金属修复物已经植入人体[6]，结果表现有良好的应用前景[8,96]。大规模修复物被用来对大节段的骨组织进行代换，如骨肿瘤切除后或一般修复失败后的再修复。经测试发现，DLC 被覆物是所有研究过的材料中的最好的表面涂层[97]。对具有复杂几何结构进行厚度和性质的均一的构形涂覆[98]对目前的技术[99-101]是一个挑战，但是将来使用位置调控的分子制造技术，这将不再是一个困难的问题。

心脏疾病中的应用是医用被覆物应用的另一个重要方面[102]。90 年代，所有的机械性心脏瓣膜都具有很强的凝血作用，需要大剂量的抗凝血药法华林的治疗。但人们相信，机械性瓣膜的 DLC 被覆物[62]及血浆或弧光放电处理可以减轻瓣膜相关的凝血[103]。为此所做的表面修饰包括：①有机物和无机物碎片的清除；②在表面层带上反应性或功能基团而不影响它们的宏观性质；③使表面对内皮细胞和白蛋白具有更大的粘附性，对血小板的粘附性减小，以改善抗凝血特性[103]。可植入的小型的左心室功能辅助装置（66 cm，280 g）的离心式血流泵就具有一个用 DLC 被覆的完全接触血流的表面，以改善其血流相容性[104]。DLC 或结晶金刚石常常被推荐为最好的接触血液的 LVAD 表面的被覆材料[1,105]。

现在也有人提出导管可以金刚石进行涂覆[6]。它们的优越性包括润滑性、生物相容性、低粘附性的表面、不通透性及可曲性。DLC 一般情况下能良好地粘附于其他的导管材料[6]。但在动脉支架方面的应用却取得了更多的进展。支架用以预防腔系统的狭窄和闭合，保证有足够的血流通过它们[106]。它们已被用于冠状动脉和外周动脉、中心静脉、气管和食管以及输尿管和胆管[6]。一般情况下支架都是金属性的，这是因为机械性的需要，如在薄壁管腔中的可扩展性，较高的圆周性强度等。但金属都都可以诱发凝血[107-110]。抗腐蚀作用依赖于氧钝化膜的形成。如果破碎，可释放金属离子，引起异物性炎症反应[111-115]，有发生肿瘤的危险性[116]。理想的支架应能满足抗凝血性、生物相容性及结构方面的迫切需要[117]。

德国的一个支架制造公司，Phytis LDA 已经开发出 60～80μm 厚的不锈钢支架，表面全部用金刚石样材料涂覆，该公司声称大地减小了凝血作用，增加了生物相容性[118]。植入时 Phytis 支架以高压压入血管内面，并设计得可以减少切割性外伤[119]——这正常情况下也很易发生。由该公司发起的测试表明，在 DLC 被覆的支架上白蛋白的吸附低于二氧化硅和二氧化钛 20 倍[56]。与无包被的支架相比，DLC 支架血栓形成的潜力也有明显减小。用肝素被覆 DLC 支架可进一步减少血栓的形成[120]。其他金刚石样支架涂料也具有生物相容性[122,121]。在支架涂料的应用中，DLC 与金刚石相比表现有高度的可曲性。圆柱形的线性材料的直径可以增加两倍。这种机械可曲性在纳米机器人的设计中有用。

用 DLC 被覆的眼球晶体已被开发出来，其物理性质也已得到初步研究[46]。需要重申的重要的一点是，一些纳米医学应用需要一个纳米粘附性界面，而另一些应用需要组织完全与植入物结合。这时的生物相容性表面则需要工程序化的生物活性，可能包括原子级精确的纳米结构表面。这种表面可促进和稳定细胞的附着。生物相容性具有高度的用途特异性——粘附性和非粘附性界面都可以是生物相容性的。

16.1.4　金刚石粒子的生物相容性

在生物材料研究中已经发现[123,124]，虽然机体可以良好地耐受宏观材料，但动物实验表明，同样材料的微细粒子却能够导致严重的并发症，甚至可以致癌。粒子大小的差异可以影响组织的反应性[125]和细胞激动素的产生[126]。许多纳米设备的医疗用途涉及金刚石粒子的大小，因此，对有关特殊细胞对金刚石粒子的存在的反应进行回顾就显得十分有意义。我们已经知道，机体对微细炭粒子具有良好的耐受性。碳在组织中的惰性是自古代就已知的。活性炭和烟灰（直径大约为 10～20nm 的圆形粒子）已被用于装饰性和正式的紊身。细胞对金刚石粒子也具有良好的耐受性。

16.1.4.1　中性粒细胞：1982 年的一篇关于由 2～8μm 的无定形金刚石结晶引起中性粒细胞激活[127-130]的报道迄今未能得到证实。事实上正相反，传统认为金刚石粒子被认为具有生物惰性，不引起炎症[48]。例如，Hedenborg 和 Klockars 在他们的实验[131]中用 4～8μm 的金刚沙作为一种生物惰性物质的对照。他们发现金刚沙不刺激中性粒细胞产生反应性氧代谢产物——这是一种以前提出的肺组织慢性炎症和损伤的通路。Tse 和 Phelps[48]发现 3μm 的金刚沙结晶，在浓度为 $2mg/cm^3$ 时，可有 21% 在 45 分钟内被中性粒细胞吞噬（中性粒细胞浓度为 7250 细胞/mm^3），但没有引发化学趋向性。Higson 和 Jones[49]使马和猪的中性粒细胞与尿酸、羟磷灰石、焦磷酸盐和透钙磷石结晶接触（这些都是在关节炎中可能产生的物质）可诱发超氧化和过氧化，而且是温度依赖性的，但将这两种细胞在 37℃暴露于金刚石结晶则没有这种作用。还有其他实验[50]测试各种结晶刺激吞噬和中性粒细胞脱颗粒和分泌细胞运动因子（CMF）作用的能力。这些实验发现羟磷灰石（HA）结晶刺激一些酶的释放和 CMF 的产生，一水单尿酸钠（MSUM）结晶则更是如此。但在培养液中 4～8μm 的金刚石结晶片段，在 0.2% 的容积分数，与中性粒细胞具有明确的相互作用，并没有刺激其脱颗粒、化学趋向和细胞死亡，即使在很高的结晶浓度。MSUM 和 HA 粒子一般被认为具有原子级粗糙的表面，带有负的表面电荷或 Zeta 电位，而金刚石粒子则被认为相对地平滑，只有很少或没有表面电荷[49,50]。

16.1.4.2 单核细胞和吞噬细胞：很早就知道，自由的碳和金刚石粒子可以被培养的吞噬细胞吞噬，并无损伤作用。例如，吞噬大量 2 ~ 4μm 的金刚沙至少在 30 小时内仍然健康，而吞入硅粒子后则迅速死亡[132]。由固有溶酶体释放入含有金刚石的吞噬体的磷酸化酶并不逃逸进入胞质或细胞核[132]，提示金刚石并不对这些细胞器造成损伤。在更近来的一项研究[133]，将 2 ~ 5μm 的金刚石、碳化硅（SiC）、羟磷灰石（HA）和聚甲基甲基丙烯酸酯（PMMA）粒子，以 0.5mg/ml 的浓度，混悬入人单核细胞的无血浆培养液中，所有的粒子均被吞噬，但吞噬 SiC 和 HA 后，细胞的形态发生了改变而吞噬金刚石粒子的细胞形态未发生改变，表明金刚石粒子对单核细胞没有激活作用。在含对照和金刚石粒子的培养液中的白介素 - 1β 的产量具有明显的差异，在含 HA 培养液中增加 30 倍，在接触 SiC 时增加 38 倍，对于 PMMA，HA 和 SiC 的增加程度大致相似。作者得出结论说[133]，金刚石粒子在无血清单核细胞培养液中具有生物惰性，尽管可被细胞吞噬，这与许多其他粒子不同。他们对此给出了几种可能的解释：调理素的差异、表面电荷的差异和细胞内粒子释放的差异[134]。然而，不同的粒子可能经过不同的细胞受体被吞噬。但预先暴露于蛋白丰富的血浆中的金刚石粒子的吞噬反应尚未得到深入的研究。

16.1.4.3 成纤维细胞：早在 20 世纪 50 年代[135]和 60 年代[132]，人们就发现微米大小的金刚沙粒子无纤维化活性。Schmidt 等[136]认为金刚沙对人肺源性单核细胞和巨噬细胞不具有致纤维化作用。也就是说，巨噬细胞不会因对金刚沙粒子的反应而引起成纤维细胞的募集。小于 500nm 和 1 ~ 2μm 的金刚沙粒子在浓度高至 0.1mg/ml 不诱发胸腺细胞生成因子和成纤维细胞增生因子的释放[136]。在其他一些实验[137]中，50 μg/ml 的 HA 的 0.1 和 10% 血清混悬液刺激新生犬滑膜成纤维细胞和人包皮滑膜细胞对 ^3H - 胸腺嘧啶的摄入。二水结晶焦磷酸钙也刺激摄取，尿酸钙则更为明显，尿酸钠结晶则作用很小。但 1 ~ 5μm 的金刚石结晶，在浓度为 0.4mg/ml 之高，对成纤维细胞却没有致有丝分裂效应。

16.1.4.4 其他细胞：发动兔骨组织可吞噬微粒的反应，已用将各种粒子分散于透明质酸，然后使其进入跨植入物的通道，形成一骨收获室的方法进行研究[11]。在其后 3 周中进入通道的组织可被收获。以此方式注入的高密度的聚乙烯、骨粘固粉和铬 - 钴粒子都引起进入通道组织的炎症和明显的植入骨量的明显减少。但巨噬细胞可吞噬的 2 ~ 5m 的圆形金刚石粒子，以 60 000 000/ml 的数量密度，不影响骨的形成，似乎‘相对无害’，组织对这些粒子没有明显的细胞反应。组织学上，金刚石粒子聚合成簇状。偶然情况下，其附近可见到巨噬细胞，吞噬细胞仍然很少，分散存在，尽管含有大量被吞入的金刚石粒子。在金刚石的情况下，没有有像在 PMMA 和高密度聚乙烯粒子植入时可见到的吞噬细胞和巨细胞的集中。有趣的是，8 ~ 15μm 的 SiC 颗粒也没有产生炎症反应，没有减少骨组织的形成，虽然这些粒子为一些带有锐利边缘的细长的碎片。最后，神经学家 Stephen 所进行的实验表明，金刚石没有神经毒性。

16.1.5 金刚石的系统反应

金刚石除了与细胞发生相互作用，引起细胞的损伤外，还可以引起生物体的全身性反应，即所谓的系统反应。系统性反应一般情况下对于整体动物的生命的影响比局部的或细胞水平的影响大，但其持久性则远远不及局部性作用，往往可在短时间内消退。但也不尽然如此，有些全身性作用也可以持续很久。

16.1.5.1 炎症：Tse 和 Phelps[48]发现，3μm 的金刚石结晶在 10mg/ml 浓度注入犬的膝关节几乎没有任何引起炎症的证据——仍然具有低关节内压，局部的细胞计数正常。金刚石粒子也被认为对补体系统也无激活作用，在动物模型上不引起炎症和水肿[138,139]。

16.1.5.2 溶血：Dion 等[140]观察到各种陶瓷粉、金刚石、石墨和铝粒子在 0.5g/ml 的浓度，作用60分钟，对稀释的血液都没有可检测得到的溶血作用。

16.1.5.3　其他生物系统：已经发现，金刚石对真菌来源的杀虫剂对甲虫的效应有‘辅助’作用[141]，可能是由于这些粒子具有“研磨”作用。

16.1.6　金刚烷

被称之为“金刚烷（$C_{10}H_{16}$）”的一种金刚石单位，如果适宜的功能化，可使其具有药理学性质[142]，包括抗病毒（包括艾滋病毒[143-145]）作用[146-154]、抗帕金森病和抗痴呆作用[155-158]、抗肿瘤作用[159-161]（尽管在大剂量时存在毒性的问题[159]）、镇痛作用[162]和提高免疫活性[163]。金刚烷与蛋白的相互作用已有较多的研究。这些血浆蛋白包括血浆蛋白[164]、细胞粘附蛋白[165]、酶蛋白[166-176]、受体或者通道蛋白[177-179]等。也有关于其对细菌代谢[180]、病毒装配[181]的影响及与中性粒细胞[182-184]、单核细胞[185,186]和外周血[187]白细胞的影响的研究报道。金刚烷的衍生物对脂质双层的影响[188]和细胞摄取的影响[189]也已有研究。基于金刚烷的药物如 amatadine[190-192]和 tormatadine[193]几乎全部以原形自尿中排泄，没有可检出的羟化的金刚烷环代谢产物[192]。当然，结晶金刚石的性质是由于其每个碳原子的 sp^3 杂化轨道并与其他4个碳原子结合的分子结构。在 n = 1 时，金刚烷的单个碳原子无法与其他4个碳原子结合。达4个碳原子的多金刚烷已可以化学合成[194]。达11个碳原子的多聚金刚烷已确认存在于天然石油，并已被提取、纯化和结晶[195,196]，但这些纳米尺度的金刚石分子的生物医学性质尚未进行研究。

16.1.7　金刚石的化学惰性

涂覆于纳米机器人表面的金刚石的主要好处是其对人体内可发现的任何物质在任何浓度的化学攻击都能保持生物惰性。例如，在一项关于金刚石涂覆的髋骨替代材料研究[95]，用0.2～10μm厚的无定形金刚石沉积于不锈钢合金的表面，长时间与10%盐酸接触后发现与未涂覆的材料相比，腐蚀率以15 000的因子降低。6个月后，表面也无明显损坏。Phytis 金刚石样物质涂覆的不锈钢支架浸入1mol/L盐酸44小时[118]，几乎没有镍和铬的释放。用原子吸收光谱和 ICP－MS 检测[118]，金刚石化的支架在人血浆中，37C 孵育96小时，没有可检出的金属离子的释放。金刚石和金刚石样碳在可溶解石墨和其他多聚碳结构的溶液中都是不溶的[77]。虽然已相信金刚石在组织中具有很高的惰性，但宏观的和粒状的金刚石与各种组织和器官的生物相容性还要做进一步研究，以作为对传统的 ADME 和制药工业的毒理研究的补充。

16.2　碳富勒烯和纳米碳管

C_{60}和纳米碳管：巴基球和巴基管是另一类可作为纳米机器人材料的物质。另外，由于C_{60}和纳米碳管在纳米技术中的重要地位及其在材料学中的重要意义，其制备已进入批量生产，对于环境则是一个全新的污染物。因此，明确其毒理学性质及其生物安全性，对于生产者的劳动保护及生态环境保护都具有重要意义。在2002年的后半年，富勒烯和纳米碳管在生物医学中的应用和生物相容性研究已都是十分活跃的领域。它们的生物相容性[197-267]及其生物学用途[268-271]已得到广泛研究。一般说来，富勒烯无论是在体外[199,216,242,245,261]还是在体内[235,236,261]的细胞毒性都很低。2002年以前，很少有人研究纯碳纳米管的生物相容性[272]，但对于C_{60}及其相关的球形富勒烯的生物相容性已有一些研究。与富勒烯分子的现代医疗应用具有更为直接关系的，是许多其他富勒烯生物相容性的研究。这些研究主要对C_{60}进行了考查。近来，特别是发现了富勒烯在药物制剂方面具有许多用途以来，使富勒烯衍生物的研究更为重要。

16.2.1　纯碳富勒烯和纳米碳管

富勒烯为具有广泛键的致密环状芳香化合物，因此其致癌作用则为人们所担心的一个问题[113,273]。至于纳米碳管，最初的关心在于其吸入毒性[274-276]，这是因为纳米碳管为直径约大于1nm，长可达几百 μm 的刚性柱状物，与已知的与癌有关的石棉的形态大致相同。最早知道石棉纤维的致癌作用是在60年代早期。那时的研究表明，接触这硅纤维可导致中皮系统的肿瘤-一种比较罕见的胸膜或腹膜的肿瘤，常常是致命的[274]。石棉纤维很小，可被吸入深部肺组织。在那里硅纤维催化反应性氧化合物的形成，对 DNA 和其他细胞的重要成分发生长期的损害作用。石棉专家 Langer 在纽约大学 Brooklyn 学院说他担心纳米炭管会产生与石棉有关的生物学性质。最需要注意的是纳米碳管具有恰好适宜吸入的大小尺度。他们的化学稳定性使其不能很快地被细胞降解，因而可长期地在体内存在。其针状的形态能够对组织造成损伤[274]。Morgan[275]说，“纳米碳管纤维的作用实际上类似于石棉。如果纳米碳管被用 PMMA 样的物质包裹起来，在中等剂量就有良好的对组织造成损伤的机会。即使纳米碳管不对肺组织造成损伤，我们也不能排除纳米碳管会通过转运机制到达体内其他的敏感器官。这就使研究富勒烯的吸入毒性具有意义。同时，为了更好地了解损伤的机制，我们可以研究纤维类似物在肺内存在的持久性，肺组织细胞蛋白的产量和被吞噬的敏感性。”2002 年 8 月，Morgan 宣布[275]他们已与哈佛大学的环境卫生教研室的 Brain 博士达成协议，对纳米碳管的吞噬敏感性和组织细胞的蛋白产量在小鼠模型上进行研究。牛春明，一位国际 Hiperion 催化化学家，每天制备 300 kg 多壁纳米碳管，也承认这是一个令人担心的问题，并且将之作为高度毒性的物质对待。他们不是将纳米碳管以粉状形式运输，Hyperion 首先将纳米碳管掺入一种塑料成分，这样就可以避免将纳米碳管吸入肺部[274]。作为一种警惕性，使用纳米碳管的研究人员总要戴一口罩，因为在操作过程中有可能产生这种物质材料的烟流[277]。

Brooke Mossman，Vermont 大学医学院的一个病理学家，曾被报道争辩说，产生反应性氧化合物使其具有致癌性只是石棉的能力。Mossman 说纳米碳管的石墨碳结构不可能与细胞成分发生反应而产生有害产物：“我们已经从事过与许多以碳为基础的纤维或粉末相接触的工作，但并没有见到什么问题。”[274]。2001 年，华沙医科大学的 Huczko 等[272]进行了初步实验，探索肺组织中的纳米碳管是否具有像石棉一样的行为。使豚鼠暴露于含或者不含纳米碳管的烟灰 4 周后，进行肺功能试验，尸检观察肺部炎症。结果表明，两组动物具有实质上的一致性。这使研究人员得出结论说，与含有纳米碳管的烟灰相接触的工作不可能与任何健康危险有联系。Huczko[278]还提供了富勒烯具有最小的过敏危险性和皮肤刺激性的证据。但是，Huczko 的研究[272]显然是在没有足够对照的情况下进行的，所使用的技术也是 EPA 已放弃了的技术，对相关的指标不能进行有效的评估。法国 Montpellier 大学的 Silvana Fiorito 发现，1μm 的石墨粒子刺激细胞产生一氧化氮（一种免疫反应的标志物）[277]，但这既不是纳米碳管也不是富勒烯所引起。Richard Smalley 是 Rice 大学的诺贝尔奖获得者和碳纳米技术公司的奠基者。2002 年 12 月有人引用他的话说，一项尚未公开的 NASA 研究表明，有很少理由对纳米碳管的生物安全性而惊慌，虽然在肺部接受“巨量”的纳米碳管后，有一只小鼠死亡[279]。

Ausman[280]，Rice 大学生物和环境纳米技术中心的执行主任于 2002 年晚些时候提醒说，纳米碳管与石棉的比较在很大程度上仍然是一个有待解决的问题，但在短期内我们至少可以得到部分答案。Ausman 还提醒说石棉的毒性似乎有两方面的基本机制。首先是石棉的毒性机制涉及纤维的大小和形态。后者可影响吞噬细胞对纤维的吞噬。在不能被吞噬的情况下，纤维引起触发肺组织瘢痕形成生物化学的连锁反应。按照现有的接触限度的定义，则不可能给出一个“安全”的接触限度，因为这些纤维从来不被机体所清除。Ausman 说“在正常的长宽比，纳米碳管比石棉纤维具有更强的刚性，然而实际上它们单独的刚性却一点也不大，因为它们的长宽比很大——请想一想典型的巴基球所具有的明显曲率。但是，这些管状物经常是以成束的形式存在，或者依样品的不同，以多壁管状的形式存在。在那些情况下，从刚性就足以看出碳米炭管具有与石棉一样的问题。目前还不能给出结论，虽然目前已有经过认真审阅的杂志文章对于解决这个问题具有一些帮助。”石棉的第二个毒性机制是纤维中含有很小量的生物可利用的铁，这可诱发一种类型的癌症[281,282]。石棉最具致癌性的形式是青石棉和铁石棉。这两种石棉中铁的含量可达结晶总重量的 27%。这些矿物质在被吸入肺部组织后可再进一步获得更多铁，形成石棉体[282]。Ausman 说，虽然纳米碳管本身不可能产生同样的效应，但纳米碳管可能用传统的金属催化的方法来制备。在许多情况下，这种金属是铁。“在一些典型的样品，金属的含量可与石棉相比。”这些样品中的金属的生物利用度目前尚且不知。

NASA 和 DuPont 所进行的两项关于单壁纳米碳管的研究结果于 2003 年 3 月美国化学协会会议上报告[283,284]。按照一项研究所说[283]，NASA 研究人员将暴露于 4 种物质中的一种。这 4 种物质是：①新鲜制备的单壁纳米碳管与在制备中所应用的金属催化剂的微小粒子的混合物；②经处理除去金属的纳米碳管；③碳黑；④具有明确毒性特点的石英纳米粒子。将 0.1 或 0.5μg 的上述物质混悬于来活的小鼠血浆，滴入小鼠的肺部。90 天后，进行标准的组织学检验。结果表明，所有的粒子都进入的肺泡，大部分完好地停留于此。即使在较低剂量，纳米碳管（无论是具有或不具有金属粒子）触发了肉芽肿的在其粒子周围形成。“这是一种毒性的象征”。与此相比，碳黑则很少触发炎症反应。在 DuPont 的研究[285]中，纳米碳管同样也诱发了肉芽肿形成，但 90 天之后的炎症反应似乎接近消失。研究组得出结论说，纳米碳管的毒性较石英沙为小。两个研究组都提醒注意，纳米碳管的毒性问题应等待动物的肺组织怎样对纳米碳管进行反应后才能确定[286]。

迄今为止的许多研究似乎都更集中于 C_{60} 及其相关的圆形的富勒烯而不是纳米碳管的生物相容性。C_{60}（虽然容易被空气中的臭氧所破坏，即使对其进行紫外线和可见光进行防护[287]）自然存在于环境中，实际上任何有烟灰的火焰，如森林火、篝火和蜡烛的火焰都可以产生痕量的 C_{60}[287-295]。C_{60} 也已被发现于流星[287]、太空[293]和含碳丰富的次石墨（一种中间形态的前寒武纪的岩石）[289,295]，更古老的形成可追溯至 18.5 亿年前[290]，发现于白垩纪和第三纪交界的岩石中[291,294]。（碳纳米管也有可能发现于自然界[296]）天然富勒烯浓度极低，对于人类的影响，如果有的话，也是微乎其微的[276]。工业毒理学报道表明，纯 C_{60} 在小鼠和大鼠实际上没有致炎效应，也不引起免疫反应[113]。但是，富勒烯容易自空气中吸收分子氧[297]。20 世纪 90 年代早期，在富勒烯可以进行批量生产，满足实验研究需要后不久，人们就发现，在光和氧的存在下，C_{60} 分子可将多余的激活能传递给附近的氧分子，产生可长期生存的但具有高反应活性形式的氧，被称为单态氧[197,298,299,300]。很快就有人提议这对健康可能具有潜在的危害[301]。纯的 C_{60} 是一种单态氧发生器。单态氧的产量非常之高，对光氧化破坏作用几乎呈现完全的惰性[198]。一项用巨噬细胞进行的早期实验观察到 C_{60} 对反应性氧族的形成很少影响，但发现由富勒烯制备所产生的生烟灰在光的影响下对细胞具有氧化活性，尽管不具有细胞毒作用[199]。C_{60} 似乎还以不同于土壤的方式吸附污染物萘[302]。Tomson 等正在研究碳纳米材料对环境的影响及其在环境中的运输[303]。

自此之后的其他实验也表明，当受到光线照射时，C_{60} 产生单线态氧[200]。例如，当 C_{60} 以其与环糊精复合物的形式掺入大鼠肝微粒体，受到紫外或可见光照射时，对脂质和蛋白质引起明显的氧化性损伤，主要是因为单态氧的产生[201]。在 O_2 存在下用 355nm 或 532nm 的激光脉冲照射 C_{60}，可产生大量的单态氧。这不是由化学反应所产生，而是由大量增加的三重态 C_{60} 粒子将其能量转移给氧分子[301]。Ausman 注意到，当为 C_{60} 的功能化增加其衍生化程度时，单态氧敏感化的效率降低，因为 $^1O_2$ 氧敏感化要经过 C_{60} 的三重态，这种衍生化使相应波长的吸收截面和向 T1 转移的量子产率都降低。自纳米碳管的光发射据称也已在芳香胺溶液中观察到[304]。Weisman 和 Smalley 等[305]已经发现纳米碳管的近红外发射。富勒烯羧酸的光诱发的化学反应性也已报道[306]。在氟溶剂中，一种具特氟隆“马尾”的富勒烯是一种有效的单态氧形成的致敏剂[307]。卟啉 - 富勒烯杂交化合物已被合成[308]。

另一方面，在处于非激活态的时候，C_{60} 并不与单线态氧反应而是缓慢地将其淬灭，速率常数为 $k_q = 510^5/M.\ S$[300]。据称，一个 C_{60} 分子可吸附数十个这样的反应性化学分子[297]。在水溶液和脂质体中，C_{60} 的水溶性肽和二肽衍生物也淬灭嵌二萘的荧光和四碘荧光素磷荧光[202]。在 C_{60} 拱顶双层脂质膜间的电子转移也已用环电压测定进行研究以估计膜在实际生物传感器中的适用性[203]。C_{70} 可作为从供体分子进行电子转移的光致敏剂和跨双层脂质膜进行电子转移的中介体[204]。实际上已经发现，在可比较的光强下得自 C_{70} - 双层系统的稳态光电流密度，较胡萝卜素 - 卟啉系统（先前已知的最有效的人工系统）高约40倍。C_{70} - 双层系统的量子产率约为0.04，而稳定性（数十分钟）和更新数（每个 C_{70} 衰变前传输 10^3 电子）的幅度较其他系统大1~3个数量级[204]。

富勒烯会自动穿过脂质双层吗？一个简单的 C_{60} 笼性分子很容易接受电子而带负电荷[298]，而纳米碳管也很容易自水性混悬液中获得负电荷[205,206]。像 C_{60} 和 C_{70} 这样的富勒烯具有很大的亲电子性已为大家所熟知[207]。富勒烯表现有这样一种性质，即随他们分子大小的增加，电子吸引的能力也提高[207]。脂质双层的负电荷（大多存在于活体组织细胞的生物学表面）可能使富勒烯受到细胞膜的轻度排斥。但Pinkhassik解释说，富勒烯的负电荷分布在非常广泛的表面上，因此可能不是一个决定的因素。

一般情况下，疏水分子容易插入双层膜的内部，所以我们可以期望富勒烯也能插入。实际上，其外部表面上带有疏水基团的有机的纳米碳管已被观察到自发地插入脂质双层[208]。C_{60} 是高度疏水的[209,241]。具有极性特征的 C_{60} 羧酸衍生物，也可容易地进入脂质膜[261]。水溶解的肽（DL. alanine）和二肽（DL. alanyl DL. alanine）衍生物可局限于人工膜内，穿过磷脂酰胆碱脂质体的脂双层，进行二价金属离子的跨膜运输[202]。人细胞对放射性核素标记的 C_{60} 的迅速摄取（6小时内摄取血浆中 C_{60} 的50%[211]）并不引起急性毒性，也不影响人角质细胞和成纤维细胞的增生[210,212]。自发性地插入细胞膜的末端开放的纳米碳管，可能很像胞孔素、跨膜虹吸管和具有膜破坏性的复合物那样促进细胞溶解。要确认支配富勒烯自发地插入细胞膜的所有参数，需要更多的研究。Pinkhassik注意到富勒烯插入细胞膜可能直接与纳米机器人的结构有关——如果考虑到富勒烯纳米机器人的附件插入细胞的危险。偶然情况下，整个纳米机器人会通过脂质双层进行扩散，但由于这种设备如此之大，不太可能，但其一条臂或一个突起可进入一些细胞的胞膜。这对于graphene附件或任何其他用于小直径但其特征长度超过细胞膜厚度的一半（或大约3~5nm）的纳米机器人臂的疏水性材料可能会是一个问题。

另外一个对于纳米医学在生物安全性方面考虑的问题是致癌性问题[214,273]。许多带有芳香环系统的有机物，如苯就有致癌性，因为共轭碳环有适宜于插入DNA的大小和形态，因此促进癌的发生。但巴基球对于插入DNA似乎显得太大，太圆[297]。对于巴基管也可以给予同样的考虑。例如，此年来，只要它们保持完好，致癌性可能不是一个问题。用小鼠皮肤进行的实验初步证实了这一点[214]，虽然还需要更多的资料来证实 C_{60} 和 C_{70} 不具有致癌性。

按照定义，基因毒性是对细胞染色体的严重损伤，使在细胞分裂时，染色体的碎片和微核滞留于胞质内。Zakharenko及其同事1994[212]和1997[213]年进行的实验考察了 C_{60} 在原核和真核细胞的基因毒性。在 C_{60} 的浓度为0.45 μg/ml时没有观察到对任何细胞具有基因毒性，但在最高浓度，2.24 μg/ml，在真核细胞可观察到轻微的基因毒性。

还有一与致癌性有关的问题，这就是致突变性——产生编码缺陷，但仍保留有许多基因功能。Miyata等[297,299]发现溶解于聚乙烯吡咯烷酮的 C_{60} 当受到光照时和有鼠肝微粒体存在的情况下，对几种沙门菌株有基因毒性。他们的结果提示有单态氧的产生，致突变性是由于发生于肝细胞微粒体的单态氧所产生的脂质过氧化作用所引起的一种非直接作用，导致DNA的氧化性损伤。但是，这项研究中的一项令人迷惑的问题是他们使用了聚乙烯吡咯酮作为溶剂，这种溶剂可以导致肝癌。实际上，许多关于富勒烯生物相容性的研究都不得不使用具有生物有害性的溶剂，因为裸露的富勒烯在生理盐水中不能被溶解。纯富勒烯的致畸作用还有待于深入研究。

纯富勒烯细胞和组织相容性实验，目前主要是关于 C_{60} 的生物相容性实验已经开始。在许多情形下，纯富勒烯几乎完全没有生物活性[270]。例如，已用 C_{60} 的苯溶液在小鼠表皮上进行皮肤毒性实验。200mg的剂量处理后72小时，对DNA的合成和鸟嘌呤脱羧酶的活性没有急性毒性影响[214]。在表皮重复应用富勒烯24周没有引起良性或恶性肿瘤的发生。作为阳性对照的佛波醇酯则引起了良性肿瘤[214]。在另一项关于富勒烯对各种组织的影响的药理学研究中，将 C_{60} 施用于豚鼠的气管，右心房，回肠和胃组织及大鼠的输精管和子宫[215]。4μmol/L 的浓度对任何组织都没有直接影响。30mg/kg C_{60} 短期重复应用 4 周，明显减少了乙酰胆碱对豚鼠回肠及其纵肌的作用强度。已发现 C_{60} 对药物受体没有直接的或拮抗的作用，虽然亚急性的接触降低了反应性。在 22 种接触 C_{60} 的微生物菌株上，43.2 μg/μml 的浓度，没有发现其对细菌的生长有影响。C_{60} 对人巨噬细胞、白细胞和单核细胞也没有细胞毒性作用[310]。

除了前边所述的 Fiorito 的工作[277]，到 2002 年早期，对纳米碳管的细胞相容性的直接研究只有 Mattson 等的工作[311]。他将胎鼠脑神经元种植于多壁纳米碳管上。他们报道在没有修饰的纳米碳管上，神经元只长出一到两条神经突起，只有很少分支。相反，在用 4 - hydroxylnonenal（一种生物活性分子）包被的纳米碳管上，神经元长出许多神经突起，且有广泛的分支[311]。据说这个结果建立了纳米炭管作为神经细胞生长的基底和在纳米水平上作为神经元功能的探针的可行性。

其他一些实验发现了一些生物活性[312]，但这些实验都是在功能化的富勒烯上进行的。例如，用 PVP 溶解于水中的 C_{60} 用于大鼠前肢芽体细胞分化系统，具有很强地促进细胞分化作用（增加了 3.2 倍）[216]。PVP 单独情况下是与浓度呈正比地抑制细胞分化。这些结果提示 C_{60} 对软骨的发生具有特异的促进作用。在一项对巨噬细胞的免疫反应的试验中，来自富勒烯制备的生烟灰和纯化的 C_{60} 与肺泡巨噬细胞和巨噬细胞样细胞共同孵育。这种处理的作用可与 DQ12 石英相比。已知 DQ12 石英对 BAM 和 HL60M 巨噬细胞有损伤作用。生烟灰和 C_{60} 与石英相比都没有细胞毒性，但 C_{60} 确实诱发了一些化学趋向活性，虽然不及生烟灰和石英[299]。Iwata 等[313]研究了 C_{60} 对啮齿类和人肝脏蛋氨酸 - S 转移酶（GST）、蛋氨酸过氧化酶（GST - Px）和蛋氨酸还原酶（GR）活性的影响。C_{60} 抑制鼠肝中 GST 对顺 - 4 - 苯 - 3 - 丁烯 - 2 和小鼠肝中对 ethacrynic 酸的活性，然而却不影响 GST 对其他底物的作用。在人类肝脏，C_{60} 也抑制 GST 对 ethacrynic 酸的活性，中度抑制 GST - Px 和 GR 活性。Lin 和 Wu[1172]用氨末端硅烷偶联剂将 C_{60} 分子结合到多聚尿乙烷（PU）表面，事先进行血浆氧活化处理，进行血小板的激活实验。电子谱化学分析表明，C_{60} 分子经亲核性加成反应自发地附着于富勒烯两个六元环并合的双键。体外血小板粘附性的连续测定显示 C_{60} - PU 比未处理的 PU 对照激活血小板的作用更强，虽然研究者承认这可能是由于 C_{60} 移植反应后所留下的少量氨功能基所致[218]。

单纯的富勒烯具有相当大的化学惰性。它们在空气和溶液中都很稳定，可以用升华的方法进行制备而不会分解[314]。不经修饰的富勒烯在水中几乎是不溶解的[315]，提示对生物组织的反应性可能很低[297]。它们只微溶于乙醇，但在芳香性溶剂和二硫化碳中可更多地溶解[211,316-318]，在 1，2 - 二氯苯中的溶解度最高[315,319]。C_{60} 的深黄色的水性悬液已被制备出来，放置 3 个月以上而不发生沉淀。这种悬液的扫描电镜检查表明，悬浮的粒子是由 C_{60} 聚集而成的直径 250 ~ 350nm 的圆形粒子。有证据表明，悬液长期在空气中储存时，悬浮的粒子可以发生氧化，即 C_{60} 被氧化成 C_{60}[311]。将纯 C_{60} 和 C_{70} 装入一些共聚物微囊中，也可以达到使其溶解的目的[320]。

完整的纯富勒烯表面不可能受体内自然性的化学性物质的攻击，尽管不能排除其 graphene 表面受到一些寿命短暂的代谢中间产物的化学性攻击。有一项未被证实的报道[321]说，C_{60} 可被一种微生物所代谢，声称有几种真菌株能够在富勒烯中生长，并以富勒烯为它们的主要碳源。通过可溶性化、耦联、复合、衍生化和功能基化，可使富勒烯的分子表面带上许多化学基团，典型的反应需要通过一些化学中间体。这些化学中间体在人体内还没有发现其存在。已经能够被加到 C_{60} 的化学基团的例子包括羟基（制备可溶于水的富勒醇）[219-221]、羧酸[306]、脯氨酸[222]、多胺[223]、氨基硅烷[218]、醛基[224]、吡咯烷[225,226]、聚乙烯基派罗利酮[217]、聚乙烯甘油[300]、环糊精[322]、环丙烷[227]脂质胶束和囊泡[316]、甲基富勒烯[227]、脂化甲基富勒烯[228]等，甚至用蛋白质[241,323]等以制备水溶性的‘富勒烯基蛋白质’。在适宜的条件下，C_{60} 分子笼可逆地接受 6 个电子[324]。纳米碳管已用苯[229,230]、亚硫酰氯和癸胺[231]进行衍生化。对富勒烯的各种各样的化学修饰的结果，使对于人体内反应性物质与富勒烯表面的相互作用的估计成为可能。采用适当的化学修饰方法，可使富勒烯具有特定直径的向着一侧的窗口，只允许小于这一直径的分子进入[232,233]。如果在酸性环境下切割、切断或破坏碳纳米管表面，其被破坏的纳米炭管的开口处或开口端就会带上末端羧基[234]。在非酸性环境下，羟基、碱性的氨基疏水的烃链可成为其末端基团，在其断裂部位发生另一种化学反应。C_{60}暴露于1.5×10^{16}中子/S的中子流，其结构仍保持完整（~99%）。

16.2.2 富勒烯和纳米碳管衍生物

由于可溶性的富勒烯有作为药物载体的潜在用途，因此富勒烯有生物相容性实验都是用水溶性的富勒烯进行的。已有简单的实验被设计出来，用于简化富勒烯的生物相容性研究。例如，用于血液和组织中的C_{60}定量分析高效液相色谱分析[235]。

一般来说，水溶性富勒烯衍生物[325]及它们的简单衍生物在高达200~500mg/kg剂量下对小鼠没有急性毒性[236]。例如，小鼠腹腔给予富勒醇-1的急性毒性LD_{50}为1200mg/kg[237]。在一项研究中[326]高度水溶性的聚烷基磺酸C_{60}（FC4S）以50mg/cm^3的浓度给大鼠口服，完全没有毒性，但当以600mg/kg（巨大的半数致死量）腹腔注射后30小时死亡。这表明，FC4S在治疗剂量是高度无毒的。静脉或腹腔注射后，立即通过肾脏被排泄（这是该研究的主要靶器官）[238]，诱发了吞噬体性肾病。在接受500mg/kg腹腔注射或100mg/kg后，大鼠仍然存活，也说明是高度无毒的。MSAD-C_{60}的毒性高一些，25mg/kg一次性注射引起呼吸急促和剧烈运动，5min后死亡[251]。但给小鼠50mg/kg腹腔注射，每天一次，连续6天，并未见有明显毒性[327]。这些化合物没有溶血性[250,318]。羧基化的C_{60}和C_{70}富勒烯对于Raji细胞（一种B淋巴细胞）没有表现出有明显毒性[239]。羧基富勒烯黑质内灌流，对黑质纹状体的多巴胺能神经系统也是无毒的[263]。富勒烯衍生物也没有表现出致突变性。有一项实验表明，富勒醇在2.46mg/cm^3具有致突变效应[213]。

正常情况下，小分子的富勒烯不能被机体的免疫系统所识别，它们本身并不引起抗体的产生[235,328,329]。水溶的富勒烯可与IgG的抗原结合部位发生相互作用[241]，诱发特异性的抗体产生[240,241,330-332]，或可起到佐剂作用，促进IgG的生成[333]。用水溶性的C_{60}与小牛胸腺球蛋白耦联的衍生物免疫小鼠，引起特异性抗富勒烯的IgG异型的产生。这表明，免疫系统具有足够的能力识别富勒烯，并将之作为蛋白耦合物进行处理[241]。用免疫沉淀法和ELISA测定，抗体族还可引发亚族的产生，与C_{70}富勒烯发生交叉反应。C与白蛋白耦联在兔上引起多克性反应而在大鼠上产生单克隆反应[329]。据推测，高度疏水的富勒烯可被抗体识别是通过抗体结合部位的疏水性氨基酸的疏水性相互作用[241]，就像报道说的孕酮特异性单克隆抗体的抗原结合片段的结合部位那样[334,335]。孕酮是一个具有与C_{60}具有同样大小的高度非极性的分子。C_{60}和其他富勒烯还可与供体的$-NH_2$[336]和$-SH$[337]基团结合。

C_{60}在小鼠诱发的抗体对单壁纳米碳管具有很强的结合能力。也有关于单壁纳米碳管诱发抗体产生的报道[330,338-340]。例如，1-10F-8A的一种突变速器体就可靶向单壁纳米碳管[329]。计算机模拟提示构建选择性的与具有特定直径或特定旋光性的纳米碳管结合的抗体分子是可能的[339]。

据报道，富勒烯化合物可直接与生物学受体结合[269]。例如，Wilson小组制备了富勒烯和雌酮杂交化合物[341]。这种化合物具有雌激素活性，可与胞质内的雌二醇受体结合，Kd值为40μmol/L。Tobiolo等制备了一种T-肽的亲水性富勒烯类似物，在一个Cd4受体介导的人单核细胞化学趋向性测定中表现出有强大活性[209]。一些计算机模型已被用于评估富勒烯与艾滋病毒（HIV）蛋白酶[251,342]、谷胱甘肽-S. 转移酶[309]、DNA[343]和一种肽螺旋体[344]的相互作用。

在许多类型的活细胞上，水溶性富勒烯具有生物活性[242]。例如C_{60}-富勒醇-1抑制若干种细胞的增生性反应，包括动脉平滑肌细胞（10^{-6}~10^{-2}），人冠状动脉平滑肌细胞和人CEM淋巴细胞——可能是通过抑制蛋白酪氨酸激酶[250]。在另一项实验中，富勒醇-1应用于啮齿类的肝微粒体，500~1000mg/kg诱发了单氧化活性，减少了细胞色素P450和b5的含量，但在10~100mg/kg的剂量下没有影响[237]。加于大鼠肝线粒体时，富勒醇－1在试管中降低线粒体的氧化磷酸化作用，剂量依赖性地抑制ADP诱发的脱耦联，明显抑制线粒体 Mg^{2+}－ATP酶活性，IC50为7.1μmol/L[237]。高度水溶性的烷基磺酸 C_{60} 以 $50mg/cm^3$ 的浓度抑制鼠肝细胞色素P－450依赖的单氧化酶活性但增加肾细胞色素P－450依赖的单氧化酶活性[238]。用聚乙烯派罗利酮溶解 C_{60} 于水中在试管中与鼠胚胎一起孵育，对细胞的分化和增生具有强大的抑制作用[243]。

富勒烯对各种组织的药理学效应也已受到注意。例如，单马来酸 C_{60}（MMA－C_{60}）用于具有内皮细胞或剥去内皮细胞的兔主动脉，豚鼠气管和回肠，大鼠胃、输精管和子宫，在 10^{-5} mol/L浓度，明显抑制乙酰胆碱引起的内皮细胞依赖性的松弛但不影响激动剂引起的平滑肌收缩[728]。二马来酸 C_{60} 在 10^{-5} mol/L浓度，通过促进超氧化物的产生，抑制激动剂诱发的内皮细胞（一氧化氮）依赖性的松弛反应[245]。

富勒烯进入活体动物后在机体组织中的分布也已得到研究。有一项实验将 ^{14}C 标记的水溶性的三甲烯基甲烷基 C_{60} 富勒烯给大鼠口服[236]。这种化合物的吸收不完全，主要经粪便排泄。但当静脉注射时，则迅速地分布至各种组织，一周后大多数这种材料仍存留于体内，肝脏潴留大部分（90%）[236]。这种物质可透过血脑屏障。PVP溶解的 C_{60} 以50mg/kg给孕鼠腹腔注射，在胚胎和卵黄囊具有明显的分布[243]。显微镜观察显示对胎儿有不良影响[243]。未衍生化的 C_{60} 对胚胎发育的影响尚未研究报道。一项在瑞士小鼠上进行的未衍生化的生物分布实验发现多于95%的富勒烯可能以未代谢的形式潴留于肝脏[221]。

1999年，Gonzalez和Wilson测试了用酰胺顺磷酸基功能基化的含16个羟基 C_{60} 富勒醇[247]。这种化合物表现为选择性地与羟磷灰石结合，影响其晶体生长过程，提示经合理设计的 C_{60} 分子能够靶向骨组织，可能用于治疗骨质疏松症。另一项研究发现，C_{60}－PEG耦联物给背部皮下携有肿瘤的小鼠静脉注射，可聚集于肿瘤组织，并且在其中的存留时间长于正常组织[200]。但是，这种偶联物可被排泄而并未显示出在其他器官的潴留[200]。有关不溶性 C_{60}，La@ C_{60}（表示 C_{60} 分子笼内含有La分子）[235]和水溶性 C_{60} 衍生物[236,250,267]的体内分布研究表明，在血液池中的存留时间很短，迅速局域化，而后在肝脏中长期住留，清除率<1%。这些研究的其中之一显示[267]，富勒烯在体内不被迅速代谢，虽然已观察到 C_{60} 在体内可发生富勒烯氧化，继之是被肝细胞选择性的吸收[248]。虽然在mg/kg量级剂量水平它们的急性毒性很低[221]，水溶性富勒烯在体内的长期存留使人们产生对其慢性毒性的担心。

但由Wilson等在赖斯大学所进行的另外一些生物分布实验发现[221,246]，溶解的 C_{82} 笼内金属富勒烯（每种都含有具有放射活性的钬原子，Hox@ C_{82}（OH）y）静脉注入后在血液中停留约1小时，此后几乎全部迅速地由血液中清除。这些内含金属富勒烯局限于骨、脾、肾和肝脏，但可被缓慢地和稳定地自所有的组织中清除（在大鼠5天后约剩20%），只有骨组织除外。在骨组织中富勒烯浓度稳定地随时间增高。48小时后，肝脏中富勒烯浓度降至注射剂量的15%，只略微低于注射剂量的24%的最大值。肾脏中则自注射剂量的7.6%的峰值降低到注射剂量的3.6%。血液中的浓度则由注射剂量的5.1%降低到注射剂量的0.36%[221]。在脑组织中的蓄积可忽略不计[221]。注射后的第一天，注射剂量的88.4%仍在体内存留，每天的清除率小于1.5%。等量的金属富勒烯自粪便和尿液中排除[221]。另外一项生物分布实验涉及将不溶性金属富勒烯的混悬液直接注入麻醉大鼠的心脏[345]。24小时后，存留于体内的这种材料的>80%的部分局限于肝脏和血液中，脑组织中也有一些潴留[345]。

最近，ErLanger的小组[346]将羧基化富勒烯和荧光标记的针对未修饰富勒烯注入动物体内，观察基于富勒烯的制剂靶向特异性细胞内部位的可能性。他们用荧光技术观察到富勒烯衍生物可通过细胞膜，优先聚集于细胞内的线粒体。这似乎支持‘富勒烯由于其结构相似于介导细胞吞噬作用的网格蛋白的结构而具有作为药物载体的潜在用途’。

尽管富勒烯显示有许多与生物组织的相互作用，但这些作用不会在具有外部graphene的医用纳米机器人的表面发生。Pinkhassik 说“相对较小的巴基球的高度运动性与不同的研究者所观察到的生理性作用有关，因为较大的纳米设备不能通过细胞膜，轻易到达蛋白质的活性部位，它们会比它们的较小的对等物更具有惰性。”

16.2.3 富勒烯的药物用途

截止 2002 年，有以下几类基于富勒烯的药物正在被积极地研究，大多为 C_{60}生物技术公司。

16.2.3.1 抗病毒：富勒烯已显示出抗艾滋病毒的活性[209,248-327]。1993 年，发现 MSAD - C_{60}对 HIV - 1 和 HIV - 2 有效，半数有效浓度在急性或慢性感染患者的淋巴细胞平均为 6×10^{-6}mol/L，对 HIV - 1 蛋白酶具有选择性活性[248]。MSAD - C_{60}在浓度高达 10^{-4}mol/L 情况下对外周血单核细胞、H9 细胞、VERO 细胞和 CEM 细胞都是无毒的[248]。15mg/kg 静脉注射后，药代动力学研究表明，血液中的半衰期为 6.8 小时，其消除主要是由于向组织中的分布。结合实验表明，这种化合物有多于 99% 的部分与血浆蛋白结合[250]。MSAD - C_{60}在静注剂量在 15mg/kg 以下时，小鼠可以良好的耐受，但当高于 25mg/kg 时，产生呼吸急促和剧烈运动，5 分钟内死亡。1998 年止，对 HIV - 1 蛋白酶的富勒烯抑制剂结合计算机模型导致两种 HIV 活性部位 C_{60}衍生物配体的合成和试验，其对 HIV 蛋白酶的亲和力比以前的富勒烯化合物增加 50 倍[250]。

1990 年以前已知由单线态氧诱发的光动力学反应可灭活包涵病毒[251]。纯的水溶性光敏剂 C_{60}能够用于介导包涵病毒的灭活。含有 C_{60}的缓冲液与 Semiliki 森林病毒或水疱性胃炎病毒用可见光照射 5 小时，可使两种病毒的感染活性明显丧失。病毒灭活是氧 2 氧性的，在蛋白存在时也有同样的效果。C_{60}富勒烯派罗利酮也有抗病毒活性[252]。与 T - 肽共价连接的 C_{60}分子，像 T - 肽一样，显示强大的人单核细胞化学趋向性活性，同时对 HIV - 1 蛋白酶具有轻度的抑制作用[209]。C_{60}抗 HIV 富勒烯化合物 CSDF1 显示有高度的水溶性，可完全被肾脏排泄，对啮齿类高度无毒，LD_{50}为 800mg/kg[329]。这种药似乎对具有高度抗药性的病毒株也有效。C_{60}富勒烯抗 HIV 蛋白酶抑制剂的结合常数在 nmol/L 量级[329]。很显然，这种抗艾滋病毒药的毒性似乎只有现有的抗病毒药的 1/10，2003 年已进入临床实验[347]。

16.2.3.2 抗菌：C_{60}的一种水溶性马来酸衍生物（羧基富勒烯）对小鼠大肠杆菌诱发的脑膜炎具有保护作用，可呈剂量依赖性地降低死亡率，即使在大肠杆菌注射后 9 小时再给药也有效[254]。与未用富勒烯处理的小鼠相比，富勒烯处理小鼠具有较少的肿瘤坏死因子 α 和白介素 - 1b 的生成。大肠杆菌诱发的血脑屏障通透性和炎症性中性粒细胞浸润也被抑制[348]，提示 C_{60}化合物对某些细菌性脑膜炎可能是一种有用的治疗剂[254]。其他以富勒烯为基础的大肠杆菌生长的抑制剂也已得到研究[349]。带阳电荷的水溶性富衍生物在 0.005mg/cm^3 浓度可抑制结核分枝杆菌的生长[350]。在试管中，羧基富勒烯直接抑制化脓性链球菌的生长，在活体动物，可提高中性粒细胞的杀菌活性[351]，提示富勒烯衍生物对于 A 组链球菌感染是一种抗菌剂。该研究组此后的工作发现，羧基富勒烯对革兰阳性细菌的抗菌作用是通过插入细胞的细胞壁，破坏细菌的细胞膜完整性实现的[352]。其他研究也发现了富勒烯衍生物的抗菌活性，甚至纳米碳管也有这种作用[353]。

16.2.3.3 抗肿瘤/抗癌：用光线照射 C_{60} - PEG 联合物，具有强大的诱发肿瘤坏死的作用，而对于其上的正常组织没有任何损伤[200,354]，在 0.424mg/kg 剂量下，照射量为 10^{11} J/m^2 时，可完全治愈，使这种材料或其类似物能够成为良好的肿瘤光动力学治疗剂[355]。在体以生长抑制率为指标研究其对 HeLa S3 细胞系的细胞毒性[306]发现一些 C_{60}衍生物是有前途的抗癌剂[309,356,357]。据报道，PEG 修饰富勒烯对小鼠纤维肉瘤和红细胞膜具有光动力学活性[358,359]。实验表明，水溶性 C_{60}（OH）24：①强烈阻断微管装配；②通过抑制有丝分裂时的纺锤体的形成，与 Taxol 的作用非常相似；③影响培养的人淋巴细胞和 HEP - 2 癌细胞的生长动力学[360]。含有 0.1mmol/L 的可溶性富勒烯的脂质体对人类颈部癌有效也已被报道[361]。已研究过的其他以富勒烯为基础的癌细胞和肿瘤细胞的生长抑制剂也已得到研究[355]。Andrevsky 等对直肠腺癌患者首次尝试了基于富勒烯的临床治疗[362]。目前有人在对将化疗剂附着于较大的富勒烯结构，并装载于脂质体载体进行研究。其中的 C_{60}被称为“巴基体”。

16.2.3.4 抗凋亡：C_{60}是自由基清除剂，可拮抗神经酰胺触发的细胞凋亡，但不能拮抗 Fas 触发的细胞凋亡[255]。转移生长因子－β（TGF－β）可诱发正常肝细胞和肝细胞瘤细胞的凋亡。羧基富勒烯在人肝细胞瘤细胞可阻断 TGF－β 的凋亡信号[262]。C_{60}羧基富勒烯可保护人角质细胞，免受紫外线的损伤[363]，可能是通过干扰去极化的线粒体活性氧族的产生的机制。羧基富勒烯也对由氧化紧张诱发的人外周血单核细胞的凋亡具有保护作用[364]。其他一些水溶性富勒烯衍生物通过对肌动微丝的亲和效应，影响细胞的粘附能力，对底物限制性诱发的上皮细胞凋亡具有保护作用[256]。

与上述的抗凋亡作用相比，更为有趣的是 C_{60}富勒烯及其衍生物对神经元具有抗凋亡作用。在一项实验中，水溶性 C_{60}富勒醇减少短暂暴露于 N－甲基－D－天冬氨酸（NMDA）、α－氨基－3－羟基－5－甲基－4－异氧唑丙酸（AMPA）或卡因酸的神经元的细胞毒性死亡，保护率分别可达 80%、65%和 50%[257]。这种富勒醇也减少血液中断所诱发的神经元凋亡[257]。但这种富勒醇并不是 NMDA、AMPA 或卡因酸受体的拮抗剂。在一项相关的实验中，羧酸 C_{60}衍生物抑制由暴露于 NMDA、AMPA 或去氧/葡萄糖诱发的培养皮质神经元的细胞毒性死亡[261]。一种 C_{60}的衍生物可完全阻断迅速触发的由 NMDA 受体介导的细胞毒性，减少由去血浆或暴露于淀粉样朊 β－肽（Aβ1－42）所诱发的神经元凋亡性死亡[365]。Aβ1－42 是已确定的阿尔茨海默病的病因。此结果提示极性的羧酸 C_{60}衍生物在几种急性或慢性退行性病，如肌萎缩性侧索硬化（ALS 或 Lou Gehrig's 病），具有诱人的治疗性质[261]。2002 年，基于 C_{60}富勒烯的抗 ALS 和抗帕金森病的药物已在开发之中[329]，于 2003 年进入临床实验[347]。

16.2.3.5 抗氧化：C_{60}衍生物[199,232,255,264]包括富勒醇[257－260]，羧基富勒烯[261－263]，聚烷基磺酸 C_{60}[238]，己（磺丁基）富勒烯[265]，二马来酸 C_{60}[366]，和顺－单马来酸 C_{62}[357]是已知的或可能的自由基（氧自由基）清除剂。这些衍生物常常具有强大的抗氧化作用，例如对过氧化氢和异丙基苯过氧化物诱发的细胞损伤提供保护作用[258]。同时不增加脂质过氧化[263]。Dugan 等用小鼠进行实验发现，巴基球具有强大的抗氧化性质，比维生素 E 强数百倍[257－261]，可以保护神经细胞不受自由基损伤。单马来酸 C_{60}选择性地抑制神经元一氧化氮合成酶异构体的活性[367]。C_{60}三氨络合物也抑制一氧化氮合成酶但可被钙调素完全逆转，提示这些富勒烯络合物是强大的钙调素拮抗剂[368]。还有其他富勒烯衍生物一氧化氮合成酶抑制剂[369,370]。固定于硅表面的 C_{60}分子也显示出具有抗氧化活性[371]。富勒烯的三羧酸衍生物（羧酸富勒烯）是一种水溶性化合物，已发现在体内和体外都是有效的抗氧化剂[372]。

DNA 裂解：光照作用下，水溶性羧酸富勒烯在鸟嘌呤部位裂解 DNA[306,343,372]。Boutorine 等描述了一种富勒烯寡核苷酸，可单股或双股 DNA 螺旋结合，在光照下也可在邻近富勒烯的部位裂解 DNA 链[373]。一种系连于金表面的 C_{60}衍生物也表明，与 DNA 结合并能将之裂解[374]。Nakanishi 等也观察到功能基化的 C_{60}裂解 DNA[375]。

其他应用：富勒醇－1 明显地减弱豚鼠非胆碱能气管的收缩（如扩张引起的）[259]。气管内滴入应用时在较大剂量（2mg/kg）以下也引起轻度的支气管收缩[259]。富勒烯化合物对一氧化氮[244]和胆碱能[245]信号系统也有影响。富勒烯还原化学可用于生物传感技术[376,377]。在一项实验中，含有 C_{60}的脂质双层膜表现为是一个轻度敏感的二极管，在电化学生物传感装置中具有潜在的用途[376]。已有报道说，表面固定 C_{60}具有良好的血液接触性质[378]。顺磁性丙二酰胺 C_{60}衍生物可用于制备 MRI 成像对比剂[379]。C_{60}公司也正在研究由口对口，两端封闭的单壁碳纳米管组成的“纳米粒”（很像一囊状容器）作为药物递送系统的可能性[380]。更为一般地讲，该公司是在研究用表面功能基化的富勒烯靶向治疗用药物递送系统，或内含放射性原子靶向治疗系统。这些递送系统可靶向特定的组织或病变的细胞[381]。目前这个领域的研究十分活跃，有兴趣的读者应当关注最新文献，以掌握其最新进展。

16.3 其他形体碳

其他非金刚石形体的碳已被用作重要材料，并获得了一定的成功，虽然因为它们的分子表面未能得到良好的表征而不能期望得到良好的应用。用于成形术的碳材料的生物相容性的相关文献已经很多[382,383]。其详细总结不是本书的目的，这里仅作一简短的回顾。与纳米医学相关的最常见的生物医用碳包括玻璃碳、热解或低温各向同性碳、石墨和复合碳纤维。碳黑和印度墨水通常被作为惰性颗粒而被用于诊断和细胞标志物质。这些碳材料的表面相互之间有一定的关系，或是金刚石切面的不完全类似物，具有非周期性的结构或极度粗糙，或部分地石墨化。另外，碳物质可加速化学电蚀作用，与金属酷似，这一点将在粒子的物理性损伤中述及。

16.3.1 玻璃碳

透明碳、聚合碳或玻璃碳是一类由碳氢化合物气体在650℃以上高温下在平滑表面（如陶瓷彩釉表面）上分解形成的类似石墨的一类物质。用 STM 观察，这种材料显现出原子晶格中有许多规则的缺陷和 3 ~ 15nm 的斑片状碳结晶[384]。这种微晶形成由于方向不同而具有不同性质的表面微域[384]。

血浆蛋白在玻璃碳表面的吸附已有一些研究。无定形碳与纤维蛋白原、无 α - 链突起的修饰纤维蛋白原或血浆白蛋白溶液接触，给予 135 s - 1 的流动剪切率，3 种蛋白均被吸附并形成一层蛋白膜[385]。在吸附的过程中，每个纤维蛋白原分子都保留着它们的三结节结构，并被随机地吸附，直到形成单层薄膜[385]。牛血清白蛋白在玻璃碳上的吸附分若干步骤发生。吸附层的结构因表面不同的血浆剪切率的不同而不同[386]。血浆白蛋白在玻璃碳电极表面的吸附动力学可以施加正电位的方法而使其大大加速，提示带负电荷的白蛋白分子与正电极间的静电相互作用[387]。在这项研究中，只要白蛋白溶液被轻度稀释，其吸附就是可逆的。白蛋白在电极的表面形成单分子层[387]。玻璃碳电极被广泛用作生物传感器[388-396]。微孔玻璃碳在大鼠具有良好的生物相容性[397]。玻璃碳的存在只引起微小的组织反应，在体内老化 5 个月，功能只有轻微的减弱[398]。在犬身上进行的生物反应性实验表明，这种材料具有很大的生物惰性。犬的机体组织没有炎症反应和敏感性的变化，没有异常的造血功能和酶系统的改变[399]。玻璃碳兔眼眶内植入 150 天，不产生不能忍受的反应或者血流参数的改变，只表现有典型的‘异物性’反应[400]。

许多研究已经发现骨组织内的玻璃碳植入物具有良好的生物相容性。例如，插入下腭骨和兔骨盆髂骨脊的玻璃碳 1 年，很少激发组织反应，似乎不被降解[401]。骨组织对这种材料具有良好的耐受性，没有已知的污染物自植入物进入周围组织[402]。在另一项研究中，柱状的孔性玻璃碳植入兔与膝关节相对的股骨转子关节内[403]。12 个月后，有新骨自周围骨组织长入植入物，新骨组织最多可达到总孔容积的 45%，没有发生不良组织反应[403]。只有一例在兔下腭骨进行的实验中，植入后 0.5 ~ 3 个月引起了纤维结缔组织囊的形成，中性粒细胞的浸润（一种轻度的炎症反应）及反应性骨组织[404]。

玻璃碳与牙组织似乎也具有良好的相容性。在一项研究中，锥形的玻璃碳骨内膜植入犬前磨牙，用金冠修复之前，使其愈合 2 ~ 8 周[405]。齿龈常规性地愈合，显示对邻近牙齿的牙周组织同样的轻度刺激，具有正常的牙槽深度。植入物表面沟内可见到骨组织形成，提供保持力和稳定性。邻近植入物的部位可见到骨组织重建。作为其结果的组织和植入物间的相互交织具有有效地对细菌形成防线。没有炎症反应，异物反应和感染。尽管玻璃碳作为人类牙齿植入具有相对较高的失败率[406]，但似乎在很大程度上是由于机械性因素，如脆性等[407]。

将玻璃碳材料置入中耳的尝试很少成功。植入沙土鼠中耳乳突骨 1 ~ 3 个月可被良好地耐受[408]，但玻璃碳和抛光碳纤维强化碳置入大鼠和豚鼠中耳 9 个月后，40% 的植入物被驱出，8% 引起炎症反应，无疑也将被排出，只有 52% 的植入物还被保留于原位[409]。兔中耳成形术中置入中耳的听骨链玻璃体碳经常发生中耳粘膜广泛的炎症，伴随有纤维增生囊的形成[410]。在植入表面具有不消退的异物性反应，没有新骨的形成，与骨组织分离[410]。11μm 的玻璃炭粒子植入 Wistar 大鼠的上肢三头肌肌腹在一周内的急性期不出现明显的肌组织坏死和渗出反应。在慢性期，这种粒子只引起了成纤维细胞和吞噬细胞浸润的轻度炎症[411]。

16.3.2　热解和低温各向同性碳

这种碳材料起初是于 20 世纪 60 年代由 Gulf General Atomic 开发的一种核燃料的包被物[412-415]。热解碳是气体的碳氢化合物如甲烷在流化床内在 1000～1500K 温度条件下将碳沉积到预置的基底如多晶石墨上所形成的[407]。其吸收冲击能量的强度和能力是玻璃碳的 4 倍[407]。热解或低温各向同性碳（LTIC）的特点是具有微孔，氧化的，高能疏水的和微域嵌合结构[416,417]。STM 观察为具有许多无序缺损和 2～8nm 大小斑片微晶的原子晶格[384]。像玻璃碳的情况一样，微晶的不同方向形成许多表面性质不同的表面微域[384]，产生不具特征性的分子表面。

热解炭表面与吸附的蛋白具有强烈的相互作用[416]，甚至与 DNA 也是如此[418]。LTICK 吸附蛋白质，并毫无例外地使其变性，包括白蛋白、纤维蛋白原和其他的一些小分子蛋白[416]。这可能是由于疏水性相互作用，虽然碳－水界面空气的存在可防止表面纤维蛋白原的变性[419]。蛋白在 LTIC 上的吸附已被直接看到[420]，纤维蛋白原和白蛋白吸附于 ULTI[421] 和 LTIC[422-423] 表面的稳定态和时间变化动力学已得到研究。例如，人纤维蛋白原在 LTIC 表面吸附在 pH7.2 和 25℃条件下为 5.2mg/m^2（约为 9100 分子/μm^2）。经测定，蛋白吸附的净热量为 3～4×10^6 kcal/mole 被吸附的纤维蛋白原[416]。对于牛纤维蛋白原和人血浆白蛋白（HAS）自其缓冲溶液中吸附测试发现两种蛋白质牢固地结合于 Pyrolite（一种 LTI 热解炭）[423]。其作者注释说“Pyrolite 的高度抗血栓形成作用可能部分地由于其降低了的与血小板结合的微域的反应活性及降低了紧密结合纤维蛋白原与血小板相互作用的能力”[423]。一般来说，蛋白吸附的速率很高，表面浓度很大，表面对蛋白牢固的保留，使其不能被缓冲液中的物质所替代或与溶液中的蛋白质所交换[416]。LTIC 如此借助于其表面对血液中不与血小板板作用或不参与凝血的蛋白的强大的吸附能力，在其表面建立一层膜，实现其血液相容性[416]。白蛋白在热解炭表面的吸附已用分子机械技术进行了电子计算机模拟[425]。

在长时间与血液接触的情况下，热解碳一般被认为是一种相对不致凝血的材料[419]。这是其被广泛地应用于人工心瓣膜的原因之一。例如，在一项实验中，具有热解炭表面的心脏瓣膜植入羊心脏的二尖瓣位置，术后不用给予抗凝血剂和抗血小板药物，2、4 和 6 周后去除，在扫描电镜下观察[424]。大体观察表面清洁，但用电镜观察时，表面具有斑点，主要由孤立的血小板及其聚集体所构成，只有少数白细胞和红细胞，瓣膜叶片上没有纤维蛋白凝块。血小板沉积的密度在中轴及叶片边缘附近较高，血小板聚集体的大小随时间减小。中轴的外表面保护物由不等量的沉积物所覆盖。这些沉积物是由血小板聚集体和小血栓所组成。有一些证据表明，LTIC 表面性质（如减血小板保留）可由吸附的钝化蛋白（如白蛋白）所决定[421,426]。血小板在 LTIC 上的粘附与其他植入材料相比明显为低。接触人以对血管壁剪切率为 50 秒$^{-1}$流动的新鲜血液后 5 分钟特征性的吸附量为 0.0043 血小板/μm^2。

但是对于与血液短暂接触的情况，这种材料却远非理想。心脏瓣膜血体形成特性的比较发现，热解碳片在麻醉羊植入腔静脉，仅两小时后就显示出较钛或钴/铬小片引起明显为多的血栓形成，较纯钛片明显为多的白细胞粘附[427]。最近对于非常纯的心瓣膜热解炭的研究表明，这种材料相对于传统的 LTIC，具有明显改善的性质[428]。传统的 LTIC 常常含有相当多的硅添加成分（可达重量的 15%）。这种添加剂对于获得所需的硬度而具有足够的耐用性是重要的。（其中硅是以独立的，硅碳化物粒子的花边形网状微小结构而存在[383]）。

LTIC 一般情况下与细胞具有生物相容性。例如，猪主动脉内皮细胞培养于纯达可纶和具有热解碳包被表面（蒸气沉淀法）的达可纶血管修补物[329]。细胞粘附作用不受影响，但细胞仅能在碳包被的达可纶表面生长。扫描电镜成像表明，在达可纶表面有圆形的粘附细胞但在碳包被的血管修复物上有广泛分布的细胞[329]。与此相似，义齿上的各向同性碳的被覆物植入犬的下颚弓表现良好的粘膜可接受性（对于其他材料是很难的），良好地植入于周围的骨组织[330]。狒狒的 LTIC 牙植入具有良好的临床反应[331]。多数样品表现完全没有齿槽对骨的重吸收，在植入物－组织界面间没有上皮细胞的移行或纤维组织形成。热解碳也是对于患病指关节修复的生物相容性材料[432]。在这项研究中，没有见到不良重建和骨组织重吸收。94%的植入物有骨整合的证据，伴有围绕修复体干末端和干体的硬化。在少数情况下可见组织的慢性炎症反应，但没见有细胞内颗粒和颗粒性的滑膜炎。

但这种材料也远非理想。当 LTI 热解炭跨皮质植入物置于杂种犬的肌骨，6 个月后骨组织与 LTI 间一个直接的异位性界面。但是测定表明，异位附着的强度至少要比骨组织生长附着于孔性钛和碳包被孔性钛体系者弱一个数量级[333]。（碳包被的存在提高骨组织的向内生长[333]。）至少在一项实验中，像玻璃碳的情况一样，热解炭或热介碳植入兔下颚组织 0.5～3 个月后引起纤维结缔组织囊的形成，出现多核吞噬细胞，轻度的炎症浸润和反应性骨组织[404]。热解炭导管植入犬的腹内 12 周后，可观察到围绕其末端有薄囊形成[334]。

对于热解碳颗粒的情况怎么样呢？Helbing 等对此进行的试验[435]。他将小于 1μm 纯度为 97.3% 的 LTIC 尘粒（2.7%的石墨）给 60 天龄大鼠静脉、腹腔注射，或注入其关节周围或关节内。24 小时后，发生轻度的炎症反应，腹腔液中的中性粒细胞增加。一些碳粒被巨噬细胞所吞噬。12～24 周之后，围绕在的集合块在大的碳粒聚集体周围的一些异物性肉芽肿形成。但在肉眼，腹膜平滑而且光亮。膝关节内没有发现异物巨细胞，没有明显的急性炎症改变。关节盘于 6、12、和 24 周后完全没有改变。在任何一实质性器官都没有异物性反应的证据。总的结论是 LTI 尘具有极好的组织耐受性[335]。

超低温各向同性（ULTI）碳是一类相互之间关系密切的材料[336]。20 世纪 60 年代后期，使用混合真空过程，不需要将物体混悬于流化床内即可进行镀膜。这使在近室温的条件下的各向同性碳沉淀镀膜成为可能。ULTI 蛋白吸附的稳态和时间动力学也已得到研究。ULTI 包被微孔膜短暂暴露于流体产生平均厚度为 1.3μm 的均匀的蛋白膜。接触 1 小时，人纤维蛋白原在 ULTI 上的稳态吸附为 55.3mg/μm^2，约～94900 分子/μm^2；白蛋白为 14.4mg/m^2，约 12700 分子/μm^2[466]。白蛋白吸附在 15 分钟内达到平衡，而纤维蛋白原的吸附水平在 60 分钟时仍在继续上升，此时非竞争性白蛋白/纤维蛋白原的吸附比为 0.27[421]，可与在 LTIC 上的 0.24 相比[467]。在相关的实验中，对 ULTI 上碳表面材料对体外血流的反应在 0.5～8 小时期间内相对于灌流时间的关系进行了研究[437]。在低雷诺低数流动速率，这种碳比未包膜的微孔膜和微通道吸引较少的和不太扭曲的细胞成分[437]。

ULTI 碳的失效强度约是 7.5×10^7 N/m^2（冲击破坏能 1.1×10^7 J/m^3），可与 LTI 碳硅复合材料的 5.5×10^7 N/m^2（6.6×10^6 J/m^3），纯 LTIC 的 4.0×10^7 N/m^2（33.4×10^6 J/m^3）和玻璃碳的 1.4×10^7 N/m^2（7×10^5 J/m^3）相比[438]。所有这些碳具有相似的硬度，弹性模量在（2.1～2.6）$\times10^{10}$ N/m^2 之间[438]，在可与骨相比的范围。

16.3.3 石墨

接触血液的带有石墨膜的成形材料的血栓形成实验始于 20 世纪 60 年代[439]。70 年代发现以石墨为基质的内用成形材料一般是无毒的，很少产生免疫反应[440]。弧光放电处理石墨表面增加其亲水性，对亲水性的蛋白质分子具有更强的吸附能力和更均匀的分布[441]。由于其在关节[442]，骨[443,444]，心瓣膜[445]及生物传感器的电极[446-450,451-455]中的用途，在 20 世纪 90 年代石墨开始被作为植入物表面材料进行研究。

在过去对宏观石墨生物相容性的最好的研究中，Eriksson 和 Nygren 将石墨和金短暂地接触毛细胞血管血液，用免疫荧光技术检测其表面吸附的血浆蛋白质和细胞，以研究石墨和金对血液的初始反应[456]。实验使用了对纤维蛋白原具有特异性的抗体，补体因子 C1q 和 C3c，凝血酶原和凝血酶，von Willebrand 因子，及血小板和白细胞表面抗原等。纤维蛋白原是固定于两者表面的最丰富的血浆蛋白质，密集的血小板群粘附于蛋白层。补体因子和凝血酶原/凝血酶存在于石墨表面，局限于纤维蛋白凝块或与血小板有关。两种表面上的血小板均被激活（如选择素 CD62 的表达），在金表面尤甚。中性粒细胞的激活，作为检测整合素 CD11b 表达的指征，可见于两者表面，但具有不同的动力学特征。在石墨表面，CD11b 表达只是短暂的，而在金表面却随时间的延长而增加。这些资料提示石墨更易致血栓形成，但也较少引起炎症[456]。

石墨颗粒的情况又是怎样的呢？由于吸入天然的石墨粉尘而产生石墨病，前面已有述及。但当大鼠接触单剂量人工合成纯石墨的时候，石墨粒子可被稳定地排出肺部[457]。肺泡巨噬细胞在 3 个月的实验期内，一直都含有吸入的石墨粒子[457]。在空气中浓度为 mg/m^3 时，见不到有肺部炎症和巨噬细胞的激活。在 $500mg/m^3$ 情况下，产生短时期的肺部炎症和巨噬细胞的激活，持续约 24～48 小时[457]。石墨一般被看作是生物惰性的。在一项研究中，将人的气道上皮细胞与焦炭和石墨粒子一起培养，并未刺激 IL. 8 或粒细胞/巨噬细胞集落刺激因子的生成[458]。

石墨粒子可在表皮中永久性地存在，因此常被用作纹身的染料[459]。有一位作者在小学时不慎将铅笔刺进他的手掌。40 年过后，嵌入的石墨斑点依然可见于表皮下，没有炎症或严重的纤维组织包绕的迹象，尽管由于这种原因而形成肉芽肿的病例并不是没有[460]。来自以石墨为基础材料的内成形材料的磨损粒子一般并不产生严重的炎症反应[440]。在一项实验中，若干种被测试的陶器粉粒子，包括金刚石、石墨和铝在体外最终引起的溶血反应几乎是零结果。

试图设计以石墨为外层表面的机器人结构的工程家们应当晓得，培养基中像石墨或活性炭一类的碳材料的掺入经常可以促进细菌的生长。Matsuhashi 等已分离出这样的菌株，在由高渗盐引起通常是致命的张力情况下，这样的菌株尤其需要这一类碳材料[461]。这种微生物是革兰阳性的，可形成芽胞，对糖没有发酵作用的厌氧杆菌，暂时被命名为嗜碳杆菌（Bacillus carbonphilus kasumi）。在含有这些碳材料的微细结晶混合有无促进生长发育作用的培养基的琼脂板上，或用这些微细碳粒半覆盖的这种琼脂板上的研究，可定量地阐明，石墨和活性炭的促进生长发育作用。进一步的实验表明，这样一种现象特征：在无促生长作用的培养板上诱发集落产生的能力可通过空气进行传导，像通过塑料或玻璃障碍进行传导一样[461]。作者认为这种传导机制可能涉及调节细胞生长的物理信号作用。

化学上，石墨不能溶于普通溶剂，但由强氧化剂攻击，如硫酸、硝酸、铬酸或盐酸的混合物，可以产生石墨酸，最终生成密石酸，$C_6(COOH)_6$，而金刚石则完全不受这些处理的影响[462]。碳膜用作修复设备的外膜时，常常对气体和生理性液体具有屏障作用。20～50nm 的碳膜室温下对 CO_2 的平均透过常数为 $1.91\times10^{-12}\ cm^3 - cm/cm^2 - s - mmHg$，可与被认为对气体不通透的核石墨相比或略小[464]。当石墨与溶剂水接触时，浸润释放的热量经测定在石墨化碳黑表面为 32.4 erg/cm^2[464]，LTI 碳为 66.7 erg/cm^2[811]，玻璃为 203 erg/cm^2[422]，无定形硅为 210 erg/cm^2[465]。

16.3.4　碳纤维复合材料

虽然碳纤维电极常见用于生物传感器[468-472]及其相关方面[473-475]，碳纤维复合材料，如碳纤维加强碳（CFRC）材料的生物相容性却有着各种各样的记录[476]。例如，在一项实验中，一种用热解碳制备的血管修复材料置于生长豚鼠的肾内动脉上的位置，术后 120 天去除[477]。在植入时碳移植片的内面表现有抗血栓形成作用，具有良好生命力的血管新内膜生成，流体面迅速而完全的内皮化，牢固地与移植体周围组织嵌合。但在中一项在体研究中，与血液相接触的碳－碳复合材料表现为血小板在具有各种形态的暴露面上积聚，但血液中的血小板浓度没有改变[478]。复合材料的宏观结构影响被捕获的血小板的粘附机制（例如活性粘附和机械性粘附）。

碳纤维片作为成形材料插入兔背部腰椎筋膜，起初表现很差的机械性质，但几周后表现出良好的结缔组织反应[479]。在另一项研究中，35 ~ 50μm 的直径的碳纤维，浸入低温热解碳，产生紧密交织的多孔性结构，最大孔径大于 200μm。小牛皮下植入 30 天后有轻度的表皮向下生长[480]。此后，围绕植入物形成一薄层纤维囊，血管伴随成熟的结缔组织长入微细的小梁化的碳层孔隙，使在人工内脏器官系统与其外部环境之间建立良好的生物相容性连接[480]。

因为丝状碳被认为是一种成纤维材料，所以碳纤维经常被作为韧带的修复（包括零星代胶原的形成）材料而进行测试[481-483]。有一项研究得出了良好结果[484]，组织对碳纤维韧带修复材料的生物学反应在羊关节上进行观察。结晶缔组织和骨组织在插入松质骨的部位，在生理条件下长入修复材料在关节内和关节外的纤维韧带周围有组织向内生长。有报道说碳纤维是一种很好的骨骼和韧带替换的永久性修复材料。

但其他的实验给出较差的结果。一项研究发现，通常在膝部用于重建前十字韧带的碳纤维不与骨结合，也不诱发新韧带的形成[485]。在此只有很轻微的成纤维细胞反应，尽管有无数的碳纤维颗粒散在存在于整个膝部[485]。然而，在另一项研究中，兔髌骨韧带的一部分被切除，由碳纤维植入物所替代[486]。1 周和 1 年后，碳纤维植入物与其周围的组织和髂淋巴结一起取出，用光镜和透射电镜进行观察，确定是否碳纤维植入物会被吞噬细胞清除，被新生韧带和其他一些令人满意的组织所替代。在这项研究中，没有证据表明，碳纤维被吞噬清除，植入物被瘢痕一样致密结缔组织所围绕。甚至在 3 ~ 12 个月之后，仍然没有关键的致密或一般结缔组织的长入，也没有新生韧带或肌腱替代碳纤维植入物。可观察到持久性的异物性反应，导致作者得出这样的结论：非常令人怀疑碳纤维植入物能在患者体内进行韧带和肌腱替换会有良好结果。

在人体也得到了相似的结果。例如，碳纤维韧带植入患者可见对碳纤维的相当强的异物性反应，没有足够的异物材料化生为结缔组织[486]。在另一项研究中，碳纤维用于重建人膝关节侧向并联韧带一年多之后，组织学研究提示植入物不可能会形成自然韧带的结构[487]。这一点是不容置疑的，即使植入物具有良好的生物相容性，且只要整束的碳纤维得以保存，肯定其具有充分的生物机械性能。

碳纤维已作为具有较好预后的骨修复材料而进行研究[488]。例如，碳 - 碳修复材料在豚鼠中耳长期植入，不产生明显的组织破坏和炎症反应，没有植入物的消化或腐蚀，没有碳纤维进入单核 - 吞噬细胞系统[489]。在大鼠股骨上钻孔，碳纤维加强碳植入其中，8 周时生成一薄层纤维组织，填充骨与植入物间的间隙。10 周后观察到骨组织植入物的邻近部位生成，起到牢固的固定作用[490]。另一项研究发现，碳 - 碳布三明治具有良好的骨组织相容性[491]。纤维样的表面纺织结构在植入 4 ~ 40 周骨附着的强度大于钛材料。在另一项实验中，具有 30μm 孔的 CFRC 材料作为一个股骨横骨干针植入大鼠[492]。45 周后，大多样品表现在大多界面上植入物与骨接触，尽管界面在化学上仍是断裂的，没有离子类的跨界面转运。植入物孔部分由组织填充，包括深入其内的重新组织的新生骨。

对于碳纤维和碳复合成分的粒子是什么样的情况呢？在吸入实验中，大鼠暴露于浓度为 20mg/m^3，直径 7μm，长 20 ~ 60μm 的碳纤维每周 30 小时，连续 16 周，没有纤维化，没有局部反应性肺炎或其他明显的效应，尽管吸入的粒子被肺泡巨噬细胞吞噬[493]。吸入 20mg/m^3（2 500 000 纤维/m^3），直径为 3.5μm，长 10 ~ 60m 的碳纤维，30 小时/周，连续 16 周，大鼠没有纤维化或其他不良效应[494]。来自碳纤维的撞击粉碎的非纤维性的粉尘颗粒被豚鼠吸入被细胞吞噬。长于 5μm 的碳纤维 27 周后仍在细胞外存留，周围没有物质被覆，也没有观察到病理效应[495,496]。在另一项实验中，暴露于 50 ~ 120mg/m^3 的可吸入碳纤维 5 天，引起大鼠肺部剂量依赖性的短暂性炎症反应，但没有观察到细胞吞噬能力及形态学上的改变[497]。碳纤维生产工作者的医疗检查没有揭示肺部的不良反应[498]。但俄罗斯的一项动物实验发现，有轻度的由碳纤维粉尘引起的肺部纤维化和呼吸道刺激症状[499]。一项来自日本的研究发现，某些种类的碳纤维可引起大鼠肺部的形态学改变[500]。一项其他关于几种气溶胶化的碳复合材料的研究发现，在一些动物有轻微的毒性，而在另一些动物则对肺泡巨噬细胞有明显的毒性，引起了明显的气道细胞和中性粒细胞在大鼠肺脏积累[551]。

碳纤维粒子可引起细胞反应。在一项实验中，当来自 Versigraft 碳的磨损粒子加入兔滑膜细胞培养液中的时候，明显地提高胶原酶和明胶酶的合成[501]。1mg/kg 粒子注入兔膝部，这些粒子都积聚在关节周围的滑膜皱褶之中，引起滑膜中强烈的巨噬细胞浸润[501]。在另一项研究中，最大粒径为 20μm 的碳纤维加强炭粒子当加入鼠科生物巨噬细胞的培养中时，被细胞所吞噬[502]。更大的粒子不能被细胞吞噬，但是巨噬细胞的聚集体所包围，部分这样的细胞可移行到粒子的表面[502]。细胞环境中有大量粒子存在时变为圆形，与基底脱离，一部分细胞被溶解[502]。在另一项实验中，来自碳质成形材料的磨损粒子加入兔滑膜成纤维细胞培养液中[503]。内化的粒子引起胶原酶的合成，但即使那些存留在细胞外的炭粒子也引起相当程度的胶原酶的合成增多。然而，当含有碳粒子的滑膜细胞与不含有粒子的滑膜细胞共同卵育时，后者也产生了胶原合成酶的增多。这表明碳纤维粒子被细胞吞噬后，不仅只引起胶原酶的合成增多，而且也引起细胞激活因子的释放，进一步再激活其他的培养细胞[503]。

据说软组织对长碳纤维和碳纤维微粒具有良好的反应[504-550]。一般地，碳纤维可被微生物进行整合而不会引起异物性反应（炎症）。纤维周围的组织生长正常[504]。但有实验表明，纯碳纤维植入物可被浸入性地破坏成粒子。结果碳纤维微粒子被巨噬细胞或异物巨细胞所吸收，并通过淋巴系统而分布于全身[504]。在一项动物研究中，11μm 和 30μm 的两种大小的碳纤维加强碳粒子，植入 Wistar 大鼠上肢的三头肌，在急性期（1 周内）不引起肌组织的坏死和渗透出性反应[311]。在慢性期（达 52 周），11μm 的粒子只引起轻度的成纤维细胞和巨噬细胞的炎症性浸润，而 30μm 的粒子则引起了更明显的成纤维细胞、巨噬细胞和巨细胞的炎症浸润[311]。Helbing 等的研究发现，小于 8μm 的碳纤维加强碳粒子在大鼠具有良好的组织耐受性[435]。在人体，软组织对碳纤维的反应性研究表明，用于膝盖同侧并联韧带重建后一到一年半时间里，可见其诱发的韧带具有明显一致的组织学形态[435]。其基本类型是有一复合单位。这种复合单位由一个碳纤维中心被向心性排列的成纤维细胞和胶原纤维的同心层所包裹。这种新结构似乎是由碳纤维的物理结构的持续性刺激所诱发产生的。

骨组织和关节似乎能相当良好地耐受碳纤维粒子。在一项实验中直径 7μm，长度 20 ~ 100μm 的碳纤维碎片注入 16 只兔长骨的髓管[505]。2 ~ 12 周后，小碳纤维被巨噬细胞吞噬，但对髓内碳纤维碎片只有微小的异物性反应[505]。在一些碳纤维的周围，可观察到小量的纤维化，伴随小量的新骨形成和碳粒子的包裹。只有小量的碳粒子被转运到实质性器官，而没有异物性反应[505]。在人体所进行的相似的研究中，碳纤维磨损粒子弥漫分布于膝关节内，只引起非常微弱的成纤维细胞反应[485]。

16.3.5 无定形碳粒子

人们已经注意到微细的，分散的无定形碳粒子一般情况下可被机体良好地耐受[506]。基本上是被动地存在于人体肌肉的情况是从古时候起就已被熟知。印度墨水[552]，焦炭和灯黑（直径约 10 ~ 20nm 的圆形粒子）用于装饰性或官方性的文身[553]。胶体炭通常被认为是无毒的[554]。人体明显可耐受在体内松散存在的大量的碳粒子碎片，甚至是在脊柱和神经的周围[488]。炭黑（CB）是最通常的无定形碳，已被用于广泛的生物学实验研究，被认为具有生物惰性[507]。CB 更为良性，可明显区别于煤烟灰[555]。超细 CB 粒子具有 14nm 的典型直径，而通常的“细”CB 粒子粒径约 260nm[556]。市售 CB 依制造方法的不同，可含有 88% ~99.5% 的碳，0.3% ~11% 的氧，0.1% ~1% 的氢，不到 1% 的无机材料，小量的其他有机物，痕量的硫。CB 和超细 CB 都可以含有大量与生物学相关的金属物质。一项关于超细 CB 的测定发现含有 19 ppm 的铁，11 ppm 的锌，3.5 ppm 的铬，1.9 ppm 的铅，0.8 ppm 的酮，0.02 ppm 的铍和只有 0.0039 ppm 的钛[556]。所有这些金属都有可能提高这些 CB 粒子的生物反应性。

印度墨水通常被用于绘画，是炭黑的水混悬液。（关于 MSDS 目录所列出的印度墨水对健康的有害影响是 $2mg/mm^3$ 的 TLVTWA 可引起刺激）。这种混悬液常常可被各种碱性溶液、溶于硼酸钠中的紫胶、肥皂、明胶、胶水、阿拉伯胶或者糊精所稳定。CB 容易投用，相对无毒，而且容易观察，因此常被用作细胞吞噬作用的标志物和细胞分化的示踪剂。印度墨水在隐球菌性脑膜炎的诊断中非常有用。在相差显微镜下可容易地显示出单个的隐球菌。CB 也用于文身，不管是用于美容或医疗目的。例如，用于内镜结肠绘图[508-512]和淋巴系统显示[557]。印度墨水可以持久显色而出现不良反应的危险性低，毒性也低[512]。只有罕见的报道说对于印度墨水的过敏反应[511]、发热和腹痛[512]，结肠脓肿和局部性腹膜炎[489]，慢性肉芽肿性的脓肿样假瘤[512]，伴随微出血和血栓形成的炎症浸润[508]，没有组织坏死的炎症性血管增生[510]及包括坏死、水肿、粘膜下或粘膜固有层的炎症细胞浸润等早期反应[510]。Sprintz 提醒说，这些不良反应可能是由于其他的因素（如手术过程中所造成的肠穿孔等）而不是印度墨水本身所引起的。

CB 粒子表面的化学性质提示其生物学反应性[513]。表面未被饱和的吸附力可使其表面吸附大量的气体及来自溶液里的溶质物质[514]。CB 粒子表面的活性基团已被阐明，可选择性地吸附和保留气态的吸附分子[515,516]。吸附于碳粒子表面的组酮明显地可以刺激大鼠腹膜巨噬细胞、中国仓鼠成纤维细胞、小鼠－淋巴细胞对粒子的吞噬作用[517]。由大鼠肺泡巨噬细胞吞噬的粒子表面的多环芳烃及其非极性代谢产物的吸附物也已经被研究[518]。

碳免疫测定（CIA）[519]是依赖于印度墨水中的碳粒子与兔免疫球蛋白 G 之间的特异性反应的一种直接的血浆学试验，又叫印度墨水免疫反应试验（IIR）[520-522]。在对于弓形虫病的诊断测试中，用于 IIR 的碳粒子必须用葡萄球菌蛋白 A 进行预处理，才能引起人血浆中的 IgG 抗体发生反应。CB 对于免疫介导的局部炎症和对变应原（卵蛋白）的系统特异性反应也具有明显的免疫佐剂作用[523]。当 CB 与小鼠变应原一起使用时，可明显提高引流腘窝淋巴结的反应，包括淋巴结重量和细胞数量增加，细胞增生更为活跃和局部淋巴结反应时间的延长[523]。CB 在免疫色谱测试中的应用已是大家都非常熟悉的了，这里不再赘述。

免疫细胞和其他细胞对置于体内的碳粒子的存在具有明显的反应。在一项研究中，植入鸡皮下的碳粒子引起鸡嗜碱性粒细胞、中性粒细胞、单核细胞和血小板对其吞噬作用[524]，尽管嗜酸性粒细胞吞噬这些粒子的现象只是偶然地发生。在另一项研究中，鸡血小板和单核细胞吞噬碳粒子，而中性粒细胞却没有。在一项人体研究中，来自骨膜下碳膜植入物的散在的损粒子被淋巴细胞、巨噬细胞、浆细胞和组织嗜酸性粒细胞所包围[525]。可见活跃的细胞吞噬作用和 Rossel 小体，大量的碳粒子被结缔组织所包绕[525]。在用人的单核细胞所进行的另一项研究中，CB 粒子和柴油尾汽粒子用于 THP－1 抗原呈递细胞表面，在浓度为 0.1 ~ 1000 ng/cm^2 时，48 小时后本身不能引起 HLA－DR[558]。但 CB（<0.1 ng/cm^2）加柴油尾汽（<0.1 ng/cm^2）与 IFN－γ（一种已知的 HLA－DR 促进剂）相互作用后可使 HLA－DR 的表达增加 2.5 倍，表明 CB 或柴油尾汽具有一种与表面化学有关的佐剂效应。另外，还存在着这样一种可能性，即纳米粒子可作为免疫佐剂，促进已存在于环境中的粒子引起细胞损伤[558]和免疫系统活性[559-568]。这种可能性有待于进一步研究。

墨水中的碳粒子被表皮或皮下成纤维细胞摄取[552]被认为是代表一种特殊的非炎症性的保护机制。这种机制在没有免疫系统的参与和没有免疫反应的条件下针对非毒性异物的入侵损伤对机体提供保护。在年轻大鼠，皮下注射 0.02ml 印度墨水，几乎完全地消除了受影响的淋巴样结构中的循环小淋巴细胞，只是深部皮质的生发中心中的淋巴细胞除外，与全身 500cGy 的照射作用相似[526]。胶体碳粒子注入新生大鼠的脑皮质很容易被胶质细胞吞噬[554]胶体碳给大鼠静脉注射可以迟滞化学趋向性移行和细胞吞噬活性[527]，或甚至完全封闭单核－吞噬细胞系统[528]。大约 1000mg/kg 的碳粒子给予小鼠静脉注射可封闭吞噬作用[529]。毛细血管、毛细血管后小静脉和终末小动脉内皮层的检查也表明碳粒子可被内皮细胞摄取，导致内皮细胞不同程度的肿胀，经常突入微血管腔。这可能会引起微血管紧张度的改变和小动脉的反应性[528]。

循环中的单核细胞可吞噬静脉注射的胶体碳粒子[530-536]。单核细胞吞噬印度墨水中的碳粒子后可转化为库普弗（Kupffer）细胞[569]。在一项实验中，Kupffer 细胞以及肝窦内皮细胞以吞饮的方式摄入印度墨水碳粒子，少量的 Ito 细胞和肝细胞也摄入少量的粒子[570]。注射后一个月，大块聚集的含有大量充满碳粒小泡的 Kupffer 细胞分布于 Disse 间隙和其他的结缔组织间隙。在这些团块中的 Kupffer 细胞相互之间密切接触，部分相互融合。3～6 个月之后，巨大的多核异物性巨细胞中出现大量含有密集成堆的墨水粒子的小泡，在整个肝组织内到处可见，可能是由 Kupffer 细胞融合而成[570]。老年小鼠的 Kupffer 细胞对胶体碳粒子的吞噬能力降低[571]。

已知巨噬细胞的吞噬作用可自血液中清除碳粒子。小鼠网膜的巨噬细胞可吞噬自腹腔注射的碳粒子[532]，鸡静脉注射胶体碳粒子可到达鸡的眼睛，第二天就可见到玻璃体细胞的活跃的吞噬作用，而没有明显的中性粒细胞募集[571]。30 天后，装载有碳粒的巨噬细胞自玻璃体中消失，积累在梳状瞬膜和视网膜[571]，可能会引起轻微的视觉减退。小鼠肺脏的游离巨噬细胞可由于对气管内滴入碳粒的反应而数量增多[572]。在肺部，滴入碳粒的早期有单核细胞自血液移行入肺泡和小支气管[573]，后期则有肺间质的巨噬细胞的有丝分裂活动增加，并向肺泡和小支气管移出[573]。这在粒子滴入后 6 个月还可见到[572]，同时还可见到巨噬细胞积聚于颗粒沉积的区域[574]。肺泡巨噬细胞大量地摄入碳粒子也减少吞噬细菌过程中的过氧化物和过氧化氢自由基的释放[575]及细胞内酸性磷酸酶和溶酶体酶的浓度[536]。在机体内的其他地方，被摄入的不溶性碳粒子可积累于小鼠肠道的 Peyer's 结，不引起可检测的吞噬细胞的形态学改变[575]，虽然碳粒子可引起巨噬细胞集落生物因子的合成[534]。

已知血小板可从血液中清除胶体碳粒子。例如，320mg/kg 的胶体碳粒子一次性给 Lewis 大鼠静脉注射，迅速产生血小板减少症（血小板计数减少），伴随有肺、肝和脾对血小板的暂时性捕获[531]。在大鼠，血液中碳粒子的早期清除也涉及血小板[531]。肾小球膜对碳粒子的局限化是剂量依赖性的[531]，注射后 32 小时达到峰值[576]。印度墨水给小鼠静脉注射也引起血小板减少和出血时间的明显延长（和延长的凝血酶时间和凝血酶原时间），减少纤维蛋白原浓度，产生脑部的微小血栓，但不引起巨细胞实质性脱颗粒[537]。鸡的血小板在体内和体外也都明显表现出吞噬碳粒子的现象[586]。在两个系统中，最初含有碳颗粒的血小板倾向于形成团块，但在活体情况下，后期阶段结块现象不明显[581]。另有一项实验描述了一个简单的和可重复的实验检测人血小板的吞噬能力[537]。来自人抗凝静脉血的血小板与 110nm 的胶体碳粒子在 37℃下的自体血浆中一起孵育，然后定期将培养物进行涂片，测定含有和不含有碳颗粒的血小板的数量。电镜观察证实了碳粒子被 67% 的血小板的小泡和髓状结构所摄取[587]。

各种器官对碳粒子的反应也已有实验研究。眼睛似乎特别敏感。在一项研究中，20nm 的碳粒子注入兔眼睛的玻璃体液[538]。8～10 周后进行组织病理学检查，表明后玻璃体发生部分脱离，视网膜上皮细胞增生，在 5 只眼睛中，所有的眼结膜和视网膜都发生脱离。电子显微镜观察揭示，视网膜上皮膜（相似于突发性前视网膜胶质细胞增生或者视网膜中区皱褶）主要由扩展的 Muller 细胞、星形细胞和巨噬细胞所形成。Muller 细胞穿过内限制层膜，以内吞的方式自玻璃体中清除碳粒子[538]。实验还发现，为清除异物，胶质细胞侵入内限制膜，使其产生裂隙。

在同一实验室的进一步实验中，20～70nm 的碳微粒子注入短尾猴的玻璃体液，引起玻璃体内细胞增生[539]。1 周时，具有明显的睫状体炎，表现为非色素和色素睫状体上皮的渗出性分离，炎症细胞、单核细胞和前视网膜中区玻璃体的脱离。持续的巨噬细胞反应伴随有纤维性血管增生，在第 3 周时来自睫状体的血管长入玻璃体。4～5 周时，有细胞外纤维物质的沉积和牵拉性视网膜脱离。10 周时，所有的眼睛发生广泛的视网膜与前、后胶原细胞膜的脱离。装载有碳粒子的巨噬细胞聚集于视斑和中央凹，可见前乳头血管新生和囊状的视网膜中区水肿。眼内部组织接触碳粒子引起炎症和细胞吞噬反应，再进一步引起玻璃体内纤维管增生，玻璃体收缩，和视网膜剥离[539]。这可能是将来长期使用眼内长期存在的纳米机器人或纳米粒子时需要考虑的一个问题。

肺组织对碳粒子的反应已有很多研究资料。例如，空气中碳黑粒子的长期吸入可使大鼠发生肺癌。慢性[577]和亚慢性[578]接触障碍肺的清除功能，在 7.1mg/m^3 以上的浓度水平明显增加大鼠肺泡上皮细胞 hprt 基因的突变率，但在 1.1mg/kg 浓度下不产生可检测的肺部不良反应[577]。国家官方对纯炭黑的限定值是 3.5mg/m^3[588]。在长期接触的大鼠，炭黑的吸入可导致肺部肿瘤[540]。这被认为是肺部碳粒子负担过重所导致，而不是由于其有机成分的基因毒性[540]。由炭黑粒子诱发增多的巨噬细胞和中性粒细胞对体外培养的上皮细胞具有致突变效应[541]。在大量职业性接触者，炭黑与肺癌和膀胱癌之间有一定联系[562]，但尚未得到证实。肺癌和膀胱癌也可能与人肺泡上皮细胞[566]基因毒性有关。对于大鼠的肺肿瘤可能也有类似的情况[579]。超细炭黑粒子可激活与凋亡相关的通路而细炭黑粒子则没有这种作用[580]。至少有一项研究声称人类接触炭黑粒子若干小时，可暂时性地增加心肌梗死的危险性[564]。

炭黑粒子对肺的致炎效应已被充分研究[542]。给大鼠气管内滴入炭黑的生理盐水混悬液 10mg/kg 或 100mg/kg，在所有的大鼠和两种课题的情况下都产生了中性粒细胞性炎症[541]。上皮增生和肺泡Ⅱ型细胞 hprt 基因突变率的增加只有在理高的剂量下才能见到[541]。炭黑粒子滴入 2 周时引起大鼠肺部炎症反应伴随有大量的肺泡巨噬细胞的增多，此后巨噬细胞计数恢复正常，肺组织结构也恢复正常，没有多核巨细胞的形成，没有有发生肉芽肿和纤维化[543]。在肺部有损伤时炭粉在肺部的沉积导致粒子向间质的移位增多，引起炎症细胞的大量增，但并不进一步刺激已存在的纤维化的进程，成纤维细胞的生长和胶原的合成[507]。在一项研究中，由滴入 200mg/kg 的碳粒子，造成小鼠肺脏的粒子负荷过重，引起一些游离碳粒子跨过Ⅰ型细胞到达间质[573]。此后可观察到这些粒子位于支气管周围和血管周围的间质细胞[573]。在肺泡内，游离的巨噬细胞被炭粒子装载，但从未观察到这些细胞自气道向间质的移行[573]。在另一项研究中，小于 10μm 的胶体炭粒子滴入兔的肺内，肺泡巨噬细胞自骨髓募集中性粒细胞所需要的过渡时间由 86 小时缩短到 71 小时[574]。作者得出结论说肺泡巨噬细胞对胶体炭的吞噬释放细胞分裂的介导因子，刺激骨髓释放中性粒细胞。

吸入较小的粒子时似乎对肺部的致炎作用增加[589]。在一项实验中，超细 CB 粒子给 Wistar 大鼠进行气管滴入 0. 5mg/kg，6 小时后引起了明显的中性粒细胞性肺泡炎症[556]粒子的滴入也明显提高支气管肺泡灌流液中的乳酸脱氢酶水平，大大增加肺组织谷胱甘肽的含量[556]。大得多的细 CB 粒子以同样的方式滴入大鼠肺内则不引起明显的肺泡炎症，和程度弱得多的乳酸脱氢酶和谷胱甘肽的增加[581]。在 5mg/m^3 浓度下，吸入通常的 CB 粒子起在大鼠不引起明显的生理学效应[581]。细 CB 粒子则表现为剂量依赖性的肺部炎症反应。与此相反，在最高剂量下，超细 CB 粒子也只引起小于低细 CB 粒子低剂量的中性粒细胞反应。作者猜想在较高的剂量下，是粒子的质量而不是粒子的表面积支配着这种反应的程度。超细 CB 粒子滴入 6 小时后引起中性粒细胞内流的域剂量是 0. 2mg/kg[556]。Renwick 等发现超细粒子比细粒子在更大的程度上抑制肺泡巨噬细胞细胞的吞噬作用，是以质量为基础[565]。

但在另一实验室，5mg/kg 超细或细碳粒子给大鼠气管内滴入，产生如果有的话，也是很少影响肺的通透性、上皮标志酶和炎症反应，尽管所用的剂量已易于产生内皮细胞的移位，并且其他作者已报道能引起炎症[513]。作者得出结论是，在解释粒子的生物学效应时，粒子表面的化学性质可能较粒子大小的本身更为重要[513]，尽管此后这一实验室的一项研究发现，吸入粗制 CB 粒子引起的氧化性损伤能被上皮层流液的代换较炎细胞 CB 粒子更为明显的减轻[582]。在 20 世纪 90 年代，自空气污染的角度，对碳粒子表面化学性质的有关细节已被研究。例如，在一项研究中，小鼠吸入 10mg/m^3 的 CB 粒子没有引起炎症反应，对肺泡巨噬细胞的吞噬活性没有明显影响[545]。但如果与 1. 5ppm 的臭氧一起应用，与单用自氧相比，则可大提高炎症反应，明显抑制巨噬细胞的吞噬反应。作者假定碳粒子可作为载体吸附自氧于其表面或者是自氧改变了粒子的表面化学特性，使其由无毒形式转变成有毒形式[545]。在另一项研究中，在高和低湿度下暴露于 10mg/m^3 的炭黑气溶胶 4 小时，3 天后进行研究，发现对小鼠肺巨噬细胞的吞噬作用没有影响[546]。但在 10 ppm 的二氧化硫存在和高湿度条件下，以化学吸附方式使碳粒子表面吸附上臭氧，则催化二氧化硫氧化化成硫酸根。硫酸根对于肺毒素明显抑制肺巨噬细胞的吞噬作用[546]。已有初步证据表明，吸入的炭黑（也许与其吸附的硫酸一起）在若干职业接触者可促进食管癌的发生[583]。但另一项有竞争力的研究发现，暴露于 1500 μg 柴油废气碳粒子 8 周的豚鼠的气管支气管淋巴结的淋巴细胞的细胞生命活性没有改变[584]。

最后，碳膜微珠（durasphere）已经试用于治疗尿失禁可注射的扩张剂[585]。但用相似方式的 Teflon 治疗，粒子明显地向局部和远隔淋巴结以及输尿管上皮移行[585]。

16.3.6　氟碳多聚体

低 - n 氟碳化合物对肝脏有潜在损伤作用[590]但一般来说毒性很低[591]；清除率随 n 的增高而降低[592]，虽然过氟化物引起的甘油三酯积聚似乎是浓度依赖性的而与其链长无关[593]。此处将这种分析延伸到长链的氟碳化合物。

聚四氟乙烯（PTFE），一种形式的聚四氟乙烯树脂（Teflon）[594]，可能是最为常见的医用多聚氟碳化合物[595]。商业的 Teflon 是一种致密的乙烯基聚合体，缺少石墨的 2D 刚性结构和 3D 金刚石的晶体结构。许多不同种类的 Teflon 可被或已经被广泛地应用于不同用途，包括颗粒性原料[596,597]、表面膜[598,599]、包线[600,601]、缝合线[602-604]，纱线[608]、微孔滤膜[605-611]、高孔性移植片[612]、多丝网[613-615]、或纺织用 Teflon[616]、毛毡[602]、海绵[603]、箔[617,618]、板[619-624]、扩张 Teflon 或 e - PTFE、无核 e - PTFE 或 dePTFE、密质浆状体、片或盘[625-636]。完全氟化的表面分子间作用力非常低[612]。Teflon 在空气中的摩擦系数为 0.05 ~ 0.1，与金刚石者几乎相等[637]。Teflon 块体材料的密度约为 2130 kg/m^3 [638]。

相对来说，宏观 Teflon 具有生物惰性。在这一部分内容里，我们回顾一下蛋白在 Teflon 表面的吸附，细胞和组织对宏观 Teflon 的反应，具有 Teflon 外膜的成形材料的生物相容性氟碳化合物和 Teflon 粒子的生物相容性及 Teflon 的化学惰性。由于原子级平滑的氟碳化合物多聚体和氟钝化的金刚石表面的生物相容性（也许是与医用机器人或纳米材料最相关的问题）还没有可靠的实验研究，因此这里所描述的结果只能被看作是建议性的。

Pinkhassik 注意到，人们可以想象一种有趣的材料。这种材料由氟加到富勒烯的双键上所构成。这种材料将十分不同于 Teflon 和氟化的金刚石。这种单分子的 2 - D 材料，可被成功地运用于构建纳米装置。迄今为止，C_{60}完全氟化的方法还没有被开发出来但（2002 年晚些时候）至少有两个研究组在对此进行研究。这两个研究组是田纳西大学的 Jemie L Adlock 小组[639,640]和 Navada 大学的 Benjamin T King[641]。

16.4　Teflon

16.4.1　Teflon 表面的蛋白吸附

腾氟龙具有很强的疏水性[642]，但仍然具有结合蛋白的能力[643]。虽然都知道腾氟龙是一种非粘性材料，血浆蛋白却能迅速地结合到其表面上，主要是通过疏水性相互作用[644]疏水的氟碳膜也表现有高度的潴留蛋白的能力[38,39]。氟乙烯丙烯表面的蛋白沉积明显多于四氟乙烯表面[645]，由接触氮或氧进行修饰的腾氟龙表面较未修饰的腾氟龙表面吸附蛋白的能力更强些[646]。腾氟龙吸附蛋白的能力较硅化玻璃稍微强些，虽然腾氟龙的表面张力稍微低些[638]。真菌菌丝可牢固地附着于腾氟龙表面，这种作用可能由 SC3p 疏水素蛋白所介导[647]。腾氟龙表面在吸附真菌蛋白时发生改变，可能像一双层膜一样[648]。人血浆蛋白纤维蛋白原、白蛋白和纤维连接蛋白可影响细菌对腾氟龙的吸附[649]。

具有已知的致凝血作用的细胞粘附蛋白如纤维蛋白原、纤维连接蛋白和玻璃粘连蛋白在腾氟龙表面的吸附研究表明[650-652]，血小板粘附蛋白如 von Willebrand 因子也能被腾氟龙吸附[652]。在与纤维蛋白共存时，只有 1% 的表面为纤维蛋白所占据，说明血小板粘附蛋白与腾氟龙表面的吸附作用强于纤维蛋白。在一项用犬进行的实验中，荧光纤维蛋白原粘附于腾氟龙血管移植体表面的能力于活体内 4 周后为 $320mg/m^2$（570 000 分子/μm^2），12 周后为 $120mg/m^2$（220 000 分子/μm^2）[653]。这意味着这种蛋白沉积具有多层性。弧光放电处理的腾氟龙表面具有较低的自由能，较通常未处理过的腾氟龙表面能保留更大一部分的所吸附的纤维蛋白原[654,655]。

弧光放电处理的腾氟龙表面也显示对白蛋白具有牢固的吸附能力（也就是说具有紧密结合而不易洗脱的特性）[655]。这被认为对这些表面的抗凝血特点具有贡献（包括抗栓子沉淀、栓子形成和栓塞）[656]。白蛋白与这些表面的牢固结合“可能在临床得到应用，以提高对预吸附于接触血液的表面上的白蛋白的保留，以使它们具有抗凝血作用”[655]。但是，没有变性的白蛋白吸附于通常的腾氟龙表面维持着微弱的蛋白多聚体结构和蛋白－蛋白键，而纤维蛋白原吸附物以蛋白－蛋白间的强相互作用被牢牢地固定[657]。

腾氟龙表面蛋白沉积已用显微镜进行观察[658]。例如，腾氟龙表面蛋白吸附的透射电镜成像表明白蛋白沉积的形态是不规则的、不连续的和表面覆盖率较低[657]，可在 400nm 的尺度上观察表面结构的细节。与此相反，纤维蛋白原的沉积是网状的、连续的和具有较高的表面覆盖率，不能反映表面结构的细胞节。腾氟龙结合的蛋白的三维结构明显地受吸附性相互作用的影响[644]。例如，纤维蛋白原在被吸附时经历明显的生物学构型改变。这对于多聚体在体内植入后的血液相容性可能有贡献[659]。吸附时纤维蛋白原分子展开，平铺于腾氟龙表面，以使在水中界面能降至最小，并获得最大的蛋白与表面间的相互作用[654]。被吸附的纤维蛋白原的结构采取这样的一种状态：这种状态能够防止其被血小板受体所识别和结合。这可改善纤维蛋白原的抗凝血特性，因为纤维蛋白原必须由人工表面将其维持于疏松的结构状态以促进其与血小板受体间的最大相互作用[654]。

其他腾氟龙吸附的蛋白质的主要结构改变也已观察到。例如，已有关于 β－酪蛋白吸附于腾氟龙－水界面时的二级结构改变的报道[660]。这种改变是溶液 pH 的函数。蛋白溶解酶 α－糜蛋白酶，一旦从水性溶液中吸附到疏水的腾氟龙表面，就立即采取非常稳定的螺旋结构[661]。相反，脂酶 cutinase 的吸附减少蛋白的螺旋结构[661]。吸附引起的免疫球蛋白 G 的变性不导致蛋白链的完全展开成伸展的多肽链，而是使免疫球蛋白分子的相当一部分仍保持球状或者小体形式，提高 α－螺旋和随机卷曲结构的形成，减少 β－片层状成分[662]。

在许多情况下，酶与疏水性表面的粘附导致很大程度上的构型改变，明显丧失酶的活性[663]。例如，黄嘌呤氧化酶吸附于腾氟龙表面时，蛋白的构型发生扭曲，以至于完全丧失其所有的生物活性[644]。而在另一项研究中，蛋白溶解酶 savinase（subtilisin 的抑制形式）吸附于腾氟龙时在低覆盖率的情况下构型发生改变（增加 α－螺旋成分），虽然在完全的单层覆盖时这种蛋白保持其原来的结构[664]。Savinase 在腾氟龙粒子疏水表面的吸附对酶的灭活半衰期为 0.7 小时[665]。有趣的是，用加上大量的氟碳残基对酶进行修饰，在蛋白的周围形成一个疏水性的封闭层，可防止酶在吸附时的变性[663]。

受对于高度疏水的多聚体的强大亲和力，脂类可迅速吸附于腾氟龙表面[666]。

16.4.2 细胞和组织对宏观腾氟龙的反应

一般来说，宏观大小的腾氟龙很少粘附于细胞[642]或组织[667]，不具有细胞毒性作用[636]。实际上，在细胞毒性研究中，腾氟龙经常被作为惰性阴性对照[611]。许多不同类型的细胞和组织对宏观腾氟龙的反应性已进行实验研究：

16.4.2.1 单核细胞和巨噬细胞：将人单核细胞来源的巨噬细胞培养于内衬非粘附性腾氟龙的培养皿中[668-670]，疏水的腾氟龙袋[671]，量杯中[672]和培养膜[673]，和其他的腾氟龙培养容器[673]可保持它们的免疫能力[674]而被刺激和激活。这样，它们可被长期培养[670]达 200 天[673]。成熟的巨噬细胞很容易自腾氟龙表面脱离[617]，没有明显的结构或功能缺损[673]。在腾氟龙存在下进行培养，不抑制人 THP－1 单核细胞琥珀酸脱氢酶的活性，也不引起 TNF－α 或 IL－1β 的表达[675]。在一项研究中，在聚乙烯培养盘与腾氟龙共培养的单核细胞显示出明显提高 CSF（集落形成因子）细胞激动素的释放。

但非粘附性外周血细胞在腾氟龙小室中进行培养表达相对低水平的 IL－8，这是一种强大的中性粒细胞化学趋向因子和细胞激动素[676]。

至少是从 20 世纪 70 年代以来，组织对腾氟龙的炎症反应已在小鼠、大鼠、兔和其他动物模型上进行了观察[677]。早期研究发现，腾氟龙毛毡和纤维置入犬胸腔引起轻度到中度的炎症反应，但血细胞只发生于动脉植入的情况下，动脉植入物直接与血液相接触并直接暴露于血液压力[602]。腾氟龙管经皮植入可引起炎症反应[678]，但在另一项实验中，无菌的腾氟龙片在大鼠的背部皮下植入，3 周后引起邻近腾氟龙的组织的一些炎症细胞浸润[631]。有腾氟龙膜的导管明显减少人中性粒细胞过氧化物自由基的产生，提示腾氟龙可能抑制这些白细胞杀菌功能（呼吸暴发作用）[630]。但是，在同一实验中，腾氟龙并不影响对受调理素作用过的金黄色葡萄球菌的摄取（也就是吞噬作用）[630]。腾氟龙植入豚鼠的四头肌，2 天到 26 周后进行组织病理学检查没有显示明显的组织炎症或异物性巨细胞反应[679]。在体外实验中腾氟龙一般不引起白细胞的激活。例如，人白细胞与交织的腾氟龙或 e－PTFE 没有显示代谢活性峰（即没有致炎性）[614]。在另一项实验中，在腾氟龙袋中培养中性粒细胞没有触发细胞活性，而在没有任何膜被覆的玻璃或塑料管中培养的白细胞可以粘附并释放氧自由基[680]。在脂多糖的存在下进行白细胞培养，白细胞能够粘附于腾氟龙并释放 O_2[680]，引起腾氟龙表面暂时性的细胞钙水平的升高，表明粒细胞由 G 蛋白偶联的反应所激活。这可用作对炎症介导因子的生物学测试[681]。

16.4.2.2　成纤维细胞：微孔 e－PTFE 腾氟龙植入兔腹股沟横肌筋膜下，8 周后微孔可完全被成纤维细胞侵入，植入物相对于纤维组织的平面方向形成一新的筋膜，伴随有腹膜的局部炎症反应[606]。腾氟龙膜在胶原中孵育可促进成纤维细胞的附着[611]。孔性的或交织的腾氟龙材料用胶原、纤维连接蛋白、明胶和昆布氨酸包被，可促进人成纤维细胞移行并粘附于腾氟龙[615]。在植入大鼠皮下的插管腾氟龙的周围可观察到肉芽肿性反应和组织形成，导致细胞浸润性渗出，肉芽肿性新生物和前列腺素的合成[627]。鼠背部无菌腾氟龙片的植入引起 3 周引起结缔组织囊的生成[631,632]。在大鼠还观察到纤维组织包绕皮下植入的腾氟龙片[633]。

16.4.2.3　淋巴细胞：接触宏观腾氟龙的小牛淋巴细胞仍有激活能力，因此宏观腾氟龙似乎与淋巴细胞具有生物相容性[682]。腾氟龙植入颞部颅骨内引起纤维组织形成和少量的巨细胞的产生，伴随一些淋巴细胞的浸润[683]。

16.4.2.4　血小板和血栓形成：血小板在置入 sanguo 的腾氟龙的表面沉积在植入后立即达到最大程度，然后随时间消退[620]。在短期接触的情况下，血小板粘附经实验测定，暴露于以 50s 剪切率流动的人新鲜血液 5 分钟后，在 de－PTFE 为 0.0037 血小板/μm^2，在 e－PTFE 为 0.014 血小板/μm^2，和在交织达可纶为 0.0168 血小板/μm^2。对较长时间接触的测试表明，荧光标记的血小板在犬模型上对腾氟龙植入物的粘附在第 4 周为 0.564 血小板/μm^2，在 12 周为 0.124 血小板/μm^2[653]。在狒狒，腾氟龙血管植入物掺入股动脉分流 1 小时引起血小板沉积值为 2 血小板/μm^2[622]。腾氟龙可提高血小板反应性[604]，虽然有些资料与此相矛盾。有一项研究发现，暴露于腾氟龙的人血小板经历代谢活性的迅速增加，继之是长于 1 小时的稳定期，提示腾氟龙有凝血酶原活性[614]。但另一项测定血小板粘附于腾氟龙的实验表明，血小板的粘附是剪切率依赖性的，一大部分血小板并不在其表面铺展开来，表明这种材料对血小板的激活作用很差[652]。有关腾氟龙上血小板的研究经常利用抗凝剂[653]，因为有些形式的腾氟龙具有很强的凝血酶原活性，较达可纶更强[652]。由腾氟龙制备的旋转盘[626]和心房间隔缺损修复片[743]具有很强的机械性溶血作用。在临床上[684]和体外实验设备，都可观察到腾氟龙包被的导线强大的凝血酶原活性。在其上形成的血栓大小在 50～100μm 之间[601]。在血管移植入中应用的 Gore－Tex 有短暂的凝血酶原活性，暴露于人血的第 1 个小时血小板在其上的积聚率为 8 血小板/μm^2[685]。同一研究还发现，一系列血浆修饰的基于四氟乙烯、六氟乙烷和六氟乙烷/H2 多聚体，当沉积于硅砂皮上时，可消耗血小板，其速率为每天 1.1～5.6 血小板/μm^2 之间。这被考虑为相对地没有凝血酶原活性[685]。一项与之相继的研究发现，一种可伸展的植入体植入猪的髂动脉具有 68% 的无血栓表面，而一般的腾氟龙则之有37%的无血栓表面[623]。表面粗糙程度是决定腾氟龙与血液的相容性的一个重要方面。在一项实验中，一层非常薄的氟碳化合物膜镀于表面粗糙但具有血液相容性的聚羟基丁酸，和表面较为平滑但具更具有凝血酶原活性的聚砜材料的表面，用以研究表面粗糙程度和表面能对多聚体材料的凝血酶原活性的影响[599]。体外蛋白吸附和血液凝固实验证明表面粗糙程度较其他的表面性质对材料的凝血酶原活性的影响更为明显[599]。有趣的是，厘米大小的具有纳米微孔腾氟龙小室植入豚鼠和恒河猴腹腔，可作为体内凝血因子调配器，在血友病的治疗方面具有应用潜力[686]。

16.4.2.5 骨细胞和骨组织：骨组织对腾氟龙植入物的反应已被研究了几十年[687-689]。腾氟龙管经皮植入大鼠去矿物质骨基质的附近，在皮下组织引起软骨和骨的生成[678]。在异物材料附近骨的生成被抑制，但其周围则有良好的骨组织生成[678]。中空的腾氟龙小囊植入大鼠下颌骨，可诱发新骨长入。植入后60天可长满骨横断面的31%，12天后则可达45%[690]。如此看来，骨组织对腾氟龙的存在具有更大的敏感性。有一项实验用腾氟龙管植入豚鼠的下颌骨发现腾氟龙引起软组织囊的形成，将新生骨与植入物分离开来[691]。用同一动物模型而独立进行的另一项实验发现植入4~12周，有持续的中度炎症除了在致密度不好的材料被分散入骨组织的区域。在此区域内，可在材料的表面观察到慢性炎症反应和活跃的细胞吞噬作用[692]。有关腾氟龙用作牙齿材料有一些散在的报道[693-696]。将复的腾氟龙牙冠的恒河猴牙髓暴露3天至8周，软组织炎症反应的消退和牙齿的愈合过程都比较缓慢，只有20%治疗8周的牙齿表现在暴露部位有硬组织的形成[696]。

16.4.2.6 内皮细胞：培养的人内皮细胞对腾氟龙这样的疏水性多聚体的附着性很差[646]。人微血管内皮细胞对白蛋白包被的达可纶的附着为47%，而对腾氟龙植入材料的则只有3%[697]。在达可纶或腾氟龙材料表面预先镀一层纤维连接蛋白膜，培养8天后，内皮细胞化达500个细胞/mm^2，而无膜的表面则只有约70个细胞[698]。另外，当暴露于含氮或氧的血浆，对腾氟龙表面进行修饰后制备出厚1nm的修饰表面，则这种表面可保留一层培养的内皮细胞[646]。但用白蛋白、高密度脂蛋白或IgG修饰则抑制内皮细胞粘附[698]。腾氟龙毡和腾氟龙镀膜纤维在体外对培养的犬隐静脉的内皮细胞都没有毒性反应的迹象[602]。在腾氟龙存在下进行培养不抑制人微血管内皮细胞琥珀酸脱氢酶活性，也不引起ICAM-1的表达[675]。

16.4.2.7 上皮细胞：孔性或交织腾氟龙材料用胶原、纤维连接蛋白、明胶或层连蛋白进行修饰或镀膜，促进人结膜上皮细胞移行并粘附到腾氟龙表面[615]。在这项实验中，邻近腾氟龙基底的细胞是非增性的，的确表现有退化或者分化的迹象[644]。但是，早期限在小鼠上进行的研究已经表明，经皮植入带有蚀刻表面的腾氟龙柱，产生闭合性的组织接触，而完全没有毒性组织反应[628]。在一篇已有数十年的很古老报道，声称腾氟龙盘的植入引起了30%~94%的BALB/c，C3Hf/D和C57BL/He皮下纤维组织肉瘤，潜伏期平均为61~82周[625]。但这项研究的可靠性并不清除，其结果也似乎没能重复出来。

16.4.2.8 神经细胞：在含有胶质细胞和神经元的小鼠小脑神经细胞培养物海绵和腾氟龙纤维，二者对这些神经细胞的生长很少或没有影响[603]。可有一些胶质细胞和神经元粘附于腾氟龙表面，但这种附着不广泛[603]。有一例腾氟龙材料引起的无菌性脑膜炎持续了将近5个月而没有办法治疗，直到用外科手术将其取出。这种腾氟龙材料是用来衬垫三叉神经，减轻对微血管的压迫，以缓解三叉神经痛的[699]。还有一例报道，腾氟龙修复材料插入三叉神经和小脑上动脉之间，引起反复发作的三叉神经痛。这是因为材料插入17个月后，腾氟龙材料变硬，压迫三叉神经所致[700]。无形腾氟龙共聚体抑制或支配细胞粘附的能力也在各种神经细胞系进行了测试[701]。

16.4.2.9 精子和胚胎细胞：腾氟龙对精子的运动能力，对中国仓鼠卵自由带的穿透能力和两个大鼠胚胎分离的能力具有生物相容性，因此具有相对惰性[702]。具有腾氟龙膜的导管对公牛精子似乎无毒，只是在暴露90分钟后，对精子活动性有所减少。胚胎对腾氟龙受孕管具有良好的耐受[703]。

16.4.2.10 造血细胞：人造血细胞在腾氟龙过氟烷氧基或腾氟龙氟化乙烯丙烯上培养时，增殖过程接近正常[704]。

16.4.2.11　细菌细胞：微生物在牙斑上的积聚和粘附可被腾氟龙镀膜表面所减少[705]。有些细菌如S. epidermidis容易附着于腾氟龙表面[706]，形成生物膜[707]。这时再说一遍，在文献报道中存在有矛盾，提示需要进一步研究。例如，有一项研究报道葡萄球菌对氟化聚乙烯丙烯膜的粘附与其表面电荷和细菌的疏水性无关[708]。而另一项研究则报道对腾氟龙导管的粘附受微生物菌株的疏水程度的明显影响[709]。在血浆中进行预孵育可减少细菌对腾氟龙的粘附，主要是由于自血浆中吸附的白蛋白对细菌的粘附具有抑制作用[708,709]。

16.4.2.12　其他细胞：肝细胞可在腾氟龙膜培养皿中正常生长[710]。

16.4.3　腾氟龙膜修复材料的生物相容性

第一次将宏观的腾氟龙植入犬的腹腔是于1949年由Leveen和Babario二人报道。迄今为止已用作心血管外科中的固体植入物（如心瓣膜、血管修补片和导管），整形材料（如髋骨修复材料），筋膜外科（如下颚和眼眶植入）和神经外科（如硬脑膜植入，分流瓣膜）[647]。

腾氟龙没有抗原性[615]，但可激活补体。腾氟龙管与全静脉血接触10分钟就有激活补体的作用[635]。腾氟龙缝线和植入材料可明显激活补体成分C5a[604]。

腾氟龙膜经常被用于修复材料以达到抗粘附效果[598]，但失败和成功的报道都有。例如，Vitek制造的腾氟龙颞下颌关节，用于两者之间的植入。经过长时间的广泛应用，不得不被美国FDA将其从市场退出[711,712]。这主要是因为并发症的原因。这些并发症包括关节髁和窝骨质的破坏。这种骨质破坏是广泛的肉芽肿形成和极度活跃的异物巨细胞反应[713]、脑脊髓液外漏[714]、纤维化、钙化、炎症和疼痛[715]、软组织破坏[716]和已有结缔组织的激活或自身免疫病等问题的结果[711]。无用的腾氟龙关节植入物必须被替换[717]。植入物的去除导致免疫介导的体感症状相关条件、变态反应或对环境敏感性症状的发生率增加[654]。

其他机械性腾氟龙修复材料问题也时常发生。至少有一例报道说植入于三尖瓣位置的腾氟龙心瓣膜被腐蚀而变成栓子，此后发现成为血管、血管壁和肺实质中的异物材料，伴随着异物性的炎症反应[718]。还有一例来自临床的报道，在心脏外科手术中所用的腾氟龙小拭子栓塞了肺脏，伴随肺动脉的病理改变[719]。

腾氟龙动脉植入体已植入腹主动脉瘤切除术的人类患者[621]。其他的腾氟龙动脉修复材料也已在人体进行研究[645]，其他动脉中的植入体已在狒狒[619,622]和犬[612]模型进行研究。在一项研究中，腾氟龙修复材料置入人类患者动脉内2个月到18年[720]。起初是含有血小板抗原的栓子透入。这种栓子后来发生机化而转化成肉芽肿，然后成为纤维化组织。新生成的组织含有异物性巨细胞。异物性巨细胞与修复材料相接触，没有证据表明有血浆蛋白的渗透出。老化的植入体导致狭窄、钙化和动脉瘤形成[720]。一个镀有腾氟龙膜的动脉支架植入犬动脉内1～4周只与血管壁发生中度的反应，产生115μm厚的新内膜层[744]。作为对照的主动脉内的镀金膜支架产生最少的肉眼和组织病理学改变，有83.9μm厚的新内膜，而一镀铜的支架产生严重的血管壁的腐蚀，明显的血栓形成和主动脉破裂[744]。但较大直径（>5μm）的血管植入体植入10年后仍然保持良好的状态。小直径的腾氟龙血管植入体在植入时就有可能迅速闭合[721]。

早期腾氟龙导管植入用于胆流域引流。1～8周时间内最好情况下也只有部分仍然有效。在大多数病人引流不好，还发生胆管感染。在许多病人还发生导管的自发性脱位。有一例患者因在创孔附近发生肝内动脉瘤而死亡[722]。更为近来的一些有关胆管支架的体外研究已表明，较少发生腾氟龙支架内的凝块和阻滞，但临床研究给出了矛盾的结果[723-726]。部分的引流困难可能由于内表面的不规则性，这以多发的表浅小凹和多发性粒子突向管腔所形成的脊为特征。这些微米尺度的特征用扫描电镜可以进行观察[727]。用于肠道外营养的静脉腾氟龙导管在5种测试的导管材料中产生最广泛的血栓形成[728]。静脉内腾氟龙导管相对于 PTFE 导管轻度增加导管引起静脉炎的危险性[729]，尽管两种材料的化学本质都是氟碳化合物。

巩膜修复术（眼巩膜修复外科）后的腾氟龙移植显示了良好的实验性生物相容性[609]。在一项早期的研究中，e－PTFE 植入巩膜之上，作为视网膜剥离手术的一种辅助材料进行评价。植入物显示了最小的炎症反应和结缔组织的长入，成为一个厚厚的、纤维血管性的巩膜组织内的植入物[730]。此后的一项研究用无菌的腾氟龙薄板植入兔眼睛巩膜袋内，显示了极好的相容性。14 天后植入片引起组织细胞、成纤维细胞、胶原和血管长入多孔性材料的结间空隙。细胞数和细胞外基质材料的量在植入物中的沉积随时间而增加[625]。一项在 1999 年所进行的实验中，卵圆形的 e－PTFE 巩膜表面植物放置于兔眼后 3～11 个月，引起一个新生囊的形成，将植入物牢牢地包裹[731]。囊的内面常常内衬大量的巨细胞，经检测可知为异物性肉芽肿，以适应不规则的内表面形态及植入物的疏水性[731]。植入物没有向内或向外突出（实验上这种植入物能被良好地耐受）。植入物的多孔性质和表面的不规则性使纤维血管性和炎症组织在其外周层生长。植入物下面的巩膜变薄内折[731]。e－PTFE 在孔源性的视网膜脱离的巩膜成形手术中具有良好的耐受性，没有移行、感染、腐蚀、外突或内突等并发症，随访 14～26 个月具有良好的耐受性和生物相容性[732]。腾氟龙膜眼球内透镜植入兔眼 1～2 个月与非腾氟龙对照相比表现明显较少的细胞沉积，没有虹膜晶体间的虹膜粘连。非腾氟龙对照表现有广泛的虹膜粘连，伴随晶状体上皮的增生和纺锤状的细胞沉积[598]。e－PTFE 异质制品也表现度的生物相容性，血管、腹腔、及重建外科中，纤维血管组织可以长入。角膜植入物虽然从生物相容性角度来说可以被良好地耐受，但未显示出有纤维血管组织长入的任何证据。一种 e－PTFE 引流用植入物具有 20～50μm 微孔，用于青光眼滤除外科手术，植入兔眼 3 个月，没有术后的低张、移行、外突、眼球内炎症或感染。与通常的小梁切除术和激光巩膜切除术相比，滤除的开放期大地延长[610]。一种 PTFE 片状植入物植入一非眼病患者，6～13 个月，可被良好地耐受，没有外排、肉芽肿形成刺激现象[733]。

Proplat Ⅱ是一种孔性的异质性腾氟龙多聚体和氧化铝组成的复合材料，据称已被成功地用作骨膜下移植物以治疗非眼病性眼球陷没，可于术前良好地纠正上眼睑槽畸形，良好地与周围组织整合，最大限度地减小植入物移行和外突的危险性[734]。腾氟龙管也已被成功地植入下泪道作为泪液引流的支架和与泪道撕裂修补术时的分流管[735]。许多年以来，使用带有金质活塞的腾氟龙膜铂线制备的成形材料进行耳硬化症的外科手术（目的是为了封闭耳鼓膜穿孔，重建听骨链，纠正传导性听力丧失）取得了良好的结果[600]。

一种微孔性腾氟龙气管成形材料已经过测试[736]。植入 2～4 周后可成功地掺入组织（如由结缔组织和上皮覆盖其腔面）在吻合期没有炎症和肉芽组织形成[607]。两种次要的并发症是掺入过程完成之前的感染（这能够用抗生素来进行纠正）和由肉芽组织或腾氟龙管壁的变形所导致的成形材料管腔中心的闭塞（这可用较硬的成形材料来克服）[607]。

氟多聚体膜聚酯纤维已作为腹腔疝气外科手术处理中的修复植入物进行测试[608]，这是在缺损太大和周围组织又不能用于修补时所采用的方法。腾氟龙网已被用作皮下组织的替代材料，用以替代被面部神经纤维瘤侵入性生长所破坏了的表面筋膜。腾氟龙还被用作鼻中隔夹板[737]和阴茎植入体以治疗 Peyronie 病和勃起功能丧失[738－741]。腾氟龙象 Gore－Tex 一样已被用作牙周材料[742]。

16.4.4 短链腾氟龙粒子

短链氟碳化合物分子，一般地说在低剂量情况下具有生物相容性。短链氟碳化合物分子，一般地说在低剂量情况下具有生物相容性。但是摄入氟化合物的巨噬细胞可能丧失吞噬功能，释放细胞激动素或其他免疫介质[745]；Oxypherol，用于动物实验的一种市售的过氟化学试剂，可轻度吸附于血液红细胞表面，引起红细胞变形能力的减小[746]；四氟乙烯是一种腾氟龙制造业所使用的一种单体，由小鼠吸入实验发现在 312～1250 ppm 浓度下，接触 2 年后具有致肝癌作用[747]；Fluosol（一种可氧化的含氟试剂）在一小部分病人在0.1mg/L的浓度下即可引起anaphylactoid型反应；生物酶在吸附于腾氟龙表面时加上大量的氟碳化合物残基被修饰后，不引起明显的构形改变，因此不被灭活。

纯的氟碳化合物和分子中的氟碳部分具有很强的分子内键和很微弱的分子间相互作用[748]，因此具有很低的分子聚集特性。氟化脂质体的稳定性和透过性已被广泛地进行研究[749-752]。例如，30～70nm的氟小泡体混凝悬于水中。这种混悬体在小鼠可耐受0.5mg/kg的静脉注射剂量（每升血液容积中含5克）。溶血活性随氟化程度的增加急剧地降低[751]。

关于腾氟龙粒子吸入毒性问题尚未有肯定的报道。由吸入腾氟龙热解产物而诱发的多聚体蒸气热（由物质的蒸汽所产生的发热现象）[753,754]已为大家所熟知。尽管腾氟龙的热解产物与腾氟龙在化学结构和性质上都与腾氟龙本身具有本质的差别。由于这些产物分子具有很高的内在活性，因此发生毒性作用也就不足为奇。其他的多聚体也同样有这种现象。这种现象与多本身的生物学行为关系很小或完全无关。例如，有两个人都由于职业的关系，经常接触腾氟龙粉尘在工作中都经历过发作性发热、白细胞增多和一般的不适。所有这些症状都是短暂的，当不再继续接触腾氟龙时就会消退[755]。病史调查发现，他们腾氟龙燃烧产物吸入的原因并非是由于车间的腾氟龙粉尘而是吸入了被腾氟龙污染的香烟。香烟里的腾氟龙在吸入前已经过热解。其他动物也有吸入腾氟龙蒸汽而中毒，如鸟类。在空气中将腾氟龙加热至486℃所产生的超细（粒径小于100nm）粒子蒸气，在50 $\mu g/m^3$浓度下对大鼠有很强的毒性作用[756]。吸入这样的腾氟龙蒸汽只用15分钟，就有大鼠死亡。这种毒性作用有人推测是由于其不约而同的自由基。腾氟龙粒子超细腾氟龙进入肺脏后可迅速通过呼吸道上皮[756]。但这种粒子如果在充满氩气的条件下加热产生，则不再具有毒性表明，粒子表面的自由基是其毒性的原因。有趣的是，研究者[756]提出"超细腾氟龙蒸气的毒性可采用这样的方式来避免：在15分钟暴露以前3天，首先使大鼠吸入这样的蒸气5分钟使之产生适应性。"实验中还发现>100nm的腾氟龙粒子没有毒性[756]。

腾氟龙粒子注射用于治疗各种人类疾病已有数十年的历史。最常用的注射剂是称为聚四氟乙烯糊剂的一种市售制剂。这种制剂含有4～100μm热解腾氟龙粒子，形态不规则，混悬于甘油载体中[756]。对这些粒子所期望的治疗作用是使局部组织的容积被动地增加。实验和临床剂量为0.1～1ml[757]，约为1～100亿粒子。

但是当以粒子形式进行注射时，有时腾氟龙粒子可引起严重的炎症反应[550,551]。提高血浆中变态反应特异性IgE和IgG2A[758]。在用腾氟龙粒子所进行的另一项实验中，给小鼠进行背部皮下注射，给兔进行乳晕下注射，给犬进行乳晕下和输尿管周围注射[756]。尸检部位的组织病理学检查揭示出持久性的慢性炎症反应，所累及组织的进行性生长，发生炎症性假瘤。3个月后，除巨细胞和吞噬细胞，淋巴细胞浸润也变得很明显，1年后可占浸润细胞的80%，浆细胞也有增多。在另一项实验中，将腾氟龙糊注射于小鼠腹腔粘膜下，48天后许多粒子发现于腹腔巨噬细胞，局部淋巴结和脾脏小吞噬细胞和巨噬细胞，及肝脏的Kupffer细胞中[759]。吞噬腾氟龙粒子的吞噬细胞可引起局部炎症和纤维化。

植入的腾氟龙粒子可从注射部位移行到肺和脑。这已有许多相关的动物研究报道[760]。小量的腾氟龙糊粒子注入犬的外周静脉右颈总动脉，6个月后还可发现于经颈总动脉注射后动物的脑血管中，而在静脉注射的动物则不能发现。脑组织切片检查发现血管中的粒子周围有局部的异物性反应，但没有梗死，没有神经纤维的异常，没有星形细胞增生，没有含有粒子的血管周围及脑实质的脱髓鞘现象。总之，没有脑实质组织的损伤。然而，出于对粒子移行的不确定性的担心，美国FDA于1984年开始禁止腾氟龙粒子的医疗应用[595]。

腾氟龙粒子注射的医疗适应证（有一定程度的成功）和经动物实验评价可能用之进行治疗的情况包括：

①声带麻痹　从20世纪20年代开始，在恢复麻痹的声带的神经支配的尝试已获得成功[761]。1962年，Arnod将可注射的腾氟龙粒子用于Brunings技术使麻痹的声带恢复正常功能[762]。从那时候

起，用于治疗声带麻痹和声带松弛的腾氟龙粒子注射就已被用于治疗单侧麻痹性失音[763]。对此有几篇良好的历史性和综述文献[764-767]，此处不再赘述。单侧声带麻痹表现为声音低弱或呼气样声音，其主要问题可用腾氟龙粒子注射的方法，将麻痹的声带的边缘移向中线进行解决[761]。这使可运动的声带内收，在发音时对麻痹的声带边缘产生稳定的振动，避免空气自声带之间漏出。这种治疗通常是在局部麻醉的情况下，直接通过喉镜进行，以便于监测注射对声音的影响。注射后的腾氟龙很容易通过喉镜自声带中清除[761]腾氟龙粒子似乎没有致癌性[762]。参与对喉部腾氟龙移植物的异物性反应的表现有巨细胞和少量淋巴细胞，没有中性粒细胞。这种反应可被描述为一种温和的，慢性的，伴随移植物的老化，在任何区域都没有过激的急性反应[296]。有时可观察到 polytef 部分自环甲状软骨间隙向外突出，但通常没有不良组织反应和不能耐受的表现[770]。

关于这种疗法失败或出现并发症的情况也有报道[767-769]。这些并发症可能包括：急、慢性炎症反应[771]、咳嗽或哽咽[772]、吞咽困难[772]、喉狭窄[821]、或气道阻塞[297,306-308]、急性异物巨细胞性反应[299-301]、颈部软组织的渗出和浸润[306]、淋巴系统[757]或周围肌组织[299]的粒子移行、持续性声音嘶哑或声音的改变[773]，甚至失音[772,774]。一个罕见的并发症称之为“腾氟龙瘤”[775-780]或大肉芽肿形成[769-774]。腾氟龙瘤最初被认为是甲状腺肿瘤[770]或颈动脉瘤[776]。现在胶原粒子[762]、自体同源脂质体[781]和其他材料都已表现出在粒子在组织植入中的应用前景。

②尿失禁　腾氟龙尿道周围注射通常用于控制尿失禁[782-795]，包括紧张性失禁[796-799]和前列腺切除后的失禁[800-802]。在男性病例，组织反应一般仅限于淋巴细胞和单核细胞的中度浸润，和轻度的胶原纤维增生。在猪和犬模型上，一般来说粒子是可耐受的，只有小量的粒子向肺和脑移行[803]。并发症包括：糊块[804]、疼痛[801]、发热和去除时的不适[805]、炎症反应[783]、可能性的感染和不耐受[805]、尿道旁脓肿和尿道膨胀[802]、血沉增快[805]、纤维化[783]、异物巨细胞肉芽肿反应[782,795]和息肉[806]、肺肉芽肿[799]、尿道脱垂[799]、腾氟龙瘤[801]、粒子移行[795]（特别是淋巴系统[795]，会阴[800]，肾[795]，脾[795]，脑[795]，肺[792]，和皮肤[795]），甚至完全的尿道梗阻[782]。这些并发症使有人提出尿道旁腾氟龙注射只应用于特殊病例[797]，尽管自体同源指质体注射具有更小的成功率。

③美容外科　20 世纪 70 年代将腾氟龙糊进行皮下注射治疗面部皱纹可引起肉芽肿[806]。在另一病例，粒状腾氟龙糊注入上眼睑以重建被瘢痕牵拉变形的上眼睑沟[444]。巨大物性肉芽肿发生于数周以后，需要切除，导致外科医师反对在具有良好血液供应的疏松组织注射腾氟龙。

④膀胱-输尿管反流　膀胱输尿管反流（VUR）是在排尿时尿液自膀胱反流入输尿管。经内镜于粘膜下注射腾氟龙（STING）纠正 VUR 的手术于 1981 年首次进行[807]。从那时起，这种手术就被用于临床治疗输尿管、输尿管-肾和膀胱输尿管尿液反流[807]，也用于肾脏植入术中的 VUR[808]，治疗输尿管扩张[809]。STING 对于儿童[801]和成人[803]都有很高的治愈率。一般来说效果很好[806]，虽然往往需要二次注射[808]。这种手术并发症发病率不高，没有肾输尿管切除术的危险性[808]，没有这种材料形成血栓的症状[810]。其可能的致癌性已受到注意[596]但还没有观察到致癌性的退行性变[747]。腾氟龙粉被认为是没有致癌性的[595]。

并发症可能有：术后腾氟龙自注射部位的漏出[810]，植入物被一薄层纤维组织包裹[811]，异物性肉芽肿反应和局部的组织细胞和巨细胞反应，局部淋巴结反应[812]，在 1% 的病例发生输尿管狭窄[596]。还有一例可疑的卒中[813]。虽然有很多研究没有发现粒子的移行[810]到肝[596]、肺[596]、或脑[596]，但已注意到粒子移行的危险性[596]。在一项动物研究中，在接受腾氟龙粒子膀胱粘膜下注射的兔肺中可观察到罕见的粒子而在脑中则没有发现[812]。在另一项动物实验中，以通常治疗 VUR 的方式注射腾氟龙粒子 2 周内，可在脑和肺中发现大量的粒子[814]。脑中的粒子最大为 15μm，表明肺组织对进入静脉的粒子的滤过作用是不充分的[814]。临床上没有关于其不良的神经学症状的报道，作者提出滞留于脑组织中的粒子可能阻断血液供应[814]。这种情况有可能导致栓塞。在一项人类临床研究中，在 83 例用腾氟龙注射治疗儿童 VUR 的病例中有 1 例经 CT 检查发现大多数腾氟龙粒子从注射部位消失。这些腾氟龙粒子被推测是进入了膀胱[815]。有些临床医师已放弃了用 polytef 注射治疗 VUR

的方法[816]。胶原粒子的结果令人失望，但硅微粒子[596]和可生物降解的微球显示有应用前景[817]。

⑤会咽麻痹 腾氟龙注入儿童咽后壁粘膜下治疗鼻咽麻痹时的严重的鼻咽开放。一例年后的尸检结果揭示有明显的异物性反应，伴随持久的炎症和纤维化[818]。对此，脂质体注射可能是一较好的选择[819]。

⑥部分性排便失禁 在部分排便失禁患者polytef粒子糊肛门旁直肠颈粘膜下注射，由腾氟龙粒子的衬垫作用增加直肠颈压力。所有病人都至少有部分改善，2/3获得长期治愈[820]。

食管括约肌压力过低 通过腹腔将腾氟龙糊注射于食管－胃接合部位，在注射部位形成良好局限的腾氟龙团块。纤维组织在植入物的周围形成一个薄囊将其包绕。植入物周围是良性的由圆形细胞组成的异物性肉芽肿反应。这种手术在兔上食管括约肌内压力由术前的29.7mmHg增加到术后的37.6mmHg。

16.4.5 腾氟龙的化学惰性

腾氟龙对化学性攻击具有惰性，不受臭氧、元素氟、沸腾硝酸或王水、浓硫酸、或强氧化剂如高锰酸钾等的影响[822]。还原剂，如氢和碳，也不能对其发生影响，即使在1000℃的高温下[822]。氟碳化合物只能被高热的金属如熔融钠的攻击[514]。氟衍生物的一些化学稳定性必须归因于氟的电子八偶体不可膨胀性，水不能够与氟或碳配位，因此不能完成溶解的第一步[514]。还有，C－F键是已知最牢固的共价键。氟原子比氢原子大，所以氟碳化合物中的氟原子比氢原子能够更有效地保护碳原子不受攻击。因为碳氟键具有很大的极性，因此碳原子可被认为是被有效地氧化了（而碳氢键的极性很小，因此碳原子接近被还原的状态），所以氟碳化合物没有被氧氧化的倾向[514]。腾氟龙可加热至450～500℃而不燃烧[822]。在热解时，是C－C键的断裂而不是氟碳键的断裂[514]。这是因为C－C键要比C－F键弱得多。在氟碳化合物中，C－C键键能约为80 kcal/mole，而C－F键的键能为115 kcal/mole。因为打开C－C键消耗的能量较打开C－F键的能量要小得多，所以裂解时在C－C键断裂。

腾氟龙是化学上具有惰性[594]，无生物活性[629]，不能被组织吸收的植入材料[615]。相对来说在组织中稳定，不易被宿主的体液溶解或被组织消化[642]。腾氟龙对于巨噬细胞和Kupffer细胞是不可消化的[759]，宏观的腾氟龙没有细胞毒作用[636]。像在这章其他地方所述及的那样，传统的医用氟碳化合物表面可能存在一些生物相容性问题，但这种类型的原子级平滑表面还有待于更多更深入的研究。

16.5 蓝宝石、红宝石和铝

纯的氧化铝是无色的，具有一定的强度和硬度，具有化学惰性。这些性质仅次于金刚石。蓝宝石和红宝石，是最为大家所熟悉的结晶形式，主要成分是单晶$\alpha-Al_2O_3$。其晶体可被制备成具有整个色谱中的所有颜色。蓝宝石的材料特性已在其他地方作过综述。扫描探针显微镜已能对α－铝晶体的（0001）表面的原子结构进行成像，观察接触水后表面羟基的形成[823]。水化α－铝晶体表面的原子结构已能用X－衍射技术进行研究[824]。铝的高密度单晶蓝宝石形式可在均压加压和在1500～1700℃点燃Al_2O_3时制得[825]。铝纳米管也已被合成[826]。这些均非本章的主要内容。这里仅将蓝宝石在纳米机器人中的应用总结如下：

首先，蓝宝石几乎具有与金刚石一样的强度和硬度，只是轻度地更为致密。第二，蓝宝石是已被充分氧化的，因此在粒子形式时，在空气中不会燃烧，相对于金刚石，蓝宝石晶体结构可在更高的温度下得以保持。第三，蓝宝石具有更为理想的宏观热物理学特点。蓝宝石的热导比金刚石小100～1000倍，与含有纯金刚石纳米结构的组织相比，与蓝宝石一起相处的组织可减少组织热导的增加。蓝宝石热容较金刚石大60%。第四，与疏水的金刚石相比，蓝宝石给设计者提供了另一疏水表面化学。蓝宝石是两性的，在酸性很强的环境中吸附H^+（获得阳电荷），在碱性环境中吸附OH^-（获得负电荷），但其本身在接近人体生理 pH 条件下仍能保持等电性（电中性）。第五，用0.01% ~0.1%的铁、钛或铬原子替换铝原子，可制备出所有颜色的蓝宝石。这个替换只引起这种材料的很小的物理化学性质的改变。

很明显，目前尚且未有关于红宝石的生物相容性的研究，但高密度单晶蓝宝石和铝（孔性的和多晶的[827]）材料已被广泛地研究，已广泛地应用于临床。（此处不讨论无定形或者 γ－铝[828]和其他过渡态或“激活”形式[829]）。例如，蓝宝石经常被用作牙齿植入材料，虽然它是如此之硬以至于必须用金刚钻才能对基进行剪裁[830]。铝[831－833]和蓝宝石[632]一般被认为是无毒的生物惰性的陶瓷材料。蓝宝石的生物相容性似乎在某些方面比金刚石表现差一些，然而在需要亲水性，不可氧化或彩色表面的应用中，蓝宝石对于纳米机器人的构建材料可能是一种更好的选择[836]。蓝宝石已被应用于纳米液体[834]和其他的近期纳米医疗用途，正在考虑将其应用于心瓣膜修复或成形材料的制造[835]。

这部分内容铝和蓝宝石对蛋白的吸附作用，对铝和蓝宝石牙植入材料及其他植入物表面和修复材料的组织反应，对铝和蓝宝石表面的细胞反应，铝和蓝宝石粒子的生物相容性及铝和蓝宝石在体内的化学稳定性进行简要综述。需要提醒读者的是，这里所述关于铝和蓝宝石多晶或其他形式的铝陶瓷的实验或临床结果，可能不同于要由可能用于医疗机器人的原子级精确的单晶蓝宝石获得者。

16.5.1 铝和蓝宝石对蛋白的吸附作用

铝陶瓷材料是具有高湿润性的亲水材料[832]。蛋白包括白蛋白、糖蛋白、血浆蛋白原、纤维连接蛋白、IgA 和 IgM 及其他物质如磺胺嘧啶[837]（一种具有抗菌作用的药物），各种杀虫剂[838]和表面活性剂[839]、及一氧化碳[840]在铝表面的吸附率和解吸率已被研究。例如，在一项实验中，在 37 C 和 pH 7.35 条件下，血浆蛋白原与 α－铝表面作用 2 小时，去除洗脱剂后，测得白蛋白吸附率为 0.147mg/m^2（130 分子/μm^2），但纤维蛋白原只有 0.00198mg/m^2（4 分子/μm^2）[841]。另一项实验发现，无玻璃粘连蛋白条件下与无纤维连接蛋白条件下相比，在 Al_2O_3 陶瓷表面培养的人骨来源的细胞在其上的附着与铺展在起初90min 减少73% ~83%，提示细胞在铝表面的附着与铺展是玻璃粘连蛋白吸附的函数[842]。

至于水溶性，蛋白吸附于铝表面为 pH 依赖性的。在 pH 7.6，乙酰化卵蛋白对铝表面没有亲和力而没有修饰的蛋白则具有一定的亲和力[843]。静电性相互作用、蛋白的表面展开及蛋白的表面疏水性也控制卵蛋白在铝表面的吸附[843]。一项系列实验检验了蛋白在铝－水界面间的竞争性吸附和解吸附，相对亲和性，分子大小，形态，方向和折叠[844－849]。所用的蛋白包括牛血清白蛋白、β－乳球蛋白、明胶、血红蛋白、溶酶体和肌球蛋白。结果表明这种吸附是 pH、各种盐的离子强度、温度、和蛋白浓度的函数。在人血清白蛋白浓度［（35 ~52）×10^{-3} g/m^3］和27℃下，白蛋白在20nm 铝粉表面的吸附在 pH 6.4 是 36 400 分子/μm^2，在 pH 5.0 为 14 300 分子/μm^2，在 pH 3.6 为0[847]。在两个较高的pH 值条件下，吸附在环境中白蛋白浓度（0.6×10^{-3} g/cm^3）之上达到平台。（在同样条件下，50nm 石墨粒子对白蛋白的吸附在 pH 6.4 是 13 300 分子/μm^2，在 pH 5.0 是 22 100 分子/μm^2，在 pH 3.6 是 41 800 分子/μm^2，在白蛋白浓度在 0.3 ~1.5g/cm^3 之间时，在所有 pH 值条件下都有吸附平台[850]）

蛋白在铝表面的附着与结合是焓控制过程，表面变性（包括蛋白重排和折叠）是熵控制过程[848]，因此吸附的起始过程可以在其单层饱和状态下测定的标准自由能转移来进行表征。对于 1 摩尔蛋白或蛋白混合物，在各种物理化学条件下标准自由能转移都是 38.5kJ/mole[847,848]或 64 zJ/mole。这里用此数字暂时代表纳米机器人的吸附调节性表面接触生理性血浆时能够产生预想的特异性的疏蛋白特性或亲蛋白特性所需要的分子结合能。

假定只考虑非共价（范德华）吸附力，那么由吸附调节性表面具体表现为其物理结合特征值应当在面积上为 6nm^2 或在体积上为 1.5nm^3 量级。10^4 ~10^5 受体/μm^2 的数量密度意味着表面积的覆盖率为6% ~60%。吸附调节性表面的结合必须有一定的强度，能够在环境条件改变时避免解吸。已知当β-乳球蛋白加于环境中时，原先被吸附于铝表面的牛血清白蛋白可定量地解吸，重新回到溶液中去[845]。

有文献阐述其他简单的有用的表面修饰方法。Yoshida等制备了一种超平滑的单晶α-Al_2O_3蓝宝石盘片，经用原子力显微镜扫描观察，可见高度仅有0.2nm原子台阶，可与预期的医用纳米机器人设备的外表面的粗糙度相比。这种材料，像通过高温退火所获得的那样，具有相对疏水性的表面（水滴接触角约为80°)，这样能够用于质粒DNA的原子力显微镜观察。当用碱性磷酸钠水溶液对这种材料进行处理时，表面被均匀的0.3nm厚的磷酸二氢钠化合物层所覆盖，具有更强的亲水特征（水滴接触角大约为20°)，使DNA能够粘附，而能够用原子力显微镜进行扫描观察[549]。其他极性有机分子如粘多糖[851]在湿润的微环境中借助于范德华力可附着于极性的铝表面[852]。特异性的酶类也可共价固定于聚乙二亚胺浸润的γ-铝表面[68]。

有趣的是，单晶蓝宝石暴露于30 kilogray的γ辐射（常见于用γ射线灭菌）在蓝宝石结构中产生氧空穴，伴有晶格变形及电学特性的改变[853]。室温下，受照射的α-Al_2O_3不像未被照射的α-Al_2O_3，能捕获电子。由此可以得出结论，γ射线照射改变α-Al_2O_3的聚合能。这可能导致表面电荷、摩擦、摩损、脆性强度等机械性质的改变[853]。

16.5.2 蓝宝石牙齿植入体

蓝宝石表现出虽然在施加足够的剪切力时倾向于断裂[865]但强于骨皮质20倍的弹性模量[825]。牙齿植入物为短而致密的植入物，所需要量的性质主要是压力强度。这就是为什么过去20年中会有成千上万的有关单晶铝用作牙齿植入物[866-873]的动物研究[874-883]和临床实验[854-865]。商业制造的铝质牙齿植入材料如Bioceram[867]，BionitR[868]和Fialit[865]可见于所有的牙科领域。这些材料也可用作骨桥和义齿的固定材料[825]。在现代牙科临床上宁愿使用钛质骨稳定材料。这是因为纯的蓝宝石在咀嚼环境中显得脆性太大，正常使用6个月后就容易发生骨折［Thomas G. Wilson，个人通讯］。由于其长期效果较差[897]，现今这些设备的绝大多数都用钛材料和具有不同特征的表面结构和外膜的材料来制备[886,887]。但是，氧化锆骨架[888]和复合材料[889]可提供两倍于陶瓷铝[888]的机械强度，使其能够耐受磨牙区强大的咀嚼力。Tinscher等[890]提出现在的CAD-CAM牙齿制备过程会产生表面和次表面的缺陷。这些缺陷对本来是可靠的材料[891]的结构可靠性具有不良影响。有趣的是，单晶蓝宝石断裂的生长率在C林格液中（一种模拟的生理环境）37℃下明显高于24℃下的湿润空气中，虽然目前还没有发现真正的环状疲劳作用[835]。

在20世纪的80年代和90年代，就已经发现，蓝宝石用于口腔时具有良好的硬组织和软组织的生物相容性[875]。植入物周围的粘膜几乎没有炎症性细胞增生[883]。在成功的情况下，通常在植入物和邻近的齿槽骨之间没有纤维组织囊的形成[865]。一般情况下，周围软组织没有严重的炎症反应，只有当植入物/支持物界面位于牙龈组织以下时有轻度的炎症细胞浸润[862,865]。一项关于19例部分或全部无牙患者的研究表明，蓝宝石牙植入物周围的中性粒细胞的数量和活性在完全无牙的患者的植入物旁较低而在有残留牙齿的患者则较高[864]。

超微结构证据揭示在齿龈上皮和铝之间附着复合物形成。这种复合物类似于在天然牙齿周围所见者[880-883]，在蓝宝石表面有很高的骨接触率[880,882]，或骨整合率[865]。在一例患者，植入30个月时由于支持材料的破坏而去除氧化率植入物，用显微镜观察到植入物被高度矿物质化的致密同心骨层所覆盖，在界面中没有结缔组织和炎症细胞存在[892]。在骨与植入物界面很近之处，可发现骨细胞，表明植入物具有良好的生物相容性。在另一项研究中，围绕单晶蓝宝石植入物的软组织用通常的光学和电镜对细胞角质、蛋白S 100、第Ⅷ因子和KP1因子的标志物进行研究。来自临床健康植入物周围粘膜组织病理学活检切片被分为角质化外层植入物上皮和一内层非角质化的上皮，二者都对细胞角质具有免疫反应活性[893]。植入物内层上皮终止于联合上皮，顶端不及几个细胞层的厚度。邻近植入物的细胞表现具有类似于半致密体的致密胞质[881,893]，也就是说具有良好的生物相容性。

在猴[879]和人[897]的下颌无牙部位的天然牙齿和单晶蓝宝石植入物上堆积的牙斑都没有观察到牙龈下微生物有明显的差异。健康牙齿、病牙及天然牙齿部位的微生物非常相似[894]。植入物周围组织与天然牙周组织的行为也非常相似。对蓝宝石膜的牙齿植入物进行预防性处理也正在用 SEM 进行研究[895]。在天然和植入牙齿之间存在有一小小的差异，是那些位于植入牙齿周围的结缔组织中的感觉性受体中，蓝宝石植入牙齿的触觉敏感阈值较天然牙齿高一些[896]。

16. 5. 3 组织对宏观铝和蓝宝石的反应

除了用作牙齿植入材料，蓝宝石和铝陶瓷材料最通常地用于各种骨植入材料[898]。铝陶瓷材料当植入兔颅骨中 2 个月后，表面表现出与活体组织的良好相容性[899]。在人下颌骨，一种单晶蓝宝石骨螺丝用于矢状裂隙骨切开术，在 1982 ~ 1986 期间内的 86 例患者中显示了良好的生物相容性[900]。骨组织对线形缝合部位具有良好的适应，螺丝周围的骨组织没有明显的丧失。这种螺丝可对裂开的下颌支骨提供机械性支持，直到两部分的骨质融合[900]。在 0. 5 ~ 3 年的随访期间，未遇到由于螺丝的存在而造成的并发症。为重建鼻骨梁和鼻中隔所设计的铝陶瓷材料实验发现鼻中隔植入材料被结缔组织所覆盖，其上有呼吸粘膜上皮被覆。植入材料位于骨组织内的部分，其表面与重建的骨组织之间，总是有一层结缔组织的存在[901]。所有的植入创伤都在无炎症反应的情况下愈合，7 个半月后牢固地固定于其周围组织。

单晶蓝宝石针已经作为手和肘疾患的内固定装置用于十几个病人[902]。在随访研究中，在所有的病例都观察到良好的骨愈合。只有一例指骨远端骨干的骨折是延迟接合。放射线照片显示固定针没有发生移行，在其周围也没有溶骨反应的发生。有一些临床实验是将铝陶瓷针用于肋骨骨折的固定[903]。烧结的铝植入材料插入兔的髂骨嵴和下颌骨可被良好地耐受，虽然铝材料引起了略强于玻璃碳的组织反应[402]。

从 20 世纪 70 年代开始，标准的全髋骨成修复材料就已被成功地运用[904]。这种材料常常由一个球状铝股骨头和一个铝髋臼所组成，二者形成关节[825]。这些材料表现出良好的耐磨损特征。据报道，年磨损率自极低的 25nm 至可能的 3μm[915]，而在这一年代早期植入材料的年磨损率可达 38. 8μm[905]。这种植入系统比其他的系统（如金属与聚乙烯组成的复合材料[898]）较少产生磨擦热[906]和较少的磨损粒子[907]。常见的其他复合材料的年磨损率如下：金属 - 聚乙烯为 100μm[908]，金属 - 铝陶瓷为 26. 9μm[905]，铝 - 陶瓷 - 聚乙烯[909]为 34 - 80 - 200μm[910]。截止 2000 年以前，大约 250 万陶瓷股骨头（大多直径为 28mm 的 BIOLOX 头，欧洲锥体[911]）已被植入人体，主要是在欧洲但在北美和日本也都有。一般来说结果是好的[912]，但也有关于其不良反应的报道：①若干例在活体内单相铝陶瓷的机械性失败[913]；②若干例的轻度[914]或明显磨损和③插入犬股骨髁的铝膝关节植入引起的关节软骨的机械病理性改变和半月板炎[915]。有关这种材料的改新在不断地进行[916 - 922]。2002 年，一种新一代称之为铝 - 氧化锆纳米复合材料正在进行有关全髋关节替换的试验。这种纳米复合材料的抗裂缝生长的性质相对于过去的产品有改善[923]，氧化锆陶瓷已知具有高度的生物相容性[924]。

至于腿骨，单晶蓝宝石和几种其他材料植入大鼠胫骨，结果被新形成的致密骨所包裹[925]，骨组织深深地长入铝材料孔中[926]。在另一系列的实验中，3 种铝植入材料：单晶铝（SA），致密多晶铝（DPA）和孔性多晶铝（PPA）跨皮质插入并延伸到大鼠胫骨的髓管[827]。在 3 种铝材料的周围新形成的骨组织成熟程度之间没有明显的差异。SA（蓝宝石）和 DPA 被一连续的骨质层所包绕。在 PPA，有些骨组织在其周围的附着是局限性的。多核巨细胞出现于 DPA 和 PPA 的表面，但未见于 SA 表面。骨接触率、骨接触厚度和骨接触面积的定量研究表明，SA 最高，PPA 最低，提示蓝宝石作为植入材料 SA 其他两种材料[827]。在一项人类的临床研究中[927]，对 7 个短跖骨病人用单晶铝陶瓷插入性植入以延长跖骨。术后24个月植入物被新生骨包裹，使跖骨延长5.2～9.2mm。没有骨质的重吸收和关节病或关节功能问题。蓝宝石骨螺丝和固定器至少在20世纪70年代后期就已应用于临床[928]。

蓝宝石植入物在软组织表现有良好的生物相容性[929]。这种植入材料可引起一些异物反应，但对铝质植入材料的反应是轻微的纤维化[832]。例如，将单晶蓝宝石和其他材料（如钛和Co－Cr－Mo合金植入大鼠的皮下组织[925]。结果表明，组织反应自最早期的坏死改变和急性炎症到最后的纤维组织包绕，在蓝宝石植入材料的周围都是最不明显的[925]。Arvidson等发现[930]，当将蓝宝石棒插入大鼠皮下4、8和12周，没有或只有轻度的组织反应。Reuling等将牙铝陶瓷植入材料植入兔和豚鼠肌肉内和皮下。圆柱状的粗糙表面产生了最强的异物性反应。纺锤状的平滑表面引起温和的组织反应，包括明显的囊下脂质组织的增多和厚度明显为小的结缔组织囊[931]。小铝片（1.6×6.3mm）植入大鼠的脊椎侧肌2周后产生一77.5μm厚的纤维结缔组织膜，4周后萎缩至46μm，8周后为36μm，26周后则只有24.4μm，伴随有细胞群的转移，包括一朝向植入材料的几乎是闭合的巨噬细胞层[932]。1年时，一层移行的脂肪组织仍存留于膜和肌肉之间，功能上排斥植入物。

在日本Toshishima大学医学院进行的一系列动物实验[933-935]，研究用作听骨的Bioceram形式的晶体铝植入材料的组织反应的时间过程。其中第一个实验[933]中，陶瓷材料植入大鼠肩胛区皮下，1、3、7和4天后去除。厚6μm的脱钙切片用苏木素和伊红染色，用显微镜对植入材料周围的细胞进行分类和计数。1天后急性炎症反应以巨噬细胞和中性粒细胞为主，大约7天后消失。纤维化开始于第三天但异物巨细胞反应只见于一例样品，也开始于第三天。对皮下组织的化学性刺激轻微。然而，Bioceram的物理性刺激却持续了存在，引起植入材料周围的纤维化。第二项研究将植入期延长到300天[934]，发现炎症细胞反应在14天之内迅速减少，与对照组织相似。自植入后的30天到300天，巨噬细胞和淋巴细胞不断地减少至很低水平，而植入物周围的纤维结缔组织囊则不断地成熟。第三项研究将植入时间延长至6～20个月[935]，证实小量的巨噬细胞和淋巴细胞发现于第6个月，巨噬细胞增多最大值为2.8%；淋巴细胞为2.7%。在第16、18和20个月减少至0水平。在任何样品都未见到中性粒细胞和异物巨细胞。围绕植入物的纤维组织囊的厚度与植入物的形态密切相关。植入后6～12个月没有明显的变化。体视镜检查揭示在这个时期内Bioceram的表面也没有变化。这些结果表明，从炎症和长期组织反应的角度来看，蓝宝石样的陶瓷材料是一种令人满意的生物相容性材料。

铝陶瓷材料也被用于接触血液的LVAD表面的短、中期生物相容性[105]。例如，高纯度铝用于作为可长期使用的完全无封闭泵而开发出来的GyroC1E3血液离心泵的双轴涂敷材料[936]。经标准的体内和体外分析认定这种陶瓷材料是一种具有良好生物相容性的接触血液材料。其进行的分析包括系统毒性、敏感性、细胞毒性、致突变性、直接接触的溶血性、和凝血酶原活性[936-938]。其另一项应用，是用铝包被的腾氟龙导管或热解炭导管进行犬腹腔内植入，12周后进行检查。可观察到有一薄囊形成，厚薄及血液供应程度不等，围绕导管的根部[434]。

16.5.4　细胞对宏观铝和蓝宝石的反应

对测定成纤维细胞对铝和蓝宝石材料表面的反应已进行了几项实验。例如，在兔成纤维细胞的组织培养和小鼠胚胎成纤维细胞的体外试验中，铝陶瓷表面已表现出极好的生物相容性[898]。中国仓鼠集落形成V79成纤维细胞在铝陶瓷材料和对照材料表面的生长得一样良好[939]。培养于固体铝陶瓷表面的成纤维样的间质细胞群对单核细胞群没有细胞毒和抗增生效应，使研究者得出结论说氧化铝陶瓷本身是一种具有绝对生物惰性的材料[831]。一项扫描电子显微镜实验研究培养于Al_2O_3陶瓷表面的成纤维细胞和上皮样细胞的粘附、铺展和融合细胞层的形成[940]，发现这些细胞在测试表面粘附、铺展、移行和增生。结论是这种植入材料对细胞具有生物相容性。一般来说，这些细胞良好地粘附于单晶或多晶铝表面[852]。还有实验发现[941]，生长于铝生物陶瓷表面的人眼窝成纤维细胞没有细胞碎片，具有最大的细胞计数结果，而生长于羟基磷灰石和孔性聚乙烯植入材料者出现细胞碎片。

骨细胞对铝陶瓷材料的反应也已被检验。在新生大鼠颅骨的成骨细胞粘附和铺展于铝质植入材料表面时所形成的接触部位的性质（如接触灶形成和细胞骨架组织）已被用荧光显微镜进行了研究[942]。局部接触灶是这样一些区域，在这些区域细胞的浆膜接近基底表面，其间间距在10~15nm之内，细胞骨架微丝束终止于此。荧光标记的含有F-骨动球蛋白的微丝显示一系列有序的事件。首先是圆形的混悬液中的成骨细胞铺展于铝材料表面，带条纹的纽带介导局部接触斑片的形成[942]。一项扫描电镜对单个成骨细胞接触和铺展于铝材料表面的形态学反应观察表明，与表面接触30分钟后细胞为圆形，此后的1.5小时内，呈辐射状铺展直到均匀地平铺于其上，但无论是在粗糙还是光滑的表面，都会保持有一核状的突出[943]。更为近来的研究[944]证实，在直径为6mm，厚度为1.2mm的圆形铝植入材料的存在下，培养的人成骨细胞的生物化学功能和生物学功能可保持正常。这些结果也提示，只要DNA成像细胞计数和间期银NOR定量表明，细胞染色体倍数、生长率和DNA的复制与对照相比没有改变，那么在30天气测试期内，这些结果就能够说明植入材料对细胞没有致突变效应和致癌作用。另一项近来的实验发现[945]，培养于铝材料光滑表面的人成骨细胞的生命力48小时后与培养于羟磷灰石表面者没有差异。但是，培养于纳米相铝材料（粒子小于100nm）成骨细胞的粘附[946]和破骨细胞样细胞功能[947]与培养与传统铝材料者相比则均有增加。培养于铝材料表面和受环形牵拉的人成骨细胞的碱性磷酸酶活性正常而胶原和总蛋白的合成增多[948]。

其他的一些研究观察了各种口腔内的细胞对蓝宝石表面的牙植入物的反应。有一项研究是关于单晶蓝宝石对来自口腔粘膜活检的人上皮细胞和成纤维细胞行为的影响的[930]。与正常条件下培养的细胞相比，对细胞形态学和生长特征没有影响。另有一项研究在10只猴子上用透射电镜检查蓝宝石牙植入物插入3，6和12个月后牙龈的情况，欲阐明在借助于金属超结构与邻近牙齿相连接的单晶蓝宝石牙植入材料上的及其周围联合上皮（IJE）的超微结构[949]。在检查进行时，IJE的超微结构特征与附着与天然牙齿的联合上皮的超微结构特征几乎是完全一致的。这些特征包括发育良好的高尔基复合体、粗面内织网、大量的游离核糖体和线粒体。IJE的最内层细胞附着于植入物的表面，具有平均厚度为50~100nm的基底层样和半桥粒结构，但缺少像见于天然牙齿那样的牙齿外皮结构。这种IJE的上皮附着在终结于牙龈脊之上的IJE的顶尖部分常常是孤立的或缺失的。无定形铝已发现具有轻度的生物活性[950]，但对于人齿槽骨成骨细胞和牙龈成纤维细胞则比钛具有更好的细胞相容性[950]。细胞相容性研究包括基本方面的特异性方面的特征。基本特征包括附着、增生、细胞蛋白含量等。特异性方面包括细胞内碱性磷酸酶活性和细胞骨架等方面[950]。这些特征都是指直接与被膜相接触的细胞而言。

表面化学影响细胞反应。例如，比较肋软骨软骨细胞在两种内软骨发育状态下的反应情况，可知各种材料的效应都依赖于材料表面的化学性质和细胞的成熟程度在钛表面培养的细胞表面出碱性磷酸酶活性增强，而那些培养于Al_2O_3的细胞则表现出酶活性的降低[951]。另有一项实验研究生物陶瓷表面化学修饰对生长于生物材料表面2周的人骨来源的细胞的影响[952]。细胞培养于纯铝材料（Al_2O_3），表面涂敷有镁离子的铝材料（$Mg-Al_2O_3$），羟磷灰石（HAP）或组织培养用聚苯乙烯（TCPS）。研究者测定了碱性磷酸酶（ALP）、throbospondin（Tsp）、osteopontin（OP）、osteocalcin（OC）、osteonectin（ON/SPARC）、Ⅰ型胶原（Col Ⅰ）和骨sialoprotein（BSP）。在培养于$Mg-Al_2O_3$表面的细胞于第五天比培养于纯Al_2O_3的细胞中的ALP、OP、OC和BSP蛋白水平稍高。在第14天，ALP、Tsp、Col Ⅰ、OP、ON/SPARC和BSP蛋白水平明显增加，明显高于培养于纯Al_2O_3、HAP和TCPS的细胞。这提示来自同一病人的细胞对不同的表面化学基团的反应不同，有利于细胞粘附的表面化学性质或基团可促进细胞的分化[952]，尽管有证据表明，Al_2O_3的行为不可能像多环芳烃那样可作为协同致癌性载体[518]。

像其他材料一样，细胞与铝植入材料的相互作用通常是由蛋白质介导的。例如，Streptococcus变异株OMZ-176细胞对未包膜的多晶铝和事先用人血浆或唾液包被的单晶铝的粘附对所测试的6种材料中是最低的[953]。未镀膜材料的表面自由能与S变异株细菌的粘附作用呈密切的负相关。但是这种关系在对有膜包被的材料进行测试时消失。这些结果提示虽然疏水性相互作用有时在细菌对材料的粘附作用中起有重要作用[954-956]，但在体内情况下，其他的结合机制（如蛋白与表面间的相互作用）对于细菌与植入材料表面的粘附则起有更为重要的作用。另一项研究发现[957]，3种材料（Al_2O_3 \ SiO_2 \ TiO_2）的混合物表面自由能的差异是由改变复合材料成分所造成的，与细胞反应的改变可能没有关系，尽管从细胞增生和代谢活性的角度来考虑，总体生物相容性是良好的。

对于血细胞的情况是怎样的呢？对用于整体可植入的人工心脏的铝陶瓷中轴插件的血小板的粘附和激活特性及在异物表面上发生凝血具有关键性作用的事件已进行了研究[938]。用针对糖蛋白Ⅲa的单克隆抗体对血小板在铝材料表面的粘附作用的研究发现，在纯铝、碳化硅和超高分子量聚乙烯的表面具有大致相似的结果，稍高于Tr-6Al-4V合金，聚氨基甲酸酯则要低得多。有研究用测定P-选择素的方法对铝材料上的血小板激活进行了研究[1887]。P-选择素是血小板被不可逆地激活之后释放出来的。血小板选择素（GMP-140）水平对于所有被测试的材料与45.9 ng/cm^3 的对照值相比都没有明显的差异。这项工作中也没有观察到在静态下铝材料对血小板的激活作用。另一项研究发现，接触人全血的铝材料表面对血小板的吸附只有0.5血小板/mm^2，尽管有明显的纤维蛋白吸附[958]。

具有铝膜的材料表面也已被发现可明显减少 Porphyromonas gingivalis ATCC33277（一种重要的牙周疾病和产生口腔异味的厌氧菌）的粘附[959]。

16.5.5　铝和蓝宝石粒子

鉴于铝和蓝宝石粒子和生物相容性对于理解对吸入粒子和对植入修复材料磨损粒子的生物学反应的重要性，因此已得到研究。这些研究一般涉及微观察尺度的粒子，大致与未来用于医疗目的的纳米粒子或纳米机器人的磨损粒子的尺度相当。

我们首先探讨一下铝粉是否会有致命危险。几种直径小于44μm的生物活性陶瓷粉的大量腹腔注射对BALB/c小鼠是致命的。这些生物活性物质可引起小鼠肾肿大，颜色呈缺血样苍白，皮肤皮质间质水肿肾小管上皮细胞有严重的退行性变，集合管有大量透明质酸沉淀，常伴有肺组织的炎症和水肿[960]。无生物活性的铝粉作为对照进行腹腔注射是非致命的，而且不引起血液化学的明显改变，尽管有体重减少。所有的铝粉肌内注射和皮下注射都没有观察到全身效应。腹腔注射的铝质修复或成形粒子的粉剂的致病性被认为是由于淋巴细胞和巨噬细胞所的吞噬作用，导致引起能够损伤肾脏、肺脏和肝脏的淋巴因子和自由基的释放所致。注入腹腔的生物活性铝陶瓷粉只有小量能够迅速自腹腔被排出。细粉形式的陶瓷一般被认为具有较高的生物活性和较高的死亡率。该项研究还发现，随着陶瓷粒子的增大，对小鼠的致死作用减小。铝很少自肠道吸收，这是因为肠液基本上是极性的。因此，铝陶瓷粒子大小与对小鼠致死作用间的关系与它们在中性pH环境中的具有很低的水溶性是一致的。在肌内和皮下注射时不引起小鼠死亡，可能是因为它们的低水溶性而很难被吸收入血[829]。

早期关于皮下和关节内注射500nm~5000nm的铝粒子的研究[898]表明，在5个月内，粒子沉积部位并没有持续的炎症和进行性的纤维化。在最初的急性期第七天，有粒细胞性炎症，材料粒子逐渐被吞噬细胞吞噬，沉积于局部，而没有明显的纤维组织反应。有些粒子经淋巴系统被转运到局部淋巴结[97]。粒子可现有于肺间质、肝、脾和骨髓的网状内皮细胞。有一例还发现于肾小球的滤网，但很少发现于血液中。在这些器官中，结晶的沉积都没有引起局部细胞坏死、纤维化和肉芽肿反应。

Di Silvestre等研究了大鼠对低剂量铝粉的组织反应[961]。他们发现，在皮下、肌内和腹腔植入的铝粉2周后在所有的植入部位都有同样程度的急性炎症反应。但是8周之后炎症反应消失，在植入材料周围出现一薄层纤维结缔组织，将其与其周围组织完全分离开来。来自固定良好的全髋关节成形材料的活检表明，铝颗粒的沉积随时间而增多，只伴随很轻微的巨噬细胞反应。当有关节松弛发生时，炎症反应也跟着出现但这种反应比起金属-聚乙烯复合成形材料要不明显得多[962]。至于坏死和纤维化的量，铝植入材料的磨损碎片也较金属或聚乙烯材料少[832]。在大鼠将铝粉粒子植入腹腔内和肌内初期，有粒细胞性反应及单核-吞噬细胞系统对粒子的摄取[932]。铝植入材料的磨损粒子注入大鼠膝关节内的实验揭示了组织中粒子的数量与巨噬细胞反应间的关系。在以同样的方式注射1周，巨噬细胞对Co-Cr粒子的反应明显大于对Al_2O_3粒子的反应，可能是因为Co-Cr粒子引起巨噬细胞的坏死所致[963]。在另一项试图诱发陶瓷免疫小鼠的足底肿胀的实验中，也未能发现铝陶瓷材料具有免疫原性[964]。用于犬齿伤口的铝粉的组织病理学研究也已有报道[965]，也没有发现其免疫原性。

许多有关铝粒子细胞相容性的研究检验其所引起的巨噬细胞的异物巨细胞性反应[966]。已知大鼠肺泡巨噬细胞容易摄取氧化铝粒子[932]。用兔肺泡巨噬细胞在体外进行铝粉的毒性测试和直接将其滴入大鼠肺部的体内毒性测试都有发现对巨噬细胞的毒性很低。在大鼠肺部只引起很少的气道细胞和中性粒细胞的募集[967]，尽管实验所用的可溶性铝盐用作种痘的佐剂时，可引起巨噬细胞性肌筋膜炎[968]。

蓝宝石一般情况下对巨噬细胞具有生物相容性。1~25μm的铝粒子混悬于生理盐水注入小鼠腹腔1周后进行引流检验发现只引起轻度的吞噬作用[969]。对于巨噬细胞培养物中的铝陶瓷的生物相容性的研究发现，对巨噬细胞没有急性毒性[932]。Christel[832]注意到失败的全髋关节成形术的活检资料发现有异物性反应，参与反应的细胞成分主要是吞噬有铝粒子的巨噬细胞。这些巨噬细胞没有形态学改变，没有失去化学趋向性的能力[832]。更近来的一项研究发现，在铝存在下由单核细胞发育成的巨噬细胞受到一些不良的影响[970]。在另一项研究中[971]，在不同浓度的各种粒子的存在下，将人单核细胞THP1与含有维生素D_3和GMSF的巨噬细胞样细胞共同孵育。使人单核细胞在这样的条件下分化5天，肿瘤坏死因子（TNF，这被考虑为导致内置成形材料炎症性松脱的起始蛋白质）的分泌在铝陶瓷粒子与对照相比仅升高了4倍，而聚乙烯粒子和钴粒子则分别增加了23和5倍。这些结果说明铝陶瓷材料与机体组织具有比其他两种材料具有与日俱更好的巨噬细胞相容性，因而具有更好的组织相容性，因此在作为内植入成形或修复材料时，发生炎症性松脱的可能性要小得多。Nakashima等报道[972]，1、100和1000m的铝粒子可引起骨吸收介导因子（IL-6、TNFα和IL1-α）的释放。这些因子是由巨噬细胞所释放，与铝粒子间有剂量依赖关系，但等大小的羟磷灰石粒子却能引起比铝粒子更多释放。这个实验结果表明，铝粒子对骨吸收的作用弱于同样大小的天然骨质成分羟磷灰石粒子。还有实验[989]发现，人血液单核细胞摄取的铝粒子，使单核细胞经7天时间分化成巨噬细胞，减少巨噬细胞内的K/Na比值（细胞活性的一个测量指标），使其吞噬活性减少27%，氧化代谢减少因子为5。

Catelas等测定了陶瓷粒子的大小（0.6~4.5μm）、浓度（5~1250粒子/巨噬细胞）及化学成分（如铝）对J774小鼠巨噬细胞系的吞噬作用和细胞死亡率的影响[973]。从5分钟到24小时的动力学研究表明，在吞噬作用发生于与细胞接触后非常短暂的时期内，随时间和粒子浓度而增加，15小时后达峰值平台。对于2μm以下的粒子，吞噬作用随粒子浓度的增加而增加。对于2~4.5μm之间的较大的粒子，吞噬作用可达到一个峰值平台，但不依赖于粒子的大小和浓度，提示吞噬作用具有饱和效应，这种饱和效应可能是依赖于所吞噬粒子的总容积[973]。对于0.6μm的Al_2O_3粒子和ZrO_2粒子，吞噬细胞的吞噬作用没有明显的差异。但铝粒子似乎比同样大小（4.5μm）和浓度的高密度聚乙烯粒子更容易被吞噬。细胞毒性研究揭示，对于直径大于2μm的吞噬细胞的死亡率随粒子大小和浓度而增加（可达30%以上）。较小的粒子（0.6μm）只在较高浓度下才引起细胞死亡而且死亡率也非常低（少于10%）[973]。在Al_2O_3和ZrO_2粒子之间，细胞死亡率和炎症因子TNF-α的释放没有明显的差异。TNF-α释放随粒子的浓度增加而增加，高密度聚乙烯比铝粒子更为明显。Catelas等进行的相关研究用同样的细胞模型研究铝陶瓷材料和其他不同大小和不同浓度的粒子对巨噬细胞细胞凋亡的诱发作用[974]。出于某种担心，Catelas发现陶瓷粒子对细胞核形的影响是大小和浓度依赖性的，但在接触2小时，在浓度为120~250粒子/吞噬细胞，铝粒子诱发凋亡的作用比聚乙烯粒子更强[975]。一项更为近来的研究发现，吞噬了铝粒子的人巨噬细胞生命力降低，吞噬活性减少27%[976]。

一些其他类型的细胞对铝陶瓷粉的反应也已有实验研究。培养的人成纤维细胞与浓度为1～500 $\mu g/cm^3$ 的铝粉接触，在不同时间用集落形成效率实验、中性红摄取实验和四唑还原实验测定的细胞生命力，铝粉没有表现出毒性效应[977]。成纤维细胞样间质细胞体外培养于粉状铝陶瓷材料，没有诱发细胞毒和抗增生效应[831]。铝粉对培养的人齿龈成纤维细胞和成骨细胞一般没有细胞毒作用[978]。当与复合陶瓷成分共存时。δ－晶相的铝粉比α－晶相的铝粉更能促进成骨细胞的分化[979]。Rodrigo等发现[980]人成骨细胞培养物中10μm α－铝粒子可引起成骨细胞某些功能的改变；在聚乙烯和α－铝都能增加人成骨细胞中IL－6的表达和分泌的同时，α－铝在同样的粒子剂量下具有较弱的刺激作用[981]。Oonishi等在兔股骨髁上钻孔，将10～100μm的铝粒子植入后，没能观察到炎症反应和细胞浸润[833]。Dion等发现铝粉在体外引起溶血反应的可能性几乎是零[140]。

至于吸入毒性，铝粉的人类实验强烈提示，在典型的20世纪职业性吸收条件下，这些粒子与特异性的肺部危害没有联系[829]，尽管大鼠实验表明铝粒子自肺部的排出很慢[982]。按照官方安全性资料，QSHA对铝尘的职业性接触的限制分别是 $10mg/m^3$（粒子总量）和 $5mg/m^3$（可吸入粒子部分）[829]。铝冶炼场工人暴露于 $100mg/m^3$ γ－铝20年，发生用力呼气容积异常的个体数增加3～4倍（小于预期值80%者为异常），不及抽烟对通气量的影响更为严重[983]。100～700nm的α－铝粒子只有很小[984]或没有[985]致纤维化活性，而且是只有当气管内滴入的剂量很大（与人任一次呼吸都有可能吸入的量相比）时。这种γ－铝在直径为20～40nm范围内确实能诱发大鼠肺脏的致命性的纤维化[986]。氧化铝尘在体外对大鼠肺泡巨噬细胞酶活性没有明显的影响[987]。给雄性Wistar大鼠气管内滴入2mg的铝－硅磨料纤维，没有任何证据表明可引起肺纤维化，与其他的纤维材料不同[988]。

16.5.6 铝和蓝宝石的化学稳定性

大家一般都接受这样的事实：如BionitR[884]和单晶蓝宝石[930]具有良好的生物惰性和化学稳定性。原子级超平滑的蓝宝石表面在空气和水中可稳定数月[549]。暴露于水时，磨光的单晶α－铝（0001）表面发生水化反应，1托的水蒸气压足以使表面完全羟化[824]。铝具有抗腐蚀性，因为它是以高度的氧化态存在。这样，这种材料控制微界面结构的潜力而不产生有毒的腐蚀性产物[825]。

但也知在高度酸性和碱性的水溶液中具有很轻度的可溶性。这种水溶性可用高铝岩绒气管内滴入和生物持久性实验来进行测定[990]。碳一样的惰性粒子最终可长久地存在于吞噬细胞的溶酶体中，而蓝宝石粒子在相对酸性的细胞器环境中可释放离子。铝离子被认为是有毒的[991-994]，含铝的骨质材料在偶然情况下会由于其神经毒性而引起死亡[995]，因此有必要弄清楚这些铝离子是否能够从植入材料和蓝宝石纳米机器中释放出来。20世纪70年代的早期研究发现，没有已知的污染物自插入兔髂骨脊和下颌骨的烧结铝植入物进入其周围组织[402]。在20世纪的80～90年代期间发现冶炼工人血液中的铝浓度有轻度的增加[996]。但是这个暴露水平要比机体从可溶性铝化合物中摄取的小几个数量级[997]。这些可溶性铝化合物包括食物添加剂[997]、抗酸药物[996]、食物包装材料和炊具等[998]。1990年，一项动物实验中，用标准化的生物相容性测试研究了铝自铝生物陶瓷中的释放情况[999]。铝植入大鼠股骨和豚鼠的下颌骨，6～8个月后去除，在扫描电子显微镜下观察发现可被良好地耐受，植入物的表面没有明显变化。研究者又用原子吸收光谱法比较实验组股骨和对照组股骨中铝元素的含量，发现在实验组动物的股骨中的铝元素含量较高。

1991年，Arvidson等研究了单晶蓝宝石与铝离子释放有关的腐蚀过程的对抗作用，发现在测试溶液中并没有离子[930]。次年，Christel报道铝表现有比其他现有用于关节替代的植入材料的生物惰性都要高得多，没有观察到植入物中有淋巴细胞和浆细胞浸润[832]，因为没有可溶性成分的释放。

然后于1992年，上海的外伤和正骨研究所的王等[895]在30只兔的髂骨脊上各钻一直径为6mm，深2mm的孔洞，然后在一侧的洞中植入两片铝，另一侧的洞留为对照。在术后的第10、20、40、60、和90天用诱发偶联的浆－原子发射光谱测定两边髂骨中钙、磷和铝的含量。植入侧的铝含量较对照侧高，其差异在第10－、40－、和60－天组具有统计学显著性，表明植入物向骨组织中释放铝成分。在术后的10－和20－天组植入侧的钙和磷明显低于对照侧。王得出的结论是：在植入的早期阶段，由植入物中释放的铝干扰骨局部的钙、磷代谢，延迟骨的矿物质的沉积[895]。

1994年由Toni等考查了邻近镀有铝膜的无骨质成形髋的人骨组织的行为[1000]。在8例患者中，髋成形材料的主干似乎在X线照片上看是正常的，但因为疼痛而去除。组织学检查表明，有一层厚厚的脱钙骨组织的存在，与成形材料表面相延续而且平行。作者将这种去矿物质化归因于局部骨代谢性疾病所引起的局部铝离子的浓度过高[1000]。这在组织学上可与透析病人的骨溶解性骨萎缩相比[1001－1004]。

16.6 其他医用材料

除上述的各种材料，还有大量的其他材料和纳米粒子[1005]可能用于医疗设备的制造或直接用作药物载体。为了使纳米技术在产生负面效应之前就能对其进行认真研究，使其成为安全造福人类的一种科学技术，对这些纳米材料或纳米粒子的生物相容性必须给予充分研究。由于目前的纳米材料及纳米粒子已浩如烟海，我们在这里仅能对其中的一小部分给予讨论。之所以要对这一小部分纳米粒子进行讨论，是因为它们：①目前的产量较高；②有可能进入大气、土壤或水源，造成环境污染；③有可能存在生物安全性问题；④在生物医药领域有明显的或重要的，潜在的或已展现出来的应用前景。这一部分要述及的纳米粒子或纳米材料包括DNA、nitinol、金属和半导体、树状体。

16.6.1 DNA

Seeman率先进行关于将DNA作为纳米尺度物质的构建材料的探索[1006]。其他一些研究者也从不同角度应用DNA[1007－1009]。由此就产生了结构核苷酸的生物相容性问题。结构核苷酸可能用于构建最早一代的纳米医疗设备。其他广为熟知的DNA变体如肽核苷酸分子[1010]可能在纳米医药学领域如基因治疗方面具有应用前景[1011]。含有金属的DNA[1012]或直接称之为金属DNA可能成为体内纳米医疗设备的构建材料。

DNA在其天然的双螺旋状态下（干燥的宏观量的DNA的密度为1.65 g/m^3）在正常动物通常不具有免疫原性[1013]。普通的DNA进入人的血浆后可被体内核酸酶迅速降解；细胞凋亡后的细胞核中的DNA由血浆因子解聚[1014]。人血浆[1015]和乳液[1016]能够水解DNA和RNA。人血浆中的核酸酶能够降解双螺旋DNA、RNA和合成的聚核苷酸[1017]，反义寡核苷酸[1018]和各种寡聚脱氧核苷酸[1019]。单链寡核苷酸比双链寡核苷酸更容易被水解[1019]。高分子量单链DNA可迅速被核酸酶20～30 kD的片段单核苷酸裂解产物在血液中立即出现[1020]。DNA的短半衰期可被用于需要进行即时控制的某些治疗方法，如已被开发出来用于凝血[1024－1040]和其他生物学过程[1031－1033]的aptamer。化学修饰[1021－1023]可提高对寡核苷酸酶的耐受能力，尤其是反义寡核苷酸对寡核苷酸酶攻击的抵抗能力。这些方法在早期基于DNA的医疗设备对血浆的防护中将会是有用的[1034]。但是这些改变会引起某些合成材料变得有毒，因此每种形式的化学修饰的核苷酸必须进行动物和人类的毒理学评估，才能用于医疗目的。

对游离DNA的生理学反应可能与基于DNA的血载纳米设备有关。正常情况下人血浆中DNA的浓度非常低[1035]，典型值为5～40 ng/ml[1036]。妊娠早期胎盘中血中游离胎儿DNA的浓度为0.2 ng/ml，妊娠中期妇女为0.6 ng/ml[1036－1037]，产后2小时内降至测不出的水平[1038]。某些疾病情况下血循环中的DNA可升高，如自体免疫性甲状腺疾病[1039]、肺栓塞[1040]、系统性动脉炎或脉管炎[1041]及各种类型的肿瘤如良性（118 ng/ml）和恶性胃肠道肿瘤（412 ng/ml）[1042]。这种情况也可见于处于透析治疗中的患者，血浆DNA可达5 000 ng/ml[1043]，这被假定是由于自白细胞中释放所致。DNA血浆浓度的最高记录为16 000 ng/ml。胎盘血浆中胎儿DNA的平均半衰期为16分钟（4~30分钟）[1038]。在灵长类，游离双螺旋DNA的清除半衰期为18分钟，免疫复合物双螺旋DNA的清除半衰期为11分钟[1044]。至多可有85%的免疫复合物双螺旋DNA（典型者为IgG[1045]）在注射后的2分钟内结合于红细胞表面[1044]。肝脏是最初的摄取部位[1044,1045]。器官对单股DNA的摄取较双股DNA更为迅速[1046,1047]。大于15碱基对的单股DNA注射后在小鼠血流中能测出的时间不大于20分钟，双股DNA不大于40分钟[1048]。高剂量下其清除率达到最大，使更大量的单股DNA在血流中存在更长的时间[1046]。抗DNA抗体可发现于正常人类个体和某些自身免疫性疾病患者，如系统性红斑狼疮(SLE)[1049]、激变性或甚至无症状/自然恢复性抗磷脂综合征（APS)[1050]或腮腺疾病[1039]。SLE患者产生抗DNA抗体。这种抗体靶向来自所有种类的双链或单链DNA的保守部位[1051]。抗双链DNA抗体可能识别DNA的G+C区域或G+C簇周围的独特结构[1052]，优先结合于多（dA. dC）和多(dG-dT)[1053]。在没有SLE的正常个体，血清只含有选择性地与某些细菌DNA结合的抗DNA抗体[1051]，但在实验动物由紫外线照射和过氧化氢作用后产生的突变的天然DNA则具有免疫原性[1054]，可刺激机体产生抗体。细菌DNA是一强大的有丝分裂促进剂和免疫原物质。用细菌DNA免疫正常动物可诱发产生与细菌双链DNA以及哺乳动物双链DNA结合的抗体和小鼠细胞激动素的产生[1051]，视甲基化情况，也能引起其他的免疫效应[1055-1057]。

DNA片段的固相结合（像可能发生在基于DNA的医疗用纳米机器那样）急剧减少DNA的抗原性因为固相可限制DNA的表面结构和构型重排，可抑制抗体[1058]与核酸酶的相互作用。这些DNA片段的长度似乎是不重要的，至少在未患病的正常人是如此[1059]。抗体能够识别B-DNA[1060]，A-DNA/RNA杂交体，在一些Seeman的早期研究中发现的左手螺旋Z-DNA[1060]。在基于DNA的纳米设备中，只要纳米机器能保持完整，核酸医学中插入突变的通常危险[1061]将会被大大减少。不能排除组成基于DNA的设备或这些设备的片段的人工DNA序列会具有生物学活性，对于每一种情况都要进行研究；这种活性最可能发生于那些为生物化学相互作用而设计的具有特异性成分的装置，或那些具有天然模板序列的人工DNA序列（如病毒、细菌和哺乳动物等）。具有感染性的裸露的病毒DNA不能被认为是具有“生物相容性”。用DNA包被的焦碳粒子和碳纤维已被表明，具有良好的生物相容性[1062]。实际上一些人工合成的寡核苷酸可抑制血液凝固，降低溶血成分的活性[1063,1064]。这种效应似乎是核苷酸序列依赖性的[1064]。

像许多细胞类型的情况那样，角质细胞[1065]可摄取寡核苷酸和质粒DNA。这种作用可能是通过受体介导的细胞内吞。这些受体包括干扰素（IL）-1α受体、IL-1β受体、整合素-β（1）受体，α-微管素受体和follistatin受体等。实验表明游离的脱氧核苷酸在浓度为2~5mmol/L时，可被活细胞良好地耐受[1066]。至于自细胞内释放的游离DNA，白细胞可将其摄取，其含有的核酸酶，可将其摄取的DNA降解[1067]。细胞内核酸可能具有诊断意义，因此正在被研究[1068]。已知细胞内核酸酶的作用是降解DNA[1069]和RNA[1070-1072]，尤其是mRNA[1073-1078]。降解过程可被精密地调节[1078-1081]，以脱腺苷开始[1082]。单链和双链环形质粒DNA可被胞质核酸酶在1小时内降解[1088]。凋亡细胞在其DNA释出前可先将其降解，以免引起炎症反应。

双链RNA可诱发生物体内的自体mRNA的降解，导致转录后的基因静止（RNA干扰）[1083]。这些生物体的范围之广可包括原虫、动物、植物和真菌，尤其是哺乳动物，RNA干扰现象仅发生于胞质。RNA干扰是其本身在细胞内的降解[1084]。很明显，RNA干扰反映一种精确设计的细胞装置。这种装置可清除多余的和失去作用的mRNAs，对细胞提供保护，使其免受分子寄生虫如转位子和病毒等的损伤[1085]。近来发现的DNA-RNA干扰[1086]提示细胞对双链DNA或RNA非常敏感。这也很明显地被误解为病毒感染迫使细胞进入病毒防御模式，或关闭这些产生双链DNA/RNA的基因。甚至mRNA-cDNA杂交体结构可产生相对长期的对特异性基因表达的干扰[1087]。用非同源性DNA/RNA序列所制备的纳米机器或设备，在其结构中的可接触血浆的部分，应当避免这些细胞反应。

16.6.2 形状记忆物质

另一类可能与纳米医药学有关的有趣的材料是 Nitinol（一种镍和肽的等原子合金）和其他具有形态记忆效应的合金[1089]和多聚体[1090]。这些材料可在温度的驱动下实现可逆的相转换。其中有一些在 30～50℃之间实现温度循环，频率可达 100 Hz[1091]，可施加（3～6）$\times 10^8$ N/m^2 的负荷[1089,1091]。Ti-Ni 合金在马氏体终结温度之下可发生变形，但可以在加热到奥氏体相应的温度之上时，可恢复其原始的形状[1092]。颗粒相通常为几个微米大小[457]。在宏观材料上进行实验时，直径小于 100～200nm 的粒子可抑制 SME[1093]。厚度小于 100nm 的沉积膜显然不易变形为马氏体[1094,1095]。但已对 40nm 厚的反应膜已进行了研究[1096,1097]，已知 TiNi 过渡态发生于晶格大小为 c = 0. 3015nm[1098]的立方马氏体相和晶格大小为 c = 0. 4622nm 或 c = 0. 4646nm[1099]的单晶马氏体相之间。这些资料说明经纳米制备的 TiNi 晶体具有分子大小的颗粒结构，这种颗粒可以原子级的精确度将其定位放置，能够在近纳米尺度上显示 SME。这已不是不可想象的。TiNi 已被发现其在微型机器人科学中的用途[1091,1100,1101]。薄膜类型的 TiNi 微瓣膜已在 1% 张力[1102]下成功地运行了 2 百万个周期[470]，尽管长期 SME 稳定性问题仍令人担忧[1089]。

Nitinol 具有良好的生物相容性，像钛一样是无毒的。这种良好的生物相容性被认为是由于 TiNi 在暴露于空气中时，倾向于形一个氧化钛的致密层。这个致密层大体可以防止具有细胞毒作用的 Ni 成分游离至其周围的组织。有一项离体实验测试直径小于 5μm 的 TiNi 粒子对培养于 10% 胎牛血清的 BHK－21 细胞的影响。裸露的金属粒子引起了明显的克隆的形态学转化，而 TiO_2 膜包被的粒子的结果与自然生长的培养细胞没有明显的差别。(但是小于 1% 的内部氧杂质对 SME 具有毒性）TiNi 已发现具有许多的医疗用途，包括牙科、骨夹、气管成形材料、及眼镜的框架等。这种材料正在作为血管内治疗的微夹[1091]，作为一种对小型具有活性的导管的蛇形运动的控制方式在进行研究。通过这种导管可将具有可扩张性的 TiNi 成分，导入血管内的相应部位，破碎血液凝块或防止血栓形成。有趣的是近来研究发现了多晶形的二氧化钛是最硬的氧化物[1103]。TiO_2 的生物相容性也也得到研究[1104－1106]。

孔性 Nitinol 植入兔胫骨和背部肌肉 3～12 周后表现有良好的骨附着和组织的长入，没有不良反应。TiNi 植入显示骨组织愈合和重建良好，在骨皮质中有成骨细胞和破骨细胞活性。孔性 TiNi 植入兔的颅骨使骨组织与颅骨硬组织发生接合。这种接合的骨组织与周围的颅骨组织具有一样的性质，提示 Nitinol 适用于颅骨和面部用途。TiNi 在体外显示出与人成骨细胞和破骨细胞具有良好的生物相容性。这种材料没有引起毒性作用，不影响细胞增生，不抑制与其金属表面相接触的细胞的生长。Nitinol 不引起培养的人成纤维细胞的有丝分裂。种植于孔性 TiNi 板上的成纤维细胞长入材料微孔，显示这种材料的良好的细胞相容性行为。TiNi 植入神经组织周围和肌肉组织内 2～26 周没有毒性作用，对大鼠软组织也没有刺激性，只有很低免疫细胞反应和轻度的炎症反应，与不锈钢及 Tr－6AL－4V 使合金相似。没有发现坏死、肉芽肿形成和萎缩性软组织钙化的迹象，26 周后只有少数的异物性巨细胞被一层膜包裹，膜的厚度与不锈钢的相似。体内研究表明，Nitinol 植入比格犬 3～17 个月也没有发生来自植入物的不良反应。

16.6.3 金属、半导体和量子点

贵金属如金、铂和钯都具有高度生物相容性。银，包括非结晶银，具有中度生物相容性。钛是一种广泛应用于植入材料和外科骨钉。尤其是金属及金属浸出液的生物相容性已被深入地进行研究[1107]。钛植入至少 13 年后表现出良好的生物相容性[1108－1110]，可被机体良好地耐受[1111]，特别是二氧化钛[1112－1122]，尽管一项美国军方的研究发现，TiO_2 超细烟雾粒子比较大的粒子的毒性稍大一些[1123]，防晒霜中的纳米二氧化钛粒子具有催化有机物的光氧化，产生羟基自由基的作用[1124－1126]。至少有一个研究小组的报道，无论是在体外还是在一些人类的细胞中，阳光照射纳米二氧化钛粉都可

以催化 DNA 损伤[1124]，尽管这还是一个存有争议的问题[1126,1127]。单晶硅的生物相容性则不及钛材料，植入体内后机体可生成一种蛋白膜将其与机体组织隔离开来[1128,1129]。可吞噬作用的水溶性硅晶体粒子有高度的细胞膜溶解作用[1130]，细胞毒作用[132]，和诱发炎症等作用[1131]。但是孔性单晶硅对细胞具有较好地附着于细胞的性能，比非孔性硅具有较好的生物相容性[1132]。孔性硅可对天然矿物质羟基磷灰石的长入提供机械性支持而不产生分离性的鞘囊[1129]。羟基磷灰石是人组织的主要结构成分。氮化硅似乎也具有良好的生物相容性[1133]。氟离子表面植入钛具有抗菌作用但并不抑制成纤维细胞的增生[1134]。

荧光半导体量子点[1135]和其他的纳米粒子已共价耦联于生物识别分子，用于超敏性的生物学检测技术[1136]或者用于药物递送的载体[1137]。这些纳米尺度大小的偶合物据称是水溶性的，具有生物相容性[1138]。事实上，当用于细胞内荧光指示剂时，活细胞可耐受数个立方微米/细胞的工程制备的纳米粒子[1154]。但是这些纳米粒子常常含有砷或镉的化合物[1139]。二者是高度毒性的金属化合物，可溶解或自纳米粒子上洗脱下来进入胞质或细胞外的体液之中[1140]。其他用途，如生物局限性嵌入包囊探针(PEBBLE) 传感器[1155]是捕获于具有化学惰性的保护性基质中的敏感性分子所组成的纳米尺度的圆形装置。这种装置可用于细胞内探测，而使敏感性分子不能自传感装置中浸出，因而虽然这种敏感分子具有毒性，而整体传感装置却是无毒的。Halas 研究小组制备的“纳米壳”已正在作为传感器和药物载体而被研究[1137]。虽然这些材料的毒理学[1141]、环境效应[1142,1143]和生物相容性[1144]还都没有被研究，但这是应当迅速被研究的纳米材料技术的一个重要方面，应当给予足够的重视。

Ruolahti 及其同事[1146]制备了一种有机物/无机分子组成的杂交分子。这种杂交分子含有纳米晶半导体粒子（小于 10nm 的用 ZnS 包被的 CdSe 量子点）。这些半导体粒子用肽段所被覆。这种肽段被称之为“容器性”肽段，比抗体分子小得多。这种杂交分子随血流或在活体组织中运动，靶向特异性的血管或组织部位[1145-1150]，如肿瘤组织中的淋巴管[1136]。据报道，这些纳米粒子不引起凝血[1151]，在其分子上加上聚乙烯甘油则可防止其非特性异地积聚于单核-吞噬细胞系统[1136]。Ruolahti 提出，这些结果支持构建更为复杂的纳米结构，并使这些结构具有感知疾病和递送药物的能力。用磷脂阻滞共聚物胶束包裹荧光半导体粒子注入蟾蜍胚胎表明，这种制剂在 5×10^9 纳米晶/细胞剂量下是无毒的[1152]。

艾利诺利斯大学的 Timp's 小组正在进行实验，将 7μm 的硅芯片插入活细胞，测定细胞的生命指标，作为以纳米炭管为细胞内天线测定 GHz 频率 rf 值的微应答器的前体器件[1153]。

16.6.4 树状体

树状体是树状的合成的大分子，具有规则的高度分支结构自其中心向外呈放射状排列。树状体是一纳米一纳米或数纳米数纳米地形成的，合成层的数量或“代”表明粒子的实际大小。每个典型的分子有几个纳米宽，但有些被制备得其宽度可达 30nm 宽，含有 100 000 个原子。树状体分子的外层可形成一个由分子基团构成的致密层，作为结合其他有用的分子如 DNA 的‘钓钩’[1156]。树状体为医药领域中新型药物载体的设计[1157,1158]、基因递送系统[1159-1177]、成像或成像对比剂[1178-1188]、细胞标记剂[1189]、生物传感器[1190-1195]、人工催化点[1196-1199]、催化性抗体[1200]、和 DNA/RNA 微阵列[1201-1204]提供了许多能够迅速出成果的机会。由于它们具有可控的纳米尺度结构和可选择的功能多样性[1210-1212]，树状体在组织靶向应用和药物控释技术中也具有良好的前景[1205]，提供可通过生物屏障的能够容易地进行细胞转运的新的思路[1206-1209]。

1998 年，James 和 Baker Jr 共同创建了密西根大学纳米生物技术中心。这个中心把医师、医药科研研究者，化学家和工程师组织在一起，将树状体作为一种更为安全的和更为有并行的医疗制品来进行研究[1213]。Baker 感觉这些纳米结构是非常诱人的，因为它们有可能将 DNA 和其他材料以隐身的方式导入细胞，而避免像现在通常所用的病毒载体那样触发免疫反应。枝状体表面用 DNA 小片段进行修饰，注入生物组织，在遇到活细胞时，具有一定大小的树状体触发细胞的吞噬作用，细胞生出伪足，包围树状体，形成吞噬小泡，使树状体粒子进入细胞内部。一旦进入细胞内部，DNA 就被释放，并进入细胞核。这些 DNA 在进入细胞核后就成为细胞基因组的一部分。这种技术方案在各种哺乳动物细胞上实验[1214]，2001 年 Baker 开始用于基因疗法的整体动物实验。Baker 和 Tomalia 报道，应用糖树状体“纳米饵”来捕获和灭活类型的流感病毒株[1215]。糖基树状体是在其表面具有通常发现于哺乳动物细胞膜的唾液酸基团。这使病毒颗粒粘附于树状体诱饵的外层分支而不是生物细胞，因此病毒的致病作用就被消除。

树状体的生物相容性是由其性质及其外部构型的可变性决定的。一项早期研究是 Starburst 树状体的。这种树状体具有由重复的聚酰胺 PAMAM[1216] 单位组成的大分子，可以连代合成，每代都有确定的大小，确定的分子量和末端氨基数目。Roberts 等[1217] 研究了第三代（G3，MW = 5147，具有 24 个末端氨基）、第五代（G5，MW = 21563，96 个末端氨基）和第七代（G7，MW = 87277，384 个末端氨基）PAMAMs 在 V79 细胞和 Swiss - Webster 小鼠上的几种生物学性质，包括体外毒性、体内毒性、免疫原性和生物分布特性。潜在的生物学并发症只发现于第七代，没有证据表明其具有免疫原性。第三代表现出最大的肾组织积累，而第五代和第七代则表现取集于胰脏。第七代经肾脏排泄的能力很高。

由 Milik 等进行的一项关于树状体生物相容性的更为深入的研究[1218] 是关于具有二氨基丁烷和二氨基乙烷为核心的聚酰胺（PAMAM，Starburst），聚（丙烯亚胺）和聚氧乙烯（PEO）碳烷（CSr-PEO）树状体的研究。研究的目的是系统地观察树状体的‘代’及表面功能基体外生物学性质。有氨基末端的树状体显示出具有溶血作用，这种溶血作用是浓度和代数依赖性的。即使在低浓度（10 μg/ml）下，1 小时后就能引起红细胞形态学的改变。树状体和具有末端羧基的树状体在低于 1mg/ml 浓度时在体外没有溶血作用，对许多细胞系也没有细胞毒作用，但阳离子型树状体有细胞毒作用，依树状体的类型、细胞的类型和代数的不同，IC_{50} 在 50 ~ 399μg/ml 之间[1218]。具有羧基和马来酸表面的聚乙酯树状体在 1 小时时没有溶血作用，但在 24 小时后则具有溶血性，这一点与阴离子型 PAMAM 树状体不同。（^{125}I）标记的第三代和第四代 PAMAM 树状体给 Wistar 大鼠静脉注射 10 μg/ml，可迅速自血液循环中清除，1 小时后血液中只剩 2%。阴离子型 PAMAM 树状体（G2.5，G3.5，G5.5）具有较长的循环时间（1 小时后的血液中尚存在注射剂量的 20% ~ 40%）和代依赖性的清除率（低代树状体循环时间较长）。PAMAM 树状体腹腔内注射后 1 小时内出现于血流中，其在体内的生物分布与静脉注射后的所见相同。Malik 等得出结论说，高代阳离子型树状体肠道外投用可避免其本身的毒，尤其是当需要高剂量地使用它们的时候。为了靶向肝外组织部位，对树状体的结构必须认真地设计，以避免其被肝脏摄取。其他相关研究考查了树状体与人动脉内皮细胞[1219]、肌细胞[1220]、蛋白质[1221]和核孔[1222]的相互作用，以及 DNA 树状体的补体激活作用[1223]、树状体的微血管外渗出[1224]、树状体制剂的全身生物分布[1225]、树状体 - 富勒烯膜的合成[1226]，及作为离子强度的函数的 DNA 树状体复合物的形态学[1227]。这些结果基本说明其毒性主要与树状体的表面电荷和功能有关。

在用途研究方面，树状体已作为反义核苷酸载体[1228 - 1231] 或治疗用寡核苷酸载体[1232 - 1235]、抗血管活性物质制剂[1236]、抗凋亡制剂[1258]、选择素拮抗剂[1237]、质粒基因递送[1238]、光动力学疗法[1239]和放射免疫疗法[1240 - 1243] 制剂、佐剂[1244]、疫苗[1245]、细菌毒素抑制剂[1246]、抗癌药[1247 - 1252] 包括 5 - 氟尿嘧啶[1253]，甚至作为具有潜在用途的基于 DNA 的 bottom - up 纳米装配技术的一种物质[1254] 来进行研究。对细菌表面具有选择作用的树状体肽已被开发出来。这种树状体肽具有很强的抗菌活性而对人红细胞溶血活性很低[1255]。其他的一些抗菌[1256]、抗病毒[1257,1259 - 1262] 和抗朊病毒[1263] 树状体制剂也已有研究。有研究者建议用同样的侧链包被固体粒子作为树状体可能具有同样的可溶性和生物相容性。

16.7 纳米尺度物质与神经系统

中区神经系统（CNS）神经元，不像其他的周围神经系统，损伤后不会自发性再生。在神经系统发育过程中，细胞之间的粘附和排斥作用指导神经元的突起起向着它们的靶细胞生长[1264]。神经细胞可对某种类型的表面发生反应[1265,1266]。例如，具有一定类型的精确空间定位的细胞粘附区域和细胞排斥区域的功能化玻璃表面可控制神经细胞和神经突起跨表面生长的方向。施万（Schwann）细胞已被培养于层连蛋白和白蛋白条带样分隔所形成的微成形表面。这些细胞选择性地附着于微成形的层连蛋白被覆的条带，细胞方向是由层连蛋白和牛血清白蛋白间的界面所驱动的[1267]。2.6μm 的很窄的聚赖氨酸－层连蛋白形成的线带诱发线性的轴突定向地生长，并粘附于海马神经元[1268]。多磷酸酯多聚体具有高度的生物相容性，可作为神经生长的指引线路[1269]。自组装肽骨架可作为神经突起生长和突触形成的生物相容性基底[1270]。改变接触面的机械[1271]、电学[1272,1273]和化学[1274]性质也可以改变神经突起在生长线上的生长率，甚至可以在神经元之间相互作为形态对照。

皮质神经元的粘附和成形在由氟碳排斥层所环绕的聚乙烯（PEI）亚胺孤立小岛上进行研究[1275]。细胞铺展面由刻蚀于氟碳化合物包被的聚亚受膜玻璃上的 PEI 被覆的培养井（直径 150μm，深 0.5μm）所组成。PEI 培养井之间的间隔距离为 10～90μm 之间，形成一个高度相容性的粘附皮质神经元的铺展面。1 天之后神经元的铺展情况良好。8 天之后在间隔为 10 μm 的散布面上 PEI 井间的神经突起交织成束[1275]。

在由 75∶25 的羟乙基甲腈/甲基甲腈（HEMA/MMA）组成的共聚物半透膜微包容的分泌多巴胺的 PC12 细胞的免疫学分离也作为一个在帕金森病中多巴胺能神经元代换中有前景战略方法而进行研究[1276]。在神经组织/包囊界面上，没有见到组织损伤，只有局限于注射针头所形成的注射管的轻度的反应性星形细胞性炎症，证明 HEMA/MMA 共聚物与宿主脑组织间具有良好的生物相容性[1277]，尽管其他工作提示单纯的 MMA 对人脑皮质神经元具有神经毒性[1278]。在另一项实验中[1279]，神经元和胶质细胞（Schwann 细胞和星形细胞）固定于 N－（2 羟基丙基）甲酰胺（HPMA）聚合物水凝胶之内，以产生由细胞和共聚物杂交组成的一种装置。有些细胞展示出铺展或突破性起生长和层连蛋白分泌过程。这种现象提供了用细胞共聚物结构在中枢神经系统进行组织代换的可能模型。类似的结构还有充满晶状体囊来源的细胞外基质，被覆有培养的新生的 Schwann 细胞的聚碳酸管。这种结构具有促进视网膜神经节细胞再生和其他的神经轴突跨外伤性神经组织缺损的能力[1279]，因而正在被研究。基因工程细胞与生物可容性共聚物结合在大鼠中枢神经系统可诱发神经轴突跨损伤缺损的再生[1280]。为了能够直接将神经组织植入哺乳动物的脑组织中，人们已经研究了整整一个世纪之多[1281]。上面所述的方法，为人们实现这种愿望给出了希望的曙光。

虽然早期脑中的电极植入或周围神经植入常常遗留有腐蚀或磨损相关性沉积[1282]，多种电极材料已经在下列组织中展现出良好的长期生物相容性：①神经[1283,1284]；②Scala 鼓膜电极阵列的耳蜗植入[1285,1286]和可能的 CNS 听觉成形材料；③视网膜芯片植入[1287]，被设计用于置入神经视网膜下的视网膜空间的半导体微二极管阵列[1288－1290]，和视皮层微电极阵列[1291]；④其他企图用于使麻痹肌肉重新获得运动能力、控制呼吸节律或心脏起搏的神经性植入物[1273]；⑤各种各样的微米线[1292]和电极材料包括硅[1293,1294]，铂[1293,1294]，铱[1293,1296]，聚酯亚胺包绕的金线[1297]，肽膜玻璃碳针[1298]，纳米炭管[699]及聚合物电极[1299]等。氮化硅[1295]和二氧化硅[1300]是绝缘体，用作电极的钝化层。某些金属虽然引起坏死、吞噬反应或对细胞功能有不良影响，因而不能用于脑组织中。例如植入 37 天后铜引起活跃的吞噬反应，银使吞噬细胞灭活[1280]。另一方面，不锈钢和镍（有 Epoxylite 或聚亚胺清漆绝缘体）植入后不引起任何除手术外伤和短暂的、局限于电极管道附近的吞噬反应之外的任何可检测的损伤[1301]。较大的电极可引起较多的组织反应。这些反应可持续达 37 天。其他电极相容性的有关方面将在后面章节中讨论。

许多材料植入脑或 CNS 后表现出良好的生物相容性，包括各种凝胶[1302,1303]、生物多聚体[1304-1307]和聚合物囊[1308]，中空透析纤维[1309]和其他生物材料[1310,1311]。金刚石和金刚石样碳，纳米碳管和功能基化富勒烯，碳纤维[1265]，Nitinol 和金属膜如钽、钨、铂、金、铱、钯和铜（加上生物材料如 ECM 蛋白、层连蛋白、纤维连接蛋白和Ⅳ型胶原等膜后性质可发生改变，可促进或抑制细胞生长和铺展）也已被研究。在一项实验中[1312]，微型钛螺丝和单丝不锈钢导线植入兔的顶骨区域没有产生行为学改变和神经学缺损对两种植入体系和来自植入材料的局限性毒性具有提示性意义。但在 2 周时，根据对微胶质细胞标志蛋白的分析，钛引起了脑实质组织的最明显的炎症反应，有胶质细胞增多和白细胞的浸润。26 周后，最明显的白细胞反应发现于不锈钢植入。硅弹性塑料引起的炎症反应最轻。硅弹性塑料与脑组织间的生物相容性已完善地建立，通常被用于神经外科的植入材料。

宏观腾氟龙、腾氟龙植入物和腾氟龙粒子的生物相容性已在相关章节中进行简要的讨论。一般来说，腾氟龙在用作中枢神经系统植入物时具有相对的生物惰性，细胞粘附性较差。例如，Proplast（一种氟碳聚合物）表现与硬脑膜和脑组织没有反应[1313]，尽管这种材料因为其他原因已从市场上撤出。另外一个例子，12μm 粗的腾氟龙膜可防止在猫脑组织中植入的电极阵列与硬脑膜之间的粘附作用[1154]。

脑组织中粒子的特殊危险性需要进一步研究。例如，有一例钝器外伤 12 年后具有频繁的癫痫发作的患者的脑组织中发现弥漫性的铁粒子的存在，研究者认为这种症状可归类于进展性外伤性癫痫。这很容易使人们想到，这例患者的癫痫发作与脑中的铁粒子有关，尽管其主要原因是严格的神经化学过程的改变导致癫痫的发作[1314]。如果脑皮质中存在的某些粒子可诱发癫痫发作，那么纳米设备、纳米机器人或纳米材料和纳米粒子在中枢神经系统的应用就应考虑这种关系。

在脑组织中执行任务的可运动的纳米机器人可不经血管而直接注射于相应的脑组织部位，如此绕开血脑屏障（BBB）。BBB 对许多传统的药物分子，尤其是肽类药物分子，都是一个不可逾越的障碍。按照一个极好的总结[1315]，BBB 发现于所有的脊椎动物，形成于脑组织中的毛细胞管内皮细胞与脑组织之间。内皮细胞组成管状的毛细血管。内皮细胞间以紧密连接的方式相互接触。这种紧密连接封闭血液中的溶质自血管向脑组织运动的细胞旁通路，形成 BBB。构成 BBB 的内皮细胞不具有吞饮作用，阻断了血管内血浆溶质跨细胞转运的通路。"在这些情况下，溶质只有以下列方式中的一种脑间质组织：一是脂溶性介导；二是易化转运。脂溶性介导的运输只适应于分子量低于 700 D 左右的小分子而且与分子的脂溶性成正比。这是指一般情况而言，实际上并不总是这样。易化转运包括载体介导的或受体介导的转运过程。BBB 由连续的两层膜组成：脑毛细血管内皮细胞的腔面细胞膜和血管外细胞膜。这两层膜被大约 300nm 厚的内皮细胞胞质所分隔"[1315]。

在纳米机器人可不经 BBB 直接注入脑组织（如注入神经细胞[1316]、注入脑脊液[1317]和 Histonatation）的同时，执行有些任务时可能需要经血流载到相应部位，通过 BBB。很早以前我们就知道，胶体大小的惰性粒子可被镀上一层特殊的生物膜，使其能够通过细胞内或跨细胞转运机制通过 BBB[1318]而不至于对脑组织中毛细胞血管的内皮细胞或其间的紧密连接上造成大的穿孔[1319]。例如，聚山梨醇酯 80 或 85 被膜的可生物降解的聚丁基氰烯酸（PBCA）纳米粒子触发脑血管内皮细胞的吞噬性摄取[1320]。这使原来不能通过 BBB 的小分子，在结合到纳米粒子之后能够实现跨 BBB 转运。显然，聚山梨醇酯包膜导致血浆中的脂蛋白被吸附于纳米粒子的表面[1321,1322]，此时有膜的纳米粒子就很像低密度脂蛋白，能够与脂蛋白受体相互作用而被内皮细胞所摄取[1323]。以这种方式转运的小分子载体在实验中通过内皮细胞并进入神经元。这些小分子及其载体包括：亮氨酸脑啡肽－已肽 Dalargin[1324-1326]，甲硫氨酸脑啡肽－kyotophin[1327]，抗肿瘤抗生素多柔比星[1328]，NMDA 受体阻滞剂 MRZ 2/576[1329]，loperamide[1330]和图布卡因[1331]。脂溶性抗肿瘤药 camptothecin[1332]，3'，5－二辛烷基－5－氟－2－脱氧尿嘧啶（DO－FUdR）[1333]，tobramycin[1334]和 idarubicin[1335]等已用 200nm 的固体脂质纳米粒载运进入脑组织。与此相似，抗锥虫药 diminazenediaceturate 已用 364～422nm 的脂药物偶联体载运通过血脑屏障[1336]。用长循环 PEG 修饰的纳米粒子已显示出可以通过 BBB[1337]。

但是，纳米机器人本身可能需要进入神经细胞，不仅仅是将小分子物质自内皮外部位通过 BBB 播散进入神经细胞，或自内皮内车站释放载体分子。在用牛脑毛细血管内皮细胞与大鼠胶质细胞共同培养的一个 BBB 模型，60nm 的带离子的脂膜纳米粒子已被表明，能够经跨细胞吞饮而通过 BBB 而不被降解[1338]。更为有意义的是，BBB 可被暂时地和可逆性地打开，允许颈动脉注射的高张糖溶液（山梨醇或阿拉伯糖）[1339]中的小粒子以渗透击穿的方式通过，这导致脑血管内皮细胞的暂时收缩，因此而增加紧密连接的通透性[1340,1341]。这也允许顺磁性纳米粒子[1342-1344]，单峰水动力学直径为 40nm 的纳米粒子 MION[1348]；直径为 70 ~ 90nm[1349]的复制缺陷性腺病毒[1344-1346]粒子和直径为 150 ~ 200nm[1349]的单纯疱疹病毒（HSV）[1344,1346,1347]粒子通过 BBB 内皮而进入神经细胞。使用血管活性的缓激肽类假装物 Cereport（RMP-7，受体介导通透体-7）[1350]也能可逆地打开 BBB 使某些小分子通过，尽管缓激肽本身显然无这种作用[1351]。

BBB 在疾病时被破坏。例如，在实验性变态反应性脑脊髓炎[1352,1353]，HIV 脑炎[1354]，多发性硬化。在多发性硬化疾病时，大于 1000nm 的 T 细胞和巨噬细胞通过 BBB 的紧密连接侵入神经组织。在实验性脑膜炎，导致原位注入的胶体炭黑的局灶性软脑膜与静脉间的露出[1355]。同样纳米机器人也可在局部改变与 BBB 紧密连接相关的信号调节通路[1356]，使紧密连接的间隙按照需要开放和关闭。例如，脑血管内皮细胞介导信号传导的 ICAM-1 就是在淋巴细胞通过 BBB 募集和移行过程中的一个关键调节步骤[1357]。

Fenart 等[1338]注意到，在增加 BBB 通透性的方法中，一个通常的缺点是特异性较差，对循环血液成分如血清白蛋白不能区别地阻止，使其能够接近脑组织。这是一种病理状态。但是在医疗机器人或纳米医疗装置情况下，这些方法可以在高度局限性的基础上使用，继之迅速护送进入脑组织。一个相似的解决方案，涉及蛋白质的传导域（PTDs）。这是蛋白质肽链上的天然序列，能够使蛋白质跨过各种类型的哺乳动物细胞膜而不影响细胞膜的结构和功能[1358]。PTDs 已被阐明是在体对肽、小分子蛋白、全长酶分子、DNA 寡聚体、肽-核酸寡聚体、脂质体、和磁性纳米粒子适宜载体，使其通过 BBB[1358]。这些关键技术也可以应用于局部。

另外，BBB 在结构上并不是一个完整的屏障，天然存在各种大小的间隙和缺损。血流中的纳米机器人、纳米医疗设备或纳米粒子可利用这种随机所处的自然连接间隙进入神经组织或神经细胞。关于 BBB 的超微结构已有研究[1359]，发现紧密连接周围有 500nm 的间隙[1360]。但迄今为止的文献，对人类脑组织整个 BBB 网状结构中微纳米大小的间隙的数量密度及分布都没有较为精确的估计。在大鼠上进行的一项实验中[1361]发现，在渗透性击穿之前，在对照动物有 0.4% ~0.6% 的循环白蛋白出现在内皮下间隙和基底膜。渗透性击穿之后 30 分钟，这一数值可达 56%。这说明大量的具有一定大小的间隙显然是存在的。另一项研究[1362]报道，在 BBB 破坏之前，0.5% ~2.4% 的各种肽类分子穿过 BBB。某些脑区，如某些脑室周围结构包括松果体腺、神经垂体和脉络膜丛，是已知的具有通透性较大的毛细胞血管的部位。另一值得一提的另一个室周通路的可能位点是 postrema。它也是一个化学受体的触发区，常常是触发对血流中毒物的反应而引起恶心和呕吐的部位。高血压可引起小静脉的露出[1363]和其他的 BBB 露出[1364]。在甘油化的白蛋白-金胶体复合物注入颈总动脉，并没有明显增加 BBB 通透性，然而 15 分钟后在血管周围的神经细胞中可观察到小量金粒子[1365]。

如果纳米机器人的总体 N_{bot}，容积 V_{bot}，正在以速度 v_{bot}通过随机所处的面积大于 $V^{2/3}$的 BBB（就是说大得足以每次使一个纳米机器人通过）孔隙存在的面积 A_{total}，欲将纳米机器人的总体在 $t_{infusion}$秒内注入神经细胞，那么 $v_{bot} = N_{bot}V_{bot}/A_{total}\ t_{infusion}$。取 $N_{bot} = 10^9$，$V_{bot} = 1m^3$，$t_{infusion} = 100s$，那么，即使取最保守的转运速度 $v_{bot} = 100\mu m/s$，所需要的所有微孔隙的总面积 $A_{tota}l$ 仅为 $10^{-7}m^2$ 或只不过是 BBB 表面积的 0.000001%。如果微孔实际总面积 A_{otal}小于 $10^5\mu m^2$，则转运速度 v_{bot}或者 $t_{infusion}$可依需要而增加。

即使像前面指出的完全缺如大的 BBB 连接间隙，适当设计的可运动机器人也能够将细胞穿透、细胞运动和 histonation 相结合，穿过 BBB，以达到神经细胞。

纳米机器人神经生物相容性的其他方面已在其他章节述及，包括类似于 Shapiro 综合征的丘脑下诱发低温或高温，置于脑中的纳米粒子的命运，神经元间的化学相斥，神经元外排，机械性紧张，神经细胞膜损伤纳米机器人诱发的神经细胞骨架的紊乱，运动神经元疾病，细胞内振荡波对神经元的损伤，机械性诱发神经元凋亡的可能性及潴留性神经元疾病等。

16.8 血管内堵塞的化学

纳米医学中的另一个生物相容性问题是生物堵塞[1366-1372]。这种情况使纳米机器人或纳米设备和纳米粒子不能发挥其功能。这种情况可由于生物大分子、生物结构、微生物或纳米粒子的碎片等所造成。由金刚石制备的纳米机器人的生物相容性已有讨论，但这些纳米机器人、纳米设备或纳米粒子在体内的环境下，其表面不可能永远保持平滑。纳米机器人表面常常被跨表皮结构所打断。这些结构如结合部位的选择性转子、化学感受器、压力感受器、能量转换器、通讯信号转换器、操作装置等。这些结构的每一个及其每一种不同的组合方式的生物相容性都要分别进行认真的评估。

存在于结合臂、传感器、或用于分子转运、配体呈递的表面部分的选择性转子的暴露于外的结合部位的生物相容性可能是最容易分析的。小分子受体将可能由于位阻限制而避免抗体识别。巨噬细胞和其他吞噬细胞可能不会迅速地识别转动着的选择转子的结合部位，因为这种结构是深深地嵌入于钝化的金刚石或其他坚硬的结构之内。这些细胞也不可能识别陈列的配体。这些配体在某一时刻存在，但稍后即被撤回。人工单克隆抗体容易因天然的生物学受体而增多[1373]，但这些受体的天然性抗体一般都已经克隆删除而被去掉，因此不可能参与医疗机器人受体的相互作用。这些受体的结构与天然受体是相同的。高度调节的细胞激动素受体的天然拮抗剂[1374-1378]及其相似的生物分子可能存在于体内，因此有可能与人工机器人的结合部位发生相互作用。但这种相互作用可以通过下列方法被减小：①精心设计选择转子的竞争性结合部位的特异性；②利用活性增加的结构和自我清洁滤器；③机器人执行程序化的预防性行为如定期逆转，向后冲洗所有的结合部位。设计者必须避免使结合部位可在疏忽的情况下触发细胞毒性反应。例如，硅酸和硅粒子具有溶血作用包括生物膜系统通透性能的改变[132]。实验性疗法中固定于表面的酶的生物相容性也已被研究[1379]。

纳米筛孔、纳米尺度管，旋转着的分子选择转子、伸出的遥感操作器、非粘附性和具有粘附调节作用的纳米机器人的表面和具有细菌过生长或生物膜的植入物的表面的可能的生物阻塞也已经讨论过。由微生物造成的生物阻塞是一特别有趣的问题因为早期的纳米设备可能已处于批量生产过程中。这些纳米设备用于药物制剂，食品如奶酪及其他的工业材料等。这些事件将远远先于精密纳米机器人被批准注入人体。很久以来就知道，在生物技术生产方法的连续培养过程中，细菌可粘附于腾氟龙并在其上形成生物膜[706]。细菌在石墨表面也可以生长良好。但关于金刚石表面的生物膜尚未见有文献报道。

最后，纳米尺度的孔、管、转子、操纵器、和活性表面都有可能被自由基或其他高度活性的物质所损坏。这些物质存在于天然的生物环境中。这也是纳米机器人必须长期存在的环境。Graphere 板对碳基基本是不通透的。完整的金刚石表面可受原子氧的化学攻击。不完整的金刚石和蓝宝石表面对这些化学攻击可能更为敏感。Soreff 已经提议微生物能够被设计得可以应用激发的氧化剂如单线态氧，破坏金刚石表面。目前为止还没有关于活体研究的报道，但 H－钝化的金刚石不能抵御由氟烷碘化物[1380]的光分解所产生的自由基的攻击。至少有一例金刚石/自由基相互作用是已知的[1381]。作为一种有用的 benchmark，Drexler[1383]提出“活的系统中的蛋白质提供了一个在相对复杂的和在化学上有侵袭性的环境中的分子机器的模型。代谢酶可具有数年的寿命[1382]，尽管蛋白质结构相对来说是脆弱的。”一个无保护的金刚石转子具有更大的化学稳定性，在体内的寿命应当更长，可能在 10^6 秒数量级。

有几种方法可以使这个操作寿命延长。例如，医疗机器人的选择转子[1354]、操作臂和其他暴露于天然生物溶液的机械[1407]通常被设计得有10倍的富余。因为转子在使用之前可被安全地库存，因此当活性零件损坏时动用储存零件简单方便，可使寿命以10的因子延长，给予受影响的机械的10倍的时间富余。对于大多数暴露于液体的纳米机器人零件，千倍或更多的富余也可能是可行的。Drexler从不同的角度提出的另一个方法涉及使用流向易感部件的液流之前的损失补偿器：由于痕量的高度活性的污染物所造成的损伤可被减到最小程度。减小的方法是用流动的原料溶液流过携有结合部分（相当于关键部位转子表面的）的表面，但要按照更高的活性进行选择。这种选择损失的部分可与许多反应性物质结合和中和，包括自由基。这种补偿器应当置于沿导致选择转子关闭的通道壁的位置。补偿器部分以图像信号机的方式安装于可拆御的工具的顶端，可循环使用，可重新修复或者必要时可用内部存货将之替换。与此有关的生物相容性的一个担心是金刚石表面一旦受到攻击或共价地结合上活性分子时，是否会变得更能被人体免疫系统、补体系统、炎症系统和凝血系统所识别，这些问题值得进一步研究。

16.9　纳米排出物和漏出物

有意的或意外的纳米机器人释出的排出物和漏出物的生物相容性也必须进行考查。一般地说，这些外流物都有较小的分子量（虽然能量产生过程的副产物和蛋白分解产物可能大一些）。例如，糖引擎的排出物二氧化碳和水就存在一些问题。许多小分子量化学物质（包括许多20世纪的药物和抗生素）必须与其他物质如蛋白质偶联，才能被生物体内的免疫系统所识别[1385]。这些化学物质被称作“半抗原”[1013]。（当然，除了它们的免疫反应性，这些低分子量化学物质可能具有直接毒性，特别是不能被肝脏有效地清除时。来自微生物的小分子物质可能是非特异性化脓性炎症的原因之一[1386]）

在抗原和免疫原性之间常常有所区别，在此强调一下这一点是有用的。抗原是可以与免疫反应成分特异性结合的物质，而免疫原则是这样一种可以诱发免疫反应的物质。以此论之，一切免疫原都是抗原，但抗原并不一定都是免疫原。一般地，分子量小于1 000 ~ 2 000 D者（如青霉素、孕酮、阿司匹林、二氧化碳或煤油等）都不是免疫原[1013]。分子量在2 000 ~ 6 000的化合物可具有或不具有免疫原性，但分子量大于6 000的化合物一般都具有免疫原性。

一个化合物要具有一定的最小的化学复杂性才能够具有免疫原性。例如，氨基酸同源多聚体（如分子量为30 000 D的赖氨酸多聚体）罕见为良好的免疫原。分子量50 000 D的多聚体聚 - γ - D - 谷氨酸就丝毫不具有免疫原性[1408]。几种不同的氨基酸的大分子共聚物可以具有高度的免疫原性[1013]，经T淋巴细胞处理而成为Albeit，只其分子大小的本身并不是决定的因素（如果没有T淋巴细胞，一种物质就不能成为抗原）脂类和核酸的免疫原性都很差[1013]，虽然已发现这些物质的抗体。这脂类和核酸与蛋白耦联后即具有抗原性。许多碳水化合物和蛋白质都具有良好的抗原性。许多多糖、纤维状蛋白质（如丝纤维蛋白）和单链核酸多聚体都具有序列特异性的抗原决定簇或“表型”。抗体可以识别一级、二级、三级甚至四级蛋白质结构。一个“异体”分子也将具有免疫原性。例如，动物来源的合成蛋白质如果没有适宜地“人性化[1387 - 1389]”则进入血液后会引起强烈的免疫反应。许多蛋白类毒素有强大的免疫原性而小分子化学毒素则不是。

除了分子大小和结构的复杂性，最后一个可能的纳米机器人排出物或漏出物的免疫原性的决定因素是可降解性。为使大多数抗能够刺激T细胞介导的免疫反应，抗原呈递细胞（APC）与辅助T细胞之间必须发生相互作用[1013]。大多数有效的B细胞反应依赖于T细胞的帮助，但B细胞本身却并不需要降解以识别和对抗原发生反应。APC必须由酶来降解蛋白质抗原成分子片段。这些片段能够与MHC蛋白结合，然后在APC表面将抗原呈递给T ~ 细胞受体，从而激活免疫反应。这样，全部是由D - 氨基酸组成的蛋白质对降解酶有抗性，因此其免疫原性很低[1390,1391]，而由L - 氨基酸同分异构体的多肽或蛋白质可被酶解，具有正常的免疫原性，虽然也有相反的例子[1392]。（细菌利用氨基酸的D－异构体作为它们的包衣[1393]，可逃避免疫系统的攻击）碳水化合物不被处理和呈递，因此不能激活T细胞，虽然在有些情况下可直接激活B细胞[1013]。生物糖是典型的单异构体，所以从异构体的角度来看，多糖分子是由不通常的糖单聚体组成，不能被天然的酶降解系统所识别[1394]（如L－葡萄糖或D－塔格糖）[1393]，可能相对地不具有免疫原性，因而可被细胞耐受[1396]，虽然目前还没有实验来对此可能性进行验证。像早先注意到的那样，纯金刚石可期望不具有免疫原性，但富勒烯和蓝宝石表面在某些情况下可能具有免疫原性。其他结构如暴露于血液的选择性转子的结合穴或解体的蛋白呈递信号装置也可能具有免疫原性。这些总是需要更多的研究来获得答案。(即使这些物质的纳米粒子形式不具有免疫原性，也存在这样的可能性，即它们可作为惰性刺激物质，可激发非特异性的炎症反应。

纳米机器人排出物可聚在一起成为气泡或溶液质晶体，粘附于纳米装置的表面。然后这些材料有可能被免疫系统或炎症系统所识别。这种困难可通过良好的设计来避免。在一项实验中[1397]，清除表面捕获的由低表面张力材料所形成的微小气泡，明显地减少这些材料在兔体内对补体的激活。与此相关的一个问题是暴露于环境空气的许多表面会形成一个碳水化合物或其他小分子的吸附层。这个吸附层至少有几个Å的厚度。较大的粒子也可能以粘附尘埃或其他碎片的形式存在[1398]。这些被吸附的材料的致炎作用也应当进行研究。

在生理性环境中，从完整或化学上纯纳米机器人或纳米设备中漏出的非欲部分物质不能排除来自蓝宝石的铝离子。目前尚未有关于这方面的研究报道，甚至连来自目前相对不纯的金刚石样的碳材料（DLC）或CVD金刚石表面的漏出物，虽然有来自金刚石、graphere（如富勒烯）、或氟碳化合物表面的有机包衣的生物分子在有些情况下有可能排出[1399,1400]。螯合有放射性核素的抗体导向的治疗用制剂在某些生理条件下在化学上可能是不稳定的，可能允许放射性核素原子漏出到非预想的组织，但捕获于富勒烯（如C_{60}）分子内部的放射性原子不能漏出，因此是安全的。甚至自染料浸染的玻璃碳电极表面的漏出物也没有观察到[1401]，虽然在热解炭的硅添加剂可能增加某些成分漏出的可能性。在某些特殊的工业领域，有关于石墨中离子漏出的报道[1402]。在医疗领域传统的氟碳化合物的应用常常与植入物无关而与惰性和纯度有关，如腾氟龙管[1403]可输送生物溶液而并不因为有机物的漏出或与溶液发生化学反应而使其性质发生任何改变。腾氟龙表面支持细胞培养没有释放有毒性的漏出物[1399]。腾氟龙外衣防止其被覆下的材料毒性物质的漏出[1404]。腾氟龙经常被用作漏出物毒性研究的阴性对照[1405]。含有非氟碳成分的腾氟龙复合材料可产生漏出（通常是无毒的[1406]）。

参考文献

1. L Dion, C Baquey, JR Monties, Diamond: The biomaterial of the 21st century. Int J Artif Organs, 1993, 16:623－627.
2. G Heinrich, B Rinne, R Thull, et al. Charattert－zation of CVD diamond－coated titanium base compounds for biomedical applications. Biomed Tech (Berl). 1998, 43 (Suppl):382－383. In German.
3. A Alanazi, C Nojiri, T Kido, et al. F－ngineering analysis of diamond－like carbon coated polymeric materials for biomedical applications. Artif Organs, 2000, 24:624－627.
4. M N Yoder. Diamond properties and applications. In: R F Davis, ed, Diamond Films and Coatings: Development, Properties, and Applications. Noyes Publications. New Jersey. 1993, 1－30.
5. M N Yoder. Diamond: what, when, and where. In: A J Purdes, J C Angus, R F Davis, et al. Proceedings of thesecond International Symposium on Diamond Materials, Volume 91－8, The Electrochemical Society, New Jersey, 1991, 513－519.
6. Joseph Pranks, Dudley Finch. Chapter 9. Medical applications of diamond－like carbon coatings. In: Richard RH Coombs, Dennis W Robinson, eds. Nanotechnology in Medicine and the Biosciences, Gordon and Breach Publishers. The Netherlands, 1996, 133－138.

7. National Materials Advisory Board. Status and Applications of Diamond and Diamond - Like Materials: An Emerging Technology. Report of the Committee on Superhard Materials. NMAB - 445. National Academy Press, 1990.

8. K Zolynski, P Witkowski, A Kaluzny, et al. Implants with hard carbon layers for application in Pseudoarthrosis femoris sin. Ostitis post fracturam apertam olim factam. J Chem. Vapor Deposition 4, 1996 (1): 232 - 239.

9. D P Dowling, P V Kola, K Donnelly, et al. Evaluation of diamond - like carbon - coated orthopaedic implants. Diam. Rel. Mat. 6, 1997 (3): 390 - 393.

10. C Du, X W Su, F Z Cui, et al. Morphological behavior of osteoblasts on diamond - like carbon coating and amorphous C - N film in organ culture. Biomaterials 19, 1998 (4 - 5): 651 - 658.

11. Per Aspenberg, Asko Anttila, Yrjo T Konttinen et al. Benign response to particles or diamond and SiC bone chamber studies of new joint replacement coatingmaterials in rabbits. Biomaterials 17, 1996 (4): 807 - 812.

12. G Dearnaley. Diamond - like carbon: a potential means of reducing wear in rotal joint replacements. Clin Mater, 1993 (12): 237 - 244.

13. Alan H Lettington. Application of DLC films to optical windows and tools. In: Y Izeng, M. Yoshikawa, M, Murakawa, et al. Applications of Diamond Films and Related Materials, Materials Science Monographs No. 73, Elsevier, New York, 1991, 703 - 710.

14. B V Sarada, T - N Rao, D A Tryk, Elecrrochemical oxidation ofhistamine and serotonin at highly boron - doped diamond electrodes. Anal Chem, 2000, 72 (4): 1632 - 1638.

15. T Tatsuma, H Mori, A Fujishima. Electron transfer from diamond electrodes to heme peptide and peroxidase. Anal. Chem, 2000, 72 (4): 2919 - 2924.

16. M C Granger, M Witck, J Xu, et al. Standard clectrochemical behavior of high - quality, boron - doped polycrystalline diamond thin - film electrode. Anal Chem, 2000, 72 (8): 3793 - 3804.

17. N Spataru, B V Sarada, V Popa, et al. Voltammetric determination of cysteine at conductive diamond electrodes, Anal Chem, 2001, 73 (2): 514 - 519.

18. J K Zak, J E Butler, G M Swam. Diamond optically transparent electrodes: demonstration or concept with terri/ferrocyanide and methyl viologen. Anal Chem, 2001, 73 (3): 908 - 914.

19. C Terashima, T N Rao, B V Sarada, et al. Electrochemical oxidation or chlorophenols at a boron - doped diamond electrode and their determination by high - performance liquid chromatography with amperometric detection. Anal Chem, 2002, 74 (2): 895 - 902.

20. R A Freitas Jr. Is Diamond Biocompatible With Living Cells? Foresight Update. 1999, 39: 7 - 9.

21. L Tang, C Tsai, W W Gerberich, et al. Biocompatibility of chemicaLvapor - deposired diamond. Biomaterials, 1995 (16): 483 - 488.

22. R K Murray, Daryl K Granuer, Peter A et al. Harpers Biochemistry. 23rd EditionAppleton & Lange Norwalk CT, 1993.

23. W G Pitt, K. Park, S L Cooper. Sequential protein adsorption and thromhus deposition on polymeric hiomaterials, 1986 (11): 343 - 362.

24. H J Weiss, J Rogers. Fibrinogen and platelets in the primary arrest of bleeding. New Eng J Med. 1971 (285): 369 - 374.

25. H V Roohk, M Nakamura, R L Hill, et al. A thrombogenic index for blood contactmaterials. Trans Am Soc Art Internal Organs, 1977 (23): 152 - 161.

26. B A Shinoda, R C Mason. Reaction of blood with artificial surfaces of hemodialyzers: studies of human blood with platelet defects or coagulation factor deficiencies. Biomaterials. Med Dev Art Organs, 1978 (6): 305 - 329.

27. L Tang, J W Katon. Inflammatory responses to bioniaierials. Am J Clin Pathol 1995. 103 (4): 466 - 471.

28. L Tang, J M Laton. Adsorbed fibrinogen triggers acure inflammatory responses to biom. Iterials J Exp Med 1993 (178): 2147 - 2156.

29. L Tang, A H Lucas, J W Eaton. Intlammatory responses ro implanted polymeric biomaterials: role of surface - adsorbed immunoglohin Ci. J Lab Clin Med, 1993 (122) 292 - 300.

30. E W Salzman, J. Linden, G McManama, et al. Role of fibrinogen in activation of platelets by artificial surfaces Annals - N Y Acad. Sci - 5, 1987 (16): 184 - 195.

31. L Tang, Y Wu, R. B. Timmons. Fibrinogen adsorption and host tissue responses to plasma functionalized surfaces. J Biomed Mater Res, 1998, 42 (10) :156 - 163.

32. Y C Shin, D K Han, Y H Kim. et al. antithrombogenicity of hydrophilic polyurethane - hydrophohic polystyrene IPNs. Ⅱ. In vitro and ex vivo studies. J Biomater Sci Polym. 61, 1994 (6) :281 - 295.

33. H Nygren, M Stenberg, C Karlsson. Kinetics supramolecular structure and equilibrium properties of fibrinogen adsorption at liquid - solid interfaces J Biomed Mater Res, 1992, 26 (1) :77 - 91.

34. C Ryu, D Han. Y Kim. et al. Albumin immobilized polyurethane and its blood compatibility. ASAIO J, 1992, 38 (7 ~ 9) :644 - 648.

35. C J van Oss. Surface properties of fibrinogen and fibrin. J Protein Chem, 1990, 9 (8) :487 - 491.

36. A Dekker, K Reitsma, T Beugeling, et alAdhesion of endothelial cells and adsorption of serum proteins on gas plasma - treated polytetrafluoroethylene. Biomaterials 1991 (12) :130 - 138.

37. K N Ekdahl, B Nilsson, C G Golander, et al. Complement activation on radio frequency plasma - modified polystyrene surfaces. J Colloid Interface Sci, 1993 (158) :121 - 128.

38. V Panchalingam, B Poon, H H Huo, et al. Molecular surface tailoring of biomaterials via pulsed RF plasma discharge J Biomater. Sci Polym Edn 1993 (5) :131 - 145.

39. J L Bohnert, B C Fowlet, TJil orbcu, et al. Plasma gas discharge deposited fluorocarbon polymers exhibit reduced elut ability of adsorbed albumin and fihrinogen . A. Horbett J Biomater. Sci Polym Edn, 1990 (1) :279 - 297.

40. R J Rapoza, T A Horbett. Postadsorptive transitions in fibrinogen: influence of polymer properties. J Biomed Mater Res, 1990, 24 (10) :1263 - 1287.

41. G Heinrich, T Groegler, S M Rosiwal et al. CVD diamond coated titanium alloys for biomedical and aerospace applications. Surface and Coatings Technol, 1997, 94 - 95 (10) :514 - 520.

42. Stephen Hvans. Chapter 4. Surface Properties of Diamond. In: J E Field, ed. The Properties or Natural and Synthetic Diamond. Academic Press. NY, 1992, 181 - 214.

43. J O Hansen, R G Copperwaite, T E Derry, et al. Colloid Interface Sci, 1989 (130) :347 - 358.

44. H L Shergold, C J Hartley. Int J Miner. Process, 1982 (9) :219 - 233.

45. H Sato, H Tsuji, S Ikeda, et al. Enhanced growth of human vascular endothelial cells on negative ion - implanted hydrophobic surfaces. J Biomed. Mater, 1999, 44 (1) :22 - 30.

46. H Hosorani. Physical properties of an intraocular lens coated with diamond - like carbon film. Nippon Ganka Gakkai Zasshi, 1997, 101 (11) :841 - 846. In Japanese.

47. PS Sit, R H Marchant. Surface - dependent conformations of human fibrinogen observed by atomic forcemicroscopy under aqueous conditions. Thromb. Haemost, 1999, 82 (9) :1053 - 1060.

48. R L Tse, P Phelps. Potymorphonuclear leucocyte motility in vitro V Release of chemotacric activity following phagocytosis of calcium pyrophosphate crystals. diamond dust and urate crystals J Lab Clin Med, 1970, 76 (9) :403 - 415.

49. F K Higson, O T Jones. Oxygen radical production by horse and pig neutrophils induced by a range of crystals. J Rheumatol, 1984, 11 (11) :735 - 740.

50. A Swan, B Dularay, P Dieppe. A comparison of the effects of urare, hydroxyapatite and diamond crystals on polymorphonuclear cells: relationship ofmediator release to the surface area and adsorptive capacity of different particles. J Rheumatol, 1990, 17 (10) :1346 - 1352.

51. PK Baumann, R J Nemanich. Surface cleaning, electronic states and electron affinity of diamond (100), (111) and (110) surfaces. Surf. Sci, 1998, 409 (7) :320 - 335.

52. M J Rutter, J Robertson. An ab initio calculation of the electron affinities of diamond surfaces. Cotp. Mater Sci, 1998 (10) :330 - 333.

53. Carl Nordling, Jonny Osterman, Physics Handbook for Science and Engineering, 6th Edition, Table 5. Electron Affinity of the Elements, Student Htterarur A B, 1999; http://hemi. passagen. se/asystem/ph/electronarf. html.

54. Christian Goeden. An ESD - type High Brightness Negative Hydrogen Source. http://www. e12. physik. tu - muenchen. de/ef2/groups/rim/quelle/quelte. html.

55. C E Troupe, I C Drummond, C Graham, et al. Diamond - based glucose sensors [diabetic blood analysis]. Diam Rel

Mat, 1998, 7 (2) :575 – 580.

56. Stents: Adhesion of Bovine Serum Albumin on Coated DLC (Diamond – like) And Uncoated (SiO_2/TiO_2) Sensor Chips, 1998, 23 (4); http://phyris. com/stent4. hrm or http://web. archive. org/web/19981205022402/http://phytis. corn/stent4. html.

57. Vincent A Fischetti Streprococcal M Protein. Sci. Am, 1991, 264 (6) :58 – 65.

58. K Gutensohn, C Beythien, J Bau, et al. In vitro analyses of diamond – like carbon coated stents. Reduction of metal ion release. platelet activation, and thromhogenicity. Thromb. Res, 2000, 99 (15) 99:577 – 585.

59. J M Anderson, K M Miller. Biomaterial biocompatibility and themacrophages. Biomaterials, 1984, 5:5 – 10.

60. D F Williams. Review: Tissue – biomaterial interactions. J. Mater Sci, 1987 (22) :3421 – 3445.

61. N P Ziars, K M Miller, J M Anderson. In vitro and in vivo interactions of cells with biomaterials. Biomaterials, 1988 (9) :5 – 13.

62. L Anne Thomson, Frances C Law, Neil Rushton, et al. Biocompatibility of diamond – like carbon coating. Biomaterials, 1991, 12 (2) :37 – 40.

63. J Roberson. Deposition mechanisms for promoting sp bonding in diamond – like carbon. Diam Rel Mat, 1993 (2) :984 – 989; Deposition of diamond – like carbon. Phil Trans Roy Soc. 1993, 342 (2) :277 – 286.

64. J Robertson. Mechanical properties and structure of diamond – like carbon. Diam Rel Mat, 1992 (1) :397 – 406; Properties of diamond – like coatings. Surface and Coating Technol, 1992, 50 (2) :185 – 203.

65. J Franks, K Enke, A Richardt. Diamond – like carbon – properties and applications. Metals Mat, 1991 (6) : 695 – 700.

66. M Alien, F C Law, N Rushton. The effects of diamond – like carbon coatings on macrophages, fibroblasrs and osteoblast – like cells in vitro. Clin Mater, 1994 (17) :1 – 10; M J Alien, B J Myer, F C Law, et al. The growth of osteoblast – like cells on diamond – like carbon fDLC coatings in vitro. Trans Orthop Res Soc, 1995 (20) :489.

67. L Lu, M W Jones, R L Wu. Diamond – like carbon as biological compatible material for cell culture and medical application. Biomed. Mater Eng, 1993, 3:223 – 228.

68. B C Dravis, P E Swan son, A J Russell. Haloalkanc hydrolysis with an immobilized haloalkane dehalogenase. Biorechnol Bioeng, 2001, 75 (11) :416 – 423.

69. T L Parker, K L Parker, I R McColl, et al. The biocompatibility of low temperature diamond – like carbon films: a transmission electron microscopy, scanning electron microscopy and cyrotoxicity study. Diam Rel Mat, 1994 (3) : 1120 – 1123; Diamond Films, 1992 (12) :118.

70. I R McColl, D M Grant, S M Green, et al. Low temperature plasma – assisted chemical vapour deposition of amorphous carbon films for biomedical – polymeric subsrrares. Diam Rel Mat, 1994, 3 (1) 83 – 87.

71. I Dion, X Roques, C Baquey, et al. Hemocompatibility of diamond – like carbon coating. Biomed Mater Eng, 1993, 3:51 – 55.

72. I Dion, L Bordenave, F Letebre, et al. Physicochemistry and Cytotoxicity of ceramics Part II: Cytotoxicity of ceramics. J Mater Sci, Materials in Medicine, 1994, 5:18 – 24.

73. A O'Leary, D P Dowling, K Donnelly, et al. Diamond – like carbon coatings for biomedical applications. Key Engineering Materials, 1995 (99 – 100) :301 – 308.

74. E Mitura, S Mirura, Z Has, et al. Diamond – like carbon coatings for biomedical applications. Diamond Films, 1993 (12) :116; E Mitura et al. Diamond – like carbon coatings for biomedical applications. Diamond Rel at Mater, 1994 (3) :896 – 898; A Olborska, M Swider, R Wolowiec, et al. Amorphous diamond – biomaterial for implant coatings. Diamond Relat Mater, 1994 (3) :899; A Otborska, M. Ewider, E, Mitura, et al. Biocompatibility of amorphous diamond in cranio – maxillo – facial surgery. In: R. Vinzenzini, ed. Advances in Science and Technology Vol 12. Materials in Clinical Applications. Techna srl. Faenza, 1995:485.

75. J Fisher, X Q Hu, J L Tipper, et al. An in vitro study of the reduction in wear of metal on – metal hip prostheses using surface – engineered femoral heads. Proc Inst Mech Eng, 2002 (216) :219 – 230.

76. A Dorner – Reisel, C Schurer, G Irmer, et al. Diamond – like carbon coatings with Ca – 0 – incorporation for improved biological acceptance. Anat Bioanat Chem, 2002, 374 (10) :753 – 755.

77. R Kornu, W J Maloney, M A Kelly, et al. Osieoblast adhesion to orthopaedic implant alloys: effects of cell adhesion molecules and diamond – like carbon coating. J Orthop Res, 1996, 14 (1) :871 – 877.

78. I J Webster, R W Siegel, R Bizios. Osteoblast adhesion on nanophase ceramics. Biomaterials, 1999, 20 (7) :1221 – 1227.

79. M Lampin, R Warocquier – Clerout, C Legris, et al. Correlation between substratum roughness and wettability. cell adhesion and cellmigration. J Biomed Mater Res, 1997, 36 (7) :99 – 108.

80. E Chignier, J Guidollet, G Dureau, et al. Characterization of the tissue proliferated at the blood interface of carbon/ ceramic composites. JBiomed Mater Res, 1987, 21 (11) :1415 – 1433.

81. R Clark, P Connolly, Adam S G Curris, et al. Cell guidance by ultrafme topography in vitro. J Cell Sci, 1991, 99 (5) :73 – 77.

82. I Nagata, A Kawana, N Nakatsuji. Perpendicular Loniact guidance of CNS neuro blasts on artificial mic restructures. Development 1, 1993, 17 (1) :401 – 408.

83. Y Harada, J T Wang, V A Doppalapudi, et al. Differential effects of different terms of hydroxyaparite and hydroxyapatite/ tricalcium phosphate particulates on humanmonocyte/macrophages in vitro. J Biomed Mater Res, 1996, 31 (5) : 19 – 26.

84. S Linder, W Pinkowski, M Aeptelbacher. Adhesion, eyioskeletal architecture and activation status of primary humanmacrophages on a diamond – like carbon coated surface. Biomaterials, 2002, 23 (2) :767 – 773.

85. M I Jones, I R McColl, D M Grant, et al. Haemocompatibility of DLC and TiC – TiN interlayers on titanium. Diam Rel Mat, 1999, 8 (3) :457 – 462.

86. M I Jones, I R McColl, D M Gram, et al. Protein adsorption and platelet attachment and activation, on TiN, TiC, and DLC coatings on titanium for cardiovascular applications. J Biomed Mater, Res. 5 2 (November 2000) :413 – 421.

87. I A Tirushkin, S L Vasin, I B Rozanova, et al. Carbon coated polyethylene: effect of surface energetics and topography on human platelet adhesion. ASAIO J, 2001, 47 : 11 – 17.

88. J H Lee, H B Lee. Platelet adhesion onto wettability gradient surfaces in the absence and presence of plasma proteins. J Biomed. Mater. Res, 1998, 41 :304 – 311.

89. M B Guglielmotti. S Renou, R L Cabrini. A liistomorphometric study of tissue interface by laminar implant test in rats. Int. J, Oral Maxillotac. Implants, 1999, 14 :565 – 570.

90. Michael Pinneo. Diamond Growth: Today and Tomorrow. in Markus Krunimenacker, James Lewis, eds. Prospects in Nanotechnology: Toward Molecular Manuractunng. 1> roceedings of the hirst General Conrerencc on Nanotechnology: Development. Applications, and Opportunities, 1992, 11 : 11 – 14, John Wiley & Sons, New York, 1995, 147 – 172.

91. M Alien, B Myer, N Rushton. In vitro and in vivo investigations into the hiocompatibility of diamond – like carbon (Dl. C) coatings for orthopedic applications. J Biomed. Mater. Res. 2001, 58 :319 – 328.

92. A Schroeder, G Francz, A. Bruinink et al. Titanium containing amorphous hydrogenated carbon films: surface analysis and evaluation of cellular reactions using bonemarrow cell cultures in vitro. Biomaterials, 2000, 21 :449 – 456.

93. S S Sainavirta, R. Lappalainen, P Pekko et al. The counterface, surface smoothness, tolerances, and coatings in total joint prostheses. Clin. Orthop, 1999, 369 :92 – 102.

94. H Schultrich, B Schultrich. TEM – simulation of amorphous carbon films: influence of supercell packaging. Ultramicroscopy, 2001, 88; 111 – 125.

95. R Lappalainen, A Anttila, H Heinonen. Diamond coated total hip replacements. Clin. Orthop, 1998, 352 : 118 – 127,

96. S Santavirta, M Takagi, E Gomez – Barrena et al. Studies of host response to orthopcdic implants and biomaterials, J Long Term Eff. Med. Implants, 1999, 9 :67 – 76.

97. P Lilley, P S Walker, D R May, et al. Dynamic erosion of large implant surfaces by soft tissue. in P J Doherty, ed. Advances in Biomaterials 10, Elsevier Science Publishers B V, Amsterdam, 1992, 153 – 157.

98. M Alien, R Butter, L Chandra et al. Toxicity of particulate silicon carbide for macrophages, fibroblasts and osreoblast – like cells in vitro. Biomed. Mater. Eng, 1995, 5 : 151 – 159.

99. Diamond – like Carbon Coatings for Improved Wear Resistance of Texrile Machine Parts BE S2 5049. VITO – Vlaamse Inscelling voor Technologisch Onderzoek NV, 1996; http://www. teresa – textile. net/projects/3_ diwatex. htm

100. Z M Zeng, X B Tian, T K Kwok et al. Effects of plasma excitation power, sample bias, and duty cycle on the structure and surface properties of amorphous carbon thin films fabricated on A1S1440 steel by plasma immersion ion implantation. J Vac. Sci. Technol. A, 2000, 18:2164-2168.

101. Diamonex DLC Protective Coatings: Low-Temperature CVD Plasma and Ion-Beam Deposited Thin Film; http://www.diamonex.com/protectivecoatings.html.

102. A Alanazi, C Nojiri. T Noguchi et al. Improved blood compatibility of DLC coated polymericmaterial. ASAIO J, 2000, 46:440-443.

103. U S Tran, M M Puc, C W Hewitt. et al. Diamond-like carbon coating, ind plasma or glow discharge treatment of mechanical hean valves. J Invest. Surg, 1999, 12:133-140.

104. K Yamazaki, P Litwak, O Tagusari, et al. An implantable centrifugal blood pump with a recirculating purge system (Cool-Seal system). Anit. Organs, 1998, 22:466-474; K. Yamazaki, P. Litwak, R L Kormos, et al. An implantable centrifugal blood pump for long term circulatory support. ASAIO J, 1997, 43:M686-M691.

105. J R Monties, P Havlik, T Mesana, et al. Development of the Marseilles pulsatile rotary blood pump for permanent implantable left veniricular assistance. Artif. Organs, 1994, 18:506-511; J R Monties, I Dion, P Havlik, et al. Cora rotary pump for implantable left ventricular assist device: biomaterial aspects. Artif Organs, 1997, 21:730-734.

106. C T Hotter. Transluminally-placed coilspring endaricrial tube grabs. Long-term patency in canine popliteal artery. Invest. Radiol, 1969, 4:329-332.

107. E Escorcia, J Hollman. Current status of stems. Am J Card, 1992, 69:687-689.

108. J C Palmaz. Intravascular stenting: from basic research to clinical application. Cardiovasc. Intervent. Radiol, 1992, 15:279-284.

109. I Moussa, A Colombo. Coronary stenting: current state of the art. Rev. Port. Cardiol, 1999, 18:175-184.

110. H Emneus. Experimental investigations of corrosion of stainless steels used in bone surgery. Acta Orthop. Scand, 1961, 44:L62.

111. J A Hunt, A Remes, D F Williams. Stimulation of nenrophil niovement by metal ions. J Biomed. Mater, Res, 1992, 26:819-828.

112. C L Klein, H Kohler, C J Kirkpatrick. Increased adhesion and activation of polymorphonuclear neutrophil granulocyies to endothelial cells under heavy metal exposure in vitro. Pathobiology, 1994, 62:90-98.

113. R B Tracana, J P Sousa, G S Carvalho. Mouse inflammatory response to stainless steel corrosion products. J. Mater. Sci, 1994, 5:596-600.

114. C L Klein, P Nieder, M Wagner, et al. The role of metal corrosion in inflammatory processes: induction of adhesion molecules by heavy metal ions. J. Mater. Sci, 1994, 5 (1994):798-807.

115. H Emneus, U Stenram. Metal implanis in the human body. A histopathological study. Acta Orthop. Scand, 1965, 36:115-126.

116. S A V Holmes, C Cheng, H N Whitfield. The development of synthetic polymers that resist encrustation on exposure to urine, Br. J. Urol. 69 (June 1992):651-655.

117. Yukio Ozaki, A G Violaris, P W Semiy-s. New srent technologies. Prog. Cardiovasc. Dis, 1996, 39:129-140.

118. Stents: The New Phytis Stent. 3 August 1998; http://phytis.com/stentl.html.

119. C Rogers, M J Karnovsky, E R Edetman. Inhibition of experimental neointimal hyperplasia and thrombosis depends on the type of vascular injury and the site of drug administration. Circulation, 1993, 88:1215-1221.

120. Kai Gurensohn. Flow Cytometric Analysis of Coronary Stent-Induced Alterations of Platelet Antigens in an In Vitro Model, 23 April 1998; http://www.phytis.com/sicnt6.html or hrrp://web.archive.org/web/19981205015128/http://phytiscom/stent6.Html.

121. Edward A Evans, Urs Hafeli, Ram Wusirika, et al. Diamond like carbon coatings for rhenium wires and foils, Proc. MRS Fall Meeting, Boston, MA, 1999; http://www.ecgf.uakron.edu/-chem/fclty/evans/u9.pdf.

122. I De Scheerder, M Szilard, H Yanming, et al. Evaluation of the biocompatibility of two new diamond-like stent coatings (Dylyn) in a porcine coronary stent model. J Invasive Cardiol. 2000, 12:389-394.

123. J C Heath, M A R Freeman, S A V Swanson. Carcinogenic properties of wear particles from prostheses made in cobalt-

chromium alloy. Lancet, 1971, 1:564-566.
124. H C Willert, G H Buchhorn, M Semlitsch. Particle disease due to wear of metal alloys. Findings trom retrieval studies. in B F Morrey, ed. Biological, Material and Mechanical Considerations of Joint Replacement, Raven Press, New York. 1993, 129-146.
125. S B doodman, V L Fornasier, J Lee, The histological effects of the implantation of different sizes of polyethylene particles in the rabbit tibia. J Biomed. Mater. Res, 1990, 24:517-524.
126. A S Shanbhag, J J Jacobs, J Black et al. Macrophage/particle interactions—effect of size, composition and surface area. J Biomed. Mater. Res, 1994, 28:81-90.
127. I Spilberg, A dallacher, B Mendell. Studies on crystal induced chemotactic factor 11. Role of phagocytosis. J Lab. Clin. Med, 1975, 85:631-636; I Spilberg, A dallacher, B Mandell. Calcium pyrophosphate dihydrate (CPPD) crystal-induced chemotactic factor: subcellular localization, role of protein synthesis and phagocytosis. J Lab. Clin. Med. 89 April 1977:817-822; I Spilberg, J Mehta. Binding characteristics of radioiodinated crystal-induced chemotactic factor to human neutrophils. J Lab. Clin. Med, 1984, 104:939-946; I Spilberg, A. K. Bhatt. CrystaLin-duced chemotactic factor. Methods Enzymol, 1988, 162:193-197.
128. C J Roberge, J Grassi. R De Medicis, et al. Crystal-neutrophil interactions lead to inrerleukin-1 synthesis. Agents, 1991, Actions 34:38-41.
129. A Nishimura, T Akahoshi, M Takahashi, et al. Attenuation of monosodium urate crystal-induced arthritis in rabbits by a neutralizing, antibody against interleukin-8. J Leukoc, Biol, 1997, 62:444-449.
130. R Terkeltaub, S Baird, P Sears, et al. The murine homolog of the interleukin-8 receptor CXCR-2 is essential for the occurrence of neutrophilic inflammation in the air pouch model of acute urate crystal-induced gouty synovitis. Arthritis Rheum, 1998, 41:900-909.
131. Mikael Hedenborg, Matti Klockars. Quartz-Dust-Induced Production of Reactive Oxygen Metabolites by Human Granulocytes. Lung, 1989, 167:23-32.
132. A C Allison, J S Harington, M Birbeck. An examination of the cytotoxic effects of silica on macrophages. J Exp. Med, 1996, 124:141-154.
133. L Nordsletten, A K Hogasen, Y T Konttinen, et al. Human monocytes stimulation by particles of hydroxyapatite, silicon carbide and diamond: in vitro studies of new prosthesis coatings. Biomaterials, 1996, 17:1521-1527.
134. H Gelb, H R Schumacher, J Cruckler, et al. In vivo inflammatory response to polymethylmethacrylate particulate debris -effect of size, morphology, and surface area. J Orthopaed. Res, 1994, 12:83-92.
135. H G Luhr. Comparative studies on phagocytosis of coal powders of various carbonifi-cation grades, also of quartz and diamond powders in tissue cultures. Arch. Gewerbepath, 1958, 16:355-374.
136. J A Schmidt, C N Oliver, J L Lepe-Zuniga, et al. Silica-stimulated monocytes release fibroblast proliferation factors identical to interleukin-1 A potential role for interteukin 1 in the pathogenesis of silicosis. J Clin. Invest, 1984, 73:1462-1472.
137. H S Cheung, M T Story, D J McCarty. Mitogenic effects of hydroxyapatite and calcium pyrophosphate di hydrate crystals on cultured mammalian cells. Arthritis Rheum, 1984, 27:668-674.
138. R J Royer, J L Dclongcas, P Nener, et al. Inflammatory effect of aluminium phosphate oil rat paws. Pathol. Biol. (Paris). 1982, 30:211-215.
139. J L Delongeas, P Netter, P Boz, et al. Experimetal synovitis induced by aluminium phosphate in rabbits. Comparison of the changes produced in synovial tissue and in articular cartilage by aluminium phosphate. carrageenin, calcium hydrogen phosphate dihydrate, and natural diamond powder. Biomed. Pharmacother, 1984, 38:44-48.
140. I Dion, M Lahaye, R Salmon, et al. Blood haemolysis by ceramics. Biomaterials, 1993, 14:107-110.
141. J C Lord. Desiceant dusts synergize the effect of Beauveria bassiana (Hyphomycetes: Moniliales) on stored-grain beetles. J Econ. Entomol, 2001, 94:367-372.
142. J S Wishnok. Medicinal properties of adamantane derivatives. J Chem. Educ, 1973, 50:780-789.
143. K Van Derpoorten, J Balzarini, E De Clereq, et al. Anti-HIV activity of N-1-adamantyl 4-aminophthalimide. Biomed. Pharmacother, 1997, 51:464-468.

144. J Vameeq, K Van Derpoorten, J H Poupaert, et al. Anticonvulsant phenytoinergic pharmacophores and antrHIV activity – preliminary evidence for the dual requirement of the 4 – aminophthalimide platform and the N – (1 – adamantyl) substitution for antiviral properties. Life Sci, 1998, 63 : PL267 – PL274.

145. M E Bursrein, A V Serbin, TV Khakhulina, et al. Inhibition of HIV – 1 replication by newly developed adamantane – containing polyanionic agents. Antiviral Res, 1999, 41 : 135 – 144.

146. A Tsunoda, H R Maassab, K W Cochran, et al. Antiviral activity of alpha – methyl 1 – adamantanemethylamine hydrochloride. Antimicrobial Agents Chemocher, 1965, 5 : 553 – 560.

147. K Lundahl, J Schut, J L Schlatmann, et al. Synthesis and antiviral activities ofadamantane spiro compounds. 1. Adamantane and analogous spiro – 3 – pyrolidines, J Med. Chem, 1972, 15 : 129 – 132; A. Smit, T. Kralt, A Peters, et al. Synthesis and antiviral activities of adamantane spiro compounds. 2 J Med Chem, 1972, 15 : 132 – 136.

148. A Mathur, A S Beare, S E Reed. In vitro antiviral activity and preliminary clinical trials of a new adamantane compound. Antimicrob. Agents Chemother, 1973, 4 : 421 – 426.

149. K Aigami, Y Inamoto, N Takaishi, et al. Biologically active polycycloalkanes 1 Antiviral adamantane derivatives. J Med. Chem, 1975, 18 : 713 – 721.

150. R Pellicciari, M C Fioretti, R Cogolh, et al. Adamantane derivanves of biological interest. Synthesis and antiviral activity of 2 – (Ladamantyl) imidazole derivatives. Arzneimittelforschung, 1980, 30 : 2103 – 5.

151. W C Koff, J L Elm Jr, S B Halstead, Suppression of dengue virus replication in vitro by rimantadine hydrochloride. Am J Trop Med. Hyg, 1981, 30 : 184 – 189.

152. A Papadaki – Valiraki, S Papakonstantinou – Garoufalias, P Marakos, et al. Synthesis, antifungal, antibacterial and antiviral efTects of some adamantanekeroxime ethers. Farmaco, 1993, 48 : 1091 – 1102.

153. G Fytas, P Marakos, N Kolocouris, et al. 3 – Cyclopentyl Ladamantanamines and adamantanemethanamines. Antiviral activity evaluation and convulsions studies. Farmaco , 1994, 49 : 641 – 647.

154. R Kandel, K L Hartshorn. Prophylaxis and treatment of influenza virus infection. BioDrugs, 2001, 15 : 303 – 323.

155. J K Chakrabarti, M J Foulis, T M Hotten, et al. Adamantanealkanamines as potential antidepressant and anti – Parkinson agents. J Med. Chem, 1974, 17 : 602 – 609.

156. J Kornhuber, K Schoppmeyer, P Riederer. Affinity of 1 – aminoadamantanes for the sigma binding site in post – mortem human frontal cortex. Neurosci. Lett, 1993, 163 : 129 – 131.

157. J Kornhuber, G Quack, W Danysz, Therapeutic brain concentration of the NMDA receptor antagonist amantadine. Neuropharmacology, 1995, 34 : 713 – 721.

158. M Merello, M I Nouzeilles, A Cammarota, et al. Effect of memantine (NMDA antagonist) on Parkinson's disease: a double – blind crossover randomized study. Clin. Neuropharmacol, 1999, 22 : 273 – 276.

159. S F Zakrzewski, C Dave, F Rosen. Comparison of the anttumor activity and toxicity of 2, 4 – diamino – 5 – (Vadamantyl) – 6 – methylpyrimidine and 2, 4 – diamino – 5′ (Ladamantyl) – 6 – ethyl pyrimidine. J Natl. Cancer Inst, 1978, 60 : 1029 – 1033.

160. M A el – Sherbeny. "Synthesis, antitumor activity, and antrHIV – 1 testing of certain heterocyclic systems containing an adamantane nucleus," Arch. Pharm. Weinheim, 2000, 333 : 323 – 328; H T Nagasawa, J A Elberling, F N Shirota. tatentiated forms of the transport – inhibitory alpha – amino acid adamantanine, J. Pharm. Sci, 1980, 69 : 1022 – 1025.

161. N Yoshida, I Kiyohara, M Fukui, et al. Antitumor activities of newly synthesized 5 – carbamoyl l H – imidazo L4yl 4yl 1 – adamantanecarboxylate and 5′carbamoyl l H – imidazoL4yl piperonylare. Cancer Res. 40 (Ucrober 198U) : 3810 – 3814; A. Chimirri, R. Gitto, S. Grasso, A. M. Mon forte, M. Zappala, Synthesis and antitumor activity evaluation or 1 – [farylidene amino] adamantanes, Farmaco, 1994, 49 : 649 – 651; J J Wang, S S Wang, C F Lee, et al. In vitro antitumor and antimicrohial activities of N – substituents of maleimide by adamanrane and diamantane, Chemotherapy, 1997, 43 : 182 – 189.

162. V Kunzelmann. Oral combination therapy of zoster neuralgia. Pain reduction by 1 – adamanranamine sulfate and carbamazepine per os, Fonschr. Med, 1993, 111 : 423 – 425. In German.

163. S Siena, S Villa, M Bregni, et al. Amantadine potentiates T lymphocyte killing by an anti – pan – T cell (CD5) ricin A – chain immunotoxin. Blood, 1987, 69 : 345 – 348.

164. P Liu, P J Cheng, TSing, et al. In vitro binding of amantadine to plasma proteins. Clin. Neuropharmacol, 1984, 7: 149 – 151; T S Ing, P J Cheng, M J Wu, et al. Plasma protein – binding of amantadine in maintenance hemodialysis patients. Int. J Artif. Organs, 1984, 7: 235.

165. Y Yang, P M Cardarelli, K Lehnert, et al. LPAM – 1 (integrin alpha 4 beta 7) – ligand binding: overlapping binding sites recognizing VCAM – 1, MAdCAM. 1 and CS. 1 are blocked by fibrinogen, a fibronectin – like polymer and RGD – like cyclic peptides, Eur. J. Immunol, 1988, 28: 995 – 1004; P M Cardarelli, R R Cobb, D M Nowlin, et al. Cyclic RGD peptide inhibits alpha 4 beta 1 interaction with connecting segment 1 and vascular cell adhesion molecule, J. Biol. Chem, 1994, 269: 18668 – 18673.

166. H T Nagasawa, J A Elberting, F N Shirota. Potential latenriation forms of biologically active compounds based on action of leucine aminopeptidase. Dipeptide derivatives of the tricycloaliphatic alpha – amino acid, adamantanine. J Med. Chem, 1975, 18: 826 – 830.

167. R E White, M B McCarthy, K D Egeberg, et al. Regioselectivity in the cytochromes P – 450: control by protein constraints and by chemical reactivities. Arch. Biochem. Biophys, 1984, 228: 493 – 502.

168. C H Hassall, W H Johnson, A J Kennedy, et al. A new class of inhibitors of human leucocyte elastase. FEBS Lett, 1985, 183: 201 – 205; A. J. Kennedy, A Cline, U M Ney et al. The effect of a peptide aldehyde reversible inhibitor of elastase on a human leucocyte elastase – induced model of emphysema in the hamster. Eur. J Respir. Dis, 1987, 71: 472 – 478.

169. D H Barton, E Csuhai, D Doller, et al. Mechanism of the selective functionalization of saturated hydrocarbons by Gif systems: relationship with methane monooxygenase, Proc. Natl. Acad. Sci. (USA), 1990, 87: 3401 – 3404; http://www.pnas.org/cgi/reprint/87/9/3401.pdf.

170. N Tsuzuki, T Hama, M Kawada, et al. Adamantane as a brain – directed drug carrier for poorly absorbed drug. 2. AZT derivatives conjugated with the 1 – adamantane moiety. J Pharm. Sci, 1994, 83: 481 – 484.

171. B M Kurinenko, N V Kalacheva, P Iu Muratov. Preparation and antiviral properties of Bacillus intermedius ribonuclease modified by chloranhydtide of adamamanecarboxylic acid, Antibiot. Khimioter, 1995, 40: 17 – 19. In Russian.

172. R I Chnstopherson. Partial inaciivation of chorismate mutase – prephenate dehydrogenase from Escherichia coli in the presence of analogues of chorismate. Int. J Biochem. Cell Biol, 1997, 29: 589 – 594.

173. H S Overkleefi, G H Renkema, J Neck, et al. Generation of specific deoxynojirimycin – type inhibitors of the non – lysosomal glucosylceramidase. J Biol. Chem, 1998, 273: 26522 – 26527.

174. B M Kessler, D Tortorella, M Altun, et al. Extended peptide – based inhibitors efficiently target the proteasome and reveal overlapping specificities of the catalytic beta – suhunits. Chem. Biol, 2001, 8: 913 – 929.

175. R Maltais, V Luu – The, D Poirier. Synthesis and optimization of a new family or type 3 17 beta – hydroxysteroid dehydrogenase inhibitors by parallel liquid – phase chemistry. J Med. Chem, 2002, 45: 640 – 653.

176. H J Ringold, T Bellas, A Clark. Adamantanone as a probe for the dimensions and characteristics of the substrate binding pocket of certain alcohol dehydrogenases. Biochem. Biophys. Res. Commun, 1967, 27 (5 May 1967): 361 – 367.

177. S M Antonov, J W Johnson, N Y Lukomskaya, et al. Novel adamantane derivatives acl as blockers of open ligand – gated channels and as anticonvulsams. Mol. Pharmacol, 1995, 47: 558 – 567; L G Magazanik, S L Buldakova, M V S Imoilova, et al. Block of open channels of rcL. ombinam AMPA receptors and native AMPA/kainate receptors by adamantane derivatives, J. Physiol, 1997, 505: 655 – 663.

178. J W Dear, K Wirth, G K Scauding, et al. Characterization of the hradykinm receptor in the human nasal airway using the binding of 125I – Hoe 140, Br J Pharmacol, 1996, 119: 1054 – 1062; H Matsuda, K Hayashi, K Arakawa, Zonal hcterogeneiiy in action of angiotensin – convcrting enzyme inhibitor on renal microcirculation: role of intrarenal hradykinin J Am Soc, Ncphrol, 1999, 10: 2272 – 2282; G Reyes – C Ruz, J Vazquez – Prado, et al. Regulation of the human hradykinin B2 receptor expressed in st21 insect cells: a possible role for tyrosine kinases. J Cell Biochem, 2000, 76: 658 – 673.

179. M Fujio, T Kuroitd, Y Sakai, et al. N – [1 – (2 – Phenylethyl) pyrrolidin – 3 – yl] – Ladamantanecarboxamides as novel 5 – HT2 receptor antagonists. Bioorg. Med. Chem. Lett, 2000, 10: 2457 – 2461.

180. R A Magarian, W G Sorenson. Adamantanamine derivatives. Antimicrobial activities of certain Mannich bases, J Med

Chem, 1976, 19 : 186 – 189; M Takahashi, M Pischetsrieder, V M Monnier. Isolation, purification, and characterization ofamadoriase isoenzymes (fructosyl amine – oxygen oxidoreducrase EC 1. 5. 3) from Aspergillus sp, J Biol. Chem, 1997, 272 : 3437 – 3443; A Orzeszko, B Kaminska, G. Orzeszko, et al. Synthesis and amimicrobial activity of new adamantane derivatives Ⅱ, Farmaco, 2000, 55 : 619 – 623; A Orzcszko, R Gralewska, B J Siarosciak, et al. Synthesis and antimicrohial activity of new adamantane derivatives 1. Acta Biochim, 2000, 47 : 87 – 94.

181. S Y Choo, K Vollherbst, A Keith, et al. Effects of adamantane derivatives^ on the stability and assembly of bacteriophage PM2. Can. J Microbiol, 1982, 28 : 897 – 900.

182. M Garcia Gil, M Sanchez Crespo. Dansylcadaverine and rimantadine inhibition of phagocytosis, PAF. acether release, and pliosphatidylcholine synthesis in human polymorphonuclear leukocytes. Imniunopharmaco, 1983, logy 6 : 317 – 325.

183. E Albrecht – Goepfert, H Schempp, E F Elstner. Modulation of the production of reactive oxygen species by pre – activated neutrophils by aminoadamantane derivatives. Biochem. Pharmacol, 1998, 56 : 141 – 152.

184. H Schempp, E Albrechr – Goepten, E F Etsiner. Detection of the production of reactive oxygen species by neutrophils in whole blood: modulation by adamantanes and triggering by Fe (3 +) – ions, Z. Naiurforsch. 1999, 54 : 562 – 568.

185. W C Korf, D L peavy, V Knight. Inhibition of in vitm proliterative responses of human lymphocytes by rimantadine hydrochloride. Infect. Immunol, 1979, 23 : 665 – 669,

186. C Clark, M M Woodson, H I Nagasawa. Inhibition of lymphocyte proliferation by amantadine and its isomer, 2 – amino-adamaniane: impact on Lyr^{2+} I cells while sparing L3T4 + T cells, Immunopharmacology, 1991, 21 : 41 – 50.

187. W C Koff, J L Elm Jr, S B Halsiead. Inhibition of dengue virus replication by amantadine hydrochloride. Antimicrob. Agents Chemother, 1980, 18 : 125 – 129.

188. M K Jain, N Y Wu, T K Morgan Jr, et al. Phase transition in a lipid bilayer. II. Influence of adamantane derivatives. Chem. Phys. Lipids, 1976, 17 : 71 – 78.

189. I Habus, Q Zhao, S Agrawal. Synthesis, hybridization properties, nuclease stability, and cellular uptake or the oligonucleotide – amino – beta – cyclodextrins and adamantane conjugates. Bioconjug. Chem1, 1995, 6 : 327 – 331.

190. A Stoufi, F Pommier. Ga – s chromatographic determination of amanradine hydrochloride (Symnietrel) in human plasma and urine. J. Chromatogr, 1980, 183 : 33 – 39.

191. V W Horadam, J G Sharp, J D Smilack, et al. Pharm. Icokinetics of amantadine hydrochloride in subjects with normal and impaired renal function. Ann. Intern. Med, 1981, 94 : 454 – 458.

192. C Koppel, J Tenczer. A revision of the metabolic disposition of amantadine, Biomed. Mass Spectrom, 1985, 12 : 499 – 501.

193. C Koppel, J lenczer, h Rutien The metabolism of rromantadine. Biomed. Mass Spectrom, 1985, 12 : 487 – 488.

194. William Burns, Thomas R B Mitchell, M Anthony McKervey, et al. Gas – phase reactions on platinum. Synthesis and crystal structure of anti – tetramantane, a large dianiondoid fragment. J Chem. Soc. Chem. Commun, 1976 : 893 – 895; William Burns, M Anthony McKervey, Thomas R B Mitchell, et al. A new approach to the synthesis of diamondoid hydrocarbons: synthesis of anti – tetramantane. J Am. Chem. Soc, 1978, 100 : 906 – 911.

195. J E Dahl, S G Li, R M Carlson. Isolation and structure of higher diamondoids, nanometer – sized diamond molecules. Science Express, 2002, http://www. Sciencexpress. org/28november2002/pagel/10. 1126/science. 1078239 or http://www. ncbi. nlm. nih. gov/entrez/queryfcgi?cind = Retrieve&db = PubMed&list_ uids = 12459548&dopt – Abstract.

196. A P Marchand. Dianiondoid hydrocarbons—Delving into Nature's bounty. Science Express, 2002, http://www,sciencexpress. org/28November2002/Pagel/10. L126/scieike. 1079630 or http://www. ncbi. nlm. nih. gov/entrez/query. fcgi?cind = Retrieve&db = PubMed&list_ uids = 12459550&dopt = Abstract.

197. N Sera, H Tokiwa, N Miyata. Mucagenicity of the fullerene C_{60} – generated singlet oxygen dependent formation of lipid peroxides. Carcinogenesis, 1996, 17 (October 1996) : 2163 – 2169.

198. F Kasermann, C Kempt. Photodynamic inactivation of enveloped viruses by buckminsterfullerene. Antiviral Res, 1997, 34 : 65 – 70.

199. I Baierl, E Drosselmeyer, A Seidel, et al. Comparison of unmunological effects of Fullerene C_{60} and raw soot from Fullerene production on alveolar macrophages and macrophage like cells in vitro. Exp. Toxicol. Pathol, 1996, 48 : 508 – 511.

200. Y Tabata, Y Murakami, Y Ikada. Photodynamic effect of polyethylene glycoLmodified fullerene on tumor. Jpn. J Cancer Res, 1997, 88 1108 - 1116; Y. Tabata, Y. Murakami, Y. Ikada. Antitumor effect of poly (ethylene glycol) - modified fullerene, Fullerene Sci. Technol, 1997, 5:989 - 1007.
201. J P Kamat, T P Devasagayam, K I Priyadarsini, et al. Oxidative damage induced by the fullerene C_{60} on photosensitization in rat liver microsomes, Chem. Biol 1998, 114:145 - 159.
202. R A Kotelnikova. A I Kotelnikov, G N Bogdanov, et al. Membranorropic properties orthe water soluble amino acid and peptide derivatives of fullerene C_{60}. FEBS Lett, 1996, 389:111 - 114.
203. K Asaka, H T Tien, A Ottova. Voltammetric study of charge transfer across supported bilayer lipid membranes (s - BLMs). J. Biochem. Biophys. Methods, 1999, 40:27 - 37.
204. K C Hwang, D. Mauzerall. Photoinduced electron transport across a lipid bilayer mediated by C70. Nature, 1993, 361:138 - 140.
205. Karsten Bubka, Harald Cnewuch, Martin Hempstead et al. Optical anisotropy of dispersed carbon nanotubes induced by an electric Field. Appl. Phys. Lett, 1997, 71:1906 - 1908.
206. A C Rinzler, R F Smalley, unpublished data; cited in Jie Liu et al. Fullerene Pipes. Science, 1998, 280: 1253 - 1256.
207. M Sola, J Mestres, M Duran. Molecular size and pyramidalization: Two keys for understanding the reactivity of Fullerenes. J Phys. Chem, 1995, 99:10752 - 10758.
208. Thomas D Clark, Lukas K Buehler, M Reza Ghadiri. Self - Assembling Cyclic beta - 3 - Peptide Nanotubes as Artificial Transmembrane Ion Channels. J Am. Chem. Soc, 1998, 120:651 - 656.
209. C Tobiolo, A Bianco, M Maggini, et al. A bioactive fullerene peptide. J Med. Chem, 1994, 37:4558 - 4562.
210. W A Scrivens, J M Tour, K E Creek, et al. Synthesis of HC - Labeted C_{60} and its Biological Uptake in Human Keratinocytes. in K M Kadish, R S Ruoff, eds., Fullerenes: Recent Advances in the Chemistry and Physics of Fullerenes and Related Materials, Electrochemical Society. Pennington NJ. Vol. 1, 1994, 676 - 688.
211. W A Scriven. S James M. Tour, et al. Synthesis of ^{14}C - labeled C_{60}, Its Suspension in Water, and Its Uptake by Human Keratinocytes. J Am. Chem. Soc, 1994, 116:4517 - 4518.
212. L P Zakharenko, I K Zakharov, S N Lunegov, et al. Demonstration of the absence of genotoxicity of fullerene C_{60} using the somatic mosaic method. Dokl. Akad. Nauk, 1994, 335:261 - 262. In Russian.
213. I P Zakharenko, I K Zakharov, E A Vasiunina, et al. Determination of the genotoxicity of fullerene C_{60} and fullerol using the method of somatic mosaics on cells of Drosophila meianogaster wing and SOS. chromotest, Genetika, 1997, 33:405 - 409. In Russian,
214. M A Nelson, F E Domann, C T Bowden, et al. Effects of acute and subchronic exposure of ropically applied fullerene extracts on the mouse skin. Toxicol. Ind. Health 1993, 9:623 - 630.
215. M Satoh, K Matsuo, Y Takanashi, et al. Effects of acute and shorr - term repeated application of fullerene C_{60} on agonist - induced responses in various tissues of guinea pig and rat, Gen. Pharmacol, 1995, 26:1533 - 1538.
216. T Tsuchiya, Y N Yamakoshi, N Miyata. A novel promoting action or fullerene C_{60} on the chondrogenesis in rat embryonic limb bud cell Vulture system. Biochem. Biophys. Res. Commun, 1995, 206:885 - 894.
217. Nobuhisa Iwata, Toshiji Mubi, Yoke Nak et al. Effects of C_{60}, a Fullerene, on the Activities of Glutathione S - Transferase and Glutathione - Related Enzymes in Rodent and Human Livers. Fullerene Sci. Technol, 1998, 6:213 - 226.
218. J C Lin, C H Wu. Surface characterization and platelet adhesion studies on polyurethane surface immobilized with C_{60}. Biomaterials, 1999, 20:1613 - 1620.
219. L Y Chiang et al. J Chem. Soc. Chem. Commun, 1992:1791.
220. L Y Chiang. J B Bhonsle, L Y Wang, et al. Efficient one - flask synthesis of water soluble [C_{60}] fullerenols. Tetrahedron, 1996, 52:4963.
221. Dawson W Caglestephen, J Kennel, Saed Mirzadeh, et al. In vivo studies of fullerene - based materials using endohedral metallofullerene radiotracers. Proc. Natl. Acad. Sci. USA, 1999, 96:5182 - 5187.
222. A Bianco, T Bertolini, M Grism, et al. Beta - turn induction by C_{60} - based fulleroproline: synthesis and conformational characterization of Fpr/Pro small peptides. J Pept. Res, 1997, 50:159 - 170.

223. F Wudl, A Hirsch, K C Khemani. et al. Fullerenes: Synthesis, Properties and Chemistry of Large Carbon Clusters, American Chemical Society, Washington DC, 1992, 161 et seq.

224. S R Wilson et al. In: K M Kadish, R S Ruoff, eds. Fullerenes: Recent Advances in the Chemistry and Physics of Fullerenes and Relued Materials, Flecirochemical Society, Pennington NJ, Vol. 1, 1994, 22 – 31.

225. M Maggini, G Scorrano, M Prato. Addition of azomethine ylides to C_{60}: synthesis, characterization, and functionalization of fullerene pyrrolidines. Am. Ghem. Soc, 1993, 115 : 9798 – 9799.

226. M Maggini, A Karlsson, L Pasimeni, et al. Synthesis of N – acylated fulleropyrrolidines: new materials for the preparation of Langmuir Blodgett films containing fullerenes. Tetrahedron Lett, 1994, 35 : 2985 – 2988.

227. L Isaacs, F Diederich. Structures and chemistry of meth. Inofullerenes: a versatile route into N – [(metbanofullerene) carbonyl] – substituted amino acids. Helv. Chim. Acta, 1993, 76 : 2454 – 2464.

228. M S Jie, S W Cheung. Fullerene lipids: synthesis of dialkyl 1, 2 – (6, 6) – methano – [60] – fullerene dicarboxylate derivatives. Lipids, 1998, 33 : 729 – 732.

229. Steven H, Hoke, Jay Molstad, et al. Cooks Reaction of Fullfrenes and Benzyne,. Org. Chem, 1992, 57 : 5069 – 5071.

230. Richard Jaffe, Jie Han, Al Globus. Formation of Carbon Nanotube Based Gears: Quantum Chemistry and Molecular Dynamics Simulations of the Electrophilic Addition of o – Benyne to Fullerenes, Graphene, and Nanotubules, First Electronic Molecular Modelling & Graphics Society Conference, presented 10 the American Physical Society (MO Division of Materials Physics. Focused Session on Fullerenes, Carbon Nanotubes and Related Materials), Kansas City, 1997, 17 – 21.

231. J Chen, M A Hamon, H Hu, et al. Solution properties of single – walled carbon nanotubes. Science, 1998, 282 : 95 – 98.

232. R L Murry, Gustavo E Scuseria. Theoretical Evidence for a C60 Window′Mechanism. Science, 1994, 263 : 791 – 793.

233. G Schick, T Jarrosson, Y Rubin. Formation of an Effective Opening within the Fullerene Core of C (60) by an Unusual Reaction Sequence, Angew. Chem. Int. Ed. Engl, 1999, 38 : 2360 – 2363.

234. Jie Liu et al. Fullerene Pipes, Science, 1998, 280; 1253 – 1256.

235. F Moussa, M Pressac, E Gcnin, Quantitative analysis of C_{60} fullerene in blood and tissues by high – performance liquid chromatography with photodiode – array and mass spectrometric detection. J Chromatogr. B Biomed. Sci. Appl, 1997, 696 (15 August 1997) : 153 – 159. See also: F Moussa, L Trivin, R Ceolin, et al. Sci. Technol, 1996, 4 : 21 – 29.

236. S Yamago, H Toku yama. E Nakamura, et al. In vivo biological behavior of a water – miscible fullerene: 14C labeling, absorption, distribution, excretion and acute toxicity et al. Chem. Biol, 1995, 2 : 385 – 389.

237. T H Ueng, J J Kang, H W Wang, et al. Suppression of microsomal cytochrome P450 – dependent monooxygenases and mtochondrial oxidative phosphorylation by fullerenol, a polyhydroxylated fullerene C_{60}, Toxicol. Lett, 1997, 93 : 29 – 37.

238. H H Chen, C Yu, TH Ueng, et al. Acute and subacute toxicity study of water – soluble polyalkylsulfonated C_{60} in rats. Toxicol. Pathol, 1998, 26 : 143 – 151.

239. K Irie, Y Nakamura, H Ohigashi. et al. Photocytotoxicity of water – soluble fullerene derivatives." Biosci. Biotechnol. Biochem, 1996, 60 : 1359 – 1361.

240. David Izhaky, Israel Peclit. What else can the immune system recognize Proc. Natl. Acad. Sci. USA, 1998, 95 11509 – 11510.

241. B X Chen, S R Wilson, M Das, et al. Amigenicity of fullerenes: antibodies specific for fullerenes and their characteristics, Proc. Natl. Acad. Sci. USA, 1998, 95 : 10809 – 10813.

242. Ia I Pukhova, C N Churilov, V D Isakova, et al. Study of the biological activity of the water – soluble fullerene complexes, Dokl. Biochem. (Dokl. Akad. Nauk.), 1997, 355 : 269 – 272, 727.

243 T Tsuchiya I Oguri, Y N Yamakoshi, et al. Novel harmful effects of fulierene on mouse embryos in vitro and in vivo, FEBS Lett, 1996, 393 : 139 – 145.

244. M Satoh, K Matsuo, H Kiriya, et al. Inhibitory effect of a fullerene derivative, monomalonic acid C_{60}, on nitric

oxide – dependent relaxation of aortic smooth muscle. Gen Pharmacol, 1997, 29：345 – 351.

245. M Satoh, K Marsuo, H Kiriya et al. Inhibitory effect of a fullerene denvative, dimalonic acid C_{60}, on nitric oxide – induced relaxation of rahbit aorta, Eur. J. Pharmacol, 1997, 327：175 – 181.

246. J Wilson, paper presented at meeting of the Eieclrochemical Society in Scartle, WA 1999: reported in Science News, 1999, 155：292.

247. Kelly A Gonzalez, Ph D dissertation, Rice University, 1998.

248. R F Schinazi, R Sijbesma, C Srdanov, et al. Synthesis and virucidal activity of a water – soluble, configurationally stable, derivariyed C_{60} fullerene, Antimicrob. Agents Chemother, 1993, 37：1707 – 1710; S H Friedman, D L DeCamp, R P Sijbesnia, Synthesis of a fullerene derivative for the inhibition of HIV enzymes, J. Am. Chem. Soc, 1993, 115：6510 – 6512.

249. D I Schusier, S R Wilson. R F Schinazi. Antihuman immunodeficiency virus activity and cytotoxicity of denvatized buckminster fullerenes. Bioorg. Med. Chem. Lett, 1996, 6：1253 – 1256.

250. P Rajagopalan, F Wudl, R E Schinazi, et al. Pharmacokinetics of a water – soluble fullerene in rats. Antimicrob. Agents Chemother, 1996, 40：2262 – 2265.

251. S H Frieddman, P S Canapathi, Y Rubin, et al. Optimizing the binding of fullerene inhihitors of the HIV – 1 protease through predicted increases in hydrophobia derivation, J. Med. Chem, 1998, 41：2424 – 2429.

252. F Kasermann, C Kempf. Buckminsterfullerene and photodynamic inactivation of viruses. Rev. Med. Virol, 1998, 8：143 – 151.

253. O I Kiselev, K N Kozeletskaia. E Iu Melenevskaia. et al. Antiviral activity of fullerene (60) complexed wirh poly (N – vinylpyrrolidone) Akad. Nauk, 1995, 361：547 – 549. In Russian.

254. N Tsao. Kanakamma, Y Luh, et al. Inhibition of Kscherichia coli – induced meningitis by carhoxyfullerene, Antimicrob. Agents Chemother. 43 (September 1999)：2273 – 2277.

255. S C Hsu, Wu, Luh. et al. Apoptotic signal is not mediated by ceramide, Blood, 1995, 91：2658 – 2663.

256. K Straface, B Natalini, D Monii, et al. C3 – fullero – rris – methanodicarboxylic acid protects epithelial cells from radiation – induced anoikia by influencing cell adhesion ability. FEBS Lett, 1999, 454：335 – 340.

257. L L Dugan, J K Gabrielsen, S P Yu, et al. Buckminsterfullerenol free radical scavengers reduce excitotoxic and apoptotic death of cultured cortical neurons, Neurobiol. Dis, 1996, 3：129 – 135.

258. M C Tsai, Y H Chen, L Y Chiang. Polyhydroxylated C_{60}, fullerenol, a novel tree – radical trapper, proven red hydrogen peroxide – and cumene hydroperoxide – elicited changes in rat hippocampus in – vitro. J Pharm. Pharmacol, 1997, 49：438 – 445.

259. Y L Lai, L Y Chiang. Water – soluble fullerene derivatives attenuate exsanguination – induced bronchoconstriction of guinea – pigs. J Auton. Pharmacol, 1997, 17：229 – 235; Y L Lai, W Y Chiou, L Y Chiang. Fullerene derivatives attenuate bronchioconstriction induced by xanthine – xanthine oxidase. Fullerenc Sci. Technol, 1997, 5：1057 – 1065.

260. L H Lu, Y T Lee, H W Chen, et al. The possible mechanisms of the antiproliferative effect of fullerenol, polyhydroxylated C_{60}, on vascular smooth muscle cells, Br. J. Pharmacol, 1998, 123：1097 – 1102.

261. L L Dugan, D M Turetsky, C Du et al. Carboxyfullerenes as neuroprotective agents. Proc. Natl. Acad. Sci. USA, 1997, 94：9434 – 9439 and Proc. Nat1. Acad. Sci. USA, 1997, 94：12241 (erratum). See also: Laura L. Dugan, Eva Lovett. Sarah Cuddihy, Berwen Ma, Tien – Sung Lin, Dennis W. Choi, Carhoxyfullerenes as Neuroprocective Antioxidants, in KM Kadisli, RS Ruoff, eds. Fullerenes: Chemistry, Physics, and technology, John Wiley and Sons, New York. 2000, 467 – 480.

262. Y L Huang, C K Shen, T Y Luh, et al. Blockage of apoptotic signaling of transforming growth factor – beta in human hepatoma cells by carboxyfullerene. Eur. J. Biochem, 1998, 254：38 – 43.

263. A M Lin, B Y Chyi, S D Wang, et al. Carboxyfullerene prevents iron – induced oxidative stress in rat brain. J Neurochem, 1999, 72：1634 – 1640.

264. S C Chueh. M K Lai, M S et al. Decrease of free radical level in organ perfusate by a novel water – soluble carbon – sixty, hexa (sulfoburyl) fullerenes, Transplant. Proc, 1999, 31：1976 – 1977.

265. Y L Lai, W Y Chiou, F J Lu, et al. Roles of oxygen radicals and elastase in citric acid – induced airway constriction of

guinea - pigs. Br J Pharmacol, 1999, 126 : 778 - 784.

266. W D Huang, K X Qian. Biological study of fullerene C_{60}, Sheng Li Ko Hsueh Chin Chan, 1995, 26 : 367 - 369. In Chinese.

267. R BuHard - Dillard, K E Creek, W S Scrivens, et al. In Vivo Effects of Fullerenes Using 14C - Labeled C_{60}. Bioorg. Chem, 1996, 24 : 376 - 385.

268. A W Jen - sen, S R Wilson, D I Schuster. Biological applications of rullerenes - a review. Bioorg. Med. Chem, 1996, 4 : 767 - 779.

269. S R Wilson. Biological Aspects of Fullerenes. in K M Kadish, R S Ruoff. eds., Fullerenes: Chemistry, Physics, and Technology, John Wiley and Sons, New York, 2000, 437 - 465.

270. A Huczko, H Lange, E Caiko, et al. On some aspects of the bioactivity of fullerene nanostructures. in N. Martin, M. Maggini, D. M. Ciuldi, eds., Fullerenes 2000, Volume 9: Functionalized Fullerenes, The Electrochemical Society, Spring 2000, 271 - 274.

271. Moonsub Shim, Nadine Wong Shi Kam, R J Chen, et al. Functionalization of carbon nanotubes for biocompatibility and biomolecular recognition, Nano Lett, 2002, 2 : 285 - 288.

272. Andrzej Huczko et al. Physiological testing of carbon nanotubes: Are they asbestoslike? Fullerene Sci. and Technol, 2001, 9 : 251 - 254.

273. C S Foote, F N Diedrich, R Wheiten, Chem. Eng. News, Vol. 68, No. 51, 1990. 2.

274. R F Service. Nanotubes: The Next Asbestos? Science 281 (14 August 1998) : 941.

275. Ron Morgan. The toxicology of carbon nanotubes: What we do not know, and where were going from here. Speaker Presentation from Space Elevator Conference, Seattle, WA, 12 - 13 August 2002; http://www. highliftsystems. com/presentations/the_ toxicology_ of_ nanotubes. doc and http:// www. hightifisystems. com/convertedtohtme/the_ toxicology_ of_ nanorubes. htm

276. Russell Potter. Fiber health science. Speaker Presentation from Space Elevator Conference, Seattle, WA, 12 - 13 August 2002; http://www. highliftsystems. com/convertediohtme/fiberhealth science2. htm and http://www. highliftsystems. com/ presentations/potter - spaceelevator. ppt.

277. Jessica German. Taming high - tech particles. Science News, 2002, 161 : 200; http://www. sciencenews. org/20020330/bob8. asp.

278. A Huczko, H Lange, E Caiko. Fullerenes: Experimental evidence for a null risk of skin irritation and allergy. Fullerene Sci. Technol, 1999, 7 : 935 - 939.

279. Jim Krane. Manipulating molecules raises hopes, fears. Associated Press, The Sacramento Bee, 9 September 2002, pp. D1, D4. See also: Victoria Griffith. Inside track: Big risks on a microscopic scale, Financial Times (London), 25 September 2002.

280. R A Freitas Jr. Nanomedicine. Vol IIA: Biocompatibility. Landes Bioscience/Eurekah. Com. Austin, Texas, USA. 2004.

281. S H Park, A E Aust. Participation of iron and nitric oxide in the mutagenicity of asbestos in hgprt - , gpt + Chinese hamster V79 cells. Cancer Res, 1998, 58 : 1144 - 1148.

282. Z Shen, D Bosbach, M F Hochella et al. Using in vitro iron deposition on asbestos to model asbestos bodies formed in human lung, Chem. Res. Toxicol, 2000, 13 : 913 - 921.

283. R E Service. Nanomaterials show signs of toxicity. Science, 2003, 300 : 243.

284. K Kleiner. How safe is nanotech? New Scientist, 2003, 29 : 14 - 15.

285. David B Warheit, B R Laurence, K L Reed, et al. Pulmonary - toxicity screening studies with single - wall carbon nanolubes, paper 24, Nanotechnology and the Environment session, 225th ACS National Meeting, 23 - 27 March 2003, abstract online. at http://www. cheinistry. org.

286. Candace Stuart. New nanomaterial studies warn, Handle with care, Small imes, 2003, 3 : 15. See also: Candace Stuart, Survey finds the smaller the size, the bigger the possible risks, Small Times online, 17 April 2003, http://www. smalltimes. com/document _ display. cfm? document_ id = 5861.

287. L Chibanre, D Heymann. On the geochemistry of fullerenes: Stability of C_{60} in ambient air and the role of ozone,

Geochim. Cosmochim. Acta, 1993, 57：1879 – 1881.

288. M S de Vries, K Reihs, H R Wendt, et al. A search for C_{60} in carbonaceous chondrites, Geochim. Cosmochim. Acta 57 (1993) ：933 – 938; Sandra Pizzarello, Yongsong Huang. Molecular and isotopic analysis of Tagisti Lake alkyi dicarboxylic acids. 64 Annual Meteoritical Society, 2001; http://www. lpi. usra. edu/meetings/ metsoc2001/pdf/5148. pdf.

289. P R Buseck, S J Tsipursky, R. Hettich. Fullerenes from the geological environment. Science, 1992, 257：215 – 217.

290. L Becker, J L Bada, R E Winans, et al. Fullerenes in the 1, 85 – billion – year – old Sudbury impact structure, Science, 1994, 265：642 – 644.

291. D Heymann, L Chibame, R Brooks, et al. Fullerenes in the Cretaceous – Tertiary boundary layer. Science, 1994, 265: 645 – 647.

292. T K Daly, P K Buseck, P. Williams et al. Fullerenes from a fulgurite. Science, 1993, 259：1599 – 1601.

293. F R Di Brozolo, Th E Bunch. R H Fleming, et al. Fullerenes in an impact crater on the LDEF spacecraft, Nature, 1994, 369：37 – 40.

294. D Heymann, L P F Chibanie, P R Brooks, et al. Fullerenes in the K/T boundary layer. Science, 1994, 265：645 – 647.

295. G Parihasaraihy, R Srinivasan, M Vairamani, et al. Occurrence of natural fullerenes in low grade metamorphosed Proterozoic shungite from Karelia, Russia, Cieochim. Cosmochin. Acta, 1998, 62：3541 – 3544.

296. W L Suchanek, J A, Libera, Y Ciogotsi, et al. Behavior of C – 60 under hydrothermal conditions: transformation to amorphous carbon and formation of carbon nanotubes, J. Solid State Chem, 2001, 160：184 – 188.

297. Philip C Collins, Keith Bradley, Masa Ishigami, et al. Extreme Oxygen Sensitivity of Electronic Properties of Carbon Nanotubes. Science, 2000, 287：1801 – 1804.

298. Molecule of the Year. Buckyballs: Wide Open Playing Field for Chemists, Science, 1991, 254：1706 – 1707.

299. P M Allemand, A Koch, F Wudl. Y Rubin et al. Two different fullerenes have the same cyclic voltammerry. J Am. Chem. Soc, 1991, 13：1050 – 1051.

300. James W Arbogasr, Aleksander P Darmanyan, Christopher S. Foole, et al. Photophysical Properties of J. Phys. Chem, 1991, 95：11 – 12.

301. A S Koch, K C Khemani, F Wudi. Preparation of Fullerenes with a Simple Benchtop Reactor. J. Org. Chem, 1991, 56：4543 – 4545.

302. X Cheng, A T Kan, M B Tomson. Adsorpnon/desorption characteristics of naphthalene onto/from C_{60} surface, presentation at the 5th Intl. Conf. on Integrated Nano/Micro/Biotechnology for Space and Medical and Commercial Applications, NanoSpace 2002 Future Technology Frontiers, Gatvesron Island, TX, 2002, 7：24 – 28.

303. X Cheng, A T Kan, M B Tomson. Adsorption/desorption characteristics of organic compounds onto/from nanomaterial surfaces. presentation at the 224th American Chemical Society Fall National Meeting. Boston. MA, 2002, 8：18 – 22; Xukun Cheng, Amy Kan, and Mason Tomson. Environmental impact of carbon nanomaterials, presentation at the NanoDays 2002 Conference for the Center for Biological and Environmental Nanotechnology (CBKN), Rice University, Houston. TX, 2002, 10：14 – 15; M. B. Tomson, Nanomaterial transport in the environment, presentation at the School of Continuing Studies, Rice University. Houston. TX, 2002, 10：23.

304. Y Sun, S R Wilson, D I Schuster. High dissolution and strong light emission of carbon nanotubes in aromatic amine solvents. J Am. Chem. Soc, 2001, 123：5348 – 5349.

305. M J O'Connell, S M Bachilo, C B Huffman, et al. Band gap fluorescence from individual single – walled carbon nanotubes. Science, 2002, 297：593 – 596.

306. H Tokuyama, S Yamago, E Nakamura. Photoinduced biochemical activity of fullerene carboxylic acid. J Am. Chem. Soc. 1993, 115：7918 – 7919.

307. S MacMahon, R Fong 2nd, P S Baran, et al. Synthetic approaches to a variety of covalendy linked porphyrin – fullerene hybrids. J Org. Chem, 2001, 66：5449 – 5455.

308. Y Sun, S R Wilson, D I Schuster. High dissolution and strong light emission of carbon nanotubes in aromatic amine solvents. J Am. Chem. Soc, 2001, 123：5348 – 5349.

309. N Miyara, T Yamakoshi, In K M Kadish, R S Ruoff, eds. Fullerenes: Recent Advances in the Chemistry and Physics

of Fullerenes and Related Materials, Elecrrochemical Society, Pennington NJ, Vol. 5, 1997, 345 – 357.

310. J P Chiron, J Lamande, F Moussa, et al. Effect of micronized C_{60} fullerene on the microbial growth in vitro Ann. Pharm. Fr, 2000, 58 : 170 – 175. In French.

311. M R Mattson, R C, Haddon, A M Rao. Molecular functionalization of carbon nanotubes and use as substrates for neuronal growth. J Mol. Neurosci, 2000, 14 : 175 – 182.

312. N Ciharbi et al. In vivo behavior of two C_{60} derivatives, in N. Martin, M. Maggini, D. M. Culdi, eds., Fullerenes 2000, Volume 9: Functionalized Fullerenes, The Electrochemical Society, Spring 2000, 240 – 243.

313. C Jedd N H Chua. A new self – assembled peroxisomal vesicle required for efficient resealing of the plasma membrane. Nat. Cell Biol, 2000, 2 : 226 – 231.

314. Fullerenes, 15 August 1997; http://www. chemie. tu – darmstadt. de/pc111/research/ fullerenes_ en_ right. html.

315. Mikhail V Korobov, Allan L Smith. Solubility of the Fullerenes. In K M Kadish, R S Ruoff, eds. Fullerenes: Chemistry, Physics, and Technology, John Wiley and Sons, New York, 2000, 53 – 90.

316. Harrmur Hungerbuhler, Dirk M. Guldi, Klaus – Dictcr Asmiis. Incorporation of C_{60} into Artificial Lipid Membranes. J Am. Chem. Soc, 1993, 115 : 3386 – 3387.

317. N Sivaraman, R Dhamodaran, I Kaliappan. et al. Solubility of C_{60} in organic solvents. J. Org. Chem. 57 (192) : 6077 – 6079.

318. Y Nakajima – Yaniakoshi, I Yagami, K Fukuhara, et al. Solubilization of fullerenes into water with polyvinylpyrrolidone applicable to biological tests. J Chem. Soc. Chem. Commun 1994 : 517 – 518.

319. J L Bahr, F 1 Mickelson, M J Bronikowski, Dissolution of small diameter single – wall carbon nanotubes in organic solvents? Chem. Commun. 2001 : 193 – 194.

320. Samson A Jcnekhe, X Linda Chen. Self – assembled aggregates of rod – coil block copolymers and their solubilization and encapsulation of fullerenes, Science, 1998, 279 : 1903 – 1907.

321. L K Panina, V E Kurochkin, E V Bogomolvova, et al. Dokl. RAS, 1997, 351 : 275.

322. Thomas Andersson, Karolina Nilsson, Mikad Sundahl, Gunn. U. Wesinian, Olaf Wennerstrom. Embedded in gamma – Cyclodexirin: a Waler – soluble Fullerene. J Chem. Soc. Chem. Commun, 1991 : 604 – 606.

323. Arnd Kur, Catherine M Halliwell, Jason J Davis, et al. A fullerene – modified protein. J. Chem. Soc. Chem. Commun, 1998 : 433 – 434.

324. Yasuhiko Ohsawa, Tetsuo Saji, Electrochemical Detection of C_{60} at Low Temperature. J Chem. Soc. Chem. Commun, 1992 : 781 – 782.

325. C F Richardson, D I Schuster, S R Wilson. Properties of water soluble fullerene derivatives. In: N Martin, M Maggini, D M Ciuldi, eds. Fullerenes 2000, Volume 9: Functionalized Fullerenes, The Electrochemical Society, Spring 2000, 226 – 232.

326. Boris Martinac, Owen P Hamill. Gramicidin A channels switch between stretch activation and stretch inactivation depending on bilayer thickness. Proc. Natl. Acad. Sci. (USA), 2002, 99 : 4308 – 4312.

327. R F Schinazi, A McMillan, A S Juodawlkis, et al. Anti – human immunodeficiency virus, toxicity in a cell culture, and tolerance in mammals of a water – soluble fullerene. In: K M Kadish, R S Ruoff, eds. Fullerenes: Recent Advances in the Chemistry and Physics of Fullerenes and Related Materials, Electrochemical Society, Pennington NJ, Vol. 1, 1994, 689 – 696.

328. Austin N Kirschner, Stephen R Wilson. A Biosensor for Fullercnes and Carbon Nanotubes. 8th Foresight Conference on Molecular Nanotechnology, November 2000; http://www. foresight – org/conrerences/mn18/papers/wilson/index,html

329. F Bernex, J P Mazzucorelli, J, L. Roudicrc, N. Benhaiem – Sigaux, J. Lcandri, D. Loisance, In vitro endothelialization of carbon – coated Dacron vascular grafts, Int. J. Artif. Organs 15 (March 1992) : 172 – 180.

330. B C Braden, F A Coldbaum, B X Chen. et al. X – ray crystal structure of an anti – buckminsterfullerene antibody fab fragment: biomolecular recognition of C_{60}. Proc. Natl. Acad. Sci. (USA) 97 (24 October 20UO) : 12193 – 12197.

331. Anti C_{60} Fullerene antibody, Bioactive Fullerenes Research Group, Center for Advanced Materials and nanotechnology, New York University; http://www. nyu. edu/projects/nanotechnology/ c60/c60. htm.

332. B C Braden, B F Erianger, B X Kirschner, et al. Monoclonal antibodies to fullerenes In: N Martin, M Maggini, D M

Guldi, eds. Fullerenes 2000. Volume 9: Functionalized Fullerenes, The Electrochemical Society, Spring 2000, 233 – 239.

333. S M Andreev, A A Babakhin, A O Petrukhina, et al. Immunogenicity and membrane permiability of fullerene C_{60} derivatives. Abstract 54, FOCIS 2nd Annual Meeting, 2002; hrrp: //www. Academicpress. conv. www/journal/focis2002/16328. html.

334. Bernard F Erianger, Felix Borek, Sam M. Beiser, et al. Steroid protein conjugates. II. Preparation and characicrrzation of conjugates of bovine serum albumin with progesterone, deoxycorticosrerone, and csrrone. J Biol. Chem, 1959, 234 : 1090 – 1094.

335. Jairo H Arevolo, Christian A Hassig, Enrico A Smra, et al. Structural analysis of antibody specificity: Detailed comparison of five Fab – steroid complexes. J. Mol. Biol, 1994, 241 : 663 – 690.

336. Andreas Skiebe, Andreas Hirsch, Holger Klos, et al. [DBU] C_{60} Spin patring in a fullerene salt. Chem. Phys. Lett, 1994, 220 : 138 – 140.

337. Ramakrishnan Subramanian, Pierre Boulas, M N ViJayshec, M. Thomas Jones, Karl M. Kadish. A Facile and Selective Method for the Solution – phase Generation of C_{60} and $C_{60}{}^{-2}$. J Chem. Soc. Chem. Comnuin, 1994 : 1847 – 1848.

338. William A Goddard, Ⅲ, NagaraJan Vaidehi. Wely Floriano, Brian Palmer, Changmoon Park, Deepshika Datta. Bionanotechnology—de novo simulations and design. lecture at the 8th Foresight Conference on Molecular Nanotechnology, November 2000; http://www. foresight. org/conferences/MNT8/abstracts/goddard/index. html.

339. Stephen R Wilson, Austin N Kirschner, Bernard F Erianger, et al. presentation at NanoSpace 2000, reported by R. Dagani. NASA Goes Nano. Chem. Eng. News 78 (28 February 2000) : 39 – 42.

340. Carbon nanotube antibody. Carbon Nanotube Research Croup, Center for Advanced Materials and nanotechnology, New York University; http://www. nyu. edu/projects/nanotechnology/nanotube/nanotube. html.

341. S R Wilson, Q Lu, J Cao, et al. Proc. Electrochem, Soc, 1995, 95 : 1179 et seq.

342. S H Pri edman, D L DeCamp, R R Sijbesma, et al. Inhibition of HIV – 1 protease by fullerene derivatives: model building studies and experimental verification. Am. Chem. Soc, 1993, 115 : 6506 – 6509; H Mi, M E Tuckerman, D I Schuster et al. A molecular dynamics study of HIV – 1 protease complexes with C_{60} and fullerene – based antr – viral agents. Proc. Etectrochem. Soc. 99 : 256 – 269.

343. E. Nakamura, H. Tokuyama, S. Yamago, T. Shiraki, Y. Sugiura, Biological activity of watersoluble fullerenes. Structural dependence of DNA cleavage, cytotoxicity, and enzyme inhibitory activities including HIV – protease inhibition, Bull, Gliem. Soc. Japan 69 (August 1996) : 2143 – 2151.

344. A Bianco, F Gasparrini, M Maggini, et al. Molecular recognition by a silica – bound fullerene derivative, J. Am. Chem. Soc, 1997, 119 : 7550 – 7554.

345. K Kohayashi, M Kuwano, K Sueki, et al. Chem. 192 (1995) : 81 – 89.

346. S Foley, C Crowley, M Smaihi, et al. Cellular localisation of a water – soluble fulterene derivative, Biochem. Biophys. Res. Commun, 2002, 294 : 116 – 119.

347. Eric Roston. Very Small Business. Time Global Business, September 2002, A12 – A18; http://www. time. com/time/globalbusiness/arricle/0,9171,1101020923 – 351202 – 3. 00. html.

348. N Tsao, C M Wu, H P Hsu, et al. Inhibition of the increased permeability of blood – brain barrier in Escherichia colrinduced meningitis by carboxyfullerene, Fullerene Sci. Technol, 2001, 9 : 307 – 320.

349. T Mashino, N Usui, K Okuda, et al. Inhibition of E coli and cancer cell growth by fullerene derivatives and the inhibition mechanism. In: N Martin, M Maggini, D M Guldi, eds. Fullerenes 2000, Volume 9: Functionalized Fullerenes, The Electrochemical Society, Spring 2000, 244 – 249.

350. S Bosi, T Da Ros, S Castellano, et al. Antimycobacterial activity of ionic fullerene derivatives. Bioorg. Med. Chem. Lett, 2000, 10 : 1043 – 1045.

351. N Tsao, T Y Luh, C K Chou, et al. Inhibition of group A streptococcus infection by carboxyfullerene, Antimicrob. Agents Chemother, 2001, 45 : 1788 – 1793; hitp://aac. asm. org/cgi/content/full/45/6/1788.

352. N Tsao, T Y Luh, C K Chou. et al. In vitro action of carhoxy fullerene. J Antimicrob. Chemother, 2002, 49 : 641 – 649.

353. F Pellarini, D Pantarotto. Da Ros, A Giangaspero, et al. A novel C_{60} fullerene amino acid for use in solid – phase pep-

tide synthesis. Org. Lett, 2001, 3:1845-1848.

354. N Nakajima, C Nishi, F M Li, et al. Fullerene Sci. Technol. 4 (1996) :1.

355. Y Chi, S Paril, T Canreenwala, L Y Chiang. Photogeneration of superoxide radicals and photodynamic effect of hydrophilic fullerene derivatives on tumors in vivo. Paper No 0497, Session N9 - Biochemical and Pharmaceutical Aspects of Fullerene Materials, 197Meeting of the Electrochemical Society, Toronto, Canada, 2000, 14-19.

356. L Y Chiang, F J Lu, J T Lin. In: K M Kadish, R S Ruoff, eds. Fullerenes: Recent Advances in the Chemistry and Physics ofFullerenes and Related Materials, Electrochemical Society, Pennington NJ, Vol. 3, 1995, 699-706.

357. K Okiida, M Hirobe, M Mochizuki, et al. In: K M Kadish, R S Ruoff, eds. Fullerenes: Recent Advances in the Chemistry and Physics of Fullerenes and Related Materials, Electrochemical Society, Pennington NJ, Vol, 5, 1997, 337-344.

358. W D Huang, K X Qian, W Z Li, Shengwu Huaxue Zazhi, 1996, 12:483 et seq.

359. Y Tabata, Y Murakami, Y Ikada, Proc. Int. Symp. Corn. Rel. Bioact. Mater, 1997, 24:122 et seq.

360. Jovana Simic - Krsric. Effects of C_{60} (OH) 24 on microtubule assembly. Archive of Oncology, 1997, 5:143-145.

361. L Wenzhu, K Qian, W Huang, et al. Chin. Phys. Lett, 1994, 11:207 et seq; K Qian, Q Yan, W Huang, et al. Shengwu Hwaxue Yu Shengwu Wuli Jinzhan 1997, 24:237 et seq.

362. G Andrievsky, A Zhmuro, L Zabobonina, et al. First clinical case of treatment of patient (volunteer) with rectal adenocarcinoma by hydrated fullerenes: Natural course of the disease or non - specific amicancer activity? Poster presentation No. 0377, Session N9 - Biochemical and Pharmaceutical Aspects of Fullerene Materials, 197th Meeting of The Electrochemical Society, Toronto, Canada, 2000, 14-19.

363. C Fumelli, A Marconi, S Satvioli, et al. Carboxyfullerenes protect human keratinocytes from ultraviolet - B - induced apoptosis. J Invest. Dermatol, 2000, 115:835-841.

364. D Monti, L Morerti, S Salvioli, et al. C_{60} carboxyfullerene exerts a protective activity against oxidative stress - induced apoptosis in human peripheral blood mononuclear cells. Biochem. Biophys. Res. Commun, 2000, 277:711-717.

365. Yan Zhang, Richard McLaughlin, Cynthia Goodyer et al. Selective cytotoxicity of intracellular amyloid beta peptideL42 through p53 and Bax in cultured primary human neurons. J Cell Biol, 2002, 156:519-529.

366. K Okuda. T Mashino, M Hirobe. Proc. Electrochem. Soc, 1997, 96:411 et seq.

367. D J Wolff, K Mialkowski, C F Richardson, et al. C_{60} Fullerene monomalonate adducts selectively inactivate neuronal nitric oxide symhdse by uncoupling the formation of reactive oxygen intermediates from nitric oxide production. Biochemistry, 2001, 40:37-45.

368. D J Wolff, C M Barbieri, C F Richardson, et al. Trisamine C (60) - fullerene adducts inhibit neuronal nitric oxide synthase by acting as highly potent calmodulin antagonists. Arch. Biochem, Biophys, 2002, 399:130-141.

369. D J Wolff, A D Papoiu, K Mialkowski, et al. Inhibition of nitric oxide synthase isoforms by tris. malonyl C_{60} - fullerene adducts, Arch. Biochem. Biophys, 2000, 378:216-223.

370. D J Wolff, A D P Papoiu, K Mialkowski, et al. Water - soluble derivatives of C_{60} fullerene inhibit nitric oxide synthase, In: N Martin, M Maggini, D M Guldi, eds. Fullerenes 2000, Volume 9: Functionalized Fullerenes, The Electrochemical Society, Spring, 2000, 215-225.

371. A A Golub, Yu I Prylutskyy O P Matyshevska, et al. Supra molecular composites of fullerenes immobilized at silica surface: Topology, structure and bioactivity. Poster presentation No. 8-6. R, Intl. Conf. on Physics of Liquid Matter: Modern Problems (PLM MP), Ministry of Science and Education of Ukraine, Kyiv, Ukraine, 2001, 14-19, section Ⅷ, p. 160 (abstract only).

372. C Lichenstein, W Nellen, Amisense Technology: A Practical Approach, Oxford University Press, New York, 1997; C A Stein, A M Krieg, Applied Ancisense Oligonucleotide Technology, Wiley - Liss, New York, 1998.

373. A S Boutorine, H Tokuyama, M Takasugi, et al. Fullerene - oligonucleotide conjugates: photo - induced sequence - specific DNA cleavage, Angew. Chem. Int. Ed. Engl, 1994, 33:2462-2465, Angew. Chem, 1994, 106:2526-2529.

374. N Higashi, T Inoue, M Niwa. Immobilization cleavage of DNA at cationic, self - assembled monolayers containing C_{60} on gold. Chem. Commun, 1997:1507-1508.

375. I Nakanishi, S Fukuzumi, T Konishi, et al. DNA cleavage via electron transfer from NADH to molecular oxygen photosensitized by g – cyclodextnn – bi capped C_{60} In: P V Kamat, O M Culdi, K M Kadish, eds. Fullerenes for the New Millennium, Volume 11, 1 he Electrochemical Society, Spring, 2001, 138 – 151.

376. H T Tien, L G Wang, X Wang, et al. Bioelectrochem. Bioenerg, 1997, 42 : 161 – 167.

377. F Cardullo, F Diederich, L Echegoyen, et al. Stable Langmuir and Langmuir – Blodgett films of fullerene – glycodendron conjugates. Langmuir, 1998, 14 : 1955 – 1959.

378. L M Lander, W J Brittain, E A Vogler. Blood contact properties of surface immobilized C_{60}. Langmuir, 1995, 11 : 375 – 376.

379. T Wharton, J M Afford, L O Husebo, et al. Paramagnetic malonodiamide derivatives of C_{60} as MRI contrast agent precursors. In: N Martin, M Maggini, D M Guldi, eds. Fullerenes 2000, Volume 9: Functionalized Fullerenes, The Electrochemical Society, Spring 2000, 258 – 266.

380. A N Kirschner, D H Santosa, S R Wilson. tiposomes vs. carbon nanotubes as small molecule vessels for drug delivery. In: N Martin, M Maggini, D M Culdi, eds. Fullerenes 2000, Volume 9; Functionalized Fullerenes, The Electrochemical Society, Spring 2000, 250 – 257.

381. Barbara Conradt. With. 1 little help from your friends: cells don't die alone. Nat. Ceil Biol, 2002, 4 : E139 – E143.

382. J C Bokros. Carbon Biomedical Devices. Carbon, 15 : 355 – 371.

383. H Sato, H Tsuji, S Ikeda, et al. Enhanced growth of human vascular endothelial cells on negative ion Ag^+ – implanted hydrophobic surfaces. J. Biomed. Mater. Res, 1999, 44 : 22 – 30.

384. L Feng, J D Andrade. Surface atomic and domain structures of biomedical carbons observed by scanning tunneling microscopy (STM) J Biomed. Mater. Res, 1993, 27 : 177 – 182.

385. M L Rudee, T M Price. The initial stages of adsorption of plasma derived proteins on artificial surfaces in a controlled flow environment, J. Biomed. Mater. Res, 1985, 19 : 57 – 66.

386. F Lacour, M M de Ficquelmont – Loizos, A Caprani. Adsorption of bovine serum albumin onto glassy carbon in a Couette flow. Effect of shear rate on the adsorption kinetics and on the structure of the adsorbed proteic layer. Biorheology, 1992, 29 : 273 – 284.

387. B Guo, J Anzai, T Osa. Adsorption behavior of serum albumin on electrode surfaces and the effects of electrode potential Chem. Pharm. Bull. Tokyo, 1996, 44 : 800 – 803.

388. Z Wu, J Tang, Z Cheng, et al. Ion channel behavior of supported bilayer lipid membranes on a glassy carbon electrode. Anal Chem, 2000, 72 : 6030 – 6033.

389. L Chen, W Gorski. Bioinorgank composites for enzyme electrodes. Anal Chem, 2001, 73 : 2862 – 2868.

390. S R Trosok, B T Dnscol1, J H Luong. Mediated microbial biosensor using a novel yeast strain for wastewater BOD measurement. Appl. Mk – robiol. Biotechnol, 2000, 56 : 550 – 554.

391. L Zhang, Y G Sun. Covalent modification of glassy carbon electrodes with beta – alanine for vol tarn me trie separation of dopamine and ascorbic acid. Anat. Sci, 2000, 17 : 939 – 943.

392. 44 A Salimi, M Ghadermazi. Elecirocatatytk – reduction of dioxygen on a glassy carbon electrode modified with adsorbed cobaloxime complex. Anat. Sci, 2001, 17 : 1165 – 1170.

393. P A Kilmartin. Electrochemkal detection of natural antioxidants: principles and protocols. Antioxid. Redox Signal, 2001, 3 : 941 – 945.

394. M E Lai, A Bergel. Direct electrochemistry of catalase on glassy carbon electrodes. Bioelectrochemisiry, 2002, 55 : 157 – 160.

395. K Shi, K K Shiu. Scanning tunneling microscopic and voltammetnc studies of the surface structures of an elecrrochemically activated glassy carbon electrode. Anal. Chem, 2002, 74 : 879 – 885.

396. P Ugo, V Zangrando, L M Moretto, et al. Ion – exchange voltammetry anil electrocaralytic sensing capabilities of cytochrome c at polyestersulfonated lonomer coated glassy carbon electrodes. Biosens. Bioelecrron, 2002, 17 : 479 – 487.

397. K Lauslahti, H Patiala, P Rokkanen, et al. Interaction of microporous glassy carbon and living tissue. Ann. Biomed. Eng, 1983, 11 : 495 – 498.

398. G H Kenner, S D Brown, W D Pasco, et al. Biocompatibility and state fatigue behavior of glassy carbon. J Biomed.

Mater. Res, 1975, 9 : 111 - 120.

399. D H Klassun, P Scheman. Purified carbon as a tissue replacement. Int. Surg, 1977, 62 : 179 - 182.

400. W Kokot, B Iwaszkiewicz - Bilikiewicz, F Rozptoch, et al. Histopathological evaluation of orbital tissue encircling in-iraorbiral implant made of glassy carbon and its influence on basic blood parameters in a rabbit. Klin. Oczna, 2000, 103 : 85 - 90. In Polish.

401. J A Hobkirk. The reaction of rabbit tissues to implanted vitreous carbon. J Dent, 1975, 3 : 271 - 278.

402. J A Hobkirk. Tissue reactions to implanted vitreous carbon and high purity siniered alumina. J. Oral Rehabil, 1977, 4 : 355 - 368.

403. T Tarvainen, H Patiala, T Tunturi, et al. Bone growth into glassy carbon implants. A rabbit experiment. Acta Orthop. Scand, 1985, 56 : 63 - 66.

404. P S Maropis, J A Molinari, B N Appel, Comparative - study of vitreous carbon, pyrolytic carbon, pyrolytic graphite/silicon - carhide, and titanium implants in rabbit mandibles, Oral Surg. Oral Med. Oral Pathol. 43 (April 1977) : 506 - 512.

405. D H Markle, D E Grenoble, R J Melrose. Hisrologic evaluation of vitreous carbon endosteal implants in dogs. Biomater. Med. Devices Artif. Organs, 1975, 3 : 97 - 114; D E Grenoble, R J Melrose, D H Markte. Histologic evaluation of vitreous carbon endosteal implants in occlusion in dogs. Biomater. Med. Devices Artif. Organs, 1975, 3 : 245 - 258.

406. D E Grenoble, R Voss. Analysis of five years of study of vitreous carbon endosseous implants in humans. Oral Implantol, 1977, 6 : 509 - 525.

407. J N Kent. Dental, Alveolar Ridge, Facial, and TMJ Materials In: John W. Boretos, Murray Eden, Eds., Contemporary Biomaterials: Material and Host Response. Clinical Applications. New Technology and Legal Aspects, Noyes Publications, Park Ridge. NJ, 1984, 254 - 306.

408. M Schrader, K Jahnke. Vitreous carbon: a new material for middle ear ventilation tubes. Clin Otolaryngol, 1990, 15 : 355 - 362.

409. A W Blayney, J A Romero Rio, K R Williams, et al. Experimental and clinical aspects of carbon as a middle ear prosthesis. Clin. Orolaryngol, 1986, 11 : 189 - 197.

410. F J Krummel, R Reck, A Meyer. Compatibility of glass - carbon implants in the middle ear - animal experiment studies. Laryngol. Rhinol. Otol. Stuitg, 1987, 66 : 409 - 411. In German.

411. W D Bclangero, G Koherle, W A Hadler. Inflammatory reaction of rat striated muscle to particles of carbon fiber reinforced carbon. Braz, I. Med. Biol. Res, 1993, 26 : 819 - 826.

412. V L Gott R L Daggett. Serendipity and the development of hepann and carbon surfaces Ann. Thorac. Surg, 1999, 68 : S19 - S22.

413. J C Bokros P J Price, I A Frozera. Influence of structure on mechanical properties of pyrotytic carbon. Nature, 1964, 202 : 371 et seq.

414. J C Bokro S. Random pymlytic carbon. Nature, 1964, 202 : 1004.

415. J C Bokros. Deposition, structure, and properties of pyrolyric carbon. In: P. L. Walker, Jr, ed. Chemistry and Physics of Carbon. Volume 5. Marcel Dekker. New York, 1969, Chapter 1.

416. L Feng, J D Andrade. Protein adsorption on low temperature isotropic carbon: V. How is it related to its blood compatibility? J Biomater. Sci. Polym. Ed, 1995, 7 : 439 - 452.

417. J J Klawitter, S F Hulbert, J N Kent et al. Scanning electron microscopy of LTI carbon dental implant surface. Abstract No. B - 2 (5), Extended Abstracts, Thirteenth Biennial Conference on Carbon. Irvine. CA, 1977, 161.

418. J M Sogo, R Portmann, P Kaufmann et al. Adsorption of DNA molecules to different support films. J Microsc, 1975, 104 : 187 - 198.

419. L Feng, J D Andrade. Protein adsorption on low - temperature isotropic carbon: I. Protein conformational change probed by differential scanning calorimetry. J Biomed. Mater. Res, 1994, 28 : 735 - 743.

420. S D Riccitelli, F H Bilge, R C Eberhan. Adsorbed protein visualization on LTI carbon. Trans. Am. Soc. Artif. Intern. Organs, 1984, 30 : 420 - 426.

421. H S Borovetz, G E Moiek, G Levinc, et al. Trorein adsorption in vitro onto biomaterial surfaces covered with ULTI car-

bon. Biomater. Med. Devices Artif. Organs, 1982, 10 : 187 – 203.

422. T H Chiu, E Nyilas, D M Lederman. Thermodynamics of native protein/foreign surface interactions. IV. Calonmetric and microclectrophoretic sludy of human ribrmogen sorption onto glass and I. I Lcarbon Irans. Am. Soc, Artif. intern. Organs, 1976, 22 : 498 – 513. 812; J A Chinn, R E Phillips Jr., K R Lew, TA Horbett. Tenacious Binding of Fibrinogen and Albumin to Pyrolite Carbon and Biomer, J. Colloid. Interface Sci, 1996, 184 : 11 – 19.

423. J A Chinn, R E Phillips Jr, K R Lew, et al. Tenacious binding of fibrinogen and albumin to pyrolite carbon and biomer. J. Colloid. Interface Sci, 1996, 184 : 11 – 19.

424. Y Okazaki, K E Wika, T Maisuyoshi, et al. Platelets are deposited early posLopeianvely on the leaflet of a mechanical heart valve in sheep without post – operative a nri coagulants or antiplatelet agents. A scanning electron microscopic observation of the pyrolytic carbon surface in a mechanical heart valve, ASA10 J, 1996, 42 : M750 – M754. See also: S L Goodman, K S Tweden, P M Alhrecht. Platelet interaction with pyrolytic carbon heart – valve leaflets. J Biomed. Mater. Res, 1996, 32 : 249 – 258.

425. S Mantero, 1J Piuri, P M Moiitevecchi, et al. Albumin adsorption onto pyrolytic carbon: a molecular mechanics approach. J Biomed. Mater. Res, 2002, 59 : 329 – 339.

426. E W Saizman, J Lindon, R Baier, et al. Surface – induced platelet adhesion, aggregation, and release. Ann N Y Acad. Sci, 1977, 283 : 114 – 127.

427. Y Yang, S F Franzen, C L Olin. In vivo comparison < ithcmocompatibility of materials used in mechanical heart valves. J Heart Valve Dis, 1996, 5 : 532 – 537.

428. J L Ely, M R Emken, J A Accuntius, et al. Pure pyrolyric carbon: prepaiauon and properties of a new material, On – X carbon for mechanical heart valve prosihcses. J Hean Valve Ills, 1998, 7 : 626 – 632.

429. Stephen R Wilson, Bernard Erianger, Bradford Braden, Austin N. Kirschner, Fullerene Nanorools from Biology, 9th Foresight Conference on Molecular Nanotechnology, November 2001; http://www. Foresight. Org/Conferences/MNT9/Ahsrracts/Wilson/index. Html. See also: Bernard F. Iirlanger, Recognition of Single Wall Carbon Nanombes by an AntiFullerene Antibody, Nanotech and Biotech Convergence – 2002, 6 – 7 May 2000. Stamford, CT. May 7th Session; http://www. bccresearch. com/nanohio2002.

430. S Michieli, F Gasparini, D Leake, et al. Dental implants coated with isotropic carbon. Minerva Stomaiol, 1978, 27 : 209 – 230. In Italian.

431. C D Farrell, J N Kent, J J Kiawitter, et al. Histology of LTI carbon dental implant – tissue interface in primates. Abstract No. B – 2 (4). Extended Abstracts, Thirteenth Biennial Conference on Carbon, Irvine, CA, 1977, 159; J N Kent, C D Farrell, S F Hulbert et al. Clinical evaluation of functional LTI pyrolite carbon blade implants in primates with design considerations, Abstract No, B – 2 (3), Extended Abstracts, Thirteenth Biennial Conference on Carbon, irvine, CA, 1977, 157; S F Hulbert, J N Kent, J C Bokros et al. Design and evaluation of LTLSi carbon endosteal implants. Oral Impl. Miol, 1975, 6 : 79 et seq.

432. S D Cook, R D Beckenbaugh, J Redondo, et al. Long – term follow – up of pyrolytic carbon metacarpophalangeal implants. J Bone Joint Surg. Am, 1999, 81 : 635 – 648.

433. R C Anderson, S D Cook, A M Weinstein, et al. An evaluation of skeletal attachment to LTI pyrolytic carbon, porous titanium, and carbon – coated porous titanium implants. Clin. Orthop, 1984, 182 : 242 – 257.

434. E S Wilkins. Tissue reaction to intraperitoneally implanted catheter materials. J Biomed. Eng, 1991, 13 : 173 – 175.

435. G Helbing, C Burri, W. Mohr, et al. Chapter 38. The Reaction of Tissue to Carbon Particles. In: George D Winter, Jean L Leray, Klaas de Groot. eds. Evaluation of Biomaterials, John Wiley & Sons, New York, 1977, 373 – 380.

436. Axel D Haubold, J C Norman. Ultra low temperature isotropically deposited carbon (Biolire): A promising new flexible blood interfacing material. Cardiovasc. Dis, 1977, 4 : 369 – 370.

437. H S Borovetz, B P Griffith, L V Phillips, et al. SEM and surface analytic study of an isoiropic vapor deposited carbon film on microporous membrane. Scanning Electron Microscopy (II), 1978, 85 – 94.

438. A D Haubold, U S Shim, Jack C Bokros. Carbon in Medical Devices. In: David F Williams, ed. Biocompatihiliry of Clinical Implant Materials, Volume II, CRC Press, Boca Raion, FI, 1981, 3 – 42.

439. J S Wright, J B Johnsron. Thrombosis on graphite – coated prostheses. Surgery, 1966, 60 : 1036 – 1039.

440. U Weber, H Rettig. The use of carbon as manufacturing material or cndoprotheses. Z Orthop, 1979, 117 : 268 – 276. In Gmnan.

441. E Droz, M Taborelli, P Descouis, T N Wells. Influence of surface and protein modification on immunoglobulin G adsorption observed by scanning force microscopy. Biophys. J 1994, 67 : 1316 – 1323.

442. A Rotem. Effect of implant material properties on the performance of a hip joint replacement. J Med. Eng. Technol, 1994, 18 : 208 – 217.

443. A S Grigorían, F Kh. Nabiev, Z P Antipova, et al. The characteristics of the contact area of an endoprosthesis made from Ostek graphite – based material and of the mandibular bone fragment, Stomatologiia Mosk, 1996, 75 : 4 – 8. In Russian.

444. J L Parkin. R Bloebaum, B D Parkin, et al. Osseomtegration and growth effects of temporal bone pel cutaneous pedestals, Am. J Otol, 1996, 17 : 735 – 742.

445. T C Rintoul, K C Butler, D C Thomas, et al. Continuing development of the Cleveland CliniC – Nimbus total artificial heart. ASAIO. J, 1993, 39 : M168 – M171.

446. P M Durham, J A Weigelt Monitoring gastric pH levels. Surg. Gynecol. Obstet, 1989, 169 : 14 – 16.

447. J C Pickup, G W Shaw, D J Claremoni. Potentially – implantable, amperometnc glucose sensors with mediated electron transfer: improving the operating stability. Biosensors, 1989, 4 : 109 – 119.

448. S L Xie, b. Wilkms. Rechargeable glucose electrodes for long – term implantation. J Biomed. Eng, 1991, 13 : 375 – 378; Performances of potentially implantable rechargeable glucose sensors in vitro at body temperature. Biomed. Instrum. Technol, 1991, 25 : 393 – 399.

449. U Bilitewski W Drewes, J Neerman, et al. Comparison of different biosensor systems suitable for bioprocess monitoring. J Biotechnol, 1993, 31 : 257 – 266.

450. K Ortega, K Dominiqucz, G lonsson – Pettersson, et al. Amperometric biosensors for the determination of phenolic compounds using a ryrosinase graphite electrode in a flow injection system. J Biotechnol, 1993, 31 : 289 – 300.

451. Q Deng, B l I, S Dong. Self – gelarinizable copolymer immobilized glucose biosensor based on prussian blue modified era phi re electrode. Analyst, 1998, 123 : 1995 – 1999.

452. M Niculescii, T Ruzga. S C Nistor, et al. Electrooxidation mechanism of Diogenic amines at amine oxidase modified graphite electrode. Anal. Chem, 2000, 72 : 5988 – 5993.

453. M Mascini, I Palchetti, G Marraxza, DNA eleccrochemical biosensors. Fresemus J Anal. Chem, 2001, 369 : 15 – 22.

454. B Serra, S Jimenez, M L Mena, et al. Composite electrochemical biosensors: a comparison or three different electrode matrices for the construction of amperometric ryrosmase biosensors, Biosens. Bioelectron, 2002, 17 : 217 – 226.

455. Y M Zhou, G D Liu, Z Y Wu, et al. An amperometric immunosensor based on a conducting immunocomposice electrode for the del ernii nation of Schlstosoma Japonicum antigen. Anat. Sci, 2002, 18 : 155 – 159.

456. C Eriksson, H Nygren. The initial reactions of graphite and gold with blood, J. Biomed. Mater. Res, 1997, 37 : 130 – 136.

457. R S Anderson, S M Thomson, I L Gutshall Jr. Comp. Irativc effects of inhaled silica or synthetic graphite dusts on rai alveolar и – ll. S. Arch. Environ, Coiitam. Toxicol, 1989, 18 : 844 – 849.

458. T Ohtoshi, H Takizawa, H Okazaki, Diesel exhaust particles stimulate human airway epithelial cells to produce cytokines relevant to airway inflammation in vitro. J Allergy Clin. Immunol, 1998, 10 : 778 – 785.

459. E Peters, D G Gardner. A method of distinguishing between amalgam and graphite in tissue. Oral Surg. Oral Med. Oral Pathol, 1986, 62 : 73 – 76.

460. S Yoshitatsu, T Takagi. A case of giant penciL – core eranuloma. J Derrnatol, 2000, 27 : 329 – 332.

461. M Matsuhashi A N, Pankrushina. K Endoh, et al. Studies on carbon material requirements for bacterial pro I iteration and – spore germination under stress conditions: a new mechanism involving transmission of physical signals. J Bacteriol, 1995, 177 : 688 – 693.

462. J H Yoe. Carbon. Encyclopedia Britannica, 1963, 4 : 868 – 869.

463. H S Shim, A D Haiibold. Gaseous flow through thin carbon films. Biomater. Med. Devices. Artif Organs, 1980, 8 : 257 – 264.

464. J A Lavelle, A C z Ettlemoycr. Estimation of the dispersion and polar force contributions to the hear of immersion and interaction energies of organic molecules with rutile and Graphon surfaces. J. Phys. Chem, 1967, 71:414 et seq.
465. D R Bassett, E A Boucher, A CZettlemoyer. Adsorptive studies on hydrated and dehydrated silicas. J Coll. Interface Sci, 1968, 27:649 et seq.
466. K S K O, C A McCulloch. Partners in prelection: interdependence of cytoskeleton and plasma membrane in adaptations to applied forces. J Membr. Biol, 2000, 174:85-95.
467. M Habori Microcompartmentation, metabolic channeling and carbohydrate metabolism. Int J Biochem Cell Biol, 1995, 27:123-132; J Ovadi, P. A. Srere. Macromolecular compartmentation and channeling. Int. Rev. Cyrol, 2000, 192:255-280.
468. K T Kim, D S Koli, B Hille. Loading of oxidizable transmitters into secretory vesicles permits carhon-fiber amperometry. J Neurosci, 2000, 20:RC101:1-5.
469. M Karlsson, K Nolkrantz, M J Davidson, et al. Electroinjection of colloid particles and biopolymers into single unilamellar liposomes. and cells for bioanalytical applications. Anal. Chem, 2000, 72:5857-5862.
470. I W Spaine, I E Baur. A posnionable microcell for electrochemistry and scanning electrochemical microscopy in suhnanoliter volumes. Anal. Chem, 2001, 73:930-938.
471. L Mao F Xu, Q Xu, et al. Miniaturized amperometric biosensor based on xanthine oxidase for monitoring hypoxanthine in cell culture media. Anal Biochem, 2001, 292:94-101.
472. B J Venron, K P Troyer. R M Wightman. Response times of carbon fiber microelectrodes to dynamic changes in catecholamine concentration. Anal. Chem, 2002, 74:539-546.
473. S R Bordensrem, F P OHara, J H Werren. Wolbachia-inducсd incompatibility precedes other hybrid incompatibilities in Nasonia. Nature, 2001, 409:707-710, 675-677.
474. J H Werren, J D Barros. Recombination in Wolbachia. Curr. Biol, 2001, 11:431-435; R Stouthamer, J A Breeuwer, G D Hurst. Wolbachia pipientis: microbial manipulator of arthropod reproduction. Annu. Rev. Microbiol, 1999, 53:71-102; S P Sinkins, H R Braig, S L O Neill. Wotbachia superinfections and the expression of cytoplasmic incompatibility. Proc. R. Soc. Lond. B. Biol. Sci, 1995, 261:325-330; L D Hursr. The evolution of cytoplasmic incompatibility or when spire can be successful. J. Theoret. Biol, 1991, 148:269-277.
475. Dennis A Carson. Chapter 94. Composition and biochemistry of lymphocytes and plasma cells. In: Ernest Beutler, Marshall A. Lichtman, Barry S. Coller, Thomas J. Kipps, eds. William's Hematology, Fifth Edition, McCraw-Hill, New York, 1995, 916-921.
476. L Bacakova, V Stary, O Kofronova, et al. Polishing and coating carbon fiber-reinforced carbon composites with a carbon-titanium layer enhances adhesion and growth of osteoblast-like MG63 cells and vascular smooth muscle cells in vitro, J. Biomed. Mater. Res, 2001, 54:567-578.
477. G B Ratto, R Di Primio, P Romano, et al. A new type of small calibre carbon fiber arterial prosthesis. Ann. Chir, 1989, 43:224-228. In French.
478. C Bauuey, L Bordenave, N More, et al. Biocompatibility of carbon-carbon materials: blood tolerability. Biomaterials, 1989, 10:435-440.
479. R J Minns, M J Denton, G H Dunstone, et al. An experimental study of the use of a carbon fibre parch as a hernia prosthesis material. Biomaterials, 1982, 3:199-203.
480. O Tagusari, K Yamazaki, T Litwak, et al. Fine trabccu1ari/ed carbon: ideal material and texture for percutaneous device system of permanent ten: veniricular assist device. Artif. Organs, 1998, 22:481-487.
481. A R Goodship, S A Wilcock, J S Shah. The development of tissue around various prosthetic implants used as replacements for ligaments and tendons. Clin. Orthop, 1985, 196:61-68.
482. I W Lorsier, Z A Ralis, B McKibbin, et al. Biological reaction to carbon implants: the formation and structure or a carbon-induced Neotendon. Clin. Onhopaedics Pel. Res, 1978, 131:299-307.
483. D H R Jenkis, B McKibbin. The role of flexible carbon-fibre implants as tendon and ligament substitutes in clinical practice. A preliminary report. J Bone and Joint Surg, 1980, 62:497-499.
484. R Neugehauer, L Claes. The biological reaction of the tissues to carbon fibre ligament prostliesis in sheep-knees. Aktu-

elle Probl. Chir. Orthop, 1983, 26:96 – 100.

485. K Tanaka, S Marui, T Sawahata, T Ino. Morphological changes in the lungs caused by intratracheal administration of carbon fibers in rats. Sangyo Igaku, 28:288 – 289.

486. M Sparmann, W Noack. Recent aspects of the biocompatibitity of carbon fibers. A histologic and electron microscopy analysis. Z Orthop, 1980, 124:671 – 676. In German.

487. D G Mendes, D Angel, A Gnshkan, et al. Histological response to carbon fiber. J Bone Joint Surg. (Brit.), 1985, 67:645 – 649.

488. T Tultberg. Failure of a carbon fiber implant. A case report. Spine, 1998, 23:1804 – 1806.

489. L Podoshin, R H Nodar, C B Hughes, et al. Long – term histologic study of a new carbon – carbon ossicular replacement prosthesis. Am. J. Otol, 1988, 9:366 – 375.

490. D Adams, D F Williams, J Hill. Carbon fiber – reinforced carbon as a potential implant material. J Biomed. Mater. Res, 1978, 12:35 – 42.

491. D Adams, D F Williams. The response of bone to carbon – carbon composites. Biomaterials, 1984, 5:59 – 64.

492. M Lewandowska – Szumiel, J Komender, J Chlopek. Interaction between carbon composites and bone after intrabonc implantation. J Biomed. Mater. Res, 1999, 48:289 – 296.

493. P E Owen, J R Glaister, B Ballantyne, et al. Subchronic inhalation toxicology of carbon fibers. J Occup. Med, 1986, 28:373 – 376.

494. R S Wazirz, B Ballanryne, J J Clary. Subchronic inhalation toxicity of 3. 5microm diameter carbon fibers in rats. J Appl. Toxicol, 1998, 18:215 – 223.

495. Nicholas A Pcppas, R Langer. New Challenges in Biomaterials. Science, 1994, 263:1715 – 1720.

496. P F Holt. Submicron carbon dust in the guinea pig lung. Environ. Res, 1982, 28:434 – 442.

497. D B Warheit, J F Hansen, M C Carakostas, et al. Ann. Occup. Hyg, 1994, 38:769.

498. David F Williams, ed. Fundamental Aspects of Biocumparihility. Vols. I and II, CRC Press, Boca Raton, FL, 1981.

499. R P Fedjakina. Biological effect of exposure to carbon fiber dust (experimental data). Gig. Tr. Prof. Zabol, 1984, 3:30 – 32.

500. K Tanaka, S Marui, T Sawahata, et al. Morphological changes in the lungs caused by intratracheal administration of carbon fibers in rats. Sangyo Igaku, 1986, 281:288 – 289.

501. R J Olson, J D Kang F H Fu, et al. The biochemical and histological efrecrs of artificial ligament wear particles: in vitro and in vivo studies. Am. J Sports Med, 1988, 16:558 – 570.

502. A Brandwood, K R Noble, K Schindhelm. Phagocytosis of carbon particles by macrophages in vitro. Biomaterials, 1992, 13:646 – 648.

503. P E Cireis, H I Georgescu, EH Fu, et al. Particle – induced synthesis of collagenase by synovial fibroblasrs: an immunocytochemical study. J Orthop. Res, 1994, 12:286 – 293.

504. D Welter. Biocompatibility of carbon fibre and carbon fibre microparticles. Aktuelle Probl. Chir. Orthop, 1983, 26:28 – 36; D. Wolter. Biocompatibility of carbon fibers and carbon microparticles. Aktuelle Probl. Chir. Orthop, 1983, 25:30 – 38. In German.

505. R Neugebauer, C Helbing, D Wolter, et al. The body reaction to carbon fibre particles implanted into the medullary space of rabbits. Biomaterials, 1981, 2:182 – 184.

506. D Wolter, C Burri. G Helbing. et al. Bocreaction to implanted carbon n – цcro part iciest. A rr. Orrop. Trauma Sure, 1978, 91, 19 – 29. In German.

507. I Y Adamson, H L Prieditis. Responseof mouse lung to carbon deposition during injury and repair. Environ. Health Perspect, 1995, 103:72 – 76.

508. D C Hammond, F R Lane, R A Welk, et al. Endoscopic tattooing of the colon. An experimental study. Am. Surg, 1989, 55:457 – 461.

509. S I Park, R S Cicnra, D P Romeo, et al. Colonic abscess and focal peritonitis secondary to India ink tattooing of the colon. Gastrointesr. Endosc, 1991, 37:68 – 71. Comment in: G astro in test. Endosc, 1991, 37:649 – 650.

510. K L Lane, R Vallera, K Washington, et al. Endoscopic tattoo agents in the colon. Tissue responses and clinical impli-

cations. Am. J. Surg. Pathol, 1996, 20:1266 – 1270.

511. R Gallo, A Parodi, E Cozxani, et al. Allergic reaction to India ink in a black tattoo. Contact Dermatitis, 1998, 38: 346 – 347.

512. P Dell Abate, A losca, A Galimberri, et al. Endoscopic preoperative colonic tattooing: a clinical and surgical complication. Endoscopy, 1999, 31:271 – 273.

513. S A Murphy, K A Berube, ED Pooley, et al. The response of lung epithelium co well characterised fine particles. Life Sci, 1998, 62:1789 – 1799.

514. F Albert Cotton, Geoffrey Wilkinson, Advanced Inorganic Chemistry: A Comprehensive Text, second Edition, John Wiley & Sons, New York, 1966.

515. T H Risby, S S Sehnert, L. Jiang, et al. A model for the release of adsorbed molecules from the surfaces of airborne particulate matter based on liquid – phase desorption from amorphous carbon blacks. Environ. Health Perspect, 1988, 77:141 – 149.

516. T H Risby, S S Sehnert. A model for the formation of airborne particulate matter based on the gas – phase adsorption on amorphous carbon blacks. Environ. Health Perspect, 1988, 77:131 – 140.

517. F R Westwood, E Longstaff. Stimulation of cellular ingestion by basic proteins in vitro. Br J Cancer, 1976, 33: 392 – 399.

518. W G Palmer, D A Creasia. Metabolism of 7, 12 – dimethylbenz (a) anthracene by alveolar macrophages containing ingested ferric oxide, aluminum oxide or carbon particles. J Environ. Pathol. Toxicol. Oncol, 1984, 5:261 – 270.

519. N R Bergquist, T Waller. A novel simple immunoassay for rapid detection of human IgG antibodies to Toxoplasma gondii. J Immunol. Methods, 1983, 61:339 – 344.

520. P Geek. India – ink immune – reaction for the rapid detection of enteric pathogens. Acta Microbiol, Acad. Sci. Hung, 1970, 18:191 – 198.

521. G Ternak, M Wolff, D P Britt. Use of the India ink immune – reaction for the rapid detection of enteric pathogens in two area of Nigeria. J. Hyg. (Lond), 1981, 87:493 – 499.

522. G. Jojart. India ink immune method for the study of antibody – coated urinary bacteria. Int. Urol. Nephrol, 1982, 14:327 – 331.

523. M Lovik, A K Hogseth, P I Gaarder, et al. Diesel exhaust particles and carbon black have adjuvant activity on the local lymph node response, and systemic IgE production to ovalbumin. Toxicology, 1997, 121:165 – 178.

524. B S Dhodapkar, J L Vegad, G N Kolte. Demonstration of the phagocytic activity of chicken basophils in the reversed Arthus reaction using colloidal carbon. Res. Vet. Sci, 1982, 33:377 – 379.

525. J A Hess, J A Molinan, P J Mentag. Two cases of incompatibility to carbon – coated subperiosteal implants. Oral Surg. Oral Med. Oral Pathol, 1982, 54:499 – 505.

526. G Sainte – Marie, F S Peng. Depopulation of lymphocyte migration sites in the lymph node by irradiation and colloidal carbon, Rev. Can. Biol. Exp, 42:285 – 293.

527. O Creutzenberg, B Bellmann, R Klingebiel, et al. Phagocytosis and chemoraxis of rat alveolar macrophages after a combined or separate exposure to ozone and carbon black. Exp. Toxicol. Pathol, 1995, 47:202 – 206.

528. B M Altura, A Gebrewold. Chemical blockade of the rericutoendothelial system results in arteriolar spasms: possible role of endothelial cells. Microcirc. Endothelium Lymphatics, 1985, 2:151 – 159.

529. S Boonpucknavig, R Bandaso, V Boonpucknavig, et al. Immunopathological studies of Plasmodium berghei infected mice: (effect of carbon particles), J Trop. Med. Hyg, 1979, 82:79 – 83.

530. E A Ling. Electron microscopic study of macrophages appearing in a stab wound of the brain of rats following intravenous injection of carbon particles. Arch. Histol. Jpn, 1979, 42:41 – 50.

531. Y C Chia, V Cattell. The role of platelets in mesangial localization: carbon uptake in thrombocytopenic rats. Br. J. Exp. Pathol, 1985, 66:465 – 474.

532. H Zhu, M Naito, H Umezu, et al. Macrophage differentiation and expression of macrophage colony – stimulating factor in murine milky spots and omentum after macrophage elimination. J Leukoc, Biol, 1997, 61:436 – 444.

533. B E Lehnert, Y E Valdez. S H Bomalaski. Lung and pleural free – cell responses´to the intrapulmonary deposition of par-

ticles in the rat. J. Toxicol. Environ. Health, 1985, 16：823 – 839.

534. M Tsurusawa, H Izumi, J Fujita, et al. Enhancement of macrophage colony – stimulating factor in mice by carbon particles. Experientia, 1982, 38：1231 – 1232.

535. E M Attwood, D J Weich, J M Oosthuizen. Influence of carbon particles on superoxide and hydrogen peroxide radical release during the killing of Mycobacterium bovis by alveolar macrophages. Tuber. Lung Dis, 1996, 77：462 – 467.

536. E M Attwood, D J Weich, J M Oosthuizen. The influence of carbon particles on the concentration of acid phosphatase and lysozyme enzymes within alveolar macrophages during the kilting and degradation of Mycobacterium bovis. Tuber. Lung Dis, 1996, 77：341 – 347.

537. Y Kitamura, T Taguchi, M Yokoyama, et al. Higher susceptibility of masr – cellLdeficient W/WV mutant mice to brain thromboembolism and mortality caused by intravenous injection of India ink. Am. J Pathol, 1986, 122：469 – 480.

538. P Algvere, E Kock. Experimental epiretinal membranes induced by intravitreal carbon particles. Am J Ophthalmol, 1983, 96：345 – 353.

539. P Algvere, I H Wallow, B Martini. The development of vitreous membranes and retinal detachment induced by intravitreal carbon microparticles. Graefes Arch. Clin. Exp. Ophthalmol, 1988, 226：471 – 478; P. Algvere, B. Martini. Sequelae of intravitreal phagocyric activity in response to microparticles. Acta Ophthalmol. Suppl, 1985, 173：107 – 110.

540. D S Swafford, K J Nikula, C E Mitchell, et al. Low frequency of alterations in p53, K – ras, and mdm2 in rat lung neoplasms induced by diesel exhaust or carbon black. Carcinogenesis, 1995, 16：1215 – 1221.

541. K E Driscoll, L C Deyo, J M Carter. et al. Effects of particle exposure and particle – elicited inflammatory cells on mutation in rat alveolar epithelial cells. Carcinogenesis, 1997, 18：423 – 430.

542. P J Borm, K Driscoll. Particles, inflammation and respiratory tract Carcinogenesis. Toxicol. Lett, 1996, 88：109 – 113.

543. H Prieditis, I Y Adamson. Alveolar macrophage kinetics and multinucleated giant cell formation after lung injury. J Leukoc. Biol, 1996, 59：534 – 538.

544. T Terashima, B Wiggs, D English, et al. Phagocytosis of small carbon particles (PM_{10}) by alveolar macrophages stimulates the release of polymorphonuclear leukocytes from bone marrow. Am. J. Respir. Crit. Care Med, 1997, 155：1441 – 1447.

545. G J Jakab, D R Hemenway. Concomitant exposure to carbon black particulays enhances ozone – induced lung inflammation and suppression of alveolar macrophage phagocytes is. J. Toxicol. Environ. Health, 1994, 41：221 – 231.

546. G J Jakab, R W Clarke, D R Hemenway, et al. Inhalation of acid coated carbon black particles impairs alveolar macrophage phagocytes is. Toxicol. Lett, 1996, 88：243 – 248.

547. Jake Page. Making the Chips that Run the World. Smithsonian, 2000, 30：36 – 46.

548. Richard France. Biomaterials Join in the Regeneration Game. Materials World, 2000, 8：19 – 21.

549. K Yoshida, M Yoshimoro, K Sasaki, et al. Fabrication of a New Substrate for Atomic Force Microscopic Observation of DNA Molecules from an Ultrasmooth Sapphire Plate. Biophys. J, 1998, 74：1654 – 1657.

550. E Pohris, O Kleinsasser. Stenosis of the larynx following Teflon injection. Arch. Otorhinolaryngol, 1987, 244：44 – 48.

551. R B Nicklas. Measurements of the force produced by the initotic spindle in anaphase. J Cell Biol, 1987, 97：542 – 548.

552. H Fujita, Y Nishii, K Yamashita, et al. The uptake and long – term storage of India ink particles and latex beads by rihroblasts in the dermis and subcutis of mice, with special regard to the non – inflammatory defense reaction by fibroblasts. Arch. Histol. Cytol, 1988, 51：285 – 294.

553. Axel Haubold. Carbon in Prostherics. Ann. N Y Acad. Sci, 1977, 283：383 – 395.

554. S Y ALAli, A G ALZuhair, B Dawod. Ukrastructural study of phagocytic activities of young asrrocytes in injured neonatal rat brain following intracerebral injection of colloidal carbon. Glia, 1988, 1：211 – 218.

555. A Y Watson, PA Valberg. Carbon black and soor: two different substances. AIHA J, 2001, 62：218 – 228.

556. X Y Li, D Brown, S Smith, et al. Shorr – ierm inflammatory responses following intratracheal instillation of fine and ultrafine carbon black in rats. Inhal. Toxicol, 1999, 11：709 – 731.

557. T F Wood, M Spirt, D Rangel, et al. Lymphatic mapping improves staging duringlaparoscopic colectomy for cancer. Surg. Endosc, 2001, 15:715-719; P I Haigh, A Lucci, R R Turner, et al. Carbon dye histologically confirms the identity of sentinel lymph nodes in cutaneous melanoma. Cancer, 2001, 92:535-541.

558. A Don Porto Carero, P H Hoet, B Nemery, et al. Increased HLA-DR expression after exposure of human monocytic cells to air particulates. Clin. Exp. Allergy, 2002, 32:296-300.

559. M van Zijverden, C de Haar, A van Beelen, et al. Coadministrafion of antigen and particles optimally stimulates the immune response in an intranasal administration model in mice. Toxicol. Appl. Pharmacol, 2001, 177:174-178.

560. R I Beretvas, J Ponsky. Endoscopic marking: an adjunct to laparoscopic gasrro intestinal surgery. Sure. Endosc, 2001, 15:1202-1203; M V Meng, T M Koppie, Q Y et al. Novel method of assessing surgical margin status in laparoscopic specimens. Urology, 2001, 58:677-681; K I Fu, T Fujii, S Karo, et al. A new endoscopic tattooing technique for identifying the location of colonic lesions during laparoscopic surgery: a comparison with the conventional technique. Hndoscopy, 2001, 33:687-691; J G Lee. A H Low, J W Leung. Randomized comparative study of indocyanine green and India ink for colonic tattooing: an animal survival study. J Clin. Castroenterol, 2000, 31:233-236; L M Alba, PK Pandya, W K Clarkston. Recrus muscle abscess associated with endoscopic tattooing of the colon with India ink. Gasrrointest. Endosc, 2000, 52:557-558, 2001, 53:697-698 (comment); N Price, M R Gottfried, E Clary, et al. Safety and erricacy of India ink and indocyanine green as colonic tattooing Agents. Gastrointest. Endosc, 2000, 51:438-442; B A Shatz, L B Weinstock, E P Thyssen. Inflammatory bowel disease after India ink tattooing: too much of a good thing. Gastrointest. Endosc, 2000, 51:253 (comment); D. V. Gopal, I. Morava-Protzner, H A Miller, et al. Idiopathic inflammatory bowel disease associated with colonic tattooing with India ink preparation-case report and review of literature. Gasrrointest. Endosc, 1999, 49:636-639.

561. L A Videla, G lapia, V Fernandez. Influence of aging on KupfFer cell respiratory activity in relation Jo particle phagocytosis and oxidative srress parameters in mouse-liver. Redox Rep, 2001, 6:155-159.

562. R Puntoni, M Ceppi, G Reggiardo, et al. Occupanonal exposure to carbon, black and risk of bladder cancer Lancet, 2001, 358:562.

563. K Gardiner, M van Tongeren, M Harrington. Respiratory health effects from exposure to carbon black: results of the phase 2 and 3 cross sectional studies in the European carbon black manufacturing industry. Occup. Environ. Med, 2001, 58:496-503.

564. A Peters, D W Dockery. J E Muller, et al. Increased particulare aij_ EoHurioi^and the triggering of myocardial infarction. Circulation, 2001, 103:2810-2815.

565. L C Renwick, K Donaldson, A Clouter. Impairment of alveolar macrophage phagocytosis by ulrrafíne particles. Toxicol. Appi. Pharmacol, 2001, 172:119-127.

566. A Don Porto Carero, P H Hoet, L Verschaeve, et al. Genotoxic effects of carbon black particles, diesel exhaust particles, and urban air particulates and their extracts on a human alveolar epithelial cell line (A549) and a human monocytic cell line (THP-1). Environ. Mol. Mutagen, 2001, 37:155-163.

567. T Sorahan, L Hamilton, M van Tongeren, et al. A cohort mortality study of U. K. carbon black workers, 1951-1996. Am J Ind. Med, 2001, 39:158-170.

568. M van Zijverden, B Granum. Adjuvant activity of particulate pollutants in different mouse models. Toxicology, 2000, 152:69-77.

569. M Ohata, T Ito. Experimental study on the fine structure of chicken liver parenchyme with special references to extrasinusoidal macrophages and sinusoidal blood cells. Part 2. Sinusoidal blood cells in normal and India ink perfused livers. Arch. Histol. Jpn, 1986, 49:199-209.

570. H Fujita, S Kawamata, K Yamashita. Electron microscopic studies on mulrinucleate foreign body giant cells derived from Kuprfer cells in mice given Indian ink intravenously. Virchows Arch. B Cell. Pathol. Incl. Mol. Pathol, 1983, 42:33-42.

571. M Uehara, T Imagawa, H Kiragawa. Morphological studies of the hyalocytes in the chicken eye: scanning electron microscopy and inflammatory response after the intravitreous injection of carbon particles. J Anat, 1996, 188:661-669.

572. D H Bowden, I Y Adamson. Pathways of cellular efflux and particulate clearance after carbon instillation to the lung. J

Pathol, 1984, 143 : 117 - 125.

573. I Y Adamson, D H Bowden. Adaptive responses of the pulmonary macrophagic system to carbon. Ⅱ. Morphologic studies. Lab. Invest, 1978, 38 : 430 - 438.

574. D H Bowden, I Y Adamson. Response of pulmonary macrophages to unilateral instillation of carbon. Am. J Pathol, 1984, H5 : 151 - 155.

575. M E LeFevre, J B Warren, D D Joel. Particles and macrophages in murine Peyer's parches. Exp. Cell. Biol, 1985, 53 : 121 - 129.

576. J D Elema, J R Hoyer, R L Vernier. The glomerular mesangium: uptake and transport of intravenously injected colloidal carbon in rats. Kidney Int, 1976, 9 : 395 - 406.

577. V S Lee, R A Corski, WE Hering, et al. tung clearance of inhaled particles after exposure to carbon black generated from a resuspension system. Environ. Res, 1987, 43 : 364 - 373.

578. K E Driscoll, J M Carter, B W Howard, et al. Pulmonary inflammatory, chemokine, and mutagenic responses in rats after subchronic inhalation of carbon black. Toxicol. Appl. Pharmacol, 1996, 136 : 372 - 380.

579. S A Belinsky, S S Snow, K J Nikula, et al. Aberrant CpC island methylation of the p16 (INK4a) and esrrogen receptor genes in rat lung tumors induced by particulate carcinogens. Carcinogenesis, 2002, 23 : 335 - 339.

580. C R Timblin, A Shukia, I Berlanger, et al. Ultrafine airborne particles cause increases in protooncogene expression and proliferation in alveolar epithelial cells. Taxicpl. Appl. Pharmacol, 2002, 179 : 98 - 104.

581. R Vincent, R Kumarathasan, P Goegan, et al. Inhalation roxicology of urban ambient particulate matter: acute cardiovascular effects in rats. Res. Rep. Health Eff. Inst, 2001, 104 : 5 - 54, 55 - 62.

582. L L Greenwell, T Moreno, T P Jones, et al. Particle - induced oxidative damage is ameliorated by pulmonary antioxidants. Free Radic. Biol. Med, 2002, 32 : 898 - 905.

583. M E Parent, J Siemiatycki, L Fritsclii. Workplace exposures and oesophageal cancer. Occup. Environ. Med, 2000, 57 : 325 - 334.

584. O Dziedzic. Differential counts of B and T lymphocytes in the lymph nodes, circulating blood and spleen after inhalation of high concentrations of diesel exhaust. J Appl. Toxicol, 1981, 1 : 111 - 115.

585. J Pannek, F H Brands, T Senge. Particle migration after rrarisurethral injection of carbon coated beads for stress urinary in, 2001, 66 : 1350 - 1353, 2002, 167 : 1804 - 1805.

586. R P Awadhiya, J L Vegad, G N Kolte. Demonstration of the phagocytic activity of chicken thrombocytes using colloidal carbon. Res. Vet. Sci, 1980, 2 9 : 120 - 122.

587. E Endo, H. Fujimoto, A Ishimori, et al. In vitro test of phagocytic ability of human platelets using colloidal carbon. Tohoku J. Rxp. Med, 1984, 142 : 131 - 139.

588. S Paku, N Paweletx, E Spiess, et al. Ultrastructural analysis of experimentally induced invasion in the rat lung by tumor cells metastasizing lymphatically. Anticancer Res, 1986, 6 : 957 - 966.

589. T K Hei, Z Y He, K Suzuki. Effects of antioxidants on fiber mutagenesis. Carcinogenesis, 1995, 16 : 1573 - 1578.

590. A Takaga, K Sai, T Umemura, et al. Short - term exposure to the peroxisome proliterators, perfluorooctanoic acid and perfluorodecanoic acid, causes significant increase of 8 - bydroxydeoxyguanosine in liver DNA of rats. Cancer Lett, 1991, 57 : 55 - 60.

591. HPV Robust Summaries and Tesi Plan, CAS# 86508 - 42 - 1. Perfluoro compounds, C5 - C18, including CAS#3 1 1 - 89 - 7 Perfluorotributyl amine, December 2001; http://www.epa.gov/chenink/perfluro/c13244ip.pdt.

592. K Ohmori, N Kudo, K Kat. et al. Comparison of the toxokinctics between perfluorocarboxylic acids with different carbon chain length. Toxicology, 2003, 184 : 135 - 140.

593. N Kudo, Y Kawashima. Induction of mglyceride. Iccumulation in the liver of rats by perfluorinated ^atty acids with diiter-eni c. Ubon cliain lenglhs: comparison with induction of peroxisomal bet. Loxid. Uion. Binl. Pharm. Bull, 2003, 26 : 47 - 51.

594. F Beemeur, S Geiss, S Laustriat, et al. History of Teflon. Eur. Urol, 1990, 17 : 299 - 300.

595. S. Laustriat, S. Geiss, E Beemeur, et al. Medical history of Teflon. Eur. Urol, 1990, 17 : 301 - 303.

596. H Dodat. Endoscopic treatment of vesicorenal reflux in children. Arch. Pediatr, 1994, 1 : 93 - 100. In French.

597. C Y Chen, N Y Hsu, PC Kwan, et al. Change of lower esophageal sphincter pressure in rabbits by Teflon injection. Chung Hua I Hsueh Tsa Chih (Taipei), 1996, 58:79-83.

598. J M Eegeais, L P Werner, G Eegeay, et al. In vivo study of a fluorocarbon polymer-coated intraocular lens in a rabbit model. J Cataract Refract. Surg, 1998, 24:371-379.

599. C Clarotti, F Schue, J Sledz, et al. Modification of the biocompatible and haemocompatible properties of polymer substrates by plasma-deposited fluorocarbon coatings. Biomatcrials, 1992, 13:832-840.

600. G Geyer. Materials for reconstruction of the middle ear. UNO, 1999, 47:77-91. In German.

601. R S Pinro, E Robbins, D Seidenwurm. Thrombogenicity of Teflon versus copolymer-coared guidewires: evaluation with scanning electron microscopy, AJNR Am. J. Neuroradiol, 1989, 10:407-410.

602. A F von Recum, H Imamura, P S Freed, et al. Biocompatibility tests of components of an implantable cardiac assist device. J Biomed. Mater. Res, 1978, 12:743-765.

603. A Ammar, C l Agenaur, P Jannetta. Neural issue compatibility orlenon as an implant material for mi ero vascular decompression. Neurosurg. Rev, 1990, 13:299-303.

604. J E Coleman C S McEnroe, J A Celr In: R J Connolly, A D Callow, Complement activanon by vascular sutures both alone and in combination with synthetic. vascular prostheses. Eur. J. Vasc. Surg. 1991, 287-290.

605. W E Berdel, U Fink, E Thiel, K. Stunkel, K. Creiner, C. Schwarzkopf, A. Reicliert, J. Rastetter. Purification of human monocytes by adherence to polymeric fluorocarbon. Characterization of the monocyte-enriched cell traction. Immunobiology, 1982, 163:511-520.

606. M P Elliott, C L Juler. Comparison of Marlex mesh and microporous teflon sheets when used for hernia repair in the experimental animal. Am J Surg, 1979, 137:342-344.

607. J R Bottema, C H Wildevuur. Incorporation of microporous lenon tracheal prostheses in rabbits: evaluation of surgical aspects. J Surg. Res, 1986, 41:16-23.

608. B M Soares, M W King, Y Marois, et al. J Cirard. In vitro characterization of a nuoropassivated gelatin-impregnated polyester mesh for hernia repair. J Biomed. Mater. Res, 1996, 32:259-270.

609. L D Andreeva, H P Tarutta, E N lomdina, et al. Kiseleva. The morphological characteristics of the rake of synthetic transplants following experimental scleroplasty. Vestn. Otralmol, 1999, 115:15-18. In Russian.

610. V Jallet, S H Gautier, J M Parel, et al. Novel synthetic meshwork for glaucoma treatment. 1. Design and preliminary in vitro and in vivo evaluation of various expanded puly (rerrarluoroethylene) materials. J. Biomed. Mater. Res, 1999, 47:260-269.

611. M G Gabridge, M F Gladd. Gaseous oxide toxicity evaluated with cell monolayers on collagen-coated, gas-permeable teflon membranes. Environ. Health. Cataract Retract. Perspect, 1984, 54:347-352.

612. H Tsuchida, B L Cameron, C S Marcus, et al. Modified polytetrafluoroethylene: indium IlLlabeled platelet deposition on carbon-lined and high-porosity polytetrafluoroethylene grafts. J Vasc. Surg, 1992, 16:643-649, 649-650.

613. P K Amid, A G Shulman, I L Lichtenstein, et al. Biomaterials and hernia surgery. Rationale for using them, Rev. Esp. Enferm. Dig, 1995, 87:582-586. In Spanish.

614. P Swartbol, H Parsson, L Nassberger, et al. Metabolic response of blood cells to synthetic graft-materials with special reference to a Fluoromer Pa-ssivared Dacron graft. An in vitro study using microcalorimetry. Int. J. Artif. Organs, 1995, 18:372-379.

615. J W Karesh, M A Fabrega, M M Rodrigues. Interpositional polytetrafluoroethylene grafts. Conjunctival bi o compatibility. Ophthal. Plast. Reconstr. Surg, 1991, 7:278-283.

616. J Couture, R Guidoin, M King, et al. Textile Teflon arterial prosthescs: how successful are they? Can. J. Surg, 1984, 27:575-582.

617. R Andreesen, J Picht, G W Lohr. Primary cultures of human blood-born macrophages grown on bydrophobic reP. on membranes, J. Immunol. Methods, 1983, 56:295-304.

618. R Andreesen, A Mackensen, J Osterholz, et al. Microculture assay for human macrophage maturation in vitro, Cell-ELlSA analysis of differentiation antigen expression. Int. Arch. Allergy Appl. Immunol, 1988, 86:281-287.

619. A D Callow, R Connolly, T F O'Donnell et al. Platelet—arterial synthetic graft interaction and its modification. Arch.

Surg, 1982, 117:1447-1455.

620. B T Alien, C J Mathias, G A Sicard, et al. Platelet deposition on vascular grafts. The accuracy of in vivo quantitation and the significance of in vivo platelet reactivity. Ann. Surg, 1986, 203:318-328.

621. T W Wakefield, B L Shulkin, E P Fellows, et al. Platelet reactivity in human aortic grafts: a prospective, randomized midterm study uf platelet adherence and release products in Dacron and polytetrafluoroethylene conduits. J Vasc. Surg, 1989, 9:234-243.

622. P A Schneider, H F Kotze, A D Heyns, et al. Thromboembolic potential of synthetic vascular grafts in baboons. J Vasc. Surg, 1989, 10:75-82.

623. H Parsson, W Jundzill, E Hallberg, et al. Acute thrombogenicity and 4 weeks healing properties of a new stretch-ePTFE graft. Eur. J. Vasc. Surg, 1993, 7:63-70.

624. A Guo, L L Rife, N A Rao, et al. Anterior segment prosthesis development: evaluation of expanded polytetrafluoroethylene as a sclera-attached prosthetic material. Cornea, 1996, 15:210-214.

625. S Menard, G D Porta. Incidence, growth and antigenicity of fibrosarcomas induced by Teflun disc in mice. Tumor, 1976, 62:565-573.

626. R D Offeman, M C Williams. Shear-induced hemolysis: effects of blood chemistry (including aging in storage) and shearing surfaces. Biomater. Med. Devices Artif. Organs, 1976, 4:49-79.

627. P C Bragt, I E Bonra, M J Adulfs. Cannulated teflon chamber implant in the rat: a new model for continuous studies on granulomatous inflammation. J Pharmacol, Methods, 1980, 3:51-61.

628. U A Schneider, V Haussener, V Geret, et al. Histologic investigations of PTFE-surface acting for direct tissue contact on implants. Z. Orthop. Ihre. Grenzgeb, 1980, 118:788-792. In German.

629. G Zaburski, W Szot. Evaluation of the usefulness of polytetrafluoroethylene (PTFE) prosthesis in cranioplasty. Experimental studies. Polim. Med, 1987, 17:117-122. In Polish.

630. G Eoper-Eopez, A Pascual, E J Perea. Effect of plastic catheters on the phagocytic activity of human polymorphonuclear leukocytes. Eur. J. Clin. Microbiol. Infect. Dis, 1990, 9:324-328.

631. P B Eindberg, E Matsson, B Ktinge, et al. A new experimental model for studies of local inflammatory reactions. Swed. Dent. J, 1991, 15:235-243.

632. P Borgstrom-Lindberg, E Matsson, B Kllnge, et al. Eocal inflammatory reactions in Juvenile and adult rats. Swed. Dent. J, 1993, 17:95-101.

633. R C Wood, E E EeCluyse, J A Fix. Assessment of a model for measuring drug diffusion through implant-generated fibrous capsule membranes. Biomaterials, 1995, 10:957-959.

634. K G Raphael, J J Marbach, E M Wolford, et al. Self-reported systemic, immune-mediated disorders in patients with and without proplast-teflon implants of the temporomandibular joint, J. Oral Maxillofac. Surg, 1999, 57:364-370, 370-371.

635. H Nygren, M Braide, C Karlsson. Different kinetics of the respiratory burst response in granulocytes, induced by serum from blood coagulated in contact with polymer materials. Biomaterials, 2000, 21:173-182.

636. J E Brun, E Bordenave, F Eefebvre, et al. Physical and biological characteristics of the main biomaterials used in pelvic surgery. Biomed. Mater. Eng, 1992, 2:203-225.

637. E Field. Appendix: Tables of Properties, In: J E Field, ed. The Properties of Natural and Synthetic Diamond, Academic Press, NY, 1992, 667-699.

638. D R Absolom, W Zingg, A W Neumann. Protein adsorption to polymer particles: role of surface properties. J Biomed. Mater. Res, 1987, 21:161-171.

639. I L Adcock, Professor of Chemistry; http://www.chem.iitk.edu/adcuck.html.

640. Andrei A Cakh, Albert A Tuinman, J L Adcock, et al. Selective synthesis and structure determination of C_{60}F48. J Amer. Chem. Soc, 1994, 116:819-820; Chemists produce single C_{60}F48 fullerene isomer, Chem. & F: ng. News, 7 February 1994; Albert A Tuinman, Andrei A C Ikh, J L Adcock, R N Compton, Hyper-fluorination of C_{60}: Oacking the sphere, J Amer. Chem. Soc, 1993, 11 5:5885-5886; Science/Technology Concentrates: Hyperfluonnation cracks C_{60} cage, Chem. & Eng. News, 1993, 7119; PJ. Benning, T R. Ohno, J H, Weaver, et al. Electronic

structure of highly fluorinated C_{60}, Phys. Rev. B 47 1993, 1589 : 1592; A A Tuinman, P Mukherjee, J L Adcock, et al. CharacteriP. ation and stability of highly rluorinated fullerenes, J Phys. Chem, 1992, 96 : 7584 - 7589,

641. Benjamin T. King, Assistant Professor, Organic Chemistry; http://www.chem.unr.edu/faculty/btk/.
642. H Kawahara. Cellular responses to implant materials: biological, physical and chemical factors. Int. Dent. J, 1983, 33 : 350 - 375.
643. J I Salonen, G R Persson. Migration of epithelial cells on materials used in guided tissue regeneration. J Periodontal Res, 1990, 25 : 215 - 221.
644. G Zardeneta, H Mukai. V Marker, et al. Protein interactions with particulate Teflon: implications for the foreign body response. J Oral Maxiltofac. Surg, 1996, 54 : 873 - 878.
645. B Lindblad, A Johansson. 1251 - fibrinogen uptake on peripheral venous cannulas: a comparison between different cannula materials and coatings. J. Biomed. Mater. Res, 1987, 21 : 99 - 105.
646. A Dekker, K Reitsma. In: Beugeling, A Bantjes, J Feijen. W G van Aken. Adhesion of endothelial cells and adsorption of serum proteins on gas plasma - treated polytetrafluoroethylene. Biomaterials, 1991, 12 : 130 - 138.
647. H A Wosten, F H Schuren, J G Wessels. Interfacial self - assembly of a hydrophobin into an amphipathic protein membrane mediates fungal attachment to hydrophobic surfaces. EMBO J, 1994, 13 : 5848 - 5854.
648. W van der Vegt, H C van der Mei, H A Wosten, et al. A comparison of the surface activity of the fungal hydrophobin SC3p with those of other proteins. Biophys. Chem, 1996, 57 : 253 - 260.
649. J Carballo, C M Ferreiros, M T Criado. Influence of blood proteins m the in vitro adhesion of Staphylococcus epidermidis to teflon, polycarbonate, polyethylene and bovine pericardium. Rev. Esp. Fisiol, 1991, 47 : 201 - 208.
650. T F Ziegler, M L Miller. Adsorption of fibrinogen on modified polytetrafluoroethylene surfaces. J Biomed. Mater. Res, 1970, 4 : 259 - 268.
651. D J Fabrizius - Homan, S L Cooper. A comparison of the adsorption of three adhesive proteins to biomaterial surfaces. J Biomater. Sci. Polym. Ed, 1991, 3 : 27 - 47.
652. H E Roald, R M Barstad, I J Bakken, et al. Inirial interactions of platelets and plasma proteins in flowing non - anticoagulated human blood with the artificial surfaces Dacron and PTFE, Blood Coagul. Fibrinolysis, 1994, 5 : 355 - 363.
653. G B Koveker, W E Burkel, L M Graham, et al. Endothelial cell seeding of expanded polyretrafluoroethylene vena cava conduits: effects on lummal production of prostacyclin, platelet adherence, and fibrinogen accumulation. J Vasc. Surg, 1988, 7 : 600 - 605.
654. D Kiaei, A S Hoffman, T A Horbett, et al. Platelet and monodonal antibody binding to fibriLlogon adsorbed on glow - discharge - deposited polymers, J. Biomed. Mater. Res, 1995, 29 : 729 - 739.
655. J L Bohnert, B C Fowler, T A Horbett, et al. Plasma gas discharge deposited fluorocarbon polymers exhibit reduced durability of adsorbed albumin and fibrinogen. J Biomater. Sci. Polym. Ed, 1990, 1 : 279 - 297.
656. D Kiaei, A S Hoffman, T A Horbett. Tight binding of albumin to glow discharge treated polymers. J Biomater. Sci. Polym. Ed, 1992, 4 : 35 - 44.
657. R C Eberharr, M E Lynch, F H Bilge, et al. Effects of fluid shear and temperature on protein adsorption on teflon surfaces. Trans. Am. Soc. Artif. Intern. Organs, 1980, 26 : 185 - 193.
658. R C Eberhart, L D Prokop, J Wisscnger, et al. Observation of albumin deposits on teflon surfaces. Trans. Am. Soc. Artif. Intern. Organs, 1977, 23 : 134 - 140.
659. V Balasubramanian, N K Grusin, R W Bucher, et al. Residence - time dependent changes in fibrinogen adsorbed to polymeric biomaterials. J Biomed. Mater. Res, 1999, 44 : 253 - 260.
660. P W Caessens, H H De Jongh, W Norde, et al. The adsorption - induced secondary structure of beta - casein and of distinct parts of its sequence in relation to foam and emulsion properties. Biochim. Biophys. Acta, 1999, 1430 : 73 - 83.
661. I Zoungrana, G H Findenegg, W Norde. Structure, Stability, and Activity of Adsorbed Enzymes. J Colloid Interface Sci, 1997, 190 : 437 - 448.
662. A W Vermeer, M G Bremer, W Norde. Structural changes of IgG induced by heat treatment and by adsorption onto a hydrophobic Teflon surface studied by circulat dichroism spectroscopy. Biochim. Biophys. Acta, 1998, 1425 : 1 - 12; A

W Vermeer, WNorde, CD spectroscopy of proteins adsorbed at flat hydrophilic quartz and hydrophobic Teflon surfaces, J Colloid Interface Sci, 2000, 225 : 394 – 397; A W Vermeer, C E Giacomelli, W Norde. Adsorption of IgG onto hydrophobic ceflon. Differences between the E (ab) and F (c) domains. Biochim. Biophys. Acta, 2001, 1526 : 61 – 69.

663. P Boivin, R K Kobos, S L Papa, et al. Immobilization of perfluorealkylaied enzymes in a biologically active – state onto Perflex support. Biotechnol. Appl. Biochem, 1991, 14 : 155 – 169.

664. M C L Maste, W Norde, A J W G Visser. Adsorption – Induced Contormational Changes in the Serine Proteinase Savinase: A Tryptophan Fluorescence and Circulat Dichroism Study. J Colloid Interface Sci, 1997, 196 : 224 – 230.

665. M C Mastc, H A Rinia, C M Brands, et al. Inaciivation of a subtilisin in colloidal systems. Biochim. Biophys. Acta, 1995, 1252 : 261 – 268.

666. P Vern – ietre, J Thibault, S Levesque, et al. tipid uplake across the wall of an expanded polytetrafluoroethylene vascular graft. J Biomed. Mater. Res, 1999, 48 : 660 – 668.

667. E M Maynard, E Fernandey, R A Normann. A technique to prevent dural adhesions to chronically implanted microelectrode arrays. J Neurosci. Methods, 2000, 97 : 93 – 101.

668. J W van der Meer, D Bulterman, T L van Zwer, et al. Culture of mononuclear phagocytes on a teflon surface to prevent adherence. J. Exp. Med, 1978, 147 : 271 – 276.

669. I Ginsburg, R Borinski, D Malamud, et al. Chemiluminescence and superoxide generation by leukocytes stimulated by polyelectrolyte – opsonized bacteria. Role of histones, polyarginine, polylysine, polyhistidine, cytochalasins, and inflammatory exudares as modulators of oxygen burst. Inflammation, 1985, 9 : 245 – 271.

670. E H Helinski, K L Bielat, G M Ovak, et al. Long – term cultivation of functional human macrophages in Teflon dishes with serum – free media. J Leukoc. Biol, 1988, 44 : 111 – 121.

671. J W van der Meer, J S van de Gevei, A Blusse van Oud Alblas, et al. Characteristics of human monocytes cultured in the Teflon culture bag. Immunology, 1982, 47 : 617 – 625.

672. G Berton, S Gordon. Superoxide release by peritoneal. Ind bone ill arrow – derived mouse macrophages. Modulation by adherence and cell acliv. Ilion. Immunology, 1983, 49 : 693 – 704.

673. J W van der Meer. I S van de devel, R van Furth R. Characteristics or long – term cultures of proliferating, mononuclear phagocytes From bone marrow. J Rericuloendothel. Soc, 1983, 34 : 203 – 225.

674. E H Helinski, E L Hurley, R J Streck, et al. Tumor – cytolyric human macrophages cultured as nonadherent cells: potential for the adoptive immunotherapy of cancer. Cancer Detect. Prev, 1990, 14 : 471 – 481.

675. J C Wataha, PH Lockwood, M Marek, et al. Ability of Niconraining biomedical alloys tu activate monocytes and endothelial cells in vitro. J Biomed. Mater. Res, 1999, 45 : 251 – 257; E Imbert, A A Pool, C G Figdor, Expression ofleukocyte adhesion molecules by endothelial cells seeded on various polymer surfaces. J Biomed. Mater. Res, 2001, 56 : 376 – 381.

676. K Kasahara, P M Stricter, S W Cliensue, et al. Mononuclear cell adherence induces neuiropliil L – hemoiaciic tactor/mrerleukin – 8 gene expression. J Eeukoc. Biol, 1991, 50 : 287 – 295.

677. R H Rigdon. Inflammation associated with d. Icron and teflon: an experimental study in mice, rats and rabbits. Tex. Rep. Bid. Med, 1974, 32 : 535 – 551.

678. G Uretzky, J Appelbaum, J Sela. Inhibition of the inductive activity of demineralized bone matrix by different percutaneous implants. Biomaterials, 1988, 9 : 195 – 197.

679. R J Reid, D V Witson, K K Chaii, et al. Tissue responses to Hydron, assessed by iniramuscular implamation. Int. Endod. 1992, J – 25 : 199 – 204.

680. Y Aida, M J Pabst. Neutrophil responses to lipopolysaccharide. Effect of adherence on triggering and priming or the respiratory burst. J Immunol, 1991, 146 : 1271 – 1276.

681. Chou, I D Pinh, V J Uiuo, et al. Substratum surface topography aliers cell shape and regulates hhronectin mRNA level. mRNA stability. secretion and assembly in human tibroblasts. J Cell Sci, 1995, 108 : 1563 – 1573.

682. R E Wilsnack, S A Bernadyn. Blood compatibility of medical device materials as measured by lymphocyte function. Biomater. Med. Devices Artif. Organs, 1979, 7 : 527 – 546.

683. T K Issa, M A Bahgat, EH l Iniliicum Jr. Tissue reaction 10 prosthetic materials in human temporal bones. Am J Otol,

1983, 51 : 40 – 43.

684. F Gobeil, C Juneau, S Plante. Thromhus formation on guide wires during routine PICA procedures: a scanning electron microscopic evaluation. Can J Cardiol, 2002, 18 : 263 – 269.

685. Y S Yeh, Y Iriyama, Y Matsuzawa, et al. Blood compatibility of surfaces modified by plasma polymerization. J Biomed. Mater. Res, 1988, 22 : 795 – 818.

686. TT Ton – That, D Doron, B S Pollard, et al. In vivo bypass of hemophilia A coagulation defect by Factor XIIa implant. Nat. Biotechnol, 2000, 18 : 289 – 295.

687. J Mery, G Grunert, C Carranza. Experimental histologic study of bone tissue healing on a teflon network. Arch. Biol. Med. Exp. Santiago, 1971, 8 : 13 – 18. In Spanish.

688. D F Howe, C W Svare, R W Took. Some effects of pore diameter on single pore bony ingression patterns in teflon. J Biomed. Mater. Res, 1974, 8 : 399 – 406.

689. H A McAdoo, N N Soni, R. C. Tatum. Vitreous carbon and teflon as a – soft tissue and bone substitute in osseous tissue implants. Quintessence Int, 1981, 12 : 565 – 568.

690. L Koslopoulos, N Eioubavina, T Karring, et al. Role of chitin beads 111 Information or jaw born. by guided tissue regeneration. An experiment in the rat. Clin. Oral. Implants Res, 2001, 12 : 325 – 331.

691. R J Reid, D F Wilson. K K Cbau, et al. Tissue responses to Hydron, assessed by imraosseous implantation, Int, Ended, J, 1992, 25 : 192 – 198.

692. S M Bhambhani, O R Bolanos. Tissue reactions 10 endodontic materials implanted in the mandibles of guinea pigs. Oral Surg. Oral Med. Oral Paihol, 1993, 76 : 493 – 501.

693. Z Markus, D Zaklan – Kavic, P Kobler. Experimental studies of tetrafluoroethylene (Teflon) for dental implants. Acta Stomatol. Croat, 1983, 17 : 125 – 131.

694. P Pesata. Possibilities for the use of teflon in dental prostherics. Prakt. Zubn. Lek, 1984, 32 : 37 – 43. In Czech.

695. L D Love, J E Burke. Preliminary evaluation of the apical seal of root canals filled with a Teflon – base material. Hndod. Dent. Trauma tol, 1988, 4 : 278 – 281.

696. D R Heys, M Fitzgerald, R J Heys, D J Chiego Jr. Healing of primate dental pulps capped with Teflon. Oral Surg. Oral Med. Oral Pathol, 1990, 69 : 227 – 237.

697. N Jensen, B I Indhlad, D. Bergqvist. In vitro attacliment of endotheliai cells to difrerent graft materials. Eur. Surg. Res, 1996, 28 : 49 – 54.

698. P B van Wachem, C M Vreriks, T Beugeling, et al. The influence of protein adsorption on interactions of cultured human endothelial cells with polymers. J Biomed. Mater. Res, 1987, 21 : 701 – 718.

699. M P Bobek, O Sagher. Aseptic meningilis caused byTeflon implantation for microvascular decompression. Case report. J Neurosurg, 1999, 90 : 145 – 147.

700. I Fujimaki, K Hoya, I Sasaki, et al. Recurrent trigemin. Il neuralgia caused by an inserted prosthesis: report of iwo cases. Acta Neurochir. (Wien), 1996, 138 : 1307 – 1309, 1310.

701. S A Makohliso, L Giovangrandi, D I Eon, et al. Application of Teflon – AF thin films for bio – patterning of neural cell adhesion. Biosens. Bioekčtron, 1998, 13 : 1227 – 1235.

702. S K Hunter, J R Scott, I V. Hull, et al. The gamete and embryo compatibility of various synthetic polymers, Fertil, Steril, 1988, 50 : 110 – 116.

703. L Holy, M Eopatarova, H Kotreova, et al. Bloodless transfer of early bovine embryos in relation to the biological properties of the materials used. Ver. Med. (Praha), 1984, 29 : 401 – 409. In Czech.

704. J A I, aluppa, T A McAdams, Papouisakis, et al. Culture materials ivo expansion of hematopoietic progenitor Biomed. Mater. Res, 1997, 36 : 347 – 359.

705. T Maerani, R Miyoshi, Y Nahara, et al. Plaque accumulation on Teflon – coated metal. J Prosthet. Dent, 1984, 5t : 353 – 357.

706. D Lambert, C Martin, P Banrz, et al. C comparison of thrombogenic risk between teflon and polyethylene in prolonged cathererixation of the radial artery. Ann. Fr. Anesth. Reanim, 1991, 10 : 255 – 259. In French.

707. A Pascual, I Garcia, E Ramirez et al. Activity of sparfloxacin on Staphylococcus epidermidis attached to plaslic cathe-

ters. J Antimicrob. Chemother, 1995, 36:425-430.

708. A H Hogt, J Dankert, J Feijen. Adhesion of Stapbylococcus epidermidis and Sraphylococcus saprophyticus to a hydrophobic biomaterial. J Gen. Microbiol, 1985, 131:2485-2491.

709. A Pascual, A Fleer, N A Westerdaal. et al. Modulation of adherence of coagulase-negative staphylococci to eflon catheters in vitro. Eur. J, Clin. Microbiol, 1986, 5:518-522.

710. P Maier. Development nt hepalocyte cultures in toxiciry testing. ALIK, 1989, 6:38-50.

711. L M Wolford. Temporomandibular joint devices: treatment factors and outcomes. Oral Surg. Oral Med. Oral Pathol Oral Radiol. Endod, 1997, 83:143-149.

712. L N Estabrooks, C E Fairbanks, R I Colleic, et al. A retrospective evaluation of 301 TMJ Proplast-Teflon implants. Oral Surg. Oral Med. Oral Pathol, 1990, 70:381-386.

713. T A Dorsay, R A Youngberg, E E Orr. J. Mulrean. Cine MRI in the evaluation of the Proplast-Teflon TMJ interpositional implant. J Comput.. Assist. Temogr, 1995, 19:800-803.

714. R Chuong, M A Piper, T J Boland. Recurrent giant cell reaction to residual Proplast in the temporomandibular joint, Oral Surg. Oral Med. Oral Pathol, 1993, 76:16-19.

715. L M Wolford D A Conrell, C H Henry. Temporomandibular joint reconstruction of the complex patient with the techmedica custom-made total joint prosthesis, J. Oral Maxillofac. Surg, 1994, 52:2-10, 11 (discussion).

716. R J Streck, E L Hurley, D A Epstein, Tumour-cytolytic human monocyte-derived macrophages: a simple and efficient method for the generation and long-term cultivation as non-adherent cells in a serum-free medium. Res. Immunol, 1992, 143:79-88.

717. L D Mercuri. Considering toral temporomandibular joint replacement. Cranio, 1999, 17:44-48.

718. M J Robinson, M Nestor, A M Rywiin. Pulmonary granulomas secondary to embolic prosthetic valve material. Hum. Pathol, 1981, 12:759-762.

719. J Weingarten, S L Kauffman. Teflon emholization to pulmonary arteries. Ann. Thorac. Surg, 1977, 23:371-373.

720. K W Wakon, I Slaney, F Ashion. Atherosclerosis in vascular grafts for peripheral vascular disease. Part 2. Synthetic arterial prostheses. Atherosclerosis, 1986, 61:155-167.

721. G W Bos, A A Poot, T Beugeling, et al. Small-diameter vascular graft prostheses: current status. Arch. Physiol. Biochem, 1998, 106:100-115.

722. J Hoevels, I Ilise. Percutaneous transhepatic insertion of a permanent endoprosthesis in obstructive lesions of the extrahepatic bile ducts. Gastrointest. Radiol, 1979, 4:367-377.

723. U Seitz, Vadeyar, N Soehendra. Prolonged patency with a new-design Teflon biliary prosthesis. Endoscopy, 1994, 26:478-482.

724. A M van Berkel C Boland, W K Redekop, et al. A prospective randomized trial of teflon versus polyethylene stents for distal malignant biliary obstruction. Endoscopy, 1998, 30:681-686.

725. J Hanngsma, K Huibregtse. Biliary stenting with a prototype expandable Teflon endoprosthesis. Endoscopy, 1998, 30:718-720.

726. V Terruzzi, U Comin, F De Grazia, et al. Prospective randomized trial comparing Tannenbaum Teflon and standard polyethylene stents in distal malignant biliary stenosis. Gastrointest. Endosc, 2000, 51:23-27.

727. A M van Berkel, I van Marle, H van Veen, et al. A scanning electron microscopic study of biliary stent materials. Gastrointest. Endosc, 2000, 51:19-22.

728. J di Costanzo, B Sastre, R Choux. et al. Mechanism of thrombogenesis during total paremetal nutrition: role of catheter composition. JPEN J. Parenter. Enteral Nutr, 1988, 12:190-194.

729. A Karadag, S Gorgulu. Effect of two different short peripheral catheter materials on phlebitis development. J Inrraven. Nurs, 2000, 23:158-166.

730. L A Lobes Jr. M G Grand, P G Rehkopf, et al. Polytetrafluoroethylene in experimental retinal detachment surgery, Ann. Ophthalmol, 1981, 13:921-923.

731. J F Korobelnik, F D'Herrnies, D Ducourneau, Hoang-Xuan, G. Renard. e-PTFE as scleral buckling episcleral implants: An experimental and histopathologic study. J Biomed. Mater. Res, 1999, 48:807-813.

732. M Roldan Pallares, S Awad – El Susi. Polytetrafluoroethylene in scleral buckling surgery. Arch. Soc. Esp. Oftalmol, 2000, 75 : 605 – 609. In Spanish.

733. J W Karesh. Polytetrafluoroethylene as a graft material in ophthalmic plastic and reconstructive surgery. An experimental and clinical study. Ophthal. Plast. Reconstr. Surg, 1987, 3 : 179 – 185.

734. S Shah, M Rhatigan. R Sampath, et al. Use of Proplast 11 as a subperiosteal implant for the correction of anophthalmic enophthalmos. Br J Ophthalmol, 1995, 79 : 830 – 833.

735. J J Hurwirz. Teflon tubes for stenting and bypassing the lacrimal drainage pathways. Ophthalmic Surg, 1989, 20 : 855 – 859.

736. N Bassi, V Terribile, P Callegari, A. Abbate. Experimental effectiveness of a teflon prosthesis in the substitution of the trachea. Acta Otorhinolaryngol. Ital, 1985, 5 : 433 – 441. In Italian.

737. S H Reuter. The bivalve teflon nasal septal splint. Trans. Am. Acad. Ophthalmol. Orolaryngol, 1973, 77 : ORL 146 – ORL148.

738. T Tudoriu, C Ionescu, H Angelescu. Protheses of the penis: 130 cases. Zemralbl. Chir, 1978, 103 : 901 – 910, In German.

739. K Ganabathi, R Dmochowski, P E Zimmern, et al. Peyronies disease: surgical treatment based on penile rigidity. J Urol, 1995, 153 : 662 – 666.

740. J Wironen, J Marona, M Cohen, et al. Materials used in urologicat devices. J Long Term Eff. Med. Implants, 1997, 7 : 1 – 28.

741. L A Levine, R J Dimitriou. A surgical algorithm for penile prosthesis placement in men with erectile failure and Peyronies disease. Int J Impot. Res, 2000, 12 : 147 – 151.

742. B K Brandley, J H Shaper, R L Schnaar. Tumor cell haptotaxis on immobilized N – acetylglucosamine gradients. Develop. Biol, 1990, 140 : 161 – 171.

743. H D Schulte, E Sygula, M Bourgeois, et al. Severe mechanical haemolysis after correction of a partial atrioventricular canal. Thoraxchir. Vask Chir, 1978, 26 : 117 – 123. In German.

744. N Tamgawa, S Sawada, M Kobayashi. Reaction of the aortic wall to six metallic stent materials. Acad. Radiol, 1995, 2 : 379 – 384.

745. G M Vercellotii, D Hammerschmidt, P R Craddock, et al. Activation of plasma complement by perfluorocarbon artificial blood: probably mechanism of adverse pulmonary reactions in treated patients and rationale for corticosteroid prophylaxis. Blood, 1982, 59 : 1299 – 1304.

746. V V Tuliani, F A O'Rear, B M Hung, et al. Interaction between erythrocytes and a perfluorochemical blood substitute. J Biomed. Mater. Res, 1988, 22 : 45 – 61.

747. H H Hong, T R Devereux, J H Roycroft, et al. Frequency ofras mutations in liver neoplasms from B6C3F1 mice exposed to tetrafluoroethylene for two years. Toxicol. Pathol, 1998, 26 : 646 – 650.

748. M P Krafft, J G Riess. Highly fluorinated amphiphiles and colloidal systems, and their applications in the biomedical field: A contribution. Biochimie, 1998, 80 : 489 – 514.

749. F Frezard, C Samaella, P Vierling, et al. Permeability and stability in buffer and in human serum of fluorinated phospholipid – based liposomes. Biochim. Biophys. Acta, 1994, 1192 : 61 – 70.

750. C Guedj, B Pucci, L Zarif, et al. Vesicles and other supramolecular systems from biocompatible synthetic glycolipids with hydrocarbon and/or fluorocarbon chains. Chem. Phys. Lipids, 1994, 72 : 153 – 173.

751. E Guillod, J Greiner, J G Riess. Vesicles made of glycophospholipids with homogeneous (two fluorocarbon or two hydrocarbon) or heterogeneous (one fluorocarbon and one hydrocarbon) hydrophobic double chains. Biochim. Biophys. Acta, 1996, 1282 : 283 – 292.

752. L Clary, V Ravily, C Samaella, et al. Transmembrane pH – driven Napermeability of fluorinated phospholipid – based membranes. J Controlled Release, 1998, 51 : 259 – 267.

753. R E Brubaker. Pulmonary problems associated with the use of polytetrafluoroethylene, J Occup. Med, 1977, 19 : 693 – 695.

754. D J Shusterman. Polymer fume fever and other fluorocarbon pyrolysis – related syndromes. Occup. Med, 1993, 8 :

519 – 531.
755. B Netter . Stroni. Leflon fever – a differential diagnosis of acute fever. Ugeskr. Laeger, 1993, 155 : 246 – 247, In Danish.
756. N Kossovsky, D Millett, S Juma, et al. In: vivo characterization of the inflammatory properties of polytetrafluoroethylene particulates. J Biomed. Mater. Res, 1991, 25 : 1287 – 1301; published erratum at J, Biomed. Mater. Res. 1992, 26 : 269,
757. J C Ellis, T V McCaffrey, L W DeSanro, et al. Migration of Teflon after vocal cord injection, Orolaryngol. Head Neck Surg, 1987, 96 : 63 – 66.
758. B Granum, P I Gaarder, E Groeng, et al. Fine particles of widely different composition have an adjuvant effect on the production of allergen – specific antibodies. Toxicol. Lett, 2001, 11 : 171 – 181.
759. H J Altermatt, J O tiebbeis, W Arnold, et al. Phagocytosis and transport of injected teflon paste. An animal experiment study. Laryngol. Rhinol. Otol. (Sttittg.), 1986, 65 : 570 – 574. In German.
760. H Miyakila, D S O'Briain, P Puri. Absence of brain parenchymal damage following intravascular injection of polytetrafluoroethylene paste. Eur. Urol, 1998, 34 : 233 – 236.
761. H H Dedo. Injection and removal of Teflon for unilateral vocal cord paralysis. Ann. Otol, Rhinol. Laryngol, 1992, 108 : 81 – 86.
762. M J Remade, E Marbaix, B M Benrand. The value of injectable collagen in vocal and glottic rehabilitation. Arch, Ororhinolaryngol, 1986, 243 : 233 – 237.
763. H H Dedo. Injection and removal of Teflon for unilateral vocal cord paralysis. Ann. Otol, Rhinol. Laryngol, 1992, 108 : 81 – 86.
764. S A Sadek, W Y Nassar, M A Tobias. Tetlon injection of the vocal cords under general anaesthesia (review of 262 cases) J Laryngol. Otol, 1987, 101 : 695 – 705.
765. H Rontal, M Rontal. Vocal cord injection techniques. Otolaryngol. Clin. North Am, 1991, 24 : 1141 – 1149.
766. I V McCaffrey. Transcutaneous teflon injection for vocal cord paralysis. Otolaryngol. Head Neck Surg, 1993, 109 : 54 – 59.
767. W W Montgomery. Laryngeal paralysis – teflon injection. Ann. Otol. Rhinol. Laryngol, 1979, 88 : 647 – 657.
768. J K Woo, C A van Hasselt, H S Ghaii. Teflon injection for unilateral vocal cord paralysis and its effect on lung function. Clin. Otolaryngol, 1992, 17 : 497 – 500.
769. K L Horn, H H Dedo. Surgical correction of the convex vocal cord after teflon injection. Laryngoscope, 1980, 90 : 281 – 286.
770. C B Stephens, G E Arnold, J W Stone. Larynx injected with polytef paste, Arch. Otolaryngol, 1976, 102 : 432 – 435.
771. B Benjamin, P Robb, A Clifford, R Eckstein. Giant teflon granuloma of the larynx. Head Neck, 1991 : 453 – 456.
772. J L Kasperhauer, TJ H Slavit, N E Maragos. Leflon granulomas and overinjection of Teflon: a therapeutic challenge for the otorhinolaryngologist. Ann. Otol. Rhinol. Laryngol, 1993, 102 : 748 – 751.
773. H Ejnell, 1 Mansson, B Bake, et al. taryngeai obstruction after Teflon injection. Acta Otolaryngol, 1984 : 374 – 379.
774. M A Varvares, W W Montgomery, R E Hillman. Teflon granuloma of the larynx: etiology, pathophysiology, and management. Ann. Otol. Rhinol. Laryngol, 1995, 104 : 511 – 515.
775. B Carlsoo, H H Dedo. H Gustarsson. Ultrasrructure of multinuclear giant cells of a human vocal cord Teflon granuloma. Arch. Otorhinolaryngol, 1983, 238 : 205 – 208.
776. F Sanhhppo, J Shelburne, P Ingram. Analysis of a polytef granuloma mimicking a cold thyroid nodule 17 months after laryngeal injection. Ultrastruct. Pathol, 1980, 1 : 471 – 475.
777. M P McCarthy, J K Gideon, V J Schnadig. A teflon granuloma presenting as an endotracheal nodule. Chest, 1993, 104 : 311 – 313.
778. R A Wilson, W S Gartner Jr. teflon granuloma mimicking a thyroid tumor. Diagn. Cytopathol, 1987, 3 : 156 – 158.
779. M Wassef, J Achouche, J P Cuichard, et al. A delayed teflonoma of the neck simulating a thyroid neoplasm. ORL J. Otorhinolaryngol. Relat. Spec, 1994, 56 : 352 – 356.
780. B M Wenig, D K Heffner, Y C Oenel, et al. Teflonomas of the larynx and neck. Hum. Pathol, 1990, 21 :

617 - 623.

781. D O Mikaelian, L D Lowry, K T Saialoff. Lipoinjection for unilateral vocal cord paralysis. Laryngoscope, 1991, 101: 465 - 468. J H Brandenburg, W Kirkham, D Kosclikee. Vocal cord augmentation with autogenous fat. Laryngoscope, 1992, 102:495 - 500; G Y Shaw, M A Sz Ewczyk, J Searle, et al. Autologous fat injection into the vocal cords: technical considerations and long - term follow - up. Laryngoscope, 1997, 107:177 - 186; M W Hsiung, P Woo, A Minasian, ewt al. Fat augmentation for glottic insufficiency. Laryngoscope, 2000, 110:1026 - 1033: L Rovo, J Czigner, A Szamoskozi, et al. Endolaryngeal lipoaugmentation or the vocal cords. Otolaryngol. Pol, 1999, 53:709 - 713. In Polish.

782. W Boykin, F R Rodriguez, J P Brizzolara, et al. Complete - urinary obstruction following periurethral polytetrafluoroethylene injection for urinary incontinence. J Urol, 1989, 141:1199 - 1200.

783. L Marrinez - Pineiro, J Jimenez de Leon, J M Cozar, et al. Obstructive uropathy secondary to the periurethral injection of teflon paste. Arch. Esp. Urol, 1989, 42:571 - 573. In Spanish.

784. V A Politano, M P Small, J M Harper, et al. Periurethral teflon injection for urinary incontinence. J Urol, 1974, 111:180 - 183.

785. V A Politano. Periurethral teflon injection for urinary incontinence. Urol. Clin. North Am, 1978, 5:415 - 422.

786. Victor A Politano. Periurethral polytetrafluoroethylene injection for urinary Incontinence. J. Urology, 1982, 127:439 - 442.

787. K B Lim, A J Ball, R C Feneley. Periurethral Teflon injection: a simple treatment for urinary incontinence. Br. J. Urol, 1983, 55:208 - 210.

788. C - C Schulman, J Simon, E Wespes, et al. Endoscopic injection of Teflon for female urinary incontinence. Eur. Urol, 1983, 9:246 - 247.

789. T Namiki. Application of Teflon paste for urinary incontinence - report of 2 cases. Urol. Int, 1984, 39:280 - 282.

790. M A Khalid. Endoscopic periurerhral Teflon injection. JPMA J. Pak. Med. Assoc, 1988, 38:231 - 234.

791. H Claes, D Srroobants, J Van Meerbeek, et al. Pulmonary Migration Following Periurethral Polytetrafluoroethylene Injection for Urinary Incontinence. J Urology, 1989, 142:821 - 822.

792. R M Leth. Spread of teflon particles from periurethrally injected teflon paste to pulmonary tissue. Ugeskr. Laeger, 1994, 156:981 - 982. In Danish.

793. V A Polirano. Incontinence treated with Teflon. Br J Urol, 1995, 75:261.

794. C Chaliha, C Williams. Periurethral injection therapy for the treatment of urinary incontinence. Br. J. Urol, 1995, 76:151 - 155.

795. A A Malizia Jr. H M Reiman, R P Myers, et al. Migration and granulomatous reaction after periurethrat injection of polytef (Teflon). JAMA, 1984, 251:3277 - 3281.

796. A M Deane, P English, M Hehir, et al. Teflon injection in stress incontinence. Br J Urol, 1985, 57:78 - 80.

797. W Fischer, F Hegenscheid, W Jende, et al. Is TeHon treatment of female urinary incontinence still justified? Zentralbl. Gynakol, 1986, 108:833 - 840. In German.

798. P J Osther, H Rohl. Female urinary stress incontinence treated with Teflon injections. Acta Obstet. Gynecol. Scand, 1987, 66:333 - 335.

799. P Kiilhoima, J Makinen. Disappointing effect of endoscopic Teflon injection for female stress incontinence. Eur. Urol, 1991, 20:197 - 199.

800. T H Stanisic, C E Jennings, J I Miller. Polyterrafluoroethylene injection for post - prostarectomy incontinence: experience with 20 patients during 3 years. J Urol, 1991, 146:1575 - 1577.

801. C A Hanau, M B Chancellor, A Alexander, et al. Fine - needle aspiration of a periurethral Teflon - filled cyst following radical prostatectomy. Diagn. Cytopathol, 1992, 8:614 - 616.

802. P J Kiilholma, M B Chancellor, J Makinen, et al. Complications of Teflon injection for stress urinary incontinence. Neurourolurodyn, 1993, 12:131 - 137.

803. D Yachia. Submeatal injection of polytetrafluoroethylene paste for the endoscopic treatment of vesicoureteric reflux in adults. Br J Urol, 1989, 64:552 - 555.

804. P D Hughes. Teflon injection for ureteric reflux. Med J Aust, 1989, 150:608.

805. M A Ferro, J H Smith, P J Smith. Periurethral granuloma: unusual complication of teflon periurethral injection. Urology, 1988, 31:422-423.

806. P A Dewan, E J Guiney. Endoscopic correction of primary vesicoureteric reflux in children. Urology, 1992, 39:162-164.

807. E Matouschek. Treatment ofvesicorenal reflux by transurethral teflon - injection. Urology, 1981, 20:263-264. In German.

808. J M Dubernard. Endoscopic treatment of vesicoureteral reflux prior to renal transplantation. Transpl. Int, 1992, 5:231-233.

809. T Diamond, V E Boston. Reflux following endoscopic treatment of ureieroceles. A new approach using endoscopic subureteric Teflon injection. Br J Urol, 1987, 60:279-280.

810. H A Bhatti, H Khattak, VE Boston. Efficacy and causes of failure of endoscopic subureteric injection ofTeflon in the treatment of primary vesicoureteric reflux. Br J Urol, 1993, 71:221-225.

811. P Puri, B. O'Donnell. Correction of experimentally produced vesicoureteric reflux т the piglet by intravesical injection of Teflon. Br Med. J. (Clin. Res. Ed.), 1984, 289:5-7.

812. M Vandenbossche, O Delhove, P Dumonier, et al. Endoscopic treatment of reflux: experimental study and review of Teflon and collagen. Eur. Urol, 1993, 23:386-393.

813. R Borgatti, A Tcttamanti, P Piccineili. Brain injury in a healthy child one year after periureteral injection of Teflon. Pediatrics, 1996, 98:290-291.

814. I A Aaronson, R A Rames, W B Cireene, et al. Endoscopic treatment of reflux: migration of Teflon to the lungs and brain. Eur. Urol, 1993, 23:394-399.

815. M D Gore, S K Fernbach, J S Donaldson, et al. Radiographic evaluation of subureretic injection of teflon to correct vesicourereral reflux. AJR Am. J. Roentgenol, 1989, 152:115-119.

816. M W Burns, M E Mitchell. Why we've abandoned polytef injection for VUR. Contemp. Urol, 1991, 3:40-43.

817. Y Senuma, S Franceschin, J G Hilborn, et al. Bioresorbable microspheres by spinning disk atomization as injcctable cell carrier: from preparation to in vitro evaluation. Biomaterials, 2000, 21:1135-1144.

818. H J Alrermatt, J O Gebbers, A Sommerhatder, et al. Histopathologic findings in the posterior pharyngeal wall 8 years after treatment - of velar insufficiency with Teflon injection. Laryngol. Rhinol. Otol. (Scuttg.), 1985, 64:582-585. In German.

819. P H Dejonckere, H A van Wijngaardcn. Retropharyngeal aurolugous fat transplantation for congenital short palate: a nasometric assessment of functional results. Ann. Otol. Rhinol. Laryngol, 2001, 110:168-172; D A Klotz, I Howard, A S Ilengerer, et al, EipomJcction augmentation of the sort palate for velopharyngeal stress incompetence. Laryngoscope, 2001, 111:2157-2161.

820. A Shafik. Polytetrafluoroethylene injection for the treatment of partial fecal incontinence. Int. Surg, 1993, 78:159-161.

821. L Pestic - Dragovich et al. A myosin I isoform in the nucleus. Science, 2000, 290:337-341.

822. Michell J Sienko, R A Plane. Chemistry. second Edition. McGrraw - Hill Book Company, New York, 1961.

823. C Barth M Reichling. Imaging the atomic arrangements on the high - temperature reconstructed alpha - Al_2O_3 (0001) surface. Nature, 2000, 414:54-57, 27-29.

824. Peter J Eng, Thomas P Trainer, Cordon E Brown Jr. et al. Structure of the Hydrated alpha - Al_2O_3 (0001) Surface. Science, 2000, 288:1029-1033.

825. J W Boretos. Alumina as a Biomedical Material. In: L D Harr, ed. Alumina Chemicals Science and Technology Handbook, The American Ceramic Society, Inc. Wesierville Oil, 1990, 337-340.

826. L Pu, X Bao. J Zou, et al. Individual alumina nanotubes. Angew. Chem. Int. Ed. Engl, 2001, 40:1490-1493.

827. F Takeshita, K Morimoto, I Suetsugu. Tissue reaction ro alumina implants inserted into the tibiae of rats. J Biomed. Mater. Res, 1993, 27:421-428.

828. W Klosterkoner. Effects of Ultramicroscopic Ciamma - Aluminum Oxide on Pars and Mice. Arch. Ind. Health, 1960,

21 : 458 – 472.

829. Bertram D Dinman. The Aluminas and Health. In: L. D. Harr, ed., Alumina Chemicals Science and technology Handbook. The American Ceramic Society. Inc. Westerville, OH, 1990, 533 – 543.

830. F W Benenati. Resection of a sapphire endodontic stabilizer due to perforation of the maxillary sinus: report of a case. J Endod, 1989, 15 : 608 – 610.

831. G Neupert, R Ziller, W Glien. Behavior of cultured cells on the surface of Al^O^ ceramics of different consistencies. Exp. Chir. Transplant. Kunsdiche. Organc, 1984, 17 : 109 – 115. In German.

832. P S Christel. Biocompatibility of surgical grade dense polycrystalline alumina. Clin. Orthop, 192, 282 : 10 – 18.

833. H Oonishi, L L Hench, J Wilson, et al. Comparative bone growth behavior in granules of bioceramic materials of various sizes. J Biomed. Mater. Res, 1999, 44 : 31 – 43.

834. J S Hicks, B W Harker, K L Beattie, et al. Modification of an automated liquid – handling system for reagent – jet, nanoliter – level dispensing. Biotechniques, 2001, 30 : 878 – 885.

835. B Asoo, J M McNaney, Y Mitamura, et al. Cyclic fatigue – crack propagation in sapphire in air and simulated physiological environments. J Biomed. Mater. Res, 2000, 52 : 488 – 491.

836. K Hammer, H Sann, FK Pierau. Functional properties of mechanosensitive units from the chicken ureter in vitro. Pflugers Arch, 1993, 425 : 353 – 361.

837. A K Bajpai, M Rajpoot, D D Mishra. Studies on the Adsorption of Sulfapyridine at the Solution – Alumina Interface. J Colloid Interface Sci, 1997, 187 : 96 – 104.

838. L Clausen, I Fabricius, L Madsen. Adsorption of pesticides onto quartz, calcite, kaollnite, and alpha – alumina. J Environ. Qual, 2001, 30 : 846 – 857.

839. K Esumi, M litaka, K longoe. Kinetics of simultaneous adsorption of poly (vinylpyrrolidone) and sodium dodecyi sulfate on alumina particles. J Colloid Interface Sci, 2000, 232 : 71 – 75; Y I Iu. L Gao, L Yu, et al. Adsorption of PBTCA on alumina surfaces and its influence on the fractal characteristics of sediments. J Colloid Interface Sci, 2000, 227 : 164 – 170.

840. M Casarin, C Maccato, A Vittadini. Theoretical study on the chemisorption of CO on $A1_2O_3$ (0000). Inorg. Chem, 2000, 39 : 5232 – 5237.

841. A A de – Quciroz. E P Vianna, L A Genova, et al. The interaction of blood proteins with alpha – alumina. Braz. J. Med. Biol. Res, 1994, 27 : 2569 – 2571.

842. C R Hewlett, M D Evans, W R Walsh, et al. Mechanism of initial attachment of cells derived from human bone to commonly used prosthetic materials during cell culture. Biomaterials, 1994, 15 : 213 – 222.

843. K Wefers. Nomenclature. Preparation, and Properties of Aluminum Oxides. Oxide Hydroxides, and Tri hydroxides. In: L D Harr, ed. Alumina Chemicals Science and Technology Handbook, The American Ceramic Society, Inc. Westerville OH, 1990, 13 – 22.

844. Susmita Hajra, D K Chattoraj. Protein adsorption at solid – liquid interfaces : Part I – Affinities of proteins for alumina surface. Indian J Biochem. Biophys, 1991, 28 : 114 – 123.

845. Susmita Hajra, D. K. Chattoraj. Protein adsorption at solid – liquid interfaces: Part II – Adsorption from binary protein mixture. Indian J. Biochem. Biophys, 1991, 28 : 124 – 132.

846. Susmita Hajra, U K Charroraj. Protein adsorption at solid – liquid interfaces: Parr III – Adsorption from ternary protein mixture. Indian J Biochem. Biophys, 1991, 28 : 184 – 192.

847. Susmita Hajra, D K ChattoraJ. Protein adsorption at solid – liquid interfaces: Part IV – Effects of different solid – liquid systems and various neutral salts. Indian J Biochem. Biophys, 1990, 28 : 267 – 279.

848. D Sarkar, D K Chattoraj. Absolute reaction rate and kinetics of protein adsorption at solid – liquid interfaces. Indian J. Biochem. Biophys, 1992, 29 : 135 – 142.

849. D Sarkar, D K Chattoraj. Effect of denaturants and stabilisers on protein adsorption at solid – liquid interfaces. Indian J Biochem. Biophys, 1994, 31 : 100 – 108.

850. Jan H Hoh, Ratneshwar Lal, Scott A John, et al. Atomic force microscopy and dissection of gap junctions. Science, 191, 253 : 1405 – 1408.

851. C He mike, P Griss, B Krempien. Ceramic endoprostheses. Powder Metall. Int, 1976, 8:77 et seq.

852. H Kawahara, A Yam again i, M Nahamura, et al. Biological Evaluation of Implant Materials: Cell Adhesion of Material, 10th Intl. Biomaterials Symposium, San Amonio, TX, 1978, 11-15.

853. J C Dubois, C Jardin, P Exbrayat, et al. Influence of gamma-irradiation sterilization on the structural defects of sapphire single crystals (alpha-AI (2) 0 (3)). Biomed. Mater. Eng, 2001, 11:265-273.

854. D L Korh, R V McKinney Jr. Q B Davis. The single-crystal sapphire endosteal dental implant, A longitudinal human study: one-year results. J Prosthet. Dent, 1983, 50:72-80.

855. D L Koth, R V McKinney Jr. O K Steflik. The single-crystal sapphire endosseous dental implant. III. Preliminary human clinical trials. J Oral Implantol, 1983, 11:10-24.

856. D E Steflik, D L Koth, R V McKiniiFy Jr. A clinical and statistical analysis of human clinical trails with the single crystal sapphire endosieal dental implant: two year results. J Oral Implantol, 1984, 11:500-515.

857. D L Koth, R V McKinney Jr. D E Steflik, et al. The single crystal AIO i implant: the results of three years of human clinical trials. Implantologist, 1986, 4:47-53.

858. D E Steflik, D L Koth, R V McKinney Jr. Human clinical trials with the single crystal sapphire endosteal dental implant: three year results, statistical analysis, and validation of an evaluation protocol. J Oral Implabiol, 1987, 13:39-53.

859. D L Koth, R V McKinney Jr. I E Steflik, et al. Clinical and statistical analyses of human clinical trials with the single crystal aluminum oxide endosteal dental implant: five-year results. J Prosthet. Dent, 1988, 60:226-234.

860. B Fartash, S Eliasson, K Arvidson. Mandibular single crystal sapphire implants: changes in crestal bone levels over three years. Clin Oral Implants Res, 1995, 6:181-188.

861. D E Steflik, D L Koih, EC Robinson, et al. Prospective investigation of the single-crystal sapphire endosteal dental implant in humans: ten-year results. J Oral Implantol, 1995, 21:8-18.

862. B Fartash, T Tangerud, J Silness, et al. Rehabilitation of mandibular edentulism by single crystal sapphire implants and overdentures: 3-12 year results in 86 patients. A dual center international study. Clin. Oral Implants Res, 1996, 7:220-229.

863. B Fartash, K Arvidson. Long-term evaluation of single crystal sapphire implants as abutments in fixed prosthodontics. Ctin. Oral Implants Res, 1997, 8:58-67.

864. B Fartash, M Hultin, A Custafs. Son, et al. Markers of inflammation in crevicular fluid Fonipm-implant mucosa surrounding single crystal sapphire implants, Clin. Oral Implants Res, 1997, 8:32-38.

865. G Anncroth, A R Ericsson, L Zetterqvisi. Tissue integration of Al_2O_3-ceramic dental implants (Frialit) -a case report. Swed. Dent. J, 1990, 14:63-70.

866. R V McKinney Jr. D L Koth, D E Steflik. The single-crystal sapphire endosseous dental implant. I. Material characteristics and placement techniques. J Oral Implantol, 1982, 10:487-503; R V McKinney Jr. D E Steflik, D L Koth. Ultrastructural surface topography of the single crystal sapphire endosseous dental implant. J. Oral Implantol, 1984, 11:327-340.

867. T Yamane. A guide to a bioceram sapphire implant. Hotetsu Rinsho, 1983, 16:28-45. In Japanese.

868. R V McKinney Jr. D E Steflik, D L Korh. The biologic response to the single-crystal sapphire endosteal dental implant: scanning electron microscopic observations. J Prosthet. Dent, 1984, 51:372-379.

869. Y Maeda, M Okada, Y Okuno, et al. Clinical application of implant stabilizers: combined use of single-crystal sapphire endodontic implants with hydroxyapacite particles. J Osaka Univ. Dent. Sch, 1984, 24:131-144.

870. A Mishima, T Yamane, H Yamanouchi. Alpha alumina sapphire implant: clinical development & its historical background. J Oral Implantol, 1984, 11:516-563.

871. V de la Rosa Nieto, F V Howell, V de la Rosa Huesca. Sapphire dental implants. Pract. Odontol, 1986, 7:6-7, 9-10. In Spanish.

872. H Kawahara, K Shibata, A Yamagani, et al. Surgical technique of Bioceram sapphire dental implants-screw type. Stoma (Lisb), 1986, 1:47-48, 53-54, 56 passim.

873. J Buquet. The sapphire implant. Aluminum monocrystal, Actual Odontostomaiol. (Paris), 1987, 41:673-691. In French.

874. T Yamane, Y Yuasa, K Matsuzawa, et al. Fundamental and clinical studies on endosseous implant of new sapphire (alpha – Al_2O_3) material. J Oral Implantol, 1979, 8 : 232 – 256.
875. R V McKinney Jr. D L Koth. The single – crystal sapphire endosteal dental implant: material characteristics and 18 – month experimental animal trials. J. Prosthet. Dent, 1982, 47 : 69 – 84.
876. D E Steflik, R V McKinney Jr. D L Koth. A statistical analysis of the clinical response to the single – crystal sapphire endosseous dental implant in dog jaws. J Dent. Res, 1983, 62 : 1212 – 1215.
877. R V McKinney Jr. D L Koth, D E Steflik. The single crystal sapphire endosseous dental implant. II. Two – year results of clinical animal trials. J. Oral Implantol, 1983, 10 : 619 – 638.
878. H D C hen. Bio – ceramie single – crystal sapphire dental implant: material characteristics, animal experiments, mode of application and therapeutic armamentarium. Chung Hua Kou Chiang Hsueh Tsa Chih, 1987, 22 : 97 – 99, 127. In Chinese.
879. Y Akagawa, T Matsumoto, M Kawamura, et al. Changes of subgingival microflora around single – crystal sapphire endosseous implants after experimental ligature – induced plaque accumulation in monkeys. J Prosthet. Dent, 1993, 69 : 594 – 598; Clinical evaluation of the gingiva around single – crystal sapphire endosseous implant after experimental ligature – induced plaque accumulation in monkeys. J Prosthet. Dent, 1992, 68 : 111 – 115.
880. W Wagner, H Rixecker, U W Wahlmann. Morphometric Comparison of Histologic Bone Reactions After Implantation of Mono – and Polycrystalline Aluminum Oxide Pins. In P Chrisrel, A Meunier, A J C Lee, eds. Biological and Biomechanical Performance of Biomaterials, Elsevier. New York, 1986, 129 – 134.
881. D E Steflik, R V McKinney Jr. D L Koth, et al. The biomaterial – tissue interface: a morphological study utilizing conventional and alternative ultrastructural modalities. Scan. Electron Microsc, 1984, 2 : 547 – 555.
882. M Hashimoto, Y Akagawa, H Nikai, et al. Single – crystal sapphire endosseous dental implant loaded with functional stress – clinical and histological evaluation of peri – implant tissues. J Oral Rehabil, 1981, 15 : 65 – 76.
883. B Fartash, K Arvidson, 1 Ericsson. Histology of tissues surrounding single crystal sapphire endosseous dental implants: an experimental study in the beagle dog. Clin. Oral Implants Res, 1990, 1 : 13 – 21.
884. J Piesold, W Muller, W Clien. The properties of denial implants made of AlOr – ceramic and the results of iheir clinic. Ⅱ use. Siomatologiia (Mosk), 1990, 69 : 42 – 46. In Russian.
885. T I Berge, A G Gronningsaeter. Survival of single crystal sapphire implants supporting mandibular overdentures. Clin. Oral Implants Res, 2000, 11 : 154 – 162.
886. B Kasemo. Biocompatibility of titanium implants: surface science aspects. J Prosthet. Dent, 1983, 49 : 832 – 837.
887. K Elagli, H F Hildebrand, G Hamme. Biocompatibility of titanium and its alloys. Chir. Dent. Fr, 1989, 59 : 35 – 39. In French.
888. K Filser, P Kocher, F Weibel, et al. Reliability and strength of allceramic dental restorations fabricated by direct ceramic machining (DCM). Int J Comput. Dent, 2001, 4 : 89 – 106; erratum. Int. J. Comput. Dent, 2001, 4: 184.
889. D J Kim, M H Lee, D YLee, et al. Mechanical properties, phase stability, and biocompatibility of (Y, Nb) – TZP/ Al_2O_3 composite abutments for dental implant, J. Biomed. Mater. Res, 2000, 53 : 438 – 443.
890. J Tinschert, D Zwez, R Marx, K JAnusavicc. Structural reliability of alumina –, feldspar –, leucite –, mica – and zircon ia – based ceramics. J Dent, 2000, 28 : 529 – 535.
891. Y G Jung, I M Peterson, D K Kim, et al. Lifetime – limiting strength degradation from contact fatigue in dental ceramics. J Dent. Res, 2000, 79 : 722 – 731.
892. A Piattelli, G Podda, A Scarano. Histological evaluation of bone reactions to aluminium oxide denial implants in man: a case report. Biomaterials, 1996, 17 : 711 – 714.
893. K Arvidson, B Fartash, M Hilliges, et al. Hisiological characteristics of perrimplant mucosa around Branemark and single – crystal sapphire implants. Clin. Oral Implants Res, 1996, 7 : 1 – 10; K Arvidson, B Fartash, L E Moberg, et al. In vitro and in vivo experimental studies on single crystal sapphire dent. Il implants. Clin. Oral Implants Res, 1991, 2 : 47 – 55.
894. M Sanz, M C Newman. S Nachnani, et al. Characterization of the subgingival microbial flora around endosteal Sapphire dental implants in partially edentulous patients, Int. J. Oral Maxillotac. Implants, 1990, 5 : 247 – 253.

895. Z X Wang, B K Chai, Y Q Ye, et al. Local changes in aluminium, calcium and phosphorus content of bone caused by alumina implant. Chin. Med. J. (Engl.), 1992, 1:749 - 752.

896. M Yamauchi, N Amano. Tactile sensibility of sapphire endosseous dental implants. Oral Health, 1992, 82:23 - 4, 26, 28, passim.

897. F Marcos Anton. Kidney lithiasis: to treat the fever or to determine and n - eat its cause? Arch. Esp. Urol, 1990, 43:217 - 220. In Spanish.

898. Peter Criss, Gunther Heimke. Biocompatibility of High Density Alumina and its Applications in Orthopedic Surgery. In: David F Williams, ed. Biocompatibility of Clinical Implant Materials, Volume 1, CRC Press, Boca Raton, FL, 1981, 155 - 198.

899. A Animar. Tissue compatibility of different intracranial implant materials: in - vivo and in - vitro studies. Acta Neurochir. (Wien), 1984, 72:45 - 59.

900. T Iizuka, H Fujimoto, T Ono. A new material (single crystal sapphire - screw) for internal fixation of the mandibular ramus. J. Craniomaxillofac. Surg, 1987, 15:24 - 27.

901. P Friedberg, R Reck. Aluminum oxide ceramics in reconstructive nose surgery. Histological studies in rabbits. HNO, 1984, 32:105 - 107. In German.

902. M Ishizuki, K Furuya. Clinical application of sapphire pins as an internal fixation device for the upper extremity. J, Hand Surg. [Am], 1991, 16:922 - 928.

903. K Tsukioka, K Morigami, K. Mizukami, et al. Clinical experience in using alumina ceramic pins for rib fractures. Kyobu Ccka, 1988, 41:122 - 125. In Japanese.

904. P Bizot, R Nizard, S Lcrouge, et al. Ceramic/ceramic total hip arthroplasty. J. Orthop. Sci, 2000, 5:622 - 627; L. Sedel. Evolution of alumina - on - alumina implants: a review. Clin. Orthop, 2000, 379:48 - 54.

905. M Boehler, H Plenk Jr. M. Salzer. Alumina ceramic bearings for hip endoprostheses: the Austrian experience. Clin. Orthop, 2000, 379:85 - 93.

906. G Bergmann, F Grakhen, A Rohlmann. et al. Frictional heating of total hip implants. Part T. measurements 111 patients. J Biomech, 2001, 34:421 - 428.

907. Y Mochida, M Boehler, M Salzer, et al. Debris from failed ceramic - on - ceramic and ceramic - on - polyethylene hip prostheses. Clin. Orthop, 2001, 389:113 - 125; M Bohler, Y Mochida, T W Bauer, et al. Wear debris from two different alumina - on - alumina total hip arthroplasties. J. Bone Joint Surg. Br., 2000, 82:901 - 909.

908. J M Dorlot, P Christel, A Meunier. Wear analysis of retrieved alumina heads and sockets of hip prosthesis. J. Biomed. Mater. Res, 1989, 23:299 - 310.

909. J E Nevelos, F Prudhommeaux, M Hamadouche, et al. Comparative analysis of two different types of alumina - alumina hip prosthesis retrieved for aseptic loosening. J Bone Joint Surg. Br, 2000, 83:598 - 603; I C Clarke, A Gusufson. Clinical and hip simulator comparisons of ceramic - on - polyethylene and metaL on - polyethylene wear. Clin. Orthop, 2000, 379:34 - 40.

910. H Oonishi, S Wakitani, N Murata, et al. Clinical experience with ceramics in tola1 hip replacement. Clin. Orthop, 2000, 379:77 - 84.

911. C Willmann. Ceramic remoral head retrieval data. Clin. Orthop, 2000, 379:22 - 8; 20 years aluminum oxide ceramics for medical applications. Biomed. Tech. (Berl.), 1994, 39:73 - 78. In German.

912. M Hamadouche, P Bout in, J Daussange, et al. Alumina - on - alumina total hip arthroplasty: a minimum 18.5 - year follow - up study. J Bone Joint Surg. Am, 2002, 84 - A:69 - 77; P Bizot, R Nizard, M Hamadouche, et al. Prevention of wear and osteolysis: alumina - on - alumina bearing. Clin. Orthop, 2001, 393:85 - 93; P Bizot, L Banallec, L Sedel, et al. Alumina - on - alumina total hip prostheses in patients 40 years of age or younger. Clin. Orthop, 2000, 379:68 - 76; J P Garino. Modern ceramic - on - ceramic total hip systems in the United Stares: early results. Clin. Orthop, 2000, 379:41 - 47; I C Clarke, V Good, P Williams, et al. Ultra - low wear rates for rigid - on - rigid bearings in total hip replacements. Proc. Inst. Mech. Eng, 2000, 214:331 - 347.

913. S Affatato, F Ghisolfi, G L Cacciari. Alumina femoral head fracture: an in vitro study. Int. J. Artif. Organs, 2000, 23:256 - 260.

914. F A Magnissalis, T A Xenakis, C Zacharis. Wear of retrieved ceramic THA components – four matched pairs retrieved after 5 – 13 years in service. J Biomed. Mater. Res, 2001, 58 : 593 – 598.

915. H B Skinner. Ceramic bearing surfaces. Clin. Orthop, 1999, 369 : 83 – 91; C Rieker, R Konrad, R Schon. In vitro comparison of the two hard – hard articulations for total hip replacements. Proc. Inst. Mech. Eng, 2001, 215 : 153 – 160.

916. D R Jordan, L A Mawn, S Brownstein, et al. The bioceramic orbital implant: a new generation of porous implants. Ophthal. Plast. Reconstr. Surg, 2000, 16 : 347 – 355.

917. M Hamadouche, L Sedel. Ceramics in orthopaedics. J Bone Joint Surg. Br, 2000, 82 : 1095 – 1099.

918. M Hamadouche, A Meunier, D C Greenspan, et al. Bioactivicy of soLgel bioactive glass coated alumina implants. J Biomed. Mater. Res, 2000, 52 : 422 – 429.

919. S K Yen, S W Hsu. Eleccrolytic A1203 coating on Co – Cr – Mo implant alloys of hip prosthesis. J Biomed. Mater. Res, 2001, 54 : 412 – 418.

920. W R Moore, S E Graves, G I Bain. Synthetic bone graft substitutes. ANZ J. Surg, 2001, 71 : 354 – 361.

921. J E Nevclos, E Ingham, C Doyle, et al. Wear of HIPed and no n – HIPed alumina – alumina hip joints under standard and severe simulator testing conditions. Biomaterials, 2001, 22 : 2191 – 2197.

922. B N Kim, K Hiraga, K Morita, et al. A high – srrain – rate superptastic ceramic. Nature, 2001, 413 : 288 – 291.

923. A H De Aza, J Chevalier, G Fantozzi, et al. Crack growth resistance of alumina, zirconia and zirconia toughened alumina ceramics for joint prostheses. Biomaterials, 2002, 23 : 937 – 945.

924. B Cales. Zirconia as a sliding material: histologic, laboratory, and clinical data. Clin. Orthop, 2000, 379 : 94 – 112.

925. Y. Akagawa, M. Hashimoto, N. Kondo, A. Yamasaki, H. Tsuru, "Tissue reaction to implanted biomaterials," J. Prosthet. Dent. 53 (May 1985) : 681 – 686.

926. T Kasai, K Ishikawa, K Suzuki, et al. Initial evaluation of a ceramic form as a reconstructive material for bone defects. Dent. Mater J 2000, 19 : 381 – 388.

927. K Yonenohu. K Takaoka, Y Tsuyuguchi, et al. Elongation of brachymetatarsy with ceramic implant: a roemgenographic evaluation of its utility. J Biomed. Mater, Res, 1986, 20 : 1249 – 1256.

928. T Shikita, A I none, I I iamaguchi, et al. Experience of peripheral osteosynthesis using single crystal alumina ceramics screws. Z. Orthop, 1980, 118 : 975 – 983.

929. K L Eckerc, M Mathey, J Mayer, et al. Preparation and in vivo testing of porous alumina ceramics for cell carrier applications. Biomaterials, 2000, 21 : 63 – 69.

930. K Arvidson, B Fartash, L E Moberg, et al. In vitro and in vivo experimental studies on single crystal sapphire dental implants. Clin. Oral Implants Res, 1991, 2 : 47 – 55.

931. N Reuling, M Keil, B. Pohl – Reuling. Histocompatibility of implant materials— animal model criteria and findings. Dtsch, Zahnarztl. Z, 1991, 46 : 694 – 698, In German.

932. J Harms, E Mausle. Tissue reaction to ceramic implant material. J Biomed. Mater. Res, 1979, 13 : 67 – 87.

933. Q Ye, K Ohsaki, K li, et al. A subcutaneous tissue reaction in the early stage to a synthetic auditory ossicle (Bioceram) in rats. J Med. Invest, 1998, 44 : 173 – 177.

934. T Takano'Yamamoto. Subcutaneous inflammatory reaction to a synthetic auditory ossicle. (Bioceram) in rats. Acta Otolaryngol. (Stockh.), 1999, 119 : 83 – 88.

935. C S Zhu, K Ohsaki, K li, et al. Long – term observation of subcutaneous tissue reaction to synthetic auditory ossicle (Bioceram) in rats. J Med. Invest, 1999, 46 : 97 – 103.

936. Y Takami, T Nakazawa, K Makinouchi, et al. Biocompatibility of alumina ceramic and polyethylene as materials for pivot bearings of a centrifugal blood pump. J. Biomed. Mater. Res, 1997, 36 : 381 – 386.

937. Y Takami, S Yamane, K Makinouchi, et al. Protein adsorption onto ceramic surfaces. J. Biomed. Mater. Res, 1998, 40 : 24 – 30.

938. Y Takami, S Yamane, K Makinouchi, et al. Evaluation of platelet adhesion and activation on materials for an implantable centrifugal blood pump. Artif. Organs, 1998, 22 : 753 – 758.

939. YKotoum, T Yamamuro, J Shikata, et al. A method for toxicological evaluation of biomaterials based on colony formation

of V79 cells. Arch. Orthop. Trauma Surg, 1985, 104 : 15 – 19.

940. C Neupert, I M Herrmann, H Winkelmann, et al. Significance of scanning electron microscopy observations on cellular reactions in the biological evaluation of endoprosthcnc materials. Z. Exp. Chir. transplant Kunstliche Organe, 1987, 20 : 139 – 143. In German.

941. L A Mawn, D R Jordan, S Gilberg. Proliferation of human fibroblasts in vitro after exposure to orbital implants. Can. J Ophthalmol, 2001, 36 : 245 – 251.

942. D A Puleo, R Bizios. Formation of focal contacts by osteoblasts cultured on orthopedic biomaterials. J Biomed. Mater. Res, 1992, 26 : 291 – 301.

943. M A Malik, D A Puleo, R Bizios, et al. Osteoblasts on hydroxyapatite, alumina and bone surfaces in vitro: morphology during the first 2 h of attachment. Biomaterials, 1992, 13 : 123 – 128.

944. Y Josset, Z OumHamad, A Zarrinpour, et al. Laurent – Maquin. In vitro reactions of human osteoblasts in culture with zirconia and alumina ceramics. J. Biomed. Mater. Res, 1999, 47 : 481 – 493.

945. D Kudelska – Mazur, M Lewandowska – Szumiel, J Komendcr. Human osteoblast in contact with various biomaterials in vitro. Ann. Transplant, 1999, 4 : 98 – 100.

946. T J Webster, L S Schadler, R W Siegel, et al. Mechanisms of enhanced osteoblast adhesion on nanophase alumina involve vitro nectin. Tissue Eng, 2001, 7 : 291 – 301.

947. T J Webster, C Rrgun, R H Doremus, et al. Enhanced osteoctast – like cell functions on nanophase ceramics. Biomaterials, 2001, 22 : 1327 – 1333; Specific proteins mediate enhanced osteoblast adhesion on nanophase ceramics. J Biomed. Mater. Res, 2000, 51 : 475 – 483.

948. B Labat, T Chepda, J Frey, et al. Practice of a testing bench to study the effects of cyclic stretching on osreoblast – orthopaedic ceramic interactions. Biomaterials, 2000, 21 : 1275 – 1281.

949. M Hashimoto. Y Akagawa, H Nikai, et al. (Jlrasructure of the perrimplant junctiona1 epithelium on single – crystal sapphire endosseous dental implant loaded with functional stress. J. Oral Rehabil, 1989, 16 : 261 – 270.

950. A Naji, M F Harmand. Cytocompatibihty of two coating materials, amorphous alumina and silicon carbide, using human differentiated cell cultures. Biomaterials, 1991, 12 : 690 – 694.

951. B D Boyan, Z Schwartz, J C Hambleton. Response of bone and cartilage cells to biomaterials in vivo and in vitro. J Oral Implantol, 1993, 19 : 16 – 22, discussion 136 – 137.

952. H Zreiqat, P Evans, C R Hewlett. Effect of surface chemical modification of bioceramic on phenocype of human bone – derived cells. J Biomed. Mater. Res, 1999, 44 : 389 – 396.

953. Yumi Fujioka – Hirai, Yasumasa Akagawa, Shogo MJnagi, et al. Adherence of Streptococcus mutans to implant materials. J Biomed. Mater. Res, 1987, 21 : 913 – 920.

954. W E Nesbitt, R J Doyle, K G Taylor. Hydrophobic interactions and the adherence of Streptococcus sanguis to hydroxylapatite. Infect. Immun, 1982, 38 : 637 – 644.

955. E Weiss, M Rosenberg, H Judes, et al. CelLsurface hydrophoblcity of adherent oral bacteria. Curr. Microbiol, 1982, 7 : 125 – 128; E Weiss, H Judes, M Rosenberg. Adherence of a non – oral hydrophobic bacterium to the human tooth surface. Refu. Hashinayim, 1985, 3 : 11 – 13; M Rosenberg, H Judes, E Weiss. Cell surface hydrophobicity of dental plaque microorganisms in situ. Infect. Immun, 1983, 42 : 831 – 834.

956. S Minagi, Y Miyake, K Inagaki, et al. Hydrophobic interaction in Candida albicans and Candida tropicalis adherence to various denture base resin materials. Infect. Immun, 1985, 47 : 11 – 14.

957. M Frant, K Liefeith, N Hassmann, et al. Surface energerical and cell biological characterization of ceramic biomaterials within the ternary system $Al_2O_3/SiO_2/TiO_2$. Materialwissenschaft und Werkstofftechnik, 1999, 30 : 24 – 31. In German.

958. M Yoshinari, Y Oda, T Kato, et al. Influence of surface modifications to titanium on oral bacterial adhesion in vitro. J Biomed. Mater. Res, 2000, 52 : 388 – 394.

959. S Affatato, F Ghisolfi, G L Cacciari, et al. Alumina femoral head fracture: an in vitro study. Int, J. Artif. Organs, 2000, 23 : 256 – 260.

960. Keiichi Kawanabe, Takao Yamamuro, Takashi Nakamura, et al. Effects of injecting massive amounts of bioacrive ceram-

ics in mice. J. Biomed. Mater. Res, 1991, 25 : 117 – 128.

961. M Di Silvestre, S Guizzardi, N. Bettini, et al. Powdered alumina implants in the experimental animal: a histological study conducted in the rat. Chir. degli Organi. di Mov, 1991, 76 : 167 – 172.

962. P Boutin, P Christel, J M Dorlot, et al. The use of dense alumina – alumina ceramic combination in total hip replacement. J. Biomed. Mater. Res, 1988, 22 : 1203 – 1232.

963. D W Howie, B Vernon – Robers. Synovial macrophage response to aluminium oxide ceramic and cobalt – chrome alloy wear particles in rats. Biomaterials, 1988, 9 : 442 – 448.

964. M Nigasf. AntigemCity of alumina ceramic and calcium phosphate ceramics—genetic control of the immune response. Nippon Seikeigeka Gakkai Zasshi, 1985, 59 : 183 – 191, In Japanese.

965. Y Ariizumi, M Hinoide, K Morinage, et al. Inorganic biomaterials in endodontic therapy (2). Histo – pathological studies of the effect of alumina ceramic powder on the apical wounds of dog teeth. Shikwa Gakuho, 1984, 84 : 1603 – 1613. In Japanese.

966. S Lerouge, O Huk, L H Yahia, et al. Characterization of in vivo wear debris from ceramic – ceramic total hip arthroplasties. J Biomed. Mater. Res, 1996, 32 : 627 – 633; Ceramic – ceramic and metaLpolyethylene total hip replacements. Comparison of pseudomembranes after loosening. J Bone Joint Surg, 1997, 79 – B : 135 – 139.

967. T R Martin, S W Meyer, D R Luchtel. An evaluation of the toxicity of carbon fiber composites for lung cells in vitro and in vivo. Environ. Res, 1989, 49 : 246 – 261.

968. David Malakoff. Aluminum is put on trial as a vaccine booster. Science, 2000, 288 : 1323 – 1324.

969. A Pizzoferrato, A Vespucci, G Ciapetti, et al. The effect of injection of powdered biomaterials on mouse peritoneal cell populations. J Biomed. Mater. Res, 1987, 21 : 419 – 428.

970. M Bosetti, V Ottani, D Kozel, et al. Structural and functional macrophages alterations by ceramics of different composition. Biomaterials, 1999, 20 : 363 – 370.

971. C P Rader, B Baumann, T Sterner, et al. TNF – alpha secretion by human macrophage – like cells in response to wear particles and its modification by drugs. Biomed. Tech. (Berl.), 1999, 44 : 135 – 141. In German.

972. Y Nakashima, T Shuto, K Hayashi, et al. The stimularory effects of ceramic particles on the production or the bone – resorb ing mediators in vitro. Trans. Orthop. Res. Soc, 1995, 20 : 780.

973. ICatelas, OL Huk, A Petit, et al. Flow cytometric analysis of macrophage response to ceramic and polyethylene particles: Effects of size, concentration, and composition. J. Biomed. Mater. Res, 1998, 41 : 600 – 607; Isabelle Catelas, Alain Petit, Richard Marchand, et al. Cytotoxicity and macrophage cytokine release induced by ceramic and polyethylene particles in vitro. J Bone Joint Surg. Br, 1999, 81 : 516 – 521.

974. Isabelle Catelas, Alain Petit, David J Zukor, et al. Induction of macrophage apoptosis by ceramic and polyethylene particles in vitro. Biomaterials, 1999, 20 : 625 – 630.

975. A Petit, I Catelas, J Antoniou, et al. Differential apoptotic response of J774 macrophages to alumina and ultra – high – molecular – weight polyethylene particles. J. Orthop. Res, 2002, 20 : 9 – 15.

976. E M Nkamgueu. J J Adnci, J Bernard, et al. In vilro effects of z Irconia and alumina particles on human blood To nocyte – derived macrophages: X – ray microanalysis and How cytometric studies. J Biomed. Mater. Res, 2000, 52 : 587 – 594.

977. J Li, Y Liu, L Hermansson, et al. Evaluation of biocompatibility of various ceramic. Powders with human fib rob lasts in vitro. Clin. Mater, 1993, 12 : 197 – 201.

978. H Lang, T H Mertens. The use of cultures of human osteoblastlike cells as an in vitro rest system for dental materials. J. Oral Maxillofac. Surg, 1990, 48 : 606 – 611.

979. K Nishio, M Neo, H Akiyama, et al. Effects of apatite and wollastonite containing glass – ceramic powder and two types of alumina powder in composites on osreoblastic differentiation of bone marrow cells. J Biomed. Mater. Res, 2001, 55 : 164 – 176.

980. A M Rodrigo, M E Mardnez, P Martinez, et al. Effects of MA 956 superalloy and alpha – alumina particles on some markers of human osteoblastic cells in primary culture. J Biomed. Mater. Res, 2001, 54 : 30 – 36.

981. A M Rodrigo, M E Marrinez, L Saldana, et al. Effects of polyethylene and alpha – alumina particles on IL – 6 expression

and secretion in primary cultures of human osteoblastic cells. Biomaterials, 2002, 23 : 901 – 908.

982. R B Schlesinger, C A Snyder, L C Chen, et al. Clearanceand translocation of aluminum oxide (alumina) from the lungs. Inhal. Toxicol, 2000, 12 : 927 – 939.

983. M C Townsend, P E Enrerline, N B Sussman, et al. Pulmonary function in relation to total dust exposure at a bauxite refinery and alumina – based chemical products plant. Am. Rev. Respir. Dis, 1985, 132 : 1 174 – 1180. See also: M C Townsend, N B Sussman, P E Emerline, et al. Radiographic abnormalities in relation to total dust exposure at a bauxite rermery and alumina – based chemical products plant. Am. Rev. Respir. Dis, 1988, 138 : 90 – 95.

984. B D Stacy, E J King, C V Harrison, et al. Tissue Changes in Rats Lungs Caused by Hydroxides, Oxides, and Phosphates of Aluminum and Iron. J Path. Bad, 1959, 77 : 417 – 426.

985. A Meiklejohn. The Successful Prevention of Silicosis Among China Biscuit Workers in the North Staffordshire Potteries. Br. J. Ind. Med, 1963, 20 : 255 – 263.

986. E J King, C V Harrison, G P Mohanty, et al. The FTfect of Various Forms of Alumina on the Lungs of Rats. J Path. Bact, 1955, 69 : 81 – 93.

987. S Dogra, J L Kaw. Changes in some histochemically demonstrable enzymes in macrophages exposed to quartz dust in vitro. J. Appl. Toxicol, 1988, 8 : 23 – 27.

988. Y Morimoto, T Tsuda, H Yamato, et al. Comparison of gene expression ofcytokines mRNA in lungs of rats induced by intratracheal instillation and inhalation of mineral fibers. Inhal. Toxicol, 2001, 13 : 589 – 601.

989. E M Nkamgueu, J J Adnet, J Bernard, et al. In vitro effects ofzirconia and alumina particles on human blood monocyre – derived macrophages: X – ray microanalysis and flow cytometnc studies. J. Biomed. Mater. Res, 2000, 52 : 587 – 594.

990. W Eastes, R M Potter, J G Hadley. Estimation of dissolution rate from in vivo studies of synthetic vitreous fibers. Inhal. Toxicol, 2000, 12 : 1037 – 1054.

991. Mary Dan Fades, The Doctor's Complete Guide to Vitamins and Minerals, Dell Publishing, New York, 1994.

992. R G Pina, C Cervantes. Microbial interactions with aluminum. Biometals, 1996, 9 : 311 – 316.

993. G F van Landeghem, M E de Broe, PC D Haese. Al and Si: Their Speciation, Distribution, and Toxicity. Clin. Biochem, 1998, 31 : 385 – 397.

994. W J Lukiw, H J LeBlanc, LA Carver, et al. Run – on gene transcription in human neocortical nuclei. Inhibition by nanomolar aluminum and implications for neurodegenerarive disease. J. Mol. Neurosci. 1998, Ⅱ : 67 – 78.

995. E Reusche, P Pilz, G Oberascher, et al. Subacute fatal aluminum encephalopathy after reconstructive otoneurosurgery: a case report. Hum. Pathol, 2001, 32 : 1136 – 1140.

996. C Schlatter, A Sreinegger, U Rickenbacher, et al. Blood aluminum levels in workers in the aluminum industry. Sozial Praventivmed, 1986, 31 : 125 – 129. In German.

997. J L Greger, E N Bula, E T Gum. Mineral metabolism of rats fed moderate levels of various aluminum compounds for short periods of time. J. Nutr, 1985, 115 : 1708 – 1716; J L Greger, M JBaier. Effect of dietary aluminum on mineral metabolism of adult males. Am J Clin. Nutr, 1983, 38 : 411 – 419.

998. J P Muller, A Steinegger, C Schlatter. Contribution of aluminum from packaging materials and cooking utensils to the daily aluminum uptake. Z. Lebensm. Unters Forsch, 1993, 197 : 332 – 341.

999. M Lewandowska – Szumiel, J Komender. Aluminium release as a new factor in the estimation of alumina bioceramic implants. Clin. Mater, 1990, 5 : 167 – 175.

1000. A Toni, C C Lewis, A Sudanese, et al. Calista, L. Savarino, A. Pizzoferrare, A. Giunti. Bone demineralization induced by cementless alumina – coated femoral stems. J Arthroplasty, 1994, 9 : 435 – 444.

1001. C D Hewitt, J Savory, M R Wills. Aspects of aluminum toxicity. Clin. Lab. Med, 1990, 10 : 403 – 422.

1002. S Chan, B Gerson. lechnical aspects of quantification of aluminum. Clin. Lab. Med, 1990, 10 : 423 – 433.

1003. A B Hodsman, B M Steer. Seruin aluminum levels as a reflection of renal osteodys trophy status and bone surface – aluminum staining. J. Am. Soc. Nephrol, 1992, 2 : 1318 – 1327.

1004. A T Kausz, J E Antonsen, G Herez, et al. Screening plasma aluminum levels in relation to aluminum bone disease among asymptomatic dialysis patients. Am. J. Kidney Dis, 1999, 34 : 688 – 693.

1005. C Yongli, Z Xiufang, G Yandao, et al. Conformational changes of fibrinogen adsorption onto hydroxyapatite and titanium oxide nanoparticles. J. Colloid Interface Sci, 1999, 214 : 38 - 45.

1006. Nadrian C Seeman. Nucleic acid junctions and lattices. J Iheor. Biol, 1982, 49 : 237 - 247; Nadrian C Seeman et al. New Motifs In DNA Nanotechnology. Nanotechnology 4 (September 1948) : 257 - 273.

1007. B Yurke, A J Turberfield, A P Mills, et al. A DNA. fuelled molecular machine made of DNA. Nature, 2000, 406 : 605 - 608.

1008. Friedrich C Simmel, Bernard Yurke. Using DNA to construct and power a nanoactuator. Phys. RevE, 2001, 63 : 041913.

1009. Eriedrich C. Simmel, Bernard Yurke. A DNA - based molecular device switchable between three distinct mechanical states. Appl. Phys. Lett, 2002, 80 : 883 - 885.

1010. P E Nielsen, M F Gholm, R H Berg, et al. Sequence - selective recognition of DNA hy strand displacement with a thymine - substitiited polyamide. Science, 1991, 254 : 1497 - 1500; P. E. Nielsen. Targeting double stranded DNA with peptide nucleic acid (PNA). Curr. Med. Chem, 2001, 8 : 545 - 550.

1011. P E Nielsen Peptide nucleic acids: on the road to new gene therapeutic drugs. Pharmacol. Toxicol, 2000, 86 : 3 - 7; P B Dervan, R W Burii. Sequence - specific DNA recogmtion by polyamides. Curr. Opin. Chem. Biol, 1991, 3 : 688 - 693.

1012. P Aich, R J S Skinner, S D Wcttig, et al. Long range molecular wire behaviour in a metal complex of DNA. J Biomolecular Struct. Dynamics, 2002, 20 : 93 - 98; D O Wood, M J Dinsmore, G A Bare, et al. M - DNA is stabilized by G - C tracts or by the incorporation of 5 - fluorouracil. Nucleic Acids Res, 2002, 30 : 2244 - 2250; S L Labiuk, L I J Detbaere, J S Lee. Gamma and ultraviolet radiation cause DNA crosslinking in the presence of metal ions at high pH. Photochem. Photobiol, 2001, 73 : 22 - 29; A Rakihn, P Aich, C Papadopoulos, et al. Metallic conduction through engineered DNA: DNA nanoelectronic building blocks. Phys. Rev, Lett, 2001, 86 : 3670 - 3673; P Aich, S L Labiuk, L W Tari, et al. M - DNA: a complex between divalent metal ions. Ind DNA which behaves as a molecular wire. J Mol. Bid, 1999, 294 : 477 - 485; J. S. Lee, L. J. P Latimcr, R. S. Reid. A cooperative conformational change in duplex DNA induced by Zn^{2+} and other divalent mCial ions. Riochem. Cell. Biol, 1993, 71 : 162 - 168.

1013. Eli Benjamini, Richard Coico, Ceoftivy Sunshine, A Short Course, Fourth Edition, John Wiley & Sons, Inc. New York, 2000.

1014. D Pisetsky, D Drayton, Z Q Wu. Specificity of antibodies to bacterial DNA in the sera of healthy human subjects and patients with systemic lupus erythematosus. J Rheumarol, 1999, 26 : 1934 - 1938.

1015. A G Baranovsky, V G Matushin, A V Vlassov, et al. DNA. and RNA. hydrolyzing antibodies trom the blood of patients with various forms of viral hepatitis. Biochemistry (Moscow), 1997, 62 : 1358 - 1366.

1016. V N Buneva, T G Kanyshkova, A V Vlassov, et al. Catalytic DNA - and RNA - hydrolyzing antibodies from milk of healthy human mothers. Appl. Biochem. Biotechnoi, 1998, 75 : 63 - 76.

1017. M A Surzhik, A E Duks, N G Diatlova, et al. Interrelationship between the chain length of poly - Lysine and the degree of protection of polynbonucleotide interferon inducers from human blood nucleases. Antibiot. Khimioter, 1993, 38 : 21 - 25. In Russian.

1018. M Mater, K Bleicher, H Kalthoff, et al. Enzymatic degradation of various antisense oligonucleotides: monitoring and fragment identification by MECC and ES. MS. Biomed. Pept. Proteins Nucleic Acids, 1995, 1 : 235 - 242.

1019. P S Eder, R J DeVine, J M Dagle, et al. Substrate specificity and kinetics of degradation of antisense oligonucleotides by a 3′exonuclease in plasma. Antisense Res. Dev, 1991, 1 : 141 - 151.

1020. V Sehgal, R Ali. Naturally occurring anti - native DNA antibodies in SLE binding Z - DNA. Indian J. Med. Res, 1990, 92 : 158 - 162.

1021. A Peyman, E Uhlmann. Minimally modified oligonucleotides—combination of end - capping and pyrimidine - protection. Biol. Chem. Hoppe Seyler, 1996, 377 : 67 - 70.

1022. E Uhlmann, A Ryte, A Peyman. Studies on the mechanism of stabilization of parrially phosphororhioated oligonucleotides against nucleolytic degradation. Antisense Nucleic Acid Drug Dev, 1997, 7 : 345 - 350.

1023. D Pandolfi, F RauzJ, M L Capobianco. Evaluation of different types of end - capping modifications on the stability of oligonucleotides toward 3′ – and 5′ – exonucleases. Nucleosides Nucleorides, 1999, 18 : 2051 – 2069.

1024. L C Bock, L C Griffin, J A Larham, et al. Selection of single – stranded DNA molecules that bind and inhibit human thrombin. Nature, 1992, 355 : 564 – 566; L C Griffin, G E Tidmarsh, L C Bock, et al. In vivo anticoagulant properties of a novel nucleotide – based thrombin inhibitor and demonstration of regional anticoagulation in extracorporeal circuits. Blood, 1993, 81 : 3271 – 3276; J A Latham, R Johnson, J J Toole. The application of a modified nucleotide in aptamer selection: novel thrombin aptamers containing 5 – (Lpentynyt) – 2 – deoxyuridine. Nucleic Acids Res, 1994, 22 : 2817 – 2822.

1025. F Bracht, K Schror. Isolation and identification of aptamers from defibrotide that act as thrombin antagonists in vitro. Biochem. Biophys. Res. Commun, 1994, 200 : 933 – 937; F. Bracht. K. Schror. Isolation and functional characterization of DNA. derived apcamers that act as thrombin inhibitors in human platelets and coagulation assays. Agents Actions Suppl, 1995, 45 : 315 – 322.

1026. A DeAnda Jr S E Coutre, M R Moon, et al. Pilot study of the efficacy of a thrombin inhibitor for use during cardiopulmonary bypass. Ann. Thorac. Surg, 1994, 58 : 344 – 350.

1027. D M Tasset, M F Kubik, W Steiner. Oligonucleotide inhibitors of human thrombin that bind distinct epkopes. J Mol Biol, 1997, 272 : 688 – 698.

1028. C P Rusconi, A Yeh, H K Lyerly, et al. Blocking the initiation of coagulation by RNA aptamers to factor Vila. Thromb. Haemost, 2000, 84 : 841 – 848; R White, C Rusconi, E Scardino, et al. Generation of species cross – reactive aptamers using toggle′SELEX. Mol. Ther, 2001, 4 : 567 – 573; C P Rusconi, E Scardino, J Layzer, et al. RNA aptamers as reversible antagonists of coagulation factor IXa. Nature, 2002, 419 : 90 – 94, 23 – 24.

1029. M A Bonder, M Koziolkiewicz, C Watala. Aptamer inhibits degradation of platelet proteolytically activatable receptor, PAR – 1, by thrombin. Thromb. Res, 2001, 104 : 215 – 222.

1030. S W Hall, C S Gibbs, L L Leung. Identification of critical residues on thrombin mediating its interaction with fibrin. Thromb. Haemost, 2001, 86 : 1466 – 1474.

1031. Larry Gold, Barry Polisky, Oike Uhlenbeck, et al. Diversity of oligonucleotide functions. Annu. Rev. Biochem, 1995, 64 : 763 – 797.

1032. Brian J Hicke, Andrew W Stephens. Escort aptamers: a delivery service for diagnosis and therapy. J. Clin. Invest, 2000, 106 : 923 – 928.

1033. Rebekah R White, Bruce A Sullenger, Christopher P Rusconi. Developing aptamers into therapeutics. J Clin. Invest, 2000, 106 : 929 – 934.

1034. M S Slichepinov, K H Mir, J K Elder, et al. Oligonucleotide dendriniers: stable iiano – structures. Nucleic Acids Res, 1999, 27, 3035 – 3041. T W Nilsen, J Crayzel, W. Prensky. Dendritic nucleic acid structures. J. Theor. Biol, 187 : 273 – 284.

1035. W Emien, M Mannik. Effect of preformed immune complexes on the clearance and tissue localization of single – stranded DNA in mice. Clin. Exp. Immunol, 1980, 40 : 264 – 272.

1036. Y M Lo, et al. Quantitative analysis of fetal DNA in maternal plasma and serum: implications for noninvasive prenatal diagnosis. Am. J. Hum. Genet, 1998, 62 : 768 – 775.

1037. Y M Lo, T N Leung, M S Tein, et al. Quantitative abnormalities of fetal DNA in maternal serum in preeclampsia. Clin. Chem, 1999, 45 : 184 – 188.

1038. Y M Lo, J. Zhang, T N Leung, et al. Rapid clearance of fetal DNA from maternal plasma. Am J Hum. Genet, 1999, 64 : 218 – 224.

1039. A Loviselli, F Velluzzi, R Pala, et al. Circulating antibodies to DNA – related antigens in patients with autoimmune thyroid disorders. Autoimmunity, 1992, 14 : 33 – 36.

1040. P Riboldi, R Asero, L Marazzini, et al. Detection of circulating DNA in plasma of patients with pulmonary embolism by counterimmunoelectrophoresis. Respiration, 1984, 45 : 45 – 49.

1041. C R Steinman. Circulating DNA in polyarteritis nodosa and related syndromes. Arthritis Rheum, 1982, 25 : 1425 – 1430.

1042. B Shapiro, M Chakrabarty, E M Cohn, et al. Determination of circulating DNA levels in patients with benign or malignant gastrointestinal disease. Cancer, 1983, 51:2116 - 2120.

1043. C R Steinman, A Ackad. Appearance of circulating DNA during hemodialysis. Am. J. Med, 1977, 62:693 - 697.

1044. E G Cosio. L A Hebert, D J Birmingham, et al. Clearance of human antibody/DNA immune complexes and free DNA from the circulation of the nonhuman primate. Clin. Immunol. Immunopathol, 1987, 42:1 - 9.

1045. W Emien, M Mannik. Clearance of circulating DNA - antiDNA immune complexes in mice. J. Exp. Med, 1982, 155:1210 - 1215.

1046. W Emien, M Mannik. Kinetics and mechanisms for removal of circulating single - stranded DNA in mice. J Exp. Med, 1978, 147:684 - 699.

1047. L C Fung, A E Khoury. S I Vas, et al. Biocompatibility of silver - coated peritoneal dialysis catheter in a porcine model. Perit. Dial. Int, 1996, 16:398 - 405.

1048. W Elmen, M Mannik. Effect of DNA size and strandedness on the in vivo clearance and organ localization of DNA. Clin. Exp. Immunol, 1984, 56:185 - 192.

1049. A V Kozyr et al. Auto antibodies to nuclear antigens: correlation between cytocoxicity and DNA - hydrolyzing activity. Appl. Biochem. Biotechnol, 2000, 83:255 - 268; 268 - 269, 297 - 313.

1050. R A Asherson, R Cervera, J C Piette, et al. Catastrophic antiphospholipid syndrome. Clinical and laboratory features of 50 patients. Medicine (Baltimore), 1998, 77:195 - 207.

1051. D S Pisetsky. Specificity and immunochemical properties of antibodies to bacterial DNA. Methods, 1997, 11:55 - 61.

1052. H Sano, O Takai, N Harara, et al. Binding properties of human antiDNA antibodies to cloned human DNA fragments. Scand. J. Immunol, 1989, 30:51 - 63.

1053. T J Thomas, N L Meryhew, R P Messner. DNA sequence and conformation specificity of lupus autoantibodies. Preferential binding to the left - handed Z - DNA form of synthetic polynucleotides. Arthritis Rheum, 1988, 31:367 - 377.

1054. J Ara, R Ali. Polynncleoride specificity of antrreactive oxygen species (ROS) DNA antibodies. Clin. Exp. Immunol, 1993, 94:134 - 139.

1055. M Gursel, S Tunca, M Ozkan, et al. Immunoadjuvanr action of plasmid DNA in liposomes. Vaccine, 1999, 17: 1376 - 1383.

1056. G M Deng, I M Nilsson, M Verdrengh, et al. Intra - articularly localized bacterial DNA containing CpG motifs induces arthritis. Nat. Med, 1999, 5:702 - 705.

1057. H Hemmi, O Takeuchi, T Kawai, et al. A Toll - like receptor recognizes bacterial DNA. Nature, 2000, 408:740 - 745, 659 - 660 (comment); Nature, 2001, 409:646.

1058. E M Lafer, A Moller, A. Nordheim, B. D. Stoller, A. Rich, Antibodies specific for left handed Z - DNA, Proc. Natl. Acad. Sci. USA. 78 (June, 1981):3546 - 3550.

1059. D S Pisetsky, T C Gonzalez. The influence of DNA size on the binding of antibodies to DNA in the sera of normal human subjects and patients with systemic lupus erythematosus. Clin. Exp. Immunol, 1999, 116:354 - 359.

1060. K Alam, R Ali. Human autoantibody binding to multiple conformations or DNA. Biochem. Int, 1992, 26:597 - 605.

1061. R Haworth, A M Pilling. The PCR assay in the preclinical safety evaluation of nucleic acid medicines. Hum. Exp. Toxicol. 2000, 19:267 - 276.

1062. E A Snezhkova et al. DNA. coated carbon adsorbents experimental assessment and results of severe psoriasis treatment. Biomater. Artif. Cells Immobilization Biotechnol, 1992, 20:1201 - 1221.

1063. E R Kandimalla, D R Shaw, S Agrawal. Effects of phosphorothioare oligodeoxyribonucleotide and oligoribonucleotide on human complement and coagulation. Bioorg. Med. Chem. Lett, 1998, 8:2103 - 2108.

1064. D R Shaw, PK Rustagi, E R Kandimalla, et al. Effect of synthetic oligonucleotides on human complement and coagulation. Biochem. Pharmacol, 1997, 53:1123 - 1132.

1065. A Mirmohammadsadcgh, J Masclike, E Basner - Tschakarjan, et al. Induction of acute phase response genes in kerarinocytes following exposure to oligodeoxynucleotides. J. Mol. Med, 2002, 80:377 - 383.

1066. E Ravot, G Comolli, F Lori, et al. High efficiency lentiviral gene delivery in non´dividing cells by deoxynucleoside treatment. J. Gene Med, 2002, 4:16M69.

1067. T Trangas, N Courtis, G A Pangalis, et al. Polyadenylic acid polymcrase activity in normal and leukemic human leukocytes. Cancer Res, 1484, 44:3691 – 3697.

1068. M Hiraki. Intracellular DNA and RNA in the course of tumor cell growth. Kurume Med. J, 1994, 41:1 – 13.

1069. S R Scholz, C Korn, O Gimadutdinow, et al. The effect of ICAD – S on the formation and intracellular distribution of a nucleolytically active caspase – acrivated DNase. Nucleic Acids Res, 2002, 30:3045 – 3051; T. Simmons, M. Lipman, L D Hodge. Uptake and early fate of metaphase chromosomes ingested by the Wi – L2 human lymphoid cell line. Somatic Cell Genet, 1978, 4:55 – 76.

1070. A L Bothwell, S Altman. Partial purification and properties of an endo r ibo nuclease isolated from human KB cells. J Biol. Chem, 1975, 250:1451 – 1459.

1071. T Horikoshi, J Page, G Lei, H Brysk, et al. Proteasomal RNase activity in human epidermis. In: Vivo, 1998, 12: 155 – 158.

1072. A L ten Asbroek, M van Groenigen, M Nooij, et al. The involvement of human ribonucleases H1 and H2 in the variation of response of cells to antisense phosphorothioate oligonucleotides. Eur. J. Biochem, 2002, 269:583 – 592.

1073. D W Cleveland, T J Yen. Multiple determinants ofeukaryotic mRNA stability. New Biol, 1989, 1:121 – 126.

1074. G Guarneros, C Porrier. Different specificities of ribonuclease II and polynucleoride phosphorylase in 3′mRNA decay. Biochimie, 1990, 73:543 – 549.

1075. T Barlow, M Berkmen, D Georgellis, et al. RNase E, the major player in mRNA degradation, is down – regulated in Escherichia coli during a transient growth retardation (diauxic lag). Biol. Chem, 1998, 379:33 – 38.

1076. T Heise, A Krones, A. Nath, et al. Parallel acceleration of phosphoenolpyruvate carboxykinase mRNA degradation and increase in ribonuclease activity induced by insulin in cultured rat hepatocytes. Biot. Chem, 1998, 379: 875 – 883.

1077. M Ma, L Benimetskaya, I Lebedeva, et al. Intracellular mRNA cleavage induced through activation of RNase P by nuclease – resistant external guide sequences. Nat. Biotechnol, 2000, 18:58 – 61.

1078. A van Hoof, R Parker. Messenger RNA degradation; beginning at the end. Curr. Biol, 2002, 12:R285 – R287.

1079. D Cao, R Parker. Computational modeling of eukaryotic mRNA turnover. RNA, 2001, 7:1192 – 1212.

1080. R A Frischmeyer, A van Hoof, K O'Donnell, et al. An mRNA surveillance mechanism that eliminates transcripts lacking termination codons. Science, 2002, 295:2258 – 2261.

1081. Roy Parker. Post – transcriptional regulation of gene expression: mechanisms of mRNA degradation. http://www. Hhmi. Org/research/investigators/parker. Html.

1082. M Tucker, M A Valencia – Sanchez, R R Staples, et al. The transcription factor associated Ccr4 and Cafl proteins are components of the major cytoplasmic mRNA deadenylase in Saccharomyces cerevisiae. Cell, 2001, 104:377 – 386.

1083. M F Mette, W Aufsatz, J van der Winden, et al. Transcriptional silencing and promoter methylation triggered by double – stranded RNA. EMBO J, 2000, 19:5194 – 520F. http://emboj. Oupjournals. Org/ cgi/coment/full/19/19/5194; W Tang, X Y Luo, V Sanmuels. Gene silencing: double – stranded RNA mediated mRNA degradation and gene inactivation. Cell Res, 2001, 11:181 – 186; A Fjose, S Ellingsen, A Wargelius, et al. RNA interference: mechanisms and applications. Biotechnol. Annu. Rev, 2001, 7:31 – 57; E Ullu, A Djikeng, H Shi. et al. RNA interference: advances and questions. Philos. Trans. R. Soc. Lond. B Biol. Sci, 2002, 357: 65 – 70; H. Cerutti, RNA interference: traveling in the cell and gaining functions? Trends Genet, 2003, 19:39 – 46.

1084. C Lipardi, Q Wei, B M Parerson. RNAi as random degradative PCR: siRNA primers convert mRNA into dsRNAs that are degraded co generate new siRNAs. Cell, 2000, 107:297 – 307.

1085. R D Zamore. Ancient pathways programmed by small RNAs. Science, 2002, 296:1265 – 1269.

1086. S L Lin, S Y Ying. D – RNAi (messenger RNA – antisense DNA interference) as a novel defense system against cancer and viral infections. Curr. Cancer Drug Targets, 2001, 1:241 – 247.

1087. S L Lin, C M Chuong, S Y Ying. A novel mRNA. cDNA interference phenomenon for silencing bcL2 expression in human LNCaP cells. Biochem. Biophys. Res. Commun, 2001, 281:639 – 644.

1088. D Lcchardeur, K J Sohn, M Ilaardi, et al. Mel. Ibolic instability ofplasmid DNA in the cytosol: a iiotennal barrier to gene transfer. Cene Ther, 6:482 – 497.

1089. H Kahn, M A Huff, A H Heuer. The TiNi shape – memory alloy and its applications for MEMs. J. Micromech. Microeng, 1998, 8 : 213 – 221.

1090. Andreas Lendlein, R Langer. Biodegradable, elastic shape – memory polymers for potential biomedical applications. Science, 2002, 296 : 1673 – 1676.

1091. Peter Krulevitch, Abraham P Lee, Philip B Ramsey, et al. Thin Film Shape Memory Alloy Microacruators. J Microelectromech. Syst, 1996, 5 : 270 – 281.

1092. M Tabib – Azar, B Sutapun, M HurT. Applications of TiNi thin film shape memory alloys in micro – opto – electro – mechanical systems. Sensors Actuators, 1999, 77 : 34 – 38.

1093. D S Grummon, L Hou, Z Zhao, et al. Progress on sputter – deposited thermoactive titanium – nickel films. J Physique Coll. IV, 1995, 665 – 670.

1094. Q M Su, S Z Hua, M. Wuttig. Martensicic transformation in $Ni_{50}Ti_{50}$ films. J Alloys Compounds, 1994, 211/212 : 460 – 463.

1095. T Kuninori, E. Sukedai, H. Hashimoto. Martensitic transformation in thin foil specimen of a shape memory TiNi alloy. Mater. Trans. JIM, 1996, 37 : 1404 – 1407.

1096. Richard H Wolf, Arthur H. Heuer. TiNi (Shape Memory) Films on Silicon for MEMS Applications. J. Microelectromech. Syst, 1995, 4 : 206 – 212.

1097. S Stemmer, G Duscher, C Scheu, et al. The reaction between a TiNi shape memory thin film and silicon. J. Mater. Res, 1997, 12 : 1734 – 1740.

1098. K M Knowles, D A Smith. The crystallography of the martensiric transformation in equiatomic nickel – titanium. Acta Metall, 1981, 29 : 101 – 110.

1099. Y Kudoh, M Tokonami, S Miyazaki, et al. Crystal structure of the mcrtensite in Ti—49. 2 at. % Ni alloy analyzed by the single crystal X – ray diffraction method. Acta Metall, 1985, 33 : 2049 – 2056.

1100. Ian W Hunter, Serge Lafontaine, J M Hollerbach, et al. Fast Reversible NiTi Fibers For Use In Micro Robotics. MEMS, 1991, 4 : 166 – 170.

1101. Paul Frenger. Contractile Wire Biomechanical Actuators, ISA, Paper #92 – 0111, 1992, 9 – 13.

1102. A D Johnson, J D Busch, C A Ray, et al. Fabrication of silicon – based shape memory alloy micro – actuators. Mat. Res. Soc. Symp. Proc, 1992, 276 : 151 – 160; J. D. Busch, A D Johnson. Prototype micro – valve actuator. IEEE Conf. Micro Electromechanical Systems, MEMS 1990, Capa. CA, 1990, 40 – 41.

1103. L S Dubrovinsky, N A Dubrovinskaia, V Swamy, et al. Materials science. The hardest known oxide. Nature, 2001, 410 : 653 – 654.

1104. Y Kubota, I Shuin, C Kawasaki, et al. Photokilling of T – 24 human bladder cancer cells with titanium dioxide. Br. J. Cancer, 1994, 70 : 1107 – 1111.

1105. J Bockmann, H Lahl, I Eckert, et al. Blood titanium levels before and alter oral administration tiranium dioxide. Pharmazie, 2000, 55 : 140 – 143. In tierman.

1106. D E MacDonald, N Deo, B Markovic, et al. Adsorption and dissolution behavior of human plasma fibronecnn on thermally and chemically modified titanium dioxide particles. Biomaterials, 2002, 23 : 1269 – 1279.

1107. H F Hildebrand, C Veron, R Martin. Nickel, chromium, cobalt dental alloys and allergic reactions: an overview. Biomaterials, 1989, 10 : 545 – 548.

1108. S Saniavirta, A Gristina, Y T Konttinen. Cemerued versus cememless hip arrhroplasry. A review of prosthetic biocompatibility. Acta Orthop. Scand, 1992, 63 : 225 – 232; W C Head, D J Bank, R H Emerson Jr. Titanium as the material of choice for cementless temoral components in total hip aithroplasry. Clin. Orthop, 1995, 311 : 85 – 90.

1109. T J Chang, M B Word, C Hovelsen. Metallic implanis used in loot surgery. Clin. Podiair. Med. Surg, 1995, 12 : 457 – 474; L. Stadimaucr, M V Sauer. Reversal of tubal sterilization using laparoscopically placed tit. Iuium staples: preliminary experience. Hum. Reprod, 1997, 12 : 647 – 649.

1110. H Prigent, P Pellen – Mussi, G. Cathelmeau, et al. Evaluation of the biocompatibility of litanium – tantalum alloy versus titanium. J Biomed. Mater. Res, 1998, 39 : 200 – 206.

1111. R J Langford, J W Frame. Tissue changes adjacent to titanium plates in patients. J Craniomaxillofac. Surg, 2002, 30 : 103 – 107; J. Craniomaxillofac. Surg, 2002, 30 : 373 (erratum).

1112. J Pan, C Leygraf, D Thierry, et al. Corrosion resistance for biomaterial applications of TiO_2 films deposited on titanium and stainless steel by ion – beam – assisted sputtering. J Biomed. Mater. Res, 1997, 35 : 309 – 318.

1113. A Nanci, J D Wuest, L Peru, et al. Chemical modification of titanium surfaces for covalent attachment of biological molecules. J Biomed. Mater. Res, 1998, 40 : 324 – 335.

1114. C Yongli, Z Xiufang, G Yandao, et al. Conformational changes of fibrinogen adsorption onto hydro xyaparite and titanium oxide nanoparticles. J Colloid Interface Sci, 1999, 214 : 38 – 45.

1115. S Y Kwak, S H Kim, S S Kim. Hybrid organic/inorganic reverse osmosis (RO) membrane for bactericidal anti – fouling. 1. Preparation and characterization of TiO_2 nanoparticle self – assembled aromatic polyamide thin – film – composite (TFC) membrane. Environ. Sci. Technol, 2001, 35 : 2388 – 2394.

1116. PA Ramires, A Romito, F Cosencino, et al. The influence of titania/ hydroxyapatite composite coatings on in vitro osteoblast behaviour. Biomaterials , 2001, 22 : 1467 – 1474.

1117. F Y Oliva, L B Avalle, V A Macagno, et al. Study of human serum albumin – TiO_2 nanocrystalline electrodes interaction by impedance electrochemical spectroscopy. Biophys. Chem, 2001, 91 : 141 – 155.

1118. T Sawase, A Wennerberg, K Baba, et al. Application of oxygen ion implantation to titanium surfaces: effects on surface characteristics, corrosion resistance, and bone response. Clin. Implant Dent. Relat. Res, 2000, 3 : 221 – 229.

1119. M Manso, S Ogueta, P Garcia, et al. Mechanical and in vitro testing of aerosoLgel deposited titania coatings for biocompatible applications. Biomaterials, 2002, 23 : 349 – 356.

1120. D E Mac Don aid, N Deo, B Markovic, et al. Adsorption and dissolution behavior of human plasma fibronectin on thermally and chemically modified titanium dioxide particles. Biomaterials, 2002, 23 : 1269 – 1279.

1121. K R Meier, M Gratzel. Redox targeting of oligonucleotides anchored to nanocrystalline TiO_2 films for DNA detection. Chemphyschem, 2002, 3 : 371 – 374.

1122. J Pan, G Benko, Y Xu, et al. Photoinduced electron transfer between a carotenoid and TiO_2 nanoparticle. J. Am. Chem. Soc, 2002, 124 : 13949 – 13957.

1123. Commission on Life Sciences (CLS), Foxicity of Military Smokes and Obscurants, Vol. 2, National Academies Press, 1999, 68 – 96.

1124. Rosemary Dunford, Angela Salinaro, Lezhen Cai, et al. Chemical oxidation and DNA damage catalysed by inorganic sunscreen ingredients. FEBS Lett, 1997, 418 : 87 – 90.

1125. N Serpone, A Salinaro, A V Emeline, et al. An in vitro systematic spectroscopic examination of the photostabilities of a random set of commercial sunscreen lotions and their chemical UVB/UVA active agents. Photochem. Photobiol. Sci, 2002, 1 : 970 – 981.

1126. W C Wamer, J J Yin, R R Wei. Oxidative damage to nucleic acids photosensitixed by titanium dioxide. Free Radio. Biol. Med, 1997, 23 : 851 – 858.

1127. M Rouabhia, D L Mitchell, M Rhainds, et al. A physical sunscreen protects engineered human skin against artificial solar ultraviolet radiation – induced tissue and DNA damage. Photochem. Photobiol. Sci, 2002, 7 : 471 – 477.

1128. S Schmidt, K Horch, R Normann. Biocompaiibility of silicon – based electrode arrays implanted in feline cortical tissue. J. Biomed. Mater. Res, 1993, 27 : 1393 – 1399.

1129. A Maureen Rouhi. Nanotechnology—from he ACS meeting. C&F. N, 1998, 57 – 62.

1130. N S Mandel. The structural basis of crystal – induced membranolysis. Arthritis Rheum, 1976, 19 : 439 – 445.

1131. I Y Adamson, D H Bowden. Role of pol y morpho nuclear leukocytes in silica – induced pulmonary fihrosis. Am. J. Pathol, 1984, 117 : 37 – 43.

1132. T A Desai, W H Chu, J K Tu, et al. Microfabncated immunoisolating biocapsules. Biotechnol. Bioeng, 1998, 57 : 118 – 120; TeJal A. llesai et al. Nanopore Teehnology for Biomedical Applications. J. Biomed. Microdevices, 1999, 2 : 11 – 40.

1133. R Kue, A Sohrabi, D Nagle, et al. Enhanced proliferation and osteocalcin production by human osreoblasrlike MG63 cells on silicon nirride ceramic discs. Biomateriais, 1999, 20 : 1195 – 1201.

1134. M Yoshinari, Y Oda, T Kato, et al. Influence of surface modifications to titanium on antibacterial activity in vitro. Biomaterials, 2001, 22 : 2043 – 2048.

1135. X Peng. L Manna, W Yang, et al. Shape control of CdSe nanocryslals. Nature, 2000, 404 : 59 – 61.

1136. M E Akerman, W C Chan, P Laakkonen, et al. Nanocrystal targeting in vivo. Proc. Natl. Acad. Sci. (USA), 2002, 99 : 12617 – 12621.

1137. S R Sershen, S L Westcott, N I Halas, et al. I emperatu re – sensitive polymer – nanoshell composites for phototlu – rmally modulated drug delivery. J. Biomed. Mater. Res, 2000, 51 : 293 – 298.

1138. W C Chan, D J Maxwell, X Gao, et al. Luminescent quantum dots for multiplexed biological detection and imaging. Curr. Opin. Biotechnol, 2002, 13 : 40 – 46; X Gao, W C Chan, S Nie. Quantum – dot nanocrystals for ultrasensitive biological labeling and multicolor optical encoding. J. Biomed. Opt, 2002, 7 : 532 – 537.

1139. S S Asghar, M C Pasch. Therapeutic inhibition of the complement system. Y2K update. Front. Biosci, 2000, 5 : E63 – E81.

1140. S B Jonnalagadda, P V Rao. Toxicity, bioavailability and metal speciation. Comp. Biochem. Physiol. C, 1999, 106 : 585 – 595; J D Robertson, S Orrenius. Molecular mechanisms of apoptosis induced by cytotoxic chemicals. Crit. Rev. Toxicol, 2000, 30 : 609 – 627; E Marth, S Jelovcan, B KleinhappI, et al. The effect of heavy metals on the immune system at low concentrations. Int. J. Occup. Med. Environ. Health, 2001, 14 : 375 – 386.

1141. L C Bowles, R A Bell, M J Ernste, et al. Synthesis and characterization of metal sulfide clusters for lexicological studies. Environ. Toxicol. Chem, 2002, 21 : 693 – 699.

1142. C L Torres – Marrinez, R Kho, O I Mian, et al. Efficient photocatalyric degradation of environmental pollutants with mass – produced ZnS nanocrysrals. J. Colloid Interface Sci, 2001, 240 : 525 – 532.

1143. J Aldana, Y A Wang, X Peng. Photochemical instability of CdSe nanocrystals coated by hydrophilic thiols. J. Am. Chem. Soc, 2000, 123 : 8844 – 8850.

1144. Y Zhang, N Kohler, M Zhang. Surface modification of superparamagnetic magnetite nanoparricles and their imraccllular uptake. Biomaterials, 2002, 23 : 1553 – 1561.

1145. E Ruoslahti, D Rajotte. An address system in the vasculature of normal tissues and tumors. Annu. Rev. Immunol, 2000, 18 : 813 – 827.

1146. E Ruoslahti. Targeting tumor vasculature with homing pepndes from phage display. Semin. Cancer Biol, 2000, 10 : 435 – 442.

1147. W Arap, W Haedicke, M Bernasconi, et al. Targeting the prostate for destruction through a vascular address. Proc. Nail. Acad. Sci. (USA), 2002, 99 : 1527 – 1531.

1148. M Essie r, E Ruoslahti. Molecular specialization of breast vascutature: a breast – homing phage – displayed peptide binds to aminopepridasc P in breast vasculature. Proc. Natl. Acad. Sci. (USA), 2002, 99 : 2252 – 2257.

1149. K Porkka, P Laakkonen, J A, Honrnan, et al. A fragment of the HMGN2 protein homes to the nuclei of tumor cells and tumor endothelial cells in vivo. Proc. Natl. Acad, Sci. (USA), 2002, 99 : 7444 – 7449.

1150. P Laakkonen, K Porkka, J A – Honmnan, et al. A tumor – homing peptide with a targeting specificity related to lymphatic vessels. Nat. Med, 2002, 8 : 751 – 755.

1151. Homing peptides mounted on semiconductor particles deliver tiny payload to cancerous tissue in live mice, AScribe Newswirf, 11 September 2002; http://www. techno1 ogyreview. com/ofhhewirc/3001_ 1 192002_ 2. Asp.

1152. B Dubertret, P Skourides, D J Norris, et al. In vivo imaging of quantum dots encapsulated in phospholipid micelles. Science, 2002, 298 : 1759 – 1762.

1153. Ciregory L Timp. Silicon nano – biotechnotogy. Lecture presentation at Zyvex Corp, 2003, 16.

1154. J Lu, Z Rosenzweig. Nanoscale fluorescent sensors for intracellular analysis. Fresenius J. Anal Chem, 2000, 366 : 569 – 575.

1155. H A Clark, M Hoyer, M A Philbert, et al. Optical nanosensors for chemical analysis inside living cells. 1. Fabrication, characterization, and methods for intracellular delivery of PEBBLE sensors. Anal. Chem, 1999, 71 : 4831 – 4836; H A Clark, R Kopelman, R Tjalkens, et al. Optical nanosensors for chemical analysis inside living cells. 2. Sensors for pH and calcium and the intracellular application of PEBBLE sensors. Anal. Chem, 1999, 71 : 4837 – 4843.

1156. A U Biehnska, J K Kukowska – Laiallo, J R Baker Jr. The interaction of plasmid DNA with polyamidoamine dendrimers: mechanism of complex formation and analysis of alterations induced in nuclease sensitivity and transcriptional activity of the complexed DNA. Biochim. Biophys. Acta, 1997, 1353: 180 – 190; A U Bieiinska, C Chen, I Johnson, et al. DNA complcxing with polyamidoamine dendrimers: implications for transfection. Bioconjug. Chem, 1999, 10: 843 – 850.

1157. D Wang, J P Kopeckova, T Minko, et al. Synthesis or starlike N – (2 – hydroxypropyl) methacryl amide copolymers: potential drug carriers. Biomacromolecules, 2000, 1: 313 – 319.

1158. O Pillai, R Panchagnula. Polymers in drug delivery. Curr. Opin. Chem. Biol, 2001, 5: 447 – 451.

1159. J Haensler, E C Szoka Jr. Polyamidoamine cascade polymers mediate efficient transfection of cells in culture, Bioconjug. Chem, 1993, 4: 372 – 379.

1160. J F Kukowska – bitalto, A U Bielinska, J Johnson, et al. Efficient transfer of genetic material into mammalian cells using Srarburst polyamidoamine dendrimers. Proc. Natl. Acad. Sci. (USA), 1996, 93: 4897 – 4902.

1161. M X rang, C 1 Redemann, E C Szoka Jr. In vitro gene delivery by degraded polyamidoamine dendrimers. Bioconiug. Chem, 1996, 7: 703 – 714.

1162. L Qin, D R Pahud, Y Ding, et al. Efficient transfer of genes into murine cardiac grafts by Starbursr polyamidoamine dendrimers. Hum. Gene Ther, 1998, 9: 553 – 560.

1163. T Huddes. S A Rayner, R M Corner, et al. Activated polyamidoamine dendrimers, a non – viral vector for gene transrer to the corneal endothelium. Gene Ther., 1999, G: 939 – 943.

1164. V Helin, M Gottikh, z Mishal, et al. Uptake and intracellular distribution ofoligonucleotides vectorized by a PAMAM dendrimer. Nucleosides Nucleoiides, 1999, 18: 1721 – 1722.

1165. C B Manioun, RTruong, I Gluz Man et al. Transfer of genes into Plasmodium falcibarum by polyamidoamine dendrimers. Mol. Biochem. Parasitul, 1999, 103: 117 – 121.

1166. D S Howard, D A Rizz Iem, B Grimes, et al. Genetic manipulation of primitive leukemic and normal hemacopoietic cells using a novel method of adenovirus – mediated gene transfer. Leukemia, 1999, 13: 1608 – 1616.

1167. J K Kukowska – l Atallo, C Chen, J Eichman, et al. Knhancement of dendrimer – mediated transrection using synthetic lung surfactant exosurf neonatal in vitro Biochem. Biophys. Res. Commun, 1999, 264: 253 – 261.

1168. A U Bielinska, A Yen, H L Wu, et al. Application of membrane – based dendrimer/DNA complexes for solid phase transfection in vitro and in vivo. Biomaterials , 2000, 21: 877 – 887.

1169. J L Kukowska – Latallo, L. Racz Ka, A Quintana, et al. Iniravascular and endohronchial DNA delivery to murine lung tissue using a novel, nonviral vector. Hum, Gene Ther, 2000, 11: 1385 – 1395.

1170. J D Eichman, A U Bielinska, J F Kukowska – Latallo, et al. The use of PAMAM dendrimers in the efficient transfer of genetic material into cells. Pharm. Sci. Technol. Today, 2000, 3: 232 – 245.

1171. D S Shah, T Sakthivel, I Toth, et al. DNA transfection and transfected cell viability using amphipathic asymmetric dendrimers. Int. J. Pharm, 2000, 208: 41 – 48.

1172. Y Wang, P Boros, J Liu, et al. DNA/dendrimer complexes mediate gene transfer into murine cardiac transplants ex vivo. Mol, 1 her, 2000, 2: 602 – 608.

1173. H Cheng, R Zhou, L Liu, et al. Cyclic core dendrimer as a new kind of vector for gene transfer into mammalian cells. Genetica, 2000, 108: 53 – 56.

1174. B J Roessler, A U Bielinska, K Janczak, et al. Substituted beta – cyclodextrins interact with PAMAM dendnmer – DNA complexes and modify transfection efficiency. Biochem. Biophys. Res. Commun, 2001, 283: 124 – 129.

1175. C L Gebhart, A. V. Kabanov. Evaluation of polyplexes as gene transfer agents. J. Control Release, 2001, 73: 401 – 416.

1176. S Ohashi, T Kubo, T Ikeda, et al. Cationic polymer – mediated generic transduction into cultured human chondrosarcoma – derived HCS. 2/8 cells. J. Orthop. Sci, 2001, 6: 75 – 81.

1177. G de Jong, A Telenius, S Vanderbyl, et al. Efficient in – vitro transfer of a 60 – Mb mammalian artificial chromosome into murine and hamster cells using cationic lipids and dendrimers. Chromosome Res, 2001, 9: 475 – 485.

1178. J C Roberts, Y E Adams, D Tomalia, et al. Using starburst dendrimers as linker molecules to radiolabe1 antibodies. Bioconjug. Chem, 1990, 1: 305 – 308.

1179. E C Wiener, M W Brechbiel, H Brothers, et al. Dendrimer – based metal chelates: a new class of magnetic resonance imaging contrast agents. Magn. Reson. Med, 1994, 31 : 1 – 8.

1180. E C Wiener, S Konda, A Shadron, et al. Targeting dendrimer – chelates to tumors and tumor cells expressing the high – affinity folatc receptor. Invest. Radiol, 1997, 32 : 748 – 754.

1181. S Kim, J H Kim, W K Moon, et al. Lesion characterization using vessel permeability map to new blood pool contrast agent calculated from dynamic magnetic resonance images. J. Digit. Imaging, 2000, 13 : 193 – 195.

1182. H Kobayashi, N Sato, S Kawamoto. et al. Novel intravascular macromolecular MRI contrast agent with generation – 4 polyamidoamine dendrimer core: accelerated renal excretion with coinJection of lysine. Magn. Reson. Med, 2001, 46 : 457 – 464.

1183. H Kobayashi, S Kawamoto, T Saga, et al. Positive effects of polyethylene glycol conjugation to generation – 4 polyamidoamine dendrimers as macromolecular MR contrast agents. Magn. Reson. Med, 2001, 46 : 781 – 788.

1184. H Kobayashi, S Kawamoto, T Saga, et al. Novel liver macromolecular MR contrast agent with a polypropylemmine diaminobutyl dendrimer core: comparison to the vascular MR contrast agent with the polyamidoamine dendrimer core. Magn. Reson. Med, 2001, 46 : 795 – 802.

1185. N Sato, H Kobayashi, A Hiraga, et al. Pharmacokinetics and enhancement patterns of macromolecular MR contrast agents with various sizes of polyamidoamine dendrimer cores. Magn. Reson. Med, 2001, 46 : 1169 – 1173.

1186. H Kobayashi, S Kawamoto, T Saga, et al. Micro – MR angiography of normal and intratumoral vessels in mice using dedicated intravascular MR contrast agents with high generation of polyamidoamine dendrimer core: reference to pharmacokineric properties of dendrimer – based MR contrast agents. J. Magn. Reson. Imaging, 2001, 14 : 705 – 713.

1187. G M Nicolle, E Toth, H SchmicrWillich, et al. The impact of rigidity and water exchange on the relaxivky of a dendritic MRI contrast agent. Chemistry, 2002, 8 : 1040 – 1048.

1188. S D Konda, S Wang, M Brechbiel, et al. Biodistribution of a 153 Gd – folate dendrimer, generation = 4, in mice with folate – receptor positive and negative ovarian tumor xenografts. Invest. Radiol, 2002, 37 : 199 – 204.

1189. R Roy, M G Back, K Rittenhouse – Olson. Synthesis of N. N – bis (aery la mido) acetic acid – based T – antigen glycodendrimers and their mouse monoclonal IgG antibody binding properties. J. Am. Chem. Soc, 2000, 123 : 1809 – 1816; J Gerhart, M Bayrion, S Deluca, et al. DNA dendrimers localize MyoD mRNA in presomitic tissues of the chick embryo. J. Cell Biol, 2000, 149 : 825 – 834.

1190. P Singh, F Moll 3rd, S H Lin, et al. Starburst dendnrners: enhanced performance and flexibility for immunoassays. Clin. Chem, 1994, 40 : 1845 – 1849.

1191. R J Orentas, S J Rospkopf, J T Casper, et al. Detection of Hpstein – Barr virus EBER sequence in post – transplant lymphoma patients with DNA dendrimers. J. Virol. Methods, 1999, 77 : 153 – 163.

1192. T S Snowdcn, E V Anslyn. Anion recognition: synthetic receptors for anions and their application in sensors. Curr. Opin. Chem. Biol, 1999, 3 : 740 – 746.

1193. H C Yoon, H S Kirn. Multilayered assembly of dendrimers with enzymes on gold: thickness – controlled biosensing interface. Anal. Chem, 2000, 72 : 922 – 926.

1194. H C Yoon, M Y Hong, H S Kirn. Affinity biosensor for avidin using a double functionalized dendrimer monolayer on a gold electrode. Anal. Biochem, 2000, 282 : 121 – 128.

1195. A C Chang, J B Gillcspie, M B Tabacco. Enhanced detection of live bacteria using a dendrimer thin film in an optical biosensor. Anal. Chem, 2001, 73 : 467 – 470.

1196. D de Groor, B F de Waal, J N Reek, et al. Noncovalenrly functionalized dendrimers as recyclable catalysts. J. Am. Chem. Soc, 2001, 123 : 8453 – 8458.

1197. D Astruc, F Chardac. Dendritic catalysts and dendrimers in catalysis. Chem. Rev, 2001, 101 : 2991 – 3024.

1198. A V Davis, M Driffield, D K Smith. A dendritic active site: catalysis of the Henry reaction. Org. Lett, 2001, 3 : 3075 – 3078.

1199. C Rodriguez, M Lurz, A L Spek, et al. New mono – and tricyclopalladated dendritic systems with encapsulated catalytic sites. Chemistry, 2002, 8 : 45 – 57.

1200. A Cordova, K D Janda. Synthesis and catalytic antibody functionalization of dendrimers. J. Am. Chem. Soc, 2001,

123 : 8248 – 8259.

1201. M Beier, J D Hoheisel. Versatile derivarisation of solid support media forco va lent bonding on DN A. microchips. Nuclei c Acids Res, 1999, 27 : 1970 – 1977.

1202. R L Stears, R C dorrs, S R Gullans. A novel, sensitive detection system for high – density microarrays using dendrimer technology. Physiol. Genomics, 2000, 3 : 93 – 99.

1203. R Benters, C M Niemeyer, D Wohrle. Dendrimer – activated solid supports for nucleic acid and protein microarrays. Chembiochem, 2001, 2 : 686 – 694.

1204. R Benrers, C M Niemeyer, D Drutschmann, et al. DNA microarrays with PAMAM dendritic linker systems. Nucleic Acids Res, 2002, 30 : E10.

1205. A J Khopade, F Caruso, P Tripathi, et al. Effect of dendrimer on entrapment and release of bioactive from liposomes. Int. J. Pharm, 2002, 232 : 157 – 162.

1206. A T Florence, T Sakthivel, I Toch. Oral uptake and translocation of a polylysine dendrimer with a lipid surface. J. Control Release, 2000, 65 : 253 – 259.

1207. R Wiwattanapatapee, B Carreno – Gomez, N Malik, et al. Anionic PAMAM dendrimers rapidly cross adult rat intestine in vitro: a potential oral delivery system? Pharm. Res, 2000, 17 : 991 – 998.

1208. F Tajarobi, M ELSayed, B D Rege, et al. Transport of poly amidoamine dendrimers across Madin – Darby canine kidney cells. Int. J. Pharm, 2001, 215 : 263 – 267.

1209. A T Florence, N Hussain. Transcytosis of nanoparticle and dendrimer delivery systems: evolving vistas. Adv. Drug Deliv. Rev, 2001, 50 : S69 – S89.

1210. O L Padilla De Jesus, H R Ihre, L Gagne, et al. Polyester dendritic systems for drug delivery applications: in vitro and in vivo evaluation. Bioconjug. Chem, 2002, 13 : 453 – 461.

1211. A Vargas – Berenguel, F Ortega – Cabal lero, F Santoyo – Gonzalez, et al. Dendritic galactosides based on a beta – cyclodextrin core for the construction of sire – specific molecular delivery systems: synthesis and molecular recognition studies. Chemistry, 2002, 8 : 812 – 827.

1212. J M Frechet. Functional polymers and dendrimers; reactivity, molecular architecture, and imerfacial energy. Science, 1994, 263 : 1710 – 1715.

1213. J F Kukowska – Latallo, A U Bielinska, J Johnson, et al. Efficient transfer of genetic material into mammalian cells using Starburst polyamidoamine dendrimers. Proc. Natl. Acad. Sci. (USA), 1996, 93 : 4897 – 4902.

1214. J F Kukowska – Latallo, E Raczka, A Qumtana, et al. I nira vascular and endobronchial DNA delivery to murine lung tissue using a novel, nonviral vector, Hum. Gene Ther, 2000, 11 : 1385 – 1395.

1215. J J Landers, Z Cao, I Lee, et al. Prevention of influenza pneumonitis by sialic acid – conjugated dendritic polymers. J. Infect. Dis, 2002, 186 : 1222 – 1230; J D Reuter, A Myc M M Hayes, et al. Inhibition of viral adhesion and infection by sialic – acid – conjugated dendritic polymers. Bioconjug. Chem, 1999, 10 : 271 – 278.

1216. R Esfand, D A Tomalia. Poly (amidoamine) (PAMAM) dendrimers: from biomimicry to drug delivery and biomedical applications. Drug Discov. Today, 2001, 6 : 427 – 436.

1217. J C Roberts, M K Bhalgat, R T Zera. Preliminary biological evaluation of polyam idea mine (PAMAM) Surburst dciul rimers. J. Biomed. Mater. Res, 1996, 30 : 53 – 65.

1218. N Malik, R Wiwattanapaiapec, R Klopsch, et al. DendnmrTS: relationship between siructure and hiocompatibility in vitro, and preliminary studies on the biociisirilnition of 1251 – labelled polyamidoaminc dcndrin – iLT. S in vivo. J. Control Release, 2000, 65 : 133 – 148; 2000, 68 : 299 – 302.

1219. D I Axel, 1 Spyridopoulos, R Riessen, et al. Toxicity, uptake kinetics and efficacy of new transfection reagents: increase of oligonucleotide uptake. J. Vase. Res, 2000, 37 : 221 – 234, 303 – 304.

1220. G A Braxeau, S Atria, S Poxon, et al. In vitro myotoxicity of selected cationic macro molecules used in non – viral gene delivery. Pharm. Res, 1998, 15 : 680 – 684.

1221. B Klajnert, M Brys/ewska. Fluorescence studies on PAMAM dendrimers interactions with bovine serum albumin. Rioelectrochemistry, 2002, 55 : 33 – 35; P Singh. Terminal groups in Srarbur. St dcndriincrs: activation and reactions with protein[1]. Bioconjug. Chem, 1998, 9 : 54 – 63.

1222. J O Bustamante, E R Michelette, J P Gcibel, et al. Dendrimer – assisted parch – clamp sP. z Ing of nuclear pores. Pflugers Arch, 2000, 439 : 829 – 837.

1223. C Plank, K Mechtler, F C Sz Oka et al. Activation of the complement system by synthetic DNA complexes: a potential barrier for intravenous gene delivery. Hum. Gene Ther, 1996, 7 : 1437 – 1446.

1224. M ELSaycd, M F Kiani, M D Naimark, et al. Extravasation of poly (amidoaminc) (PAMAM) dendrimers across microvascular network endothelium. Pharm. Res, 2001, 18 : 23 – 28.

1225. M Kawase, N Kunkawa, N Miura, et al. Immobilization or ligand – modified polyamidoamine dendrimer for cultivation of heparoma celts. Arrit. Organs, 2000, 24 : 18 – 22.

1226. D Felder, J L Gallani, D Guillon, et al. Investigations of thin films with amphiphilic dendrimers bearing peripheral fullerene subunits. Angew. Chem. Int. Ed. Engl, 2000, 39 : 201 – 204.

1227. M X Tang, F C Szoka. The influence of polymer structure on the interactions of cationic polymers with DNA and morphology of the resulting complexes. Gene Ther, 1997, 4 : 823 – 832.

1228. A Bielinska, J F Kukowska – Latallo, J Johnson, et al. Regulation of in vitro gene expression using antiscnse oligonuclcotides or antisense expression plasmids transfected using starburst PAMAM dendrimers. Nucleic Acids Res, 1996, 24 : 2176 – 2182.

1229. V Helin, M Gotrikh, Z Mishal, et al. Cell cycle – dependent distribution and specific inhibitory effect of vectorized antisense oligonucleotides in cell culture. Biochem. Pharmacol, 1999, 58 : 95 – 107.

1230. H Yoo, R L Julia no. Enhanced delivery of antisense oligonucleotides with fluorophore – conjugatcd PAMAM dendrimers. Nucleic Acids Res, 2000, 28 : 4225 – 4231.

1231. N Sato, H Kobayashi, T Saga. et al. Tumor targeting and imaging of intraperitoneal tumors by use of antisensc ohgo – DNA complexed with dendrimers and/or avidin in mice. Clin. Cancer Res, 2001, 7 : 3606 – 3612.

1232. R Delong, K Srephenson, Y Loftus, et al. Characterization of complexes ofoligonucleotides with polyamidoamine starburst dendrimers and effects on intracellular delivery. J. Pharm, Sci, 1997, 86 : 762 – 764.

1233. S K Alahari, R Deling, M H Fisher, et al. Novel chemically modified oligonucleotides provide potcni inhibition of P – glycoprotein expression. J. Pharmacol. Exp. Ther, 1998, 286 : 419 – 428.

1234. C R – Dass, T Su. Particle – mediated intravascular delivery ofoligonucleotides to tumors: associated biology and lessons troni genotherapy. Drug Deliv, 2001, 8 : 191 – 213.

1235. C R Dass. Vehicles for oligonucleotide delivery to tumours. J. Pharm. Pharmacol, 2002, 54 : 3 – 27.

1236. S Kasai, H Nagasawa, M Shimamura, et al. Design and synthesis of antiangiogenic/heparin – binding arginine dendrimer mimicking the surface of endosratin. Bioorg. Med. Chem, Lett, 2002, 12 : 951 – 954.

1237. M M Palcic, H Li, D Zanini, et al. Chemoen/ymatic synthesis of dendritic sialy1 Lewis (x). Carbohydr. Res, 1997, 305 : 433 – 442.

1238. K Rinner, A Benavenie, A Bompard – Sorlct, et al. New basic membrane – destabilizing peprides for plasmid – based gent – delivery in vitro and in vivo. Mol, Ther, 2002, 5 : 104 – 114.

1239. S H Barrah, C E Chee, H Nakanishi, et al. Synthesis and biological studies of 5 – aminolevulinic acid – containing dendrimers for photodynamic therapy. Bioconjug. Chem, 2001, 12 : 980 – 988.

1240. R F Barth, D M Adams, A H Soloway, et al. Boronated starburst dendrimer – monoclonal antibody immunoconjugates: evaluation as a potential delivery system for neutron capture therapy. Bioconjug. Chem, 1994, 5 : 58 – 66.

1241. L Liu, R F Barth, D M Adams, et al. Bispecific antibodies as targeting agents for boron neutron capture therapy of brain tumors. J. Hematoiher, 1995, 4 : 477 – 483.

1242. J Capala, R F Barrh, M Bendayan, et al. Boronated epidermal growth factor as a potential ´targeting agent for boron neutron capture therapy of brain tumors. Bioconjug. Chem, 1996, 7 : 7 – 15.

1243. H Kobayashi, N Sato. T Saga, et al. Monoclonal antibody – dendrimer conjugates enable radiolabeling of antibody with markedly high specific activity with minimal loss of immunoreactivity. Eur. J. Nucl. Med, 2000, 27 : 1334 – 1339.

1244. P Rajananthanan. C S Attard, N A Sheikh, et al. Evaluation of novel aggregate structures as adjuvants: composition, tosicity studies and humoral responses. Vaccine, 1999, 17 : 715 – 730.

1245. E Chaves, J C Calvo, C Carvajal, et al. Synthesis, isolation and characterization or Pliisfnoiliiim faiciptirum antigenic tetrabranched peptide dendrimers obtained by thiazolidine linkages. J. Pept. Res, 2001, 58 : 307 – 316.

1246. J P Thompson. C L Schengrund. Inhibition of the adherence of cholera toxin and the heat – labile enterotoxin of Escherichia coli to cell surface GM1 by oligosaccharide – derivatized dendrimers. Biochem. Pharmacol, 1998, 56 : 591 – 597; Oligosaccharide – derivarrzed dendrimers: defined muttivalent inhibitors of the adherence of the cholera toxin B subunit and the heat labile enterotoxin of E. coli to GM1. Glycoconj. J, 1997, 14 : 837 – 845.

1247. N Malik, E D Evagorou, R Duncan. Dendrimer – platinate: a novel approach to cancer chemotherapy. Anticancer Drugs, 1999, 10 : 767 – 776.

1248. H Maruyam – Tabata, Y Harada, et al. Effective suicide gene therapy in vivo by EBV – based plasmid vector coupled with polyamidoamme dendrimer. Gene Ther, 2000, 7 : 53 – 60.

1249. Y Harada. M Iwai, S Tanaka, et al. Highly efficient – suicide gene expression in hepatocellular carcinoma cells by Epstein – Barr virus – based plasmid vectors combined with polyamidoamine dendrimer. Cancer Gene Ther, 2000, 7 : 27 – 36.

1250. S Tanaka, M Iwai, Y Harada, et al. Targeted killing of carcinoembryonic antigen (CEA) – producing cholangiocarcinoma cells by polyamidoamine dendrimer – mediared transfer of an Epsiein – Barr virus (EBV) – based plasmid vector carrying the CEA promoter. Cancer Gene Ther, 2000, 7 : 1241 – 1250.

1251. D Balicki, K A Reisfeld, U PertI, et al. Histone H2A – mediated transient cytokine gene delivery induces efficient antitumor responses in murine neuroblastoma. Proc. Natl. Acad. Sci. (USA), 2000, 97 : 11500 – 11504.

1252. H Kobayashi, S Kawamoto, T Saga, et al. Avidin – dendrimer – (1 B4M – Gd) (254): a tumor – targeting therapeutic agent for gadolinium neutron capture therapy of. inmttrapentoneal disseminated tumor which can be monitored by MRI. Bioconjug. Chem, 2001, 12 : 587 – 593.

1253. P K Tripathi, A J Khopades. Nagaich, et al. Dendrimer grafts for delivery of 5 – fluorouracil. Pharmazie, 2002, 57 : 261 – 264; R X Zhuo, B Du, Z R Lu. In vitro release of 5 – fluorouracil with cyclic core dendritic polymer. J. Control Release, 1999, 57 : 249 – 257.

1254. J T Anderson, PL Toogood, E N Marsh. A short and efficient synthesis of L – 5, 5, 5, 5, 5, 5 – hexafluoroleucine from N – Cbz – L – serine. Org. Lett, 2002, 4 : 4281 – 4283.

1255. F Diedench, B Felber. Supramolecular chemistry and self – assembly special feature: Supramolecular chemistry of dendrimers with functional cores. Proc. Natl. Acad. Sci. (USA), 2002, 99 : 4778 – 4781.

1256. C Z Chen, N C Beck – Tan, P Dhurjari et al. Quaternary ammonium tunctionalized poly (propy1ene imme) dendrimers as eHective amimicrobials: structure – activity studies. Biomacromoleculcs, 2000, 1 : 473 – 480.

1257. J D Reuter, A Myc, M M Hayes, et al. Inhibition of viral adhesion and infection by sialic – acid – conjugated dendritic polymers. Bioconjug. Chem, 1999, 10 : 271 – 278.

1258. M Kawase, T Shiomi, H Matsui, et al. Suppression of apoptosis in hepatocyles by fructose – modified dendrimers. J. Biomed. Mater. Res, 2001, 54 : 519 – 524.

1259. A Gazumyan, B Mitsner, G A Fllestad. Novel anti – RSV dianionic dendtimer – like compounds: design, synthesis and biological evaluation. Curr. Pharm. Des, 2000, 6 : 525 – 546.

1260. N Bourne, L R Stanberry, L R Kern, et al. Dendrimers, a new class of candidate topical microbicides with activity against herpes simplex virus infection. Antimicrob. Agents Chemother, 2000, 44 : 2471 – 2474.

1261. M Witvrouw, V Fikkert, W Pluymers, et al. Polyanionic (i. E., polysulfonate) dendrimers can inhibit the replication of human immunodeficiency virus by intertering with both virus adsorption and later steps (reverse transcriptase/integrase) in the virus replicative cycle. Mol. Pharmacol, 2000, 58 : 1100 – 1108.

1262. V Razinkov, A dazumyan, A. Nikitenko, et al. RFI – 641 inhibits entry of respiratory syncytial virus via interactions with fusion protein. Chem. Biol, 2001, 8 : 645 – 659.

1263. S Supattapone, H Wille, L Uyechi, et al. Branched polyamines cure prion – infected neuroblastoma cells. J. Virol, 2001, 75 : 3453 – 3461.

1264. K Webb, E Budko, T J Neuberger, et al. Substrate – bound human recombinant LI selectively promotes neuronal attachment and outgrowth in the presence ofastrocytes and fibroblasts. Biomaterials, 2001, 22 : 1017 – 1028.

1265. T Khan, S Sayers, G Gaik, et al. Garbon filaments provide support and directionality to growing rat fetal spinal cord explants. Neurosci. Lett, 1990, 118 : 172 – 176.

1266. J F Clemence, J P Ranieri, P Aebischer, et al. Photoimmobilization of a bioacrive laminin fragment and pattern – guided selective neuronal cell attachment. Bioconjug. Chem, 1995, 6 : 411 – 417.

1267. D M Thompson, H M Buectner. Schwann cell response to micropatterned laminin surfaces. Tissue Eng, 2001, 7 : 247 – 265.

1268. L Kam, W Shain, J N Turner, et al. Axonal outgrowth of hippocampal neurons on micro – scale networks of polylysine – conjugated laminin. Biomatenals, 2001, 22 : 1049 – 1054.

1269. S Wang, A C Wan, X Xu, et al. A new nerve guide conduct material composed of a biodegradable poly (phosphoester). Biomaterials, 2001, 22 : 1157 – 1169.

1270. T C Holmes, S de Lacalle, X Su, et al. Extensive neurite outgrowth and active synapse formation on self – assembling peptide scaffolds. Proc. Natl. Acad. Sci. (USA), 2000, 97 : 6728 – 6733.

1271. N Dubey, P C Lerourneau, R T Tranquillo. Neuronal contact guidance in magnetically aligned fibrin gels: effect of variation in gel mechano – structural properties. Biomaterials, 2001, 22 : 1065 – 1075.

1272. S A Makohliso, R L Valentini, P Aebischer. Magnitude and polarity of a fluoroethylene propylene electret substrate charge influences neurite outgrowth in vitro. J. Biomed. Mater. Res, 1993, 27 : 1075 – 1085.

1273. W Mayr, M Bijak, D Rafolt, et al. Basic design and construction of the Vienna FES implants: existing solutions and prospects for new generations of implants. Med. Eng. Phys, 2001, 23 : 53 – 60.

1274. M E Manwaring, R Biran, P A Fresco. Characterization of rat meningeal cultures on materials of differing surface chemistry. Biomaterials, 2001, 22 : 3155 – 3168.

1275. T G Ruardij, M H Goedbloed, W L Rutten. Adhesion and patterning of cortical neurons on polyethyl enimine – and fluorocarbon – coated surfaces. IEEE Trans. Biomed. Eng, 2000, 47 : 1593 – 1599.

1276. E G Campioni, J N Nobrega, M V Sefton. HEMA/MMMA microcapsute implants inhemiparkinsonian rat brain: biocompatibility assessment using (3H) PK11195 as a marker for gliosis. Biomaterials, 1998, 19 : 829 – 837.

1277. M S Chen, J N Wu, S N Yang, et al. Free radicals are involved in methylmerhacrylate – induced neurotoxicity in human primary neocortical cell cultures. Chin. J. Physiol, 1998, 41 : 203 – 209.

1278. S Woerly, G W Plant, A R Harvey. Neural tissue engineering: from polymer to biohybrid organs. Biomaterials, 1996, 17 : 301 – 310.

1279. G W Plant, A R Harvey. A new type of biocompatible bridging structure supports axon regrowth after implantation into the lesioned rat optic tract. Cell Transplant, 2000, 9 : 759 – 772.

1280. N K Loh, S Woerly, S M Bunr, et al. The regrowth of axons within tissue defects in the CNS is promoted by implanted hydrogel matrices that contain BDNF and CNTF producing fibroblascs. Exp. Neurol, 2001, 170 : 72 – 84.

1281. S Woerly, R Marchand. A century of neurotransplantation in mammals. Neurochirurgie, 1990, 36 : 71 – 95. In French.

1282. W E Tivol, W F Agnew, R B Alvarez, et al. Characterization of electrode dissolution products on the high – voltage electron microscope. J. Neurosci. Methods, 1987, 19 : 323 – 337.

1283. M J Bunon, R K. Shepherd, G M dark. Cochlear histopathologic characteristics following long – term implantationsafety studies in the young monkey. Arch. Otolaryngol. Head Neck Surg, 1996, 122 : 1097 – 1104.

1284. P Heiduschka, S Thanos. Implantable bioelectric interfaces for lost nerve functions. Prog. Neurobiol, 1998, 55 : 433 – 461.

1285. H S Haggercy, H S Lusted. Histological reaction to polyimide films in the cochlea. Acta Otolaryngol, 1989, 107 : 13 – 22.

1286. T Lefurge, E Goodall, K Horch, et al. Chronically implanted intrafascicular recording electrodes. Ann. Biomed. Eng, 1991, 19 : 197 – 207.

1287. K Kohler, J A Hartmann, D Werts, et al. Histological studies of retinal degeneration and biocompacibility ofsubretinal implants. Ophchalmologe, 2001, 98 : 364 – 368. In German.

1288. N S Peachey, A Y Chow. Subrecinal implantation of semiconductor – based photodiodes: progress and challenges. J. Rehab il. Res. Dev, 1999, 36 : 371 – 376.

1289. E Guenther, B Troger, B Schlosshauer, et al. Long－term survival of retinalcell cultures on retinal implant materials. Vision Res, 1999, 39：3988－3994.

1290. M T Pardue. E B Stubbs Jr. J I Perlman, et al. Immunohistochemical studies of the retina following long－term implantation with subretinal microphotodiode arrays. Exp. Eye Res, 2001, 73：333－343.

1291. R A Normann, E M Maynard, PJ Rousche, et al. A neural interface for a cortical vision prosthesis. Vision Res, 1999, 39：2577－2587.

1292. J C Williams, R L Rennaker, D R Kipke. Long－term neural recording characteristics of wire microelectrode arrays implanted in cerebral cortex. Brain Res. Brain Res. Protoc, 19991, 4：303－313.

1293. J K Niparko, R A Alrschuler, X L. Xue, et al. Surgical implantation and biocompatibility of central nervous system auditory prostheses. Ann. Otol. Rhinol. Laryngol, 1989, 98：965－970; J K Niparko, R A Akschuler, D A Evans, et al. Auditory brainstem prosthesis: biocompatibility of stimulation. Otolaryngol. Head Neck Surg, 1989, 101：344－352.

1294. D J Edell, V V Toi, V M McNeil, et al. Factors influencing the biocompatibility ofinsertable silicon microshafts in cerebral cortex. IEEE Trans. Biomed. Eng, 1992, 39：635－643.

1295. B W Kristensen, J Noraberg, P Thiebaud, et al. Biocompa. tibility of silicon－based arrays of electrode', coupled 10 organotypic hippocampal brain slice cultures. Brain Res, 2001, 896：M7; H Jahnsen, B W Kristensen, P Thiebaud, et al. Coupling of organotypic brain slice cultures to silicon－based arrays of electrodes. Methods, 1999, 18：160－172.

1296. R C deCharms, D T Blake, M M Merzenich. A multielcctrode implant device for the cerebral cortex. J. Neurosci, Methods, 1999, 93：27－35.

1297. I G Yuen, W F Agnew. Histologica1 evaluation o (polycsterimide－insulated gold wires in brain. Biomaterials, 1995, 16：951－956.

1298. M Huber, P Heiduschka, S Kienie, et al. Modification of glassy carbon surfaces with symbolic laminin－derived peptides for nerve cell attachment and neurite growth. J Biomed. Mater. Res, 1998, 41：278－288.

1299. J A Malmstrom, T G MeNaughion. K W Horcli. Recording properties and biocompatibility of chronically implanted polymer－based intrafascicular electrodes. Ann. Biomed. Eng, 1998, 26：1055－1064.

1300. W J Parak, M George, M Kudera, et al. Effects of semiconductor substrate and glia－free culture on the development of voltage－dependent cur rents in rat striatal neurones. Eur. Biophys. J, 2001, 29：607－620.

1301. T L Bahb, W Kupfer. Phagocyric and metabolic reactions to chronically implanted metal brain electrodes. Exp. Neurol, 1984, 86：171－182.

1302. S Giannetti, L Laurem, E Fernandez, et al. Acrylic hydrogel implants after spinal cord lesion in the adult rat. Neurol. Res, 2001, 23：405－409.

1303. S Woerly, V D Doan, F Kvans－Marrin, et al. Spinal cord reconstruction using NeuroGeltrade mark implants and functional recovery after chronic injury. J. Neurosci. Res, 2001, 66：1187－1197.

1304. M J During, A Freesc, B A Sabel, et al. Controlled release of dopamine from a polymeric brain implant: in vivo characterization. Ann. Neurol, 1989, 25：351－356, 1990, 27：109－110 (comment); A Freese. B A Sabel W M Saltzman, et al. Controlled release of dopamine from a polymeric brain implant: in vitro characterization. Exp. Neurol, 1989, 103：234－238.

1305. R J Tamargo, J I Epstein, C S Rrinhard, et al. Brain biocompatibility of a biodegradable, conrrolled－release polymer in rats. J. Biomed. Mater. Res, 1989, 23：253－266; H Brem, A Kader, J I F Pstein, et al. Biocompatihilny of a biodegradable, controlled－release polymer in the rahbit brain. Sel. Cancer Ther, 1989, 5：55－65.

1306. E M Powell, M R Sobarzo, W M Saltzman. controlled release of nerve growth factor from a polymeric implant. Brain Res, 1990, 515：309－311.

1307. D F Emerich, M A Tracy, K L Ward, et al. Biocompatibility of poly (DL－lacride－co－glycolide) microspheres implanted into the brain, Cell Transplant, 1999, 8：47－58.

1308. S R Winn, P Aebischer, P M Gallctri. Brain tissue reaction to permselecrivc polymer capsules. J. Biomed. Mater. Res, 1989, 23：31－44.

1309. M Dubach, M E Anderson, PA. Tresco. Extended local access fibers: adjustable treatment of deep sites in the brain. J. Neurosci. Methods, 1998, 85 : 187 – 200.

1310. M Itoh, S Izumi, M LJemura, et al. Prevemion of death of dxotomiz Cd hypoglossal neurones and promotion of regeneration by chitin grafting, Cell Mol. Neurobiol, 2000, 20 : 529 – 540.

1311. T A Barbolt, M Odin, M Leger, et al. Biocompatibility evaluation of dura mater substitutes in an animal model, Ncurol. Res, 2001, 23 : 813 – 820.

1312. M M Morld, R C Thompson, C A Pardo, et al. Biocompatibility of fixation materials in the brain. Plasr. Rcconstr. Surg, 1997, 100 : 14 – 20, 21 – 22 (discussion).

1313. N L Schenck, M J Tomlinson. Frontal sinus trauma: experimental reconstruction with proplast. Laryngoscope, 1977, 87 : 398 – 407.

1314. L J Willmore, G W Sypert, J V Munson, et al. Chronic focal epilcpriform discharges induced by injection of iron into rat and cat cortex. Science, 1978, 200 30 : 1501 – 1503; L J Willmore, G W, Sypen, J. B, Munson. Recurrent seizures induced by cortical iron injection: a model of posttraumatic epilepsy. Ann. Neurol, 1978, 4 : 329 – 336; L J. Willmore, J. J. Ruhin. Antiperoxidant pretreatment and iron – induced epileptiform discharges in the rat: EF. G and histopathologic studies. Neurology, 1981, 31 : 63 – 69; K L Swaiman, Hallervorden – Spatz syndrome and brain iron metabolism. Arch. Neurol, 1991, 48 : 1285 – 1293.

1315. J Huwyler. Introduction to the blood – brain barrier. Blood – Brain Barrier homepage, UCLA Department of Medicine, March 1997; http://www. med. ucla. Edu/divisions/endo/Introduction. Html.

1316. L L Muldoon, G Nilaver, R A Kroll, et al. Comparison of intracerebral inoculation and osmotic blood – brain barrier disruption for delivery of adenovirus, herpesvirus, and iron oxide particles to normal rat brain. Am. J. Pathol, 1995, 147 : 1840 – 1851.

1317. L Olson, A Nordberg, H von Hoist, et al. Nerve growth factor affects HC – Nicotine binding, blood flow, EEC, and verbal episodic memory in an Alzheimer patient (case report). J. Neural Transm, 1992, 4 : 79 – 95.

1318. J Kreuter. Drug targeting with nanoparticles. Eur. J. Drug Metab. Pharmacokinet, 1994, 19 : 253 – 256.

1319. R N Alyaudtin, A Reichel, R Lobenberg, et al. Interaction of poly (butylcyanoacrylate) nanoparticles with the blood – brain barrier in vivo and in vitro. J. Drug Target, 2001, 9 : 209 – 221.

1320. P Ramge, R E Unger, J B Oltrogge, et al. Polysorbate – 80 coating enhances uptake of polybutylcyanoacrylate (PBCA) – nanoparricles by human and bovine primary brain capillary endothelial cells. Eur. J. Neurosci, 2000, 12 : 1931 – 1940.

1321. A Gessner, C Olbrich, W Schroder, et al. The role of plasma proteins in brain targeting: species dependent protein adsorption patterns on brain – specific lipid drug conjugate (LDC) nanoparticles. Int. J. Pharm, 2001, 214 : 87 – 91.

1322. J Kreuter, D Shamenkov, V Perrov, et al. Apolipoprotein – mediated transport of nanoparticle – bound drugs across the blood – brain barrier. J. Drug Target, 2002, 10 : 317 – 325.

1323. J Kreuter. Nanoparticulate systems for brain delivery of drugs. Adv. Drug Deliv. Rev, 47 : 65 – 81.

1324. J Kreuter, R N Alyautdin, D A Kharkevich, et al. Passage of peptides through the blood – brain barrier with colloidal polymer particles (nanoparticles). Brain Res, 1995, 674 : 171 – 174.

1325. U Schroder, B A Sabel. Nanoparticles, a drug carrier system to pass the blood – brain barrier, permit central analgesic effects of i. V. dalargin injections. Brain Res, 1996, 710 : 121 – 124.

1326. U Schroeder, P Sommerfeld, B A Sabel. Efficacy of oral dalargin – loaded nanoparticle delivery across the blood – brain barrier. Peptides, 1998, 19 : 777 – 780.

1327. U Schroeder, P Sommerfeld, S Ulrich, et al. Nanoparticle technology for delivery of drugs across the blood – brain barrier. J. Pharm. Sci, 1998, 87 : 1305 – 1307.

1328. A E Gulyaev, S E Gelperina, I N Skidan, et al. Significant transport of doxorubicin into the brain with polysorbate 80 – coated nanoparticles. Pharm. Res, 1999, 16 : 1564 – 1569.

1329. A Friese, E Seiller, G Quack, et al. Increase of the duration of the anticonvutsive activity of a novel NMDA receptor antagonist using poly (hutylcyanoacrylate) nanoparticles as a parenteral controlled release system. Eur. J. Pharm,

Biopharm, 2000, 49:103 – 109.

1330. R N Alyautdin, V E Perrov, K Langer, et al. Delivery of loperamide across the blood – brain barrier with polysorbate 80 – coated polyburylcyanoacrylate nanoparticles. Pharm. Res, 1997, 14:325 – 328.

1331. R N Alyautdin, E B Tezikov, P Ramge, et al. Significant entry of tubocurarine into the brain of rats by adsorption to polysorbate 80 – coated polybutylcyanoacrylate nanoparticles: an in situ brain perfusion study. J. Microencapsul, 1998, 15:67 – 74.

1332. S Yang, J Zhu, Y Lu, et al. Body distribution of camprothecin solid lipid nanoparticles after oral administration. Pharm. Res, 1999, 16:751 – 757.

1333 J X Wang, X Sun, Z R Zhang. Enhanced brain targeting by synthesis of 3, 5 – dioctanoyl 5 – nuoro – 2 – deoxyuridine and incorporation into solid lipid nanoparticles. Eur. J. Pharm. Biopharm, 2002, 54:285 – 290.

1334. A Bargoni, R Cavalli, G P Zara, et al. Iransmucosal transport of robramycin incorporated in. solid lipid nanoparticles (SEN) after duodenal administration to rats. Part II—tissue distribution. Pharmacol. Res, 2001, 43:497 – 502.

1335. G P Zara, A Bargoni, R Cavalli, et al. Pharmacokinetics and tissue distribution of idarubicin – loaded – solid lipid nanopartictes after duodenal administration to rats. J. Pharm. Sci, 2002, 91:1324 – 1333.

1336. C Olbrich, A Gessner, O Kayser, et al. Lipid – drug – conjugate (LDC) nanoparricles as novel carrier system for the hydrophilic aniitrypanosomal drug diminazenediaceturate. J. Drug Target, 2002, 10:387 – 396.

1337. P Calvo, B Gouritin, H Chacun, et al. Long – circulating PEGylated polycyanoacrylate nanoparticles as new drug carrier for brain delivery. Pharm. Res, 2001, 18:1157 – 1166.

1338. L Fenart, A Casanova, B Dehouck, et al. Evaluation of effect of charge and lipid coating on ability of 60 – nm nanoparricles to cross an in vitro model of the blood – brain barrier. J. Pharmacol. Exp. Then, 1999, 291:1017 – 1022.

1339. S I Rapoport. Osmotic opening of the blood – brain barrier. Ann. Neurol, 1988, 24:677 – 684.

1340. M W Brightman, M Hori, S I Rapoporr, et al. Osmotic opening of tight junctions in cerebral endothelium. J. Comp. Neurol, 1973, 152:317 – 326.

1341. S I Rapoport, P J Robinson. Tight – junctional modification as the basis of osmotic opening of the blood – brain barrier. Ann. N Y Acad. Sci, 1986, 481:250 – 267.

1342. V Rousseau, B Denizot, D Pouliquen, et al. Investigationof blood – brain barrier permeability to magnetite – dextran nanoparticles (MD3) after osmotic disruption in rats. MAGMA, 1997, 5:213 – 222.

1343. Leslie L Muldoon, Michael A Pagel, R A Kroll, et al. A physiological barrier distal ro the anatomic blood – brain barrier in a model of trans vascular delivery. AJNR Am. J. Neuroradiol, 1999, 20:217 – 222.

1344. L L Muldoon, G Nilaver, R A Kroll, et al. Comparison of inn – acerebral inoculation and osmotic blood – brain barrier disruption for delivery of adenovirus, herpesvirus, and iron oxide particles to normal rat brain. Am. J. Pathol, 1995, 147:1840 – 1851.

1345. S E Doran, X D Ren, A L Berz, et al. Gene expression from recombinanr viral vectors in the central nervous system after blood – brain barrier disruption. Neurosurgery, 1995, 36:965 – 970.

1346. G Nilaver, L L Muldoon R A Kroll, et al. Delivery of herpesvirus and. Idenovirus to nude rat intracerebral tumors after osmotic blood – brain barrier disruption. Proc. Natl. Acad. Sci. USA, 1995, 92:9829 – 9833.

1347. E A Neuwelt, M A Pagel, R D Dix. Delivery of iiliraviolet – inactivated 35S – herpesvirus across an osmotically modified blood – brain barrier. J. Neurosurg, 1991, 74:475 – 479.

1348. T Shen, R Weissleder, M Papisov, et al. Monocrysralline iron oxide nanocoinpounds (M10N): physicochemical properties, Magn. Reson. Med, 1993, 29:599 – 604.

1349. Millipore Corp., Viresolve Virus Clearance Selection Guide, 2003; (http:// www. millipore. com/biopharm/products. list7docs/viresolveselector.)

1350. T Inamura, T Nomura, R T Bartus, et al. Imracarolid infusion of RMP – 7, a bradykinin analog: A method for selective drug deliver to brain minors. J. Neurosurg, 1994, 81:752 – 758.

1351. R A Kroll, M A Pagel, L L Muldoon, et al. Improving drug delivery to intrai. Erebr. Il tumor and surrounding brain in a rodent model: a comparison of osmotic versus bradykinin modification of the blood – brain and/or blood – tumor barriers. Nrurosurgery, 1998, 43:879 – 886, 886 – 889 (discussion). In: B V ZIokovic M L Apuzzo. Strategies to circumvent vascular barriers of the central nervous system. Neurosurgery, 1998, 43:877-878.

1352. M Merodio, J M Irache, F Fdancher, et al. Distribution of albumin nanoparticles in animals induced with the experimental allergic encephalomyelitis. J. Drug Target, 2000, 8:289-303.

1353. P Calvo, B Gouritin, H Villarroya, et al. Quantification and loc. Iliz Alion of PFGviated polycyanoacrylate nanoparrieles in brain and spinal cord during experimental allergic encephalomyelitis in the rat. Eur. J. Neuro. Sci, 2002, 15:1317-1326.

1354. Y Persidsky. M Stins, D Way, et al. A model for monocyte migration through rhe blood-brain barrier during HIV-1 encephalitis. J. Immunol, 1997, 158:3499-3510.

1355. V J Quagliarello, A Ma, H Stukenbrok, et al. IJltrasinn. Riir. Il localization of albumin transport across the cerebral microvasmlanire during experimental meningitis in rhe rat. J. Exp. Med, 1990, 174:657-672.

1356. H Wolburg, A Lippoldt. Tight junctions of the blood-brain barrier: development, composition and regular ion. Vascul. Pharmacol, 2002, 38:323-337.

1357. J Greenwood, S Etienne-Manneville, P Adamson, et al. Lymphocyte migration into the central nervous system: implication of ICAM-1 signaling at the blood-brain barrier. Vascul. Pharmacol, 2002, 38:315-322.

1358. M A Bogoyevirch, T S Kendrick, D C Ng, et al. Taking the cell by stealth or storm? Protein transduction domains (PTDs) as versatile vectors for delivery. DNA Oil Biol, 2002, 21:879-894.

1359. PA Srewarr, M Magliocco, K Hayakawa, et al. A quantitative analysis of blood-brain barrier ultrastructure in rhc aging human. Microvasc. Res, 1987, 33:270-282.

1360. PA. Eraser, A D Dallas. Permeability of disrupted cerebral microvessels in the frog. J. Physiol, 1993, 461:619-632.

1361. A W Vorbrodt, D H Dobrogowska, M Tarnawski, et al. A quantitative immunocytochemical study of the osmotic opening of the blood-brain barrier to endogenous albumin. J. Neurocytol, 1994, 23:792-800.

1362. A Ermisch, H J Ruhle, R Landgraf, et al. Blood-brain barrier and peptides. J. Cereb. Blood Flow Metab, 1985, 5:350-357.

1363. W G Mayhan, P M Faraci, D D Heisiad. Disruption of the blood-brain barrier in cerebrum and brain stem during acute hypertension. Am. J. Physiol, 1986, 251:H1171-H1175.

1364. I L Kemper, G J Blatt, R J Killiany, et al. Neuropathology of progressive cognitive decline in chronically hypenensive rhesus monkeys. Acta Neuropathol. (Berl.), 2001, 101:145-153.

1365. A W Vorbrodt. D H Dobrogowska. Interaction of glycated albumin-gold complexes with mouse brain microvascular endothelium. Folia Histochem. Cytobiol, 1999, 37:3-10.

1366. F Navarro, C Villoslada, G Orellana, et al. Fiber-optic luminescent sensors with composite oxygen-sensitive layers and antri-biorouling coatings. Anal. Chem, 2001, 73:5150-5156.

1367. A L Lewis. Phosphorylcholine-based polymers and their use in the prevention of biofouling. Colloids Surf. B Biointerfaces, 2000, 18:261-275.

1368. N Wisniewski. M Reichert. Methods for reducing biosensor membrane biofouling. Cofoids Surf. B Biointerfaces, 2000, 18:197-219; N Wismewski, F Moussy, W M Reichert. Characterization of implantable biosensor membrane biofouling. Fresenius J. Anal. Chem, 2000, 366:611-621.

1369. T A Desai, D J Hansford. 1-I Eoni, et al. Nanoporous anti-fouling silicon membranes for biosensor applications. Biosens. Bioelectron, 2000, 15:453-462.

1370. A Curtis, C Wilkmson. Nanotechniques and approaches in biotechnology. Trends Biotechnol, 2001, 19:97-101.

1371. S Y Kwak, S H Kim, S S Kim. Hybrid organic/inorganic reverse osmosis (RO) membrane for bactericidal antifouling. 1. Preparation and characterization of 4102 na no parti c Ie self-assembled aromatic poly amide rhiN-hlm-composire (I FC) membrane. Environ. Sci. Technol, 2001, 35:2388-2394.

1372. N Wisniewski, B Klit/man, B Miller, et al. Decreased analyte transport through implanted membranes: differentiation of biofouling from tissue effects. J. Biomed. Mater. Res, 2001, 57:513-521.

1373. E L Morgan, J A Ember, S D Sanderson, et al. Anti-C5a receptor antibodies. Characterization of neutralizing antibodies specific for a peptide, C: 5aR-(9-29), derived from the predicted ammo-terminal sequence of the human

C5a receptor. J. Immunol, 1993, 151:377 -388.

1374. W P Arend. Interleukin 1 receptor antagonist: a new member of the interleukm 1 family. J. Clin. Invest, 1991, 88: 1445 -1451.

1375. P Conti, M R Panara, S Fridas, et al. Inhibition of granuloma formation induced by potassium permanganate in the mouse by a specific human recombmant receptor antagonist for interleukin -1 (hrIL - 1ra). Cell Immunol, 1993, 147:446 -457.

1376. D J Nikolic - Paterson, H Y Lan, R C Ackins. Inrerleukin -1 receptor antagonism. Semin. Nephrol, 1996, 16: 583 -590.

1377. C A Dinarello. interleukin -1, interleukin -1 receptors and interleukin -1 receptor antagonist. Int. Rev. Immunol. 16 (1998) :457 -499; Induction of interleukin -1 and interleukin -1 receptor antagonist. Semin. Oncol. 24 (June 1997) :S9 -81 -S9 -93 (3 Suppl 9). Inrerleukin -1 and interleukin -1 antagonism. Blood 77 (15 April 1991) :1627 -1652.

1378. B Bresnihan, G Cunnane. Interleukin -1 receptor antagonist. Rheum. Dis. Clin. North Am, 1998, 24:615 -628.

1379. David P Williams, ed. Systemic Aspects of Biocompariblity, Vols. 1 & 2, C. R. Q Press International, 1981.

1380. V S Smentkowski, J T Yates, Jr. Fluoroalkyl iodide photodecomposition on diamond (100) - an efficient route to the fluorination of diamond surfaces. 1996; http://www.siormingmedia.us/cgrbin/40/4030/A403013 -202 -1r. Php; V S. Smentkowski, J T. Yates, Jr Chen, et al. Fluorination of diamond - C4F9I and CF3 photochemistry on diamond (100). submitted to Surface Science; http://www.wag.calrech.edu/home -pages/xec/fluori nation,html

1381. Leide L G. Silva, E J Corat. K. Iha, P. I. A. Sumodjo. Potentiodynamic behavior of the boron - doped diamond electrodes in Na_2SO_4 with pH2 to 12. Electrochemical Society symposium; http://www.electrochem.org/meetings/past/200/absiracis/symposia/m1/1324. Pdf.

1382. T K Creighton, Proteins, W H Freeman & Co., New York, 1984.

1383. K Eric Drexler, Nanosystems: Molecular Machinery, Manufacturing, and Computation, John Wiley & Sons, New York, 1992.

1384. R A Freitas Jr. Microbivores: Artificial Mechanical Phagocytes using Digest and Discharge Protocol. Zyvex preprint, March 2001; http://www.zyvex.com/publications/artictes/microhivores. html. See also: Microbivores: Artificial Mechanical Phagocytes. Foresight Update No, 2001, 44, 31:11 -13.

1385. L Morkrid, J Ofstad, Y Willassen. Effect of steric restriction on the intracortical distribution of microspheres in the dog kidney. Circ. Res, 1976, 39:608 -615.

1386. N V Beloborodova, C A Osipov. Homeostasis of small molecules originating from microbes and its role in microbial relations with the host. Vesin. Ross. Akad. Med. Nauk, 1999, 7:25 -31. In Russian.

1387. M R Hurle, M Cross. Protein engineering techniques for antibody humanization. Curr. Opin. Biotechnol, 1994, 5: 428 -433.

1388. C Klingbeil, D H Hsu. Pharmacology and safety assessment of humanized monoclonal antibodies for therapeutic use. Toxicol. Pathol, 1999, 27:1 -3.

1389. V Morea, A M Lcsk, A Tramontane. Antibody modeling: implications for engineering and design. Methods, 2000, 20:267 -279.

1390. M Sela, R Zisman. Different roles of D - amino acids in immune phenomena. FASEB J, 1997, 11:449 -456.

1391. M H Van Regenmortel, S Muller. D - peptides as immunogens and diagnostic reagents. Curr. Opin. Biotechnol, 1998, 9:377 -382.

1392. N Bcnkirane, M Friede, G Guichard, et al. Antigenicity and immunogenicity of modified synthetic pepcides containing D - amino acid residues. Antibodies to a D - enantiomer do recognize the parent L - hexapeptide and reciprocally. J. Biol. Chem, 1993, 268:26279 -26285.

1393. H Bruckner, D Becker, M Lupke. Chirality of amino acids of microorganisms used in food biotechnology. Chirality, 1993, 5:385 -392.

1394. Y C Lee, C A Hoppe, K Kawaguchi, et al. Nondegradable carbohydrate ligands. Methods Enzymol, 1987, 138: 404 -409.

1395. D A Bautista, R B Pegg, P J Shand. Effect of L – glucose and D – ragatose on bacterial growth in media and a cooked cured ham product. J. Food Prot, 2000, 63 : 71 – 77.

1396. A Bar, W R Leeman, L – Sorbose but not D – tagatose induces hemolysis of dog erythrocytes in vitro. Regul. Toxicol. Pharmacol, 1999, 29 : S43 – S45.

1397. G A Ward, A Koheil, W R Johnson, et al. Reduction in complement activation from biomaterials by removal of air nuclei from the surface roughness. J. Biomed, Mater. Res, 1984, 18 : 255 – 269.

1398. Gang He, Martin H Muser, Mark O Robbins. Adsorbed Layers and the Origin of Static Friction. Science, 1999, 284 : 1650 – 1652.

1399. L Werner, J M Legeais, M D Nagel, et al. Neutral red assay of the cytoroxicity of fluorocarbon – coated polymethylmethacrylate intraocular lenses in vitro. J. Biomed. Mater. Res, 1999, 48 : 814 – 819.

1400. M W Hall, K A. Solen. Hypothermia – induced platelet aggregation in human blood in an in vitro model: the dominant role of blood – material interactions. J. Biomed. Mater. Res, 2002, 59 : 528 – 534.

1401. S B Khoo, F Chen. Studies of soLgel ceramic Film incorporating methylene blue on glassy carbon: an electrocatalytic system for the simultaneous determination of ascorbic and uric acids. Anal Chem, 2002, 74 : 5734 – 5741.

1402. B I Silveira, A E Dantas, J E Blasquez, et al. Characterization of inorganic fraction of spent potliners: evaluation of the cyanides and fluorides content. J. Hazard Mater, 2002, 89 : 177 – 183.

1403. D G Maki, M Ringer. Risk factors for infusion – related phlebitis with small peripheral venous catheters. A randomized controlled trial. Ann. Intern. Med, 1991, 114 : 845 – 854.

1404. M Talja, M Ruutu, L C Andersson, et al. Urinary catheter structure and testing methods in relation to tissue toxicity. Br. J. Urol, 1986, 5 8 : 443 – 449.

1405. C J Doillon, K Cameron. New approaches for biocompatibility testing using cell culture. Int. J. Artif. Organs, 1990, 13 : 517 – 520; M A Rathbun, R G Craig, C T . Hanks, et al. Cytoroxicity of a BIS. GMA dental composite before and after leaching in organic solvents. J. Biomed. Mater. Res, 1990, 25 : 443 – 457.

1406. M V Risbud, S Hambir, J Jog, et al. Biocompatibility assessment of polytetrafluoroethylene/woltastonite composites using endothelial cells and macrophages. J. Biomater. Sci. Polym. Ed, 2001, 12 : 1177 – 1189.

1407. S F Nissen, P Yock. Intravascular ultrasound: novel parhophysiological insights and current clinical applications. Circulation, 2001, 103 : 604 – 616.

1408. B T Alien, C J Mathias, G A Sicard, et al. Platelet deposition on vascular grafts. The accuracy of in vivo quantitation and the significance of in vivo platelet reactivity. Ann. Surg, 1986, 203 : 318 – 328.

第十七章　纳米粒子的物理性损伤

纳米粒子的某些物理学性质，也有可能造成生物体的损伤。这些物理学性质中最为常见的就是热学性质及其电学性质。有关这些方面的资料不多，在本章中就有关的问题进行讨论。

17.1　纳米粒子与生物体间的热交换

纳米粒子与生物体之间的热交换，在一般情况下可能不会出现对生物体的损伤作用。但在量或体积比较大时或，有可能对生物体的功能发生影响。

17.1.1　纳米粒子热容

纳米机器人热容问题至少可从两方面提出：首先，植入人体的纳米机器人个体、纳米器官或其他纳米医疗系统都会产生废用热量或需要进行局部冷却；第二，纳米医疗植入物的生理效应可以是那些植入物或它们的构成材料的热动力学特征的被动结果。最近纳米技术的发展导致一种新的理疗技术的出现，即利用一些特殊的纳米粒子的导向性，使其集中于某一病变组织（如肿瘤），然后在体外加以超声或磁场，使纳米粒子产生热响应，在局部产生高温而杀死病变细胞。这种纳米热疗技术使纳米粒子的热学特性的研究变得更为重要。当然，为了选择性地只杀死病变细胞如肿瘤细胞，必须考虑热能的作用范围及纳米粒子的热容。

先前讨论过的热活性系统包括纳米机器人废热传导、纳米机器人活体内局部或整体的热容限制、热量分布和活体内电和机械系统的热安全性等。例如，过量的纳米机器人废热（可使局部温度高于42℃）产生可能会激活角质细胞和终止于皮肤的热敏感神经元的热敏感性离子通道[1]。

被动性传导包括热物理学特征及生物或其他材料的热传导性。个体纳米机器人也可改变生物组织或溶液的热物理学性质，虽然治疗剂量[2]在临床上不应产生明显的热效应。Maxwell 理论模型[3]预测含有微米大小或更大的圆形粒子的液体的有效热传导 Keff 随混悬粒子的容积分数 fnano 增加：Keff/Kliq = 1 + {3fnano/([(Knano + 2Kliq)/(Knano − Kliq)] − fnano)}，这里 Kliq 是纯液体的热传导，Knano 是纯粒子的热传导（假定粒子之间没有热相互作用）（如 fnano < <1）[4]。根据 Rayleigh 计算，即使在大容积分数，球体之间的相互作用也只产生较小的校正值，这就是为什么 maxwell 简单衍生方程常被应用的原因。对于“完全传导”（也就是无限 Knano）圆形粒子，Maxwell 模型可进一步简化为 Keff/Kliq = 1 + {3fnano/(1 − fnano)}。Lu 和 Kim[5]发现，完全传导的长径/短径比为 10 的椭圆球体给出的理论值和实验值至少比球体的 Keff/Kliq 低 10%。

1 cm^3 的圆形金刚石机器人输入 5400 cm^3 的成人血液的情况下，fnano = 1/5400。对于金刚石取 Knano = 200W/m – K，Kliq = 0. 549 W/m – K（全血），那么 Keff/Kliq = 1. 0056。这在临床上是没有意义的。血液的热容实际上并没有因输入纳米粒子而发生改变。对于给予同样总体的纳米机器人的情况下的软组织的结论与此十分相似。在涉及人体金刚石纳米粒子重负荷的情况下[6]，结果也没有多大差异。在 37C 和 10% 的纳米积，血液的热只降低 5%（纯金刚石粒子：3. 82 MJ/m^3 – K ~ 3. 62 MJ/m^3 – K），而血液热传导只上升 33%（纯金刚石粒子：0. 549 W/m – K ~ 0. 732 W/m – K），低于活的脑组织的热传导，所以在临床上可能是没有意义的。同样即使在 1000 太拉自由漂浮的充血纳米机器人增加负荷的情况下，热平衡时间只是轻微的增加。

然而，由于连续大量的金刚石材料植入引起整体热传导改变时，可能影响机体的自然热调节机制。除了黑体辐射、出汗及毛细血管括约肌控制和行为性热调节（包括呼吸的冷却作用），机体还可经被动传导和主动的血流输送两种方式进行体温调节和散发多余的热量。

17. 1. 2 机体的体温调节机制

17. 1. 2. 1 被动传导：被动传导是热量经脂肪和肌肉从体内中心到外周部位以纯传导方式移行。人类组织的热传导是 Kt ~ 0. 5 W/m – K，所以对于通路长度为 L = 10 cm 的典型值和 2 m^2 的人类身体，热流通渠道 Hf – Kt/L = 5 W/m^2 – K，或 ~ 10W/K。在一个冷房间里，体内中心与外周的温度差为 ΔT ~ 11K，所以 Hf ~ 100 Watts，这接近基础代谢率。实验证实，5 ~ 9 W/m^2 – K 是在很冷条件下的最小热流值（实际值在很大程度上依赖于皮下脂肪的厚度）[7]。在这种情况下，外周毛细血管的血流缓慢，产生最小的热传导。另一方面，在一个温暖的房间或在剧烈运动时，ΔT ~ 1K，Hf ~ 10 Watts。这是矛盾的情况，在温暖条件下，当人体产生相当多的富余热量的情况下，机体的被动热传导实际上非常之低，这是因为机体内部中心与外周之间的温差太小。

17. 1. 2. 2 血流输送：热量通过主动的血流输送。在温暖的房间，不仅外周毛细血管的括约肌充分扩张，使血液更多地流经外周毛细血管，而且总的血流容积也会增多。（在剧烈运动时，总血流容积可以增加 4 ~ 5 倍）热透析实验提示，单单是主动的血流机制，在中心温度开始升高以前，就可以带走 100 ~ 200 Watts 的热量。在寒冷的房间，和在没有剧烈运动的情况下，外周毛细血管括约肌最大程度地收缩，使流向外周的血液减至最少，因此也就产生最小的热量运输。

当机体处于寒冷房间时，被动传导机制可丢失 100 Watts 的废用热量，但在温暖房间里，这个数值只有 10 Watts；主动传导机制在寒冷条件下只散发可以忽略的热量，但在温暖条件下可散发 100 ~ 200 Watts 的热量。这样，机体在外部温度升高时，热传导机制由被动转变为主动。后者主要是通过毛细血管括约肌的开放和增宽来增加外周血流量。

即使 10% 的最大 Nct 的纳米机器人在循环中的存在，也不能明显改变血液的热容，因此人体的主动热调节机制不会受到明显影响。但是在大量增高的情况下，血管内液体的流动完全被非流动运输系统替代时（包括毛细血管括约肌的抑制）热调节的主动机制完全不能发挥作用。

这种情况下，只有被动传导机制起作用。天然生物组织体的热流为 Hf，boil = Kt/L = 5 $Watts/m^2$ – K。对于完全由金刚石组成的机体，在绝对温度为 310K 时，Kt ~ 2000 $Watts/m^2$ – K[8]。取 L = 10 cm，那么 Hf，diam = 20000 $Watts/m^2$ – K。对于一个血管中完全充满金刚石粒子的人体，取金刚石的质量为 1. 7 kg，并与体重为 68. 3 kg 的大部分由液体组成人体混杂相处，按照最坏的估计，有效热流变为 Hf，vasc ~（1. 7/70）Hf，diam ~ 500 $Watts/m^2$ – K 或者（Hf，vasc/Hf，boil）~ 100，热传导比以前高 100 倍。作为对比，一个纯由金属铸造的人体，在不锈钢有 Hf，metal ~ 170 $Watts/m^2$ – K；在铅 ~ 350 $Watts/m^2$ – K；在铁 ~ 780 $Watts/m^2$ – K；在铜 ~ 3800 $Watts/m^2$ – K。因此，一个金刚石充满血管或者高金刚石负荷的人体，在最坏的情况下，可能还具有相似于固体金属的被动热传导性质。

这意味着所能维持的机体内部中心与外周的最大温差。考虑一个人形的组织质量的半厚为 L ~ 10

cm，体表面积 ~2 m^2，充分地从内部加热引起 P ~100 W（人基础代谢率）热流自体内中心向外周被动传导，建立的温度差为 ΔT ~PL/AKt ~10 K。对于正常人体组织，Kt =0. 5 Watts/m - K。在金刚石充满血管的组织，平均组织热传导则增加至 Kt ~Watts/m - K，所以 ΔT 将降至 ~0. 1K。实际上，整个人体在 100 毫开尔文内都变成等热的。即使在人体的最高能量输出为 1600 Watts，ΔT 也只增加 1. 6 K。这样，一个金刚石充满血管的人体将倾向于很快变成一个周围环境的等热体，虽然脂肪组织对这样的变化过程会有一些减缓作用。这对于人体健康是有害的，尤其是在过冷或过热的环境中。对于相互之间具有良好热接触的相邻血管化片（厚度为 hplate ~1 μm，Kt =2000 Watts/m - K，Cv =1. 8 ×10^6 joules/m^3）对于金刚石在 310K 情况下，热平衡时间大约为 tEQ ~ L/$v_{thermal}$ ~0. 1 毫秒，这里 $v_{thermal}$ ~ Kt/hplate CV =1000 m/s（同前一样取 L =10 cm）。此值比纯生物组织热反应时间的 1 ~10 s 的典型值要短得多。

在这种加强应用的情况下，用蓝宝石替代金刚石将会明显改善热传导过程。合成蓝宝石的热传导，在正常对称或光轴方向上进行测定，可以低至 Kt ~2. 3 Watts/m - K（310K）[9]，比金刚石低大约 1000 倍。热容 Cv =2. 9 ×10^6 J/m^3 - K，密度为 3970 kg/m^3，比金刚石略高。对于一个由蓝宝石充满血管的人体，取蓝宝石质量为 1. 9 kg（25 W/m^2 - K，L =10 cm），与大部分由液体生物组织（5 Watts/m - K）组成的 68. 1 kg 的人体充分混合存在，总热流只有 Hf sapph ~5. 5 Watts/m - K，这与正常生物组织没有明显的差异[10]。在 P =100 W，ΔT 降至 2 K（正常组织为 ~10 K，金刚石血管化组织为 0. 1 K）。蓝宝石热平衡时间为 ~1 秒，金刚石为 10^{-4}秒。

17. 1. 3　蓝宝石与生物体的热相互作用

关于蓝宝石的两种并发症需要更多的研究。

首先，蓝宝石的热传导可随其组成成分及晶体方向会有明显的变化。这个事实对于各种设计都会有更多的和未知的限制。例如，有一项报道，插入 310 K，热流在正对于 c - axis 为 21 Watts/m - K，与 c - axis 平行时，为 23 Watts/m - K。可作小小外推至其他来源至 310 K（也就是说，轻度位于实验测定的确切值的范围之外），意味着正对于 c - axis 的热流值为 2. 0[11] 和 2. 3[9] Watts/m - K。但所有的关于蓝宝石的报道值都是蓝宝石的绝热性能比金刚石大两个数量级。

第二，与金刚石非常相像，蓝宝石的热传导随温度的变化而变化。例如，在 ~200K（接近干冰的温度）蓝宝石的热传导增至 5 Watts/m - K。在液氮温度（77K），Kt 一下子上升至 1000 Watts/m - K。峰值出现于 35 K，为 6000 Watts/m - K[8,9,11]（金刚石在冷却时热传导也增加[5,7-10]）。在其他的温度极点，蓝宝石热传导上升至 3. 9 Watts/m - K（在 523 K）金刚石热传导也随其放射性核素成分的不同而发生变化（如 12C 与 13C）[12,13]。2002 年，还不知道是否存在有这样的机会：放射性核素控制基于蓝宝石的纳米机器人设备，使能够设计出热传导的理想水平和类型。

17. 2　纳米粒子电相容性

医疗用纳米机器人或纳米粒子与活细胞和组织必须有生物电相容性[14]。在纳米技术研究中，已遇到了各种各样的电相容性问题，值得进一步研究。这些问题包括电场和神经电感、放射频率能的生物效应、巨噬细胞刺激性电流、环形的载流线圈、杂散生物电场相互作用、环境电磁和生物电反馈信号、电粘附力及各种与电相关的可能造成生物组织或细胞损伤的危险性。这里的讨论只简短地考虑纳米器件或纳米粒子与细胞之间的许多相互作用中的若干种。这些相互作用可能会涉及表面电凝血作用的重要问题。其他的问题虽然重要，如大量纳米材料引起全身电传导性的改变的问题，不在本书讨论的范围之内。

17.2.1 与细胞的电相互作用

与细胞间的电相互作用的大致效应已为人们所熟知。例如，宏观尺度的具有 1 mA 恒定电流密度的血管内电极会诱发血栓形成和血管壁的损伤，程度可自微小的内皮损伤到几乎包括全血管壁的坏死[15]。Schaldach 报道，电流密度超过 1 ~ 100 pA/m^2 可改变 pH、PO_2 和热动力学平衡，及一些不可逆反应和细胞损害[16]。很明显，纳米机器人和纳米粒子必须避免不期望的对人体组织和细胞的电击、电烙和细胞毒性电穿孔。但是电穿孔可被用来暂时提高细胞膜的通透性，以允许外源性基因进入细胞内[17]。因此，常用垂直电场造成细胞膜穿孔以促进基因转染。施加 4000 V/m 的垂直电压可使细胞膜的脂质双层分裂[18]。电场可用于驱动白细胞的运动。例如，弱电流可诱发淋巴细胞沿电流的方向运动（电趋向性），速度可达 0.3 μm/s[19]。小的电场梯度刺激中性粒细胞的渗出，尽管在有些情况下，需要许多纳米机器人来发动必要的电流。

生物刺激可改变细胞的电学特性。例如，用特异的有丝分裂剂刺激胸腺细胞和淋巴细胞引起细胞直径增大（由 5.6 到 8.8 μm）、细胞膜电容增加（自 7.6 到 12.4 ~ 14.6 mF/m^2 或从 9.3 ~ 17 mF/m^2）[20]。在 T 淋巴细胞，还有细胞膜电导的增加（自 50 到 210 S/m^2）。已有报道各种免疫细胞对外部施加的震荡电磁场发生反应[21-26]，尽管也会有阴性结果[27-29]。有项研究表明，[30]，培养于聚乳酸－碳管复合物表面的成骨细胞，每天暴露于电场（10 Hz，10 μA）6 小时，1 天后显示有 I 型纤维 mRNA 表达的上调，2 天后细胞增生 46%，21 天后细胞外钙离子浓度增加 307%。在有些情况下电场可被用于治疗目的[31,32]。许多细胞都表现有电趋向性，包括海藻[33]、细菌[34]、软骨细胞[35]、内皮细胞[36]、表皮细胞[37]、上皮细胞[38,40]、成纤维细胞[39,41]、粒细胞[39,42]、角质细胞[43]、成肌细胞[44]、神经脊细胞[45]、神经元[46]、成骨细胞和破骨细胞[47]、原虫[48]和精子[49]等。这些细胞的电趋向性已有数学模型来进行描述[50]。具有电场的纳米粒子或纳米机器人系统可能产生类似的效应。开发电植入物体最后的一个主要制约因素是怎样将其设计得能够长期耐受体温和盐性溶液而不至于丧失其机械性能。

细胞间的静电效应可能更为难以捉摸，这自 1920 年起就一直在研究[51]。作为一个例子，红细胞表面的负电荷提供一种静电斥力，以使避免聚集[18,52]。有人提议在缗钱状聚集的红细胞表面之间常常可以观察到约 15 nm 的间隙[53]，代表最小势能的由带负电荷的红细胞间的静脉电斥力和范德华引力相等时所决定的位置关系[54]。在范德华粘附力近似式 $F_{vdW} = HR/（6{z_{sep}}^2）$[55]中取 H = 30 zJ，$R_{red}$ = 3 m，Z_{sep} = 15 nm，则缗钱状聚集的红细胞间的净引力为 F_{vdW} ~ 70 pN。带阳电的粒子与人红细胞之间有强大的结合能力[56]。链球菌的细菌外膜具有带负电荷的分子末端，因此与巨噬细胞间有一弱的静电斥力[57,58]。细胞质膜的低 Hamaker 常数使所有的血载细胞相互之间都有明显的静电斥力[57]。一般在中性 pH 情况下，原核和真核细胞及 DNA 都有净的负电荷，虽然蛋白质可以带正电了也可以带负电[59]。在一个振荡性的非均匀性的电场中，革兰阳性菌经历阳性介电泳动，因为它们似乎比革兰阴性菌具有较强的导电性。在振荡性的非均一电场中革兰阴性菌经历阴性介电泳动，所以两种类型的细胞可以容易地分开[59,60]。红细胞带有电荷，在高频振荡的电场中易于变形[61]。类似的电场可诱发细胞小泡的出芽或分裂[62]或细胞的融合[63]。这些及其他一些有用的电作用力和电性的影响，包括全身所有人体组织中的系统的机械性电传导和机械性电反馈[64]，可能被纳米机器人或纳米聚集体所利用。

由于暴露于细胞外环境的细胞膜上的生物大分子上离子化的磷酰基和羧基替代物，细菌细胞表面带有负性的静电性电荷[65]。例如，革兰阴性菌具有脂多糖和蛋白外层，形成一个高度带电的表面并由于阳离子的结合而稳定[66]。脂多糖结构和化学成分的变化影响细菌的表面电荷及细菌与玻璃和聚乙烯表面的粘附能力[67]。脂多糖具有两种一般形式，一种不带电荷的疏水性的 A 形式和一种带电荷的亲水的 B 形式[67-69]。大多数原虫[70]和细菌细胞[71-74]不同程度地荷有负电，虽然有罕见的细胞带有阳电荷的例子，如 S maltophilia[72]。抗生素可以减少细菌表面的负电荷[75,76]。在有某些金属存在和高 pH 值情况下，可观察到细菌的电荷自阴性到阳性完全是可逆的[77,78]。另外，还注意到细菌细胞内部的质子梯度并不影响其外部电荷。

17.2.2　表面电势与粒子的吞噬

细胞对聚乙烯珠的吞噬作用（细胞氧耗测定法）似乎强烈地依赖于局部的表面电势，因而也依赖于固定的表面电荷[79]。在跨过小至 1 ~ 4 μm 的微域的表面电荷的不均一性可大大地影响吞噬细胞的吞噬能力[80]。例如，细菌和上皮细胞都具有表面负电荷，相互之间应当具有排斥作用，但事实并不如此。用原子力显微镜对摩洛克卡他菌（具有表面净负电荷）与咽上皮细胞附着有关的结构研究发现，细胞表面微皱褶具有 +30.1 mV 的阳电荷而微皱褶之间的压低表面则具有 ~43.5 mV 的表面负电荷[49]。因此，人类的咽上皮细胞表面具有带阳电荷和带负电荷的两种微域，而摩洛克卡他菌是附着于咽上皮细胞的带阳电荷最高的微域。

细菌更易粘附于带正电荷的表面[81]，带有巨大球状阳电荷表面的酶类更易于穿透细菌细胞壁[82]。表面电荷对巨噬细胞的粘附[83]和吸收作用[84,85]的影响在各种不同的条件下具有各种不同的结果。有些研究[86-89]表明，细菌表面电荷不影响吞噬作用，如以绝对 ξ 电位进行比较时，在阳电荷表面和阴电荷表面的吞噬作用之间没有有明显的差异[90]。其他研究发现，随着表面负电荷的增加，吞噬作用增强[91,92]，或吞噬作用随负电荷的减少而减弱[93]。还有一些研究表明，白细胞只对带有与其本身不同的电荷的靶标微囊的吞噬作用增强[94]。最近来的结果是，吞噬作用对于负电荷的粒子似乎有些被抑制[85,95,96]而对带有较少负电荷的粒子[75]或带有阳电荷的粒子[85,96,97]的吞噬作用似乎有所增强。Brodbeck 等[98]发现，吞噬细胞对亲水性和带有负电荷基团的表面的粘附性最低，如对于由有机酸所制备的表面。在另一项实验[90]中，最低的吞噬作用在非离子型亲水性表面的纤维素微球观察到。但吞噬细胞膜表面负电荷的减少也表明使巨噬细胞的吞噬作用减弱[99]。这些研究结果应当从其质量和可靠性方面进行评价，必须进行进一步的研究，才能在细菌细胞表面电荷与吞噬作用间的关系方面作出肯定的描述。

17.2.3　粒子形态与其电相容性

可能的医疗机器人或纳米粒子的表面电学特性才刚刚开始探索。例如，Donaldson[100]注意到铝（蓝宝石）表面为两性的。在足够酸性的环境里蓝宝石表面吸附质子，获得阳电荷，以使其表面与环境保持平衡。在碱性环境中，蓝宝石吸附羟基而获得负电荷。在接近人生理 pH，蓝宝石表面既不带正电荷也不带负电荷，即为等电性的。纯铝的等电点，在无水 Al_2O_3 为 pH 6.6[101]，浸入水中一周后的铝的等电点为 9.2[101]或 8.0（用 ISFET）[102]。同样，以 DNA 为基础的结构的导电性也已研究了许多年[103-109]，但直到最近也未能在生理条件下进行研究[110]。表面电荷在微粒的可能病源性中的作用[111]及微粒形态对电相容性的影响目前只是略有研究。例如，尖锐的边缘和角度可产生强局部电场或电流密度热点[112]。高岭土微粒的阳电荷边缘轻度增加微粒的细胞毒作用[113]。

17.2.4　表面电荷与其血液系统相容性

早先曾假定表面电荷决定与血液接触物质表面的基本物理化学特征。存在于所有已知流动的生物溶液中的糖蛋白、神经节苷和生物大分子上的带负电荷的唾液酸末梢使其整个分子具有轻度有负电性或轻度的化学电位，可减少血栓形成的危险性。但是，据现在所知，浸没于液体中的粘附分子实际上可消除静电成像力，大大减少静电接触势和范得华力。在有机 - 水界面，至少减小 6 倍[114]。当浸润液体为非中性的或非绝缘性液体而是像在生物体内所发现的生物液体那样由高离子强度、高盐浓度、高导电性的组成时，则早期的关于表面电荷决定物质表面的基本物理化学特征的假设就受到进一步的质疑。精心设计的测定表面电势和表面电荷的实验发现，对于欲与血液和其他盐水液接触材料的电学特性的选择，对于生物学粘附的影响很少[115]。实际上，越来越多的证据表明，表面的电化状态伴随有这些表面更多的而不是更少的生物学碎片的积累。带净阳电荷的表面诱发粘附性的增强[115]，而带负电荷的表面则可激活接触因子，发动内在的凝血通路。所以，中性的纳米粒子或纳米机器人表面对于减少表面电凝血性能可能是最好的选择。Fahy 注意到，震荡极性的电荷可能不利于纳米机器人表面的生物积聚。负电荷对绝大多数蛋白质具有斥力。如果表面上发生带正电荷物质的聚集，震荡的表面电荷则可以在它们成为问题以前将其除去。纳米粒子或纳米机器人表面电学特性[116]必须经过周密计算，是整个设计分析中的一项重要内容。

17.3 腐蚀降解效应

Haubold 等在实用化学电流系列丛书中指出，碳可列入贵金属的范畴[117]。由最少价值到最贵重的排列顺序是：银，钛，石墨，金，和铂。当在体内与不太贵重的碱金属联合使用时，碳可以加速电化学性腐蚀，特别是当碳表面积与金属的表面积的比值很大时。由 Thompson 等提出的混合电位腐蚀理论和静电势极化资料，可知在等张生理盐水中与不锈钢接触，LTI 碳可能通过麻点腐蚀机制加速其在试管中的腐蚀[118]。Rostoker 等也同意这种理论[119]。在体外模拟体液中使不锈钢螺丝钉与大 LTI 碳透皮装置接触，可产生一小的腐蚀电流（120 mV，1.5 μA），自碳流向不锈钢，虽然此后的在体实验没有能够证实任何具有实际意义的腐蚀效应[120]。石墨和其他含炭复合材料在电化学方面可与 3.5% 盐水溶液中的各种钛、Cr/Co 和镁合金相比[121]。

即使金刚石也不能完全避免这种作用，尽管其结果很少具有临床意义。在高压和高温的情况下，金刚石碳与可形成碳化物的金属如 W、Ta、Ti、和 Zr 直接接触时，可移行和形成金属碳化相[122]。Cu、Fe、Co 和 Ni 的金属氧化物与金刚石接触并在真空中加热时，还原为金属[123]。

参 考 文 献

1. Andrea M Peier et al. A heat - sensitive TRP channel expressed in keratinocytes. Science, 2002, 296:2046 - 2049.
2. R A Freitas Jr. Microbivores: Artificial mechanical phagocytes. Foresight Update No. 44, 31, 11 - 13.
3. J C Maxwell, A treatise on electricity and magnnism, second kditum. Vol. 1, Clarendon Press (1881). 435; second edition, Oxford University Press, 1904, 435. 441.
4. Nicole Dooley, Sophia Leung. section 9.6. Effective thermal conductivity of composite solids. CENG 402. Transport Phenomen. Rice University Department of Chemical Engineering; http://www. owlnet. rice. edu/ - ceng402/proj02/sleiing/rmalprojcct. htm and http://www. owlnet. rice, edu/ - ceng402/proj02/sleung/data. htm.
5. S Y Lu, S Kim. Comparison of experimental data with the non - spherical inclusions model. A I Ch. E. Journal, 1990, 36:927 - 938.
6. S F Nissen, P Yock. Intravascular ultrasound: novel parhophysiological insights and current clinical applications. Circulation, 2001, 103:604 - 616.
7. C Bruce Wenger, Fames D Hardy. Chapter 4. Temperature Regulation and Exposure to Heat and Cold. In: Justus F Lehmann, ed. Therapeutic Heat and Cold, FourthEdition, Williams & Wilkins, Baltimore, MD, 1990, 150 - 178.
8. Y S Touloukian, R W Powell, C Y Ho, et al. Thermal Conductivity: Nonrnetallic Solids, Thermophysical Properties of Manor, Volume 2, IFO/Plenum, NY, 1970.
9. Y S Touloukian, ed. Thermophysical Properties of High Temperature Solid Materials, Volume 4, The Macmillan Company, NY, 1967.
10. B Anvari, T E Milner, B S Tanenbaum, et al. A comparative study of human skin thermal response to sapphire contact and cryogen spray cooling. lEEE Trans. Biomed. Eng, 1998, 45:934 - 941.
11. Dwight E Gray, ed. American Institute of Physics Handbook, Third Eition, McGrraw - Hill Book Company, New

York, 1972.

12. R W Pryor, L. Wei, P K Kuo, et al. Thermal wave measurement of isotopic effects in polycrystalline and bulk diamond materials. In: Russell Messier, Jeffrey T Glass, James E Butler, et al. New Diamond Science and Technology. Proc. second Int. Conf, Materials Research Society, Pittsburgh, PA, 1991, 863 – 868.
13. Donald T Morelli, G W Smith, J Heremans, et al. Thermal properties of diamond single crystals with varying isotopic composition. In: Russell Messier, Jeffrey T Glass, James E Butler, et al. New Diamond Science and Technology, Proc. second Int. Conf, Materials Research Society, Pittsburgh, PA, 1991, 869 – 873.
14. M Blank, E Findl, eds. Mechanistic Approaches to Interactions of Electric and Electromagnetic Fields with Living Systems, Plenum, New York, 1987.
15. H Weidenliach, K Sedlarik, C Reimann, et al. Light and electron microscopy studies on experimental arterial thrombosis in dwarf swine. Z Exp. Chir, 1978, 11 : 230 – 237, In German.
16. M Schaldach. Bioelectric energy sources ror cardiac pacing. Ann. N Y Acad. Sci, 1969, 167 : 1016 – 1024, 1025 (discussion).
17. E Neumann, M Schaefer – Ridder, Y Wang, et al. Gene transfer into mouse lyoma cells by electroporation in high electric fields. EMBO J, 1982, 1 : 841 – 845; I P Sugar, K Neumann. Stochastic model for electric field – induced membrane pores. electroporation. Biophys. Chem, 1984, 19 : 211 – 225.
18. Jay T Croves, Steven C Boxer, Harden M McConnell. Electric field – induced critical deniixing in lipid liilayer membranes. Proc. Natl. Acad. Sci. USA, 1998, 95 : 935 – 938.
19. Joseph Mendel Yoffey, Frederick Colin Courtice, Lymphatics, Lymph and the Lymphomyeloid Complex, Academic Press, New York, 1970.
20. O Ragowski et al. Correlated expression of adhesive properties for both white and red blood cells during inflammation. Biorheology, 2000, 37 : 361 – 370.
21. D B Lyle, R D Ayotte, A R Sheppard, et al. Suppression of 1 – lymphocyte cytotoxicity following exposure to 60 – Hx sinusoidal electric fields. Bioelectromagnetics, 1988, 9 : 303 – 313.
22. S H C Leary. A review of in vitro studies: low – frequency electromagnetic fields. Am. Ind. Hyg. Assoc. J, 1993, 54 : 178 – 185.
23. K K Murthy, W R Rogers, H D Smith. Initial studies on the effects of combined 60 Hz. electric and magnetic field exposure on the immune system of nonhuman primates. Bioelectromagnetics, 1995, 3 : 93 – 102.
24. C Eichwald, J Walleczek. Actival ion – dependent and biphasic electromagnetic field effects: model based on cooperative enzyme kinetics in cellular signaling. Bioelectromagnetics, 1996, 17 : 427 – 435.
25. L A Roscn, I Barber D B Lyle. A 0.5 G, 60 Hz magnetic field suppresses melatonin production in pinealocytes. Bioelectromagneties, 1998, 19 : 123 – 127.
26. P Boscolo, A Bergamaschi, M B Di Sciascio, et al. Effects of low frequency electromagnetic fields on expression of lymphocyte subsets and production of cytokines of men and women employed in a museum. Sci. Total Environ, 2001, 270 : 13 – 20.
27. J E Morris, R D Phillips. Effects of 60 Hz – electric fields on specific humoraland cellular components of the immune system. Bioelectromagnetics, 1982, 3 : 431 – 437.
28. I Nishimura, K Yamazaki, T Shigemitsu, et al. Linearly and circularly polarized, 50 Hz magnetic fields did not alter intracellular calcium in rat immune cells. Ind. Health, 1999, 37 : 289 – 299.
29. H Tuschi, G Neubauer, H Ciarn, et al. Occupational exposure to high frequency electromagnetic fields and its effect on human immune parameters. Int. J. Occup. Mod. Environ. Health, 1999, 12 : 239 – 251.
30. R R Supronowicz, P M Ajayan, K R Ullmann, et al. Novel current – conducting composite substrates for exposing osteoblasts to alternating current stimulation. J. Biomed. Mater. Res, 2002, 59 : 499 – 506.
31. M J Politis, M H Zanakis. Treatment of the damaged rat hippocampus with a locally applied electric field. Exp. Brain Res, 1988, 71 : 223 – 226.
32. L C Kloth, J M McCulloch. Promotion of wound healing with electrical stimulation. Adv. Wound Care, 1996, 9 : 42 – 45.

33. D L Brower, J R McIntosh. The effects of applied electric fields on Micrasterias. I. Morphogenesis and the pattern of cell wall deposition. J. Cell Sci, 1980, 42:261 -277.

34. J Adier, W Shi. Calvanotaxis in bacteria. Cold Spring Harb. Symp. Quant. Biol. 53 (1988) :23 - 25; A M Rajnicek. Bacterial galvanotropism: mechanisms and applications. Sci. Prog, 1993, 77:139 -151; A M Rajnicek, C D McCaig, N A Gow. Electric fields induce curved growth of Enterobacter cloacae, Escherichia coli, and Bacillus subtilis cells: implications for mechanisms of galvanotropism and bacterial growth. J. Bacteriol, 1994, 176:702 -713; W Shi, B A Stocker, J Adier. Effect of the surface composition of motile Escherichia coli and motile Salmonella species on the direction of galvanotaxis. J. Bacteriol, 1996, 178:1113 -1119.

35. P H Chao, R Roy, R L Mauck, et al. Chondrocyte translocation response to direct current electric fields. J. Biomeeh. Eng, 2000, 122:261 -267.

36. P O Chang, G I Sulik, H K Soong, et al. Galvanotropic and galvanotaxic responses of corneal endothelial cells. J. Formos. Med. Assoc, 1996, 95:623 -627.

37. M S Cooper, M Schliwa. Transmembrane Ca^{2+} fluxes in the forward and reversed galvanotaxis of fish epidermal cells. Prog. Clin. Biol. Res, 1986, 210:311 -318.

38. P W Luther, H B Peng, J J Lin. Changes in cell shape and actin distributioninduced by constant electric fields. Nature, 1983, 303:61 -64; G L Sutik, H K Soong, P O Chang, et al. Effects of steady electric fields on human retinal pigment epithelial cell orientation and migration in culture. Acta Ophthalmol (Copenhagen), 1992, 70:115 -122; M Zhao, A Agius - Fernandcz, J V Forrester, et al. Orientation and directed migration of cultured corneal epithelial cells in small electric fields are serum dependent. J. Cell Sci, 1996, 109:1405 -1414.

39. H Gruler. Cell movement and symmetry of the cellular environment. Z. Naturforsch C, 1988, 43:754 -764.

40. H K Soong, W C Parkinson, S Bafna, et al. Movements of cultured corneal epithelial cells and stromal tibroblasts in electric fields. Invest. Ophthalmol. Vis. Sci, 1990, 31:2278 -2282.

41. R Nuccitelli, C A Erickson. Embryonic cell motility can be guided by physiological electric fields. Exp. Cell Res, 1983, 147:195 - 201; C. A. Erickson, R. Nuccitelli. Embryonic fibroblast motility and orientation can be influenced by physiological electric fields. J - Cell Biol, 1984, 98:296 -307; H K Soong, W C Parkinson, G L Sulik, Effects of electric fields on cytoskeleton of corneal stromal fibroblasts. Curr. Eye Res, 1990, 9:893 -901; M J Brown, L M Loew. Electric field - directed fibroblast locomotion involves cell surface molecular reorganization and is calcium independent. J. Cell Biol, 1994, 127:117 -128.

42. B Rapp, A de Botsfleury - Chevance, H Gruler. Galvanotaxis of human granulocytes. Dose - response curve. Eur. Biophys. J, 1988, 16:313 -319; K Frankc, H Gruler. Galvanotaxis of human granulocytes; electric field Jump studies. Eur. Biophys. J, 1990, 18:335 -346; H Gruler, K Franke. Automatic control and directed cell movement. Novel approach for understanding chemotaxis, galvanotaxis, galvanotropism. Z. Naturforseh. C, 1990, 45:1241 -1249.

43. K Y Nishimura, R R Isseroff, R Nuccirelli. Human keratinocytes migrate to the negative pole in direct current electric fields comparable to those measured in mammalian wounds. J. Cell Sci, 1996, 109:199 -207; D M Sheridan, R R Isseroff, R Nuccitelli. Imposition of a physiologic DC electric field alters the migratory response of human keratinocytes on extracellular matrix molecules. J. Invest. Dermatol, 1996, 106:642 -646; G P Obedencio, R Nuccitelli, R. R. Isseroff. Involucrin - positive keratinocytes demonstrate decreased migration speed but sustained directional migration in a DC electric field. J. Invest. Dermatol, 1999, 113 : 851 - 855; H. Gruler, R. Nuccitelli. The galvanotaxis response mechanism of keratinocytes can be modeled as a proportional controller. Cell Biochem. Biophys, 2000, 33:33 -51.

44. C D McCaig, P J Dover. Raised cyclic - AMP and a small applied electric field influence differentiation, shape, and orientation of single myoblasts. Dev. Biol, 1993, 158:172 -182.

45. H Gruler, R Nuccirelli. Neural crest cell galvanotaxis: new data and a novel approach to the analysis of both galvanotaxis and chemotaxis. Cell Motil. Cytoskeleton, 1991, 19:121 -133; R Nuccitelli, T Smart, J Ferguson. Protein kinases are required for embryonic neural crest cell galvanotaxis. Cell Motil. cytoskeleton, 1993, 24:54 -66.

46. C D McCaig. Studies on the mechanism of embryonic Frog nerve orientation in a small applied electric field. J. Cell Sci, 1989, 93:723 - 730; C D McCaig, R Stewart. The effects of melanocortins and electrical fields on neuronal growth. Exp. Neurol, 1992, 116:172 -179; R S Bedlack Jr? M Wei, L M Loew. Localized membrane depolarizations and lo-

calized calcium influx during electric field - guided neurite growth. Neuron, 1992, 9 : 393 - 403; L Erskine, R Stewart, C D McCaig. Electric field - directed growth and branching of cultured frog nerves: effects of aminoglycosides and polycations. J. Neurobiol, 1995, 26 : 523 - 536; L Erskine, C D McCaig. The effects of lyotropic anions on electric field - induced guidance of cultured frog nerves. J. Physiol, 1995, 486 : 229 - 236; S Brkland, C McCaig. Embryonic Xenopus neurites integrate and respond to simultaneous electrical and adhesive guidance cues. Exp. Cell Res, 1996, 226 : 31 - 38; A. M. Rajnicek, K. R. Robinson, C D McCaig. The direction of neurite growth in a weak DC electric field depends on the substratum: contributions of adhesivity and net surface charge. Dev. Biol, 1998, 203 : 412 - 423; A M Palmer, M A Messerli. K R Robinson. Neuronal galvanotropism is independent of external Ca (2 +) entry or internal Ca (2 +) gradients. J. Neurobiol, 2000, 45 : 30 - 38.

47. J Ferrier, S M Ross, J Kanehisa, et al. Osteoclasts and osteoblasts migrate in opposite directions in response to a constant electrical field. J Cell Physiol, 1986, 129 : 283 - 288.

48. S Erhan, E A Franko. Galvanotropy of protozoa. Z. Biol, 1970, 116 : 382 - 385; R D Hinrichsen, Y Saimi, C Kung. Mutants with altered Ca^{2+} - channel properties in Paramecium tetraurelia: isolation, characterization and genetic analysis. Genetics, 1984, 108 : 545 - 558; T Ueda, T Nakagaki, T Yamada. Dynamic organization of ATP and birefringent fibrils during free locomotion and galvanotaxis in the plasmodium of Physarum polycephalum. J. Cell Biol, 1990, 110 : 1097 - 1102; A H Van Hoek, V S Sprakel, T A Van Alen, et al. Voltage - dependent reversal of anodic galvanotaxis in Nyctotherus ovalis. J. Eukaryot. Microbiol, 1999, 46 : 427 - 433; W Korohoda, M Mycielska, E Janda, et al. Immediate and long - term galvanocactic responses of Amoeba proteins to dc electric fields. Cell Motil. Cytoskeleton, 2000, 45 : 10 - 26.

49. S Blottner, H Bostedt, K Mewes, et al. Enrichment of bovine X and Y spermatozoa by free - flow elecrrophoresis. Zentralbl. Veterinarmed. A, 1994, 41 : 466 - 474; Z Zhang, L Jin, I Takenaka. Galvanotactic response of mouse epididymal sperm: in vitro effects of zinc and diethyldithiocarbamate. Arch. Androl, 2000, 45 : 105 - 110.

50. H Cruler, R Nucckelli. New insights into galvanotaxis and other directed cell movements: an analysis of the translocation distribution function. Prog. Clin. Biol. Res, 1986, 210 : 337 - 347; M Schienbein, H Gruler. Langevin equation, Fokker - Planck equation and cell migration. Bull. Math. Biol, 1993, 55 : 585 - 608; M E Roberts, J. D. Sweeney. Computer model: investigating role of filopodia - based steering in experimental neurite galvanotropism. J. Theot. Biol, 1997, 188 : 277 - 288.

51. C B Coulter. The isoelectric point of red blood cells and its relation to agglutination. J. Gen. Physiol, 1920, 3 : 309 - 323.

52. K M Jan, S Chien. Role of surface electric charge in red blood cell interactions. J. Gen. Physiol, 61 : 638 - 654.

53. S Chien, K M Jan. Ultrastructural basis of the mechanism of rouleaux formation. Microvasc. Res, 1973, 5 : 155 - 166.

54. Geoffrey V F Seaman. Electrokinetic behavior of red cells. In: Douglas MacN. Surgenor, ed., The Red Blood Cell, second Edition, Vollum 2, Academic Press, New York, 1975, 1135 - 1229.

55. C M Cunanan, N M Tarbaux, P M Knight. Surface properties or intraocular lens materials. Ind their influence on in vitro cell adhesion. J. Cataract Refract. Surg, 1991, 17 : 767 - 773,

56. L Weiss, R Zeigel, O S Jung, et al. Binding of positively charged particles to glutaraldehyde - fixed human erythrocytes. Exp. Cell Res, 1972, 70 : 57 - 64.

57. C J van Oss, D R Absolom, A W Neumann. Interaction of phagocytes with other blood cells and with pathogenic and nonpathogenic microbes. Ann. N. Y. Acad. Sci, 1983, 416 : 332 - 350.

58. Vincent A Fischetti. Strreprococcal M Protein. Sci. Am, 1991, 264 : 58 - 65.

59. Ronald Pethig. A. C. Electrokinetic Manipulation of Bioparticles. In: Richard R. H. Coombs, Dennis W. Robinson, eds., Nanotechnology in Medicine and the Biosciences, Gordon & Breach Publishers, Netherlands, 1996, 11, 153 - 168.

60. G H Markx, Y Huang, X E Zhou, et al. Dielectrophoretic characterization and separation of micro - organisms. Microbiol, 1994, 140 : 585 - 591.

61. Kage, H Engelhardt, E Sackman. A precision method to measure average viscoelastic parameters of erythrocyte populations. Biorheology, 1990, 27 : 67 - 78.

62. P Marszaiek, T Y Tsong. Cell fission and formation of mini cell bodies by high frequency alternating electric field. Bio-

phys. J, 1995, 68 : 1218 – 1221.

63. N G Stoicheva, S W Hui. Electro fusion of cell – size liposomes. Biochim. Biophys. Acta, 1994, 1195 : 31 – 38.

64. M J Lab. Mechanosensitivity as an integrative system in heart: an audit. Prog. Biophys. Mol. Biol, 1999, 71 : 7 – 27.

65. W W Wilson, M M Wade, S C Hotman, et al. Status of methods for assessing bacterial cell surface charge properties based on zeta potential measurements. J. Microbiol. Methods, 2001, 43 : 153 – 164.

66. A A Peterson, R E W Hancock, E J McGroarty. Binding of polycationic antibiotics and polyamines to lipopolysaccharides of Pseudomonas aeruginosa. J. Bacteriology, 1985, 164 : 1256 – 1261.

67. S A Makin, T J Beveridge. The influence of A – band and B – band lipopoiysacchande on the surface characteristics and adhesion of Pseudomonas aeruginosa Co surfaces. Microbiology, 1996, 142 : 299 – 307.

68. J S Lam, L L Graham, J Lighcfoot, et al. Ulrrastructural examination of the lipopolysaccharides of Pseudomonas aeruginosa strains and their isogenic rough mutants by freeze – substitution. J. Bacteriology, 1992, 174 : 7159 – 7167.

69. M Rivera, E J McGroarty. Analysis of a common – antigen lipopolysaccharide from Pseudomonas aeruginosa. J. Bacteriology, 1989, 171 : 2244 – 2248.

70. M Espinosa – Camellano, A Gonzales – Robles, B Chavez, et al. Entamoeba dispar: ultrastrucrure, surface properties and cytopathic effect. J. Eukaryot. Microbiol, 1998, 45 : 265 – 272.

71. M E Bayer, J L Sloyer Jr. The electrophoretic mobility of gram – negative and gram – positive bacteria: an electrokinetic analysis. J. Gen. Microbiol, 1990, 136 : 867 – 874.

72. B A Jucker, H Harms, A J Zehnder. Adhesion of the positively charged bacterium Stenotrophomonas (Xanthomonas) maltophilia 70401 to glass and Teflon. J. Bacteriol, 1996, 178 : 5472 – 5479.

73. K L Anderson. Cationized ferritin as a stain for electron microscopic observation of bacterial ultrastructure. Biotech. Histochem, 1998, 73 : 278 – 288.

74. K Ahmed, T Nakagawa, Y Nakano, et al. Attachment of Moraxella catarrhalis occurs to the positively charged domains of pharyngeal epithelial cells. Microb. Pathog, 2000, 28 : 203 – 209.

75. S Nomura, A Kuroiwa, A Nagayama. Changes of surface hydrophobicity and charge of Staphylococcus aureus treated with sub – MIC of antibiotics and their effects on the chemiluminescence response of phagocytic cells. Chemotherapy, 1995, 41 : 77 – 81.

76. M Muratsugu, Y Miyake, N Ishida, et al. Decrease in surface charge density of Klebsiella pneumoniae treated with cefodizime and enhancement of the phagocytic function of human polymorphonuclear leucocytes stimulated by the drug – treated bacteria. Biol. Pharm. Bull, 1995, 18 : 1259 – 1263.

77. Y E Collins, G Storzky. Heavy metals alter the electrokinetic properties ofbacteria, yeasts, and clay minerals. Appl. Environ. Microbiol, 1992, 58 : 1592 – 1600.

78. Y E Collins, G Stotzky. Changes in the surface charge of bacteria caused by heavy metals do not affect survival. Can. J. Microbiol, 1996, 42 : 621 – 627.

79. R Kapur, J Lilien, G L Picciolo, et al. Human monocyte morphology is affected by local substrate charge heterogeneity. J. Biomed. Mater. Res, 1996, 32 : 133 – 142. See also: R Kapur, J M Calven, A S Rudolph. Electrical, chemical, and topological addressing of mammalian cells with mierofabricated systems. J. Biomech. Eng, 1999, 121 : 65 – 72.

80. Per – Arne Oldenborg, Alex Zheteznyak, Yi – Fu Fang, et al. Role of CD47 as a Marker of Self on Red Blood Cells. Science, 2000, 288 : 2051 – 2054, 1945 – 1946 (discussion); P. A. Oldenborg, H D Gresham, F R Lindberg. CD47 – signal regulatory protein alpha (SIRPalpha) regulates Fcgamma and complement receptor – mediated phagocytosis. J. Exp. Med, 2001, 193 : 855 – 862.

81. G Harkes, J FeiJen, J Dankert. Adhesion of Escherichia coli on to a series of poly (methacrylates) differing in charge and hydrophobicity. Biomaterials, 1991, 12 : 853 – 860.

82. S A Beers, A G Buckland, R S Koduri, et al. The antibacterial properties of secreted phospholipases A2: a major physiological role for the group IIA enzyme that depends on the very high pi of the enzyme to allow penetration of the bacterial cell wall. J. Biol. Chem, 2002, 277 : 1788 – 1793.

83. H Nagura, J Asai, Y Katsumata, et al. Role of electric surface charge of cell membrane in phagocytosis. Acta Pathol. Jpn, 1973, 23 : 279 – 290.

84. F Ahsan, I P Rivas, M A Khan, et al. Targeting to macrophages: role of physicochemical properties of paniculate carriers – liposomes and microspheres – on the phagocytosis by macrophages. J. Control Release, 2002, 79:29 – 40.
85. L Thiele, B Rothcn – Rutishauser, S Jilck, et al. Evaluation of particle uptake in human blood monocyte – derived cells in vitro. Does phagocytosis activity of dendritic cells mea – sure up with macrophages? J. Control Release, 2001, 76:59 – 71.
86. K E Magnusson, O Stendahl, I Stjernstrom, et al. The effect ofcolostrum and colostral antibody SIgA on the physico – chemical properties and phagocytosis of Escherichia coli o86. Acta Pathol. Microbiol. Scand. B, 1978, 86:113 – 120.
87. R L Hoover, R Folger, W A Haering, et al. Adhesion of leukocytes to endothelium: roles of divalent cations, surface charge, chemotactic agents and substrate. J. Cell Sci, 1980, 45:73 – 86.
88. A Cockayne, C W Penn, M J Bailey. Surface properties ofTreponema pallidum in relation to phagocytosis by human polymorphonuclear leucocytes in vitro. J. Gen. Microbiol, 1986, 132:133 – 141.
89. H Saito, H Tomioka, T Watanabe, et al. Mechanisms of phagocytosis of Mycobacterium leprae and other mycobacteria by human oligodendroglial cells. Infect. Immun, 1986, 51:163 – 167.
90. Y Tabata, Y Ikada. Effect of the size and surface charge ol polymer microspheres on their pliagocytosis by niacrophage. Biomaterials, 1988, 9:356 – 362.
91. K Kilhstrom. Interaction between Salmonella bacteria and mammalian nonprofessional phagocytes. Am. J. Clin. Nutr, 1980, 33:2491 – 2501.
92. K E Mamusson, J Davies, 1 Grundstrom, et al. Surface charge and hydrophobicity of Salmonella, E. coli, Gonococci in relation to their tendency to associate with animal cells. Scand. J. Infect. Dis. Suppl, 1980, 24:135 – 140.
93. K K Magnus, Son CJ Srendahl, I Srjernstrom, et al. Reduction of phagocytosis, surface hydrophobicity and charge of Salmonella typhimurium 395 MR10 by reaction with secretory IgA (SIgA). Immunology, 1979, 36:439 – 447.
94. T Sano, N Muramatsu. P. Kondo. Phagocytosis of microcapsutes by guinea – pig polyrnorphonuclear leucocytes. J. Microencapsul, 1986, 3:265 – 273.
95. J W Ezxell, S L Welkos. The capsule of bacillus anthracis, a review. J. Appl. Mkrobiot, 1999, 87:250.
96. H Ayhan. A Tuncel, N Bor. et al. Phagocytosis of monosize polystyrene – based microspheres having dirrerent size and surface properties. J. Biomater. Sci. Polym. Ed, 1995, 7:329 – 342.
97. R A Schwendener, P A Lagocki, Y. E. Rahman. The effects of charge and size on the interaction ofumlamellar liposomes with macrophages. Biochim. Biophys. Acta, 1984, 772:93 – 101.
98. W G Brodbeck, J Parel, G Voskerician, et al. Biomaterial adherent macrophage apoptosis is increased by hydrophilic and anionic substrates in vivo. Proc. Natl. Acad. Sci (USA), 2002, 99:10287 – 10292.
99. J V Johnson, I A Monroya, D L Olive. Ethiodol oil contrast medium inhibits macrophage phagocytosis and adherence by altering membrane elecironeganvity and microviscosity. Fertil. Steril, 1992, 58:511 – 517.
100. P E K Donaldson. Electric charge on 96 per cent alumina in water. Med. Biol. Eng. Comput, 1993, 31:75 – 78.
101. G A Parks. The isoelecrric points of solid oxides, solid hydroxides, and aqueous hydroxo complex. Systems. Chem. Review, 1965, 65:117 – 198.
102. L Bousse, N De Rooij, P Bergveld. Operation of chemically – sensitive field – effect sensors as a function of the insulator – electrolyte interface. IEEE Trans. ED, 1983, 30:1263 – 1270.
103. H W Fink, C Schonenberger. Electrical conduction through DNA molecules. Nature, 1999, 398:407 – 410.
104. D Porath, A Bezryadin, S de Vries, et al. Direct measurement of electrical transport through DNA molecules. Nature, 2000, 403:635 – 638.
105. D T Odom, E A Dill, J K Barton. Robust charge transport in DNA double crossover assemblies. Chem. Biol, 2000, 7:475 – 481.
106. K H Yoo, D H Ha, J O Lee, et al. Electrical conduction through poly (dA) – poly (dT) and polytdC) – poly (dC) DNA molecules. Phys. Rev. Lett, 2001, 87:198 – 202.
107. D T Odom, E A Dill, J K Barton. Charge transport through DNA four – way junctions. Nucleic Acids Res, 2001, 29:2026 – 2033.
108. Manias Hjort, Sven Stafstrom. Band resonant tunneling in DNA molecules. Phys. Rev. Lett, 2001, 87:228101.

109. F M Boon, J K Barton. Charge transport in DNA. Curr. Opin. Struct. Biol, 2002, 12 : 320 – 329.

110. Michael L Weiner, Patrick R Connelly, Carol Gebert, et al. Hybrid Nucleic Acid Assembly. International Patent Publication Number WO 01/60969 Al, 2001, 23 . Application Number PCT/US01/05139; http://www.biomedsolutions.com.

111. R Davies, A W Preece. The electrophoretic mobilities of minerals determined by laser Doppler velocimetry and their relationship with the biological effects of dusts towards macrophages. Clin. Phys. Physiol. Meas, 1983, 4 : 129 – 140.

112. S Tungjitkusolmun, E J Woo, H Cao, et al. Finite element analyses of uniform current density electrodes for radio – frequency cardiac ablation. IEEE Trans. Biomed. Eng, 2000, 47 : 32 – 40.

113. R Davies, D M Griffiths, N E Johnson, et al. The cyToroxicity of kaolin towards macrophages in vitro. Br. J. Exp. Paihol, 1984, 65 : 453 – 466.

114. R Alien Bowling. A Theoretical Review of P. Micle Adhesion In: K. L. Mittat, ed. Particles on Surfaces T. Detection, Adhesion, and Removal, Plenum Press, NY, 1988, 129 – 142.

115. R E Baier. Selected methods of investigation tor blood – contact surfaces In: E. F. Leonard, V. 1. Turino, L Vroman, eds. Blood ih Contact with Natural and Artificial Surfaces, Ann. N. Y Acad. Sci, 1987, 516 : 68 – 77.

116. Marc L Mansfield, Lack F Douglas, Edward J Garhoczi. Intrinsic viscosity and the electrical polarizability of arbitrarily shaped objects. Phys. Rev, 2001, E64 : 61401 – 61416.

117. Jonathan Black, Biological Performance of Materials: Fundamentals of Biocompatibility, Third Edition, Marcel Dekker, New York, 1999.

118. N G Thompson, R A Buchanan, J E Lemons. In vitro corrosion of Ti – 6Al – 4V and type 316L stainless steel when galvanically coupled with carbon. J. Biomed. Mater. Res, 1979, 13 : 35 – 44.

119. W Rostoker, C W Pretzel, J O Galante. Couple corrosion among alloys for skeletal prostheses. J. Biomed. Mater. Res, 1974, 8 : 407 – 419.

120. J M Smith, M G Miadejovsky, 1975, personal communication to A D Haubold, H S Shim, Jack C Bokros. Carbon in Medical Devices. In: David F. Williams, ed., Biocomparibility of Clinical Implant Materials, Volume II, CRC Press, Boca Raton. FL, 1981, 3 – 42.

121. B A Miller Jr. The Galvanic Corrosion of Graphite Epoxy Composite Materials Coupled with Alloys, Report AD – AO 19322, Wright – Patterson Air Force Base, 1975.

122. J E Field. Appendix: Tables of Properties. In: J E Field, ed. The Properties of Natural and Synthetic Diamond, Academic Press, NY, 1992, 667 – 699.

123. Stephen Hvans. Chapter 4. Surfice Properries of Diamond. In J E Field, ed. The Properties or Natural and Synthetic Diamond, Academic Press, NY, 1992, 181 – 214.

第十八章 纳米粒子的容积性损伤

即使纳米粒子的外表面具有良好的生物相容性，不会激活体内的任何自然防御系统，也仍然有可能会发生不良反应。这些反应可以是由于关键的生物系统或生物液被纳米粒子物理性置换所引起。在纳米医学中，容积性代换是量度人工纳米体系可以对自然生物系统进行代换而不至于引起起有害作用的一种测定术语。我们这一章首先考虑机体可以接受的置于生物体内、血流内、和细胞内的纳米粒子群体或具有纳米结构的宏观物体所产生的容积代换，最后也简短地讨论技术性代换。

更为详细的分析将对急性和慢性容积性突入进行仔细的区分。急性的容积性负荷可以是对现有结构，无论是整体、血管或细胞池，耐受容积性突入的能力的一种测试。慢性容积性负荷则是对生物体结构对这种容积性突入进行适应的能力的一种测试。这两种过程在本质上具有明显的区别，可引起明显不同的耐受性反应。

18.1 躯体增容

躯体增容的问题发生于宏观量的异物材料或纳米粒子必须植入体内之时。此时我们必须确定生物体所能耐受的最大的异物材料容积。一个体重 70 kg 男性的身体总容积为 0.06 m^3[1]，但有记录的最为圆胖而其他方面均为正常的人具有 0.5 m^3 的体积。所以在身体中那些没有被骨包围的部分，皮肤很容易扩张，允许异物材料掺入，使其体积的增加高达 0.44 m^3 或 633% 容积扩张。这里我们还不能确定这么大的体积增加是否会影响健康，而只是考虑这种增加是在自然人体弹性所允许的范围内。遗传或其他因素使身体结构或组织弹性的改变可进一步增加人类皮囊的可扩张性。另外，伴随体重增加的表皮的扩张是随时间慢慢发生的，相等容量的纳米粒子的存在引起身体容积的立即扩张，是身体所不能忍受的。

皮肤受牵张的天然限度可以从厚胶原结缔组织或表皮——由连续的胶原纤维嵌入含有弹性纤维的蛋白多糖基质中形成的三维网状结构进行估计[2]。弹性蛋白构成一种在伸展度不大的范围内的橡皮样弹性材料但在较大限度的延伸时受到胶原网状结构尺度的限制[3]。皮肤正常情况下，即使不受运动或其他力的影响发生变形，也是处于紧张状态。人类皮肤的静止张力变动于 10% ~30% 之间[4]，或者说其 λ 值为 1.1 ~1.3，这里 λ 值为受牵张皮肤长度与未牵张长度之间的比值。在 λ 为 1.6 以下的范围内，皮肤的伸展是由弹性蛋白所支配的，但若要进一步伸展，胶原纤维在被伸展的方向上呈直线排列而被所施加的负荷所牵张。在受到 10^7 N/m^2 拉伸性张力［近似于腹部皮肤断裂强度或（0.4 ~1.4）×10^7 N/m^2］，在 λ 值达到 1.9 时，纤维网格高度平行于伸展的方向。从机械性方面考虑，此时的皮肤已变得相似于肌腱[2,3]。在 λ 为 1.2 时包括 0.06 m^3 的身体容积的皮囊，在 λ 为 1.9 时将能够包括 $(1.9/1.2)^3 \times 0.06$ m^3 ~0.24 m^3。这相当于增加 0.18 m^3 的异物材料或 300% 的容积扩张。这种高度地和持久的皮肤的伸展可与通常妊娠时的腹部皮肤所受牵的程度相比，可产生皮肤瘙痒的感觉[5]。

细胞外基质支配的由注入纳米粒子所引起的组织容积的扩张也主要受胶原的弹性和形成基质骨架的弹性蛋白的限制。如果这些基质纤维容易伸展，具有 $\lambda_{ECM} = \lambda s/r \sim 1.3$（λs 为 ~1.6［3211，3212］和 λ r 为 1.1 ~ 1.3[4]）的线性因子，那么基质支配的组织容积的可扩张性为（$\lambda r^3 \sim 1$）= 1.2（120%）。这些粗略的估计还没有得到良好实验的证实。有一项实验[37]中，在小鼠足底皮下组织注射 0.3%容积的 10 ~ 20 μm 的粒子，与对照相比只引起轻度的容积增加，30 ~ 60 分钟后水肿也消退。

生物体有些器官在执行其功能期间可以规律性地扩张和收缩。例如，人的两肺在呼吸时容积的改变在 3.1 ~ 3.5 L 之间（扩张率 13%），但最大的吸气时的容积可周期性在地 3.1 ~ 6.8 L 之间变化，这时容积扩张 120%。胃的容积在排空后为 0.5L，而饱食后的容积可达 1.5 L，其扩张率可达 200%。膀胱排空时的容积为 0.15 L，而充满尿液时达 0.65 L，扩张 333%。脾脏则因血液充盈程度的不同容积可变动于 80 ~ 300 cm^3 之间，扩张 275%。子宫在妊娠时极大地扩张，从妊娠前的 0.1 L 增大到分娩前的 10 L 以上，包括宫壁 1 L、羊水 1 L 和胎儿 3 L[5,6]，容积增加 10 000%，而在全身容积中所增加的比例也只不过 14%。内脏器官受脊髓传出内脏神经元纤维的支配，可对扩张、收缩和其他机械性刺激发生反应[7]，也就是说过度的膀胱扩张可以引发内脏感觉[8]。纳米粒子的增容作用的分析应当将其总容积与正常功能状态下最大的机体容积进行相加。如果在一个功能周期或更长的时间内有进入和退出的情况发生，则在周期的低容积期具有较小的突出效应，如在呼吸周期中的呼气终末和吸气初期。在纳米个科手术时，也可对机体的容积进行主动的控制。

有些疾病可引起器官容积的极度扩张。例如，在 Gaucher's 病，肝脏可比正常容积增大 9 倍，扩张率为 800%。肝脏功能有所改变，但总的来说影响并不大[9]。单核细胞增多症时脾脏的容积可增大 10 倍。Gaucher's 病也可引起脾脏增大 20 倍，使病超重或有妊娠的表现[9]。这种脾肿大的本身并不引起疼痛。但肿大的脾脏可压迫膈肌，间接地压迫肺脏，导致呼吸困难。也可压迫胃肠道，引起食欲减退或其他的消化性疾病[9]。酒精性心脏增大引起严重的心脏病理性改变，这时的心脏比正常情况下增加 3 倍，也就是扩张 200%[10]。当然，如果纳米粒子的增容效应会引起明显的病理性能改变，那么这种疗法就是不可行的。

有些体内组织部分对容积扩张的耐受性较差。例如，典型的人类眼球的容积为 5.4 cm^3[11]，轴向长度为 24 mm[12]，但在轴向长度仅仅增加 8% 到 26 mm 时，就会产生近视，而轴向长度减少 17% 到 20 mm 则产生远视[12]。有一篇关于极端情况的报道[13]说由于慢性的葡萄膜炎和继发的青光眼的 18 岁男性患者眼球容积增大到 31 cm^3。腹腔可耐受中度的牵张。在腹腔透析患者腹腔中输入 2 L（全身体积的 3%）或 3 L（全身体积的 5%）透析液分别引起男性腹腔压力增高 13.9 ~ 16.8 mmHg，女性腹腔压力增高 12.1 ~ 14.5 mmHg。据报道有 64% 的患者输入 2.5 L，44% 的患者输入 3 L，没有产生生理上的不适，提示还可把输入量增到更高一些[14]。

关节、骨和头颅的内部空间没有外科手术的干预是不允许有较多的增加，尤其是对于脑组织所存在的颅腔。例如，在膝关节，滑液容积平均为 1.1 cm^3，变化范围在 0.13 ~ 3.5 cm^3 之间，10% 最大容积滑液代换或 0.11 cm^3 的非机械刺激性异物是可以耐受的。在一项实验[38]中，给犬膝关节注入 0.3%容积的直径 3 μm 的金刚石晶体，几乎没有发现有炎症的证据，关节内压力和局部细胞计数仍然很低。在另一项实验[39]中。在兔膝关节滑液中注射容积浓度为 5.7%，直径为 10 ~ 20 μm 的金刚石粒子没有引起炎症反应。还有一项实验[40]，鼠膝关节植入 25% 滑液容积的直径 1 ~ 8 μm 的炭粒子仍然存活。滑液含有机械刺激性的针形尿酸单钠结晶在容积浓度低至 0.01 ~ 0.1 时可诊断为痛风[15,16]。但绝大多数疼痛和物理性破坏是由于在受影响的关节中痛风石的形成。痛风石是一种巨大的单尿酸钠结晶的沉积物[17]，最终可占据滑液原有容积的 10% 或者更多。膝关节和其他关节中分布有许多伤害感受器，因此有可能到达这些区域的纳米粒子必须小心避免机械性地诱发疼痛感觉。

在脑，正常容积的脑脊液（CSF）所形成的颅内压为 10 mmHg（0.013 大气压）。在灵长类实验诱发的脑组织脱出压可高达 100 mmHg（0. 13 大气压）[18]，在猪则可达 152 mmHg（0. 20 大气压）[19]而不致产生缺血或死亡。颅内压是通过脉络膜对 CSF 的产生与吸收之间的平衡状态所调节的。脉络膜对脑脊液的产生及吸收是由静脉压所决定的。在 37℃，1 大气压时，水的等热可压缩性为 Kwater = 4. 492 × 10^{5}[41]。如果相当于脑容积的 1400 cm^3 的水置于密闭而不可压缩的容器中，再将一个容积为 $V_{foreign}$的不可压缩异物置入其内，对其加压至最大安全压 $P_{foreign}$ = 0. 2 atm，那么 $V_{foreign}$ ~ K_{water} $P_{foreign}$ V_{brain} ~ 0. 012 cm^3。相当大的异物容积可注入脑内，只要这些注入的异物可替代颅内脑脊液样液体。MRL 研究[20]表明，吸入 7% CO_2 造成高碳酸血症，可使人颅内 CSF 容积平均减少 9. 4 cm^3，而以 60% 的氧进行过度通气造成低碳酸血症，则可使颅内 CSF 平均增加 12. 7 cm^3。这意味着惰性异物，特别是惰性粒子高达 10 ~ 20 cm^3 的容积（约为脑容积的 1% ~ 2%）可以安全地对颅内脑脊液进行代换而没有不良效应。保持血脑屏障的完整性是功能性增容的关键问题。

在一例患者丢失 158. 6 cm^3，脑容积的 10% 的颅内脑脊液[21]，伴随有颅内低压的大量 CSF 丧失，如在腰椎穿刺和硬脑膜撕裂时所发生的那样，常常[21,22]但并不总是[23]引起直立性头痛（这种情况有时也可发生于分娩时的硬脑膜外麻醉），硬脑膜增厚[24]和其他症状[25]。占据整个 CSF 容积是不明智的，因为脑脊液在脑中具有重要功能。中枢神经系统的颅内压具有自动调节功能，所以系统血压在一定范围内的波动不会改变颅内压力。颅内压增高的预防不仅依赖于中枢神经系统的自动调节，而且也依赖于中枢神经系统的解剖学功能。后者使脑脊液可被充分地吸收，因此防止脑中水分的增多及其颅内压增高的后果。

1 ~ 2 kg 的整体肿瘤负荷（达体重的 3%），对于癌引起死亡一般是必需的，而在中枢神经系统 100 g 的肿瘤块即是致命的[26]。依部位的不同，固体脑肿瘤、脑实质性损害或颅内血肿在数毫升[27]至直径数厘米[28]或脑容积的 0. 001% ~ 1% 大小即可产生精神神经功能的改变。在癌研究实验室中，联邦条例规定研究者在实验动物体内植入大于体重 10%[29,30]或 1000 ~ 2000 mm^3（身体容积的 5% ~ 10%）[30,31]的肿瘤或大于体重 20% 的腹腔积液之前，需要得到职业安全与卫生条例管理局保护动物的"小鼠政策"的特许。但是肿瘤的致命性并非是严格地依赖于质量，而是更多地依赖于器官功能丧失的结果和肿瘤降解产物的毒性。诸如子宫纤维瘤和子宫肌瘤之类的良性肿瘤可以大到远远超过上述的质量限制。

各种各样的粒子输入都已有实验进行测试。例如，小鼠腹腔注射小于 44 μm 的铝粒子的 LD_{50}大于 2 g/kg 或大于容积的 0. 1%[42]。腹腔注射大于身体容积 0. 1% 的 1 ~ 8 μm 的炭粒子的所有的大鼠都可以存活。口服 PVC 粉的 LD_{50}大于体重的 0. 7%[32]。口服甲基甲烯酸粉的 LD_{50}为体重的 0. 8%[33]。肌内或皮下注射大于 0. 5% 局部组织体积的陶瓷粉在小鼠几乎不引起全身效应。标准毒性分类表将单次口服 LD_{50} > 体重 1. 5% 或皮肤暴露 LD_{50} > 体重的 2. 3% 的外源性物质列为很小毒性或'相对无害'[34]。淋巴结中的病理性粒子负荷可变动于淋巴结容积的 0. 07% ~ 4% 之间。

总的来说，对于其他方面都具有生物相容性的外源性物体的躯体增容的保守的安全限度，如纳米粒子或纳米设备，可能是在局部组织、器官或身体容积的 1% ~ 10% 之间，虽然更大的容积扩张可能也是无害的。

从纯粹美学的观点看来，在精神上对于视觉等面积的知觉分辨敏感性为 $\Delta A_{perceptual}$ ~ 0. 006 (6%)[35,36]。这样看来，人体的视觉切面上的改变必须达到 6%，才能感觉出其差别，体现出容积性改变 $\Delta V_{perceptual}$的改变约为 $(1 + \Delta A_{perceptual})^{3/2 - 1}$ ~ 0. 09（9%）。例如，由紧身衣服对男性身体所造成的体积增加不会造成身体增大的感觉。用从皮肤表面扩张 1. 5 mm 的紧身衣服包绕面积为 2 m^2 的整个皮肤的衣服容积为 0. 003 m^3，相当于身体的表观容积增加 5%。相似地，具有最大周径的肺、胃和膀胱的参考男性的容积超过具有最小的这些容积的 0. 0052% m^3，这是美学上可以接受的 9% 的容积扩张。由于液体平衡和液体潴留的自然改变所引起的每天 3% 的身体容积改变是一种常见的现象。因此美学增容的最大限度可保守地估计为身体基础容积的 5% ~ 10%。

18.2 血流增容

血管系统可以适应很大程度的压力改变，这种适应性的主要决定因素是容积。无论何时，只要需要血管内注射宏观量的异物材料或纳米医疗设备需要被持久地安装于或锚于血管壁时，就必须考虑血液增容的问题。这个问题的关键是血管能够安全地容纳多大体积的外源性材料。

体重为 70 kg 的参考男性的无脂肪组织每千克含有 36 cm^3 的红细胞容积，脂肪组织每千克则含有 3.6 cm^3[43]。假定在如运动员和模特的身体，体重的 7% 为脂肪及血细胞比容为 44% 的理想状态下，全部血液的体积为 5400 cm^3。在已知最重的男性，体重为 485 kg，脂肪占 80%，血细胞比容为 54%，全身血液容积为 9.0 L，比正常状态增加 67%。动脉壁随 0.1 ~0.2 atm 的生理性血压波动而扩张的半径自然限度为 1.2[44]，纵径限度可能只有 1.1%。静脉壁比动脉壁可能具有较大的可扩张性[99]。所以血管系统在最高压力时的最大容积扩张为纵向扩张 × 截面扩张，至少为（$1-\lambda_{long}\lambda_{radial}{}^2$）=0.6（60%）。这提示血液容积增加 4 L 可能是血管壁材料所能承受的最大扩张限度。对于组织弹性的遗传和人工修饰或体质可进一步增加人血管容积的可扩张性。

只有身体总容积的极小一部分是位于血管内。据估计血管系统的小孔可漏出小量乃至非常大体积的血液成分，接受这种漏出成分的组织则被过度充盈。腹腔积液、全身性水肿和泌尿系统的过度负荷可发生于血管系统被牵张到最大限度之前发生，因此上述的一些计算只在我们可有把握地假定体内没有血管漏出的情况下才具有临床意义。

另外，这些情况也可受到生理性调节：①内脏组织[45]和脾脏对红细胞的储存，即约 70 cm^3 的非循环红细胞容积；②出血代偿（约 200 cm^3 全血[46]）或透析（15.2% 的全血或 800 cm^3[47]）期间微循环与大循环之间血液容积的转换；③血浆量的改变：每天睡眠时血浆减少 20 cm^3[48-50]；饮水后，如饮水 1 L 使血浆增加 200 cm^3[50]；重量级体育锻炼期间可使血浆容积增加 20% 或 600 cm^3[51-53]；耐力训练和重量级锻炼后血浆容积增加 25% 或 760 cm^3[54]，如超级马拉松后[55,56]。

如能及时静脉输入血液或血浆或每天输入 1.5 ~2.0 L 的血浆扩充剂如 6% 的羟乙基淀粉[57]，补充液体的容积，失血 2 L 的患者还能够恢复。在长达 24 h 内进行逐渐放血在 3 L 之多也还有可能恢复[58,59]。在某些病理情况下，如 Waldenstrom 巨球蛋白血症[100]可见到血浆容积扩张 1.5 ~3.0 L。但是，对于人来讲，1 L 可能是失血的限度[59]；可能是土著安第斯山人高度适应后大于 60% 的血细胞压积所引起的血浆量的改变[60]；可能是肺水吸入造成血液烯释的限度[61]；可能是允许两周内从实验动物采血的最大等效量（15 cm^3/kg 或血液容积的 25%[30]）。0.5 ~1.0 L 容积的改变也是实验或运动引起的血浆增加的限度[54]，所以 10% ~20% 的血液容积似乎也是纳米粒子对血液的增容限度。

为得到更为可靠的上限，胶乳微球对各种非人类实验动物的急性毒性已有实验研究[63-68]。例如，胶体碳[62]或 500 nm 胶乳粒子[63]以血液容积的 0.1% 给兔进行静脉输入，所有动物都可以存活。给大鼠以血液容积的 0.2% 的量静脉输入 1 ~8 μm 的碳粒子，所有的动物也都存活[40]。微球由于血管闭塞所导致的毒性是注射微球总容积的函数[101]，遵循式 $N_{LD_{50}}=M_{body}K/D_{sph}{}^{b}$ 的强度定律。这里 $N_{LD_{50}}$ 为在大鼠达到 LD_{50} 的静脉注射微球的数量；M_{body} 为大鼠体重；D_{sph} 为微球直径；K 为实验测定的常数，值为 $8.6\times10^{11}\mu\ m^{3.15}/kg$；b =3.15。将些简单地应用于人，体重为 $M_{body}=70$ kg，$D_{sph}=1$ μm 的胶乳粒子的 LD_{50} 全身剂量 $N_{LD_{50}}$ 为 600 万亿微球。取血液所占人体重分数 f_{blood} 约为 0.09（9%），身体密度 $\rho_{body}=1.17\times10^{-15}$ kg/m^3，人的等效 LD_{50} 纳米压积（Nct）将为 $Nct_{LD_{50}}=\pi\rho_{body}K/(6f_{blood}D_{sph}0.15)$，约为 1%。

但是，这一关于 NLD_{50} 的公式主要是来自于直径大于 10 μm 粒子的研究，也就是说要远大于纳米粒子，并且这些粒子在各个方向上的尺度变化很大，表面也很粗糙。实验模型动物的红细胞直径也较人类者为小，毛细血管也较人类的狭窄。这些情况提示人类可能较这些实验动物更能耐受较大的微米大小的粒子压积。另外，在比格犬给予0.3%的3 μm微球负荷，可有暂时性的呼吸困难（费力）、体循环低血压和心脏功能抑制。其短暂的主要原因是肺部一过性大量的微球。作者假定，因为小的微球自肺迅速地清除，因此采用缓慢输入而不是注射的方法可以减轻这些微球的毒性。使用特殊设计的可以避免肺部几何学捕获及用呼吸细胞相容性材料被膜的粒子[41]以避免引起缺血的风险将进一步降低其毒性。

任何一种微米粒子对人类的LD_{50}也都还没有文献报道。可肠道外静脉注射的或可输入的液体中的PVC污染粒子的最大数量，按照英美药典，2~5 μm粒子为1000/cm^3，25 μm粒子为5/cm^3或者10^{-6}%~10^{-5}%血液容积[69]。用25 nm厚的半变性白蛋白外壳稳定的直径3~5 μm的充满空气的小泡[70]，以诊断为目的，可以所谓Albunex微泡输入剂的形式注入人类患者[71]。Albunex被用作超声对比剂[72]。使用浓度为（3~5）×10^8小泡/cm^3，容积分数1%剂量可达每千克体重0.12 cm^3，也就是全部血液中注入2.5×4.2×10^9微泡，由此产生的气泡压积相当于0.002%的纳米粒子压积。据称人类对这样的Abunex使用量可以良好地耐受[73]。动脉内注射很大的可降解的淀粉微球，在50%接受10^8剂量的患者可引起恶心、呕吐等早期毒性症状[74]，其血液容积负荷相当于0.06%的纳米粒子压积[74]。已报道的最高的菌血症LD_{50}是小鼠血液中10^{10} CFU/ml血液的金黄色葡萄球菌的无毒突变体[75]，菌体压积相当于人类血液中1%的纳米粒子压积。在血液压积高达10%的纳米粒子压积还不至于影响血液的宏观粘度。由此作者得出结论说，对于血液中的1~3 μm的粒子，粒子压积的安全上限位于0.1%~10%之间。其更为精确的安全范围有待于进一步的实验及临床结果。

静脉输入0.540 L的最大剂量的粒子性异物，包括所有与治疗有关的必要的医用纳米粒子或纳米机器人，混悬于0.540 L水性载体液中，可使血液容积自5.40 L迅速升至6.48 L，使血压升高22 mmHg，血细胞比容降低约7%（从44%%到37%），可产生暂时的贫血状态，除非这些异物粒子是输氧的具有呼吸功能的纳米粒子[41]。血液中增加多于1.0 L的水，使血浆中的钠自135~145 mmol/L［（3.1~3.3）×10^{-3} g/ml］的正常水平降至110~120 mmol/L［（2.5~2.8）×10^{-3} g/ml］，足以产生症状性的高容积性的低钠和低钾血症[76-78]。刚好加入0.54 L的多余水量，应当只产生暂时的和非症状性的电解质平衡紊乱。这种轻度效应可以用调整载体液中的离子浓度进行纠正。使用等张载体溶液可避免水电解质平衡紊乱。

像在轻度水中毒时的情况一样[79,80]，在人类输入540 ml水之后，渗透压调节系统的反应是经肾脏和尿液排出多余的水分和电解质。与此同时，也消除由于过多的电解质和水分引起的血压的轻度升高和电解质平衡紊乱并重建正常的血细胞比容。对于非呼吸功能类的纳米粒子，输入后的血液平衡状态时血细胞比容接近44%，纳米粒子压积接近最大的10%，血浆容积由3.02 L降低到2.48 L，全血容积为5.4 L。因此，总的粒子容积负荷为54%，大致与男性成人和新生儿血细胞比容的上限和下限相似[102]。纳米粒子输入后，37℃体温高剪切条件下的宏观血液粘度由3.0×10^{-3} kg/（m·s）秒上升到约4.8×10^{-3} kg/（m·s）秒，显著地不同于血细胞比容为54%的全血。这种血液粘度的增加，不应当产生全血粘度过高的现象[81-92]。全血粘度过高是某些疾病的特征，如一些类型的贫血[86]，炎症性疾病[87]，感染性疾病[81]，脑血管病[84,89]或在某些不正常的情况下[85,90]；或者在多红细胞血症的患者，其血细胞比容可以有75%~85%，导致伴随血细胞比容增高的血液粘度增加所引起的血流动力学紊乱。这种原因所造成的血液粘度的增加不会像休克时那样造成“血流停滞”[93,94,96]，也不会由于血浆容积减少，血细胞倾向于凝集，形成较大的颗粒或团块而运动缓慢或堵塞小血管造成组织损伤[95,96]。纳米粒子的输入在渗透压方面所产生的后果包括离子平衡、液体运动及在不同的液池如细胞内、细胞间及血管内之间发生相对移位，并对血液的物理学和化学性质发生影响。这些问题都应当进行系统的研究，但其较为详细的分析已不属于本书要讨论的内容。

另一个血液容积改变的问题纳米粒子有引起凝血性疾病的潜在危害性。足够高浓度的非粘附性惰性微粒子的存在，可掺入正在形成的血栓之中而影响凝血过程的发展，物理性地阻碍固体血块的形成。但是惰性的聚乙烯微球常常用于有关凝血过程的研究[97]，可降解的淀粉微球并不影响血小板的聚集[98]。这方面的效应还没有文献报道，因此需要进行实验研究。

18.3 细胞增容

在必须将微量的异物材料或医用纳米粒子置入细胞内空间时，就会遇到细胞增容的问题。细胞内空间可包括细胞质、细胞核、溶酶体、线粒体和高尔基体等细胞内的亚细胞结构。细胞不同于血管、组织或其他的体内空间。这些空间对其内容积的增加具有较大的耐受性，而细胞对其内部容积增加的耐受性相对来说要小得多。因为作为细胞与外部环境间屏障的细胞膜允许其内部容积增加的能力有限。这种情况下需要考虑的问题有两个方面：首先是细胞内的最大粒子负荷是多少？再者是怎样才能使纳米粒子进入细胞内部后不会使细胞的总容积发生改变？纳米粒子可以替代多少的细胞内物质，而不至于影响细胞的活性？

当然，细胞的“生命力”应当从结构完整性、代谢、再生、骨架活性、分泌活性等方面进行严密、全面而详细的考虑，因为有些方面，如细胞的分泌活性或分裂活性的丧失，并不等于细胞生命的结束。直接用纳米粒子对活细胞进行实验，目前报道尚少，因此现在只能根据一些类似的例子，对细胞内池究竟最多能安全地容纳多大容积的异物材料进行粗略地估计。

18.3.1 细胞膜弹性和细胞膨胀

假定细胞的形态为圆形，细胞容积自原来细胞容积 V_{cell} 发生的改变 ΔV_{cell} 与未牵张的细胞膜面积 A_{cell} 的浆膜面积改变量 ΔA_{cell} 有如式 $\Delta V_{cell}/V_{cell}$ $((1+\Delta A_{cell}/A_{cell})^{3/2}\sim 1)$，$\Delta A_{cell}/A_{cell}=T_{memb}/K_{memb}$，$T_{memb}$ 为由胞膜扩张引起的各向同性张力，K_{memb} 为浆膜在温度为 310 K 时的面积可压缩性模量。红细胞 $K_{memb}=0.378$ N/m，白细胞 $K_{memb}=0.636$ N/m。取红细胞溶解的保守限度 $T_{memb}=4\times10^{-3}$ N/m，那么 $\Delta V_{cell}/V_{cell}\times1.6\%$。白细胞 $\Delta V_{cell}/V_{cell}\approx0.9\%$。但是，红细胞不是球形的而是双凹圆盘形的[99]，在等张溶液（300 毫渗量）中的体积为 94 μm^3。在低张溶液中可以吸收水分，在渗透压为 131 毫渗量时变为球形，容积增至 164 μm^3，表明其容积可扩张 74% 而细胞膜的完整性并不被破坏，但其许多血液流变学功能会丧失或减弱，如变形通过狭窄的毛细血管及脾窦的能力大减弱而容易在这些部位被破坏，其抗损伤能力也会因此而大减弱。其他一些细胞似乎可耐受较大程度的膨胀。例如，取 TB/C3 杂交瘤细胞 Tmemb = 1.7 N/m，Kmemb = 1.3 N/m，NS1 肌瘤细胞 Tmemb = 1.8 N/m，Kmemb = 1.2 N/m[103]，那么杂交瘤细胞和肌瘤细胞的可扩张性则分别为 ΔVcell/Vcell≈250% 和 300%。这些估计充其量也只能是粗略的，因为细胞膜的脂肪族总是处于不断地改变之中，可以随时间发生膨胀或收缩[104,105]。

40 余年以来，微生物学家已可以用微针技术常规性地自细胞中取出或注入整个细胞核而不影响细胞的生命活性[106]。这种细胞核移植代表在典型的 20 μm 的人类组织细胞容积改变 ΔVcell/Vcell≈3.4%。但在白细胞，嗜酸性粒细胞的情况下，这种移植则代表容积改变 ΔVcell/Vcell≈18%。在中性粒细胞为 22%，在单核细胞为 26%，在淋巴细胞为 51%[107]。数十年的实验室工作已证实，每个体细胞至少可以安全地注入 100 μm^3 异物材料，大约相当于 1% ~3% 的细胞容积，而对细胞的生命活性不产生影响[108]。

当用混悬液对粒细胞进行刺激时，容积可增加 15%。兔中性粒细胞自腹壁血管中游走至腹壁组织中时，体积可以增大 50%（100 μm^3）。使人类中性粒细胞游走进入胶原凝胶时，其体积比不发生移行者的体积大 42%[109]。

18.3.2 细胞内脂褐素及物质积累性疾病

与年龄有关的不溶性色素沉着于溶酶体形成的颗粒称为‘脂褐素’。这种脂褐素在人体的许多细胞中以集合体的形式存在。脂褐素在人体细胞中的堆积早在11岁即可开始，此后随年龄[110]、活动水平[111,112]和热量摄取[113]的增长而增加。其积累的程度因细胞类型的不同而异[140]。这些黄棕色的可自发荧光的颗粒，具有典型的1~3 μm直径[114-116]，在心肌中可占细胞容积的10%[117]。在脑细胞中与年龄增加具有更为密切的关系：在20岁时，可占脑干神经元容积的20%，到90岁时，可达细胞容积的50%之多[118]。在蛋白性营养不良的大鼠的普肯耶细胞中的脂褐素浓度可高达75%[119]。在与疾病的关系方面也已有研究报道。心肌细胞中脂褐素浓度的升高似乎并不增加心脏病发作的危险性[117,120]，不促进心肌组织的老化过程。肝细胞中的脂褐素也不促进肝组织的老化[141]。脑肝细胞中的脂褐素不会伴有精神异常[118,121]或运动性疾病[122]或其他细胞功能的异常[123]。但遗传性蜡质样脂褐素沉积[124]或神经元蜡质样脂褐素沉积（NCL）性疾病[142]可导致早熟性死亡，虽然脂褐素沉积只在神经元进入人成纤维细胞中时才似乎是病理现象[143]。还有大量证据表明，一种疏水性的荧光分子成分A2E[131]，或视网膜色素上皮脂褐素[132]，可能在与年龄有关的视斑退化中具有作用[144]。但是，脂褐素是一种不溶性的脂质过氧化产物，不能被排泄，但其存在通常似乎并不直接损伤细胞的事实，强烈提示细胞可以耐受明显量的胞质容积被人工异物置换而仍具有正常的功能活性。

已知细胞内还有其他的惰性色素[125]，伴随若干病理性细胞内物质储存性疾病而存在[126-130]，包括Fabrey、Gaucger甘露糖苷沉积病、Hallervoden－Spatz病的Niemann－Pick[131]、Tay－Sachs及路易小体[133-135]和希氏小体[136]。泡沫性吞噬细胞中的氧化低密度脂蛋白在溶酶体中的积累对动脉硬化性疾病有贡献[137]。细胞内的类结晶小体甲状腺功能低下性肌病患者的骨骼肌中可以观察到[138]。成熟发作性糖尿病患者胰岛细胞中的非惰性的淀粉样小体的沉积平均可达细胞容积的12%[139]。

18.3.3　细胞内微球和晶体

已经有许多实验将各种粒子性物质导入细胞内，观察对细胞的影响。在一项研究[145]中，多达500直径为260 nm的聚乙烯微球注入一个组织细胞，使组织细胞中的粒子负荷达4.6 μm^3并不影响细胞的粒子运输至细胞内部各部分的能力，似乎这些粒子就是微细胞器或小泡。在细胞荧光标记技术中所使用的每细胞若干微米的生物工程纳米粒子可被活细胞耐受[156]。胆固醇结晶已被导入J774小鼠腹腔巨噬细胞，并可使其在其中生长，浓度可达120 μg/mg蛋白或占细胞容积的2.4%[146]而没有致死作用。但是过量的细胞内结晶的存在，如药物分子的结晶，可导致急性肾功能衰竭等临床问题[114]。细胞内结晶也已发现于某些结晶沉积性疾病患者细胞的线粒体[147]。泡沫样巨噬细胞中的胆固醇结晶可能对动脉硬化起有作用[148]。今天可以进行的一个有用的简单实验可能是在细胞中进行显微注射，注入逐渐增大的惰性纳米粒子的负荷，观察对细胞运动性、行为和代谢功能的改变。其他细胞内结晶沉积性疾病已知有线粒体结晶性包涵体[149-151]和在周围神经性疾病中的细胞膜间包涵体[152]、多糖体[153]和Fadeau－Egel体[154]。

有趣的是自银矿中分离出来的一种细菌，Stutzeri假单胞菌，可以捕获不溶性的Ag^0和AG_2S晶体至细胞内外周胞质空间的小泡样颗粒[155]，进行自我保护，不受银离子杀菌效应的影响。AG_2S被认为是acanthite，一种硫酸银的稳定性结晶形式。在一张显微摄影照片中，若干直径90~200 nm的结晶可见于直径为800 nm的活细菌细胞中，提示这种惰性粒子的增容效应为13%。

18.3.4　巨噬细胞摄取

巨噬细胞是特化的最适于吞噬异物粒子的细胞。一个巨噬细胞可以在不引起细胞破坏或不会将其再释放的情况下，摄入化学惰性粒子的容量的问题已有人提出。有些粒子对巨噬细胞有高度毒性。例如，每10^6巨噬细胞给予50 ng的硅粒子[157]或者每个大鼠肺泡巨噬细胞给予0.002%细胞容积[158]（假定细胞容积为1166 μm^3）都具有细胞毒性。巨噬细胞对石棉粒子具有较大的耐受性。要诱发小鼠腹腔巨噬细胞产生纤维化，每10^6细胞需要6.6~900 μg的粒子环境[157]，这相当于2.1~280 μm^3的巨噬细胞容积，虽然并不一定所有的这些材料都会被细胞摄入。每10^6巨噬细胞或每细胞1 μm^3[160]或细胞容积0.1%的超细炭粒子可以安全地注入鼠肺泡巨噬细胞。

胶乳粒子和或聚乙烯粒子是用于摄入负荷实验的最常用的粒子[161]。豚鼠中性粒细胞可摄入达3.8%细胞容积的3 μm的聚乙烯粒子，但只能摄入3.0%细胞容积的300 nm的粒子。来自条纹鲈鱼的腹腔巨噬细胞在30分钟孵化时间内可吞噬4个3.12 μm的胶乳粒子[162]，给出每巨噬细胞64 μm^3或4%细胞容积的吞噬容量。以混悬方式或培养于单层胶乳粒子的兔肺泡巨噬细胞，在饱和状态下最多可摄入41个1 μm^3粒子（每细胞45 μm^3或3%细胞容积）和10个2 μm的粒子（每细胞80 μm^3或5%细胞容积）[159]。一项关于大鼠肺泡巨噬细胞的实验证明，粒子负荷可大于15个2 μm的微球（63 μm^3或4%细胞容积）[163]。有趣的是，直径只有13.8 μm的鼠科动物的骨髓巨噬细胞可摄入直径达20 μm的IgG调理化的粒子[164]，代表惊人的200%的细胞容积。当然，摄入太多胶乳微球的巨噬细胞可产生运动性障碍[165,166]。

对于无机粒子的情况的实验研究也已有报道。每个鼠肺泡巨噬细胞至少可吞噬1 μm^3的氧化铁粒子（细胞容积的0.1%）而没有不良影响[167]。另外，有实验[168]发现，每个人肺泡巨噬细胞可摄入多达72个球形2.6 μm的氧化铁粒子（663 μm^3），而仍然存活，虽然人肺泡巨噬细胞的容积平均只有4990 μm^3[158]，而摄入的这些外源性粒子负荷相当之大，为细胞容积的13%。鼠科巨噬细胞摄入2500个或10%细胞容积的600 nm的铝陶瓷粒子后，死亡率只有10%，但摄入同样容积剂量的2 μm的粒子后，死亡率增加至30%[169]。已摄入直径达5 μm的金刚尘粒子的活小鼠腹腔巨噬细胞[170]和人单核细胞[171]的显微图片显示它们摄入的粒子的容积可达它们本身细胞容积的10%～20%。Oberdoster等[166]提出，粒子过负荷的标准（使巨噬细胞完全不能运动）为每个鼠肺泡巨噬细胞摄入600 μm^3（对于1166 μm^3的巨噬细胞的容积负荷为50%）[158]。

18.3.5 细胞内微生物

在活细胞内，还存留有一定数量的占有不同细胞内容积的细胞样物体。最明显的是细胞能量器官线粒体几乎存在于所有的真核细胞中，其数量在整个细胞的生命周期中都在不断地发生改变。猪松果体细胞每个细胞中线粒体的容积一般为5%～20%，但长期处于黑暗中的动物松果体细胞的线粒体容积增加，而长期处于光亮中的动物松果体细胞中的线粒体容积则减少[172]。对细胞的机械性损伤可引起明显的线粒体增大[173]。培养心肌细胞有肾上腺能神经支配后，在96小时时间内，可引起线粒体体积增加+43%，自521 μm^3增加至744 μm^3，虽然细胞总容积也增加了+44%，从3344 μm^3增加到4816 μm^3，具有15%的恒定的容积分数[174]。培养于层连蛋白中的肌细胞比生长于塑料表面的肌细胞具有更高的血小板计数[175]。抗性训练可使每细胞中的总线粒体容积增加达33%[176]。骨骼肌的过度使用也引起线粒体计数的改变[177]。豚鼠耳蜗外层毛细胞在第一排每细胞具有1425个线粒体，但在第三排每细胞就具有1963个线粒体[178]，计数多38%。第三排耳蜗外层毛细胞周围有多2～3倍的神经末梢。

其他可能生活于细胞内的生物体包括各种细胞内共生物[179-181]。其中的线粒体[182]和细胞核[183]可能是最古老的样品。例如，细胞内的共生细菌可侵入阿米巴原虫，迅速达到42000有机体的可运载数量[184]。取细菌和阿米巴的细胞容积分别为1 μm^3和108 μm^3，则细胞内共生体所占的容积分数只有0.04%。

容积为200 μm^3的淋巴细胞[185]在较大的活细胞中（容积分数为3%～5%）循环数小时，没有产生明显的不良作用。这种现象原先被称为emperipolesis。Emperipolesis现在涉及到一个细胞在另一个细胞胞质中暂时存在，已经发现与肿瘤细胞[186-188]、肌细胞[185]、巨核细胞[188-192]、胸腺上皮细胞[193]（滋养细胞[194]）、人胎肝库普弗细胞[195]、肌增生性疾病[196]、皮肤[197]和非皮肤性[198]罗赛-多夫曼病，虽然Bradbury提醒说emperipolesis可能不是哺乳动物细胞的一个普遍性质。中性粒细胞和巨噬细胞都发现于哺乳动物的肺脏，但两种细胞通常不会有明显量的相互吞噬。然而已有报道说肺泡巨噬细胞含有中性粒细胞[199]。凋亡的中性粒细胞被巨噬细胞摄取，每个巨噬细胞平均可吞噬3个中性粒细胞[200]。取未发生移行的人类中性粒细胞的容积为204 μm^3，人肺泡巨噬细胞容积为4990 μm^3，那么这种量的摄取就代表着巨噬细胞容积的12%。目前还不清楚如果整个组织中的吞噬细胞群负荷有如此之多的异物材料时，或如果这样的负荷只有当细胞群中只有少量细胞受影响时才能耐受时，12%是否还是一个合理的上限。第一种情况，类似于侵袭性细菌感染，对于整个的多细胞有机体具有重要的意义，而第二种情况，类似于emperipolesis，只有轻度的容积性影响。

有些病原体对宿主通常不产生危害。细胞也可以为这些病原体提供栖息场所。其中最为熟知的例子可能是噬菌体T4。在37℃给一个大肠杆菌注射一个噬菌体病毒颗粒至胞质丰富的部位，25～30分钟后颗粒溶解，释出在细胞内自我复制的100～200个噬菌体粒子[201]。在溶解并不造成对细胞的损伤的同时，在溶解之前也没有任何与微生物损害有关的迹象。取大肠杆菌的细胞容积为0.6 μm^3，噬菌体T4容积为200 000 nm^3[202]，那么大肠杆菌所负荷的噬菌体粒子在溶解时为细菌细胞容积的3%～7%。

在人类细胞，如结核杆菌进入肺泡巨噬细胞，后者将入侵者转运进入血液、淋巴系统或其他地方。以这种方式搭便车的每个1 μm^3 的杆菌[203]代表着巨噬细胞0.02%的增容。其他细胞内微生物如0.25 μm^3 的李斯特菌和2 μm^3 的志贺菌，一旦在细胞中可以以自由形式存在，就可以通过与细胞骨架结构有关的连续的肌动蛋白聚合反应，在细胞质中便可以无害地游动。李斯特菌入侵的巨噬细胞可观察到100个微生物与其共存，占其细胞容积的2%[204]。有些运动性细胞内粒子如Tyzzer[205]，可能通过它们周生鞭毛引起宿主细胞器的结构紊乱和解体。其他的细胞内寄生虫如斑疹发热性立克次体[206]可能过肌动蛋白的运动迅速地自一个细胞扩散到另一个细胞但并不引起宿主细胞的溶解。伤寒立克次体[206]可在宿主细胞内大量增殖，在细胞溶解之前，并不对宿主细胞造成深度的损害。这些微生物为未来的医用纳米粒子提供了一种乐观的生物类似物。

有害的病原体如恶性疟原虫的裂殖体在红细胞破裂之前，可以增殖至红细胞容积的50%～70%[207,208]。其他一些细胞内寄生虫也观察到相似的宿主细胞的容积分数[209-211]。

18.3.6 细胞内纳米粒子

对于一个细胞可以投加多少纳米粒子，细胞的现有容积中有多可被异物代换而不发生不良反应，是将来的纳米医药学中的一个需要弄清楚的问题。

总的来说，各种不同的细胞的浆膜弹性所能容纳的细胞容积改变变动于1%～300%之间。细胞之间的核移植代表3%～5%的细胞容积改变。中性粒细胞在它们生命的成熟周期中，其细胞容积可改变15%～50%。在动物体细胞中可安全地注入细胞容积1%～3%的异物。惰性的脂褐素可无害地沉积到占有细胞容积的10%～50%而没有损害细胞。细胞容积的0.1%～2.4%可以被聚乙烯微球、纳米粒子或细胞内结晶进行不均匀替代。吞噬细胞可摄入0.1%～20%细胞容积的异物，最高可达50%，甚至可达到200%。细胞器容积达细胞内容积的20%～40%（线粒体）。白细胞细胞容积的增加可达摄入细胞容积的3%～12%。细胞内的寄生虫负荷在细菌情况下可达3%～7%，在原虫情况下可达50%～70%细胞容积。

最后Freitas建议化学惰性纳米粒子的谨慎的安全上限为细胞容积的1%～10%，但在某些情况下纳米粒子负荷可以暂时达到细胞容积的50%。然而对容积改变的耐受性及能耐受的程度最终还要决定于具体的细胞类型[212]。

18.4 技术性增容

纳米设备或纳米粒子侵入人体可以对自然组织进行容积代换，或影响其功能。这些代换或影响的结果目前并不能完全确定，甚至在有些情况下还是一无所知。例如，具有增容性的纳米体系可以重新建立平衡水平，可能产生新的器官功能衰竭模式和天然内环境过程的紊乱。微生物生物态学可以若干种方式发生反应，来应付或处理与生物进化完全无关的无处不在的纳米粒子。这种反应有可能导致出现新的病原体，展现意料之外的行为和能力。为适应各种通常的医疗情况下都具有适宜的反应，必须采取特殊的控制方案。

因为自我复制设备[213]是纳米机器人中最具技术性的侵入，因此就不应当过分地强调机械性的纳米医疗设备不允许在体内进行自我复制或不允许它们在体内有任何复制的需要。执行医疗任务的机器或机器人根本不同于那些制造其他机器的机器。自我复制体系对于其低成本制造可能是一个关键，但却没有必要使这些设备的自我复制功能在生物体的外部世界中进行。在人工环境或人工控制的环境条件下，这些工厂系统将制造更简单的或更复杂的复制产品，然后再转入终端用途。为人体内操作而设计的纳米医疗设备不应当进行自我复制：这些设备能够在控制的条件下进行制造，然后注入或植入需要的患者体内。由此看来，对于应用手头医疗任务的纳米设备将会比执行相似功能的能够自我复制的纳米设备结构简单、体积小巧、应用方便，执行任务更为有效，更为精确。假定有发生事故和滥用的危险[214,215]，那么其自我复制无疑会受到各地政府的严格控制。例如，美国的FDA或其海外的类似机构将永远不会批准能够在活体内进行复制、进化或突变的非生物性纳米医疗设备的普遍应用。避免事故和可遇见的滥用的方法指南已针对生物技术复制器[216]制订并已进行宣传，针对纳米技术复制器的条款也已有人提出[217]。

对于单个的医用纳米机器人不可能也不必要具有人类水平或接近人类水平的智力。许多医用纳米机器人本身携带非常简单的计算机。对于人工纳米红细胞（呼吸细胞[41]），每秒1000次运算的计算机可能就足够了，比最古老的Apple II机的计算能力还要差得多，而纳米白细胞（microbioveres[218]）可能需要10^6/s的运算能力。更为复杂的纳米细胞修复器为完成其工作可能需要$10^6 \sim 10^9$/s以上的运算能力，但仍比人脑智能计算机整整相差4～9个数量级，后者按保守的估计，其运算能力也在10～1000太拉/秒[217,219,220]。更快的计算能力对于医疗机器人可能是不必要的。产生意外突发行为的潜力，像在科学上[221-225]或科幻小说[226-228]中提出的那样，在小容量固定程序的纳米设备群中可能很低，但应当进一步研究。

参 考 文 献

1. Statistical abstract of the united states：1996. 116th edition，U S. Bureau of the Census，Washington DC，1996.

2. S A Wainwright，W D Biggs，J. D. Currey，et al. Mechanical Design in Organisms. John Wiley &c Sons，New York，1976.

3. D R Vcronda，R A Wesimann. Mechanical characterization of skin－finite deformations. J Biomech，1970，3：111－124.

4. R D Harkness. Mechanical properties of collagenous tissues. In：B S Could，ed. Treatise on Collagen，Volume 2A，Academic Press，New York，1968，247－310.

5. Mayo Health Oasis. Your Pregnancy，Third Trimester：Physical Changes and Symptoms. adapted from Mayo Clinic Complete Book of Pregnancy and Baby's First Year，Mayo Foundation for Medical Education and Research，1997；http：// www.homearts. m/depts/health/mayo/bab_ 3_ i. html.

6. Glade B Curtis，Judith Schiller，Your Pregnancy Week by Week，4. Edition，Fisher Books/Persons Books Group，Cambridge，MA，2000；http：//www. mdadvice. com/library/urpreg/ whw－htm.

7. W Janig. Neurobiology of visceral afferent neurons：neuroanatomy，functions，organ regulations and sensations. Biol. Psychol，1996，42：29－51；V Cervero. Visceral pain：mechanisms of peripheral and central sensitization. Ann. Med，1995，27：235－239；E Cervero，W Janig. Visceral nociceptors：a new world order. Trends Neurosci，1992，15：374－378.

8. R K Snowball，R A Dampney，B M Lumb. Responses of neurones in the medullary raphe nuclei to inputs from visceral no-

ciceptors and the ventrolateral periaqueductal grey in the rat. Exp. Physiol, 1997, 82:485 - 500.

9. Gaucher s Disease Symptoms. Gaucher s Disease Community, Accordant Health Services. Inc. March 2000; http://www.help4gaiicherdisease. com/gauchers. sympcoms. htm.

10. J Murray Esicss. Alcoholic Cardiomyopathy. 1998, 15 October; http:// www. med. virginia. ed4/ medicine/clinical/internal/conf/chiefs9899/alcohol. html.

11. William S Specter, ed. Handbook of Biological Data, W B Saundcrs Company, Philadelphia PA. 1956.

12. J Hcathcote. Ocular causes of blindness. Clinical Neurological Sciences, Dept. of Pathology and Ophthalmology, University of Western Ontario, March 2001; http://www. uwo. Ca/pathol/MedsI/Q3/ocularblind. Hrml.

13. L A Virgilio, R J Williams, G K Klinrworth. An unusually large human eye with abnormal scleral collagen. Arch. Ophthalmol, 1976, 94:101 - 108.

14. M de Jesus Ventura, D Amato, R Correa - Rotter, et al. Relationship between fill volume, intraperitoncal pressure, body size, and subjective discomfort in CAPD patients. Mexican Nephrology Collaborative Study Croup. Peril. Dial. Int, 2000, 20:188 - 193.

15. J S Faires, L J McCarty Jr. Acute arthritis in man and dog after intrasynovial injection of sodium urate crysials. Lancet, 1962, 2:682.

16. E Pasciial, V Jovani. A quantitative study of the phagocytosis of urate crystals in the synovial fluid of asymptomatic joints of patients with gout. Br. J. Rheumatol, 1995, 34:724 - 726.

17. K P Prirzker, C F Zahn, S C Nyburg, et al. The ultrastructure of urate crystals in gout. J. Rheumatol, 1978, 5: 7 - 18.

18. I H Johnston, J O Rowan, D M Park, et al. Raised intracranial pressure and cerebral blood flow. 5. Effects of episodic intracranial pressure waves in primates. J. Neurol. Neurosurg. Psychiatry, 1975, 38:1076 - 1082.

19. A Rudehill, P Hjemdahl, A Sollevi, et al. Changes in cardiac metabolism, perfusion. F. CG and plasma catecholamines during increased intracranial pressure in the pig. Acta Anaesthesiol. Scand, 1987, 31:265 - 272.

20. R Grant, B Condon, J Patterson, et al. Changes in cranial CSF volume during hypercapnia and hypocapnia. J. Neurol. Neurosurg, Psychiatry, 1989, 52:218 - 222.

21. R Grant, B Condon, 1 Hart, et al. Changes in intracranial CSF volume artcr lumbar puncture and their relationship to post - LP headache. J. Neurol. Neurosurg. Psychiatry, 1991, 54:440 - 442.

22. B Mokri, S F Hunter, J L Atkinson, et al. Orthostatic headaches caused by CSF leak but with normal CSF pressures. Neurology, 1998, 51:786 - 790.

23. B Mokri, J L Atkinson, D G Piepgras. Absent headache despite CSF volume depletion (intracrania1 hypo tens ion). Neurology, 2000, 55:1722 - 1724.

24. T C Bright - bill, R S Goodwin, R G Ford. Magnetic resonance imaging of intracranial hypotension syndrome with pathophysiological correlation. Headache, 2000, 40:292 - 299.

25. C R O Carroll, M Brant - Xawadzki. The syndrome of spontaneous intracranial hypotension. Cephalalgia, 1999, 19: 80 - 87.

26. R Martin York. Brain tumors. In: J Willis Hurst, ed. Medicine for the Practicing Physician, Third F. Dition, Burrerworth - Heinemann, Boston MA, 1992, 112 - 113.

27. A H Ropper, D G Miller. Acute traumatic midbrain hemorrhage. Ann. Neurol, 1985, 18:80 - 86.

28. A Bollati, F Giunta, A Lenzi, et al. Third ventricle intrinsic craniopharingioma, Case report. J. Neurosurg. Sci, 1974, 18:216 - 219.

29. Animal Protocol Review Committee. AP. RG - 1 review guidelines. section H— Tumor Studies, Office of Research, Baylor College of Medicine, 1996, 17 May; http://research. bcm. tmc. edu/ccm/guidelines. html.

30. Guidelines on GGI. AC Animal Procedures. Office of Research Affairs, University of California, Riverside, 2001; http://www. ora. ucr. edu/ora/compliance/complianceGuidelinesAnimal. htm.

31. R. A. Freitas Personal communication, A4M Conference on AntrAging Research, December 1999, LasVegas, NV.

32. PVG Compound - Powder/Pellets. Material Safety Data Sheets, RJF International Corporation, 2000, 31 ; http://www.rjfinternational. com/msds/msds_ 06. htm.

33. Mineral Filled PolyMethylMethacrylate. MSDS 1, Staron Materials Safety Data Sheet, Cheil Industries Inc., 20 December 1998; http://www.staron.com/iechnical/msdsl.shtml.

34. Chemical Safety. Department of Environmental Health and Safety, University of Central Florida; http://www.ehs.ucf.edu/labsafe/chemsaf.html.

35. Alfred H Holway, Edwin G Boring. Determinants of apparent visual size with distance variant. Am. J. Psychol, 1941, 54:21-37.

36. S Kosslyn, S Pinker, W Simcox, et al. Understanding Charts and Graphs: A Project in Applied Cognitive Science, National Institute of Education, ED 1.310/2:238687, January 1983. Cited by: Hikmet Senay, Eve Ignarius, Rules and Principles of Scientific Data Visualization, Dept. of Electrical Engineering and Computer Science, George Washington University, 1989; http://www.css.tayloru.edu/instrmat/graphics/hypervis/percept/visrules.htm. See also: J. D. Wilson, Case Study: Modeling the Forest, MicroStation Manager, October 1998; http://www.msmonline.com/extra/oct98/case2.html.

37. R J Royer, J I Delongcas, P Nener, et al. Inflammatory effect of aluminium phosphate oil rat paws. Pathol. Biol. (Paris), 1982, 30:211-215.

38. R L Tse, P Phelps. Potymorphonuclear leucocyte motility in vitro. V. Release of chemotacric activity following phagocytosis of calcium pyrophosphare crystals, diamond dust, and urate crystals. J. Lab. Clin. Med, 1970, 76:403-415.

39. J L Delongeas, P Netter. P Boz, G Faure, et al. Experimetal synovitis induced by aluminium phosphate in rabbits. Comparison of the changes produced in synovial tissue and in articular cartilage by aluminium phosphate, carrageenin, calcium hydrogen phosphate dihydrate, and natural diamond powder. Biomed. Pharmacother, 1984, 38:44-48.

40. G Helbing, C Burri, W Mohr, et al. Chapter 38. The Reaction of Tissue to Carbon Particles. In: George D. Winter, Jean L. Leray, Klaas de Groot. eds., Evaluation of Biomarerials, John Wiley & Sons, New York, 1977, 373-380.

41. R C Weast, Handbook of Chemistry and Physics. 49th Edition, CRC, Cleveland OH, 1968.

42. Keiichi Kawanabe, Takao Yamamuro, Takashi Nakamura, et al. Effects of injecting massive amounts of bioacrive ceramics in mice. J. Biomed. Mater. Res, 1991, 25:117-128.

43. N I Berlin, S M Lewis. Measurement of total RBC volume relative to lean body mass for diagnosis of polycythemia. Am. J. Clin. Pathol, 2000, 114:922-926.

44. P B Dobrin, A A Rovick. Influence of vascular smooth muscle on contractile mechanics and elasticity of arteries. Amer. J. Physiol, 1969, 217:1644-1651.

45. A W Yu, Z M Nawab, WE Barnes, et al. Splanchnic erythrocyte content decreases during he modi a lysis: a new compensatory mechanism for hypo vole mi a. Kidney Int, 1997, 51:1986-1990.

46. R J Price, J S Lee, T C Skalak. Microvascular volume contribution to hemorrhage compensation. Am. J. Physiol, 1993, 264:H2085-H2093.

47. J Tuckman, A Blumberg. Serial measurements of total blood volume in patients on maintenance hemodialysis. Klin. Wochenschr, 1976, 54:735-738.

48. M I Talan, B T Engel. Effect of sympathetic blockade on diurnal variation of hemodynamic patterns. Am. J. Physiol, 1989, 256:R778-R785.

49. J C Bock, B C Barker, A G Clinton, et al. Post-traumatic changes in, and effect of colloid osmotic pressure on the distribution of body water. Ann. Surg, 1989, 210:395-403, 403-405 (discussion).

50. W Schmidt, B Biermann, R Winchenbach, et al. How valid is the determination ofhematocrit values to detect blood manipulation? Int. J. Sports Med, 2000, 21:133-138.

51. M J Whittlesey, C M Maresh, L E Armstrong, et al. Plasma volume responses coconsecutive anaerobic exercise tests. Int. J. Sports Med, 1996, 17:268-271.

52. H Brahm, K Piehl-Aulin, S Ljunghall. Bone metabolism during exercise and recovery: the influence of plasma volume and physical fitness. Calcif. Tissue Int, 1997, 61:192-198.

53. R M Hayes, J C Lucas, X Shi. Importance of post-exercise hypotension in plasma volume restoration. Acta Physiol. Scand, 2000, 169:115-124.

54. N Fellmann. Hormonal and plasma volume alterations following endurance exercise. A brief review. Sports Med, 1992,

13 : 37 – 49.

55. L M Holtz. Hausen, T D Noakes. The prevalence and significance of post – exercise (postural) hypotension in ultramarathon runners. Med. Sci. Sports Exerc, 1995, 27 : 1595 – 1601.
56. K E Fallon, G Sivyer, K Sivyer, et al. The biochemistry of runners in a 1600 km ulrramarathon. Br. J. Sports Med, 1999, 33 : 264 – 269.
57. B J Miller, R R Pate, W Burgess. Foot impact forc and intravascular hemolysis during distance running. Int. J. Sports Med, 1988, 9 : 56 – 60.
58. M Fishbein, Popular Illustrated Medical Encyclopedia, Doubleday, New York, 1979.
59. R S Hillman. Acute blood loss anemia. In: E Beutler, M A Lichtman, B S Coller, et al. Williams Hematology, Fifth Edition, McGrraw – Hill, New York, 1995, 704 – 708.
60. W H Weihe, ed. Physiological Effects of High Altitude, Macmillan, New York, 1964.
61. J H Modell, F Moya. Effects of volume of aspirated fluid during chlorinated water fresh water drowning. Anesthesiol, 1996, 27 : 662 – 672.
62. Yoshida, K Masuyama, N Ogata, et al. Local production of interleukin – 5 by P. lymphocytes is associated with recruitment of eosinophils in patients with eosinophilic granuloma of the soft tissue. Int. Arch. Allergy Immunel, 1996, 111 : 133 – 141.
63. M D Schoenberg, P A Gilman, V R Mumaw, et al. The phagocytosis of uniform polystyrene latex particles (PLP) by the reticulo – endothelial system (MPS) in the rabbit. Brit. J. Experim. Pathol, 1961, 42 : 486 – 495.
64. F S Mishkin, R E Brashear. Pulmonary and systemic blood pressure responses to large doses of albumin microspheres. J. Nucl. Med, 1971, 12 : 251 – 252.
65. R M Gesler, P J Garvin, B Klamer, et al. The biologic effects of polystyrene latex particles administered intravenously to rats—a collaborative study. Bull. Parenter. Drug Assoc, 1973, 27 : 101 – 113.
66. D R Allen, J M Ferens, F W Cheney, et al. Critical evaluation of acute – cardio pulmonary toxic ity of microspheres. J. Nucl. Med, 1978, 19 : 1204 – 1208.
67. M A Davis, R A Taube. Pulmonary perfusion imaging: acute toxicity and safety factors as a function of particle size. J. Nucl. Med, 1978, 19 : 1209 – 1213.
68. M Kanke, G H Simmons, D L Weiss, et al. Clearance of Ce^{141} – labeled micro – spheres from blood and distribution in specific organs following intravenous and intraarrenal administration in beagle dogs. J. Pharm. Sci, 1980, 69 : 755 – 762.
69. Henrik Madsen, Ole Winding. Release of foreign bodies (particles) by clinical use of intravenous infusion sets. Biomaterials, 1996, 17 : 663 – 666.
70. N de Jong, L Hoff, T Skotland, et al. Absorption and scatter of encapsulated gas filled microbubbles: theoretical considerations and some measurements. Ultrasonics, 1992, 30 : 95 – 103.
71. J L Barnhan, H B Lcvene, R Keen, et al. Albunex microsphere – shells, the unique feature of a new ultrasound contrast agent. In: H Katayama, R C Brasch, eds. NewDimensions of Contra. St Media, Lxcerpra Medica, Amsterdam, 1991.
72. F B Feinstein, J Cheirif, FJ ten Care, et al. Safety and efficacy of a new rranspulmonary ultrasound contrast agent: initial multicenter clinical results. J. Am. Coll. Cardiol, 1990, 16 : 316 – 324.
73. Peter Wells. Chapter 7. Ultrasonic Contrast Agents. In: Richard R H Coombs, Dennis W Robinson, eds. Nanotechnology in Medicine and the Bio. Sciences, Gordon & Breach Publishers, Netherlands, 1996, 111 – 121.
74. W D Ensminger. J W Gyves, P Stetson, et al. Phase I study of hepatic arterial degradable starch microspheres and mitomycin. Cancer Res, 1985, 45 : 4464 – 4467; J WCyves, W D Ensminger, D VanHarken, et al. Improved regional selectivity of hepatic arterial mitomycin by starch microspheres. Clin. Pharmacol. Ther, 1983, 34 : 259 – 265; S Dakhll, W Ensminger, K Cho, et al. Improved regional selectivity of hepatic arterial BCNU with degradable microspheres. Cancer, 1982, 50 : 631 – 635.
75. N Hasegawa, I Kondo. Isolation and virulence of a caseinase – and bound coagulase – deficient mutant of Staphylococcus aureus BB. J. Infect. Dis, 1984, 149 : 538 – 543. See also : C Bogni, M Segura, J Giraudo. et al. Avirulence and immunogenicity in mice of a bovine mastitis Staphylococcus aureus mutant. Can. J. Vet. Res, 1998, 62 : 293 – 298.

76. P Blanc, R Carbajal, A Paupe, et al. Water intoxication following preparation for barium enema. Arch. Pediatr, 1995, 2:871 -873. In French.
77. Maxine A Papadakis. Chapter 20. Fluid and Electrolyte Disorders. In: Lawrence M Tierney, Jr Stephen J McPhee, Maxine A Papadakis, eds. Current Medical Diagnosis and Treatment, 35th Edition, Appteton and Lange, Sramford, CT, 1996, 768 -794.
78. A I Arieff, B A Kronlund. Fata1 child abuse by forced water intoxication. Pediatrics, 1999, 103:1292 -1295.
79. D M Cillum, S L Linas. Water intoxication in a psychotic patient with normal renal water excretion. Am. J. Med, 1984, 77:773 -774.
80. D C Klonoff, A H Jurow. Acute water intoxication as a complication of urine drug testing in the workplace. JAMA, 1991, 265:84 -85.
81. S C Richardson, K B Matthews, J K Cruickshank, et al. Coagulation activation and hyperviscosity in infection. Br. J. Haematol, 1979, 42:469 -480.
82. J F Stoltz, M Donner, A Larcan. Introduction to hemorheology: theoretical aspects and hyperviscosity syndromes. Int. Angiol, 1987, 6:119 -132.
83. G D Lowe. Blood rheology in vitro and in vivo. Baillieres Clin. Haematol, 1987, 1:597 -636.
84. B M Coull, N Beamer, P dc Garmo, et al. Chronic blood hyperviscosity in subjects with acute stroke, transient ischemic attack, and risk factors for stroke. Stroke, 1991, 22:162 -168.
85. O K Arthur, D McCallum, D J Loveday, et al. Effects of taipan (Oxyuranus scutellatus) venom on erythrocyte morphology and blood viscosity in a human victim in vivo and in vitro. Trans. R. Soc. Trop. Med. Hyg, 1991, 85: 401 -403.
86. W H Reinhart, O Lutolf, U R Nydegger, et al. Plasmapheresis for hyperviscosity syndrome in macroglobulinemia Waldenstrom and multiple myeloma: influence on blood rheotogy and the microcirculation. J. Lab. Clin. Med, 1992, 119: 69 -76; M R MacKenzie, T K Lee. Blood viscosity in Waldenstrom macroglobulinemia. Blood, 1977, 49:507 -510.
87. A A Famodu, O Oviawe, O Falodun. Haemorrheulogical changes in asthmatic Nigerian children. Haematologia (Budap), 1994, 26:117 -119.
88. J H Drew, R L Cuaran, M Cichello, et al. Neonatal whole blood hyperviscosiry: the important factor influencing later neurologic function is the viscosity and not the polycythemia. Clin. Hemorheol. Microcirc, 1997, :67 -72; J H Drew, R L Cuaran, S Crauer, et al. Cord whole blood hyperviscosity: measurement, definition, incidence and clinical features. J Paediatr. Child Health, 1990, 27:363 -365.
89. N Antonova, I Velcheva. Hemorheological disturbances and characteristic parameters in patients with cerebrovascular Disease. Clin. Hemorheol. Microcirc, 1999, 21:405 -408.
90. L Nobili, G Schiavi, F Bozano, et al. Morning incease of whole blood viscosity in obstructive sleep apnea syndrome. Clin. Hemorheol. Microcirc, 2000, 22:21 -27.
91. A M Cohen, A Celvan, A Yarmolov, et al. Chorea in polycythemia vera: a rare presentation of hyperviscosily. Blul, 1989, 58:47 -48.
92. S Fujioka. Rheological study on vasLiilar occlusion and cellular hyperviscosity syndrome in polycythemia vera. Nippon Keisueki Cakkai Zasshi, 1989, 52:688 -695.
93. S E Bergentz, What is the significance of blood sludge today - cause or effect of disease? Vox Sang, 1977, 32:250 -256; H Schmid - Schonbein, G Gallasch, E Volger, H J et al. Microrheology and protein chemistry of pathological red cell aggregation (blood sludge). Studies in vitro. Biorheology, 1973, 10:213 -227.
94. R L Replogle. The nature of blood sludging, and its relationship to the patho - physiological mechanisms of trauma and shock. J. Trauma, 1969, 19:675 -683.
95. R Hettich, U Hopt. Blood sludging in the burned skin. Bibl. Anat, 1979, 18:363 -366.
96. B Strohecker, C J Parulski. Frostbite injuries of the hand. Plast. Surg. Nurs, 1997, 17:212 -216.
97. N J Strachan, I D Ogden. A sensitive microsphere coagulation ELISA for Escherichia coil O157: H7 using Russell's viper venom. PFMS Microbiol. Lett, 2000, 186:79 -84.
98. K Lote. Temporary ischaemia induced by degradable starch microspheres. Possiblethrombogenic effects in vivo and in vitro.

Acta Radiol. Oncol, 1981, 20:91 -96.
99. Y C Fung, Biomechanics: Mechanical Properties of Living Tissues, second Edition, Springer - Verlag, New York, 1993.
100. Charles A. Linker. Chapter 12. Blood. In: Lawrence M Tierney, Jr Stephen J McPhce, Maxine A Papadakis, eds. Current Medical Diagnosis and Treatment, 35th Edition, Appleton and Lange, Stamford, CT, 1996, 434 -488.
101. R A Yokel, J P Sabo, Guy H Simmons, et al. Acute toxicity of latex microspheres. Toxicol. Lett, 1981, 9: 165 -170.
102. L F Kanj, S V Wilking, T J Phillips. Pressure ulcers. J. Am. Acad. Dermatol, 1998, 38:517 -536.
103. Hang, M Al - Rubeai, C R Tliomas. Fslimation of disruption of animal cells by turbulent capillary How. Biotechnology and Bioengineering, 1993, 42:987 -993.
104. Scott E Feller, Richard W Pastor. Constant surface tension simulations of lipid bilayers: The sensitivity of surface areas and compressibilities. J. Chem. Phys, 1999, 111:1281 -1287.
105. S F Feller. Molecular dynamics sirnulacion of phospholipid bilayers. In: John Katsaras, Ihomas Gutberlet, eds., Lipid Bilayers, Springer, New York, 2000, 89 - 107; S K Feller. Molecular dynamics simulations of lipid bilayers. J. Curr. Opin. Coll. Int. Sci, 2000, 5:217 -223.
106. M R Wabl, R B Brun, L Du Pasquier. Lymphocytes oilhe toad Xenopus laevis have the gene set for promoting tadpole development. Science, 1975, 190:1310 - 1312; MZalokar. Micro - injection by thermal expansion. Microsc. Acta, 1981, 84:231 -237; PCollas, F L Barnes. Nuclear transplantation by microinjection of inner cell mass and granulosa cell nuclei. Mol. Reprod. Dev, 1994, 38:264 -267; K. Hosaka, S. Ohi, A, Ando, et al. Cloned mice derived from somatic cell nuclei. Hum. Cell, 2000, 13:237 -242.
107. Ceert W Schmid - Schonbein. Chapter 13: Rlieology of Leukocytes. In: Richard Skalak, Shu Chien, eds. Handbook of Bioengineering, McCraw - Hill, New York, 1987.
108. Julio H Celis. Microinjection of somatic cells with inicropinettes: comparison with other transfer techniques. Biochem. J, 1984, 223:281 -291.
109. C S Worthen, P M Henson, S Rosengien, et al. Neutrophils increase volume during migration in vivo and in vitro. Am. J. Respir. Cell Mol. Biol, 1994, 10:1 -7.
110. M Romanello, B Pani, M Bicego, et al. Mechanically induced ATP release trom human osteoblastic cells. Biochem. Biophys. Res. Commun, 2001, 289:1275 -1281.
111. R S Sohal, H Donate Jr. Effect of experimental prolongation of life span on lipofuscin content and lysosomal enzyme activity in the brain of the housefly, Musca domestica. J. Gerontol, 1979, 34:489 -496.
112. A B Basson, S F Terblanche, W Oelofsen. A comparative study on the effects of ageing and training on the levels of lipofuscin in various tissues of the rat. Corp. Biochem. Physiol., 1982, A 71:369 -374.
113. W A Moore, V A Davey, R Wemdruch, et al. The effect of caloric restriction on lipofuscin accumulation in mouse brain with age. Gerontology, 1995, 41:173 -185 (Suppl 2); M Nakano, S Gotoh. Accumulation of cardiac lipofuscin depends on metabolic rate of mammals. J Gerontol, 1992, 47:B126 -B129.
114. W Reichel, J Hollander, J H dark, et al. Lipofuscin pigment accumulation as a function of age and distribution in rodent brain. J. Gerontol, 1968, 23:71 -78.
115. D M A Mann, P O Yates. Lipoproiein pigmenis - their relationship to ageing in the human nervous system I, The lipofuscin content of nerve cells. Brain, 1974, 97:481 -488.
116. A A Hidayat, C H Margo, J A Mauriello et al. Lipofuscinosis of the cornea. A clinicopathologic study of three cases. Ophthalmology, 1992, 99:1796 -1804.
117. Bernard L. Strehler, Donald D Mark, Albert S Mildvan, et al. Rate and magnitude of age pigment accumulation in the human myocardium. Journal of Gerontology, 1959, 14:430 -439.
118. Christopher West. A quantitative study of lipofuscin accumulation with age in normals and individuals with Down′s syndrome, phenylketonuria, progeria and transneuronal atrophy. J. Comp. Neurol, 1979, 186:109 -116.
119. T J James, S P Sharma. Regional and lobular variation in neuronal lipofuscinosis in rat cerebellum: influence of age and protein malnourishment. Gerontology, 1995, 41:213 -228.

120. C Roffe. Ageing of rhe heart. Br. J. Biomed. Sci, 1998, 55:136 – 148.

121. L M Drach, J Bohl, H H Goebel. The lipofuscin content of the inferior olivarynucleus in Alzheimer's disease. Dementia, 1994, 5:234 – 239.

122. G B McHolm, M J Aguilar, EH Norris. Lipofuscin in amyotrophic lateral sclerosis. Arch. Neurol, 1984, 41: 1187 – 1188.

123. I Davies, A Fotheringham, C Roberts. The effect of lipofuscin on cellular function. Mech. Ageing Dev, 1983, 23: 347 – 356.

124. V Shotelersuk, W A Gahl. Heimansky – Pudlak syndrome: models For intracellular vesicle formation. Mol. Genet. Metab, 1998, 65:85 – 96.

125. N A Shepherd, P R Crocker, A P Smith, et al. Exogenous pigment in Peyer's patches. Hum. Pathol, 1987, I8:50 – 54; J J Powell, C C Ainley, R S Harvey, et al. Characterisation of inorganic microparticles in pigment cells of human gut associated lymphoid tissue. Gut, 1996, 38:390 – 395.

126. T J Tiomphe. Glycogen storage disease: a basic understanding and guide to nursing care. J. Pediatr. Nnrs, 1997, 12: 238 – 249.

127. P S Kirn, P Arvan. Endocrinopathies in the family of endoplasmic reticulum (LR) storage diseases: disorders of protein rafficking and the role of ER molecular chaperones. Endocr. Rev, 1998, 19:173 – 202.

128. D Jones, V K Bharia, T Kraiisz, et al. Crystal – storing histiocytosis: a disorder occurring in plasmacytic tumors expressing immunoglobulin kappa light chain. Hum. Pathol, 1999, 30:1441 – 1448.

129. B Winchester, A Vellodi, F Young. The molecular basis of lysosomal storagediseases and their treatment. Biochem. Soc. Trans, 2000, 28:150 – 154.

130. R E Pagano, V Puri, M Dominguez, et al. Membrane traffic in sphingolipid storage diseases. Traffic, 2000, 1:807 – 815.

131. J J Reinboth, K Gautschi, K Munz, et al. Lipofuscin in the retina: quantitative assay for an unprecedented autofluorescent compound (pyridinium bis – retinoid, A2 – E) of ocular age pigment. Exp. Eye Res, 1997, 65:639 – 643.

132. U Wihimark, A Wrigstad, K Roberg, er al. Formation of lipofuscin in cultured retinal pigment epithelial cells exposed to pre – oxidized photoreceptor outer segments. APMLS, 1996, 104:272 – 279: C J Kennedy, P E Rakoczy, I J Constable. Lipofuscin of the retinal pigment epithelium: a review. Eye, 1995, 9:763 – 771.

133. J C Antoine, M Tommasi, A Chalumcau, et al. Hallervorden – Spatz disease with Lewy bodies. Rev. Neurol. (Paris), 1985, 141:806 – 809. In French.

134. K Kosaka. Diffuse Lewy body disease. Neuropathology, 2000, 20: S73 – S78.

135. A H Koeppen. A C Djekson. Iron in the Hallervorden – Spafz syndrome. Pediatr. Neurol, 2001, 25:148 – 155.

136. S Yagishita, Y Itoh, T Nakano, et al. Crystalloid inclusions reminiscent of Hirano bodies in autolyzed peripheral nerve of normal Wistar rats. Acta Neuroparhol (Berl.), 1979, 47:231 – 236.

137. A J brown, K I Mander, I C Gelissen, et al. Cholesterol and oxysrerol metabolism and subcellular distribution in macrophage toani cells. Accumulation of oxidized esters in lysosomes. J. Lipid Res, 2000, 41:226 – 237; W Jessup, L Kritharides. Metabolism of oxidized 101 by macrophages. Curr. Opin. Lipidol, 2000, 11:473 – 481; PC Yancey, W C Jerome. Lysosomal sequestration of free and esterified cholesterol from oxidized low density lipoprotein in macrophages of different species. J. Lipid Res, 1998, 39:1349 – 1361.

138. K L Ho. Crystalloid bodies in skeletal muscle of hyputhyroid myoparhy. Ultrasiructural and histochemical studies. Acta Neuropathol (Berl), 1987, 74:22 – 32.

139. P Westermark, P Wilander. The influence of amyloid deposits on the islet volume in manirily onset diabetes mellitus. Diabetologia? 1978, 15:417 – 421.

140. Andrea M Peter, et al. A heat – sensitive TRP channel expressed in keratinocytes. Science, 2002, 296:2046 – 2049.

141. A D Blackett, D A Hall. Tissue vitamin E levels and lipofuscin accumulation with age in the mouse. J. Gerontol, 1981, 36:529 – 533.

142. J M Weimer, E Kriscenski – Perry, Y Etshatory, et al. The neuronal ceroid lipofuscinoses: mutations in different proteins result in similar disease. Neuromolecular Med, 2002, 1:111 – 124; R D Jolly, S Brown, A M Das, et al. Mito-

chondrial dysfunction in the neuronal ceroid - lipofuscinoses (Batten disease). Neurochem. Int, 2002, 40:565 - 571; E Kida, A A Golabek, K E Wisniewski. Cellular pathology and pathogenic aspects of neuronat ceroid lipofuscinoses. Adv. Genet, 2001, 45:35 - 68; M A Junaid, R K Pullarkat. Biochemistry or neuronal ceroid lipofuscinoses, Adv. Genet, 2001, 45:93 - 106.

143. A Terman, H Dalen, U T Brunk. Ceroid/lipofuscin - loaded human fibroblasts show decreased survival time and diminished autophagocytosis during amino acid starvation. Exp. Gerontol, 1999, 34:943 - 957.

144. S De, T P Sakmar. Interaction of A2E with model membranes. Implications to thepathogenesis of age - related macular degeneration. J. Gen. Physiol, 2002, 120:147 - 157.

145. M C Beckerle. Microinjected fluorescent polystyrene beads exhibit salutatory motion in tissue culture cells. J. Cell Biol. 98 (June 1984):2126 - 2132.

146. G Ketlner - Weibel, P G Yancey, W G Lerome, et al. Crystalllization of free cholesterol in model macrophage foam cells, Arterioscler. Thromb. Vasc. Biol. 19 (Angust 1999):1891 - 1898.

147. L C Dijkgraat, R S Liem, L G de Bont, et al. Calcium pyrophosphate dihydrate crystal deposition disease. Osteoartriritis Cartilage, 1995, 3:35 - 45.

148. R K Tangirala, W G Jerome, N L Jones, et al. Formation of cholesterol monohydrate crystals in macrophage - derived foam cells. J. Lipid Res, 1994, 35:93 - 104.

149. D L Schotland, S DiMauro, E Bonilla, et al. Neuromuscular - disorder associatedwith a defect in mitochondrial energy supply. Arch. Neurol, 1976, 33:475 - 479.

150. G W Farrants, S Hovmoller, A M Stadhouders. Two types of mitochondrial crystals in diseased human skeletal muscle fibers. Muscle Nerve, 1988, 11:45 - 55.

151. N G Ryley, R Forman, D Barlow, et al. Liver abnormality in ovarian hyperstimulation syndrome. Hum. Reprod, 1990, 5:938 - 943.

152. E O Gorman, T Piendl, M Muller, Mitochondrial intermembrane inclusion bodies: the common denominator between human mitochondrial myopathies and creatine depletion, due to impairment of cellular energetics. Mot. Cell Biochem, 1997, 174:283 - 289.

153. K Matsumuro, S Izumo, Y Minauchi, et al. Chronic demyelinating neuropathy and intra - axonal polyglucosan bodies. Acta Neuropathol. (Berl.), 1993, 86:95 - 99.

154. C Vital, S Bouillot, M H Canron, et al. Schwannian crystalline - like inclusions bodies (Fardeau - Engel bodies) revisited in peripheral neuropathies. Ultrastruct. Pathol, 2002, 26:9 - 13.

155. Tanja Klaus, Ralph Joerger. Eva Olsson, and Claes - G? ran Granqvist, Silver - based crystalline nanoparticles, microbially fabricated, Proc. Natl. Acad. Sci. (LJSA), 1998, 96:13011 - 13614, 1999, 96:14183 - 14185.

156. J Lu, Z Rosenzweig. Nanoscale fluorescent sensors for intracellular analysis. Fresenius J. Anat Chem, 2000, 366: 569 - 575.

157. E D Bateman R J Emerson, P J Cole. A study of macrophage - mediated initiation of fibrosis by asbestos and silica using a diffusion chamber technique. Br J. Exp. Pathol, 1982, 63:414 - 428.

158. F Krombach, S Munzing, A M Allmelmg, et al. Cell size of alveolar macrophages: an interspecies comparison. Environ. Health Perspect, 1997, 105:1261 - 1263 (Suppl 5).

159. Y Kubota, S Takahashi, O Matsuoka. Dependence on particle size in the phagocytosis of latex particles by rabbit alveolar macrophages cultured in vitro. J. Toxicoi. Sci, 1983, 8:189 - 195.

160. S M Hughes, C W Kay, T W Jordan, et al. Disease - specific pathology in neurons cultured from sheep affected with ceroid lipofuscinosis. Mol. Cenet. Metab, 1999, 66:381 - 386.

161. H Fujita, Y Nishii, K Yamashita, et al. The uptake and long - term storage of India ink particles and latex beads by rihroblasts in the dermis and subcutis of mice, with special regard to the non - inflammatory defense reaction by fibroblasts. Arch. Histol. Cytol, 1988, 51:285 - 294.

162. R E Polonio, R E Wolke, S A MacLean, et al. An in vitro assay to measure phagocytosis in striped bass hybrids. Fish Shellfish Immunol, 2000, 10:405 - 418.

163. B E Lehnert, Y P Valdez, G L Tietjen. Alveolar macrophage - particle relationships dining lung clearance. Am. J. Re-

spir. Cell Mol. Biol, 1989, 1 : 145 – 154.

164. G J Cannon, J A Swanson. The macropbage capacity for phagocytosis. J. Cell Sci, 1992, 101 : 907 – 913.

165. H L Muellei, B Robinson, B A Muggenburg, et al. Particle disiribution in lung and lymph node tissues of rats and dogs and the migration of particle – containing alveolar cells in vitro. J. Toxicol. Environ. Health, 1990, 30 : 141 – 165.

166. G. Oberdorscer, J. Ferin. P. E. Morrow. Volumetric loading of alveolar macrophages (AM): a possible basis for diminished AM – mediated particle clearance. Exp. Lung Res, 1992, 18 : 87 – 104.

167. B E Lehnert, P E Morrow. Association of 59iron oxide with alveolar macrophages during alveolar clearance. Exp. Lung Res, 1985, 9 : 1 – 16.

168. J C Lay, William D Benneit, Chong S Kirn, et al. Retention and intracellular distribution of instilled iron oxide particles in human alveolar macrophages. Am. I. Respir. Cell Mol. Biol, 1998, 18 : 687 – 695.

169. Isabelle Catelas, Olga L Huk, Alain Petit, et al. Flow cytometric analysis of macrophage response to ceramic and polyethylene particles: Effects of size, concentration, and composition. J. Biomed. Mater. Res, 1998, 41 : 600 – 607; Isabelle Catelas, Alain Petit, Richard Marchand, et al. Cytotoxicity and macrophage cytokine release induced by ceramic and polyethylene particles in vitro. J. Bone Joint Surg. Br, 1999, 81 : 516 – 521.

170. A C Allison, J S Harington, M Birbeck. An examination of the cytotoxic effects of silica on macrophages. J. Exp. Med, 1966, 124 : 141 – 154.

171. L Nordsletten, A K Hogasen, Y T Konttinen, et al. Human monocytes stimulation by particles of hydroxyapatite, silicon carbide and diamond: in vitro studies of new prosthesis coatings. Biomaterials, 1996, 17 : 1521 – 1527.

172. B Lewczuk, B Przybylska – Ciornowicz. The effect of continuous darkness and illumination on the funtrion and the morphology of the pineal gland in the domestic pig. Part Ⅱ: The effect on pinealocyte ultrastructure. Neuroendocrinol. Lett, 2000, 21 : 293 – 299.

173. Y Sano, Y Itoh, H Tsuneoka, et al. Changes in descemet membrane and endothelium after corneal epithelial abrasion alone and with photorefractive keratectomy in rabbits. Arch. Ophthalmol, 1996, 114 : 1105 – 1108; Arch Ophthalmol, 1997, 115 : 44.

174. D L Atkins, J K Rosemhal, P A Krumm, et al. Application of stereological analysis of cell volume to isolated myocytes in culture with and without adrenergic innervation. Anat. Rec, 1991, 231 : 209 – 217.

175. J B Delcarpio, W C Claycomb, R L Moses. Ultrastructural morphometric analysis of cultured neonatal and adult rat ventricular cardiac muscle cells. Am. J. Anat, 1989, 186 : 335 – 345.

176. E Lampert, B Mettauer, H Hoppeler, et al. Skeleral muscle response to short endurance training in heart transplant recipients. J. Am. Coll. Cardiol, 1998, 32 : 420 – 426; S A Jubrias, P C Ksselman, L B Price, et al. Large energetic adaptations of elderly muscle to resistance and endurance training. J. Appl. Physiol, 2001, 90 : 1663 – 1670; C M Tyier, L C Colland, D L Lvans, et al. Skeletal muscle adaptations to prolonged training, overtraining and detraining in horses. Pflugers Arch, 1998, 436 : 391 – 397; D L Turner, H Hoppeler, H Claassen, et al. Effects of endurance training on oxidative capacity and structural composition of human arm and leg muscles. Acta Physiol. Scand, 1997, 161 : 459 – 464.

177. X Dennett, H J Fry. Overuse syndrome: a muscle biopsy study. Lancet, 1997, 332 : 905 – 908.

178. S Hashimoto, R S Kimura. Computer – aided three – dimensional reconstruction and morphometry of the outer hair cells of the guinea pig cochlea. Acta Otolaryngol, 1988, 105 : 64 – 74.

179. U N Lanham. The Blochmann bodies: hereditary inrracellular symbionts of insects. Biol. Rev. Camb. Philos. Soc, 1968, 43 : 269 – 286.

180. W Schwemmler. Endocytobiosis: general principles. Biosystems, 1980, 12 : 111 – 122.

181. D C Orsaro, D Venditri, M Padula, et al. Intracellular life. Crit. Rev. Microbiol, 1999, 25 : 39 – 79.

182. I Fridovich. Evidence for the symbiotic origin of mitochondria. Life Sci, 1974, 14 : 819 – 826; L Margulis. Symbiotic theory of the origin of eukaryotic organelles: criteria for proof. Symp. Soc. Exp. Biol, 1975, 29 : 21 – 38; D Yang, Y Oyaizu, H Oyaixu, et al. Mitochondrial origins. Proc. Natl. Acad. Sci. (USA), 1985, 82 : 4443 – 4447; M W Gray, C Burger, B F Lang. Mirochondrial evolution. Science, 1999, 283 : 1476 – 1481; C G Kurland, S G Andersson. Origin and evolution of the mitochondrial proteome. Microbiol. Mol. Biol. Rev, 2000, 64 : 786 – 820.

183. J A Lake, M C Rivera. Was the nucleus the first endosymbiont? Proc. Natl. Acad. Sci. (USA), 1994, 91: 2880-2881.

184. T I Ahn, K W Jeon. Growth and electron microscopic studies on an experimentally established bacterial endosymbiosis amoebae. J. Cell Physiol, 1979, 98:49-57; K W Jeon. The large, free-living amoebae: wonderful cells for biological studies. J. Eukaryot. Microhiol, 1995, 42:1-7.

185. F Donetti, R Baetta, C Comparato, et al. Polymorphonuclear leukocyte-myocyte interaction: an early event in collar-induced rabbit carotid intimal thickening. Exp. Cell Res, 2002, 274:197-206.

186. Z Kinkor, P MukensnabI, M. Michal. Inflammatory myxohyaline tumor with massive emperipolesis. Pathol. Res. Pract, 2002, 198:639-642.

187. S Saxena, K R Beena, A Bansal, et al. Emperipolesis in a common breast malignancy. A case report. Acta Cytol, 2002, 46:883-886.

188. J Dzaeciol, D I Emancewicz, J Kloczko, et al. Megakaryocytes emperipolesis in bone marrow of the patients with noN-Hodgkin's lymphoma. Folia Histochem. Cytobiol, 2001, 39:142-143.

189. C L Caron, M A Scott, K A Selting, et al. Idiopathic thrombocytopenic purpurain a cat. J. Am. Anim. Hosp. Assoc, 1999, 35:464-470.

190. D Asian, S Yetgin. Megakaryocyte emperipolesis in a child with chronic neutropenia: an unusual coexistence. Turk. J. Pediatr, 2001, 43:255-256.

191. A Schmirr, H Jouault, J Guichard, et al. Pathologic interaction between megakaryocytes and polymorphonuclear leukocytes in myelofibrosis. Blood, 2000, 96:1342-1347.

192. A Schmitt, A Drouin, J M Masse, et al. Polymorphonuclear neutrophil and megakaryocyte mutual involvement in myelofibrosis pathogenesis. Leuk. Lymphoma, 2002, 43:719-724.

193. A Y Nerurkar, S Krishnamurthy. Emperipolesis as a key feature in imprint cytology of the thymus. A report of two cases. Acta Cytol, 2002, 44:1059-1061.

194. H Wekerle, U P Kerelsen. Thymic nurse cells-Ia-bearing epithelium involved in T-lymphocyte differentiation? Nature, 1980, 283:402-404.

195. W B Lee, S. K. Erm, K. Y. Kim, R. P. Becker, "Emperipolesis of erythroblasts within Kuffer cells during hepatic hemopoiesis in human fetus," Anat. Rec. 256 (1999): 158-164.

196. D S De Wachter. P R Verdonck, R F Verhoeven, et al. Red cell injury assessed in a numeric model of a peripheral dialysis needle. ASAIO J, 1996, 42: M524-M529.

197. A. Salim, M. Williamson, F. Barker, J. Hughes, "Steroid responsive cutaneous Rosai-Dorfman disease associated with uveicis and hypothyroidism," Clin, Exp. Dermatol. 27 (June 2002): 277-279.

198. R. Kitai, J. Llena, A. Hirano, K. Ido, K. Sato, T. Kubota, "Meningeal Rosai-Dorfman disease: report of three cases and literature review," Brain Tumor Pathol. 18 (2001): 49-54.

199. A B Cohen, CJ Batra, R Petersen, et al. Size of the pool of alveolar neutrophils in normal rabbit lungs. J. Appl. Physiol, 1979, 47:440-444.

200. L C Meagher, J S Savill, A Baker, et al. Phagocytosis of apoptotic neutrophils does nor induce macrophage release of thromoboxane B2. J. Leukoc. Biol, 1992, 52:269-273.

201. A D Doerman. Lysis and lysis inhibition with Escherichia coli bacteriophage. J. Bacreriol, 1948, 55:257-275.

202. Lubert Stryer, Biochemistry, second Edition, W. H, Freeman & Co., San Francisco, CA, 1981.

203. Airborne Pathogen Database. Bacteria: Myco bacterium tuberculosis. Aerohiological Engineering Series, Penn State Architectural Engineering and Biology Departments; http://www.bio.psu.edu/ptople/faculty/whittam/apdbasc7bl8.html.

204. Amy L Decatur, Daniel A Pormoy. A PEST-like sequence in listeriolysin 0 essential for Listeria monocytogenes pathogenicity. Science, 2000, 290:992-995.

205. K Fujiwara, K Takahashi, K Shirota, et al. Fine pathology of mouse spinal cord infected with the Tyzzer organism. Jpn. J. Exp. Med, 1981, 51:171-178.

206. T Hackstadt. The biology of rickettsiae. Infect. Agents Dis, 1996, 5:127-143.

207. G Magowan, J T Brown, N Mohandas, et al. X-ray microscopy of human malaria. 1995; http://www-cxro.lbl.gov/

micro, scopy/ALS_ Abstracrs_ 97/ALS_ Abstracr_ Cathie 97_ l. html.
208. Abdul D. Ihaffar. Parasitology – Lecture Two: Blood and Tissue Protozoa. Microbiology and Immunology On – Line, MBIM 650/720 Medical Microbilogy – Lecture: 81 – 82, University of South Caroline, 2001, 18; http://www.med.sc.edu:85/parasitology/blood – proto. html.
209. C T Atkinson, E G Greiner, D J Porresrer. Pre – erythrocytic development and ; associated hosr responses co Haemoproteus meleagridis (Haemosporina: Haemoproteidae) in experimentally infected domestic turkeys. J. Protozool, 1986, 33:375 – 381.
210. A O Heydorn, H Mehlhorn. Fine structure of Sarcocystis arieticanis Heydorn, 1985 in its intermediate and final hosts (sheep and dog). Zentralbl. Bakteriol. Mikrobiol. Hyg. A, 1987, 264:353 – 362.
211. Z Abd – AI – Aal, N F Ramadan, A Al – Hoot. Life – cycle of Isospora mehlhorniilsp. Nov. (Apicomplexa: Eimeriidae), parasite of the Egyptian swallow Hirundo rubicola savignii. Parasitol. Res, 2000, 86:270 – 278.
212. R A Freitas, Jr Nanomedicine Volume II: Biocompatibility. First edition. Landes Bioscience, Austi, Texas, USA, 2004.
213. R A Freitas Jr. Ralph C Merkle. Kinematic Self – Replicating Machines, Landes Bioscience, Austin, TX, 2004 (in press); http://www.molecularassembler.com.
214. R A Freiras Jr William T Gilbreath, eds. Advanced Automation for Space Missions, Proceedings of the 1980 NASA/ASEE Summer Study held at the University of Santa Clara, Santa Clara. CA, June 23 – August 29, 1980; NASA Conference Publication CP – 2255, November 1982; section 5.5; http:// www.islandone.org/MMSGzia.smz.
215. KEric Drexler, Engines of Creation: The Coming Era of Nanotechnology. Anchor Press/Doubteday, New York, 1996; http://www.Foresight.Org/EOC/index.html.
216. NIH Guidelines for Research Involving Recombinant DNA Molecules, January 1996 revision, see at: http://www.ehs.psu.edu/biosafety/nih/nih95 – l. htm.
217. Hans Moravec, Mind Children: The Future of Robot and Human Intelligence, Harvard University Press, Cambridge, MA, 1988.
218. R A Freitas Jr. Microbivores: Artificial Mechanical Phagocytes using Digest and Discharge Protocol. Zyvex preprint, March 2001; http://www.zyvexcom/publications/ artictes/microbivores. html. See also:" Microbivores: Artificial Mechanical Phagocytes. Foresight Update No. 44, 31 March 2001, 11 – 13.
219. R A Freitas Jr. The future of computers. Analog, 1996, 116:57 – 73; http://www.rrreitas – com/nano/thefutureofcomputers – Analog – March 1996. htm.
220. Raymond Kurzweil, The Age of Spiritual Machines, Viking Press, New York, 1999.
221. S A Kauffman. Metabolic stability and epigenesis in randomly constructed genetic nets. J. Theoret. Biol, 1961, 2: 204 – 235.
222. Thomas C Schelling, Micromotives and Macrobehavior, Norton, New York, 1978.
223. Eric Bonabeau, Marco Dorigo, Guy Theraulaz, Swarm Intelligence: From Natural to Artificial Systems, Oxford University Press, New York, 1999.
224. Jacques Ferber, MultrAgent Systems: An Introduction to Distributed Artificial Intelligence, Addison – Wesley, Reading, MA, 1999.
225. James Kennedy, Russell C. Eberhart, Swarm Intelligence, Academic Press, San Diego, CA, 2001.
226. Greg Bear. Blood Music. Analog, 1983, 103 : 12 – 36; Greg Bear, Blood Music, William Morrow & Co., NY, 1985.
227. The New Breed. Outer Limits, 1996; http://www.theouterlimits.com/episodes/ seasonl/112. htm.
228. Michael Crichton, Prey, HarperCollins Publishers, New York, 2002.

第十九章 纳米粒子其他病理性反应

纳米粒子除导致上述的一些病理反应或毒性反应外，还有可能导致下面的一些不能用与上述的生物生理系统有关的功能或性质来解释。这里将其作为独立的一章进行讨论。必须明确下面的病理或毒性反应与上述的生物系统的结构和功能存在着密切的联系。这里只是为了论述的方便。

19.1 致喷嚏作用

吸入的纳米粒子或鼻腔内游走的医疗用纳米机器人可能会诱发喷嚏。喷嚏动作涉及面部和胸腹部数十个肌肉的运动，并且这些运动还者是在脑和脊髓的支配下以正确的顺序产生[1,2]。这种顺序是由三叉神经直接介导，尤其是前筛骨、后鼻腔和眼球内的神经分支[3]。三叉神经绝大多数分支终止于面部皮肤，在此传导触觉感觉（也包括温觉和痛觉）信息，但也有末梢终止于表面下的鼻粘膜[1]。鼻腔粘膜具有丰富的直径很小的有髓感觉神经纤维[4]末梢。末梢上有感觉性受体[5]，位于粘膜上皮内或上皮下[6,7]。有些神经末梢对化学性刺激敏感，对气味刺激发生反应引起喷嚏[1,6]。其他类型的神经末梢对触觉和机械性刺激发生反应。鼻腔的刺激产生兴奋性脉冲，经三叉神经节上传到位于下部延髓脑干侧髓的被称为喷嚏中枢的神经元集合体[7]。人类的喷嚏反射分鼻道和下呼吸道两个阶段发生[8]。在鼻道阶段，喷嚏中枢沿面神经将神经冲动传回鼻道，使鼻腔分泌液体和粘膜充血，同时还有眼睛流泪。在下呼吸道阶段，喷嚏中枢通过脊索将冲动传送到呼吸肌，引起特征性的深呼吸，强迫气流从肺部猛烈冲出[9]。

许多刺激可以触发喷嚏[9]，包括鼻腔感染、对花粉或霉变物质过敏、冷湿空气、化学刺激[21]如香料[10]（平均引起喷嚏的浓度为 0.15 mg/m^3）[11]或氨[1]、报纸粉尘[12]及 2～10 μm 的油性喷雾剂（浓度 0.1～0.3 mg/m^3 或 10^6粒子/m^3）[13]、光线刺激（自主神经支配的光喷泉嚏反射[14]，影响人群的 18%～35%[15]）、饮食过多、性兴奋、拔出头发和睫毛、颤抖、反复电刺激[16,17]、递送导管的上鼻道气袖[18]或眼窝腔隙的针刺[19]。喷嚏可以是纯粹的过敏反应，伴随有组胺和神经肽的释放[20-22]，可局部应用 NSAID 或 azelastine[23]样药物进行抑制。但是纳米医疗设备应当设计为化学惰性的，没有变应原性。对于如此设计的纳米设备引起喷嚏的原因就只有机械性刺激，像刺激鼻粘膜的尼龙纤维一样[24]。从纳米医疗的角度考虑，这种刺激最可能的来源是纳米机器人穿过鼻道时的物理性运动。

激活鼻道机械感受器所需要的阈刺激目前还没有精确测定。但是，发生于舌和指尖最小可感知的皮肤压力为 2000 N/m^2。喷嚏时成人鼻腔内压力为 600 N/m^2[25]，新生儿鼻腔内压力为 700 η/m^2[26]。对猫的鼻粘膜进行 20 Hz，500 μm 间隔的机械性刺激，可引起喷嚏反射[27]。假定对于这种粘膜的面积可压缩性模量为 1 N/m，那么所需要的位移压就是 2000N/m^2。假定引起喷嚏的机械性刺激阈值为 1000 N/m^2，取粘膜粘性的最小值，那么驱动直径 1 μm 的球形纳米机器人以 1 cm/s 及其以下的速度通过粘膜所需要的粘性运动力应当足以触发喷嚏反射。更粘稠的鼻腔粘液要求更为缓慢的运动以维持所施加的力低于假定的引起喷嚏的阈值限度，尤其是在炎症时，鼻腔粘膜对这些反射刺激更为敏感[28]。这些问题通过简单的实验就能够解决。

19.2 致恶心呕吐效应

纳米设备和纳米粒子在体内的存在有可能引起恶心和呕吐[29]。呕吐是人体最为复杂的运动功能之一，是由内脏、中枢神经系统和肌肉的连续性相互作用，导致腹腔内容物自小肠和胃被反向从口腔排出的过程[30]。恶心和呕吐的动作是由延髓中协调呼吸和血管运动中枢和胃肠道自主神经支配的一个区域结构所控制[31]。这个呕吐中枢[32]可受 4 种不同来源的刺激所兴奋。

交感神经传入纤维：这种传入纤维富含五羟色胺受体和起源于胃肠道的内脏神经纤维。这些纤维受胆道或胆囊扩张、胃肠道扩张、粘膜和腹膜刺激或感染所兴奋[31]。有害的肠内容物可通过到达脑干的自主神经传入纤维的活动发动呕吐反射[30]。更为特异性的是呕吐可①由吐根糖浆中的吐根生物碱[33]、硫酸铜[34]、汞[35]、碱液[36]或胆汁反流引起；②由胃肠道粘膜的刺激引起。刺激物质可以是铁盐[37]、各种泻药[38]和杀虫剂[39]、机械性刺激[40]、十二指肠梗阻[41]、尿路的阻塞[42,43]或胆道的穿孔[44]；③麻醉后残余牵张对腹膜的刺激[45]或结肠穿孔[46]、急性胰腺炎[47,48]、各种药物及其他化学品[49-51]；④冠状动脉闭塞。在胃、空肠和回肠已发现呕吐的机械感受器和化学性受体[52]。这些受体的兴奋可引起呕吐。

设计周密的纳米设备应当不会向其外部环境中释放致恶心和呕吐的化学物质。大量的纳米机器人或纳米设备共同对胃肠道所进行的操作，同时产生的机械性和组织牵张等物理性刺激在原理上可以引起呕吐。但是，由于食糜和粪便正常通路使食管和小肠的剪切力大于 1 N/m^2 通常并不引起恶心和呕吐。立方晶系的 300 μm^3 的肠道纳米机器人可施加 100 nN 的侧向牵引力（大小和强度相似于阿米巴），也能够施加 1 N/m^2 的剪切力，这将同样不会引起呕吐。阿米巴病在大肠中可有 12 ~ 50 μm 的可运动的滋养体，只在有严重的痢疾性结肠炎的情况下才可能引起呕吐[53]。目前并不清楚呕吐的原因究竟是与阿米巴的数量和运动有关还是与其他原因有关。人类结肠数千万可运动的微米大小的共生细菌的存在和运动正常情况下并不引起恶心。

19.3 前庭系统

前庭有一些神经纤维具有组胺 H_1 和毒蕈碱胆碱能受体。这种受体受运动[54,55]、感觉冲突[56]或感染[30,31]的刺激的刺激而激活。由医疗机器人对前庭和听觉装置的有目的的机械性操作可有致恶心效应，诱发眩晕[57]。这些症状是不愉快的但并不危及生命。而且，纳米机器人可以避免这种作用或者可以给病人投用颠茄碱类药物东莨菪碱（一种对运动性恶心进行预防性治疗的常用药物）或其他镇吐剂如敏可静（一种既有抗组胺作用又有抗胆碱能作用的药物[31]）。

19.4 更高级的中枢神经系统

高级中枢神经系统引起恶心呕吐的原因包括中枢神经系统疾病如肿瘤引起的颅内压增高[58]、闭合性颅内损伤[59]、偏头痛或癫痫[60]，甚或颅内的阿米巴病[61]、某些令人厌恶的视觉、嗅觉、味觉、不愉快的情绪或接受某些致吐性药物都可诱发呕吐[31]。例如，接受抗癌药的患者就有先期发生的或精神性呕吐[31]。正常情况下位于人体内的纳米设备或纳米机器人将不会直接被人体感知但仍然有可能在有些在应用纳米机器人治疗之前，在有精神因素倾向的患者引起呕吐。

19.5　化学感受区（CTZ）

CTZ[32]富于5－羟色胺3、多巴胺D_2，组胺和阿片受体，存在于脑髓的postrema区，其化学感受器可被药物和化疗制剂[57]、阿片和麻醉剂[61]，循环毒素和其他体液物质、肝阿米巴侵袭[62]、缺氧[63]、尿毒症[64]、氯气味[65]、酸中毒及放疗[66]等因素所刺激。除了由于设计问题，医疗性纳米设备或纳米机器人一般不会激动CTZ的兴奋。

在很罕见的情况下，也许纳米设备或纳米机器人不能被设计得完全没有致吐作用。在这种情况下，有许多镇吐药可以应用[67]。抗组胺药有微弱的抑制呕吐中枢用介导的致吐作用[31]。5－羟色胺受体阻滞剂如ondanstron[68]和tropisetron[69]、多巴受体阻滞剂[70,71]如metoclopramide[71]和NK1[72]受体阻滞剂具有镇吐作用已为人们所熟知。苯噻嗪及其相关化合物可特异性阻断由CTZ介导的呕吐[32]。

恶心是髓区中与呕吐中枢有关的一个区域。这个区域接受刺激可产生兴奋，以产生欲呕吐的知觉[73]。恶心的感觉明显与脑皮质有关[76]。呕吐中枢实际上是分布于多个部位的控制系统[74－76]，可能包括由几个独立神经传导束所组成的指令发生器[60,77]。所以为了最有效地控制恶心和呕吐，纳米机器人应位于孤束核[77]、闩与面神经后核之间的脑干[76]、髓中线[75]、postrema区[78]、臂旁核和某些更高级的脑核区[76]。这些精确定位的具有特殊功能的纳米机器人，可直接控制或完全消除与呕吐相关的神经元信号传导，直接防止恶心和呕吐。

19.6　纳米休克

休克是一个危及生命，需要紧急进行医疗处理的一种临床症状。在休克时，血压降到很低水平而不能满足机体生命活动的需要。造成低血压的原因可以是因为心脏的泵血功能不足或血管的过度扩张[79]。休克可由一系列因素所引起。这些因素有脱水、药物反应、出血、感染、心肌梗死、中毒或外伤。医疗纳米机器人或纳米设备可能与3种类型的休克有关。这3种与纳米医疗相关的休克类型被称作“纳米休克”。

19.6.1　过敏性休克

过敏性休克除前面所述（12.5.1.1）的原因之外，还可能由补体的激活引起（12.5.1.2）。

19.6.2　败血性休克

这种类型的休克[80－82]常常由革兰阴性菌细胞壁的内毒素（如脂多糖，LPS）成分引起。当细菌被破坏或其细胞溶解时，其内毒素就被释放入血。内毒素会引起海格慢因子，后者依次激活补体系统、缓激肽系统、凝血过程的连锁反应和纤维蛋白溶解系统[83]。其中的缓激肽的释放引起血管扩张，血管通透性增加，降低血容量。纳米设备或纳米粒子的外表面所结合的分子或由其释放的与内毒素有分子同源性的化学物质可引起休克，其症状将会类似于败血症性休克。细菌内毒素的致病效应是由各种活性物质介导的，如肿瘤坏死因子（TNF）或恶病质蛋白（一种由巨噬细胞和其他单核细胞产生的细胞激动素）。在必要的情况下，可以在纳米设备中配备选择性吸附[84]这些物质的装置或能够释放TNF特异性抗体[85]，TNF拮抗剂[86]、抑制剂[87]、捕获诱饵[89]或合成的抑制剂[88]，消除败血症性休克的风险。

例如所谓的microbivore吞噬机器人[90]，通过少量局部给药，可用于对抗局部繁殖的细菌菌体的有毒产物所引起的毒血症和其他的败血症的化学性后果。例如，E. coli 在狒狒，E. coli 引起的败血症性休克发生于 425×10^6 CFU/ml，LPS 内毒素发生于 0.076～1.130 ng/ml 的血液浓度[91]。另一项研究表明，猪革兰阴性菌感染期间，血液中内毒素水平自 0.2 上升到 2 ng/ml[92]。将浓度为 2 ng/ml 的 LPS 内毒素自血液中清除[93]需要从全身血液中提取和用酶消化 8×10^{14} LPS 分子，如果给予 10^{12} microbivore，则每个纳米设备只有 800 个 LPS 分子的任务。

与革兰阴性菌相关的高度死亡率在很大程度上决定于患者对 LPS 的反应。LPS 诱发细胞激动素，如 IL－1β 和 IL－6 的产生，导致不可控制的炎症反应，引起组织损伤和器官衰竭[94]。活的生长着的细菌也释放小量的 LPS，但传统抗生素的使用杀灭细菌，释放更大量的 LPS，可达 10^5 ng/ml[94]。这种使用 microbivore，将不会同时造成大量的内毒素释放[90]，因为被纳米设备摄入的所有的细菌成分(包括所有细菌细胞壁 LPS)，都会被完全消化降解为无害的非抗原性分子后，才将其再释放入血液。当然，纳米设备的本身在不必要的情况下不会携带任何 LPS。因此 microbivore 可以是一种完美的抗微生物疗法而不会增加败血症或败血症休克的危险性。需要注意的是革兰阳性菌也可以引起细胞激动素的产生，但达到同样的浓度水平，则需要的革兰阳性菌的数量比所需要的革兰阴性菌的数量要多 100～1000 倍[94]。

如果在 microbivore 使用之前，患者已存在败血症的情况，那么已存在的相当高浓度的炎症性细胞激动素必须自血液中除掉，同时使用以抗菌作用为主的 microbivore 治疗。意外的细胞激动素分子可以用小剂量的“呼吸细胞”型纳米设备[97]将其自细胞中清除。这是一种先前在其他地方提出的联合治疗手段[90,95]。特别是，1 万亿的微米大小的“药物细胞”的静脉注射剂量（每个细胞具有 10^5 细胞激动素特异性分子选择性转子和 0.5 μm^3 的随机储存容量），每个药物细胞只需要用去其储存容量的 0.1%，在弥散限制性泵开动 200 秒后，就能将 20 kD 的 IL－1β 和 IL－6 细胞激动素从被 LPS 提高后的 100 ng/ml[94] （$3 \times 10^{-9}/nm^3$）的浓度水平降低到 10 pg/ml[96] （$3 \times 10^{-13}/nm^3$）的正常血浆水平。自血液中消除另外的 10^5 ng/ml 的 LPS 需要大致相似的时间，用去全部的随机储存容量。那些在血液中已起过作用的细胞激动素必须以其他的方法除去。

19.6.3 机械性休克

外伤性休克可以发生于急性肠梗阻、撞伤、穿孔、内脏或血管破裂、气胸、由于高度敏感部位挫伤引起的神经损伤（这些部位如睾丸、太阳穴神经丛、眼、尿道等）、胃肠道绞窄（疝、肠套叠或肠扭转）、或内脏扭曲（如卵巢和睾丸）的病例[98]。外伤休克性毒素，一种具有凝血酶原活性的氨基磷脂，只发生于细胞膜的胞质层，由细胞破坏时释放，引起弥散性血管内凝血[99]。这种机械性外伤应当罕见于个体纳米机器人的运动和在活体内的操作活动，但机械性休克有可能由设计不好的大范围协作的跨组织细胞的纳米机器人群的活动、由控制失败情况下的交通阻塞引起的纳米设备或纳米机器人血管内梗阻或粗枝大叶的纳米外科技术所引起。这些问题应当在进行纳米机器人任务设计时加以避免。

19.7 纳米热

人体中心的体温受前下丘脑视前核的严密控制和精确的调节[100]，使体温平均设定在 37℃。虽然体温可在这一设定点上下有所波动，但一般不会超过 0.6 ℃[101]，尽管在限制热卡摄入的哺乳动物可低于此值 0.5～1.0 ℃[103－105]。体内存在有一系列的体温调节机制[102]保证下丘脑的温度设定点最大误差维持于 0.2～0.5℃的范围内[116]。温度变化超过这个最大范围就会引起机体的对这种体温变化的对抗反应，以使体温回到设定点的水平。

全身体温的异常升高可由体温过高或发热两种原因的任何一种引起[106]。

19.7.1　环境温度过高

环境温度过高指环境温度对体温的作用超过体温调节机制的散热能力。体温过高可发生于剧烈的物理性运动、脱水或浸入热液体等情况下。在使用纳米设备或纳米机器人时，则可由体内的这些耗能设备所散发的废热所引起。在上述这些情况下，身体的体温调节机械已经充分运转，以试图使偏离正常的体温恢复正常。在有些情况下，体温调节机制发生紊乱。这些情况如中暑、潮热[107-111]、药物、肿瘤或感染引起的下丘脑损伤、恶性高热或甲状腺危象，可引起极度的体温过高，可达 41.1 ℃或更高[112]。体温达到 42 ℃时，蛋白开始变性。将温度升高至 47℃时，可迅速使红细胞发生可见的损伤[113]。热操作的细胞表现有形态学的改变，渗透压增高、机械脆性增加、经热处理的细胞再被注射入血液时则被体内的清除机制迅速清除[114]。同样，牙髓的温度升高超过 6.5 ~ 10℃，时间超过 30 ~ 45 秒，就会对牙髓造成永久性的损害[115]。如果纳米机器人引起过热现象，则肯定是因为局部或全身的热稳定限度被超过。遵循这些操作限度，就可以避免这样的问题。

19.7.2　发热

发热是体温过高的第二种原因。在这种原因引起的体温过高时，下丘脑的体温设定点被致病因素上移。这种致病因素往往是由于循环中热原性细胞激动素。在这种情况下，外周性的热调节机制倾向于保持体热不被散发，而体内则由于代谢的增加而产热反而可以继续增加。如此使体温升高，直至达到增高了的体温设定点[73]。发热是机体的一种天然的自我保护机制（由循环于骨骼肌中的一种物质所产生），目的是使机体消灭入侵的微生物。健全的体温调节控制机制积极作用使体温上升到新的设定点，然后将其稳定于这一水平。所以发热并不等同于升高的内部体温，而是代表体温设定点的提高[89]。发热由免疫系统的细胞释放内源性致热原细胞激动素（引起发热的物质）进入血液而触发。单核吞噬细胞是内源性致热原的主要来源。所有这一类的物质[112]被分类为单核细胞激动素或淋巴细胞激动素或统称为细胞激动素。这些所谓的激动素也介导对感染和炎症的急性期反应。热原性细胞激动素的作用相似于激素。这种说法是基于这样的事实：它们在炎症部位产生，然后由循环系统将之携带到中枢神经系统。这与激素由分泌器官产生，由循环系统带至其靶器官的现象十分相似。在中枢神经系统，细胞激动素高亲和性地与下丘脑血管内皮细胞上的 80 kD 的受体结合。这种结合引起磷脂酶的释放，磷脂酶再依次引起细胞膜磷脂释放花生四烯酸。结果是血液中的前列腺素水平增高。前列腺素作用于下丘脑体温调节中枢，使体温设定点提高到一个新的水平。细胞激动素也可以直接与神经组织发生相互作用[89]。

热原性细胞激动素中最重要的是白介素 -1（IL-1）、肿瘤坏死因子（TNF）、白介素 6（IL-6）、干扰素 -α、β 和 γ、白介素 -8、巨噬细胞炎症蛋白 MIP-1α 和 MIP-1β，可能还有血小板来源的生长因子（PDGF）[112]。

IL-1，分子量 17.4 kD，主要来源于单核细胞和巨噬细胞，尽管也可由中性粒细胞、B、T 淋巴细胞、内皮细胞和其他有核细胞产生[106]。IL-1 的产生可以由于微生物的存在、与内毒素和其他细菌毒素或微生物产物接触、吞噬细胞的吞噬作用和免疫复合物及各种形式的组织损伤的存在而提高[106]。IL-1 的增多，使 IL-1 的代谢产物也增多[117]及这些细胞中的 IL-1 受体的表达也增多[118]。IL-1 激活免疫细胞，提高机体防御机制的功能。细胞激动素促进中性粒细胞乳酸铁蛋白的释放（中性粒细胞有 1700 IL-受体/细胞[119]）。在许多细菌感染情况下，这可使血浆铁水平降低，阻滞细菌的生长。IL-1 还作用于中枢神经系统诱发睡眠[120]，及许多其他有益的和有害的生物学性质。

TNF 是一种致热原细胞激动素，可直接作用于下丘脑，使体温设定点上移。TNF 也通过诱发 IL-1 的产生引起发热。LPS 激活的巨噬细胞是 TNF 的主要来源，其他来源还有单核细胞、NK 细胞和抗原激活的 T 细胞和活性肥大细胞。内毒素对 TNF 的产生具有最强大的刺激作用，但某些寄生虫、病毒、肠毒素（包括中毒性休克综合征毒素-1）和IL-1[121]。血浆TNF峰浓度发生90分钟，但自循环中清除需要3小时[116]。TNF和IL-1结合于不同的受体。这些不同的受体存在于中枢神经系统、血管内皮、脂肪组织、肝脏、肾脏和肺组织[116]。TNF除致热原性质也还有其他的生物学性质，包括抑制促肾上腺皮质激素的释放[122]、诱发睡眠[120]和介导败血症性休克[123]。TNF是先天和获得性免疫的介导因子，也介导特异性反应和炎症反应。

纳米设备会不会有热原性，引起发热反应，也即“纳米热”的问题对于将来的纳米医学是一个很重要的问题[123]。任何一种外源性纳米机器或器官的膜都应当确认是无热原性的。已知被吞噬的胶乳粒子不引起热原细胞的产生[124]。但发热可发生于1/3的住院患者，其中67%是由于感染[125]，但有12%～18%找不到原因，因此称为原因不明的发热（FUO）[126]，临床上经常被诊断为“发热原因待查”。FUO几乎可以肯定是化学因素引起的发热，往往被归因于感染、肿瘤、结缔组织病[127]、肉芽肿性疾病（包括淀粉性腹膜炎[127]、对外科手术手套上的淀粉的一种纤维肉芽肿性反应）、慢性肝脏疾病、刺激性肠道疾病、肺动脉栓塞[193]、肺膨胀不全[128,129]，有时也由某些药物[194,196-198]如大仑丁[198]等引起。发热也可以由机械性组织激惹如胸食管穿孔[199]、膝髋关节成形术[130-132]、腾氟龙粒子团块的切除[200]或冲击波碎石术[133-135]等引起，提醒在纳米外科手术时应当小心。

Flitman也注意到一种自发性反复发作性的体温过低和多汗症常常伴随骈胝体发育不全[136-138]但也伴随下丘脑损伤[139]和脂肪瘤[140]。下丘脑体温调节中枢多巴胺能神经去除也产生体温过高或“反相Shapiro综合征”[141]。Flitman已在脑炎性下丘脑损伤的患者观察到这种效应。在脑脊液细胞过多恢复正常很长时间后发生发热，此时感染的原因已被根除。这些事件与纳米医学的关系在于在纳米机器人或应用纳米粒子进行治疗时，可能会穿过、或在骈胝体或下丘脑中停留。在这些情况下，应使其操作尽量地轻柔，避免引起体温调节功能的紊乱。按照Flitman，似乎下丘脑视前核的很轻微的浸润都有可能引起发热。

目前为止，还没有关于纳米机器人或纳米设备的构建材料，如金刚石、富勒烯或石墨引起发热的报道。碳粉已用于鼻腔激发实验而不引起发热[142]，尽管有一些关于印度墨水中的无形炭粒子或吸入及食入催化加氢精制碳引起发热的病例[143,201]。除了罕见的例外情况[144]，宏观材料的腾氟龙在体内似乎无热原性[145-147]，尽管低剂量的过氟碳乳剂就能引起皮肤发红和发热[148]。“聚合物气味热[202,203]”或“腾氟龙热”[204]是腾氟龙燃烧产物吸入的后果。关于单晶蓝宝石是否有热原性还没有报道。但已有一例关于可能由铝粉吸入引起发热的报道[149]。陶瓷似乎是无热原性[150]，但巨噬细胞接触粒子性铝陶瓷可释放TNF，并且这种作用粒子的大小和浓度的增加而增加[205]。

其他的粒子的惰性小一些。由吸入氧化锌引起的金属气味热已为大家所熟知[151-153]。过多的痕量元素如铜和锌可引起发热[154]。被吞噬的硅晶体可引起热原物质的产生[155,124]。引起硅肺的硅材料也引起发热[156-158]。各种在体内形成结晶的低溶性物质，一旦晶体形成，就会触发发热反应。例如，尿酸单钠单水晶体[124,155,159]沉积在痛风患者的关节滑液中可引起全身的发热[160,161]，刺激单核细胞和滑液细胞IL-1[155]、TNF-α[162]和IL-6[159]的产生。较小的10～40 μm的晶体，比其较大的晶体具有较少的热原性[155]。在软骨钙化症（CPPD晶体沉积病）时二水焦磷酸钙结晶（CPPD）在纤维软骨中的沉积有热原性[163-168]。CPPD晶体增加体外单核细胞和滑液细胞中IL-6的生成[159]。发热肾石症或肾结石[169]、在尿石症或结晶尿[170]时的草酸钙或磷酸钙[171,172]、支气管石症中的钙化淋巴结结石[173]、唾液腺石症的钙化的唾液腺结石[174]和接受肠道外营养患者肺微血管沉积的结晶[175]，都有引起发热的报道。胆石症时沉积于胆石上的胆固醇结晶可能具有热原性[176-178]，与血液中的胆固醇结晶栓塞时的情况相似[179]。在制备医疗用纳米设备或纳米机器人时，必须对要使用的结晶和陶瓷材料的热原性进行系统的评估。

如果纳米设备表面本身的热原性无法避免，纳米设备在体内可以采取措施，很容易地阻断引起发热的通路，因为在这个通路中的关键性因子只有几个。例如，细胞激动素IL-4可抑制内原性致热原IL-1、TNF和IL-6的产生[180]。像阿司匹林和布洛芬样的前列腺素合成抑制剂也是有效的抗热原剂。这些药物抑制前列腺素合成酶也即环氧化酶的活性，阻断前列腺素的合成。IL－1受体的阻断剂也已被发现[206－210]。糖皮质激素抑制IL－1、TNF和IL－6的产生[181]。其他的如TNF抑制剂有抗TNF单克隆抗体etanercept[167,168]，现已用于类风湿性关节炎，效果良好。非固醇类消炎解热药被用于痛风和其他结晶所引起的关节病的治疗[182]。另外还有许多内源性的抗热原物质可以限制体温的升高也已被得到实验的证明[183]。这内源性抗热原物质包括精氨酸加压素、糖皮质激素、melanocurtin（α－MSH）、TNF（在有些情况下）、IL－10，最近发现还有细胞色素P－450[183,184]。纳米设备可在体内释放这些物质或与此类似的抑制剂、拮抗剂或者下调因子，以靶向的方式打断致热通路。另外，还可以使用分子选择性转子选择性吸附内源性热原，并对它们进行化学修饰，然后再以无害的灭活形式反向释放入血液。

IL－1β[96]的血浆浓度为约10 pg/ml，TNF[205]为100 pg/ml。假定两种热原的分子量都为17.4 kD，则二者的分子浓度分别为0.0003和0.003分子/μm^3。如果说在整个血液循环中有（2～20）× 10^{12}分子，则每个表面携带有10，000分子选择性转子，总量为1千亿到1万亿的纳米设备或纳米机器人在2～20秒钟内可将血液中的IL－1或TNF清除90%～99%。前列腺素在血浆中的浓度为400 μg/ml，对其进行选择性吸附也可以使体温调节中枢的设定点降至正常。另外一种可能的方法，类似于某些痘苗病毒株[185]是释放可溶性IL－1受体，使之与IL－1结合，因而不能作用于靶细胞的受体，抑制通路，抑制发热反应。

具有完全生物相容性的纳米设备或纳米机器人有可能很难设计出来，或者必要的抗热原功能不能西装配到非常紧张的有限的设备空间。在这种情况下，可采用具有不同功能的纳米设备或纳米机器人结合使用的方法来完成一项特定的治疗。这种方法虽然不是十分理想，但在必要时也不失为一恰当的处理。实际上，完全可以将有些纳米设备设计成以治疗为主要目的，而另一些纳米设备则设计成专门是为了解决那些不良的或意外的生物学反应。这种情况很类似于现在的临床实践中联合用药的方法，如哌替啶与vistaril[186－188]或抗肿瘤化疗药物与抗呕吐药联合应用[189－192]一样。现代所谓的快速减疫法[193]的有关机制是否可为未来的纳米医学提供借鉴，也应当进行研究。

关于纳米设备和纳米器官中热物理学性质和热调节机制已在相关章节进行讨论。

参 考 文 献

1. Mike Meredith. Florida state university，neuroscience program. Why do we sneeze? National Science and Technology Week 1997：http://www.nsf.gov/nstw_ questions/biol/quest272.htm.
2. W M Price，H L Batsel. Respiratory neurons participating in sneeze and in response to resistance to expiration. Exp. Neurol，1970，29：554－570.
3. F Wallois，J M Macron，V Jounieaux，et al. Trigeminal afferences implied inthetriggering or inhibition of sneezing in cats. Neurosci. Lett，1991，122：145－147.
4. F Wallois，F Cros，M Condamin，et al. Postnatal development of the anterior ethmoidal nerve in cats：unmyel-mated and myelinated nerve fiber analysis. Neurosci. Lett，1993，160：221－224.
5. P A Creenberger. Nasal recepiors and reflexes. Allergy Asthma Proc，1998，175－179.
6. J C Widdicombe. Pulmonary and respiratory 11 act receptors. J. Exp. Biol，1982，100：41－57.
7. Mark Hersch. Loss of ability to sneeze in lateral medullary syndrome. Neurology，2000，54：520－521.
8. S Co. Intractable sneezing：case report and literature review. Arch. Ncurol，1979，36：111－112.
9. R West. Why does plucking my eyebrows make me sneeze? 5 Aug 1997；http://www.madsci.org/posts/archives/aug97/8708075 54.mealumi.htm.
10. Herbal Snuffs，A Sevententh Century Fancy；http://www.omphalos.nei/fites/ herbs/snuffy.txt.
11. O Y Chan，C S Lee，K T Tan，et al. Health problems among spice grinders. J. Soc. Occup. Med，1990，40：111－115.

12. C Theander, M Bende. Nasal hyperreactivity to newspapers. Clin. Exp. Allergy, 1989, 19:57 -58.

13. S Kira, Y Nogami, K Takcta, et al. Size - seleclive sampling of oil mist in air and subjective symptoms among machine workers. Ind. Health, 1997, 35:394 -398.

14. B W Whitman, R J Packer. The photic sneeze reflex: literature review and discussion. Neurology, 1993, 43: 868 -871.

15. R A Breitenbach, P K Swisher, M K Kirn, et al. The photic sneeze reflex as a risk factor to combat pilots. Mil. Med, 1993, 158:806 -809.

16. F Wallois, L Bodineau, J M Macron, et al. Role of respiratory and non - respiratory neurones in the region of the NTS in the eliboration of the sneeze reflex incat. Brain Res, 1997, 768:71 -85.

17. S I Sekizawa, T Ishikawa, C Sant Ambrogio. Asymmetry in reflex responses of nasal muscles in anesthetized guinea pigs, J, Appl. Physiol, 1998, 85:123 -128.

18. F Wallois, F Cros, K Masmoiidi, et al. C - Fos - like immunoreactivity in the cat brainsteam evoked by sneeze - inducing air puff stimulation of the nasal mucosa. Brain Res, 1995, 687:143 -154.

19. D C Abramson. Sudden unexpected sneezing during the insertion of peribulbar block under propofol sedation. Can. J. Anaesth, 1995, 42:740 -743.

20. C secher, J Kirkegaard, P Borum, et al. Significance of HI and H2 receptors in thi - liuinan nose: rationale tor topical use of combined antihisiamine pro para lions. J. Allergy Clin. Immunol, 1982, 70:211 -218.

21. J N Baraniuk, M Kaliner. Neuropeptides and nasal secretion. Am. J. Physiol, 1991, 261: L223 - L235.

22. J S Lacroix. Environment and nasal hyperreactivity. Rev. Med. Suisse Romande, 1999, 119:619 -621. In French.

23. K E Thomas, S Oilier, H Ferguson. et al. The effect of intranasal azelastine. Rhinolast. on nasal airways obstruction and sneezing following provocation testing with histamine and allergen. Clin. Exp. Allergy, 1992, 22:642 -647.

24. K Javorka, Z Tomori, L Zavarska. Protective and defensive airway reflexes in premature infants. Physiol. Bohemoslav, 1980, 29:29 -38.

25. J M Gwaltney Jr. J O Hendley, C D Phillips, et al. Nose blowing propels nasal fluid into the paranasal sinuses. Clin. Infect. Dis, 2000, 30:387 -391.

26. K Javorka, Z Tomori, L Zavarska. Mechanics of breathing during sneezing and crying in premature newhorns. Eur. J. Respir. Dis, 1982, 63:442 -448.

27. S Nonaka. I Unno, Y Ohta, et al. Sneeze - evoking region within the brainstem. Brain Res, 1990, 511:265 -270.

28. C Svensson, M Andersson, L Greifif, et al. Nasal mucosal endorgan hyperresponsiveness. Am. J. Rhinol, 1998, 12: 37 -43.

29. S Tate, H Cook. Postoperative nausea and vomiting. Physiology and aetiology. Br. J. Nurs, 1996, 5:962, 964, 966 passim.

30. Paul Yeaton, Richard W McCallum. Nausea and Vomiting. In: J. Willis Hurst. Medicine for the Practicing Physician, Third Edition, Buiterworth - Heinemann, Boston MA, 1992, 1494 -1497.

31. Kenneth R McQuaid. Chanter 13. Alimentary Tract. In: Lawrence M Tierney, Jr Stephen, I McPhee, eds. Current Medical Diagnosis and Treatment, 35th Edition, Appleton and Lange, Stamford, CT, 1996, 489 -575.

32. J. B Wynian, M R Wick. The vomiting patient. Am. Fam. Physician, 1980, 21:139 -143.

33. A S Manoguerra, E P Krenzelok. Rapid emesis from high - dose ipecac syrup in adults and children intoxicated with antiemetics or other drugs. Am. J. Hosp. Pharm, 1978, 35:1360 -1362.

34. J R Martin. Coeliactomy: differential toxiphobia conditioning with apomorphine and copper sulfate. Pharmacol. Biochem. Behav, 1979, 11:331 -334.

35. E P Bauer, L J Luoites. An assessment of exposure to mercury and mercuric chloride from handling treated herbarium plants. Vet. Hum. Toxicol, 1999, 41:154 -156.

36. W R Moore. Caustic ingestions. Pathophysiology, diagnosis, and treatment. Clin. Pediatr. (Phila), 1986, 25:192 - 196.

37. A I Proudroot, D Simpson. E H Dyson. Management or acute iron poisoning. Med. Toxicol, 1986, 1:83 -100.

38. H Z Yang. M H Woo. The effect of various cleansing methods for total fiber optic colonoscopy. Taehan Kanho, 1990,

29 : 25 – 35. In Korean.

39. H L Lee, K W Clien, M H Wu. Acute poisoning with a herbicide containing imazapyr (Arsenal): a report of six cases. J. Toxicol. Clin. Toxicol, 1999, 37 : 83 – 89.

40. N Yuasa, K Miyata, Y Kobayashi, et al. Mucosal dysplasia in the bile duct after choledochoduodenostomy: a case report. Hepatogastroenterology, 2000, 47 : 1238 – 1240.

41. K Neubenov. I J Kotrnoch, Z Beranova. Traumatic obstruction of the duodenum. Rolhl. Chir, 1990, 69 : 551 – 555. In Czech.

42. S Hadidy, M Z Shammaa, A Kharma. Some features of paediatric urohthiasis in a group of Syrian children. Int. Urol. Nephrol, 1987, 19 : 3 – 11.

43. C Stewart. Nephrolithiasis. Emerg. Med. Clin. North Amer, 1988, 6 : 617 – 630.

44. G Stringel, S Mercer. Idiopathic perforation of the biliary tract in infancy. J Pediatr. Surg, 1983, 1 : 546 – 551.

45. T Iitomi, S Toriumi, A Kondo, et al. Incidence of nausea and vomiting after cholecystectomy performed via laparotomy or laparoscopy. Masui, 1995, 44 : 1627 – 1631. In Japanese.

46. M A Kocdor, C. Aydin H Astarcioglu, et al. Perforated solitary ulcer of the colon – Report of a case. Dis. Colon Rectum, 1998, 41 (August 1998) : 1059 – 1061.

47. Z X Yao. Diagnostic criteria and their relation to prognosis in acute pancreatitis. Chung Hua Wai Ko Tsa Chih, 1989, 27 : 264 – 266, 316. In Chinese.

48. M Rothlin, C Strittmatter, S. Cicroulanos, et al. Clinical aspects of acute pancreatitis. Schweiz. Med. Wocheiischr, 19H9, 119 : 752 – 754. In Cerman.

49. N W Schuitemaker, F M Helmerhorst, A. Tjon, et al. Late anaphylactic shock after hysterosalpingography. Fertil. Steril, 1990, 54 : 535 – 536.

50. P J O'Dwyer, F. P. Lacreta, J P Daugherry, M Hogan, et al. Phase 1 pharmacokinetic study of intraperitoneal etoposide. Cancer Res, 199t, 51 : 2041 – 2046.

51. A Boaz, M Dan, I Charuxi, et al. Pseudomembranous colitis: report of a severe case with unusual clinical signs in a young nurse. Dis. Colon Rectum, 2000, 43 : 264 – 266.

52. I M Lang. Noxious stimulation of emesis. Dig. Dis. Sci, 1999, 44 : 58S – 63S.

53. R S Goldsmith. Chapter 34. Infectious Diseases: Protozoal & Helminthic. In: Lawrence M Tierney, Jr. Stephen J. McPhee, Maxine A Papadakis, eds. Current Medical Diagnosis and Treatment, 35th Edition, Appleton and Lange, Stamford, CT, 1996, 1246 – 1305.

54. B J Yares, A D Miller, J B Lucor. Physiological basis and pharmacology of motion sickness: an update. Brain Res. Bull, 1998, 47 : 395 – 406.

55. A Rolnick, R B Lubow. Why is the driver rarely motion sick? The role of controllability in motion sickness. Ergonomics, 1991, 34 : 867 – 879.

56. N Takeda, M Morita, S Hasegawa, et al. Neuropharmacology of motion sickness and emesis. A review. Acta Otolaryngol. Suppl, 1993, 501 : 10 – 15.

57. O Rascol, T C Hain, C Brefel, et al. Antivertigo medications and drug – induced vertigo. A pharmacological review. Drugs, 1995, 50 : 777 – 791.

58. R Quester, J Menzel, W Thumfart. Radical removal of a large glossopharyngcal neurinoma with preservation of cranial nerve functions. Ear Nose Throat J, 1993, 72 : 600 – 602, 605 – 608, 611.

59. D W Johns. Disorders of the central and autonomic nervous systems as a cause for emesis in infants. Semin. Pediatr. Surg, 1995, 4 : 152 – 156.

60. A J Martinez, C Sotelo – Avila, H Alcala, et al. Granulomarous encephalitis, intracranial arteritis, and mycotic aneurysm due to a free – living ameba. Acta Neuroparhol. (Berl), 1980, 49 : 7 – 12.

61. A Woodhouse, L E Mather. Nausea and vomiting in the postoperative patient – controlled analgesia environment. Anaesthesia, 1997, 52 : 770 – 775.

62. S Berthoud, F Rime, P Buffle. Amehic liver abscess of unusual presentation. Schweiz. Med. Wochenschr, 1976, 106 : 828 – 830. In French.

63. M J Porcelli, G M Gugelchuk. A trek on the top: a review of acute mountain sickness. J. Am. Osteopath. Assoc, 1995, 95 : 718 – 720.

64. J Bergstrom. Regulation of appetite in chronic renal failure. Miner. ElectrolyteMetab, 1999, 25 : 291 – 297.

65. N D Moulick, S Banavali, A D Abhyankar, et al. Acute accidental exposure to chlorine fumes – a study of 82 cases. Indian J. Chest Dis. Allied Sci, 1992, 34 : 85 – 89.

66. S Bodis. E Alexander 3rd, H Kooy, et al. The prevention of radiosurgery – induced nausea and vomiting by ondansetron: evidence of a direct effect on the central ncrvous. system chemoreceptor trigger zone. Surg. Neurol, 1994, 42 : 249 – 252.

67. A L Kovac. Prevention and treatment of postoperative nausea and vomiting. Drugs, 2000, 59 : 213 – 243.

68. F. Cox. Systematic review of ondansetron for the prevention and treatment of postoperative nausea and vomiting in adults. Br. J. Theatre Nurs, 1999, 9 : 556 – 563, 566.

69. K Simpson, C M Spencer, K J McClellan. Tropisetron: an update of its use in the prevention of chemotherapy – induced nausea and vomiting. Drugs, 2000, 59 : 1297 – 1315.

70. J Herrstedt, M S Aapro, J F Smyth, et al. Corricosteroids, dopamine antagonists and other drugs. Support Care Cancer, 1998, 6 : 204 – 214.

71. J Marin, M C Ibanez, S Arribas. Therapeutic management of nausea and vomiting. Gen. Pharmacol, 1990, 21 : 1 – 10.

72. N M Rupniak, M S Kramer. Discovery of the antidepressant and anti – emetic efficacy of substance P receptor (NK1) antagonists. Trends Pharmacol. Sci, 1999, 20 : 485 – 490.

73. R K Srohing, Pharmacology and Physiology of Anesthetic Practice, Third Edition, Lippincott – Raven, Philadelphia, 1999.

74. A D Miller, S Nonaka, J. Jakus. Brain areas essential or non – essential for emesis. Brain Res, 1994, 647 : 255 – 264.

75. A D Miller, S Nonaka, J Jakus, et al. Modulation of vomiting by the medullary midline. Brain Res, 1996, 737 : 51 – 58.

76. A D Miller. Central mechanisms of vomiting. Dig. Dis. Sci, 1999, 44 : 31S – 38S.

77. B J Yates, L Grelot, I A Kerman, et al. Organization of vestibular inputs to nucleus tractus solitarius and adjacent structures in car brain stems. Am. J. Physiol, 1994, 267 : R974 – R983.

78. A D Miller, R A Leslie. The area postrema and vomiting. Front. Neurocndocrinol, 1994, 15 : 301 – 320.

79. R Berkow, Mark H Beers, Andrew J Fletcher, eds. The Merck Manual of Medical Information, Merck Research Laboratories, Whitehouse Station NJ, 1997.

80. Septic Shock. Grit. Care Clin, 1989, 5 : 1 – 194.

81. R M Hardaway. A review of septic shock. Am. Surg, 2000, 66 : 22 – 29.

82. Thomas J Evans, ed. Septic Shock: Methods and Protocols, Humana Press. 2000.

83. James P Steinberg, W Lee Hand. Bacteremia and septic shock. In: J. Willis Hurst, Medicine for the Practicing Physician, Third F^dirion, Butterworth – Heinemann, Boston, MA, 1992. 265 – 269.

84. P Krajesi, W S Wold. Inhibition of tumor necrosis factor and interferon triggered responses by DNA viruses. Semin. Cell Dev. Biol, 1998, 9 : 351 – 358.

85. D A Fox. Cytokine blockade as a new strategy to treat rheumatoid arthritis: inhibition of tumor necrosis factor. Arch. Intern. Med, 2000, 160 : 437 – 444.

86. R E Jones, L W Moreland. lumor necrosis factor inhibitors for rheumatoid arthritis. Bull. Rheum. Dis, 1999, 48 : 1 – 4; L W Moreland. Inhibitors of tumornecrosis factor: new treatment options for rheumatold arthritis. Cleve. Clin. J. Med, 1999, 66 : 367 – 374; L W Moreland. Inhibitors of tumor necrosis factor for rheumatoid arthritis. J. Rheumatol. 26 Suppl, 1999, 57 : 7 – 15.

87. P Brouckaert et al. Inhibition of and sensitization to the lethal effects of rumor necrosis factor. J. Inflamm, 1996, 47 : 18 – 26.

88. R Hohlfeld. Inhibitors of tumor necrosis factor – alpha: promising agents for the treatment of multiple sclerosis? Mult. Scler, 1996, 1 : 376 – 378.

89. Bruce Beutler, Steven M Beutler. The Pathogenesis of Fever. In: James B. Wyngaarden, Lloyd H Smith, Jr. J Claude

Bennett, eds. Cecil Textbook of Medicine, 19th edition, W B Saunders Company, Philadelphia, PA, 1992, 1568 – 1571.

90. R A Freitas Jr. Microbivores: Artificial Mechanical Phagocytes using Digest and Discharge Protocol. Zyvex preprint, March 2001; http://www. zyvex. com/publications/ artictes/microhivores. html. See also: Microbivores: Artificial Mechanical Phagocytes. Foresight Update No. 44,31 March 2001,11 – 13.

91. B C Wessels, M T Wells, S L Gafrm, et al. Plasma endotoxin concentration in healthy primates and during E. coil – induced shock. Crit. Care Med, 1988, 16 : 601 – 605.

92. O Rokke, A Revhaug, B Osterud, et al. Increased plasma levels of endotoxin and corresponding changes in circulatory performance in a porcine sepsis model: the effect of antibiotic administration. Prog. Clin. Biol. Res, 1988, 272 : 247 – 262.

93. L Aussel, R Chaby, K Le Blay, et al. Chemical and s ero logical characterization of the bordetella hinzii lipopolysaccharides. FEBS Lett, 2000, 485 : 40 – 46.

94. J T M Frieling, J A Mulder, T Hendriks, et al. Differential induction of pro – and anti – inflammatory cytokmes in whole blood by bacteria: effects of antibiotic treatment. Antimicrob. Agents Chemoiher, 1997, 41 : 1439 – 1443.

95. R A Freitas Jr. Nanopyrexia. Foresight Update No. 43, 30 December 2000, 14 – 16.

96. J Hulkkonen, P Laippala, M Hurne. A rare allele combination of the interleukin – 1 gene complex is associated with high interleukin – 1 b plasma levels in healthy individuals. Eur. Cytokine Netw, 2000, 11 : 251 – 255.

97. R. A. Freiras Jr. Exploratory Design in Medical Nanotechnology: A Mechanical Artificial Red Cell. Artificial Cells, Blood Substitutes, and Immobil. Biotech, 1998, 26 : 411 – 430.

98. L F Kanj, S V Wilking, T J Phillips. Pressure ulcers. J. Am. Acad. Dermatol, 1998, 38 : 517 – 536.

99. R M Hardaway. Traumatic shock alias posttrauma critical illness. Am. Surg, 2000, 66 : 284 – 290.

100. C B Saper, C D Breder. The ncurologic basis of fever. N. Engl. J. Med, 1994, 330 : 1880 – 1886.

101. Henry C Mellette, B K Hutt, S I Askovitz, et al. Diurnal Variations in Body Temperature. J. Appl. Physiol, 1951, 3 : 665 – 675.

102. P Webb. The physiology of heat regulation. Am. J. Physiol, 1995, 268 : R838 – R850.

103. M A Lane, D J Baer, W V Rumpler, et al. Calorie restriction lowers body temperature in rhesus monkeys, consistent with a postulated anti – aging mechanism in rodents Proc. Nad. Acad. Sci. (USA), 1990, 93 : 4159 – 4164; J. Wanagat, D B Allison, R Weindruch. Caloric intake and aging: mechanisms in rodents and a study in nonhuman primates. Toxicol. Sci, 1999, 52 : 35 – 40.

104. PH Dufly, R Feuers, K D Nakamura, et al. Effect of chronic caloric restriction on the synchronization ut various physiological measures in old female Fischer 344 rars. Chronobiol. Int, 1990, 7 : 113 – 124.

105. M A Lane, D K Ingrain, G S Roth. Calorie restriction in nonhuman primates: effects on diabetes and cardiovascular disease risk. Toxicol. Sci, 1999, 52 : 4 – 18.

106. Morton N Swartz, Harvey B Simon. Chapter XXIV. Pathophysiology of Fever and Fever of Undetermined Origin. July 1996; http://www. iuhs. webnet. ner/cimp/sam/chapters/ 07. _ infectious_ dls/fever. Html.

107. F Kronenbere. Hot flashes: phenomenology, quality of life, and. Search for treatment options. Exp. Gerontol, 1994, 29 : 319 – 336.

108. G A Bachmann. Vasomotor flushes in menopausal women. Am. J. Obstet. Gynecol, 1999, 180 : S312 – S316.

109. C L Loprinzi, K M Zahasky, J A Sloan, et al. Tamoxifen – induced hot flashes. Clin. Breast Cancer, 2000, 1 : 52 – 56.

110. H H Berendsen. The role of serotonin in hot flashes. Maturitas, 2000, 36 : 155 – 164.

111. R R Freedman. Physiology of hot flashes. Am. J. Human Biol, 2001, 13 : 453 – 464; Biochemical, metabolic, and vascular mechanisms in menopausal hot flashes. Fertil. Steril, 1998, 70 : 332 – 337.

112. C A Dinarello, J G Cannon, S M Wolff. New concepts on rhe pathogenesis of fever. Rev. Infect. His, 1988, 10 : 168 – 189.

113. Thomas Hale Ham, Shu Chu Shen, Eleanor M. Heming, W. B. Castle. Studies on the Destruction of Red Blood Cells, IV. Thermal Injury. Blood, 1948, 3 : 373 – 403.

114. Henry N Wagner, Jr Mohamed A Razzak, R A Gaertner, et al. Removal of E – rythrocytes rrom the Circulation. Arch. Intern. Mod, 1962, I10 : 90 – 97.

115. Cavin Pearson. Precision Milling of Teeth for Dental Caries. In: Richard R. H. Coombs, Dennis W, Robinson, eds. Nanotechnology in Medicine and the Biosciences, Cordon & Breach Publishers, Netherlands, 1996, 195 – 208.

116. C Bruce Wenger, fames D Hardy. Chapter 4. Temperature Regulation and Exposure to Heat and Cold. In: Justus F. Lehmann, ed., Therapeutic Heat and Cold, Fourth Edition, Williams & Wilkins, Baltimore, MD, 1990, 150 – 178.

117. S J C Warner, K R Auger, P Labhy. Interleukin I induces interleukin 1. II. Recombinant human inrerleukin 1 induces interleukm 1 production by adult human vascular endothetial cells. I. Immunol, 1987, 139 : 1911 – 1917.

118. T Akahoshi, J J Oppenheim, K Matsushima. Interleukin 1 stimulates its own receptor expression on human hbroblasts through the endogenous production of prosraglandin (s). J. Clin. Invest, 1988, 82 : 1219 – 1224.

119. K P Parker, W R Benjamin, K L Kaffka, et al. Presence of IL – l receptors on human and murine neutrophils: relevance to IL. – 1 – mediated effects in inflammation. J. Immunol, 1989, 142 : 537 – 542.

120. S Takahashi, L Kapas, J Fang, et al. Somnogenic relationships betweenrumor necrosis tactor and inierleukin – 1. Am. J. Physiol, 1999, 276 : R1 I32 – RI 140; J M Krueger, F Ohal Jr, M. Opp, et al. Somnogenic cytokines and models concerning their effects on sleep. Yale J. Biol. Mod, 1990, 63 : 157 – 172.

121. T Ikejima, S Okusawa, P Ghezzi, et al. Inrerleukin – 1 induces tumor necrosis factor (TNF) in human peripheral blood mononuclear cells in vitro and a circulating INF – like activity in rabbits. J. Infect. Dis, 1990, 162 : 215 – 223.

122. R C Gaillard, D Turnill, P Sappino, et al. Tumor necrosis factor alpha inhibits the hormonal response of the pituitary gland to hypothalamic releasing factors. Endocrinology, 1990, 127 : 101 – 106.

123. E Girardin, C E Gran, J M Dayer, et al. Tumor necrosis factor and interleukin – 1 in the serum of children with severe infectious purpura. N. Kngl. J. Med, 1988, 319 : 397 – 400.

124. C W Duff, E Atkins, S E Malawista. The fever of gout: urate crystals activate endogenous pyrogen production from human and rabbit mononuclear phagocytes. Trans. Assoc. Am. Physicians, 1983, 96 : 234 – 245.

125. C A Filice, M D Weiler, R A Hughes, et al. Nosocomial febrile illnesses in patients on an internal medicine service. Arch. Intern. Med, 1989, 149 : 319 – 324.

126. R G Petersdorf, P B Beeson. Fever of unexplained origin: report on 100 eases. Medicine (Baltimore), 1961, 40: 1 – 5.

127. I D Vellar. The starch granuloma syndrome. Med. J. Au. St, 1975, 1 : 60 – 62; J J Sternlieb, D C Mcllrath, J A van Heerden, et al. Starch peritonitis and its prevention. Arch. Surg, 1977, 112 : 458 – 461.

128. I Perez – Aispuro, J Perez – Casiro, L Avelar – Garnica, et al. A re – consideration of postoperative fever due to pulmonary atelectasis. Gac. Med. Mex, 1991, 127 : 27 – 30. In Spanish.

129. R J Green, D E Clarke, R S Fishman, et al. Investigating the causes of fever in critically ill patients. Are you overlooking noninfectious causes? J. Grit. llln, 1995, 10 : 51 – 53, 57 – 58, 63 – 64.

130. J G Kennedy, W B Rodgers, D Zurakow, et al. Pyrcxia after total knee replacement. A cause for concern? Am. J. Orthop, 1997, 26 : 549 – 552, 554.

131. S Guinn, F P Casrro Jr. R. Carcia, et al. Fever following total knee arthroplasty. Am. J. Knee Surg, 1999, 12 : 161 – 164.

132. J A Shaw, R Chung. Febrile response after knee and hip arthroplasty. Clin. Orthop, 1999, 367 : 181 – 189.

133. F J Ruiz Marcellan, L Ibarz Servio, M. Rainon Dalmau. Treatment of lithiasis in the patient with a solitary kidney. Eur. Urol, 1988, 15 : 13 – 17.

134. J A Mompo Sanchis, A Fernandcz Rodriguez, et al. Kxrracorporca1 shockwave lithotripsy in patients with a single kidney, Arch. Esp. Urol, 1989, 42 : 31 – 37.

135. M Shigera, M Hayashi, M Igawa. Fever ahcr cxir. Korporeal. Shock wave lithoiripsy for patients with upper urinary traci calculi associated with bacteriuria before treatment. Eur. Urol, 1995, 27 : 121 – 123.

136. W R Shapiro, F Plum. Paroxysmal hypothermia and mutism accompanying agenesis of the corpus callosum. Neurology (Mm neap.), 1967, 17 : 317; W. R. Shapiro, G. H, Williams, E Plum. Spontaneous recurrent hypothermia accompanying agenesis of the corpus callosum. Brain, 1969, 92 : 423 – 436.

137. C M Segeren, K H Polderman, P Lips. Agenesis of the corpus callosum associated with paroxysmal hypothermia: Shapiro's syndrome. Neth. J. Med, 1997, 50 : 29 – 35.

138. C J Klein, M H Silber, J R Halliwill, et al. Basal forebrain malformation with hyperhidrosis and hypothermia: variant of Shapiro's syndrome. Neurology, 2001, 56 : 254 – 256; A T Wright Neurology, 2002, 58 : 508 – 509.

139. R H Fox, T W Davies, F P Marsh, et al. Hypothermia in a young man with an anterior hypothalamic lesion. Lancet, 1970, 2 : 185 – 188.

140. G D Summers, A C Young, R A Little, et al. Spontaneous periodic hypothermia with lipoma of the corpus callosum. J. Neurol. Neurosurg. Psychiatry, 1981, 44 : 1094 – 1099.

141. K Hirayama, Y Hoshino, H Kumashiro, et al. Reverse Shapiro's syndrome. A case of agenesis of corpus callosum associated with periodic hyperrhermia. Arch. Neurol, 1994, 51 : 494 – 496; J S Jeret. Reverse Shapiro's syndrome revisited. Arch. Neurol, 1995, 52 : 547.

142. M Okuda, H YaJim, I S Uchikoshi, et al. Basic study of nasal provocation test. second report: assessment method on provocative reaction. Arch. Ororhinolaryngol, 1978, 218 : 203 – 207.

143. R Ewert, I Lindemann, B Romberg, et al. The accidental aspiration and ingestion of petroleum in a fire eater. Dtsch. Med. Wochenschr, 1992, 117 : 1594 – 1598. In German.

144. J M Jausseran, N Stella, M Ferdani, et al. Endovascular treatment of abdominal aorta aneurysms using the Stent or device. Preliminary experience. Minerva Cardio. Mgiol, 1990, 44 : 563 – 579.

145. C Minalc, S Nikol, G I lollweg, et al. Clinical experience with expanded polytetranuoroethylene Gore – Tex surgical membrane for pericardial closure: a study of 110 cases. J. Card. Surg, 1988, 3 : 193 – 201.

146. H Yao er al. Clinical use of an expanded polytetrafluoroethylene sheets (GORE – TEX SHEETS) as a pericardial substitute after aorto coronary bypass grafting. Kyobu Ceka, 1993, 46 : 236 – 240. In Japanese.

147. B L, Dolmatch, Y H Dong, S O Trerotola, et al. Tissue response to covered Wallsrents. J. Vase. Inrerv. Radiol, 1998, 9 : 471 – 478.

148. S E Flaim. Pharmacokinetics and side effects or perfluorocarbon – based blood substitutes. Artif. Cells Blood Substit. Immobil. Biotechnol, 1994, 22 : 1043 – 1054.

149. K Sunami, 1 Yamadori, T Kishimoto, et al. Unilateral mixed – dust pneumoconiosis with aluminum deposition associated with interstitial pneumonia. Nihon Kyobu Shikkan Gakkai Zasshi, 1997, 35 : 189 – 195.

150. D M Chen. Synthesizing and biological quality of hydroxyapatite (HAP) ceramics. C hung Hиa Koи Chiang Hsueh Tsa Chih, 1990, 26 : 294 – 296.

151. PV Orrermann, C J Finley. Metal fume fever. Ann. Emerg. Med, 1992, 21 : 872 – 875.

152. J M Fine, T Gordon, L C Chen, et al. Metal fume fever: characterization of clinical and plasma IL – 6 responses in controlled human exposures to zinc oxide fume at and below the threshold limit value. J. Occup. Environ. Med, 1997, 39 : 722 – 726.

153. W G Kuschner, A D Atessandro, J HaтbIetoп, et al. Tumor necrosis factor – alpha and inrerleukin – 8 release from U937 human mononuclear cells exposed to zinc oxide in virro. Mechanistic implications tor metal fume fever. J. Occup. Environ. Med, 1998, 40 : 454 – 459.

154. S Chan, B Gerson, S Subramaniam. The role of coppper, molybdenum, selenium, and zinc in nutrition and health. Clin. Lab. Med, 1998, 18 : 673 – 685.

155. S E Malawisra, G W Duff, E Atkins, et al. Crystal – induced endogenous pyrogen production. A further look at goury inflammation. Arthritis Rheum, 1985, 28 : 1039 – 1046; F S di Giovine, S E Malawista, G Nuki, et al. Interleukin 1 (II – 1) as a mediator of crystal arthritis. Stimulation of T cell and synovial fibroblast mitogenesis by urate crystal – induced IL – 1. J. Immunol, 1987, 138 : 3213 – 3218.

156. R F Kampschmidt, M L Worthington 3rd, M. I. Mesecher. Release of interlcukin – 1 (IL – 1) and IL – l like factors from rabbit macrophages with silica. J. Leukoc. Biol, 1986, 39 : 123 – 132.

157. C Dumontet, F Biron, D Vitrey, et al. Acute silicosis due to inhalation of a domestic product. Am. Rev. Respir. Dis, 1991, 143 : 880 – 882.

158. R N Miranda, PN McMillan, V E Pricolo, et al. Peritoneal silicosis. Arch. Pathol. Lab, Med, 1996, 120 :

300 – 302.

159. PA Guerne, R Terkeltaub, B Zuraw, Inflammatory microcrystals stimulate interleukin – 6 production and secretion by human monocytes and synoviocytes. Arthritis Rheum, 1989, 32 : 1443 – 1452.
160. A Weinberger, A Kesler, J Pinkhas. Fever in various rheumatic diseases. Clin. Rheumatol, 1985, 4 : 258 – 266.
161. G Ho Jr. M DeNuccio. Gout and pseudogout in hospitalized patients. Arch. Intern. Med, 1993, 153 : 2787 – 2790.
162. F S di Giovine, S E Malawisra, E Thornton, et al. Urate crystals stimulate production of tumor necrosis factor alpha from human blood monocytes and synovial cells. Cytokme mRNA and protein kinetics, and cellular distribution. J. Clin. Invest, 1991, 87 : 1375 – 1381.
163. P Le Goff, Y Pennec, P Youinou. Articular chondrocalcinosis revealed by acute cervical symptoms simulating meningitis. Sem. Hop, 1980, 56 : 1515 – 1518. In French.
164. D J McCarty. Arthropathies associated with calcium – containing crystals. Hosp. Pract. (Off. Ed.), 1986, 21 : 109 – 115, 118 – 120.
165. R G Berger, P M Levirin. Febrile presentation of calcium pyrophosphate dihydrate deposition disease. J. Rheumatol, 1988, 15 : 642 – 643.
166. J J de Haan, C B Andreasen. Calcium crystal – associated arthropathy (pseudogout) in a dog. J. Am. Vet. Med. Assoc, 1992, 200 : 943 – 946.
167. S Imai, S Hukuda. Cervical radiculomyelopathy due to deposition of calcium pyrophosphare dihydrate crystals in the llgamentum flavum: historical and hisrological evaluation of attendant inflammation. J. Spinal Disord, 1994, 7 : 513 – 517.
168. D Aeberii, Z Stanga, N J Gerber. Fever of unknown origin as a sign of calcium pyrophosphate deposition disease. Schweiz. Med. Wochenschr, 2000, 130 : 505 – 509. In German.
169. F Marcos Anton. Kidney lithiasis: to treat the fever or to determine and neat its cause? Arch. Esp. Urol, 1990, 43 : 217 – 220. In Spanish.
170. G B Fogazzi. Crystalluria: a neglected aspect of urinary sediment analysis. Nephrol. Dial. Transplant, 1996, 11 : 379 – 387.
171. S K Swanson, R L Heilman, W G Eversman. Urinary tract stones in pregnancy. Surg. Clin. North Am, 1995, 75 : 123 – 142.
172. C Gonzalez Enguita, I Jimenez Jimenez, J Perez, et al. Perez, Renal colic and lithiasis in HIV (+) – patients treated with protease inhibitors. Actas Urol. Esp, 2000, 24 : 212 – 218. In Spanish.
173. J D Haines Jr. Coughing up a stone. What to do about broncholithiasis. Postgrad. Med, 1988, 83 : 83 – 84, 91.
174. E Avrahami, M Englender, E Chen, et al. CT of submandibular gland sialolithiasis. Neuroradiology, 1996, 38 : 287 – 290.
175. J S Reedy, J E Kuhtman, M Voytovich. Microvascular pulmonary emhoti secondary to precipitated crystals in a patient receiving total parenteral nutrition: a case report and description of the high – resolution CT findings. Chest, 1999, 115 : 892 – 895.
176. J K Johnston, T J Divers, V B Reef, et al. Cholelithiasis in horses: ten cases (1982 – 1986). J. Am. Vet. Med. Assoc, 1989, 194 : 405 – 409.
177. J Kirpensteijn, R B Fingland, T Ulrich, et al. Choldithiasis in dogs: 29 cases (1980 – 1990). J. Am. Vet. Med. Assoc, 1993, 202 : 1137 – 1142.
178. U Scheurer. Clinical manifestations of cholelithiasis and its complications. Schweiz. Rundsch. Med. Prax, 1995, 84 : 590 – 595. In German.
179. M J Fine, W Kapoor, V Falanga. Cholesterol crystal embolization: a review of 221 cases in the English literature. Angiology, 1987, 38 : 769 – 784; M. Ghannem, J. Phillppe, A. Ressam, et al. Systemic cholesterol embolism. Ann. Cardiol. Angeiol. (Paris), 195, 44 : 422 – 426. In French.
180. R P Donnelly, M J Fenron, D S Finbloom. et al. Differential regulation of IL – 1production in human monocytes by gamma and IL – 4. J. Immunol, 1990, 145 : 569 – 575.
181. R Brattsand, M Linden. Cytokine modulation by glucocorricoids: mechanisms andactions in cellular studies. Aliment. Pharmacot. Ther, 1996, 10 Suppl 2 : 81 – 90, 91 – 92.

182. S B Abramson. Treatment of gout and crystal arthropathies and uses and mechanisms of action of nonsteroidal anti – inflammatory drugs. Curr. Opin. Rheumatol, 1992, 4 : 295 – 300.

183. W Kozak, M J Kluger, J Tesfaigzi. et al. Molecular mechanisms of fever and endogenous antipyresis. Ann. NY Acad. Sci, 2000, 917 : 121 – 134; J. B larro. Endogenous antipyretics. Clin. Infect. Dis, 2000, 31 : S190 – S201.

184. W Ko/ak, M J Kluger, A Kozak, et al. Role of cytochrome P – 450 in endogenous antipyresis. Am. J. Physiol. Regul. Incegr. Coтp. Physiol, 2000, 279 : R455 – R460; http://ajpi – egu. physiology. org/cgi/ contem/full/279/2/R455.

185. A Alcami, G L Smith. A mechanism for the inhibition of fever by a virus. Proc. Nad. Acad. Sci. (USA), 1996, 93 : 11029 – 11034.

186. H C Dees. A study of the effect of phenergan and vistaril in combination with demerol on labor and delivery. J. Med. Assoc. Ga, 1965, 54 : 301 – 303.

187. B T Cohn, R I Draeger, D W Jackson. The effects of cold therapy in the postoperative management of pain in patients undergoing anterior cruciate ligament reconstruction. Am. J. Sports Med, 1989, 17 : 344 – 349.

188. M H Hasty, W F Vann Jr. D. C. Dilley, et al. Conscious sedation of pediatric dental patients: an investigation of chloral hydrate, hydroxyzine pamoate, and mapendine vs. chloral hydrate and hydroxyzine pamoate, Pediatr. Dent, 1991, 13 : 10 – 19.

189. R J Naylor, J A Rudd. Emesis and anti – emesis. Cancer Surv, 1994, 21 : 117 – 135. 190. A du Bois, W Vach, M Kiechic, et al. Pathophysiology, severity, paitern, and risk factors for carboplatin – induced emesis. Oncology, 1996, 53 : 46 – 50.

191. H J Schmoll, J Casper. Management of oilier non – cisplatin – induced emesis. Oncology, 1996, 53 : 51 – 55.

192. A A Lauser, M Fellh U M Hoffmann, et al. Guidelines tor anti – emetic therapy: acute emesis. Eur. J. Cancer, 1999, 35 : 361 – 370.

193. D S Howard, D A Rizz Iem, B Grimes, et al. Genetic manipulation of primitive leukemic and normal hemacopoietic cells using a novel method of adenovirus – mediated gene transfer. Leukemia, 1999, 13 : 1608 – 1616.

194. J K Kukowskal, Atallo C Chen, J Eichman. et al. Knhancement of dendrimer – mediated transrection using synthetic lung surfactant exosurf neonatal in vitro. Biochem. Biophys. Res. Commun, 1999, 264 : 253 – 261.

195. A U Bielinska, A Yen, H I Wu, et al. Application of membrane – based dendrimer/DNA complexes for solid phase transfection in vitro and in vivo. Biomaterials, 2000, 21 : 877 – 887.

196. N B Argent. Renal failure due to cholesterol embolism. Postgrad. Med. J, 1995, 71 : 510 – 515.

197. P. A. Tabor. Drug – induced fever. Drug Intell. Clin. Pharm. 20 (1986) : 413 – 420.

198. L. A. Conger Jr., W. J. Grabski. Dilantin hypersensitivity reaction. Cutis 57 (1996) : 223 – 226.

199. W C Chan, D J Maxwell, X Gao, et al. Luminescent quantum dots for multiplexed biological detection and imaging. Curr. Opin. Biotechnol, 2003, 13 : 40 – 46; X Gao, W C Chan, S Nie. Quantum – dot nanocrystals for ultrasensitive biological labeling and multicolor optical encoding. J. Biomed. Opt, 2002, 7 : 532 – 537.

200. M A Ferro, J H Smith, P J Smith. Periurethral granuloma: unusual complication of teflon periurethral injection. Urology, 1988, 31 : 422 – 423.

201. P Dell'Abate, A Iosca, A Galimberri, et al. Endoscopic preoperative colonic tattooing: a clinical and surgical complication. Endoscopy, 1999, 31 : 271 – 273.

202. R E Brubaker. Pulmonary problems associated with the use of polyten – afluoroethylene. J. Occup. Med, 1977, 19 : 693 – 695.

203. D J Shusterman. Polymer fume fever and other fluorocarbon pyrolysis – related syndromes. Occup. Med, 1993, 8 : 519 – 531.

204. B Netterstrom. Teflon fever – a differential diagnosis of acute fever. Ugeskr. Laeger, 1993, 155 : 246 – 247, In Danish.

205. Isabelle Catelas, Olga L Huk, Alain Petit, et al. Flow cytometric analysis of macrophage response to ceramic and polyethylene particles: Effects of size, concentration, and composition. J. Biomed. Mater. Res, 1998, 41 : 600 – 607; Isabelle Catelas, Alain Petit, Richard Marchand, et al. Cytotoxicity and macrophage cytokine release induced by ceramic

and polyethylene particles in vitro. J. Bone Joint Surg. Br, 1999, 81:516 - 521.

206. W P Arend. Interleukin 1 receptor antagonist: a new member of the interleukin 1 family. J. Clin. Invest, 1991, 88: 1445 - 1451.

207. P Conri, M R Panara, S Fridas, et al. Inhibition of granuloma formation induced by potassium permanganate in the mouse by a specific human recombmant receptor antagonist for interleukin - 1 (hrIL - Ira). Cell Immunol, 1993, 147: 446 - 457.

208. D J Nikolic - Paterson, H Y Lan, R C Ackins. Inrerleukin - 1 receptor antagonism. Semin. Nephrol, 1996, 16: 583 - 590.

209. C. A. Dinarello. Interleukin - 1 receptor antagonist. Semin. Oncol, 1997, 24: S981 - S993 (3 Suppl 9); Inrerleukin - 1 and interleukin - 1 antagonism. Blood , 1991, 77: 1627 - 1652.

210. B Bresnihan, G Cunnane. Interleukin - 1 receptor antagonist. Rheum. Dis. Clin. North Am, 1998, 24: 615 - 628.

下　篇

纳米粒子环境毒理学

第二十章 粒子与大气复合污染

生物体的新陈代谢或其生命活动离不开其生存环境。它们从环境中摄取氧气、水分和营养物质。与此同时，那些空气中含有的有害物质及颗粒物或以随气体一起被吸入体内。生命体只不过是自然物质的一种存在方式，虽然在长期的进化过程中形成了各种各样的抵御各种有害因素的屏障功能，但它们并不能识别环境中的有害因素或有害物质，它们只能够从粒子的大小及物质的化学性质方面对进入其体内的物质进行选择。对于纳米尺度以上的物质粒子，这种选择性吸收或各种生物屏障的通透性标准是粒子的大小，及粒子表面的化学性质（也就是其表面的化学性粒子的性质）；对化学性粒子，机体屏障对其进行选择性通透的标准是这些粒子的化学性质。因此，这些选择通透的标准，并不是以其对身体有无损伤作用，许多符合生物屏障通透标准的物质都能够进入生物体。那些符合通透标准的对生物体有毒害作用的物质，当然也能够进入生物体。

纳米粒子对环境的污染是对人类最大的威胁，这是因为对环境的污染所影响的是整个人群或整个生物界。研究表明，在许多发达国家和发展中国家，城市空气污染的水平与疾病的发生率和病死率相联系。有研究表明，纳米粒子在深部组织的沉积率可达50%，为空气污染中的粒子性成分之最。这一结果加重了人们关于环境污染对于公众健康的威胁的担忧。证据提示，微小的气载粒子是城市空气污染物中的重要毒性成分。1987年美国公布了现有关于空气污染中10μm以下的粒子（PM_{10}）在24小时内的最高容许浓度，1997年又增加了2.5μm以下的粒子的浓度标准。这是因为这些粒子的大小与穿过气道到达肺泡的粒子粒径一致。对此，尚且存在争论。2000年，Samet等对美国6个城市空气污染的情况与每天死亡人数之间关系进行了分析，表明微细粒子与病死率存在着相关性[1]。在前面的相关章节中，我们已经对纳米粒子对生物体危害作用的实验毒理学及从一些为数不多的人体病例中所得的资料进行了讨论，本章及其后的几章拟对纳米粒子对环境的影响及环境中的纳米粒子对生物体作用的特点进行讨论。

20.1 大气复合污染中的纳米粒子

在20世纪70年代，我国著名的大气化学家，北京大学的唐孝炎院士基于对我国大气污染问题的深刻认识，提出了大气复合污染的概念，指出中国城市大气污染正在从煤矿烟型污染向机动车尾气型污染过渡，并出现煤烟与机动车尾气污染其存的特殊大气复合污染的类型。在这两种复合型大气污染主要成分中，都有纳米尺度粒子的存在。因此，研究纳米粒子对人体的危害作用及其环境存在与人体健康之间的关系，是环境毒理学中的重要研究内容之一。

基于目前的认识，从现象及本质上给大气复合型污染所给出的定义是：快速的城市化导致大量的污染物集中释放到大气，多种污染物以高浓度同时存在并发生复杂的相互作用。在污染现象上表现为大气氧化性增强、大气能见度显著下降和环境恶化趋势向整个区域蔓延；在污染本质上体现为污染物质之间源和汇的相互交融、污染转化的耦合作用以及对人体健康和生态系统影响的协同或阻抗效应[2]。纳米技术的发展及纳米粒子在工业、商业及人类日常生活中的广泛用途，已经或正在使越来越多的纳米粒子进入大气环境。这些纳米粒子对于大气多种污染物本来就十分复杂的相互作用，更为复杂。根据对于大气复合型污染的定义，则可以给出纳米粒子环境毒理学的基本定义：纳米粒子与环境中多种污染物发生复杂的相互作用。这种相互作用使大气污染物对人类健康及生态环境的影响具有新的特征。大气环境纳米毒理学就是研究纳米粒子与大气污染物相互作用，并直接造成生物体危害或对其他污染物的性质及其对生物体危害作用的影响的科学。定量确定区域大气的化学性质，研究纳米粒子对光化学氧化剂的形成机制和动力学过程及其变化规律，应当是纳米毒理学研究的关键问题。

20.2 纳米粒子在大气复合污染中的作用

大气复合污染的特征是同时出现高浓度的臭氧与细颗粒物。纳米粒子的进入大气，作为细颗粒物的一部分，使复合性污染中细颗粒物的比例增加，同时也由于纳米尺度的特殊性质，使臭氧与细颗粒物之间的相互作用具有新的特点。

20.2.1 大气氧化性、氧化剂及纳米粒子

大气氧化性是指大气中光化学、自由基反应氧化痕量物质的能力。大气氧化性是地球大气的本质特征，是导致复合污染形成的驱动力。太阳辐射是促进大气光化学和自由基反应的根本原因，而大气的氧化性则可通过大气氧化剂的浓度来表征。在大气化学过程中起有重要的氧化剂包括 OH、NO_3、RO_2、HO_2 自由基，卤素原子，O_3 等。半导体材料在光的照射下，把光能转变为化学能，促进有机物的合成和降解的过程被称之为光催化。在纳米尺度下，半导体的光催化性能优于相应的体相材料，其原因是：①粒径小于某一临界值时，量子尺寸效应显著，使导带和价带之间的能隙变宽，增加了光生电子和空穴的氧化-还原能力；②粒径越小，光生载流子从粒子的内部迁移到粒子的表面所需时间越短，光生电荷的分离效果越高，电子和空穴的复合概率越小，从而导致光催化活性的提高；③由于表面积大，表面原子多，吸附有机物能力大大增强，从而提高了光催化降解有机物的能力。因此，纳米粒子进入大气，可以使大气的氧化性增强。

20.2.2 大气气溶胶状态污染物

大气污染物是由于人类活动或自然过程排入大气并对生物或环境产生有害影响的物质。大气污染

物的种类很多，按其存在状态可概括为气溶胶状态污染物及气体状态污染物两类。纳米粒子可以气溶胶状态进入大气或在大气中存在。

环境化学及环境毒理数学家的研究都表明，大气气溶胶状态污染物是综合性强、危害严重的区域性污染物。气溶胶中的一部分在传统大气毒理学中称为细颗粒物。细颗粒物是指粒径小于 2.5μm 的微小粒子（$PM_{2.5}$）。纳米粒子属于超细颗粒物，其危害性已有初步研究。其通过生物屏障进入血液循环，对体内其他脏器造成损伤的能力已有所发现。

20.2.2.1 大气气溶胶粒子分类：大气中的气溶胶粒子的分类目前有两种方法：一是按粒径的大小进行分类，另一种是按照气溶胶的来源和物理性质进行分类。

20.2.2.1.1 按粒径大小：大气中的颗粒物的粒径分布范围相当大，可自纳米至上百微米。所有颗粒物称为总悬浮颗粒物。按在大气中的悬浮性质，可将大气中的总悬浮颗粒物分为飘尘和降尘。

（1）总悬浮颗粒物（TSP）：是分散于大气中的各种粒子的总称，指用标准大容量颗粒采样器使流量在 1.1～1.7m^3/min 的气流通过，在其滤膜上所收集到的颗粒物的总质量。其粒径大小绝大多数在 100μm 以下，大多数在 10μm 以下。TSP 是目前大气质量评价中一个通用的重要的污染指标。

飘尘：指可以在大气中飘浮的颗粒物质。飘尘的主要成分是粒径小于 10μm 的大气颗粒物。飘尘的粒径小，能被人直接吸入呼吸道造成危害；同时由于飘尘可在大气中较长期地飘浮，能将污染物带到很远的地方，导致污染范围的扩大，还可以为化学反应提供载体。因此，飘尘是环境科学工作者所注目的研究对象之一。

降尘：在总悬浮颗粒物中，直径大于 10μm 的粒子在一般情况下会由于自身的重力而很快沉降，这一部分微粒称之为降尘。降尘可以用降尘罐进行采集。单位面积的降尘量可作为评价大气污染程度的指标之一。

纳米粒子：纳米粒子当属于飘尘，但它是纳米粒子污染的指标。很显然，飘尘不可能作为纳米粒子污染的指标。怎样对纳米粒子进行采集，目前还没有方法，这对于纳米环境毒理学还是一个艰巨的挑战。

（2）按照来源和物理性质分类：从大气污染控制角度，按照气溶胶的来源和物理性质可分为粉尘、烟尘、飞灰、烟和雾等。

粉尘（dust）：是一些悬浮于气体递质中的一些小固体粒子。这些小粒子可以受重力作用而沉降。在气体除尘技术中，粉尘粒子的尺寸范围一般为 1～200μm 之间。

烟尘（Fume）：一般是由溶化的物质蒸发后凝聚而成的气溶胶。烟尘的粒子尺寸很小，一般在 10 nm～1μm 之间，很大一部分纳米粒子的尺寸与烟尘的大小相当。

飞灰（flyash）：指燃料燃烧产生的烟气灰分中的细微固体颗粒物，也称为粉烟灰或烟灰。目前还没有关于飞灰大小的数据资料。但估计这些飞灰中至少有一部分的尺度属于纳米尺度。

烟（smoke）：一般是指燃料产生的可见气溶胶。

雾（fog）：是气体中液体悬浮物的总称。在工程中，一般泛指小液体粒子悬浮体。

20.2.2.1.2 按照颗粒物对健康的影响：除了上述的两种分类，还有一种与健康影响密切相关的一种分类方法，即把大气中的悬浮颗粒物分为可吸入颗粒物和不可吸入颗粒物。可吸入颗粒物是指能够通过人的呼吸道进入肺组织的颗粒物。显然，一般情况下，只有可吸入颗粒物，才能产生吸入毒性，但并不否认，不可吸入颗粒物也有可能通过对人体皮肤的作用，产生某些病理性反应。可吸入颗粒物按其空气动力学直径可分为 PM_{10} 和 $PM_{2.5}$。PM_{10} 指空气动力学直径小于 10μm 而大于 2.5μm 的颗粒物；$PM_{2.5}$ 则指空气动力学直径在 2.5μm 以下的颗粒物。这一分类是对于考虑颗粒对健康的影响机制具有重要意义。PM_{10} 主要沉积在气管和支气管，$PM_{2.5}$ 可到达肺泡，危害更为严重。随着纳米技术的发展，纳米粒的性质及对人类健康的影响已逐渐为人们所认识，可被作为一种独立层次的粒子，本书将其定义为 $PM_{0.1}$。因此，按照对人类健康的影响，可将大气颗粒物分为 PM_{10}、$PM_{2.5}$ 和 $PM_{0.1}$。$PM_{0.1}$ 即专指纳米粒子，因为纳米尺度被定义为 1～100 nm。

20.2.3 大气细颗粒物

大气细颗粒物通常是指粒径小于2.5μm的颗粒物，也即所谓的$PM_{2.5}$。在一些发达国家如美国的环境卫生标准中，$PM_{2.5}$主要是以来源和对人体健康的影响来划分的。大气颗粒物，特别是$PM_{2.5}$来源复杂，包括直接排放或其他机械过程产生的一次性颗粒以及通过蒸汽冷凝、大气化学反应等过程生成的二次颗粒物。来源的复杂性决定了大气细颗粒物具有复杂的化学成分，宏观世界可以包括水溶性的阴离子和阳离子、重金属元素、地壳元素、有机物质、炭黑等。这些细颗粒物的物种对细颗粒物的环境和生物效应起着决定性的作用。

大气细颗粒物可以通过呼吸道吸入而影响人类及其他生物的健康，通过携带营养物质和或酸性成分影响生态系统，通过吸收或反射辐射而间接地影响环境、气候及人体健康。细颗粒物的这些环境和生物效应均决定于其物理和化学成分及性质。其中纳米性质影响粒子的物理和化学性质，因而也影响其环境和生物效应。例如，粒子的纳米性质如量子尺寸效应和小尺寸效应可以影响其对红外辐射的吸收或反射作用，因而可影响粒子的环境、气候和健康效应。细颗粒物中的重金属和有机成分对人体健康有重要影响，纳米尺度时，其表面效应可以加强粒子表面这些成分的化学性粒子的作用，因而使其对健康的影响发生性质或程度的改变。因此，颗粒物的气候、环境和健康效应是粒子的化学效应及其粒子效应的综合作用的结果。

20.3 气载纳米粒子的监测

虽然工程制备的纳米材料的生物效应依赖于粒径小于100nm的粒子的物理化学性质，但吸入暴露的气载粒子的粒径却涵盖了一个相当大的粒径范围，可以自几个纳米到几个微米，当然其中也包括纳米粒子的聚集体。这些具有“纳米结构”的粒子可以沉积在呼吸系统，其毒性作用受纳米结构（高表面积、高表面活性、异常的形态、微小的粒径或在其沉积后再解离成更小的粒子）的影响。因此，人们所感兴趣的粒子的种类，包括游离的或自由存在的具有纳米粒径的粒子，纳米粒子的团聚体，纳米材料溶液微滴，悬浮液或混合液。纳米材料降解或磨损形成的粒子如果也有纳米结构依赖性的生物学效应，那就也有可能构成一种潜在的威胁[3]。

传统上监测暴露水平的方法依赖于对气载粒子的质量或宏观表征。这些方法似乎不能适用于纳米结构物质粒子。采取质量检测可能是一种对纳米粒子暴露水平的评估手段，但所获得的结果很可能在一定程度上不能反映真正的纳米粒子暴露水平。气溶胶数量浓度的测定，即测定单位体积内的粒子数量，显而易见是一种相对较好的改进方法。这种方法以对于发现纳米粒子的散发源可能有用。但是，孤立地进行数量浓度的测定，在其与实际情况的相关性及特异性方面还存在有疑问。测定气载粒子粒径的分布是另一种方法，可以提供关于粒子大小、表面积、质量和数量浓度等丰富的信息，可用于区别背景和过程特异性的纳米粒子源[4,5]。然而，现有的测定设备代价高，过程复杂[6]，在表面积测定方法中，粉剂的表面积数10年来一起应用等温吸附法，但这种方法是必须把样品收集起来，然后才能进行分析，对于低浓度气溶胶是否适用，还未曾可知。透射电镜可提供粒子二维表面的详细信息。在小粒子尺度下使用动差分析估计表面积可增加敏感性[7]。测定阳离子附着于气载粒子的速度可以实现近实时状态的表面积测定。离子向纳米尺度物质表面扩散速度与粒子的表面积成正比[8]。基于扩散充电的气溶胶检测技术依赖于估计气载粒子的表面积与气溶胶之间的关系。Ku and Maynard（2005）报告一种扩散充电器商品对于各种形态的粒径小于100nm的粒子的气溶胶表面积可进行良好的测定，只是对较大的粒子的表面积的估计值偏低，与扩散充电理论相一致[9]。低估的程度会不会明显影响与健康相关的测定问题，决定于多种因素，正在研究之中。

在关于纳米粒子毒性的研究中，弄清楚材料的理化特征对于得出可靠的结论是十分重要的。目前可用的仪器和方法可提供一些相关材料的性质的信息。在不同的研究领域中也有许多工具与纳米粒子健康问题方面的测定有关，应当鼓励跨学科领域的合作，充分利用这些仪器资源。纳米粒子暴露的长期效应的表征，需要进一步研究，需要开发一些轻便的，测试费用低然而有效的仪器。目前，关于粒子的检测技术方面已取得重要进展。

20.3.1　粒径分布的检测[2]

利用不同粒径带电颗粒物在电场中的迁移性设计的差分迁移性分析仪（differentialmobility analyzer，DMA）可以检测粒子粒径的下限为3nm。对3nm以上的粒子，可以测定其浓度分布。将两台DMA串联起来可以用来测定颗粒物的吸水性。

20.3.2　颗粒物水溶性粒子连续在线检测[2]

荷兰的能源基金研究所（ECN）研制的蒸气喷射气溶胶收集器（steam jet aerosol collector，SJAC），让气体通过环形湿式旋转扩散管时，其气相组分，包括 SO_2、NO_2、HNO_2、HNO_3、H_2SO_4 和 NH_3 等被吸收液吸收，粒径小于10μm的颗粒物样品被其后的水蒸气蒸发器喷出的水蒸气所俘获并被旋风分离器分离收集，结合离子色谱的检测，可以即时测量 F^-、Cl^-、NO_2^-、NO_3^-、HSO_3^- 及 SO_4^{2-} 等离子的浓度，可以实现气体中成分及气溶胶中成分的同时和连续检测分析，能够克服膜法采集后实验室分析可导致样保存过程中会发生化学变化的缺点，避免易挥发组分在采集过程中的损失。

20.3.3　纳米颗粒粒径和化学成分的实时分析

对大气气溶胶粒子物理化学特征的了解需要知道不同粒径的粒子的化学成分，这是对仪器分析方法所提出的一个挑战。气溶胶质谱仪（aerosolmass spectrometer，AMS）或气溶胶飞行质谱仪（aerosol time－of－flightmass spectrometer，ATOFMS）思路的提出为实现这一测量提供了很好的研究方向，目前已有产品出售。AMS（图20－1）[2]或ATOFMS（图20－2）[2]利用动力学透镜在真空中将颗粒物聚焦，利用颗粒物的飞行时间测量粒径，然后经激光快闪气化等方式将颗粒物化学成分蒸发，然后利用四极杆质谱仪或飞行时间质谱仪进行化学成分分析。

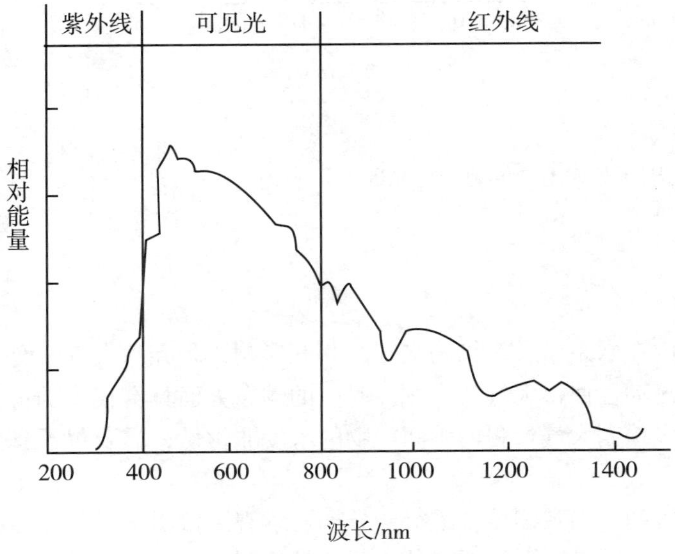

图20－1　太阳光在地球表面的光谱能量分布

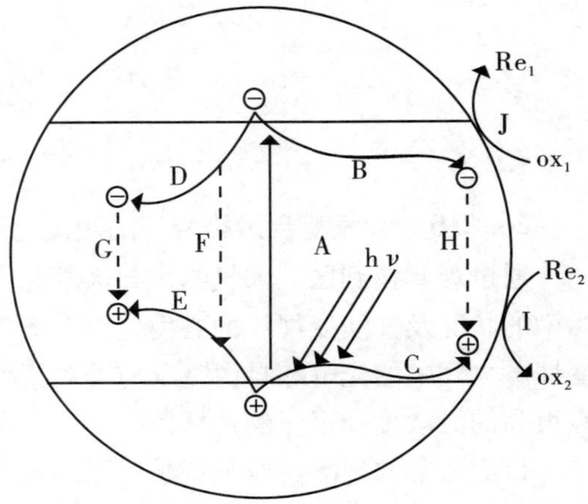

图20－2　光致半导体电荷迁移

20.3.4 大气污染的非线性特征及数值模型

发生于大气中的光化学反应可将大气中的一次性污染物转化成二次污染物，由于光解和自由基反应的参与，使大气中的污染物存在着相互转化、互为源汇的过程，导致大气污染物形成机制的非线性特征。

大气物种及化学反应受气象条件、排放强度、干/湿沉降的影响，使大气污染的过程更为复杂化。大气颗粒物与气态物种之间的反应，以及化学反应与气候过程的相互作用，使对这一复杂体系的研究更为困难。大气污染过程的非线性及其复杂性，使对大气污染过程的研究必须将实验室的机制研究与外场观测及数值模拟结合起来。随着计算能力的加快，对大气污染过程的了解的逐步深入，以及应用大量新型仪器所获取的大量数据，大气污染的数值模拟研究也取得了相当快的发展，已从最早的以物理过程为主，结合简单的化学过程，对光化学氧化剂（O_3）的模拟、酸雨的模拟，发展到将颗粒物反应及相变过程结合到模式中进行综合研究。在这种模式中，以美国环保局研制开发的第三代模式（Model－3，CMAQ）最具有代表性意义。Model－3 为多尺度空气质量模式，图 20－3[2] 是其框架结构图[2]。该模式将气象、排放源、化学输送等模块结合起来，运用光解速率处理器、初始和连界条件处理器、土地使用处理器、气象－化学界面处理器、排放－化学界面处理器，将气象化学反应、云化学反应及气溶胶化学反应等因素结合起来进行综合分析。

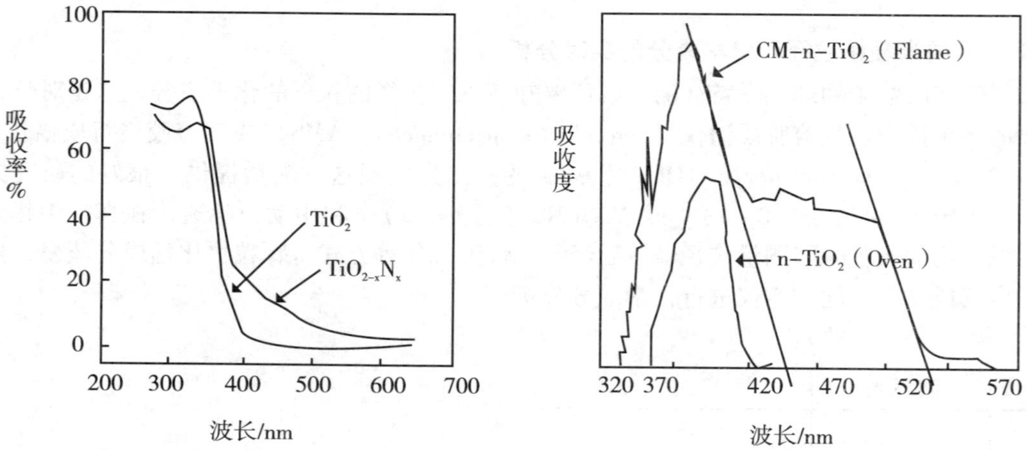

（a）掺杂N （b）掺杂C

图 20－3 TiO_2 中掺染 N[10] 和 C[14] 后漫反射光谱

20.3.5 大气复合污染特征的观测

通过观测找到区域大气物理与大气化学的内在联系以及污染物之间的相互影响，是弄清大气复合污染的状况及其演变规律的必由之路。大气的流动性使得大气污染物在时空的颁布方面具有很大的可变性。大气中的光解和自由基反应等因素使很多控制大气过程的中间产物的浓度非常低，需要仪器具有很高的灵敏度和很强的选择性。

目前通常的观测手段是将长期连续观测与短期加强观测结合进行。长期连续观测常用于对常见污染物收集其时空分成及其变化信息；加强观测则主要是对污染形成的物理化学机制进行研究，借助仪器观测大气中自由基及颗粒物等污染物的即时含量等，尤其是采用实时在线观测仪器，通过地面固定观测站、流动观测车、探空、航测、卫星遥感等技术平台，获取大气污染物的来源、输送及转化等方面的信息。目前对大气复合污染的特征观测研究的主要内容有：①复合污染的区域分布及变化规律：结合长期观测与加强观测，弄清大气氧化剂和细颗粒及其前体物（NOx 及挥发性有机物等）在城市与区域的时空分布，分析二者与污染物排放及气象条件间的关系，以及二者变化规律间的内在联系；②区域气候效应与大气化学过程：观测和模拟城市系统的热岛效应，城市大气细颗粒物导致的直接辐射效应及细颗粒物影响成云和降水的气候变化规律，研究复合污染对大气化学过程的影响；③区域大气污染物的相互输送及影响因素：通过同步观测大气边界层结构和污染物垂直分布规律，结合地面监测资料，研究主要大气污染物在城市间的相互输送规律，分析污染物输送形态和通量，寻找区域间输送的关键因素。

当纳米技术充分发展时，若有大量的纳米粒子进入大气，将使大气复合污染的特征发生相应的改变。我们必须在大力发展纳米技术及纳米尺度物质应用研究的同时，注意采取措施，应用相关仪器，观测大气中纳米粒子浓度的动态情况，以保证纳米技术的可持续发展。

20.4 粒子表面多相反应

大气复合污染条件下，多种污染物同时存在，并发生相互作用可表现为污染物之间源和汇的相互交错、污染转化，对环境产生协同影响或阻抗效应。

20.4.1 纳米粒子在大气中的氧化作用

大气颗粒物表面为大气多相反应提供良好的场所，在光照和光催化条件下，通过这些反应可以产生自由基、过氧化物等氧化剂。这些氧化剂可对大气中的气态化合物产生氧化作用，如一氧化氮在紫外光的作用下在碳酸钙细颗粒物的表面被氧化为硝酸盐，并生成硝酸钙。反应产物硝酸钙比反应物碳酸钙具有更好的水溶性，因此这种表面化学反应对粒子的吸水性会产生重要影响。纳米粒子可为这些反应提供更大的比表面积，具有更强的光化学特性，可产生更多的自由基，因此在大气中的纳米粒子，会使这种氧化作用增强，对环境中的复合性污染及这些污染物之间的相互作用更为复杂。

亚硝酸在大气中可生成 OH 自由基和 NO，早晨日出时可引发大气的光化学反应。目前为止，大气中 OH 自由基和 NO 的生成机制已有多种，有研究表明，NO_2 和 SiO_2 表面上吸附的水发生反应可生成吸附态的硝酸和气态的亚硝酸。一些学者提出 NO 与表面吸附的 HNO_3 反应可能是污染大气中 HONO 的重要来源。NO_2 在表面水解的量相当大，大于 NO、NO_2 和水的异相反应。还有的研究提出 HNO_3 与 NO 的表面异相反应可生成光化学活性的 NOx 和 HONO。虽然这些研究还不能说明这些反应中的哪一种对于 HONO 的来源更为重要，但都认为 HONO 的主要来源是 NOx 的表面反应。

20.4.2 小分子在颗粒物表面的反应

大气气态物种与细颗粒物或纳米粒子表面的反应机制与颗粒物的化学成分密切相关。大气中的自由基在颗粒物表面的反应很可能是一个淬灭过程而被消耗。一氧化氮和二氧化硫则有可能通过光照引发的光催化反应在高浓度颗粒物的大气中可能是它们被氧化成硝酸盐和硫酸盐的重要途径。20 世纪 90 年代以来，对小分子气态化合物与不同来源及不同成分的颗粒物表面的反应已有大量研究，其结果已有文献将其总结于表 20－1。

表 20-1 活性气态物种与各种颗粒物的可能相互作用[2]

反应物	颗粒物				
	烟尘	矿物质砂尘	有机物附着的颗粒物	海盐颗粒	冰晶颗粒
OH	可能是反应损失	未知	去除 H、加成	可能是反应损失	吸附保留
HO_2	反应损失	未知，可能依赖于组成	反应和吸附保留（?）	可能是吸附保留和反应	吸附保留，在冰晶表面损失
RO_2	可能是反应损失	未知	吸附保留	有限溶解，吸附保留	有限溶解，吸附保留
O_3	反应损失，表面老化，竞争反应	未知，可能不重要	反应（决定于结构）	重要的直接吸附保留	快速反应损失，有限溶解
NO_2	与表面官能团反应，生成 HONO	生成 HONO	硝化（也可能是通过 N_2O_5/ NO_2^+	在无水氯化钠颗粒上生成 ClNO	在冰晶颗粒表面形成 HONO
NO_3	反应损失	未知，可能不重要	反应，如与芳烃族	有限溶解，与 I 反应等	溶解度低
N_2O_5	水解或作为 NO_2^+ 参与反应（视去除物质而定），反应概率变化很大，可能形成 HNO_3 颗粒或气态 HNO_3			形成 $ClNO_2$ 和其他卤代化合物	水解
SO_2	缓慢的催化氧化	可能是催化氧化	有机物阻碍其氧化	在污染的海洋大气中发生氧化	被 H_2O_2、O_3 等氧化

20.4.3 细颗粒物对大气中氧化的促进作用

在具有复合污染的大气中，有一种耦合机制存在于污染物的转化过程中，其中一个表现是对氧化过程的协同效应。SO_2 在 O_3 和颗粒物的联合作用下氧化为 SO_4^{2-} 即是一个很好的例证。大气中的二氧化硫首先被颗粒物吸附生成 HSO_3^-，再进一步被大气中的 O_3 氧化成 HSO_4^{2-}。研究表明，大气中颗粒物和 O_3 存在的情况下，SO_2 的氧化速率远大于仅有 O_3 存在时的速率。纳米粒子由于其巨大的比表面积，具有极强的催化作用，因此大气中纳米粒子的存在，会使这种催化作用更强，另一方面，由于物质在纳米尺度下，其理化性质可能不同于微米尺度时，因此，纳米粒子对于这种氧化作用的影响可能更为复杂。目前对于纳米粒子与大气中氧化作用的影响还缺乏文献报道。

20.4.4 颗粒物与大气污染物相互作用的研究手段

环境空气中细颗粒物表面的多相化学反应不仅与细颗粒物本身的化学性质有关，而且还与大气中痕量物质的浓度、所处的环境等因素密切相关，因此对实际大气中细颗粒物表面的多相化学反应进行原位研究十分困难。在实际研究过程中，往往是采用单一成分的颗粒物模拟实际大气中细颗粒物的成分与痕量气体进行反应，或者采集实际大气中的细颗粒物与痕量气体进行反应，研究其反应转化产物及其过程和机制，继而利用流动和静止反应系统，获得重要的气固、气液多相化学反应参数，并对反应产物进行定性和定量分析，推导反应机制，并在此基础上建立细颗粒物表面的多相化学反应模式，推测实际大气中细颗粒物表面的多相化学反应机制及其对大气环境所产生的影响。

虽然对于纳米颗粒表面多相化学反应的研究报道还尚未见到，但对细颗粒物表面反应的实验室研究手段已有多种，包括利用长光路化学反应池和原位漫反射反应器结合而得到的傅立叶转换红外光谱流动反应体系等。李雷、朱彤等将这些研究手段及其特点的比较总结如表 20-2。

表 20 - 2　颗粒物表面化学反应实验室手段特点的比较[2]

实验室手段	颗粒表面状态	典型反应时间/s	温度/K	压力/Torr	气相扩散的影响	分析手段	参与反应的总表面积/cm^2	可测量的 γ
努森池（Knudsen cells）	堆积或成膜	<1	130 ~ 750	低压	无	MS	10^3	$10^{-7}-1$
流动管反应器（flow tube reactors）	成膜	1	可控	760	有限制	FTIR - HPLC，MS	10^2	$10^{-7}-10^{-4}$
液滴涟装置（droplet train apparatus）	液滴	$10^{-3}-10^{-2}$	可控	760	有很小限制	MS. HPLC	10^{-1}	10^{-5}
液滴喷射装置（liquid jet apparatus）	喷射出的液滴	$10^{-4}-10^{-2}$	可控	760	有限制	DOAS. HPLC	$10^{-3}-10^{-2}$	$10^{-5}-10^{-2}$
扩散反射红外傅立叶光谱（DRIFTs）	堆积	>10	可控	可控	有限制	FTIR	10^2	
气溶解胶箱（aerosol chamber）	悬浮	>100	183 - 333	760	有限制	HPLC、FTIR、DOAS、气体检测仪	$>10^3$	$10^{-7}-10^{-1}$
风洞实验	液滴	>10	室温	760	有限制	HPLC	$10^{-4}-2$	

20. 4. 5　粒子表面多相复合化学反应研究的发展方向

细颗粒物的大小、形状及其表面物质的组成和表面分布可影响其表面的化学反应，但表 20 - 2 所介绍的手段都缺乏对对颗粒物表面进行表征的能力，因此在对反应机制的阐述及实验结果的重复性方面常常遇到较大困难。朱彤等根据他们实验室的研究结果，认为大气颗粒物表面多相反应动力学研究必须与颗粒物的物化特征相结合。细颗粒物的物理特征测量可以采用的表面分析设备主要有电子显微镜（包括透射电镜 TEM 和扫描电镜 SEM）、X 线光电子能谱（XPS）、电子探针 X 射线微区分析（EPMA）、激光粒度分析仪、X 线衍射仪（XRD）、比表面仪及热重仪等。

目前大气颗粒物表面多相化学反应需要解决的主要理论与方法问题包括：①细颗粒物表面分子形态，多相反应中细颗粒物表面的变化以及这些变化对反应性及其机制的影响；②细颗粒物界面反应与体相反应的差异以及如何利用物理化学原理对其进行分析和归纳；③细颗粒物表面光氧化剂耗损机制，特别是有机气溶胶的还原性；④自由基与其他活性中间物多相反应的速率参数的确定；⑤固体颗粒物界面的光化学及过渡态金属离子的光催化反应机制；⑥颗粒物表面多相、复合化学反应中表面老化、吸附竞争、协同效应；⑦表面分析技术测定细颗粒物表面化学组成在反应中的变化；⑧颗粒物中（表面、体相）氧化剂测量技术等。对于纳米尺度的粒子，除去上述这些问题需要研究外，还应考虑粒子的纳米性质对这些问题的影响，如量子尺寸效应、表面积效应、小尺寸效应、量子限域效应及隧道效应等。就目前状况而言，纳米粒子的应用还不普遍，大气中的纳米粒子量在大气颗粒物中所占的比例可能还不大，但由于其粒径小，易悬浮，易吸入，易在肺泡中沉积，并可以通过气 - 血屏障而进入血液循环，因此对生物体的健康的影响较大。因此，将来纳米粒子在大气粒子表面多相化学反应研究中应当具有重要地位。

20.5 颗粒物的健康效应

大气中的污染物种类很多，包括 SO_2、NO_2、CO、O_3、颗粒物（PM）、铅、有机污染物（VOCs）、病毒、细菌等。过去的环境科学所观察到的大气污染物对人体的健康效应，是这些污染的综合效应。这些效应中对人体有害的影响包括死亡率增加、呼吸道疾病（过敏、慢性支气管炎、哮喘、肺气肿、肺癌）及心血管病等。研究发现，北美大气污染严重城市呼吸系统疾病死亡率较非污染城市高 17% ~26%。根据 1997 年的相关报告：中国的一些主要城市中，每年约有 17.8 万人的过早死亡与受到空气污染的影响有关；每年有 640 万人年的正常工作时间由于空气污染的原因而损失。

20.5.1 颗粒物健康效应研究方法

流行病学和毒理学是对大气污染物的健康效应进行研究的主要方法。流行病学方法可以得到污染物浓度与健床效应的相关性，得到剂量-效应关系，起到所谓“知其然”的作用。毒理学方法则是试图从机制方面回答污染物的致毒机制，起到所谓“知其所以然”的作用. 流行病学通常用的方法包括急性和慢性的致死率，医院门诊、急诊的呼吸和心血管疾病发病率等。而目前随着分子生物学的发展，分子流行病学也迅速发展起来，通过将个体与群体的调查与生物标志物结合起来，得到更直接的剂量－效应关系。同样，毒理学的发展也与分子生物学的发展结合起来，开展的研究内容包括遗传和非遗传毒性，细胞受损机制、生物标志物的识别、癌症的发病机制等。

20.5.2 纳米粒子的健康效应机制

近年来，可吸入颗粒物对健康的影响已引起全世界的普遍关注。传统的环境科学将可吸入颗粒物按粒径分为 PM_{10} 和 $PM_{2.5}$，分别指空气动力学直径小于 10μm 和 2.5μm 的颗粒物。PM_{10} 主要沉积在气管和支气管，$PM_{2.5}$ 可到达肺泡，危害更为严重。颗粒物特别是细颗粒物可携带重金属、硫酸盐、有机物、病毒等直接进入呼吸道和肺部。细颗粒物进入呼吸道内表面后，与肺组织相互作用，被肺泡巨噬细胞吞噬，通过肺的内呼吸换气进入血液到达其他器官，或长期潴留于肺泡中，进入肺间质，形成病灶。$PM_{2.5}$ 可能的致病机制包括：①与肺泡巨噬细胞、肺上皮细胞作用，刺激释放各种细胞因子，导致肺炎症和肺纤维化；②与细胞作用后，释放的活性氧（ROS）氧化损伤组织细胞和遗传物质；③引起细胞增生，最后可能恶变；④颗粒物的化学组分或 ROS 直接损害遗传物质，导致癌基因激活、抑癌基因失活、遗传物质突变，进一步可能形成肺癌。

与 $PM_{2.5}$ 相比，纳米颗粒可以更容易地进入人类呼吸道及肺泡，并在其中沉积，颗粒越小沉积越多，呼吸越快沉积也越多，由此造成呼吸功能损害，尤其是在慢性阻塞性肺部疾病患者中。16 例患有轻度到中度哮喘患者肺部 23nm 炭粒沉积分数为 0.76 ± 0.05，显著高于健康人（0.65 ± 0.10）（$P<0.001$）。随着颗粒直径变小，沉积分数增加。哮喘患者 8.7nm 炭粒沉积分数达到 0.84 ± 0.03，比正常人多 74%。活动时因呼吸频率增加，沉积分数也随着提高。哮喘患者活动时 23nm 炭粒沉积分数增加到 0.86 ± 0.04，8.7nm 炭粒沉积分数达到 0.93 ± 0.02[10]。

单壁炭纳米管（single－wall carbon nanotubes，SWCNT）粒径小，质量轻，容易在肺部沉积，引起以肉芽肿为特征的肺部损伤。Lam 等[11]向小鼠气管内注入 SWCNT，同时设置相同剂量的炭黑和石英粉分别作为阴性对照组和阳性对照组，在第 7 d 和第 90 d 进行肺部组织病理学研究。结果发现纯化的和夹杂有催化金属的 SWCNT 都能进入肺泡，90 d 后这些颗粒仍不能被清除。染毒后第 7 d，所有注入 SWCNT 的小鼠都出现了与剂量相关的上皮样肉芽肿，一些还出现了细胞间质炎症。第 90 d，这些损伤持续存在并且更加显著，有些小鼠还出现了支气管周围炎症和坏死，并一直延伸到肺泡隔。注入炭黑的小鼠肺部正常，注入高剂量石英（0.5mg）的小鼠出现了轻度到中度的炎症。此项研究表明，同等剂量下，SWCNT对肺部的毒性作用比炭黑和石英更强。Warheit 等[12]采用类似的气管内滴注法研究了SWCNT对大鼠的肺部毒性，也观察到了多病灶肉芽肿的生成。但发现SWCNT并未引起持续的肺部炎症、细胞增殖及支气管肺泡灌洗液中乳酸脱氢酶（LDH）活性的持续升高，这与毒性粉尘引起肺部肉芽肿的毒性机制是不一样的。对比试验中，石英颗粒引起肺组织炎症，产生细胞毒性，肺实质细胞增殖，肺泡巨噬细胞积聚和组织增厚。石英颗粒引起的肺部炎症与剂量相关，而SWCNT引起的肉芽肿与剂量无关，属于免疫反应或是肺对外来物质的清除反应，所引起的肉芽肿由类似巨噬细胞的多核大细胞组成，围绕在SWCNT团聚体周围将其隔离，1个月后逐渐减少。这预示着SWCNT具有新的致肺损伤机制。SWCNT剂量大时（5mg/kg），注射24 h内大鼠的死亡率为15%，但死亡归因于注射大剂量SWCNT后造成了气道机械阻塞，而不是由于SWCNT的肺毒性。

Muller 等[13]用气管滴注法研究了多壁炭纳米管（multi - wall carbon nanotubes，MWCNT）对大鼠的呼吸毒性，每只大鼠的滴注剂量是0.5、2或5mg。60 d后，仍有MWCNT（最低剂量的80%）残存在肺内，并且诱发了肺部炎症、纤维化反应，表现为在支气管腔内出现富含胶原的肉芽瘤，其周围伴有肺泡炎症。此外，MWCNT还诱发大鼠肺部产生肿瘤坏死因子－α（TNF－α）。

肺泡巨噬细胞（alveolarmacrophage，AM）是一种多功能的间质细胞，广泛分布于肺泡内及呼吸道上皮表面，具有吞噬、消除异物和保护肺的功能，是呼吸道的第一道防线。Jia 等[14]比较了1.4nm直径的SWCNT、10～20nm直径的MWCNT和0.7nm直径的C_{60}三种炭纳米颗粒对豚鼠AM的毒性。这些炭纳米颗粒对AM的吞噬功能、细胞形态均产生较大影响。浓度3.06 μg/cm^{2}的SWCNT和MWCNT会引起AM的染色质浓缩、细胞器缩小、细胞质中小泡缩小变形等现象，可能与细胞凋亡有关。在相同的剂量下，纳米颗粒细胞毒性的顺序为：SWCNT > MWCNT > 石英（阳性对照）> C_{60}。这三种炭纳米颗粒是炭的同素异形体，只是空间构型不同。化学组成相同，但纳米结构不同的纳米颗粒，其生物毒性不同，说明纳米颗粒的生物效应与其纳米结构有密切联系。

纳米TiO_2在涂料、抗老化、污水净化、化妆品、抗静电等方面存在广泛应用。在体内和体外的实验研究中，纳米尺度的TiO_2颗粒均比微米尺度的TiO_2颗粒对肺部的损伤程度大。实验方法主要包括吸入法和气管注入法。与注入法相比，吸入法更接近人类真实的暴露情况。

Afaq 等[15]用气管注入法研究超细TiO_2（<30nm，用量2mg）对大鼠的毒性时，发现AM的数量增加，同时细胞内的谷胱甘肽过氧化酶、谷胱甘肽还原酶、6－磷酸葡萄糖脱氢酶、谷胱甘肽硫转移酶的活性均升高。而且，酶活性升高并没有阻止脂质过氧化和过氧化氢的生成，这表明受到TiO_2纳米颗粒作用时，尽管细胞启动自我保护机制诱导了抗氧化酶的生成，却未能消除TiO_2纳米颗粒产生的毒副作用。进一步的研究[16]观察到纳米TiO_2引起了支气管肺泡灌洗液内蛋白质总量、乳酸脱氢酶及β－葡萄糖苷酸酶的活性普遍升高，而且比表面积－效应曲线与实际的炎症情况有很好的相关性，这意味着TiO_2纳米颗粒的生物效应与尺寸有关。因此，在讨论纳米颗粒生物效应时，即使是同一种材料，也需要注明尺寸大小（这与常规物质有很大不同）。

Oberdörster 等[17]针对TiO_2做了为期12周的大鼠亚慢性吸入试验，结果显示20nm组的肺部炎症反应明显强于200nm组。20nm组TiO_2颗粒在肺部滞留时间显著延长，肺泡Ⅱ型细胞增生，并出现间质纤维化病灶，且AM清除能力显著低于200nm组。另外，20nmTiO_2颗粒向肺间质组织和周围淋巴结侵袭的程度也显著高于200nm组。这些都显示，颗粒尺寸越小，越难以被AM清除。Renwick 等[18]研究了29nm的TiO_2和250nm的TiO_2颗粒对巨噬细胞株（J774.2 MPhi）吞噬能力的影响，也显示出29nm比250nm的TiO_2颗粒对巨噬细胞的吞噬能力降低更明显。可以推测，纳米颗粒的粒径（表面积）和数目是其造成肺损伤的关键因素之一。

Oberdörster 等[19]将大鼠放在含有粒径为20nm的聚四氟乙烯（polytetrafluoroethylene，PTFE）颗粒的空气中15min后，大多数大鼠在4 h内死亡。作为对照，那些在含有粒径为130nm的PTFE空气中暴露过的大鼠没有受到影响。组织学研究表明，能够清除外来物质的巨噬细胞很难将较小的颗粒清除出去。

纳米颗粒引起肺部炎症和损伤的程度与其粒径和表面积有关，同时也与其致损伤机制有关。Dick 等[20]比较了纳米炭黑、纳米钴、纳米镍和纳米 TiO_2 的肺毒性，发现它们致肺部损伤的程度与产生自由基并且引发氧化损伤有关。他们认为，这是纳米颗粒表面可以与组织反应产生自由基的缘故。

不同动物种类之间的差异：像其他许多化学性毒物一样，纳米粒子的肺毒性也存在有种属差异。Bermudez 等[21]比较了纳米 TiO_2（平均直径 21nm）对不同动物（大鼠、小鼠和仓鼠）的肺毒性。动物暴露于浓度为 0.5、2.0 和 $10mg/m^3$ 的纳米 TiO_2 环境中，6 h/d，每周 5 d，连续 13 周。然后在恢复期第 4、13、26 和 52 周（仓鼠 49 周）检查肺部、淋巴中 TiO_2 含量和相关指标。结果大鼠和小鼠在暴露结束时保留在肺中的纳米 TiO_2 颗粒含量明显高于仓鼠，并随着剂量增加而增多。暴露后随着时间延长，肺中纳米 TiO_2 颗粒含量降低。吸入 $10mg/m^3$ 纳米 TiO_2 可引起大鼠和小鼠肺清除力损害，但仓鼠不受影响。$10mg/m^3$ 剂量组的大鼠和小鼠肺部滞留颗粒已超载，肺部炎症明显，巨噬细胞、中性粒细胞数量增加，支气管肺泡灌洗液中 LDH 浓度和蛋白含量增加，但仅在大鼠观察到进行性上皮化和纤维增生。这项研究表明，不同动物对纳米颗粒生物效应的敏感性不同，大鼠的敏感性要高于小鼠和仓鼠，仓鼠的敏感性最低。因此，在已报道的大多数超细颗粒与细颗粒肺毒性比较的研究中，大鼠模型被认为是对颗粒引起肺损伤最敏感从而运用最多的动物模型。

我国的相关研究表明，呼吸道疾病、心血管病、肺癌造成的死亡与细颗粒物污染的关系更明显。免疫系统功能低下人群（特别是老人和儿童）最容易受到细颗粒物的危害。细颗粒物对健康的影响可通过短期高浓度暴露或低浓度下的长期暴露而发生。美国于 1997 年以呼吸道疾病的患者为易感人群制定大气细颗粒物标准。欧洲正为制定相关的标准做准备而开展大量的研究。目前我国尚无此标准。张曼等［2002］用胞质阻断微核试验进行了毒理学研究，利用采集的 2001 ~ 2002 年北京户 $PM_{2.5}$ 细颗粒物样品研究有机提取物对 BALB/c 3T3 细胞微核形成的影响，结果发现，$3m^3$ 空气/ml 的 $PM_{2.5}$ 有机提取物即可引起明显的微核检出率增加。随着剂量的加大，BALB/c3T3 细胞的双核微核细胞串检出率明显升高，$PM_{2.5}$有机提取物 3 ~ $5m^3$ 空气/ml 可引起双核微核细胞串检出率显著增加（$P < 0.01$），具有两个或两个以上微核的双核细胞数明显增多[22]。这表明北京大气细颗粒物的毒性有着明显的剂量 - 效应关系。

20.5.3 纳米粒子在环境毒理学中的问题

大气细颗粒物包括纳米粒子的来源和生成过程十分复杂，包括各种燃烧过程（如煤炭燃烧和石油燃烧）的直接排放和大气化学反应生成的二次气溶胶（如氮氧化物和碳氢化合物在大气中生成的光化学气溶胶）。因此，细颗粒物的化学成分及其粒径的分布非常复杂，其健康影响也相当复杂。尽管目前提出了细颗粒物可能的致病机制，但其毒性机制仍不很清楚。如果是化学成分起着主要的毒性作用，则由于细颗粒物吸附成分的复杂性，相同浓度（mg/m^3）的两份样品，对健康的影响可能差别很大，现用的空气质量表达方式（mg/m^3）可能不够真实。因此，$PM_{2.5}$的健康标准是否有普适意义值得怀疑。目前需要深入研究的问题包括：①细颗粒物毒性是因为化学成分还是物理特性（粒径分布）；②健康影响用质量浓度还是数量浓度描述更准确；③颗粒物与其他污染物对人体毒性的协同作用；④细颗粒物是否为致癌物；⑤超细粒子（ultrafine particles，粒径小于 100nm，即纳米粒子）的特殊毒理机制问题。超细粒子也即纳米粒子的毒理学问题已形成了毒理学的一个特殊分支，即纳米毒理学。

超细颗粒物由于其物理化学等方面的特点，影响其健康效应的主要因素可能有颗粒物表面积，颗粒物数目，颗粒物表面化学，颗粒物间隙化及氧化压力等。

深入研究细颗粒物的健康毒理，一个很重要的意义在于为如何制定环境质量标准提供指标，并解决这些标准是选用质量浓度，还是粒子数浓度、表面积浓度或化学成分等。明确环境质量标准的指标对于污染控制有着决定性的意义，即到底是选择控制颗粒物总量还是特定的粒径或化学成分的排放源。

大气环境的健康影响及其风险评价的关键在于剂量 - 反应关系。我国制定环境质量标准时很多剂量 - 反应关系完全照搬国外的研究结果，缺乏针对我国实际情况的数据，结果很可能导致我国环境政策在解决环境问题方面的偏差和低效率。

如何针对环境中多种递质和污染物对人体健康影响的复杂系统开展毒理学和流行病学研究，确定剂量 - 反应关系，制定合理有效的环境质量标准，使既可以将环境问题的健康影响降到最低，同时又能使所付出的代价也符合一个社会在其相应发展阶段的承受能力，是环境中粒子污染健康风险评估研究需要回答的一系列重要问题。与此相应，对环境中的纳米粒子污染对人群健康的复杂系统展开毒理学和流行病学研究，确定其对人体健康效应的量效关系，制定合理的粒子浓度标准，在目前我国国情允许的情况下，有效地降低或避免纳米技术在环境与健康方面的负面效应，应当成为环境纳米毒理学研究的重要任务。为此需要开展研究的科学问题应当包括大气纳米颗粒物的毒性和潜在致癌性等生物毒理学研究；大气细颗粒物的来源、物理特征和化学成分的环境分析研究；大气细颗粒物中物理特征和化学成分与人群健康影响的关系；大气细颗粒物的人体暴露水平及其影响因素；有机和无机细颗粒物之间，有机和无机细颗粒物与其他大气污染物的协同效应；纳米粒子污染的慢性或积累效应，如人体对污染物的低剂量、长周期暴露下的效应等；适合我国国情的大气细颗粒物剂量 - 反应关系；大气纳米颗粒物引起环境与健康问题的风险评价；纳米颗粒物健康风险问题引起经济损失的定量评估；控制大气细颗粒物污染的政策建议等。

随着纳米技术的发展，$PM_{2.5}$粒子中，所含的各种粒径的粒子在其中所占的比例，及各种粒径的粒子成分对环境及健康的影响中的贡献也应当分别进行研究，因为在$PM_{2.5}$中，纳米粒子与具有微米尺度的粒子可能具有明显不同的环境与健康效应，而同种粒径的粒子也可能具有明显不同的健康效应。

20.6　大气复合污染的调控原理

目前，在发达国家，环境问题的解决已进入控制和管理的阶段。而在中国尽管全社会的环境意识日益增强，但环境污染治理的速度远远落后于快速的经济发展和城市化进程，导致污染问题的累积：燃煤污染尚未根本解决，城市化的快速发展使光化学污染在许多地区日益严重。针对城市群复合污染问题的深入研究不仅为我国污染治理所急需，也已引起国际环境学界的关注，将成为未来环境科学领域新的前沿。

由于城市群环境污染的区域性和复合性，传统的在局部范围研究单一问题、单相体系机制，采取应急和孤立方式的末端治理方法已完全不适用。针对城市化过程中改善区域环境质量的重大需要，我国目前的环境科研究尚存在较大的差距，主要表现在微观尺度与宏观尺度的研究没有有机地融合，环境污染控制技术与软科学研究基本分离，单个城镇或企业的环境目标与区域环境改善之间缺乏紧密联系。发达国家在其传统环境问题得到明显改善的同时，针对城市和区域的长期和潜在环境污染问题，陆续开展了一系列重要的基础研究计划。目前国际上一些重要的基础研究计划包括：①大气氧化剂：如欧洲对流层氧化剂研究（TOR）、美国南部氧化剂研究计划（SOS），旨在深入理解城市和区域大气氧化剂的产生和去除过程，量化污染物的区域输送，定量评估空气质量与健康和环境影响之间的联系；②对流层非均相化学机制：如美国国家“超级监测”（super sites）计划和德国气溶胶研究计划（AFS），主要目的是建立气溶胶细粒子及其化学组成的最佳监测技术，全面研究气溶胶细粒子的物理化学特征、时空分布、源汇及其对人体健康和气候的影响。

目前人们已经深刻认识到环境中的纳米粒子问题的复杂性和综合性，传统的针对单一污染物和污染源的控制不能有效地改善环境质量，保障人群健康和生态安全，必须从整体上注重纳米粒子，纳米粒子与其他污染物之间、污染源之间和空间尺度（局地、区域和全球）之间的联系。因此，目前环境问题基础理论研究的趋势是从区域的角度，深入研究多相体系中复杂过程和界面交换动力学[10,11]，探讨多个环境问题的集成和复合作用[12]，揭示环境污染的形成机制，进而将复杂环境问题的解决同社会、经济、能源、交通、产业结构、生态等结合起来[13-15]。这方面非常突出的例子是 Molina 和 Molina（2001）在研究墨西哥城大气污染时，提出了超大城市空气质量控制对策研究的基本方案（图 20-4）[16]。

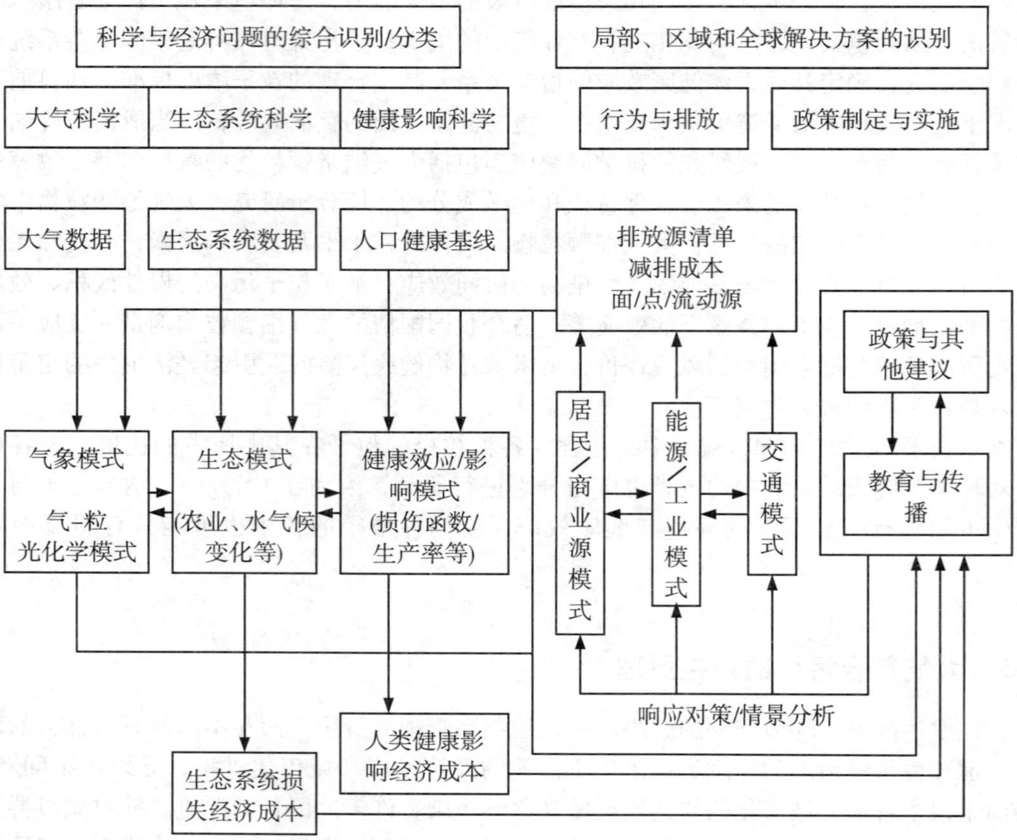

图 20-4　超大城市空气质量控制对策研究框图

20.7　城市群大气污染

经过 20 多年的经济高速发展和快速城市化，在我国沿海已经形成三个城市群——京津渤、长江三角洲、珠江三角洲。这三个城市群人口密集、经济发达，但却面临着严重的区域大气复合污染。以珠江三角洲为例，该区域具以下特点：①我国最密集的城市群。该地区包括广州、深圳、佛山、东莞、中山、江门、惠州、珠海和肇庆 9 个地级市，香港、澳门 2 个特别行政区，陆地面积约 47000 平方公里。区内常住人口超过 5000 万，常住人口过万的城镇 424 座，平均密度为每 100 平方公里 1 个，城镇间平均距离小于 10 公里；②在国民经济中有举足轻重的地位。近 20 年来，该区域的社会经济连续以超常规的速度发展，人口增加了 1 倍，产值增加了 10 倍，以不足 0.5% 的国土，承载全国约 4% 的人口，创造了约 19% 的产值（含港、澳）；③区域性大气污染问题突出。对人体健康、生态系统和区域气候有重大影响的臭氧和颗粒物 PM_{10}（可吸入粒子）、$PM_{2.5}$（细粒子）已成为主要区域性污染物。

1998 年测到最高臭氧时均浓度高达 360g/m³，超过欧洲紧急状态水平。$PM_{2.5}$造成该区域大气能见度显著下降，看不见蓝天的现象日益增多；④跨界污染问题严重。大气污染物在区域各城市间的输送现象明显。香港政府已明确表示对珠江三角洲大气污染危及香港的担忧，广东省政府也对此高度重视。

大气环境急剧恶化的问题在城市群区域尤为突出。在这些区域，密集的城市形成了复杂的地形，改变了地表环境的能量平衡和边界层结构，造成区域气候及水文等自然过程的变化，污染物的扩散，转化和积累出现了新的规律。大量污染源集中在这些区域，污染物通过大气在城市间输送，造成各城市环境污染相互关联以及多种高浓度污染物在时空上的重叠，并导致污染物的生成、输送、转化过程中的耦合作用，以及对人体健康和生态系统影响的协同效果。城市群大气环境污染的形成和影响具有明显的区域性和复合性，单个城市的努力难以改变区域整体环境质量的恶化趋势。传统针对单一城市的污染规律和调控原理不再适用，而目前对城市群区域大气环境污染城市群污染的复合规律、区域污染的形成机制及相应的调控原理还非常不清楚，相关的研究极其有限。

通过深入细致地解剖珠江三角洲城市群经济发展和大气环境污染的矛盾，可以总结我国快速城市化过程中的经验和教训，揭示城市群大气环境问题形成机制和演变规律，探索我国城市化的健康发展道路，对我国其他地区在城市化过程中避免珠江三角洲城市群面临的污染困境具有重要的指导意义，同时对解决我国经济高速发展、城市化加剧与环境恶化的矛盾，实现社会，经济的可持续发展有着重要意义。

参 考 文 献

1. JM Samet, F Dominici, FC Curriero, et al. Fine particulate air pollution andmortality in 20 US cities, 1987～1994. New Eng J Med, 2000, 343：1742－1749.
2. 朱彤. 城市与区域大气复合污染. 见戴树桂主编. 环境化学进展. 北京：化学工业出版社，2005. 1－17.
3. JS Tsuji, AD Maynard, PC Howard, et al. Research strategies for Safety evaluation of nanomaterials. Part IV：Risk assessment of nanoparticles. Toxicological Sciences, 2006, 89：42－50.
4. Kuhlbusch, TAJ, Neumann S, and Fissan H. Number size distribution, mass concentration, and particle composition of PM_1, $PM_{2.5}$, and PM_{10} in bag filling areas of carbon black production. J Occup Environ Hyg, 2004, 1：660－671.
5. Maynard AD, and Zimmer AT. Evaluation of grinding aerosols in terms of alveolar dose：The significance of usingmass, surface－area and numbermetrics. Ann Occup Hyg, 2002, 46（Suppl）. 320－322.
6. Zimmer AT, and Maynard AD.（2002）. Investigation of the aerosols produced by a high－speed, hand－held grinder using various substrates. Ann Occup Hyg, 2002, 46：663－672.
7. Rogak SN, Flagan, RC, and Nguyen, HV. Themobility and structure of aerosol agglomerates. Aerosol Sci Technol 1993, 18：25－47.
8. Keller A, Fierz M, Siegmann, K, et al. Surface science with nano－sized particles in a carrier gas. JVacuum Sci Technol, 2001, A 19：1－8.
9. Ku BK, and Maynard AD. Comparing aerosol surface－areameasurement ofmonodisperse ultrafine silver agglomerates usingmobility analysis, transmission electronmicroscopy and diffusion charging. J Aerosol Sci, 2005, 36：1108－1124.
10. Chalupa DC, Morrow PE, Oberdörster G, et al. Ultrafine particle deposition in subjects with asthma［J］. Environ Health Perspect, 2004, 112（8）：879－882.
11. Lam CW, James JT, McCluskey R, et al. Pulmonary toxicity of single－wall carbon anotubes inmice 7 and 90 days after intratracheal instillation. Toxicol Sci, 2004, 77（1）：126－134.
12. Warheit DB, Laurence BR, Reed KL, et al. Comparative pulmonary toxicity assessment of single－wall carbon nanotubes in rats［J］. Toxicol Sci, 2004, 77（1）：117－125.
13. Muller J, Huaux F, Moreau N, et al. Respiratory toxicity ofmulti－wall carbon nanotubes［J］. Toxicol Appl Pharmacol, 2005, 207（3）：221－231.
14. Jia G, Wang H, Yan L, et al. Cytotoxicity of carbon nanomaterials：single－wall nanotube, multi－wall nanotube, and

fullerene [J]. Environ Sci Technol, 2005, 39 (5): 1378 – 1383.

15. Afaq F, Abidi P, Matin R, et al. Cytotoxicity, pro – oxidant effects and antioxidant depletion in rat lung alveolarmacrophages exposed to ultrafine titanium dioxide. J Appl Toxicol, 1998, 18 (5): 307 – 312.
16. Oberdörster G, Finkelstein JN, Johnston C. Acute pulmonary effects of ultrafine particles in rats andmice [J]. Res Rep Health Eff Inst, 2000, 96: 5 – 74.
17. Oberdörster G. Toxicokinetics and effects of fibrous and nonfibrous particles. Inhal Toxicol, 2002, 14 (1): 29 – 56.
18. Renwick LC, Donaldson K, Clouter A. Impairment of alveolarmacrophage phagocytosis by ultrafine particles [J]. Toxicol Appl Pharmacol, 2001, 172 (2): 119 – 127.
19. Service RF. Nanomaterials show signs of toxicity. Science, 2003, 300 (5617): 243.
20. Dick CA, Brown DM, Donaldson K, et al. The role of free radicals in the toxic and inflammatory effects of four different ultrafine particle types. Inhal Toxicol, 2003, 15 (1): 39 – 52.
21. Bermudez E, Mangum JB, Wong BA, et al. Pulmonary responses ofmice, rats, and hamsters to subchronic inhalation of ultrafine titanium dioxide particles. Toxicol Sci, 2004, 77 (2): 347 – 357.
22. 张旻. 北京大气 PM_{10}与 $PM_{2.5}$遗传毒性与非遗传毒性的比较研究. [博士论文]. 北京大学, 2002.
23. Holland F, Aschmutat U, Hessling M, et al. Highly Time Resolved Measurements of OH during the POPCORN Using Laser – induced Fluorescence Spectroscopy. J Atmos Chem, 1998, 31 (2): 205 – 225.
24. Chen X, Mopper K, Determination of the Tropospheric Hydroxyl Radical by Liquid Phase Scrubbing and HPLC: Preliminary Results. J. Atmos. Chem., 2000, 36 (1): 81 – 105.
25. Tanner DJ, Jefferson A, Eisele F L. ground based intercomparison of HNO3measurement techniques J Geophys Res, 1997, 102: 6415 – 6425.
26. Brown SS, Stark H, Ciciora S J, MeLaughlin R J, and Ravishankara A R. Simultaneous in situ detection of atmospheric NO_3 and N_2O_5 via cavity ring – down spectroscopy Review of Scientific Instruments. 2002, 73 (9): 3921 – 3301.
27. Meng Z, Dahdub D, Seinfeld J H. Chemical coupling between atmospheric ozone and particulatematter. Science, 1997, 277 (5322): 116 ~ 119.
28. Schurath, U., Naumann, K. H., Heterogeneous process involving atmospheric particulatematter, Pure & Appl. Chem., 1998, 70 (7): 1353 – 1361.
29. Molina L T and Molina M. L Improving Air Quality in Megacities: Mexico City Case Study. Ann. N. Y. Acad. Sci. 1023: 142 – 158 (2004).

第二十一章　气溶胶粒子

液状或固体微粒悬浮于大气中所形成的溶胶性体系称为大气气溶胶，而体系中悬浮的微粒称为气液胶质粒，简称气溶胶，经常也称为大气颗粒物，包括一次性颗粒物和二次性颗粒物[1]。大气中的气溶胶是环境污染引起人体疾病的媒体。气溶胶还通过与污染物的相互作用影响污染物的致病作用及其过程。自然过程和人类活动造成各种微粒不断地产生并进入人们所赖以生存的环境大气。大气本身的一些物理、化学过程亦会导致一些微粒的产生。

一次颗粒物是指直接从产生地（环境化学中将其称为源）排放，二次颗粒物主要是指通过大气中的化学反应所形成颗粒。粒子具有吸附性质，因此大气中的颗粒物通常载带大量不同种类的其他化学物质。颗粒物本身具有一定的形态、化学、物理和热力学性质。颗粒物的粒径是描述颗粒物的一个重要指标，因为粒子的粒径与其物理化学性质、可吸入性及其生物学效应都密切相关，尤其是当其尺度达到纳米水平时，其物理化学性质会发生奇异变化，更体现出这些性质与粒径间的关系。空气中的悬浮颗粒物通常分为总悬浮颗粒物（TSP，在我国指空气动力学当量直径≤100μm 的颗粒物）、可吸入颗粒物（PM_{10}和 $PM_{2.5}$，PM_{10}是指空气动力学当量直径≤10μm 的颗粒物，$PM_{2.5}$是指空气动力学当量直径≤2.5μm 的颗粒物）。目前国内的研究结果表明，PM_{10}与 TSP 的质量比约为 60% ~80%，比十几年前高出 10 ~20 个百分点，说明我国空气中的细颗粒物的比例在上升。我国 $PM_{2.5}$的监测数据相对偏少；美国近年的研究表明，$PM_{2.5}$与 PM_{10}的质量比为 40% ~60%，PM_{10}与 $PM_{2.5}$的质量比为 30% ~

40%，说明颗粒物的质量分数分布中，细颗粒物的比例较高。城市颗粒物污染水平见表21－1，说明我国颗粒物的污染水平明显高于欧美地区[2]。

表21－1 是欧美和中国城市颗粒物污染水平的比较

粒径	浓度范围/（μg/m³）	
	欧美	中国
TSP	50－150	110－1500
PM_{10}	20－60	140－640
$PM_{2.5}$	5－30	78－110（北京） 36－70（广州）

传统的环境毒理学将空气中的粒子分为粗粒子、细粒子和超细粒子。粗粒子指空气动力学当量直径大于2.5μm的粒子，通常产生于机械过程。细粒子指空气动力学直径小于2.5μm的粒子，主要来源于燃烧产生的粒子和燃烧挥发物凝结形成的一次颗粒物，或者是气体大气化学反应产生的二次颗粒物。超细粒子一般是指粒径小于100nm的粒子，相当于纳米技术中所指的纳米粒子的尺度，因而实际上这些超细粒子就是大气中的纳米粒子。这些超细粒子或纳米粒子的确切来源目前尚不清楚，但人们担心纳米技术的发展会使环境大气中的纳米粒子大增多，造成纳米粒子污染。一次和二次细粒子可以在空气中长时间（几天到几个星期）停留，可以传输很远的距离（几百到几千公里），趋向于在一个城区和更大的区域均匀分布。而粗粒子在空气中停留时间短（几分钟到几个小时），传输距离短（小于几十公里），因此，在城区和更大的区域分布不均匀，影响范围有限。但沙尘暴可导致大小颗粒物的长距离传输。图21－1为颗粒物在环境空气中的分布情况示意[1]。

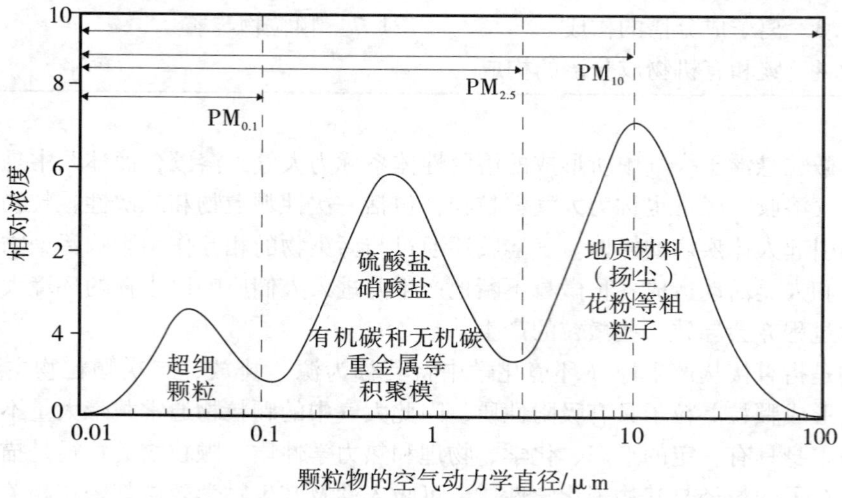

图21－1 空气中不同粒径颗粒物的分布

气溶胶对人体健康的影响，主要与其粒径大小、化学成分及其在空气中的停留时间有关。颗粒物还有其他的不利效应。如当颗粒物浓度在60～180μg/m³时，在伴有二氧化硫和水汽共存的条件下，能加速金属物质的腐蚀。当颗粒物浓度大于100μg/m³时，大气能见度就可能降低，到达地面的太阳辐射能减少，颗粒物对全球气候也会产生一定的影响。为了保护人体健康和社会福利，各国制定了环境空气质量标准。表 21－2、表 21－3 汇总了中国和美国有关空气颗粒物的环境质量标准。

表 21－2 中国国家环境空气质量标准中的颗粒物浓度及苯并［α］芘限值（GB 3095—1996）[2]

污染物名称	取值时间	浓度限值（标准状况）/（mg/m^3）		
		一级标准	二级标准	三级标准
TSP	年平均	0.08	0.20	0.30
	日平均	0.12	0.30	0.50
PM_{10}	年平均	0.04	0.10	0.15
	日平均	0.05	0.15	0.25
B（a）P	日平均	0.01$\mu g/m^3$		

表 21－3 美国国家环境空气质量标准（NAAQS）中的颗粒物浓度限值/（$\mu g/m^3$）[2]

污染物	首要标准	次要标准	污染物	首要标准	次要标准
PM_{10}	24 h 150 年平均 50	24 h 150 年度平均 50	$PM_{2.5}$	24 h 65 年平均 15	24 h 65 年度平均 15

明确颗粒物的来源（源解析）是科学制定空气中颗粒物污染防治战略的基础。源解析受体模型技术是基于排放源和受体（环境空气）中颗粒物的化学成分而建立起来的。该技术已经在实际工作中得到了得到很好的应用。在这一章里，我们综合有关气溶胶化学的最新进展，首先介绍关于污染源排放颗粒物的化学组成的研究进展和城市环境空气中颗粒物的化学组成及如何通过源与受体的化学组成确定大气颗粒物来源的技术进展，再介绍人体对不同来源颗粒物暴露情况的解析技术的研究，关于颗粒物上烃类来源的研究及颗粒物上稳定同位素用于来源判别的研究。

21.1 大气颗粒物组成特征

颗粒物的主要成分为硫酸盐、酸、硝酸铵、有机物、痕量元素（包括金属）、元素碳和水。源和受体颗粒物的化学成分组成称为成分谱，颗粒物的成分及颗粒物的来源与颗粒物相上的化学转化密切相关（表 21－4）[2]。

表 21－4 颗粒物的成分及其主要来源

组分	来源					
	一次颗粒物（<2.5μm）		一次颗粒物（>2.5μm）		二次颗粒物前体物（<2.5μm）	
	人为	自然	人为	自然	人为	自然
有机碳（OC）	含碳物质燃烧、机动车排放和烹调	野火	轮胎与道路的摩擦和道路尘	土壤腐殖质	从机动车尾气、指定的燃烧和木材燃烧排放的烃类的氧化	植物（萜烯、蜡）和野火排放的烃类的氧化
元素碳（EC）	木材燃烧、烹调和机动车排放、	野火	轮胎与道路的摩擦和道路尘	—	—	—
金属	化石燃料燃烧、冶炼和刹车片磨损	火山活动	—	腐蚀、夹带和有机碎片	—	—
硫酸根	化石染料燃烧	海水飞沫	—	海水飞沫	化石燃料排放的 SO_2 的氧化	从海洋、湿地还原的硫和从火山、森林火灾排放的 SO_2、H_2S 的氧化
硝酸根	—	—	—	—	化石燃料和机动车排放的硝酸盐和 NOx 的氧化	土壤、森林火灾和一般明火产生的 NOx 的氧化
矿物质	道路扬尘、农业、森林、建筑、开山、采石、拆迁等	侵蚀和再夹带	道路扬尘、农业、森林、建筑、开山、采石采矿、拆迁等	侵蚀和再夹带		
铵离子 NH_4^+	—	—	—	—	从动物饲养、污水处理厂和施肥的土地上氨的排放	从野外动物和未受干扰土缚中氨的排放
生物气溶胶	—	病毒和细菌	—	植物和昆虫碎片、花粉、真菌、孢子和附聚体	—	—

21.1.1 污染源化学成分谱

相对于源来说大气环境是受体，受体颗粒物中的各种化学组分是由源通过不同的路径贡献的。为了便于建立空气质量数学模型，将大气颗粒物的排放源分成若干种源类，建立源类的化学成分谱。

目前国内外还没有规范的分类建谱方法。与发达国家相比，我国城市的源类更复杂。在参考国内外大气颗粒物排放源类的分类建谱方法的基础上，主要从三个方面考虑：进入空气的途径（途）、种类－类型（类）、源排放的颗粒物化学组成（谱），文献[14]提出如表 21－5 的分类建谱原则。

表 21－5　从途径、类型、组成三方面考虑的分类建谱

分类	定　义
单类单谱	排放源所排出的颗粒物的物理、生物等形态特征相近，化学组成以及化学特性也相近，那么这些排放源可以归为一类，得到相应的源成分谱，如海盐粒子等
单类多途单谱	源所排出的颗粒物尽管其物理形态特征可能不尽相同，但是其化学组成以及化学特性相近，那么这些排放源可以归为一类，而不用考虑该源类具体的排放途径如何，可得到源成分谱，如土壤风沙尘，煤烟尘、建筑水泥尘等
单类多途多谱	排放源排放颗粒物通过不同途径进入到环境中，其化学组成以及化学特性有显著区别，原则上这些排放源不可以归为一类。但是某些不同途径的排放源，由于属于同一行业，习惯上也将它们归为同一排放源类，如钢铁行业的烧结炉、炼铁炉和炼钢炉等，但由于其所排放颗粒物的化学组成以及化学特性有显著区别，所以要分别建立源成分谱
多类多途单谱	不同源类通过不同途径排放的颗粒物在受体中自然混合后可以视为一种新的排放源类，并建立其成分谱（如城市扬尘），该物质的化学成分谱为多类多途单谱

21.1.2　颗粒物按排放源分类

根据上述的分类建谱原则，大气颗粒物排放源分类大致如下：土壤风沙尘、海盐粒子、燃煤飞灰、燃油飞灰、汽车尘、道路尘、建筑材料尘、冶炼工业粉尘、植物尘、动物焚烧尘、烹调油烟、城市扬尘等。按源的性质还可有以下分类方法（表 21－6）[1]。

表 21－6　按源的性质的分类方法

尘源	定义与实例
单一尘源类	某排放源类经过某种逾径排放出来的颗粒物直接扩散到空气中，可视为一次尘源类．除城市扬尘和二次粒子外，一般可以视为一次尘源类．一次尘源类也可以称为单一尘源类
混合尘源类	各单一尘源类排放出来的一次尘又沉降到地面后再次或多次被扬起到空气中，均可以视为二次尘源类．城市扬尘类源为二次尘源类，二次尘源类也可以称为混合尘源类．二次粒子（硫酸盐、硝酸盐为主）被称为二次颗粒物
自然源类	只受到自然力（如风力，火山爆发、地震等）作用而非人力作用排放颗粒物的源类称为自然源类．如海盐粒子、火山灰、风沙土壤、植物花粉等均可以归为自然源类
人为源类	只受到人力作用（如燃料燃烧、工业生产、人群活动等）而非自然力作用排放颗粒物的源类称为人为源类．如燃煤飞灰、燃油飞灰、工业粉尘、动植物焚烧尘、烹调油烟等均可以归于人为源类
扬尘源类	有些源类既受到人力作用又受到自然力作用而排放颗粒物，如城市扬尘、道路扬尘以及建筑扬尘等
城市外来尘	对于城市尘来讲，有些尘是从城区以外的区域输送到城区的，可以称为城市外来尘，如土壤风沙尘、海盐粒子、山体土、火山灰、植物秸杆焚烧灰等
城市内产尘	是指城区内各排放源类所排放的尘粒．其源样品采集于城区以内，如工业燃煤飞灰、燃油飞灰、城市扬尘等

续 表

尘源	定义与实例
有组织排放源类	指经过排气筒规则排放颗粒物的源类，如烟囱等：或指具有有组织排放的建筑构造，如车间、工棚等
无组织排放源类	指不经过排气筒无规则排放的源类．设置于露天环境中粉末状的颗粒物堆场，如工业料堆、煤堆、堆灰场、建材场、垃圾场等，或指具有无组织排放的建筑构造，如车间、工棚等
固定源类	指固定于某一位置而不移动的排放源，均归为固定源类，又分为有组织排放源和无组织排放源两种。有组织排放的固定源还可以根据排气筒的高度分为高架源、中架源和低架源
流动源类	指沿着一定路线移动的排放源，均归为流动源类，也被称为线源类．①地面流动源类：机动车排放源类，火车排放源类；②水面流动源类：各类水面、水下船只；③空中流动源类，各种飞机，有发动机的其他飞行物
开放源类	指设置于露天环境中具有无组织排放的堆场。①裸土风蚀型开放源，包括裸土的荒地、农田、山体、道路等；②堆场施工型开放源，包括工业料堆、煤堆、堆灰场、建材场、垃圾场等；③铺装型开放源，包括已经铺装的道路和建筑物等

21.2 样品采集与处理

过去的环境科学在环境样品的采集技术方面已经发展得比较成熟，并建立了相关标准和质量保证/质量控制措施。这些方法与技术，对于某些纳米粒子也还适用。与环境样品的采集相比较，源样品的采集有其特殊性。下面介绍几种重要的源样品采集技术的进展。

21.2.1 源样品采集原则

有些粒子在由其源向受体排放过程中，其构成物质主要经历物理变化过程，如海盐粒子、火山灰、风沙土壤、植物花粉等。采集这类源样品时，可以直接采集构成源的物质，以源物质的成分谱作为源成分谱。

有些粒子在由源向受体排放的过程中，中间不仅经历物理变化，而且还要经历化学变化过程，或主要经历化学过程：如煤炭、石油及石油制品要经过燃烧过程，建筑水泥尘是矿石经过焙烧过程，钢铁尘经过冶炼过程等等。因此，采集这类源样品时，不能直接采集源构成物质，而应该采集它们的排放物，以源的排放物（飞灰）的成分谱作为源成分谱。

二次粒子成分，如硫酸盐，硝酸盐和二次转化的有机物，则需要通过一些特殊的方法来进行采样。

21.2.2 源样品代表性采集技术

采集的样品具有代表性，是正确测定的基础。这些技术在原理及操作上并不十分困难，只要具有严肃认真的科学态度，其效果可以是良好的。

21.2.2.1 机动车尾气尘采样：机动车尾气尘与道路尘是不同的源类。机动车尾气尘是指机动车排气管排出的燃料燃烧后形成的纳米粒子，然后再聚合而成的纳米颗粒物，属于单一尘源类，而道路尘属于混合尘源类。机动车尾气尘采集方法一般分为台架法、隧道法和随车法，下面简单介绍台架法和随车法。

（1）台架法：机动车尾气管排放的颗粒物主要包括以含碳为主的不可挥发部分和以高沸点碳氢

化合物为主要成分的可挥发部分，因此颗粒物的检测结果明显受取样温度、取样方式的直接影响。为避免化学活性强的物质发生化学反应和水蒸气聚集凝结溶解其他污染物引起对原排放颗粒物化学组成的检测发生误差，一般情况下都需要要将尾气稀释。常见的取样方法有3种：①全流稀释风道法，采用定容取样原理制成，适用于气体和颗粒物的采样；②二次稀释风道采样；③分流稀释取样。1989年，我国机动年排放颗粒物测试标准已经规定采用定容取样方法。2000年左右，中国环境科学研究院已经研制开发了一套全流稀释风道定容二次稀释取样系统，具有3~270倍可变稀释比；可以适用于低排量的摩托车到高排量重型柴油车排放颗粒物的采集和检测。

（2）随车法：目前我国生产和进口的机动车种类繁多，工况复杂。台架法适合于规定工况条件下的尾气测试，不能反映机动车随机条件下的尾气排放情况，因此采用随车采样器更能满足随机条件下的尾气排放测试。南开大学研制开发出适合各种机动车型号的随车采样器，可能满足机动车尾气采样及测试的要求。

21.2.2.2 工业燃煤（油）飞灰湍流混合稀释采样：烟尘在环境中主要以气、固两相气溶胶形态存在，是环境空气中的颗粒物的主要来源之一。烟尘从排气管中排出后，会立即与环境空气混合发生凝结、蒸发、凝聚以及二次化学反应。这些物理、化学变化将改变颗粒物的粒度分布和化学组成。因此，如何能够从固定源排气筒中采集到物化行为更接近于环境条件下演化的颗粒物样品，已成为困扰环保科学界的技术难题之一。为采集到有代表性的烟尘样品，国外学者曾有大量研究，Heinsohn[3]于1980年开发了稀释源采样系统。1989年，烟道稀释采样器成功地用于烟道气的采样，取得较好效果。在此基础上，许多学者又做了进一步的研究。南开大学1996年与美国合作联合开发了一套烟道气稀释采样系统，在环境科学研究中得到应用，收到了较好的效果。

在借鉴国外烟尘采样系统的原理基础上，结合国内外稀释采样器的优点，南开大学研制出烟道气湍流混合稀释采样系统。该系统模拟环境空气中稀释烟气的状况，利用烟尘（气）自动测试仪从固定源排气筒内按等速采样原理抽取一定量的烟气送入空气稀释系统，利用颗粒物采样器从空气稀释系统内定量抽取按一定比例稀释的烟气与空气的混合气体于滤膜上[4-5]。北京大学[6]也开发了固定源采样稀释通道，该采样器有12个采样口，可同时进行$PM_{2.5}$、PM_{10}采样并测量颗粒物粒度谱。

21.2.2.3 颗粒物再悬浮采样：为解决开放源样品的采样问题，人们发明了颗粒物再悬浮采样器。再悬浮采样器通过送样装置将已干燥、筛分好的粉末样品送至再悬浮箱中，使颗粒再次悬浮起来，然后利用分级采样头将样品采集到滤膜上[7]。

21.2.3 样品化学组分分析技术

多年来，各国研究者不断应用多种测量技术，对大量的源和受体的大气颗粒物样品进行了形态分析、表面分析，微区分析和单颗粒分析工作，取得很多重要的研究成果。光学显微镜和扫描电子显微镜用于分析气溶胶粒子的大小、几何形状、颜色和光学性质。现已建立和应用的计算机与扫描电镜（SEM）联用的专家系统提高了自动化程度和准确性；通过单个粒子的这些形态学参数可以定性地鉴别气溶胶的来源，甚至可分辨出单个源[5]。常用：AAS、ICP、非破坏性X射线荧光（XRF）、仪器中子活化分析（INAA）、质子诱发X射线荧光（PIXE）等仪器分析技术测定颗粒物的元素组成。在分析手段中，XRF是一种快速、自动化程度高、可靠的分析方法，能提供一些痕量元素如Se、As、Sb和微量的稀土元素的信息。微孔撞击分级器可把颗粒物按粒径大小分为8个部分，直到粒径为0.08μm。分析以上样品，可得到更多与粒径相关的信息。

对无机成分的分析从20世纪70年代的七8种元素到90年代40种以上［包括Na、Mg、Al、Si、P、S、C1、K、Ca、Ti、V、CI、Mn、Ft、Co、Ni、Cu、Zn、Ga、As、Se、Br、Rb、Sr、Y、Zr、Mo、Pd、Ag、Cd、In、Sn、Sb、Ba、La、Au；Hg、T1、Pb、U（XRF）］。分析的离子成分有Cl^-、NO_3^-、SO_4^{2-}、NH_4^+；碳成分包括总碳、有机碳、无机碳、C^{13}、C^{14}，有机物包括多种PAHs、烷烃等。源与

受体样品化学组成的含量范围很宽，从 mg/kg 到 100%，有些成分的含量甚至在 μg/kg 数量级。源与受体颗粒物样品通常选用以下分析测试方法：元素测试方法选用 X 射线荧光光谱分析、质子 X 射线发射光谱分析，中于活化分析、电感耦合等离子发射光谱仪及原子吸收等分析技术。总碳或总有机碳选用热/光磺分析仪。离子一般选用离子色谱技术，有机物 PAHs 选用色谱质谱连用技术。下面重点介绍样晶碳分析方法。

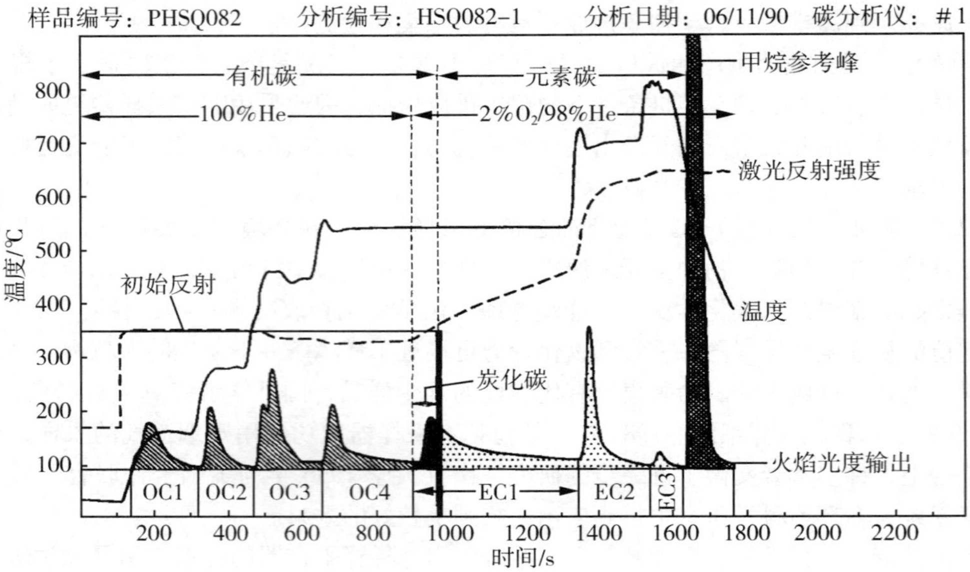

图 21－2 汽油燃料汽车尾气碳分析

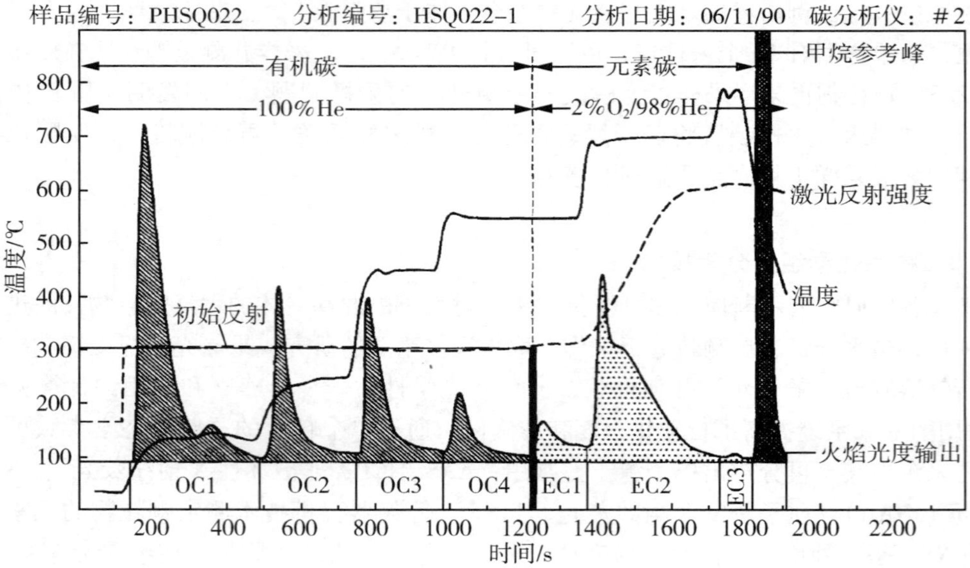

图 21－3 柴油燃料汽车尾气碳分析

颗粒物样品中碳分为 3 种存在形态：碳酸盐（CO_3^{2-}）、元素碳（EC）和有机碳（OC），其总量称为总碳（TC）。目前国内外对 EC 和 OC 还没有统一的定义。许多研究者根据操作和分析方法区分有机碳（OC）和元素碳（EC），不同的操作方法会得到不同的结果。

碳分析的基本方法是将一定量的样品在密闭高温环境中通氧充分燃烧，产生的气体通过催化氧化装置，将含碳化合物全部转化为二氧化碳。测量产生的二氧化碳，反推得到样品中的碳含量。二氧化碳的测量方法有化学、电化学、远红外光学等直接测量法，将二氧化碳通过甲烷化器转化为甲烷，用火焰光度检测器（FID）测量甲烷。通过 FID 的响应信号，得出二氧化碳的瞬时浓度和总量也是常用的方法。

21.2.3.1　热解电化学测碳法：当前南开大学在颗粒物源解析工作中主要采用中国国土资源部的 SMT-2 型热解炭分析仪，用热解电化学法测总碳（TC）和去除碳酸盐（CO_2^{2-}）后的碳。对于高含量的样品采用高纯 CaCOa 作监控样品，中低含量的样品采用地质的水系沉积物（GSD）作监控样品，控制分析的准确度（仪器的稳定性）。

21.2.3.2　热光反射测碳法：美国沙漠研究所（DRI）采用热光反射测碳仪测量样品中的元素碳有机碳（OC）。整个分析时间为 12～30 分钟，日常分析时不测量碳酸盐。图 21-2 和图 21-3[8]是美国沙漠所 Chow 博士和 Watson 博士对燃汽油的汽车和燃柴油的汽车尾气中的碳分析结果。从这两个图中可以看出升温的程序，光反射强度的变化，FID 的响应曲线，样品气氛的变化，很明显的 4 个 OC 峰、3 个 EC 峰和热解炭黑的校正。

美国沙漠所测量了多种环境样品中的碳。环境样品中总碳的含量占 $PM_{2.5}$ 质量的 30% ±13%。汽车尾气样品中总碳的丰度在 80%～21%，地质样品中总碳的含量为 9% ±10%。环境样品中 EC 在 TC 的丰度范围为 10%～60%，平均为 31% ±14%。汽车尾气样品中的 TC 包含 20%～53% 的 EC。而且烹饪样品（烤鸡）中 EC 仅占 TC 含量的不到 6%。硬道路尘样品 TC 中包含比较高的 EC（43%～57%），远高于土壤样品（<1%～4%）。总碳的含量对于区分一些源类起到很重要的作用，而 TC 分为 EC 和 OC 两部分，甚至区分为更多的部分如 EC_1、EC_2、OC_1、OC_2 等，也可以反映源排放的特征。但是在颗粒物的传输过程中，颗粒物上碳组分的变化对于颗粒物来源解析工作的影响应深入讨论。目前在美国存在多种测碳的方法。其中 IMP. ROVE 方法中碳分数被定义为在无氧的纯氦气氛中的 120℃（OC_1）、250℃（OC_2）、450℃（OC_3），和 550℃（OC_4），以及在含氧气氛中的 550℃（EC_1）、700℃（EC_2）和 800℃（EC_3）得到的碳含量峰。EC/OC 的分离点由于碳成分通过管道到达 FID 的时间而被延迟约 20s。NIOSH 方法中碳分数被定义在纯氦气氛中 250℃（OC_1）、500℃（OC_2）、650℃（OC_3）和 850℃（OC_4）以及在含氧气氛中的 650℃（EC_1）、750℃（EC_2）和 850℃（EC_3）。二者的分析结果存在差别。

21.2.3.3　稳定同位素的应用：为提高颗粒物上载带的污染物上进行来源分析的准确性和精确性和更好地控制烃类物质的污染和环境管理提供科学性的和理论性的指导，需要寻找或建立完善的研究技术或方法。稳定同位素应用技术显示了较好的应用前景。

（1）稳定同位素及同位素比值：同位素是质子数相同而中子数不同的一类原子，它们在化学元素周期表中占有相同的位置，同一元素不同同位素的化学性质非常相似。按照本书的观点，同位素是一类化学性质相同，而其微观粒子组成不同的一类化学性粒子。同位素分为稳定同位素和放射性同位素两种。稳定同位素是指在正常的地球变化过程中并不转变为另一种同位素的同位素。

稳定同位素比值是用来表示样品的同位素比值相对于一个标准物质的同位素比值的千分差，通常用符号 δ 表示，单位是‰。或 permil。

$$\delta = \frac{R_{Sa} - R_{St}}{R_{St}} \times 10^3$$

式中 R_{Sa}—样品的同位素比值；R_{St}—标准样品的同位素比值。

（2）稳定同位素分析技术：稳定同位素的常规分析方法主要有质谱法活化分析法、光潜法等。同位素的质谱分析方法均是先将样品通过激光照射气化、粒子流轰击、等离子体离子化等前处理步骤后，进入质谱检测铝进行定量或定性分析的方法，包括气体同位素质谱、连续流质谱、激光探针质谱、离子探针质谱、电感耦合等离子体质谱、同位素比质谱分析等。

（3）稳定同位素技术在大气污染物来源分析中的应用：按照本书的观点，同位素是一种特殊的化学粒子。由于组成这些化学粒子的微观粒子的不同，使其具有特殊性质。稳定同位素在特定污染源中具有特定的组成，且具有在迁移、反应过程中稳定，分析结果准确可靠等特点，从20世纪90年代后期开始广泛应用于环境污染物的来源分析中。

气态污染物质与人气颗粒物污染过程中，同位素技术作为来源解析与示踪手段也得到广泛应用。应用主要集中于碳、铅、硫的稳定同位素，研究递质主要为PAHs中的稳定碳同位素组成、燃煤排放的硫化物、汽油燃烧后的铅尘等。

McRae等[9]揭示了主要影响燃煤源PAHs同位素比值的是PAHs形成过程中环的增大程度。对来自交通燃油、高温炭化、燃烧过程的PAHs从同位素比的角度进行了来源推断。Norman等1999年描述了对含碳气溶胶中的PAHs混合物进行精确稳定碳同位素分析的一种方法。空气中的PAHs同位素组分的变化比测量的不确定性要大很多，这就使得测定的精度足以满足源解析的要求。Mast 2001年通过运用稳定硫同位素比值$\delta^{34}S$来识别Rocky山降雪中可溶性硫的主要来源。Okuda等2002年测定了中国北京、重庆、杭州三个城市大气中PAHs单化合物的稳定碳组成，结果表明：北京大气中的PAHs主要来源于机动车的排放，而重庆与杭州的则来自燃煤过程[10]。Okuda等对取自日本Chidorigafuchi护城河50cm深处的沉积核状物进行了精确的稳定碳同位素分析后发现自1990年来底泥沉积物中PAHs受到机动车尾气影响较大[11]。Sun等（2003）[12]用脂肪烃与PAHs的稳定碳同位素组成与分子指纹作标识研究了污染地点土壤中焦油的来源，发现其来源于煤的燃烧与燃油的使用。

21.2.4 气溶胶的化学成分

污染源排放的气溶胶与环境空气中的气溶胶成分可有若干种表示表示方法。这些表示法的主要依据有颗粒物的化学组成、元素成分谱的构成、离子成分谱的构成、碳和有机物成分谱子的构成等。

21.2.4.1 颗粒物的化学组成：从宏观角度来看，大气颗粒物是由单质、化合物或混合物（包括水分）组成的。从微观角度来看，这些颗粒状物质是由原于和/或离子和/或分子所组成的。颗粒物中可检测到原子晶体（如金刚石，石英、碳化硅）、石墨（层内共价结合，层间为游动电子的范德瓦尔斯力）、金属晶体（一切金属单质）、绝大多数的盐类、强酸类、强碱类、碱金属的氧化物和过氧化物、半挥发物质、无水酸类、有机物等。颗粒物中的无机物和有机物分别见表21－7和表21－8。

表21－7 颗粒无机物质的组成

单质		化合物		
		氧化物	碱	盐
金属	非金属	碱性	可溶性、不可溶性	正盐、酸式盐、碱式盐、复盐、络盐

表21－8 颗粒有机物组成

烃						烃衍生物	多官能团烃衍生物				高分子化合物
链烃			环烃								
饱和链烃－烷烃	不饱和链烃		环烷烃	芳香烃		卤代烃、醇类、酚类、醛类、酮类、羧酸、脂类、硝基化合物、杂环化合物等	蛋白	糖			塑料、树脂、合成纤维、橡胶等
	烯烃	炔烃		苯及其同系物	稠环芳烃		氨基酸、蛋白质	单糖	双糖	多糖	
								葡萄糖、果糖	蔗糖、麦芽糖	淀粉、纤维素	

21.2.4.2　元素成分谱的构成：元素成分谱主要包括绝大多数金属单质和金属氧化物中的金属元素以及某些非金属单质和非金属氧化物中的非金属元素，包括 Na、Mg、Al、Si、P、S、C1、K、Ca、Ti、V、Cr、Mn、Fe、Co、Ni、Cu、Zn、Ga、Se、B,、Rb、Sr、Yt、Zr、MO、Pd、Ag、Cd、h、Sn、Sb、Ba、La、Au、Hg、Tl、Pb、U 等。

21.2.4.3　离子成分谱的构成：在环境空气中以离子晶体形态存在的颗粒状物质碱类和碱金屑的氧化物或过氧化物，如 Cl^-、NO_3^-、SO_4^{2-}、NH_4^+、Na^+、K^+，还有二次颗粒物离子（如 SO_2 转化为 SO_4^{2-} 等）。

21.2.4.4　碳和有机物成分谱的构成：元素碳是地球上含量最丰富的元素之一，在物质构成中占有重要地位，它既可以单质形式存在（金刚石、石墨），又可以酸类和/或盐类形式存在（碳酸、碳酸盐），还可以各种有机物形式存在。所以专门建立碳成分谱，指标可以包括总碳（TC）、有机碳（OC）和碳同位素。

有机物成分谱是碳成分谱中的一个分支。在不同的排放源类中有机物成分谱存在较大差异，通过分析它们的同分异构体或同系物的分布，可以更精确地分析有机污染物来源。据国内外的文献报道，有以植物蜡、树脂等颗粒物的形式直接排入大气中的一次有机物，也有通过人为和生物排放的气态有机物转化生成的二次有机颗粒物。

针对不同排放源类排放的有机化合物谱包括烷烃类（23 种）、PAHs 类（22 种）、脂肪酸（31 种）、二元羟酸和芳香酸（7 种）、藿烷类（12 种）、无水单糖及甾醇类（9 种），范围大约是 $C_1 \sim C_{22}$（表 21－9）[6]。

表 21－9　几种主要排放源及其有机示踪物[5]

排　放　源	示　踪　物
煤炭燃烧	藿烷
生物质燃烧	左旋葡聚糖、萜烯、木酚素、海松酸
肉类烹调	胆甾醇、肉豆蔻酸，棕榈酸、硬脂酸
甲壳类海产品烧烤	1，6－糖苷－2－乙酰胺－2－脱氧葡萄糖
植物碎片	正二十七烷～正三十三烷等
香烟烟雾	异烷烃、反异烷烃
天然气燃烧	苯并［α］蒽－7，1，2－二酮
轮胎摩擦	高分子量偶数碳原子正烷烃（如 C34）、苯并噻唑
道路尘	混合体，兼有多种污染物的特点
机动车	藿烷、甾烷、晕苯、苯并（ghi）芘

21.2.4.5　源颗粒物成分：源成分谱一般分为粗颗粒物成分谱和细颗粒物成分谱，是按颗粒物源类排放的一定粒径范围的颗粒物建立的化学成分谱。目前我国一般把粒径≤100μm 的颗粒物的成分谱称为粗颗粒物成分谱，把粒径≤10μm 的颗粒物的成分谱称为细颗粒物成分谱。美国把粒径大于 2.5μm 而小于 10μm 的颗粒物的成分谱称为粗颗粒物成分谱。把粒径≤2.5μm 的颗粒物的成分谱称为细颗粒物成分谱。美国和中国几个城市源成分谱中元素的含量范围如表 21－10～21－13 所示。

源（类）成分谱特征：

（1）数量特征：源成分谱的数量特征是指所有化学组分的含量测量值不能够超过 100%。一般地，总元素测量值≤40%；总碳 TC≤90%，总离子≤10%。

（2）源谱标识物特征：所谓源成分谱的标识物，是指不同源类的示踪物，也被称为特征组分或标识组分，是某一源类区别于另一源类的主要化学组分，比其他源类的同样组分含量高，且含量比较稳定，不易发生化学变化。

某源类成分谱的不同化学组分对源贡献值和贡献值的标准偏差的影响程度不同，影响大的表示该组分的灵敏度高，影响小的表示灵敏度低。标识物一般都是考虑那些灵敏度最高的化学组分。

表 21－10 美国费城不同来源颗粒物中的元素含量（质量分数）[2]

源类型	粒径 /μm	<0.1%	0.1%～1%	1%～10%	>10%
铺装的道路尘	10～2.5	Cr,Sr,Pb,Zr	SO_4^{2-},Na^+,K^+,P,S,Cl,Mn,Zn,Ba,Ti	EC,Al,K,Ca,Fe	OC,Si
未铺装的道路尘	10～2.5	NO_3^-, NH_4^+, P, Zn, Sr,Ba	SO_4^{2-},Na^+,K^+,P,S,Cl,Mn,Ba,Ti	OC,Al,K,Ca,Fe	Si
建筑尘	10～2.5	Cr,Mn,Zn,Sr,Ba	SO_4^{2-},K^+,S,Ti	OC,Al,K,Ca,Fe	Si
农业土壤	10～2.5	NO_3^-, NH_4^+, Cr, Zn,Sr	SO_4^{2-}, Na^+, K^+, S, Cl, Mn, Ba,Ti	OC,Al,K,Ca,Fe	Si
自然土壤	10～2.5	Cr,Mn,Sr,Zn,Ba	Cl^-,Na^+,EC,P,S,Cl,Ti	OC,Al,Mg,K,Ca,Fe	Si
湖床	10～2.5	Mn,Sr,Ba	K^+,Ti	SO_4^{2-}, Na^+, OC, Al, S, Cl, K,Ca,Fe	Si
机动车	2.5	Cr,Ni,Y	NH_4^+, Si, Cl, Al, Si, P, Ca, Mn,Fe,Zn,Br,Pb	Cl^-,NO_3^-,SO_4^{2-},NH_4^+,S	OC,EC
植物燃烧	2.5	Ca, Mn, Fe, Zn, Br, Rb,Pb	NO_3^-,SO_4^{2-},NH_4^+,Na^+,S	Cl·K^+,Cl,K	OC,EC
居民燃油	2.5	K^+, OC, Cl, Ti, Cr, Co,Ga,Se	NH_4^+,Na^+,Zn,Fe,Si	V,OC,EC,Ni	S,SO_4^{2-}
焚烧炉	2.5	V,Mn,Cu,Ag,Sn	K^+,Al,Ti,Zn,Hg	NO_3^-, Na^+, EC, Si, S, Ca, Fe,Br,La,Pb	SO_4^{2-}, NH_4^+, OC,Cl
燃煤锅炉	2.5	Cl, Cr, Mn, Ga, As, Se,Br,Rb,Zr	NH_4^+,P,K,Ti,V,Ni,Zn,Sr,Bb,Pb	SO_4^{2-},OC,EC,Al,S,Ca,Fe	Si
燃油电厂	2.5	V,Ni,Se,As,Br,Ba	Al,Si,P,K,Zn	NH_4^+,OC,EC,Na,Ca,Pb	S,SO_4^{2-}
钢铁鼓风炉	2.5	V,Se	K,Cu,Ni,Ti,Pb	SO_4^{2-}, Na, Si, Cl, S, Ca, Cr,Zn	Fe,Mn
金属溶化炉	2.5	V,Mn,Sb,Cr,Ti	Cd,Zn,Mg,Na,Ca,K,Se	Fe,Cu,As,Pb	S
锑(Sb)焙烧炉	2.5	V,Cl,Ni,Mn	SO_4^{2-},Sb,Pb	S	未见报道
造纸厂	2.5	Cu,Zn,Pb	EC,Mg,Al,Si,Ni,Cr,Br	Mn,OC,Cl,K,Fe	S,SO_4^{2-},Na
铁镍合金	2.5	Ti,Cr,Cu,Pb	Al,Si,Cl,Zn,Br	NO_3^-, SO_4^{2-}, OC, EC, Na, Ca,Fe	K,Mn
海洋尘	10	Ti,V,Ni,Sr,Zr,Pd,Ag,Sn,Sb,Pb	Al, Si, K, Ca, Fe, Cu, Zn, Ba,La	NO_3^-,SO_4^{2-},S,OC,EC	Cl^+, Na^+, Na,Cl

注：EC（elemental carbon）表示元素碳；OC（organic carbon）表示有机碳。

表 21-11 济南不同来源的颗粒物中的化学成分（质量分数）[1]

源类型	粒径/μm	<0.1%	0.1%~1%	1%~10%	>10%
土壤风沙尘	<10	Sc, V, Cr, Ni, Cu, Zn, As, Pb, NO_3^-	Ti, Mn, Cl, SO_4^{2-}	Na, Mg, Al, K, Ca, Fe, TC, OC	Si
扬尘	<10	Sc, V, Mn, Ni, Cu, As, Pb	Ti, Cr, Zn, Cl^-, NO_3^-	Na, Mg, Al, K, Fe, TC, OC, SO_4^{2-}	Si, Ca
燃煤尘	<10	Sc, V, Cr, Mn, Ni, Cu, Zn, As, Pb, NO_3^-	Na, Mg, Ti, Cl^-	K, Ca, Fe, OC, SO_4^{3-}	Al, Si, TC
建筑水泥尘	<10	Sc, V, Cr, Mn, Ni, Cu, Zn, As, Pb, Cl^-, NO_3^-	Ti, OC, SO_4^{2-}	Na, Mg, Al, Si, K, Fe, TC	Ca
钢铁尘	<10	Sc, V, Cr, Ni, Cu, Zn, As, Pb, NO_3^-	Ti, Mn, Cl^-, SO_4^{2-}	Na, Mg, Al, Si, K, TC, OC	Ca, Fe
土壤风沙尘	<100	Sc, V, Cr, Ni, Cu, Zn, As, Pb, Cl^-, NO_3^-, SO_4^{2-}	Ti, Mn, OC	Na, Mg, Al, K, Ca, Fe, TC	Si
扬尘	<100	Sc, V, Cr, Ni, Cu, As, Pb	Ti, Mn, Zn, Cl^-, NO_3^-	Na, K, Mg, SO_4^{2-}, Fe, OC, Al, TC	Si, Ca
燃煤尘	<100	Sc, V, Cr, Mn, Ni, Cu, As, Pb, NO_3^-	Na, K, Zn, Cl^-	Mg, Ca, Ti, Fe, SO_4^{2-}, OC	Al, Si, TC
建筑水泥尘	<100	Sc, V, Cr, Ni, Cu, Zn, As, Pb, Cl^-, NO_3^-	Na, Ti, Mn, TC, OC, SO_4^{2-}	Mg, Al, Si, K, Fe	Ca
钢铁尘	<100	Sc, V, Cr, Ni, Cu, Zn, As, Pb, NO_3^-	Na, K, Ti, Mn, Cl^-, SO_4^{2-}	Mg, Al, Si, Ca, TC, OC	Fe

表 21-12 石家庄不同来源的颗粒物中的化学成分（质量分数）[1]

源类型	粒径/μm	<0.1%	0.1%~1%	1%~10%	>10%
土壤风沙尘	<10	P, V, Cr, Mn, Co, Ni, Cu, Zn, Pb, Br, Ba, Cl^-	Na, Ti, NO_3^-, SO_4^{2-}	Mg, Al, K, Ca, Fe, TC, OC	Si
扬尘	<10	V, Cr, Mn, Co, Ni, Cu, Zn, Br, Pb	Na, Mg, P, Ti, Ba, Cl^-, NO_3^-	Al, K, Ca, Fe, OC, SO_4^{2-}	Si, TC
钢铁尘	<10	P, V, Cr, Co, Ni, Cu, Br, Ba, NO_3^-	Na, K, Ti, Mn, Zn, Pb, Cl^-, SO_4^{2-}	Mg, Al, Si, TC, CO	Ca, Fe
建筑水泥尘	<10	P, V, Cr, Mn, Co, Ni, Cu, Zn, Br, Ba, Pb, Cl^-, NO_2^-	Na, K, Ti, OC	Mg, Al, Si, Fe, TC, SO_4^{2-}	Ca
燃煤尘	<10	V, Cr, Mn, Co, Ni, Cu, Zn, Br, Ba, Pb, NO_3^-	Na, Mg, P, K, Ti, Cl^-	Ca, Fe, SO_4^{2-}	Al, Si, TC, OC
土壤风沙尘	<100	P, V, Cr, Mn, Co, Ni, Cu, Zn, Pb, Br, Ba, Cl^-, NO_3^-	Ti, SO_4^{2-}	Na, Mg, Al, K, Ca, Fe, TC, OC	Si

续 表

源类型	粒径/μm	<0.1%	0.1%~1%	1%~10%	>10%
扬尘	<100	V, Cr, Mn, Co, Ni, Cu, Zn, Br, Ba, Pb	Na, P, Ti, Cl^-, NO_2^-	Mg, Al, K, Ca, Fe, SO_4^{2-}, TC, OC	Si
钢铁尘	<100	P, V, Cr, Co, Ni, Cu, Br, Ba, NO_3^-	Na, K, Ti, Mn, Zn, Pb, Cl^-, SO_4^{2-}	Mg, Al, Si, Ca, TC, OC	Fe
建筑水泥尘	<100	P, V, Cr, Mn, Co, Ni, Cu, Zn, Br, Ba, Pb, NO_3^-	Na, Mg, K, Ti, OC, Cl^-	Al, Si, Fe, TC, SO_4^{2-}	Ca
燃煤尘	<100	V, Cr, Mn, Co, Ni, Cu, Zn, Br, Ba, Pb, Cl^-	Na, Mg, P, K, Ti, NO_3^-	Ca, Fe, SO_4^{2-}	Al, Si, TC, OC

表 21-13 邯郸市全年 PM10 化学成分（μg/m³）[1]

PM_{10}	环保局		东污水处理厂		电力小区		建筑学院		赵苑		邯钢环保公司	
	平均值	偏差	平均值	偏差	平均值	偏差	平均值	偏差	平均值	偏差	平均值	偏差
TOT	441.3812	64.0481	410.8604	64.4395	394.4758	49.7178	440.4749	59.6923	439.4242	45.9229	533.0808	77.1965
Na	6.9307	2.4852	8.3699	3.9158	7.7408	2.9899	7.1466	1.9579	8.0586	1.3454	7.4402	2.2186
Mg	6.2577	2.0054	5.7719	1.8785	6.5602	1.3210	6.2325	1.6407	6.8486	1.2374	7.0316	1.8870
Al	21.2300	5.0760	18.8930	3.0943	21.7279	3.1090	21.5920	4.1532	22.0119	2.8490	19.5010	3.6662
Si	59.5123	17.5439	54.4386	10.1139	63.2855	11.1240	62.0050	13.9162	64.7108	10.0967	56.0573	12.1431
P	2.9129	0.7007	2.7411	0.6112	2.7763	0.4443	2.7624	0.5948	3.0551	0.4196	2.4592	0.4232
K	11.5922	3.4678	11.1664	2.5586	11.4189	1.6892	11.7002	3.5040	13.1388	1.4526	11.1576	3.0100
Ca	34.1664	6.9747	32.2889	4.9806	36.3920	4.4274	35.4769	6.4663	37.4158	4.6061	37.5275	6.2590
Ti	5.4806	1.5726	4.7527	0.6236	5.1934	0.6115	5.9067	1.1890	5.3664	1.0602	5.0124	0.8713
V	0.0504	0.0100	0.0486	0.0127	0.0523	0.0096	0.0503	0.0108	0.0533	0.0085	0.0488	0.0084
Cr	0.0485	0.0096	0.0472	0.0183	0.1365	0.1078	0.0450	0.0116	0.0566	0.0186	0.0491	0.0113
Mn	0.5671	0.1104	0.05492	0.1097	0.5715	0.0831	0.5562	0.1188	0.7007	0.1053	0.7359	0.1624
Fe	11.6832	3.9224	9.5261	3.3995	12.5685	2.7791	11.8801	2.3371	16.3328	3.4883	32.9245	13.0264
Co	0.0599	0.0163	0.0661	0.0239	0.0636	0.0155	0.0591	0.0148	0.0637	0.0104	0.0686	0.0200
Ni	0.0569	0.0165	0.0566	0.0166	0.1016	0.0691	0.0508	0.0152	0.0533	0.0113	0.0504	0.0114
Cu	0.2265	0.1316	0.2111	0.1727	0.2737	0.0994	0.3091	0.2798	0.2442	0.1279	0.2840	0.1682
Zn	1.0418	0.3278	0.7733	0.2723	1.0879	0.3894	1.0036	0.3042	1.4302	0.3734	3.0523	2.8825
Br	0.7650	0.3808	0.8103	0.4676	0.5766	0.2396	0.6911	0.3270	0.8480	0.2184	0.8461	0.4598
Ba	0.2880	0.0663	0.2979	0.1376	0.3143	0.0609	0.2835	0.0947	0.2768	0.0575	0.2883	0.0843
Pb	0.1818	0.0610	0.1785	0.0502	0.1718	0.0318	0.1726	0.0473	0.1959	0.0333	0.1757	0.0461
TC	105.0127	19.8890	97.0113	27.0871	102.7905	20.8852	81.4044	28.0857	98.6819	12.5879	102.5541	15.0305
OC	86.2609	15.2370	87.1157	19.1183	77.2112	17.2149	71.0764	26.1826	86.4645	11.7525	90.0356	16.8332
NH_4^+	4.2935	3.1530	4.6822	2.1474	5.0411	3.6954	5.4455	2.5435	6.6683	3.5906	3.0788	1.3939
Cl^-	1.2225	0.5639	1.5969	1.0995	1.6028	0.9377	2.9612	2.1142	2.8270	1.0749	3.3591	0.9487
NO_3^-	7.1635	3.6639	6.9958	1.9244	5.9886	2.4366	11.5890	2.3874	11.1891	3.4272	9.8056	3.9271
SO_4^{2-}	28.4391	18.3631	25.2695	13.3109	26.4983	11.6668	35.1769	15.5145	41.9885	15.7695	29.3080	15.0005

21.2.4.6　受体颗粒物成分：受体颗粒物化学成分组成随空间与时间而不同，这些不同表现在数量特征方面。受体颗粒物成分谱一般分为总悬浮颗粒物（TSP）成分谱和可吸入颗粒物（PM_{10}）成分谱，是按环境空气中一定粒径范围的颗粒物建立的化学成分谱。目前还没有关于纳米粒子成分谱，随着纳米工业的发展及纳米检测技术的出现，可能会出现纳米粒子的化学成分谱。邯郸市的受体成分谱如表21－13所示。受体颗粒物的特征如下：

（1）数量特征：受体成分谱的数量特征是指所有化学组分的浓度测量值不能够超过受体颗粒物的总浓度测量值。总体上，总元素测量值≤40%；总碳TC≤30%；总离子≤30%。

（2）时间分布特征：受体成分谱随时间变化而呈现出时间变化规律和特征，可以建立日、季、年的成分谱，或建立采暖季、非采暖季、风沙季的成分谱。

（3）空间分布特征：受体成分谱随城市功能区的分布面呈现出空间变化规律和特征。可按工业区、居住区、商业区、文教区功能分区和背景点建立受体成分谱，或按城市郊区、城郊结合部、城市中心区及某一特殊需要研究的区域来建立受体成分谱，或二者结合建立受体成分谱来满足环境宏观管理需求。

21.3　颗粒物来源解析

我国大气颗粒物污染状况及治理中目前还存在有不少问题。从空气中颗粒物污染治理历史上看，20世纪70年代初，我国开始重视对颗粒物污染源的控制。扩散模型可以很好地建立起有组织排放的烟尘源、工业粉尘源与大气环境质量之间的输入响应关系，从而为治理有组织排放源提供科学依据。但是，由于大气颗粒物的来源非常复杂，既有人为源又有天然源，既有有组织源又有无组织开放源，显然只利用扩散模型建立有组织的排放源与大气环境质量之间的输入响应关系是不完全的，由此做出的污染控制决策必然是不全面的，当然也就会直接影响到治理效果。二十多年来，我国许多城市和地区花费了大量的人力、物力和财力来治理烟尘，但大气颗粒物污染仍然十分严重，大部分北方城市总悬浮颗粒物的年平均浓度含量为0.3～0.5mg/m^3，是国家二级标准0.2mg/m^{3}的1.5～2.5倍，远高于长期暴露对人体产生可能影响的最低年均浓度0.11～0.18mg/m^3。从颗粒物污染的变化趋势来看，我国部分城市污染程度有好转的迹象，但还远远不能达标，而且在相当长一段时期内，颗粒物污染将是继续影响城市空气质量的主要因素[13]。为更有效地解决颗粒物污染问题，科学家们已把着眼点由排放源转移到受体（即受污染源影响的某一局部大气环境）方面，建立了受体模型，并逐步形成了通过对环境空气颗粒物样品和源样品的化学或显微分析来确定各类污染源对受体贡献值的源解析技术[14]。

源解析技术可以帮助我们弄清楚颗粒物的主要来源，用源解析的结果指导颗粒物污染防治工作，可以提高颗粒物污染防治的针对性、科学性和合理性。近些年来，源解析技术已经在我国城市大气颗粒物总量控制规划和环境综合治理中发挥了重要作用，取得了良好的社会效益和环境效益。源解析技术的发展为环境管理提供了新的思路，其研究结果已使我国的环境管理者的观念有了很大的转变，进而影响到了我国的空气污染控制政策－从有组织排放源的单源类管理，变为有组织排放源、无组织排放源及开放源并重的多源类管理。总体来看，目前我国空气颗粒物超标严重，东北、西北地区有多个环境保护重点城市未达标。空气颗粒物污染超标是大气方面的主要问题。在北方城市中，空气环境质量达标问题主要是TSP或PM_{10}达标问题，在南方一些城市中，空气污染达标问题主要是SO_2和PM_{10}达标问题，有的城市已开始关心$PM_{2.5}$的污染及其在PM_{10}中所占份额的问题。

21.3.1　大气颗粒物源解析技术

对大气颗粒物的来源进行定性或定量研究称为源解析技术。源解析是制定功能区环境空气质量达标实施方案的基础工作之一。受体模型就是应用在源和受体上所测量的大气颗粒物的物理化学特性来确定对受体有贡献的源类及其贡献值和分担率，是源解析的一种重要的手段，现已得到广泛应用。

受体模型中的显微法最适用于分析形态特征比较明显的气溶胶，一般只进行定性或半定量分析。若要定量分析，则要分析大量的单个粒子，以便分析结果能代表整个样品。运用此法的前提是要建立庞大的源的数据库（显微清单）。

化学－统计学方法以气溶胶特性守恒和特性平衡分析为前提判别气溶胶的来源及其贡献。例如，CMB 法假设在受体测得的污染物的量是各类源对其贡献量的线性加和（表 21－14）[1]。近年来还有学者提出了多种方法，包括正矩阵因子分解（positivematrix hctorization）、神经网络（neural networks）、多线性引擎（multilinear engine）、遗传算法（genetic algorithm）、投影寻踪回归（projection oursult regression）、边缘检测（edge detection）、气溶胶平衡（aerosol equilibrium）、气溶胶/气体演变（aerosol/gas evolution）、后空气气轨迹（backward airmass trajectory）等。另外，有蚁群算法（ant colony algorithms）也已被引入源解析研究[15]。

表 21－14　化学－统计学方法

方　法		技术内容与特点
	化学质量平衡（CMB）法	①基于质量守恒，原理清楚，已为人们接受，应用最广泛；②要经常监测源样品和受体样品，列出排放源清单，工作量大；③可以对各类源的贡献率进行定量评价；④费用较高
多元分析	特征向量分析（因子分析）	①分析依据是变量或样品间的关系；②不需事先了解污染源情况，即可判断因子类别；③包括浓度以外的变量，如颗粒物的粒径、风速和程度等与排放源有关的任何次生和短期物质都能列入分析中；④需要首先得到源排放物的成分组成资料，才能获得源排出的具体物质对受体的贡献率
	多元线性回归（MLR）	①线性最小平方拟合为基础，求一个变量与多个变量之间的关系，了解这些变量之间的相互关联情况和变化规律；②要求变量间应相互独立，一般在回归前先用因子分析选择若干变量，分别代表若干个源；③可对排放源成分谱进行估计
	富集因子法	①通过双重归一化数据处理，根据气溶胶成分的组成比的变化，对污染源进行推断；②与其他方法相比，可减少采样过程中风速、风向、样品多寡等因素的影响，比用绝对浓度进行结果解释具有更高的可信度；③尚不能进行定量研究，只能定性地给出所研究元素的污染程度；④需要源排放物的成分组成资料，且只能适用于部分污染源，对有些污染源不适用
	空间模式	①基本原理是通过对地理关系已知的不同接受点上测量的样品浓度进行比较，由样品中元素的空间分布与已知源的位置和化学组成之间的关系确定源的影响；②此法属于间接方法，简单易行，但不能获得有关污染源的详细资料

21.3.2　化学质量平衡受体模型

1972 年，Miller、Friedlander 和 Hidy 等第一次给出了化学元素平衡法所依赖的等式，并将其命名为化学元素平衡法（CEB）。该模型的求解问题引起了很多学者的关注，其中最有影响的是 Walson 在 1979 年发表的《细和粗颗粒物来源的化学元素平衡受体模型方法》[16]。1980 年，Cooper 和 Watson 提出将该法命名为化学质量平衡法（CMB）。1982 年，Henry 发表了《使用最小二乘法拟合的受体模型的精度分析》。1984 年，Watson、Cooper 和 Huntzicker 发表题为《有效方差加权最小二乘法用于化学质量平衡受体模型》的文章[17]，文中算法就是现在已经被美国 EPA 推荐纳入 EPA 的源解析技术系列，并广泛用于求解 CMB 模型的算法。该算法标志着 CMB 的求解方法基本走向成熟[18]。CMB 模型假设存在着对受体中的大气颗粒物有贡献的若干源类（j）：①各源类所排放的颗粒物的化学组成有明显的差别；②各源类所排放的颗粒物的化学组成相对稳定；③各源类所排放的颗粒物之间没有相互作用，在传输过程中的变化可以被忽略。那么每种化学元素的受体浓度等于源成分谱的元素含量值和源贡献浓度值乘积的线性和

$$C_i = \sum_{J=1}^{J} F_{ij} S_j$$

C_i：受体大气颗粒物中元素 i 的浓度测量值，单位为 μg/m^3；F_{ij}：第 j 类源的颗粒物中元素 i 的含量测量值，beg ~ 8f；S_j：第 j 类源贡献的浓度计算值，ye/m3；j：源类的数目，j = 1，2，…J；i：元素的数目，i = 1，2，…，I.

只有当 $i \geqslant j$ 时，方程组的解为正。源类 j 的分担率为

$$\eta = \frac{S_j}{C} \times 100\%$$

受体模型用于城市区域尺度。CMB 模型物理意义明确，数据采集技术简单，算法日趋成熟，已成为目前最重要和最实用的受体模型。这一模型 20 世纪 80 年代即受到美国环境保护局推荐。过去美国投入大量人力、物力用于研究 CMB 和其他受体模型，并开发出应用软件包。中国国家环保局 1993 年下发的《城市环境综合整治规划编制技术大纲》明确规定使用受体模型进行城市污染源解析工作，并给出了工作程序。需要注意的是，该模型求解的是某源类排放的颗粒物对受体的“平均浓度”贡献值，而不是某个具体的源排放的颗粒物对受体的浓度贡献值，这是受体模型与源模型的不同之处。CMB 模型属于宏观调控模型，用之对大气颗粒物进行来源解析时，其结果的时空差异主要依赖于受体样品化学组成的时空差异，受体样品化学组成的时空差异基本上受采样时间和采样站位分布的制约。源和受体采集的样品都需要有代表性，其结果才有意义。

在我国，南开大学环境科学与工程学院是我国最早开展大气颗粒物源解析技术研究，并将源解析技术应用到我国城市大气污染控制和管理工作中的单位之一。20 世纪 80 年代（“六五”期间），南开大学在天津应用 CMB 取得了良好的结果。研究者测定了天津市 6 种排放源成分：风沙、工业燃煤、民用燃煤、钢铁工业、建筑材料（水泥、石灰）和燃油，加上引用 Kowalczyk 等的汽车和海洋气溶胶成分谱资料，共选择 8 种源作为拟合源，成功地得出了采暖期各排放源对天津市飘尘的贡献。20 年来，我国对这一研究非常重视，国家及一些省份都对此进行科研立项。仅南开大学环境科学与工程学院就先后承担并完成了国家、部、省及地方大气颗粒物来源解析及空气污染防治研究项目 30 多项，在全国 20 多个城市和地区开展了大气颗粒物源解析研究项目及天津、石家庄、安阳、唐山等部分城市的功能区环境空气质量达标实施方案研究项目。2000 年，又在积累了多年工作成果的基础上，提出了二重源解析的技术方法，进一步发展了受体模型的方法学，并在实践应用中取得了良好的效果[19-24]。

21.3.3　二重源解析

二重源解析技术是为了解决一种源多种途径、一套数据多种结果的问题而提出的，二重源解析的结果解决了各单一尘源类排放的颗粒物有多少是以扬尘形态存在，有多少仍以各自的形态存在的问题。

21.3.3.1　城市扬尘的本质及源特征

（1）城市扬尘及城市扬尘源类的定义：从各单一尘源类排放出来的初始态颗粒物在扩散传输过

程中有一部分沉降到城市某些载体的表面上后混合在一起，形成混合态颗粒物，在一定的动力条件（风力或人力）下，这些混合态颗粒物又被再次或多次扬起到空气中，形成的悬浮颗粒物被称为城市扬尘。

产生城市扬尘的源被称为城市扬尘源类。城市扬尘源类的物质是暴露于城市环境空气中某些载体表面上的降尘，是各单一尘源类排放的颗粒物的沉降部分的混合物。

（2）城市扬尘及城市扬尘源类的特征分析：由城市扬尘及城市扬尘源类的定义可知，城市扬尘最显著的特征是混合态的悬浮颗粒物。城市扬尘源类是客观存在的一种源类，其特征如下：①城市扬尘源类具有二重性，既可以视为环境空气中颗粒物的供体，又可以视为各单一尘源类所排放的颗粒物的接受体；②城市扬尘源类具有"终端尘"的意义，即城市扬尘源类的颗粒物质是所有各类尘源排放的颗粒物的接受体，是环境空气颗粒物的供体，但不是其他尘源的供体；③由于城市扬尘源类的物质是降尘，所以粒径比较大，根据已有的研究可知，其中位直径在十几微米左右。一般说来比燃煤尘、汽车尾气尘等人为源类排放的颗粒物的中位直径大，但有可能比土壤风沙尘，道路尘的中位直径小；④城市扬尘源类的空间特征具有：多源广泛性，因为暴露于环境空气中的城市载尘平台可以视为成千上万，多种多样，垂直性特征，因为城市载尘平台的高度不同，可以从地面算起到数十米高空；⑤城市扬尘源类的时间特征表现为颗粒物沉积的时间各异，长短不一。

21.3.3.2 二重源解析技术原理：为了更清楚地阐述二重源解析技术原理，根据各排放源类的特点，对尘源、颗粒物及受体等一些概念做以下定义和解释：

（1）土壤风沙尘、煤烟尘、建筑水泥尘、机动车尾气尘、钢铁尘等排放源类定名为单一尘源类，单一尘源类所排放的颗粒物也可以被视为初始颗粒物。

（2）各单一尘源类排放的颗粒物在扩散传输过程中有一部分沉降到地面，受到某种动力（风力或人力）的作用再次或多次被扬起，形成的悬浮颗粒物被称为扬尘。产生扬尘的源总称为扬尘源类，扬尘源类是一种混合尘源类。它所排放的颗粒物由来自于各单一尘源类的部分颗粒物混合组成，因此，扬尘源类具有二重性，既可以视为环境空气中颗粒物的排放源类，又可以视为各单一尘源类所排放的颗粒物的接受体。

（3）扬尘源类对环境空气中颗粒物的贡献是客观存在的，只要存在各单一尘源类，就存在扬尘源类。也就是说，大气颗粒物的一部分直接来源于各单一尘源类排放的初始颗粒物，另一部分则是以扬尘的形式进入到环境空气中的。

（4）扬尘源类既然是单一尘源类的接受体，根据化学质量平衡原理，可以采用 CMB 受体模型来计算单一尘源类对扬尘源类的贡献值和分担率。同时，扬尘源类既然是环境空气中颗粒物的排放源类，也可以用 CMB 模型计算其对受体的贡献值和分担率。

（5）多次利用 CMB 模型来同时计算扬尘源类和各单和分担率的技术总汇，称为"二重源解析"技术。

具体的技术方法请见文献[24]。

21.3.4 二次颗粒物浓度及源解析

受体中从气态物质转化成的颗粒物被称为二次颗粒物（如 SO_2 转化为 SO_4^{2-} 等）。传统的大气颗粒物源解析只用 CMB 模型对一次颗粒物进行解析，不涉及二次颗粒物的贡献，原因在于二次颗粒物的源解析比较复杂。一般说来，一次源解析只能说清楚颗粒物受体中 60% ~80% 的来源，如果加入二次颗粒物的源解析，则基本上可以说清楚受体中 90% 以上的颗粒物的来源。

21.3.4.1 受体中二次颗粒物的特征：空气中由气态物质可以转化成粒径达 10μm 的二次粒子。如太原市环境空气 PM_{10} 中的主要离子包括 SO_4^{2-}、NO_3^-、Cl^- 及 NH_4^+ 等，其观测值如表 21－15 所示。

表 21－15　太原市 PM_{10} 中离子检测值[1]

项目	风沙季		非采暖季		采暖季		全年	
	μg/m³	% *	μg/m³	% *	μg/m³	% *	μg/m³	% *
PM_{10}	315.7		207.9		312.9		260.0	
NH_4^+	4.17	1.32	7.24	3.50	16.70	5.30	10.36	3.98
Cl^-	2.82	0.89	1.06	0.51	7.22	2.30	3.56	1.37
NO_3^-	7.39	2.34	5.82	2.80	14.35	4.60	9.17	3.53
SO_4^{2-}	25.67	8.13	26.95	13.00	44.42	14.20	33.25	12.79
离子和	40.05	12.69	41.06	19.81	82.69	26.40	56.33	21.67

从表 21－15 可以看出，太原市全年 PM_{10} 中主要离子的含量和约为 22%，采暖季约为 26%，非采暖季约为 20%，风沙季约为 13%。其中，硫酸根所占比例最大，铵根次之，硝酸根第三，氯根最低。

PM_{10} 中的主要离子和的含量水平高于 TSP 中的含量水平，其比值分别为：36（全年）、1.28（采暖季），1.46（非采暖季）、1.27（风沙季）。

太原市和美国、日本的 PM_{10} 中主要离子的浓度进行比较（表 2－16）可以看出，太原市 PM_{10} 中主要离子的浓度和是美国的 6 倍，是日本的 2 倍，比美国、日本的污染严重得多；另外，把 PM_{10} 中主要离子的含量进行比较，可以看出，离子含量和（太原，全年）/离子含量和（美国，全年）＝0.55，离子含量和（太原，全年）/离子含量和（日本，全年）＝1.00，说明美国 PM_{10} 中的主要离子所占比例高于太原市区，日本 PM_{10} 中的主要离子所占比例和太原市一样。

表 21－16　太原市空气中主要离子的含量水平与国外的比较[1]

项目	太原市①		美国②		日本③	
	μg/m³	% *	μg/m³	% *	μg/m³	% *
PM_{10}	260.0		23.6		130.2	
NH_4^+	10.36	3.98	2.60	8.7	7.9	6.1
Cl^-	3.56	1.37	0.12	0.5	5.6	4.3
NO_3^-	9.17	3.53	2.54	10.8	9.9	7.6
SO_4^{2-}	33.25	12.79	4.62	19.6	4.9	3.8
离子和	56.33	21.67	9.34	39.6	28.3	21.7

①太原市区 2001 年 4 月至 2002 年 1 月监测值的平均值；②美国 Robbin 市 1997 年 1～9 月监测值的平均值；③日本横滨市平成 4 年（1997 年）秋天的监测数据的平均值。

21.3.4.2　源成分谱离子特征：排放源颗粒物中的物质，不仅可以以形式存在，而且可以离子的形式存在。例如，太原市大气颗粒物的主要排放源类为城市扬尘、土壤风沙尘、煤烟尘、建筑水泥尘、机动车尾气尘和钢铁尘等，在这些源类中，粗颗粒物（d≤100μm）和细颗粒物（d≤10μm）中的主要离子有 SO_4^{2-}、NO_3^-、Cl^- 及 NH_4^+ 等，监测值如表 21－17 所示[1]。

表 21－17 太原市颗粒物中离子含量（%）（100μm、10μm 均指粒径小于 100μm 和 10μm）

指标	城市扬尘		土壤风沙尘		煤烟尘		建筑水泥尘		机动车尾汽尘		钢铁尘		∑/%	
	100μm	10μm	100μm	10μm	100μm	10μm	100μm	10μm	100μm	10μm	100μm	10μm	100μm	10μm
NH_4^+	0.0422	0.0378	0.0189	0.0278	0.0150	0.0112	0.0233	0.0100	0.6300	0.6300	0.0250	0.0100		
Cl^-	0.1551	0.2454	0.0341	0.0508	0.0129	0.0509	0.0627	0.0413	0.3958	0.3958	0.2607	0.4803		
NO_3^-	0	0	0.0051	0	0	0	0	0	0.7738	0.7738	0	0		
SO_4^{2-}	3.5021	7.0290	0.2415	0.5676	0.5014	0.7158	0.8388	1.7004	3.872	3.8720	0.5218	0.7210		
和	3.6994	7.3112	0.2996	0.6462	0.5293	0.7856	0.9248	1.7557	5.6716	5.6716	0.8075	1.2113	11.93	17.38

从表 21－17 可以看出，直径处于 10～100μm 的粗颗粒物中主要源类的离子总和为 11.93%，直径小于 10μm 的细颗粒物中主要源类的离子和为 17.38%，因此可以认为粒径小时，其粒子和增大；粒径小于 10μm 的粒子中的离子成分与粒径小于 100μm 的粒子中的各种离子成分在离子总和中所占的比例不同：除机动车尾气尘两种粒子中的粒子成分完全相同外，其他来源的尘埃粒子中两种大小的粒子中的离子成分具有相当明显的差异，如城市扬尘、土壤风沙尘、建筑水泥尘 3 种来源的尘埃粒子中的硫酸根离子所占的比例明显增大，直径小于 10μm 的细颗粒物几乎是直径小于 100μm 的粗颗粒物中的 2 倍；建筑水泥尘和钢铁尘中，细颗粒物中铵离子含量比粒颗粒物中的含量明显减少；煤烟尘细颗粒物中氯离子含量则明显高于粗颗粒物。表 21－17 中的结果强烈提示颗粒粒径的减小可以使颗粒物的化学成分发生改变，离子总和增多。当然，纳米粒子的离子和是否会比微米粒子者大，目前还没有结论性的依据，还需要进一步研究。上述两源中的离子和均低于受体中 TSP 和 PM_{10} 的离子和（16% 和 21%），说明粒子中的物质在受体中有离子化的倾向。这种倾向可以是由源粒子本身离解生成，也可以是由于吸附受体中气态物质离子或这些气态物质吸附后再解离。显然，这些事实也说明对受体中的离子有贡献的另外的源类是指环境空气中气态物质转化而成的硫酸盐、硝酸盐和氯化物等二次粒子源类。因为硫酸根和硝酸根可以通过在大气中的气-颗粒转化形成，而不能单纯被当作一次排放源成分谱。二次源成分谱用纯硝酸铵和硫酸铵。对于这个中和过程应该有足够多的氨（Watson 等，1994b）的存在。

Malm 2002 年发表文章指出，美国 10 年中 4 个区域 SO_2 排放量与颗粒物上 SO_4^{2-} 的浓度具有显著相关性[25]。

21.3.4.3 源贡献分析：源贡献值为颗粒物排放源对受体中颗粒物的贡献大小的一个定量参数。从表 21－18～20 的国内外源贡献值的结果可以看出国内外大气颗粒物的不同：①不同地域的大气颗粒物浓度有明显的区别；②我国与国外源的类型不完全相同；③各源对受体的贡献值和贡献率有区别；④我国扬尘的污染贡献值和贡献率都明显高于美国的城市；⑤美国受体模型研究结果为，化石燃料和生物质燃烧是环境 $PM_{2.5}$ 的主要来源，扬尘是大粒子（PM_{10}）的主要来源。

表 21－18　受体模型得到的美国多个城市和地区各源类颗粒物对 $PM_{2.5}$ 的贡献[2]

地　点	$PM_{2.5}$ 浓度/（$\mu g/m^2$）	贡献率/%										
		总机动车	柴油车	汽油车	道路尘，土壤	植物燃烧	二次硫酸盐	二次硝酸盐	不同源 1	不同源 2	不同源 3	不同源 4	合计
Pasadena，CA1982①	28.2	—	18.8	5.7	12.4	9.5	20.9	7.4	5.3⑧	9.2⑨	8.5⑩	1.1⑪	98.9
Downtown LA，CA1982①	32.5	—	35.7	6.5	11.1	5.8	20.3	9.2	3.7⑧	9.2⑨	5.2⑩	0.6⑪	107.3
West LA CA1982①	24.5	—	18.0	5.7	12.2	11.0	24.1	7.8	4.1⑧	9.4⑨	8.2⑩	1.6⑪	102.1
Rubidoux，CA1982①	42.1	—	12.8	0.7	13.1	1.2	13.8	24.7	4.5⑧	12.1⑨	4.5⑩	0.5⑪	87.9
Sacramento，CA Winter 1991～1996②	39.5	24.5⑫	—	—	1.2	18.1	4.5	36.5	—	—	—	—	84.9
Bakersfiled，CA Winter1996③	52.0	16.0⑫	—	—	<3	20.0	7.0	34.0	—	—	—	—	<80
Fresno，CA Winter1996③	63.0	13.0⑫	—	—	—	3	19.0	5.0	32.0	—	—	—	<85
Philadelphia，PA Summer 1982④	27.0	8.5⑫	—	—	4.4	—	81.9⑬	—	2.2⑭	1.9⑮	0.4⑯	—	99.3
Camden，NJ Summer1982④	28.3	9.2⑫	—	—	3.2	—	81.3⑬	0.4	2.5⑭	2.5⑮	0.7⑯	—	99.8
Clarksbro，NJ Summer1982④	26.0	5.8⑫	—	—	2.7	—	84.6⑬	—	0.8⑭	1.5⑮	0.4⑯	—	95.8
Grover City，IL ENE⑰ 1986～1987⑤		—	—	—	2.3	—	83.2⑬	—	9.7⑱	3.0⑲	1.2⑭	—	99.4
Grover City，IL SSW⑰ 1986～1987⑤		—	—	—	—	—	59.0⑬	—	11.6⑱	11.9⑲	4.1⑭	4.6⑳	91.2
Grover City，IL WNW⑰ 1986～1987⑤		2.4⑫		—	5.1	—	88.5⑬	—	2.8⑱	—	—	—	98.8
Grover City，IL NNW⑰ 1986～1987⑤		—	—	—	3.1	—	86.6⑬	—	3.4⑲	3.0㉑	—	—	96.0
Reno，NV Summer1998⑥	7.8	68.0⑫	—	—	14.5	4.0	11.0	2.0	0.6㉒	—	—	—	100.1
Phoenix，AZ Summer 1995～1998⑦	8.3	—	10.9	36.2	1.8	15.0	—	—	20.8㉑	4.9㉓	6.7㉔	3.6㉒	99.9
Phoenix，AZ Winter 1995～1998⑦	13.8	—	14.5	38.9	1.1	8.9	—	—	9.5㉑	4.5㉓	18.7㉔	4.1㉒	100.2

①Schauer et al（1996）；②Motallbei（1999）；③Magliano et al（1998）；④Dzubay et al（1988）；⑤Glover et al（1991）；⑥Gillies et al（2000）；⑦Ramadan et al（2000）；⑧二次和其他有机化合物；⑨二次铵；⑩肉类烹调；⑪植物碎片；⑫柴油和汽油车的总和；⑬包括相关的阳离子和水；⑭焚烧炉；⑮燃油飞灰；⑯流化床式的催化裂化装置；⑰风向；⑱炼铅炉；⑲铁厂；⑳炼铜炉；㉑燃煤电厂；㉒海盐；㉓木材燃烧；㉔非铁冶炼。

表 21－19 受体模型得到的美国多个城市和地区各源类颗粒物对 $PM_{2.5}$ 的贡献[2]

地点	PM_{10} 浓度/（μg/m^2）	贡献率/%										
		一次地质尘	一次建筑尘	一次机动车排放	一次植物燃烧	二次硫酸铵	二次硝酸铵	不同源 1	不同源 2	不同源 3	不同源 4	合计
Craycroft，AZ Winter1989～1990①	23.4	55.6	0.0	35.5	0.0	3.0	2.6	5.1⑭	0.0	0.0	0.0	101.8
Haydent 1，A Z 1986①	105.0	4.8	1.9⑮	0.0	0.0	3.8	0.0	70.5⑯	4.8⑰	1.0⑱	0.0	86.6
Haydent 2，A Z 1986①	59.0	36.3	6.8⑮	0.0	0.0	6.8	0.0	47.5⑯	0.0	1.7⑱	0.0	98.4
Rillito，AZ1998②	79.5	53.7	17.4⑮	1.5⑲	0.0	0.0	0.0	14.6⑳	0.0	0.0	0.0	87.2
Bakerfield，CA1988～1989③	79.6	53.9	2.0	9.7	8.2	6.9	16.0	1.3㉕	1.9㉖	0.8㉔	0.0	100.7
Crows Landing，CA1988～1989③	52.5	61.3	0.0	4.2	6.5	5.3	12.4	1.0㉕	1.9㉖	2.3㉔	0.0	94.9
Fellows，CA1988～1989③	54.6	53.1	2.6	3.8	6.2	9.3	13.7	12.8㉕	2.6㉖	2.6㉔	0.0	106.7
Fresno，CA1988～1989③	71.5	44.5	0.0	9.5	7.1	5.0	14.5	0.4㉕	1.9㉖	0.1㉔	0.0	83
Indio，CA④	58.0	56.9	5.2	7.6	12.2	6.2	7.1	0.3㉓	1.7㉑	0.0	0.0	97.2
Kern Wildlife Refuge，CA1988～1989③	47.8	31.6	4.2	4.6	8.4	6.9	3.1	1.0㉕	3.1㉖	1.5㉔	0.0	64.4
Long Beach，CA1986⑤	51.9	39.9	0.0	9.8㉒	0.0	15.4	17.7	0.2㉓	3.9㉑	12.3㉔	0.0	63.2
Long Beach，CA Summer 1987⑥	46.1	24.1	0.0	13.7	0.0	23.6	1.7	0.2㉓	4.8㉑	0.0	0.0	68.1
Long Beach，CA Fall 1987⑥	96.1	11.8	0.0	44.5	0.0	4.0	24.1	0.0㉓	2.8㉑	0.0	0.0	87.2
Riverside，CA 1988⑦	64.0	50.9	0.0	10.9	0.0	7.5	33.4	0.5㉓	2.0㉑	1.7㉗	0.0	106.9
Rubidoux CA1986⑤	87.4	49.3	4.6	6.4㉒	0.0	7.3	24.4	0.3㉓	1.1㉑	6.8㉔	0.0	100.2
Rubidoux，CA Summer 1987⑥	114.8	30.4	3.9	15.1	0.0	8.3	23.9	0.0㉓	4.4㉑	0.0	0.0	86
Rubidoux，CA Fall 1987⑦	112.0	17.1	14.4	27.1	0.0	1.9	28.2	0.0㉓	1.0㉑	0.0	0.0	89.7
Rubidoux，CA 1988⑧	87.0	55.2	0.0	11.7	0.0	6.1	27.9	0.6㉓	1.7㉑	6.6㉗	0.0	106.8
San Nicolas Island，CA Summer 1987⑥	17.4	9.2	0.0	5.2	0.0	21.3	2.9	0.0㉓	24.7㉑	0.0	0.0	63.3
Stockton，CA 1989③	62.4	55.1	0.8	8.3	7.7	5.0	11.2	1.1㉕	2.9㉖	0.0㉔	0.0	92.1
Pocatello，ID1990⑧	100.0	8.3	7.5㉘	0.1	0.0	0.0	0.0	0.0	0.0	84.1㉙	0.0	100
S. Chicago，IL1986⑨	80.1	34.0	3.0	3.5	0.0	19.2㉚	—	18.9㉛	2.7㉜	0.0	0.0	81.3
S. E. Chicago，IL1988⑩	41.0	35.9㉝	0.0	2.2⑲	0.0	18.8	—	2.0㉛	0.7㉑	2.7㉞	18.8⑳	18.1
Reno，NV1986～1987⑪	30.0	49.7	0.0	33.3	6.3	4.3	2.0	0.0	0.0	0.0	0.0	95.6

续 表

地 点	PM_{10} 浓度/（μg/m²）	贡献率/%										
		一次地质尘	一次建筑尘	一次机动车排放	一次植物燃烧	二次硫酸铵	二次硝酸铵	不同源1	不同源2	不同源3	不同源4	合计
Sparks，NV 1986～1987⑫	41.0	36.8	0.0	28.3	32.7	6.6	2.2	0.0	0.0	0.5㉔	0.0	107.1
Follansbee，WV 1991⑬	66.0	15.2	0.0	53.0	0.0	24.2	—	14.1㉛	0.0	0.0	0.0	106.5
Mingo，OH 1991⑬	60.0	20.0	0.0	23.3	6.8	25.0	—	5.7㉛	18.3㉟	0.0	0.0	99.1
Steubenville，OH 1991⑬	46.0	18.0	0.0	30.4	1.7	—	30.4	8.3㉛	10.9㉝	0.0	0.0	99.7

①Chow et al（1992a）；②Ryan et al（1998）；③Thanukos et al（1992）；④Chow et al（1992b）；⑤Kim et al（1992）；⑥Gray et al（1988）；⑦Watson et al（1994）；⑧Chow et al（1992c）；⑨Houck et al（1992）；⑩Hopke et al（1988）；⑪Vermette et al（1992）；⑫Chow et al（1988）；⑬Skidmore et al（1992）；⑭冶炼厂背景气溶胶；⑮水泥厂源，包括烧窑的烟囱、石膏堆和窑区；⑯铜矿；⑰铜尾料；⑱炼铜建筑；⑲重柴油燃烧排放；⑳背景气溶胶；㉑海洋气溶胶、道路尘和海洋气溶胶加上硝酸钠；㉒从柴油和加铅汽油机动车的排放；㉓居民燃油；㉔二次有机碳；㉕一次原油；㉖NaCl + $NaCO_3$；㉗石灰；㉘沥青工业；㉙磷/磷酸盐工业；㉚区域硫酸盐；㉛炼钢厂；㉜垃圾焚烧炉；㉝区域道路尘、储煤厂道路尘和运钢道路尘；㉞焚烧；㉟未解释的质量。

表 21－20 我国部分城市大气颗粒物源解析（PM_{10}，全年）[26]

源类	天津（2003年）		济南（2001年）		石家庄（2001年）		太原（2002年）		乌鲁木齐（2003年）		安阳（2003年）		邯郸（2003年）	
	贡献值/（μg/m³）	分担率/%	贡献值/（μg/m³）	分担率/%	贡献值/（μg/m³）	分担率/%	贡献值/（μg/m³）	分担率/%	贡献值/（μg/m³）	分担率/%	贡献值/（μg/m³）	分担率/%	贡献值/（μg/m³）	分担率/%
城市扬尘	59.90	33	47.01	30	187.94	47	83.86	32	89.83	30	121.18	37	149.63	35
煤烟尘	44.94	25	29.77	19	51.34	13	45.67	18	85.03	28	60.38	18	80.70	19
建筑水泥尘	6.29	3	4.70	3	39.55	10	18.00	7	30.84	10	43.93	13	54.87	13
钢铁尘					4.48	1	12.94	5			6.67	2	16.25	4
土壤风沙尘	18.91	11	34.47	22	51.34	13	22.44	9	25.42	8	28.23	9	25.26	6
汽车尾气尘	20.27	11	14.10	9	44.71	11	37.92	15	30.56	10	24.85	8	45.89	11
硫酸盐	14.50	8					27.79	11	28.23	10	20.93	6	22.12	5
硝酸盐	0.81	0					10.53	4	3.43	1				
总和	165.62	92	130.05	83	366.92	92	259.16	99	293.34	97	309.17	93	388.73	90
其他	14.17	8	26.64	17	32.95	8	1.85	1	9.07	3	24.31	7	44.27	10
监测值	179.89		156.69		399.87		260.01		302.61		330.48		433.00	

21.4 我国空气颗粒物中烃类物质来源

环境空气颗粒物中的饱和烃、芳香烃、非烃和沥青质等有机化合物已受到关注。目前对饱和烃和芳香烃的研究较多[27]，由于分析测试较困难，对非烃和沥青质的报道较少。烃类物质有3种主要来源：有机化合物通过高温反应，石油等产物的低温蒸发和地质尘埃。最主要的来源是有机化合物通过高温反应，如化石燃料和其他有机质的不完全燃烧。饱和烃是环境中普遍存在的一类物质，PAHs在城市大气中普遍存在，部分PAHs是致癌物。我国钟晋贤等较早开展了城市空气颗粒物中烃类物质的研究，田裘学、董淑萍、姚渭溪、朱坦和彭林等陆续开展了烃类的研究。盛国英、傅家谟和成玉等则开展不同城市间对比和以珠江三角洲为重点的区域性研究。近几年，空气颗粒物中PAHs的定量源解析研究成为热点之一。本节主要综述了近10年来我国环境空气颗粒物中饱和烃（特别是正构烷烃）和PAHs的研究状况[28]。

21.4.1 空气颗粒物中饱和烃的来源研究

章安安1985年报道太原市空气颗粒物中21种正构烷烃的分布特征。20世纪90年代对正构烷烃的来源开展了定性、半定量的研究。在研究广州市气溶胶中正构烷烃的特征时，周春玉得到正构烷烃主要分布在粒径小的颗粒物上，占总量85%～88%的正构烷烃分布在小于7.0μm的颗粒物上的结果。一般随着颗粒物粒径的增大，每级正构烷烃的含量呈下降趋势[29]。由此可以预言，纳米粒子中正构烷烃的含量可能上升，但纳米性质是否会对其含量发生影响，则还有待于研究。

空气颗粒物中正构烷烃可以用CPI值（carbon preference index，$\sum$Codd/$\sum$Ceven）来对其源进行定性分析。CPI值是各种正构烷烃中含奇数碳化合物浓度数值加和与含偶数碳化合物浓度数值加和之比。如果CPI值大于3，则主要来源为植物自然排放源，如果CPI值接近于1，主要来源为化石燃料的燃烧及汽车排气等人为来源。黄业茹曾对北京、东京、筑波空气颗粒物中的正构烷烃含量进行研究，认为其CPI值皆接近于1，说明这些城市的主要污染物来源为化石燃料和人为排放。1994年彭林对兰州市空气颗粒物中正构烷烃的特征进行研究表明，低层样品存在一定的奇偶优势，高层样品几乎没有奇偶优势，说明低层样品有部分污染物来源于现代高等植物以及地质尘埃，而高层样品污染物主要来源于化石燃料的燃烧。

正构烷烃最高峰碳数（Cmax）是指各种正构烷烃中浓度含量最高的化合物的含碳数。中国科学院广州地球化学研究所成玉在研究香港气溶胶样品中的正构烷烃的特点时，得出香港市区正构烷烃的最高峰碳数为23或24，而郊区最高峰碳数为27或29。彭林对兰州市空气颗粒物中正构烷烃的特征的研究得到冬季样品中最高峰碳数为25，夏季样品中为29。冬夏两季，郊区与城市最高峰碳数的不同，反映了来源的差异。

粤澳地区正构烷烃的分布研究发现，饱和烃气相色谱图上有明显分不开的鼓包峰，作者认为是化石燃料产物的标志。粤、港、澳地区的样品中普遍检出了姥鲛烷和植烷，它们的比值为0.7～0.9，这两个化合物也是石油残余物的污染和地质尘埃物的标志。成玉在对香港气溶胶的研究中，发现藿烷类化合物分布有一定的差别，市区C29藿烷相对浓度高，甾烷分布C27 > C29 > C28，郊区Cao藿烷浓度最高。藿烷和甾烷的分布特征的不同及饱和烃气相色谱图形的不同皆说明颗粒物中有机物的来源有一定的差别，也为颗粒物的源解析提供了一定的信息。

目前对饱和烃污染来源的研究仅限于定性、半定量的方法，关于这方面的研究还需要深入进行，向定量化方向发展。

21.4.2　空气颗粒物中 PAHs 的来源研究

我国学者周春玉对多环芳烃（polycyclic aromatic hydrocarbons，PAHs）在颗粒物上的分布的研究表明，大约50% ~70%的PAHs附着在小于1.1μm的颗粒上，约有95% ~98%的PAHs附着在直径小于7.0μm颗粒上。

20世纪80年代到90年代中期，空气颗粒物中PAHs的来源研究开始受到关注。研究常用方法有比值法、轮廓图法、特征化合物法和多元统计法。钟晋贤对北京地区空气颗粒物中多种PAHs进行相关性分析，结果表明，根据苯并［α］芘（BaP）与晕苯（COR）的浓度比可对污染源进行识别。姚渭溪用比值法研究了煤和煤烟、柴油及发动机尾气中的PAHs含量及其种类，得到的结论是煤燃烧的烟尘中COR与BaP的比值为1.26，而柴油发动机尾气中该比值高达13.3。由于比值法简便易行，因此应用较多，但只能定性说明PAHs的来源。

用于空气颗粒物PAHs研究的轮廓图法是通过对环境样品和特征污染源的PAHs含量进行比较，绘出轮廓图来识别PAHs的来源。轮廓图直观明了，但需要知道特征污染源的轮廓图。当特征污染源的轮廓图不明显时，识别主要污染源就比较困难。这种方法也只能定性说明污染物的来源，一般需要与其他方法结合使用。特征化合物法则是根据污染源排放物中含有特征PAHs来确定其来源的方法。研究表明，汽车尾气是晕苯的主要来源，因而晕苯是汽车尾气的特征PAH，可用颗粒物中晕苯的含量来判别汽车排放对受体颗粒物中PAHs的贡献率[30]。这种方法只能粗略地判断污染源的类型，故一般也不单独使用。随着计算机技术的发展，多元统计法在许多应用领域中显示出优势，并应用在PAHs的源解析工作中，但这种方法需要运用统计软件对大量数据进行分析，找出其内在规律，而得到足够的数据也并非易事。

20世纪90年代后期曾尝试用多种方法解析空气颗粒物中PAHs的来源。祁士华尝试用三角图法定量解析澳门空气颗粒物中PAHs的来源。成玉在研究珠江三角洲大气颗粒物中PAHs的特征时，检出了间四联苯，认为间四联苯是合成高分子聚合物燃烧产生的分子标志物，主要存在于垃圾焚烧炉烟尘和聚乙烯塑料燃烧的产物中。成玉还发现，苯乙烯与邻二甲苯的比值可作为识别污染源的有用指标。曾凡刚在研究北京市冬季大气总悬浮颗粒物（TSP）时发现，各功能区的样品皆有间四联苯，而北京市的垃圾日前主要采取填埋方式，并不存在大型的垃圾焚烧炉，当前北京市冬季主要燃烧污染源为燃煤和汽车尾气排放，因此间四联苯不一定只来源于垃圾焚烧。

我国一些高等院校也都曾对颗粒物上PAHs进行研究。南开大学对颗粒物上PAHs的来源解析研究，包括建立多种污染源的PAHs谱，通过应用归一化修正法，应用化学质量平衡法（CMB模型）定量解析PAHs的来源，使PAHs污染源的研究进入到定量阶段[31-33]。由于PAHs的不稳定性，故应用该模型时需要考虑到有机物的降解。已有研究表明，PAHs在合适的大气条件下会快速降解，其降解速率受到光强、温度、湿度等参数的影响，同时PAHs所附着的颗粒物的组成、性质（包括物理性质和化学性质）对其降解速率也有很大影响，故在利用化学质量平衡模型解析大气颗粒物中PAHs的来源时应该考虑降解问题。南开大学在对济南环境空气颗粒物中PAHs的来源解析工作中将降解的PAHs量也计入CMB模型中，得到了较好的效果，使CMB模型得到了较好应用。但由于污染物从污染源扩散到环境中的扩散时间较难确定，各种PAHs的降解速率陆光强、气温等条件的变化而发生变化，这些未知因素的存在使CMB模型方法在PAHs源解析方面的应用受到一定的限制，因此还需要进一步完善。

总之，关于空气颗粒物中烃类物质的研究，已经从其分布特征的研究进入到定性、定量来源判识阶段。通过研究正构烷烃的CPI值，最高峰碳数，藿烷、甾烷化合物的浓度分布特征和饱和烃的色谱峰型特征等，能为烃类物质的来源解析提供有用的信息。今后应在定量来源解析方法上多开展工作。在PAHs源解析的研究中，既需要完善现有的方法，又需要寻找从污染源扩散到环境过程中不变的参数并建立模型，提高结果的精度，为控制烃类物质的污染和环境管理提供理论指导。

21.5 运用稳定碳同位素技术推测大气颗粒物中的PAHs

有作者采集乌鲁木齐市与郑州市采暖期与非采暖期的环境大气颗粒物，用二氯甲烷为溶剂对PAHs进行提取、再用硅胶对PAHs进行柱层分离，而后通过气相色谱/燃烧/同位素质谱（GC/C/IRMS）测定PAHs单化合物的稳定同位素组成，并对这两个城市大气颗粒物中PAHs进行了来源解析，结果见表21－21[34]。

表21－21 乌鲁木齐市与郑州市环境空气TSP、PM_{10}中的PAHs的$\delta^{13}C$（vPDB）/%

名称	郑州（P＋T）（n＝6）均数	郑州（P＋T）（n＝6）标准差	乌鲁木齐（P＋T）（n＝6）均数	乌鲁木齐（P＋T）（n＝6）标准差	重庆＋杭州（T）（n＝4）均数	重庆＋杭州（T）（n＝4）标准差	北京（T）（n＝8）均数	北京（T）（n＝8）标准差
菲/蒽	24.8	0.1	25.3	0.8	—	—	—	—
荧蒽	24.2	0.3	25.0	0.4	24.4	1.0	25.5	0.7
芘	23.9	0.3	24.9	0.4	24.8	1.0	24.8	0.7
苯并［α］蒽	23.4	0.0	24.7	0.1	—	—	—	—
苯并［e］芘	24.2	0.1	24.4	0.1	—	—	—	—
苯并［α］芘	24.5	0.2	28.3	0.1	—	—	—	—
茚并［1，2，3－cd］芘	29.4	0.8	31.8	0.5	26.3	0.6	24.7	0.7
苯并［ghi］芘	26.3	0.6	30.2	0.6	25.6	0.5	23.5	0.6

注：①各城市样品中P指PM_{10}，T指TSP；②重庆牛杭州与北京的数据来自文献[27]；③标准差为同一城市各测定样品之间的标准偏差，n表示样品的个数；一表示未检测。

从表21－21可以看出：每个城市的TSP与PM_{10}样品中PAHs单化合物稳定碳同位素组成没有明显的区别；分子量较小的菲、蒽、荧蒽、芘和苯并（ghi）芘的稳定碳同位素组成也没有明显的区别，平均值范围为23.4‰～24.8‰；而分子量较大PAHs的^{13}C具有明显差异：乌鲁木齐市环境空气颗粒物中PAHs单化合物的^{13}C随着其分子量的增大比郑州市更少，乌鲁木齐市的环境空气颗粒物中的苯并［α］芘、茚并［1，2，3－cd］芘、苯并（ghi）芘的^{13}C值分别为～28.3‰、～31.8‰和～30‰，与煤燃烧产生的PAHs的^{13}C组成特征相似，郑州市为～24.4‰、～29.4‰和～26.3‰，与机动车尾气产生的PAHs的^{13}C组成相似。结合对两城市环境空气中NOx污染水平、燃煤量和机动车拥有量的对比分析，认为在非采暖季，乌鲁木齐环境空气颗粒物中PAHs的污染是以煤的炭化和燃烧为主的复合型污染，郑州市是以机动车尾气和煤的炭化及燃烧为主的复合型污染。

目前稳定同位素已被广泛应用于环境污染物的来源分析中，其中用稳定碳同位素解析PAHs的来源，用稳定氮同位素解析湖泊沉积物中有机物来源是两个比较成功的例子。通过对铅同位素的分析测定可以识别来源于含铅汽油燃烧的各类污染物质。在稳定同位素在环境研究中的应用之前，人们难以清楚地认识污染物质来源，对环境纠纷的仲裁缺乏可靠的依据，对污染物质迁移转化过程缺乏了解。稳定同位素在环境研究中的应用对这些问题的解决起到了积极的作用。

稳定性同位素在环境科学的源解方面的应用，目前已有了良好的开端，为使其对环境科学做出更大的贡献，应当在以下方面继续开展工作：①拓宽同位素应用的范围，将更多可用的稳定同位素应用到环境研究之中，将其应用拓展到更多的环境科学研究领域和目标污染物中；②建立和完善相应的定量源解析模型，提高来源解析的准确度，减少不确定性。

21.6　室内颗粒物暴露的来源解析

室内环境也称微环境，是指闭合的空间，如住宅，办公室、交通工具内、学校教室、体育馆，电影院、候车室等。室内颗粒物来源包括：①从室外进入室内的悬浮颗粒物；②室内源产生的颗粒物；③潜在的室内颗粒物，可以通过室外和室内的气相反应产生[35]。

室内的空气流速较小，不太容易飘浮起较大的颗粒物。因此，室内空气中的颗粒物可能较室外更为微细。

由于人们大部分在室内存留或生活的时间长于在室外存留的时间，因此室内环境对人类健康的影响较室外环境可能更为重要。空气中颗粒物影响环境质量和人体健康。由于人体呼吸道对粗粒子有较强的过滤防御功能，粒径大于 10μm 的粒子对人体健康有害的物质富集较少，对人体健康的危害较小。60% ~80% 对人体健康有害的物质在 PM_{10}、$PM_{2.5}$上富集，2 ~ 10 级 μm 的粒子大部分进入肺部，对人体危害较大。当粒径小于 2.5μm 时，则大部分可通过呼吸道直达肺部沉积，这部分粒子对人体危害最大。根据资料，在短期暴露时，PM_{10}对人体可能产生的影响效应的最低日均浓度为 150 ~ 350 $\mu g/m^3$，TSP 为 220 ~ 420 $\mu g/m^3$。在长期暴露时，PM_{10}对人体可能产生的影响效应的最低年均浓度为 55 ~ 110 $\mu g/m^3$，TSP 为 110 ~ 180 $\mu g/m^3$。因此，在考虑颗粒物对人体健康的影响时，对不同粒径的粒子分开考虑。人在室内时，一般情况下活动较少，呼吸平稳，因此较大的粒子更容易在较大的气道内沉积。因此，对于室内环境而言，粒径较小的粒子在对人类健康的影响中可能占有更为重要的地位。

流行病学研究得出：人体过早地短期或长期暴露在 PM_{10}（空气动力学直径小于 10μm 的颗粒物）的环境中是导致人类心血管和呼吸系统疾病的主要原因之一[36-37]。

颗粒物对人体健康的影响既与颗粒物质的量浓度有关，也与颗粒物的化学组成和物理特征有关。化学组成特征包括颗粒物上载带的重金属、有机物等成分，物理特征包括粒度分布、形状、放射性等。

室内产生的颗粒物和室外空气中的颗粒物在来源、粒径和化学组成上有区别，毒理学特性也不尽相同，因此也有不同的生物学效应，对人体健康产生不同的影响。用吸尘器清扫和打扫的室内活动会造成颗粒物悬浮。当烹调和加热时，燃料的燃烧和烹调的食品的类型、烹调的方法都会影响室内颗粒物的排放。对于在室内使用燃煤加热炉和灶具并且没有很好的排风设备的住户，则室内颗粒物浓度可达到很高，但一般情况下，室内空气中颗粒物的浓度小于室外环境大气中的颗粒物浓度。研究表明，[38-41]，我国室内空气中粒径小于 1.3μm 的颗粒物质量浓度可达 68$\mu g/m^3$（室外 137 $\mu g/m^3$），$PM_{2.5}$可达 48$\mu g/m^3$（室外 84$\mu g/m^3$），PM_{10}达到 215 $\mu g/m^3$。环境烟草烟雾（ETS）对于不禁止抽烟的室内空气，也是一个主要的颗粒物的室内源。香烟、雪茄和烟斗直接产生颗粒物，并被吸烟者吸入和呼出，或直接排放到环境中。这些颗粒能够在一个封闭的区域内继续停留和扩散。Jenkms[42] 等对 16 个美国城市的吸烟和不吸烟家庭的室内空气中 ETS 进行研究，发现吸烟家庭 $PM_{2.5}$的浓度平均比不吸烟家庭高 17 ~ 20 $\mu g/m^3$。估计香烟中颗粒物的排放率是 1.43mg/min。此外，室内源与室外源在颗粒物暴露中所占权重也各不相同，在波士顿[43]两个家庭中进行的研究表明，在空气交换率小于 1h^{-1} 情况下室内颗粒物源占主导地位，在空气交换率大于 2 h^{-1}情况下室外源占主导地位。

与空气中的颗粒物浓度相比，人体对颗粒物的总暴露量（潜在剂量）与健康效应更具相关性。总暴露量包括室外和室内微环境各种暴露量的总和，是浓度和停留时间乘积的积分。目前在颗粒物暴露方面的研究集中于对颗粒物暴露的评价、暴露水平、暴露模型与暴露模拟方法、暴露测量及暴露影响因素的研究。美国环保局发布了一系列有关颗粒物暴露评价的方法、暴露量的测量方面的导则与手册[2,44~48]。

很多研究人员将焦点集中在室内/室外颗粒物浓度和个体暴露量的关系上，其中很多结论是通过个体每天的暴露量与环境浓度的回归分析获得的，但是分析方法仍然限于线性回归模型（Landis）或者富集因子法[49~52]。

为更好研究暴露量与健康影响之间的关系，应该对不同排放源对暴露量的贡献进行定性识别和定量解析，即所谓的暴露量解析。通过得到源排放物的物理、化学和时空分布等特征，结合个体颗粒物样品（用个体采样采集受试者呼吸带的颗粒物样品）的物理、化学、时空等特征，可以运用统计学的方法估算各类源对人体暴露量的贡献。

对于颗粒物暴露的源解析研究，目前只有少部分国外研究者进行了初步研究，国内则尚未见到有关报道。Ozkaynak 等[51]最早用逐步衰减法将 PTEAM（the particle total exposure assessmentmethodology，1991）研究中的个体暴露颗粒物分解为室内与室外源两部分。但对于室内、室外各源的贡献值，并未作出系统而详细的计算。此后，Yakovleva 等[52]利用 PTEAM 研究调查数据库中个人颗粒物样品的质量和元素组成数据，运用正矩阵因子分解（positivematrix factorization，PMF）方法识别了多种颗粒物源类，包括室外土壤、室内再悬浮尘、个人活动、海盐粒子、机动车尾气，有色金属冶炼厂和二次硫酸盐。但 PMF 方法对数据进行分析过程包含许多不确定因素，解析结果不精确。Colvile[53]运用大气扩散模型来评价骑自行车的人在行驶道路上的颗粒物暴露，但并未对各源进行贡献值与分担率的精确计算。

尽管当前最主要的一种源解析受体模型——化学质量平衡（chemicalmass balance，CMB）模型已经广泛地应用于环境空气颗粒物的源解析中，但直到现在还很少用其对具有不同物理和化学特性的个体颗粒物样品的室内/室外的来源进行解析。

根据 1998 年巴尔的摩流行病学暴露调查数据，Hopker[54]利用重新设计的 CMB 受体模型来研究室内和室外颗粒物污染源对个体 $PM_{2.5}$样品的影响。该研究首先将 CMB 模型用于室内颗粒物污染，但不足的是仅仅用 XRF 分析了 Teflon 滤膜上收集的痕量元素，颗粒物成分数据较少，影响解析出的源类的数目和解析结果的全面性。

不仅仅是 Hoper 得出的颗粒物的结果数据不足，室内产生的颗粒物源成分谱数据不充分是当前一个肩普遍存在的有待解决的问题。室内源排放颗粒物的粒径分布也很少有人研究。一些研究对颗粒物的组分进行了测定，但主要集中于 PAHs，用来估算 PAHs 的源强，包括香烟烟雾、木头燃烧以及烹调。但是这些数据用于 CMB 法源解析时还是不够。而且，有关化合物的化学特性，降解速率以及颗粒物之间的反应都给 CMB 法中寻找稳定的源标识物带来了一定的困难。虽然一些研究已经关注了室内颗粒物产生、反应、变化和衰减的机制，但是目前还没有关于室内源对 PM_{10}人体剂量贡献率的报道，特别是缺乏关于敏感人群的报道。

未成年人和成年人相比，其健康更容易受到影响受环境烟草烟雾或颗粒物中污染物的危害。这些危害常常表现为呼吸系统疾病症状加的增和及肺活量的减少. 若按单位体重和肺表面积计算，则非成年人接触颗粒物的平均剂量就显得更高，未成年人肺的发育可能会受到不可逆转的不良影响。由以上的文献综述中我们可以看出，对于颗粒物暴露的解析研究国内还没有开展。国外有关研究也刚刚起步，特别是定量解析方法还很不完善。因此需要在颗粒物的暴露解析方面尽快开展工作。

21.7 颗粒物与霾

颗粒物和气体污染物导致的可察觉到的能见度降低称为霾（haze）。导致霾的产生的情况有两种比较常见。一是一些点源排放物引起，另者是区域性源的排放物引起。霾或能见度低是普通公众感觉到空气污染的一个重要的指标，是与不利于健康的空气污染相关的，并影响景观、旅游、交通等，影响能见度的污染物也会影响全球辐射平衡。

颗粒物和气体对光的吸收和散射，导致目标物和背景空气对比度的减小。光是一种电磁波，当遇到障碍物时可以被反射、透射和散射，在空气中的颗粒物和气体可以散射和吸收光。大气中的细粒子在含量较大时可导致能见度降低，是环境大气中细颗粒物污染的一个重要现象。霾可对人类健康产生间接的影响。环境科学工作者在空气质量与能见度的关系方面已经开展了大量的研究。对能见度的影响不仅与污染物的质量浓度有关，还与粒径分布和颗粒物的折射指数有关。颗粒物的折射指数受空气湿度的影响很大。非空气质量的因素包括阳光与观测光线的角度、云的位置和地面的反射率等也影响能见度。目前已经很好地证明厂降低细颗粒物浓度能够改进能见度，也建立了一些细颗粒物质量，成分与能见度的一些定量关系[2,55]。

度量霾的参数之一是能见度（visual range，VR，或能观察到的最远距离，单位为 m），可以利用 Koschmiederps 公式计算，$VR = 3.91/b_{ext}$其中 b_{ext}（量级为 $10^{-4}m^{-1}$）是总体消光系数，它包括颗粒物散射消光（bsp）和颗粒物吸收消光（hap），分子散射消光（bsp）和分子吸收消光（bap）。分子散射消光在空气中可以近似认为常数 $0.13 \times 10^{-4}m^{-1}$，和其他三项相比，一般可以忽略。分子的吸收消光作用主要是 NO_2 污染带来的，其值为 NO_2 浓度的 3.3 倍。　目前国际上使用“deciview”作为霾的单位。

在霾的研究中经常要考虑的问题有长期平均值（例如年均值、季节平均值）：最高和最低平均值（如最差的 20% 的值）；发生频率（限值以上发生的频率）等。

霾的测量可通过几种方法进行：人眼的观测（在一系列距离下观测目标物）；照相（测量到目标物的距离）；对比透射率（遥控无线电计测量目标和背景的光强），光路的消光（测量一个光的路径中的消光）；点消光（浊度计测量颗粒物的散射），吸光计（aethalometers）测量颗粒物的光吸收，NOx 分析仪测量气体吸收及化学消光（颗粒物中主要的化学成分消光的加权和）等。

Larsen 和 Cassls[56] 利用化学组分分析的结果对颗粒物的散射消光系数进行了计算，发现理论值和观测值可以很好地吻合。Baik 等[57] 采用类似方法，发现细小的颗粒物污染可以导致烟雾发生。

从理论上说，如果确定颗粒物的化学组成，以及各种化学组分的散射和吸收消光比例，就可以推算颗粒物的消光作用。但在实际操作中，由于对相应的化学组分分析花费时间长、费用高，因此，在实际业务预报中很少利用这样模式，目前国内气象站对能见度的观测仍然以目测为主。也有很多研究尝试利用颗粒物质量浓度的观测数据来推算大气能见度。

Larsen 等认为，如果一个区域中颗粒物散射消光为总体消光的主要部分，可以将浊度计（nephelometer）所观测的结果近似替代大气总体消光系数。有的浊度计如 RadianceR903 带有自动加热装置，可测量干燥颗粒的散射。

北京大学在北京对能见度的研究表明[58]：①北京市大气颗粒物消光是降低能见度的主要因素，其中散射消光占总体消光（包括散射消光和吸收消光）的 80%，有时可以利用颗粒物的散射消光系数来估算北京市大气能见度；②能见度和细粒子质量浓度呈现较好的负相关，而与 PM_{10} 质量浓度的相关性就差一些，细粒子质量浓度的高低是决定能见度好坏的主要因素；③可以尝试利用细粒子质量浓度的观测结果来估算大气能见度；④1999 年 6 月持续高温期间即使细粒子质量浓度很高，能见度并不很低，而 2000 年 1 月细粒子质量浓度并不高的情况下，能见度却较低。这可能是因为细粒子中的成分不同的缘故，因为能见度与细粒子中主要的化学组分具有密切关系。活跃的光化学反应可能是前者的主要来源，燃煤可能是后者的主要来源，二者在化学成分上具有很明显的差别。

对影响能见度的气溶胶化学成分来源的研究非常重要。Chan[59] 等研究发现，导致能见度降低的主要成分的来源是：机动车尾气排放，生物质燃烧（国内供暖燃柴、动力燃柴、林火）、工业和乡村灰尘。研究表明，导致能见度降低的气溶胶排放源的包括机动车尾气（29% 直接贡献），煤灰（18%），二次硫酸盐是 17%，生物质燃烧为 10%，自然源，海盐、土壤/公路边灰尘各贡献 2%。

一般来说，因为煤灰和二次污染物大多产生于车辆尾气污染物，它应担负能见度降低的大部分责任。气溶胶来源对能见度降低的影响不同于气溶胶质量的影响。Chan 于 1997 年的研究发现：土壤/公路边灰尘占 25%，机动车废气直接贡献 13%，二次污染物超过 10%，海盐占 12%。Chan 等的研究结果表明：机动车废气，二次硫酸盐、生物质燃烧（主要是居民燃木柴）成为主要的影响能见度的气溶胶的来源。

一般来讲，导致能见度降低因素的来源解析结果为：机动车废气（包括煤灰尘粒的二次产物）占总的消光系数的大部分，二次硫酸盐占 17%，生物质燃烧占 10%。

美国在 1977 年制定的《空气净化法》就有专门的条款来保护国家"联邦一类区"的能见度，使其免受人为大气污染源的影响。美国设立了区域霾法规，使用 2000 ~ 2004 年作为基线，设立从基线到"天然能见度状态"的 10 年目标，将 2065 年最终达到"天然能见度状态"作为总的目标。

总之，霾是公众可了解的直观的空气污染的证据，差的能见度与所有其他的污染问题相关。从不同的污染类型的贡献来说，霾是最易于定量的一个指标，通过长期测量可以跟踪霾的发展。目前我们关于区域霾的知识主要来源于颗粒物的化学成分的监测和组分研究，除了有机物和元素碳，可以通过气溶胶成分比较准确地确定吸光度。

气溶胶来源很多、地区特性很强，是大气环境中化学组成最复杂，危害最大的污染物之一，其污染程度和特性已引起环境管理部门和公众的普遍关注。目前我国面临的严重问题是很多城市颗粒物浓度超标的问题、能见度下降的问题。这些问题怎么解决，何时能解决，人、财、物如何分阶段投入，投入的效果如何等，急需科技成果为政府的决策提供支持。

环境空气气溶胶化学经过多年的发展，在很多方面都有了长足的进展，但目前仍然有很多问题有待解决，尤其是纳米粒子对空气污染的监测及其在环境毒理中的贡献。今后应对细粒子开展更为细致的研究，并开展对纳米粒子空气污染效应的研究；对更多的特征标识成分进行研究和应用，包括同位素、特征有机物等；对颗粒物来源及载带的有害物质进行准确的来源解析；对颗粒物包括细粒子和纳米粒子化学成分的快速测定；应对细粒子及纳米粒子上的有机物给予更多关注；更多地研究大气颗粒物上化合物的转化问题及气溶胶及载带的各类化学物质的环境健康问题。

参 考 文 献

1. 白志鹏. 环境空气气溶胶化学. 见：戴树桂主编. 环境化学进展. 北京化学工业出版社，2005，18 – 56.
2. USEPA. External review draft of air quality criteria for particulate matter. Volume Ⅰ & Ⅱ, 2003.
3. Heinsohn R J, Davis J W, Knapp K T. Environ Sc &T echnol, 1980, 14 : 1205.
4. 白志鹏，朱坦，葛苏，等. 烟道气稀释混合多通道分级采样器. ZL03258297. 8. 2004.
5. 朱坦. 郭光焕，白志鹏，葛苏. 烟道稀释混合湍流分级采样器. ZL03240576. 6. 2004.
6. 北京大学，南开大学等. 大气污染的源解析技术研究报告：863 计划课题，2004.
7. 陈魁，白志鹏，朱坦，等. 过程工程学报，2004，4（增刊）：864 – 867.
8. Watson J G, Chow J C, Lowenthal D H, et al. Differences in the carbon composition of source profiles for diesel – and gasoline – powered vehicles. Atmospheric Environment, 1994, 28 : 2493 – 2505.
9. Mcrae C, Sun CG, Snape E, et al. δ13C values of coal – derived PAHs from different processes and their application to source apportionment [J]. Organic Geochemistry, 1999, 30 : 881 – 889.
10. Okuda T, Kumata H, Naraoka H, et al. Origin of Atmospheric Polycyclic Aromatic Hydrocarbons (PAHs) in Chinese Cities Solved by Compound – Specific Stable Carbon Isotopic Analyses. Organic Geochemistry, 2002, 33 : 1737 – 1745.
11. Okuda T, Kumata H, Naraoka H, et al. Vertical distributions and δ13C isotopic compositions of PAHs in Chidorigafuchi Moat sediment, Japan. Organic Geochemistry, 2002, 33 : 843 – 848.
12. Sun C G, Snape C E, McRae C, et al. Resolving coal and petroleum – derived polycyclic hydrocarbons (PAHs) in some contaminated land samples using compound – specific stable carbon isotope ratiomeasurements in conjunction withmolecular fingerprints. Fuel. 2003. 82 : 2017 – 2023.

13. 黄振中. 中国大气污染防治技术进展. 第九届全国大气环境学术会议论文集，乌鲁木齐. 2002. 8.
14. 戴树桂，朱坦，白志鹏. 受体模型在大气颗粒物源解析中的应用和进展. 1995，15（4）：252－257
15. JG Watson，NF Robinson，C Lewis et al. Chemical Mas Balance Receptor Madel version 8（CMB8）user's Manual. Desert Research lnstiticte No 808，ID1997.
16. RC Henry and GM Hidy. Multivariate analysis of particulate surface and other air quality variable by principle components. 2. salt Lake city，utah and St，louis，Missouri. Atmospheric Environment，1982，16：929－943.
17. Watson，J. G.；Cooper，J. A.；and Huntzicker，J. J. The effective variance weighting for least squares calculations applied to themass balance receptormodel. Atmos. Environ.，1984，8（7）：1347－1355.
18. Hopke P. K.，Receptor Modeling in Environmetnal Chemistry，John Wiley & Sons，New York，1985：1－5，7－90.
19. 戴树桂，朱坦，曾幼生，等. 天津市区采暖期飘尘来源的解析，中国环境科学，1986，6：24－30.
20. 戴树桂，朱坦. 傅学起，等. 天津市大气颗粒物主要排放源的成分谱研究，城市生态系统污染综合防治. 北京：中国环境科学出版社，1988，425－436.
21. Zhu Tan，Zhou Jiangping，and Bai Zhipeng. Source apportionment for air particulatematter in Dagang Oil Field. Pure and Applied Chemistry，1995，67，1477－1481.
22. 朱坦，白志鹏. 宋先磊. 等. 源解析技术在环境评价中的应用—区域大气污染物总量控制. 中国环境科学，2000，20（增刊）：2－6.
23. Ge，S，Z. Bai；W. Liu，T. Wang，S. Qing，T. Zhu，and J. Zhang. "Boiler briquette coal versus raw coal：Part I －stack gas emissions"，Journal of Air & Waste Manage Assoc，2001，51（4）：524－533.
24. 冯银厂，白志鹏，朱坦. 大气颗粒物二重源解析技术原理与应用. 环境科学. 2002，23（增刊）：106－108.
25. Malm，W. C.，B. A. Schichtel，R. B. Ames，and K. A. Gebhart（2002），A 10－year spatial and temporal trend of sulfate across the United States，J. Geophys. Res. 107（D22），4627－4631.
26. 朱坦，白志鹏等. 石家庄、济南、天津、太原、乌鲁木齐. 安阳、邯郸等城市大气颗粒物毒源解析报告. 天津：南开大学. 2002.
27. 孙韧，朱坦. 天津局部地区大气颗粒物上多环芳烃分布状态. 环境科学研究. 2000，13（4）：14－17.
28. 彭林，白志鹏，朱坦（2003）. 我国空气颗粒物中烃类物质的来源解析研究现状. 城市环境与城市生态，2003，16（3）：60－62.
29. 周春玉，叶汝求，汤国才 等. 气溶胶中有机污染物及其分布规律的研究. 中国环境科学. 1991，11（5）：337－342.
30. GORDON R J，BRYAN R J. Patterns in airborne polycyclic aromatic hydrocarbons at four Los Angeles sites. Environmental Science & Technology，1973，7（11）：1050－1053.
31. J Chen，WJ Peijnenburg，X Quan，et al. Quantitative structure property relationships for direct photolysis quantum yields of seleded polycyclie aromatic hydrocarbons. Sci Total Environ. 2000，31：11－20.
32. 朱先磊，刘维立，卢妍妍，等. 燃煤烟尘多环芳烃成分谱特征的研究. 环境科学研究. 2001，14：4－8.
33. 朱先磊. 大气颗粒物上多环芳烃源解析的研究、[博士论文]. 天津：南开大学. 2001.
34. 彭林 白志鹏. 应用稳定碳同位素组成特征研究环境空气颗粒物中多环芳烃的来源. 环境科学. 2004，25，增刊（6）：16－20.
35. Wainman，T.，J. Zhang，C. J. Weschler，and P. J. Lioy，Ozone and limonene in indoor air：a source. of submicron particle exposure，Environmental Health Perspectives，2000，108，1139－1145.
36. Choudhury A H，Gordian M E，Morris S S. Associations between respiratory illness and PM10 air pollution [J]. Architecture Environment and Health，1997，52：113－117.
37. Gauvin S，Zmirou D，Pin I，Quentin J，Balducci F，Boudet C，Poizeau D，Brambilla C：Short－term effect of exposure to suspended particulatematter（PM10）on the respiratory function of urban asthmatic and control adults. J. Environ. Med. 1999，1：71－79.
38. 邹庐泉，季学李. 办公室空气颗粒物的粒度分布初探. 上海环境科学，2000，18（5）：205－207.
39. 邹庐泉，季学李. 自然通风对办公室内气溶胶的影响. 上海环境科学. 2000，19（1）：20－23.
40. WHO. 凌云. 发展中国家室内空气污染状况——一个重要的环境和公共卫生问题. 国外医学卫生学分册，2001，28（3）：170－177.

41. RobinHibbert, ZhipengBai, JaimeNavia, DanielM. Kammen, JunfengZhang (1999) "Highleadexposureresultingform-potteryproductioninavillageinMichoacanState, Mexico". JournalofExposureAnalysisandEnvironmentalEpidemiology, 1999, 9 (4) :343 - 351.

42 Jenkins RA, Palausky MA, Counts RW, et al. Determination of personal exposure of non - smokers to environnental tobacco smoke in the United States. Lung Cancer, 1996, 14 Suppl 1 : S195 - S213.

43. Abt E, Suh H H, Allen G, et al. Characterization of indoor particle sources: a study conducted in themetropolitan Boston area. Environmental Health Perspectives, 2000, 108 :35 - 44.

44. EPA. Guidelines for Exposure Assesement. EPA/600/Z - 92/001. 1992.

45. EPA. Exposure Factors Handbook. EPA/600/8 - 89/043. 1989.

46. EPA. Child - Specific Exposure Factors Handbook (Interim Report) 2002. U. S. Environmental Protection Agency, Office of Research and Development, National Center for Environmental Assessment, Washington Office, Washington, DC, EPA - 600 - P. 00 - 002B, 2002.

47. A. Miller, D. Costa, R. Devlin, et al. Pariculate Matter Research Program Strategy. EPA/ NRMRL 2003.

48. Burke, J, Zufall, M, Ozkaynak, H., 2001, A population exposuremodel for particulate. matter: case study results for PM2. 5 in Philadelphia, PA. Journal of Exp. Analysis and. Env. Epidemiology 11, 470 - 489.

49. Lowenthal D H, Rogers C F, Saxena P, et al. Sensitivity of estimated light extinction coefficients tomodel assumptions andmeasurement errors. Atmos. Environ., 1995, (29) :751 - 766.

50. Ayers GP. Potential for simultaneousmeasurement of PM10, PM2. 5 and PM1 for air qualitymonitoring purposes using a single TEOM. Atoms. Environ. 2004, 38 :3453 - 3458.

51. Ozkaynak H, Xue J, Weker J, et al. The Parlicle TEAM study: Analysis of the Data. Final Report. Vol. 3. U. S, EPA, Research Triangle Park, NC. 1994.

52. Yakovleva E, Hopke PK: Receptormodeling assessment of particle total exposure assessmentmethology data. Environ Sci Technol 1999; 33 :3645 - 3652.

53. Gomez Perales, J. E., Colvile, R. N. and Nieuwenhuijsen, M. J., 2003. Use of dispersionmodelling to assess road - user exposure to PM. Atmos. Environ. 37 :2773 - 2782.

54. Hopke, P. K., Ramadan, Z., Paatero, P., Norris, G., Landis, M., Williams, R., Lewis, C. W., 2003. Receptor Modeling of Ambient and Personal Exposure Samples : 1998 Baltimore Particulate Matter Epidemiology - Exposure Study, Atmos. Environ., 2003, 37 :3289 - 3302.

55. Watson, J. G., and J. C. Chow, 2003: Sources of Urban and Regional Haze. Presented at the International Workshop on Source Apportionment for Urban Ambient Particulate Matter, Nankai University, Tianjin, China, November 26, 2003.

56. S. M. Larson, G. R. Cass and H. A. Gray. Atmospheric carbon particles and the losangeles visibility problem, Aerosol Science and Technology 1989, 10 :118 - 30.

57. Baik N, Kim Y P, Moon K C. Visibility study in Seoul, 1993. Atmos Environ. 1996, 30 :2319 - 2328.

58. 宋宇，唐孝炎，方晨，张远航，胡敏，曾立民，李成才，毛节泰，MICHAEL BERGIN，北京市能见度下降与颗粒物污染的关系，环境科学学报. 2003, 23 (4) :468 - 471.

59. Chan Y C, Simpson R W, Mctainsh G H, et al. Source apportionment of visibility degradation problems in Brisbane (Australia) using themultiple linear regression techniques. Atmos Environ, 1999, 33 :3237 - 3250.

第二十二章　自由基与颗粒物毒性

自由基与可吸入颗粒物的生物毒性具有密切的关系。研究表明，纳米粒子的毒性也多与活性氧及自由基有关。为理解纳米粒子及可吸入颗粒物的生物毒性的原理，本章简述自由基与颗粒物毒性间的关系。

22.1 自由基[1]

基（radical）这一名词在化学科学中经常用来表示不同的原子团，如羟基（ - OH）、羰基（ - CO - ）、甲基（ - CH_3）等。而“自由基（free radical）”是指可以独立存在的，含有一个或一个以上不配对电子的任何原子或原子团。

分子中不配对电子的存在使之能受到磁场的吸引，即表现为顺磁性并具有高度的反应活性。在一般化学反应过程中及生物体内的生物化学反应过程中都有很多自由基（如氢原子等）。自由基的产生一般是由于共价键的均裂（homolytic fission）所造成的，均裂是共价键键中的成对电子由断裂后的两个产物分子的均分。共价键均裂所需要的能量可由热能、电磁辐射等提供。很多共价键如 - C - C - 、 - C - H、 - C - O - 需要在 450 ~ 600℃ 高温下才能断开。化学家们认为高温气相反应中有很多属于自由基反应，燃烧就是一种自由基反应。

若 A、B 是以共价结合的两个原子均裂，可表示如下：

$$A:B \rightarrow A\cdot + B\cdot$$

水分子中的一个共价键均裂则产生一个氢自由基（H·）和一个羟自由基（·OH）。与均裂相反的是异裂（heterolytic fission）。共价键异裂时，成对电子归一个原子所有，而另一个原子则失去一个电子：

$$A:B \rightarrow A^- + B^+$$

Al 因为获得一个电子而带负电荷，而 B 则失去一个电子而带正电荷。水的异裂产生一个氢离子 H^+ 和一个氢氧根离子 OH^-。它们都不含有不配对电子，因此不是自由基而是离子。

22.1.1　氧及其衍生物[1,2]

天然存在的氧分子是自由基，它有两个不配对电子，分别位于不同的π*反键轨道。两个电子有相同的自旋量子数（自旋平行）。这是氧的最稳定的状态，称之为基态（ground state）。当氧分子氧化其他原子或分子时，必须接受两个电子，而且这两个电子必须是反平行自旋的才能填入π*轨道中。按照Pauli不相容原理，在原子或分子轨道中的两个电子都是自旋相反的，所以不可能满足这一标准限制了电子向氧分子的转移，使氧分子一次只能接受一个电子。这就意味着氧只能缓慢地与很多非自由基物质起反应。

基态氧接受能量可以转变成活泼形式的单线态氧（singlet oxygen）。单线态氧有两种，即$^1\Delta gO_2$和$^1\sum g+$。$^1\Delta gO_2$状态的氧的能量比基态氧高93.7 kJ，因此比基态氧活泼得多。$^1\sum g+$状态的氧的能量比基态氧高出156.9 kJ，因此比基态氧的活性更高。$1gO_2$没有不配对电子，因而不是自由基。但这两种单线态氧都已没有自旋限制，因此其氧化能力都大增加，属于活性氧族的成员。

如果在基态氧分子上加入一个电子，这个电子必然进入一个π*反键轨道，此时基态氧就成为超氧化物自由基（superoxide radical，$O_2^-\cdot$）。超氧化物自由基只有一个不配对电子。当超氧化物再获得一个电子时，即形成过氧离子$O_2^{2-}\cdot$（peroxide ion）。这个电子进入另一个反键轨道，这样氧分子中就不再有不配对电子，所以不再是自由基。在$O_2^-\cdot$和$O_2^{2-}\cdot$离子中，由于额外的电子进入反键轨道，使O-O键强度减弱。在基态氧O_2中，两个氧原子以两个共价键有力地结合在一起。在$O_2^-\cdot$中，只剩下1.5个共价键，而在$O_2^{2-}\cdot$中则只剩下一个共价键，因此$O_2^{2-}\cdot$中的O-O键很弱。在$O_2^{2-}\cdot$上再增加两个电子，则进入$\delta_{2p}{}^*$轨道，使氧和氧的结合键完全消除，形成$2O^{2-}$。在生物系统中，O_2的双电子的还原产物是H_2O_2，而四电子的还原产物是H_2O。

$$O_2 \xrightarrow{\text{单电子还原}} O_2^- \cdot$$

$$O_2 \xrightarrow[\text{（加 }2H^+\text{）}]{\text{双电子还原}} H_2O_2 \text{（}O_2^{2-}\text{ 的质子化形式）}$$

$$O_2 \xrightarrow[\text{（加 }3H^+\text{）}]{\text{三电子还原}} \cdot OH + H_2O$$

$$O_2 \xrightarrow[\text{（加 }2H^+\text{）}]{\text{双电子还原}} 2H_2O \text{（}O^{2-}\text{的质子化形式）}$$

H_2O_2中的O-O键相当弱，容易断开，均裂形成羟自由基。

$$H_2O_2 \xrightarrow{\text{能量}} 2\cdot OH$$

22.1.2　过渡金属元素[1,3]

元素周期表中位于d-区第一行的金属元素除锌外均含有未配对电子，所以有些书籍认为都是自由基。铜不完全符合过渡元素定义，因为它的3d轨道是满的，但是它很容易失去两个电子形成Cu^{2+}。失去的两个电子一个源于其4s轨道，另一个源于其3d轨道，由此在原轨道上形成不配对电子。很多过渡元素具有重要的生理功能，有些文献将其中一些常见者及其生理学功能列于表22-1[1]。过渡元素都是金属，从自由基的观点看它们所具有的最重要的特点是变价，涉及一个电子的氧化状态的改变。这里对参与或影响自由基反应的几种金属元素进行简单介绍。

表 22－1 d 区某些元素的生物化学意义

金属	生物化学意义
铜	必需食物成分，体内一些酶的组成成分，如超氧化物歧化酶、细胞色素氧化酶、赖氨酸氧化酶、多巴 β－羟化酶和血浆铜蓝蛋白等。成人体内含铜量约为 80mg。在肝和禽中的浓度最高，男性血浆含量 1.06mg/L，过多时有毒性
锌	固定化合价为 2，不属于过渡元素，但它可以置换结合状态的铁而抑制依赖于铁的自由基反应，也是食物中的必需成分之一。在生物体内存在于 RNA 聚合酶、碳酸酐酶及超氧化物歧化酶中，血浆锌浓度约为 1.112mg/L，过多时有毒性
钒	动物体必需的微量元素，人是否需要尚未肯定，聚集于某些生物膜中，参与胆固醇代谢，抑制细胞膜 Na^+-K^+ ATP 酶，可能是一生理调节机制
铬	可能是一种必需的食物成分，参与葡萄糖代谢，正常血清铬含量为 1～5 μg/L
锰	为动物所必需，对于人体也可能是必需的，正常血浆含量是 9mg/L，是线粒体超氧化物歧化酶的成分，同时能激活很多羟化酶和羧化酶。大鼠肝细胞游离锰和总的锰含量分别为 0.71μmol/L 和 34μmol/L
铁	为人体含量最为丰富的过渡金属元素，缺乏时会导致缺铁性贫血。正常男性血清铁含量约为 1.27mg/L，绝大部分是以与转铁蛋白结合的形式存在。人体可以通过肠道摄入铁的多少调节其体内含量，是血红蛋白、肌红蛋白、细胞色素及非血红素铁蛋白等的必需成分
钴	是维生素 B_{12} 的成分，其他存在方式尚不清楚
镍	可能为动物所必需，是否为人体所必需尚未肯定。存在于植物细胞脲酶中及一些细胞加氢酶和一氧化碳脱氢酶中
钼	为一些核黄素金属酶所必需的微量元素，如黄嘌呤氧化酶、固氮酶、亚硫酸盐氧化酶和硝酸盐氧化酶等

22.1.2.1 铁：铁的常见化学价为 2 价和 3 价。Fe^{3+} 为氧化剂，F^{2+} 为弱还原剂。Fe 可被单电子氧化，将电子交给 O_2 生成 $O_2^-\cdot$，如硫酸亚铁溶液暴露于空气中时，其中的 Fe^{2+} 可被缓慢地氧化成 Fe^{3+}，而溶解于溶液中的氧 O_2 则被还原成 $O_2^-\cdot$。Fe^{2+} 和 Fe^{3+} 都可以与 H_2O_2 作用，分别生成 ·OH 和 $O_2^-\cdot$；还可以进一步被生成的 ·OH 和 $O_2^-\cdot$ 氧化，还原生成相应的 OH 和 O_2。

22.1.2.2 铜：铜有两种价态，即 Cu^+ 和 Cu^{2+}。铜在被还原的过程中可使两分子 $O_2^-\cdot$ 转变为 H_2O_2 和 O_2。铜盐也可以与 H_2O_2 反应生成 ·OH。

$$Cu^+ + H_2O_2 \rightarrow Cu^{2+} + \cdot OH + OH^-$$

22.1.2.3 锰：锰在溶液中最稳定的价态是 Mn^{2+}，可以被氧化成 Mn^{3+}、Mn^{4+}、Mn^{7+}，可以参加自由基反应。

$$Mn^{2+} + O_2^-\cdot + 2H^+ \rightarrow Mn^{3+} + H_2O_2$$

22.1.2.4 锌：锌只有一种价态，即 Zn^{2+}，不能参加自由基反应，但在体内可以抑制某些自由基反应。这是由于它能置换其他的一些金属离子，如置换具有催化反应的结合部位的铁。

过渡金属可以及通过改变化学价而有效地催化许多氧化还原反应。它们常常作为酶活性中心的组成部分，在酶的活性部位对这类反应起催化作用。过渡金属催化自由基反应的基本原因是因为这类金属可以克服氧与非自由基化合物直接反应的自旋限制。

已知铁、铜和氧的化学反应密切相关，与氧相互依存。这两个过渡金属存在于加氧酶、氧化酶、抗氧化剂、运输和贮存氧的蛋白质以及传递电子的蛋白质的活性部位（表 22－2）。

表 22-2 参与氧代谢的重要含铁和铜的蛋白质

酶	金属	底物
超氧化物歧化酶	Cu^{2+}、Zn^{2+}、Mn^{2+}、Fe^{3+}	O_2^- ·
过氧化氢酶	Fe^{3+}	H_2O_2
过氧化物酶	Fe^{3+}	H_2O_2/e 供体
铜蓝蛋白	Cu^{2+}	Fe^{2+}
氧、铁和电子的运输	**金属**	**功能**
血红素铁		
细胞色素	Fe^{3+}	电子传递
血红蛋白	Fe^{2+}	氧的运输
肌红蛋白	Fe^{2+}	氧的贮存
细胞色素氧化酶	Fe^{3+}	终末氧化酶
非血红素铁		
蚯蚓血红蛋白	Fe^{3+}	氧的运输
铁氧化还原蛋白	Fe^{3+}	电子传递
铁蛋白	Fe^{3+}	铁的贮存
转铁蛋白	Fe^{3+}	铁的运输
乳铁蛋白	Fe^{3+}	结合铁
铜		
铜蓝蛋白	Cu^{+}	氧的运输

22.1.3 活性氧与氧自由基[4-11]

活性氧是指氧的某些具有高活性的代谢产物及一些反应的含氧的活性产物，主要包括：①氧的单电子还原物如 O_2^- · 和 O^- ·，以及它们的质子型 HO_2 · 和 · OH；②氧的双电子还原物，如 H_2O_2；③烷烃过氧化物 ROOH 及其均裂产物 RO ·，ROO ·（13，14）；④处于激发状态的氧、单线态氧及羰基化合物；⑤由 O_2^- · 和氮自由基 NO 反应生成的 ONOOH[15,16]；⑥由髓过氧化物酶 - H_2O_2 - Cl 系统生成的 HOCl[17,18]等。表 22-3 为对生物体有损伤作用的活性氧。活性氧的特点是含有氧，化学性质较基态氧活泼。活性氧中的一些是自由基，其不配对电子位于氧原子，称为氧自由基。另一些则是非自由基的含氧物。非自由基的活性氧的特点是可以在氧自由基反应中产生，同时还可以直接或间接地触发自由基反应。从化学的活泼性来说，氧自由基在一定程度上与活性氧具有相同意义，但有些是例外的，如基态氧虽然也是自由基并且是双自由基，但其化学活泼性并不很强，不属于活性氧。激发态的分子氧虽然不是自由基，但其活性要比双自由基基态氧大得多。因此，单线态氧和一些含有处于激发态氧的有机物，如激发态羰基化合物和二氧乙烷以及臭氧等也都属于具有生物学意义的活性氧类。

表 22－3　具有氧化应激意义的活性氧

种　类	名　称	特　　点
$O_2^- \cdot$	超氧阴离子	单电子还原状态，在很多氧化反应如黄素蛋白、氧化还原循环反应中形成
$HO_2^- \cdot$	氢过氧基	超氧阴离子的质子化形式，脂溶性增加
H_2O_2	过氧化氢	双电子还原状态，由以上两种自由基歧化而成，也可直接由 O_2 形成
HO ·	羟自由基	三电子还原状态，由 Fenton 反应和金属催化的 Haber－Weiss 反应形成，具有高度活性
RO ·	烷氧基	有机氧自由基，如脂类、蛋白质等
ROO ·	烷过氧基	由有机（如脂类、蛋白质）氢过氧化物（ROOH）经氢抽提或均裂形成
ROOH	R－氢过氧化物	有机氢过氧化物如脂肪酸和胸腺嘧啶过氧化物以及蛋白质氢过氧化物等
$^1\Delta gO_2$（O_2^- 或 $^1O_2$）	单线态氧	第一激发态，比基态氧能量高 93.722kJ/mol，红（双分子）或红外（单分子）光发射
^{3}R'R''CO(R'R''CO *)	三线态羰基	激发态羰基化合物，蓝绿色光发射（即经二氧乙烷中间物）
ONOOH	过氧亚硝酸	由 $O_2^- \cdot$ 和 NO 反应生成
HOCl	次氯酸	由髓过氧化物酶催化 Cl－与 H_2O_2 反应生成

22.1.4　大气自由基

大气中自由基可在太阳光中紫外线的作用下，由氧气、水和其他多种物质反应生成。大气中的自由基，可氧化空气中的有机物质，使大气具有自我清洁作用。研究人员把纳米二氧化钛粉末制成催化剂，在太阳光中紫外线或者人工紫外线的作用下，让空气中的水和氧气不断生成氢氧自由基，从而分解空气中的有机污染物、抑制病毒活性，起到抗菌、净化空气、除臭、消毒、防霉、自洁的作用。在医院里，氢氧自由基能有效地抑制病毒的传播。氢氧自由基能净化汽车内的空气，让车内的空气变得清新起来。新装修后的房间、人口密集的写字楼经过氢氧自由基处理后，可以有效去除装修中散发的甲醛、苯、氨等有害气体，营造出清新的室内环境。虽然自由基有洁净大气的功能，但是它也有可能成为危害人体健康的帮凶。例如，羟基自由基遇到氮氧化合物，它就会促进光化学污染对人体健康的危害。氢氧自由基可和汽车尾气中的氮氧化合物以及大气中的有机污染物发生化学反应，生成二次污染物臭氧、过乙酰硝酸酯、醛类等，混合形成的淡蓝色烟雾，具有很强的氧化性和刺激性，可降低大气的能见度，对人体的眼、喉、鼻，对动物、植物、各种材料都有很大的危害。近些年来，自由基在环境毒理学中所具有的作用已引起人们的重视。

颗粒物包括纳米粒子在大气中可能通过 Fenton 反应产生自由基，产生有害于健康的二次性粒子。这些颗粒物或纳米粒子被吸入肺部进入人体后，则可以通过这种反应产生自由基，直接对人体造成危害。关于吸入颗粒物或纳米粒子对人体的危害作用，已分别在其他章节中进行讨论。本章则主要从环境毒理学的角度，对产生自由基的主要反应，即 Fenton 反应与颗粒物的毒理间的关系进行介绍和讨论。

22.1.5　体内自由基

生物体内常见的自由基有超氧阴离子自由基（superoxide oxygen anion，$O_2^{\cdot -}$）、羟自由基（hydroxyl radical，$^{\cdot}$OH）、脂烷氧基自由基（lipid alkoxyl radical，LO$^{\cdot}$）、脂过氧自由基（lipid peroxyl radical, LOO˙）、单线态氧（singlet oxygen, $^1O_2$）及过氧化氢（hydrogen peroxide, H_2O_2）等。$^1O_2$ 及 H_2O_2 在有些书籍中不被称为自由基。但因数它们也在体内参与各种与自由基有关的生物化学过程，因此与 $O_2^{\bar{\cdot}}$、˙OH、LO˙及 LOO˙等统称为活性氧族（reactive oxygen species, ROS）。

许多研究表明，自由基对细胞和组织的损伤参与人体内的许多生理或病理过程。由于人体是由各种各样不同功能的细胞组成，因而自由基对不同细胞的损伤可导致表面看起来毫无关连的疾病。例如：自由基摧毁细胞膜，导致细胞膜发生变性，使得细胞不能从外部吸收营养，也排泄不出细胞内的代谢废物，并丧失了对细菌和病毒的抵御能力；自由基攻击正在复制中的基因，造成基因突变，诱发癌症发生，自由基激活人体免疫系统，使人体表现出过敏反应，或出现如红斑狼疮等自体免疫疾病；自由基作用于人体内酶系统，导致胶原蛋白酶和硬弹性蛋白酶的释放，这些酶作用于皮肤中的胶原蛋白和硬弹性蛋白并使这两种蛋白产生过度交联并降解，结果使皮肤失去弹性出现皱纹及囊泡；类似的作用使体内毛细血管脆性增加，使血管容易破裂，这可导致静脉曲张、水肿等与血管通透性升高有关疾病的发生；自由基侵蚀机体组织，可激发人体释放各种炎症因子，导致各种非菌类炎症；自由基侵蚀脑细胞，使人得早老性痴呆的疾病；自由基氧化血液中的脂蛋白造成胆固醇向血管壁的沉积，引起心脏病和中风；自由基引起关节膜及关节滑液的降解，从而导致关节炎；自由基侵蚀眼睛晶状体组织引起白内障；自由基侵蚀胰脏细胞引起糖尿病。总之，自由基可破坏胶原蛋白及其他结缔组织，干扰重要的生理过程，引起细胞 DNA 突变。

22.2 自由基与颗粒物的致病作用

22.2.1 颗粒物与人类疾病的关系

1952 年 12 月发生伦敦烟雾事件造成了数以千计人的死亡。这一事件震惊全世界，使人们对于大气颗粒物对健康的危害引起注意，促使欧美等发达国家半个多世纪以来进行了大气污染物与人体健康关系的长期、系统的多学科研究。1972 年，美国国会通过了《清洁空气法案》（“Clean Air Act”），责成美国国家环保署（US EPA）采取措施，以期能够适时地预警危及公共健康和福祉的环境污染物，同时制定环境空气质量标准以保护公众健康。US EPA 在授权情况下于 1971 年颁布了《国家环境空气质量大气颗粒物标准》（“National Ambient Air Quality Standard for Particulate Matter”），并于 1987 年进行了修订。该标准使用与人体健康效应研究相一致的 PM_{10}（空气动力学直径小于或等于 10μm 颗粒物）的浓度指标，即 24 h 最大允许浓度为 150 μg/m^3，年均最大允许浓度为 50 μg/m^3。此标准颁布后，随着美国社会各界的共同努力，美国的空气污染状况有了显著的改善，从 1988 年到 1993 年年平均颗粒物浓度就下降了 20%。但就在空气颗粒物浓度下降的同时，又有新的问题出现在人们的面前。多项流行病学研究表明[12]，虽然此时的颗粒物浓度已经低于国家标准，24h 平均颗粒物浓度仍与死亡数之间存在一定的相关性。为了回答流行病学研究结果，美国 EPA 的空气质量规划与标准办公室（Office of Air Quality Planning and Standards）于 1996 年发表了关于环境空气颗粒物质量标准的评估报告[13]，指出现行的标准不能足够安全地保护公众健康，而且细粒子（$PM_{2.5}$，即空气动力学直径小于 2.5μm 的颗粒物）与公众的死亡率（mortality）和发病率（morbidity）相关性更高。依据这一结果，USEPA 于 1997 年在保留现行标准的前提下又公布了新的 $PM_{2.5}$ 日浓度标准及年浓度标准，分别为 65 μg/m^3 和 15 μg/m^3。

然而，这些流行病学研究结果和新的 $PM_{2.5}$ 标准同时遭到了社会各界的批评，对流行病学研究的主要指责是相关性不强，受其他污染物及季节等因素影响较大，城市选择不系统以及模型选择有争议等，学术界甚至质疑 1997 年标准的制定缺乏足够的科学依据。1997 ~ 1998 年，美国《科学》杂志曾发表多篇质疑性文章[14-16]，所列举的一个基本事实是，由于大气颗粒物的组成、来源均有可能不同，因此其生物毒性就不可能相同，有学者甚至提出这样的问题，即“谁来为亚洲沙尘暴在美国产生的颗粒物浓度变化埋单?”。著名大气科学学者 Seinfeld 领导的研究小组在《科学》杂志发表论文指出[17]，大气颗粒物、O_3、NOx、SOx、有机物等的形成和转化是极其复杂的相互作用的结果，如图 22－1 和图 22－2 所示，因此将颗粒物作为相对独立的指标进行研究可能会产生一系列问题[18]。有工业团体向哥伦比亚（Columbia）上述法庭控告美国 EPA，1999 年法院作出决议，停止 1997 年关于细颗粒物浓度标准的执行。

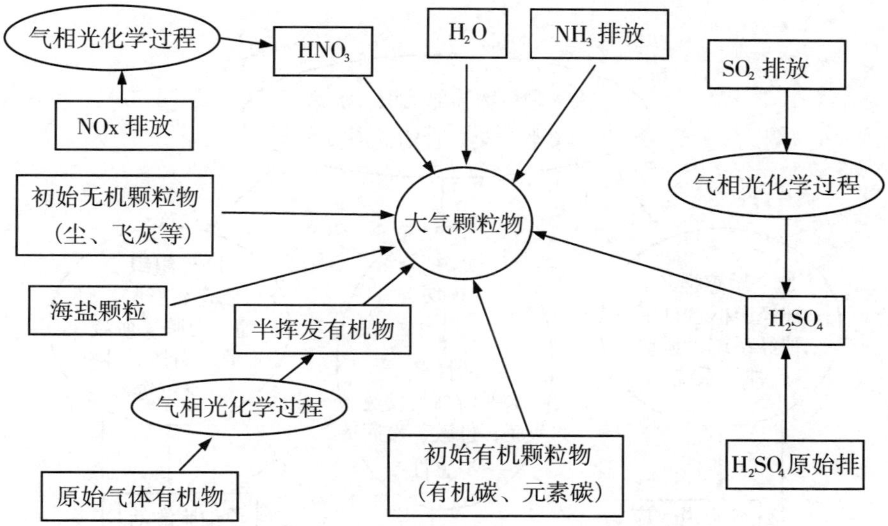

图 22－1　各种化合物形成大气颗粒物的过程

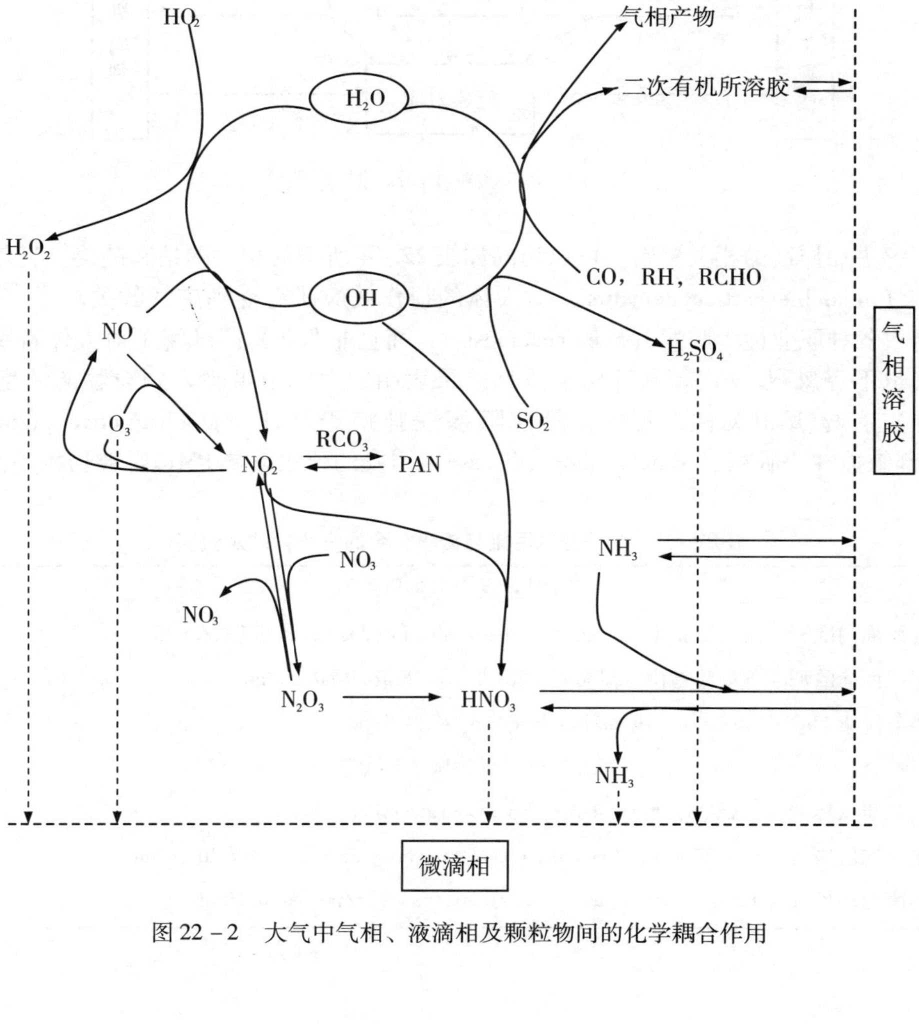

图 22－2　大气中气相、液滴相及颗粒物间的化学耦合作用

近年来，关于颗粒物流行病学的系统研究论文已有很多[19-22]。2003 年发表的由多位著名科学家参加的 EPA 颗粒物健康效应研究中心计划（The US Environmental Protection Agency Particulate Matter Health Effects Research Centers Program）中期报告指出[23]，目前科学界对可吸入颗粒物的生物学损伤机制的了解尚浅，提出了如图 22-3 所示的可能的机制假设。

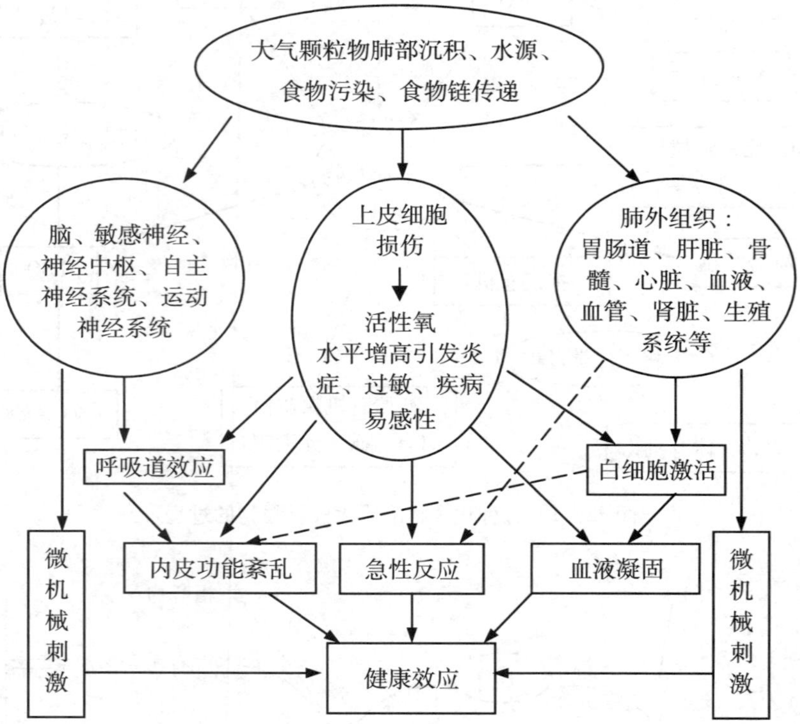

图 22-3　大气颗粒物健康性效应假说

如果想了解更加详细的相关资料，可以访问如表 22-4 所例的相关网站和链接。近年来，环境中可吸入颗粒物（inhalable particulatematter）对人体的损伤效应研究受到广泛的关注[24-26]，颗粒物的吸入不仅可造成各种职业性尘肺病（pneumoconiosis），而且非职业暴露环境下对人体特别是呼吸系统所造成的损伤也不容忽视[27-30]。流行病学研究结果表明，大气中可吸入颗粒物的浓度与日死亡率（dailymortality）有显著相关性，其中，慢性阻塞性肺疾患（chronic obstructive pulmonarydisease，COPD）和局部缺血性心脏病（ischemic heart disease）引发的死亡率与 $PM_{2.5}$颗粒物相关性最强。

表 22-4　有关空气污染与健康安全的常用网站及资料

WHO（世界卫生组织）
世界卫生组织面向欧洲空气质量指南 http://www.euro.who.int/document/e71922.pdf
世界卫生组织面向欧洲空气质量指南背景资料 http://www.Euro.Who.int/air
转化、环境与健康 http://www.Euro.Who.Int/document/e72015.pdf
US EPA（美国国家环保署）
美国国家空气质量标准（NAAQS） http://www.Epa.Gov/air/criteria.Html
臭氧背景水平的健康与环境效应 http://www.Epa.Gov/ttn/oarpg/naaqsfin/o3health.Html
颗粒物的健康与环境效应 http://www.Epa.Gov/ttn/oarpg/naaqsfin/pmhealth.Html

续 表

运输与燃料 http://www. Epa. Gov/air/transport/index. Html
臭氧空气质量指南 http://www. Epa. Gov/airnow/consumer. html
空气质量与我们的健康 http//www. Epa. Gov/airnow/aqi_ cl. pdf
颗粒物空气质量标准 http://cfpub. Epa. Gov/ncea/cfm/partmatt. cfm? ActType = default
European Union（欧盟）
欧盟委员会空气质量网站 http://europa. cu. int/comm/environment/air/
空气质量框架指南 http://europa. Eu. Int/comm/environment/air/ambient. Htm
欧盟清洁空气计划 http://europa. Eu. Int/comm/environment/air/cafe. Htm
欧盟颗粒物意见书 http://curopa. Eu. Int/comm/environment/air/pp_ pm. pdf
欧盟臭氧意见书 http://europa. Eu. Int/comm/environment/docum/pos_ paper. pdf
其他信息资源
欧洲空气污染与计划 http://airnet. Iras. Uu. Nl
http://healthhandcleanair. Org

22. 2. 2 颗粒物致病机制

流行病学研究提示大气颗粒物与人类疾病之间的相关性，促使人们对颗粒物致病机制的研究. 虽然各种颗粒物对人体损伤机制研究不断深入，但仍有许多问题没有彻底解决，为此提出了几种损伤假说，从不同的角度来解释各种可吸入颗粒物的毒理学作用机制[31-39]，其中主要包括：以颗粒物上有害有机物毒效应为基础的损伤假说；以物理特性为基础的损伤假说；酸性气溶胶损伤假说；过渡金属离子损伤假说以及炎细胞和细胞因子（cytoklne）假说等。本文拟就颗粒物上过渡金属离子与肺损伤关系进行探讨，由于铁在环境颗粒物中具有普遍存在以及含量高等特点，其环境毒理学效应研究已受到普遍重视，故把颗粒物上的铁作为主要讨论对象，虽然其他过渡金属离子介导的氧自由基损伤对人体健康也有很大影响。

22. 2. 3 体内自由基的消除

人体在正常及病理过程中均有自由基参与反应，自由基参与的各种疾病的发病机制研究受到越来越广泛的重视[40,41]。具有重要生物学意义的自由基包括超氧阴离子自由基（superoxide oxygen anion，$O_2^{\cdot-}$）、羟自由基（hydroxyl radical，$\cdot OH$）、脂烷氧基自由基（lipid alkoxygen radical，$LO^{\cdot}$）及脂过氧自由基（lipid peroxyl radical，$LOO^{\cdot}$）等。这些具有高亲电子反应活性的化学物质，可以通过与核酸、蛋白质及多不饱和脂质反应造成细胞的损伤，导致细胞的死亡，其病原学意义已得到普遍的承认[42-45]。另外，如 H_2O_2、单线态氧（singlet oxygen，$^1O_2$）及次氯酸等非自由基组分也在体内参与各种自由基产生或与之有关的化学反应过程，因此被统称为活性氧族（reactive oxygen species，ROS）。

正常机体内含有可灭活活性氧组分的酶类，如超氧化物歧化酶（superoxide dismutase，SOD）可以将超氧阴离子分解为过氧化氢和水，过氧化氢酶（catalase，CAT）可以把过氧化氢进一步分解为水和氧气等。体内各种水溶性抗氧化剂如抗坏血酸，脂溶性抗氧化剂如维生素 E 等防御物质，可使氧化性损伤趋势与抗氧化防御作用处于动态平衡状态，因此在正常生理情况下并不至于造成组织或细胞的损伤。大气中的可吸入粒子或纳米粒子进入人体后，由于在纳米尺度下，其表面原子数增多，表面原子配位数不足，导致大量悬空键及不饱和键的形成，因而具有很高的表面活性，与其周围物质发生反应，可产生自由基，或触发自由基反应，使自由基的产生过多，打破自由基产生与消除之间的平衡，引起组织细胞的损伤。

一般认为，由于羟自由基与任何生物分子都以近乎扩散控制的反应速率反应，而 H_2O_2 及超氧阴离子自由基等的反应活性与羟自由基相比不是很高，很可能二者对生物体的损害作用是通过一些金属离子如铁、铜转变为羟自由基而起作用的，因此羟自由基可能是对生物体危害最大的氧自由基[46]。

22.3 Fenton 反应与金属致损伤机制

自然界及大气环境中大多数生物有机分子都以单自旋态（singlet spin state）形式存在，而氧分子是以三线态（triplet spin state）形式存在，所以大多数生物分子不可能与分子氧反应，产生活性氧自由基。这一反应一般不会发生，属于自旋禁止反应。这一点成为生物体在自然界中得以稳定存在的重要的动力学原因。金属离子能够克服自旋能垒，为氧化反应的发生提供低能量路径，成为氧分子与生物有机分子之间反应的媒介物质。由于铁离子在大多数生物体中的含量都较高，比其他微量元素离子的总和还多，所以被认为是生物体内正常性氧自由基产生的化学反应的主要参与者[47]。Fenton 反应就是在铁离子参与下产生自由基的一种化学反应，其主要产物为羟自由基。

铁参与催化活性氧产生反应，其过程中有两种主要机制被提出与其生物学意义有关。早在 1894 年，Fenton 发表过一篇论文阐明，在过氧化氢对酒石酸的氧化过程中，二价铁对这种反应起有极大的促进作用。以后的大量研究表明，过氧化氢和二价铁盐相结合（现被称为 Fenton 试剂，Fenton reagents）成为许多有机物反应的有效氧化剂。1934 年，Harber 和 Weiss 提出，在此体系中羟自由基是实际上的氧化剂反应中间体。

$$Fe^{2+} + H_2O_2 + H^+ \rightarrow Fe^{3+} + H_2O + OH \quad (22-1)$$

由于 Fenton 试剂在许多体系中确有羟基化作用，所以 Harber－Weiss 机制在当时就得到了同行们的普遍承认，因此有人将反应（22－1）称为 Fenton 反应。但是，上述机制被提出的同时，又有人提出其他非羟自由基中间体的反应机制。这种不同的反应机制认为，反应中间体不是羟自由基，而是以高价铁形式存在的复合物，即

$$Fe^{2+} + H_2O_2 \rightarrow Fe\text{（iv, v, vi）或 }Fe\text{（复合过氧化物）} \quad (22-2)$$

这种高价铁复合物机制一被提出，两种机制就相伴相生，并一直持续到现在[48－56]。因此，目前所有的研究资料以及相关的成果并不表明，Fenton 反应机制的彻底阐明，而是表明了该反应的复杂性，同时从一个侧面揭示出金属介导活性氧反应在生命科学及化学科学研究领域的重要性和迫切性。目前关于活性氧反应机制最具代表性的研究文献，发表于"Accounts of Chemical Research"杂志上的几篇争论性论文[53－55]。由于该杂志具有无可争辩的权威性（SCI 化学类影响力仅次于同一出版社的"Chemical Reviews"杂志，2003 年影响因子分别为 15.0 和 21.0）。在进入 21 世纪以来，这些论文又掀起了新一轮揭示 Fenton 反应机制的研究热潮[56]。

22.3.1 Fenton 反应实验分析

有关 Fenton 反应的实验分析方法，目前常用的为电子自旋捕集技术（ESR spin trapping，ESRST）。ESRST 在活性氧自由基理论研究和实验测定中占有重要位置，它是基于使用自旋捕集剂 ST（spin trap）与短寿命的自由基 R. 反应，生成相对稳定的顺磁性自旋加合物·STR，并通过电子自旋共振仪测定自由基的方法。如反应式（22－3）所示。

$$ST + R \rightarrow STR \quad (22-3)$$

目前最常使用的羟自由基捕集剂为 5，5－二甲基吡咯啉－1－氮氧化物；5－dimethyl pyrroline－1－N－oxide（DMPO），它能对 ˙OH 进行特异性捕集，形成特征性的 2∶2∶1 的自旋加合物峰（图 22－4）[57]。

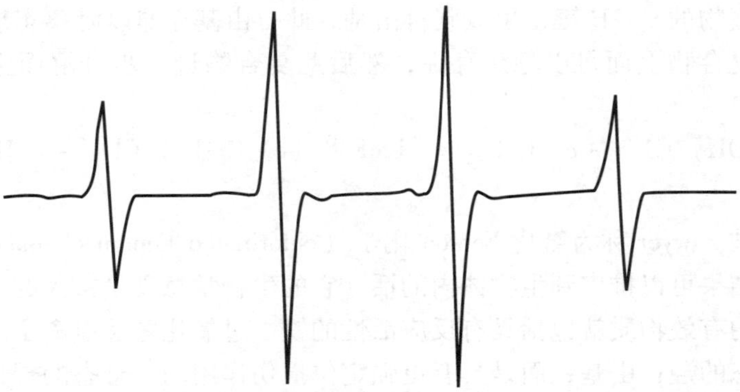

图 22－4　DMPO－OH 自旋加合物的 ESR 谱图

$$DMPO + \cdot OH \rightarrow DMPO - OH \qquad (22-4)$$

ESRST 是目前公认的可直接地用于羟自由基及其他生物医学相关自由基进行精确研究的主要方法[58]，并且有关其技术的理论探索也在不断地进行[59]。

在 Fe（Ⅱ）/H_2O_2 组成的反应体系中羟自由基的存在已被大量的实验证实。羟基自由基可被 DMPO 捕集到。Yamazaki 等[57]利用 ESR 方法详细研究了人体生理 pH 条件下，各种配合态的二价铁与过氧化氢组成的羟自由基发生体系中羟自由基生成的浓度、形态及其他氧化剂如高价铁氧化物的行为变化规律，指出在此类体系中，各种可能生成物的浓度、状态（如游离态羟自由基、键合态羟自由基）在很大程度上受铁配合物种类、Fe（Ⅱ）本身浓度及过氧化氢浓度的影响。Scholes 研究小组[60]使用停流式亚秒级时间分辨自旋捕集技术（subsecond time－resolved spin trapping followed by stopped－flow EPR）更为精细地研究了 Yamazaki 的实验，证明在 Fe（Ⅱ）EDTA 和 Fe（Ⅱ）DTPA（二乙三胺五乙酸，diethylene triaminepentaacetate）与 H_2O_2 组成的反应体系中，的确有羟自由基产生，但是羟自由基并不是该反应体系中的唯一的一种自由基。产生羟自由基的产生反应只是全部反应中的一个。

过渡金属离子与 H_2O_2 组成的特异性氧化体系，从一开始就受到生物有机化学家们的重视，各种机制的研究一直吸引着众多学者。Sawyer 等[61－63]使用毛细管气相色谱的 GC－MS 联用技术及动力学同位素效应技术（kinetic isotope effect，KIE），对大量的过渡金属配位体及溶剂基体效应等进行了详细研究，以脉冲辐解反应产生的羟自由基反应作为对照，得出 Fenton 反应不可能以反应式（22－1）进行，即不可能有游离的羟自由基产生的结论。Sawyer 等认为，更一般的机制可能是，首先 H_2O_2 对 Fe（Ⅱ）Lm（L－配位体，m－配位数）亲核加成以形成原始的反应中间体［$LmFe^{II}OOH$］。这一中间体再在各种具体条件下与各种底物、溶剂及氧分子等相互作用，最后生成各种不同产物。以 Fe（Ⅱ）Lm 和过氧化氢组成氧化体系，以 $(py)_2HOAc$（Py，吡啶；HOAc，乙酸）为溶剂，在底物 c－C_6H_{12} 十分过量时，生成如下反应中间体。

$$Fe^{II}Lm + HOOH \xrightarrow{(py)_2HOAc} [LmFe^{II}OOH] + pyH^+ \qquad (22-5)$$

$$[LmFe^{II}OOH] + pyH^+ + c-C_6H_{12} \rightarrow \left[LmFe\begin{matrix} IVc-C_6H_{11} \\ OH \end{matrix}\right] + py + H_2O \qquad (22-6a)$$

$$\left[LmFe\begin{matrix} IVc-C_6H_{11} \\ OH \end{matrix}\right] + pyH^+ \rightarrow c-C_6H_{11}-py + Fe^{II}Lm + H_2O \qquad (22-6b)$$

此中间体为高价铁复合物中间体，它进一步与溶剂作用，生成一种有溶剂参与的化合物 $c-C_6H_{11}-Py$。Sawyer 等指出，若此反应体系在水溶液中进行，则将生成 $c-C_6H_{11}OH$，即与游离态羟自由基和底物作用所生成的反应产物相同。若在等比的 H_2O_2/HCl 条件下，将产生另一种高价铁氧化物复合物中间体［$LmFe^{IV}$（OH）Cl］，且此种中间体的反应活性比 HOCl 高。此高反应活性中间体中键合态的羟自由基进攻底物的 C－H 键，生成碳自由基，此自由基亦非以游离态形式存在，而是键合在以金属离子为中心的复合物上而得以稳定存在，然后此复合物进一步分解而生成氯化衍生物，如式（22－7）所示。

$$[LmFe^{IV}(OH)Cl] + c-C_6H_{12} \rightarrow [LmFe^{IV}(c-C_6H_{11})Cl] \rightarrow C_6H_{11}Cl + FeLm \quad (22-7)$$

这一类型的反应被 Sawyer 称为氯化 Fenton 化学（chlorinated Fenton chemistry）。如果上述有机反应条件下所得的实验结果可以推广到生物体内的话，它的生物学意义是重大的。因为在许多免疫细胞中提供防御功能作用的有效物质就包括具有反应活性的铁、过氧化氢及氯离子。该研究结果表明，起决定作用的不是游离态的羟自由基，而是具有更强定位损伤作用的键合态的羟自由基，具有位置特异性的羟自由基一旦在体内形成，其损伤将不易被体内已有的酶及非酶抗氧化剂所消除。

Sawyer 研究组提出的关于氧化 Fenton 化学的反应机制如图 22－5 所示。

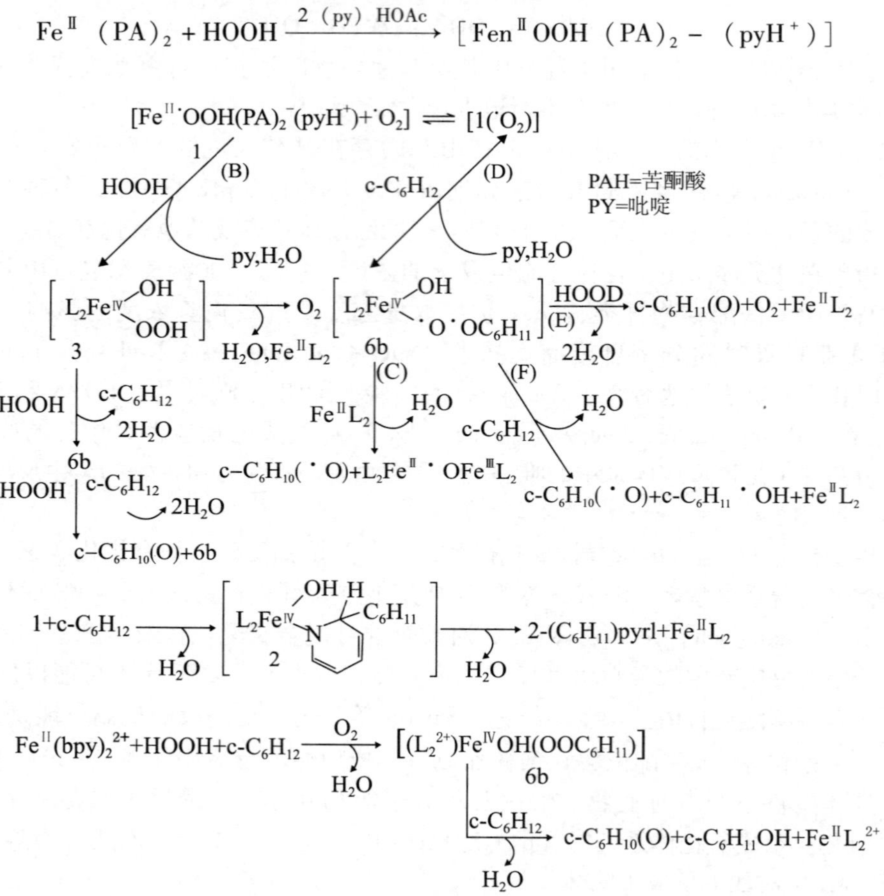

图 22－5　Fenton 反应机制

目前大多认为，在 pH 2 左右的酸性条件下，Fenton 反应将以反应式（22－1）进行，产生羟自由基[55]，而其他类型的氧化剂中间体不太可能产生，即反应式（22－2）不会发生。但是，Wink 等[64-66]对此结论提出了异议，他们运用动力学探针技术（kinetic probes）考察了最简单的，也是当初 Fenton 本人所采用的实验条件，即 pH 2.2，Fe（Ⅱ）水合离子及 H_2O_2，实验结果表明，在这一经典的 Fenton 反应体系中，至少可以产生两种性质不同的中间体，可以分别参与两种不同的反应。中间体 1 被认为是 H_2O_2 与 Fe（Ⅱ）直接结合的铁配合体［Fe^{II}（OOH）］，可与 N—亚硝基二甲基胺（N—nitrosodimethylamine，NDMA）反应，在 450nm 处产生一个瞬时的强吸收峰。中间体 2 被认为是铁的高价氧化物如［$Fe^{IV}=O^{2+}$］，它可被 Ru（bpy）$_3^{2+}$（2，2’-bipyridine，2，2’-联吡啶，bpy）还原产生一个以 500nm 为谱带吸收中心的物质，由中间体 1 到中间体 2 的反应是动力学一级反应，这两种反应中间体与各种生物分子如碱基、糖类，核苷酸及氨基酸的反应性质不同于羟自由基与上述生物分子的反应性质。动力学同位素效应研究表明，在反应中间体 1 与 CD_3OH（D 为取代氢的氘原子）及 NDMA-d6（d6 代表有 6 个氢原子被氘原子取代）的反应中，其反应速控步骤包括 C-H 键的直接活化，即反应可能是通过获取氢原子而实现的，如果两种反应中间体均可通过获取氢原子而发生单电子氧化还原反应的话，那么很容易把 Fenton 反应中间体所进行的反应与羟自由基所发生的反应相混淆。如果 Fenton 反应不是与羟自由基产生反应等同的话，Wink 等认为，基于此反应所建立的病原学及病理学基础将受到严肃的挑战。需要指出的是，相类似的实验结果亦得到了其他实验室的证实[67,68]。

22.3.2　高价铁化合物

在众多学者以推测为主要手段对 Fenton 反应中的高价铁氧化物中间体进行演绎的同时，以 Bielski 的研究工作为代表，为精确地、专一地研究高价铁化合物提供了方法，也为最后彻底揭示 Fenton 反应的生物学意义及作用带来了曙光[69,70]。他们的研究结果表明，五价铁盐与氨基酸的反应速率要比四价铁盐快 $10^3 \sim 10^5$ 倍，这些含有高价铁的组分在与氨基酸的反应中优先与 α 位的碳或 α 位的氮反应，而对羟自由基来说，普遍认为其是无选择性地与底物分子的所有可能反应位发生反应，在羟自由基与含有芳香环的氨基酸反应中，其与芳香环发生的反应是主要的反应路径，但是高价铁化合物则主要进攻此类氨基酸的侧链，产生 α-酮衍生物，其反应速率常数是受酸度控制的，其反应符合 Hammett 图所描述的规律。Bielski 认为，由于这两类氧化剂反应的产物是极不相同的，故可以用苯丙氨酸或酪氨酸作为底物来测定 Fenton 反应中羟基和高价铁化合物的产生比，如果把 Bielski 的实验结果推广到生物学体系中，那么对许多酶的认识将不得不更新。需要指出的是，Bielski 的实验是在碱性条件下进行的，而生物学中的 Fenton 反应是在中性条件下进行的，尽管如此，其他学者从不同的角度亦提出了类似的问题[71]。

无论是自旋捕集 ESR 方法，还是以最后产物分析为基础的其他分析方法，其在本质上是相同的，只是用于鉴别的手段不同。ESR 分析方法既可以发生反应（22-3），同时也可能伴随以下反应：

$$\mathrm{Fe(II)} + H_2O_2 \rightarrow \mathrm{Fe(IV)} + 2OH^- \quad (22-8)$$

$$\mathrm{Fe(IV)} + ST \rightarrow \mathrm{Fe(III)} + ST^+ \quad (22-9)$$

$$ST^+ + OH^- \rightarrow STOH \quad (22-10)$$

使产生的特异性羟自由基加成物顺磁信号的来源成为一个可疑的问题，Makino 等[72,73]的研究工作表明，在体系中只有 DMPO 与 Fe^{3+} 存在时，也可测得与 DMPO 捕集·OH 所生成的自旋加合物 DMPO-OH 相同的顺磁信号。同样，最后产物分析方法是通过 GC、MS、HPLC、光度分析法及动力学分析技术等方法来分析底物与羟自由基形成的最后产物为鉴别依据，也面临与自旋捕集 ESR 技术相同的问题，即不同的底物分子与各种不同的中间体反应，产生相同的最终产物，导致鉴别工作失败[74,75]。

22.3.3　理论研究

电子转移过程大致上遵循两种机制，即内壳机制（inner-spheremechanism）和外壳机制（outer-spheremechanism）。外壳机制假设，在电子转移反应中没有键的形成和断裂，即反应物之间不共享公共原子或基团，两反应物中心相应的电子轨道之间的相互作用是很微弱的，在此假设基础上，反应速率常数的理论计算将变得更加简单。Marcus 理论即是建立在外壳机制假设下，也是目前应用相当广泛的描述电子转移的理论之一（Rudolph A. Marcus，由于其对化学体系中电子转移反应理论的卓越贡献于1992年获得诺贝尔化学奖），它已成功地应用于化学毒物及药物的代谢循环研究中，在Fenton反应的机制研究中也得到了广泛的应用[76-78]。

Marcus假设一般的Fenton反应如下进行

$$LmFeII + H_2O_2 + H^+ \rightarrow LmFe^{III} + H_2O + \cdot OH \quad (22-11)$$

因此Fenton反应可分解为以下两个半反应：

$$LmFe^{III} + e^- \rightarrow LmFe^{II} \quad (22-12)$$

$$H_2O_2 + e^- \rightarrow \cdot OH + H_2O \quad (22-13)$$

式中，L代表配位体；m代表配位数；Fe^{II}或Fe^{III}代表二价或3价金属铁。

反应式（22-11）的标准电位差为：

$$\Delta E_{11}^- = \Delta E_{13}^- - \Delta E_{12}^-$$

假设反应式（22-11）的初始反应服从外壳电子转移反应机制，即

$$LmFe^{II} + H_2O_2 \rightarrow LmFe^{III} + H_2O_2^- \quad (22-14)$$

并伴随以下反应：

$$H_2O_2 \rightarrow \cdot OH + OH^- \ (aq) \quad (22-15)$$

$$OH^- \ (aq) + H^+ \ (aq) \rightarrow H_2O \quad (22-16)$$

利用Marcus理论，由反应式（22-14）可得出如下关系

$$k_{14} = (k_{ox} k_{red} K_{14} f_4)^{1/2} \quad (22-17)$$

式中，k_{14}为反应式（22-14）的动力学速率常数；$k_{ox}k_{red}$分别为如下两个反应的自交换速率常数（self-exchange rate constants）；K_{14}为反应式（22-14）的热力学平衡常数；f_{14}为k_{ox}和k_{red}及K_{14}的函数，且：

$$* H_2O_2 + H_2O_2^- \xrightarrow{Kox} * H_2O_2 - + H_2O_2^{\cdot} \quad (22-18)$$

$$* LmFe^{III} + LmFe^{III} \xrightarrow{Kred} * LmFe^{III} + LmFe^{III} \quad (22-19)$$

$$\text{In}f14 = \frac{1}{4} \times \frac{(\text{In}K_{14})^2}{\text{In}\frac{k_{ox}\text{Kred}}{z^2}} \quad (22-20)$$

式中z为不带电荷反应物间的碰撞频率。

另外，由反应式（22-14）可得：

$$E^{\ominus}_{(H_2O_2/H_2O_2^-)} = E^{\ominus}_{13} - E^{\ominus}_{15} - E^{\ominus}_{16} \quad (22-21)$$

如果$H_2O_2^-$形成的话，将是很不稳定的，因此，$E^{\ominus}_{15} \geqslant 0$，从而

$$K^{\ominus}_{(H_2O_2/H_2O_2^-)} < E^{\ominus}_{13} - E^{\ominus}_{16} \quad (22-22)$$

由于$\Delta G^{\ominus}_{14} = -RT\ln K_{14} = -F\Delta E^{\ominus}_{14}$，故可将式（22-22）代入并整理如下

$$K_{14} < \exp\left[\frac{F}{RT} - E^{\ominus}_{13} - E^{\ominus}_{15} - E^{\ominus}_{16}\right] \quad (22-23)$$

这样，由于$k_{ox} = 1 \times 10^9 \ dm^3/(mol \cdot s)$，$z = 1 \times 10^{11} \ dm^3/(mol \cdot s)$，$k_{red}$的值可从文献中得到，因此$k_{14}$的上限值可从方程式（22-23）求出，从而由方程（22-17）即可求出反应式（22-14）的理论计算反应速率常数k_{14}。将此理论计算反应速率常数与实验测得的实际反应速率常数进行比较，结果如表23-5所示，可见理论反应速率常数远小于实际测得的反应速率常数，说明在实际Fenton反应中，以外壳机制按反应式（22-14）进行的Fenton反应不可能发生，即$LmFe^{II}$首先要与H_2O_2发生亲核加成反应，生成共同的反应中间体$LmFe^{II} - H_2O_2$]。Go1dstein等[79]认为，此中间体在不同的底物类型及不同的底物浓度以及不同的pH条件下，其最终产物不同。产生羟自由基以及高价铁中间体的反应只是各种可能反应中的一种。

表 22-5 某些金属离子有关 Fenton 反应的热力学和动力学特性

偶合对	E_m^-/V	pH	K_{aa}/[dm³/(mol·s)]	ΔG_{14}^- >>/(kal/mol①)	K_{14}	k_{14}^{catc} >>[dm³/(mol·s)]	k_{14}^{exp}/[dm³/(mol·s)]
$Fe^{II/III}$	0.77	1	4.2	21.4	3.2×10^{-16}	4.3×10^{-6}	65
Fe(EDTA)$^{II/III}$	0.12	7	3.0×10^{4}	14.6	2.7×10^{-11}	0.66	7.0×10^{3}
Fe(cyt,c)$^{II/III}$	0.27	7	1.2×10^{3}	18.1	8.53×10^{-14}	2.2×10^{-3}	2.5
$Cu^{I/II}$	0.16	1	1.0×10^{-5}	7.4	4.7×10^{-6}	0.14	4.0×10^{3}
$Cu^{I/II}$(OP)	0.17	7	1.2×10^{2}	15.7	4.0×10^{12}	$2.1\ 10^{-2}$	2.0×10^{3}
$Cr^{II/III}$	-0.41	0	5×10^{-10}	-7.1	1.52×10^{5}	1.9×10^{2}	7.0×10^{4}
TⅡ$^{II/IV}$	0.1	0	1.0×10^{-2}	4.6	4.78×10^{-4}	55	5.4×10^{2}
$V^{II/III}$	-0.26	1	1.0×10^{-2}	-2.3	4.85	2.1×10^{4}	8.6
VO^{2+}/VO+	1.0	0	1.0×10^{5}	25.3	4.4×10^{-19}	$3.6\ 10^{-8}$	约1
Ru$^{II/III}$(NH_3)	0.067	7	3.2×10^{3}	13.4	2.1×10^{-10}	1.5	约1.5
Co$^{II/III}$(aneN_4)	0.44	1	2.0×10^{-7}	13.8	1.0×10^{-10}	3.3×10^{-5}	4.0×10^{3}

由此看出，理论计算推出的共同反应中间体的存在与前述某些学者以实验结果为依据提出的可能机制有相似之处，这反映出 Marcus 理论有一定的合理性。

最近，欧洲学者利用密度函数理论（density functlonaltheory）对 Fenton 反应亦进行详细研究[80,81]，结果表明，羟自由基不可能在 Fenton 反应中产生。他们以 [FeⅡ（$H_2O_5H_2O_2$]$^{2+}$ 为 Fenton 反应发生的原始中间体，通过密度函数理论计算，结果表明，在反应过程中 O-O 键的断裂具有较小的活化能，提示金属配合物对 H_2O_2 中 O-O 键的断裂具有催化作用，原始反应中间体转化为中间体 [FeIV（$H_2O)_4$（$OH)_2$]$^{2+}$，之后进一步转化为最稳定的高反应活性中间体 [FeIV（$H_2O)_3O$]$^{2+}$。该研究组的研究结果亦表明，各种配位体对 Fenton 反应路径的影响较大，同时他们认为，被 Sawyer 等研究小组提出的 [FeⅡ（$H_2O)_4$（OOH^-）（H_3O^+）]$^{2+}$ 反应中间体是不稳定的，进而该研究组认为，FeIV-OXO 配合物是最稳定的 Fenton 反应中间体，而羟自由基不是最稳定的反应中间体。

综上所述，对铁参与的羟自由基产生机制的研究既具有重要的理论价值，同时也具有重要的生物医学意义。随着实验分析手段的不断发展，以及理论研究的逐步深入，Fenton 反应的真正机制将会被最终阐明。

22.3.4 金属介导氧化损伤机制

自由基对人体组织或细胞的损伤是由于自由基对组织或细胞的结构物质的攻击而造成其破坏，并使其功能受损或丧失的结果。

22.3.4.1 对 DNA 的氧化损伤：著名自由基研究学者 William A. Pryor（1985 年才创刊的国际知名杂志《Free Radical in Biology & Medicine》前主编）认为，羟自由基是机体内造成 DNA 损伤的主要物质。因为产生羟自由基的物质如铁经常键合到 DNA 上，这样就使得羟自由基可以直接在 DNA 的邻近的特异性位置产生，对 DNA 产生位置特异性损伤，另外，可损伤 DNA 的自由基，不但要满足热力学方面的条件，而且要具备一定的动力学能量以达到其损伤位置并与 DNA 发生反应。羟自由基具有高亲电子性、高热力学反应特性及邻近 DNA 的产生机制。这三方面的特异性作用使羟自由基成为对 DNA 损伤的主要自由基。DNA 在生命活动中具有特殊而重要的地位，因此近年来有关羟自由基及与其可能相关的其他氧化物对 DNA 的损伤作用研究备受人们重视，相关报道较多。又由于超氧阴离子和过氧化氢在无金属离子的参与下很少或几乎不会与 DNA 发生作用，所以金属介导下的羟自由基与 DNA 作用并造成其损伤的机制更成为生命科学中的一个研究热点。Linn 等在研究 Fe^{2+}、Fe（Ⅱ）(2，2′－dipy)$_3^{2+}$（2，2′－dipy；2，2′－联吡啶；2，2′－dipyridine）及 Fe（1，10－phen)$_3^{2+}$（1，10－phen；1，10－菲咯啉；1，10－phenanthro1ine）与过氧化氢组成的氧化系统对 DNA 损伤过程中，提出如图 22－6 所示的作用机制[82－88]。

依据 Fe^{2+} 与 DNA 相互作用方式，Linn 等提出 3 种基于 Fenton 反应的不同类型氧化剂。第一种类型氧化剂在其产生过程中，二价铁离子仅以静电吸引力与 DNA 发生微弱作用，易与 H_2O_2 发生反应，对 H_2O_2 浓度很敏感，需要很高浓度的清除剂才能将其有效地清除。第二种类型氧化剂在其产生过程中，二价铁离子与 DNA 内部碱基环上的氮或同时与磷酸根及碱基环上的氮紧密结合，形成配位键。这种类型的氧化剂对 H_2O_2 及抗氧化剂或自由基清除剂的浓度均不敏感，有极大的与 DNA 直接发生反应倾向。第 3 种类型氧化剂在其产生过程中，二价铁离子以游离的形式存在，由此而产生的羟自由基很难能与 DNA 发生反应，而是很快地与其他有机物分子发生作用。在解释 1，10－phen 对 DNA 受 Fe（Ⅱ）/H_2O_2 体系中产生的羟自由基损伤作用的影响时，他们认为，由于 Fe（1，10－phen)$_3^{2+}$ 与 H_2O_2 不发生反应，故能够引起 DNA 损伤的 Fe（Ⅱ）将以 Fe（Ⅱ）－DNA、Fe（Ⅱ）（1，10－phen）－DNA 或 Fe（Ⅱ）（1，10－phen)$_2$－DNA 形式存在，即至少有一个 Fe（Ⅱ）的配位位置被 DNA（最可能是其碱基）占据以取代 1，10－phen 分子，表明 DNA 与 Fe（Ⅱ）的配位亲和性能够影响 Fe（Ⅱ）－（1，10－phen）相互作用的平衡。最初配位化合物 Fe（1，10－phen)$_3^{2+}$ 绕 DNA 的磷酸根阴离子骨架流动，之后这种杂环芳香类配位体作为转运 Fe（Ⅱ）的载体将 Fe（Ⅱ）载入 DNA 内部，以形成（1，10－phen）－Fe（Ⅱ）－DNA 之类的复合体。这种复合体与 DNA 碱基通过范德瓦尔斯力以及与磷酸根阴离子骨架间的静电引力等相互作用而得以稳定存在。Fe（Ⅱ）与 DNA 紧密结合，由此所形成的氧化剂对抗氧化剂及 H_2O_2 不敏感，表明 1，10－phen 的加入可以使 DNA 分子内部第二种类型氧化剂的量增多。虽然 2，2′－dipy 也能够与 Fe（Ⅱ）形成键合，但是它却能使铁离子的“多阳离子云”（polycationic cloud）发生转移，且使 2，2′－dipy 不再能够渗入 DNA 分子内部，因此 2，2′－dipy 将可能加速 Fe（Ⅱ）离开 DNA，从而降低第一种类型氧化剂与 DNA 发生反应的量。Fe（Ⅱ）（2，2′－dipy)$_3$ 本身不与 H_2O_2 反应，但由于 H_2O_2 与溶液中极少量的游离态的 Fe（Ⅱ）发生反应，因此能够促进 Fe（Ⅱ）（2，2′－dipy)$_3$ 分解反应的 进行，即当细胞内液中 H_2O_2 量增加时，第 3 种类型氧化剂的量可随之增加，但对第二种类型氧化剂的量没有影响。由于 Fe（Ⅱ）以游离态形式在实际生物体内存在的可能性很小，其对 DNA 的损伤作用都是以配位体的形式发生的，所以研究各种不同配位体对铁介导下 DNA 损伤的行为影响是研究由铁离子参与的 DNA 损伤机制的一个重要方面。

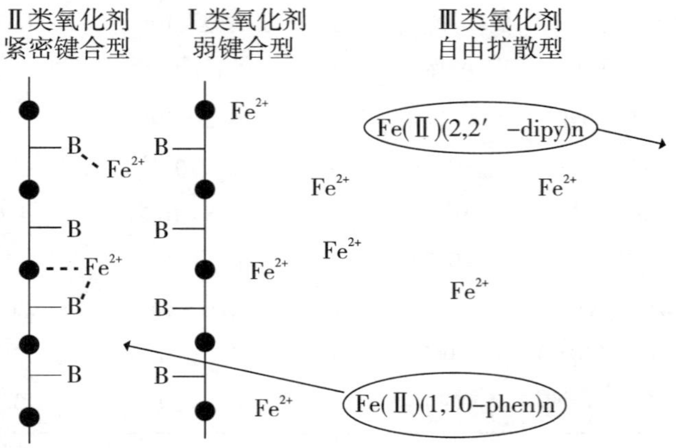

图 22－6　在 DNA 存在条件下，Fe^{2+}/H_2D_2 及螯合剂（2，2－dipy，1，10－phen）体系中氧化剂的产生模型
B 代表碱基；磷酸根

近年来，Linn 研究小组出色的研究工作证实，在 Fe^{2+}/H_2O_2 介导的 DNA 氧化损伤反应系统中，较高 H_2O_2 浓度（50mmol），可使 DNA 的 RGGG（R 代表嘌呤碱基）序列的 dG 基团的 5′位优先断裂。因为这种 RGGG 序列经常在染色体的端粒重复部位出现，因此该研究组认为，端粒部位 DNA 可能具有保

护编码 DNA 免于氧化性损伤的作用，同时亦在一定程度上揭示这一损伤体系可能与端粒的缩短和衰老具有相当密切的关系。在 H_2O_2 浓度较低（μmol/L）情况下，DNA 的磷酸二酯键断裂大多发生于 RTGR 序列的胸腺嘧啶脱氧核苷位点上，这一序列在许多原核及真核生物体基因中响应铁及氧应激的启动子中经常出现。计算机模拟结果表明，二价铁离子与 RTGR 相互作用时，由于空间位阻的关系，胸腺嘧啶向外翻转（flipping out），从而使铁与 3 个嘌呤碱基的 N7 组成八面体的配位结构，如图 22－7 所示。

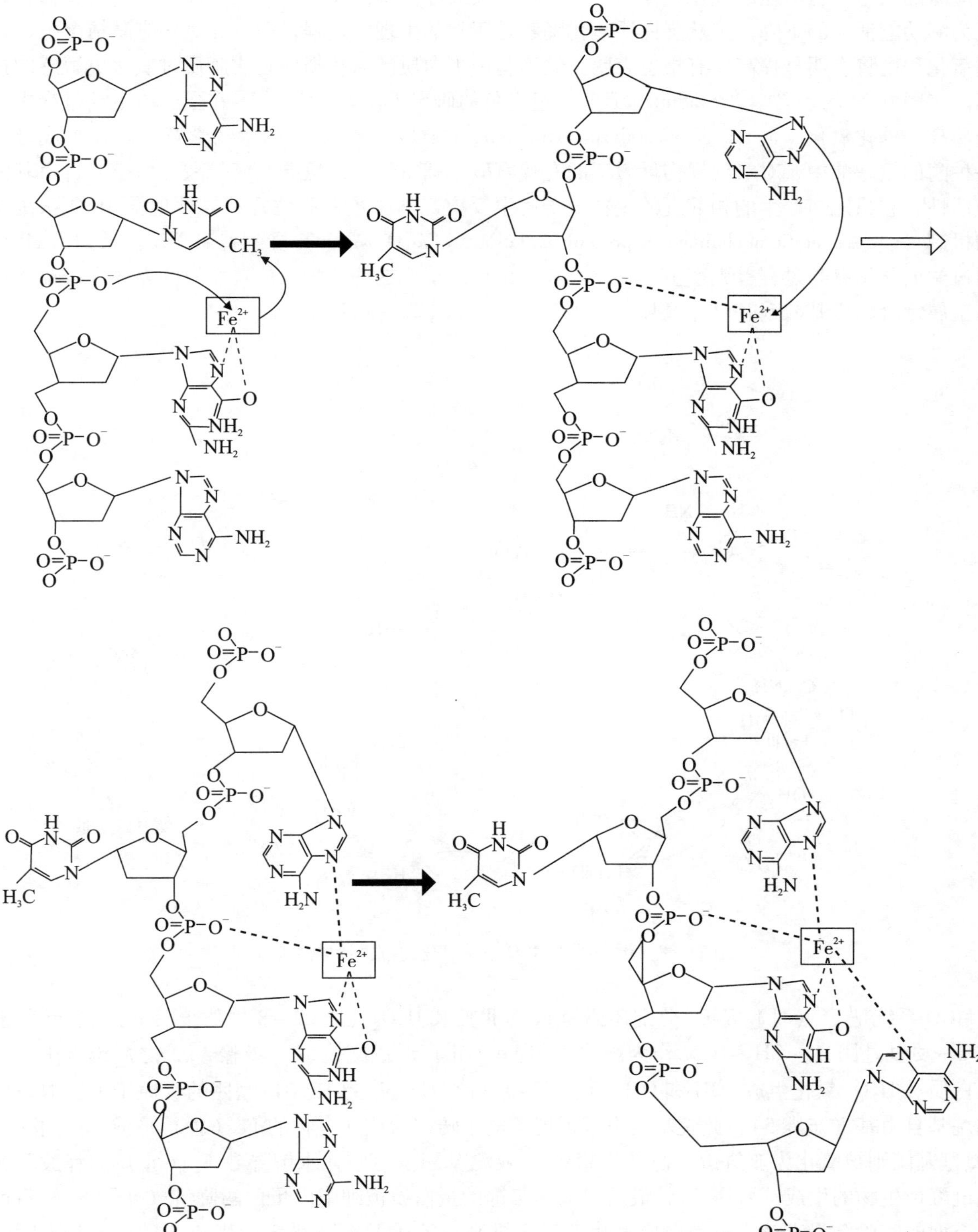

图 22－7　Fe^{2+} 与 RTGR 寡核苷酸序列相互作用示意图

22.3.4.2 对蛋白质的氧化损伤：蛋白质是生命体中的结构单位，也是生命活动的执行者或功能单位，同时也是各种细胞成分中易受氧化剂作用而被损伤的组分之一。羰基含量的增加可用来指示可吸入颗粒物毒性与 Fenton 反应所造成的蛋白质被氧化损伤的程度。氧化应激与机体内促氧化剂（pro-oxidant）和抗氧化剂（antioxidant）的动态平衡的破坏相联系。在细胞内含氧量增加、物质代谢速度加快、细胞内抗氧化物质水平下降及在具有氧化还原能力的外源性物质进入体内等情况下，均能导致氧化应激的发生。蛋白质的氧化性损伤将导致蛋白质破坏，功能丧失，更新速度增加。对酶而言，则表现为酶功能活性的下降。虽然蛋白质氧化降解是正常的生理学过程，但是在氧化应激情况下，蛋白质被氧化程度将有明显提高。有报道表明，红细胞中蛋白质的氧化损伤是比脂质过氧化更敏感的损伤指标。美国 N1H 的著名学者 Stadtman 研究小组出色的研究工作表明[89-93]，在蛋白质更新过程中，酶被金属离子催化氧化（metal ion - catalyzed oxidation，MCO）具有重要的生物学意义。在组成蛋白质及各种酶的氨基酸中，对氧化损伤最敏感的有赖氨酸、脯氨酸、组氨酸及精氨酸。由于羟自由基的高反应活性，它只能与产生的相邻近的生物分子发生反应，其中蛋白质位置特异性地被 MCO 系统所氧化的机制（site - specificmechanism of protein oxidation by MCO system）受到普遍重视。最初由 MCO 系统通过酶或非酶参与过程首先产生过氧化氢和二价铁离子，这些产物以位置特异性方式来修饰蛋白质中与金属键合的氨基酸残基（本文以赖氨酸为例），如图 22－8 所示。

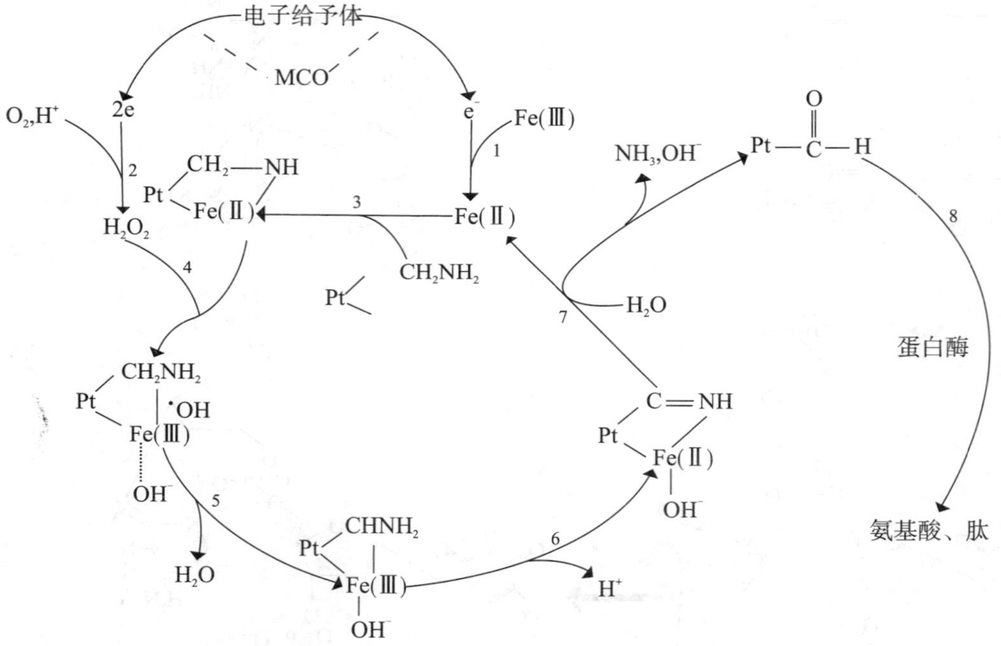

图 22－8 蛋白质被 MCO 系统氧化的位置特异性机制

MCO 系统把 Fe（Ⅲ）及 O_2 分别还原为 Fe（Ⅱ）及 H_2O_2（图 22－8 中的步骤 1，2），赖氨酸残基的 ε－氨基基团（$-CH_2NH_2$）作为配位体与 Fe（Ⅱ）形成配位键（步骤 3），之后键合 Fe（Ⅱ）的蛋白质被 H_2O_2 氧化生成˙OH 和 OH^-（步骤 4），此˙OH 从 $-CH_2NH_2$ 基团的碳原子上获取氢原子形成烷基自由基（步骤 5），此烷基自由基再把孤电子转移给该配合物的 Fe（Ⅲ）形成 Fe（Ⅱ），而 ε－氨基基团则被氧化为亚氨衍生物（步骤 6），亚氨基团发生歧化水解导致 Fe（Ⅱ）的释放及赖氨酸侧链醛衍生物的生成（步骤 7），最后经氧化修饰的蛋白质被细胞内蛋白酶降解（步骤 8）。目前已有多方面的实验结果支持上述蛋白质氧化性损伤机制，包括①MCO 系统所生成的羟自由基不能被通用的羟自由基清除剂如甘露醇、乙醇及苯甲酸等清除；②对特定的酶亚基只有一种或几种氨基酸残基被 MCO 体系所修饰；③能催化酶氧化修饰的所有 MCO 系统均能使 O_2 及 Fe（Ⅲ）催化还原为 H_2O_2 及 Fe（Ⅱ）；④只有 Fe（Ⅱ）与 H_2O_2 组成的混合体系能使酶氧化失活，而 Fe（Ⅲ）与 H_2O_2 体系则不能；⑤被观察到的几乎所有酶的氧化修饰均能被 CAT 所抑制；⑥某些螯合剂对某些酶的失活有阻止作用。SOD 酶及溶菌酶（1ysozyme）等被 MCO 体系氧化失活的研究均证明上述机制假设的合理性。

22.3.4.3　金属介导脂质过氧化：脂质是生物体中细胞膜系统的主要结构物质。脂质的氧化将造成膜系统的损伤。膜系统使细胞内的不同组分局限存在于细胞内具有特殊微环境的特定部位，使其能够完成其特定的功能，因而使为数众多的复杂的生化反应能够在互不干扰的情况下，有条不紊地进行。铁在脂质过氧化中的行为机制已被广泛地研究，但至今还有许多问题没有彻底解决[94,95]。脂质过氧化（1ipid peroxidation）就是多不饱和脂肪酸（polyunsaturated fatty acids，LH）转化为脂质氢过氧化物（1ipid hydroperoxides，LOOH）的过程。Minotti 提出了一种铁介导的脂质过氧化机制[96,97]，如图 22－9 所示。在体外实验中，铁相关的脂质过氧化可以由许多因素诱发。通常商品化的 LH 均被 LOOH 一定程度地污染，同时通过各种途径也可以污染生物膜。这种由于污染而预存在的 LOOH 在体外实验中极大地影响脂质过氧化机制的研究结果。当预存在的 LOOH 浓度低时，新的 LOOH 主要是通过外来的高反应活性物质 R·参与形成的，而 R·最有可能是非血红素铁与分子氧或过氧化氢的反应产物。此高反应活性的 R·克服 LH 中烯丙基的 C－H 键能，夺取其氢原子形成脂烷基自由基 L·（1ipid alkyl radical），此 L·可以快速与分子氧结合生成脂过氧自由基 LOO·，之后 LOO·再通过夺取 LH 中烯丙基上的氢原子以 LOOH 形式释放出来，与此同时另一个脂烷基自由基形成，此第二个 L·继续启动过氧化过程，如图 22－9（A）路径所示，Minotti 把此过程称为脂质过氧化的 LOOH 无关引发（LOOH－independent initiation）。当预存在的 LOOH 十分丰富时，将发生 LOOH 相关引发过程（LOOH－dependent initiation），如图 22－9（B）路径所示，丰富的 LOOH 被 Fe（Ⅱ）所分解，生成高反应活性的脂烷氧自由基 LO·（1ipid alkoxyl radicals），夺取 LH 中的氢原子，使之形成 L·。图 22－9（C）路径描述了铁参与的脂质过氧化的链式传递过程。Buettner 等运用动力学及热力学数据，也证明了上述机制的可能性，幸运的是在脂质过氧化反应的链传递过程中，反应式（22－26）的速率很低，这为机体启动本身防御功能以避免脂质过氧化的发生提供了可能。

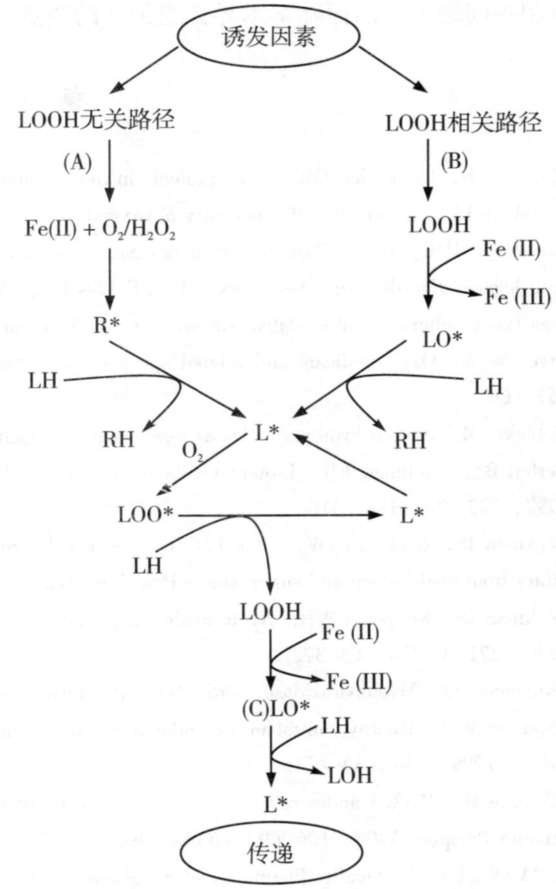

图 22－9　铁相关的脂质过氧化引发与传递

$$LOO^{\cdot} + L-H \xrightarrow[K=10\ dm^3/(mol\cdot s)]{\Delta E^0 = 400\ mV} L-OOH + L \qquad (22-26)$$

这是生物体长期进化所形成的一种防御机制。

在某些情况下，Fe（Ⅱ）、Fe（Ⅲ）和 O_2 对脂质过氧化反应的发生都是必需的，且 Fe（Ⅱ）与 Fe（Ⅲ）的比值为 1∶1 时，脂质过氧化的反应程度最大，提示可能有 Fe（Ⅱ）、Fe（Ⅲ）和 O_2 组成的复合物的存在，但此复合物的存在尚有待于直接实验证实。

结 束 语

如前文所述，可吸入颗粒物的生物学损伤效应是极其复杂的，本章只是简单阐述了当今学术界对颗粒物的损伤机制研究进展情况，主要偏重于金属介导下以 Fenton 反应为核心的高反应活性物质（包括羟自由基等）产生的可能性以及对生物大分子损伤机制的描述，其他方面如颗粒物上载带的多种有机物、无机物以及它们的相互作用机制。化学物质在生物体环境中异相界面下的吸收、活化、代谢机制等问题是目前国际学术界普遍关注的热点问题，限于篇幅，这里不再赘述。

参 考 文 献

1. Halliwell B, Gutteridge JMC. Free radicals in biology and medicine. 2nd ed, Oxford: Clarendon Press, 1989, 121.
2. Ingraham LL, Meyer DL. Biochemistry of oxygen. New York: Plenum Press, 1985. 1 – 40.
3. Gutteridge JMC, et al. Oxygen radical damage in biological system. In: JohnsonJE, et al (eds). Free radicals, aging and degenerative disease. New York: Alan R Liss Inc, 1986, 99 – 139.
4. Sies H: Biochemistry of oxidative stress. Angew Chem Int Ed 1986, 25 : 1058 – 1071.
5. Pryor W A, Oxy – radicals and related species: their formation, lifetime and reactions. Ann Rev Physiol. 1986, 48 : 657 – 667
6. Gebicki JM. Protein hydroperoxides as new reactive oxygen. species. Redox Report 1997; 3 : 99 – 110.
7. Berlett BS, Stadtman ER. Protein Oxidation in Aging, Disease, and Oxidative Stress. J Biol Chem (S0021 – 9258), 1997, 272 : 20313 – 20316.
8. Beckman JS, Beckman TW, Chen J et al. Apparent hydroxyl radical production by peroxynitrite: implication for endothelial injury from nitric oxide and superoxide. Proc Natl Acad Sci USA, 1990, 87 : 1620 – 1624.
9. Beckman JS, Koppenol WH. Nitric oxide, superoxide, and peroxynitrite: the good, the bad and the ugly. Am J Physiol 1996, 271 : C1424 – C1437.
10. Klebanoff SJ. Myeloparoxidase. Proc Assoc Am Physicians. 1999, 111 (5) : 383 – 389.
11. Nauseef WM. Quality control in the endoplasmic reticulum: lessons from hereditarymyeloperoxidase deficiency. J Lab Clin Med. 1999, 134 (3) : 215 – 21.
12. Gamble JF. PM2. 5 andmorality in long – term prospective cohort studies: Cause – effect or statistical associations? Environ Health Perspect. 1998, 106 (9) : 535 – 549.
13. EPA Office of Air Quality Planning and Standards. Review of the national ambient particulate matter: Policy assessment of scientific and technical information. OAQPS Staff Paper. Research Triangle Park, NC, US Environmental Protection A-gency. 1996.
14. Kaiser J. Showdown over clean air science. Science. 1997, 277 : 466 – 469.
15. P. H. Abelson. Proposed air pollutant standards. Science 1997, 277 : 15.
16. P. H. Abelson. Risk assessments of low – level exposures [editorial] [see comments]. Science 1994, 265 : 1507.
17. Meng Z., Dabdub D. and Seinfeld J. H. Chemical coupling between atmospheric ozone and particulatematter. Science, 1997, 277 : 116 – 119.
18. Sarnat J A, Schwartz J, Catalano PJ, et al. Gaseous pollutants in particulatematter epidemiology: confounders or surro-gates? Environ Health Perspect, 2001, 109 : 1053 – 1061.
19. Katsouyanni K. Ambient air pollution and health. Full source. British Medical Bulletin, 2003, 68 : 143 – 156.
20. Samet JM, Dominici F, Curriero FC, et al. Fine particulate air pollution andmortality in 20 U. S. cities, 1987 – 1994. New England Journal of Medicine. 2000, 343 : 1742 – 1749.
21. C. Arden Pope Ⅲ; Richard T. Burnett; Michael J. Thun; Eugenia E. Calle; Daniel Krewski; Kazuhiko Ito; George D. Thurston. Lung Cancer, Cardiopulmonary Mortality, and Long – term Exposure to Fine Particulate Air Pollution. JAMA 2002; 287 : 1132 – 1141.

22. J Mindell and M Joffe. Predicted health impacts of urban air qualitymanagement J. Epidemiol. Community Health, February 1, 2004; 58 (2) :103 – 113.

23. Lippmann, M., Hwang, J. S, Maciejczyk, P., and Chen, L. C. Particulate Matter source apportionment for short – term cardiac function changes in ApoE – / – mice. Environmental Health Perspective. 2005. 113, 1575 – 1579.

24. Jonathan J. Mayo, Pete Kohlhepp, Dianzheng Zhang, and Joy J. Winzerling: Effects of sham air and cigarette smoke on A549 lung cells: implications for iron – mediated oxidative damage Am J Physiol Lung Cell Mol Physiol. 2004, 286 : 866 – 876.

25. Daya Upadhyay, Vijayalakshmi Panduri, Andrew Ghio and David W. Kamp. Particulate Matter Induces Alveolar Epithelial Cell DNA Damage and Apoptosis American Journal of Respiratory Cell and Molecular Biology. 2003, 29 : 180 – 187.

26. Manning, Christopher B., Val Vallyathan, and Brooke T. Mossman. "Diseases. caused by asbestos: mechanisms of injury and disease development." International Immunopharmacology 2002, 2 : 191 – 200.

27. Ezzati M, Kammen DM. The health impacts of exposure to indoor air pollution from solid fuels in developing countries: knowledge, gaps, and data needs. Environmental Health Perspectives. 2002, 110 (11) :1057 – 1068.

28. Pope CA and Dockery DW, Health effects of fine particulate air pollution: Lines that connect. Journal of the Air & Waste Management Association, 2006. 56 (6) :709 – 742.

29. Pope CA, Burnett RT, Thurston GD, et al. Cardiovascularmortality and long – term exposure to particulate air pollution: epidemiological evidence of general pathophysiological pathways of disease [J]. Circulation, 2004, 109 (1) :71 – 77.

30. Nafstad P, Haheim L L, Wisloff T., Gram F., Oftedal B., Holme I., Hjermann I. and Leren P. Urban air pollution andmortality in a cohort of norwegianmen. Environmental Health Perspectives. 2004, 112 : 610 – 615.

31. Borm PJA, Schins RPF, Albrecht C. Inhaled particles and lung cancer, Part B: paradigms and risk assessment. Int J Cancer. 2004, 110 : 3 – 14.

32. Bhamagar Bhatnagar. A. Cardiovascular pathophysiology of environmental pollutants. American Journal of Physiology Heart Circulatory Physiology, 2004, 286 : 479 – 485.

33. O'Neill MS, Jerrett M, Kawachi L, Levy JL, Cohen AJ, Gouveia N, Wilkinson P, Fletcher T, Cifuentes L, Schwartz J: Health, wealth, and air pollution: Advancing theory andmethods. Environmental Health Perspectives 2003, 111 : 1861 – 1870.

34. Boffetta P. Nyberg F. Contribution of environmental factors to cancer risk. British Medical Bulletin. 2003, 69 : 71 – 94.

35. Obot CJ, Lee KM, Fuciarelli AF, Renne RA, McKinney WJ. Characterization ofmainstream cigarette smoke – induced biomarker responses in ICR and C57B1/6mice. Inhal. Toxicol. 2004. 16 : 701 – 719.

36. Hetland R B, Cassee F R, Refsnes M, et al. Release of inflammatory cytokines, cell toxicity and apoptosis in epithelial lung cells after exposure to ambient air particles of different size fractions [J]. Toxicolin Vitro, 2004, 18 (2) : 203 – 212.

37. Gilmour, P S, Ziesenis A, Morrison, E R, Vickers, M. A., Drost, E. M., Ford, I., Karg, E., Mossa, C., Schroeppel, A., Ferron, G. A., Heyder, J., Greaves, M., MacNee, W. and Donaldson, K. Pulmonary and systemic effects of short – term inhalation exposure to ultrafine carbon black particles. Toxicology and Applied Pharmacology 2004, 195 : 35 – 44.

38. DP Liao, YK Duan, EA Whitsel, ZJ Zheng, G Heiss, VM Chinchilli, HM Lin. An association between air pollution and increased cardiovascular disease (CVD) American Journal of Epidemiology 2004. 159 (88) :768 – 777.

39. Knaapen A M, Borm P J, Albrecht C, et al. Inhaled particles and lung cancer. Part A: mechanisms. Iht J Cancer, 2004, 533 (1 – 2) :99 – 105.

40. Knight JA: Articles: Free radicals: their history and current status in aging and disease Ann Clin Lab Sci 1998 28 : 331 – 346.

41. Halliwell B. Can oxidative DNA damage be used as a biomarker of cancer risk in humans? Problems, Resolutions and preliminary results from nutritional supplementation studies. Free RAD. Res. 1998, 29 : 469 – 489.

42. J M C Gutteridge. Free radicals in disease processes: a complication of cause and consequence [J]. Free Rad Res Commun, 1993, 19 : 141 – 158.

43. Ashok BT, Ali R. The aging paradox: free radical theory of aging. Exp Gerontol, 1999, 34 : 3293 – 303.

44. Chandra M, Chandra N, Agarwal R, Kumar A, Ghatak A, Pandey VC The Free radical System in Ischemic heart Disease. International J. of Cardiology（USA）, 1994, 43：121－125.

45. Dreher D, Junod AF. Role of oxygen free radicals in cancer development. Eur J Cancer, 1996, 32A：30－38.

46. Halliwell B. Oxygen and nitrogen are pro－carcinogens, damage to DNA by reactive oxygen, chlorine and nitrogen species：measurement, mechanism and the effects of nutrition. Mutation Research－Genetic Toxicology and Environmental Mutagenesis. 1999, 443：37－52.

47. Hardy J A. Aust A E. Iron inasbestos chemistry and carcinogenicity. chem. Rev, 1995, 95：97－118.

48. Dunford HB. Oxidations of iron（Ⅱ）/（Ⅲ）by hydrogen peroxide：from aquo to enzyme. Coordination Chemistry Reviews, 2002, 233：311－318.

49. Gozzo F. Radical and non－radical chemistry of Fenton like systems in presence. of organic substances. Journal of Molecular Catalysis A－Chemical, 2001, 171（1－2）：1－22.

50. Jensen MP, Lunge SJ, Mehn MP, et al. hydroxylation derived from alkyl hydroperoxide at a nonheme iron center. Evidence for an Fe－IV＝O oxidant. Journal of The American Chemical Society. 2003, 125（8）：2113－2128.

51. Welch KD, Davis TZ, Van Eden ME, et al. Deleterious iron－mediated oxidation of biomolecules1. Free Radical Biology and Medicine, 2002, 32（7）：577－583.

52. Welch kD, Davis TZ, Aust SD. Iron Autoxidation and Free Radical Generation：Effects of Buffers, Ligands, and Chelators. Archives of Biochemistry and Biophysics, 2002, 397（2）：360－369.

53. MacFaul PA, Wayner DDM, Ingold KU. A radical account of Oxy－. genated Fenton Chemistry. Accounts of Chemical Research. 1998, 31（4）：159－162.

54. Walling C Intermediates in the reactions of fenton type reagents. Acc Chem Res, 1998, 31（4）：155－157.

55. Goldstein S, Meyerstein D. Comments on themechanism of the "Fenton－like" reaction. Acc Chem Res, 1999, 32（7）：547－550.

56. Burkitt MJ. Burkitt, MJ, 2003, Chemical, biological andmedical controversies surrounding the Fenton reaction. Progress in Reaction Kinetics and Mechanism, 38, 75－103.

57. Yamazaki I, Piette L H. EPR pintrapping study on the oxidizing species formed in the reaction of the ferrous ion with hydrogen peroxide. J Am Chem Soc, 1991, 113：7588－7593.

58. Anna E Dikalova, Maria B Kadiiska, and Ronald P. Mason：An in vivo ESR spin－trapping study：Free radical generation in rats from formate intoxication－role of the Fenton reaction PNAS, 2001, 98：13549－13553.

59. Kemp TJ. kinetic aspects of spin trapping. Progress In Reaction Kinetics and Mechanism, 1999. 24（4）：287－358.

60. Jiang, J, Bank, JF, Scholes, C, Subsecond time－resolved spin trapping followed by stopped－flow EPR of Fenton reaction products, J. Am. Chem. Soc. 1993, 115：4142－4146.

61. Sawyer, DT; Sobkowiak, A; Matsushita, T Metal [ML_x; M＝Fe, Cu, Co, Mn] /Hydroperoxide－Induced Activation of Dioxygen for the Oxygenation of Hydrocarbons：Oxygenated Fenton Chemistry. Acc. Chem. Res, 1996, 29, 409－416.

62. Sobkowiak, A; Naro? g, N; Sawyer, DT, Iron（Ⅲ, Ⅱ）－Induced Activation of Dioxygen for the Oxygenation of Cyclohexene and Related Unsaturated Hydrocarbons, J. Molecular Catalysis A：Chemical, 2000, 159, 247－256.

63. Sawyer, DT, Metal [Fe（Ⅱ）, Cu（Ⅰ）, Co（Ⅱ）, Mn（Ⅲ）/Hydroperoxide－Induced Activation of Dioxygen for the Ketonization of Hydrocarbons：Oxygenated Fenton Chemistry. Coord. Chem. Rev, 1997, 165, 297－313.

64. Wink DA, Nims RW, Saavedra JE, WE Utermahlen, Jr. Biologically Relevant Substrates with Two Oxidizing Intermediates Differ from those Predicted for the Hydroxyl Radical. Proc Natl Acad Sci USA, 1994, 91：6604－6608.

65. Wink DA, Wink CB, Nims RW, Ford PC. Oxidizing Intermediates Generated in the Fenton Reaction：Kinetic Arguments Against the Intermediacy of the Hydroxyl Radical. Environ Health Perspect, 1994, 102（13）：11－15.

66. Wink DA, Nims RW, Desrosiers MF, et al. A Kinetic Investigation of Intermediates Formed during the Fenton Reagent Mediated Degradation of N－Nitrosodimethylamine：Evidence for an Oxidative Pathway Not Involving Hydroxyl Radical. Chem Res Toxicol. 1991, 4（5）：510－522.

67. Stefan H Bossmann, Esther Oliveros, Sabine Golf. New evidence against hydroxyl radicals as reactive intermediates in the thermal and photochemically enhanced Fenton reaction. J Phys Chem A. 1998, 102：5542－5550.

68. Kremer, M. L., Mechanism of the Fenton reaction: Evidence for a new. intermediate. Phys. Chem. Chem. Phys. 1999, 1:3595 - 3605.

69. Bielski, B. H. J. Reactivity of hypervalent iron with biological compounds. Ann. Neurol, 1992, 32. S28 - S32.

70. Bielski, B. H. J. Studies of hypervalent iron. Free Rad. Res. Comms. 1991, 12 - 13:469 - 477.

71. Saran M, Michel C, Stettmaier K, et al. Arguments against the significance of the Fenton reaction contributing to signal pathways under in vivo conditions. Free Rad Res 2000, 33:567 - 579.

72. D. J. Hassett., B. E. Britiganll, T. Svendsen, G. M. RosenS, and M. S. Cohen. Bacteria Form Intracellular Free Radicals in Response to Paraquatand Streptonigrin: Demonstration of the Potency of Hydroxyl Radical. J. Biol. Chem. 1987, 262 (28) :13404 - 13408.

73. Makino Keisuke, Hagi Akifumi, Ide Hiroshi. Mechanistic studies on the formation of aminoxyl radicals from 5, 5 - dimethyl - 1 - pyrroline - N - oxide in Fenton systems. Characterization of key precursors giving rise to background ESR signals. Can J Chem. 1992, 70 (11) :2818 - 2827.

74. Dikalov SI, Mason RP. Spin trapping of polyunsaturated fatty acid - derived peroxyl radicals: reassignment to alkoxyl radical adducts. Free Radical Biology and Medicine. 2001, 30 (2) :187 - 197.

75. Tsai P, Pou S, Straus R, et al. Evaluation of various spin traps for the in vivo in situ detection of hydroxyl radical [J]. Journal of the Chemical Society - Perkin Transactions, 1999, 2 (8) :1759 - 1763.

76. Jeffrey C Yoder, Justine P Roth, Emily M Gussenhoven. Electron and Hydrogen - Atom Self - Exchange Reactions of Iron and Cobalt Coordination Complexes. J Am Chem Sac, 2003, 125:2629 - 2640.

77. Marcus RA. Electron transfer reactions in chemistry - Theory and experiment J Electroanalytical Chemistry, 1997, 438: 251 - 259.

78. Tributsch, H., Pohlmann, L., Electron transfer: Classical approaches and new frontiers, Science 1998, 279: 1891 - 1895.

79. Goldstein, S, Meyerstein, D Czapski, et al. The Fenton reagents. Free Rad. Biol. & Med., 1993, 15:435 - 445.

80. Francesca Buds, Bernd Ensing, Michiel CM Gribnau, et al. study of the active intermediate in the Fenton reaction. Chem Eur J. 2001, 7 (13) :2775 - 2783.

81. Ensing B, Buda F, Bl chl P, et al. Chemical Involvement of Solvent Water Molecules in Elementary Steps of the Fenton Oxidation Reaction Angew. Chem Int Ed Engl. 2001, 40 (15) :2893 - 2895.

82. Rai P, Cole TD, Wemmer DE, Linn S. Localization of Fe^{2+} at an RTGR sequence within a DNA duplex explains preferential cleavage by Fe^{2+} and H_2O_2. J. Mol. Biol. 2001, 312, 1089 - 1101.

83. Ernst S. Henle, Zhengxu Han, Ning Tang, Piyamvada Rai, Yongzhang Luo, & Stuart Linn. Sequence - specific DNA cleavage by Fe^{2+} - mediated fenton reactions has possible biological implications. J Biol Chem. 1999, 274, 962 - 971.

84. Kurz T, Leake A, von Zglinicki T, Brunk UT. Relocalized redox - action lysosomal iron is an importantmediation of oxidation stress - induced DNA damage. Biochemical Journal 2004, 378, 1039 - 1045.

85. Jun Nakamura, Elizabeth R. Purvis, and James A. Swenberg: Micromolar concentrations of hydrogen peroxide induce oxidative DNA lesionsmore efficiently thanmillimolar concentrations inmammalian cells Nucl. Acids Res. 2003 31: 1790 - 1795.

86. Hiroshi Kasai. Chemistry - based studies on oxidative DNA damage: formation, repair, andmutagenesis. Free Radical Biology and Medicine. 2002, 33:450 - 456.

87. Klaunig, JE and Kamendulis, LM. The Role of Oxidative Stress in Carcinogenesis. Annual Review of Pharmacology and Toxicology. 2004, 44:239 - 267.

88. MARTINEZ, G. R.; LOUREIRO, A. P. M.; Marques, S. A.; MIYAMOTO, S.; YAMAGUCHI, L. F.; ONUKI, J.; Garcia, C. C. M.; BARBOSA, L. F.; Medeiros, M. H. G.; Di Mascio, P. Oxidative and alkylating damage in DNA. Mutation Research Reviews in Mutation Research, 2003, 544 (2 - 3) :115 - 127.

89. Stadtman ER, Levine RL. Free radicalmediated oxidation of free amino acids and amino acid residues in proteins. Amino Acids, 2003; 25:207 - 218.

90. Brennan ML. Hazen SL. Amino acid and protein oxidation in cardiovascular disease. Amino Acids. 2003, 25:365 - 374.

91. Uchida K, Okamoto N, Ohara K, et al. Daily rhythm of serummelatonin in patients with dementia of the degenerate type.

Brain Res, 1996, 717 : 154 – 159.

92. Perna AF. Ingrosso D, and De Santo NG. Homocysteine and oxidative stress. Amino Acids. 2003. 25 : 409 – 417.

93. Kelly FJ, Mudway IS. Protein oxidation at the air – lung interface. Amino Acids. 2003; 25 (3 – 4) : 375 – 396.

94. Huang SL, Hsu MK, Chan CC. Effects of submicrometer particle compositions on cytokine production and lipid peroxidation of human bronchial epithelial cells. Environmental Health Perspectives. 2003, 111 : 478 – 482.

95. Niedernhofer, L. J, Daniels, J S, Rouzer, C A, Greene, R. E. and Marnett, L. J. (2003) Malondialdehyde, a product of lipid peroxidation, ismutagenic in human cells. J Biol Chem. 2003, 278 : 31426 – 1433.

96. Dix T A, Aikens J. Mechanisms and biological relevance of lipid peroxidation initiation. Chem Res Toxicol. 1993, 6 : 2 – 18.

97. Giorgio Minotti. Sources and role of iron in lipid peroxidation. Chem Res Toxicol. 1993, 6 : 134 – 146.

第二十三章　粉尘粒子损伤及致病作用

粉尘是以气溶胶状态存在或以烟雾状态存在、能较长时间飘浮于空气中的固体微粒。人类的各种活动可产生大量的粉尘，自然的分化、腐蚀和气体的流动也产生大量的粉尘。生产性粉尘专指在人类的生产活动中产生的，能够长时间长期飘浮于生产环境中的固体微粒[1]。随着纳米技术的发展，纳米粒子制备、生产及利用过程中，也使大量的纳米粒子进入人类赖以生存的环境空间。纳米粒子也已经或正在成为生产性粉尘的一部分，可以称之为生产性纳米粉尘。生产性粉尘之所以受到重视，一是由于许多生产性粉尘或纳米粒子具有生物学作用，吸入后给暴露者健康造成有害影响；二上由于生产性粉尘及生产性纳米粒子的存在具有无处不在的广泛性，使受其影响的人群相当庞大，甚至整个人群乃至所有的生物；三是因为这些粒子以呼吸道为侵入人体的主要途径，较其他的暴露途径更难以进行控制。纳米粒子较微米尺度粒子则更难以为人类所控制。生产性粉尘及生产性的纳米粒子进入大气空间是公共环境污染的重要原因之一。传统的毒理学未将生产性粉尘粒子的毒性与物质的微纳米性质联系起来，但已提供了大量的病理事实供纳米毒理学工作者借鉴，而且从纳米毒理学的角度，也可能对这些生产性粉尘的毒理学提供新的思路。在本书中，作者并不企图用纳米科学或技术的基本原理对这些生产性粉尘毒理进行解释，只是将这些粉尘的毒理学及其对人类的危害进行简单介绍，希望其对纳米毒理学会有一些启发。传统的毒理学将所有的粉尘粒子都放在一起来进行讨论，但这些粒子当中具有一定量的纳米粒子。然而，就目前关于这些粉尘的毒理学还未能够将不同尺度的粒子分开进行研究，还没有认识到纳米尺度的粒子与传统尺度粉尘在对人体危害性方面的区别。我们在这里对这些粉尘性粒子的毒性进行回顾的时候，应当考虑其中纳米粒子是否在其毒性原理中起有作用或对其生物危害性的贡献。

23.1 粉尘来源

23.1.1 天然粉尘

人们在20世纪的60年代就知道，每立方米没有工业及采矿活动的静止的旷野空气中，可含有2千万个粒子，每立方米城市空气中有6千万个粒子，在最拥挤的城市，每立方米空气中的粒子数可达1亿5千万[2-4]。如果房间内有人抽烟，则室内空气中的粒子数可达每立方米2亿7千万，甚至更多[5]。

工业化西方国家的居民平均每人每天可吸入300亿粒子[6]。每立方米通常的空气中可能含有约10000个粒子，包括花粉、真菌孢子及一氧化碳、氡、香水分子、蜘蛛腿、土壤颗粒及毛发等。城市空气中来自远方燃烧残余碳、毛毯尘屑、皮屑、细菌和病毒等纳米尺度的粒子可达$10^{11}/m^3$[7]。在靠海岸地区空气中可含有由浪花产生的超细盐粒子[8]。

23.1.2 生产性粉尘

生产性粉尘的产生，主要方式有固体物质的机械加工，如矿物质的粉碎、钻孔、研磨、打光、切削、粉碎的固体的筛分、搅拌及运输及有机物质的加工、纺织等过程中，均会产生粉尘；固体物质的不完全燃烧或爆破，如煤矿碳的不完全燃烧的烟雾含有大量的煤矿尘，矿山的开采和开凿隧道时所进行的爆破，都会产生粉尘；物质加热时产生的蒸汽在空气中凝结或碳氢化形成固体微粒，如电焊过程中产生的电焊烟尘，铸造及金属加工中产生的金属烟雾粉尘等。

产生生产性粉尘的行业为数众多，几乎各行各业都有一定量的粉尘的产生，但主要的产生粉尘的行业包括矿山开采业、机械加工业、金属冶炼业、建筑材料业、纺织业、筑路业、水电业及食品行业等。

23.2 生产性粉尘的分类

生产性粉尘根据其化学性质可分为有机粉尘和无机粉尘两大类。

23.2.1 无机粉尘

无机粉尘（inorganic dust）主要包括矿物性粉尘、金属性粉尘和其他人工无机粉尘。无机粉尘根据其化学性质可再分为硅尘、矽酸盐尘、含碳粉尘、金属粉尘及一些人工无机粉尘等。

硅尘指含有相当量游离二氧化硅的粉尘，如金属矿山开采、岩石开采、隧道挖掘和煤矿掘井中产生的粉尘。硅尘是生物活性最强，对人体危害性最大的粉尘。矽酸盐尘包括石棉、滑石、云母、高岭土粉尘等，其中以石棉粉尘在毒理学中最为重要。含碳粉尘主要包括煤矿尘、炭黑、石墨及活性炭等粉尘，其中以煤矿尘的暴露人数最多。金属粉尘主要包括金属冶炼及电焊时产生的烟雾，如铁、锡、铅、锌、铍、铜等金属及其氧化物粉尘。人工无机物粉尘是指金刚沙、水泥、玻璃等人工制造的具有一定用途的粉尘。

23.2.2 有机粉尘

有机粉尘（organic dust）是指主要由有机物质组成的粉尘，主要包括植物性粉尘、动物性粉尘、微生物粉尘及人工有机粉尘等。

植物性粉尘主要来源于农业生产中农作物的收获、谷物加工所产生的植物性粉尘和谷物粉尘，木材加工、采伐所产生的木材粉尘，制糖业中的甘蔗粉尘，饲料储存中可能产生的真菌等植物性粉尘。动物性粉尘主要产生于动物饲养及动物粪便处理，实验动物的饲养、工业生产中皮毛的加工均可产生动物毛发、角质、皮毛及粪尿等动物蛋白性粉尘。微生物粉尘主要指含有微生物或由微生物所形成的粉尘。来源于发霉干草及其他植物在潮湿环境中产生的真菌及其内毒素。这些真菌或内毒素自身均可形成粉尘或被其他粉尘所携带。制药业和食品工业中使用的酶也可以随粉尘而飘浮于空气中。这些酶与微生物是有区别的，但有的书籍也将其归类于微生物粉尘。随着人类生活水平的提高，空调器及通风管道中的微生物也逐渐成为人们所注意的有机粉尘的一种。人工有机粉尘如炸药、水泥及有机染料等粉尘。

人们在生产活动中所接触的往往不仅仅是一种粉尘。在矿山开采和机械加工中，工人同时接触几种矿物性粉尘的情况是常有的，如煤矿工人既接触煤尘，同时也接触硅尘；电焊烟尘中的成分则更为复杂，既含有二氧化硅，又含有金属氧化物。同样谷物加工中工人既接触谷物性有机粉尘，也接触混于谷物中的杂质性粉尘。

23.3 生产性粉尘对健康的影响

粉尘都是飘浮于空气中，因此呼吸道是粉尘侵入机体的主要途径。粉尘是一种异物，进入呼吸道后首先引起呼吸道以清除机制为主的反应。这种反应的结果是将粉尘粒子排出体外。过量粉尘或不能被排出的粉尘则可沉积于肺部而引起病理性反应。生产性粉尘或经呼吸道进入体内的纳米粒子就是这一系列生理反应和病理反应的过程和结局。

23.3.1 粉尘粒子在呼吸道中的沉积

呼吸系统在结构和功能上都有强大的清除功能。鼻腔的弯曲结构和鼻毛及咽部、气管方向的多变及分叉，使尘粒随呼吸气流进入呼吸道后不断地与这些气道的壁发生碰撞，从而使较大的尘粒（大于10μm）被滞留于鼻腔和直径较大的气道。随气管分叉的增多，气流速度也逐渐减慢，此时尘粒在重力作用下可沉降于气管以及肺泡壁。

颗粒的大小对于粉尘粒子在呼吸道沉积的机会十分重要，它决定颗粒或气溶胶粒子在呼吸道中沉积的部位。肺脏的解剖结构与呼吸系统不同部位的气流模式，也是决定粒子沉积部位的决定因素。粉尘颗粒或气溶胶粒子的大小及肺部的解剖结构和气流模式的组合，使不同大小的粒子沉积于肺脏的不同部位。一般来说，较大的颗粒沉积于上呼吸道，较小的颗粒可沉积于下呼吸道。直径2~10μm的粒子沉积在气管壁。鼻道的空气涡流使大于2~5μm的粒子不能进入下呼吸道[9-10]。这些较大的粒子在呼吸道的分叉处由于惯性而沉积，易于被气道中的粘液流冲刷向上排出。直径2μm以下的粒子沉积于呼吸性细支气管的气管壁或肺泡壁。粒径小于500nm的粒子很容易被呼吸进入下呼吸道，但一般情况下不发生沉积，可随气流被呼出，但也有一小部分沉积在肺泡[11]。但这并不适用于粒径在100nm以下的纳米粒子，而且这些粒子在肺泡内的沉积也与粒子的表面化学性质有关。例如，锝气（technegas）是用锝^{99m}标记的5~200nm炭粒子混悬于氩气中的一种诊断用呼吸道造影剂[12-19]。经10万多例临床试验证明这种造影剂对患者没有明显的毒副作用。曾有人提出锝气粒子是每个分子含有一个被内六角形捕获的锝原子的C_{60}分子[16]，但透射电镜、扫描电镜和原子力显微镜成像都表明，这种诊断用放射性药物是由被包涵于一薄层石墨炭中的30~60nm的金属锝粒子所组成[17]。这种通常的锝气粒子被吸入后对肺泡壁具有良好的吸附性[18]，而没有用炭包覆的锝气则很容易随呼气排出[19]。

吸入的气溶胶最常见的是多分散体系。许多气溶胶粒子的大小分布近似对数－常态分布，可用中位数、几何平均数和几何标准差进行描述[20]。以给定大小的发生频率与大小的对数作图，可得出一种钟形的频率曲线。在实际操作中，实验测的最大颗粒或最小颗粒与理论曲线之间有一定的误差是不足为奇的。气溶胶的几何平均数为50%的粒子大小。平均数将钟形曲线一分为二，几何标准差（σg）按下式计算：

$$\sigma g = \frac{87.1\%\text{大小}}{50\%\text{大小}}$$

颗粒大小分布的几何标准差是多分散气溶胶分散性的一种量度。在实验室中，σg 的值常常在 1.8～3.0 之间。在野外大气中的 σg 值可大到 4.5。σg 值小于 1.2 即可被认为是单分散气溶胶。测定的半数直径可反映颗粒的数目，以计数半数直径（CMD）表示，也可反映质量，以中位空气动力学直径（MMAD）表示。肺毒性效应与穿透肺组织颗粒的数目及质量有关，数目越多，质量越大，所产生的肺毒性效应就可能越大。颗粒大小的分布还可能与其他因素如颗粒的形状和表面积有关。这是因为物质与肺组织的相互作用一般都发生于颗粒的表面，而且当其他有毒物质吸附于颗粒表面而后进入肺部时，颗粒的表面积就起着更为重要的作用。

球形的颗粒常常是以等质量、等体积或在空气动力学上等效的球体为特征。MMAD 需要考虑颗粒的密度和空气动力学阻力。MMAD 表示具有相同终末速度的单位密度球体的直径而不是颗粒的实际大小、形状和密度。对于通过撞击和沉降而沉积的颗粒来说，空气动力学是一个良好的指标。对于非常小的颗粒，主要是通过扩散作用而沉积，最重要的因素是颗粒的大小而不是它的密度。纳米粒子是目前粉尘颗粒中已知的最小的粒子，因此对于纳米粒子而言，其粒子大小的意义远大于其密度。还有一点需要注意的是颗粒在通过呼吸道的过程中，其大小是可以发生改变的，例如氯化钠、硫酸和甘油这些粒子具有吸水性，因此在位置较低的呼吸道，因湿热及湿度的饱和，颗粒因吸水而变大。

颗粒的沉积主要通过截留、撞击、沉降和扩散 4 种方式。截留的情况是在颗粒的运动轨道足以接近气道的表面以致使颗粒的表面与气道壁表面能够接触时才能够发生。对于纤维的沉积，其直径是重要的因素。纤维的直径决定其通过撞击和沉作用发生沉积的可能性，截留作用取决于纤维的长度。因此，直径为 1μm，长度为 200μm 的纤维主要通过截留作用沉积于支气管中。撞击作用在纤维性物质在肺部沉积中的作用不占重要地位。

悬浮于气体中的粒子依其惯性作用有沿着原来路径运动的倾向。在弯曲的气道中运动的气流，例如在支气管的分叉处，颗粒容易与气道壁发生撞击。对于移动于气流中心的颗粒来说，在较为对称的分叉部位，颗粒沉积的发生率较高。对给定大小的颗粒作出概括性的结论有一定的难度，但是在一般成人中，空气动力学直径大小 10μm 的颗粒绝大多数沉积鼻腔或口咽部，难以进入喉以下的呼吸道。传统毒理学曾经认为，极细小的粒子可随气流被反向呼出，较少在气道中沉积，但最近的资料显示，极细的颗粒，直径小于 10nm 或更小的粒子，也即纳米毒理学中所称的纳米粒子也能有效地通过扩散作用沉积于肺组织。越过上呼吸道的粒子可沉积于支气管部位或更深部位的肺组织乃至肺泡。因此，粒径在 3nm～5μm 之间的粒子在肺泡具有很高的沉积效率。

沉降作用导致颗粒在小支气管、细支气管和肺泡腔中沉积。这些部位的气道直径小，气流速度慢。由于颗粒随空气上下移动，浮力和空气阻力以向上的方向作用于颗粒，而重力则以向下的方向作用于颗粒，在重力与浮力和阻力的作用达到平衡时，颗粒即以已知的“终末沉降速度”而沉降。沉降作用在颗粒的空气动力学直径大于 500nm 时，对于粒子的沉积不起主要作用。

在空气动力学直径小于 500nm 的粒子的沉积中，扩散作用成为其主要因素。气流中气体分子对颗粒的撞击，使颗粒发生随机的运动，也即已为人们所熟知的布朗运动。布朗运动随颗粒的变小而增强。对小于 500nm 的粒子来说，这种布朗运动是其发生沉积的最重要的作用机制。

在生物体方面，影响颗粒沉积的一个重要因素是呼吸的方式。安静呼吸时，进入气体交换部位的气体容积仅为解剖无效腔容积的 2～3 倍，大部分被吸入的颗粒可以随呼出气体而被排出肺外。在运动期间，较大容积的气体以较高的速度运动，在大气道的撞击作用和在小气道及肺泡中的沉降作用和扩散作用大大增强，因而使吸入的颗粒在气道中的沉积也大大增加。屏气也能增加由于沉降作用和扩散作用所引起的沉积。能改变导气部直径的因素也影响颗粒在肺部的沉积。在患有慢性肺部疾病如慢性支气管炎的患者，气道中的粘液层明显增厚并向周围扩散，部分地堵塞一些部位的气道。空气流经这些部分堵塞的气道时可产生射流，具有增加颗粒在这些部位通过沉降作用和扩散作用发生沉积的潜力。引起气管收缩的物质也增加颗粒在气管、支气管中沉积的倾向。经验表明，吸烟可增强这种倾向。

23.3.2　生产性粉尘的致损伤作用

如上所述，粉尘的物理学性质主要决定粒子在呼吸道中的沉积。决定物质毒性性质的则是物质的化学性质。粉尘粒子的化学性质不同，其生物学作用不同，因而其毒理作用也不同。这些不同的毒理学作用，可被概括为以下几个方面。

23.3.2.1　刺激作用（irritation effect）：吸入的粉尘粒子首先进入呼吸道，刺激呼吸道粘膜，使粘膜毛血管扩张，粘液分泌增加，以加强对粉尘的阻留作用，企图避免其进入肺深部组织。虽然这是一种保护性反应，但持久的毛细血管扩张导致粘膜增厚或肥大，继之则因粘膜营养不良而发生萎缩，形成萎缩性鼻炎等。硬度较大，边缘锐利的粉尘颗粒还可以直接对粘膜发生机械性刺激，造成粘膜细胞的损伤，引起鼻炎、咽炎和喉炎。有些粉尘可直接损伤鼻腔粘膜形成溃疡和穿孔。粉尘散落于皮肤可堵塞皮脂腺，使皮肤干燥，易于发生感染而形成粉刺、毛囊炎等。粉尘对角膜的刺激可引起角膜感觉丧失，角膜混浊等改变。

23.3.2.2　非特异性炎症反应（nonspecific inflamation）：长期吸入大量粉尘可损伤呼吸道粘膜，使气管支气管粘膜上皮细胞增生、肥大，粘液分泌增加，纤维毛运动减弱。粉尘所致呼吸道损伤常常引起继发性感染，因此接触粉尘的工人的慢性支气管炎是常见的与职业有关的疾病之一，有人将其称之为“尘性慢性支气管炎”。吸烟和粉尘的联合作用增加慢性支气管炎的发病率。有机粉尘中含有的细菌内毒素、蛋白酶及鞣酸类物质也可致呼吸道的非特异性炎症反应。

23.3.2.3　特异性炎症反应（specific inflamation）：特异性炎症反应主要由有机粉尘中带有的细菌或真菌所引起，常见者为肺部真菌病及皮毛粉尘中的炭疽杆菌所引起的肺炭疽病。

23.3.2.4　致纤维化作用（fibrogenicity）：致纤维化在粉尘粒子引起的肺部慢性疾病中占有极其重要的地位。尘肺即是长期吸入矿物性粉尘引起的以肺组织纤维化病变为主的一类全身性疾病的总称。尘肺的病理性特点是肺组织的弥漫性的、进行性的纤维组织增生，引起呼吸功能严重受损而致劳动力下降或丧失。粉尘中引起肺组织纤维化的主要成分为二氧化硅。游离的二氧化硅有极强的细胞毒及致纤维化作用。矿物粉尘的致纤维化作用与粉尘中游离二氧化硅的含量有关。矽肺是纤维化病变最严重，进展最快，危害最大的尘肺，粉尘的致纤维化作用也是对人体健康危害最大的生物学作用。除了二氧化硅可以致肺纤维化外，铍及其氧化物引起的慢性铍病也是以肺纤维化为主要病理改变的疾病。

23.3.2.5　致癌作用（carcinogenicity）：某些物质粉尘具有致癌作用。石棉粉尘可引起支气管肺癌和间皮瘤，放射性矿物质粉尘可致肺癌，金属粉尘镍、铬酸盐也与肺癌高发有关。近来人们已经注意到矽肺与肺癌的发病具有一定的关系，流行病学研究支持矽肺与肺癌有关的理论。电焊与肺癌间的关系也已有报道，认为电焊烟尘中的6价铬与电焊烟尘的致癌作用有关。

23.3.2.6　致敏作用（sensitization）：致敏作用主要见于有机性粉尘，如支气管哮喘，是典型的变态反应性疾病。木尘、谷物粉尘、化学洗涤剂酶、动物蛋白粉尘等均可引起这类疾病。发霉的干草、蘑菇孢子、蔗渣等可引起过敏性肺炎（hypersensitivity pneumonities），为由免疫介导的肺组织肉芽肿性疾病，如农民肺（farmer's lung）、蘑菇肺（mushroom worker's disease）、蔗渣肺（bagassosis）等。

23.3.2.7 全身毒性作用：吸入一些化学性粉尘，如铅、锰、砷等毒物性粉尘，可引起全身性中毒。

23.3.2.8 粉尘沉着症：吸入惰性的金属性粉尘如锡、锑、铁等物质的粉尘时，由于这些金属粒子既不能被肺部呼出，也不能被转运至其他部位，因此在局部肺组织沉积，形成肺组织粉尘沉着症。

23.4 肺组织对粉尘的清除机制

对于沉积于肺的颗粒性物质的清除作用是肺防御功能的一个重要方面。呼吸系统在结构和功能上对进入肺部的异物都具有清除作用。将沉的粒子迅速地自肺部清除，可以缩短粒子与肺组织的接触时间，因而可以减轻粒子对肺组织的损伤作用，减少物质粒子自肺部吸收。颗粒从呼吸道被清除的机制随沉积部位的不同而有所不同。这里需要说明的是，颗粒从呼吸道的清除并不是指从人体内清除，二者不是同一个概念。肺中的颗粒性物质以不同的清除机制被清除到胃和胃肠道；淋巴管和淋巴结及肺的血管系统。进入肺淋巴管和淋巴结的粒子，可被溶解和进入静脉循环。这些所谓的自肺部清除，实际上是粒子自肺部被转运到身体的其他部位。呼吸系统真正地将物质粒子清除出体外的唯一途径是咳嗽和擤鼻涕。

沉积于鼻腔的粒子，依据部位及其在粘液中溶解度的不同而具有不同的清除机制。鼻前部具有相对较为干燥的立方上皮，因此沉积于该处的粒子主要是通过外部的作用如擦拭和急促的呼吸所去除。鼻腔其他部位也覆盖有大量的粘液纤维毛上皮细胞，这些细胞使粘液朝向声门方向运动，在那里粘液被吞下而进入胃肠道。在健康成人中，不溶性颗粒一般都以这种方式清除，在其沉积于鼻腔之后1小时即被吞下。进入粘液中的可溶性颗粒可被溶解，在颗粒被机械性去除之前可进入上皮组织或被吸收入血液。关于在鼻腔受到急性感染、慢性疾病或中毒损伤而有缺陷的嗅觉部位或其区域上的颗粒清除机制尚不清楚。已有研究表明，腾氟龙纳米粒子可以通过嗅神经进入中枢神经系统，在嗅球部位积聚起来。

覆盖气管支气管树的粘液层是通过其下面的纤维的向上摆动而去除的。这种粘液纤维的向上运动使沉积的颗粒和吞噬有颗粒的巨噬细胞不断地向着口咽部运动，最后被吞下进入胃肠道。在健康人体中，粘液纤毛的运动相对较快，沉积在下呼吸道的颗粒在4～48小时内可被清除。呼吸道感染或受到其他物理化学因素损伤时，这种清除机制受到影响，功能减弱。

微粒物质一旦沉积于肺部，将通过若干种方式从深部肺组织被清除：一是通过撞击作用，被捕获于导气部液体层上的颗粒通过粘液纤毛的提升作用向上排出；二是巨噬细胞将颗粒吞噬后再经粘液纤毛的定向运动被清除；三是颗粒被肺泡巨噬细胞吞噬，经淋巴系统转运至其他部位而从肺部清除；四是颗粒表面的物质可被溶解一部分，颗粒的核心部分再经淋巴管转运至身体其他部位而自肺部清除；五是细胞小的颗粒如纳米颗粒直接穿透肺泡上皮细胞进入肺间质组织或进一步穿透肺毛细血管壁而进入血液循环。

23.5 粉尘致病作用的影响因素

粉尘的化学性质则决定粉尘对人体危害的性质。不同物质的粉尘具有不同的生物学性质，因而也具有不同的致病作用。粉尘在肺内沉着的量决定粉尘对人体危害的严重程度。对于大多数粉尘，只有在肺内的沉积达到一定的量时才能够引起肺部疾病，即有明确的剂量－效应关系。粉尘在肺内沉积的量决定于患者所接触的粉尘的浓度、分散度和个体接触时间以及接触个体呼吸道清除机制功能状态。

23.5.1 粉尘的化学性质

粉尘的化学性质是决定粉尘粒子生物学性质的主要因素。传统毒理学认为矿物粉尘致肺纤维化作用的强弱主要取决于粉尘中所含游离二氧化硅含量的多少。游离二氧化硅的含量越高，其致纤维化作用就越强，肺病变的发生就越快，病程的进展也就越快。含游离二氧化硅 70% 以上时，在短期暴露于粉尘后即有可能发病，病理上形成以结节为主的纤维性病灶。在无适当的防护设备和个人防护措施的情况下，甚至可以引起以矽蛋白沉积为主的急性矽肺的发生。含游离二氧化硅 10% 以下时，病变的发生则需要较高浓度和较长时间的暴露，病变的发生和发展均需要较长的过程，病理上以肺间质的纤维化为主。石棉粉尘由于其纤维网状结构，除引起肺组织纤维化外，还可引起肺癌和间皮瘤。一些具有全身毒性作用的粉尘吸入肺内后可很快被溶解吸收而引起全身中毒。惰性粉尘则主要在肺内引起粉尘的沉着症，而很少引起明显的生物学反应而致病。大多数有机粉尘，特别是运动物蛋白性粉尘多具有致敏作用。所有这些疾病的特征都是由粉尘的化学性质引起的。

23.5.2 粉尘的分散度（dispersity）

分散度一词用粉尘颗粒大小组成来描述物质被粉碎的程度。粉尘是由大小不同的颗粒组成的，其中小的颗粒越多，其分散度就越高，在空气中飘浮的时间就越长，因而被吸入的可能性就越大。反之，较大的颗粒在空气中可以很快地沉降，被吸入的机会因而较少，即使被吸入，也会被阻留于上呼吸道而难以到达深呼吸道和肺泡。根据粉尘颗粒粒径的大小，粉尘可被分为 3 种：由粒径大于 15μm 的颗粒组成的粉尘被称之为非吸入性粉尘，粒径小于 15μm 的颗粒所组成的粉尘被称之为可吸入性粉尘（inhalable dust），粒径小于 5μm 的颗粒组成的粉尘称之为呼吸性粉尘（respirable dust）。这 3 种粉尘中，真正能够进入肺泡而沉积于肺内引起生物学作用的是呼吸性粉尘。粉尘的分散度决定于生产工艺，因而不同工种的工人实际暴露的粉尘量不同，因而发病情况也不同。

随着纳米技术的发展，已有很多证据表明，有些物质的粒子在微米尺度时对人体没有明显的毒性或致病作用，而在纳米尺度下却具有明显毒性[21-31]。例如，碳纳米粒子引起中性粒细胞性肺泡炎的情况，260nm 的炭粒子引起的程度最弱，50nm 的炭粒子引起中度的炎症，而 14nm 的炭粒子引起的炎症最为严重[22]。在这些实验中，纳米粒子引起炎症的作用受其表面效应的支配。

23.5.3　粉尘粒子浓度（concentration）

粉尘浓度即飘浮于生产环境气体中单位体积内粉尘颗粒的重量或个数。很容易理解，粉尘的浓度越高，工人吸入的量就越大，因此可能沉积于肺组织的粉尘量就越大，发生疾病的可能性或危险性也越大。同样性质的粉尘，若其分散度相同，其致病性就主要取决于其环境中的浓度。真正能够进入肺泡的粉尘是直径小于 5μm 的颗粒所组成的粉尘，因此就其浓度而言，小于 5μm 的颗粒性粉尘的浓度才是决定其生物学作用的浓度，也是把浓度和分散度结合在一起考虑为评价粉尘危害性的一项指标。

23.5.4　粉尘粒子的电荷

粉碎过程中产生的颗粒往往带有一定的电荷。固体颗粒流动过程中互相磨擦或吸附空气中的其他粒子都有可能使粒子带上电荷。粉尘粒子所带电荷可受颗粒的大小及其新鲜程度的影响，并同温度和湿度也存在着密切的关系。分散度高、新产生的颗粒的荷 电性强；温度升高，环境湿度小可使粉尘粒子的荷电性增加。粉尘所带的电荷可以影响粉尘颗粒的聚集，影响颗粒在空气中飘浮的时间，进而影响其被吸入的可能性。荷相同电荷的颗粒相互排斥，使粉尘在空气中存留的时间更长；带异性电荷的粉尘粒子则发生相互聚集而沉降加速。研究认为，荷电性强的粒子易滞留于肺内并易于被巨噬细胞吞噬。

23.5.5　粉尘粒子的形态

在研究粉尘的致纤维化作用的早期，曾提出机械性损伤学说，对粉尘颗粒的表面形态及及其硬度给予了相当程度的重视。现在认为，粉尘颗粒的硬度对粒子的致肺纤维化的作用并不重要，其机械性损伤作用主要发生于上呼吸道。虽然金刚石、碳化硅粒子的硬度很大，但其致纤维化作用并不很强，对机体的危害性也很小。球形颗粒在空气中的沉降阻力小，沉降速度快，而开头不规则的粒子沉速度相对较慢，悬浮时间则较长。

纯粹的含硅元素的粒子具有四面体晶格，可裂解形成相似形态的粒子，并产生具有有害作用的及相当尖锐边缘或顶角的粒子。这些粒子对肺实质组织可能造成相似的机械性效应。许多硅结晶能够穿过呼吸道上皮，到达肺实质细胞间隙，最终受肺组织活动的推动作用而到达淋巴系统，进入淋巴结[11]。纯粹的钴粒子在通过肺组织的过程中，会在其通过的途径上造成损伤，这些损伤至少部分地是由于其与组织间的机械性或刺激性的相互作用，最终导致结节、纤维化和瘢痕的形成[32]。

23.5.6 粉尘粒子表面活性

粉尘粒子表面的生物活性影响其致纤维化作用的强弱。新产生的粉尘颗粒表面有较多的氧化硅自由基（SiO•）和硅自由基（Si•），可与二氧化碳\氧气和水反应生成 H_2O_2 和羟自由基（OH•）等，因而具有更强的细胞毒性。

23.5.7 个体因素

疾病的发生是粉尘吸入与机体防御机制相互作用、相互斗争的结果。呼吸器官在与粉尘致病性斗争的过程中具有重要的作用。任何减弱或破坏呼吸道清除异物作用的疾病和个体因素都可使粉尘粒子更容易在肺内沉积而引起疾病。一些慢性呼吸系统疾病如慢性支气管炎、哮喘、肺气肿等都可使呼吸系统的清除机制严重受损，吸烟也可以使呼吸道纤维毛上皮细胞受损而致清除机制功能减弱。个体的免疫状况对疾病的发生也有一定的影响。未成年人、健康状况低下及妇女更易受粉尘的危害而致病。感染肺结核的病人，可使矽肺病情加剧和恶化而难以治疗。特异体质的人容易发生有机粉尘所致的过敏性疾病如哮喘和过敏性肺炎等疾病。铍病也和机体的免疫状态有关。此外，个体暴露时间及是否恰当使用个体防护用品，也是影响个体发病及病程的重要因素。

23.6 粉尘粒子的致病机制

粉尘粒子的致病机制包括病原因素和机体反应两个方面。

23.6.1 病原方面

粉尘粒子是粉尘性疾病的病原。从病原方面考虑，其致病机制与粉尘粒子的机械作用和表面特性有关。纳米粒子的纳米性质可以影响粒子的表面特性，因此可以认为纳米尺度可以间接地影响粒子的致病性和生物效应。

23.6.1.1 机械性作用：粉尘粒子和粉尘纤维的形态和硬度在矽肺病理研究的早期就曾被认为是粉尘对肺组织的损伤作用的机制之一，但后来曾一度被否定。随着尘肺发病机制研究的深入，粉尘粒子和粉尘纤维的机械性作用在致病机制中的作用又重新受到重视。胸膜内发现的石棉纤维，90%以上是极细又极短的温石棉，平均直径约60nm，长度约2.3μm，是一种典型的纳米纤维或一维纳米粒子。这种石棉之所以容易到达胸膜，就在于其与其他种类的石棉在形态上的微小差异。石棉肺时，肺引流淋巴结损伤较轻，是因为石棉纤维粉尘粒子大，不易进入淋巴系统。对于石棉间皮瘤，角闪石石棉的发病率最高，温石棉发病率最低，其原因也与闪石类石棉的形态既直又硬的机械损伤有关。根据stanton假说，石棉纤维的长/径比值（aspect ratio）对于石棉致病性中具有重要作用。这一学说已为多数研究者所接受。这种学说认为长/径比越大的纤维在细支气管分叉处的沉积量越大，也即暴露量越大。另外，粉尘粒子或粉尘纤维越不容易被溶解，越不易碎裂，越不容易被吞噬，就越不容易被转移，在肺的停留时间就越久，引起肺组织病变的可能性就越大。这些因果关系中，粉尘粒子的机械性作用具有重要意义。相信在这些方面此后还会有新的发现。

23.6.1.2　表面特性：粉尘粒子的吸附性能在肿瘤的发病学上已受到注意。任何物体的表面都能吸附其所在递质中的分子和微粒。颗粒越细小，微粒的表面积就越大，吸附能力就越强。在诱发实验性肺癌时，多使用无致癌性的炭尘吸附阳性致癌物如三甲基胆蒽、3，4－苯并芘混合染尘作为阳性对照组。在这些实验中，无致癌性的炭尘粒子是作为阳性致癌物的载体，使致癌物在体内的滞留时间得到相对的延长。由于这些原因，在考虑粉尘性粒子的致癌作用时，需要排除生产环境空气中存在的其他致癌物质分子或由其形成的微粒，而这是一件相当困难的事情。

粉尘粒子的结晶构造在粉尘粒子所致肺部疾病中的作用早已引起人们的注意。石英和石棉晶形结构的极小的变异就会影响其致病性，如致纤维化的石英为四面体晶形，每个氧原子连接两个石英四面体，呈周期性固定排列的聚合体。如果石英的晶形变为八面体则丧失其致纤维化能力。设想改变石棉晶形上结合的原子团可能改变石棉的致病性。天然结晶性的石英带有负电荷，其生物活性和致病性最强，说明电子稳定性结合比氢键结合更为重要。为追踪石英进入人体后的活动状况，有人利用石英的负电性与带正电荷的染料建纳绿 B 结合的方法标记石英。

活性氧在石英致病性中的作用近年来受到了广泛关注。新鲜石英粒子具有很强的致纤维化能力，其原因就在于新鲜石英粒子表面自由基多，而且石英越纯，自由基就越多。曾报道，石英在空气中形成的自由基有硅自由基（$Si^{\bullet}$），硅氧自由基（$SiO^{\bullet}$），硅过氧基（$SiO_2^{\bullet}$），超氧阴离子自由基（O_2^-），羟自由基（$OH^{\bullet}$）等。这些自由基构成石英粒子表面的功能部位。这些自由基对巨噬细胞的代谢发生催化反应，使成纤维细胞异常增生，最后形成纤维化。包绕自由基周围的空气可以使自由基的活性减弱。这可以用来解释何以陈旧的石英粒子的致纤维化作用较新鲜的石英粒子的致纤维化作用减弱。新鲜石英粒子表面带有大量自由基可以解释急性矽肺的发病机制，因为在急性矽肺的肺泡蛋白沉积物中常见活性氧含量的明显增加。

23.6.1.3　化学作用：粒子的化学性质也是决定其与生物体反应的一个重要性质，而且化学性质也是粒子表面特性的基础。虽然目前对于粒子的化学性质对其表面性质的决定作用及二者之间的联系尚且缺乏研究，但已有不少的实例说明不同材料的粒子具有明显不同的生物学性质，与生物体具有明确不同的相互作用，引起明显不同的生物反应及损伤。

给予大鼠 1mg/kg 5μm 的硅晶吸入，可以引起严重的肺泡炎和致命性的肺水肿，最终导致死亡[32]。在吸入硅晶后 24 h 内，研究者可以观察到动物发生喘气、发绀，从口腔和鼻孔溢出粉红色泡沫状液体。由焦炭制备的人工石墨却罕见引起矽肺[33]。在一项对 600 多例石墨矽肺所进行的调查中，只发现一例可能是由纯石墨引起的[34]。大多数证据都表明，矽肺是肺脏对混合粉尘的一种反应[34-36]。有文献记载过多地暴露于石墨矿中的石墨粉尘可引起石墨硅尘肺[37]，这种粉尘粒子是一种结晶形式的含有游离硅的炭[38]。金刚砂纤维是一种将硅和炭融合在一起制成的一种研磨材料，也可引起纤维性肺泡炎[39]。最常见的炭原性疾病包括肺气肿和气胸[40]，石墨肺及烟肺。吸入无定形炭炭黑粉尘对大鼠肺泡上皮细胞没有致突变作用或基因毒性，也不引起明显的肺脏不良反应[21]。慢性吸入炭纤维对大鼠肺脏也没有明显的损伤作用[41]。这些同样由碳元素组成的粒子或纤维，由于其化学结构的不同而对肺组织具有不同的损伤作用，足以表明，化学结构对于其生物学效应的决定性作用。

早在 20 世纪 60 年代就已知有 3000 多种自然发生的矿物质粒子对呼吸系统有害[2]，包括铝[42,43]、石棉[44]、钡[45]、铍[46,47]、锗[48]、铁[49]、钼[50]、滑石[51-53]及锡[54]等。这些矿物粒子对呼吸系统的损害作用可表现为性质的不同或严重程度的差异。例如，暴露于玻璃纤维可产生眼结膜、鼻腔粘膜和喉粘膜的一过性刺激症状[55]，但并不引起诸如肺纤维化、肺癌或胸膜间皮瘤等长期不良作用[56-58]。石棉纤维则能引起许多严重的长期不良效应，包括肺部弥漫性纤维化、胸膜瘢、肺癌、胸膜间皮瘤及其他肿瘤等。铝具有神经毒性，可影响神经活动的多个环节，涉及神经递质、酶乃至脑神经细胞及组织的形态学改变，如神经元的退行性变、坏死及神经原纤维缠结等[59]。金属钡基本上无毒，而钡盐却具有明显毒性。钡为一种肌肉毒，可对骨骼肌、平滑肌和心肌产生过度的刺激和兴奋作用[60]。对心肌的兴奋作用使心肌的应激性增强，传导加快，严重时由兴奋转为抑制，发生传导阻滞、异位心律和心室颤动乃至心室停搏。对平滑肌的兴奋作用可使小动脉痉挛性收缩，导致血压升高，晚期转为血管平滑肌抑制、麻痹而导致休克而危及生命。对胃肠道平滑肌的兴奋作用则使胃肠蠕动亢进，发生腹痛，晚期发生抑制性肠麻痹。对骨骼肌的兴奋作用则表现为肌肉颤动和抽搐，最终发生麻痹性瘫痪。对子宫平滑肌的抑制作用可引起流产。

23.6.2 机体方面

从病理学角度来看，粉尘粒子所引起的疾病是由于粉尘粒子或粉尘纤维进入肺泡后所引起。最早的反应是外源性肺泡炎，病理性表现为中性粒细胞及肺泡巨噬细胞吞噬粉尘。肺对特异性粉尘粒子的生理性净化功能由启动、增强，转化为减弱直到无能，因而产生病理性改变。由于粉尘粒子的表面性质的不同，这种反应及其变化过程强弱不等，速度不等，时间长短不等，但最后病变则是大同小异，都是以纤维组织增生而告结束。肺组织的纤维化不仅引起呼吸系统功能的改变，而且可以继发循环系统、内分泌系统神经系统、泌尿系统的改变，最后发展成为全身性的疾病。

吞噬了粉尘粒子的巨噬细胞受粒子的毒性作用或因寿命终结时发生崩解，其所含有的粉尘粒子被释放入周围组织，周围组织中的巨噬细胞可将这些粒子再次吞噬。在这种无休无止的循环中，网织纤维及胶原纤维相继发生进行性增生。二氧化硅粒子可导致胶原纤维迅速生长，造成肺组织的透明性变。石棉纤维则可以引起胸膜的弥漫性炎症，可以并发恶性间皮瘤和肺癌。煤矿粉尘可引起肺脏组织发生不可遏制的大块纤维化。这些特异性病变均发生于吞噬了粉尘粒子的巨噬细胞崩解之后。经过漫长而艰难的研究过程，终于认识到巨噬细胞对粉尘粒子的反复的吞噬和释放，是粉尘性肺部疾病的发生及发展的一个关键环节。

电子显微镜和组织化学技术证明，吞噬了粉尘粒子的巨噬细胞的崩解是由于巨噬细胞在对二氧化硅粒子进行消化时，次级溶酶体发生破裂所释放的蛋白溶解酶及水解酶使细胞的结构蛋白溶解和水解，导致细胞的破坏和崩解。但溶酶体中蛋白酶水解或溶解并非是粉尘粒子造成巨噬细胞崩解的唯一原因。体外实验表明，细胞与石棉接触5分钟，细胞膜的通透性就开始发生改变，此时的粒子还未被吞噬，说明细胞膜的变化还有另外的原因。活性氧（ROS）检测方法的出现和进展，使人们在研究过程中发现了脂质过氧化物，对吞噬粉尘粒子的细胞崩解机制研究进展到活性氧阶段。现在推测，胶原纤维的增生是由于吞噬粒子的巨噬细胞释放某种物质所引发的。于是人们又将研究的方向集中于细胞激动素（cytokine）在粒子的细胞破坏中的作用。对矽肺胶原纤维透明性变的研究认为，透明性变的组织是一种球蛋白的沉积。这种透明性变的组织的组成与淀粉样变十分相似。淀粉样变是一种与免疫病理有关的胶原纤维的病理表现，其组织成分构成中球蛋白占58%，胶原占41%。

23.6.2.1 肺间质病变：在粉尘粒子致病过程中，肺组织间质所发生的病变过程是较为后来的研究进展之一。粉尘粒子引起起的肺间质纤维化在二氧化硅引起的矽肺最为严重。生物化学和电子显微镜研究证实，矽肺时肺间质组织的组成与正常肺组织明显不同。在尚未形成矽肺胶原性结节的早期，胶原的增生以Ⅲ型为主，组织学研究显示多为嗜银纤维，其中肝素明显减少。肝素是一种蛋白多糖。在胶原纤维性矽肺结节形成时，Ⅰ型胶原增多，Ⅲ型胶原减少，组织学上表现为胶原纤维化，蛋白多糖成分中的透明质酸与硫酸皮肤素明显增多。脂类物质一起处于增多水平，特别是卵磷脂增多最为明显。卵磷脂占脂类成分的50%。电镜对胶原纤维的观察表明，其明纹和暗纹都有缩短。

23.6.2.2 活性氧（reactive oxygen species，ROS）反应：不仅粒子可以产生ROS，而且吞噬了粒子的细胞内生化代谢也可以产生ROS。吞噬粒子的巨噬细胞释放ROS及细胞动力素在粉尘粒子致病过程中的作用已进行大量的研究。20 世纪 70 年代后期，在体外培养细胞中加入石英时，发现有丙二醛的增多，而丙二醛是脂质过氧化产物。给大鼠气管滴注石英粉尘，用巴比妥依赖性化学发光技术（LDCL）发现滴注后 4 小时，LDCL 活性明显升高；给予自由基生成剂 PMN，活性再次升高 3 倍；给自由基清除剂超氧化物歧化酶（SOD）后，LDCL 活性下降 58.9%。实验说明，在给予石英粒子，大鼠肺早期出现的急性炎症性损害与 ROS 的生成有关。中性粒细胞或单核细胞与一种结晶性石英 DQ12 或煤尘共同培养时，培养液内出现一种可溶性递质的释放。这种递质在生化性质上必于蛋白质，能激活人的中性粒细胞，使其释放 ROS。20 世纪 80 年代又发现 ROS、细胞动力素与细胞的凋亡有关，所以活性氧与粉尘粒子致病机制中的作用至今仍为研究者所关注。ROS 包括超氧阴离子（$O_2^{\cdot-}$）、羟自由基（$OH^{\bullet}$），单线态氧（$^{\bullet}O_2$）、过氧化氢（H_2O_2）、氮氧自由基（$NO^{\bullet}$）、脂质过氧化自由基（$LOO^{\bullet}$）等。活性氧的特点是寿命短、活性强，反应呈连锁式过程。ROS 具有双重的生物学活性。在生理情况下 ROS 增强中性粒细胞的吞噬能力，抑制病原菌增殖，可以保护组织细胞；但在病理情况下，ROS 可与 DNA、生物膜蛋白、脂质、透明质酸发生反应，生成过氧化物而使这些生物组织正常结构发生改变，并失去其正常功能。稍后一些研究又发现 ROS 参与炎性白细胞的杀伤机制；影响细胞内第二信使（包括 cAMP 和 cGMP）水平；介导细胞间的信息联络；激活某些癌基因，对细胞起有生存信号作用，可以调控细胞的凋亡。

体外实验表明，人 γ－球蛋白、多克隆 IgG、单克隆 IgG、IgA 和骨髓瘤蛋白可增强温石棉诱发人中性粒细胞 ROS 代谢。相反，IgD、IgM、κ 轻链蛋白、分泌型 IgA 则抑制温石棉诱发 ROS 代谢。石英粒子没有增加 ROS 代谢的作用。免疫球蛋白与石棉的相互作用可以解释在粉尘粒子致病过程中所发生的一些免疫现象，如在石棉肺患者出现的高 γ－球蛋白血症和循环型免疫复合物等。在不同的个体所出现的各种级别的免疫球蛋白和单克隆免疫球蛋白的作用不同，表明不同个体的免疫调节机制的不同。这也是在不同的个体，石棉肺可以表现为急性或慢性的原因之一。

23.6.2.3　细胞因子：20 世纪 60 年代初，Heppleston 发现吞噬石英粒子的巨噬细胞释放一种物质，这种物质具有促进成纤维细胞增生和促进胶原合成的功能。Heppleston 所称的这种物质就被称之为 H 因子。20 世纪 80 年代后期，越来越多的研究表明，肺泡巨噬细胞能释放多种细胞因子，因而有关粉尘粒子致病作用的研究重点转移到细胞因子方面，至今有关这种种研究仍在继续。大鼠气管滴注石英后 3～14 天取肺泡灌洗液分离肺泡巨噬细胞进行培养并取其培养液进行实验，发现这种培养液能够促进成纤维细胞合成胶原。与此同时，成纤维细胞的 DNA 合成也增加，支持石英引起肺纤维化是由肺泡巨噬细胞诱发的这一设想。包括上述实验在内的许多体内和体外实验都表明，经石英处理的肺巨噬细胞能释放多种细胞因子。迄今为止，所发现的巨噬细胞释放的细胞因子包括肿瘤坏死因子 α（TNFα）、成纤维细胞生长因子（FGF）、表皮生长因子（EGF）、转化生长因子 β（TGFβ）、类胰岛素生长因子（IGF）、血小板衍生生长因子（PDGF）、白三烯（LTB_4、LTC_4）、白介素（IL－1α、IL－6）、淋巴因子（CD4、CD8）等，其中 TNFα 的作用比其他因子的作用更为重要。

给小鼠气管滴注石英粒子，肺组织 TNFαmRNA 水平明显增高，并持续 70 天之久。TNFβ 水平未见明显增高。用 TNF 抗体中和其作用，可完全防止由石英粒子导致的胶原蛋白沉积。大鼠肺泡巨噬细胞在含有 1～1000mg/ml 浓度的石英或温石棉粒子共同培养，培养液中有 TNF 和 LTB_4 产生，这些因子产生的量与石英粒子或石棉纤维的浓度呈较好的相关关系，而惰性的二氧化钛粒子无这种反应。LTB_4 在巨噬细胞接触粉尘粒子 4 小时开始增加，TNF 的增加则在 7～24 小时。这种时间上的先后关系，使研究者认为 LTB_4 的增加可能是 TNF 增加的原因。为了解 LTB_4 是否具有诱发 TNF 产生的作用，用石英或石棉处理过的巨噬细胞进行实验，发现培养液中加入脂质氧化酶抑制剂 NDGA 或 AA861，可使细胞释放 TNF 的量减少。例如，先将外源性 LTB_4 加入培养液，再用 NDGA 或 AA861 处理，则 TNF 的量并不减少。这一结果说明，内源性脂质过氧化酶代谢物和外源性 LTB_4 有调控 TNF 量增加的作用，也就是说，LTB_4 是石英粒子或石棉纤维诱发 TNF 生成的前导因素。

肺淋巴细胞有可以有节制地刺激肺泡巨噬细胞分泌 FGF。在病理情况下，淋巴细胞的这种作用可以发生改变。取染硅尘粒子的大鼠的淋巴细胞与肺泡共同孵育，可见巨噬细胞分泌 FGF 的活性增强，染二氧化钛粒子的淋巴细胞无这种作用；如将染尘大鼠淋巴细胞通过微孔滤膜滤除提取液中的分子成分而纯化后，短时间内也丧失刺激 FGF 分泌的作用。这一结果说明淋巴细胞的作用是通过分泌淋巴因子实现的。淋巴因子与巨噬细胞的作用部位可能是细胞的表面，也可能是细胞与细胞间的连接部位。用免疫金银法标记肺 T 淋巴细胞、淋巴细胞亚群及 B 淋巴细胞，在形态测量仪上定量测定支气管肺泡灌洗液中的标记细胞，可见气管滴注石英粒子后 12 周，小鼠大多数有淋巴细胞的增多，细胞对 CD4 和 CD8 抗原的表达量增加。T 淋巴细胞的增多先于肺出现明显纤维增生的前几周，B 淋巴细胞增多则出现于染尘后 6 周，肺纤维组织明显增生时，染二氧化钛粒子的对照组小鼠无此反应。实验说明，淋巴因子在石英引起炎症反应和进一步纤维化的发病机制中始终起有作用。

实验性地使小鼠吸入石英粉尘粒子，6 个月或 12 个月后肺成纤维细胞的分裂活性明显增强，同时灌洗液中的 EGF 浓度也随之增高，其程度与肺纤维化程度的进展一致。

Ⅱ型肺泡上皮细胞合成和分泌 $TGF\beta_1$。$TGF\beta_1$ 调节Ⅱ型肺泡上皮细胞的生长和分化，介导细胞外 $TGF\beta_1$ 的生成。在矽肺的发生和发展过程中，$TGF\beta_1$ 参与肺间质纤维化和上皮损害的致病机制。给大鼠一次性滴注石英粒子，发现 $TGF\beta_1$ 定位于矽肺性肉芽肿周边的成纤维细胞和巨噬细胞中，也可在增生的Ⅱ型肺泡上皮细胞和周围的成纤维细胞中检出。细胞外 $TGF\beta_1$ 定位于矽性肉芽肿结缔组织基质、Ⅱ型肺泡上皮细胞周围基质和分化好的肺腺癌基质。

IL－1 有促进胶原合成和抑制胶原合成两种相反的作用。IL－1 也是免疫功能的激活剂和启动剂，能直接激活 T 淋巴细胞，间接激活 B 淋巴细胞。矽肺患者肺灌洗液中 IL－1 含量高于其他肺部疾病的患者。因此，IL－1 对石英粒子致病过程中机体免疫功能的改变可能起有一定的作用。由于 IL－1 的作用复杂，矽肺患者的免疫功能状态可以出现多种表现，包括体液免疫的增强和细胞免疫的水平偏低。

煤尘粒子对巨噬细胞分泌细胞因子方面的资料目前尚且不多。用煤尘处理肺泡巨噬细胞可使其对 IL－6 和 TNFα 的释放量增加。煤矿尘的这种作用强于煤尘和石英尘，说明煤矿尘对 IL－6 和 TNFα 的诱发作用并不是因为含有石英粒子。煤工尘肺 PMF 患者肺泡巨噬细胞分泌的因子主要是 PDGF 和 IGF－1，而煤工单纯尘肺患者分泌的因子主要是 TGFβ。对 12 例煤工单纯尘肺和 6 例 PMF 尘肺的灌洗液及 1 例单纯尘肺和 3 例 PMF 的肺活检组织的细胞因子进行检测，使用免疫组化显示分泌阳性细胞和原位杂交法显示细胞因子的表达，结果表明，PMF 的分泌阳性细胞数明显高于单纯煤工尘肺。肺组织活检表明，TNFαmRNA 及 IL－6mRNA 表达增高。TNFαmRNA 表达增高位于肺泡 噬细胞内，而 IL－6mRNA 的表达增高位于单核细胞和内皮细胞。两者都与煤矿尘粒子的存在有关，表明了煤尘粒子对细胞有直接作用。

关于粉尘粒子致病机制中细胞因子的作用的研究，目前还处于不完善阶段或说是初期阶段。目前仅知道 LTB_4 是 TNFα 的分泌调节因子。其他各种细胞因子之间是否存在某种关系尚未不清楚。总的说来，细胞因子及其相互间的关系是一极其错综复杂而又严格周密的系列反应，对其进行深入研究将对粒子性物质引起肺及肺外全身性疾病机制的阐明起到推动作用。

23.6.2.4 癌基因（oncogene）：在粉尘粒子所致疾病的研究中，癌基因的主要研究目标是与石棉关联病之一的恶性肿瘤：肺癌和胸膜间皮瘤的发病机制。研究尚处于初期阶段。

癌基因是指具有诱发细胞发生恶性转化能力的基因，是原癌基因被激活的形式。原癌基因是存在于细胞中的一种固有成分，在正常细胞中具有一定的生理功能。细胞中不仅存在癌基因而且还存在有抑癌基因。原癌基因的激活和抑癌基因的失活是细胞发生恶性转化的关键因素。

20 世纪 80～90 年代，与职业相关的肿瘤、恶性间皮瘤和肺癌的研究曾注意到癌基因有 ras 家族的 Ha－ras 和 Ki－ras、sis、c－fos 和 jun 基因及 ras 基因的突变产物 p21 蛋白。抑癌基因有 p53、WT－1 和 NF2 基因以及 p53 蛋白。

原癌基因的激活和抑癌基因的失活有几种表现形式，包括点突变，即基因编码氨基酸的碱基发生倒换或置换；基因表达异常，包括表达增强或不表达；氨基酸序列改变，如插入或去除某些片段；p21 或 p53 蛋白持续处于激活状态，即 p21 或 p53 蛋白生物半衰期延长，因而发生堆积而达到可以检出的量（正常情况下不能被检出）。

在石棉相关肺癌中，Ki－ras 基因点突变最为常见。突变常发生于第 12 位密码子，依次为第 16 位和第 13 位密码子。细胞形态在突变前后并不发生明显改变。有人发现职业人群肺癌在被诊断的半年以前有 ras 基因的过度表达，因此考虑用 ras 基因突变作为监测职业关联肺癌的指标。另有材料报道，职业相关肺癌病程中的任何阶段都可以见到 ras 基因的点突变。与此相反的是石棉接触者 ras 基因的突变率并不高，而吸烟者 ras 基因的增高却已为大家所共认。然而，Vaino 发现吸烟者的石棉相关肺腺癌患者 Ki－ras 基因突变与肺内石棉含量呈相关关系（Vaino，1993）。石棉相关恶性间皮瘤病例 sis 基因表达增强。其他癌基因在动物实验和体外实验中都可见到发生改变，但尚未有人类的临床资料。用青石棉处理间皮细胞或气管上皮细胞可见 C－jun 基因的表达增强而且持久。

对抑癌基因研究最多的是 p53 基因。体内的野生型 p53 基因有抑制细胞增生的活性，一旦发生突变失活，即丧失其抑制细胞增生的作用，使细胞进入无序生长状态。p53 的突变率和突变形式与肺癌的组织学有关。有研究者对 52 例鳞癌和 36 例腺癌 p53 突变率测定结果表明，两者 p53 突变率分别为 58% 和 42%。鳞癌的突变位点为 128～184 和 265～301 密码子区，腺癌则主要位于 234～258 密码子区。Nuorva 于 1994 年报道 70 例石棉相关肺癌组织的 p53 基因检测结果，51% 患者 p53 基因高出检出限，各例 p53 含量与癌组织中石棉小体的量呈正相关关系。有人认为 p53 突变是石棉相关恶性间皮瘤的特点，可以考虑将其作为鉴别是否发生恶变的指标。在对粉尘粒子致癌研究中，吸烟是最多见、最持久和最难排除的干扰因素。吸烟的肺腺癌患者 p53 高表达率为 58%，戒烟者为 33%，而不吸烟者腺癌 p53 高表达率为 0。突变的热点位于 237 位密码子。由于吸烟的影响难以排除，因而许多专家认为职业相关肿瘤的研究最理想的对象是恶性胸膜或腹膜间皮瘤而不是肺癌。

随着资料的积累，检测方法及汇集样品方法的标准化，通过将癌基因与抑癌基因与流行病学、病理学、矿物学的密切结合，将能够对粒子相关性肿瘤预测、鉴别和治疗方面做出重大突破。

参 考 文 献

1. 李德鸿. 生产性粉尘. 见：何风生主编. 中华职业医学. 北京：人民卫生出版社，1999，803－809.
2. ME Speare，WA McCurdy，A Grierson. Coal and coalmining. Encyclopedia Britannica 5，1963，961－975.
3. HE Landsberg Dust. Encyclopedia Britannica 7，1963，787－791.
4. GWH Schepers. Pneumonoconiosis. Encyclopedia Britannica 18，1963，99－100.
5. WR Koen. Chapter 34. Circulating Stem Cells：A Fourth Source for the Endothelialization of Cardiovascular Implants. In：Peter Zilla，Howard P Greisler（eds）Tissue Engineering of Prosthetic Vascular Grafts. R. G. Landes Company，Austin TX，1999，371－378.
6. Russell Potter. Fiber health science. Speaker Presentation from Space Elevator Conference，Seattle，WA，12－13 August 2002；http://www. Highliftsystems. Com/ converted I oHTME/FiberHealthScience2. Hrm and htrp://www. Highliftsystems. Com/ presentations/potter－SpaceElevator. Ppt.
7. ASeaton，W MacNee，K Donaldson，et al Paniculate air pollution and acute health effects. Lancet，1995，345：176－178.
8. JD Eakins，AE Lally. The transfer to land of actinide bearing sediments from the Irish Sea by sptay. Sci Total Environ. 1984，35：23－32.
9. J. Heyder. Alveolar deposition of inhaled particles in humans. Am Ind Hyg Assoc J，1982，43：864－866.
10. JE Agnew，D Pavia，SW Clarke. Factors affecting the ‘alveolar deposition’ of 5microns inhaled particles in healthy subjects. Clin Phys Physiol Meas，1985，6：27－36.

11. GS Davis. Pathogenesis of silicosis: current concepts and hypothesis. Lung, 1986, 164:139-154.

12. JM James, HJ Testa. The use of 99Tcm - Technegas in the investigation of patients with pulmonary thromboembolism. Nucl. Med. Commun, 1995, 16:802-810.

13. DS Rimcus, WL Ashburn. Lung ventilation scanning with a new carbon particle radioaerosol (technegasJ. Preliminary patient studies. Clin Nucl Med, 1990, 15:222-226.

14. H Bunko, M Seto, I Kuji, et al. Lung ventilation imaging with technegas: Clinical study of lung deposition and ventilation/perfusion. Kaku Igaku, 1991, 28:229-239.

15. WM Burch. Evidence for the long term biological distribution of Technegas particles. Nucl Med Commun, 1993, 14: 559-561.

16. DW MacKey, WM Burch, IG Dance, et al. The observation of fullerines in a Technegas lung ventilation unit. Nucl Med Commun, 1994, 15:430-434.

17. TJ Senden, KH Moock, JF Gerald, et al. The physical and chemical natures of technegas. J. Nucl. Med, 1997, 38: 1327-1333.

18. WM Burch, PJ Sullivan, CJ McLaren. Technegas - a new ventilation agent for lung scanning. Nucl. Med. Commun, 1986, 7:865-871.

19. T Isawa, BT Lee, K Hiraga. High - resolution electronmicroscopy of technegas and pertechnegas. Nucl Med Commun, 1996, 17:147-152.

20. CD Claassen. Casarett & Doull's Toxicology: The Basic Science of Poisons. 6th ed, McGrraw - Hill, NY, 2001.

21. KE Driscoll, JM Carter, BW Howard, et al. Pulmonary inflammatory, chemokine, andmutagenic responses in rats after subchronic inhalation of carbon black. Toxicol. Appl Pharmacol, 1996, 136:372-380.

22. XY Li, D Brown, S Smith, et al Short - term inflammatory responses following intratracheal instillation of fine and ultrafine carbon black in rats。Inhal Toxicol, 1999, 11:709-731.

23. G Oberdörster, J Ferin, R Gelein, et al. Role of the alveola rmacrophage in lung injury: studies with ultrafine particles. Environ Health Perfect, 1992, 97:193-199.

24. J Ferin, G Oberdörster, DP Penny. Pulmonary retention of ultrafine and fine aprticles in rats. Am J Respir Cell Mol Biol, 1992, 6:535-542.

25. J Ferin, G Oberdörster. Polymer degradation and ultrafine particles: potential inhalation hazards for astronauts. Acta Astronaut, 1992, 27:257-259.

26. XY Lee, PS Gilmour, K Donaldson, et al. Free radical activity and proinflamatory effects of particulate air polution air polution in vivo and in vitro. Thorax, 1996, 5:1616-1222.

27. G Oberdörster. Significance of particle parameters in the evaluation of exposure - dose - response relations of inhaled particles. Inhal Toxicol, 1996, 8 (Suppl): 73-89.

28. K Donaldson, XY Li, W MacNee. Ultrafine (nanometer) particle - mediated lung injury. J Aerosol Sci, 1998, 29: 553-560.

29. G Oberdörster, JN Finkelstein, C Jhonston, et al. Acute pulmonary effects of ultrafine particles in rats and mice. Res Rep Health Eff Inst, 2000, 96:5-74.

30. CJ Johnston, JN Finkelstein, P Mercer, et al. Oberdörster. Pulmonary effects induced by ultrafine PTFE particles. Toxicol Appl Pharmacol, 2000, 168:208-215.

31. CR Timblin, A Shukia, I Berlanger, et al. Ultrafine airborne particles cause increases in protooncogene expression and proliferation in alveolar epithelial cells. Taxicpl Appl Pharmacol, 2002, 179:98-104.

32. G Lasfargues, D. Lison, P. Muldague, et al. Comparative studies of the acute lung toxicity of pure cobalt powder and cobalt - tungsten carbide mixture in rat. Toxicol Appl Pharmacol, 1992, 112:41-50.

33. EV Gladkova. Etiology of lung cancer in workers of graphite industry. Vopt Oncol, 1990, 36:415-420.

34. R Hanoa. Graphite pneumoconiosis. A review of etiologic and epidemiologic aspects. Scand J Work Environ Health, 1983, 9:842-849.

35. R Stein, W Wockel. Contribution to graphite dust lungs. Pneumologie, 1991, 45:333-336.

36. L Mazzucchelli, H Radelfinger, R Craft. Nonasbestos ferruginous bodies in sputum from a patient with graphite pneumoco-

niosis：A case report. Acta Cytol，1996，40：552－554.
37. CG Uragoda. A cohot study of graphite workers in Sri Lanca. Occap Med（London），1997，47：269－272.
38. JM Arena. Poisoning：Toxicology，Symptoms，Treatments. 5th ed，Charles C. Thomas，Springfield IL，1986.
39. R Begin，A Dufresne，A Cantin，et al. Carborundum pneumoconiosis. Fibers in themineral activate macrophages to produce fiberoblast growth factors and sustain the chronic inflamatory disease. Chest，1989，95：842－849.
40. BS Sheu，JS Shin，KW Chen，et al. Endoscopic removal of a large intragastric foreign body with an overtube：A case report. Chuang Hua I Hsueh Tsa Chih. 1994，54：433－435.
41. RS Waritz，B. Ballanryne，JJ Clary. Subchronic inhalation toxicity of 3.5microm diameter carbon fibers in rats. J Appl Toxicol，1998，18：215－223.
42. C Voisin，F Fisekci，B Buclez，et al. Mineralogical analysis of the respiratory tract in aluminum oxide－exposed workers. Eur Respir J，1996，9：1874－1879.
43. Bertram D Dinman. The Aluminas and Health. Iu：LD Harr（ed）. Alumina Chemicals Science and technology Handbook. The American Ceramic Society，Inc.，Westerville，OH，1990，533－543.
44. MF Stanton，M. Layard，A. Tegeris，et al. Relation of particle dimension to carcinogenecity in amphibole asbestoses and other fibrousminerals. J Natl Cancer Inst，1981，67：965－975.
45. AT Doig. Baritosis：A benign pneumoconiosis. Thorax. 1976，3：30－39.
46. W. J. Wiulliams. Beryllium disease. Postgrad MED. J. 1988，64；511－516.
47. C Saltini，M Amicosante，A Franchi，et al. Immunogenic basis of environmental lung disease：Lessons from the beryllium model. Eur Respir J，1998，12：1463－1475.
48. JHE Arts，PGJ Reuzel，HE Falke，et al. Acute and subacute inhalation toxicity of Germanium Metal powders in rats. Fd Chem Toxicic，1990，28：571－579.
49. CG B illings，P. Howard. Occupational Siderosis and worker's lung a review. Monaldi Arch Chest Dis，1993，48：304－314.
50. DG Barceloux. Molybdenum. J Toxicol Clin Toxicol，1999，37：231－237.
51. TP Cruthirds，FH Cole，RN Paul. Pulmonary talcosis as a result ofmassive aspiration of baby powder. South Med J，1977，70：626－628.
52. DS Feigin. Talc：Understanding itsmanifestations in the chest. AJR Am J Roetgenol，1986，146：295－301.
53. AE Gibbs，FD Pooley，DM Griffiths，et al. Talc pneumoconiosis：A pathologic and mineralogic study. Hum Pathol，1992，23：1344－1354.
54. GK Sluis－Cremer，RG Thomas，B Goldstein，et al. Stannosis：A report of 2 cases. S Afr Med J，1989，75：124－126.
55. GW Hill. Fibers，man－made glass andmineral. In Parmeggiani ed. Encyclopedia of Occupational Health and Safety. Third ed，International Labor Organization，Geneva，1983，852－855.
56. P Gross. Man－made vitreous fibers：An overview of studies on their biological effects. Am Ind Assoc J，1986，47：717－723.
57. R Wilson，AM Langer，RP Nolan. A risk assessment for exposure to glass wool. Regul Toxicol Pharmacol，1999，30：96－109.
58. OS Miettinen，CE Rossiter. Man－madmineral fibers and lung cancer：Epidemiologic evidence regarding the causal hypothesis. Scand J Work Environ Health，1990，16：221－231.
59. 史志澄. 铝及其化合物. 见：何风生主编. 中华职业医学. 北京：人民卫生出版社，1999，298－300.
60. 史志澄. 钡及其化合物. 见：何风生主编. 中华职业医学. 北京：人民卫生出版社，1999，272－274.

第二十四章　常见粉尘粒子损伤

实际生活中，人们会接触各种各样的粉尘粒子。这些粉尘粒子各自具有各自独特的物理化学性质，具有各种各样的生物学性质，因面也就具有各种各样的损伤作用和损伤机制。在传统毒理学中，对于这些粉尘粒子的粒子的特性描述不多，尤其涉及纳米粒子。但是过去长期积累的数据资料中，对于我们今天理解纳米毒理学有所裨益。下面这一部分内容，对常见的粉尘粒子的致病作用及其原理特点作一简单介绍。

24.1　石英粉尘

石英粉尘的主要化学成分为二氧化硅。石英粉尘的损伤作用主要是肺部的弥漫性纤维化。所致主要疾病即所谓的矽肺（silicosis），是我国矿山开采工人最为常见的职业病。

接触石英粉尘的最常见环境为矿山开采[1]。矿山中14个主要工种尘肺发生率占矿山尘肺总数的80%，其中煤矿的6个主要工种占矿山尘肺总数的60%，金属、非金属矿的8个工种占40%。金属矿的岩层掘进、开采中的凿岩工接触粉尘量最多危害最大。在铜、铁、铅、锌、钨、镍、钼、铀等矿山的围岩中均含有石英。含石英愈多危害愈大。我国发生石英粉尘性疾病较多的矿山有钨矿、铜矿、金矿及铅锌矿等。煤矿的岩石掘进工也接触石英粉尘，由其所致的疾病也较为严重。在干式风钻凿岩的情况下，石英粉尘的浓度可达数十毫克每立方米，甚至可达100mg/m^{3}以上。开山筑路、隧道涵洞作业、建筑材料行业、采石、轧石和石料的粉碎加工、钢铁冶金业中有关的工种，都可接触石英粉尘。机械制造业中接触粉尘的工种多，接触的人数也多，包括铸造过程中的型砂、造型、浇铸、开箱、清沙、喷砂等各工种。在铸造车间，铸造钢件的型砂含石英量高、所致肺部损害的发病率高，病情也重，发病工龄短、进展快；铸铁型砂含石英量低，发病率也较低，发病工龄较长，进展缓慢，病情也较为缓和。铸钢工人的尘肺表现为典型的石英尘肺，而铸铁工人的尘肺则表现为混合性尘肺。耐酸耐火材料厂中的原料准备、制造、焙烧等工种均可以接触含石英量较高的粉尘，石英尘肺的发病率较高，病情也较为严重。玻璃、搪瓷业备料车间的石英粉碎、运送的工人受害较重。近年由于采取综合防尘措施，发病率有明显下降。有的车间石英粉尘浓度已达到或接近卫生标准，工龄20年亦无石英尘肺的发生。陶瓷的原料中均含有石英砂，在20世纪的50～60年代石英粉尘性疾病的发生率较高，近年来由于防护措施的改革，发病率已明显降低。石粉加工业在石英的粉碎、研磨、运输过程中可接触石英含量很高的粉尘。其他行业如工艺品的制作和加工，无论是手工作业或机械操作，均可不同程度地接触石英粉尘。

24.1.1　发病机制

石英粉尘主要引起石英尘肺，即传统毒理学中的矽肺。石英尘肺的发病机制至今并不完全清楚。许多学者根据石英的理化性质、机体的反应、临床观察和实验研究，对石英尘肺的发病机制提出了许多学说。这些学说主要有机械性刺激学说、化学中毒学说、表面活性学说及免疫学说等。20世纪60年代Brieger，Gross等发现，石英的致纤维化作用与其四面体结构有关，认为石英表面的硅烷醇基团是引起肺纤维化的活性部位。1971年Heppleston根据研究结果提出吞噬细胞吞噬石英粒子，坏死后的细胞释放出有促进纤维化作用的H因子，激活成纤维细胞，导致胶原纤维增生，形成纤维化[2]。

24.1.2　病理

石英尘肺是由于吸入结晶型的游离二氧化硅（SiO_2）所引起的一种尘肺。石英性尘肺是目前的所见尘肺中最严重、最多见、报告最早、研究最多、病理改变基本清楚的一种尘肺。目前对石英尘肺的研究多集中于SiO_2的致病机制及其并发肺癌的病因学和病理机制。

石英尘肺的基本病变是结节的形成。这种结节称为矽结节。肉眼下矽结节呈灰黑色，质韧，直径约2～3mm。在肺组织中最早发生的改变是吸入肺内的粉尘粒子聚集并沉淀在相对固定的肺泡内，如小支气管或小血管周围肺泡、胸膜下肺泡、呼吸性支气管壁上的肺泡和肺泡管等。巨噬细胞和肺泡上皮细胞（主要为Ⅱ型）在粉尘沉积后相继增生，肺泡隔开始增厚。聚集的细胞间出现网织纤维[3]。

此后的网织纤维逐渐转变成胶原纤维，形成矽结节。继之是肺泡的基底膜和细支气管的平滑肌受损，造成呼吸性支气管腔的部分或完全性闭锁。肺小动脉周围的淋巴组织中的尘细胞聚集并形成矽结节。首先造成管周淋巴管闭锁，最终使小动脉损毁。胸膜下的矽结节破坏胸膜弹力层。结节侵入胸膜造成局部胸膜增厚及粘连。显微镜下可见典型的矽结节境界清楚，胶原纤维致密扭曲或吾同心圆排列，纤维间无细胞反应，出现灶性透明性变，周围的肺泡受结节的挤压，因而发生变形。有些结节的外部周围可见少量细胞成分，包括尘细胞和成纤维细胞。结节中心常有缺血性坏死和钙化。多个结节可以发生融合。融合的结节中可有空洞形成。对结节进行偏光镜检查可发现有二氧化硅粒子，但这些粒子仅存在于结节的外层或外延部分[6]。为何这些致病粒子或病因粒子不存在于结节的内部核心而存在于外周，是一个令人费解的问题。矽结节一般并没有炎性细胞浸润。有炎症细胞浸润的情况往往是伴有结核。伴有结核的结节中心发生凝固性坏死，外周出现结核性炎症反应，即有淋巴细胞、浆细胞和不典型朗格汉斯细胞的浸润。石英与其他物质所形成的混合性结节称为非典型矽结节，其特点是在组织学上为胶原纤维与粉尘及尘细胞交织存在，无明显的爱尔兰原核心。

在石英所致矽肺的晚期或在重度矽肺的特点是形成矽肺团块。组织学表现为矽结节的融合，结节与结节相互之间紧密镶嵌，界限清楚；或表现为肺间质由粗大的胶原纤维所取代，并相互联结形成无明显结节轮廓的团块。在团块中可见小支气管和小动脉被粉尘损伤的过程、腺样化生的无气肺泡和矽性肺泡蛋白沉积症改变。2、3、4、6 段的支气管肺区是这种团块的好发部位，其大小可达 10cm × 6cm × 5cm。对于团块形成的原因，曾从几个方面进行考虑，包括粉尘聚集量、二氧气化硅量、免疫因子、感染因素等，但迄今为止，尚未获得有说服力的一致看法。

肺引流淋巴结的病变与肺组织病变相似。在较重的情况下，矽结节密集存在，可取代全部淋巴组织，破坏肺的净化途径。淋巴结的病变一般早于和重于肺组织病变但也存在有个别的例外现象。

肺部的二氧化硅粒子可通过肺部屏障，进入体内，引起肺外器官的病变[7]。有报道在矽肺患者死亡后的尸检中在肝、脾、肾和腹腔淋巴结中可以发现矽结节。也可以在没有矽结节的情况下出现矽性细胞反应。过去的研究表明，这些肺外组织病变病灶小、数量少，多不形成器官功能障碍。但最近的研究表明，在许多器官的肿瘤或肉芽肿性病变中，都能发现微纳米尺度的金属粒子。因此，肺外的矽结节的存在是否与一些原因不明的疾病有关，应当引起人们的注意。

在空气中粉尘浓度高、粉尘中二氧化硅含量高、防护措施不力的情况下，可以发生一种称之为快型矽肺或急进型矽肺的病变。这种病变在工龄不到 6 年即可发病，X 线胸片进级时间不足 3 年，死亡迅速的病例。在现代防护条件下，这种病变已很少发生。这种病变的尸检可见肺部的组织学表现多样化，可以矽性蛋白沉积症为主，伴有胶原纤维透明性变的小纤维灶形成；或为典型的矽结节伴有矽性蛋白沉积症[4]；或为矽性肉芽肿伴纤维性肺泡炎形成。

石英粉尘也可以引起类风湿性尘肺（Caplan 综合征）。文献报道多见于金属矿矿工和采石工，近年来有日益增多的趋势。各国发病情况不同，英国、南非、日本和德国较多而美国罕见。截止 1999 年，我国共有 8 例。这些病例的免疫学检查及病理报告资料不完善，难以进行分析。

石英尘肺可与一些疾病并发。常见的有肺结核、肺炎、肺癌等。石英尘肺并发的结核与原发性结核的病理改变有所不同，常见病变多为纤维干酪性结核，矽结节及肉芽肿形式少见，不易治愈。少数灵敏病例可表现为矽结节与结核结节分离存在。治愈的结核结节可失去结核的组织学特点而难以与矽结节进行区别，但仔细检查仍能发现结核的痕迹。石英尘肺时，大量的巨噬细胞因吞噬尘埃粒子而死亡，致使肺中的巨噬细胞数量不足，不能充分地将肺部的炎症加发局限，因而炎症容易扩散。由局灶性的炎症可融合成小叶性肺炎，直至波及至整个肺大叶，个别病例还可以发展成肺脓疡。由于尘肺所造成的病变影响炎性物质的吸收，造成炎性渗出物的吸收不全，因而易使其发展成机化性肺炎和肺肉质样变，从而加重右心室的负担，引起心脏的功能障碍。

在石英尘肺的纤维化组织中常见一些癌前病变，包括肺泡上皮腺样增生、细胞支气管上皮鳞状化生及 Clara 细胞增生等。石英尘肺与肺癌的病变可表现为互无联系的独立病灶，或者癌巢如同孤岛一样为矽肺纤维团块所包裹；有些肺癌组织与矽肺纤维组织混合交织成团块等不同改变。这些肺癌病变与尘肺病变间的位置关系，说明肺癌的发生与局部二氧化硅量的多少没有直接的相关性[5]，这一点不能不引起对粒子引起肺癌的发病学和病因学的兴趣。

二氧化硅不仅能够引起肺外矽结节，而且在无职业性接触的人群中，也发现有矽结节。已有不断的报道在农村妇女、钟表技师、音乐家、心源性喘息病的城市居民等无粉尘职业接触史的人在肺或肺引流淋巴结内检出矽结节。过去认为这是由于环境污染造成空气中石英含量的增高所引起。我国西北风沙地区 70 岁以上农民的 X 线胸片矽肺检出率为 10. 34%，病理检查可发现肺部矽结节，肺组织有弥漫性间质纤维化，X 线衍射和电子探针检测发现其病灶中有石英粒子。该地区农民饲养的马肺部也能检出矽结节。这些发病率远大于人类肿瘤性疾病的发生率。在纳米技术已经具有一定的发展水平的今天，这些事实足以使我们引起足够重视，二氧化硅粒子绝不仅仅是一职业性的问题，而是与整个人群的健康相关的一个普遍问题。

24. 1. 3　人体研究手段

目前对于石英尘肺病情进展进行监测的主要手段是胸部 X 线片。另外，的断层摄影、CT、HRCT、肺磁图、肺活检肺外淋巴结活检等对于诊断及病情估计等均有一定的意义。这些研究手段对于一些纳米粒子对人体的损伤作用，将有同样的诊断价值。

肺活组织检查用于尘肺的病因学诊断，这在国内外均有报道，且在肿瘤诊断中是一种常用的方法。活检对于患者是一种有创伤性的方法，因此只能用于疑难病例的诊断。对于鉴别诊断，肺组织活检常可提供非常有价值的停息。

肺活检的第一部是要取材。常用的肺活检取材方法有 4 种：①胸腔穿刺吸取或钻取肺组织；②用胸腔镜在镜检的同时对肺组织进行取材；③纤维支气管镜检的同时进行肺组织取材；④剖胸取材：这种取材方式一般不采取，但在进行其他肺部手术时同时进行，是一种良好的活检方法。

根据肺部沉积粒子可以被淋巴组织吸收，并沿淋巴道移行的原理，可以通过对肺外淋巴组织的活检以助于对肺部粒子性病变进行辅助诊断。例如，锁骨上淋巴结的组织学检查可提供二氧化硅粉尘在肺外淋巴系统中的移行情况用以进行矽肺的早期诊断和与肿瘤转移进行鉴别诊断。有报道在严重的矽肺病例出现食管受压而怀疑有食管癌的病例，对肿大的左锁骨上淋巴结进行组织学检查，发现有典型的矽结节而无癌转移，从而确诊为食管受压是因为矽肺的纵隔淋巴结肿大硬化，从而否定食管癌的存在，避免了不必要的手术而使患者得到正确的治疗。

肺磁图（pneumomagnetism，PMG；Magnetopneumogram，MPG）可以确定肺内蓄积的粉尘量及其在肺内的分布情况、清除情况及病变进展及严重程度等。有人发现肺内粉尘的蓄积量与肺部 X 线片的改变具有剂量 - 效应关系，因此根据肺部粉尘量就可以推测疾病的严重程度及其进展阶段。但 PMG 的临床应用方法还有待于进一步完善。

应用 CT 检查可以发现胸部平片观察不到的胸膜及肺实质的改变，对胸膜病变的检出率可提高 15%，对肺实质的异常可提高 1 倍，对位于胸膜后下方的胸膜钙化、纵隔胸膜的异常，膈面或脊柱两旁胸膜的钙化、增厚或粘连等均可以提高检出率。在正常情况下，肺脏的血流灌注在肺脏低垂部位较为明显。在肺间质纤维化时，肺毛细血管床被破坏，这种肺低垂部位血流灌注增强现象不明显，因此可以判断肺实质纤维化的存在。

24. 1. 4　生化指标

石英粉尘粒子不仅可引起肺部病变，而且引起全身特殊化指标的改变。生化指标的研究对探讨石英粒子损伤的发病机制、发病规律、观察矽肺的演变过程均有一定的意义；对诊断和鉴别诊断也能提供一些信息。但是许多指标还不够成熟和完善，研究的结论还不太一致、结果不够稳定，又不是矽肺的特异性指标，有待今后深入研究。

24.1.4.1 铜蓝蛋白增加：石英尘肺发展过程中，胶原聚合、纤维交联反应及矽结节形成都需要铜蓝蛋白起氧化酶作用。在与上述病理过程相关的氧化反应中，必须有胺氧化酶及铜量的增加，因此血清铜蓝蛋白增加。实验证明血清磷酸酯及卵磷脂是胶原纤维的基质，在石英尘肺发展过程中，肺组织内的胶原蛋白及脂类成分增加，晚期病变基本趋于完全胶原化，脂类成分减少。临床观察石英尘肺患者血清磷脂及卵磷脂含量降低。随着病情的进展，血清巯基总量有逐渐减少的趋势。

24.1.4.2 补体成分增加：巨噬细胞吞食石英粉尘后，溶酶体膜破坏，溶菌酶外溢，致使血清溶菌酶活性增高，同时在细胞和血浆中，抗胰蛋白酶活性也相应增高。但有人报告测定的结果与正常人比较，无明显差异。在肺内因巨噬细胞吞食粉尘后，致体内抗体系统活跃，并证明巨噬细胞在吞食石英粉尘时，其细胞表面C3受体增多，进一步证明补体C3参与巨噬细胞吞食石英的过程，有促进粉尘颗粒与巨噬细胞相结合的作用。巨噬细胞的C1补体的活性可因受石英刺激而明显增高，称为“活化巨噬细胞”。有人报告C3可促进活化巨噬细胞对颗粒的吞食，只要有少量的IgG存在，C3就能促进巨噬细胞吞食附于其表面的颗粒。补体C3、巨噬细胞的C3受体、IgG等相互联系、协同促进清除异物。矽肺患者血中的C3增高达2 285～2 800 μg/ml（正常值为700～1 600 μg/ml）。随病情加重，C3亦逐渐增高。

24.1.4.3 免疫球蛋白改变：各期石英尘肺免疫球蛋白测定结果，IgG各期矽肺均增高；IgM变化不明显，Ⅲ期有降低；IgA Ⅰ期减少，Ⅱ、Ⅲ期增高。矽肺患者的血清中，可检出类风湿因子（约为8%）和抗核抗体（约为40%）。此外，对超氧化物歧化酶（SOD）、纤维粘连蛋白（fibronectin）的改变也作了观察研究。

24.1.4.4 氨基酸代谢：血羟脯氨酸测定虽有增高，但受高蛋白饮食，肝脏及肺部疾患的影响，变动很大。尿羟脯氨酸受年龄、性别、运动及肝炎、甲状腺功能亢进、结核病等影响而无规律性。

24.1.5 预后

石英粒子损伤呈进行性，即使脱离粉尘接触，病情也常常还继续进展。其进展的过程主要取决于既往接触粉尘的浓度及二氧化硅的含量、粉尘的分散度及接触粉尘的期限等。接触高游离二氧化硅者，发病工龄短，病情进展快，预后不佳。反之，进展过程可以比较缓慢。随着工作条件的及防护措施的改进，那些在20世纪50～60年代可以见到的急进型矽肺，现在已很少见。急进型石英尘肺发生于接触高浓度、高二氧化硅含量的粉尘2～4年后，甚至可发生于半年内。病情进展急速，常在1～2年内死亡。在石英粉尘性疾病中还有一种称为晚发型矽肺。这种矽肺发生于曾经接触过石英粉尘，但当时并未发病，而是在脱离粉尘接触数年后才发病。这种矽肺进展缓期慢。除了急进型矽肺，进展缓慢的单纯性矽肺的预后一般都较好，但在合并其他疾病内，会影响疾病的进展及预后。

24.2 煤矿粉尘

煤矿粉尘是多产生于煤矿，但也发生于一些用煤场所的一类粉尘。接触煤尘粒子可引起一种慢性的持续进展性的疾病，即传统毒理学中的煤工尘肺。对煤尘粒子引起的疾病，目前尚无有效的治疗办法。在类型上可分为煤肺和煤矽肺。煤矿建井工人接触的粉尘中含二氧化硅量较高，因此他们的尘肺多表现为煤矽肺。

24.2.1 粉尘来源

煤尘可以说是人类接触最多的粉尘之一。受影响的人数众多，影响的环境范围也很广。是一个应认真研究的领域。

24.2.1.1　煤矿生产概况：煤是当前世界上主要能源与化工原料之一。世界上煤的蕴藏量很大，我国及美、俄等国家煤的蕴藏量都超过千亿吨。目前我国煤的开采量居世界之首，仅国营大、中型煤矿的产量已超过10亿吨。美国煤的产量也在7亿吨以上。近年来由于能源的转换，一些国家缩小了煤炭的生产规模，并关闭了一些煤矿。到1981年止，美国煤矿工人仅有23万多人，英国在1980年煤矿工人也减少到23万多人。我国从事煤炭生产人员达数百万人，其中接触粉尘工人亦在百万人以上，一些县以下乡、镇小煤窑更是星罗棋布，人数众多。

24.2.1.2　煤炭种类：煤炭生成、开采方式及粉尘来源：煤炭是古代植物，经过亿万年复杂的生物化学变化及地壳运动，沉积变质而成。由于煤炭生成的年代不同，煤炭的品种和成分亦各异。生成年代较短的，如泥煤、褐煤是比较低级的煤，一般埋藏较浅，有些裸露地表，开采比较容易。烟煤、无烟煤都是生成年代久远的、沉积较深的高等级煤炭，工业用途较广，是炼焦、化工的主要原料。我国目前烟煤的产量较多，其次为无烟煤、褐煤。

埋藏表浅的煤炭或裸露地表的煤炭，都可采用露天开采方式。由于露天自然通风良好，飞扬的粉尘颗粒较大，对周围环境的污染及工人健康的危害较小。美国目前半数以上煤矿是采用露天开采方式，我国露天煤矿较少，多分布在西部及北部，目前开采的规模还不很大。我国多数煤矿为地下开采，煤层最深的位于地下数百米。地下开采首先要建立井筒及开凿井下运煤巷道，这些工程都需要岩石钻孔、爆破、装渣、运输等工序。使用风动或电动工具钻孔及爆破时都能产生大量的岩石粉尘，是煤矿粉尘危害最严重的工序。井下采煤生产过程包括：电钻采煤、溜煤、采煤机割煤、支护、运输等工序，其中电动工具及采煤机采煤时产生的粉尘量最大。

随着采煤机械化程度的提高，粉尘的产生量及粉尘分散度也随之增大，亦即呼吸性粉尘的比例也明显增大。干式风动工具凿岩时，工作面粉尘浓度可达800～1400mg/m^3，爆破后在爆破中心区及其附近的粉尘浓度也可达1000mg/m^{3}左右。机械采煤时，煤尘浓度可达400～1000mg/m^3。煤矿运输巷道的粉尘浓度都较低。采取防尘措施后，煤矿各工作面粉尘浓度已大幅度下降，有的已接近或达到国家标准。

24.2.1.3　煤矿粉尘的化学组成：煤矿井下不同生产环境悬浮粉尘的成分也是不同的，工作面悬浮粉尘的化学组分与该处矿石不同的成分基本一致。悬浮尘中有些挥发性、蒸发性的成分可能减少，有些组成成分的比例相对增加，但其变动幅度不大。岩石、煤块与悬浮的岩尘、煤尘中游离二氧化硅含量的差值不太大，约在20%～30%之间，显示了悬浮尘中游离二氧化硅含量稍低于原矿石中的含量。

不同煤矿由于煤系不同，它们的岩石和煤的化学组成亦不一样。煤层是夹埋在沉积岩层中间的，由于沉积岩的种类不同，其游离二氧化硅含量有很大差别，所产生粉尘中的游离二氧化硅含量自然亦各不相同。例如，沉积岩是以砂岩、砾岩为主，或有火成岩的侵袭，则粉尘中游离二氧化硅的含量较高；如沉积岩是以粘土岩、石灰岩、页岩为主，则粉尘中游离二氧化硅的含量较低。煤层中亦常遇到夹矸、结核等岩石，在采煤时，特别是大型机械采煤时，不可避免地把夹矸、结核或部分顶、底板的岩石同时采下来，这样在采煤工作面悬浮粉尘中也会有少量的岩石粉尘。此外，不同品位的煤，由于灰分的含量不同，煤尘中游离二氧化硅的含量亦不一样，有些煤质较差的煤矿，采煤工作面悬浮粉尘中游离二氧化硅的含量可高达10%以上。

24.2.2　流行病学

20世纪30年代，一些西方国家开始对煤矿井下工人尘肺病的发生情况进行调查的结果表明，很多井下接触粉尘工人胸部X线照片上有煤矽肺改变，并注意到煤矿粉尘粒子引起肺部疾病患病率与工人接触粉尘的年限及工作环境中粉尘的浓度有关[17]。至20世纪60年代，各国报道的煤矿工人尘肺患病率都很高。英国当时煤矿工人近百万，1956年英国登记的煤工尘肺病人总数已达两万三千多例，1951～1960年间，又新增加的煤工尘肺14249例。据英国国家煤炭局资料，1959年英国53个煤矿的工人中，煤矿粉尘引起的尘肺患病率为15.7%，少数煤矿的尘肺患病率高达24%～32%，1970年后英国煤矿尘肺患病量较高，煤工尘肺患病情况严重。近年来一些煤矿尘肺患病率已明显下降，据NOISH 1978～1980年间对52278名煤矿井下工人尘肺患病情况调查，尘肺患病率为4.53%，其中接触粉尘工龄不满10年工人的尘肺患病率仅0.8%，有PMF者174例，占接尘工人的0.33%[16]。

1986年我国各工业系统对粉尘作业工人进行健康检查，涉及县以上煤炭厂矿1709个，634137名接尘工人中检出煤工尘肺9140例，检出率为1.44%。1986年全国煤工尘肺总数为154115例；1960～1964年间为13226例；1965～1969年间为14778例；1970～1974年间为19365例；1975～1979年间为36747例；1980～1986年间为68264例。煤工尘肺Ⅰ期发病工龄平均在14～16年之间。Ⅰ期发病年龄由1955～1959年的40.34岁，已延长到1975～1979年的48.47岁，1985～1986年的50.50岁；死亡年龄由1955～1959年的44.80岁，延长到1985～1986年的61.43岁。据全国职业病防治中心统计，1996年及1997年两年中，诊断的煤工尘肺新病例分别为3482例及2989例。由于我国煤矿开展防尘工作起步较晚，过去曾在高浓度粉尘作业环境中工作过的工人，还将会有煤矿粉尘性疾病的发生[13]。

煤矿粉尘粒子引起肺部疾病与作业环境粉尘浓度间具有一定的关系[14,15]。一些学者把粉尘作业环境的粉尘浓度与接触粉尘工人尘肺发病间的关系称之为"剂量与反应的关系"。这种提法具有充分流行病学依据。Reisner研究发现，工人累计接触粉尘学总量与胸部X线上显示的尘肺病变程度有非常密切的正相关，即累计接尘量越大，X线上尘肺病变的程度也越严重。River等对煤矿接尘工人及尘肺病人肺标本内粉尘蓄积量与胸部X线改变之间的关系的研究也表明，肺内粉尘蓄积总量的增加与胸部X线片上尘肺病变间的正相关关系。Ruckley等1984年报道了261例煤矿工人及尘肺病例胸部X线尘肺影像分级（按1971 ILO/UC分类读片）与肺标本内粉尘含量间的关系，结果显示两者密切相关，肺标本内粉尘平均含量随小阴影密集度的增高而增多[18]。山东煤矿劳动卫生研究所1988年对山东5个大型煤矿防尘措施实施前后接触粉尘工人尘肺的患病、发病情况做了比较研究。1963年前曾在高浓度粉尘作业环境里工作过的工人，尘肺患病率较高，自3.1%～29.7%不等。开展综合防尘后，煤矿井下作业环境的粉尘度大幅度下降，有的已接近国家标准。经过25年的观察，1963年后参加井下作业的工人中，只有两个矿极少数工人发生了尘肺，患病率分别为0.2%和0.3%，这两个矿在开展防尘措施前的尘肺患病率分别为29.7%和24%。NOISH 1986年的报告中认为粉尘浓度在2mg/m^3的情况下，发生煤工尘肺的危险性很小[16]。

不同煤矿、不同工种煤炭粉尘引起尘肺患病情况与煤的品种有关，反映不同化学成分在煤粉尘性疾病中的作用。化学成分一方面可以决定煤尘的毒性性质，也可能决定形成的粉尘粒子的大小，再进一步影响粉尘的致病性。在一些煤矿尘肺流行病学调查研究中看到，不同品种的煤矿，接触粉尘工人尘肺的患病率不一致。Morgan 1972年报道，美国宾州矿区一个烟煤煤矿接触粉尘工人尘肺患病率为46.6%，其中有PMF者患病率为2.4%；一个无烟煤煤矿接尘工人尘肺患病率达59.8%，其中PMF的患病率为14.1%。这些结果表明，无烟煤不仅尘肺发病率高于烟煤，而且有PMF病变率也比烟煤高。有人曾认为无烟煤在化学成分方面含碳量较高，可能是导致尘肺患病率高的原因，但在动物身上，烟煤和无烟煤粉尘的致肺纤维化的能力都很弱，不支持含碳量高是尘肺发病率高的原因。Rucky等通过分析无烟煤及烟煤煤矿工人肺内煤尘含量，发现无烟煤矿工肺内粉尘含量较烟煤矿工高出一倍多，认为两种煤矿工接触的粉尘浓度不同是患病不同的原因。按照纳米毒理学的观点分析，这两种煤矿的粉尘致病率的不同，可能还有许多未知的因素，诸如粒子的大小、形态、分散性及肺组对其反应的差异等。很明显，这些煤尘致肺部损伤的毒理还需要进一步研究。弄清煤矿粉尘致病原因，对于提高人民的健康水平具有重要意义。

传统的职业毒理学认为，煤尘肺病变的性质是由接触粉尘的种类所决定的。在岩石掘进面工作的工人，包括凿岩工和辅助工，其接触的岩石粉尘中的二氧化硅的含量较高。如果这些工人没有从事过采煤作业或从事采煤的时间很短，则他们的肺部病就会类似于石英粉尘所引起的病变，其所患的尘肺应被称之为矽肺，病理上有典型的矽结节。采煤工作面工人，接触的煤尘中游离二氧化硅的含量较少，因此病变性质与石英粉尘引起的病变有非常明显的差异，肺部病理可见煤尘细胞形成灶状，伴有灶状纤维化及灶性肺气肿。有些工人工种不固定，既做掘进工，也做采煤工，因此其接触的粉尘就包括岩尘和煤尘，在肺部病理上可以见到煤尘与石英粉尘所引起的混合性病变及灶性的肺气肿。这一煤尘肺类型可称之为煤矽肺。是我国煤尘肺中最为常见的类型。

煤工尘肺的病死率与接触的粉尘粒子类型有关，石英粉尘粒子引起的肺部疾病的病死率高于煤尘及煤尘与石英粉尘混合致病者。不同煤矿由于地质构造不同，其粉尘粒子所致疾病的病死率也各不相同。一般情况下，致病率高的粒子，其病死率也较高。1986 年我国各工业系统尘肺累积患者和累积死亡情况的调查结果表明，整个煤炭系统接触粉尘工人总数为 1 932 649 人，其中煤工尘肺 153 815 例，已死亡 27 696 例，病死率为 18. 0096；当时患病 126 132 例，并发结核者 15 749 例，结核并发率为 12. 49%。另据煤工尘肺死亡病例统计，死于呼吸系统疾病者占 43. 30%；其次为心血管疾病，占 24. 99%；其他死因占 12. 32%；死于肿瘤者占 12. 31%；死因不明者占 7. 08%。由于我国煤矿在过去高浓度粉尘作业环境里发生的尘肺病例仍较多，尘肺病死率在短期内还不会明显下降。由于医疗条件的改善，尘肺病人死亡的平均年龄将逐年增大，有些国家煤工尘肺病人死亡的平均年龄已接近正常人群的死亡年龄。

24. 2. 3　发病机制

煤工粉尘引起的肺部疾病包括由石英粒子引起的矽肺、煤尘和石英粒子混合引起的煤矽肺及单纯由煤尘引起的煤肺，矽肺的发病机制已在本章上一部分中述及，这里仅就煤肺和煤矽肺的发病机制做一些讨论。

24. 2. 3. 1　煤肺的发病机制：不同性质的粉尘引起肺组织不同的反应。对于煤尘能否导致肺组织纤维化，多年来存有争议。过去曾有人把煤尘列为惰性粉尘，认为它没有致纤维化作用。煤矿工人尘肺流行病学调查显示，采煤工人尘肺患病率较低，而且病变进展成 PMF 者很少见，这些情况说明煤尘的致病能力弱。Ray 及 King 等人早年曾对煤尘及石英粉尘的致肺部纤维化能力做了大量实验研究。他们用 100mg 的煤尘给实验大鼠肺内染尘，一年后大鼠肺仅形成轻度的网状纤维化病变，达到 King 等规定的 1 级纤维化。用 98mg 煤尘加 2mg 石英粉尘或用 95mg 煤尘加 5mg 石英粉尘给实验大鼠染尘时，大鼠肺形成纤维化病变的时间明显提前，而且纤维化病变程度可达 3 级或 4 级。单用 5mg 石英粉尘给大鼠染尘所形成的纤维化病变程度，较 100mg 煤尘所形成的病变还要严重。Legerletz 等用从矿工肺组织提取出来的粉尘给动物染尘，提取的粉尘中游离二氧化硅含量不同。实验结果看到，用游离二氧化硅含量为 30% 粉尘染尘的动物，肺部有明显纤维化，并有典型矽结节。用游离二氧化硅含量为 0. 5% ~2% 粉尘染尘的动物，肺部无结节，纤维化程度也很轻。他认为采煤工人煤肺的致病原因可能是煤尘含有少量的游离二氧化硅所致。很多实验都显示，肺组织对煤尘的清除能力很强，巨噬细胞对煤尘的吞噬很活跃，一个巨噬细胞即便吞噬了比自身体积大得多的煤尘颗粒，也不会被破坏。大量的煤尘颗粒进入呼吸性支气管及肺泡时，巨噬细胞不能及时将煤尘吞噬，致使大量煤尘及吞噬了煤尘的巨噬细胞较长时间滞留在呼吸性支气管及肺泡里，引起呼吸性支气管及肺泡管的狭窄、阻塞及炎症，并可压迫支气管管壁平滑肌和弹力纤维，使之受到损害。随着呼吸时肺内压力的变化，呼吸性支气管及肺泡管逐渐膨胀，以致形成灶性肺气肿或小叶中心性肺气肿。部分载尘巨噬细胞穿过肺泡壁进入肺间质、呼吸性支气管及小血管的周围，形成煤尘细胞灶，进而网状纤维增生，形成煤尘纤维灶。Einbrodt 的研究显示，大量煤尘及载尘巨噬细胞在被运往淋巴结途中可以阻塞淋巴管，导致肺间质纤维化。煤尘纤维灶和灶性肺气肿是煤肺主要病理变化，也是煤肺的特征性病变。煤肺病变的纤维化程度虽然不很严重，但对病人肺脏呼吸功能损害是明显的，广泛的灶性肺气肿是煤肺病人肺功能减退的主要原因。有人认为吸烟可能促进尘肺的发生，但未得到证实，吸烟对肺呼吸功能损害是肯定的。

24.2.3.2 煤矽肺的发病机制：多数学者认为，煤矿井下岩石粉尘是煤矽肺发病的主要因素。Faulds 等的研究显示，煤工尘肺病变程度的病理分级，随着肺内岩石粉尘比例的增大而逐渐严重。煤矽肺在病理形态上兼有矽肺及煤肺的特征，其肺内粉尘分析亦表明，既有煤尘也有一定比例的岩尘。

24.2.3.3 煤工尘肺 PMF 形成的机制：煤工尘肺的大块纤维化（progressivemassive fibrosis，PMF）是煤工尘肺晚期病变表现，其中以石英粒子及煤尘粒子和石英混合性肺部疾病病例较常见，单纯煤尘粒子发生 PMF 病变者非常少见。PMF 形成的确切原因目前还不十分明了。自 20 世纪 50 年代起，一些学者曾对 PMF 的形成做了研究，认为影响 PMF 形成的因素有接触粉尘的量、粉尘中游离二氧化硅含量、结核感染以及免疫因素等，其中以吸入肺内粉尘的量尤为重要。沈国安对 12 例有 PMF 的尸检病理观察，发现 PMF 病变中有大量煤矿粉尘，其中游离二氧化硅的含量较高。他认为 PMF 的形成与吸入岩石粉尘的量有密切关系，石英粉尘有很强的致纤维化能力，并能促使病变聚合成团。James、River 等早些年曾报道，40% 有 PMF 病变的尸检病例证实有结核病，35% 的病例结核菌培养为阳性，他们认为结核是促进 PMF 形成的重要因素。近些年的研究显示，有 PMF 的尘肺病例生前在痰中找到结核菌的仅占很少数，而且结核菌素试验与一般人群、接触粉尘工人及尘肺病人无明显差别。临床及病理检验证实，煤工尘肺病人肺内感染可加剧气管腔的炎性阻塞及淋巴引流障碍，促进肺泡系的炎性实变和机化，最后导致肺组织萎陷和实变。有些学者考虑到 PMF 病变组织主要为胶原纤维，PMF 的形成可能与胶原代谢有关。他们观察到 PMF 病人的血清类风湿因子（RF）、抗核抗体（ANA）增高，并在 PMF 病变的浆细胞中亦有 RF 存在，认为 PMF 形成与免疫因素有关。实际上 PMF 形成的因素是复杂的，可能与上述各种因素都有关系[9]。

24.2.4 病理改变

煤工尘肺主要指煤矿生产工人发生的尘肺，分为单纯由煤粉尘所致的煤肺和由煤尘和石英粉尘共同引起的煤矽肺。煤矿建井工人尘肺为矽肺。煤肺在形态上虽与一般成年人肺中常见的炭沉着症（anthracosis）近似，却明显不同。炭沉着症由大气中的煤灰，生活中的炭尘及其他灰尘引起，表现为粉尘及尘细胞在胸膜下、肺间质及肺瘢痕组织周围的聚集，见不到煤肺时那种饱含煤尘细胞的肺泡，没有伴生的灶周肺气肿和胶原纤维增生，也没有沿肺小叶间隔勾画出的黑色粉尘及尘细胞构成的轮廓线。煤尘粒子引起的基本病理改变简述如下。

24.2.4.1 煤肺：煤肺主要发生在采煤工人，致病因素为煤尘，病理类型属于尘斑型尘肺。眼观，肺如同浸在墨汁中的海绵一样质地柔软而墨黑。英国 Heppleston 证明煤肺的基本病变是煤斑（尘斑，coalmacules，dustmacules）及与其伴生的灶性肺气肿（focal emphysema），煤斑的重要性在于它是重症煤矽肺病变大块纤维化的形成基础。煤斑直径 1～4mm，质地软，色墨黑，融合后可增大并联合成片。当呼吸细支气管排出煤尘超负荷时，粉尘及尘细胞则淤积在一级和二级呼吸细支气管周围的淋巴管内，形成肉眼可见的尘斑。呼吸支气管平滑肌因受压萎缩，致使管腔扩张。由于这些呼吸支气管位于次级肺小叶（腺泡）的中心部位，所以在一个肺小叶中可见到 5～6 个煤斑。镜检，煤斑呈星芒状，紧伴扩大的呼吸支气管腔，由大量吞噬煤尘细胞组成，其中交织大量网织纤维及少数胶原纤维。煤斑分布于全肺，以肺上叶数量最多。煤肺的肺泡内多见成堆的饱噬煤尘的巨噬细胞，体积比一般巨噬细胞大 2～3 倍。沉积于胸膜下和肺小叶间隔的煤尘和煤尘细胞，则形成眼观的黑线，为肺大叶和肺小叶勾画出清晰的轮廓，在全肺大切片中最易观察。肺内偶有煤矽结节形成。肺引流淋巴结肿大明显，只有煤尘及尘细胞聚集而少胶原纤维增生。

24.2.4.2 煤矽肺：煤矽肺的致病因素为煤尘和其中含有的游离二氧化硅。主要见于生产硬煤和无烟煤工人，属结节型尘肺。病变以形成煤矽肺结节和大块纤维化为特征。形态上煤矽肺结节的一种表现近似于矽结节，其特点是紧密排列的胶原纤维构成结节的核心，其外是一厚层煤尘细胞和纤维组织，纤维伸向邻近的肺泡隔和小叶间隔，形成一个眼观凸于肺表面的黑色放射状圆结节。发生在小支气管和小血管旁的结节可毁损管壁弹力纤维，造成无炎性反应的结节中心坏死。煤矽肺结节的另一种形态是不形成胶原核心，结节的胶原纤维与尘细胞交织，即形成混合尘结节。此外，小动脉周围的煤尘细胞堆积和纤维化比较突出。

24.2.4.3 大块纤维化[12]：煤工尘肺的PMF发病率各国不同，一国之内各地区也不同，对其发生原因至今无统一认识。煤工尘肺PMF与石英粒子引起的矽肺团块形态上不同。我国诊断标准规定病变在2cm×2cm×2cm以上，方可计为PMF。石英粒子引起的矽结节外形较为规则，而PMF病变外形不规则，严重者侵犯整个肺大叶，甚至与相邻肺叶的大块病变通过胸膜炎而粘连，形成X线大阴影贯穿一侧肺的影像。切面呈黑色，有光泽（与其中胆固醇含量有关），硬度似橡胶，质地均匀，结节轮廓少见，其中有小支气管和小血管残迹。块中可有空腔，内有黑色稀薄液体。光镜下，大块病变中由胶原纤维束组成，致密而粗大的胶原纤维束平行排列，偶有交错并发生透明性变，纤维束间有大量黑色尘细胞堆积和淋巴细胞小灶，块内小支气管和小血管损毁，多数肺泡为尘细胞充填。病灶内肌性动脉闭锁性内膜炎及动脉管壁损毁，常常成为临床肺动脉高压的结构基础。大块病变在X线胸片上的阴影面积大于20cm^{2}时可出现明显的肺功能低下。当PMF加重时，将因肺心病而死于充血性心力衰竭。大块的黑色液化物内可检出抗酸菌。

24.2.4.4 类风湿尘肺：类风湿尘肺是患有关节炎的煤矿工人尘肺的表现（Caplan，1953）。类风湿尘肺结节是特征性病变，眼观比镜下更具特色，结节很大，5～20mm，融合可达50mm以上，结节切面由中心至外周呈黄色至黑色，乳白色的多层同心圆排列。融合结节中每个结节轮廓清楚，最外为共有的多层胶原纤维所包绕。类风湿尘肺的融合大块常难与矽肺团块、煤矽肺结核大块病变区别。镜下，类风湿尘肺结节中心完全坏死（眼观黄色），其外是一层由煤尘细胞、煤尘、中性粒细胞及胆固醇结晶组成的细胞层（眼观黑色），再外层是栅栏状排列的成纤维细胞、代表风湿活动的淋巴细胞和浆细胞（眼观乳白色），最外是胶原纤维包绕。结节常发生空洞和钙化，后者说明结节停止活动。类风湿结节多见于肺下叶。肺小动脉及其周围大量浆细胞和淋巴细胞浸润。此型尘肺中煤尘量较少。

24.2.5 临床表现

煤尘所引起的尘肺的主要临床表现都与肺的呼吸功能密切相关。

24.2.5.1 症状：早期煤工尘肺病人多半没有临床症状，随着病人年龄的增长及尘肺病变的进展，逐渐出现呼吸道的症状，诸如咳嗽、咳痰、胸闷、气短等。这些症状常与气候变化以及并发慢性支气管炎有关。在气温较低的冬、春两季，症状往往加剧，夏、秋两季症状减轻。煤矿工人吸烟者较多，也是增加病人呼吸道症状的重要因素。据报道，Ⅰ期尘肺病人自述在不活动情况下感到气短者仅占5.5%，Ⅱ期、Ⅲ期病人则分别增加到34.4%和75%。上述数字虽不是经负荷试验测得，但与临床观察是一致的。晚期煤工尘肺病人的咳嗽、咳痰症状较多，症状程度亦较重，咳出的多半是黑色粘液状痰，有肺部感染时，上述症状明显加重，甚至影响病人的日常生活和活动。如果病人突然出现大量黑色粘稠痰液时，应注意是否有大块纤维化病变的缺血坏死所形成的空洞。

24.2.5.2 体征：早期尘肺，甚至Ⅱ期尘肺病人的体征亦较少。少数病人可能有上呼吸道的干燥性鼻炎。例如，病人有严重肺气肿，胸部叩诊可出现过清音，严重者可看到桶状胸、杵状指、发绀等。晚期重症病人可出现端坐呼吸、不能平卧。胸部听诊有时可听到呼吸音粗糙，并发呼吸道感染时可听到湿啰音及哮鸣音。重症病例由于广泛肺纤维化及肺气肿，肺换气面积明显减少，肺循环障碍，可发生肺心病，最后导致心、肺功能衰竭。

24.2.5.3 肺功能：呼吸功能测定是评价尘肺病人劳动能力、代偿功能的主要手段。肺通气功能测定在某种程度上受被测试者主观意识的影响，应取得被测试人的充分合作。尘肺弥漫性肺间质纤维化病变、肺气肿以及大块纤维团块病变，都可导致肺组织弹性纤维破坏，不仅使通气功能受到明显损害，换气功能亦有不同程度的损害。支气管及肺部感染可加重肺功能损害。张石宝等对127名煤矿接触粉尘工人及尘肺病人的肺通气功能做了随诊研究，两次测定间隔15年，15年后接尘工人及尘肺病人的FVC、MVV、FEV_1几项指标均有下降，下降幅度达20%～30%，其中尘肺病人组下降幅度较无尘肺的接尘工人组更为明显。作者认为，肺通气功能测定值与年龄因素密切相关，在评价肺功能及劳动能力鉴定时必须考虑年龄因素。史志澄等对煤工尘肺病人、煤矿接尘工人及不接触粉尘者三组人员的通气功能测定结果做了比较研究，结果显示，煤工尘肺病人组不论是单纯尘肺（只有小阴影）或是复杂尘肺（有大阴影）病例，其通气功能测定的各项指标值均低于接尘工人及不接触粉尘者两组。不吸烟者肺功能的各项指标均高于吸烟组。单纯尘肺病人通气功能以阻塞性损害为主，复杂尘肺病例除有阻塞性损害外，还有限制性损害。RV/TLC%测定指标对判断有无肺气肿及其程度很有价值。据史志澄等对100例各期煤工尘肺病人残气测定结果，RV/TLC%随尘肺病变的增重而增高。对肺气肿程度的判断，RV/TLC%指标较X线表现更为可靠，各期煤工尘肺病例X线上肺气肿的显示率均低于RV/TLC%指标测定的结果。

24.2.6 并发症

煤尘引起的疾病的并发症主要有肺结核、慢性支气管炎和肺癌等。

24.2.6.1 肺结核：肺结核是煤工尘肺的常见并发症[8]，由于有效抗结核药物的临床应用，目前结核感染已得到有效的控制。结核病预防工作的开展使结核病的感染率大幅度下降，但尘肺病例并发结核的比例仍明显高于普通人群。据我国几个大型煤矿的调查，煤工尘肺并发结核的比例，已由70年代的21.8%～43.2%降至80年代的9.0%～14.5%。Ⅰ、Ⅱ期尘肺并发结核一般不超过10%，Ⅲ期尘肺则多数在20%～30%之间。尘肺并发结核病例死亡的平均年龄，1960～1969年为49.8岁，1980～1989年增至59.4岁。

24.2.6.2 慢性支气管炎：接触粉尘和吸烟都能增加病人肺通气功能的损害与慢性支气管炎的罹患率。有人调查了煤矿井下工人吸烟者与不吸烟者慢性支气管炎的发生频率，调查结果显示吸烟者慢性支气管炎的发病率较不吸烟者高2～3倍。

24.2.6.3 肺癌：由于工业对大气的污染，肺癌的发病率有逐年增高趋势。关于煤工尘肺与肺癌发病间的关系，各家报道颇不一致。英国早年的报道认为，煤工尘肺病人由于较早的死亡，肺癌发病率低于一般人群。美国公共卫生署报道Appalachian煤矿工人肺癌的死亡率亦低于正常人群。我国贺继斌分析了淮南煤矿1986年以来24 000名接触粉尘工人及2 000多名煤工尘肺病人肺癌发病率，经年龄标准化后，煤工尘肺病人肺癌发病率明显高于接尘工人。以上各家报道数字差别的原因，可能与资料来源、收集统计方法的差别有关。近年来我国一些煤矿报道的煤工尘肺病人死因分析，并发肺癌死亡者占5%～16.8%不等，由于这些数字都是相对比例，未经标准化，煤工尘肺病人肺癌SMR是否高于普通人群尚待进一步研究。

24.2.7 X线表现

1980年ILO国际尘肺X线影像分类法使用指南的引言中，关于完整分类和简式分类方案的应用时提到："煤工尘肺中，胸膜改变相对少见，而对圆形小阴影需作详细的分类，即可以用完整分类方案处理圆形小阴影的问题，用简式分类方案处理胸膜的问题。"该指南在注10小阴影的形态与大小中提到："小阴影的形态大小是两项重要的内容，例如，在煤工尘肺中，p与q大小的阴影较r阴影与肺内含尘量有更好的相关性。"Gilson及Rossiter在分类的变动和修订一文中，关于小阴影类型（形态与大小）一节也提到："因接触的矿尘种类不同，圆形和不规则形小阴影也具有不同的含义，例如，煤尘多形成圆形阴影，石棉多形成不规则形阴影。"我国1963年修订的《矽肺X线诊断及其分期标准》说明中也提到："煤工尘肺的X线表现以结节阴影为主。"这里强调煤工尘肺的主要X线表现，是希望从事尘肺诊断工作的医生能够正确应用尘肺 X 线诊断标准。

24.2.7.1　煤工尘肺小阴影的形态与大小：煤工尘肺的三个类型在 X 线形态上虽各有特征，但都是相对的。矽肺以 q 小阴影较多见，煤肺和煤矽肺早期以 p 小阴影占优势，到Ⅱ期后 q、r 小阴影才逐渐增多，但不能以小阴影的形态和大小判断尘肺的类型。据山东煤矿尘肺诊断组对605 张 X 线投照质量符合要求的煤矿井下工人及尘肺病例的胸片分析，不规则形小阴影仅占少数，随着尘肺病变的增重，p 小阴影逐渐减少，q、r 小阴影数量逐渐增多。煤工尘肺病人 X 线以不规则形小阴影表现为主者仅占很少数，Ⅰ、Ⅱ期煤工尘肺病人胸片上有时可看到少许 s、t 小阴影，数量较圆形小阴影少，晚期煤工尘肺胸片上有时能看到 u 小阴影。

24.2.7.2　煤工尘肺小阴影在肺野的分布：煤工尘肺胸片上小阴影的分布以两肺中区最多，其次为两肺下区，两肺上区相对较少。尘肺为弥漫性肺部病变，小阴影虽然最早出现在两肺中区，如果小阴影的数量太少，则是否为尘肺病变形成的影像往往不能肯定，常看到在下次复查的胸片上这些数量很少的小阴影又看不到了。在读片中如果认为是肯定的小阴影，应对照标准片以确定小阴影的密集度和分布范围。读片经验告诉我们，当小阴影达到 1 级密集度时，往往不仅在两个肺区能看到小阴影，可能在其他肺区也看到小阴影的分布。小阴影密集度在尘肺诊断和分期中，较分布范围更为重要，小阴影密集度达不到 1 级，即使分布范围超过两个肺区，亦应慎重考虑这些小阴影是否为尘肺所致，应注意随诊观察。

24.2.7.3　关于“斑片条”、“发白区”：煤工尘肺 X 线片上呈“发白区”改变者十分罕见，必须做随诊观察，在排除其他疾病的可能后才能做出判断。“斑片条”阴影在煤工尘肺 X 线片上虽属少见，但偶可见到。所谓的“斑片条”是指在两肺上、中肺区出现的小斑片状阴影逐渐增大、聚集，沿肺长轴形成连续的索状阴影。最初在两肺上、中肺区出现的斑片状阴影与结核病变影像十分相像，不易区别，应密切随诊，必要时应做抗结核药物治疗，以排除结核病的可能性。“斑片条”较难确定为尘肺病变的原因是除斑片状阴影外，小阴影的分布很稀疏，甚至看不到明确的小阴影，一俟形成“斑片条”阴影，尘肺病变多已明显进展，以致贻误诊断。

24.2.7.4　Ⅲ期煤工尘肺的 X 线表现：Ⅲ期尘肺的融合大块纤维化病变，在 X 线上以大阴影的形态出现。大阴影在两上、中肺区较多见，一般多对称，在连续胸片的观察中可以看到大阴影形成的各个阶段。它是由小阴影的增大、密集、融合最后形成致密的大阴影。小阴影融合早期，阴影边界多半模糊，但还能隐约辨认有密集的小阴影。已形成致密的大阴影则边界清楚，呈圆形、椭圆形或长条形，有的状似腊肠状，大阴影周边可看到密度减低的气肿带。亦有少数病例在没有明确小阴影或小阴影很稀疏的背景上出现大阴影，则应注意与结核、肿瘤等病变的鉴别，CT 摄影有助于大阴影的鉴别诊断。尘肺并发结核时大阴影可出现空洞，空洞壁多半较厚，内壁不整齐。据 Theodos 研究，尘肺大阴影形成的空洞中，约 23% 为尘肺融合病变的缺血性坏死所致，有时为单侧，有时为双侧，在连续观察中，空洞阴影可能再充填或消失。

24.2.7.5　肺气肿：煤尘纤维灶或煤矽结节病变收缩时，病灶周围可发生肺泡及肺泡管的膨大、破裂，形成小叶中心性肺气肿或灶性肺气肿。这种病理上看到的肺气肿病变，在 X 线胸片上很难显示出来，只有较严重病例，X 线片上才能在两肺肺尖部、肺基底部出现密度减低区域或气肿大疱，这种大疱性肺气肿在致密大阴影周边部更容易看到。大疱性气肿的形成除肺泡破裂因素外，还可能与小支气管的狭窄、不全阻塞有关。据鲍含诚报道，在 1 081 例煤工尘肺的 X 线胸片中，有 34 例出现肺大疱，占3.14%，其中Ⅰ期尘肺发生肺大疱者占1.2%，Ⅱ期占3.1%，Ⅲ期占9.7%。约3/4 的肺大疱出现在两肺上区。肺大疱多为圆形，直径 3～5cm 者居多，直径超过 10cm 者仅占大疱例数的22.5%。

24.2.7.6　肺门淋巴结钙化：肺门及纵隔淋巴结蛋壳状钙化阴影常见于矽肺病例，煤工尘肺病人胸片上约有 2% 可看到这类阴影，单纯煤肺病例胸片上则甚为罕见。这类钙化病变不仅在肺门、纵隔淋巴结部位可以看到，而且在锁骨上淋巴结及腹腔内淋巴结亦能看到。Bellini 等在 1 905 例住院的矽肺病人胸片上，4.7%可看到肺门淋巴结蛋壳状钙化阴影。在煤矿尘肺普查中也发现没有尘肺改变的接尘工人胸片上亦可看到肺门部蛋壳钙化阴影，但为数较少。

24.2.7.7 类风湿尘肺（rheumatoid pneumoconiosis）：X 线多表现为两肺野散在的直径为 0.3 ~ 2cm 的圆形阴影，阴影的密度较为一致，边界较清楚，有时圆形阴影直径超过 2cm。分布以两肺中、下区居多，多为多发，单个阴影出现者很少。类风湿尘肺的圆形阴影可逐渐增大，数量增多，有时发生融合，与尘肺的 PMF 病变及转移瘤很难区别。我国煤工尘肺病人中类风湿尘肺的患病率很低，一般不超过 1%，而且多数未得到病理证实。

24.2.8 生化改变

随着尘肺基础理论研究的进展，近年来在临床治疗和药物筛选中，常用一些生化和免疫指标进行分析、评价，或探讨某些指标对尘肺诊断上的价值，但生化、免疫指标均不能做为尘肺诊断的依据。

24.2.8.1 血、尿中生化改变：煤尘粒子引起的尘肺的基本病变是肺组织的网状纤维和胶原纤维增生，这些病理改变都是由于粉尘进入肺组织内引起的。粉尘被吸入呼吸性支气管或肺泡后，被肺泡巨噬细胞吞噬，粉尘中的有毒成分破坏了巨噬细胞内的各种生物膜，使胞质中的酶、代谢产物及难消溶的尘粒释放到体液中，又引起体内蛋白、多糖、脂质、胶原及金属离子等一系列的生化改变，这些变化可能都有酶的参与，故酶的活性有变化，测定酶的活性对评价尘肺的性质、疗效等可能有帮助。

（1）血清酶：正常人血清中溶菌酶的含量在 10 μg/ml 以下。血清溶菌酶活性的增高，大多是由于粉尘中含有石英粒子或二氧化硅引起的。石英粒子破坏大量巨噬细胞，使细胞中的溶菌酶释放出来，导致血中溶菌酶的浓度增高，而且有随肺部病变加重而增高的趋势。血清溶菌酶的含量增高表示肺部病变仍在进展，因此该项指标可作为评价药物治疗效果的参考指标。

酸性磷酸酶主要在淋巴细胞中，淋巴细胞受到硅尘破坏后酸性磷酸酶被释放出来，导致血清中含量增高。

（2）血清蛋白质组分的改变：尘肺病人血清蛋白组成成分的改变主要表现为白蛋白下降，γ-球蛋白增高，γ-球蛋白的增高可能与肺病变引起的球蛋白的增加有关。

糖及粘蛋白改变：石英粒子及煤尘粒子引起的肺部病变中含有大量粘蛋白和糖的衍生物，如氨基已糖、蛋白结合已糖等，这些成分代谢后可出现在血液中。1974 年武汉医学院与黄石煤矿医院报道了他们对煤矿接尘工人及尘肺病人血清粘蛋白含量测定，结果显示接尘工人及尘肺病人血清粘蛋白均高于正常人群，有随尘肺病变增重而增高趋势。

血清铜蓝蛋白具有胺氧化酶的作用，能促进胶原聚合成纤维时的交联反应。随着肺病变的进展，肺部胶原聚合成纤维过程不断增加，氧化所必需的氨氧化酶及铜的含量也要增加，因而血清铜蓝蛋白含量也随之增高。据洪舜华等报道，煤矿接尘工人血清铜蓝蛋白含量高于不接尘的对照组，煤工尘肺病人的血清铜蓝蛋白含量随尘肺分期的增加而增高。血清铜蓝蛋白的变化也不是特异性的，一些急性传染病、心肌梗死、癌症、肝硬化等病人也能看到血清铜蓝蛋白的含量增高。

（3）尿羟脯氨酸：羟脯氨酸是胶原中特有的氨基酸，在胶原代谢过程中被分解。尘肺病变的胶原纤维增生过程中，尿中可能出现羟脯氨酸的增高。人们日常食物中亦含有各种蛋白质，消化分解后亦能影响尿中羟脯氨酸的浓度，在测验时应严格控制蛋白质的摄入。

24.2.8.2 免疫指标改变：由于尘肺病变中有明显的胶原纤维增生，与某些胶原病有相似之处，有的学者认为，尘肺的发病可能有免疫因素的参与。

（1）免疫球蛋白：尘肺病人血清 γ-球蛋白增高已为很多临床实践证实，而抗体的免疫活性大多存在于 γ-球蛋白内，测定尘肺病人血清中各种免疫球蛋白水平，有助于了解尘肺病变活动情况。上海劳动卫生研究所、山西医学院及北京劳动卫生研究所等的研究均显示：尘肺病人血清 IgG、IgA 水平都高于正常人群，而且与病期进展有关，亦与血清 γ-球蛋白的增高一致。沈凌汛等对 212 例煤工尘肺病人血清中免疫球蛋白的测定也显示 IgG、IgA 的含量明显增高。

（2）细胞免疫试验：石英粒子可引起细胞免疫试验的异常。各期矽肺病人的 E 玫瑰花结形成率均低于对照组。浙江医科大学、上海新华医院及浙江卫生实验院等还观察到各期矽肺病人的淋巴细胞 PHA 转化率低于正常对照组。

24.2.9　预后[10]

单纯的煤尘粒子引起的煤工尘肺若无石英粒子的混合作用，病变进展缓慢，他们的寿命接近正常人群平均寿命。在二氧化硅含量较高的粉尘情况下，病变进展较快，病死率也较高。1990 年间各种原因累计死亡尘肺病人 147 例，病死率为 11%，年均病死率为 0.4%。用寿命表推算病人 15 年后生存率为 75.9%，25 年为 58.4%。尘肺病人死亡年龄平均为 56 岁。这一研究结果虽然说明该矿区尘肺病变较为缓慢，但尘肺病人的死亡年龄仍明显低于普通人群。煤工尘肺病人的生存时间虽较普通人群短，但从死因分析结果显示，约有 50% 的尘肺病人死于恶性肿瘤，心、脑血管等疾病。近年来尘肺并发结核的病死率已明显降低。

煤尘粒子引起的肺部病变——煤工尘肺是一种慢性持续进展性疾病，目前尚无有效的治疗方法。病人脱离粉尘作业可能有利于延缓尘肺病变进展，从这一意义上看，脱离粉尘作业是积极预防和治疗手段。煤工尘肺并发慢性支气管炎者较多，这可能是病人咳嗽、咳痰、气短等呼吸道症状较多的原因。对症治疗，如抗生素雾化吸入、祛痰、镇咳等药物治疗，可能减轻病人呼吸道症状。支气管及肺的急性感染，不仅可加重病人呼吸道症状，并能促进尘肺病变的进展，加速小阴影融合及团块病变的形成，应及时给予有效的抗感染治疗。由于粉尘因素，尘肺病人抗感染治疗效果低于无尘肺病人。我国开展尘肺病专用药物治疗研究较早，30 多年来已筛选出很多种治疗尘肺药物，其中已用于临床的有克矽平、磷酸哌喹类、汉防己甲素、柠檬酸铝、黄根、咽泰、矽肺宁等。克矽平用于治疗煤工尘肺已 30 年，治疗病人近万例，很多临床治疗经验报道显示，该药临床副作用较少，可能有延缓尘肺病变进展作用，但治疗前后线胸片病变多无明显变化。其他几种药物有减轻病人症状、改善病人机体状况的报道。中医辨证施治对改善病人症状，增强体质亦有一定疗效。近年来应用大容量全肺灌洗方法治疗各期煤工尘肺的报道已逾千例，全肺灌洗可洗出大量附着在小支气管及肺泡表面的粉尘、含尘巨噬细胞及炎性细胞。灌洗后多数病人感到呼吸道症状减轻，目前尚无严重副作用或并发症的报道。戚惠梅等曾对 17 例Ⅰ、Ⅱ期煤工尘肺全肺灌洗病例收集的全部灌洗液进行粉尘提取，提取纯净粉尘量最多病例达 825.5mg，平均为 283.7mg。提取的纯干燥粉尘以煤尘为主，也含有不同比例的游离二氧化硅。Ⅱ期尘肺病例灌洗出的粉尘平均量高于Ⅰ期尘肺病例。全肺灌洗治疗后病人胸片所见与灌洗前无明显变化，近期随诊效果较好，远期疗效尚需继续观察。接尘工人及尘肺病人较普通人群更容易感染结核病，应注意预防。尘肺并发结核后应及早治疗，要求按照全国防治结核病会议提出的规则的、恰当剂量的联合用药，要有足够的疗程以防病变复发。常用的抗结核药物包括：异烟肼、利福平、链霉素及乙胺丁醇，其他抗结核药物可根据不同的病情选用。疗程应不少于 12 个月，一般以 18～24 个月为宜。

晚期煤工尘肺病人发生自发气胸者约占 1/4。病人突然发生严重气短及胸痛应考虑有自发气胸的可能性，要立即做胸部检查，如时间及条件允许，应做胸部透视及摄 X 线片。例如，为张力性气胸或压迫肺组织范围较大，则需做患侧胸腔闭式引流排气或负压吸气。严重的气胸如不及时抢救可能危及病人生命。重症尘肺病例常并发肺部感染，严重感染常导致病人呼吸衰竭，是十分危险的并发症。由于肺组织广泛纤维化病变及肺气肿，肺通气及换气功能严重受损，极易发生缺氧及衰竭，有效的抗感染治疗和正确的给氧治疗，有可能纠正呼吸衰竭，挽救病人生命[11]。

24.3 石棉

石棉是一种具有微纳米尺度的纤维，可使肺部产生弥漫性纤维化。传统毒理学中将吸入石棉粉尘引起的肺部疾病称为石棉肺（asbestosis）。晚期石棉肺常并发呼吸道感染、呼吸衰竭和肺源性心脏病；肺结核和肺、胸膜的恶性肿瘤也是主要的并发病。因此，石棉肺是目前备受关注的职业性肺部疾患之一。

各种石棉中，温石棉的纤维长，柔软，产量高，消耗量最大，约占石棉用量的90%以上。青石棉和铁石棉较温石棉为短，且僵直易碎。透闪石虽呈纤维状，但易碎为短的碎片。石棉虽然不易破坏，但在高温下也能分解破坏。温石棉在800～850 ℃高温时，可分解破坏为镁橄榄石（Mg_2SiO_4，forsterite）和二氧化硅（SiO_2）；青石棉在800～900℃、铁石棉在600～900℃、直闪石在800～1000℃时，也均分解破坏，其中镁橄榄石不能致肺纤维化。

温石棉主要产于加拿大、南非、津巴布韦、俄罗斯和中国。意大利、美国、塞普鲁斯也出产一些温石棉；青石棉主要产于南非，由于青石棉具有较强的致癌性，很多国家实际上已禁止使用。铁石棉、直闪石石棉也主要产于南非。我国石棉产量也很可观，主要分布在四川、辽宁、河北、青海等省，种类有蛇纹石属（serpentine group）、温石棉（chrysotile）、角闪石属（amphibole group）、青石棉（emidolite）、铁石棉（amosite）、直闪石石棉（anthophyllite）、透闪石（tremolite）、阳起石（actinolite）等。

24.3.1 化学组成

石棉是含有铁、镁、镍、钙、铝等元素的矽酸盐。各种石棉均具有耐酸、耐碱、耐热、坚固、拉力强度大、抗腐蚀、绝缘等物理性状，具有纤维状结构。按矿物学分类共两大组，即蛇纹石类和角闪石类，详见表24－1[1]。主要是温石棉。

表24－1 石棉的化学分类[1]

种类	颜色	主要成分（%）			分子式
		Si	Mg	Fe	
蛇纹石属（Serpentine group）					
温石棉（chrysotile）	白	40	38	2	$3MgO \cdot 2SiO_2 \cdot H_2O$
角闪石属（amphibole group）					
青石棉（crocidolite）	兰	50		40	$Na_2O \cdot Fe_2O_3 \cdot 3FeO \cdot 8SiO_2 \cdot H_2O$
铁石棉（amosite）	灰褐	50	2	40	$5.5FeO \cdot 1.5MgO \cdot 8SiO_2 \cdot H_2O$
直闪石石棉（anthophylite）	白	58	29	6	$7MgO \cdot 8SiO_2 \cdot H_2O$
透闪石（tremolite）	白	50	15	2	$2CaO \cdot 5MgO \cdot 8SiO_2 \cdot H_2O$
阳起石（actinolite）	白	50	15	2	$2CaO \cdot 4MgO \cdot FeO \cdot 8SiO_2 \cdot H_2O$

24.3.2 接触

石棉用途十分广泛，据估计各种石棉的用途超过千种。在石棉矿的开采、运输、贮存、包装，石棉制品的生产加工，如纺织、石棉水泥制品、耐磨、绝缘、防火材料等，均接触石棉；石棉也可做为滤料、填料。广泛地用于建筑、造船、航天和交通机械中的隔热、保温、防火、制动材料等，在涉及这些材料的工作中均可接触石棉。在铸造业接触石棉的情况鲜为人知，或未引起重视。在浇注时，为防止铁水外溢，在铸模的缝隙中以石棉绳压缝，打箱后石棉绳破碎而混于型砂中，从而造成石棉污染。据沈阳市对几个工厂的调查研究，20 年工龄以上工人中，有 10% 左右可查出胸膜斑和肺实质纤维化改变，说明石棉粉尘对铸造工人的影响不容忽视。青石棉在第二次世界大战期间曾用做面罩的滤料，直闪石石棉主要用做橡胶、塑料的填料，透闪石和阳起石也主要用做填料或滤料。高温炉和窑的衬里或建筑物的防火材料中含有石棉；在维修时也可造成石棉的污染。

24.3.3　病理

石棉进入人体的途径主要也是肺部吸入。其主要病理性改变发生于肺部。在职业毒理学中，由石棉引起的肺部疾病称为石棉肺[19]。

24.3.3.1　石棉肺：石棉引起的最引人注目的肺部病理改变是脏层胸膜纤维性增厚和肺缩小变硬[20]。病变由呼吸性细支气管肺泡开始，逐渐侵犯更多的腺泡（次级肺小叶）以至肺小叶。肺切面，病变以肺下叶为重，不规则的纤维灶和灰白色的纤维网、纤维条索分布全肺。严重处，弥漫性间质纤维化（diffuse interstitial fibrosis）取代了细支气管、肺泡，并与残存的扩张状态的细支气管共同构成蜂窝肺改变，或呈一片荒凉的胶原纤维硬化区，看不到肺的组织结构。石棉矿工因同时吸入含石英的石棉尘，可形成纤维团块。镜检，吸入粉尘早期，呈灶性外源性细支气管肺泡炎改变，反应细胞主要为肺巨噬细胞、淋巴细胞和浆细胞，电镜下可检出大量石棉纤维。逐渐网织纤维增生，进而转变为胶原纤维，许多肺泡因纤维化而闭锁形成小纤维灶，弹力染色可查见肺泡轮廓[21-22]。病灶虽孤立但分布广泛，逐渐遍及各肺小叶。胸膜因石棉刺激发生急性或慢性胸膜炎，胸膜病变与肺病变同步发展。此时，肺内可检出石棉小体（包裹纤维）和多量石棉短纤维（裸纤维），后者只能在电镜下检出。现有资料尚不能做出裸纤维在肺各叶分布的情况，仅知道在肺各处浓度变异很大。小体数量远较纤维为少，各人报道差别很大，比例从少于1%至大于10%。小体的核心纤维性质决定了小体的性质。光镜下形态相似的小体统称为含铁小体。用分析扫描电镜检查 10 例职业石棉接触者的 134 个含铁小体，核心纤维为闪石类者占小体数的 89.5%，温石棉占 2.2%，其他纤维状矿物占 8.2%，另一资料，13 例年龄在 47～80 岁的石棉接触者尸检材料分析，也得出了肺内闪石类纤维明显多于温石棉纤维的结果，尤以铁石棉比例最大，占 45%。所以，目前倾向于铁石棉在石棉肺的发病学上具有一定作用。肺实质中纤维浓度与胸膜中纤维浓度之间无明显关系。目前认为石棉小体的检出只说明有石棉污染，不能证明存在石棉肺。

24.3.3.2　肺外疾病：石棉像石英粒子一样，不仅可在吸入的局部产生病理性损伤作用，而且可以到达肺外组织引起相应部位的病变。

24.3.3.2.1　胸膜斑[23]：胸膜斑专指壁层胸膜的限局性纤维性增厚，可单独发生而不与石棉肺伴行。职业接触石棉的男性尸检胸膜检出率为 29.5%，是较常见的一种病变。欧洲各国报道胸膜斑发病情况与大气矿物纤维污染有关，不局限于接触石棉工人或石棉肺患者，不过接触石棉尘者多见。胸膜斑形态不规则，明显凸出于胸膜面，厚可达 5mm 以上，乳白色质韧，表面光滑与周围胸膜分界清楚。多见于膈肌腱部、脊柱两侧，偶有发生于心包外层者。镜检，胸膜弹力层外胶原纤维增生致密，纤维粗大呈平行排列可透明性变，纤维间多见裂隙和少数成纤维细胞，斑表面被覆间皮细胞。胸膜斑内可检出石棉小体和石棉纤维。胸膜斑钙化说明接触石棉纤维已久。胸膜斑的形成，认为是吸入的石棉纤维穿通脏层胸膜到达胸腔，通过壁层胸膜表面小孔（stoma）到达间皮下刺激产生。

24.3.3.2.2　恶性间皮瘤[24-26]：绝大多数恶性间皮瘤有职业接触石棉史，即使短时间接触，经长期潜伏也可发生。曾报道一例接尘 6 个月，30 年后发生胸膜间皮瘤，并在瘤内检出了石棉纤维。不同于肺癌的是石棉种类在间皮瘤发生上有明显差异，接触角闪石石棉恶性间皮瘤发病率最高，接触温石棉最低，同时接触两者发病率居中。而在角闪石石棉中其发病顺序是青石棉最强，铁石棉次之，最弱是阳起石。两类石棉纤维（角闪石类与温石棉纤维）致间皮瘤作用的不同是因为纤维的形态、大小、在人体组织中的持久性及在肺周边部富集的情况不同，细且短的纤维更易刺入胸膜。有报道，对144例石棉工人分析结果，在间皮瘤中，石棉纤维的长/径比小，而在胸膜斑中，纤维的长/径比大。间皮瘤的发生与工龄长短及粉尘浓度关系密切，与吸烟无关。所以认为间皮瘤是研究石棉致癌机制的好对象。

恶性间皮瘤可发生于胸膜和腹膜，肿瘤成黄白色。发生于胸膜者包裹整个肺叶，如同一副盔甲，沿叶间隙可进入肺内。发生于腹膜者表现为多数瘤结包绕腹腔脏器。间皮瘤细胞具双向分化能力，所以间皮瘤的组织学可以是上皮型、肉瘤型、混合型及不分化型。光镜诊断困难时，可依靠特殊染色诊断：PAS阴性而阿辛蓝阳性即可诊断；用CEA阴性来与腺癌鉴别；电镜下间皮瘤细胞微绒毛丰富且细长是诊断的要点。间皮瘤极易经淋巴道转移。我国石棉工人间皮瘤经病理证实者8例（胸部7例，腹部1例）。

24.3.3.2.3　其他肿瘤：接触石棉者发生肺及胸腹膜以外脏器肿瘤问题，流行病学调查结论不一，有认为与职业有关，有认为其他肿瘤并不多发，所以与职业无关。迄今报道的各器官癌有胃、结肠、肾、喉、胰、肝、卵巢及阴茎，但例数均不多。

24.3.3.3　肺癌：所谓石棉相关肺癌是指石棉肺并发肺癌，至于石棉接触者的肺癌应否归于此类尚无一致认识。关于石棉与肺癌关系目前不十分明确。石棉工人是否肺癌多发，流行病学调查结果并不一致，尸检石棉肺并发肺癌我国为26.92%，其他材料在7.5%～50.9%之间，差异很大。石棉种类与致肺癌能力调查结果也不一致，有报告104例肺癌中检出的主要是温石棉，而另些报告则为角闪石类石棉；石棉肺患者和石棉接触者肺癌的组织学类型各国报告不一，英美以鳞癌及小细胞癌多见，我国及日本以腺癌多见。关于石棉与肺癌的因果关系也存在不少论点，至今尚未提出最具说服力的证据，如认为细且长的纤维致癌性强；认为裸纤维的致癌性比包裹纤维强强，可吸附空气中的致癌物，石棉起载体作用；石棉本身含有的金属如镁具有致癌性等等。可见石棉致肺癌问题也是当今研究的一个热点。

24.3.4　临床表现

石棉肺的发病工龄和生产环境中的粉尘浓度有关，一般情况下，发病工龄在10年以上，近年来由于生产环境的改善，发病工龄有延长的趋势，多在15年以上。石棉肺发病之后，虽然脱离石棉粉尘作业，病情仍可进展，但是病情的进展较为缓慢。如果在几个月或一二年之内在X线表现出明显的进展，则应与其他原因所致弥漫性间质肺纤维化疾病相鉴别。

24.3.4.1　症状与体征：早期时，症状很轻。咳嗽轻、无痰或有少量粘液痰。气短多发生在晚期，先是用力时感气短，严重时稍有活动就感气短并有胸闷和紧缩感。由于严重的肺纤维化和广泛的胸膜病变，肺顺应性下降，肺舒缩受限使深呼吸困难，常有叹息样呼吸。可有胸痛，咯血不常见，如胸痛剧烈、咯血严重，应除外并发症。

双肺底可听到捻发音，特别在后胸下部明显，有时在双腋下部亦可听到，早期多在吸气末出现。捻发音可在其他症状出现之前和肺功能异常之前出现。在肺纤维化进展时，可在全吸气期均可听到，但呼气期听不到。病情进展则中下野均可听到，而很少在上胸前部听到。在胸膜弥漫增厚时，由于声传导降低和肺扩张降低而不易听到。

晚期病人约有半数可出现杵状指，并存在发绀与肺源性心脏病。患者可能消瘦、体重减轻，有并发症时更甚。

24.3.4.2　X线检查：石棉肺的胸部X线表现包括肺实质及胸膜的改变。

石棉肺的X线改变以不规则的小阴影为主，两肺下部较重。早期在两下肺野近肋膈角处，可有细小血管影增多，线状影恰似血管纹理延伸，并可交叉形成网状，有时可见细小淡薄的小点状阴影，边缘不整呈星芒状。有的病例，为其他原因引起的肺纤维化等（如博莱霉素、苯丁酸氮芥、环磷酰胺、六甲胺、长春新碱、羟甲丙基甲基麦角酰胺等）。

如果其他原因诱发的弥漫性肺间质纤维化发生在石棉作业工人，未能认识其真正的原因而做出了石棉肺的诊断，将导致真正疾病延误治疗时机。这样的病人必须观察病情经过，作必要的临床有关检查，做出正确的诊断。

石棉肺发展较慢，不可能短时间内有急剧进展，而特发性弥漫性肺间质纤维化则可在几个月或一、两年之内就有急剧的进展。石棉肺两侧肺底部常有捻发音，肺上部很少会出现捻发音，而特发性弥漫性肺间质纤维化时捻发音可有可无，有的出现中等或粗大的水疱音，并可在肺上区域听到，并常常是在前壁，石棉肺很少会在上肺区的前部听到水疱音。与石棉肺以下中肺区为主的X线表现不同，特发性弥漫性肺间质纤维化可在肺上中肺区出现不规则的小阴影，有时粗大，一侧重于另一侧，有时下野部分受累或正常。有的特发性弥漫性肺间质纤维化的X线异常首先在肺上野出现，然后累及肺下中野。蜂窝肺的所见或全肺同等受累都不是石棉肺的特征。外源性过敏性肺泡炎、特发性纤维化性肺泡炎、慢性铍病和其他多发性囊肿形成的疾病。肺大疱的破裂可致气胸，而石棉肺则极少发生气胸。

24.3.4.3　预防：除了对症治疗，目前对石棉肺尚无有效疗法，有人试用皮质激素、克矽平等，但均无肯定疗效。在并发呼吸道感染时，应合理使用抗生素，及时控制感染。防治呼吸衰竭和其他并发症。劝说患者戒烟，以减轻呼吸道症状，并有益于预防肺癌。根本措施是改善劳动条件，控制车间粉尘浓度。在石棉的运输、搬运中，应防止散落，应用防漏袋，包装应注明有石棉，以引起重视。宣传石棉的危害，防止石棉作业工人的工作服对家庭生活环境污染。加强医疗监护、定期进行健康检查，早期发现并及时调离。有关石棉对呼吸系统致纤维化危害及诱发肺癌、恶性间皮瘤的高危人群的研究不容忽视，及时调离有职业禁忌证的石棉作业工人。对石棉作业工人的禁烟教育，是十分迫切而有意义的工作。

24.3.4.4　并发症：晚期石棉肺患者常易发生呼吸道感染，应注意预防和治疗。例如，治疗不及时或治疗不当，病情发展，可致呼吸衰竭，甚至死亡；反复感染往往可致心力衰竭。石棉肺患者，特别晚期，并发肺心病的几率较矽肺患者多见且较为严重。

19世纪30~40年代，石棉肺患者并发肺结核的频率较高，近年来石棉肺并发肺结核的频率几乎与一般居民的结核发病率相似。据我国的资料，石棉肺并发肺结核的频率约在10%左右，病情较矽肺并发肺结核为缓和，但亦应注意病情发展，及时治疗。

肺癌和胸膜间皮瘤（mesothelioma）是石棉肺的严重并发病，在各类石棉中，青石棉的致癌性最为明显，约比温石棉大6倍，并易于到达胸膜，这可能与其致癌和胸膜间皮瘤有关。间皮瘤的发生与石棉种类之间的梯度：青石棉＞铁石棉＞温石棉。接触石棉人群发生癌症的危险性具有剂量－反应关系，如接触石棉2年以上者，肺癌和间皮瘤死亡率2倍于接触少于2年者；重度接触者高于低、中度接触者2~3倍。近年来研究证明，各种石棉均有致癌作用，其中温石棉的用量大，接触人数最多，因此防止温石棉的危害至为重要。石棉致癌的机制不清，除了与石棉的针状结构可能有关外，石棉中含有镍、铬、3，4－苯并芘等致癌物以及油、蜡、碳氢化物等化学物，均有待深入研究。

石棉肺并发肺癌，在20世纪30年代已引起重视。英国1929~1947年间，14.7%的石棉肺患者死于肺癌；1955年，39.4%石棉肺死于肺癌，而在1963年死于胸内肿瘤者却超过50%。美国也有类似报告，接触石棉的绝缘工人，307例死亡病例中，有17.3%死于肺癌。

吸烟与石棉接触者在肺癌的发生中起重要协同作用，但与间皮瘤的发生率似无关系。美国Selikoff等在绝缘工人的调查中发现，吸烟的石棉工人患肺癌的可能性比不吸烟又不接触石棉的工人要高50倍。如果降低接触石棉粉尘浓度的同时要求工人戒烟，可望有效地降低石棉作业工人的肺癌发病率。

恶性间皮瘤是石棉肺的并发病，现已被承认。1946年，Wyers注意到一名石棉工人并发胸膜间皮瘤。1960 年 Wagner 等描述了南非的职业性接触青石棉并发间皮瘤的病例，其后英、美、澳大利亚、荷兰、前联邦德国等 20 余个国家陆续报告，在 1959 ~ 1976 年共报告病例达 4 539 例。我国近年来已有石棉工人并发胸膜间皮瘤的报告。

石棉可引起胸、腹膜间皮瘤，但前者比后者高 20 ~ 40 倍。一般人群中，间皮瘤极少见，而石棉工人，特别是接触青石棉者，死于恶性间皮瘤可占全死因的 1% ~ 9%，其中绝缘工人为 5% ~ 9%；使用石棉的工厂的工人为 1% ~ 7%；温石棉矿工人为 0 ~ 0.2%。而一般居民只有 1/百万的发病率。

在全部间皮瘤患者中，仅 10% ~ 15% 的病人无石棉接触史，而在石棉肺患者死后尸检中胸膜间皮瘤发病率较普通人群高 20 ~ 30 倍。据目前的观察研究，胸膜间皮瘤与胸膜斑无关。此外，也有石棉工人胃肠道癌及喉癌的发生也较一般人群为高的报告，有待今后深入研究。

石棉所致肺癌的症状、体征、病程和预后与非职业性肺癌无区别。有人报告石棉所致肺癌多发生于下叶，占 53% ~ 87%，而对照组为 24%。可能因石棉重力、呼吸运动及下叶通气量大有关。并且以周边型肺癌为多。组织学分型以腺癌多见（19% ~ 43%），其次为小细胞肺癌和鳞状细胞癌。潜隐期为 10 ~ 30 年。石棉肺的症状可掩盖肺癌的早期征象，如在石棉肺的病程中出现剧咳、胸痛及咯血等，提示肺癌的可能。

胸膜间皮瘤的表现为呼吸困难、胸痛或有哮喘、咳嗽及胸膜炎、胸腔积液等，潜隐期为 20 ~ 40 年。

诊断应查清职业史，根据 X 线表现、活体组织检查结果、痰及胸腔积液的细胞学检验结果以及 CT 检查所见等，均有助于肺癌的早期诊断。胸膜间皮瘤的诊断除职业史外，结合放射学检查、胸腔镜检查及胸膜取材活检、胸腔液的细胞学检查等，可以确定诊断。CT 检查，对胸膜异常的检出比胸部 X 线平片提高 15%。例如，胸腔积液使胸膜肿块模糊不清时，可改变病人体位或胸腔穿刺抽液后，重复 CT 检查，提高胸膜异常检出率，以助早期诊断。间皮瘤是一种在组织学、发病及临床表现多种多样的疾病，诊断常很困难，预后不良，应予重视。

参 考 文 献

1. 全国职业病防治中心职业病防治组．1986 ~ 1988 年我国职业病发病情况．中国工业医学杂志．1989，2（3）:4.
2. 徐秀珍，蔡曦光，杨生华等．肺活检诊断氧化铝尘肺 3 例报告．中国工业医学杂志．1995，8（1）:60.
3. 杨美玉，房德华，赵秀清，等．几种粉尘对肺巨噬细胞作用和对大鼠肺脏致纤维化作用的研究．中华劳动卫生职业病杂志，1986，4（2）:94.
4. K Honma，K Chiyotani．Pulmonary alveolar proteinosis as a component ofmassing fibrosis in chronic pneumoconiosis：An autopsy study of 79 cases．Zentralbl Pathol，1991，137（5）:414.
5. IARCmonographs V. 42．Silica and some Silicate．Lyon，1987.
6. JW McDonald，VL Roggli．Detection of silica particles in 1ung tissue by polarizing 1ightmicroscopy．Arch Pathol Lab Med，1995，119（3）:242.
7. RE S1avin，JL Swedo，D Brandes，et al．Extrapulmonoary silicosis：A clinica1，morphological and ultrastructual study．Hum．Pathol，1985，16（4）:393.
8. 陈相华，王明启，姚丹成，等．尘肺结核死亡调查分析．中国工业医学杂志，1993，6（3）:169.
9. 陈绍义．煤矿尘肺．北京：煤炭工业出版社，1984，10 - 22.
10. 丁茂柏．矽肺治疗研究的进展．中国工业医学杂志．1990，3（4）:32.
11. 傅振辉，李君．煤工尘肺的远期预后及死因分析．中国工业医学杂志．1993，6（3）:140.
12. 韩向午，龚成铬．煤矿大块纤维尘肺的流行病学分析．中华劳动卫生职业病杂志．1988，6（6）:327.
13. 胡秀云，张林清，苏光跃，等．坊子煤矿尘肺流行病学分析．中华劳动卫生职业病杂志．1986，4（1）:22.
14. 郑继明，贾建新，周洪恩，等．全麻下全肺灌洗治疗煤尘肺．中华劳动卫生职业病杂志．1992，10（6）:339.
15. 郑志仁，梁椒容．接尘工人肺癌的病理学调查．中华劳动卫生职业病杂志．1991，4（1）:1.

16. MD Attifield，RM Castellanm. Epidemiological data on US coalminers，pneumoconiosis，1960 to 1988，Am J Public Health，1992，82：964.

17. FH Green，R althouse，KC Weber. Prevalence of silicosis at death in undergroud coalminers. Am. J. Ind. Med，1989，16（6）：605.

18. VA Ruckley，JM Femie，JS Chapman，et al. Comparison with dust content of 1ungs and X－ray appearances of coal workers. Brit J Ind Med，1984，4：459.

19. 郑志仁，王炳森，蒋学之，等. 环境病理学. 济南：山东科学技术出版社，1990. 143－164，175－183.

20. Bellis D，Andrion A，Delsedime I，et al. Mini－mai pathologic changes of the lung and asbestos exposure. Hum Pathol，1989，20（2）：102

21. Churg A，Wright JL，Depaoli L，et al. Mineralogic correlates of fibrosis in chrysotile miners andmillers，Am J Res：Respir Dis，1989，139（4）：891.

22. Churg A，Wright J，Wiggs B，et al. Mineralogic parameters related to amosite ashestosis induced fibrosis in humans. Am Rev Respir Dis，1990，142（6 Ptl）：1331.

23. Gibbs AR，Stephens M，Griffiths DM，et al. Fiber distribution in the lungs and pleura of subjects with asbestos related diffuse pleural fibrosis. Brit J Ind. Med，1991，48：762.

24. Kagan E. Current issues regarding the pathobiology of asbestosis：A chronologic perspective. J Thorac Imang，1988，3（4）：1.

25. Sellmlag DL，Geraghty RJ，Ganesan TS，et al，Autoimmune haemolytic anamia associated withmalignant peritonealmesothelioma. Acta Clin Belg，1989，44（3）：199.

26. Wagner JC. Discovery and the ahermath of crocidolite and relatedmesothalioma. Brit J Ind. Med 1991，48（6）：3999.

第二十五章 其他无机粉尘粒子损伤

除了第二十四章所述的石英粉尘、煤矿粉尘及石棉粉尘外，在人类生产活动中还可能接触许多其他的物质或材料的粉尘。这些粉尘的化学组成各不相同，其物理性质也各不相同，对人类的危害作用也因此各不相同。但遗憾的是目前对这些粒子的损伤原理的研究还远远不够，然而过去的这些与人类健康有关的大量的资料，有助于我们今天从纳米毒理学来认识这些粒子的损伤作用或对其进行研究。

25.1　滑石粉尘粒子[1-3]

早在 1896 年 Thorel 已注意到滑石等硅酸盐与肺部疾病的关系，但直到 1933 年 Dreessen 等才确认了滑石工人尘肺的 X 线改变。我国自 1958 年以来陆续有滑石肺（talc pneumoconiosis，talcosis）的报告。

滑石［Mg_3（SiO_4O_{10}）（OH_2）］是一种次生矿物，系由含镁的硅酸盐或碳酸盐蚀变而成。在矿床中，由于蚀变作用不完全，常含有源岩的成分。不同的矿床，由于源岩不同，蚀变程度不同，滑石的组成可有很大差别。由于滑石的杂质及其含量不同，必然会引起不同的病理改变和不同的临床、胸部 X 线改变，必须予以注意。

商品滑石，实际上是某些近似硅酸盐的混合物。由于产地不同，可有较纯净的滑石，呈叶片状或颗粒状；也可含有不等量的石棉、直闪石、透闪石等，由于这些呈纤维状、针状的矿物的存在，而具有石棉样的生物学作用。大多数开采出来的滑石，多少均有石英、方解石（calcite）、白云石（dolomite）、菱镁矿（magnesite）、透闪石（tremolite）等杂质。不同产地，其组成差别很大，如美国纽约州圣劳伦斯郡的商品滑石含透闪石在 50% 以上，滑石却少于 25%，但其性状洁净亮白，适用于涂料和陶瓷工业。中国、意大利和法国的某些滑石矿出产品位很高的滑石，颜色好、无粗粒和杂质，可用于化妆品的生产，其中以我国海城滑石矿的滑石质量最好。在实际工作中，对工人接触的滑石，必须作深入的调查，以估计其危害程度和特点。

25.1.1　职业接触

滑石的开采、加工、贮存、运输和使用的工人均有密切接触。滑石的工业应用极为广泛，造纸业以滑石粉为充填剂，使纸张洁白光滑，降低吸水率；陶瓷业应用也较广，可用于日用陶瓷、工业陶瓷以及高优绝缘的陶瓷；油漆业使用滑石以使产品绝缘、耐火和耐腐蚀；使纺织品滑腻；化妆品的生产也广泛使用优质的滑石粉，如各种香粉、皂类的充填剂；医药及杀虫剂生产中作为充填剂；建筑业作为刷墙粉、油毡纸制造等。此外，作为塑料的充填剂、制造不透明玻璃，滑石雕刻，各种薄膜的生产、使用、保存等也使用滑石粉。也有在食品生产中作为粉剂，国外有用滑石粉涂层大米、花生等，以求光泽、延长保存期。

除了工业生产中接触外，生活接触的机会也很多，如各种香粉、爽身粉的使用、某些食品的保存等，均有机会接触。医疗目的使用滑石粉，如喷入胸腔以促进胸膜粘连；外科手术中，胶手套上的滑石粉对创口的污染等。国外报告有人滥用含有滑石粉的片剂作静脉注射而发生肺部疾患和视网膜病变。

25.1.2　病理

滑石肺尸检在肺实质内可见到结节型改变、弥漫性肺间质纤维化和异物肉芽肿这 3 种基本的病理改变，并可找到滑石颗粒。胸膜改变也常见到。

大体可见到胸膜粘连、肥厚、透明变性和钙化斑，这些改变主要位于壁胸膜，常见部位为侧胸壁、膈和纵隔的壁胸膜。这些改变主要见于接触混有石棉、透闪石和纤维状滑石者。肺切面可见灰白色结节状纤维化遍及全肺，但以肺中野为重，偶尔可见大块纤维化，也可有缺血性坏死而形成空洞；也有改变类似石棉肺，并以肺下野为重，常伴有弥漫性胸膜肥厚或限局性胸膜肥厚。有时同一肺内可同时有两种类型的病变。

显微镜下所见，主要在呼吸性细支气管及血管周围有巨噬细胞集聚，并形成小的星芒状病变，其中含有网状纤维，但极少有胶原纤维；有的可见弥漫性肺间质纤维化，主要发生在呼吸性细支气管周围，肺泡壁增厚，有巨噬细胞浸润，小动脉内膜炎等改变；异物肉芽肿病变是由巨噬细胞、上皮样细胞和异物巨大细胞组成。有的巨大细胞内可发现星状体。在这些病变内或巨噬细胞中可找到滑石颗粒。偶见含铁小体。

以上 3 种病变可单独发生或与各种病变同时发生，这决定于所接触粉尘的组成。结节型病变可因滑石为石英污染或在生产中同时使用石英，或在煅烧的滑石中的方石英所致。弥漫性肺间质纤维化可由滑石中所含透闪石、直闪石引起，或在同一生产过程中，既使用滑石，也使用石棉等矿物质。异物肉芽肿可能为较为纯净的叶片状滑石所致。滑石肺病变中含有不同种类的矿物粉尘，依靠金属分析法可以鉴别。

石棉样小体可见于呼吸性细支气管内和大块纤维组织内，末端呈杵状，分节或不分节，敷有含铁血黄素颗粒，不能与石棉肺时的石棉小体区别。有人认为这种石棉样小体可能由透闪石形成。在灰化的肺内，透闪石的含量低时，石棉样小体也少。

在接触滑石工人中，可以有限局性胸膜肥厚，多发生在侧胸壁、膈肌腱部、心包等坚硬部位，可以发生透明变性、钙化，称为滑石斑，这与石棉工人所见的胸膜斑极为相似。

一次大量吸入滑石粉者可引起支气管炎、细支气管炎、气道阻塞、肺不张等。也有报告静脉注射含滑石颗粒的片剂而引起肺内发生广泛的肉芽肿，其病理特点是粉尘颗粒及病变遍及全肺而不同于吸入引起的病变是以中下野受累为主，滑石粒子较大，平均为 50μm，而吸入的粒子均在 10μm 以下。胸膜病变主要表现为弥漫性胸膜肥厚或限局性胸膜肥厚。有时同一肺内可同时有两种类型的病变。

显微镜下所见，主要在呼吸性细支气管及血管周围有巨噬细胞集聚，并形成小的星芒状病变，其中含有网状纤维，但极少有胶原纤维；有的可见弥漫性肺间质纤维化，主要发生在呼吸性细支气管周围，肺泡壁增厚，有巨噬细胞浸润，小动脉内膜炎等改变；异物肉芽肿病变是由巨噬细胞，上皮样细胞和异物巨大细胞组成。有的巨大细胞内可发现星状体。在这些病变内或巨噬细胞中可找到滑石颗粒。偶见含铁小体。

25.1.3　患病表现

人类接触滑石的途径一般也是肺部吸入。滑石粉尘引起肺部的疾病，在职业性接触浓度情况下，一般需要 10 年以上，有的报告在 20 ~ 33 年。也有报告接触纤维状滑石，发病工龄在 13 ~ 26 年，颗粒状滑石为 21 ~ 22 年。脱离接触可停止进展或仅有缓慢进展，但也有些病例进展较快。

症状与其他尘肺相似，有咳嗽、胸痛、气短，但较矽肺、石棉肺为轻。有的异物肉芽肿的病例，可出现进行性呼吸困难。

X 线所见：可见 3 ~ 5mm 的结节状影，有的呈 1 ~ 3mm 的小阴影，少数病例可见 1.5mm 以下的呈细砂样小阴影。还有部分病例的 X 线改变以不规则的小阴影为主，两中下野有较多的 s、t 不规则小阴影，类似于石棉肺的 X 线所见。还有相当多的病例是混合性小阴影，即在不规则小阴影的背景上散在有细小的圆形小阴影，即网织结节影。晚期病例可见大块纤维化所致大阴影。在侧胸壁、膈肌或心包处可见滑石斑，呈线条状或不整形，有人观察到接触含透闪石的滑石矿工人，有 6.3% 检出滑石斑。

根据详细的职业史和X线所见及其他临床表现，可以作出诊断。详细调查作业环境和所接触的滑石的晶位、组成，对估计肺部损害的程度及特点是有益的。检查痰或肺灌洗液中，可发现滑石颗粒或石棉样小体，有人在行斜角肌淋巴结活体组织检查时，可找到滑石颗粒。肺活检对滑石肺的诊断及鉴别诊断是有用的。经纤维支气管镜取材，患者易于接受，剖胸取材活检易获满意的结果。

25.1.4 并发症

晚期病例可以并发呼吸道感染，并可并发肺心病。虽然有人认为滑石肺患者并不比常人易并发肺结核，但实际情况可能与防结核工作关系密切。有人观察到滑石肺并发肺结核者占24.7%，并随病期的进展，结核的并发率有逐渐增加的趋势。因此，应注意滑石工人和滑石肺患者的防结核工作。

Kleinfeld分析了220名滑石工人中，死亡的91例，其中10名患十二指肠溃疡；尚存活的129名工人中，19名患十二指肠溃疡，总计29例，为13.2%。当时，美国男性居民溃疡病的发病率为2.1%，推论可能继发于滑石肺的肺功能障碍。

有人报告，美国纽约州的滑石矿工和粉碎工人，死于肺和胸膜恶性肿瘤者，较预期值高4倍，并认为与滑石中含有石棉有关。

有人在胃癌组织深部发现滑石颗粒，提出滑石致癌的可能。又有人在原发性子宫颈癌、子宫内膜原发癌及原发性卵巢癌进行检查，在深部肿瘤组织中发现滑石颗粒；而在继发性肿瘤组织中，却没有找到滑石颗粒。虽不能肯定滑石是这些肿瘤的原发诱因，也不能除外滑石与其他因素共同作用致癌的可能性。

25.1.5 治疗处理

对滑石粉尘引起的肺部疾病的治疗处理一般也是对症治疗，晚期病人应预防和治疗并发症。有人报告异物肉芽肿型的病例，经泼尼松治疗11个月，症状消失，肺功能改善，胸部X线改变消退。其投药方案是泼尼松每日40mg，1周；每日30mg，1周；每日20mg，1周；每日15mg，3周；然后是每日10mg，11个月。

一次大量吸入滑石粉，可引起急性肺部损害，多发生在幼儿。有人统计21例中5例死亡。可发生支气管炎、细支气管炎、气道阻塞、喘息状态、肺气肿、肺不张等。可应用支气管扩张剂、强心剂、呼吸兴奋剂、吸氧、机械呼吸及抗生素等。应用皮质激素治疗有一定的效果。为清除支气管阻塞，进行支气管肺灌洗术，可收到较好的效果。

25.2 水泥粉尘

水泥粒子长期吸入可引起肺部的疾病，传统毒理学中称之为水泥尘肺（cement pneumoconiosis），是长期吸入高浓度水泥生产过程中所产生的粉尘（包括生料、熟料和成品水泥）而引起的一种尘肺。它属于硅酸盐类尘肺。

水泥分天然水泥和人工水泥。天然水泥是将有水泥样结构的自然矿物质经过煅烧、粉碎而形成。人工水泥因其具有与英国波特兰城建筑岩相同的颜色故称之为波特兰水泥（Portland cement），我国称之为硅酸盐水泥。近百年来由于工业不断发展，制成了各种特殊用途的水泥。例如，高强度硬水泥、矾土水泥、膨胀水泥、抗酸水泥以及油井水泥等。

25.2.1 化学组成

硅酸盐水泥是以石灰石、粘土为主要原料与少量校正原料，如铁粉等经破碎后按一定比例配合、磨细、混匀而成原料，原料在水泥窑内煅烧至部分融熔，即为熟料，再加适量石膏、矿渣或外加剂磨细、混匀即为水泥。水泥化学成分包括：CaO 62% ~67%、结合 SiO >20% ~24%、Al_2O_3 4% ~7%、Fe_2O_3 2% ~6%，此外还含有氧化镁（MgO）、硫酐（SO_3）、碱性氧化物（Na_2O、K_2O）、氧化钛（TiO_2）、氧化锰（Mn_2O_3）、五氧化二磷（P_2O_5）以及未经化合的游离 CaO 和游离 SiO_2。

水泥生产工人主要接触混合性粉尘，含一定量的游离 SiO_2，一般在 1% ~3%，亦有高达 10% 以上的。其含量多少主要取决于水泥的原料和品种。据国内近年报道，水泥原料含游离 SiO_2 一般超过 5%，如石灰石、矿渣含 5% ~8%。石膏、铁粉含 14% ~15%，砂页岩和粘土含 40% ~50%。生产水泥的熟料含游离 SiO_2 一般在 1% ~9%，原料超过 10% 以上，而成品水泥为 2% 左右。此外，粉尘中还含有钙、硅、铝、铁和镁等化合物以及铬、钴、镍等微量元素。这些混合成分对机体的影响，还研究不多。据报道，Fe_2O_3 可延缓尘肺的发生，碳酸钙可减低石英的毒作用，石膏、铝等可降低二氧化硅的溶解度。

25.2.2 致病情况

长期吸入高浓度水泥生产过程中各种粉尘能否引起尘肺，近年来国内外进行大量调查研究：朱德球等检查某水泥厂原料车间与制成车间生产工人 81 名，共诊断水泥尘肺 39 例（48.1%），其中Ⅰ期 59.0%，Ⅱ期 28.2%，Ⅲ期 12.8%。吴连炳曾对某水泥厂原料车间 142 例成品车间 254 例工人进行了检查。X 线诊断尘肺 36 例，其中原料车间 28 例（19.7%），成品车间 8 例（3.2%）。Maestrelli 检查 318 例水泥作业工人，X 线证明 7.2% 患尘肺，不规则形小阴影密集度小于 2 级，工龄 10 年以上者各岗位均有发病[9]。Scansetti 观察 100 例水泥作业工人的胸部 X 线片。按 1968 年 ILO 分类，其中不规则形小阴影者占 33%（s 型 28%，t 型 5%），类圆形小阴影者占 18%（p 型 11%，q 型 7%）[10]。张煌保等报告了一例Ⅲ期水泥尘肺，接触高浓度（$460mg/m^3$），成品水泥粉尘 24 年，其 X 线表现为两肺中下肺野有不规则形小阴影和多数较摄的类圆形小阴影。两上肺野有致密呈八字形大阴影，周边有气肿带[6]。

综合上述，长期吸入高浓度水泥生产中各种粉尘（原料、熟料、成品水泥）均能发生尘肺。

水泥尘肺的发病与接尘时间、粉尘浓度和分散度以及个人体质有关。一般发病工龄在 20 年以上，最短为 10 年。

25.2.3 实验研究

水泥粉尘对大鼠肺脏具有一定致纤维化作用。染尘后 1 个月，各肺叶表面和切面可见散在的黄褐色斑点、质软、肺弹性良好。染尘后 3 ~6 个月，肺表面和切面明显见到均匀分布的斑点。染尘后9 ~12 个月，绝大部分病例肺门淋巴结发黑、小豆大、质稍硬，肺内见到少量斑点，有的斑点呈条索状或星芒状，肺组织弹性良好，边缘有气肿。染尘后 18 个月，部分病例仍可见到斑点，边缘有气肿。

镜下所见：染尘后 1 个月，肺门淋巴结有散在的粉尘细胞灶。肺内小支气管、细支气管和小血管周围多见有粉尘细胞灶，灶内有较多的尘细胞和粉尘颗粒，少量网织纤维增生。肺内支气管有的上皮细胞增生，有的上皮细胞脱落、消失、基底膜破坏，管腔内大量炎性渗出及粉尘颗粒。染尘后 3 ~6 个月，粉尘细胞灶变小，间质增厚，灶内和间质粉尘颗粒减少，有明显的网织纤维和纤细的胶原纤维增生。肺泡含气量增大，部分肺泡隔断裂，呈灶性气肿，肺内各级支气管上皮细胞轻度增生，纤毛粘连有的上皮细胞脱落，消失，有的被鳞状上皮代替，基底膜不清。染尘后 9 ~12 个月，肺内仍可见粉尘纤维灶和间质增厚，间质内有粉尘堆积，周围有少量胶原纤维包绕。肺气肿和支气管改变更加明显。染尘后 18 个月，肺内仍可见粉尘纤维灶和粉尘颗粒。灶内网织纤维和轻微胶原纤维增生，血管和支气管周围结缔组织和少量胶原纤维增生。支气管和气肿改变较前加重。

25.2.4　病理[5-8]

近年来，接触水泥生产过程中原料、熟料、成品水泥和混合性粉尘的工人引起尘肺尸检病例均有报道。主要病理所见为尘源性病理改变。

25.2.4.1　尘斑：弥漫分布全肺各叶，呈黑色，圆形或不规则形，直径1～5mm，质软。镜下尘斑为粉尘纤维灶，呈星芒状，多位于呼吸性细支气管和小血管周围。粉尘纤维灶主要由游离尘粒、尘细胞、成纤维细胞、淋巴细胞、“水泥小体”以及不等量交错走行的胶原纤维组成。偏光镜检HE片，石英颗粒少于1%，显微灰化片粉尘纤维灶内“水泥小体”于扫描电镜下呈圆球体或椭圆球体，平均大小5μm×8μm，其核心含有不等量的Si、Fe、Ca、Al、S、Zn、K和Mg，个别小体尚含微量Ti，与水泥生产现场元素成分完全一致。

25.2.4.2　灶周肺气肿：肺气肿与尘斑相伴或尘斑周围环绕着几个气肿腔，或尘斑性于气肿周围。尘斑密集处肺气肿也较明显至出现蜂房变，直至形成肺大疱。镜下主要表现为破坏性小叶中心性肺气肿。Weigert染色显示呼吸性细支气管的平滑肌和弹力纤维减少或消失，其管壁常被含尘的纤维组织所取代。

25.2.4.3　尘性慢性支气管疾病：这些病变以细支气管以下部分最为显著，气管支气管的正常结构几乎完全消失而被结缔组织所代替，屡见粉尘纤维灶与管壁紧密相连。

25.2.4.4　间质轻度纤维化：呼吸性细支气管及其伴行小血管周围和少数小叶间隔呈轻微尘性纤维化，间质的肌型动脉呈不同程度的硬化性改变。

25.2.4.5　大块纤维化：大块纤维化多发生在上叶、靠近胸膜，病变呈不规则形，黑灰色，发亮、质硬；显微镜下可见病变粗大密集多向走行的胶原纤维和大量粉尘构成。对大块纤维化原位断面扫描结果，水泥尘肺的大块纤维化中含有与水泥粉尘相同的元素成分，其中Si的重量百分比为19.673%，明显低于矽肺大块纤维化中的Si重量（35.7%）。SEM-EDAX观测由大块纤维化中分离出的粉尘颗粒，大部分为硅酸盐结晶，石英结晶极少。由此提示，水泥尘肺大块纤维化的形成不单纯由游离SiO_2的作用，可能为水泥粉尘中各种成分共同作用的结果。

25.2.4.6　患病表现[9-10]：水泥粉尘粒子引起肺部疾病所需要时间较长，病情进展慢。临床症状主要表现是以气短为主的呼吸系统自觉症状。一般接尘10～15年患者开始出现轻微气短，平路急走、上坡、上楼时加重。其次为咳嗽，一般多为间断性干咳，很少有痰，与季节无关。体征多不明显，很少出现干湿啰音，如并发感染则临床表现与慢性支气管炎相同。此外，还可出现结膜炎、角膜混浊等。

肺功能检查：V75/H、V50/H、V25/H从接触水泥粉尘10年开始逐渐下降，而FEV_1%、MVV%、MMEF%从接尘15年开始下降，VC%也显示缓慢的下降趋势，说明水泥生产粉尘首先是累及小气道，以后逐渐出现大气道改变，表现为以阻塞性通气功能障碍为主的肺功能损害，这种改变往往先于自觉症状和胸部X线所见。晚期可能出现混合性通气功能障碍。

25.2.4.7　X线表现：水泥粉尘引起肺部病变的胸部X线表现是由粗细、长短和形态不一的致密阴影，它们相互交叉形成不规则形小阴影。在其背景上可见密度淡形态不整、边缘轮廓不清的类圆形小阴影，一般在1.5～3mm之间。这些类圆形小阴影早期远看时似为孤立的结节阴影，近看或用放大镜观察时表现为与周围相连的网织结节阴影。这些阴影开始分布在两肺中下肺野；随着接尘工龄延长，部分病例小阴影可蔓延到肺上野，类圆形小阴影由p大小可增大到q，少数病例可形成团块状大阴影，它常位于肺上野，与其他尘肺大阴影的特征相似[4]。

此外，肺门可出现增浓，结构紊乱，纹理增多、增粗、紊乱等。

关于水泥粉尘引起的尘肺的诊断已有工业标准，即按GB 5906～1997诊断标准进行。

25.2.4.8　病程及预后：水泥尘肺是一种慢性进行性疾病。脱离接触粉尘后，有少数患者肺内病变仍可能继续发展，有个别病例还可进期，所以，脱尘后仍应检查，但由于水泥尘肺发展缓慢，故可3～5年检查1次。如果没有并发症一般预后较好。

25.3 云母粉尘粒子[11]

云母粉尘粒子引起肺部疾病，也已民用工业相当多的资料积累。云母粉尘引起的云母尘肺（mica pneumoconiosis）是由于在云母开采或加工过程中长期吸入高浓度纯云母粉尘而引起的一种尘肺，属于硅酸盐类尘肺。云母为天然的铝硅酸盐，自然界分布很广，成分复杂，种类也繁多，属层结晶体结构。云母质地柔软透明，富有弹性；易剥离成薄片状，并具有耐酸、隔热、绝缘性能等特点，故广泛用于电器材料和国防工业。

25.3.1 化学组成

云母含铝、铁、镁、钾等成分的硅酸盐，由于其成分不同可分为白云母、黑云母和金云母。白云母也叫钾云母（$K_2O \cdot 3Al_2O_3 \cdot 6SiO_2 \cdot 2H_2O$），它是层状结晶体，为白色，片状，具有玻璃样的光泽，含结合二氧化硅39%～53%，三氧化二铝33%～37%。绢云母是白云母的一种，为含铝和钾的双重硅酸盐。黑云母也叫铁镁云母［$(KH_2)_2(MgFe)_2(AlFe)_2(SiO_4)_3$］。金云母［$(KH)_3Mg_3Al(SiO_4)_3$］含结合二氧化硅39%～40%。云母矿在地质结构上通常是夹杂在花岗岩与卫结岩之间，因此采矿时工人接触是混合性粉尘，系由母岩（花岗伟晶岩）和围岩（片麻岩和页岩）破碎时产生。开采时接触纯云母含游离二氧化硅很少，一般为1.9%～2.2%。四川丹巴云母为2.7%，内蒙古土贵拉云母为0.5%～0.9%。而母岩和围岩含游离二氧化硅因产地和品种不同，波动较大。国内四川丹巴云母矿开采时，粉尘中含游离二氧化硅36%～55%，内蒙古土贵乌拉云母矿含游离二氧化硅23.9%～54.5%。

25.3.2 接触

云母矿井井下开采工人长期吸入游离二氧化硅含量较高的混合性粉尘，可发生混合性尘肺－云母矽肺。这种尘肺的临床特点，X线所见及病理改变与石英粉尘引起的矽肺相似。发病率国外报告为10%～35%，国内为1%～15%，发病工龄国内为7～25年（平均17.9年），国外为13～17年。并发结核也较多。云母加工的工序中也有吸入云母粉尘粒子的可能性。云母厚片的剪裁是将开采和天然粘合在一起的云母厚片，用固定在工作桌上的裁刀按工艺要求剪裁。剥片是工人用小刀将剪裁过的厚片云母剥成一定厚度的云母薄片，并剪成不同规格的云母片。云母加工过程中可产生云母粉尘。云母中二氧化硅含量一般在2%～3%之间，亦有低至0.9%者，但车间悬浮的去母粉尘的浓度很大，故长期吸入可引起粉尘粒子性疾病。据报告，国外云母工人尘肺发病率约为15%，国内约为1%～2%。由于粉尘浓度和个人体质不同，发病的工龄通常在15年以上，有的可长达46年。病情进展缓慢。

25.3.3 实验研究

动物实验表明，云母粉尘粒子可引起大鼠肺内弥漫性间质纤维化和不同程度的结节性肉芽肿。云母中二氧化硅含量较低，因此目前的病因学研究还不能确定云母粉尘引起的肺部病变是由于其中的二氧化硅所致。

25.3.4 病理

云母粉尘粒子引起的肺部病变在病理上主要表现为肺组织间质的纤维化，肺泡间隔、血管及支气管周围结缔组织增生和卡他性脱屑性支气管炎，伴明显的支气管扩张和局限性肺气肿。云母粉尘粒子可成堆地聚集在血管、支气管周围。吞噬了云母粉尘的细胞形成粉尘细胞灶，与周围正常组织分界不清，其内可见到片面性状、棒状或丝状的云母小体。在气管分叉处和支气管淋巴结内，可见大量的云母粉尘灶，并有明显的纤维形成和透明性变。

25.3.5　患病表现

云母粉尘粒子所致的肺部病变在临床上表现为气短、咳嗽、咳痰、胸痛、胸闷。云母粉尘粒子对上呼吸道有刺激作用，使人感觉鼻腔干燥、鼻塞，易患慢性鼻炎、支气管炎等。

25.4　石墨粉尘粒子[12-14]

石墨分天然石墨和人工合成石墨两种。天然石墨矿石多因煤层受岩浆的渗透、地壳变动，在高温高压的条件下形成。天然石称炭精，呈灰色乃至黑色，具有金属光泽，质软，触摸有滑腻感。密度为2.1～2.3 g/m^3。石墨为结晶型炭，按其结晶形态及颗粒大小，可分为晶质石墨和土块状石墨两种。晶质石墨质量好，工业用途广，但矿石含量较低，只有5%～10%，需要经过选矿、加工后方能应用。致密土块状石墨又称隐晶石墨和或无定型石墨，品位较高，但工业性能不及晶质石墨。天然石墨矿与长石、石英、云母等矿石共生，含有不同比例的硅酸盐及游离二氧化硅。依地质条件不同，二氧化硅的含量在5%～15%之间。人工合成石墨为在人工3000℃高温条件下，以无烟煤、焦炭、沥青等为原料制成，为较纯净的结晶型炭，游离二氧化硅含量很低，一般在0.1%以下。石墨具有耐高温、导电、导热、可塑、抗腐蚀等优良性能，工业用途很广，主要用于制造电极、石墨炉、石墨坩埚、原子反应堆的中子减速器、铅笔芯等。还可用于钢铁浇铸、机械润滑及铸造涂面等。石墨矿的开采方式有露天及井下两种。露天开采过程中有钻眼、放炮，等工序。这些工序及装、御车时，都有粉尘飞扬，工作面粉尘浓度有时可达30mg/m^{3}左右，悬浮粉尘中有石墨及围岩成分，游离二氧化硅含量为20%～60%，由于露天通风良好，对工人危害较小。井下开采与其他矿井相似，采矿掘进工作面粉尘浓度较高，开展防尘工作前，粉尘浓度每立方米可达数百毫克，实施防尘措施后工作面粉尘浓度已大幅度下降。石墨矿石需经选矿、加工后方能成为商品石墨。石墨加工程序为：粉碎—选矿 + 脱水 + 烘干—过筛 + 包装。其中粉碎、过筛及包装车间粉尘浓度较高，干式作业车间粉尘浓度可超过500mg/m^3。粉碎车间悬浮粉尘中游离二氧化硅含量约为9%～23%。过筛、包装车间悬浮粉尘中游离二氧化硅含量较低，一般多在0.5%～5%之间，与成品石墨中游离二氧化硅含量一致。石墨电极、石墨坩埚等制作过程中也能产生粉尘，其中以配料工接触粉尘的浓度较高。近年来我国在石墨加工及制品过程采取了防尘措施，工作环境的粉尘浓度已明显下降。

25.4.1　流行病学

石墨矿开采工人主要接触石墨矿围岩粉尘，矿石粉碎工人除接触石墨粉尘外，还接触一定量的岩石粉尘，这些工人所患尘肺均为混合性尘肺，应称为矽肺或石墨矽肺。石墨矿矽肺患病率，不同矿山差别较大，1.2%～25.6%不等。合成石墨及石墨制品工人接触游离二氧化硅含量低的石墨粉尘，所患尘肺可称为石墨尘肺。石墨尘肺患病率约2%～7.9%。据 Ranasinha 报道斯里兰卡一个石墨矿 334 名井下及地面工人尘肺调查，X 线胸片上有小阴影、大阴影及肺门阴影增大者占22.7%，临床有杵状指者占21.9%。Watson 报道一个电极制造厂工龄 10 年以上的 15 名工人中，9 例胸片上有尘肺改变，其中 4 例为复杂型尘肺。2 例有大块纤维化病变者，解剖后发现其中 1 例并发结核。日本的一家石墨电极厂工人，尘肺患病率高达34%。石墨尘肺发病工龄较长，一般在 15～20 年。

25.4.2　病理及发病机制

石墨矿的矽肺病理改变与其他矿山矽肺相同。石墨尘肺的病理改变酷似煤肺，肉眼可看到胸膜表面有密集的、大小不等的黑色斑点，肺切面可见肺组织几乎都被染成黑色，触摸时有颗粒感，但不很硬。镜下可见细小支气管及细小血管周围有大量石墨粉尘及尘细胞形成的粉尘细胞灶，并能看到灶性肺气肿。石墨尘肺发病机制与煤肺相似。石墨尘肺病例尸检发现，肺内除有大量石墨尘粒外，未看到石英粉尘颗粒。Watson 等在石墨电极制作工人肺内粉尘分析亦证实，石英含量仅占干肺重量的0.02%，因而认为石墨粉尘属于轻度危害的惰性粉尘。我国石墨生产车间悬浮粉尘的游离二氧化硅含量较高，其在石墨尘肺致病中的作用不容忽视。

25.4.3 临床表现

多数石墨尘肺病人无明显症状，部分病人可能有轻度鼻咽部发干、咳嗽、咳黑色粘痰，劳动后有胸闷、气短等症状。石墨尘肺的 X 线表现与煤肺相似，以 p 小阴影为主，有时亦能看到少量的 s 小阴影，q \ t 小阴影较少见。偶能看到轻度胸膜增厚及肋膈角变钝等表现。石墨尘肺容易并发感染，包括结核感染。少部分病人肺功能有轻度损害。石墨尘肺进展缓慢，进展为Ⅱ期者较为少见。但石墨矿石粉碎工的矽肺病变可发展为Ⅱ期。石墨尘肺病人体征很少，偶尔看到杵状指。石墨尘肺病的预后良好。

25.5 炭黑粉尘粒子[15,16]

炭黑（carbon black）多半是以石油、天然气、松脂、焦炭等为原料，经炉内燃烧后取其烟尘制成。也可以用天然气在真空容器中加热获得，用这种方法制成的炭黑可能含有微量的石英或石棉。乙炔热分解后可制成乙炔黑，是一种较硬、有光泽的纯净炭黑。炭黑粉尘质轻，颗粒极细，直径一般在40nm～1m之间，是典型的微纳米粒子。根据纳米粒子性质理论，纳米粒子比微米粒子具有更大的毒性，但遗憾的是过去并没有将这些粒子的毒性与其粒径间的关系进行研究。炭黑粒子捻摸有滑腻感。炭墨生产过程中可产生粒子粉尘，特别是工艺落后或密封不好的车间，粉尘浓度很高，而且污染工厂周围环境，其中筛粉、包装车间的粉尘浓度每立方米可达 300mg 以上。使用炭黑的工业，如轮胎制造、电极制造车间粉尘浓度也很高。炭黑还用于塑料、油漆、印刷油墨、颜料、墨汁、唱片等工业。由于炭黑能增强橡胶的强度和耐磨性，在轮胎制造工业已成为不可缺少的原料。此外，炭黑还用于脱色剂、净化剂、助滤器、炭黑纸的制造。

25.5.1 流行病学

炭黑尘肺患病率以炭黑厂筛粉、包装车间工人最高，可达 10% 以上，其他车间工人患病率较低。炭黑制品工人，如电极厂配料工、成型工，橡胶轮胎厂投料工等患病率亦较高。炭黑尘肺的发病工龄平均约 15 年。炭黑尘肺病变进展缓慢，很少有进展为Ⅱ期尘肺者。

25.5.2 病理

炭黑尘肺的病理改变与石墨尘肺、煤肺极为相似。我国炭黑尘肺病理资料报道甚少，有人曾报道1 例生前为制墨厂工人，工龄 15 年，因脑血管病死亡，尸检可见肺胸膜躺增厚，胸膜表面可见直径1～3mm 的黑色斑点，肺切面有直径 0.5～2mm 的黑色斑点，质软斑点呈多角形。肺门淋巴结亦有粉尘沉着，并有直径 2～5mm 的小叶中心性肺气肿。镜下所见：粉尘病变多在肺间质的血管周围，聚集成直径 0.5～1.5mm 的粉尘细胞灶，粉尘灶内有很多吞噬了大量炭黑粉尘的巨噬细胞，几乎看不清巨噬细胞的胞体及胞膜。在尘细胞间能看到极少量的网状和胶原纤维。肺泡腔内滞留的尘细胞及游离粉尘亦较多。肺门及气管旁淋巴结亦能看到大量的炭黑粉尘，但未形成明显纤维化。肺间质粉尘灶内的血管有轻度内膜增厚，未看到血管闭塞改变。粉尘灶周围有时可看到肺气肿。尘肺肺内沉积的炭黑粉尘颗粒直径约0.1～0.5μm，与患者生前工作环境悬浮粉尘的分散度一致。

25.5.3　临床及X线表现

炭黑尘肺患者症状多不明显，很少阳性体征，一般都能参加正常生产劳动。炭黑尘肺X线改变与石墨尘肺、煤肺相似，早期可有网影增多，病变进展肺野可看到p小阴影，有时亦能看到少许s小阴影，偶能看到肺气肿及轻度胸膜增厚。Roberson等对913名接触炭黑粉尘工人做了肺通气功能测定，显示通气功能减退与工人年龄、吸烟因素有关，与接触粉尘无明显相关。炭黑尘肺病变进展极为缓慢，预后良好。

25.6　陶瓷粉尘粒子[17-23]

陶瓷粉尘粒子也可以引起肺部疾病，传统毒理学中将其称为陶工尘肺（pottery workers, pneumoconiosis），包括瓷土采矿工人和陶瓷制造工人所患尘肺。不同工种工人所接触粉尘性质不同，粉尘中游离二氧化硅含量也不一致，故陶瓷工人所患尘肺大致包括陶土尘肺（china clay pneumoconiosis或porcelain clay pneumoconiosis），也可称高岭土尘肺（kaolin pneumoconiosis），硅酸盐尘肺，矽肺等不同病种，多数厂矿车间不同工序混在一起，工人频繁调动，因此统称陶工尘肺。

25.6.1　化学组成

陶瓷的主要原料有瓷土，是含水的硅铝酸盐，其品种不同，主要为高岭土（kaolin），系长石、霞石、黄晶石、绿宝石等含铝的硅酸盐风化后生成，粒子小，多在10μm以下，其成分为$2H_2O \cdot Al_2O_3 \cdot 2SiO_2$。瓷石主要含石英、长石，常用的有微晶花岗岩、石英班岩两种，瓷石中的石英颗粒于焙烧中质地不变，起骨架作用，而长石则在焙烧中溶融，起粘合作用。瓷釉主要成分为石英（占25%～30%）、长石（占40%～50%）、高岭土及滑石各占10%左右。匣坯是盛瓷坯的容器，多用高铝性粘土或高矾土制造，装窑和焙烧中所产生的粉尘虽然主要为硅酸盐粉尘，但也有少量石英粉尘。

陶瓷制品各地制坯原料不一致，配方也不同，粉尘中游离二氧化硅含量很不一致。国内近年资料表明，通常在8.72%～65%之间，分散度小于5μm的约占70%～90%，平均82.5%。据南非Rees报告（1992），X线衍射显示陶瓷厂使用的粘土含有较高的石英，平均38%（23%～58%），呼吸性粉尘中石英所占比例是24%～33%，虽然作业点粉尘浓度不高，但也存在潜在性职业肺部疾病的危险[21]。

25.6.2　流行病学

陶瓷工业的基本生产工序为瓷土开采、原料粉碎、配料、制坯、成形、干燥（烘干）、修坯、施釉、焙烧，各工序均可产生粉尘，20世纪50～60年代，由于防尘措施不力，主要为干式手工操作，作业点粉尘浓度较高，有时甚至可高达上千毫克/每立方米。近20年来，原料车间都已改为湿式作业，成型车间多数采用了滚压成型方法和链式干燥设备，使粉尘浓度大幅度下降，约在10mg/m^3左右。

陶工尘肺发病情况全国各地报告不一致。中国最大的陶瓷生产基地江西景德镇1995年资料表明，截止1993年共确诊陶工尘肺1644例，患病率为6.86%，其中Ⅰ期尘肺1169例，占71%；Ⅱ期尘肺415例，占25%；Ⅲ期尘肺60例，占4%。陶工尘肺发病工龄较长，最少7年，最长58年，平均32年。发病年龄最小29岁，最大78岁，平均54岁。Chatterjee（1989）的研究资料表明，新近诊断的陶工尘肺病例数已从50年代中期每年近300例高峰下降到近12年的每年10例，新诊断病例中60岁和60岁以上者的比例从60年代的35%上升到80年代的70%，仅一小部分确诊病例的接尘史低于20

年，大部分则大于 30 年，说明陶工尘肺的发病率在下降[22]。

25.6.3 病理

我国 1954 年陆续有陶工尘肺尸检病理报告，李洪祥曾于 1979 年报道 5 例，经电子探针和原子吸收光谱分析肺内粉尘证实为高岭土尘肺。尸检眼观肺体积无明显变化，质地软，表面及切面散在灰褐色直径 1 ~4mm 的尘斑，大块纤维化病变不少见，多呈灰褐色，质硬，但远不如矽肺大块病变严重，块内组织可因缺血坏死、液化、坏死物流出形成空腔。镜检病灶多为尘斑及混合尘结节，位于呼吸性细支气管周围，呈星芒状或不正形，由疏松的网状纤维和多少不等的胶原纤维组成，肺泡及腺泡间隔，支气管、小血管周围尘性纤维化也比较突出，肺血管常常扭曲变形，走行紊乱，支气管壁常见增生、肥厚，管腔呈不同程度狭窄、变形，重症病例可继发支气管扩张。大块纤维化病变可由走行不定的胶原纤维束及埋藏其中的粉尘构成，也可由混合尘结节构成，组织学改变很像煤工尘肺的 PMF。肺引流淋巴结内常能见到细小的粟粒样矽结节，偶有融合结节形成。陶工尘肺一般均伴有灶周肺气肿、小叶中心性肺气肿。胸膜肥厚常以两肺上部尤其肺尖处明显，与煤矽肺、矽肺的表现显然不同。

25.6.4 临床表现

陶工粉尘粒子引起的肺部疾病临床症状较轻，早期有轻度咳嗽、少量痰，无并发症的Ⅰ期甚至Ⅱ期尘肺多半没有呼吸困难，体力劳动或爬坡才感到胸闷、气短，如果患者并发阻塞性肺气肿，即使仅为Ⅰ期尘肺，也会感到明显的呼吸困难。晚期尘肺由于肺组织广泛纤维化，肺循环阻力增加，患者不能平卧，可出现明显呼吸困难、发绀、心悸等症状。

多数陶工尘肺临床无阳性体征，甚至Ⅱ期，Ⅲ期尘肺患者也无明显阳性体征，但如合并急性、慢性支气管炎、肺炎、支气管扩张等，肺部可出现干、湿性啰音或管状呼吸音，杵状指等，肺气肿严重患者，可有桶状胸，肺底下界活动范围减少，有肺心病者，可出现心率快，肺动脉办区第二音亢进，肝脏肿大，下肢水肿等体征。陶工尘肺患者肺功能测定有轻度损害，主要是阻塞性障碍，据 Prowse（1989）报告，陶工尘肺患者不管吸烟与否，FEV_1 随尘肺 X 线期别升高而降低，特别有慢性支气管炎患者更明显[23]。

25.6.5 X 线表现

陶工尘肺患者 X 线胸片上表现以不规则小阴影为主，最早出现部位是两肺中下区，早期小阴影细而稀疏，表现为“s”型；随着尘肺病变进展，不规则小阴影渐渐增粗、致密，互相交织呈网状、蜂窝状，表现为“s”型、“t”型。两肺中下区常能见到类圆形小阴影“p”，多数“p”影密度不高，边缘不够清晰，呈簇状分布或散在于不规则小阴影中间，和煤工尘肺表现有些相似。随着尘肺病变的进展，圆形小阴影日益增多、直径增大、密度增高，小阴影分布范围渐扩大，向两上肺区中外带发展。陶工尘肺患者胸片上常能看到大阴影，以两上中肺区较多见，一般对称，在动态观察中可见大阴影是由小阴影增大、增多、密集融合形成的，大阴影边界较清楚，呈类圆形、长条形。大阴影周边常常可见到气肿带，特别是外侧缘。

陶工尘肺患者 X 线胸片上常常在两上肺区中外带出现数个较大的“q”型、“t”型，甚至“u”型小阴影，其他肺区仅有少量尘肺小阴影或完全缺如，其部位和形态往往与肺结核难以鉴别，随着尘肺病变的进展，小阴影数量逐渐增多，聚集形成“发白区”、“斑片条”，最后融合成大块纤维化，大块阴影的长轴与胸廓垂直，边缘常常出现气肿带，结合临床和动态观察资料可证实为尘肺大阴影，应密切注意与肺结核、肺肿瘤等疾病鉴别，体层摄影、CT 检查有助于尘肺病变的鉴别诊断。

肺门阴影增大较为常见，有时还可以看到肺门淋巴结蛋壳状环形钙化阴影，这种环形钙化影在单纯肺结核胸片上很少见到，早期似花瓣状，多半在 5 ~6 年内形成典型的环形钙化影。陶工尘肺患者胸片上表现有不同程度的肺气肿，主要为局限性或弥漫性肺气肿，部分患者表现为小叶中心性肺气肿，大疱性肺气肿很少见到，肺气肿程度随尘肺病情进展而增重。

胸膜肥厚主要以肺尖穹隆部改变较明显，常表现为“肺尖帽症”，右横裂叶间胸膜次之，两下胸膜亦常累及。

25.6.6　诊断

陶工尘肺的诊断必须有准确可靠的职业粉尘接触史和质量优良的高千伏 X 线胸片，同时还必须参考动态观察资料和该单位尘肺流行病学调查资料，方可做出 X 线诊断和分期。

X 线诊断和分期与矽肺一致。

25.6.7　并发症

陶工尘肺主要并发症是肺结核，根据近年国内资料报告并发率高低不一，约占 18.02% ~ 51.82%，主要是浸润型，且随尘肺期别的升高而增加。结核病变一般较轻，大多数病变在相当长时间内比较稳定，这与金属矿山矽肺并发结核显然不同，其原因可能与陶工尘肺病情比较缓和有关。

肺炎也是陶工尘肺患者常见的并发症之一，它对陶工尘肺的发生、发展有明显的促进作用。

陶工尘肺与肺癌发病关系目前仍在进一步研究，孙能军（1990）对 108 例陶工尘肺患者死因进行了分析，肺癌居死因首位，约占 29.69%[20]，Tornling（1992）研究也认为陶工尘肺患者肺癌发生率明显增高，需要进一步研究证实。

25.7　铸造粉尘粒子[24]

铸造粉尘粒子产生于铸造生产过程中的粉尘粒子。铸造生产是机械制造工业的头一道工序，包括型砂配制、砂型制造、砂型干燥、合箱、浇铸、打箱和清砂诸过程。原料主要是天然砂，其次是粘土。

25.7.1　化学组成

砂中含二氧化硅量一般为 70% 以上，其中含二氧化硅量 90% ~97% 以上称谓石英砂。粘土的主要成分为硅酸铝，常用的粘土有高岭土和膨润土（亦称陶土）。铸造生产的铸件分为铸钢件、铸铁件和铸有色合金件。铸钢的浇铸温度为 1500℃左右，接近普通砂子的熔点，故用耐火性强的石英砂，颗粒较粗大（约 0.3 ~0.85mm 左右）。铸铁的浇铸温度为 1300℃左右，可用耐火性稍差的天然砂，含二氧化硅量一般在 70% ~85%，砂的颗粒也较细，约 0.1 ~0.3mm 左右。铸有色金属的浇铸温度常在 1100℃以下，也可用耐火性差的天然砂，且砂的颗粒更细小（约为 0.08 ~0.2mm）。铸钢的型砂中有时还要加入 15% 左右的石英粉（直径约 0.05 ~0.08mm）和 2% ~4% 的耐火泥。铸铁型砂中，常加入 3% ~8% 的煤粉。制造砂型时需要涂料，铸钢常用的涂料为石英粉，铸锣和铸有色合金时常用石墨粉和滑石粉。近年来采用石灰石原砂（即“70”砂）代替石英砂，其主要化学成分为碳酸钙，颗粒大小在 0.15 ~0.85mm 之间，游离二氧化硅含量为 2% 左右。

25.7.2　流行病学

在铸造过程中，因型砂的粉碎、搅拌运输和使用以及在砂箱拆开、清砂和清铸件时，都可产生大量的粉尘粒子。这些粉尘粒子所引起的尘肺，过去统称为铸工尘肺。但实际上，无论是铸钢还是铸铁，在其配砂、打箱和清砂作业中产生的粉尘，其主要成分是含游离二氧化硅量在 70% 以上的砂。罹患的尘肺，其发病工龄短，病情进展快，是一种典型的矽肺。在上述作业中，即使由于粉尘作业环境改善，发病工龄延长，病情进展减慢，其所发生的尘肺亦应称为矽肺。铸工尘肺应当是指吸入含游离二氧化硅量很低的粘土（高岭土和粘土）、石墨、煤粉、石灰石和滑石粉等混合性粉尘而引起的尘肺。发病工种主要是砂型制造工，特别是铸铁的砂型制造工（包括泥芯制造工）。他们所使用的型砂，虽含二氧化硅量很高（60%以上），但不罹患矽肺。因为砂型制造时要将砂、粘土（约占8%～15%）和一定量的水搅拌配成，都是湿料，有时干砂型的加水量还超过湿砂型；型砂中的砂的颗粒较大，由于工艺上的要求，一般都在0.1～0.8mm之间，少量特细砂的规格也是在0.05～0.08mm之间。飘浮粉尘浓度低。

型砂中的粘土的颗粒小，一般都在0.01mm以下，陶土更细，达到100nm，已经进入典型的纳米尺度。这样高分散度的粉尘极易飘浮在空气中。在型砂表面上的涂料如石墨粉，密度轻，颗粒微细。工人又常用"皮老虎"毛刷或直接用口吹拂砂型表面的敷料，极易飞扬。当然，如果砂型制造工与配砂、打箱和清砂工在同一作业环境劳动，砂型制造工所患的尘肺则应称为矽肺。近年来由于采用了许多新的生产工艺，如型砂气流输送、流态自硬砂、水爆清砂，有效地解决了铸造生产作业环境中的粉尘危害。

在铸造工艺中，有时应用石棉（温石棉）。例如，在铸造合箱之间使用石棉垫，或在铸型中加入石棉以提高金属凝固锭块的质量。因此，应特别注意石棉对铸造作业工人的危害。

25.7.3 病理

铸工接触的粉尘含游离二氧化硅量低；以碳素类粉尘和硅酸盐粉尘为主，这类混合性粉尘引起的病变与炭素类尘肺和薄分橙酸盐尘肺相似。病理检查可见胸膜表面和肺样品切面上有大小不等韵灰黑色乃至黑色斑点。镜下可看到沿细支气管和小血管周围有大量的尘细胞灶，以及由尘细胞、粉尘和胶原纤维形成的粉尘纤维灶。肺泡腔内有大量粉尘和尘细胞充塞，在粉尘灶周围常伴有小叶中心性肺气肿，有时可看到肺泡呈轻度坏死性改变。

25.7.4 临床与X线表现

由铸造粉尘引起的肺部疾病发病缓慢，症状无特殊，多不严重。但由于作业环境不好，劳动姿态不良等原因，常可并发慢性支气管炎和肺气肿，肺功能可有不同程度的损害。X线表现为两肺出现不规则形小阴影，以中下肺区较明显，随病情进展而增多，呈网状或蜂窝状。常伴有明显肺气肿。两肺中下肺区有时也可出现细小的圆形小阴影，阴影密度较低，大阴影极为少见。在生产过程中如长期接触石棉尘可在侧胸壁6～9肋间处看到5mm左右的胸膜斑，双侧多于单侧，有时在膈肌上也能看到。

25.8 含铝粉尘粒子[25-27]

铝作为化学性粒子的致病作用已居化学性粒子损伤一章中讨论，这一部分对其作为粉尘粒子时的致病作用。

25.8.1 化学组成

铝为银白色轻金属，在地壳中含量仅次于氧和硅，居第三位。按金属元素而言则占首位。自然界中无单质铝存在，铝矾土（$Al_2O_3 \cdot nH_2O$）是铝在自然界中存在的主要矿石。从铝矾土中首先提取较纯的Al_2O_3，再以Al_2O_3为原料，通过铝电解制取金属铝。金属铝及其合金的密度小，强度大，作为轻型结构材料广泛应用于航空、船舶、建筑材料及电器工业等。金属铝粉用于制造炸药、导火剂等。

氧化铝按其结晶状态可分为$\alpha-Al_2O_3$（刚玉）和$\gamma-Al_2O_3$等。$\alpha-Al_2O_3$化学性质非常稳定，吸水性差、硬度高；$\gamma-Al_2O_3$比表面积大，孔隙粗，吸水性强，故又称为活性氧化铝。氧化铝除了用于金属铝的冶炼之外，还用来制冰晶石和氟化铝，用于研磨材料、耐火材料、电气绝缘制品的生产，特级晶可供电工业应用。上述生产环境中均可有金属铝或氧化铝粉尘的产生。

25.8.2　流行病学

1934 年，Baader 首次报告铝尘肺（aluminosis）。二战期间，在德国、英国、加拿大生产炸药、烟火的工人中相继有病例发生，Koelsh 将其归因为由于战争，生产环境通风条件恶劣所致。19 世纪 40 年代后期，Shaver 和 Ridell 报道了氧化铝磨料工尘肺（Shaver 病），临床症状多为咳嗽、咳痰、呼吸困难，无明显阳性体征。肺功能多呈轻度下降。胸部 X 线检查可见纵隔增宽，膈肌移位、不规则或粘连，两肺上野出现条带状（1acelike）或颗粒状（granular）阴影，由肺门至周边密度逐渐降低。严重病例整个肺野影像粗糙，周边出现明显的气肿泡样改变或自发性气胸。病理改变以间质纤维化为特征。环境测定表明，空气中含有高分散度的无定形二氧化硅和氧化铝。尸解肺组织矿物学分析干肺含硅量为 0.86% ~2.45%，氧化铝 1.2% ~2.6%，X 线衍射分析表明肺组织中所含氧化铝为 α－型和 γ－型。

25.8.3　致病性

多年来，尽管对铝和氧化铝粉尘的致肺纤维化作用有不同意见，但在日本、英国、加拿大、意大利、中国等一些国家的铝电解、粉碎、铝电弧焊接、陶器制造业等均有铝或氧化铝尘肺发生。发病工龄最短 3 年，最长 37 年。动物实验支持铝、氧化铝具有致肺纤维化作用。我国已于 1987 年将铝尘肺列入职业病名单。

25.8.4　病理

铝粉尘粒子引起的铝尘肺时，病理上可见肺大小和重量正常或缩小，有时明显皱缩。表面灰黑色，质硬。胸膜可广泛增厚，常伴有气肿泡和肺大疱。切面可见散在分布全肺的灰黑色纤维块和纤维条索，纤维延伸穿过小叶间隔到达胸膜，沿支气管和血管到达肺门。支气管正常或扩张，可含有渗出出物所形成的凝块。血管中等度增厚。淋巴结中有色素沉着，质地变硬，并可轻度增大。

显微镜检可见弥漫性肺间质纤维化。肺泡壁明显增厚，其间有细胞浸润，纤维组织增生。增生的纤维条带之间的肺泡腔可部分闭锁和受压，一些肺泡腔内含有大量游离的含尘或不含尘巨噬细胞。有时可见尘灶或尘性纤维灶，圆形、椭圆形或星芒状，多位于小支气管、血管及呼吸性细支气管周围的肺泡腔内，由大量黑色粉尘和不等量网状纤维构成，也可见少量胶原纤维。呼吸性细支气管可因粉尘沉着而增厚，管腔和所属肺泡腔扩张，形成小叶中心性肺气肿。小血管周围可见纤维组织增生。肺门淋巴结可见大量黑色粉尘沉着和疏松网状纤维和胶原纤维增生。X 线衍射分析、能谱分析、电子探针及中子活化分析技术可鉴定肺组织中粉尘的性质及含量。

25.8.5　实验研究

动物实验证实金属铝和氧化铝粉尘都能致肺纤维化。γ－型氧化铝主要引起细胞纤维性结节或纤维细胞性结节，α－型氧化铝主要引起肺间质纤维性增厚。

25.8.6　X 线表现

可见纵隔增宽，膈肌边界不规则，膈肌呈天幕状或上移。两肺纹理增多、增粗，主要是支气管性肺纹理增粗，自肺根部向外延伸，但多限于肺内中带范围内，极少有延伸至肺外带者。两肺中下肺区的中外带可见细小而广泛的不规则“s”小阴影，部分呈网织状，其特征是比较均匀、广泛弥漫性小阴影，网格宽度均在 1.5mm 以下。部分病例由于不规则小阴影增多使整个肺野的透明度降低，形成所谓磨玻璃状或称朦胧状改变。在不规则阴影广泛增多的基础上，首先在中下肺区，特别是中肺区的中外带出现相当于“p”的小圆形阴影，密度较低，境界不十分清晰，散在、稀疏地出现在两侧网织影的背景上。无融合影出现。肺门结构紊乱，密度浓淡不均，但不增大。

25.8.7 临床表现

仔细询问可有咳嗽、咳痰、胸痛、胸闷、气短、心悸、乏力等症状，听诊少数病例可有呼吸音减弱、干湿啰音等。肺功能检查早期可见小气道功能减低，严重病例可见明显限制性通气功能障碍。

25.9 电焊烟尘粒子[28-30]

焊接技术是现代工业中不可缺少的一种工艺，焊接工艺种类很多，主要有手工电弧焊、自保护焊、二氧化碳保护焊、氩弧焊、埋弧焊和碳弧气刨等。在各种电弧方法中，仍以药皮焊条手工电弧焊应用最为广泛。电弧焊接时，焊条的药皮、焊芯和被焊金属在电弧高温下熔化、蒸发和氧化，产生大量金属氧化物及其他烟尘，逸散于空气中。电焊烟尘的粒径很小，大多数粒径为400nm ~ 5μm。在常用的结构钢焊条中，低氢型焊条烟尘粒子的分散度大于钛铁矿型焊条烟尘粒子的分散度。烟尘带有不同极性和电荷，可相互凝集成较大粒径的粉尘。

25.9.1 化学成分

电焊条种类很多，制造焊条药皮的主要原料为大理石，茨石、石英、锰铁、矽铁、钛铁、云母、白云石和纯碱等。电焊烟尘的化学成分种类和被焊金属的不同而异，其中大部分为氧化铁，其次可有氧化锰、氟化物、无定形二氧化硅和镁、铜、锌、铬、镍等其他微量金属以及氮氧化物、臭氧、一氧化碳等有毒气体。焊接工艺不同，烟尘中的化学成分可相应改变。例如，二氧化碳保护焊采用实芯焊丝时，由于在液态金属表面不断形成氧化硅和随即气化，导致烟尘中硅量相应增多。碳弧气刨作业主要用于金属材料焊接前的刨槽及各种铸件冒口、缺陷的修整。碳弧气刨阳极棒成分为石墨，电极温度可达3000℃以上，当用压缩空气吹除槽内已被熔化的金属熔渣时，可产生大量烟尘，其烟尘成分与手工电焊时相似。

25.9.2 流行病学

长期接触高浓度的电焊烟尘，特别是在密闭容器内或通风不良环境中进行电焊作业时，可引起电焊工尘肺。自1936年第一次报道电焊工人的胸部X线改变和1938年第一次报道电焊工尘肺尸检病理改变以后，人们开始逐步认识到电焊烟尘对人体的危害。但是在20世纪50年代以前，一般都认为电焊烟尘不能引起肺部纤维化，只是铁尘在肺内的沉着，没有或仅有轻微的临床症状和体征。胸部X线片上的小点状阴影并不融合，而且脱离电焊作业数年后，还可能逐渐变淡、减少或消失，故有人称它为良性尘肺。当时所以产生这种看法，可能是与30年代使用的焊条（如白垩型薄药皮焊条）所产生的烟尘中氧化铁占90% ~97%有关。50年代以后，焊接工艺迅速发展，焊条种类日益增多，有关电焊工尘肺病例的报道中多数都认为电焊工尘肺已不仅是单纯氧化铁粉尘的沉着，而且伴有不同程度的肺纤维化。

25.9.3 病理

焊接烟尘所致尘肺病理上可见两肺呈灰黑色，肺内可见散在的大小不等的尘灶，尘灶多呈不规则形或星芒状，少数呈类圆形。尘灶直径多在1mm以下，少数直径为1 ~ 2mm，直径达3mm者很少。多数尘灶中胶原纤维含量均在50%以下，部分尘灶为单纯粉尘沉着，不含或含少量胶原纤维，以尘斑形式存在。尘斑分布在肺泡腔、肺泡间隔、呼吸性细支气管和血管周围。尘粒经铁染色呈阳性，切片经高温灰化未发现双折光石英尘粒。肺内可见散在分布的2mm左右的结节，部分结节可密集成堆，质韧，结节内可见多量的较粗大的胶原纤维，也可发生玻璃样变。在尘斑和结节周围常可见到程度不同的灶周气肿。少数电焊工尘肺尸检证明，肺内可见由多量密集的粉尘纤维灶及广泛的间质纤维化构成的大块肺纤维化。由于焊接烟尘及氮氧化物等有害气体的作用，肺内大小支气管可发生扩张和炎症。

25.9.4　临床及X线表现

电焊工尘肺发病缓慢，发病工龄一般在10年以上，范围在15~20年，最短发病工龄为4年。临床症状轻微，在X线胸片上已有明确征象时，可无明显自觉症状和体征。随着病情进展，特别是并发肺气肿、支气管扩张或支气管炎时，可出现相应的临床症状。电焊工尘肺早期，肺功能常在正常范围。并发肺气肿等疾病时，肺功能才相应地减低。病程一般进展缓慢，少数病例在脱离焊接作业后，病情可逐渐减轻。在长期从事接触高浓度焊烟作业时，少数病例也可发生Ⅲ期尘肺。

X线胸片上首先在两肺中下肺区出现一些s类不规则形小阴影，交织成细网状，此时不规则形小阴影的密集度常达不到1级。随着病情的进展，在两肺中下肺区开始出现密度较淡的p类圆形小阴影，分布较疏散。圆形小阴影逐渐增多，当两肺中下肺区密集度达到1级尚未达到2级时，两上肺区即开始出现小阴影（p），甚至在肺尖部也出现。这种开始时即有广泛分布的特点，在电焊工尘肺时常能见到。电焊工尘肺虽然在早期出现s类不规则形小阴影，有时也可出现少量t类不规则形小阴影，但是作为电焊工尘肺X线诊断的依据，主要还是根据达到1级以上（包括1级）密集度的圆形小阴影。电焊工尘肺与矽肺不同，虽然也可看到q类小阴影，但很难看到类圆形小阴影和密集度为1级以上的小阴影。与矽肺相同之处是当发病较快且出现q类小阴影时，则常出现在中上肺区。电焊工尘肺的小阴影多无融合趋势，且极少见到大阴影。肺气肿相对较轻，在大阴影的周边可见到边缘性气肿，但不甚明显。肺门改变轻微，很少看到肺门阴影增大和增密，少数病例可见到肺门淋巴结蛋壳样钙化。

25.10　金属粉尘粒子[35,36]

金属粒子作为一种化学性粒子对肺组织的损伤作用已居化学性粒子的损伤作用一章中进行讨论，本节内容讨论其作为粉尘粒子时的损伤作用。

金属粉尘是指在各种金属矿产的开采、运输、粉碎、冶炼、加工及使用中产生的，长期飘浮于空气中的固体微粒。根据金属粉尘化学性质的不同，进入机体后所产生的生物学效应也不同。某些金属粉尘，如铅、锰、镉等，因其溶解度较高，吸入后可经肺组织吸收进入血循环，引起中毒效应。有些金属及其化合物的粉尘、烟雾，由于溶解度低或不溶，吸入后可长期沉积于肺内，其中有些能引起肺胶原纤维增生，称为尘肺；有些仅在肺组织中呈现异物反应，并继发轻微纤维性变，由于粉尘吸收X线的系数高，在X线胸片上表现为边缘清晰的点状阴影，脱离粉尘作业后，病变可无进展，阴影可逐渐消退，称之为金属粉尘沉着症，亦有人称其为良性尘肺（benign pmeumoeoniosis）。金属粉尘所致肺部疾患（中毒除外）的临床表见多无特异性，X线改变可依金属种类而异，兹述于下。

25.10.1　铁、氧化铁[1-4]

铁是一种韧性、银白色金属。自然界中，铁常以氧化物形式存在，如赤铁矿，呈红色，以Fe_2O_3形式存在；褐铁矿，棕色，以［FeO（OH）］nH_2O形式存在；磁铁矿，具有磁性，以Fe_3O_4形式存在。在各种铁矿的开采、运输、粉碎、冶炼及合金生产中都有含铁或氧化铁粉尘存在，在钢的研磨中可产生金属铁粉尘，在焊接作业中可产生氧化铁烟尘，银和钢抛光时经常需要高分散度的氧化铁，氧化铁还用于抛光玻璃板、石器等。生产条件下，很少有纯金属铁或氧化铁粉尘产生，常混有 SiO_2 等一些其他物质。因此铁及氧化铁粉尘作业工人肺部改变也常受到粉尘中的其他杂质的影响。

25. 10. 1. 1 铁末沉着症（siderosis）：铁末沉着症是吸入金属铁或氧化铁粉尘引起的一种病理现象。发病工龄一般为 10 ~ 20 年或更长。肺表面呈铁锈褐色，赤铁矿工肺颜色可能是深砖红色，这是因为氧化铁沉积在胸膜淋巴管所致。肺切面见灰色或铁绣褐色尘斑，1 ~ 4mm，质软，分布均匀，但很难区分单个病变。镜下可见大量铁尘颗粒和含尘巨噬细胞沉积在血管和支气管周围及其肺泡腔、肺泡壁内，轻度网状纤维增生，无胶原纤维化。

X 线检查，由于铁对 X 线的吸收能力非常强，胸片上可见多量 0. 5 ~ 2mm 点状致密阴影，线状影，无大块融合，某些患者可见膈肌上横线。肺门淋巴结密度增浓，但不增大。患者多无明显的临床症状，肺功能改变也不明显。接触多年后，粉尘可自肺排出，胸部 X 线片阴影变淡甚至消失。

25. 10. 1. 2 铁尘肺：在某些含铁粉尘作业环境中，可存在有一定量的二氧化硅，工人吸入这样的粉尘可发生铁尘肺，如赤铁矿工肺。银抛光时需要大量氧化铁，尽管粉尘中无石英，仍可发生大块肺纤维化。近年来国内对氧化铁的致纤维化作用做了大量研究工作，认为肺内铁尘长期沉积可引起尘肺样改变。其主要病理表现与电焊工尘肺类似，为呼吸性细支气管壁及其肺泡群，血管、支气管周旁组织粉尘沉着及尘性纤维灶和结节，未见融合病灶，肺间质尘性改变较轻。

关于铁尘与肺癌的发生关系尚无定论。

25. 10. 2 锡（tin）

锡是一种柔软、韧性金属，银白而略带蓝色，抗空气腐蚀，溶于矿物酸中。锡主要用于制造黄铜、青铜及巴比合金等。锡尘或烟雾被吸入或沉积于肺部，可产生致密 X 线阴影，称锡末沉着症或锡肺（stannosis）。发病工龄最短 6 年，多则 10 余年。

病理改变：肺切面可见大量 1 ~ 3mm 大小的灰黑色圆形病灶，分散于全肺，不突出于切面。肺门淋巴结色黑，但不硬。镜下可见大量含尘巨噬细胞聚集在肺泡壁、血管和支气管周围及胸膜下。大量粉尘颗粒沉积在肺门淋巴结中。可见少量网织纤维和胶原纤维，无明显肺气肿和纤维化改变。X 线衍射分析可鉴定肺内粉尘性质，锡尘具有较强的双折射性。

X 线改变：长期接触者两肺野可见大量针尖样浓密结节影，有的可稍大约 2 ~ 4mm，有的小结节可成簇，但不融合，无大片状影。肺野内可见指向肺门的条索状阴影，可能是锡尘沿支气管、血管周围沉着的阴影。肺门大小正常，但密度增加。脱离接触后，病变多无进展。有的患者脱离粉尘作业后数年，肺内结节阴影可逐渐消退。十余年后可明显消退。在肺内结节阴影变淡、减少的同时，肺门阴影明显致密而呈金属块状阴影。这类 X 线征象可能是锡尘沿淋巴途径移向肺门淋巴结的“自净”作用所致。无特异临床症状和体征，肺功能无明显改变。根据职业史、X 线征象等即可确诊。有症状时可对症治疗，用络合剂治疗可增加尿锡的排除。并发结核者给予抗结核治疗，效果较好。

在锡矿的开采和冶炼过程中，矿工和炼锡工均有肺癌发生，矿工肺癌发病率较高，可能与生产环境中其他有害因素同时存在有关。

25. 10. 3 钡（barium）

钡为银白色金属，广泛分布于碳酸钡和重晶石矿中。工业中，钡的化合物应用非常广泛。长期吸入不溶性钡粉尘，如硫酸钡，可致肺钡末沉着症，或称钡肺（baritosis）。病理检查肺表面可见多数孤立的灰色斑点，切面可见大量孤立的细小结节，无融合或纤维化，肺门淋巴结不大，镜下可见肺内有活跃的含钡尘的巨噬细胞反应，在肺间质及小支气管、血管周围有大量钡尘沉着。动物实验也提示硫酸钡仅引起轻度组织反应而无明显肺纤维化。钡尘颗粒有中等双折射性，X 线衍射可鉴定粉尘的性质。

X 线所见为浓而孤立的小点状阴影（1 ~ 3mm），遍布全肺野，接尘几个月即可出现。Kerley B 线明显，肺门淋巴结增密，但不增大。纵隔未见异常，无胸膜增厚和粘连。停止接触后随粉尘的清除，肺野逐渐清晰。

临床无明显症状和体征。肺功能检查多无明显异常。应注意重晶石矿工可同时接触硫酸钡和石英粉尘而有伴发矽肺的可能性。注意同其他疾病鉴别。

25. 10. 4　锑（antinomy）

锑为银白色金属，极脆而无延展性，在常温下不易氧化，具有抗腐蚀性。锑在工业上多与铅、锡等金属组成硬度较强的合金。锑的氧化物可以制成颜料，用于搪瓷、陶瓷、油漆和橡胶工业；硫化物可用作发火剂和发烟剂；氯化物可做为涂镀材料用于防腐。在锑矿开采、粉碎及提取罐清理时均可有含锑粉尘产生，在锑冶炼、精炼及合金生产时可有锑烟产生。吸入三氧化锑可致肺炎、气管炎、喉炎。锑冶炼工人长期接触含锑烟尘可发生上呼吸道炎症和锑尘肺样改变。

肺组织学检查可见大量粉尘颗粒和含尘肺巨噬细胞积聚在肺泡壁和血管周围，无纤维化或炎症反应。动物实验未见锑矿尘和三氧化锑致肺纤维化改变。

胸部 X 线检查可见大量致密结节状阴影，与铁末沉着症和锡肺所见类似。阴影规则，大小约 1 ~ 3mm，无大块融合。肺门阴影增密，大小正常。不像铁末沉着症和钡肺，停止接触后，锑尘引起的 X 线改变无明显消退。

锑肺无明显临床症状和体征。锑冶炼工一次大量接触时可出现急性化学性肺炎和肺水肿改变，应予注意。肺功能基本正常。根据职业史和胸部 X 线检查可以诊断。

25. 10. 5　钴（cobalt）

钴是一种银灰色磁性金属，质硬而脆，吸入氢氧化钴可引起急性气管炎或支气管炎。

25. 10. 6　钨（tungsten）

钨为难熔稀有金属之一，灰色或黑色，质硬而脆，熔点为各金属之首。钨有许多优良性能，广泛应用于冶金工业。钨与碳在电炉中混合加热后生成碳化钨（tungsten carbide）。以碳化钨为主要成分，以钴为粘结剂并加入少量其他金属如铬、镍、钽等经过各种工艺过程产生硬质合金。硬质合金具有很高的硬度、强度、耐热性及耐酸碱性，广泛用于切削金属工具的刀具，凿岩的钻头、冲头、牙具的磨制，以及军事领域中飞机和舰艇的制造。

一般认为钨系相对安全物质，对肺部无明显损害作用。而吸入硬质合金粉尘对肺脏的损害作用比较肯定，称为硬金属病（hardmetal disease）。临床上硬金属病有两种表现形式：急性哮喘综合征和弥漫性肺间质纤维化。

25. 10. 6. 1　急性哮喘综合征：通常于一天工作结束前或晚上发病，咳嗽、胸部紧压感，周末和假期症状改善或消失。恢复工作后症状重又出现，此时病变可逆，给予支气管扩张剂后症状可改善，调离工作环境后症状消失。特异体质和非特异体质者同样患病。给病人做支气管激发试验，证实硬金属能引起职业性哮喘，钴被怀疑为致病因子。用钴做激发试验或皮肤斑贴试验均支持钴是硬金属职业哮喘的病因。含有钨、钽和钴的混合性粉尘的致病作用比单独钴尘作用更明显。

25. 10. 6. 2　弥漫性肺间质纤维化：发病工龄 2 ~ 25 年，多数 10 年以上。临床表现为咳嗽、咳痰、呼吸困难，胸部听诊可闻及啰音。X 线检查见两肺纹理增多，不规则网织阴影和小结节阴影，两肺下野多见。肺门增大。肺功能检查呈限制性通气功能障碍。

病理改变：肉眼为弥漫性肺间质纤维化并伴有蜂窝状改变。镜下可见肺间质细胞增生和纤维化。

肺泡腔扩张，肺泡上皮细胞化生，某些区域Ⅱ型上皮细胞积聚，较多巨噬细胞和Ⅱ型上皮细胞游离于肺泡腔内，可见大单核细胞，偶见多核巨细胞。电镜检查可见Ⅰ型上皮细胞肿胀，有较多微绒毛形成。巨噬细胞质和溶酶体中及上皮细胞内均有小结晶物存在，电子探针检测证实有钴、钨、碳化钨存在。肺组织元素分析可检测到钴、钨、碳化钨等成分。

硬质合金粉尘致肺纤维化机制目前仍不清楚。硬金属尘肺患者早期多有过敏性肺泡炎的症状和体征，离开作业环境数月后，症状、体征可消失，X线胸片改变转为清晰。再接触时症状、体征重新出现，并逐渐加重。持续接触，X线胸片阴影不再可逆。因此，有人认为硬金属尘肺初期是过敏性肺泡炎，如果不断接触、致敏使肺部病变累积加重，继而发展成为严重的肺纤维化。此说尚待进一步证实。

根据职业史和胸部X线表现及相应的肺功能改变，硬金属病可以诊断。患者一经诊断就应调离工作岗位。

治疗：对职业性哮喘患者可给予支气管扩张剂，对硬金属尘肺患者，在脱屑性肺间质改变时可考虑给予皮质类固醇治疗。

25.11 人造矿物纤维

人造矿物纤维（man－madernineral fibers，MMMF）也称人造硅酸盐纤维（man－made silica fibers），也有人称为人造玻璃状纤维（man－made vitreous fibers）。自19世纪90年代以来，人造矿物纤维日益受到重视，得到广泛应用，例如，纺织、塑料增强、绝缘、防声、隔热等，在许多方面代替了石棉。这些人造矿物纤维是否能引起呼吸系统疾病，特别是否能引起尘肺或呼吸系统恶性肿瘤是人们很关注的问题。

25.11.1 种类和用途

人造矿物纤维可分为三类：玻璃纤维（fibrous glass）包括玻璃棉（glass woo1）和延长纤维（continuous filament）；矿棉（mineral woo1）包括渣棉（slag woo1）和岩棉（rock woo1）；陶纤维（ceramic fiber）包括耐火陶纤维（refractory ceramic fiber）和陶纺织纤维（ceramic textile fiber）。

矿棉、玻璃纤维和耐火陶纤维等均为将熔融的原料经拔丝、吹制或离心法制成，其纤维的直径和长度按需要确定。渣棉是以铁矿石提炼生铁锭时形成的炉渣为原料；岩棉是以玄武岩、石灰石、粘土、长石等为原料；耐火陶纤维则以二氧化硅及氧化铝（Al_2O_3）等为原料；玻璃纤维、玻璃棉是由硼硅酸盐或钙－铝硅酸盐玻璃制成。这些人造矿物纤维均为非晶形硅酸盐。矿棉的直径平均为2～6μm，主要用于防火、隔音和隔热；玻璃棉的直径为1～10μm，主要用于防火隔热、隔音等，而延长玻璃纤维的直径 为3～25μm，用于纺织编织、轮胎增强、塑料增强等，而特殊用途的玻璃纤维的直径可小于1μm，用于宇宙航行器的部件、滤过、特殊纸张的生产等。耐火陶纤维的直径一般在1～3μm，用于隔热效果很好，如用在高温炉的隔热，可降低能耗20%。在钢铁、石油、陶瓷、汽车、宇航等许多行业广泛应用。

25.11.2 接触机会

在生产、运输、使用和处理各种纤维，以及研磨、切割含有人造矿物纤维板时，均可使这些人造矿物纤维破碎，产生微小的纤维在空气中浮游。有人调查在切割含有玻璃纤维增强绝缘板，并且无通风时，空气中纤维的平均长度为100μm，直径为12μm，由于很快沉降，不易达到深部呼吸道，即使吸入也只能沉着在上呼吸道。在矿棉生产厂的调查结果，纤维长度在50μm以下的占80%，小于10μm的占10%。直径在3μm以下者占50%，极少在1μm以下者。国外一玻璃纤维厂工人接触时间加权平均浓度低于 1mg/m^3，我国八家玻璃纤维厂中，7 家低于 5mg/m^3。

25.11.3 致病作用

人造矿物纤维对呼吸系统的影响可能与纤维的物理性状有关，如长度、直径、数量和在组织中滞留时间有关。石棉不仅能纵向劈裂为直径更小的许多细丝，而且在组织中滞留的时间也长久，即石棉可变为直径更细的纤维，且不易溶解、破坏，因而危害也大。人造矿物纤维，只横向断裂为直径相同的短纤维，且在组织中滞留时间短，不如石棉那样耐久，因而其危害也较小。

人造矿物纤维可引起皮肤刺激症状，停止接触症状可消失。这些症状也可能与人造矿物纤维生产中使用的树脂、矿物油等有关。也有的工人由于纤维刺激而致眼结膜炎。

据北美和欧洲多国的流行病学调查，早期有的报告肺癌的死亡率有超出，但近期的调查结果并不支持这一结论，可能因早期的降尘措施效果欠佳而粉尘浓度较高或因同时接触其他混杂物质有关。恶性间皮瘤的死亡率也在预期值的范围内。

到目前为止，尚没有人造矿物纤维引起尘肺的报告。国内有人对 41 名矿棉生产工人胸部 X 线所见的描述，有 2 人在中下野有不规则小阴影，胸膜增厚、钙化各 1 人。国外报告首次接触耐火陶纤维 20 年以上和从事这一生产达 20 年以上的工人中，分别有 11.4% 和 20.7% 的胸膜改变；在 23 例有胸膜改变的工人中，21 例有胸膜斑，并在排除任何石棉接触的可能后，仍具有统计学意义，值得注意。

25.11.4 动物实验

在 20 世纪 50 年代曾有报告经吸入或气管注入玻璃纤维，可使动物发生肺纤维化。其后报告吸入直径 500nm，长度 5～10μm 的玻璃纤维并未引起肺纤维化或恶性肿瘤。在 80 年代有人经气管注入直径 500nm，长度为 5μm 或 60μm 的玻璃纤维，这两种长短不同的玻璃纤维自肺的清除率并无任何区别。长纤维可致肺肉芽肿，长、短纤维均不致肺纤维化。但仍有人在气管注入短的玻璃纤维后发生轻度的肺纤维化。有人给动物胸腔注入不同种类、不同长度的玻璃纤维，发现直径小于 500nm，长度 8μm 以上，可致胸膜恶性肿瘤。国内学者以玻璃棉诱发大鼠胸膜间皮瘤成功，诱发率达 26.67%，对照组无肿瘤发生。目前虽对人造矿物纤维的职业危害已有初步认识，对其致癌性及致肺纤维化作用，尚无充分证据。由于人造矿物纤维的广泛应用，不断出现新的品种和规格，以及既往的流行病学调查的规模和观察时间尚不够，仍须进行深入研究。此外，金属纤维、晶须、碳纤维以及有机聚合物等人造纤维的工业应用及其对机体的危害，也将引起关注和不断探索。

参 考 文 献

1. 辽宁省矽肺诊断小组. 不含透闪石的滑石粉尘所致滑石肺的 X 线特征分析. 卫生研究，1977，6（2）:108.
2. 赵金铎. 滑石的危害. 见：任引津主编. 职业病进展. 第 2 卷，北京：人民卫生出版社，1983，37－43.
3. Gibbs AE，Pooley FD，Griffiths DM，et al. Talc pneumoconiosis：A pathologic andmineralogic study. Hum Pathol，1992，23（12）:1344.
4. 黄瑞田，范思惠，杜玉安，等. 接触水泥生产中不同粉尘的工人胸部 X 线表现. 中华预防医学杂志，1983，370.
5. 王炳森. 水泥尘肺及其水泥小体. 中华劳动卫生职业病杂志，1996，6：封三.
6. 张煌保，樊英华，李景儒. 三期水泥尘肺一例报告. 工业卫生与职业病，1984，2:102.
7. 张绪琴，郭晓华，周彦坤，等. 接触水泥粉尘工人尸检病理研究. 中华劳动卫生职业病杂志，1992，3:140.
8. 张绪琴，郭晓华，周彦坤，等. 三例成品水泥尘肺尸检材料的病理观察. 中华病理学杂志，1990，1:64.
9. P Maestrelli，L Simonato，GB Bartolucci，et al. Pneumoeoniosis and chronic bronchitis in a group of cement workers. Med. Lay，1979，70:195.
10. G Scansetti，GC Coseia，W Pisani，et al. Cement，Asbestos，and Cement－asbestos pneumoconioses. Arch Environ

Health, 1975, 30:272.
11. 刘学泽. 云母尘肺. 见刘世杰主编. 中国医学百科全书劳动卫生与职业病. 上海：上海科学技术出版社，1988, 132.
12. 符绍昌. 石墨尘肺. 卫生研究，1978, 4:293.
13. Akira M. Uncommon pneumoconioses：CT and pathologic findings. Radiology, 1995, 197 (2):403.
14. Mazzucchelli L, Radelfinger H, Kraft R. Non asbestos ferruginous bodies in sputum from a patient with graphite pneumoconiosis：A case report. Acta Cytol, 1996, 40 (3):552.
15. AA Miller, et al. Carbon pneumoconiosis. Ind Med, 1961, 18:103.
16. JM R. son, JF Diaz, IM Fyfe, et al. A cross sec tional study of pulmonary function in carbon black workers in the United States. Am Ind Hyg Assoc J, 1988, 49 (4):161.
17. 戴启瓷，胡焕郊. 陶瓷工尘肺发病状况分析. 劳动医学，1995, 12 (3):26.
18. 戴启瓷，罗炽昌. 陶瓷矿山尘肺发病现状分析. 劳动医学，1993, 10 (3):25.
19. 黎畅一，杨乐华，李再金等. 陶工尘肺死因与预期病程分析. 职业医学，1991, 18 (4):215.
20. 孙能军，张爱峰. 108例陶工尘肺患者死亡原因分析. 职业医学，1990, 17 (2):98.
21. Rees D, Cronje R, Toit RSJ du. Dust exposure and pneumoconiosis in a South African pottery. I. Study objectives and dust exposure. Brit J Ind Med, 1992, 49:459.
22. Chatterjee AK. Pneumoconiosis in pottery workers and its trends in North Staffordshire from the point of view of the Medical Boarding Centre (respiratory diseases), Stoke - on - trent. Ann. Occup Hyg, 1989, 33 (3):369.
23. Prowse K, Allen MB, Bradury SP. Respiratory symptoms and pulmonary impairment inmale and female subjects with pottery workers silicosis. Ann Occup Hyg, 1989, 33 (3):375.
24. 全国技工学校教材编审委员会编. 铸工工艺学·第3版，北京：机械工业出版社，1973, 88 - 137.
25. 胡天锡. 金属铝尘致肺纤维化作用的实验研究. 中华预防医学杂志，1983, 17 (4):202.
26. Gaffurl E, Donna A, Pietra R, et al. Pulmonary changes and aluminum levels following inhalation of alumina dust：a study ( ) 19 four exposed workers. Med. Lay, 1985, 76 (3):222.
27. Gilks B, Churg A. Aluminum - induced pulmonary fibrosis：Do fibers play a role? Am Rev Respir Dis, 1987, 136:176.
28. 日本のじん肺と粉じん公害. 第2版，东京：日本印刷株式会社，1983, 181 - 203.
29. 中国机械工程学会焊接专业委员会. 焊接卫生与安全. 北京：机械工业出版社，1987, 107 - 111.
30. 邹昌淇，邢康吉，杜庆成. 五例电焊工尘肺病理分析. 中华劳动卫生职业病杂志，1989, 7, (4):193.
31. 邢康吉，邹昌淇，杜庆成，等. 铁尘致肺纤维化作用研究. 卫生研究，1991, 20 (5):6.
32. 赵金铎. 肺金属粉末沉着症. 中国医学百科全书. 劳动卫生职业病学. 上海科学技术出版社，1988, 132 - 133.
33. 赵金铎，邹昌淇，邹世渠，等. 金属粉尘致肺纤维化的研究. 中国工业医学杂志，1991, 4 (2):16.
34. 邹昌淇，邢康吉，袁艳华等. 3例除锈工铁尘肺病理分析. 中国工业医学杂志，1990, 3 (4):3.
35. Brooks SM. Pulmonary reactions tomiscdlaneousmineral dusts, manmademineral fibers, andmiscellaneous pneurnoconioses. In：Merchant JA (ed). Occupational respiratory diseases. Washington DC. DHHS (NIOSH) Publication NO 86 - 102, 1986, 410 - 442.
36. Kusaka Y, Yokoyama K, Sera Y, et al. Respiratory diseases in hardmetal workers：An occupational hygiene study in a factory. Br J Ind Med, 1986, 43:474.
37. 王移兰，刚葆琪主编. 现代劳动卫生学. 北京：人民卫生出版社，1994.
38. 朱惠兰，邢康吉，杨贵春，等. 玻璃棉致大鼠胸膜间皮瘤的实验研究. 中华劳动卫生职业病杂志，1990, 8 (1):22.
39. Dunnigan J. Natural andman - made fibers：Present and foreseeable use by society, Book of Abstracts 724, 23rd：International Congress On Occupational Health, 1990, Montreal, Canada.

第二十六章　有机粉尘粒子损伤

根据国际职业健康委员会有机粉尘委员会（Committee On Organic Dust，Intemational Commission on occupational Health，ICOH）的定义，有机粉尘系指在空气中飘浮的有机物颗粒，包括植物、动物和微生物源性的颗粒和微滴。农业与工业生产、生物技术与研究以及室内空气污染都可产生有机粉尘，职业性有机粉尘暴露主要是农作物的收获和加工、木材加工、植物纤维及动物皮毛的纺织和加工、食品生产、药物生产、动物饲养及动物实验等。人类从最早的生产活动狩猎开始就可能有有机粉尘暴露，机械化的生产加工过程大大增加了有机粉尘产生和暴露的严重性，而农业生产是世界人口中从业人员最多的生产活动。因此，有机粉尘暴露是个古老而又涉及人群最广泛的职业危害。早在15世纪就有关于谷物粉尘对健康危害的描述，以后是17世纪对棉尘病和农民肺的详细描述。有机粉尘包括了植物、动物及微生物源性的具有不同生物学作用的多种致病性物质，又受气候、温度等影响易被污染、腐败和变质，故粉尘的性质及暴露的浓度都变化较大。由于有机粉尘的成分比较复杂，人们对其发病机制至今了解甚微。到目前为止，已知有机粉尘主要引起呼吸系统急慢性炎症、过敏性疾病如哮喘及过敏性肺炎（hypersensitivity pneumonitis）等。有机粉尘所致疾病的特异性不强，许多疾病或症状又常见于一般人群中的多发性疾病，因此对有机粉尘所致疾病的临床表现、疾病的自然过程等的了解也不够深入。随着纳米技术的出现和发展，有关有机粉尘粒子毒理学中的许多问题将有可能得以解决。

26.1 有机粉尘来源

有机粉尘的来源大致可分为农业生产、工业生产、废物处理等生产环境（表26－1）[1]。

表26－1 有机粉尘暴露环境[1]

行业环境		生产活动及场所
农业生产		谷物、庄稼、稻草的收割和加工
		蘑菇、木耳等真菌种植、采集
		农产品运输和储藏
		家禽、家畜等动物饲养
		动物饲养圈、棚的清洁及维护
		奶牛场
工业生产	以农产品为原料	木材砍伐、加工
		棉、麻等植物纤维加工
		毛料、马海等动物纤维加工
		纸浆、造纸
		实验动物的饲养和管理[16－17]
		猪、牛、羊等动物屠宰、加工
		食品生产，包括动物和植物性食品
		调味品配制
	以生物技术为基础	药物生产
		发酵工业
		酶制品生产
		疫苗生产
		组织培养
办公室		空调污染
		通风道真菌

26.1.1　农业生产环境

农业生产活动如农作物的栽培、管理、收获、运输、贮藏以及农产品的加工，家禽、家畜的饲养等都可产生有机粉尘。农业生产产生的有机粉尘主要是植物源性和动物源性的。但这些粉尘也可成为某些微生物的培养基或昆虫及啮齿类的食物，因此也会有微生物源性的成分存在。植物源性粉尘包括植物的茎、叶、种子、花粉等。不同农作物以及农作物收获的时间、处理加工的方式、气象条件等不仅影响粉尘颗粒的大小，也影响粉尘的成分。动物源性粉尘包括动物的排泄物、脱落的皮屑、毛、家禽的羽毛等。

无论植物源性或动物源性粉尘，在自然界中几乎无例外的都会受到微生物的污染。成熟的庄稼表面都有腐生微生物存在，其程度和气候有关，潮湿多雨的气候则腐生菌多，干燥环境中的植物则腐生菌少。谷物、青草饲料、庄稼的茎干等的长时间储藏，常常易导致发霉，加工发霉的谷物和植物，是真菌和其他微生物源性粉尘暴露的主要来源。因此，农业生产暴露的特点是有机粉尘多是混合性的。在我国农民加工处理发霉的谷物、干草、青草时暴露于大量的真菌等微生物性粉尘，常导致群体暴发性急性毒性肺炎或过敏性肺炎的发生。

26.1.2　工业生产环境

工业生产环境较农业生产环境来说，相对稳定，粉尘的性质及影响粉尘成分的各种因素也比较清楚。工业生产环境一般来说也较农业生产环境卫生条件及粉尘控制措施要好得多。产生有机粉尘的工业生产可分为以农业产品为原材料的工业生产，主要是植物纤维和动物皮毛的纺织与加工制造业，木材生产和加工业，纸浆生产和造纸业，制糖业，面粉加工及食品制造业，动物的饲养、屠宰和动物性食品制造业，其产生的粉尘主要是原材料粉尘。但原材料的贮存方式、贮藏时间的长短及贮藏的条件都可能影响粉尘的性质，如原材料发霉、变质等。工业生产的机械化则使粉尘的分散度远远大于农业生产过程中产生的粉尘。其次是以生物学为基础的工业生产，如疫苗及酶产品的生产、发酵工业、制药工业等。生物产品生产过程包括微生物的培养和生物酶的纯化，其分离、离心、纯化等均可产生生物性粉尘。废物处理及加工业已成为产生有机粉尘的一个重要行业而受到关注，包括家庭生活废物的收集和处理以及生物性废物的处理。废物来源不同，成分复杂，且发霉、变质及其他污染严重，因此废物处理工业的有机粉尘是个十分复杂的健康问题。

26.2　有机粉尘中的生物活性物质

粉尘的致病作用主要决定于粉尘的物理化学性质。与无机粉尘不同的是，有机粉尘的物理性状可能主要决定粉尘的被吸入程度，而在致病过程中则作用很小。现在已普遍认为，有机粉尘中有一些特异性的物质具有明显的生物学作用，是有机粉尘致病的主要原因。目前已知的生物活性物质有动物性蛋白、植物中所含的尼古丁、组胺、鞣酸、细胞松弛素以及微生物产生的内毒素、1－3－β－D－葡聚糖、蛋白酶、真菌毒素等。现就主要的几种简要分述如下。

26.2.1　动物蛋白

动物产生的一些物质其本身可以是有机粉尘，也是其他有机粉尘最常见的污染物，多与速发性过敏反应有密切联系，大致可分为两大类。一是由家养宠物、牲畜、实验动物等脱落的皮屑、分泌物和排泄物；二是加工动物性物质所产生的动物蛋白粉尘。

家养宠物猫和犬所产生的某些蛋白可能与过敏有关，包括血清白蛋白和球蛋白[22,25]。而最引起重视的是猫产生的35～39 kD的酸性糖蛋白[22]和犬产生的20～24 kD的酸性蛋白[25]，对猫和犬过敏的人约有70% ~80%是由这两种蛋白引起的。其主要是猫和犬的脱落的毛发、皮屑、唾液以及舌下腺、皮脂腺、脑、肠和卵巢中。牲畜马和牛的唾液、尿、羊水和脑组织中的20 ~24 kD的蛋白可能与过敏有关，但更特异的蛋白则不明确。同样，实验动物小鼠、大鼠、豚鼠和兔子的唾液、尿和皮屑中的一些分子量在22 kD左右的酸性蛋白，可能是由肝脏合成，经血循环由尿排出，是实验动物人员过敏的主要原因。

动物蛋白不直接作用于细胞反应过程，而是引起对易感人群的致敏，使其在重新接触时发生速发性过敏反应。

26.2.2 鞣酸

缩合鞣酸广泛存在于木本植物的叶子和茎干中，是这类植物加工过程中产生的有机粉尘中最主要的水溶性成分，如棉花加工中每克粉尘含约3 ~4mg鞣酸。缩合鞣酸是一种聚合物，其生物学活性和聚合物的长度有关。体内和体外研究均表明，鞣酸可抑制肺泡巨噬细胞的吞噬能力，刺激化学性趋向物质的释放，加之使炎性细胞因子和花生四烯酸的释放，从而加强炎症反应，产生发热等。但目前尚无剂量 - 反应关系的研究报道。

鞣酸可改变血管内皮细胞、气道上皮细胞、血小板和T淋巴细胞的结构和功能，引起平滑肌收缩因子和血小板聚集因子的释放，破坏血管内皮和气道上皮之间的血 - 气屏障作用，从而导致炎症细胞在气道聚集，引起肺组织的急性炎症反应。血小板是肺部炎症反应的重要介导物之一。鞣酸可激活血小板使其释放活性血小板颗粒及促进花生四烯酸的代谢。鞣酸还是人T淋巴细胞的促细胞分裂剂。T淋巴细胞的分裂过程需要鞣酸介导的人单核细胞分泌的炎症因子白介素 -1（IL -1）的参与。由于肺泡巨噬细胞在机体防御系统中的重要作用，人们就鞣酸对巨噬细胞的影响作了许多研究，发现鞣酸可抑制巨噬细胞的吞噬功能和反应性氧中间体的生成，从而改变巨噬细胞的防御功能。鞣酸还可激发低分子量的脂质分泌，后者是中性粒细胞趋化因子。

26.2.3 内毒素

内毒素是革兰阴性细菌外膜的组成成分，是复杂的脂质多糖化合物（lipopolysaccharide，LPS）。其脂质部分与内毒素的毒性有关，而多糖部分则与血清学特异性有关，并能促进内毒素在水中的溶解。

内毒素对肺组织的毒性作用已有许多研究，这些研究大部分是通过注射内毒素的方法，很少有用内毒素吸入的方法进行其毒性研究的报道。应该注意的是不同的暴露方法对肺组织的毒性作用可能有某些差别。内毒素作用的靶细胞主要是巨噬细胞。少量的内毒素可穿过肺组织进入血液，大分子量的内毒素或附着在有机粉尘上的内毒素则被吞饮或被巨噬细胞吞噬，从而激活巨噬细胞使其产生氧自由基和大量的趋化因子而引起肺组织的急性细胞反应，即中性粒细胞浸润。内毒素激活巨噬细胞导致溶酶体酶和各种细胞因子，如血小板活化因子（PAF）、白介素 -1（IL -1）和肿瘤坏死因子（TNF）的大量产生，这些都是重要的炎症递质。IL -1和TNF的产生决定于暴露的方式，急性暴露可引起两种递质都增加，但反复暴露则抑制TNF的产生，这似可解释为何反复暴露于内毒素在临床上却少见发热的原因。TNF刺激T淋巴细胞增加组织相容性抗原和IL -1受体的表达，并影响造血干细胞。注射纯的TNF可引起发热，许多内毒素的作用可能与TNF的生成有关，如发热、寒战、全身不适等。内毒素也能激活血液单核细胞使其产生前凝集素。此外，内毒素也能激活血小板、上皮及内皮细胞使其产生炎症递质，并可影响中枢神经系统儿茶酚胺和5 -羟色胺的代谢。吸入内毒素4 ~6 h后可引起支气管平滑肌收缩，其程度与吸入的剂量有关。

26.2.4 蛋白酶

蛋白酶是分布广泛的水解蛋白质和肽类的酶，它存在于许多有机粉尘中；见于含酶洗涤剂制造、制药业、食品加工业和棉花加工过程中；室内污染空气中也含有由螨、昆虫等产生的蛋白酶。蛋白酶暴露可能与免疫或非免疫介导的症状均有相关。蛋白酶与疾病的关系虽早已为人们所知，但 60 年代后期洗涤剂制造中大量使用蛋白酶，使职业性接触蛋白酶骤然变得十分重要。洗涤剂制造主要使用枯草杆菌蛋白酶，是一种细胞外蛋白酶，可引起接触性皮炎，对肺组织有刺激作用并可引起炎症反应。在棉尘中的内毒素和临床症状存在剂量 - 反应关系。内毒素暴露也可能引起速发性过敏反应，如过敏性鼻炎和哮喘。美国建议细菌性蛋白酶的暴露域限值（TLV）为 60 ng/m^3。食品工业和制药工业中产生的植物蛋白酶如木瓜蛋白酶、凤梨蛋白酶、胰蛋白酶、糜蛋白酶等都与有机粉尘所致疾病有关。

26.2.5　1 - 3 - β - D 葡聚糖（glucans）

葡聚糖广泛存在于植物和微生物的细胞壁中，是一种葡萄糖的多聚体，放线菌、链霉菌及许多真菌均产生葡聚糖。葡聚糖有许多异构体，其中以 1 - 3 - β - D - 葡聚糖最具有生物性活性。巨噬细胞表面有特异性葡聚糖受体，在受到葡聚糖刺激后可分泌递质因子，特别是白介素 - 1（IL - 1）和白介素 - 2（IL - 2）。有证据表明，不同来源的葡聚糖其生物性作用可能不同，但原因尚不清楚。由葡聚糖介导的炎症反应与由内毒素介导的不同，在暴露葡聚糖 4 ~ 24 h 之后，肺组织和呼吸道没有中性粒细胞浸润，相反可见巨噬细胞和淋巴细胞减少。一次暴露之后巨噬细胞和淋巴细胞的减少可持续 7 天之久。当内毒素和葡聚糖同时吸入时，由内毒素引起的中性粒细胞浸润的程度也明显降低。由于葡聚糖是巨噬细胞、T 淋巴细胞和细胞因子的激活因子，葡聚糖与其他环境因素如内毒素相互作用，可能与职业性哮喘及肺组织肉芽肿性病变都有相关。

26.2.6　真菌毒素

有机物的长期储存，特别是在潮湿环境中，发霉几乎是不可避免的。真菌毒素是真菌产生的一种低分子化合物。实验研究表明，真菌毒素可抑制肺泡巨噬细胞的吞噬作用。棒曲霉素可干扰 RNA 合成的转录并引起 DNA 链的断裂，对大鼠具有致癌作用，也抑制肺泡巨噬细胞的吞噬功能。青霉酸对大鼠有致癌作用和细胞毒性作用，抑制有丝分裂。大鼠吸入黄曲霉素后肺泡巨噬细胞吞噬能力降低可持续一周。真菌孢子亦可影响肺泡巨噬细胞的吞噬功能，并受到真菌毒素的调控。慢性长期暴露于真菌毒素，如黄曲霉素、赭曲霉素有可能增加人类癌症的发病率。有报道荷兰一花生油厂工人长期暴露于低浓度黄曲霉素，其肝癌的相对危险性为 3.2，亦有报道动物饲料加工工人肝癌的危险性较普通人群增加约 3 倍。

26.3　有机粉尘对健康的影响

有机粉尘的成分复杂且变化较大，同一生产环境暴露于相同的物质，时间不同而有机粉尘的成分会有较大的不同，可能引起不同的健康效应。此外，由于有机粉尘暴露引起的呼吸系统反应临床表现的多样性，研究和临床资料都较少，对其本质的认识不够深入，因此在一些术语的应用上仍不尽一致。例如，有机粉尘所致疾病的名称，除对过敏性肺炎（hypersensitivity pneumonitis）近年来有了较统一的名称外（过去曾称为外源性过敏性肺泡炎，extrinicallergic alveolitis），其他有机粉尘所致呼吸系统炎症反应名称则叫法不一，有些疾病则冠以工作或环境的名称，如农民肺（farmer's lung）、蘑菇肺（mushroom worker's lung）、纱厂热（mill fever）等。目前认为有机粉尘暴露主要引起呼吸道和肺组织炎症或过敏性反应，如支气管炎和肺炎，哮喘及过敏性肺炎。流行病学研究报道有机粉尘暴露和肾功能损害及慢性肾病有关，木尘暴露和鼻咽癌及呼吸道癌有关。

26.3.1　有机粉尘毒性综合征（organic dust toxic syndrome，ODTS）或毒性肺炎（toxic pneumonitis）

短时间暴露于高浓度含有革兰阴性细菌及其内毒素的有机粉尘所致非感染性呼吸系统炎症，症状多发生在一天工作结束后，表现为流感样的发热、头痛、关节痛、干咳，一般持续1～2天症状可消失。"纱厂热"是具有代表性的疾病，家庭和办公室空调的使用及猪舍管理都可能引起毒性肺炎。

26.3.1.1 病因：主要的致病物质是细菌内毒素。不仅暴露于含有大量内毒素的有机粉尘可致毒性肺炎，内毒素吸入试验研究也证实可诱发典型的毒性肺炎的临床症状。高浓度的真菌以及真菌毒素吸入也可能引起毒性肺炎。

26.3.1.2 病理：动物实验研究及人吸入性试验研究表明，其病理学改变主要是被激活的巨噬细胞和上皮细胞释放的炎症性递质介导的中性粒细胞在呼吸道及肺组织的浸润。可见肺弥散功能降低，与毛细血管壁和肺泡水肿、间隙增加有关。

26.3.1.3 诊断及治疗：诊断根据明确的暴露史和典型的临床症状。于劳动当天下午发病，出现类似流感样的症状，发热，体温在37～38℃之间或更高，寒战，全身关节痛，咳嗽，并有一过性白细胞数升高。胸部X线检查正常，肺通气功能可有轻度降低。过去有类似病史可支持诊断。症状一般持续一天可消失。症状重时可采取对症治疗，但不需要抗生素或激素治疗。

26.3.2 呼吸道炎症

呼吸道炎症是指呼吸道粘膜和粘膜下组织的炎症，是暴露于有机粉尘作业人群中常见的疾病。其病因可能与有机粉尘中的细菌内毒素、蛋白酶及鞣酸类物质有关。

26.3.2.1 发病机制：呼吸道炎症主要是细胞成分在呼吸道上皮层的浸润，开始可能尽是中性粒细胞的浸润，然后有淋巴细胞和嗜酸性粒细胞浸润。一些炎症递质和炎症细胞的激活都可能参与其病理过程。

26.3.2.2 临床表现：主要表现为粘膜及上呼吸道的刺激症状，鼻、喉以及眼的刺痒，干咳，严重者可类似哮喘，对普通环境中的粉尘、烟雾、吸烟等更为敏感。病人常可把自己的症状与工作联系起来，甚至能指出与某种特殊的物质有关。气道反应性增高，肺通气功能降低，暴露较高时可见工作班后肺通气功能降低。离开或停止暴露一段时间后症状可减轻，但气道反应性增高则会持续相当长的一段时间。对有机粉尘暴露所致这些症状是否可称之为疾病抑或仅仅是症状，认识不一。

26.3.3 过敏性肺炎

过敏性肺炎（hypersensitivity pneomonitis）是以病理改变基本相同的一组疾病的统称。它是反复吸入环境中不同的抗原性物质，通过免疫介导而引起的，以肺组织间质细胞浸润和肉芽肿形成为特征的疾病。引起过敏性肺炎的抗原性物质主要是有机粉尘成分。与职业有关的这类疾病多以工作的性质或环境而命名（表26-2）。

急性和亚急性病人可致呼吸功能障碍，残气量增加，但气道阻力正常。以后可见限制性肺功能改变，表现为肺活量（VC）下降和肺顺应性降低，气体交换功能受损，通气/血流比例失调而致低氧血症。纤维化和肺泡膜增厚引起气体弥散功能障碍。

急性大量暴露可像支气管激发试验见到的一样，暴露后4～6小时出现急性FEV_1和FVC下降，一般这种急性下降可恢复正常。慢性病例肺功能改变则和阻塞性气道疾病及弥漫性肺间质纤维化不易区别。

表 26－2　有机粉尘所致过敏性肺炎

疾病	病原	来源
蔗渣肺 bagasosis	嗜热放线菌	发霉蔗渣
农民肺（farmer's lung）	嗜热放线菌、干草小多孢菌	发霉干草和谷物
麦芽工人肺（malt worker's lung）	棒曲霉	发霉大麦
蘑菇工人肺（mushroom worker's lung）	双叉双歧放线菌、蘑菇孢子	蘑菇肥料
剑麻工人肺（sisal worker's lung）	剑麻	龙舌兰属叶子
烟草工人肺（tobacco wotker's lung）	曲菌属	发霉烟草
剥枫树皮工肺（maple barks tripper's lung）		发霉树皮粉尘
锯末肺（suquoiosiis）	短根霉属	发霉红木锯末
软木栓工肺（suberosis）	频青霉菌	发霉软木粉尘
除虫菊肺泡炎（pyrethrum alveolitis）	除虫菊	杀虫气雾剂
纸浆工人肺（wood pulp worker's lung）	交链孢霉属	发霉树皮粉尘
空调器病（air conditioner disease）	短根霉属	污染废水及加压空气系统
动物管理工人肺（animal handler's lung）	动物血清、蛋白	大鼠、沙土鼠脱落皮屑、毛发、干燥的尿蛋白
鸟饲养工肺（bird breeder's lung）	鸟、家禽类蛋白	鸟、家禽的粪、尿
混合肥料肺（compost lung）	曲菌属	混合肥料
葡萄酿酒工肺（wine · grower's lung）	翻葡孢霉属	发霉葡萄
污水淤泥病（sewage sludge disease）	革兰阴性菌	处理后的粉尘
奶酪洗工肺（chese washer's lung）	青霉菌属蛋白	发霉乳酪
咖啡工人肺（coffee worker's lung）	咖啡豆粉尘	咖啡豆
洗涤剂工人肺（detergent worker's lung）	枯草杆菌酶	洗涤剂
象鼻虫病（wheat weevil disease）		发霉谷物、面粉
鱼粉工人肺（fishmeal worker's lung）	鱼蛋白	鱼粉粉尘
吸垂体素者肺（tuitary snuff taker's lung）	猪或牛蛋白	垂体素蛋白

26.3.3.1　病理：病理活检可见急性肉芽肿或性间质性肺炎。病理改变主要是肺泡炎、肉芽肿、间质纤维化，偶可见血管和支气管结构的改变，如明显的闭塞性细支气管炎等。肺泡壁的炎症伴大量淋巴细胞的间质浸润是急性期最早也最常见的改变。肺泡腔中常见大量的泡沫样巨噬细胞。急性炎症后期肉芽肿开始形成，炎症逐渐消退。巨细胞、朗格汉斯细胞、上皮细胞和巨噬细胞、单核细胞以及散在的淋巴细胞形成细胞性肉芽肿。一般来说肉芽肿发生在肺泡壁和小血管附近。肺泡内可见肉芽性松散的结缔组织通过一个蒂附着在肺泡壁上，有单核巨噬细胞、成纤维细胞和含胶原纤维的结缔组织构成。肉芽的表面常有一层成纤维细胞、肌成纤维细胞或上皮细胞覆盖。这些成分和纤维化合并在一起可能是慢性病例闭塞性细支气管炎的早期表现。肺泡壁间质纤维化的程度虽有不同，但大部分病例均可见到。淋巴细胞在纤维化区域的广泛浸润是肉芽肿性间质纤维化区别于其他间质纤维化的特点。偶尔亦可见到血管和血管周围有淋巴细胞浸润。支气管肺泡灌洗液细胞分析发现抑制 T 淋巴细胞为主。

慢性病例的大体标本可见胸膜增厚，肺切面呈弥漫性间质纤维化，纤维化病变中可见直径 2～3cm 的囊状支气管，一般上叶多见，严重病例可见于整个肺组织。镜检可见细支气管和血管周围的肺泡壁呈弥漫性纤维；严重病例可见由于肺动脉高压所致肺动脉增厚。

26.3.3.2 发病机制：多方面的证据表明，过敏性肺炎是免疫反应介导的疾病。农民肺是具有代表性的过敏性反应，也是研究和了解最多的疾病，其次是鸽子饲养者肺（pigeon breeder's lung），其患病率估计在6% ~15%。病人血清蛋白抗原可在实验动物中诱发同样的疾病，表明免疫反应在过敏性反应发病中的作用。有证据表明，大多数吸入有机粉尘抗原性物质的人可产生细胞或体液反应，但只有少数人发病，通过抑制和辅助淋巴细胞调控的免疫反应可能是决定是否发病的关键。在鸽饲养者肺患者中发现抑制淋巴细胞缺陷，但在健康的养鸽者中则没有发现。同时，随着疾病的恢复可看到免疫反应由不正常转为正常。这些都说明了免疫反应在过敏性肺炎发病中的作用。但到目前为止，只是少数这类疾病已证实有特异性沉淀素（特异性抗体）存在。

在鸽饲养者中约50%的人发生细胞或血清对抗原的反应，而只有5% ~15%的人发病，其他人则没有任何临床表现，说明可能有更多的目前尚不清楚的因素影响过敏性肺炎的发生。有报道农民肺和鸽饲养者肺与遗传因素有关，病人可见HLA单倍体增加。动物实验表明，吸入抗原性物质激发过敏性肺炎的同时有炎症反应参与其中。某些致炎症反应性物质可能作为免疫反应的佐剂而增强免疫反应，同时炎症反应可能增加抗原的吸收。

26.3.3.3 临床表现：临床表现因急性、亚急性和慢性期而不同。急性过敏性肺炎一般在接触致病性物质后4 ~8 h发病，病人出现寒战、发热、头痛、出汗、恶心，有的可出现呕吐，有轻度咳嗽，明显的胸闷、气短。症状在一周左右可以缓解，但气短和呼吸困难可持续更长时间甚至进展，导致低氧血症和体重减轻。体格检查患者呈急性病容，体温升高在38 ~39℃之间，心率加快，可有轻度发绀；两肺底可闻及广泛的小水泡音或捻发音具有特征性的意义。相当部分的病人表现为亚急性，其临床表现的特点为逐渐进行性的呼吸困难加重，多与反复低剂量暴露有关。

慢性期主要表现为进行性呼吸困难加重、体重明显下降，并出现持续性的咳嗽、咳痰。体格检查见患者呈慢性病容，呼吸困难，杵状指，发绀，消瘦，两肺底有固定性小水疱音。晚期表现为严重的低氧血症，有呼吸运动受限，呼吸音降低，呼吸衰竭。肺功能表现为限制性通气功能障碍和弥散功能障碍。

急性过敏性肺炎是否发展为亚急性，最后发展成慢性过敏性肺炎，决定于个体的反应性以及是否有反复的暴露。有的一次发病后如不再重复暴露，可以痊愈；有的既是一次发作也可发展成亚急性继而成慢性，或由急性发展成慢性。许多小剂量暴露的病例则可能以亚急性或慢性表现直接起病，而没有急性期表现。

26.3.3.4 X线检查：急性期轻度病例X线胸片可能正常。大多数病例胸片上可见弥漫性小阴影浸润。初如针尖样大小，分布于两肺下野，呈磨玻璃样。阴影可增多、增大，直径达3mm，散布于两肺中下野，严重病例可见片状阴影。较大的阴影通常在发病后2 ~3周消失，但细小的阴影可持续到6个月。如果小阴影6 ~12个月仍不消失，多成为永久性改变，最终成为纤维化病灶。

慢性病例随疾病的严重程度不同而变化很大，主要是间质纤维化的表现，可是细小的条状或圆形阴影，亦可是粗大的条状或片状阴影。严重病例可见由于纤维化的牵拉所致气管、支气管移位、扭曲，肺叶萎缩，以及由于肺囊肿形成所致的小透亮区。病变多位于肺中、上野，常可在一侧更明显。有时需要与纤维空洞性肺结核、慢性结节病相鉴别。

26.3.3.5 诊断：有确定的含有抗原性有机粉尘暴露史，根据有特征性的临床症状，主要是急性发病，进行性呼吸困难，肺弥散功能明显受损，肺底湿啰音，体重下降，一般急性期诊断不难。支气管肺泡灌洗作为诊断性检查，其灌洗液中细胞成分以淋巴细胞为主。血清特异性抗体的测定对诊断具有重要意义，但多数这类疾病目前还测定不到。组织活检具有确诊性意义，但并非所有病例都非活检而不能得以诊断。慢性病例有急性病史，持续性呼吸困难加重，气体弥散功能进行性降低，固定性肺底湿性啰音，病人有明显的低氧血症的临床表现和体征，最后呼吸衰竭。慢性起病者诊断较为困难，主要是和特异性弥漫性肺间质纤维化相鉴别。

26.3.3.6　治疗：诊断一经确立或高度怀疑此病，患者应立即脱离暴露。对急性或亚急性病例，肾上腺皮质激素是唯一有价值的治疗药物，大多数病人经过及时而适当的治疗可以痊愈。泼尼松每日40mg，或每天0.3～1.0mg/kg，持续2～3周，以后逐渐减量，直到临床症状消失或X线改变恢复。慢性病例肺纤维化治疗则很困难，主要是对症治疗。在病变继续进展的慢性病例可能同时也伴有急性病理损害，仍可用肾上腺皮质激素进行治疗。有报道，在实验研究中用色甘酸钠具有保护作用。预防的关键是改善有机物的储藏方法，降低暴露源。

26.3.4　哮喘

哮喘是呼吸系统对许多不同的致敏表现出的一种反应状态。临床表现为间隙发作性喘息和呼吸困难，其特征是不同程度的广泛的气道痉挛和气流受阻，可自发的或经治疗后缓解。职业性哮喘是由于暴露于生产环境中的抗原性物质而引起的哮喘。致职业性哮喘的物质很多，其中有机粉尘是重要的致敏原来源之一。有报道美国哮喘的患病率为3%～3.5%，其中约2%是职业性哮喘。日本报道，成人哮喘患者中15%是和职业有关的。职业性哮喘的患病率因暴露的不同而不同。暴露于西方红松的锯木工人哮喘患病率在6%～15%，而实验室动物管理人员中哮喘的患病率可高达30%。职业性哮喘已经成为最常见的职业性肺病，本书已有专章讨论，这里仅就和有机粉尘有关的一些问题做简单介绍。

26.3.4.1　病原：引起哮喘的有机粉尘大部分是大分子量的物质，但其真正致敏的成分则可能是低分子量的化合物。常见的致哮喘的有机粉尘见表26－3。主要有植物性粉尘、动物性蛋白、谷物粉尘及生物酶等。

表26－3　常见致哮喘有机粉尘.

分　类	来　源	人　群
动物性	实验动物（大鼠、小鼠、豚鼠、兔等）	饲养及实验室工作人员
	牲畜	农民
	家禽（鸡）	饲养和屠宰人员
	鸽子	饲养人员
	猪	饲养和屠宰人员
昆虫性	谷物及仓库中的螨	农民及中物加工人员
	蟑螂	昆虫学家及实验人员
	蝗虫、蛾子、蝴蝶	昆虫学家家及实验人员
植物	谷物粉尘	谷物加工
	小麦面粉	面粉加工人、食品制作
	咖啡豆	咖啡加工制作
	调味品（芥末）等	食品制作、包装
	茶	茶叶加工
生物酶	枯草杆菌酶	清洁剂制作业
	胰蛋白酶	制药业
	胰酶	制药业
	胃酶	制药业
植物胶	阿拉伯树胶	印刷业
	黄蓍胶	制胶业
木尘（西方红松）		木工、锯木工、建筑工
其他	螃蟹、虾	食品加工
	蚕蛹	养蚕

26.3.4.1.1 植物粉尘：有一些植物粉尘可引起哮喘。西方红松是研究最多也是最常见的可致哮喘的植物。其病因认为是植物粉尘中所含的鞣酸。

26.3.4.1.2 动物性蛋白：常用的实验室动物如大鼠、小鼠、豚鼠和兔，常引起实验室人员的过敏反应，主要致敏原是粉尘中动物的排泄物和分泌物。在这些工作人员中过敏性鼻炎、结膜炎以及接触性湿疹更为常见。对实验动物过敏（laboratory animal alergy，LAA）大部分发生在暴露开始的2～3年中。Davies等报道实验动物人员暴露第一年哮喘的发生率约为2%，而15%的人员可有鼻炎、过敏性结膜炎等症状。在大部分哮喘病例可以检测出对相关动物尿蛋白的特异性IgE抗体，有报道约40%的有症状的病人特异性IgE阳性，但也有6%左右的无症状者同样可监测到特异性抗体。

26.3.4.1.3 谷物粉尘[2]：谷物粉尘包括各种不同的谷物和谷物制品，以及花粉、真菌、昆虫和螨也含有不同量的二氧化硅和牲畜及家禽等排泄物的污染。由于谷物粉尘的成分复杂，因此许多临床症状和疾病都被认为与谷物粉尘暴露有关，如哮喘、哮喘样综合征、谷物热、慢性阻塞性肺病和过敏性肺炎等。一些研究表部分谷物工人对谷物粉尘吸入激发试验表现出特异性哮喘反应。但谷物粉尘中致哮喘的过敏原仍不清楚，人们认为可能不同的人对有机粉尘中的不同成分表现出过敏反应。谷物粉尘所致哮喘的患病率报道不多。有研究报道，4%～11%的谷物工人有哮喘样症状，其工作班前、班后 FEV_1 最大呼气量（FEV）下降大于10%。进一步研究发现，肺功能的急性改变与暴露剂量有关，同时急性肺功能下降也见于过去没有暴露史的工人，说明某些非免疫机制可能与发病有关。急性肺功能下降的重要性在于它可能预示着肺功能的永久性损害将会发生。

26.3.4.1.4 生物酶：在清洁剂制造工业中应用枯草杆菌酶使工人中呼吸系统疾病的患病率明显增高，用枯草杆菌酶稀释液做激发试验可诱发急性或迟发性哮喘反应，也可监测到对该酶的特异性IgE抗体。最新的制品加大了酶颗粒的直径以减少其被吸入的可能性，使致敏率明显降低。致哮喘的其他生物酶还有胰蛋白酶、胰酶、胃酶、香料等。

26.3.5 棉尘及棉尘病[3-6]

人类从早期的文明活动中开始使用棉花等植物纤维纺线织布就有棉尘暴露的问题，随着工业化而来的纺织工业的大量涌现，职业暴露棉尘对健康的影响引起了人们的注意。大型棉麻纺织厂的基本生产过程包括开包、混棉、梳棉等都产生大量粉尘，是职业暴露的主要来源。机械化的棉花收获以及轧棉、弹棉、棉籽油生产、棉硝、棉毯生产等亦产生大量棉尘（cotton dust）。我国是世界上棉花使用量最大的国家，是仅次于前苏联居世界第二位的产棉大国，纺织工业从业工人约400万。

棉尘对健康不良影响的临床表现是多种多样的。最早见于1816年的描述，英国曼彻斯特的学生在星期天去棉纺厂工作后发生声音空瓮样嘶哑。1822年Patissier报道了吸入棉尘可引起咳嗽和持久性呼吸系统刺激症状。1845年两名法国医生首先注意到工人呼吸道症状在星期一或星期二明显加重，在周末渐减轻这一特征。1877年Proust提出用棉尘病（byssinosis）来命名这一具有特征性的临床表现。人们还注意到，初次暴露棉尘或偶尔暴露高浓度棉尘的人可发生“纱厂热”（mill fever），表现为接触棉尘数小时后出现寒战、肌肉关节痛、干咳、乏力、发热，类似流感早期的症状。现在已知道这实际上是有机粉尘毒性综合征（ODTS）。少数接触棉尘的工人，开始接触半小时后即发生肺通气功能下降，并在工作周内进行性加重，可伴有喘息，与职业性哮喘表现一致。长期暴露于棉尘与慢性支气管炎的关系虽不十分确定，但至少棉尘暴露可使原来已有的慢性支气管炎加重。由此可见，棉尘和其他有机粉尘一样，有其共性的一面，即高浓度暴露受微生物污染的棉尘可引起有机粉尘毒性综合征，长期暴露可引起慢性呼吸道炎症反应。而最具特征的可能也是棉尘最主要的职业危害是棉尘病。

棉尘病是吸入棉花、亚麻、软大麻等植物性粉尘引起的呼吸道阻塞性疾病，以具有特征性的胸部紧束感（chest tightness）、胸闷、气短为主要症状。早期有急性肺通气功能下降，长期反复暴露可致慢性肺通气功能损害。国内文献曾将byssinosis译为“棉尘肺”、“棉屑沉着症”等。但肺组织病理标本观察很少见到肺内有粉尘沉着，也没有见到有纤维化的病理改变。棉尘病在许多国家均有报道，但其患病率随调查的地点、时间和工厂类型的不同变化很大。Batawi 报道埃及清理梳棉机工人的患病率为 35.7%，梳棉车间工人患病率达 43.0%；Belin 报道瑞典 4 个梳棉车间的患病率为 25% ~60%；Siddhu 报道印度为 9%；南斯拉夫报道纺织女工的患病率为 21%。我国雍稚英对亚麻纺织工人的调查的患病率为 24%，唐小翠等对棉纺厂的调查患病率只有 1.89%。

26.3.5.1　病因：目前为止，病因学研究仍没有能明确回答引起棉尘病的物质究竟是什么。许多研究表明，棉花纤维本身不是致病物质，而是棉尘中混入的植物成分，很可能是棉花托叶。但棉花托叶的提取液不能诱发棉尘病的典型症状，同时医用棉花提取液试验证明同样具有相似的生物学活性。棉花植物中的一些化学物质，如鞣酸、组胺、多酚类、甲基胡椒素、7 - 羟基 - 6 - 甲氧基香豆素等也被认为可能是致病物质。一些研究把注意力集中在微生物污染方面，认为革兰阴性细菌及其内毒素是致病的病因。

26.3.5.2　发病机制：棉尘引起肺部疾病的发病机制有 3 种假说，包括组胺释放、免疫失调及内毒素激发炎症反应等。

26.3.5.2.1　组胺释放：早期的研究认为，棉尘暴露引起的支气管收缩是由于组胺释放所致。研究者用棉尘提取液和人的离体肺组织培养，发现培养基中有组胺释放。组胺在过敏原诱发急性发作的支气管痉挛中起重要作用，但与棉尘暴露所致的缓慢发生的支气管痉挛截然不同。棉尘暴露工人尿中虽可见组胺代谢产物，但抗组胺药物不能抑制棉尘暴露所引起的反应。因此，组胺释放很可能是一般炎症反应的结果，而非直接原因。

26.3.5.2.2　免疫学说：典型的棉尘所致肺部疾病的症状是在较长时间暴露后发生的，这似乎提示棉尘中的某些成分可能具有抗原作用，刺激机体产生特异性抗体，从而与发病有关。曾有人报道证实了这种特异性抗体的存在，它可能是缩合鞣酸。但以后的实验证明它只是一种非特异性蛋白沉淀剂，而寻找对棉尘成分的特异性 IgG 和 IgE 抗体的研究，亦没有获得满意的结果。近来的研究表明，棉尘可以激活肥大细胞或血小板使之分泌生物递质，由这些递质介导的炎症反应可以解释棉尘暴露后的呼吸系统反应。

26.3.5.2.3　内毒素激发炎症反应：许多研究认为，棉尘受革兰阴性细菌及其内毒素污染，内毒素激发的炎症反应是棉尘病发病的基础。Rylander 把棉尘提取液加热到 80℃ 2h，此时所有的细菌都已被杀死，但提取液的生物学活性仍然存在，说明这种生物学活性系内毒素所致。内毒素可激活肺巨噬细胞并使之产生生物活性物质，引起中性粒细胞聚集和一系列生物学反应，从而引起肺部的急性或慢性炎症反应。用大肠杆菌内毒素和棉尘提取液做动物吸入实验，引起的组织学改变是相同的。但潮湿环境中的粉尘的生物学活性并没有增加，未受污染的棉花粉尘也同样引起棉尘病等证据，至少说明内毒素不能完全解释棉尘病发生的原因。

26.3.5.3　临床表现：棉尘病的特征性临床症状是胸部发紧或称胸部紧束感（chest tightness）。工人对这种症状的描述可能有所不同，如胸部发紧、憋气、胸部压迫感、胸部发凉等，但这些语言均有可能是对同样的感觉的表述。疾病早期症状大多出现于假日或周末休息后，重新上班的第一天工作 2 ~3 h 后。这一点不同于职业性哮喘上班后立即发病的情况，有利于与职业性哮喘相鉴别。棉尘病早期可伴有轻度干咳。这些症状可能持续多年而没有明显变化。继续接触棉尘，患者可突然发现症状加重，不仅在休息后上班第一天有干咳、胸闷、胸部发紧的感觉，而且工作周内其他天也可有上述症状，且咳嗽可加重，伴有咳痰。以后症状可持续存在而不消失，病人渐出现呼吸困难。体格检查早期患者多无肺部阳性体征，晚期患者肺部可有啰音、呼吸音减弱及肺气肿体征等。合并慢性支气管炎及吸烟者的症状更明显。

26.3.5.4　肺功能改变：接触棉尘的工人在工作日内可出现急性肺通气功能下降，即工作班前后肺通气功能下降。与胸部发紧症状一样，急性通气功能下降也是在假日或周末休息后上班第一天明显，以后则逐渐减轻，并与症状的轻重有一定相关关系。这种急性通气功能下降可用支气管扩张剂缓解。一般认为 FEV 是测定肺通气功能急性改变的较为可靠和易行的指标。其他指标如间接最大呼吸量（indirectmaximal breathing capacity，IMBC）、PEFR、CV（closing volume）、CC（closing capacity）等亦有不少研究，但这些指标变异性较大，不够稳定。班后 FEV 下降多少才具有临床意义，目前有不同意见。我国棉尘病诊断标准中规定班后 FEV_1 下降 10% 以上有诊断意义。李德鸿等分析 22 例有棉尘病症状者班后 FEV_1 下降情况，其中大于 10% 者 16 例，3 例在 5% ~10% 之间，3 例小于 5%。

目前对肺功能损害研究的重点是棉尘暴露是否引起永久性呼吸功能损害。从理论上讲，急性肺通气功能下降是以呼吸道炎症反应和支气管平滑肌痉挛为病理基础的，长期反复暴露所致急性反应最终将导致呼吸功能的慢性损害，且多数研究证明了这一点。有人调查了 4 个棉纺厂 3 年以上工龄的接尘工人 1323 人，以不接触棉尘的管理人员 135 人为对照，FVC 低于预计值的 80% 或 FEV_1 低于预计值的 70% 定为肺功能异常。研究发现接尘工人肺功能异常率为 5%，对照组仅为 0.7%，且肺功能损害的异常率与工龄有相关关系（相关系数 $r = 0.945$）。工龄 15 年以上的工人肺功能异常率占 14.3%，20 年以上者为 16.6%。在一棉纺厂调查 851 名接尘工人中有 190 人有典型的“星期一”症状，其中 18.4% 的工人有慢性肺功能损害（FEV_1 小于预计值 80%）；而对照组 135 人中只有 2 人（1.7%）有肺功能损害。吸烟可加重棉尘对呼吸功能的影响。对退休的棉尘工人肺功能的研究也表明，其肺功能的平均水平低于没有棉尘暴露史的对照人群。

26.3.5.5 诊断：根据有较长时间接触棉花、亚麻、软大麻等植物性粉尘的职业史，临床上具有特征性的胸部发紧、干咳等典型症状，伴有急性或慢性肺通气功能损害，结合现场劳动卫生情况调查，排除其他原因引起的阻塞性呼吸系统疾病，可以作出诊断。

参考国外关于棉尘病临床及肺功能分级诊断标准，我国正式颁布的棉尘病诊断标准将棉尘病分为二级：

棉尘病Ⅰ级：经常出现工休后工作第一天或工作周内几天均发生胸部紧束感或胸闷、干咳等特征性呼吸系统症状，班后 FEV_1 与班前比较下降 10% 以上。

棉尘病Ⅱ级：在反复发作棉尘病Ⅰ级的基础上，出现呼吸系统症状持续加重，并伴有慢性肺通气功能损害，FVC 或 PEV_1 小于预计值的 80%。

26.3.5.6 治疗：无特殊治疗。棉尘病Ⅰ级的患者可调换到粉尘浓度较低或不接触棉尘的工作。棉尘病Ⅱ级患者应调离接触棉麻粉尘的工作。症状明显者可给支气管扩张剂和抗组胺药物。

26.3.5.7 预后：流行病学调查资料表明，棉尘病不会引起劳动能力明显下降。早期的呼吸系统症状及急性肺通气功能降低一般是可逆的。即使出现明显通气功能损害，在脱离接触棉尘后也会逐渐好转。并发慢性支气管炎或哮喘以及吸烟都可使病情明显加重，最终成为严重慢性阻塞性呼吸系统疾病，并发肺心病而危及生命。

26.3.6 谷物粉尘（grain dust）[7-12]

谷物是人类生活的必需品，工农业生产中谷物的收获、晾晒、贮藏、运输，大型粮仓储粮过程中的装卸、转运，谷物加工、脱壳、磨面，食品工业、酿造工业、饲料加工及饲养业等都会产生谷物粉尘。谷物粉尘的成分非常复杂，与谷物产地、产地气候、收获方式、谷物种类、加工及运输方式、贮藏时间长短以及粮仓温度等多种因素有关。因此，谷物粉尘除含有谷物颗粒本身所含有的植物蛋白、淀粉和谷物的植物成分外，还受到许多微生物（真菌、真菌孢子）、其他植物的花粉、鸟类、啮齿类、昆虫、螨类的碎片和排泄物以及人类活动中其他因素的污染。机械化收获使谷物中含有更多的植物成分，刚刚收获的谷物含有较多的分支孢子属、链格菌属、黑粉菌属及致植物疾病的真菌和腐生菌，而贮藏的谷物或青饲料中则含有较多的曲菌、青霉菌。贮藏谷物的温度达 50℃ 以上时，极利于嗜热放线菌生长。内毒素、真菌毒素、昆虫和螨、动物的排泄物和毛发、农药残留、二氧化硅等都可因污染而混入谷物粉尘中。产生粉尘的量及粉尘颗粒的分散度主要决定于加工的方式及所使用的设备。有人估计大型粮仓每贮藏一吨粮食由于装卸、转运、磨损等约产生 1 ~2 kg 粉尘。

谷物粉尘暴露人群主要是大型贮粮仓的工人，以及面粉厂、食品加工厂、啤酒制造业、饲料加工和饲养业的工人。粮仓多是贮藏各种不同的谷物，因此粮仓工人的暴露多是混合性谷物粉尘。农民在谷物的收获、加工、运输时也有谷物粉尘暴露问题，而且其暴露情况更为复杂。

26.3.6.1　实验研究：人吸入 23 ~160mg/m^3 浓度的谷物粉尘 2 h，无论有呼吸系统症状的暴露工人还是从未暴露过谷物粉尘的对照人群，均可引起 FEV_1、FEF_{50}和 FEF_{75}的明显下降。对 12 个有症状的工人进行肺功能测定，9 人 FEV_1 下降超过 23%，最多达 50%，10 人 FEF_{25-75}下降超过 25%，并且气道阻力、动态肺顺应性和功能残气量明显增加，但肺静态顺应性和弥散功能没有改变。研究还表明，中心气道阻力增加可在暴露后立即发生，而周围气道阻力增加发生在暴露后 2 ~3 h。这种改变与体质因素、过去暴露史或气道过敏反应无关。农民在实验装置内暴露于自己生产的大麦粉尘 60min，可见 PEFR、FEV_1 和 FEF_{50}降低，肺总阻力增加 5 倍，同时可见 DLco 下降，提示可能有肺泡炎发生。TLC 和 VC 下降则是由于小气道收缩和闭塞所致。用粮仓现场粉尘给大鼠气管注入，早期见小灶性肺泡炎和异物性肉芽肿，气管壁可见肥大细胞脱颗粒。染尘 90 天后上述病变减少，出现小细胞结节，间质有轻度纤维组织增生及支气管慢性炎症和小叶中心型肺气肿。

一次谷物粉尘暴露后急性支气管收缩可持续 24 ~72 h，也可以再次反复发作，这种哮喘样症状几乎均伴有发热、白细胞升高。McCarthy 给 5 个志愿者吸入 31mg/m^3 的粉尘 2 h，受试者表现有发热和全身乏力等症状，并立即发生肺通气功能下降，第二天恢复正常。2 名志愿者 FEV_1 和 FVC 的改变持续 72 h，其中一名较为严重，需要支气管扩张药物治疗。一名受试者出现明显的 DLco 下降，但 DL/NA 没有明显改变。这些研究结果，吸入谷物粉尘可引起气管支气管平滑肌收缩及谷物热伴外周血白细胞计数的增高，而这些反应并不需要有既往暴露的致敏过程。

用谷物粉尘和青霉菌提取液分别致敏豚鼠后，再进行激发可建立哮喘病的动物模型，BALF 中发现激发试验阳性者嗜酸性粒细胞明显升高。光镜下可见支气管、细支气管痉挛，管壁及管腔内有大量炎症细胞浸润，以嗜酸性粒细胞为主，胞质内有大量特异性颗粒及脱颗粒后形成的空泡。

用谷物粉尘提取液进行激发试验，已证明可诱发速发型、迟发型或双向型反复发作的哮喘样反应，色甘酸钠（sodium cromoglycate）对一些工人可起到预防作用，氯倍米松（beclomethasone）亦有一定预防和治疗作用。对 11 名有症状的工人用不同粉尘提取液进行激发试验，5 例对硬粒小麦提取液呈阳性反应（1 例为速发性，4 例为迟发性），1 例对空气中小麦提取液呈阳性反应，但没有人对昆虫、螨和烟曲菌提取液产生阳性反应。该研究没有发现激发试验阳性与皮肤变态反应、个体特异质、血清沉淀素及非特异性 AHR 之间有相关关系。特异性激发试验表明，特异性激发试验阳性者 PD20 明显低于特异性激发试验阴性者。Warren 等认为，谷物粉尘提取液激发的速发型及迟发型哮喘样反应与皮肤过敏反应之间有很好的相关性，但与沉淀抗体无关[34]。

26.3.6.2　谷物热[12,18-20]：谷物热又称有机粉尘毒性综合征（ODTS），接触高浓度谷物粉尘可引起流感样症状，表现为发热、发冷或寒战、全身不适、乏力、肌肉关节痛、头痛、鼻痒、咽喉部烧灼感、轻度呼吸困难、胸闷、喘息等全身症状。一般没有明显的呼吸系统症状和肺功能改变，也没有肺炎的 X 线表现。症状一般在工作后数小时发生，暴露后 4 ~8 h 白细胞可升高达 24.3×10^9/L。有报道粮仓工人中谷物热的患病率在 6% ~39% 之间。

谷物热一般在初接触谷物粉尘的第一天或较长时间脱离接触后重新上班时发生。谷物热的临床表现与过敏性肺炎相似，不同的是谷物热预后良好，虽然反复发作也没有后遗症。高浓度暴露谷物粉尘后，即使过去没有暴露致敏史，大部分工人都会发生谷物热，而过敏性肺炎一般均有过去接触史，肺功能和 X 线检查没有肺泡炎改变的证据。

26.3.6.3　呼吸道炎症[12]：谷物粉尘暴露可引起粘膜刺激综合征，表现为眼烧灼感、刺痒、流泪。喷嚏、流鼻涕、鼻痒，时有咽痛和咳嗽。在粮仓工人中约 80% 有过这样的症状。这种最普通的反应的长期效应还是不清楚的。

谷物粉尘暴露可诱发或加重呼吸道对组胺或甲基乙酰胆碱的非特异性气道高反应性（AHR）。有人调查200名粮仓工人，其中35%的吸烟者、24%的已戒烟者和20%的从不吸烟者均对甲基乙酰胆碱呈AHR，这些工人肺功能下降也最明显[13]。

陈萍等对七个粮仓和饲料厂、面粉厂、粮谷加工厂12 612名工人的调查表明，慢性支气管炎的患病率为45.6%，哮喘者52例，患病率为4.1%。52例哮喘者中23例在接触谷物粉尘前就已患病，其余29例均与谷物粉尘暴露有关[1]。

26.3.6.4 肺功能研究：大量的流行病学研究证明，谷物处理工人肺通气功能有明显下降。对310名谷物处理工人和237名对照的调查表明，如以 $FEV_1/FVC < 0.7$ 为异常，谷物工人的异常率为16%，对照组为7%（$P < 0.001$），相对危险性为2.6；谷物工人中吸烟者异常率为18%，对照组吸烟者为8%（$P < 0.05$）[14-15]；慢性支气管炎者伴气道阻塞者谷物工人的患病率为10%，对照组为2.5%，且异常率的高低与暴露时间的长短呈正相关。更有趣的是，谷物工人吸烟者慢性支气管炎伴气道阻塞患病率为13.7%，而不吸烟的谷物工人与吸烟的对照者则相近，分别为6%和4.7%，不吸烟的对照组则均正常。由此可见，谷物粉尘暴露和吸烟一样都可引起肺功能损害，但二者的作用是独立的，并可有相加作用[15]。在加拿大进行的一项10年前瞻性研究表明，对谷物暴露工人来说，暴露时间的长短对肺通气功能的影响较吸烟更为重要[21,23]。

袁家牛等对一组稻谷工人进行4年随访，发现急性刺激反应和急性肺功能下降随车间谷尘浓度下降有所减轻，这种气道阻塞主要表现为小气道流速下降[11]。虽然肺功能改变是可逆的，但长期接触谷物粉尘年龄大的工人则可能是不可逆的损害，从而导致慢性劳动能力降低甚至丧失。研究表明，在吸烟情况没有变化时，年龄大的工人较年轻工人肺功能下降更快。这说明年龄大的工人对谷物粉尘可能更具有敏感性或谷物粉尘具有累积效应。研究低剂量、短时间暴露对肺功能的影响，分别测定暴露浓度在3～7mg/m³ 和0.6mg/m³ 的谷物工人班前、班后肺功能的变化，以班后 FEV_1 下降大于10%，FEF_{50} 和 FEF_{75} 下降大于25%为阳性。结果发现，谷物工人三项指标的下降人数分别为11%、5%和13%，而对照组 FEV_1 下降没有超过10%者，后二项指标阳性率也均低于2%。对年龄、身高、吸烟等因素校正后，谷物粉尘暴露仍显示对肺功能的明显影响。对码头接触谷物粉尘的季节工人进行甲基乙酰胆碱激发试验，发现在季节末AHR明显增加，PD20由原来的18.4μmol降至5.64μmol。

26.3.6.5 免疫学研究：慢性长期暴露谷物粉尘可刺激免疫系统，使IgA、IgG水平增高，并与暴露时间的长短相关。在少数工人中（约不到5%）可发现对谷物粉尘、真菌或粉尘中其他污染成分的血清沉淀素，但不具有临床诊断意义。有研究发现，几乎所有受试的工人都可测到对谷物粉尘的沉淀素，说明这种沉淀素没有特异性。也有研究发现，谷物工人对硬小麦、裸麦、小麦粉尘及大麦、燕麦粉尘提取液沉淀素的阳性率明显高于一般人群。谷物工人的α-胰蛋白酶活性增高，但认为吸烟可能是更重要的原因。皮肤试验表明，谷物工人或居住在粮仓附近的非谷物处理工人以及受谷物污染的其他居民中有IgE介导的过敏反应，且阳性率明显高于未受谷物粉尘影响的城市一般居民。农民则对谷物中的螨、发霉谷物和谷物粉尘呈现更高比例的皮肤变态反应。IgE介导的对谷物粉尘抗原过敏反应的机制尚有争论。由于抗原的来源不同及抗原的提取、纯化等制备方法不同，亦没有标准化的实验方法，许多结果难以比较。一般来说，工人皮肤反应阳性与呼吸系统症状及肺功能改变的相关性并不高，但Patel发现，对谷物粉尘呈阳性反应的工人呼吸系统症状的患病率高达64%，远高于皮肤反应阴性者的28%。

26.3.6.6 发病机制：谷物粉尘诱发的呼吸道炎症多认为是非变态反应性的，但IgE或IgG介导的反应在一些病例中可能起重要作用[16-17]。谷物粉尘通过非变态反应机制诱发炎症反应的证据是：

（1）谷物粉尘可直接刺激肺组织，使之释放组胺和白细胞趋化因子，激活补体系统；通过非特异性免疫方式激活细胞免疫系统；并可引起上皮细胞直接性毒害。

（2）谷物粉尘锐利、坚硬的外壳及其多毛发样的颗粒具有直接的机械性作用，使支气管上皮细胞受到损伤。

（3）大多数发生呼吸系统症状和肺功能改变的工人过去没有谷物粉尘暴露史。

（4）没有致敏的个体可有类哮喘样反应，有呼吸系统症状和肺功能改变者并非都有变态反应的证据；IgE 介导的对谷物粉尘的变态反应对呼吸系统症状的发生不起重要作用，但对肺通气功能损害可能是重要因素。

26.3.6.7　流行病学：流行病学研究表明，不同的谷物致呼吸系统炎症的作用不同，谷物粉尘的有害作用不仅决定于吸入的量和某些个体因素，如吸烟，也决定于谷物的种类和污染的种类及程度。

26.3.6.8　临床表现：由于谷物种类不同及谷物粉尘成分的复杂性，谷物粉尘对健康影响的临床表现是多种多样的（表 26－4）。谷物粉尘可引起上呼吸道粘膜、眼睛和皮肤刺激症状，出现咳嗽、流涕、鼻塞、鼻痒、流泪、结膜炎、皮肤瘙痒等。谷物粉尘可引起急性呼吸道炎症，并在不同程度上引起气道阻塞伴发热、白细胞数升高和免疫球蛋白的产生。谷物粉尘可诱发特异性和非特异性速发或迟发型哮喘，也可引起非特异性气道过敏。急性呼吸系统症状多与暴露剂量有关，而反复暴露可导致慢性支气管炎。暴露于发霉的谷物粉尘可引起过敏性肺炎（HP）。虽然早期研究曾报道，接触谷物粉尘工人可发生矽肺，但多数研究没有能得到这样的结论。一般来说，谷物粉尘中混入的二氧化硅是很难达到可致矽肺的程度。

虽然流行病学研究发现肺功能改变有明显的统计学意义，但这种改变一般都较轻，其临床意义也有争论，除非少数工人有明显的永久性肺功能受损而致劳动能力降低。

表 26－4　谷物粉尘对健康的影响[1]

症　状	发病情况
呼吸系统	
粘膜刺激	很常见
鼻炎、咽炎	常见
急性支气管炎	常见
哮喘样综合征	多见
职业性哮喘	少见
慢性支气管炎	不常见
无症状性气道阻塞	常见
亚临床型肺泡炎/肺炎	少见
过敏性肺炎（发霉谷物）	很少见
全身作用	
致敏	少见
谷物热（ODTS）	常见
皮肤	
瘙痒	常见
皮炎	常见
眼睑炎	常见

26.3.6.9　治疗：如果工人的慢性支气管炎、哮喘样症状或肺泡炎等是谷物粉尘所致，脱离接触或降低接触水平是最基本的方法。色甘酸钠可预防谷物粉尘所致的哮喘。动物试验表明，地塞米松可减轻谷物粉尘引起的气道炎症，倍氯米松可预防迟发性哮喘样反应，但用皮质激素预防疾病发生是不可取的。

26.3.7 木尘[26-29]

树木及木材的使用既是工农业生产过程中不可缺少的原材料，也是人们日常生活中的必需品。树木从砍伐到木材加工，都会产生木尘（wood dust）。涉及的主要行业有木材砍伐业、建筑业、造纸业、木材加工业、家具制造业等工业。

森林树木的砍伐会产生木尘。古老的用斧头砍伐树木当然很少产生细小的木尘颗粒。随着伐木工具的改进，锯，特别是电动锯和链锯的使用，虽然提高了工作效率，但产生粉尘的机会也大大地增加了，更重要的是锯的使用可产生极为细小的粉尘颗粒，因而更易进入深部呼吸道，且在肺部沉积。由于伐木时的潮湿环境，大量粉尘可能粘附在树木上，此后在干燥的露天环境中加工时，这些粉尘会很快飘散到空气中。锯木厂是木材加工的最初工序，也是产生木尘的主要工种。大型锯木厂采用机械化剥离树皮，之后用电动工具锯成木板。木板经自然晾干或热烘干后，再加工刨平，这些工序均产生大量粉尘。家具制造业由于对木材加工的要求很高，特别是家具成型后用砂浴器或手工用砂纸将表面打光、抛光等，可产生大量细小的粉尘颗粒，是木尘危害的主要行业。

树木砍伐的碎片、锯木厂的边角料和锯末、刨花是造纸的主要原料。加工过程是首先去除木质素，提取分离纤维素，再将纤维素压缩而成纸。用机械及物理方法分离纤维素及纤维素的干燥、打卷等均产生木尘和纸尘。印刷业中裁纸、装订等也产生粉尘。木材广泛用于日常生活中，一些发展中国家木材可能是家庭常用的燃料，或烧制木炭；刨花、锯末常用来铺垫家禽和家畜的饲养室以便于粪便的清理。广泛散布于各处的木工依其加工木材的方式不同，也是木尘暴露的人群之一。

26.3.7.1 病因：木尘的致病作用不仅与树木的木质成分有关，也与木材的污染、腐败有关。用侧柏粉尘进行特异性激发试验，在木尘暴露工人并有呼吸系统症状者中可见阳性反应，但无症状对照组或没有暴露史的哮喘患者则没有阳性反应，说明木尘本身是致病物质。对侧柏粉尘成分分析表明，木尘中含有挥发性物质和非挥发性物质。将粉尘的水提取液干燥后，用石油醚再提取挥发性成分，发现去掉挥发性成分后的粉尘提取液仍与原粉尘一样引起哮喘样反应（激发试验阳性）。进一步分析知道大部分非挥发性物质是侧柏酸。例如，将侧柏酸纯化，仍与原粉尘及水提取液具有同样的生物学活性。

真菌的生长污染是木尘致 HP 和 ODTS 的原因。木尘也可受到细菌内毒素的污染和防腐剂如氯酚、杂酚油等污染，但尚没有证据表明，内毒素及化学污染物与木尘所致呼吸系统疾病有关。

木尘可能作为一种协同因素起生物学作用，最常见的是纸浆厂。纸浆厂空气中含有二氧化硫、硫化氢、氯气、二氧化氯等气体。这类气体由于其本身有较高的水溶性而不易进入深部呼吸道，但可以吸附到木尘上使其成为载体进入深部呼吸道和肺部。

26.3.7.2 发病机制：炎症反应是木尘引起呼吸系统疾病最可能的机制。在同一个工厂木尘暴露工人中可见鼻粘膜慢性炎症，而非暴露工人中则很少见到。侧柏酸引起的炎症反应可能是通过中性粒细胞趋化因子的释放。体外实验研究表明，木尘可激活经典补体途径引起趋化因子的分泌，并使巨噬细胞分泌细胞因子。侧柏酸所致支气管哮喘和支气管平滑肌收缩则可能是支气管粘膜分泌的炎症递质所致。

免疫反应也与木尘致呼吸系统疾病有关。侧柏酸所致哮喘病人常是粉尘提取液皮肤试验阳性者，但锯木厂工人皮肤试验阳性率很高，对职业性哮喘并无特异性。在一些职业性哮喘病人中可测到侧柏酸特异性抗体，这类抗体可能与支气管对乙酰甲胆碱高反应性有关。

26.3.7.3 实验研究：用木尘进行的体外实验研究证明，木尘如荷木、柞木等粉尘有明显的细胞毒性作用，可致巨噬细胞膜通透性增加，胞质酶外溢，细胞成分降解，失去吞噬能力以至细胞坏死，可见Ⅱ型肺泡上皮嗜锇体排空，肺泡内可见游离的嗜锇体。李德鸿等用混合木尘对大鼠气管注入染尘，肺泡灌洗液中细胞总数、细胞分类与对照组无明显差别，病理检查早期呈明显肺泡炎改变，有细胞型结节增生和尘性病灶，后期结节改变减少，有少许网织纤维和胶原纤维增生，但病变较硅尘组明显轻微。认为长期木尘暴露可引起肺组织非特异性炎症性反应，不可能引起肺纤维化，而少许的网织纤维或胶原纤维增生只是肺组织炎症后的修复过程。张忠义等用柞木和桦木尘给大鼠气管注入染尘，病理检查见肺泡上皮脱落，肺泡闭塞和细胞增生，可见大量粉尘吞噬细胞。1 年后虽仍有细胞损伤和大量粉尘灶，但仅伴有轻度网织纤维增生，无胶原纤维增生。但亦有人用栎木尘和水杉尘给大鼠气管注入染尘，认为有致纤维化作用，可见胶原纤维增生。Dretler 等将叙利亚田鼠进行现场暴露，粉尘浓度 30mg/m^3，每日 6 h 共 200 天，结果一只出现鼻粘膜肿瘤，并见有鼻粘膜发育不良。

26.3.7.4　流行病学：木尘可引起多种肺部疾病。这些不同的疾病的流行病学特征也不相同。这一部分内容对木尘所引起肺部疾病的流行病学特征作一简单介绍。

26.3.7.4.1　有机粉尘毒性综合征（ODTS）：短时间大量暴露发霉的木尘与其他有机粉尘一样可引起 ODTS。有人曾认为这种症状可能是由于使用的木材防腐剂五氯酚类所致，但停止使用这类防腐剂后工人仍有发热、寒战、头痛、乏力等症状。Belin 调查 280 名锯木厂工人，6 人有反复发作的发热反应，血清中有较高水平的抗根霉菌屑沉淀素，其中只有 1 人吸烟。

26.3.7.4.2　粘膜刺激综合征（MMl）[32]：暴露于松木、雪松、杉木等粉尘的锯木厂工人鼻、眼、及咽喉部刺激症状的患病率明显增高。在美国北卡州家具厂工人中，打喷嚏和眼部刺激症状明显高于对照组，OR 值分别为 4.0 和 4.1。日本在 1320 名家具厂工人中的调查也表明，鼻炎和结膜炎的患病率显著增高。同样，造纸厂工人也显示呼吸道刺激症状明显增多。粘膜刺激症状的发生率和粉尘浓度呈明显正相关。

26.3.7.4.3　过敏性肺炎（HP）[33]：木尘暴露所致过敏性肺炎的主要病因是真菌，先后在木尘过敏性肺炎患者中鉴定的致病真菌有小芽孢菌（Cryptostroma corticale，Grenphium species，Pullularia pullulans）、链格孢属（Alternaria species）、寻常嗜热放线菌（Thermoactinomyces vulgaris）、烟曲菌属（Aspergillus fumigatus）等。加拿大哥伦比亚省曾报道，6 例锯木厂工人过敏性肺炎，均为不吸烟者，发病工龄在 11 ~ 19 年，主要从事云杉木、松木、冷杉木加工。工作环境霉菌和工人血清学检查表明，致病菌为寻常嗜热放线菌和曲菌属。从工人赔偿登记分析，过敏性肺炎的发病率在 4.3/10 万，但由于病例登记不完全，实际的发病率肯定是比报道的更高。

26.3.7.4.4　哮喘：可致哮喘的木尘种类很多，这些包括西部红刺柏、水杉、黑云杉、冷杉、枫木；加里福利亚红木、非洲斑木、桑木、南非黄杨、棱柱木、栎木、黄檀、紫檀木、大青杨木、花榈木、胡桃木、柚木、侧柏、沙罗双树等。虽然有这么多的树木粉尘被认为可以引起哮喘，但真正确定已经有病例发生的树木种类则不多，其原因可能是由于有些病例没有能得到确认，也可能是由于接触某些树木粉尘的工人中病例很少，最重要的原因可能是把一些职业性哮喘的病例误诊为急性或慢性支气管炎、急性心脏病等。从目前病例报道的情况分析，引起职业性哮喘病例最多的是西方红杉（western red cedar）。这可能是由于它是最常见的树木而且防腐性能很好得到广泛使用。

对 511 名红杉锯木厂工人进行特异性支气管激发试验，哮喘的阳性率为 1.2%。日本对 1320 名家具厂工人的调查发现 60 名哮喘病例，患病率为 4.5%。许多研究均表明，红杉锯木厂发生的职业性哮喘与工作场所的粉尘浓度无明显的相关，但日本的观察发现哮喘患者多是工作在加工区域粉尘浓度较高的岗位。有人认为，红杉锯木厂粉尘浓度高引起的肺通气功能改变以 FVC 和 FEV_1 下降为主，而家具厂由于粉尘中小于 10μm 的颗粒比重增加则可引起 PEFR 降低。红杉引起的哮喘一般在暴露 4 个月到 3 年发病，但患病率有随暴露时间延长而增加的趋势，工龄 10 年以上的工人患病率明显增高。支气管过敏的患病率也随工龄的延长而增加。皮肤对一般空气中抗原的即刻阳性反应与职业性哮喘无关，与红杉引起的支气管过敏状态也没有联系。

26.3.7.4.5　慢性呼吸道炎症：木尘暴露除引起 ODTS、上呼吸道刺激和哮喘外，也可致上呼吸道炎症。木尘暴露工人慢性支气管炎的患病率增高已有不少报道，一是长期暴露木尘本身刺激上呼吸道可引起炎症，二是木尘暴露可作为协同因素加重已有的慢性支气管炎或（和）吸烟及其他因素共同作用更易诱发慢性支气管炎。国内刘树春等的调查也表明，木尘工人支气管炎的患病率明显增高。但尚未见造纸厂工人慢性支气管炎患病率增高的报道。

26.3.7.4.6 木尘与肺纤维化：木尘暴露是否可致肺组织纤维化病变仍是个有争论的问题。在这方面国外的研究较少，国内则在实验研究和流行病学研究方面均做了不少工作。牛洪振等对 209 名有木尘暴露史的工人拍摄 X 线胸片，诊断Ⅰ期尘肺 10 例，患病率为 4.78%。刘树春等在 15 个工厂对 383 名木尘工人进行 X 线胸片检查，认为符合Ⅰ期尘肺样改变的有 14 例。张东辉检查 453 名木材加工工人，也报道有 7 例 X 线表现为Ⅰ期尘肺样改变。但李德鸿等对农民木香工的调查表明，尽管其暴露浓度远远超过一般锯木厂或家具厂工人，但 X 线胸片未发现明确的尘肺样改变，此后用木香粉尘进行的动物实验观察到典型的肺泡炎改变，亦没有尘肺样病理改变。

26.3.7.4.7 木尘与癌症：许多流行病学研究已经证明木尘与鼻腔癌高发有关。对木尘暴露工人鼻腔粘膜活组织检查，发现粘膜上皮样化生增强在家具厂工人中达 12%，对照组仅 2%。Wilhelmsson 等在 22 例接触木尘平均接触工龄 38 年有筛窦腺癌的病人非癌变部位鼻粘膜活组织检查，竟有 19 人有立方上皮细胞样化生。长期接触木尘工人鼻粘膜发育异常很可能是癌前病变。有报道长期暴露于榉木和栎木粉尘的工人与鼻腺癌高发有关，其组织形态学主要是乳头管状结构的圆柱细胞型腺癌。Hayes 对 116 例上皮肿瘤病人进行的病例对照研究显示，木尘暴露仅和鼻腺癌有关。木尘致鼻腺癌一般认为要有 40 年或更长时间的潜伏期。木尘和肺癌关系的研究报道不多。Kawach 根据新西兰癌症登记资料分析，认为木尘暴露与肺癌高发相关。但 Stellmand 等曾报道一队列研究，其结论认为木尘暴露与肺癌无相关。杨跃林等对木材加工厂工龄 1 年以上的 2 362 例工人随访 15 年，对照组为当地煤矿工人随访 21 年。所使用的木材主要是桦木、冷杉、云杉和云南松，结果发现接触木尘工人肺癌标化死亡率为 74.62/10 万（RR = 4.08，$P < 0.01$），与当地普通居民比较，木尘工人标化死亡比（SMR）为 218.6，具有明显的统计学意义（95% CI 1.41 ~ 3.29，$P < 0.01$）。

26.3.7.5 诊断：诊断木尘所致呼吸系统疾病，在临床表现和其他检查方面与一般疾病没有不同，最重要的是要有相关的木尘暴露史。如工作环境中可检测到引起血清学反应的真菌或真菌孢子等微生物，是诊断 ODTS 或 HP 的重要依据。如果工作环境中存在有可引起哮喘的物质，患者对工作环境又有明显反应，如休息后再上班时 PEFR 显著降低，离开工作后 PEFR 恢复正常等，则为职业性哮喘的诊断提供了依据。对新发的哮喘病例，可能需要用工作环境中的木尘进行特异性支气管激发试验以取得其与工作环境相关的证据。但特异性支气管激发试验必须有严格的安全措施和由有经验的医师操作。

26.3.7.6 预后：ODTS 病程较短，是完全可以恢复的。即便反复发作，也不会对健康产生永久性损害。过敏性肺炎则可引起明显损害，致肺弥散功能障碍、肺容量下降、动脉血氧水平降低以致肺纤维化。

侧柏酸哮喘病人即使不再暴露，也仍可能发生哮喘而变成永久性哮喘，特别是有较长暴露史或停止暴露前病情严重者更易如此。完全停止暴露可以使相当部分病人病情缓解或不再发生，因此一旦哮喘诊断确立，即应该调离暴露环境。

26.3.8 蘑菇肺[35-38]

蘑菇肺（mushroom worker's lung）通常指的是蘑菇栽培工过敏性肺炎（hypersensitivity pneumonitis），也称外源性变应性肺泡炎（extrinsic allergic alveolitis）。1959 年 Bringhurst 等第一次报告了蘑菇工人呼吸道疾病与职业有关。1967 年 Sakula 首次提出蘑菇工人肺（mushroom worker's lung）这一名称。近年来也有称蘑菇孢子过敏症，平菇孢子引起肺部变态反应性疾病等名称，迄今尚未统一。总之蘑菇栽培者由于职业暴露引起的肺部变态反应性炎性疾病简称蘑菇肺。

26.3.8.1 病因：1959 年，Bringhurst 报告的 16 例蘑菇工人呼吸道疾病的病因尚不清楚。1967

年，Sakula 报告 4 例蘑菇工人过敏性肺泡炎（allergic alveolitis），通过发作期病人血清与 Thermopolyspora polyspora 和 Micromonosporauulgan's 抗原呈阳性沉淀反应，他提出蘑菇培养基中生长的嗜热放线菌孢子为蘑菇肺病因。蘑菇培养基主要原料为马粪和稻草，在温度 55～60℃，湿度 95%～100% 发酵过程中嗜热放线菌生长。此后又有几个国家陆续有类似的零星病例报告。70 年代后有报告认为蘑菇肺的病因为蘑菇孢子。由于蘑菇品种不同和栽培条件不同蘑菇肺的病因可以是蘑菇孢子，也可以是嗜热放线菌。

26.3.8.2　接触：20 世纪 80 年代开始国内很多地方利用地下人防工事，塑料棚等栽培平菇。个体栽培每个点 2～3 人。集体种植可有 20～30 人。培养基原料主要为棉籽皮或锯末。平菇生长最适温度为 18～25℃，随气温变化可波动在 10～30 ℃之间，湿度为 75%～90%。该温度不适于嗜热放线菌生长。平菇生长期从种植菌丝到采摘蘑菇一般为 40 天左右。随着菌伞长大，可弹射出大量孢子。每立方米空气中孢子浓度可达 10 万～20 万。孢子直径 3～7μm，悬浮在空气中呈烟雾状。随呼吸进入肺泡。有人报告每个平菇种植人员 1min 可吸入 10 万个孢子。一般接触 1～3 个月出现症状。接触者几乎全部发生症状。80 年代国内发生大量病例。根据流行病学调查报告，统计例数在 85 例以上，最多 337 例中症状发生率为 86.5%～95%。通过降低空气中孢子浓度后，90 年代中发病率明显减少，症状明显减轻。平菇孢子主要引起过敏性肺炎和支气管炎，少数人引起哮喘。

26.3.8.3　发病机制：长期以来认为过敏性肺炎属于Ⅲ型变态反应。近年来很多研究证明Ⅳ型变态反应即细胞免疫在平菇引起的过敏性肺炎的病理机制中起有重要作用。动物模型动态观察发现平菇孢子抗原吸入激发 1～60 天过程中肺泡巨噬细胞（AM）吞噬功能明显增高，并持续保持在高水平，表明 AM 一直处于活化状态。同时 AM 分泌的白介素－1（IL－1）、白介素－2（IL－2）活性均持续处于高水平。肿瘤坏死因子（TNFγ）在激发 48 h 内明显升高，说明 TNFγ 参与早期炎症过程。AM 具有分泌多种细胞因子的作用。这些因子不但能活化 AM 自身，而且可作用于 T 淋巴细胞产生更多的细胞因子；还可作用于 B 淋巴细胞产生抗体。因此，蘑菇肺的发病机制可能是进入肺内的蘑菇孢子激活肺泡巨噬细胞。活化的肺泡巨噬细胞将抗原提呈给 T 淋巴细胞。T 淋巴细胞被抗原激活后释放一系列细胞因子。这些因子通过复杂的细胞因子网络作用，在病程不同阶段不同的因子对病变发挥主要的调节功能。IL－1 则有可能始终起重要作用。IL－1，IL－8 趋化，吸引中性粒细胞及肺泡巨噬细胞向刺激物聚积。IL－1，TNFγ 作用于内皮细胞，诱发其表达粘附分子使血小板凝集并释放凝血酶。IL－1，IFNγ 刺激下丘脑释放前列腺素 E_2（PGE_2）。IL－1，IL－6 刺激肝细胞生成 C 反应蛋白等，使各种急性期的蛋白增加。在抗原反复刺激下这些因子支配炎症的发生过程，导致肉芽肿形成。IL－1 还可以直接增加Ⅰ，Ⅲ，Ⅳ型胶原转录，使纤维化形成。细胞因子与免疫细胞相应受体结合，通过免疫细胞信使分子发挥免疫细胞效应。早已有很多研究证明肺泡炎时有抗原抗体免疫复合物形成，说明有Ⅲ型变态反应参加。可能Ⅲ变态反应参与炎症早期过程。同时也有Ⅰ型变态反应参与。总之，过敏性肺炎发生发展是个复杂的过程，目前尚未完全清楚，有待继续深入研究。

26.3.8.4　病理：蘑菇肺病理报告较少。支气管纤维镜检查和肺活体组织穿刺观察到各级支气管粘膜充血、水肿及点状出血。管腔内有较多的白色泡沫样分泌物。病理组织学检查可见支气管粘膜结构紊乱、上皮脱落、基底膜轻度增厚，杂有少量网状纤维增生。有较多淋巴细胞、浆细胞、巨噬细胞和成纤维细胞。用平菇孢子抗原制造的肺泡炎大鼠模型，在抗原激发后 24 h，大鼠肺表现以嗜酸性粒细胞为主，形成嗜酸性粒细胞灶。有浆细胞和淋巴细胞增生浸润。激发后 7 天、15 天大鼠肺部病变随着时间的延长，单核细胞和淋巴细胞增多。单核细胞呈灶性或小结节状，嗜酸性粒细胞减少，浆细胞、淋巴细胞增多。激发后 60 天的大鼠肺及胸膜下淋巴细胞呈套状或灶性浸润。家兔病理所见与大鼠大致相似。

26.3.8.5　临床表现

（1）致敏期：蘑菇栽培工吸入孢子后被致敏。致敏期长短因人而异，与工作环境中孢子浓度、接触时间长短及频度有关。短者半个月，长者达 3 年，一般 1～3 个月。

（2）临床症状与体征：急性期症状多发生在下午或夜间。主要症状有咽痒、骤然剧咳、咳大量白色粘痰或黄稠痰，有的呈豆渣样。重者痰中带血。胸闷、胸痛、气急，有的发热、畏寒、肌肉关节酸痛，全身不适、乏力、头晕、头痛、恶心、食欲不振，以至消瘦。个别人腹痛，腹泻；少数人哮喘。一般抗炎及对症治疗效果差。轻者脱离接触后一周症状可减轻。脱离接触3个月内症状可消失。大多数患者预后良好。少数患者咳嗽、胸闷、胸痛等症状拖延，甚至可达10年。肺部阳性体征较少。多数有呼吸音粗糙、部分病人可闻及捻发音，干鸣音或哮鸣音。

（3）X线胸片：急性期X线胸片特征为两肺中野散在或弥漫性，1～2mm直径小结节状阴影，或点片状阴影，边缘模糊。肺呈磨玻璃感。少数发生在单侧，右侧多于左侧。严重者两肺弥漫性分布2～3mm较大结节状阴影。肺纹理粗乱。肺门及胸膜改变较少。一般脱离接触后1～5个月，多数1～3个月内消退。也有7个月到3年未消退者，出现间质纤维化和局部蜂窝样改变。

（4）肺功能检查：急性期主要为阻塞性通气功能障碍。FEV_1，$FEV_1/FVC\%$下降。部分病人可见CO_2弥散功能障碍。

（5）皮肤试验：皮内注射平菇孢子抗原出现反应不相同。总的阳性率为27.5%～97.9%。可能与判断标准不一致有关。

26.3.8.6 诊断及鉴别诊断：根据确切的职业接触史，经一定的潜伏期再次接触蘑菇后出现典型的临床表现及X线胸片特征，结合卫生学调查，参考呼吸功能、血清学检查进行综合分析。对确诊有困难者可进行抗原吸入激发试验。必要时行支气管镜检查及肺泡灌洗液检查有助于诊断。按国家职业性急性变应性肺泡炎诊断及分级标准分为：

（1）只有临床症状，X线胸片未见肺实质改变，脱离接触一周内症状消退者为接触反应。

（2）临床症状较前加重，两下肺可闻及捻发音，胸片可见1～5mm大小的点状阴影，其范围不超过两个肺区为轻度。

（3）临床症状及体征均有明显加重，胸片示斑片状阴影超过两个肺区或融合成大片者为重度。

鉴别诊断主要排除肺结核，尘肺及其他原因引起的肺泡炎。

26.3.8.7 治疗

（1）轻者脱离现场休息，治愈后可恢复工作：如果恢复工作后又反复发作者及重度者应脱离蘑菇作业。

（2）对症治疗：给予镇咳、平喘、祛痰、吸氧等一般对症治疗。

（3）必要时给予短期适量糖皮质激素治疗。

26.3.8.8 预防

（1）喷雾洒水，可直接喷洒在蘑菇上，既减少蘑菇孢子散发在空气中，又可供给蘑菇生长需要的水分。

（2）进入蘑菇房前首先通风，降低空气中孢子浓度。

（3）戴过滤口罩，以减少空气中孢子吸入。

（4）掌握采摘蘑菇时机，最好在大量弹射孢子前，因此蘑菇生长不宜太大。

（5）妥善集中安放摘下的蘑菇，防止孢子散发，以减少辅助人员发病。

（6）尽量减少在现场停留时间，勿在现场休息、饮食或睡觉等。

（7）症状重者脱离接触。

参 考 文 献

1. 李德鸿．有机粉尘职业危害．见：何凤生主编．中华职业医学．北京：人民卫生出版社，1999，890－908.
2. 陈萍，何力，王淑云，等．沈阳市粮谷工人支气管哮喘调查．中国工业医学杂志，1990，3（1）:38.
3. 李德鸿．棉屑沉着症．中华预防医学杂志，1982，16（6）:377.

4. 李德鸿. 中国棉尘病研究近况. 中国工业医学杂志，1995，8（1）:34.
5. 李德鸿，马庆宴，钟境娜，等. 接触棉尘工人早期呼吸道反应——症状与肺功能改变. 卫生研究，1994，23（2）:109.
6. 唐小翠，周旭，易水兰，等. 棉尘对工人健康危害的调查. 中国工业医学杂志，1993，6（2）:95.
7. 刘湘德，陈萍，康林，等. 谷物粉尘致豚鼠哮喘模型支气管肺泡灌洗液细胞学和肺组织病理观察. 中国工业医学杂志，1994，7（1）:266.
8. 钱仲非，郭晓璇，胡柯华，等. 粮谷尘致肺损害的实验研究. 中华劳动卫生职业病杂志，1994，12（5）:264.
9. 刘镜瑜. 职业性农业有机粉尘危害的研究. 中国工业医学杂志，1990，3（3）:42.
10. 杨跃东，王绵珍，王治明. 木尘与癌症的回顾队列研究. 中国工业医学杂志，1996，9（1）:5.
11. 袁家牛，叶葶葶，沈贻得，等. 谷尘职业危害的随访研究. 中国工业医学杂志，1994，7（1）:1.
12. I Broder，G Davies，M Hutcheon，et al. Variables of pulmonary allergy and inflammation in grain elevator workers. J Occup Med，1983，25:43.
13. M Chan－Yeung，S Lam. State of the art：occupational asthma. Am Rev Respir Dis，1988，137:686.
14. M Chan－Yeung，R Wong，L Maclean. Respiratory abnormalities among grain elevator workers. Chest，1979，75:461.
15. M Chan－Yeung，H Dimieh－Ward，D Enarson，et al. Effects of grain dust and smoking on lung function－five cross－sec tional studies in twelve uears. Am Rev Respir Dis 1991，143:A100.
16. GE Davies，LA McArdle. Allergy to laboratory animals：A survey by questionnaire. Int Arh allergy Appl Immunol，1981，64:302.
17. GE Davies，AV Thompson，Z. Niewola，et al. Allergy to laboratory animal：A retrospective and a prospective study. Br J Ind Med，1983，40:442－449.
18. GA do Pico，D Flaherty，P Bhansali，et al. Grain fever syndrom induced by inhalation of airborne grain dust. J Allergy C1in mmunol，1982，69:435.
19. GA do Pico，S Jacobs，S. Anderson，et al. Acute effects of grain dust exposure during a work shift. Am Rev Resp Dis，1983，128:399.
20. GA do Pico，W Reddan，A Tsiatis，et al. Epidemiological study of clinical and physiological parameters in grain handlers of northern United States. Am Rev Respir Dis，1984，130:759.
21. JA Dosman，P Pahwa，S McDufrie. Longitudinal observations in grainn workers in Canada. Am Rev Respir Dis，1991，143:A99.
22. OA Duffort，J Carreira，G Nitti，et al. Studies on the chemical structure of themajor cat allergen Fel is domesticus. Mol. Lmmunol，1991，28:301.
23. DA Emanyel，JJ Marx，B Ault，et al. Rapid decline in FEVl in grain handlers. Am Rev Respir Dis，1985，132:814.
24. MLH Flindt. Pulmonary disease due to inhalation of derivatives of Bacillus subtilis containing proteo1ytic enzyme. Lancet，1969，294:1177.
25. AW Ford，DM Kenneny. The allergens of dog. Ⅱ. Identification and partial purificatioin of amajor dander allergen. Ciin. Exp. Allergey，1992，22:793－803.
26. GF Coldsmith，C M Shy. Respiratory health effects from occupational exposure to wood dust. Scand J Work Environ Health，1988，14:1.
27. T Ishizake，T Shida，T Miamoto，et al. Occupational asthma from western red cedar dust（Thuja plicate）in furniture factory workers. J Occup Med，1973，15:580.
28. DH Li，L Yuan，YN Zhong，et al. Effects of wood dust exposure on respiratory health：Report of an animal experment. Am J Ind Med，1990，17:84.
29. DH Li，L Yuan，YN Zhong，et al. Effects of Wood dust exposure on respiratory health：Cross－sectional study among farmers exposed to wood dust. Am J Ind Med，1990，17（1）:86.
30. DH Li，SX Lu，XR Lu，et al. Preliminary approach to the diagnosis of byssinosis. Am J Ind Med，1987，12（6）:731.
31. DH Li，YN Zhong，R Rylander，et al. Longitudinal study of the health of cotton workers. Occup Environ Med，1995，52:328.
32. S. Vedal，D. A. Enarson，H. Chan，et al. A longitudinal study of the occurrence of bronchial hyperresponsiveness in

western red cedar workers. Am Rev Respir Dis, 1988, 137：651.

33. S Vedal, D Enarson, J Kus, et al. Symptoms and pulmonary function in western red cedar workers related to duration of employment and dust exposure. Arch Environ Health, 1986, 4：179.

34. CPW Warren, V Holford－Strevens, RN Sinha. Sensitization in a grain handler to the storagemite lepidoglyphys destructor. Ann Allergy, 1983, 50：30.

35. 侯杰，李文虎，陶慎芬，等. 蘑菇肺43例的临床症状和胸部X线分析. 中华结核和呼吸病杂志，1985，8(1)：44.

36. 郎温芳，周晓蓉，易赛丽，等. 平菇孢子引起肺部变态反应性疾病的研究. 职业医学，1991，18 (4)：224.

37. 朴文花，郎温芳，李电东，等. 中华内科理论与实践. 第5卷. 成都：四川科学技术出版社，1998，27－28.

38. A Sakula. Mushroom Worker's Lung. Brit Med J, 1967, 3：7088.